Manual de Dermatologia Clínica de **Sampaio** e **Rivitti**

NOTA: A medicina é uma ciência em constante evolução. À medida que novas pesquisas e a própria experiência clínica ampliam o nosso conhecimento, são necessárias modificações na terapêutica, onde também se insere o uso de medicamentos. Os autores desta obra consultaram as fontes consideradas confiáveis, num esforço para oferecer informações completas e, geralmente, de acordo com os padrões aceitos à época da publicação. Entretanto, tendo em vista a possibilidade de falha humana ou de alterações nas ciências médicas, os leitores devem confirmar estas informações com outras fontes. Por exemplo, e em particular, os leitores são aconselhados a conferir a bula completa de qualquer medicamento que pretendam administrar, para se certificar de que a informação contida neste livro está correta e de que não houve alteração na dose recomendada nem nas precauções e contraindicações para o seu uso. Essa recomendação é particularmente importante em relação a medicamentos introduzidos recentemente no mercado farmacêutico ou raramente utilizados.

R625m   Rivitti, Evandro A.
            Manual de dermatologia clínica de Sampaio e Rivitti / Evandro A. Rivitti. –
       2. ed. – Porto Alegre : Artes Médicas, 2024.
            xii, 796 p. : il. color. ; 25 cm.

            ISBN 978-85-367-0278-0

            1. Dermatologia clínica. I. Título.

                                                           CDU 616.5(035)

Catalogação na publicação: Karin Lorien Menoncin – CRB 10/2147

Evandro A. Rivitti
Professor emérito do Departamento de
Dermatologia da Faculdade de Medicina
da Universidade de São Paulo.

Manual de Dermatologia Clínica de **Sampaio** e **Rivitti**

2ª EDIÇÃO

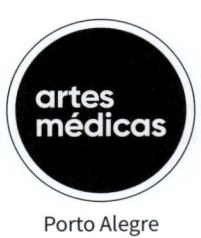

Porto Alegre
2024

© Grupo A Educação S.A., 2024.

Gerente editorial
Letícia Bispo de Lima

Colaboraram nesta edição:

Editora
Mirian Raquel Fachinetto

Preparação de originais
Carine Garcia Prates

Leitura final
Marquieli de Oliveira

Capa
Paola Manica | Brand & Book

Projeto gráfico
Alexandra Martins Vieira

Editoração
Know How Editorial

Reservados todos os direitos de publicação ao GRUPO A EDUCAÇÃO S.A.
(Artes Médicas é um selo editorial do GRUPO A EDUCAÇÃO S.A.)
Rua Ernesto Alves, 150 – Bairro Floresta
90220-190 – Porto Alegre – RS
Fone: (51) 3027-7000

SAC 0800 703 3444 – www.grupoa.com.br

É proibida a duplicação ou reprodução deste volume, no todo ou em parte, sob quaisquer formas ou por quaisquer meios (eletrônico, mecânico, gravação, fotocópia, distribuição na Web e outros), sem permissão expressa da Editora.

IMPRESSO NO BRASIL
PRINTED IN BRAZIL

Ao ilustre professor Sebastião Almeida Prado Sampaio, um dos grandes mestres da dermatologia brasileira, cuja memória será perenizada por sua inesgotável dedicação à especialidade e por sua extraordinária obra como ser humano, médico, pesquisador e professor.

Ao professor Bernardo Faria Gontijo Assunção, pela preciosa amizade com a qual tive a honra de contar. Foi um ilustre dermatologista, professor da Universidade Federal de Minas Gerais (UFMG), grande colaborador da Sociedade Brasileira de Dermatologia, mas, acima de tudo, um ser humano maior, que jamais será esquecido pelos seus alunos, colegas e amigos.

Agradecimentos

Agradecemos aos profissionais a seguir relacionados pelas importantes contribuições à atualização dos textos publicados na 4ª edição da obra *Dermatologia de Sampaio e Rivitti*, as quais muito contribuíram tanto para a atualização daquela obra, como deste manual.

ALBERTO EDUARDO COX CARDOSO
Dermatozooses

ALBERTO EDUARDO OITICICA CARDOSO
Dermatozooses

ALBERTO JOSÉ DA SILVA DUARTE
Manifestações dermatológicas na síndrome da imunodeficiência adquirida e Dermatoses por imunodeficiências primárias

ALESSANDRA ANZAI
Tricoses

ALICE DE OLIVEIRA DE AVELAR ALCHORNE
Dermatoses ocupacionais

ANA CRISTINA FORTES ALVES
Afecções dermatológicas relacionadas com os esportes

ARIVAL CARDOSO DE BRITO
Cromoblastomicose; Lobomicose e Pararamose

BERNARDO FARIA GONTIJO
Manifestações cutâneas decorrentes do uso de drogas ilícitas e Tumores e malformações vasculares

CAMILA FÁTIMA BIANCARDI GAVIOLI
Tricoses

CAROLINA TALHARI
Dermatologia tropical e Aids

CELINA WAKISAKA MARUTA
Erupções vesicobolhosas

CLAUDIA GIULI SANTI
Erupções vesicobolhosas e Espectro clínico da síndrome de Stevens-Johnson e necrólise epidérmica tóxica

CYRO FESTA NETO
Tumores epiteliais malignos e Carcinoma de células de Merkel

DENISE MIYAMOTO
Erupções vesicobolhosas e Técnicas de imunofluorescência, *imunoblotting*, imunoprecipitação e ELISA

ENY MARIA GOLONI BERTOLLO
Neurofibromatose

FLÁVIA RAVELLI
Dermatoses na gestante

FLAVIA VASQUES BITTENCOURT
Nevos pigmentares

FRANCISCO MACEDO PASCHOAL
Dermatoscopia

GERSON OLIVEIRA PENNA
Hanseníase

HEITOR DE SÁ GONÇALVES
Hanseníase

HELENA OLEGÁRIO DA COSTA
Melanoma

HIRAM LARANGEIRA DE ALMEIDA JR.
Citoqueratinas

JAYME DE OLIVEIRA FILHO
Dermatoses na gestante

JESUS RODRIGUES SANTAMARIA
Fototerapia

JOÃO DE MAGALHÃES AVANCINI FERREIRA ALVES
Síndrome DRESS-DIHS (síndrome de hipersensibilidade induzida por drogas)

JOÃO LUIZ COSTA CARDOSO
Dermatoses por toxinas e venenos de animais

JOÃO ROBERTO ANTONIO
Neurofibromatose

JORGE SIMÃO DO ROSÁRIO CASSEB
Manifestações dermatológicas na síndrome da imunodeficiência adquirida

JOSÉ ANTONIO DE OLIVEIRA BATISTUZZO
Revisão farmacêutica da Terapêutica tópica e sistêmica em dermatologia

JOSÉ ANTONIO SANCHES
Radiodermatites; Melanoma; Leucemias, linfomas e pseudolinfomas e Radioterapia

JOSÉ EDUARDO COSTA MARTINS
Afecções dermatológicas relacionadas com os esportes

LÍVIA ARROYO TRÍDICO
Neurofibromatose

LUCIANA DE PAULA SAMORANO
Dermatoses do neonato

LUCIENA CEGATTO MARTINS ORTIGOSA
Afecções do tecido conectivo

LUIS FERNANDO REQUEJO TOVO
Métodos de imagem em dermatologia

MARCELLO MENTA SIMONSEN NICO
Onicoses; Queilite granulomatosa; Afecções psicogênicas, psicossomáticas e neurogênicas; Mastocitoses; Histiocitoses e Afecções dos lábios e da mucosa oral

MARCELO ARNONE
Afecções do tecido conectivo

MARCELO TÁVORA MIRA
Hanseníase

MARIA ARACI DE ANDRADE PONTES
Hanseníase

MARIA CECILIA RIVITTI MACHADO
Alterações hereditárias da queratinização

MARIA DENISE F. TAKAHASHI
Psoríase

MAURÍCIO MOTA DE AVELAR ALCHORNE
Piodermites

NATASHA FAVORETTO DIAS DE OLIVEIRA
Espectro clínico da síndrome de Stevens-Johnson e necrólise epidérmica tóxica

NEUSA YURIKO SAKAI VALENTE
Exames imuno-histopatológicos e de biologia molecular

PAULO ROBERTO LIMA MACHADO
Leishmaniose

REINALDO TOVO FILHO
Peniscopia

RENATA MIE OYAMA OKAJIMA
Manifestações dermatológicas na síndrome da imunodeficiência adquirida

RICARDO ROMITI
Psoríase; Tricoses e Afecções do tecido conectivo

RICARDO SPINA NUNES
Documentação micológica da obra

SILVIA VANESSA LOURENÇO
Microscopia confocal reflectante

SILVIO ALENCAR MARQUES
Paracoccidioidomicose

SINÉSIO TALHARI
Hanseníase e Dermatologia tropical e Aids

THOMÁS DE AQUINO PAULO FILHO
Exame citológico

VALERIA AOKI
Técnicas de imunofluorescência e Erupções vesicobolhosas

VIDAL HADDAD JUNIOR
Dermatoses por toxinas e venenos de animais

VITOR MANOEL SILVA DOS REIS
Dermatites provocadas por plantas

WALMAR RONCALLI P. DE OLIVEIRA
Tumores epiteliais malignos e Carcinoma de células de Merkel

ZILDA NAJJAR PRADO DE OLIVEIRA
Imunomapeamento e Dermatoses do neonato

Também registramos e agradecemos aos colaboradores da edição anterior, pois permanecem nesta edição alguns elementos de suas contribuições:

ALBERTO SALEBIAN
Exames micológicos

IDA A. G. DUARTE
Dermatite de contato

LEONTINA DA CONCEIÇÃO MARGARIDO
Hanseníase

LUIZ JORGE FAGUNDES
Doenças sexualmente transmissíveis

MARIA APARECIDA CONSTANTINO VILELA
Afecções do tecido conectivo

NALU IGLESIAS
Hidroses

NEY ROMITI (*in memoriam*)
Alterações na pele do idoso

PAULO RICARDO CRIADO
Vasculites e Reações adversas a drogas antineoplásicas

Prefácio

Tal como a 1ª, esta 2ª edição do *Manual de dermatologia clínica de Sampaio e Rivitti* é essencialmente uma síntese, *ipsis verbi,* da parte clínica da obra *Dermatologia de Sampaio e Rivitti,* publicada pela Editora Artes Médicas. Enquanto a 1ª edição foi embasada na edição de 2008, esta nova edição agora toma como ponto de partida a edição de 2018. Assim, esse fato implica em atualização de conceitos nosológicos, novas descrições clínicas e, fundamentalmente, atualização terapêutica. Além disso, contempla também novas e significativas atualizações advindas de novos estudos publicados após aquela publicação.

O princípio geral deste *Manual* permanece o mesmo, ou seja, a priorização das condições mais importantes e frequentes, com ênfase na clínica, no diagnóstico e na terapêutica, esta contemplando as novas condutas e novos fármacos incorporados à prática clínica nos últimos anos. O direcionamento geral do texto objetiva garantir praticidade à consulta no dia a dia e à compreensão da obra.

Novamente deve ser enfatizada a importância do Departamento de Dermatologia da Faculdade de Medicina da Universidade de São Paulo (FMUSP) e da Divisão de Dermatologia do Hospital das Clínicas da mesma instituição para o conteúdo da obra, incluindo seu material iconográfico, o qual reflete a experiência dos muitos profissionais dessas instituições, junto com a contribuição dos colegas de grande vivência profissional oriundos de outras instituições. A todos agradeço a fundamental participação na elaboração desta obra.

Graças ao sucesso da edição anterior, confiamos novamente que este novo *Manual* seja útil a estudantes, residentes, médicos dermatologistas, internistas e de família, e a todos os colegas interessados na fascinante especialidade que é a dermatologia.

Evandro A. Rivitti

Prefácio à 1ª edição

Este *Manual de dermatologia clínica* é uma síntese, *ipsis verbis*, da parte clínica da 3ª edição da obra *Dermatologia de Sampaio e Rivitti*, publicada em 2008 pela Editora Artes Médicas.

Em razão do advento de novos conhecimentos e das novas drogas acrescentadas ao arsenal terapêutico dermatológico, modificações foram introduzidas na elaboração deste *Manual*; entretanto, com o intuito de não descaracterizar a obra original, as doenças raras não foram abordadas, dedicando-se espaço para a abordagem das enfermidades mais comuns. Ênfase maior foi dada à clínica e à terapêutica, bem como foram simplificadas as teorias etiopatogênicas ainda não definitivamente estabelecidas. Essa estratégia foi adotada para proporcionar um enfoque mais prático à publicação.

Vale destacar, ainda, que esta obra reflete muito da experiência do Departamento de Dermatologia da Faculdade de Medicina da Universidade de São Paulo e da Divisão de Dermatologia do Hospital das Clínicas da mesma instituição, locais onde os autores e a maioria dos colaboradores labutam ou labutaram por muitos anos na assistência, na pesquisa e no ensino.

Esperamos que este Manual seja útil a estudantes de medicina e a médicos interessados pela fascinante área da Dermatologia.

Evandro A. Rivitti

Sumário

1. Anatomia e fisiologia 1
2. A observação dermatológica: exame objetivo e anamnese 16
3. A observação dermatológica: glossário dermatológico 18
4. Técnicas semióticas 26
5. Exame histopatológico, glossário, padrões histológicos e exame imuno-histoquímico 29
6. Exames por imunofluorescência, *immunoblotting*, imunoprecipitação e de biologia molecular 36
7. Exames micológicos 44
8. Exames citológicos, bacteriológicos, virológicos e parasitológicos 48
9. Dermatoscopia e métodos de imagem 52
10. Erupções eczematosas 59
11. Erupções eritematoescamosas 87
12. Erupções eritematopapulonodulares 104
13. Erupções purpúricas 109
14. Erupções urticadas 116
15. Prurido e erupções papulopruriginosas 127
16. Erupções vesicobolhosas 141
17. Erupções pustulosas 154
18. Afecções atroficoescleróticas 158
19. Afecções ulcerosas: úlceras e ulcerações 162
20. Discromias.....................................168
21. Afecções queratóticas 182
22. Foliculoses....................................185
23. Hidroses 200
24. Tricoses..209
25. Onicoses....................................... 221
26. Afecções do tecido conectivo.......... 232
27. Afecções da hipoderme 255
28. Afecções das cartilagens................260
29. Afecções dos vasos........................ 262
30. Dermatoses por vírus 282
31. Piodermites e outras dermatoses por bactérias.................................. 301
32. Tuberculose e micobacterioses atípicas...316
33. Hanseníase 327
34. Doenças sexualmente transmissíveis e Aids...................... 347

35 Micoses superficiais......................... 379
36 Micoses profundas.......................... 392
37 Leishmanioses 413
38 Dermatozooses................................. 419
39 Dermatoses por toxinas e venenos de animais....................... 429
40 Afecções cutâneas relacionadas com medicamentos e drogas......... 437
41 Reações a agentes mecânicos, calor e frio.. 454
42 Fotodermatoses e radiodermites .. 458
43 Radiodermatites 467
44 Inflamações não infecciosas 469
45 Granulomas não infecciosos........... 477
46 Avitaminoses e dermatoses nutricionais......................................486
47 Amiloidoses..492
48 Afecções por alterações no metabolismo de aminoácidos e purinas 496
49 Dislipidoses 498
50 Porfirias... 505
51 Mucinoses 509
52 Alterações do metabolismo de cálcio, ferro, cobre, zinco e selênio... 514
53 Alterações cutâneas no diabetes.... 519
54 Afecções psicogênicas, psicossomáticas e neurogênicas.... 524
55 Genodermatoses 532
56 Malformações................................... 542

57 Cistos cutâneos 548
58 Nevos organoides 553
59 Tumores epiteliais benignos........... 557
60 Afecções epiteliais pré-malignas e tumores intraepidérmicos...........566
61 Tumores epiteliais malignos 571
62 Proliferações e tumores dos tecidos conectivo, adiposo, muscular e neural... 578
63 Tumores e malformações vasculares 589
64 Nevos pigmentares e melanoma maligno 606
65 Leucemias, linfomas e pseudolinfomas 624
66 Mastocitoses e histiocitoses........... 638
67 Manifestações cutâneas paraneoplásicas e metástases cutâneas 642
68 Dermatoses do neonato 651
69 Alterações na pele do idoso........... 659
70 Dermatoses na gestante................. 666
71 Afecções dos lábios e da mucosa oral 673
72 Dermatoses ocupacionais............... 689
73 Afecções dermatológicas relacionadas com os esportes........ 695
74 Terapêutica tópica 700
75 Terapêutica sistêmica 726

Índice 780

1
Anatomia e fisiologia

A pele ou cútis é o manto de revestimento do organismo, indispensável à vida e que isola os componentes orgânicos do meio exterior.

GENERALIDADES

A pele compõe-se, essencialmente, de três grandes camadas de tecidos: a superior (a epiderme); a intermediária (derme ou cório); e a profunda (hipoderme ou tecido celular subcutâneo).

A pele representa mais de 15% do peso corpóreo. Toda a sua superfície é constituída por sulcos e saliências, particularmente acentuadas nas regiões palmoplantares e nas extremidades dos dedos, onde sua disposição é absolutamente individual e peculiar, permitindo não somente sua utilização na identificação dos indivíduos por meio da datiloscopia, como também a diagnose de enfermidades genéticas pelas impressões palmoplantares, os chamados dermatóglifos.

Os dermatóglifos compreendem padrões altamente individuais, tanto que possibilitam sua utilização legal na identificação. As alterações principais dos dermatóglifos ocorrem nos defeitos cromossômicos, como na síndrome de Down, na qual encontram-se a "prega simiesca", sulco transverso que se estende da margem radial à margem ulnar da palma da mão, e os chamados trirrádios, pontos a partir dos quais os sulcos cutâneos cursam três direções em ângulos aproximados de 120°. Além disso, nessa síndrome, observam-se padrões em alças especiais.

A superfície cutânea apresenta, ainda, de acordo com os segmentos corpóreos, variações e pregas, articulares e musculares, orifícios pilossebáceos e orifícios sudoríparos.

A cor da pele é determinada pela conjunção de vários fatores, alguns de ordem genético-racial, como a quantidade de pigmento, a melanina e outros; de ordem individual, regional e mesmo sexual, como a espessura de seus vários componentes; e, ainda, o conteúdo sanguíneo de seus vasos.

A *epiderme* é constituída por epitélio estratificado cuja espessura apresenta variações topográficas desde 0,04 mm nas pálpebras até 1,6 mm nas regiões palmoplantares.

A segunda camada tissular componente da pele, disposta imediatamente abaixo da epiderme, é a *derme* ou *cório,* que compreende denso estroma fibroelástico, no qual situam-se as estruturas vasculares e nervosas, e os órgãos anexiais da pele, as glândulas sebáceas e sudoríparas e os folículos pilosos.

A terceira camada da pele, mais profunda, a *hipoderme*, compõe-se de tecido adiposo (**Figura 1.1**).

EMBRIOLOGIA SUMÁRIA DA PELE

Embriologicamente, a pele deriva dos folhetos ectodérmicos e mesodérmicos. As estruturas epiteliais, a epiderme, os folículos pilossebáceos, as glândulas apócrinas e écrinas e as unhas derivam do ectoderma. Os nervos e os melanócitos originam-se do neuroectoderma, já as fibras colágenas e elásticas, os vasos sanguíneos, os músculos e o tecido adiposo provêm do mesoderma. No embrião de 3 semanas, a epiderme é constituída por uma única camada de células, morfologicamente indiferenciadas, cuja reprodução resulta em aumento do número de camadas e na formação dos anexos cutâneos. Além disso, ocorre invasão dessa estrutura por células originadas da crista neural, os melanócitos, que originarão o sistema pigmentar da pele. O início da formação do aparelho pilossebáceo ocorre na 9ª semana de vida embrionária.

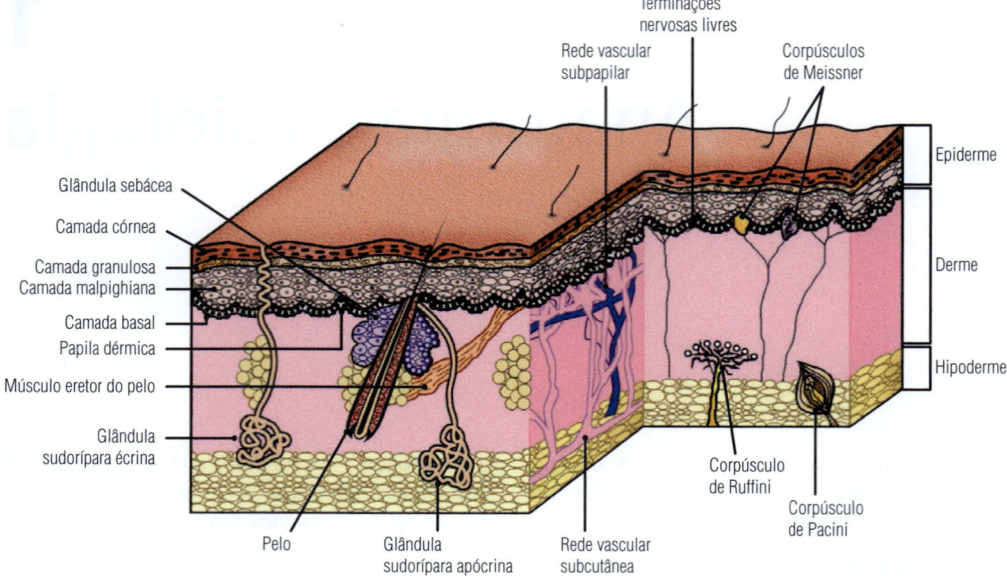

▲ **Figura 1.1** Estrutura da pele.

As glândulas sudoríparas écrinas formam-se, inicialmente, nas regiões palmoplantares, em torno da 14ª semana do embrião.

A derme e o tecido subcutâneo iniciam-se por um material mixomatoso desprovido de fibras. As primeiras estruturas fibrilares surgem do segundo ao quarto mês de vida fetal. Os primeiros vasos sanguíneos aparecem em torno do terceiro mês, e as primeiras estruturas nervosas, a partir da 5ª semana de vida fetal. Quanto aos melanócitos, são evidenciáveis na epiderme em torno da 11ª semana do desenvolvimento embrionário, tornando-se numerosos entre a 12ª e a 14ª semanas. Os precursores dos melanócitos denominam-se melanoblastos e derivam da crista neural.

Em relação às unhas, os primeiros elementos da matriz ungueal são detectados no dorso dos dedos do embrião por ocasião da 10ª semana de vida.

O conhecimento da estrutura da pele fetal tem grande importância pela utilização de biópsias feitas por meio de fetoscopia, para a diagnose pré-natal de doenças genéticas em famílias de risco. O período adequado para esses exames compreende da 18ª à 21ª semana de vida fetal.

A análise dessas estruturas em material obtido por biópsia, por meio da microscopia eletrônica e do imunomapeamento, permite o diagnóstico de muitas afecções genéticas.

EPIDERME

A epiderme é composta pelos queratinócitos, cujo processo de maturação é complexo e multifatorial, influenciado por fatores genéticos, sistêmicos e ambientais.

O citoesqueleto dos queratinócitos é constituído pelos chamados filamentos intermediários, os quais dão a estrutura tridimensional da célula; pelos filamentos de actina, que participam da motilidade celular; e pelos microtúbulos, relacionados com o transporte intracelular de organelas.

Reconhecem-se três subclasses de filamentos intermediários, responsáveis pela resistência mecânica das células: a vimentina e relacionados (vimentina presente nas células mesenquimais, desmina nos miócitos e proteínas gliais nas células neurogliais); os neurofilamentos (presentes nas células neurais); e, por fim, as citoqueratinas (CQ), encontradas nos epitélios e nas estruturas derivadas deles, como folículo piloso e glândulas.

Atualmente, as citoqueratinas são divididas em dois grupos: as tipo I, ácidas, às quais pertencem as CQ de 9 a 23; e as tipo II, básicas, compreendendo as CQ 1 a 8. As CQ têm uma distribuição tecidual específica para cada epitélio e seus anexos (**Tabela 1.1**).

A utilização de anticorpos monoclonais, que conseguem marcar somente uma CQ, permite demonstrar a origem de um tumor, com base em marcadores moleculares, e não somente em aspectos morfológicos.

Tabela 1.1 Principais citoqueratinas com sua distribuição tecidual e as enfermidades descritas com mutações de seus genes

Localização	Citoqueratinas	Enfermidade por mutação
Camada basal da epiderme	5 e 14	Epidermólise bolhosa simples
Camadas suprabasais da epiderme	1 e 10	Hiperqueratose epidermolítica
Epiderme suprabasal palmoplantar	1 e 9	Hiperqueratose palmoplantar epidermolítica
Bainha radicular externa, mucosa oral, anexos, leito ungueal	6a, 6b, 16	Paquioníquia congênita
Camada exterior da bainha radicular externa	19	—
Córnea	3 e 12	Distrofia corneana
Epitélios simples	8 e 18	Cirrose criptogênica
Outros epitélios estratificados	4 e 13	Nevo branco esponjoso
Leito ungueal, anexos	17	Paquioníquia congênita Esteatocistoma múltiplo
Célula de Merkel	20	—

Outro aspecto relevante das CQ deu-se pela elucidação da patogenia de algumas genodermatoses, nas quais foram demonstradas mutações na sua molécula. O conhecimento dessas mutações pode ser utilizado também no diagnóstico pré-natal e no aconselhamento genético.

Os queratinócitos, nos seus vários estágios de diferenciação, compõem a epiderme, que é, portanto, um epitélio estratificado, no qual se reconhecem distintas camadas celulares – camada germinativa ou basal, camada malpighiana, camada granulosa e camada córnea.

Camada germinativa ou basal

A mais profunda das camadas da epiderme, a camada germinativa ou basal constitui-se por dois tipos de células, as células basais e os melanócitos.

Os queratinócitos basais têm forma cilíndrica e se dispõem com seu maior eixo perpendicular à linha formada pela junção epiderme-derme. Além disso, apresentam citoplasma basófilo e núcleos grandes, alongados, ovais e hipercromáticos. As células basais estão unidas entre si e às células espinhosas suprajacentes, que, por sua vez, unem-se por meio das chamadas pontes intercelulares (*desmossomas*) (**Figura 1.2**). Ao nível da camada basal, há uma única placa de aderência disposta sobre a membrana basal, ligando a membrana plasmática das células basais à lâmina basal. Essas estruturas de conexão, por serem constituídas de uma única placa de aderência, são denominadas *hemidesmossomas* (**Figura 1.3**).

Os desmossomas e hemidesmossomas são estruturas de adesão localizadas, os primeiros, entre os queratinócitos; e os segundos, entre as células basais e a membrana basal.

Os desmossomas apresentam uma estrutura central amorfa – a desmogleia –, que se interpõe entre as membranas plasmáticas de células vizinhas. Na sua porção citoplasmática, o desmossoma consiste em placas densas submembranosas. Os filamentos intermediários – tonofilamentos – inserem-se nessas placas, dirigindo-se ao interior da célula e em torno do núcleo, formando uma rede de filamentos que se estende de um desmossoma a outro e também aos hemidesmossomas, no caso das células basais. Nos pontos de inserção dos tonofilamentos na placa de aderência, existe uma proteína, a queratocalmina, que interfere na regulação do cálcio indispensável à manutenção dos desmossomas.

As placas intracelulares contêm desmoplaquinas I e II, placoglobina, envoplaquina e periplaquina, desmoioquina, desmocalmina e o polipeptídeo da banda 6 (**Figura 1.2**).

Existem glicoproteínas desmossômicas transmembrânicas, as *caderinas*, que apresentam uma região extracelular, outra transmembrânica e uma porção intracitoplasmática, que são glicoproteínas desmossômicas transmembrânicas. As caderinas epiteliais dos desmossomas se unem aos filamentos de queratina e são subdivididas em duas subfamílias: as *desmogleínas* e as *desmocolinas* (**Figura 1.2**).

As desmogleínas são, portanto, proteínas transmembrânicas – desmogleína 1, 2, 3 e 4 –, que se localizam na desmogleia:

- **Desmogleína 1 (Dsg1):** Molécula específica dos desmossomas, de peso molecular 160 Kd e que representa o antígeno reconhecido pelo autoanticorpo dos doentes de pênfigo foliáceo.
- **Desmogleína 2 (Dsg2):** Glicoproteína humana isolada a partir de desmossomas de carcinoma de colo.

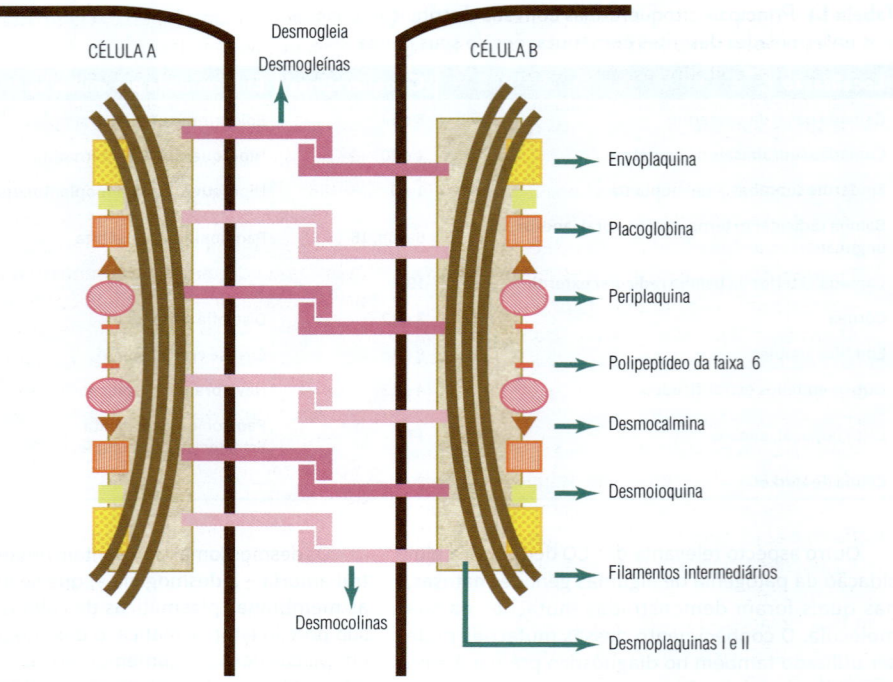

▲ **Figura 1.2** Estrutura molecular do desmossoma.

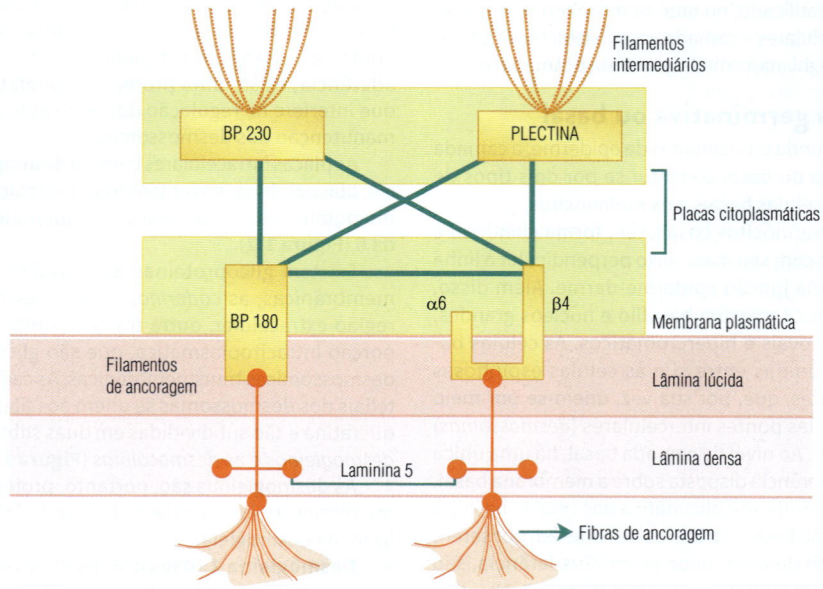

▲ **Figura 1.3** Complexo de adesão hemidesmossômico.

- **Desmogleína 3 (Dsg3):** Polipeptídeo de 130 Kd, próprio dos desmossomas das camadas suprabasais dos epitélios escamosos estratificados, é o antígeno reconhecido pelos autoanticorpos circulantes dos doentes de pênfigo vulgar.
- **Desmogleína 4 (Dsg4):** Expressa-se na epiderme suprabasal e nos folículos pilosos. Mutações no gene dessa desmogleína produzem quadros de hipotricose localizada autossômica recessiva. Representa, ao lado das Dsg1 e Dsg3, um autoantígeno nas várias formas de pênfigos.

As *desmocolinas* são outro grupo de proteínas transmembrânicas da superfície das caderinas que se expressa principalmente ao nível das camadas suprabasais da epiderme.

Além dos desmossomas, há, na epiderme, outras estruturas de adesão intercelular, as junções aderentes (*adherens junctions*), as junções comunicantes (*gap junctions*) e as junções de oclusão (*tight junctions*).

As junções aderentes são moléculas transmembrânicas que se relacionam a moléculas de actina. Podem estar isoladas ou associadas aos desmossomas e às junções de oclusão. Compreendem o complexo das caderinas e o complexo nectina-afadina. Participam da coesão intercelular, da barreira epidérmica e são moléculas de sinalização intracelular.

As junções comunicantes são compostas por canais intercelulares (*connexions*) que interligam o citoplasma de queratinócitos adjacentes. Esses canais formam-se a partir de moléculas denominadas conexinas. A junção de seis conexinas forma uma junção comunicante. A função desses canais é permitir intercâmbio de moléculas entre as células vizinhas, mantendo um funcionamento harmônico. Atuam, ainda, na diferenciação celular, no crescimento celular e na coordenação metabólica da epiderme.

As junções de oclusão são compostas principalmente por moléculas transmembrânicas, das quais são relevantes as claudinas e ocludinas. Estas moléculas participam da adesão celular e regulam o fluxo de moléculas hidrossolúveis entre as células.

Todas essas moléculas que participam da adesão intercelular são codificadas por genes passíveis de mutações que resultam em alterações patológicas. Mutações nos genes das junções aderentes produzem quadros de displasias ectodérmicas. Mutações nos genes das junções comunicantes produzem queratodermias associadas ou não à surdez. Mutações nos genes codificadores das claudinas foram observadas em doenças ictiosiformes e em doenças renais.

A camada basal é essencialmente germinativa, originando as demais camadas da epiderme, por meio de progressiva diferenciação celular. Por esse motivo, observa-se, sempre, nessa camada, intensa atividade mitótica. O tempo de maturação de uma célula basal, até atingir a camada córnea, é de aproximadamente 26 dias. Nas células basais, os tonofilamentos são constituídos, fundamentalmente, pelas citoqueratinas K5 e K14, ainda que se detecte, também, K19. Além das citoqueratinas, compõem o citoesqueleto das células basais microfilamentos de actina, α-actina e miosina. Abaixo da camada basal, existe uma fina estrutura constituída por mucopolissacarídeos neutros – a *membrana basal*, que, habitualmente, não é visível à microscopia óptica comum, com a coloração hematoxilina-eosina (HE), mas pode ser evidenciada especialmente pela coloração com o ácido periódico de Schiff (PAS).

A microscopia eletrônica demonstra que a junção dermoepidérmica é uma estrutura altamente complexa, constituindo o que se denomina *zona da membrana basal* (ZMB), com importante participação em várias condições patológicas da pele e cuja análise anatomopatológica, imunopatológica (por meio da imunofluorescência e da imunoperoxidase) e, mesmo, ultraestrutural é, por vezes, muito importante no diagnóstico e na interpretação da patogenia de certas dermatoses.

Quanto à ultraestrutura, a *zona da membrana basal* é formada por quatro componentes bem definidos (Figura 1.3):
- Membrana plasmática das células basais, as vesículas plasmalêmicas e os hemidesmossomas, que são as estruturas de ligação entre as células basais e as demais estruturas da zona da membrana basal.
- Lâmina lúcida ou espaço intermembranoso.
- Lâmina densa ou lâmina basal.
- Zona da sublâmina densa.

A *membrana plasmática* das células basais é irregular e, além dos hemidesmossomas, contém vesículas plasmalêmicas, possíveis elementos de síntese e eliminação envolvidos na reparação contínua da membrana plasmática.

Os hemidesmossomas são complexos juncionais especializados que contribuem para a adesão das células epiteliais à membrana basal subjacente em epitélios estratificados ou outros epitélios complexos como pele, córnea, parte dos tratos respiratório e gastrentérico e o âmnio.

Esses complexos multiproteicos determinam a coerência célula-estroma e fornecem às células sinais críticos para sua polarização, organização espacial e arquitetura tissular. Atuam em vários processos biológicos normais como cicatrização de feridas e morfogênese tissular.

Existem evidências de que diferentes elementos como as proteínas da matriz extracelular e fatores de crescimento regulam a função dos hemidesmossomas. A integrina α6β4, que os compõe, parece atuar como elemento de sinalização; portanto, o hemidesmossoma não somente representa um complexo de adesão estrutural, mas também, por meio da α6β4, tem ações funcionais sobre o fenótipo celular.

Do ponto de vista ultraestrutural, os hemidesmossomas (**Figura 1.3**) apresentam-se como pequenos domínios eletrodensos (menos de 0,5 milimicra) da membrana basal plasmática no polo inferior do queratinócito basal da pele. Seu componente mais evidente é uma placa citoplasmática tripartite, à qual ligam-se feixes de filamentos intermediários (FI). Os hemidesmossomas associam-se a uma placa sub-basal densa e são conectados por filamentos de ancoragem à lâmina densa, a qual, por sua vez, está ancorada à derme papilar subjacente por fibrilas de ancoragem.

Tais estruturas morfológicas, filamentos intermediários, placa hemidesmossômica, filamentos de ancoragem e fibrilas de ancoragem, constituem uma unidade funcional, denominada complexo de adesão hemidesmossômico, que provê aderência estável do queratinócito à membrana basal epitelial subjacente.

A organização molecular do hemidesmossoma baseia-se em três classes de proteínas: da placa citoplasmática, que atuam como elementos de adesão ao citoesqueleto; transmembrânicas, que servem como receptores celulares, conectando o interior da célula à matriz extracelular; e, finalmente, da membrana basal, relacionadas à matriz extracelular.

Os componentes da placa hemidesmossômica incluem o antígeno-1 do penfigoide bolhoso (BP230), a plectina e outras proteínas de alto peso molecular ainda não perfeitamente caracterizadas. O BP230 é um dos antígenos-alvo dos anticorpos do penfigoide bolhoso.

A plectina de cerca de 500 Kda é expressa em vários epitélios simples e estratificados e atua como um ligante multifuncional do citoesqueleto.

Os constituintes transmembrânicos do hemidesmossoma são o BP180 e a integrina α6β4 (**Figura 1.3**). A integrina α6β4 liga-se aos filamentos de queratina.

A α6β4 é um receptor para múltiplas variantes de laminina, mas tem alta afinidade pela laminina 5, uma isoforma de laminina, presente em grande quantidade na membrana basal da epiderme e de outros epitélios, com a qual se liga conectando a placa hemidesmossômica à lâmina densa. A α6β4 está envolvida na transdução de sinais da matriz extracelular para o interior da célula, contribuindo para a reunião dos hemidesmossomas e para a organização do citoesqueleto, tendo ainda profundo impacto na proliferação e diferenciação celular. Já a BP180 é uma molécula colágena transmembrânica que se relaciona à α6β4 e é um dos autoantígenos do penfigoide bolhoso.

A *lâmina lúcida* é uma camada elétron-transparente, situada imediatamente abaixo da membrana plasmática das células basais. Contém filamentos de ancoragem que se originam na membrana plasmática da célula basal, atravessam a lâmina lúcida e se inserem na lâmina densa. Esses filamentos existem ao longo de toda a lâmina lúcida, concentrando-se, porém, ao nível dos hemidesmossomas (**Figura 1.3**). A lâmina lúcida é composta por várias glicoproteínas não colagênicas: laminina; entactina/nidógeno; e fibronectina. Essas moléculas ligam-se entre si e a outras moléculas da matriz e às células.

A *lâmina densa* tem densidade variável e é, aparentemente, uma estrutura bifásica, com componente fibrilar imerso em material amorfo-granuloso. O principal componente da lâmina densa é o colágeno IV, que se associa ao colágeno V (**Figura 1.3**). Outros componentes são as proteoglicanas, a fibropectina, as lamininas, o antígeno da epidermólise bolhosa adquirida (EBA) e LH7.2 – que se relacionam ao colágeno tipo VII – e o antígeno KF1 – cuja ausência ocorre na forma distrófica recessiva da epidermólise bolhosa.

A *zona da sublâmina densa* é composta por estruturas fibrosas que se dispõem abaixo da lâmina densa: as *fibrilas de ancoragem*; os *feixes de microfibrilas*; e as *fibras colágenas*. As fibrilas de ancoragem têm periodicidade irregular, sendo que sua extremidade superficial termina na lâmina densa e sua extremidade distal estende-se para o interior da derme em estruturas amorfas que são denominadas *placas de ancoragem*. O principal componente das fibrilas de ancoragem é o colágeno tipo VII (**Figura 1.3**). Os feixes de microfibrilas são compostos por finas fibrilas perpendiculares ou oblíquas à junção dermoepidérmica, que se inserem diretamente na lâmina densa e dirigem-se à profundidade da derme. As fibras colágenas apresentam periodicidade típica, dispõem-se ao acaso e, a este nível, não se organizam em feixes, como ocorre na derme profunda.

Admite-se que a zona da membrana basal tenha várias funções:
- **Aderência dermoepidérmica:** Toda a estrutura da ZMB indica funções de ligação dermoepidérmica e, realmente, condições patológicas ou experimentais, associadas à dissociação epiderme-derme, mostram alterações na ZMB. Na epidermólise bolhosa distrófica displásica, há alterações e até ausência de fibrilas de ancoragem.

Antigamente denominada niceína, calinina ou epiligrina, a laminina 5, outro componente molecular importante do complexo hemidesmossômico, é uma molécula cruciforme composta por três cadeias não idênticas, α3, β3 e γ2. A laminina sustenta as ligações celulares e é ligante para α6β4 e, provavelmente, para o BP180. Queratinócitos com defeito na laminina 5 têm reduzida adesividade. As moléculas de laminina 5 interagem com o colágeno VII, o maior constituinte das fibrilas de ancoragem. Portanto, a laminina 5 serve de ponte entre α6β4 e componentes da matriz dérmica. Admite-se que, enquanto a laminina monomérica 5 está concentrada abaixo da placa hemidesmossômica ligando a integrina α6β4, e provavelmente o BP180, ao colágeno tipo VII, o complexo laminina 5-6/7 está implicado na estabilização da membrana basal no espaço interdesmossômico (**Figura 1.3**).

Mutações nos genes codificadores das moléculas da zona da membrana basal ou a produção de anticorpos dirigidos contra essas moléculas produzem diferentes condições patológicas da pele.
- **Suporte mecânico:** Essa função se realiza por meio de ação estabilizadora da lâmina densa sobre a membrana plasmática das células basais.
- **Função de barreira:** Aparentemente, a ZMB atua como barreira à penetração de moléculas de peso molecular elevado. A função barreira da ZMB pode ser exercida sobre células, o que é de grande interesse no impedimento a invasões dérmicas por processos proliferativos epidérmicos. Processos inflamatórios ou neoplásicos, pela ação da colagenase ou de outras enzimas, podem lisar a lâmina densa, comprometendo a função barreira da zona da membrana basal.

Camada malpighiana

Também denominada camada espinhosa ou corpo mucoso de Malpighi, a camada malpighiana é formada pelas chamadas células escamosas ou espinhosas, que têm configuração poliédrica, achatando-se progressivamente em direção à superfície. Nessa camada, encontram-se, ainda, as citoqueratinas K5 e K14 em pequena quantidade e ocorre síntese das citoqueratinas K1 e K10, características do padrão de diferenciação epitelial que leva à queratinização. As células da camada malpighiana são separadas por espaços cruzados por finos filamentos, denominados *pontes intercelulares*. A microscopia eletrônica permitiu um melhor conhecimento das ligações intercelulares da epiderme, que se processam por meio dos chamados *desmossomas*, que correspondem às pontes intercelulares da microscopia óptica comum, já descritos (**Figura 1.2**).

Camada granulosa

A camada granulosa é formada pelas células granulosas, assim denominadas por caracterizarem-se pela presença de grande quantidade de grânulos de tamanhos e formas irregulares. São compostos por profilagrina, que origina a filagrina, por citoqueratinas e por loricrina. A profilagrina é clivada de forma cálcio-dependente em monômeros de filagrina que se agregam à queratina, formando microfilamentos. A filagrina é decomposta em outras moléculas, inclusive ácido urocânico e ácido pirrolidonacarboxílico, que atuam respectivamente na proteção aos raios ultravioleta (UV) e na hidratação do estrato córneo. Mutações no gene que codifica a filagrina associam-se à ictiose vulgar (IV) e à dermatite atópica (DA). O par citoqueratínico próprio dessa camada é K2/K11. Em áreas de queratinização imperfeita, a camada granulosa pode estar ausente (**Figura 1.1**).

Camada córnea

A camada córnea é formada pelos corneócitos, isto é, células epidérmicas anucleadas, com membranas celulares espessas e cujo citoplasma corresponde a um sistema bifásico de filamentos de queratina encerrados em uma matriz amorfa contínua. Nas porções inferiores do estrato córneo, os filamentos de queratina associam-se à filagrina, que, nas porções inferiores, por ação enzimática, desprende-se da queratina e é degradada a aminoácidos que, osmoticamente, retêm água no estrato córneo (**Figura 1.1**).

Nas regiões palmoplantares, existe mais uma camada compondo a epiderme. É o *estrato lúcido*, situado entre a camada córnea e a granulosa, composto por duas ou três camadas de células anucleadas, planas, de aspecto homogêneo e transparente.

Quanto aos *melanócitos* presentes na camada basal, estão na proporção de um melanócito para cada 10 células basais. São células que, à coloração habitual com hematoxilina-eosina, aparecem como *células claras*, com núcleo pequeno hipercromático e citoplasma transparente, levemente basófilo. Colorações pela prata evidenciam a natureza dendrítica dos melanócitos, com numerosos prolongamentos longos e ramificados, que se relacionam com células espinhosas suprajacentes. Os melanócitos, em conjunto com os queratinócitos com que funcionalmente se relacionam, constituem as unidades epidermomelânicas da pele (**Figura 1.4**). Em geral, cada melanócito relaciona-se com 36 queratinócitos. A quantidade de melanócitos varia em função da área considerada, existindo cerca de 2.000/mm^2 na pele da cabeça e dos antebraços e 1.000/mm^2 no restante do tegumento. A quantidade de melanócitos não varia em relação às raças; portanto, as diferenças de pigmentação não dependem do número, mas sim da capacidade funcional dos melanócitos. Nos indivíduos de pele negra, os melanossomas são maiores e apresentam-se dispersos no citoplasma dos queratinócitos, enquanto nos indivíduos de pele clara, os melanossomas são menores e dispõem-se de modo agrupado nos queratinócitos. Além da pele, os melanócitos são encontrados no aparelho ocular, na retina e na úvea; na orelha, na *stria vascularis* do ducto coclear; no sistema nervoso central, nas leptomeninges; nas mucosas; e nos pelos.

Os melanócitos contêm, no seu citoplasma, organelas especializadas, denominadas melanossomas, onde ocorrem a síntese e a deposição da melanina por meio do armazenamento de tirosinase sintetizada pelos ribossomas.

O elemento inicial desse processo biossintético é a tirosina, aminoácido essencial. A tirosina sofre atuação química da tirosinase, que, em presença de oxigênio molecular, oxida a tirosina em dopa (dioxifenilalanina) e esta, em dopaquinona. Na cadeia reacional, surgem os dopacromos e, finalmente, o composto tirosina-melanina, que, combinando-se com proteínas, origina as melanoproteínas, as quais, por polimerização, constituem a melanina (**Figura 1.5**).

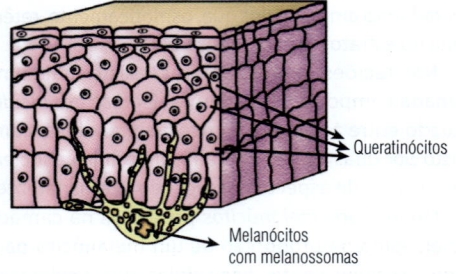

▲ **Figura 1.4** Unidade epidermomelânica.

Os melanossomas repletos de melanina são injetados no interior dos queratinócitos da unidade epidermomelânica correspondente, por meio dos prolongamentos dendríticos do melanócito. O pigmento melânico compreende dois tipos de melanina, que geralmente se apresentam em mistura: a eumelanina, polímero marrom; e as feomelaninas, compostos amarelo-avermelhados.

Os queratinócitos influenciam a proliferação, o número de dendritos e a produção melânica dos melanócitos. Outros fatores que interferem na atividade melanocítica são hormônios (MSH e hormônios sexuais), mediadores de inflamação e vitamina D3.

Além dos melanócitos, existem outras células dendríticas na epiderme, as *células de Langerhans*. Desprovidas de tirosina, portanto dopa-negativas, são células perfeitamente caracterizadas na microscopia eletrônica por corpúsculos peculiares, os grânulos de Birbeck (estruturas com a forma de raquete de tênis). São hoje consideradas células monocitárias macrofágicas de localização epidérmica, com função imunológica, atuando no processamento primário de antígenos exógenos que atingem a pele. Além de sua localização epidérmica, as células de Langerhans são encontradas na derme, nos linfáticos da derme, nos linfonodos e no timo.

As células de Langerhans originam-se na medula óssea e constituem 2 a 8% da população celular total da epiderme. Possuem receptores para a fração Fc da IgG e da IgE, para C3 e, além disso, expressam antígenos de histocompatibilidade classe II.

Devido a essa estrutura imunológica, a célula de Langerhans consegue reconhecer antígenos, processá-los e apresentá-los aos linfócitos T, iniciando, assim, sua ativação. Participam não somente das reações de sensibilização das dermatites de contato, mas também da rejeição de enxertos, na proteção às infecções virais e, também, na eliminação de clones de células epiteliais neoplásicas. Alterações qualitativas e quantitativas das células de Langerhans têm sido registradas em várias condições patológicas: vitiligo; lúpus eritematoso; micose fungoide; dermatite atópica; pênfigos e penfigoides; entre outras. Além disso, células com grânulos próprios das células de Langerhans constituem as células proliferadas nas histiocitoses X.

Na epiderme, encontram-se, ainda, ao nível da camada basal, as *células de Merkel*, as quais não são visualizadas à microscopia óptica. Já a microscopia eletrônica demonstra a presença, nessas células, de grânulos eletrodensos característicos, que contêm substâncias neurotransmissoras, como a enolase

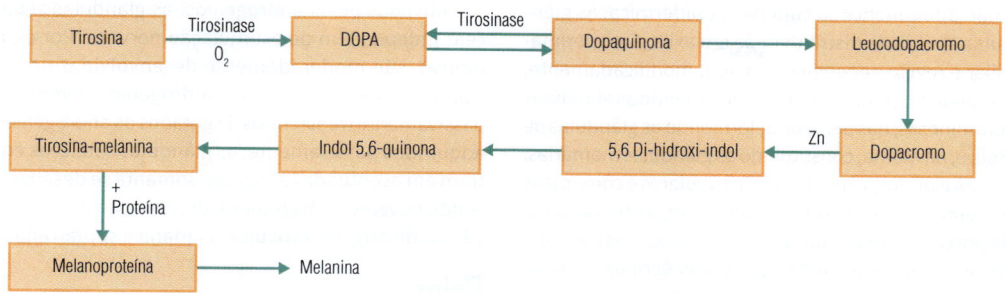

▲ Figura 1.5 Formação de melanina.

neurônio-específica, encontradas principalmente nos lábios, nos dedos, na boca e na membrana externa dos folículos pilosos. Sua origem é discutida considerando-se a possibilidade de serem derivadas da crista neural por suas características neuroendócrinas, e também se admite origem epidérmica, pois apresentam desmossomas e expressam citoqueratinas. Seu marcador mais específico é a citoqueratina 20 (CK20), embora no couro cabeludo também expressem CK18.

As células de Merkel relacionam-se, na pele glabra, por suas vilosidades, aos queratinócitos e por seu polo basal relacionam-se a terminações nervosas de axônios mielinizados. No polo basal onde se conectam com as terminações nervosas, concentram-se os grânulos neurossecretores. Na pele com pelos, as células de Merkel conectam-se à protuberância do folículo piloso (*bulge*), onde localizam-se células-tronco.

Admite-se que as células de Merkel tenham funções mecanorreceptoras de adaptação lenta. Detectam, por meio de suas projeções entre os queratinócitos, deformidades teciduais e, em resposta, liberam neurotransmissores que atuam sobre as terminações nervosas associadas. Podem originar carcinomas e são encontradas na reticulose pagetoide.

ESTRUTURAS DOS ANEXOS CUTÂNEOS

Glândulas sudoríparas écrinas

As glândulas sudoríparas écrinas encontram-se dispersas por toda a pele, mas em maior quantidade nas regiões palmoplantares e axilas. São glândulas tubulares que desembocam na superfície por meio da epiderme e compõem-se de três segmentos: porção secretora; conduto sudoríparo-intradérmico; e conduto sudoríparo-intraepidérmico. A porção secretora localiza-se na junção dermo-hipodérmica ou na porção inferior da derme.

A porção secretora das glândulas écrinas é formada por células grandes, cilíndricas, de citoplasma claro, levemente basófilo. Nos cortes habituais, essas células dispõem-se em ácinos, que mostram, na periferia, células pequenas fusiformes – as células mioepiteliais –, em torno das quais existe uma membrana hialina e que, pelo seu poder contrátil, seriam responsáveis pela expulsão da secreção sudoral.

A porção intradérmica do conduto sudoríparo é formada por duas camadas de células epiteliais pequenas, cuboides, intensamente basófilas.

A porção intraepidérmica do conduto sudoríparo é composta por uma única camada celular de revestimento e uma ou mais camadas de células epiteliais que compõem a bainha peridutal. O orifício da glândula sudorípara, poro ou acrosiríngio, apresenta-se rodeado por uma anel de queratina.

As glândulas écrinas são inervadas por fibras simpáticas pós-ganglionares não mielinizadas. Fisiologicamente, porém, são regidas por mediadores parassimpáticos, ainda que respondam em menor grau a mediadores simpatomiméticos. Portanto, fármacos parassimpatomiméticos como acetilcolina, acetilbetametilcolina e pilocarpina estimulam a sudorese, e fármacos parassimpatolíticos, como atropina, inibem-na. A secreção sudoral écrina é incolor, inodora, hipotônica, composta por 99% de água e solutos encontrados no plasma, além de conter, em concentrações menores, especialmente sódio, cloretos, potássio, ureia, proteínas, lipídeos, aminoácidos, cálcio, fósforo e ferro. Em condições adversas de temperatura, a sudorese pode atingir a produção de 10 a 12 litros em 24 horas.

Glândulas apócrinas

Por sua própria embriogênese, a partir da invaginação formadora do folículo piloso, as glândulas apócrinas desembocam, em geral, nos folículos pilossebáceos, e não diretamente na superfície epidérmica. As glândulas apócrinas distribuem-se em axila, área perimamilar e região anogenital e, ainda, modificadamente, no conduto auditivo externo, constituindo as glândulas ceruminosas; nas pálpebras, formando as glândulas de Moll; e, na mama, constituindo as glândulas mamárias.

As glândulas apócrinas são tubulares e compostas por uma porção secretora e uma porção ductal. A luz da porção secretora das glândulas apócrinas é ampla, cerca de 200 vezes a das glândulas écrinas e, como estas, também apresenta células mioepiteliais. A porção ductal é composta por duas camadas de células epiteliais, não dispondo, porém, de cutícula eosinófila, como ocorre com as glândulas sudoríparas écrinas.

As glândulas apócrinas secretam pequenas quantidades de secreção de aspecto leitoso, a intervalos longos de tempo. A secreção apócrina contém proteínas, açúcares, amônia, ácidos graxos e, às vezes, cromógenos, como o indozil, podendo-se explicar, desse modo, certos casos de cromidrose. Admite-se que o odor produzido pela secreção apócrina decorre da ação de bactérias, próprias das regiões topográficas povoadas pelas glândulas sebáceas, sobre as secreções, resultando em produtos secundários odoríferos. O verdadeiro significado funcional da secreção apócrina no homem é desconhecido, admitindo-se que represente alguma função sexual vestigial, desde que surge apenas na puberdade.

APARELHO PILOSSEBÁCEO

Glândulas sebáceas

As glândulas sebáceas estão presentes em toda a pele, à exceção das regiões palmoplantares. Desembocam sempre no folículo pilossebáceo, com ou sem pelo. O tamanho das glândulas sebáceas é, em geral, inversamente proporcional às dimensões do pelo presente no folículo correspondente. Assim, as maiores glândulas sebáceas são encontradas nas regiões onde o sistema piloso é menos desenvolvido, por exemplo, fronte e nariz. Excepcionalmente, as glândulas sebáceas localizam-se heterotopicamente na mucosa bucal e no lábio, constituindo os chamados grânulos de Fordyce.

As glândulas sebáceas são compostas por vários lóbulos; cada um deles apresenta, perifericamente, uma camada de células cúbicas basófilas, *as células germinativas*, e, centralmente, células de abundante citoplasma com uma delicada rede de malhas repleta de gordura, na qual predominam os glicerídeos neutros e, por esse motivo, não são birrefringentes à polaroscopia. A secreção das glândulas sebáceas é do tipo holócrino e o produto de sua atividade é o sebo (*sebum*).

Ativadas pelos androgênios, as glândulas sebáceas independem de estimulação nervosa. Por esse motivo, são moderadamente desenvolvidas no recém-nascido, por ação dos androgênios maternos, passivamente transferidos. Esgotados os androgênios adquiridos passivamente, as glândulas sebáceas entram em acentuada regressão, somente se desenvolvendo novamente na puberdade, por ação dos androgênios de origem testicular, ovariana e suprarrenal.

Pelos

Os pelos são estruturas filiformes, constituídas por células queratinizadas produzidas pelos folículos pilosos. Existem dois tipos de pelos: o fetal ou lanugo, que é a pilosidade fina e clara, idêntica aos pelos pouco desenvolvidos do adulto e denominada *vellus*; e o terminal, que corresponde ao pelo espesso e pigmentado, que compreende os cabelos, a barba, a pilosidade pubiana e axilar. Os pelos compõem-se de uma parte livre, a haste, e uma porção intradérmica, a raiz.

Anexam-se ao folículo piloso: a glândula sebácea, superiormente; o músculo eretor do pelo, inferiormente; e, em certas regiões corpóreas, o ducto excretor de uma glândula apócrina que desemboca no folículo, acima da glândula sebácea.

O folículo piloso compreende as seguintes porções: o *infundíbulo*, situado entre o óstio e o ponto de inserção da glândula sebácea; o *acrotríquio*, a porção intraepidérmica do folículo; o *istmo*, entre a abertura da glândula sebácea no folículo e o ponto de inserção do músculo eretor do pelo; e o *segmento inferior*, a porção restante, situada abaixo do músculo eretor. Nessa porção mais inferior do folículo piloso, encontra-se uma expansão, o *bulbo piloso*, que contém a matriz do pelo, onde se introduz a *papila*, uma pequena estrutura conectiva, ricamente vascularizada e inervada (**Figura 1.6**). De permeio às células matrizes, encontram-se melanócitos ativos. A maior parte da atividade mitótica do pelo se dá na metade inferior do bulbo.

A bainha radicular interna compreende a cutícula da bainha, a camada de Huxley (mais interna) e a camada de Henle (mais externa) (**Figura 1.6**). Essas camadas, após sua queratinização completa, desintegram-se ao alcançar o istmo, e, neste mesmo nível, a bainha radicular externa inicia sua queratinização.

A bainha radicular externa alonga-se desde a epiderme até as porções laterais do bulbo piloso, diminuindo progressivamente de espessura da superfície até a profundidade. Externamente a essa bainha, dispõe-se uma membrana delgada homogênea e eosinófila, denominada *camada vítrea ou basal* (**Figura 1.6**).

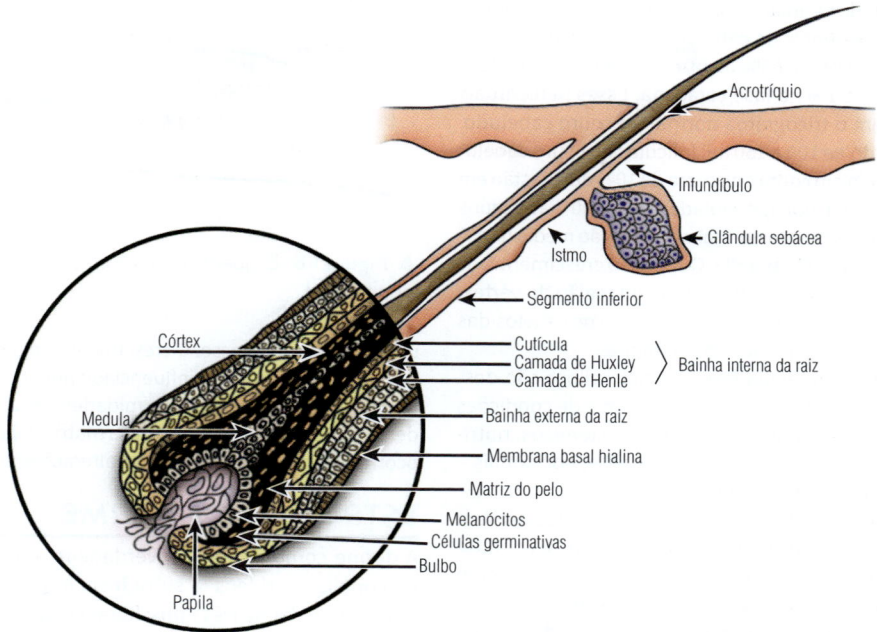

▲ Figura 1.6 Estrutura do pelo.

A haste do pelo propriamente dita é composta pela cutícula externa, pelo córtex e pela medula, que, no pelo humano, é descontínua ou até ausente, como no lanugo e no *vellus*. A camada cortical é composta por queratinócitos fortemente compactados, enquanto, na medular, os queratinócitos se agregam mais frouxamente. As células da cutícula do pelo imbricam-se fortemente com a cutícula da bainha radicular interna, resultando em firme adesão do pelo.

O componente principal do pelo é a queratina, e participam de sua estrutura cerca de 20 aminoácidos, sendo particularmente importantes a cisteína, a arginina e a citrulina, encontrada exclusivamente nos pelos humanos.

Os pelos são estruturas muito resistentes, flexíveis e elásticas, alongando-se 20 a 30% quando secos e até 100% quando embebidos em água.

Os pelos não crescem continuamente, havendo alternâncias de fases de crescimento e repouso, que constituem o *ciclo do pelo*. A fase de crescimento, denominada *anágena*, caracteriza-se por intensa atividade mitótica da matriz e na qual o pelo se apresenta na máxima expressão estrutural. Sua duração é de 2 a 5 anos, no couro cabeludo. Segue-se à fase *catágena*, durante a qual os folículos regridem a 1/3 de suas dimensões anteriores. Interrompe-se a melanogênese na matriz e a proliferação celular diminui até cessar. As células da porção superior do bulbo continuam, ainda, sua diferenciação à haste do pelo, que fica constituída somente da córtex e da membrana radicular interna até que o bulbo se reduza a uma coluna desorganizada de células. A extremidade do pelo assume a forma de clava, constituindo o *pelo em clava*, aderido, ainda, por retalhos de queratina ao saco folicular. A fase catágena dura cerca de 3 a 4 semanas, seguindo-se à fase *telógena*, de desprendimento do pelo, que, no couro cabeludo, tem cerca de 3 meses de duração. Os folículos mostram-se completamente quiescentes, reduzidos à metade ou menos do tamanho normal, e há uma desvinculação completa entre a papila dérmica e o pelo em eliminação (**Figura 1.7**).

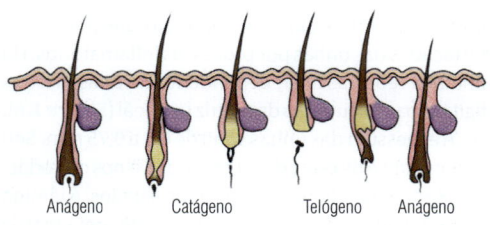

▲ Figura 1.7 Ciclo do pelo.

Quando se analisa o couro cabeludo, as seguintes proporções entre os cabelos, nas suas várias fases, são encontradas: 85% na fase anágena; 14% na fase telógena; e 1% na fase catágena. Esses percentuais compõem o tricograma normal do couro cabeludo. Admitindo-se 100 a 150 mil folículos no couro cabeludo, e tendo em conta que cerca de 10% deles estão em fase telógena, por aproximadamente 100 dias, alguns autores consideram normal a eliminação média de até 100 fios de cabelo por dia. Quanto ao crescimento, as médias, por dia, são de 0,4 mm, na região do vértex, e 0,35 mm, nas têmporas, sendo que os cabelos das mulheres crescem mais rapidamente.

Os fatores reguladores do ciclo piloso são desconhecidos, admitindo-se a influência de condições intrínsecas ao folículo e a fatores sistêmicos, nutricionais, emocionais e, especialmente, hormonais – androgênios em particular.

Do ponto de vista funcional, os pelos servem como defesa nas áreas orificiais – narinas, conduto auditivo, olhos – e, no couro cabeludo, atuam como proteção aos raios UV. Nas áreas intertriginosas, reduzem o atrito e, finalmente, por sua abundante inervação, fazem parte do aparelho sensorial cutâneo.

Na protuberância da bainha externa do pelo, abaixo da inserção da glândula sebácea, localizam-se as *células-tronco epidérmicas*, que também se dispõem em agrupamentos no epitélio interfolicular e na base das glândulas sebáceas.

Unhas

Lâminas queratinizadas, recobrem a última falange dos dedos. Uma unha tem quatro partes: a posterior ou *raiz*, localizada sob a dobra da pele; a *lâmina*, aderente ao leito ungueal na sua porção inferior; as *dobras laterais*; e a *borda livre*.

A raiz ou matriz ungueal é uma área semilunar de células epiteliais proliferativas, parcialmente vedada pela dobra ungueal posterior e visível, parcialmente, em área mais clara, chamada *lúnula*. A dobra ungueal posterior apresenta um prolongamento da camada córnea que recobre a porção proximal da unha, a *cutícula*, e, abaixo desta, o *eponíquio*, que adere à lâmina ungueal. Estas estruturas são importantes porque podem ser destacadas das unhas por processos inflamatórios. Há uma rica rede vascular, dependente de duas artérias digitais, para a nutrição da matriz ungueal (**Figura 1.8**).

A espessura das unhas varia de 0,5 a 0,75 mm. Seu crescimento é de cerca de 0,1 mm por dia nos quirodáctilos, sendo mais lento nas dos pododáctilos. A lâmina ungueal é formada, fundamentalmente, pela matriz ungueal, mas há participação secundária do leito

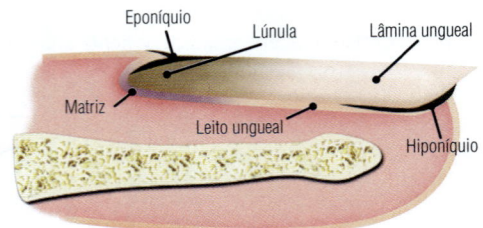

▲ **Figura 1.8** Esquema da anatomia ungueal: corte longitudinal.

ungueal nesse processo. O crescimento ungueal sofre variações individuais e é influenciado por doenças sistêmicas e fatores locais. Deformidades nas unhas podem, assim, representar lesões da matriz ungueal que ocorreram até 3 meses antes das alterações ungueais.

ESTRUTURA DA DERME

A derme compreende um verdadeiro gel, rico em mucopolissacarídeos (a substância fundamental) e material fibrilar de três tipos: fibras colágenas; fibras elásticas; e fibras reticulares.

De espessura variável ao longo do organismo, desde 1 até 4 mm, a derme compõe-se de três porções – a papilar, a perianexial e a reticular:

- **Derme papilar:** Constitui uma camada pouco espessa de fibras colágenas finas, fibras elásticas, numerosos fibroblastos e abundante substância fundamental, formando as papilas dérmicas, que se amoldam aos cones epiteliais da epiderme.
- **Derme perianexial:** Estruturalmente idêntica à derme papilar, dispõe-se, porém, em torno dos anexos. Compõe, com a derme papilar, a unidade anatômica denominada *derme adventicial*.
- **Derme reticular:** Compreende o restante da derme, sendo sua porção mais espessa, que se estende até o subcutâneo. É composta por feixes colágenos mais espessos, dispostos, em sua maior parte, paralelamente à epiderme. Há, proporcionalmente, menor quantidade de fibroblastos e de substância fundamental em relação à derme adventicial.

A substância fundamental é composta, essencialmente, por mucopolissacarídeos, dos quais os hialuronidatos e condroitinsulfatos são os mais importantes. Esse gel viscoso participa na resistência mecânica da pele às compressões e aos estiramentos.

- **Fibras colágenas:** Compreendem 95% do tecido conectivo da derme. O colágeno da derme é composto por tipos diferentes de fibras – do tipo I a VIII, XII, XIII, XVII e XXIX.

- **Fibras elásticas:** São microfibrilas que, na derme papilar, orientam-se perpendicularmente à epiderme; e, na derme reticular, mostram-se mais espessas e dispostas paralelamente à epiderme. É peculiar à espécie humana a grande quantidade de fibras elásticas na pele. O sistema elástico da pele compreende os seguintes tipos de fibras elásticas:
    - **Fibras oxitalânicas:** São as mais superficiais e dispõem-se perpendicularmente à junção dermoepidérmica, estendendo-se até o limite entre a derme papilar e a reticular.
    - **Fibras eulaunínicas:** Ocupam posição intermediária na derme, conectando as fibras oxitalânicas da derme superficial com as fibras elásticas da derme reticular.
    - **Fibras elásticas maduras:** Contêm cerca de 90% de elastina e ocupam a derme reticular.

As fibras elásticas mais superficiais estão envolvidas na ligação entre epiderme e derme, e as mais profundas, pelo seu maior teor de elastina, na absorção dos choques e das distensões que se produzem na pele.

A derme aloja as estruturas anexiais da pele, as glândulas sudoríparas écrinas e apócrinas, os folículos pilossebáceos e o músculo eretor do pelo. Nela, encontram-se, ainda, suas células próprias, fibroblastos, histiócitos, mastócitos, células mesenquimais indiferenciadas e as células de origem sanguínea, leucócitos e dendrócitos dérmicos. Os dendrócitos dérmicos são classificados em dois tipos. O tipo I expressa o fator de coagulação XIIIa, e localiza-se logo abaixo da junção dermoepidérmica. Os dendrócitos dérmicos tipo II são CD34 positivos e dispõem-se entre as fibras colágenas da derme e ao redor dos anexos cutâneos. Em quantidades variáveis, também apresenta vasos sanguíneos, linfáticos e estruturas nervosas.

INERVAÇÃO

Os nervos sensitivos, que sempre são mielinizados, em algumas regiões corpóreas como palmas, plantas, lábios e genitais, formam órgãos terminais específicos, os corpúsculos de Vater-Pacini, os corpúsculos táteis de Meissner, os corpúsculos de Krause, os meniscos de Merkel-Ranvier e os corpúsculos de Ruffini.

- **Corpúsculos de Vater-Pacini:** Localizam-se, especialmente, nas regiões palmoplantares e são específicos para a sensibilidade à pressão.
- **Corpúsculos de Meissner:** Situam-se nas mãos e nos pés, especialmente nas polpas dos dedos, ao nível da derme papilar. São específicos para a sensibilidade tátil.
- **Corpúsculos de Krause:** Também chamados de órgãos nervosos terminais-mucocutâneos, pois ocorrem nas áreas de transição entre pele e mucosas. Encontram-se, portanto, na glande, no prepúcio, no clitóris, nos lábios vulvares e, em menor quantidade, no lábio, na língua, nas pálpebras e na pele perianal.
- **Meniscos de Merkel-Ranvier:** São plexos terminais de nervos de posição subepidérmica, localizados especialmente nas polpas dos dedos.
- **Corpúsculos de Ruffini:** São formados por fibra nervosa que se ramifica, permeando o colágeno, e relacionam-se à sensibilidade térmica.

Outra estrutura nervosa com funções táteis é o *disco pilar*, estrutura discoide rica em células de Merkel, de localização dermoepidérmica, nas proximidades de folículos pilosos.

Os filetes nervosos, responsáveis pelas sensações de vibração e artrestésicas, penetram pelas raízes posteriores na coluna dorsal da medula, constituindo os fascículos cuneiforme e grácil do funículo posterior, que terminarão nos núcleos grácil e cuneiforme do bulbo. Desses núcleos, dirigir-se-ão ao núcleo ventral do tálamo e, destes, atingirão a área somestésica cortical.

Os filetes nervosos condutores de sensações de tato, dor e temperatura penetram pelas raízes dorsais dos nervos espinais, dirigem-se à porção contralateral da medula, formando os tratos espinotalâmicos anterolateral e ventral, dirigindo-se para o tálamo.

A inervação motora da pele é suprida pelo sistema nervoso autônomo, cujas fibras, adrenérgicas, provocam contração das células musculares lisas das paredes arteriolares (vasoconstrição), contraem o músculo eretor dos pelos, ativam o corpúsculo glômico e as células mioepiteliais das glândulas apócrinas.

É importante salientar que as glândulas écrinas são inervadas por fibras simpáticas, porém colinérgicas, o que é excepcional, uma vez que, geralmente, as fibras simpáticas são adrenérgicas. Esse fato explica a sudorese pela pilocarpina, fármaco parassimpatomimético, que estimula diretamente os efetores colinérgicos da glândula sudorípara.

As glândulas apócrinas reagem a estímulo simpático e não parassimpático, uma vez que são inervadas por fibras adrenérgicas, controladas por centros simpáticos do sistema nervoso central.

VASOS SANGUÍNEOS

Apesar das variações topográficas do sistema vascular da pele, os vasos cutâneos constituem sempre um plexo profundo em conexão com um plexo superficial. O profundo situa-se em nível dermo-hipodérmico e é formado por arteríolas, ao passo que o superficial se localiza na derme subpapilar e é composto essencialmente por capilares. Em determinadas áreas, como sulcos e leito ungueal, orelhas e centro da face, o aparelho vascular cutâneo apresenta formações especiais, *os glomus*. Essas estruturas, ligadas funcionalmente à regulação térmica, são anastomoses diretas entre arteríola e vênula. Apresentam, por conseguinte, um segmento arterial (canal de Sucquet-Hoyer) composto por parede espessa e lúmen estreito e um segmento venoso de paredes finas e lúmen amplo. As paredes do aparelho glômico são formadas por endotélio e várias camadas de células contráteis, de aparência epitelial – as *células glômicas*.

VASOS LINFÁTICOS

São vasos revestidos por uma única camada de células endoteliais, dispostos em alças ao longo da derme papilar, reunindo-se em um plexo linfático subpapilar que, pela derme, desemboca em um plexo linfático profundo, de localização dermo-hipodérmica.

MÚSCULOS DA PELE

A musculatura da pele é predominantemente lisa e compreende os músculos eretores dos pelos, o darto do escroto e a musculatura da aréola mamária.

As fibras musculares lisas do músculo eretor do pelo aderem, por uma extremidade, às fibras conectivas e, por outra, aos folículos pilosos, inserindo-se abaixo das glândulas sebáceas. Situadas obtusamente em relação ao folículo, sua contração produz a verticalidade do pelo, isto é, a horripilação. Quanto à musculatura estriada, encontra-se na pele do pescoço (platisma) e da face (musculatura da mímica).

ESTRUTURA DA HIPODERME

A hipoderme, ou panículo adiposo, é a camada mais profunda da pele, de espessura variável, composta exclusivamente por tecido adiposo, isto é, células repletas de gordura, formando lóbulos subdivididos por traves conectivo-vasculares. Relaciona-se, em sua porção superior, com a derme profunda, constituindo a junção dermo-hipodérmica, em geral, sede das porções secretoras das glândulas apócrinas ou écrinas e de pelos, vasos e nervos. Funcionalmente, a hipoderme, além de depósito nutritivo de reserva, participa no isolamento térmico e na proteção mecânica do organismo às pressões e aos traumatismos externos e facilita a motilidade da pele em relação às estruturas subjacentes.

FUNÇÕES DA PELE

Devido à arquitetura e às propriedades físicas, químicas e biológicas de suas várias estruturas, a pele, como membrana envolvente e isolante, é um órgão que pode executar múltiplas funções:

- **Proteção:** Constitui a barreira de proteção à penetração de agentes externos de qualquer natureza e, ao mesmo tempo, impede perdas de água, eletrólitos e outras substâncias do meio interno.
- **Proteção imunológica:** A pele, em razão da presença de células imunologicamente ativas, é um órgão de grande atividade imunológica, onde atuam intensamente os componentes da imunidade humoral e celular.
- **Termorregulação:** Em virtude da sudorese, constrição e dilatação da rede vascular cutânea, a pele processa o controle homeostático da temperatura orgânica.
- **Percepção:** Por meio da complexa e especializada rede nervosa cutânea, a pele é o órgão receptor sensitivo do calor, do frio, da dor e do tato.
- **Secreção:** A secreção sebácea é importante para a manutenção eutrófica da própria pele, particularmente da camada córnea, evitando a perda de água. Além disso, o sebo tem propriedades antimicrobianas e contém substâncias precursoras da vitamina D. Quanto às glândulas sudoríparas, a eliminação de restos metabólicos não tem valor como função excretora.

Essas funções gerais da pele dependerão da participação de seus vários componentes por meio de suas propriedades, ainda incompletamente conhecidas. Assim, na função protetora da pele, a camada córnea tem importância relevante, constituindo-se em interfase entre o organismo e o meio ambiente, em consequência de suas várias propriedades: impermeabilidade relativa à água e eletrólitos, ao evitar perdas hídricas e eletrolíticas, bem como ao limitar a penetração de substâncias exógenas; resistência relativa a agentes danosos corrosivos; alta impedância elétrica, que restringe a passagem de corrente elétrica pela pele; superfície relativamente seca, retardando a proliferação de microrganismos; quimicamente, representa uma membrana limitadora à passagem de moléculas.

Outro importante aspecto da função protetora da pele está no obstáculo que representa à ação de radiações ultravioleta, devido, especialmente, às unidades epidermomelânicas, produtoras e distribuidoras de melanina por meio da epiderme.

A principal função da melanina é proteger a pele das radiações ultravioleta do sol pela absorção da energia irradiante. Os melanócitos não só absorvem, como também difundem a radiação ultravioleta.

O controle da produção de melanina é exercido por três fatores principais:

- **Genético:** Explica variações raciais e patológicas, como o albinismo.
- **Ambiental:** Interfere por meio da quantidade de energia radiante ambiental e das substâncias químicas sobre a pele.
- **Hormonal:** Hormônios da hipófise e da epífise.

O hormônio estimulador dos melanócitos (MSH), também conhecido como intermedina (segregado pela "pars intermedia" da hipófise), promove dispersão de grânulos melânicos pelo citoplasma, escurecimento da pele e maior fotoproteção. É o mais potente escurecedor conhecido. Sua fórmula química assemelha-se à de outro, o hormônio hipofisário adrenocorticotrópico (ACTH). Ao contrário desses dois hormônios, a melatonina clareia porque faz os grânulos de melanina agregarem-se em torno do núcleo celular. Na produção de melatonina, tem importância o estímulo retiniano por luz ambiental.

Quanto à termorregulação, é exercida, fundamentalmente, pelos sistemas vascular e sudoríparo da pele. Como interface entre o organismo e o meio externo, a pele desempenha um papel passivo nas trocas calóricas, mas, por meio das unidades sudoríparas écrinas e da rede vascular cutânea, interfere de modo ativo na regulação térmica. As glândulas sudoríparas fornecem o revestimento cutâneo de água que, por evaporação, esfria a superfície corpórea, e, os vasos sanguíneos, pela dilatação ou constrição, ampliam ou diminuem o fluxo sanguíneo periférico, permitindo maior ou menor dissipação calórica.

Um aumento de 0,5 °C na temperatura corpórea determina impulsos hipotalâmicos que, por meio das fibras colinérgicas do sistema nervoso simpático, estimulam as glândulas sudoríparas écrinas de todo o corpo. O aquecimento regional da pele promove também sudorese local, admitindo-se, nesse caso, ação térmica direta sobre a glândula sudorípara, sem participação hipotalâmica.

Em relação às funções secretoras da pele, os produtos metabólicos eliminados pela sudorese não têm qualquer importância como função excretora. Quanto às glândulas sebáceas, seu desenvolvimento e atividade dependem, essencialmente, de fatores humorais, particularmente androgênios.

O produto da secreção das glândulas sebáceas, o sebo, constitui, com os lipídeos da queratinização, o filme lipídico da superfície cutânea. Esse complexo de lipídeos é composto por triglicerídeo, diglicerídeo, ácidos graxos, ésteres, esqualeno e esteróis. No sebo recém-secretado, não existem ácidos graxos livres, os quais surgem intrafolicularmente por ação de lipases bacterianas.

O verdadeiro significado fisiológico do sebo permanece ainda desconhecido no homem. Nos animais, promovendo aderência dos pelos, é um fator a mais no isolamento térmico, além do que, pelas suas propriedades odoríferas, exerce função de atração sexual. Tais funções são irrelevantes no homem, mas outras têm sido atribuídas ao sebo, embora não existam provas da importância desses mecanismos na homeostase humana: barreira de proteção; emulsificação de substâncias; atividade antimicrobiana, antibacteriana e antifúngica; precursor da vitamina D.

As secreções sebácea e sudoral constituem as fases adiposa e oleosa da emulsão que recobre a superfície cutânea. O pH médio normal da pele situa-se entre 5,4 e 5,6, com variações topográficas. Já áreas intertriginosas apresentam pH maior que o habitual.

Entre as secreções da superfície cutânea, existe, no recém-nascido, o chamado "vérnix caseoso", que é constituído por secreção sebácea, células epiteliais descamadas e lanugo desprendido da superfície corpórea. Sua principal função é a lubrificação da superfície corpórea do feto, para facilitar sua passagem por meio do canal do parto, o que explicaria seu desaparecimento após o nascimento, por não mais ser necessária a função a que se destina.

Além das suas funções vitais, as propriedades físico-químico-biológicas da pele permitem, pela capacidade de absorção dela, a administração percutânea de medicamentos, um processo que se dá por:

- **Orifícios adanexiais:** Permitem a passagem de substâncias de baixo coeficiente de permeabilidade e de moléculas grandes.
- **Espaços intercelulares da camada córnea:** Via de penetração de água e álcoois de peso molecular baixo.
- **Células corneificadas (diretamente):** Quando ocorrem aumento da hidratação da pele, aumento da temperatura cutânea e exposição a solventes de lipídeos.

A maneira habitual de se obter melhor ação tópica, com maior penetração de medicamentos, é o curativo apósito oclusivo. Pela oclusão, provocam-se aumento da transpiração e retenção sudoral e elevação local da temperatura, com aumento do fluxo sanguíneo. A retenção sudoral aumenta o teor em água das células córneas, o que possibilita maior transporte iônico de moléculas por meio das células; por sua vez, quanto maior o fluxo sanguíneo na derme, maior será a absorção. Esses fatos devem ser considerados quando se empregam medicamentos tópicos, particularmente em curativos oclusivos, pela possível ação sistêmica dessas medicações.

2
A observação dermatológica: exame objetivo e anamnese

A observação dermatológica é semelhante à observação clínica; porém, na primeira, o exame objetivo precede a anamnese, e esta é a principal diferença entre as duas observações. Tal inversão decorre da extrema objetividade do exame dermatológico, que permite a visualização direta das lesões. Várias razões justificam essa inversão:

- A precisão diagnóstica será maior quando o exame visual for realizado sem ideias pré-concebidas.
- A objetividade do exame dermatológico permite a elaboração de hipóteses diagnósticas que orientarão a anamnese, simplificando-a e permitindo maior precisão na busca de informações junto ao paciente.
- Algumas lesões dermatológicas são absolutamente características, sendo o diagnóstico independente de qualquer dado anamnésico. É evidente que, mesmo nesses casos, deverá ser feita anamnese cuidadosa, pois muitos dados são necessários não somente para diagnóstico, mas também para a orientação geral e para a terapêutica do paciente.

Portanto, a observação dermatológica compreende todos os itens da observação clínica, mas, na primeira, o exame dermatológico objetivo precede a anamnese:

- Identificação.
- Exame dermatológico.
- História da doença atual.
- Antecedentes pessoais, hábitos e antecedentes familiares.
- Interrogatório geral e especial.
- Exame físico geral e especial.

Assim, após a queixa e duração, devem ser feitos o exame das lesões e a inquirição das manifestações subjetivas que possibilitam orientar a anamnese pela morfologia, localização e distribuição dos sinais e sintomas.

EXAME OBJETIVO

- **Inspeção:** Deve abranger todo o tegumento, incluindo os cabelos, as unhas e as mucosas. É necessário que esse método seja uma rotina, porém, eventualmente, pode ser dispensado, desde que o motivo da consulta seja uma lesão localizada e o doente prefira não ser examinado. A inspeção deve ser feita em sala bem iluminada, com luz solar ou fluorescente, que deve vir de trás do examinador. Nas erupções disseminadas, deve-se examinar, inicialmente, entre 1 e 2 metros, para uma visão geral, e, depois, aproximar-se entre 20 e 30 centímetros de distância. Quando necessário, utilizar lupa para observar detalhes.
- **Palpação:** Verificar a presença de lesões sólidas, sua localização e seu volume. O pinçamento digital da pele informa sobre a espessura e a consistência.
- **Digitopressão ou vitropressão:** Provoca-se isquemia pela pressão dos dedos (digitopressão) ou com uma lâmina de vidro (diascopia por vitropressão). Isso permite distinguir o eritema da púrpura ou outras manchas vermelhas. É importante, também, na diagnose de nevo anêmico, quando, pela vitropressão, em virtude da isquemia provocada, a pele em torno da lesão deve ficar idêntica à área do nevo anêmico.
- **Compressão:** Permite reconhecer ou confirmar edema pela depressão que provoca. Uma compressão linear permite avaliar o dermografismo.

EXAME SUBJETIVO

O sintoma mais importante a ser detectado em um exame dermatológico é o prurido, cuja presença ou ausência, evolução contínua ou por surtos e intensidade (se diurno ou noturno) são dados que devem ser registrados. Há dermatoses, como escabiose, líquen plano e eczema, em que o prurido é sintoma constante. Em outras, como psoríase e pitiríase rósea, ocorre, ocasionalmente, prurido discreto.

Outro sintoma eventual é o ardor observado em algumas dermatoses e, particularmente, em processos inflamatórios. A dor, forte, intensa e segmentar é característica do herpes-zóster. Já a menos intensa, localizada e paroxística é encontrada em tumores como o leiomioma e o *glomus*. Dores musculares podem ser observadas em algumas doenças sistêmicas, por exemplo, a dermatomiosite.

ANAMNESE

Orientada pelo exame objetivo, a anamnese deve obter informações sobre a localização inicial, a característica original, o modo de extensão, a evolução contínua ou por surtos e vários outros fatores. Finalmente, são importantes os tratamentos prévios, tópicos ou sistêmicos, que podem representar fatores desencadeantes ou agravantes da dermatose.

Antecedentes

É preciso apurar, nos antecedentes familiares (pais, irmãos ou outros), presença de quadro similar. Deve-se interrogar o paciente a respeito de doenças e cirurgias anteriores, medicamentos usados e, particularmente, antecedentes familiares e pessoais de atopia (asma, rinite e eczema). Também se questiona sobre reações adversas aos medicamentos rotineira ou ocasionalmente usados. Consoante à atividade, procurar verificar a ocorrência de quadro similar no ambiente de trabalho, escola ou clube esportivo.

Interrogatórios geral e especial

Deve-se interrogar o doente sobre seu estado geral, doenças em tratamento, condições dos diferentes sistemas e aparelhos, doenças e cirurgias pregressas e fármacos utilizados rotineira ou esporadicamente. Esses dados são muito importantes, pois medicamentos indicados para a afecção cutânea podem ter interação com outros que o doente vem utilizando. As reações adversas aos fármacos e as interações medicamentosas são muito frequentes, eventualmente graves e fatais. Além disso, não deve ser prescrito medicamento que possa agravar uma condição preexistente, porém se, eventualmente, essa prescrição for necessária, é preciso esclarecer o doente a respeito. Assim, por exemplo, em um doente hipertenso ou com diabetes com urticária aguda, pode ser indispensável o uso de corticosteroide por via sistêmica.

EXAMES FÍSICOS GERAL E ESPECIAL

Na maioria das vezes, o exame físico geral pode ser sumário, porém nunca se deve deixar de verificar a pressão arterial e se olvidar do exame das mucosas. Quando indicado, examinar os linfonodos, os nervos periféricos e o abdome. Solicita-se, sempre que julgar necessário, a colaboração de outros especialistas.

3
A observação dermatológica: glossário dermatológico

LESÕES ELEMENTARES

A pele, como qualquer órgão, é passível de ser atingida por fenômenos patológicos produzidos pelas mais variadas causas – endógenas ou exógenas, físicas, químicas ou biológicas. A ação desses agentes agressores pode produzir, na pele, todas as alterações anatomopatológicas básicas, isto é, degenerações, alterações metabólicas, proliferações, malformações, disfunções e inflamações. Esses processos ocorrem isolada ou combinadamente e determinarão alterações microscópicas nas estruturas cutâneas, as quais se traduzirão, macroscopicamente, por alterações visíveis que constituem as lesões elementares. A capacidade de resposta da pele é limitada, e, desse modo, vários tipos de agressão cutânea expressam-se pelo mesmo tipo de lesão. Assim, um mesmo agente agressor, em função de variáveis próprias (p. ex., a virulência de um agente microbiano; ou em função de características do hospedeiro), poderá produzir diferentes respostas da pele. Portanto, as reações do órgão cutâneo às noxas traduzem-se por número limitado de respostas morfológicas e que constituem lesões elementares ou individuais. São as letras do alfabeto dermatológico – como da união de letras formam-se palavras e, destas, as frases, da combinação de lesões elementares surgem sinais morfológicos que caracterizam síndromes e afecções.

Existem diferenças de conceito e denominações para as lesões elementares; entretanto, é possível classificá-las em seis grupos bem definidos:

1. Alterações de cor.
2. Elevações edematosas.
3. Formações sólidas.
4. Coleções líquidas.
5. Alterações da espessura.
6. Perdas e reparações teciduais.

Alterações de cor

Mancha ou mácula

A mancha ou mácula é a alteração de cor da pele sem relevo ou depressão. Compreende a mancha vasculossanguínea, por vasodilatação ou constrição ou pelo extravasamento de hemácias, e as manchas pigmentares, pelo aumento ou pela diminuição de melanina ou depósito de outros pigmentos na derme. Quando o pigmento é depositado sobre a pele, constitui uma mancha artificial.

Manchas vasculossanguíneas

A tonalidade vermelha da pele é determinada pelo sangue que circula nos vasos da derme.

- **Eritema:** Mancha vermelha por vasodilatação. Desaparece pela dígito ou vitropressão. Pela cor, temperatura, localização, extensão e evolução, classifica-se em:
    - **Cianose:** Eritema arroxeado, por congestão passiva ou venosa, com diminuição da temperatura.
    - **Rubor:** Eritema rubro por vasocongestão ativa ou arterial ou aumento da temperatura.
    - **Enantema:** Eritema em mucosa.
    - **Exantema:** Eritema disseminado, agudo e efêmero, que pode ser: *morbiliforme ou rubeoliforme* – quando há áreas de manchas entremeadas com pele sã; e *escarlatiniforme* – quando é difuso e uniforme.
- **Eritema figurado:** Mancha eritematosa, de borda bem definida, ligeiramente elevada (eventualmente) e de forma e tamanho variáveis.
- **Mancha lívida:** Cor plúmbea, do pálido ao azulado, e temperatura fria, por isquemia.

- **Mancha angiomatosa:** Cor vermelha permanente, por aumento névico do número de capilares. Esmaece por forte vitropressão.
- **Mancha anêmica:** Mancha branca, permanente, por agenesia vascular. A vitropressão da mancha e de área circunjacente iguala esta à mancha, mostrando haver diminuição ou ausência de vasos sanguíneos.
- **Púrpura:** Mancha vermelha, que não desaparece pela vitropressão, por extravasamento de hemácias na derme. Na evolução, adquire, sucessivamente, cor arroxeada e verde-amarelada pela alteração da hemoglobina. Pode denominar-se: *petéquia* – até 1 centímetro de tamanho; *equimose* – maior que 1 centímetro; e *víbice* – em forma linear (esse termo também é empregado para lesão atrófica linear).

Manchas pigmentares

Manchas pigmentares ou discromias resultam de diminuição ou aumento da melanina ou depósito de outros pigmentos ou substâncias na derme. Várias denominações são usadas para elas:
- **Leucodermia:** Mancha branca por diminuição ou ausência de melanina. A diminuição é a *hipocromia*, cor branco-nácar, enquanto a falta total é a *acromia*, cor branco-marfim.
- **Hipercromia:** Cor variável por aumento de melanina ou outros pigmentos. O aumento de melanina, *melanodermia*, apresenta várias tonalidades, de castanho-claro, escuro, azulado-castanho até preto. Essa mesma cor é encontrada pelo depósito de hemossiderina. A cor amarela é causada por pigmentos biliares (icterícia), por caroteno (carotenodermia) ou lipídeos. Substâncias via sistêmica como ouro, prata, quinacrina, bismuto, amiodarona, analgésicos, antibióticos (minociclina) podem causar pigmentações. A introdução de pigmentos na derme constitui a tatuagem, cuja cor depende do pigmento e da profundidade em que este é introduzido.
- **Pigmentação externa:** Substâncias aplicadas topicamente, como alcatrões, antralina, nitrato de prata e permanganato de potássio, produzem manchas do cinza ao preto. A oxidação da queratina pela di-hidroxiacetona determina escurecimento temporário da pele. Corantes são incorporados em formulações de cosméticos.

Elevações edematosas

Trata-se de elevações circunscritas causadas por edema na derme ou hipoderme.

- **Urtica:** Elevação efêmera, irregular na forma e extensão, de cor variável – do branco-róseo ao vermelho – e pruriginosa. O tamanho pode variar de milímetros a vários centímetros. A urtica, chamada impropriamente de pápula urticariana, resulta do extravasamento de plasma e desenvolvimento de um edema dérmico circunscrito. A absorção do edema causa o desaparecimento da lesão em algumas horas.
- **Edema angioneurótico:** Área de edema circunscrito que pode ocorrer no subcutâneo, causando tumefação ou saliência em superfície. Denomina-se, também, edema de Quincke.

Formações sólidas

As formações sólidas resultam de processo inflamatório ou neoplásico, atingindo, isolada ou conjuntamente, a epiderme, a derme e a hipoderme. Compreendem:
- **Pápula:** Lesão sólida, circunscrita, elevada, menor que 1 cm em tamanho, por processo patológico epidérmico, dérmico ou misto.
- **Nódulo:** Lesão sólida, circunscrita, saliente ou não, de 1 a 3 cm em tamanho. O processo patológico localiza-se na epiderme e derme e/ou hipoderme.
- **Tubérculo:** Designação em desuso. Significa pápula ou nódulo que evolui deixando cicatriz.
- **Nodosidade ou tumor:** Formação sólida, circunscrita, saliente ou não, maior que 3 cm. O termo *tumor* é usado, preferentemente, para neoplasia.
- **Goma:** Nódulo ou nodosidade que se liquefaz na porção central e pode ulcerar, eliminando material necrótico.
- **Vegetação:** Lesão sólida, pedunculada ou com aspecto de couve-flor, branco-avermelhada, que sangra facilmente por papilomatose e acantose.
- **Verrucosidade:** Lesão sólida, elevada, de superfície dura, inelástica e amarelada, por hiperqueratose.

Coleções líquidas

No grupo das coleções líquidas, incluem-se as lesões com conteúdo líquido que pode ser serosidade, sangue ou pus.
- **Vesícula:** Elevação circunscrita de até 1 cm de tamanho, contendo líquido claro. O conteúdo, inicialmente claro (seroso), pode-se tornar turvo (purulento) ou rubro (hemorrágico).
- **Bolha ou flictena:** Elevação circunscrita contendo líquido claro, maior que 1 cm. O conteúdo, inicialmente claro, pode-se tornar turvo-amarelado (bolha purulenta) ou vermelho-escuro (bolha hemorrágica).

- **Pústula:** Elevação circunscrita de até 1 cm de tamanho, contendo pus.
- **Abscesso:** Formação circunscrita, de tamanho variável, proeminente ou não, por líquido purulento na pele ou nos tecidos subjacentes. Há calor, dor e flutuação e, eventualmente, rubor.
- **Hematoma:** Formação circunscrita, de tamanho variável, proeminente ou não, por derrame de sangue na pele ou nos tecidos subjacentes. Apresenta cor vermelha inicial que, posteriormente, torna-se arroxeada e verde-amarelada. Pode-se infectar, apresentando, então, calor e dor, e o conteúdo torna-se hemorrágico purulento.

Alterações de espessura
- **Queratose:** Espessamento da pele, duro, inelástico, amarelado e de superfície eventualmente áspera, por aumento da camada córnea.
- **Liquenificação:** Espessamento da pele com acentuação dos sulcos e da cor própria, com aspecto quadriculado. Ocorre, principalmente, em virtude do aumento da camada malpighiana.
- **Edema:** Aumento de espessura, depressível, com a cor própria da pele ou rósea-branca, por extravasamento de plasma na derme e/ou hipoderme.
- **Infiltração:** Alteração da espessura e aumento da consistência da pele, com menor evidência dos sulcos, limites imprecisos e, eventualmente, com cor rósea. Pela vitropressão, surge fundo de cor café com leite. Resulta da presença de infiltrado celular na derme, às vezes, com edema e vasodilatação.
- **Esclerose:** Alteração da espessura com aumento da consistência da pele, que se torna lardácea ou coriácea. A pele pode estar espessada ou adelgaçada, não é depressível, e o pregueamento é difícil ou impossível. Pode haver hipo ou hipercromia. Resulta de fibrose do colágeno.
- **Atrofia:** Diminuição da espessura da pele que se torna adelgaçada e pregueável. Ocorre em virtude da redução do número e do volume dos constituintes teciduais. Víbice é uma atrofia linear da pele, mas este nome também designa uma lesão purpúrica linear.

Perdas e reparações teciduais
Trata-se das lesões oriundas da eliminação ou destruição patológicas e de reparações de tecidos cutâneos.
- **Escama:** Massa furfurácea, micácea ou foliácea, que se desprende da superfície cutânea, por alteração da queratinização.
- **Erosão ou exulceração:** Perda superficial, somente da epiderme.
- **Escoriação:** Erosão traumática, geralmente por coçagem.
- **Ulceração:** Perda circunscrita de epiderme e derme, podendo atingir a hipoderme e os tecidos subjacentes.
- **Úlcera:** Ulceração crônica.
- **Fissura ou ragádia:** Perda linear da epiderme e derme, no contorno de orifícios naturais ou em área de prega ou dobras.
- **Crosta:** Concreção de cor amarelo-clara, esverdeada ou vermelho-escura, que se forma em área de perda tecidual. Resulta do dessecamento de serosidade, pus ou sangue misturado com restos epiteliais.
- **Escara:** Área de cor lívida ou preta, limitada, por necrose tecidual. O termo também é empregado para designar a ulceração resultante da eliminação do esfácelo.
- **Cicatriz:** Lesão de aspecto variável. Pode ser saliente ou deprimida, móvel, retrátil ou aderente. Não tem sulcos, poros e pelos. Resulta da reparação de processo destrutivo da pele e associa atrofia, fibrose e discromia. São tipos de cicatrizes: *atrófica* – cicatriz fina, pregueada, papirácea; *críbrica* – cicatriz perfurada por pequenos orifícios; e *hipertrófica* – cicatriz nodular, elevada, vascular, com excessiva proliferação fibrosa. Tem tendência a regredir.

LESÕES ASSOCIADAS
As lesões elementares podem surgir isoladamente, mas, na maioria das vezes, estão associadas ou combinadas. Há, assim, uma variedade de expressões descritivas como eritematopapulosa, papulonodular, vesicobolhosa, atrófico-escamosa, ulcerocrostosa e inúmeras outras.

Alterações específicas
Trata-se de alterações que caracterizam síndromes ou afecções.
- **Afta:** Pequena ulceração em mucosa.
- **Alopecia:** Ausência de pelos em áreas pilosas.
- **Calo:** Hiperqueratose em cunha que se introduz, causando dor. Ocorre em virtude de irritação ou pressão mecânica nos pés.
- **Calosidade:** Hiperqueratose circunscrita em áreas de pressão ou fricção dos pés e mãos.
- **Celulite:** Inflamação da derme e/ou do tecido celular subcutâneo.

- **Cisto:** Formação elevada ou não, constituída por cavidade fechada envolta por um epitélio e contendo líquido ou substância semissólida.
- **Comedo:** Acúmulo de corneócitos no infundíbulo folicular (cravo branco) ou de queratina e sebo em um folículo piloso dilatado (cravo preto).
- **Corno:** Excrescência cutânea circunscrita e elevada, formada por queratina.
- **Eritroderma:** Eritema generalizado, persistente e crônico, com descamação.
- **Fístula:** Canal com pertuito na pele que drena foco de supuração ou necrose.
- *Milium* **(mílio):** Pequeno cisto de queratina, branco-amarelado, superficial na pele.
- **Placa:** Uma área da pele elevada com mais de 2 cm de diâmetro.
- **Poiquiloderma:** Sinal caracterizado por atrofia, telangiectasias e pigmentação, geralmente reticulada.
- **Queloide:** Formação elevada por proliferação fibrosa na pele, pós-trauma, que não regride.
- **Seropápula:** Formada por uma vesícula no centro de uma pequena urtica. É a lesão característica do estrófulo.
- **Sulco (túnel):** Pequena saliência linear, inferior a 1 cm, com vesícula perlácea, do tamanho da cabeça de um alfinete na extremidade. Lesão característica da escabiose formada pelo túnel escavado na camada córnea pela fêmea do *Sarcoptes scabiei*.

Termos designativos

Formas, contornos e dimensões

As formas, os contornos e as dimensões das lesões associadas podem ser designados como: anular (em anel); arcada (em arco); circinada (em círculo); corimbosa (em corimbo, lesão central e outras satélites); discoide (em forma de disco); espiralada (em forma de espiral); figurada (com borda elevada bem definida); geográfica (contorno irregular, como um mapa geográfico); gotada (em gotas); irisada (em círculos concêntricos); lenticular (como lentilhas); linear (em linha); miliar (como grânulos de milho); numular (em forma de moeda); placa (área elevada da pele com mais de 2 cm de diâmetro); pontuada (em pontos); serpiginosa (em linha ou contorno sinuoso).

Distribuição e número

Pela distribuição e pelo número, as lesões associadas designam-se como:
- **Localizada:** Erupção em uma ou algumas regiões.
- **Disseminada:** Erupção com lesões individuais em várias regiões cutâneas.
- **Generalizada:** Erupção difusa e uniforme, atingindo várias regiões cutâneas.
- **Universal:** Comprometimento total da pele, incluindo o couro cabeludo.

REGIÕES CUTÂNEAS

A distribuição e a localização da dermatose podem ser expressas genericamente, em relação às várias partes do organismo, como cabeça, face, couro cabeludo, tronco e membros superiores ou inferiores, ou podem ser detalhadas consoante às regiões cutâneas (**Figuras 3.1** a **3.6**).

Termos gerais

- **Abdome:** Porção anterior do corpo, entre o tórax e a região inguinal.
- **Aurícula:** Orelha externa.
- **Bregma:** Ponto do crânio onde há junção dos ossos frontal e parietais.
- **Couro cabeludo:** Áreas com cabelos nas regiões parietais, occipital e temporais.
- **Dorso:** Compreende as regiões escapular e vertebral.
- **Face:** Compreende as regiões orbitária, nasal, zigomática, bucal, labial, masseterina e mental.
- **Fronte:** Referente à região frontal.
- **Glabela:** Espaço entre as sobrancelhas.
- **Nuca:** Área posterior do pescoço, abrangendo partes da região posterior e lateral do pescoço.
- **Peito:** Porção anterior do tórax, abrangendo as regiões mamária, infraclavicular e axilar.
- **Períneo:** Compreende as regiões anal e urogenital.
- **Precórdio:** Abrange a região cardíaca e a porção superior da epigástrica.
- **Vértex:** Ponto mais alto do crânio.

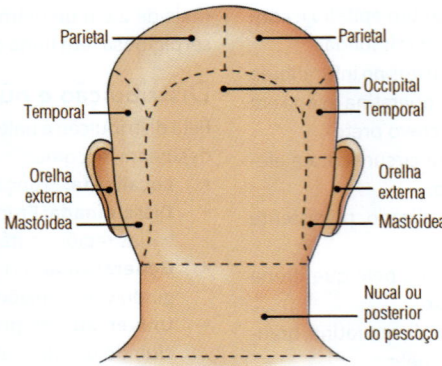

▲ **Figura 3.1** Regiões cutâneas.

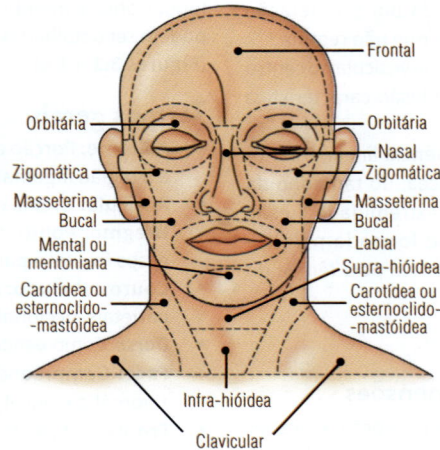

▲ **Figura 3.2** Regiões cutâneas.

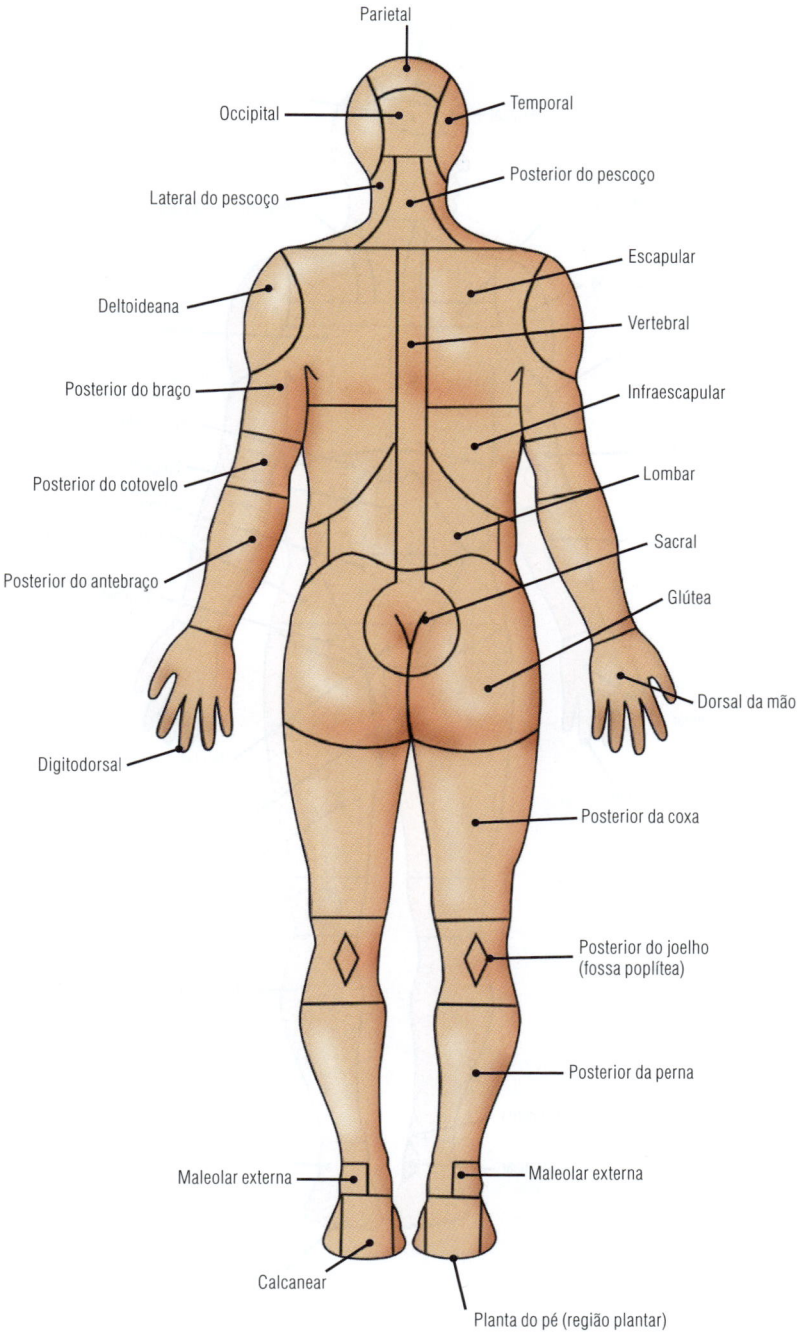

A observação dermatológica: glossário dermatológico | 23

▲ Figura 3.3 Regiões cutâneas.

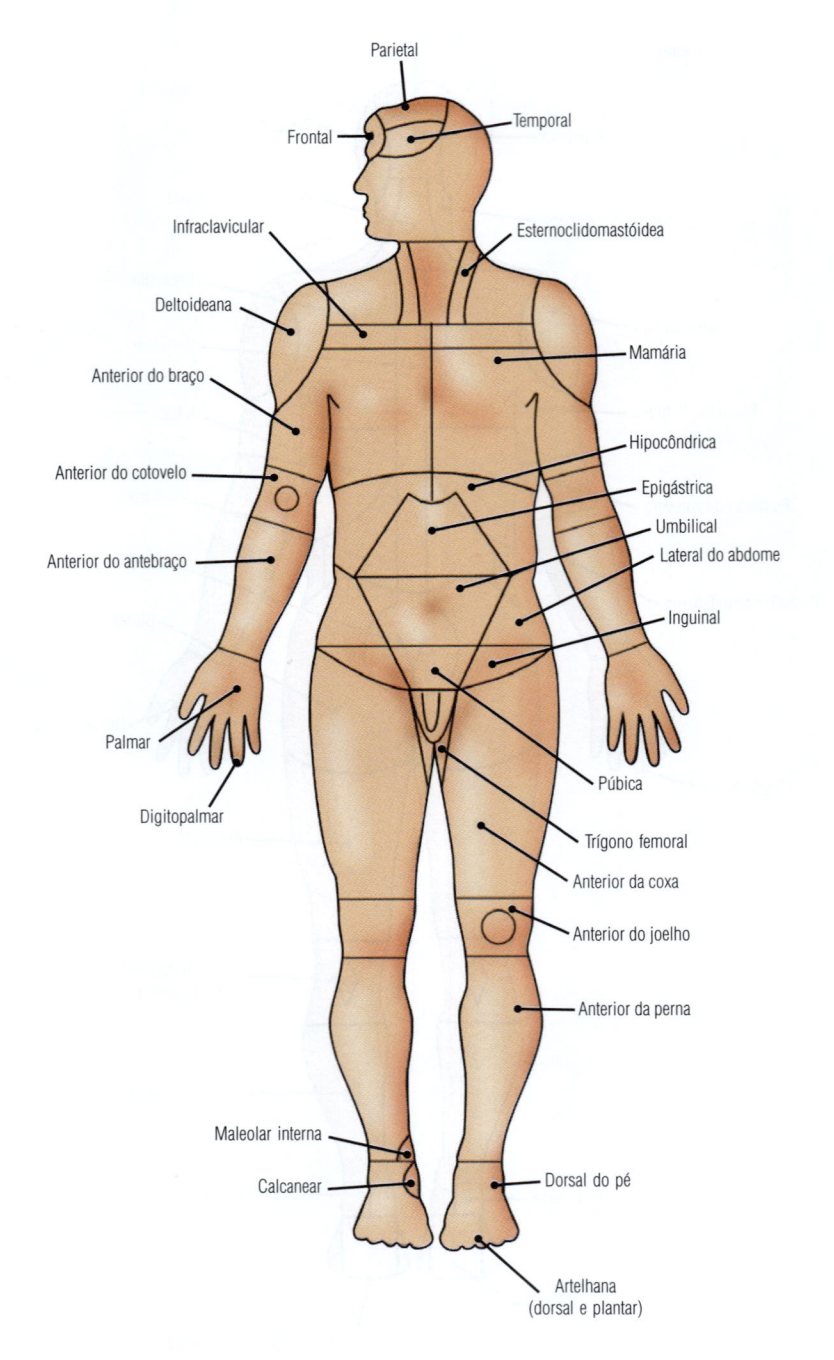

▲ Figura 3.4 Regiões cutâneas.

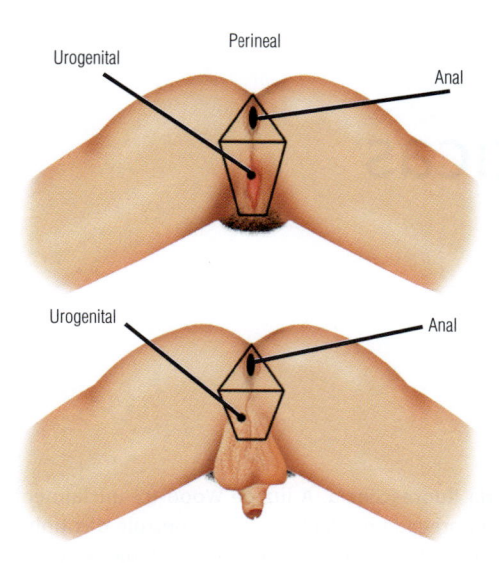

▲ **Figura 3.5** Regiões cutâneas.

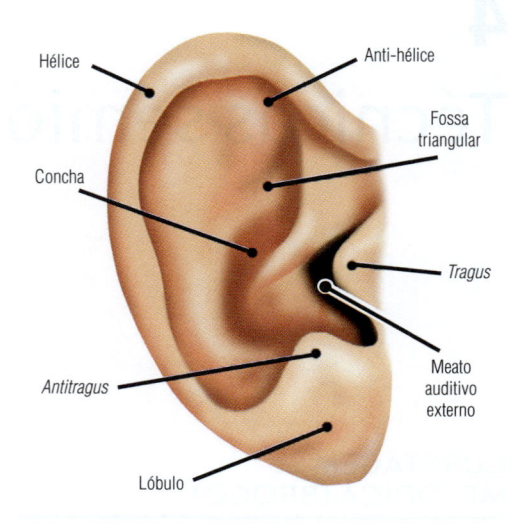

▲ **Figura 3.6** Orelha externa.

4
Técnicas semióticas

CURETAGEM METÓDICA (BROCQ)

A curetagem metódica de Brocq consiste na raspagem de lesão escamosa com curetagem ou bisturi, permitindo analisar as escamas. É particularmente útil na diagnose da psoríase, quando se desprendem escamas finas, esbranquiçadas e micáceas, que é o "sinal da vela". Após a retirada total das escamas, surge um ponteado hemorrágico – o "sinal do orvalho sanguíneo" ou sinal de Auspitz.

DESCOLAMENTO CUTÂNEO

A pressão feita na proximidade de lesão bolhosa origina um descolamento da pele quando existe acantólise – é o sinal de Nikolsky. Variante é fazer a pressão diretamente na bolha (sinal de Asboe-Hawking). O descolamento da pele por meio do líquido da bolha evidencia a acantólise.

DIASCOPIA (VITROPRESSÃO)

Feita com lâmina de vidro ou com lupa, a diascopia (vitropressão) deve ser realizada pela pressão firme da lesão, provocando isquemia. Esse procedimento permite distinguir o eritema da púrpura, possibilita ver a cor de geleia de maçã de infiltrado granulomatoso e distinguir o nevo anêmico da mancha hipocrômica.

LUZ DE WOOD

O exame com a luz de Wood é feito pela lâmpada de Wood, que tem um arco de mercúrio que emite radiações ultravioletas (UV), similares às emitidas pelas lâmpadas fluorescentes de luz negra. O exame deve ser feito em local escuro para verificação da fluorescência. A luz de Wood foi inicialmente empregada na diagnose e no controle das tinhas, mas, atualmente, tem uso mais amplo. É recurso importante na diagnose e no seguimento de lesões discrômicas, infecções, pitiríase versicolor e tinhas do couro cabeludo.

Discromias

Na acromia, a ausência total de melanina, como no vitiligo e no albinismo, mostra, pela luz de Wood, a lesão nítida, com uma cor branco-azulada, pela fluorescência da derme (**Figura 4.1**). Na hipocromia, a cor é branca pálida. Assim, pode-se distinguir entre a mácula acrômica do vitiligo da mácula hipocrômica do nevo hipocrômico. Na hanseníase indeterminada, as lesões hipocrômicas podem ser mais bem individualizadas com a luz de Wood. Outra indicação de sua utilização é na esclerose tuberosa, cujas lesões hipocrômicas, foliformes no ou logo após o nascimento, podem ser precocemente detectadas.

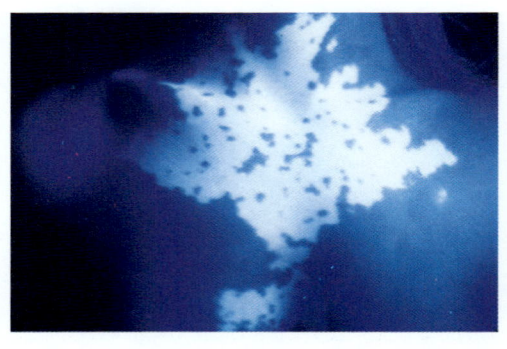

▲ **Figura 4.1** Vitiligo. Mácula acrômica, com limites precisos, evidenciada pela luz de Wood.

Eritrasma
Fluorescência vermelho-coral pela presença de porfirina na infecção pelo *Corynebacterium minutissimum*. Substância solúvel em água, é eliminada pela lavagem.

Infecções por *Pseudomonas aeruginosa*
Fluorescência verde-amarelada pela piocianina, a qual surge antes do aparecimento de pus e pode ser utilizada na detecção de infecção hospitalar.

Medicamentos e cosméticos
A tetraciclina produz fluorescência amarelada nos dentes de indivíduos que tomaram o fármaco na infância ou em filhos de mães que o ingeriram no último trimestre da gravidez. A fluorescência pode ser também observada nas unhas de adultos que estejam tomando o antibiótico. Numerosas substâncias, medicamentos e cosméticos são fluorescentes, e o depósito na pele pode ser detectado pela luz de Wood.

Melasma
A luz de Wood permite avaliar a profundidade da localização da melanina. O melasma epidérmico, por ter o pigmento mais superficial, torna-se mais escuro e mais evidente pela luz de Wood, enquanto os melasmas mistos ou dérmicos são menos visíveis. O valor dessa informação é relativo, uma vez que quando se analisa a correlação entre os dados oferecidos pelo exame da lâmpada de Wood e a localização do pigmento melânico na pele ao exame histopatológico, a concordância ocorre apenas em cerca da metade dos casos.

Pitiríase versicolor
A fluorescência róseo-dourada da *Malassezia furfur* permite verificar a extensão da afecção.

Porfirias
Na porfiria cutânea tarda, as fezes e a urina apresentam fluorescência róseo-alaranjada. Na porfiria eritropoiética, os dentes e, na protoporfiria eritropoiética, as hemácias podem também apresentar a mesma fluorescência.

Tinhas do couro cabeludo
Cabelos infectados com *Microsporum canis* ou *M. audouinii* – fluorescência verde-azul; já com *Trichophyton schoenleinii* – fluorescência amarelo-palha. Com outros dermatófitos, não há fluorescência.

PENISCOPIA
A peniscopia é um método para evidenciar lesões inaparentes ou forma subclínica de infecção por HPV. A realização desse procedimento é bastante simples: aplica-se gaze embebida em ácido acético de 3 a 5% na região peniana e aguardam-se, aproximadamente, 15 minutos para o exame.

No exame positivo, observam-se áreas esbranquiçadas de mucosa, chamadas "áreas acetobrancas", as quais podem ser mais bem visualizadas com lentes de aumento ou mesmo por meio de colposcópio.

Cerca de 25% das peniscopias apresentam resultados falso-positivos. Isso se deve ao fato de que epitélios que evidenciam alterações na sua queratinização, *de qualquer natureza*, também produzem lesões acetobrancas.

PESQUISA DE ALTERAÇÕES NEURAIS DA PELE

Pesquisa da sensibilidade
Indispensável na diagnose de hanseníase, a pesquisa da sensibilidade pode ser feita por várias técnicas. Na sensibilidade dolorosa, utilizam-se a ponta e o cabo de uma agulha de injeção. Na térmica, faz-se uso de dois tubos, um com água quente e outro com água na temperatura ambiente, pesquisando o quente e o não quente. É possível utilizar dois pedaços de algodão, um com éter e outro seco, pesquisando o frio e o não frio. Deve-se fazer sempre o exame em áreas suspeitas e indenes.

Teste da histamina
Para o teste da histamina, usa-se a solução de cloridrato de histamina a 1:1.000. Colocam-se algumas gotas em área suspeita e indene; faz-se uma puntura superficial, sem sangramento; e remove-se o excesso de histamina. Na pele sadia, ocorre a tríplice reação de Lewis:
- Ponto eritematoso no local da picada após 20 a 40 segundos por vasodilatação.
- Eritema de 3 a 5 cm de diâmetro, após 60 a 120 segundos, limite irregular, que se esvaece do centro para a periferia. Trata-se do eritema reflexo secundário que resulta de vasodilatação por reflexo nervoso de um axônio local. Essa reação, presente na pele normal, não ocorre em área com lesão de filetes nervosos e, por essa razão, não é encontrada nas lesões de hanseníase.
- Urtica de alguns milímetros, que surge 2 a 3 minutos após a puntura e perdura por 5 a 10 minutos. Ocorre em virtude de transudato local pelo aumento da permeabilidade vascular.

Na prova da histamina, há variações individuais e nas regiões tegumentares. É difícil de ser avaliada em indivíduos de pele escura e é mais facilmente pesquisada na face interna dos membros e em áreas cobertas do que expostas.

Teste do fósforo (Sampaio)

Na falta de histamina, pode-se obter a tríplice reação com a técnica de acender um palito de fósforo, apagar, esperar um segundo e tocar a área suspeita. Em adição, verifica-se a reação do doente quando a sensibilidade dolorosa está íntegra.

Prova da pilocarpina

A prova da pilocarpina permite avaliar a secreção sudoral. Esse procedimento consiste em injetar, via intradérmica, 0,1 a 0,2 mL de solução a 1% de cloridrato de pilocarpina. Após 2 minutos, surge a secreção sudoral. Não se dá em áreas de lesões de filetes nervosos periféricos.

Para se observar com mais facilidade a presença de sudorese na região testada, deve-se pincelar a área com tintura de iodo antes da injeção da pilocarpina e, após, a pulverizar com amido. Nas áreas com sudorese, surgem pontos de cor azul-escuro decorrentes da reação do amido com o iodo, favorecida pela umidade consequente à sudorese.

URTICAÇÃO PROVOCADA

Compressão linear com ponta obtusa que permite avaliar o dermografismo. A urtica que surge quando se atrita a lesão da urticária pigmentosa constitui o sinal de Darier.

PROVA DO LAÇO (RUMPEL-LEEDE)

Destinada a avaliar a fragilidade vascular, a prova do laço (Rumpel-Leede) é indicada para a diagnose de púrpura vascular. A braçadeira do aparelho de pressão é colocada em torno do braço, e uma pressão mediana entre a sistólica e diastólica é mantida por 5 minutos. Traça-se um círculo de 5 cm de diâmetro na região anterior do antebraço. Se houver petéquias, marcá-las previamente. O aparecimento de petéquias em número superior a 5 é sinal de positividade, mostrando alteração vascular.

CAPILAROSCOPIA DA PREGA UNGUEAL

Constitui-se em exame *in vivo* dos capilares da prega ungueal posterior utilizando dispositivo adequado, sendo que, atualmente, é possível utilizar o dermatoscópio para a realização desse exame. Analisam-se os capilares de acordo com alguns padrões: capilares grandes ou gigantes, desorganização da rede vascular, vasos tortuosos, micro-hemorragias, perda de capilares e presença de capilares ramificados.

Existe um padrão SD (*scleroderma pattern*) presente em 90% dos casos de esclerodermias: desvascularização capilar, megacapilares (capilares aneurismáticos), desorganização das alças capilares e micro-hemorragias.

Na dermatomiosite, o padrão é observado em 60% dos casos. No lúpus eritematoso sistêmico (LES), as alterações são menos específicas e, em 30% dos casos, não há alterações capilaroscópicas.

5
Exame histopatológico, glossário, padrões histológicos e exame imuno-histoquímico

EXAMES HISTOPATOLÓGICOS

Frequentemente, a histopatologia da pele é imprescindível para a diagnose. É indicada sempre que houver necessidade de esclarecimento ou confirmação diagnóstica.

Biópsia

A biópsia constitui recurso de rotina na clínica dermatológica, podendo ser executada por meio de vários procedimentos.

Escolha da lesão e do local

A lesão a ser biopsiada deve ser clinicamente característica – não deve ser recente ou antiga, em fase de regressão ou estar alterada por trauma, infecção ou medicamentos. Evita-se fazer biópsia na face por razões estéticas, nos pés e nas pernas pela cicatrização mais demorada e nas mãos pela maior facilidade de contaminação. Em geral, não é conveniente incluir pele normal para evitar que uma preparação histológica imprópria exclua a lesão ou parte dela. Deve-se realizar a biópsia sempre profundamente quando houver comprometimento do subcutâneo.

Fixação e coloração

O espécime é colocado imediatamente em formol a 10% e, excepcionalmente, outro fixador pode ser necessário. A coloração de rotina é a hematoxilina-eosina (HE), mas outras colorações são usadas, como o ácido periódico de Schiff (PAS), bastante empregado para fungos, glicogênio e mucopolissacarídeos neutros, e a coloração de Faraco (Fite) ou Ziehl-Neelsen, usada para bacilos álcool-acidorresistentes. Outras colorações comumente utilizadas são azul de toluidina e azul de Alcian para mucopolissacarídeos ácidos, Verhoef ou Orceina-Giemsa para tecido elástico. Atualmente, são muito desenvolvidas as técnicas com imunoperoxidase.

Técnicas

Inicialmente, procede-se à assepsia com álcool a 70° ou álcool iodado ou clorexidina. A seguir, é feita anestesia com xilocaína a 2%, utilizando-se seringa tipo *carpule* para injetar a derme ou também o subcutâneo de acordo com a profundidade da lesão. Várias técnicas podem ser empregadas:

- **Biópsia por *shaving*:** Própria para lesões superficiais, como acrocórdon e nevos salientes. A anestesia é feita na base da lesão, excisando-se rente à superfície cutânea.
- **Biópsia por *punch* e curativo compressivo e/ou eletrocoagulação:** Utilizam-se *punchs* de 2 a 4 mm, selecionando-se de acordo com o tamanho da amostra tissular desejada. Após o uso do *punch* em movimentos rotativos, levanta-se a amostra excisada e corta-se na sua base com bisturi ou tesoura. A hemostasia é feita com curativo compressivo ou eletrocoagulação, não havendo necessidade de sutura.
- **Biópsia com excisão e curativo compressivo ou eletrocoagulação:** Essa técnica é mais empregada em lesões vegetantes e verrucosas. Faz-se, com um bisturi, uma incisão em V, de modo a se obter uma amostra tissular em cunha; a hemostasia é feita por curativo compressivo ou por eletrocoagulação.
- **Biópsia com *punch* e sutura:** Indicada para biópsias maiores, nas quais se utilizam *punchs* de 4 a 6 mm, e em áreas onde é necessária a melhor cicatriz possível, em função da estética.

1. **Biópsia com curetagem:** Geralmente empregada em lesões cujo tratamento é a própria curetagem seguida de eletrocoagulação, e a confirmação histológica da diagnose é requerida. Esse processo tem a desvantagem de perder-se a arquitetura da lesão na análise microscópica.
2. **Biópsia com excisão e sutura:** Nesse caso, a retirada da amostra é feita com bisturi, seguindo-se sutura de ferida cirúrgica. A biópsia pode envolver parte da lesão (incisional) ou compreender a retirada total da lesão (excisional), indicada, sempre que possível, nas lesões pigmentadas.

No encaminhamento do material ao dermopatologista, algumas informações são de grande importância: perfeita identificação do paciente, nome, idade, sexo, etnia (o conteúdo de melanina na pele clara pode ter conotação patológica, enquanto a mesma quantidade de melanina na pele negra pode ser normal). Também são importantes, ainda que sumárias, a história clínica e a descrição das lesões dermatológicas biopsiadas; é necessário informar a região corpórea onde foi realizada a biópsia, pois algumas áreas têm estrutura histológica peculiar que deve ser considerada na análise do material. O clínico deve, ainda, informar o diagnóstico principal e os diagnósticos diferenciais formulados. Deve-se também informar ao dermopatologista o tipo de biópsia efetuada: incisional, excisional, por *shaving* ou, ainda, se produto de curetagem. No caso de biópsias múltiplas, os fragmentos devem ser colocados isoladamente, um em cada frasco e com clara identificação do local de sua retirada. No material resultante da exérese de tumores, padroniza-se a marcação com fio cirúrgico colocado na margem superior, às 12 horas, fato que deve ser informado no pedido do exame para, no caso de ressecções insuficientes, obter-se a localização exata da área em que restou tumor.

GLOSSÁRIO DERMATO-HISTOPATOLÓGICO

A seguir, é apresentado um glossário dermato-histopatológico.

- **Acantólise:** Perda de adesão entre as células epidérmicas, originando a formação de vesículas, bolhas ou lacunas intraepiteliais. Ocorre no grupo pênfigo, em viroses e outras afecções como doença de Darier, impetigo, queratose actínica, dermatose acantolítica transitória, carcinomas espinocelulares e disqueratoma verrucoso.
- **Acantose:** Aumento em espessura da camada de Malpighi. *Hiperacantose* é o aumento excessivo.
- **Alteração cavitária:** Edema intercelular com formação de cavidades nas células malpighianas. É a fase inicial da degeneração reticular.
- **Anaplasia:** Alteração dos núcleos celulares que são grandes, irregulares e hipercromáticos. Eventual presença de mitoses atípicas. Observada em neoplasias malignas.
- **Apoptose:** Morte celular programada. Quando atinge os queratinócitos, estes se tornam homogêneos e acidófilos. Ocorre nas reações liquenoides, como o líquen plano, quando constituem os chamados corpúsculos de Civatte ou corpos coloides. Verifica-se, ainda, como resultado da ação das radiações ultravioletas (UV), constituindo as chamadas "*sun burn cells*". Também surgem nas reações enxerto versus hospedeiro e no lúpus eritematoso (LE).
- **Bolha:** Cavidade intraepidérmica ou subepidérmica contendo serosidade, hemácias ou células. Quando menor que 1 cm, chama-se *vesícula*. As fendas denominam-se *lacunas*.
- **Cariorrexe:** Fragmentação nuclear, resultando em granulações (poeira nuclear). Consiste na chamada leucocitoclasia observada em certas vasculites e na síndrome de Sweet.
- **Células epitelioides:** Macrófagos ativados com núcleo alongado e citoplasma abundante. São células que digerem agentes microbianos e participam da reação granulomatosa. Sua fusão origina as células gigantes.
- **Células gigantes (gigantócitos):** Formam-se pela fusão de histiócitos e células epitelioides. Podem ser de vários tipos – células gigantes de corpo estranho, células de Langerhans e células gigantes de Touton.
  - As *células gigantes de corpo estranho* são células grandes, multinucleadas, cujos núcleos distribuem-se por todo o citoplasma da célula. Caracteristicamente, surgem nos granulomas de corpo estranho, sendo possível, por vezes, observar o corpo estranho sendo fagocitado por essas células.
  - As *células gigantes de Langerhans* também são grandes, multinucleadas, porém seus núcleos dispõem-se na periferia do citoplasma. Participam de várias reações granulomatosas infecciosas e não infecciosas.
  - As *células gigantes de Touton* ocorrem nos xantomas e nas histiocitoses e são células grandes multinucleadas cujos núcleos situam-se na porção central da célula, cujo citoplasma apresenta aspecto espumoso, xantomatoso.

- **Célula de Langerhans:** Célula dendrítica localizada na porção superior da camada malpighiana originária da medula óssea. Tem importante participação na patogenia da dermatite de contato e da micose fungoide.
- **Célula linfoide:** Designa linfócito ou monócito que são indistinguíveis, com núcleo pequeno, redondo, intensamente basófilo e citoplasma escasso. Denominava-se pequena célula redonda.
- **Célula mioepitelial:** Célula contrátil que envolve ducto apócrino ou écrino.
- **Célula de Touton:** Célula gigante com vários núcleos e citoplasma espumoso. Encontrada em xantomas.
- **Célula de Virchow:** Macrófago com citoplasma espumoso ou vacuolizado, contendo numerosos bacilos de Hansen.
- **Coloide:** Substância homogênea, eosinófila, de composição variável, produzida por células da epiderme ou fibroblastos.
- **Corpo coloide, hialino ou de Civatte:** Corpúsculo redondo ou ovoide, eosinofílico, com cerca de 10 micrômetros. É um queratinócito degenerado, encontrado na porção inferior da epiderme podendo ser expulso para a porção superior da derme (apoptose). Ocorre no líquen plano e no lúpus eritematoso.
- **Degeneração balonizante:** Degeneração de célula epidérmica que incha e assume uma forma semelhante à de um balão. Há perda da adesão da célula com acantólise e formação vesicobolhosa. É característica de infecção viral.
- **Degeneração basófila:** Cor basofílica do colágeno e elástico, alterado pela luz solar, em coloração pela hematoxilina-eosina. Cora-se também com coloração para elástico.
- **Degeneração fibrinoide:** Depósito de fibrina entre as fibras colágenas ou em torno de vasos, que se caracteriza pela cor eosinofílica brilhante e aspecto homogêneo. Encontrada no lúpus eritematoso, nas vasculites alérgicas e nos nódulos reumatoides.
- **Degeneração granular:** Também chamada de *hiperqueratose epidermolítica*, atinge as porções superior e média da camada malpighiana e caracteriza-se por cavidades intracelulares e perda dos contornos celulares. Acompanha-se de aumento da camada granulosa, de grãos de querato-hialina e hiperqueratose. Ocorre, caracteristicamente, na eritrodermia ictiosiforme bolhosa, mas também em algumas queratodermias palmoplantares e em alguns nevos verrucosos e, eventualmente, em queratoses seborreicas, verrugas virais e outros nevos.
- **Degeneração hialina:** Consiste na deposição de material eosinofílico de aspecto vítreo no colágeno dérmico ou nas paredes dos vasos. É observada nas porfirias, em que se deposita nas paredes dos vasos dérmicos e na membrana basal; na lipoidoproteinose, em que se deposita não somente nos vasos dérmicos, mas também em torno das glândulas sudoríparas; e em tumores, como o cilindroma, em que se deposita em torno dos ninhos de células tumorais.
- **Degeneração hidrópica ou de liquefação:** Vacuolização de células basais por edema. Ocorre no lúpus eritematoso, no líquen plano, no líquen escleroatrófico e em erupções liquenoides e na erupção medicamentosa fixa.
- **Degeneração reticular:** Edema intenso que estoura as células epidérmicas, formando vesículas septadas, cujos septos são restos das paredes celulares. Observada em infecções virais e dermatites agudas.
- **Desmossoma:** Estrutura conectiva das células epidérmicas, que era chamada de ponte intercelular.
- **Disqueratose:** Alteração do processo de queratinização, no qual surge uma queratinização prematura e individual de queratinócitos, que se traduz por picnose dos núcleos e condensação do citoplasma dos queratinócitos. Ocorre em lesões pré-malignas, como na queratose actínica, na disqueratose de Bowen e no carcinoma espinocelular; e em algumas doenças genéticas acantolíticas, como a doença de Darier e o pênfigo de Hailey-Hailey.
- **Displasia:** Refere-se à anormalidade da organização tissular e celular com alterações da maturação das células e da citomorfologia. Tem conotação de possibilidade de evolução à malignidade.
- **Emperipolese:** Incorporação de linfócitos, eventualmente plasmócitos, neutrófilos e hemácias por histiócitos e, às vezes, por megacariócitos. Difere da fagocitose porque as células englobadas mantêm-se íntegras, diferentemente do que ocorre na fagocitose, na qual o material englobado é digerido. Ocorre especialmente na doença de Rosai-Dorfman, mas também na doença de Hodgkin, em leucemias e na púrpura trombocitopênica idiopática.
- **Epidermotropismo:** Presença, na epiderme, de células mononucleares, sem espongiose. É característica dos linfomas de células T, particularmente da micose fungoide.

- **Esclerose:** Aumento do colágeno, com aspecto compacto das fibras colágenas, que são homogêneas e hialinizadas, e diminuição do número de fibroblastos. Encontrada na esclerodermia.
- **Espongiose:** Edema intercelular da camada malpighiana, que pode levar à formação de vesícula ou bolha. Observada em dermatites eczematosas agudas e subagudas.
- **Erosão:** Ausência da epiderme.
- **Exocitose:** Presença de células mononucleares na epiderme com espongiose ou microvesiculação, ocorrendo em dermatites agudas e subagudas.
- **Faixa de Unna:** Faixa de tecido conectivo que separa a epiderme de um infiltrado granulomatoso na derme. Encontrada especialmente na hanseníase virchowiana.
- **Fibroplasia:** É a formação de tecido fibroso com disposição lamelar, como ocorre nas cicatrizes de feridas e, ocasionalmente, em alguns processos, como nos nevos displásicos em torno dos cones epiteliais.
- **Fibrose:** Alteração do colágeno com fibras espessas, compactas e hialinizadas e aumento do número de fibroblastos. Encontrada nas cicatrizes em geral, sendo particularmente intensa nas cicatrizes hipertróficas e queloides.
- **Granulose, hipergranulose e hipogranulose:** Granulose é o aumento da camada granulosa; a hipergranulose, aumento excessivo; e a hipogranulose, diminuição.
- **Hialina:** Substância homogênea, eosinofílica, PAS-positiva, diastase-resistente, constituída principalmente por glicoproteínas.
- **Hiperqueratose:** Aumento de espessura da camada córnea, podendo associar-se ou não à acantose. Ocorre nas ictioses, nas queratodermias e, em menor intensidade, no lúpus eritematoso.
- **Hiperqueratose folicular:** É a presença de hiperqueratose com a formação de tampões córneos no óstio dos folículos pilosos, podendo, às vezes, determinar sua ruptura. Ocorre no líquen escleroso e atrófico, no líquen plano pilar, na queratose pilar, na pitiríase rubra pilar e no lúpus eritematoso.
- **Histiócito ou macrófago:** Origina-se do monócito, sendo indistinguível do linfócito, constituindo, com este, a célula linfoide. Quando entra em atividade fagocitária, o núcleo aumenta, torna-se menos corado e a membrana nuclear é visível. É, então, semelhante ao núcleo do fibroblasto ou da célula endotelial. Pode originar a célula epitelioide e células gigantes tipo Langerhans ou corpo estranho.
- **Incontinência pigmentar:** Presença de melanina livre ou no interior de macrófagos, na derme, por lesão de melanócitos da camada basal.
- **Infiltrado inflamatório agudo:** Presença, na derme, de polimorfos nucleares com edema, vasodilatação e congestão.
- **Infiltrado inflamatório crônico:** Presença, na derme, de células linfoides, macrófagos e plasmócitos, com proliferação do conectivo.
- **Infiltrado granulomatoso (granuloma):** Presença, na derme, de um infiltrado com células linfoides, macrófagos, plasmócitos e células epitelioides e/ou células gigantes (gigantócitos) multinucleadas. Há dois tipos: granuloma de corpo estranho, com macrófagos e células gigantes tipo corpo estranho; e o granuloma que tem células epitelioides e, eventualmente, células gigantes tipo Langerhans, encontrado frequentemente em infecções.
- **Infiltrado neoplásico:** Presença, na derme, de células com pleomorfismo e anaplasia.
- **Lacuna:** Fenda intraepidérmica, encontrada na doença de Darier e, ocasionalmente, na queratose actínica.
- **Leucocitoclasia:** Destruição de leucócitos, resultando em granulado nuclear.
- **Lisossoma:** Formação intracitoplasmática, com enzimas, que digere material fagocitado.
- **Melanócito:** Célula presente na epiderme (células claras) ou na matriz do pelo, responsável pela produção de melanina.
- **Melanófago:** Macrófago (histiócito) que fagocitou melanina.
- **Membrana basal ou lâmina basal:** Faixa homogênea, de 35 a 45 nm de espessura, constituída por filamentos que se dispõem ao longo da camada basal. Visível somente na microscopia eletrônica ou pela coloração PAS.
- **Metacromasia:** Propriedade do tecido ou da célula de adquirir cor diferente do corante usado para a coloração. É propriedade exibida por mucopolissacarídeos e por substância amiloide frente a alguns corantes como azul de toluidina e violeta-genciana, respectivamente.
- **Metaplasia:** Transformação de um tecido em outro, como a formação de tecido ósseo no pilomatricoma.
- **Microabscesso:** Presença de grupos de neutrófilos, eosinófilos ou células linfoides na epiderme ou ápice da papila dérmica. Há três tipos de

microabscessos: o de Munro, constituído por neutrófilos degenerados na área paraqueratótica da camada córnea na psoríase; o de Pautrier, formado por células linfoides atípicas na camada malpighiana, característico de linfoma cutâneo; o papilar, composto por neutrófilos na dermatite herpetiforme ou por eosinófilos no penfigoide bolhoso.
- **Mucina:** Substância composta por mucopolissacarídeos que se coram metacromaticamente, consoante o corante e o pH. Há dois tipos de mucina: a dérmica e a epitelial.
- **Necrobiose:** Alteração do tecido conectivo dérmico, que se torna homogêneo assumindo aspecto mucinoso, fibrinoide ou esclerótico. Em geral, essas alterações são circundadas por paliçada de histiócitos, configurando granuloma em paliçada. Ocorre na necrobiose lipoídica, no granuloma anular, na acne agminata e nos nódulos reumatoides.
- **Necrose caseosa:** Necrose em que o tecido perde sua estrutura e é substituído por material eosinofílico, amorfo, finamente granuloso. Dispersos, encontram-se núcleos picnóticos ou restos nucleares (poeira nuclear).
- **Necrose coliquativa:** Necrose com formação de pus, com a presença de neutrófilos degenerados.
- **Necrólise:** Separação dos constituintes tissulares consequente à morte celular. É observada na necrólise epidérmica tóxica, no eritema polimorfo e no eritema necrolítico migratório.
- **Papila:** Projeção, em forma de pinha, da derme na epiderme, envolta por cristas epiteliais e no bulbo piloso.
- **Papiloma:** Papilomatose circunscrita com hiperqueratose. Ocorre no nevo verrucoso, na queratose seborreica, na queratose actínica e na verruga vulgar.
- **Papilomatose:** Projeção das papilas dérmicas, com alongamento das cristas epiteliais.
- **Paraqueratose:** Alteração da queratinização com a presença de núcleos na camada córnea e diminuição ou ausência da camada granulosa.
- **Picnose:** Núcleos pequenos, contraídos.
- **Pleomorfismo:** Variação no aspecto dos núcleos de um mesmo tipo de célula. Quando muito acentuado, os núcleos atípicos ou anaplásticos são grandes, hipercromáticos e de formas irregulares.
- **Pústula espongiforme de Kogoj:** Cavidade multilocular na porção superior da camada malpighiana, contendo neutrófilos e queratinócitos degenerados. É característica da psoríase, sendo também encontrada na língua geográfica, na doença de Reiter e na candidose.
- **Pústula subcórnea:** Corresponde a aglomerados de neutrófilos em localização subcórnea. Ocorre no impetigo e na pustulose subcórnea.
- **Queratinócito:** Designação para as células epidérmicas que, por um processo de diferenciação, formam a camada córnea.
- **Querato-hialina:** Grânulos intensamente basófilos na camada granulosa da epiderme.
- **Queratose e hiperqueratose:** Espessamento da camada córnea moderado ou excessivo. Ortoqueratose é o aumento excessivo com queratinócitos conservando aspectos normais.
- **Sistema reticuloendotelial:** Termo atualmente em desuso, substituído por sistema fagocítico mononuclear.
- **Tecas:** Ninhos de células névicas localizados na junção dermoepidérmica. São observadas nos nevos e, eventualmente, quando compostos por melanócitos atípicos podem estar presentes nos melanomas, em localização intraepidérmica ou na junção dermoepidérmica.
- **Tecido de granulação:** Colágeno neoformado com numerosos fibroblastos, vasos neoformados e um infiltrado de células linfoides, macrófagos e plasmócitos. Ocorre nas reparações de perdas teciduais.
- **Ulceração:** Área com ausência de epiderme e derme.
- **Vilosidade:** Alongamento das papilas que são tortuosas e recobertas por uma ou duas camadas de células epidérmicas. Observada nos pênfigos e na doença de Darier.

PADRÕES HISTOLÓGICOS

Alterações epidérmicas

A epiderme pode apresentar alterações primárias ou secundárias a processos dérmicos. Como alterações primárias epidérmicas, cumpre lembrar as degenerações balonizantes, granular e reticular, a acantólise e a anaplasia celular. Outras podem estar associadas ou depender de processos que atingem a derme. Alterações no processo de queratinização, como hiperqueratose, ortoqueratose, paraqueratose, hiper ou hipogranulose, podem ser exclusivamente epidérmicas ou estar associadas a processos dérmicos. A hiperplasia, aumento global de queratinócitos com espessamento da epiderme, e a hipoplasia ou atrofia, diminuição dos queratinócitos com afinamento da epiderme, estão associadas a alterações dérmicas, bem como a hipertrofia, em que os queratinócitos apresentam tamanho maior, sem alteração no número. A espongiose e a degeneração hidrópica ou de liquefação da camada basal estão relacionadas a processos dérmicos.

Alterações dérmicas

As alterações podem ser agrupadas em diversos padrões:

- **Dermatite eczematoide ou espongiótica:** As alterações dérmicas são secundárias às alterações epidérmicas. É o tipo de reação eczematosa, com espongiose, exocitose e, na derme, edema e infiltrado linfo-histiocitário perivascular. É encontrada em erupções do grupo eczema.
- **Dermatite psoriasiforme:** Alongamento e edema das papilas e paraqueratose focal. Aumento das cristas epiteliais com eventual acantose. Infiltrado de células mononucleares e, ocasionalmente, neutrófilos na papila e derme superficial. Observada na psoríase, na dermatite seborreica e nas erupções psoriasiformes.
- **Dermatite de interface:** Edema e infiltrado linfo-histiocitário, na junção epiderme-derme. Pode ser do *tipo vacuolar*, em que o infiltrado é discreto e o edema, intenso, com as células basais bastante lesadas, vacuolizadas e há até necrose de queratinócitos. Ocorre no eritema polimorfo. O *tipo liquenoide* apresenta um infiltrado denso na junção epiderme-derme, com degeneração de liquefação da camada basal e eventual presença de corpos coloides. Observada no líquen plano e nas erupções liquenoides. No *tipo lupoide*, o infiltrado é perivascular, há edema na derme papilar, degeneração de liquefação da basal, hiperqueratose com áreas de atrofia e rolhas córneas. Observada no lúpus eritematoso.
- **Dermatite perivascular superficial e/ou profunda:** Infiltrado perivascular linfocitário ou linfo-histiocitário, sem alterações epidérmicas características.
- **Dermatite por vasculite:** Há alterações conspícuas nas paredes dos vasos, como necrose, degeneração fibrinoide ou hialinização.
- **Dermatite granulomatosa:** Presença de infiltrado granulomatoso na derme, indicando agente infeccioso ou presença de corpo estranho.
- **Dermatite fibrótica:** Fibrose na derme, consequente a processo inflamatório.
- **Foliculite e perifoliculite:** Processo inflamatório no folículo pilossebáceo ou em redor, podendo ocorrer destruição do folículo com alopecia definitiva.
- **Paniculite:** Processo inflamatório do subcutâneo. Há quatro tipos: septal, em que o processo inflamatório atinge os septos fibrosos; lobular, com comprometimento dos lóbulos; mista e com vasculite.

EXAMES IMUNO-HISTOQUÍMICOS

O aparecimento dos métodos imuno-histológicos tem possibilitado extraordinário avanço na diagnose de doenças infecciosas, neoplásicas e autoimunes. Esses métodos utilizam anticorpos mono ou policlonais em que se visualiza a reação por meio do uso de substâncias reveladoras adicionadas aos anticorpos.

Imunoperoxidase

A peroxidase catalisa a ação do peróxido de hidrogênio sobre substâncias cromógenas, permitindo a visualização da sua localização. Os cromógenos habitualmente usados são a diaminobenzidina (DAB), que adquire cor marrom, e o amino-etil-carbazol (AEC), cuja reação provoca cor vermelho-laranja.

As várias técnicas com peroxidase, além de esfregaços e cortes de congelação, possibilitam a utilização em cortes fixados e corados por técnicas histológicas da microscopia óptica e eletrônica.

Indicações

Os métodos imuno-histoquímicos são atualmente indispensáveis. Os métodos ABC-enzimas (peroxidase ou fosfatase alcalina) são utilizados correntemente na diagnose de neoplasias malignas e na diagnose e classificação dos linfomas. Outra indicação é na pesquisa de agentes infecciosos, quando escassos, como em certas formas de tuberculose, hanseníase, esporotricose e leishmaniose. São também utilizados para detecção de antígenos virais, como HPV, HSV e citomegalovírus (**Figura 5.1**).

Antígenos detectáveis por anticorpos

1. **Proteína S-100:** Por ser encontrada em melanócitos, células de Langerhans, nervos e músculos, é importante para a diagnose de melanoma atípico de células fusiformes e para a distinção de melanócitos e linfócitos no nevo halo. Pode ser útil na diagnose da hanseníase, permitindo identificar a agressão às estruturas neurais.
2. **Antígeno carcinoembriônico (CEA):** Uma glicoproteína fetal utilizada particularmente para a diagnose de tumores do colo e reto. Na pele,

permite a distinção entre as células da doença de Paget e os melanócitos atípicos do melanoma *in situ*.

Inúmeros outros antígenos podem ser pesquisados em preparações histológicas de rotina (formol-parafina) excepcionalmente em cortes por congelação, empregando anticorpos mono ou policlonais (**Figuras 5.2** e **5.3**). Os anticorpos monoclonais têm, em relação aos policlonais, a vantagem de especificidade para um sítio antigênico, maior facilidade de preparo e uniformidade no desempenho. Os policlonais são mais sensíveis, justamente por serem voltados para vários sítios antigênicos e permitirem a ligação de várias moléculas de anticorpos, resultando em leitura mais fácil, porém a maior coloração de fundo pode dificultar a correta interpretação.

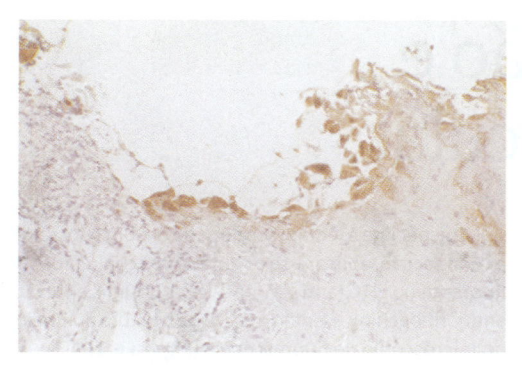

▲ **Figura 5.1** Imuno-histoquímica demonstrando células infectadas pelo herpes-vírus (HSV).

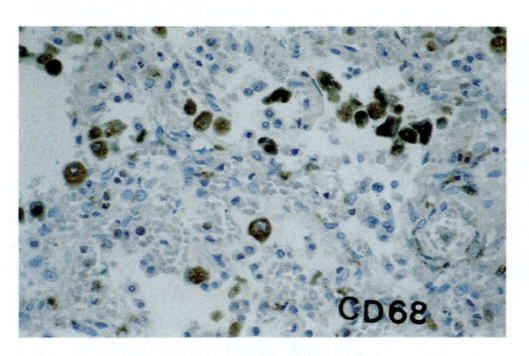

▲ **Figura 5.2** Imuno-histoquímica demonstrando células CD68 positivas (macrófagos).

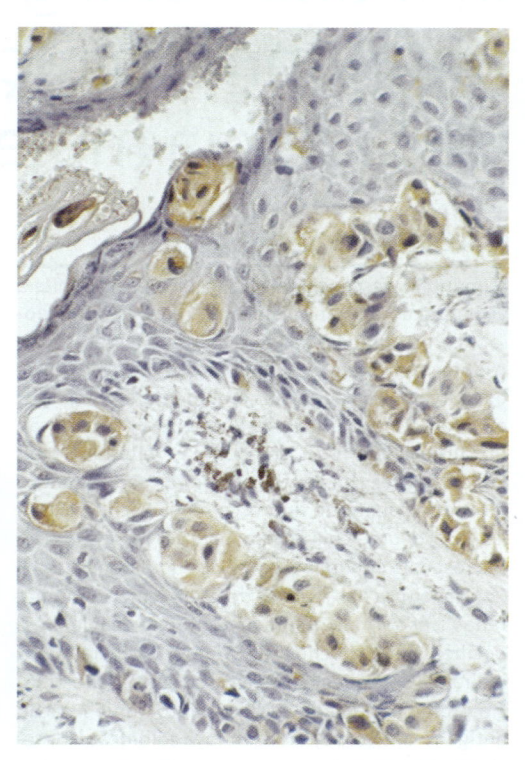

▲ **Figura 5.3** Imuno-histoquímica demonstrando melanócitos neoplásicos (melanoma). Anticorpo HMB45.

6
Exames por imunofluorescência, *immunoblotting*, imunoprecipitação e de biologia molecular

IMUNOFLUORESCÊNCIA

A imunofluorescência (IF) é a técnica que permite a visualização e quantificação de reações antígeno-anticorpo por meio da utilização de diferentes marcadores para o antígeno ou para o anticorpo. Entre os marcadores, são mais comumente empregados os fluorocromos, corantes que absorvem radiação (luz ultravioleta [UV]), são por ela excitados e emitem luz visível. Um dos fluorocromos mais utilizados é o isotiocianato de fluoresceína (FITC, *fluorescein isothiocyanate*), cuja leitura deve ser realizada pelo microscópio epiluminescente de fluorescência.

Na leitura das reações de IF, devem ser enumeradas três formas distintas de fluorescência – específica, não específica e autofluorescência. A primeira deve-se à reação específica entre o substrato e a proteína marcada como o fluorocromo (reação antígeno-anticorpo). A segunda, à coloração dos tecidos por corante livre ou proteínas fluoresceinadas, ou ambos. Já a terceira ocorre em virtude da fluorescência natural dos tecidos (amarela, azul) quando expostos à luz UV.

Os métodos de IF utilizados para o imunodiagnóstico de determinadas dermatoses podem avaliar a presença ou não de autoanticorpos nos tecidos envolvidos (IF direta) ou a existência ou não de autoanticorpos circulantes (IF indireta).

Imunofluorescência direta (IFD)

Ao se suspeitar de dermatose vesicobolhosa autoimune, deve-se realizar uma biópsia (*punch* de 4 mm) da pele perilesional, que pode ser imediatamente congelada em nitrogênio líquido, ou colocada no meio de transporte adequado, o meio de Michel, que permite a conservação do espécime por até 2 semanas.

O espécime é, então, seccionado em um criostato; a cada secção, aplicam-se os anticorpos conjugados à fluoresceína FITC (anti-IgA, anti-IgG, anti-IgM, anti-C3, antifibrinogênio); e, então, realiza-se a leitura por meio do microscópio de fluorescência (**Figura 6.1**).

As principais indicações da IFD seriam o auxílio diagnóstico nas dermatoses bolhosas autoimunes e em outras dermatoses, como o líquen plano, a porfiria cutânea tarda, as vasculites e as colagenoses, especialmente o lúpus eritematoso (LE).

Imunofluorescência indireta

A imunofluorescência indireta (IFI) é um procedimento que consiste em se incubar diluições seriadas do soro a ser estudado com substratos contendo antígenos epiteliais (epitélio de prepúcio humano, esôfago de macaco, pele de cobaias etc.). O prepúcio humano tem sido o substrato mais utilizado. A seguir, adiciona-se um anticorpo secundário conjugado à fluoresceína FITC (anti-IgG, anti-IgA, anti-C3 anti-IgM) e faz-se a leitura utilizando o microscópio de epiluminescência (**Figura 6.1**).

A importância da IFI justifica-se pelo auxílio diagnóstico nas dermatoses bolhosas autoimunes, bem como pela avaliação quantitativa dos anticorpos circulantes no seguimento de doentes durante o tratamento.

Imunofluorescência nas dermatoses bolhosas autoimunes

As dermatoses bolhosas autoimunes podem ser classificadas de acordo com o nível de clivagem da bolha – assim, têm-se dois grupos distintos: as dermatoses bolhosas intraepidérmicas; e as dermatoses bolhosas subepidérmicas. Entre as primeiras, considera-se o

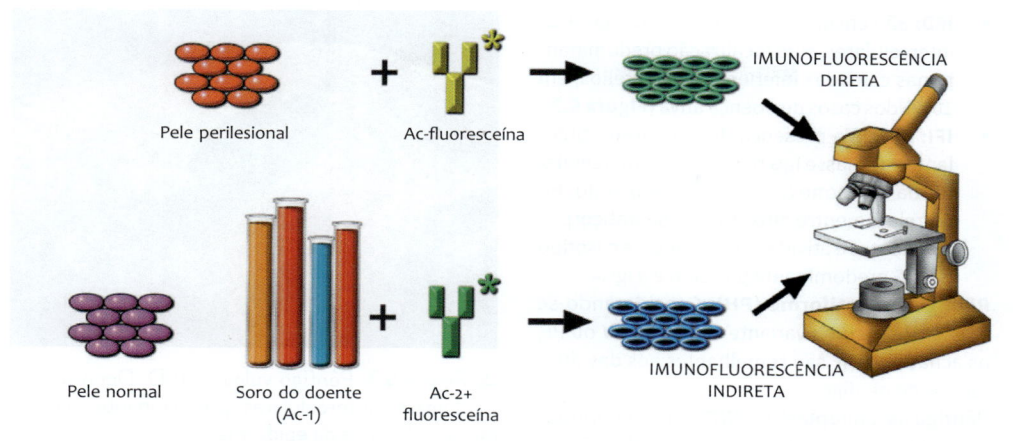

▲ Figura 6.1 Imunofluorescências direta e indireta.

grupo dos pênfigos – vulgar, vegetante, foliáceo (clássico e endêmico), herpetiforme, paraneoplásico, por IgA e o induzido por medicamentos. No grupo das segundas, têm-se: o penfigoide bolhoso (PB); o penfigoide das membranas mucosas (PMM); o penfigoide gestacional (PG); a dermatite herpetiforme (DH); a dermatose bolhosa por IgA linear (LABD); a epidermólise bolhosa adquirida (EBA); e o lúpus eritematoso sistêmico bolhoso (LESB).

Dermatoses bolhosas intraepidérmicas

Pênfigos

Todas as formas de pênfigo caracterizam-se pela perda da adesão celular (que resulta em formação de bolha intradérmica), levando à acantólise. O nível de clivagem permite diferenciar as duas formas principais de pênfigo: vulgar e foliáceo. No pênfigo foliáceo (PF), a clivagem é intramalpighiana alta, enquanto no pênfigo vulgar (PV), a clivagem é suprabasal. A imunofluorescência, tanto direta quanto indireta, revela fluorescência intercelular, de padrão linear, intraepidérmica.

- **Pênfigo foliáceo:** Os achados de imunofluorescência no PF clássico e no endêmico (PFE) apresentam as mesmas características. Autoanticorpos da classe IgG dirigem-se contra a desmogleína 1 (Dsg1), o principal autoantígeno no PF.
  - **IFD:** São encontrados depósitos de IgG e C3 intercelulares ao longo de toda a epiderme em 100% dos casos na doença ativa (Figura 6.2). Autoanticorpos IgG depositam-se também no epitélio escamoso oral, apesar da ausência de lesões clínicas de PFE nas mucosas.
  - **IFI:** Revela a presença de anticorpos circulantes da classe IgG nos espaços intercelulares da epiderme (90-100%) do substrato. Há correlação entre altos títulos de anticorpos circulantes e atividade da doença na maioria dos casos. A caracterização dos isotipos de IgG por meio da IFI revelou que a subclasse predominante no PFE é a IgG4 – autoanticorpos da classe IgG1 e IgG2 são detectados em baixos títulos, enquanto a IgG3 está ausente.
- **Pênfigo vulgar:** No PV, especialmente quando há lesões exclusivas de mucosa, os autoanticorpos da classe IgG dirigem-se contra a desmogleína 3 (Dsg3), um autoantígeno de maior expressão nos epitélios escamosos. Quando há lesões mucocutâneas, os doentes de PV podem também apresentar anticorpos contra a Dsg1.

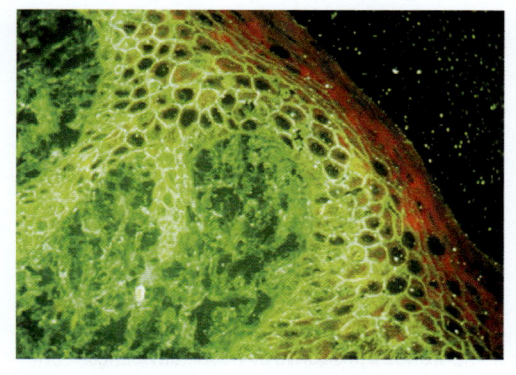

▲ Figura 6.2 Pênfigo foliáceo – IFD. Depósitos de IgG lineares, intercelulares, intraepidérmicos ocupando toda a extensão da epiderme.

- **IFD:** São encontrados depósitos de IgG e C3 intercelulares, com localização predominante nas camadas inferiores dos epitélios, em 100% dos casos de doença ativa (**Figura 6.3**).
- **IFI:** Revela a presença de anticorpos circulantes da classe IgG nos espaços intercelulares da epiderme (90-100%) do substrato. Há correlação entre altos títulos de anticorpos circulantes e atividade da doença, e o isotipo de IgG predominante também é a IgG4.
- **Pênfigo herpetiforme (PH):** Considerando-se que o PH seja uma variante clínica do PV ou PF, os achados de IF são semelhantes aos das duas formas de pênfigo.
- **Pênfigo paraneoplásico (PNP):** Uma das formas de se diferenciar o PNP do PV é a realização da IFI utilizando como substrato o epitélio vesical murino (epitélio não estratificado simples, transicional). No PNP, existe um reconhecimento de autoantígenos do epitélio vesical murino em 83% dos casos (**Figura 6.4**). Nos casos suspeitos de PNP com a IFI (epitélio vesical murino) negativa, outras provas imunológicas são necessárias (imunoprecipitação) para afastar esse diagnóstico. No PV, a IFI utilizando como substrato o epitélio vesical murino é sempre negativa.
  - **IFD/IFI:** Padrão semelhante ao do PV. Depósitos de IgG e C3 na zona de membrana basal (ZMB) também podem ser encontrados.
- **Pênfigo por IgA (PIgA):** O PIgA é uma dermatose acantolítica neutrofílica rara. Caracteriza-se por apresentar depósitos de IgA intercelulares intraepidérmicos à IFD e IFI.

Dermatoses bolhosas subepidérmicas

- **Penfigoide bolhoso (PB):** O diagnóstico do PB pode, muitas vezes, ser confirmado por meio das técnicas de imunofluorescência.
  - **IFD:** Depósito linear ou fibrilar ao longo da ZMB com o conjugado anti-C3 (**Figura 6.5**) em quase 100% dos casos, e de IgG ao redor de 90%; IgA e IgM são ocasionalmente evidenciadas. Há maior expressão do antígeno do PB nas áreas flexurais, sendo estas as regiões preferenciais para a biópsia.
  - **IFI:** Revela anticorpos circulantes da classe IgG anti-ZMB em cerca de 70% dos casos; entretanto, parece não haver correlação dos títulos de anticorpos com a atividade da doença.
- **Epidermólise bolhosa adquirida (EBA)**
  - **IFD:** Depósitos de IgG e C3 e, com menor frequência, IgA e IgM, em padrão linear na ZMB.

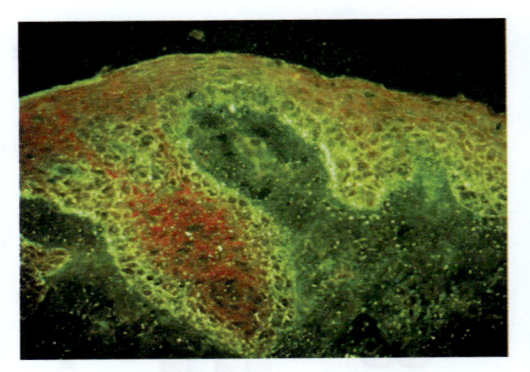

▲ **Figura 6.3** Pênfigo vulgar – IFD. Depósitos de C3 lineares, intercelulares, predominantes nas camadas inferiores da epiderme.

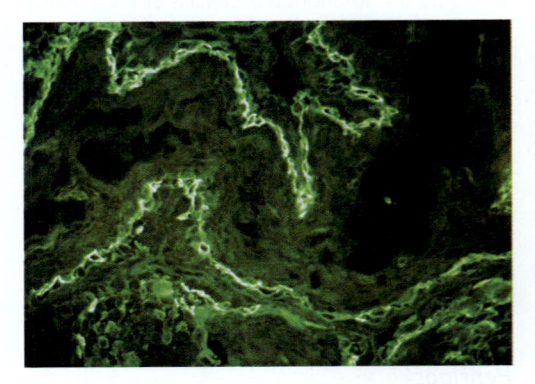

▲ **Figura 6.4** Pênfigo paraneoplásico – IFI. Fluorescência intercelular do epitélio vesical murino (IgG).

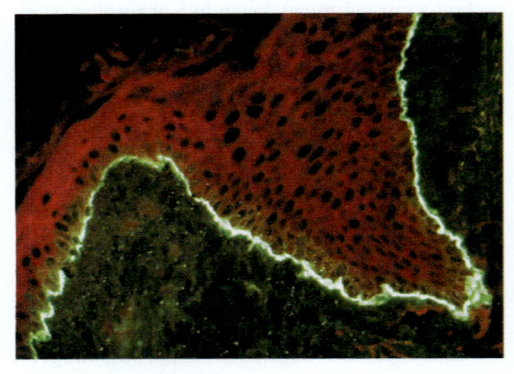

▲ **Figura 6.5** Pênfigo bolhoso – IFD. Fluorescência linear, contínua, intensa na ZMB.

- **IFI:** Depósitos de IgG na ZMB em apenas 25 a 50% dos casos. É importante o diagnóstico diferencial com penfigoide bolhoso utilizando a técnica de *salt-split*.

- **IFI – técnica de salt-split (SS):** Consiste em incubar a pele de prepúcio humano normal em uma solução de NaCl a 1M a 4 °C por 72 horas. Ocorre clivagem na lâmina lúcida. Os anticorpos do PB geralmente se localizam no lado epidérmico (85% dos casos) ou em ambos os lados da clivagem (15% dos casos). Isso ocorre em virtude da localização dos antígenos do PB, que estão presentes no hemidesmossoma (BP230) ou na região da lâmina lúcida (BP180 ou colágeno XVIIa). No SS, os autoanticorpos dirigidos contra o antígeno da EBA ou do LESB (colágeno VII) depositam-se no lado dérmico da clivagem, pois o colágeno VII se localiza nas fibrilas de ancoragem, na região da sublâmina densa (**Figura 6.6**). A técnica de *salt-split* aumenta a sensibilidade da detecção de anticorpos anti-ZMB nas dermatoses bolhosas subepidérmicas.
- **Lúpus eritematoso sistêmico bolhoso (LESB)**
  - **IFD:** Depósitos de IgA, IgG, IgM e C3 em padrão homogêneo ou granuloso na ZMB.
  - **IFI:** Depósitos de IgG na ZMB. Com a técnica de *salt-split*, esses depósitos de IgG se localizam no lado dérmico, uma vez que o antígeno contra o qual os anticorpos circulantes se dirigem é o colágeno VII, localizado nas fibrilas de ancoragem abaixo da lâmina densa da ZMB.
- **Penfigoide das membranas mucosas (PMM)**
  - **IFD:** Depósitos de IgG e C3 em um padrão linear na ZMB indistinguível do penfigoide bolhoso. Depósitos de IgA na ZMB ocorrem em cerca de 20% dos casos. A positividade da mucosa oral é, aproximadamente, de 90 a 100%, ao passo que a da conjuntival oscila por volta de 65 a 85% dos casos.
  - **IFI:** É raramente positiva. O melhor substrato é a mucosa bucal de indivíduo sadio.
- **Penfigoide gestacional (PG) ou herpes gestacional (HG)**
  - **IFD:** Deposição de C3 na ZMB em 100% dos casos. Depósitos lineares de IgG na ZMB são encontrados em apenas 30 a 40% dos casos.
  - **IFI:** Anticorpos circulantes presentes em apenas 10 a 20% dos casos; mas, utilizando-se uma fonte de complemento (soro humano normal) e um conjugado anti-C3, detecta-se o fator HG (*herpes gestationis*) em 100% dos casos. A IgG envolvida pertence à subclasse IgG1.

1. **Dermatose bolhosa por IgA linear (LABD):** A dermatose por IgA linear é uma entidade distinta da dermatite herpetiforme.
   - **IFD:** Depósito linear, homogêneo de IgA na ZMB da pele perilesional (**Figura 6.7**). Eventuais depósitos de C3 e IgG na ZMB podem ser encontrados.
   - **IFI:** Anticorpos circulantes da classe IgA são raros (7-30%), e a IFI deve ser realizada apenas para afastar outras dermatoses, como o penfigoide bolhoso.
2. **Dermatite herpetiforme (DH)**
   - **IFD:** Depósitos granulosos, fibrilares ou pontilhados de IgA são encontrados nas papilas dérmicas (**Figura 6.8**). O subtipo de IgA consiste basicamente em IgA1, sendo que IgA2 ocorre raramente. Outras imunoglobulinas e C3 podem ser encontrados nas papilas dérmicas, bem como depósitos lineares ou

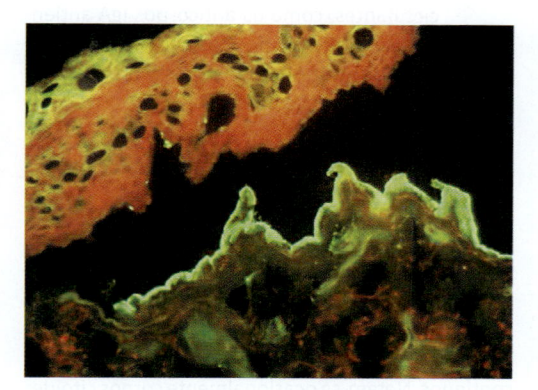

▲ **Figura 6.6** Epidermólise bolhosa adquirida – IFI. Técnica de *salt-split*, depósitos dérmicos de IgG.

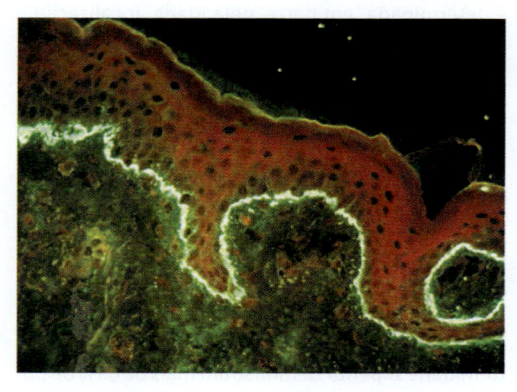

▲ **Figura 6.7** IgA linear – IFD. Depósitos lineares de IgA na ZMB.

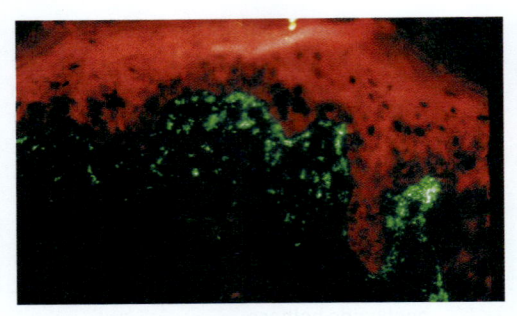

▲ **Figura 6.8** Dermatite herpetiforme – IFD. Depósitos granulosos de IgA no topo das papilas dérmicas.

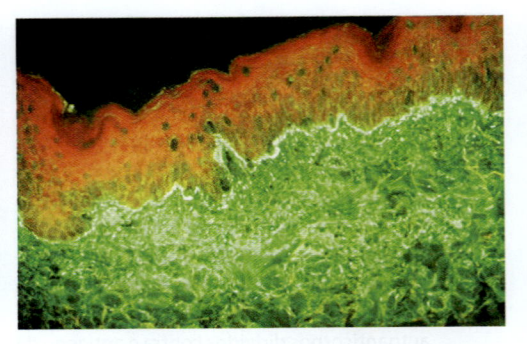

▲ **Figura 6.9** LECC – IFD. Depósito de IgG homogêneo, contínuo, intenso na ZMB.

granulosos de IgA na ZMB, simultaneamente aos depósitos papilares.

- **IFI:** Não se detectam anticorpos circulantes contra a papila dérmica. Entretanto, tem-se descrito a presença de outros anticorpos circulantes, como os anticorpos IgA antiendomísio (70-80% dos casos), antigliadina e antitransglutaminase (transglutaminase = autoantígeno da doença celíaca).

Imunofluorescência direta em outras dermatoses

Lúpus eritematoso

Podem ocorrer depósitos de IgG, IgM, IgA e C3, além de outros imunorreactantes na ZMB. Existem vários padrões de depósitos, como o homogêneo, o fibrilar, o linear e o granuloso, que podem ser focais ou contínuos. Notam-se ocasionalmente corpos citoides fluorescentes na junção dermoepidérmica com IgM ou IgA. A prevalência das imunoglobulinas na ZMB é determinada, em parte, pela idade, localização e morfologia da lesão, pela atividade da doença e pelo tratamento.

Lúpus eritematoso cutâneo crônico (LECC)

No LECC, a ocorrência dos depósitos de imunorreactantes varia entre 60 e 90%. A IFD no LECC torna-se, em geral, positiva após o segundo mês de doença. A localização da biópsia é de fundamental importância: as lesões no tronco são, muitas vezes, negativas, enquanto as da porção cefálica, do pescoço e da extremidade superior demonstram mais de 80% de positividade. IgG e IgM (**Figura 6.9**) são mais frequentes, e a maioria dos autores encontra maior positividade de IgM. Na pele não acometida, a IFD é geralmente negativa. Corpos citoides fluorescentes (IgA e IgM) são encontrados na derme papilar e representam queratinócitos basais degenerados.

Lúpus eritematoso cutâneo subagudo (LECS)

Os achados de IFD são semelhantes aos do LECC. Entretanto, a fluorescência da ZMB é, em geral, granulosa e ocorre fluorescência dos núcleos dos queratinócitos.

Lúpus eritematoso sistêmico (LES)

No LES, os depósitos de imunorreactantes (teste da banda lúpica [TBL]) são extremamente importantes no diagnóstico e no prognóstico da doença, quando associados a testes sorológicos. Como teste diagnóstico, o TBL apresenta sensibilidade de 60 a 90% na *pele normal* fotoexposta de doentes com LES, em comparação com as áreas não expostas (40-60%) – a área recomendada atualmente é a deltoidiana ou porção dorsal do antebraço. Na maioria dos casos, os depósitos consistem em várias imunoglobulinas associadas ou não ao complemento. A associação mais frequente é IgG-IgM. Como teste prognóstico, o TBL deveria ser realizado em área não exposta de pele normal (região glútea ou porção flexora do antebraço). Parece haver correlação do TBL positivo com envolvimento renal e atividade da doença.

Também ocorre fluorescência na parede dos vasos dérmicos, anexos e presença de fluorescência nos núcleos dos queratinócitos (**Figura 6.10**).

Vasculites

Os achados de IF podem ser importantes para o diagnóstico das vasculites; entretanto, as lesões devem ser, idealmente, biopsiadas em menos de 24 horas.

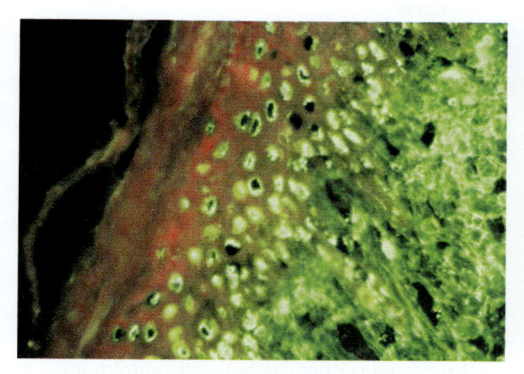

▲ **Figura 6.10** LES – Fluorescência nuclear dos queratinócitos (IgG).

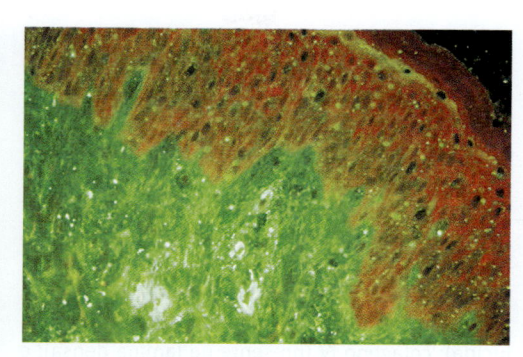

▲ **Figura 6.11** Púrpura de Henoch-Schönlein – IFD. Fluorescência granulosa da parede dos vasos dérmicos.

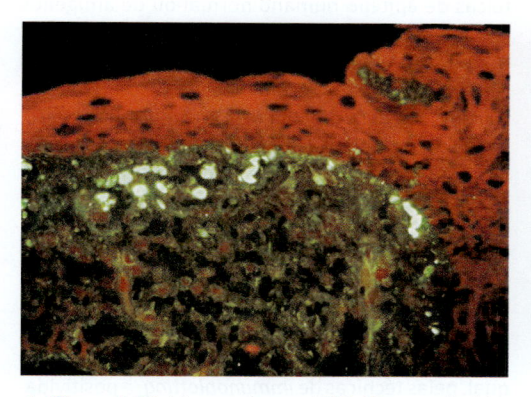

▲ **Figura 6.12** Líquen plano – IFD. Corpos citoides fluorescentes na derme papilar (IgM).

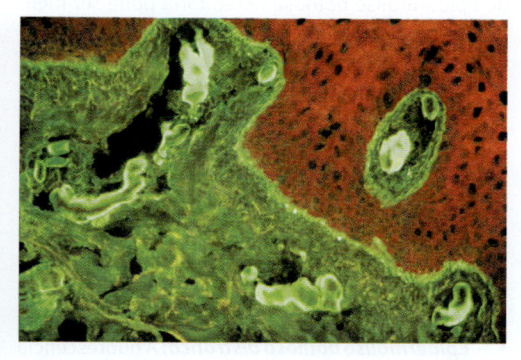

▲ **Figura 6.13** Porfiria cutânea tarda – Depósitos de IgG homogêneos na ZMB e na parede dos vasos dérmicos.

Na púrpura de Henoch-Schönlein, o depósito predominante é de IgA (granuloso) (**Figura 6.11**) na parede dos vasos. Nas vasculites leucocitoclásticas, o depósito nas paredes vasculares consiste predominantemente em C3, seguido de IgM e de IgG, e é fibrilar. Nas crioglobulinemias, predominam C3 e, ocasionalmente, IgM e IgA na luz dos vasos. Nas colagenoses, os depósitos mais observados são de IgG, IgM e C3.

Líquen plano (LP)

No líquen plano, a IFD mostra a presença de corpos citoides fluorescentes com IgM (**Figura 6.12**) e, com menor frequência, IgA e IgG. Depósitos granulosos de IgM na ZMB podem ser observados –, todavia, os achados não são diagnósticos de líquen plano, uma vez que podem ser encontrados em outras condições (LE, PB etc.).

Porfirias

A pele lesada na porfiria (cutânea tarda, eritropoiética, variegata, coproporfiria) mostra depósitos de IgG, IgM (alguns casos), C3 e IgA na parede de vasos dilatados na derme papilar e na ZMB. A frequência de tais depósitos nas lesões ativas pode chegar a 100%, enquanto na pele normal do doente a positividade é de 50% (**Figura 6.13**).

Imunomapeamento

O imunomapeamento é uma técnica de imunofluorescência indireta realizada em pele lesada. Seu objetivo é mapear os antígenos da junção dermoepidérmica ou da ZMB. Faz-se biópsia da bolha íntegra da pele do doente, mas esta pode também ser induzida, por meio de fricção com borracha com diâmetro de um lápis. Após a criopreservação, são feitos cortes (com o criostato) do fragmento contendo uma bolha, os quais são expostos a anticorpos monoclonais específicos contra diferentes antígenos da ZMB. Conhecendo-se previamente a localização desses antígenos, é possível demonstrar, de forma mais específica, o nível da clivagem. Existem vários anticorpos monoclonais que marcam diferentes locais da ZMB. No Serviço de Dermatologia do Hospital das Clínicas da Universidade de São Paulo, o imunomapeamento é realizado utilizando-se anticorpos contra os seguintes antígenos: PB 230 do penfigoide bolhoso (localizado nos hemidesmossomas); laminina (localizada na lâmina lúcida); colágeno IV (presente na lâmina densa); e colágeno VII (presente na sublâmina densa e constituinte das fibrilas de ancoragem).

Por esse método, a maioria dos diferentes tipos de epidermólise bolhosa hereditária pode ser identificada, pela análise da localização do depósito fluorescente:

- **Epidermólise bolhosa simples:** A fluorescência se localiza no assoalho da bolha com todos os anticorpos.
- **Epidermólise bolhosa juncional:** A fluorescência com os anticorpos contra os colágenos IV e VII localiza-se no assoalho da bolha; com os anticorpos contra o antígeno do penfigoide bolhoso, localiza-se no teto; e anticorpos contra laminina podem estar no teto ou no assoalho da bolha.
- **Epidermólise bolhosa distrófica:** A fluorescência é detectada no teto da bolha com todos os anticorpos, com exceção do anticorpo anticolágeno VII, que pode estar no teto e/ou assoalho na epidermólise bolhosa distrófica dominante e estar ausente ou bastante diminuído na epidermólise bolhosa distrófica recessiva.

Essa técnica apresenta, em relação à microscopia eletrônica, a vantagem da rapidez do procedimento e leitura, além da capacidade de identificar proteínas específicas e de visualizar a clivagem como um todo. Atualmente, é o método mais utilizado na diferenciação dos principais tipos de epidermólise bolhosa.

TÉCNICA DE *IMMUNOBLOTTING*

A técnica de *immunoblotting* (IB), também referida como *Western blot*, foi introduzida como uma combinação de duas técnicas analíticas associadas – a eletroforese em gel e o imunoensaio.

A separação das proteínas ocorre por meio dos respectivos pesos moleculares, ou seja, as proteínas migram de um polo para outro mediante uma corrente elétrica, atravessando uma matriz porosa de gel de poliacrilamida (SDS-PAGE).

Uma vez separadas pela eletroforese, as proteínas são eletrotransferidas para uma membrana de nitrocelulose (NC), que as mantém nas mesmas condições de separação da eletroforese. Quando ligadas à fase sólida, as proteínas ficam disponíveis a técnicas imunológicas específicas.

Existem inúmeras técnicas de detecção de antígenos específicos. À membrana de NC, adiciona-se o anticorpo primário específico, e, a seguir, somam-se reagentes de detecção distintos, como a peroxidase, a fosfatase alcalina, o iodo radioativo e a quimioluminescência.

No caso das doenças bolhosas autoimunes, as proteínas em questão estão localizadas na pele; portanto, a fonte de antígenos consiste em extrações proteicas de epitélio humano normal ou de antígenos recombinantes construídos por biologia molecular. Uma vez solubilizadas, as proteínas são separadas de acordo com seu peso molecular pelo SDS-PAGE, transferidas para o papel de nitrocelulose e, então, testadas contra os soros em estudo.

TÉCNICA DE IMUNOPRECIPITAÇÃO

A imunoprecipitação (IP) é uma técnica imunoquímica amplamente utilizada para a detecção dos autoantígenos envolvidos nas dermatoses bolhosas autoimunes. Em algumas doenças como o pênfigo foliáceo, no qual, pelas técnicas de *immunoblotting*, a positividade é de cerca de 30%, a IP tem muita importância, pois é muito mais sensível, sendo positiva em cerca de 100% dos doentes. A diferença de sensibilidade entre as duas técnicas deve-se à alteração da estrutura terciária proteica ocorrida durante o preparo do antígeno por IB. Muitos epítopos necessitam estar no seu estado conformacional para reagirem com o anticorpo.

A fonte de antígeno utilizada nessa técnica é variável. No pênfigo foliáceo, as melhores fontes antigênicas são o focinho bovino (rico em desmossomas), a pele humana normal ou os antígenos recombinantes, obtidos por técnicas de biologia molecular (desmogleínas recombinantes).

TÉCNICA DE ELISA

A técnica de ELISA (*enzyme-linked immunosorbent assay*) é, atualmente, um dos recursos diagnósticos imunoenzimáticos mais sensíveis e específicos nas dermatoses bolhosas autoimunes. Consiste em um método qualitativo e quantitativo, favorecendo sua utilização para o diagnóstico e seguimento desse grupo de dermatoses. Já existem *kits* comercialmente disponíveis para a detecção de antidesmogleínas (1 e 3) e do antígeno do PB (BP180).

EXAMES DE BIOLOGIA MOLECULAR

Hibridização

A técnica de hibridização permite o estudo de sequências de ácidos nucleicos (DNA e RNA). Esses ácidos podem ser analisados no próprio espécime original que os contém (hibridização *in situ*) ou após extraídos de amostras. A pesquisa da sequência de DNA ou de RNA é feita utilizando-se outras sequências previamente conhecidas, denominadas sondas. A técnica se fundamenta na capacidade natural de pareamento das bases complementares do DNA (adenina-timina; citosina-guanina) ou do RNA (adenina-uracila; citosina-guanina). As sondas devem ser marcadas para se detectar o seu pareamento com a sequência complementar.

O método de maior interesse para a Dermatologia é a hibridização *in situ*, principalmente para a detecção de ácidos nucleicos de agentes infecciosos quando estes não puderem ser visualizados pelos métodos convencionais.

Assim, já se utilizam, no meio médico, sondas para HPV, vírus de Epstein-Barr (EBV), translocações específicas dos linfomas B do manto e folicular, linfoma MALT (*mucosa associated lymphoide tissue*), entre outras.

Reação em cadeia da polimerase

A reação em cadeia da polimerase (PCR, *polymerase chain reaction*) possibilita obter, a partir de uma quantidade mínima de DNA ou RNA, a amplificação das sequências específicas dos ácidos nucleicos obtidas de várias amostras, material biológico, sangue e tecidos, que podem, inclusive, ser aplicados em material para estudo histopatológico. É mais sensível que a hibridização e, atualmente, de grande utilidade em medicina forense (testes de paternidade, criminologia), diagnose pré-natal, detecção de agentes infecciosos e na análise de mutações gênicas.

Indicações em dermatologia

A PCR pode ser empregada para detecção de ácidos nucleicos e, algumas vezes, na genotipagem de agentes infecciosos como HPV, HHV-8, *Paracoccidioides brasiliensis*, *Bartonella henselae*, micobactérias, leishmânia. Permite a pesquisa de rearranjos no gene codificador da cadeia pesada de imunoglobulinas (IgH) em infiltrados linfoides atípicos de células B, pesquisa de rearranjos no gene codificador de cadeia γ (gama) do receptor de célula T (TCR-γ) em infiltrado linfoides atípicos de células T. O TC-PCR pode ser empregado para pesquisa de translocações características de várias neoplasias, como linfoma anaplásico de grandes células, fibrossarcoma congênito, lipossarcoma mixoide e sarcoma sinovial, entre outras.

7
Exames micológicos

O exame micológico, que compreende o exame direto e a cultura (cultivo), é de emprego indispensável na prática dermatológica. O material deve ser obtido em ponto ativo das lesões. Nas lesões secas e escamosas, o melhor local, geralmente, é a borda, raspando-se com bisturi rombo ou cureta. Muitas vezes, é necessária a limpeza prévia com água e álcool. Materiais com gordura, suor, pomadas, cremes, talcos ou pós antifúngicos dificultam a visualização ao exame direto, além de formarem artefatos que simulam fungos e impedirem o isolamento em cultura, com resultados falso-negativos.

Nas lesões vesiculosas, o melhor material para exame é o teto de vesículas, que pode ser colhido com tesoura de ponta fina ou pinça de Adson com dente. Cabelos e pelos são adequadamente colhidos com pinça depilatória. Já fragmentos de unhas são obtidos com alicate ou tesoura de ponta romba.

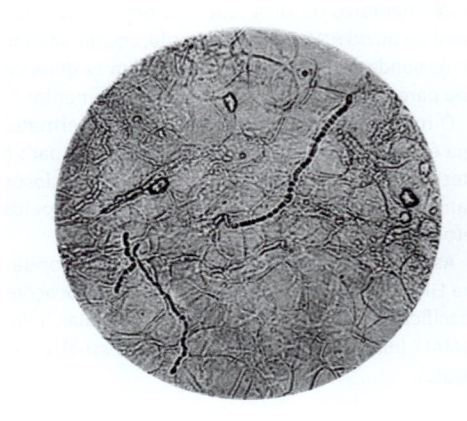

▲ **Figura 7.1** Filamentos de dermatófito em teto de vesicopústula. É possível notar o micélio septado (artrosporos). Preparação em potassa a 40% (300 ×).

EXAME DIRETO

O material pode ser imediatamente submetido a exame. Ao ser colocado em lâminas, pinga-se, sobre ele, 1 ou 2 gotas de solução clarificadora de hidróxido de potássio (KOH) em concentração de 10% (pele) e 30% (pelos e unhas).

Pode-se utilizar o KOH a 10%, diluído em partes iguais com DMSO (dimetil-sulfóxido, 40 mL, e água destilada, 60 mL), que permite exame imediato do material.

Nas micoses superficiais, o exame direto é suficiente para a diagnose, e o cultivo pode ser feito para fins investigativos ou epidemiológicos. Havendo quadro clínico sugestivo, como nas onicomicoses, é preferível repetir o exame direto uma ou mais vezes (**Figuras 7.1** a **7.3**).

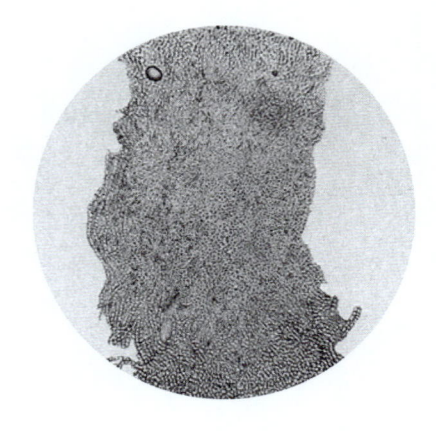

▲ **Figura 7.2** Cabelo parasitado por *Trichophyton endotrix*. Preparação em potassa a 40%.

Exames micológicos | 45

Ainda que o exame direto possibilite a confirmação diagnóstica da candidose, a cultura é indicada, pois, em 48 horas, demonstra colônias cremosas brancas. Nas micoses profundas, o exame direto possibilita o achado do parasita, com exceção da esporotricose e histoplasmose, em que o cultivo é imprescindível. Na paracoccidioidomicose, o achado do parasita no exame direto permite a diagnose da espécie, com o encontro da múltipla gemulação (**Figura 7.4**). Nos actinomicetomas e eumicetomas, o cultivo é necessário para a caracterização das espécies e da terapia.

CULTURA (CULTIVOS)

Utiliza-se o meio de ágar Sabouraud dextrose somado a um antibiótico de amplo espectro, como o cloranfenicol ou a gentamicina, para inibir o crescimento bacteriano, e mais um antifúngico seletor, como a ciclo-hexamida, que inibe o crescimento de fungos anemófilos – de crescimento rápido e invasivo – e permite o crescimento dos fungos patogênicos, com exceção do *Paracoccidioides brasiliensis*. Na pesquisa do agente em onicomicoses causadas por fungos filamentosos não dermatófitos (FFND), utiliza-se ágar Sabouraud, sem cicloheximida.

O *P. brasiliensis* é isolado com facilidade de lesões ganglionares fechadas em meios enriquecidos, como o de Fava Netto e o BHI; das demais lesões cutâneas, de mucosas e de escarro, há muita contaminação bacteriana e fúngica competindo e impedindo o seu crescimento (**Figuras 7.5** a **7.14**).

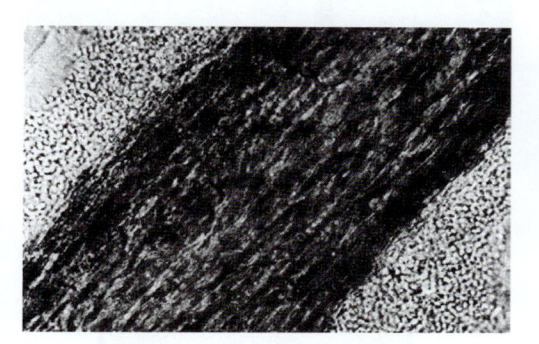

▲ **Figura 7.3** Cabelo parasitado por *Microsporum*. Preparação em potassa a 30%.

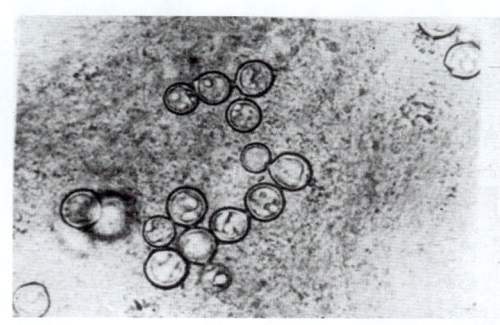

▲ **Figura 7.4** *P. brasiliensis*. Células arredondadas em gemulação.

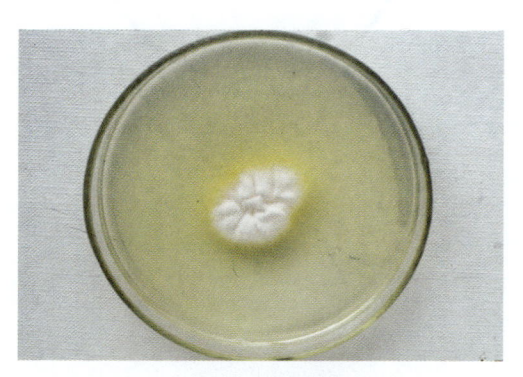

▲ **Figura 7.5** Cultura de *M. canis*. Anverso.

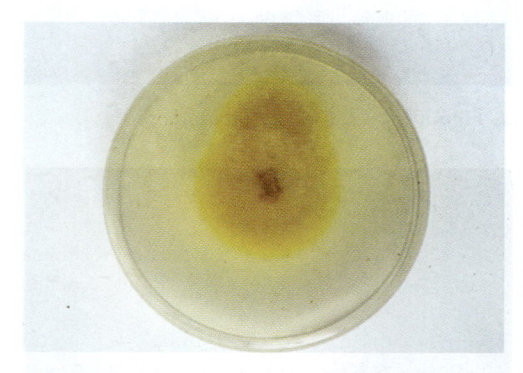

▲ **Figura 7.6** Cultura de *M. canis*. Reverso.

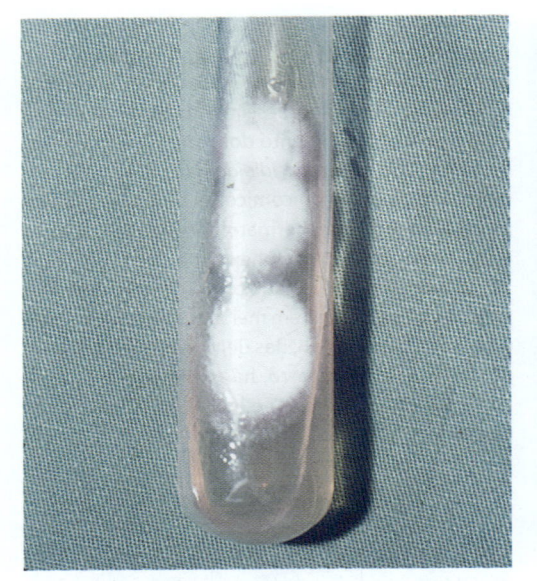

▲ **Figura 7.7** Cultura de *T. rubrum*. Anverso.

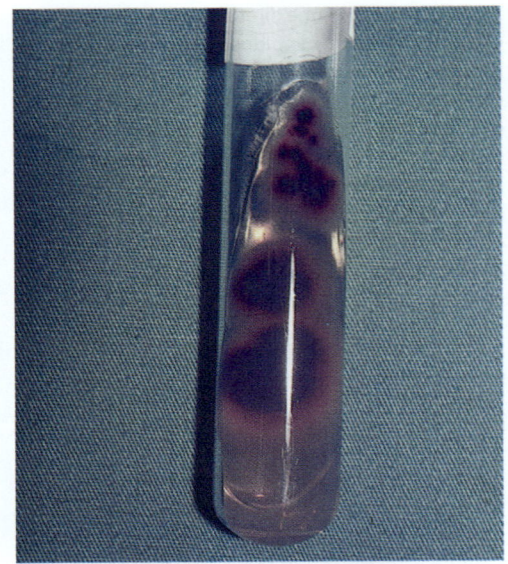

▲ **Figura 7.8** Cultura de *T. rubrum*. Reverso.

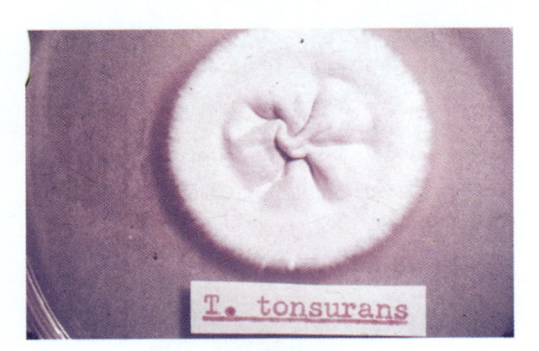

▲ **Figura 7.9** Cultura de *T. tonsurans*.

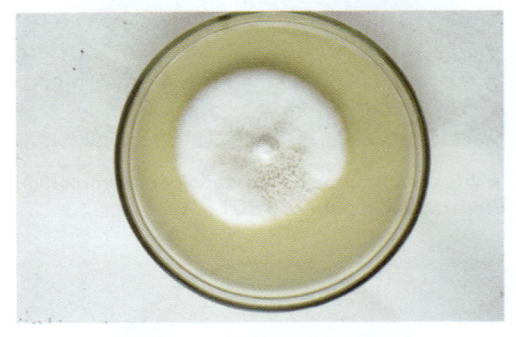

▲ **Figura 7.10** Cultura de *T. mentagrophytes*.

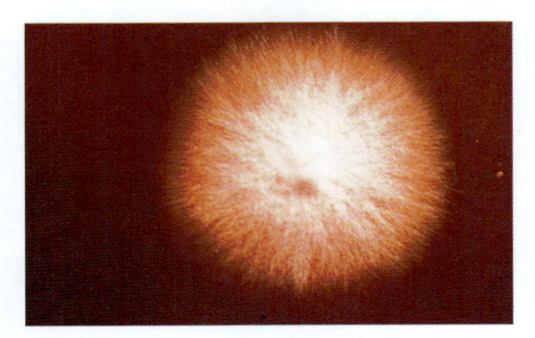

▲ **Figura 7.11** Cultura de *T. gypseum*.

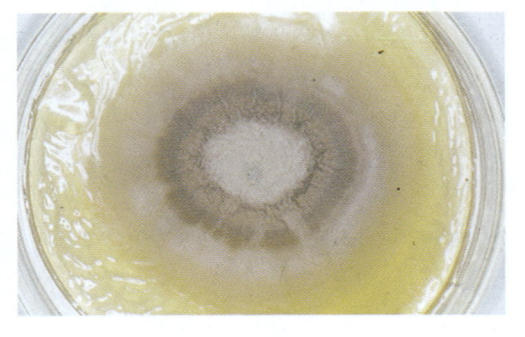

▲ **Figura 7.12** Cultura de *S. schenckii*.

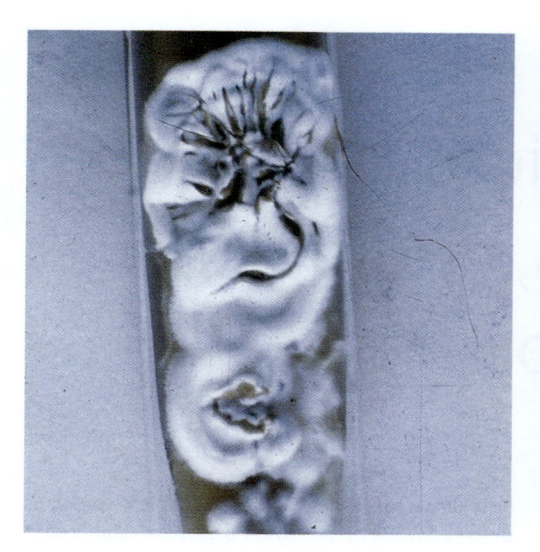

▲ **Figura 7.13** *P. brasiliensis*. Colônia cotonosa por cultivo em temperatura ambiente. Variante M (miceliana).

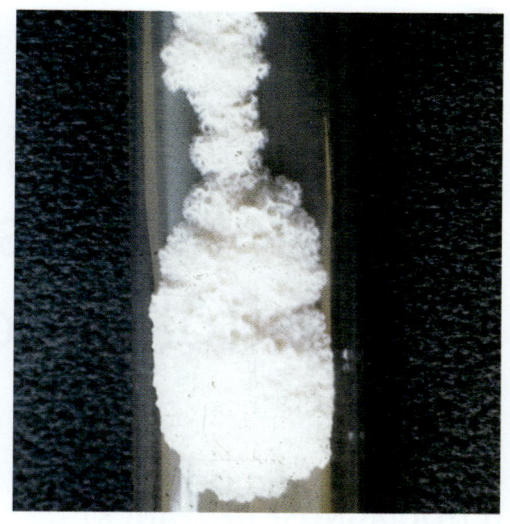

▲ **Figura 7.14** *P. brasiliensis*. Colônia leveduriforme por cultivo a 37 °C. Variante L (leveduriforme) ou Y (*yeast*).

Por vezes, além do exame micológico direto e cultura, são necessárias técnicas micológicas mais complexas em razão de pesquisa ou mesmo pela necessidade de identificação precisa dos fungos.

Assim, na identificação de fungos filamentosos, pode ser feito o exame microscópico do cultivo. As características macroscópicas e microscópicas das culturas permitem o diagnóstico da espécie do fungo estudado. Os aspectos microscópicos das culturas podem ser estudados por dois métodos:

1. Método do esgarçamento, no qual se colhe com alça de platina material do cultivo a ser examinado por meio da coloração lactofenol azul-algodão. É o método mais rápido, porém rompe estruturas fúngicas, tornando, por vezes, mais difícil sua identificação.
2. Microculturas nas quais os fungos são cultivados em lâminas em meio ágar-batata. Tem a vantagem de não destruir a estrutura dos fungos e, além disso, o meio empregado estimula a produção de macro e microconídios e a produção de pigmentos, elementos importantes na identificação das espécies. A coloração também é feita com lactofenol azul-algodão.

Na identificação das cândidas, empregam-se, além das microculturas, a técnica do tubo germinativo, o auxanograma e a fermentação de carboidratos.

Outras técnicas não rotineiras são: a prova da urease, utilizada principalmente para identificação do Criptococcus neoformans; e a prova da perfuração de cabelos, para distinção entre *Trichophyton mentagrophites* e *Tricophyton rubrum*.

Na diagnose das micoses, além da demonstração do fungo por meio do exame direto e cultura, também são empregados provas sorológicas, reações intradérmicas e, mais recentemente, métodos de biologia molecular, especialmente a reação em cadeia da polimerase (PCR).

As provas sorológicas são, por vezes, utilizadas no auxílio diagnóstico e também são aplicadas no controle da resposta terapêutica.

As reações intradérmicas com antígenos fúngicos também podem ser empregadas no auxílio diagnóstico, mas também são bastante aplicadas em inquéritos epidemiológicos.

A partir de 1990, foram introduzidas ao diagnóstico micológico técnicas de biologia molecular, especialmente a PCR com alta sensibilidade (em torno de 85%) e especificidade. Essas técnicas são extremamente úteis, sobretudo nos casos em que não se consegue obter a demonstração do fungo e em que as culturas não se desenvolvem.

8
Exames citológicos, bacteriológicos, virológicos e parasitológicos

EXAME CITOLÓGICO (CITODIAGNOSE DE TZANCK)

O exame citológico é útil para uma confirmação diagnóstica imediata principalmente nos pênfigos, pela presença de células acantolíticas, e nas infecções por herpes-vírus simples (HVS) e herpes-zóster (HZ), pela identificação de células balonizantes. Pode ser utilizado em outras dermatoses, mas não rotineiramente (**Figuras 8.1** a **8.4**).

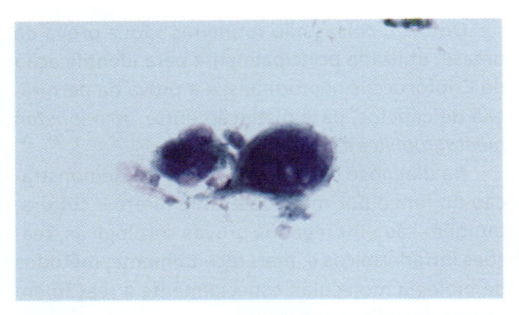

▲ **Figura 8.1** Herpes-zóster. Células gigantes virais multinucleadas formando sincícios. Panóptico 560 ×.

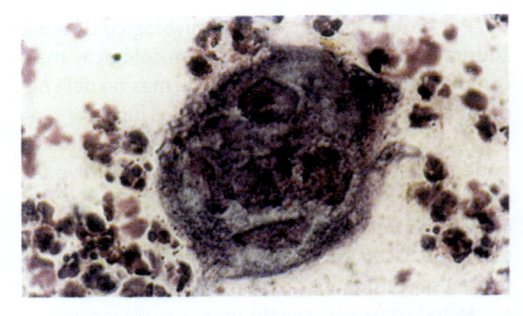

▲ **Figura 8.2** Varicela. Queratinócito multinuclear sincicial com cromatina periférica. Leishman 560 ×.

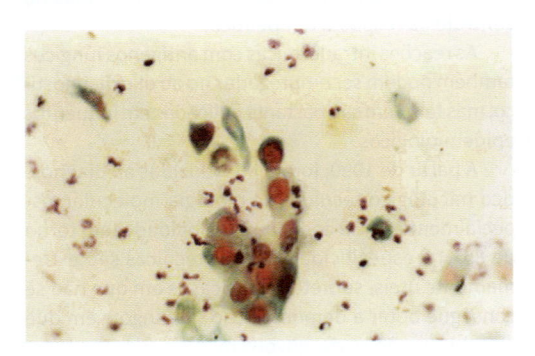

▲ **Figura 8.3** Pênfigo foliáceo. Agrupamento de queratinócitos acantolíticos com citoplasma amplo, indicando que o fenômeno ocorreu nas camadas superiores da epiderme. Papanicolaou 400 ×.

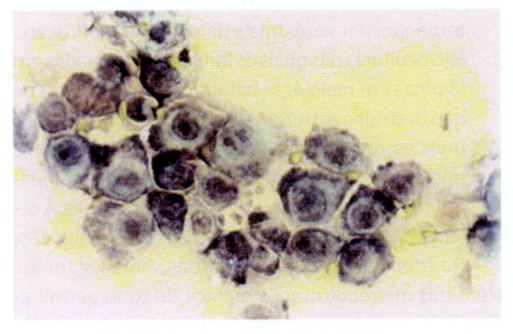

▲ **Figura 8.4** Pênfigo vegetante. Agrupamento de células acantolíticas com condensação da membrana celular por retração do citoesqueleto com aspecto de "olho de perdiz". Leishman 400 ×.

Técnicas – colheita de material

Lesões vesicobolhosas
Para as lesões vesicobolhosas, deve-se desengordurar a área afetada com éter ou álcool 70%, retirar o teto da lesão, raspar levemente o soalho, sem sangramento, e fazer esfregaço em lâmina. É possível fazer um *imprint* comprimindo a lâmina no soalho da lesão.

Lesões sólidas
No caso das lesões sólidas, é preciso, após desengordurar a área afetada, realizar espremedura para isquemiar, efetuar pequena incisão e raspagem com bisturi na derme e fazer o esfregaço em lâmina.

Fixação e coloração
Há dois tipos de procedimento:
- No primeiro, de leitura imediata, o material é fixado a seco no meio ambiente e corado por Panóptico, Giemsa, Leishman ou Wright. Atualmente, o Panóptico é mais usado, sendo realizados cinco banhos em cada frasco do corante. A lâmina é seca no meio ambiente. Em seguida, colocam-se bálsamo-do-canadá e lamínula. O procedimento é realizado em 10 minutos, no máximo. A coloração é monocromática, tanto para o núcleo como para o citoplasma da célula (cor azul ou azul-acinzentada).
- No segundo, o material é fixado em solução alcoólica 70%, por, pelo menos, 30 minutos, e corado por Papanicolaou ou hematoxilina-eosina (HE). A coloração demora de 15 a 20 minutos para ser realizada. Esse procedimento, mais demorado, possibilita melhor caracterização celular.

EXAMES BACTERIOLÓGICOS

Flora cutânea normal
A pele é normalmente habitada por bactérias que podem ser classificadas como *residentes*, que têm a pele como hábitat e nela se multiplicam, e *transitórias*, que nela se alojam ocasionalmente. As bactérias vivem na camada córnea ou no folículo pilossebáceo.

As bactérias que habitam os folículos não são atingidas por antissépticos ou desinfetantes e servem para recompor a flora bacteriana normal. Mecanismo importante no controle bacteriológico da pele é o pH, que varia entre 3 e 5 e dificulta o crescimento bacteriano. Nas áreas com pH mais alto, como axilas, virilhas e dedos dos pés, o número de bactérias é maior.

- **Estafilococos:** Há numerosas espécies de estafilococos não patógenos residentes na pele. Já foi identificada mais de uma dezena, sendo as mais comuns *Staphylococcus epidermitis*, *S. hominis* e *S. saprophyticus*. O *Staphylococcus aureus* é raro na pele normal (menos de 10%), porém é frequente na pele doente. É a principal bactéria aeróbica achada em lesões eczematosas. No atópico, é encontrado em cerca de 90% nas áreas eczematosas, e em torno de 70% na pele sadia. O seu hábitat são as fossas nasais e o períneo, onde é residente, podendo tornar-se patógeno ao penetrar na pele.
- **Estreptococos:** São geralmente encontrados na orofaringe e, raramente, na pele sadia.
- **Corinebactérias:** Gênero de bactérias gram-positivas. O *Corynebacterium acnes* ou *parvum*, atualmente denominado *Propionibacterium acnes*, é anaeróbio e habita o folículo pilossebáceo e a área sebácea. O *P. granulosum* e o *P. avidum* são eventualmente encontrados na glândula sebácea e na pele. O *Corynebacterium minutissimum* é o agente do eritrasma.
- **Corineformes ou difteroides:** Morfologicamente semelhantes às corinebactérias. Existem espécies lipofílicas, que habitam axilas e áreas intertriginosas, e não lipofílicas, em áreas de pele glabra. As espécies do gênero *Brevibacterium* são difteroides encontrados em áreas de dobras, particularmente nos interdígitos plantares.
- **Bactérias gram-negativas:** Em indivíduos normais, podem ser encontradas, em áreas intertriginosas, bactérias gram-negativas como *Escherichia coli* e espécies de *Enterobacter*, *Klebsiella*, *Proteus* e *Acinetobacter*.

Pesquisa de bactérias
As pesquisas mais frequentes são realizadas em micobacterioses e doenças sexualmente transmissíveis (DSTs).
- *Mycobacterium leprae*: A coleta deve ser feita em lesão com sinal clínico de atividade. Deve-se obter o material tecidual fazendo-se raspagem com bisturi e mantendo-se o local comprimido entre os dedos, ou com pinça, para evitar o sangramento. O esfregaço do muco nasal é obtido atritando-se vigorosamente o septo nasal com cotonete. O material, em ambos os casos, é estendido em lâmina, fixado pelo calor e corado pelo método de Ziehl-Neelsen. Para *Mycobacterium tuberculosis* e outras micobactérias, a técnica é similar.

- ***Treponema pallidum:*** Limpa-se a lesão previamente com soro fisiológico. Deve-se comprimir e colocar a linfa obtida em lâmina, cobri-la com lamínula e examiná-la em campo escuro. Na impossibilidade desse exame, pode ser feito esfregaço, corado com técnica de impregnação pela prata (**Figura 8.5**).
- ***Haemophilus ducreyi:*** Limpeza da lesão e coleta de material da borda fazendo esfregaço fino, corado pelo método de Gram.
- ***Calymmatobacterium granulomatis:*** Bacilo anaeróbico, gram-negativo. O melhor método é fazer um esfregaço de um fragmento da biópsia, corando-se por Giemsa ou Leishman.
- ***Chlamydia trachomatis:*** Pode ser encontrada por técnica de microimunofluorescência com anticorpo monoclonal, conjugado à fluoresceína.
- ***Neisseria gonorrhoeae:*** Nos homens, a coleta de material deve ser feita intrauretralmente, introduzindo-se alça de platina na uretra. As secreções espontâneas devem ser evitadas, pois, em geral, as enzimas dos polimorfonucleares digerem o material microbiológico. Nas mulheres, a coleta deve ser de material vaginal, uretral e do colo do útero. O material obtido precisa ser corado pelo método de Gram e revela diplococos gram-negativos (**Figura 8.6**). Nas infecções gonocócicas disseminadas com lesões cutâneas, a pesquisa da *N. gonorrhoeae* é, geralmente, negativa.

Atualmente, para identificação de alguns agentes bacterianos, inclusive riquétsias, são empregadas técnicas de imuno-histopatologia, biologia molecular, elétron e imunoelétron-microscopia.

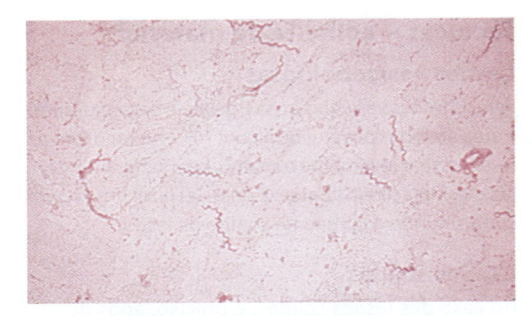

▲ **Figura 8.5** *Treponema pallidum.* Coloração pela prata.

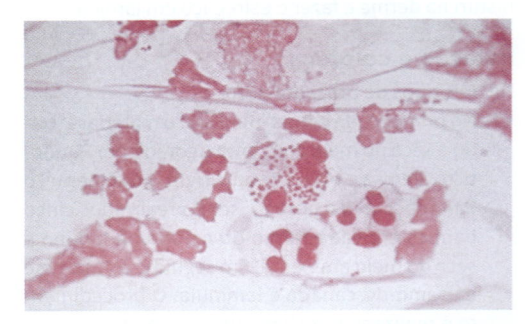

▲ **Figura 8.6** *Neisseria gonorrhoeae.* Diplococos gram-negativos.

EXAMES VIROLÓGICOS

Pesquisa de vírus

Na diagnose do HVS ou do HZ, pode ser empregada a técnica da citodiagnose (Tzanck), já descrita neste capítulo.

Atualmente, utiliza-se, na diagnose do HVS, o método da imunofluorescência. Soro anti-herpes marcado com fluoresceína é posto em contato com o antígeno herpético em esfregaço e examinado ao microscópio fluorescente.

Também é possível, no exame pelo elétron-microscópio, demonstrar o vírus em esfregaço, obtendo-se a chamada "imagem negativa" do vírus. Outros métodos de pesquisa de vírus são os realizados em espécimes histopatológicos ou as técnicas de imuno-histopatologia, biologia molecular, elétron e imunoelétron-microscopia. No diagnóstico das viroses, são ainda importantes os exames sorológicos, pesquisando-se os anticorpos IgM e IgG.

EXAMES PARASITOLÓGICOS

A pesquisa de *Leishmania* é feita em esfregaço em lâmina de material obtido de lesão recente, corado por Leishman ou Giemsa (**Figura 8.7**).

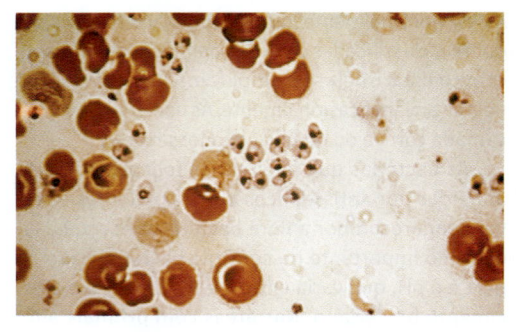

▲ **Figura 8.7** *Leishmania.* Múltiplas formas amastigotas.

Exames citológicos, bacteriológicos, virológicos e parasitológicos | 51

Na pediculose, os pedículos podem ser encontrados no couro cabeludo (*P. capitis*) (**Figura 8.8**) ou nas roupas (*P. corporis*), o que nem sempre é verificado. Na pediculose do couro cabeludo, as lêndeas são facilmente reconhecidas. Na ftiríase pubiana, são facilmente identificáveis o *Phthirus pubis,* aderente na base do pelo, e as suas lêndeas, na haste pilosa (**Figura 8.9**).

Na escabiose, a pesquisa do *Sarcoptes scabiei* deve ser realizada sempre que possível ou necessária (**Figura 8.10**). O método mais preciso é a raspagem com bisturi das extremidades de vários túneis, colocando-as em lâmina com óleo, cobrindo-as com lamínula e examinando-as, com pequeno aumento, no microscópio.

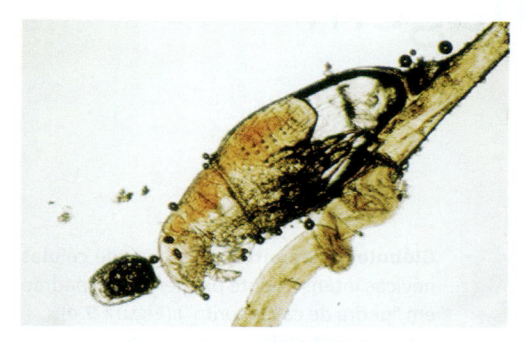

▲ **Figura 8.8** *Pediculus capitis*. Ninfa abandonando lêndea aderida à haste do cabelo.

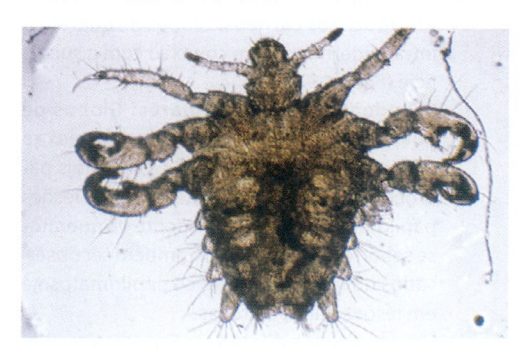

▲ **Figura 8.9** *Phtirius pubis*.

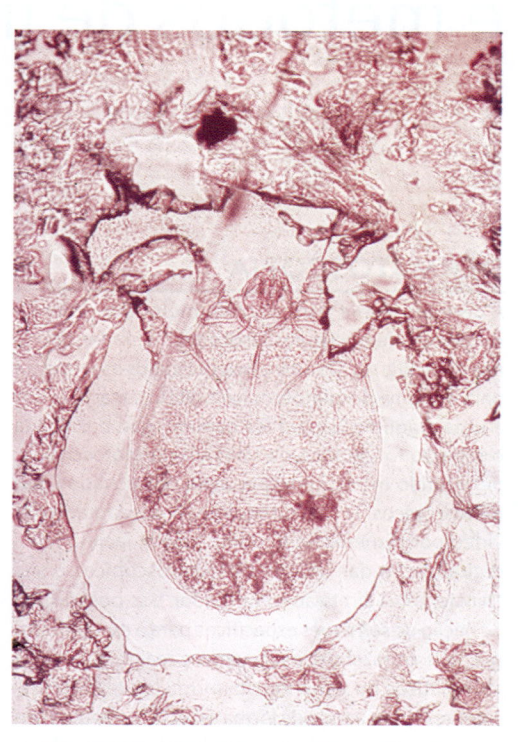

▲ **Figura 8.10** *Sarcoptes scabiei*. Exemplar do ácaro entre escamas da pele.

9
Dermatoscopia e métodos de imagem

DERMATOSCOPIA

A dermatoscopia é importante método auxiliar na diagnose diferencial das lesões pigmentadas benignas ou malignas. Os aparelhos utilizados atualmente para o exame dermatoscópico podem ser acoplados a uma máquina fotográfica comum, que possibilita o registro fotográfico da imagem dermatoscópica, permitindo melhor interpretação dos achados dermatoscópicos. O passo seguinte foi a adaptação de vídeo por câmeras ao dermatoscópio, facilitando a digitalização das imagens dermatoscópicas e sua transferência direta ao computador. Isso possibilitou a criação de *softwares* específicos para a dermatoscopia, que armazenam as imagens e realizam cálculos automáticos do tamanho, da forma, da textura e da coloração, auxiliando de forma especial na análise das lesões e aumentando a sensibilidade no reconhecimento de formas iniciais de melanoma. Essa mesma tecnologia vem permitindo o intercâmbio de imagens via internet, possibilitando a análise dermatoscópica a distância.

A dermatoscopia possibilita observar com nitidez a rede pigmentar característica das lesões melanocíticas (**Figuras 9.1** e **9.2**). Assim, a primeira fase da semiologia dermatoscópica é diferenciar as lesões pigmentadas melanocíticas e não melanocíticas. Cada um desses dois grupos apresenta padrões dermatoscópicos característicos.

- **Lesões melanocíticas – podem ocorrer como:**
    - **Rede pigmentar:** Pigmento melânico da junção dermoepidérmica e dos cones epidérmicos (padrão em "favo de mel") (**Figura 9.3**).
    - **Glóbulos pigmentados:** Ninhos de células névicas intensamente pigmentados (padrão em "pedra de calçamento") (**Figura 9.4**).
    - **Estrias ramificadas:** Desordem da arquitetura da junção dermoepidérmica (**Figura 9.5**).
- **Lesões não melanocíticas – podem ocorrer como:**
    - **Pseudocistos córneos:** Globos de queratina intraepidérmicos sem conexão com a superfície (**Figura 9.6**).
    - **Pseudodilatações foliculares:** Globos de queratina intraepidérmicos com conexão com a superfície (**Figura 9.7**). Esses dois padrões estruturais são característicos de lesões papilomatosas, particularmente da queratose seborreica, mas podem também ser observados no nevo intradérmico papilomatoso e em lesões papilomatosas.
    - **Lagos venosos dilatados:** Espaços vasculares aumentados e dilatados característicos das lesões angiomatosas. Na presença de trombo, a coloração torna-se preto-avermelhada (**Figura 9.8**).
    - **Vasos arborizados:** Telangiectasias presentes no estroma e na superfície do tumor, característicos do carcinoma basocelular (**Figura 9.9**).
    - **Lóbulos acinzentados:** Proliferação de células basaloides hiperpigmentadas do carcinoma basocelular pigmentado (**Figura 9.10**).

Estabelecida a diagnose dermatoscópica de lesão melanocítica, o procedimento seguinte é a diagnose diferencial entre lesão melanocítica benigna e maligna. Os achados dermatoscópicos característicos das principais lesões melanocíticas cutâneas são referidos a seguir.

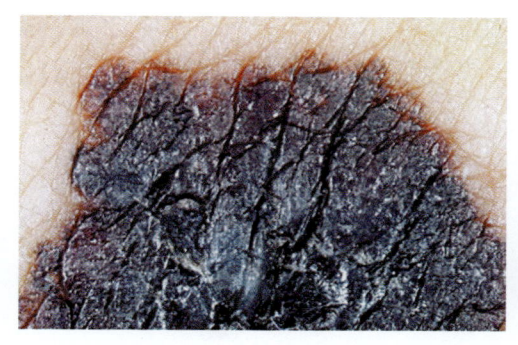

▲ **Figura 9.1** Dermatoscopia de lesão pigmentada. Foto microscópica sem o emprego de meio líquido.

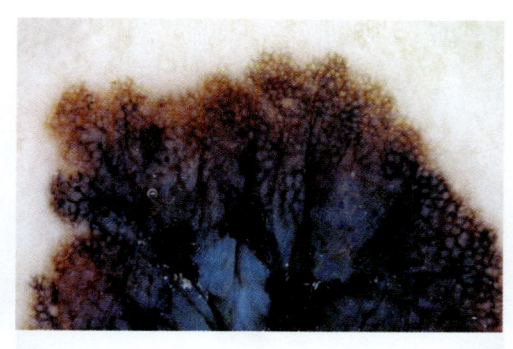

▲ **Figura 9.2** Dermatoscopia de lesão pigmentada. Foto microscópica com o emprego de meio líquido. Observa-se com nitidez a rede pigmentar característica de lesão pigmentar melanocítica.

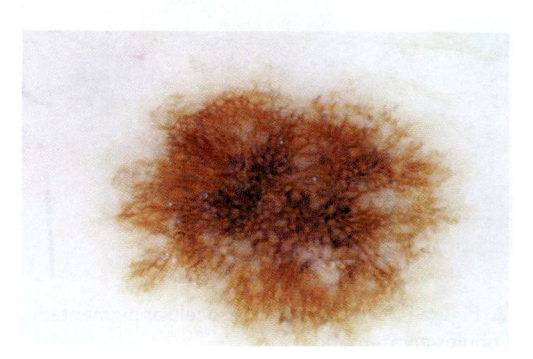

▲ **Figura 9.3** Rede pigmentar. Padrão em "favo de mel".

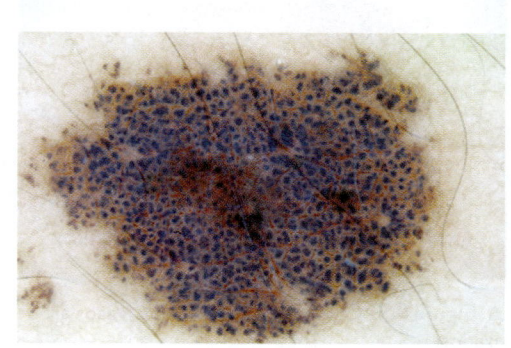

▲ **Figura 9.4** Glóbulos pigmentados. Padrão em "pedra de calçamento".

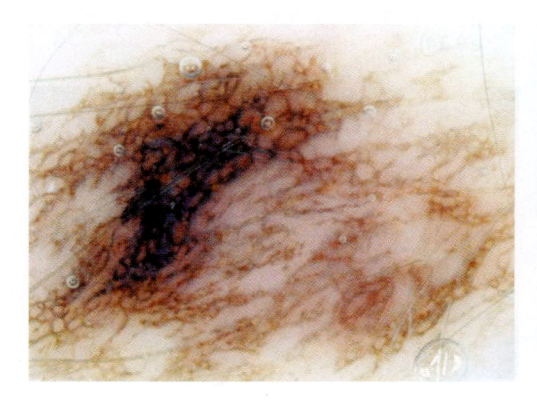

▲ **Figura 9.5** Estrias ramificadas.

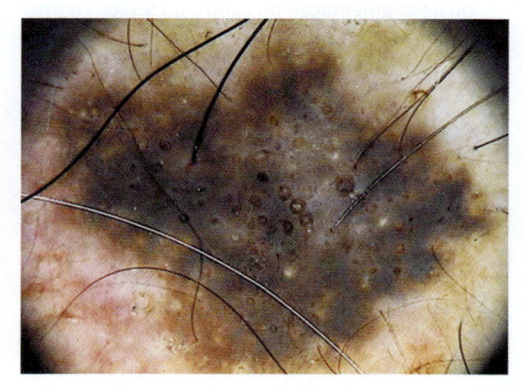

▲ **Figura 9.6** Queratose seborreica. Pseudocistos córneos.

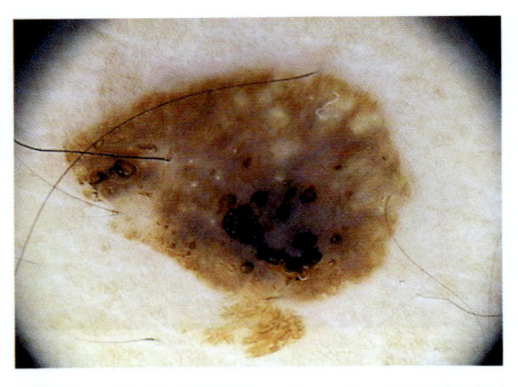

▲ **Figura 9.7** Queratose seborreica. Pseudodilatações foliculares.

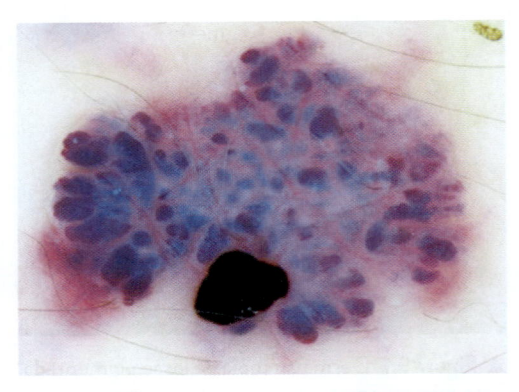

▲ **Figura 9.8** Angioma. Lagos venosos dilatados.

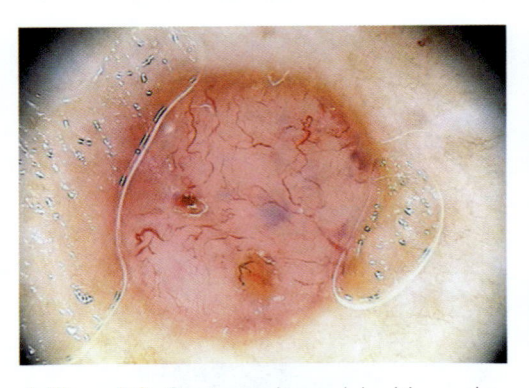

▲ **Figura 9.9** Carcinoma basocelular. Vasos arborizados.

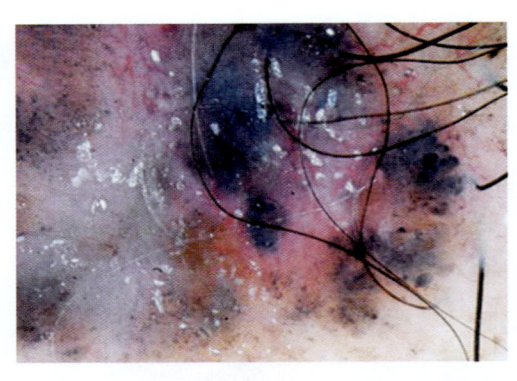

▲ **Figura 9.10** Carcinoma basocelular pigmentado. Lóbulos acinzentados.

Nevos (*nevus*)

- **Nevo melanocítico juncional:** Rede pigmentar regular, proeminente no centro e delgada na periferia. Condensação do pigmento (pontos pretos) ou despigmentação no centro da lesão (**Figuras 9.11 e 9.12**).

- **Nevo melanocítico intradérmico:** Padrão globular. Glóbulos de tonalidade marrom-escuro ao marrom-acinzentado, isolados ou agrupados (padrão em "pedra de calçamento") (**Figuras 9.13 e 9.14**).

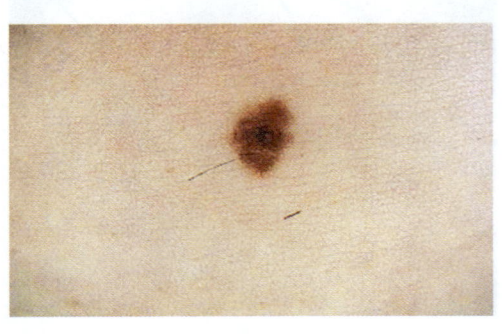

▲ **Figura 9.11** Nevo melanocítico juncional. Aspecto clínico.

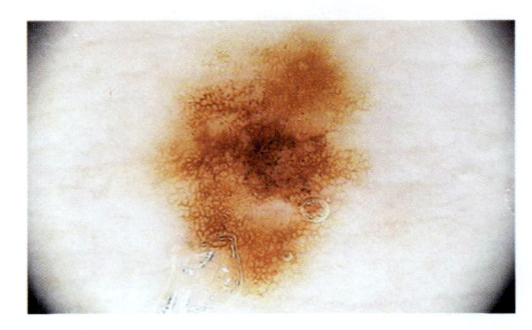

▲ **Figura 9.12** Nevo melanocítico juncional. Aspecto dermatoscópico.

- **Nevo displásico:** Rede pigmentar irregular, cujas áreas contêm trama pigmentar proeminente com formação de estrias. Interrupção abrupta da rede pigmentar. Áreas de despigmentação central e/ou periférica. Glóbulos marrons isolados, bizarros, localizados fora dos limites da lesão (satelitose) (**Figuras 9.15** e **9.16**).
- **Nevo pigmentado de células fusiformes (nevo de Reed):** Centro enegrecido, amorfo. Periferia formada por glóbulos, estrias radiadas ou pseudópodes (aspecto em alvo ou radiado) (**Figuras 9.17** e **9.18**).
- **Nevo azul:** Pigmentação homogênea de tonalidade cinza-azulada (**Figuras 9.19** e **9.20**).

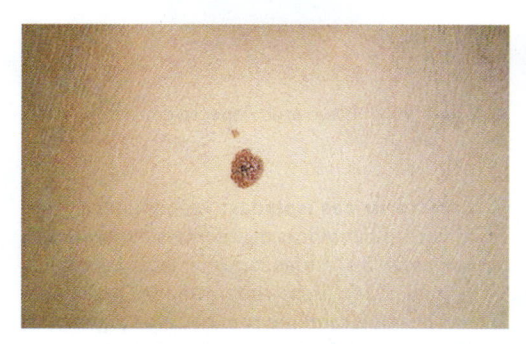

▲ **Figura 9.13** Nevo melanocítico intradérmico. Aspecto clínico.

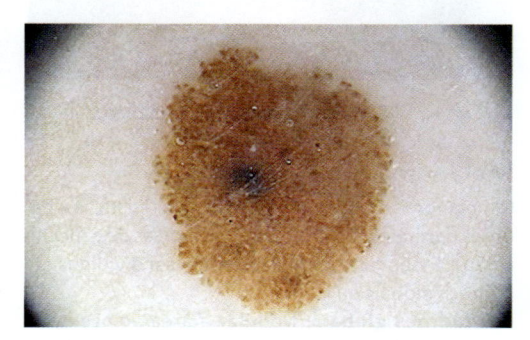

▲ **Figura 9.14** Nevo melanocítico intradérmico. Aspecto dermatoscópico.

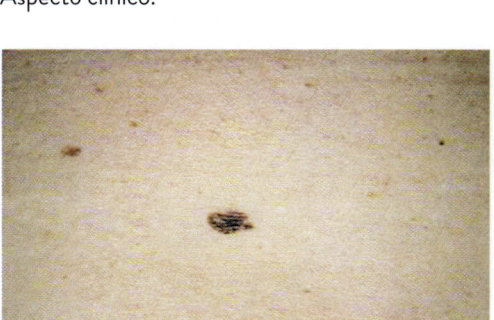

▲ **Figura 9.15** Nevo displásico. Aspecto clínico.

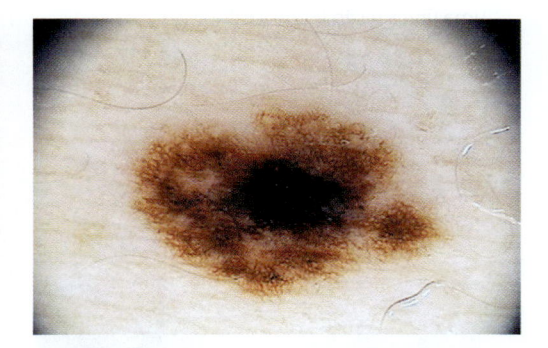

▲ **Figura 9.16** Nevo displásico. Aspecto dermatoscópico.

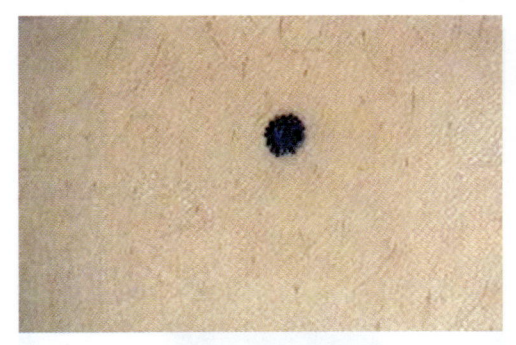

▲ **Figura 9.17** Nevo pigmentado de células fusiformes (nevo de Reed). Aspecto clínico.

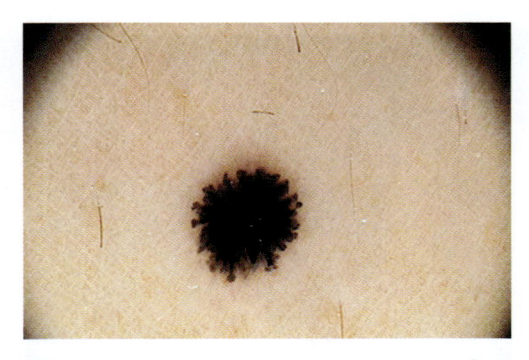

▲ **Figura 9.18** Nevo pigmentado de células fusiformes (nevo de Reed). Aspecto dermatoscópico.

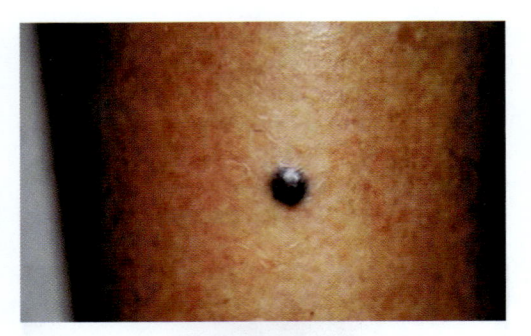

▲ **Figura 9.19** Nevo azul. Aspecto clínico.

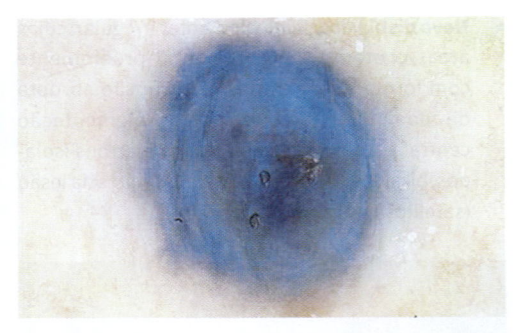

▲ **Figura 9.20** Nevo azul. Aspecto dermatoscópico.

Melanoma maligno

O melanoma maligno apresenta características e padrões dermatoscópicos com altos índices de especificidade. Essas características podem ser divididas em padrões globais ou isoladas.

- **Padrões globais:** Nodular – área acinzentada associada a telangiectasias e véu observado na porção nodular do melanoma (**Figura 9.21**); e multicomponentes – várias estruturas e cores em uma única lesão (**Figura 9.22**).

- **Características isoladas:** Pseudópodes – terminações periféricas digitiformes (**Figura 9.23**); estrias radiais (estrias com orientação centrífuga) (**Figura 9.24**); áreas cinza-azuladas (relacionadas histologicamente com derrame pigmentar) (**Figura 9.25**). É preciso lembrar que os pseudópodes e as estrias radiadas estão relacionados com a expansão radial do tumor.

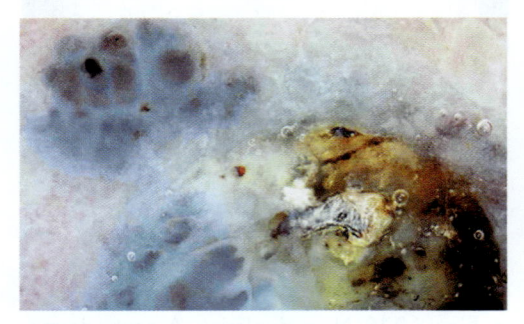

▲ **Figura 9.21** Melanoma cutâneo. Padrão nodular.

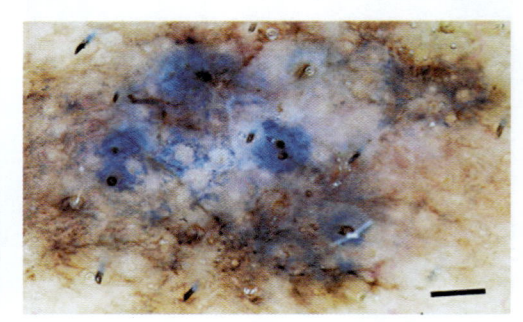

▲ **Figura 9.22** Melanoma cutâneo. Padrão multicomponentes.

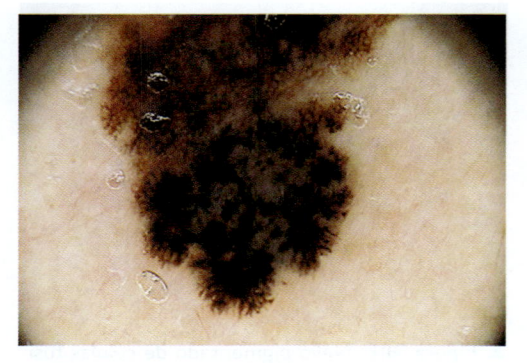

▲ **Figura 9.23** Melanoma cutâneo. Pseudópodos.

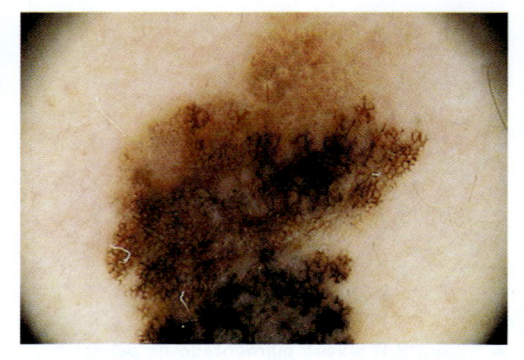

▲ **Figura 9.24** Melanoma cutâneo. Estrias radiadas.

Dermatoscopia e métodos de imagem | 57

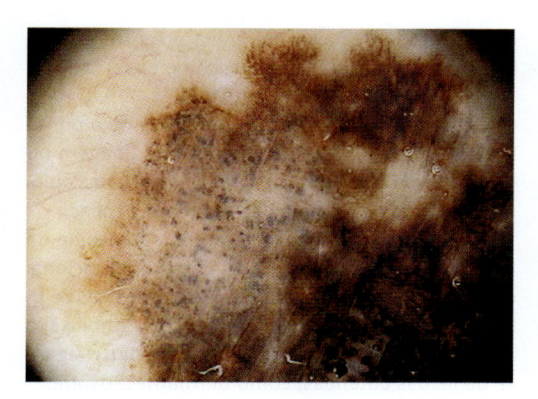

▲ Figura 9.25 Melanoma cutâneo. Áreas cinza-azuladas.

Indicações de dermatoscopia

A dermatoscopia é indicada na diagnose diferencial de lesões pigmentadas cutâneas; na diagnose de provável lesão maligna; e na diagnose e no seguimento de lesões pigmentadas em indivíduos de alto risco, como portadores de múltiplos nevos, antecedentes pessoais ou familiares de melanoma.

Trata-se de um procedimento não invasivo que melhora a habilidade clínica na diagnose de uma lesão como maligna ou provendo evidências satisfatórias de um processo benigno como a queratose seborreica ou neoplasia vascular. Esse procedimento, entretanto, não substitui o exame histopatológico. Quando há suspeita clínica de melanoma maligno, mesmo que a avaliação dermatoscópica não complemente essa suspeita, o exame histopatológico é imprescindível.

Atualmente, a dermatoscopia vem sendo estudada e aplicada como método diagnóstico complementar não somente em lesões pigmentadas, mas em grande número de afecções.

MÉTODOS DE IMAGEM EM DERMATOLOGIA

Os métodos de imagem, como radiografia, ultrassonografia e tomografia, desempenham papel importante em ampla variedade de especialidades médicas. Na Dermatologia, o exame histopatológico, realizado por biópsia, constitui, até o presente momento, o padrão-ouro na investigação morfológica da pele. Nas últimas décadas, avanços tecnológicos ópticos permitiram novas utilizações, na área dermatológica, de técnicas de uso corriqueiro em outras áreas médicas, como a ultrassonografia e o mapeamento corporal total, além do desenvolvimento de novas modalidades técnicas não invasivas de imagem – a microscopia confocal (MC), a tomografia de coerência óptica (TCO) e o fotodiagnóstico.

Ultrassonografia

A ultrassonografia (ecografia) vem sendo utilizada de maneira crescente em Dermatologia. O progresso tecnológico com o uso de equipamentos de alta resolução e frequência de 100 MH possibilitou distinguir as camadas cutâneas normais e analisar lesões dermatológicas.

Tumores benignos

Os diversos cistos – epidérmicos, dermoides, pilonidais – podem ser identificados na ultrassonografia, possibilitando reconhecer localização e conteúdo, além da distinção de outros tumores cutâneos. Também pode ser utilizada para analisar a extensão e localização de tumores, como pilomatricoma, lipomas, fibromas, neurofibromas, neuroma pós-traumático, hemangiomas. Na patologia ungueal, é indicação eletiva para identificação do *glomus*.

Doenças e reações inflamatórias

Na dermatomiosite, a ultrassonografia demonstra calcinose cutânea. Na hidrosadenite, pode revelar a extensão do processo e o comprometimento de folículos pilosos. Além disso, esse exame pode identificar corpo estranho com reação inflamatória. Em linfedema de membros inferiores, pode ser indicada uma ultrassonografia *doppler color* para avaliação de insuficiência valvular e varizes, exclusão de trombose profunda e avaliação das artérias dos membros inferiores.

Tumores malignos

Em carcinoma basocelular ou espinocelular, a ultrassonografia pode demonstrar a extensão e a profundidade da lesão.

Melanoma maligno

A ultrassonografia tem indicação para a detecção de metástases nos linfonodos no seguimento de pacientes com melanoma maligno. A simples palpação deve eventualmente ser suplementada pela ecografia que pode detectar metástases não identificadas pela avaliação clínica. Esse exame possibilita, ainda, visualizar linfadenopatias em pacientes portadores de melanoma, sendo útil na diferenciação entre linfonodos reacionais e metastáticos. A ultrassonografia pode demonstrar aspectos bastante sugestivos de metástases linfonodais no melanoma, como: linfonodos de aspecto globoso, com superfície bosselada; ausência de hilo e hipoecogenicidade em sua trama ultrassonográfica (**Figura 9.26**). Os linfonodos inflamatórios ou reacionais têm aspecto fusiforme, com hilo hiperecogênico (mais claro) e tamanho geralmente menor que o metastático (**Figura 9.27**).

No comprometimento linfonodal, a ultrassonografia, além de conferir informações quanto à imagem dos linfonodos, possibilita aumentar a sensibilidade e especificidade da técnica da biópsia aspirativa por agulha fina.

Microscopia confocal

A MC é uma tecnologia que vem sendo aperfeiçoada, permitindo a obtenção de imagens das camadas da pele com resolução próxima à histologia de rotina com visualização de detalhes ao nível celular, porém sem necessidade de cortes, de maneira não invasiva e em tempo real. É uma "biópsia *in vivo*", realizada de maneira dinâmica. As imagens são obtidas no plano horizontal (*on-face*), diferentemente das imagens histológicas que são secções verticais e derivadas da absorção, reflexão e dispersão da luz na pele. A MC pode ser realizada sem a adição de corantes exógenos (modo reflectante), uma vez que o contraste endógeno é suficiente e resultado de organelas celulares, melanina e hemoglobina. Entretanto, a adição de corantes fluorescentes tópicos ou injetáveis permite um aumento na resolução da imagem, com maior diferenciação entre as células e estruturas intracelulares, como observado na área de Biologia Molecular.

O termo "confocal" deve-se ao fato de o ponto focal das lentes objetivas formar uma imagem no mesmo plano da abertura seletiva do microscópio. O alcance atual dessa técnica é a derme papilar.

A aplicação da MC é basicamente a mesma da histologia-padrão, ou seja, o estudo morfofuncional da pele. A vantagem de avaliar características celulares cutâneas de maneira não invasiva amplia sua aplicabilidade. Pode ser empregada para a diagnose de lesões cutâneas, como dermatites, psoríase, carcinomas, diferenciação de lesões melanocíticas benignas e malignas e para avaliação objetiva de resposta terapêutica. Quando a MC é utilizada na diferenciação de nevos benignos, melanomas, carcinomas basocelulares e queratoses seborreicas, atinge-se um valor preditivo de 95%. Progressiva normalização da arquitetura cutânea é observada em queratoses actínicas e carcinomas basocelulares tratados com terapia fotodinâmica ou com imiquimode quando avaliados pela MC. Essa tecnologia pode ser usada na determinação de margem tumoral no pré ou intraoperatório, possibilitando tornar mais ágil e rápida a cirurgia micrográfica de Mohs. Outra aplicação seria na área de testes de contato, com maior precisão do *patch-test* (teste de contato). Concluindo, é um método em desenvolvimento com resultados promissores.

▲ **Figura 9.26** Linfonodo de melanoma maligno (MM) de centro irregular e contorno bosselado.

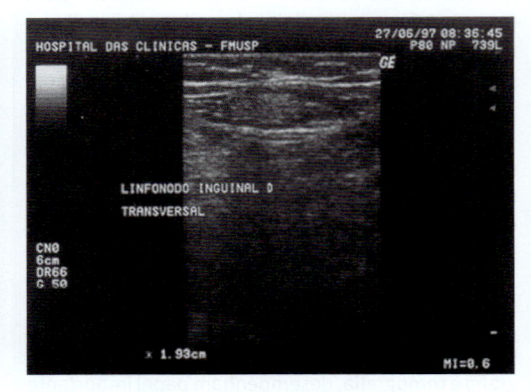

▲ **Figura 9.27** Linfonodo inflamatório com superfície irregular, extremidades anguladas e forma elíptica.

10
Erupções eczematosas

ECZEMAS (DERMATITES ECZEMATOSAS)

Os eczemas são dermatites caracterizadas pela presença de eritema, edema, vesiculação, secreção, formação de crostas, escamas e liquenificação. Essas lesões se sucedem ou se associam, formando os aspectos multiformes dos eczemas, e são acompanhadas do prurido, um sintoma constante, que pode ser mínimo, moderado ou intenso. A síndrome eczematosa pode ser classificada em aguda, subaguda ou crônica, de acordo com o aspecto que apresenta. Quando ocorre eritema, edema, vesiculação e secreção, o eczema é agudo; se o eritema e o edema são menos intensos e predominam as manifestações de secreção com formação de crostas, tem-se o subagudo. O eczema de evolução prolongada, com liquenificação, é a forma crônica.

A síndrome eczematosa é das mais frequentes afecções cutâneas, sendo causada por agentes exógenos (contactantes) ou endógenos (endotantes), que atuam com mecanismos patogenéticos diversos.

Por critério clínico e etiopatogênico, podem-se agrupar as seguintes formas de eczemas ou dermatites eczematosas:
- Eczema ou dermatite eczematosa de contato.
- Eczema ou dermatite eczematosa atópica.
- Eczema ou dermatite numular.
- Eczema ou dermatite de estase.
- Eczema disidrótico ou disidrose.
- Eczema microbiano ou dermatite eczematoide infecciosa.

Eczema ou dermatite eczematosa de contato

Trata-se de uma dermatose causada por substâncias do meio ambiente que entram em contato com a pele, e, por isso, é considerada de origem exógena. Na grande maioria dos casos, a dermatite de contato se apresenta como um eczema em sua fase aguda, subaguda ou crônica, localizado na região do corpo do indivíduo com a qual entrou em contato o agente desencadeante. Os elementos responsáveis pela dermatite de contato podem estar relacionados ao trabalho do paciente, caracterizando, assim, dermatose ocupacional, ou a medicamentos, cosméticos e outras substâncias com as quais o paciente entrou em contato.

Com relação à etiopatogenia, a dermatite de contato é classificada em: dermatite de contato por irritante primário (DCIP); dermatite de contato alérgica (DCA); dermatite de contato fototóxica; e dermatite de contato fotoalérgica.

Dermatite de contato por irritante primário

A DCIP é causada pela exposição a agentes com propriedades de provocar dano tecidual, sendo que não existe mecanismo imunológico na formação da reação inflamatória.

São irritantes comuns sabões, detergentes, desinfetantes, xampus, limpadores industriais, solventes, álcalis, ácidos, óleos de corte, solventes orgânicos, agentes oxidantes, plantas, pesticidas, secreção de animais. De acordo com o tipo de irritante, a DCIP é dividida em vários subtipos, descritos a seguir.

Dermatite de contato por irritante primário absoluto

Desencadeia-se pela ação cáustica de substâncias em contato único com a pele. O dano tecidual é tão intenso, que, imediatamente após o contato, o paciente refere sintomas de tipo ardor e queimação. Surge eritema local acompanhado ou não da formação de bolhas. O quadro clínico é de queimadura por agente químico. Em geral, esse tipo de DCIP é desencadeado por contato acidental com ácidos e substâncias alcalinas (**Figura 10.1**).

Dermatite de contato por irritante primário absoluto de efeito retardado

A ação cáustica da substância manifesta-se cerca de 12 a 24 horas após o contato com a pele. Algumas substâncias utilizadas para tratamento de dermatoses têm esse mecanismo de ação, como a podofilina e a antralina.

Dermatite de contato por irritante primário relativo

Trata-se da forma mais frequente de dermatite de contato por irritante, tanto na infância como na adolescência e vida adulta. A substância desencadeante necessita de vários contatos com a pele para agir como um irritante. Assim, pode surgir após dias, semanas, meses ou anos de exposição ao agente causador, dependendo do tempo e da periodicidade. Na clínica, observa-se um quadro compatível com eczema crônico, com predomínio de liquenificação sobre o eritema (**Figura 10.2**).

A orientação dada ao paciente para evitar o contato com o agente não leva à cura imediata porque, na grande maioria das vezes, outros agentes, como a água, mantêm a dermatite. O desaparecimento do quadro clínico ocorre de forma lenta e progressiva.

Cerca de 80% das dermatites das mãos, como o eczema do lar ("eczema da dona de casa") e outros eczemas ocupacionais, são desencadeadas por irritação primária relativa. Na face, ocorre uma proporção inversa, sendo 80% dermatites de contato alérgicas e 20% por irritante primário relativo. É importante ressaltar que, nos eczemas por irritação primária, os testes de contato são inúteis, uma vez que não existe processo imunológico de sensibilização. A única maneira de investigar é por meio da exclusão do agente suspeito, com a melhora do quadro e a recidiva pela reexposição.

A urina e as fezes são irritantes primários relativos. A dermatite das fraldas é exemplo de dermatite de contato, desde o simples eritema até quadros graves. Em adultos com incontinência urinária ou de fezes, é frequente o quadro de dermatite de contato por irritante primário.

- **Reação irritante:** Semelhante à dermatite descrita, mas, com o tempo, a dermatose desaparece,

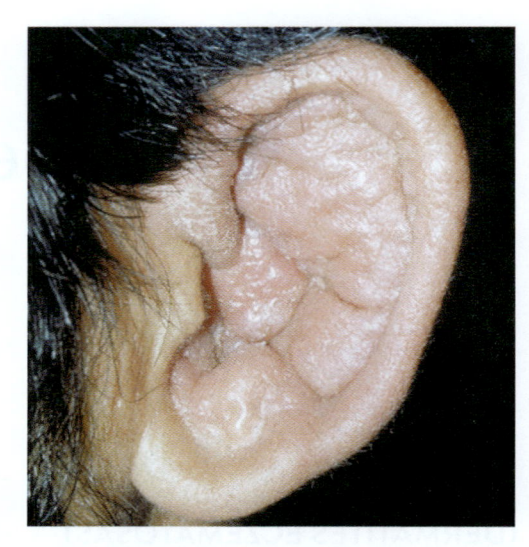

▲ **Figura 10.1** Dermatite de contato irritativa aguda. Eritema, edema e vesiculação intensas.

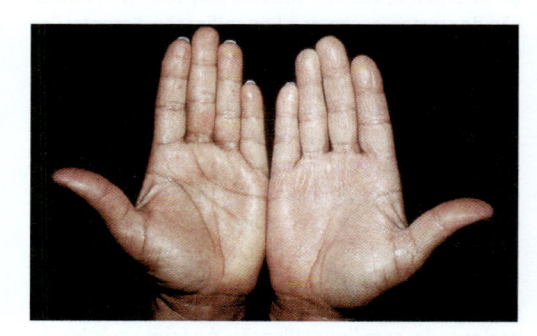

▲ **Figura 10.2** Dermatite de contato irritativa crônica. Eritema na extremidade dos dedos e na região palmar.

por adaptação da própria pele do indivíduo. É frequentemente descrita em cabeleireiros que, no início da carreira, apresentam dermatite de contato desencadeada por xampus e, com o tempo, se adaptam, em virtude de um aumento da espessura da camada córnea (*hardening*), favorecendo o desaparecimento da irritação.

- **Xerose de pele/eczemátide:** Ocorre em pacientes com tendência à xerose de pele, como nos atópicos, nos idosos e naqueles com hábito de tomar banho várias vezes ao dia com água quente e sabonete e esfregar a pele com buchas ou esponjas. A diminuição do manto lipídico, localizado sobre a camada córnea, aumenta a perda de água transepidérmica, favorecendo a xerose

e, por consequência, o aparecimento de áreas tipo eczemátide.
- **Dermatite de contato irritativa traumática:** Além da substância irritante, está presente um fator traumático. Exemplo típico é a dermatite de fraldas; além da oclusão, o contato de pele com a urina e a fricção da fralda leva a um quadro eczematoso nas áreas de maior atrito.
- **Dermatite de contato irritativa obstrutiva, acneiforme e pustulosa:** Desencadeada por substâncias que levam à oclusão dos folículos, como graxas, óleos de corte, substâncias oleosas, fibra de vidro, metais etc.
- **Dermatite de contato sensorial ou subjetiva – pele sensível:** Caracteriza-se pela sensação de ardor, prurido e/ou queimação quando em contato com certas substâncias. Ocorre principalmente na face, em cerca de 10% de usuários de cosméticos, sendo mais comum em pacientes com dermatose preexistente, como dermatite atópica, rosácea e seborreica. Na maioria dos casos, o paciente apresenta apenas os sintomas já referidos acompanhados ou não de eritema no local. As principais substâncias que provocam a pele sensível são ácido benzoico, bronopol, ácido cinâmico, ácido lático, emulsificantes não iônicos, Dowicil™ 200, formaldeído, propilenoglicol, laurilsulfato de sódio, ureia, Quaternium-15 e ácido sórbico.

Dermatite de contato alérgica

A DCA ocorre em virtude do aparecimento de sensibilidade à substância em contato com a pele. É uma reação do tipo celular-mediada.

Na dermatite de contato alérgica, a substância química (hapteno) liga-se a proteínas epidérmicas e/ou dérmicas, originando um antígeno completo. As células de Langerhans processam esse antígeno apresentando-o aos linfócitos T, nos linfonodos regionais, onde ocorre proliferação desses linfócitos sensibilizados, que entram na circulação, disseminando-se por toda a pele (fase aferente).

Quando o indivíduo entra em contato com o antígeno, os linfócitos T de memória, previamente sensibilizados, reconhecem o antígeno nos pontos de contato, liberando múltiplas citoquinas, que levarão ao processo inflamatório que constitui a dermatite eczematosa (fase de elicitação).

Na *fase de resolução*, são liberadas citoquinas inibidoras das reações imunológicas, particularmente a IL-10, determinando o término da reação inflamatória.

Dermatite de contato fototóxica

A dermatite de contato fototóxica tem o mesmo mecanismo etiopatogênico que a dermatite de contato por irritante primário, com a diferença de que a substância se torna irritante quando sua estrutura química é modificada pelo sol. Exemplo típico é a fitofotodermatose provocada por furocumarinas existentes no limão.

Essa reação pode ser desenvolvida por qualquer indivíduo, desde que esteja exposto à quantidade suficiente de luz e de substância. Para que uma reação fototóxica possa ocorrer, é necessário que a energia radiante seja absorvida por uma molécula denominada cromóforo (p. ex., DNA, melanina). Uma vez que esse quadro não é mediado por processos imunes, a reação pode surgir minutos ou horas após a exposição solar e não requer o contato prévio com o agente causador.

Dermatite de contato fotoalérgica

O mecanismo etiopatogênico da dermatite de contato fotoalérgica é o mesmo da dermatite de contato alérgica. A substância adquire propriedades antigênicas quando apresenta modificações estruturais desencadeadas pela luz solar. A formação da reação imunológica do tipo IV necessita da presença concomitante da radiação apropriada e do fotoalergênio. Uma vez que o antígeno é formado, o mecanismo que se segue é o mesmo da DCA.

Um exemplo comum em nosso meio é a dermatite de contato desencadeada por anti-histamínicos de uso tópico. Outras substâncias fotoalérgicas de uso tópico são os perfumes, anti-inflamatórios não esteroides, antimicóticos tópicos. A dermatose localiza-se em áreas expostas e, por se tratar de um quadro de sensibilização, pode comprometer áreas não expostas por contiguidade.

Manifestações clínicas das dermatites eczematosas de contato

O quadro clínico da dermatite de contato pode, em fase aguda, subaguda ou crônica, apresentar-se sob forma eritematosa (**Figura 10.3**) ou várias modalidades eritematovesiculosas (**Figura 10.4**), eritematovesicossecretantes (**Figura 10.5**) e eritematossecretante-infiltrativa-liquenificadas. O prurido, como já foi dito, é um sintoma constante. A delimitação e a localização do processo eruptivo são elementos importantes na diagnose dessa forma eczematosa (**Figuras 10.6 a 10.8**).

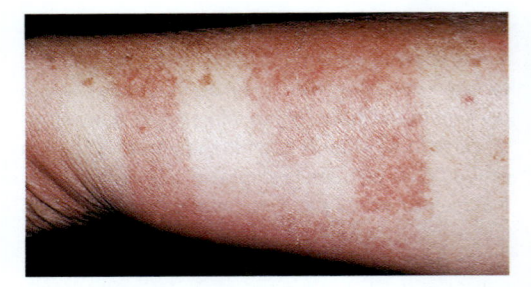

▲ **Figura 10.3** Dermatite de contato. Áreas de eritema em pontos de contato com Micropore™.

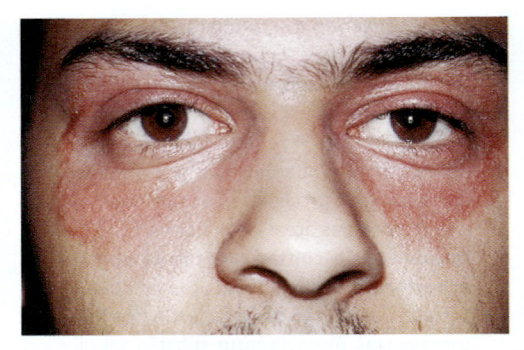

▲ **Figura 10.4** Dermatite de contato. Causada por uso de tópico oftalmológico.

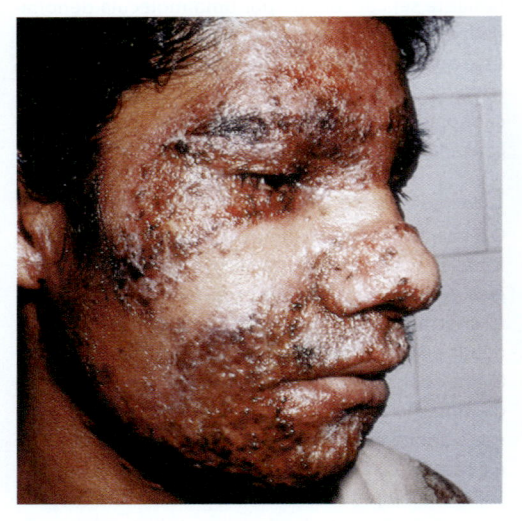

▲ **Figura 10.5** Dermatite de contato. Forma aguda infectada, com lesões eritematoedematosas, vesiculosas, exsudação e crostas, causada por tópico contendo penicilina.

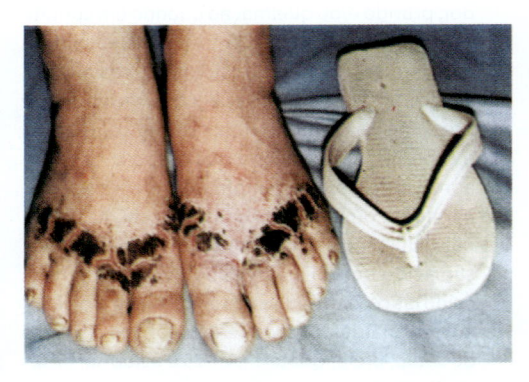

▲ **Figura 10.6** Dermatite de contato. Disposição característica, reproduzindo o contato com o chinelo.

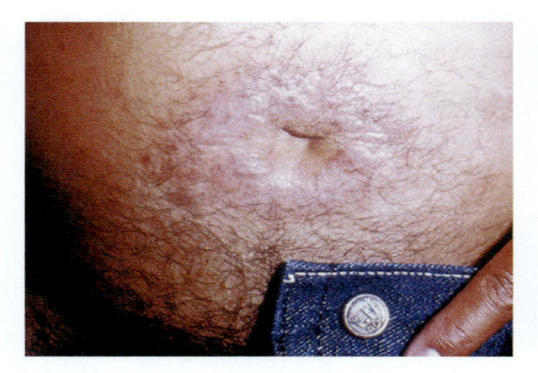

▲ **Figura 10.7** Dermatite de contato por níquel. Placa eritematoliquenificada no ponto de contato com botão metálico.

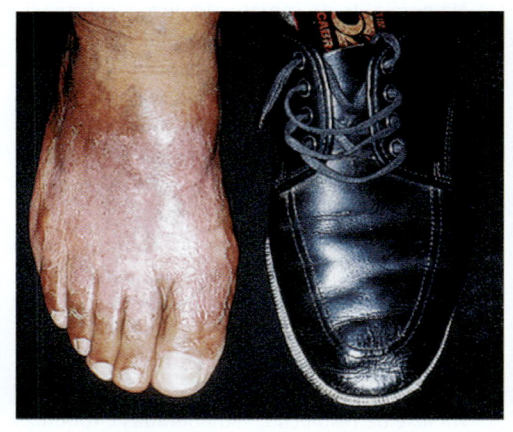

▲ **Figura 10.8** Dermatite de contato por couro. Placa eritematoliquenificada e discromia na área de contato com o sapato.

Enquanto o eczema atópico tem localizações preferenciais, como as áreas de dobras, e o numular distribui-se irregularmente pelo tegumento, o eczema de contato situa-se regionalmente. Por se tratar de uma dermatite exógena, as principais localizações são as correspondentes às partes do corpo com maior exposição aos materiais componentes do ambiente: em primeiro lugar, as mãos, seguidas da face, do pescoço, dos pés e do tronco. O local envolvido corresponde àquele da exposição principal ao contactante. Entretanto, na dermatite alérgica e fotoalérgica de contato, as lesões podem ultrapassar o local do contato e até se estenderem a áreas distantes (pelo fenômeno de autossensibilização). As dermatites de contato fototóxica e fotoalérgica localizam-se nas áreas expostas à substância e às radiações ultravioleta (UV).

O local do eczema é de grande importância, particularmente no início da erupção, quando está limitada à área de contato com o agente. Assim, a dermatite nas mãos está geralmente relacionada com fatores ocupacionais; na face, com cosméticos; e, nos pés, com produtos usados para calçados. Com o envolver do processo, pode haver comprometimento de outras áreas, particularmente nos casos de longa duração ou por tratamentos intempestivos. Infecção secundária pode complicar o quadro, ocorrendo tanto na fase aguda como na crônica.

Nos casos crônicos liquenificados de longa duração ou recidivantes, com a evolução do processo, desenvolve-se uma sensibilidade a múltiplos agentes, ao mesmo tempo em que ocorre, provavelmente, uma autoeczematização causada pelo círculo vicioso: coçadura-liquenificação-coçadura. Nesses casos, a despeito da retirada do agente responsável, o quadro se mantém e, inclusive, pode agravar-se. Excepcionalmente, com a exposição contínua, desenvolve-se tolerância ao contactante.

Diagnose das dermatites eczematosas de contato

A diagnose da dermatite de contato se faz pela história clínica e por exames clínico e histopatológico. Na dermatite de contato alérgica e na dermatite de contato fotoalérgica, respectivamente, os testes de contato e o fototeste de contato confirmam o diagnóstico e determinam o agente responsável pelo quadro eczematoso.

- **História clínica:** Início das lesões, número de surtos apresentados, história de dermatite de contato, atividades ocupacionais, outras atividades habituais e *hobbies* e contato com químicos.
- **Quadro clínico:** Presença de lesão eczematosa em qualquer fase evolutiva. A localização da lesão, na maioria das vezes, fornece os agentes suspeitos como desencadeantes da dermatite de contato.

Histopatologia

Nos eczemas agudos, predominam espongiose, vesículas intraepidérmicas, exocitose de linfócitos e infiltrados linfo-histiocitários perivasculares. Nas dermatites alérgicas, podem estar presentes eosinófilos; e, nas dermatites por irritante primário, pode haver ulceração, necrose de queratinócitos e acantólise.

Nos eczemas subagudos, há acantose com paraqueratose, pouca ou moderada espongiose e infiltrado inflamatório menos intenso.

No eczema crônico, há hiperqueratose, paraqueratose, hipergranulose e acantose. O infiltrado inflamatório é esparso e há fibrose nas papilas dérmicas.

A histopatologia não é, em geral, utilizada na diagnose de rotina das dermatites eczematosas de contato, uma vez que o quadro é similar em todas as erupções eczematosas. Está indicada para auxiliar no diagnóstico diferencial de dermatoses não eczematosas.

Contactantes consoante à localização e à ocupação

Na **Tabela 10.1**, relaciona-se a localização com os agentes etiológicos mais comuns; e, na **Tabela 10.2**, listam-se os contactantes ocupacionais mais frequentes.

Tabela 10.1 Prováveis noxas segundo a localização de dermatites de contato

Cabeça e pescoço	
Couro cabeludo e orla	Tinturas de cabelo, tônicos capilares e loções fixadoras, antisseborreicas e anticaspa. Permanentes, xampus, rinsagens, chapéus (principalmente com carneira), toucas de banho, grampos e perucas. Pomadas medicamentosas.
Face	Cosméticos em geral, como pós, cremes nutritivos e de limpeza, bases para pós, talcos, máscaras faciais, loções adstringentes, perfumes e colônias, *blush*, óleo para proteção ao sol e para bronzear, leites de colônia, depilatórios, agentes branqueadores, sabões, cremes e loções de barba, laquê, esmalte de unhas e corantes para cabelo. Materiais em suspensão no ar, como pó de cimento, serragem de madeiras, como a caviúna, aroeira e charão; inseticidas e materiais voláteis, como gasolina, terebintina e querosene. Instrumentos musicais, repelentes de insetos, roupas, máscaras de borracha, peles, joias e contactantes levados pela mão.

◀ **Tabela 10.1** Prováveis noxas segundo a localização de dermatites de contato

Lábio e região perioral	Batons, esmalte de unhas, instrumentos musicais de sopro, delineador de lábios, piteiras, cigarros, lenços perfumados ou de papel, pastas de dente, soluções para gargarejos e emborcações, anestesias dentárias, substâncias utilizadas por dentistas, gotas nasais e nebulizadores, pomadas e unguentos tópicos, fios dentários, lápis, borracha, grampos e outros objetos levados à boca. Frutas cítricas, maçã, figo, manga e tomate.
Pálpebras e região periorbicular	Esmalte de unhas, sombreador de pálpebras, lápis de sobrancelhas, removedores de esmalte, fixadores de cílios postiços, corantes de cílios e de cabelos. Substâncias voláteis ou em aerossóis (*sprays*), gasolina, fluidos de limpeza, perfumes, material de uso profissional, aro e líquido para limpar vidros dos óculos, colírios, papel carbono, terebintina e pelos de animais. Substâncias levadas pelas mãos e inseticidas.
Orelha e região retroauricular	Perfumes e águas-de-colônia, cosméticos usados no couro cabeludo e esmalte de unhas. Armação de óculos e brincos, particularmente niquelados ou cromados; gotas de ouvidos; receptores de telefone; e estetoscópios. Protetores de borracha.
Pescoço	Esmalte de unhas, bijuterias, perfumes e águas-de-colônia, loções e óleos para bronzear, cimentos, serragens, tintas pulverizadas, gomas de colarinho, gravatas, golas de paletó, casacos de pele e pelos, agasalhos de lã. Inseticidas e cremes protetores antissolares. Tinturas de cabelo e cosméticos utilizados no couro cabeludo.
Tronco	
Tórax	Óleos para bronzear, sabões, medalhas, tecidos (particularmente tingidos), náilon, poliéster, roupas limpas a seco, agasalhos, sutiãs, cosméticos, cataplasmas, suspensórios e fechos metálicos.
Abdome	Cintas, calças de náilon e poliéster, elásticos das calças e cintas. Substâncias em suspensão no ar como cimento, serragem e inseticidas. Medicamentos tópicos.
Nádegas	Calças de náilon e poliéster e assentos de vasos sanitários.
Genitália	Produtos para higiene íntima, cremes anticoncepcionais, desodorantes, pessários, náilon, poliéster, seda, raiom, tecidos limpos a seco, borracha, substâncias levadas pelas mãos, como perfumes, esmalte e sabões. Suspensórios elásticos ou de borracha, corantes, pós antimicóticos ou secativos. Pomadas de antibióticos ou de sulfas.
Perianal	Papel higiênico, fezes e produtos de sua decomposição, borracha, náilon, seda, poliéster, raiom, esmalte, perfumes, colônias, constituintes dos enemas e supositórios, alimentos ingeridos, frutas, óleos, condimentos. Roupa íntima e pós antimicóticos.
Membros superiores	
Axilas	Antissudorais, desodorantes e depilatórios. Perfumes e águas-de-colônia. Tecidos, particularmente tingidos. Desinfetantes de termômetros e inseticidas. Talcos.
Braços e antebraços	Cosméticos usados no couro cabeludo, roupas, substâncias transportadas pelas mãos, esmalte de unhas, material de uso na profissão, mangas de paletó, alças de bolsas, pulseiras e relógios. Vernizes, tintas e couros de mesas e braços de poltronas. Substâncias voláteis transportadas pelo ar, inseticidas, detergentes, perfumes, colônias, jornais, livros, óleos minerais, desengraxantes, gasolina e plantas.
Mãos	As mais diversas substâncias e em grande número, com predominância do material em uso na profissão. Tintas, vernizes, cimento e gasolina. Luvas, anéis, pastas de couro, moedas, direção do automóvel, tinta de jornais e canetas. Medicamentos de uso pessoal ou não. Todo objeto que possa ser tocado, manejado, segurado ou usado.
Membros inferiores	
Coxas	Depilatórios, meias de náilon e ligas das meias, tecidos das calças, particularmente os tingidos ou após a lavagem química. Objetos de uso nos bolsos, como moedas, chaves, isqueiros e fósforos.
Pernas	Depilatórios, tecidos das calças, meias de náilon, ligas das meias, elásticos de soquetes e botinas, estofamento de couro ou plástico, material cromado ou envernizado de cadeiras e poltronas. Plantas e inseticidas.
Pés	Medicamentos para micoses e hiperidroses, antissépticos, esmalte de unhas, plantas e outros materiais. Couro de sapatos, colas e corantes, meias de náilon ou tecidos tingidos e galochas.
Disseminada	
	Substâncias que possam entrar em contato com grandes áreas da pele, como inseticidas, pós, serragens ou medicamentos, e cosméticos aplicados em várias regiões cutâneas, como águas-de-colônia, bronzeadores, repelentes, cremes e pomadas, antipruriginosos ou com outras finalidades.

Tabela 10.2 Prováveis noxas, conforme a ocupação, de dermatites de contato

1. Agricultura e jardinagem: plantas, madeiras (aroeira), herbicidas, inseticidas, fertilizantes químicos, óleo diesel, óleo e graxas lubrificantes.

2. Barbearia e instituto de beleza:
   Grupo I – xampus preparados para ondulação a frio, laquês, fixadores e loções.
   Grupo II – esmaltes, removedores de unhas, cremes de mão, propilenoglicol, bálsamo-do-peru, *cold cream* e acetona.
   Grupo III – perfumes, batons, óleos essenciais, águas-de-colônia e desodorantes.

3. Escritórios, bancos e similares: anilina, parafenilenodiamina, papel carbono, papel para reproduções, lápis, tinta (violeta de metila), tintas para cópias (mimeógrafo), tintas de carimbos e nanquim, eosina, carbolfucsina e cromados.

4. Fotografias: reveladores, fixadores, filmes, acetona, benzina, dicromato de potássio, hipoclorito de sódio, anilina, formalina e ácido acético.

5. Galvanização, gravação e cromeação: sais de níquel, cobre, cromo, ouro, prata, alumínio, ácido bórico e hidróxido de sódio, cianeto de sódio, ácido nítrico e ácido clorídrico.

6. Indústria e comércio automobilístico: terebintina (tíner – aguarrás), óleo diesel, benzina, óleo e graxas lubrificantes, óleo de ferramentas, gasolina, laca, querosene, pasta removedora, níquel, ácido muriático, cromo e plástico.

7. Indústria de borracha: borracha, benzina, álcool; aceleradores na vulcanização, parafenilenodiamina, ácido sulfúrico, sulfato de cromo; e antioxidantes, monobenziléter da hidroquinona, isopropil-parafenilenodiamina (IPPD).

8. Indústria de couro: formalina, tetracloreto de carbono, ácido tânico, ácido lático, níquel, trióxido de arsênico, parafenilenodiamina, terebintina, anilinas, derivados do ácido crômico, bicloreto de mercúrio, sulfato de cobre, benzina, amônia e resinas epóxi.

9. Indústria de corantes, pintura e escultura: parafenilenodiamina, anilina, corantes, terebintina, óleo de linhaça, querosene, benzina, vernizes, resinas sintéticas, tintas à base de cromo, chumbo, corantes azoicos, formalina, amoníaco, laca, caulim e substâncias alcalinas, cal e hidróxido de sódio.

10. Indústria de bebidas e alimentos conservados: benzeno, corantes naturais e artificiais, preservativos, óleos essenciais e sucos, gasolina, querosene, resinas, sabões, chumbo, borracha, ácido sulfúrico, soda, vinagre, mostarda, sulfato de cobre, inseticidas, ácido cítrico, benzoato de sódio e ácido benzoico.

11. Indústria de doces e confeitarias: essências naturais ou artificiais, amido, açúcar granulado e adoçantes, óleo de hortelã, extrato de baunilha, canela e ácidos cítrico e tartárico. Chocolate, amendoim e castanha-do-pará.

12. Indústria gráfica: chumbo, zinco, tintas, gasolina, querosene, solventes químicos, vernizes, colas, graxas e cromatos.

13. Indústria de tecidos e vestuários: fibras sintéticas, lã, sais de ferro, estanho, antimônio, alumínio, chumbo, zinco, cobre e cromo. Terebintina, benzeno, álcool metílico e tetracloreto de carbono.

14. Marcenaria e carpintaria: madeiras de lei, caviúna, aroeira e cedro, zarcão, arseniato de sódio, ácido tânico, ácido oxálico, hipoclorito de sódio, dicromato de potássio, vernizes, anilinas, terebintina e níquel.

15. Material elétrico: borracha, matérias plásticas, fita isolante, substâncias alcalinas (cal e hidróxido de sódio), óleos minerais, graxa, terebintina, alumínio, cobre, cromados e resinas.

16. Medicina, Odontologia, Enfermagem e ocupações auxiliares: bórax, desinfetantes, como fenol, lisol, formol, iodo, mercúrio, álcool, detergentes, dicromato de potássio e sabonetes; anestésicos locais, como procaína e similares. Antibióticos e quimioterápicos, como estreptomicina, penicilina, sulfas, cloranfenicol e clorpromazina.

17. Serviços de construção e indústria de cimento: cromados, cal, massa (fina e grossa), areia, sais de níquel e cobalto, cimento, gesso, impermeabilizantes, madeiras, gasolina e terebintina.

18. Serviços domésticos:
    Grupo I – inseticidas, ceras, detergentes, sabões, soda, tira-manchas, benzina, terebintina, desinfetantes, querosene e solventes.
    Grupo II – polidores de metais, móveis, niquelados, borracha, bórax, esponjas metálicas e vernizes.
    Grupo III – legumes, frutas (figo e laranja), flores, inseticidas, farinhas (corretivos: persulfato de amônio, bromato de potássio e bicarbonato de sódio), fermentos e substâncias aromatizantes: óleo de limão, baunilha e essências de amêndoas.
    Grupo IV – cabos (vassouras, facas, ferro de passar e panela) niquelados, cromados, anilinas e plásticos.

Testes de contato ou epicutâneos (patch-test)

Os testes de contato são utilizados para confirmar o diagnóstico e investigar a causa da dermatite de contato. Seu mecanismo é o mesmo da dermatite de contato alérgica. A aplicação de substância suspeita, em uma parte do corpo, induz lesão clínica do tipo eczematoso naquele local. Os testes epicutâneos são indicados unicamente na investigação de dermatite de contato alérgica. Na dermatite de contato por irritante primário, como referido, não existe mecanismo imunológico.

Baterias de testes de contato

As substâncias utilizadas nas baterias de testes são sensibilizantes comuns. As concentrações e os veículos utilizados para diluição das substâncias têm o objetivo de sensibilizar, e não de irritar a pele.

As substâncias a serem testadas devem ser diluídas em veículo adequado e em concentrações já padronizadas. Recomenda-se a utilização de uma bateria de testes-padrão para pesquisa da dermatite de contato.

Na Tabela 10.3, tem-se a bateria de testes epicutâneos preconizada pelo Grupo Brasileiro de Estudos em Dermatite de Contato (GBEDC).

De acordo com a profissão do paciente e a localização da dermatose, muitas vezes é necessário realizar testes adicionais com elementos relacionados com tal ocupação, como no caso de dentistas, cabeleireiros, trabalhadores em hospital, indústrias de calçados, de cosméticos e outras.

Técnica dos testes de contato

O paciente, para ser submetido aos testes de contato, deve, no momento da aplicação, apresentar sua dermatose em fase inativa. Os testes, em geral, são aplicados no dorso dos pacientes, por se tratar de área que, pela sua extensão, possibilita colocação de número adequado de substâncias. Outras áreas, como coxas ou braços, podem ser, eventualmente, utilizadas.

Tabela 10.3 Bateria de testes de contato do Grupo Brasileiro de Estudos em Dermatite de Contato (GBEDC, 1996)

Substância	Conc.	Veículo	Substância	Conc.	Veículo
Antraquinona	2%	Vas. sol.	Neomicina	20%	Vas. sol.
Bálsamo-do-peru	25%	Vas. sol.	Nitrofurazona	1%	Vas. sol.
Benzocaína	5%	Vas. sol.	Parabenos (2)	12%	Vas. sol.
Bicromato de potássio	0,5%	Vas. sol.	Parafenilenodiamina	1%	Vas. sol.
Butilfenol p-terciário	3%	Vas. sol.	Perfume-mix (3)	8%	Vas. sol.
Carba-mix (1)	3%	Vas. sol.	PPD-mix (4)	0,6%	Vas. sol.
Cloreto de cobalto	1%	Vas. sol.	Prometazina	1%	Vas. sol.
Colofônia	20%	Vas. sol.	Propilenoglicol	1%	Vas. sol.
Etilenodiamina	1%	Vas. sol.	Quaternium 15	2%	Vas. sol.
Formaldeído	2%	Água	Quinolina-mix (5)	5%	Vas. sol.
Hidroquinona	1%	Vas. sol.	Resina epóxi	1%	Vas. sol.
Irgasan	1%	Vas. sol.	Sulfato de níquel	5%	Vas. sol.
Kathon CG	0,5%	Vas. sol.	Terebintina	10%	Vas. sol.
Lanolina	20%	Vas. sol.	Timerosol	0,1%	Vas. sol.
Mercaptobenzotiazol	1%	Vas. sol.	Tiuram-mix (6)	1%	Vas. sol.

Conc. = concentração; Vas. sol. = vaselina sólida.
(1) Difenilguanidina.
(2) Butil, etil, propil, metilparabenos, 3% cada.
(3) Eugenol, isoeugenol, álcool cinâmico, aldeído cinâmico, geraniol, hidroxicitronelal, álcool α-amil cinâmico, oakmoss absolute, 1% cada.
(4) N-fenil-n-ciclo-hexil-p-fenilenodiamina, N-iso-N-fenil-p-fenilenodiamina, N-N-difenil-p-fenilenodiamina, 0,2% cada.
(5) Clioquinol, clorquinaldol, 3% cada.
(6) Tetrametiltiuram dissulfito, tetrametiltiuram monossulfito, tetraetiltiuram dissulfito, dipentametilenetiuram monossulfito, 0,25% cada.

Após 48 horas de colocação, os testes são retirados e a primeira leitura é realizada. A segunda leitura é feita depois de 96 horas. Os critérios adotados para leitura são (**Figura 10.9**):
- (–) Negativo.
- (+) Discreto eritema com algumas pápulas.
- (++) Eritema, pápulas e vesículas.
- (+++) Intenso eritema, pápulas e vesículas confluentes.

Seleção dos testes e quadros clínicos de dermatites de contato

- **Dermatites por cosméticos:** Situam-se com maior frequência na face. Nesse grupo, os testes podem ser feitos com os produtos como são encontrados. Observa-se que essas dermatites podem ser causadas por irritação primária ou por sensibilização. Devem ser testados todos os produtos usados, como esmalte de unhas, cremes diversos, perfumes, águas-de-colônia, batons, antissudorais, depilatórios, desodorantes, sombras, tintas de cabelos, laquê, bronzeadores e outros, considerando-se os informes da **Tabela 10.1**.
- **Dermatites ocupacionais:** Localizadas principalmente nas mãos, no antebraço (dorso) e em áreas expostas. São comuns nas donas de casa, geralmente por irritação primária causada por sabões e detergentes. Podem ser feitos testes para investigar a presença de sensibilização usando-se os sabões diluídos a 2% em água ou detergentes, a 1% em água. Desinfetantes de uso doméstico atuam também por irritação primária – pode ser testado um mecanismo de sensibilização diluindo-os em água a 1% como, por exemplo, o lisol e a creolina. Produtos à base de formol agem por irritação ou sensibilização, podendo o teste ser feito como especificado na **Tabela 10.3**. Causas frequentes de dermatites ocupacionais, como irritantes ou sensibilizantes, são os óleos lubrificantes, a benzina e a gasolina, que podem ser testados diluídos a 50% em óleo de oliva. Inúmeros outros produtos de contato ocupacional podem ser testados, encontrando-se informes sobre a concentração e veículos em textos especializados. Alguns dos mais frequentes são enumerados no **Tabela 10.2**, e outros informes encontram-se no Capítulo 72.
- **Dermatites por calçados:** Atingem particularmente a região dorsal dos pés. São produzidas pelas substâncias usadas na fabricação dos sapatos – colas, couros e substâncias usadas no preparo do couro (como dicromato de potássio) e materiais empregados nos calçados, como plástico, acrílico, borracha, náilon e outros. Esse tipo de dermatite deve ser distinguido das dermatofitoses, uma vez que estas atingem, em regra, a região plantar, enquanto a dermatite de contato localiza-se no dorso dos pés ou nas bordas, particularmente nas áreas de maior pressão do calçado; porém, é sempre conveniente excluir dermatofitose por exame direto para fungo após clarificação pela potassa. O mecanismo pode ser por irritante primário ou por sensibilização. Os testes podem ser feitos usando materiais dos próprios calçados ou com os componentes mais comuns, enumerados na **Tabela 10.3**.
- **Dermatites medicamentosas:** São produzidas por fármacos e veículos usados topicamente. Constituem, provavelmente, o quadro mais frequente de dermatite de contato por sensibilização. A lista é bastante extensa, compreendendo, entre outros:
  - Anti-histamínicos como a prometazina, que é um potente fotossensibilizador.
  - Anestésicos locais como procaína, benzocaína, butesina e similares, que provocam reações cruzadas com parafenilenodiamina (corante usado em tecidos e tinturas de cabelos [ver **Tabela 10.3**]), com ácido paraminobenzoico (usado em cremes protetores antissolares – **Tabela 10.3**) e com azocorantes (existentes em fármacos e alimentos corados).
  - Antibióticos como bacitracina, cloranfenicol, estreptomicina, gentamicina, neomicina, penicilina, tetraciclinas e tirotricina.

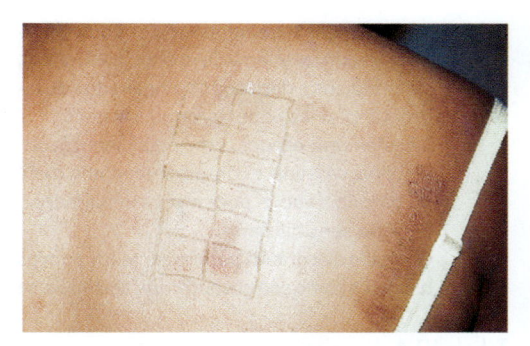

▲ **Figura 10.9** Testes de contato. Positividade de dois testes correspondentes a derivados da borracha, em paciente com dermatite de contato causada por elástico de sutiã.

- Antissépticos e quimioterápicos como furacin, mercuriais (mercúrio-cromo, *metaphen*), sulfamídicos e derivados halogenados de hidroquinoleínas (iodocloroquinoleínas).
- Veículos empregados como polietilenoglicóis, lanolina, vaselina, e conservantes como metil ou propilparabeno podem, ocasionalmente, ter ação sensibilizante.
- Os testes de contato podem ser feitos com os *produtos como são encontrados*, testando-se os componentes como enumerados nas Tabelas 10.3 e 10.4.

1. **Dermatites por contactantes diversos:** Os dados fornecidos pelas Tabelas 10.1 a 10.4 sugerem, frequentemente, pistas elucidativas. Além dos componentes mais comuns, podem ser feitos testes usando-se componentes diretos como roupas, pós de madeiras (caviúna e aroeira) e outros contactantes. Inseticidas à base de DDT devem ser dissolvidos em acetona a 5%, efetuando-se testes descobertos.

Tabela 10.4 Principais sensibilizantes

Antraquinona	
Definição	Corante amarelo.
Uso	Corantes amarelos, laxativos, repelentes de pássaros.
Reação cruzada	Parafenilenodiamina.
Bálsamo-do-peru	
Definição	Líquido viscoso, castanho-escuro, derivado de uma árvore (*Toluifera pereirae*). É um composto aromático utilizado em perfumes, flavorizantes e medicamentos. Tem atividades antifúngicas, antibacterianas e escabicidas. É o marcador de hipersensibilidade ao perfume.
Uso	Cosméticos, fragrâncias, produtos infantis (talcos e óleos). Agentes flavorizantes (sorvetes, refrigerantes tipo cola, vinho, licores, massas de tortas e bolos). Medicamentos tópicos. Especiarias (cravo, canela, páprica, *chilli*, *chutney*). Cascas de laranja, limão e tangerina.
Reação cruzada	Colofônia, bálsamo-de-tolu, madeiras, terebintina, própolis, benjoim, ácido benzoico, ácido cinâmico, cumarínicos, eugenol, isoeugenol.
Benzocaína	
Definição	Substância química utilizada como anestésico local. Derivada do ácido benzoico e tem ação na inibição da despolarização e condução do impulso nervoso.
Uso	Medicamentos tópicos – queimadura solar, eczemas, calos, verrugas, antimicóticos, otalgia, medicamentos para realizar enemas, supositórios hemorroidários, colutórios, produtos para dor de dentes e dentição, *sprays* para dor de garganta, adstringentes. Outros medicamentos – pílulas para supressão do apetite, analgésicos. Anestésico local – butacaína, piruvato de butesin. Anestésico oftalmálmico – tetracaína. Anestésicos injetáveis – procaína (novacaína), tetracaína.
Reação cruzada	Procainamidas, sulfonamidas, hidroclortiazida, PABA, corantes (azocorantes e anilina), parafenilenodiamina, sulfas, parabenos, ésteres em alta concentração. Anestésicos alternativos para pacientes alérgicos à benzocaína: lidocaína (xilocaína), mevipacaína (carbocaína), bupivacaína (marcaína), prilocaína (citanest). Obs.: Pode ocorrer fotossensibilização.
Bicromato de potássio	
Definição	Cromo é um metal lustroso, cinza, usado na manufatura do aço ou liga com níquel (aço inoxidável). É a causa mais comum de DAC ocupacional (particularmente em homens).
Uso	Cimento, tintura do couro, conservante de madeira, metalurgia (ligas), fundição, fios elétricos, soldas, litografia e galvanização, cerâmica, indústria automobilística, manufatura de televisão, escritório (papel de fotocópias, tinta azul de carimbos), colas e adesivos (selos postais), cosméticos (sombra e rímel), tatuagem, revelação de fotos, conservante do leite, tintas (verdes, amarelas e alaranjadas), cabeça de fósforos, explosivos (fogos de artifício), detergentes e alvejantes, ceras de chão, polidores de sapatos, substâncias anticorrosivas, bateria, impressão, pinos e parafusos ortopédicos, suturas (fios cromados), cigarros (cinzas).
Butilfenol-para-terciário	
Definição	Resina liberadora de formaldeído. Causa comum de DAC por sapatos.
Uso	Colas (para uso doméstico), cola para borracha e couro (pulseira de relógio, bolsas), cola para unhas, cola de cerâmica, adesivos, sapatos de couro e malas, cadarços, madeira compensada, caixas, ligações dentárias, reveladores de filmes, automóveis, óleo de motor, desinfetantes, desodorantes e inseticidas, tintas e papéis, joelheiras e braçadeiras, capas impermeáveis, isolantes.

Erupções eczematosas | 69

◀ **Tabela 10.4** Principais sensibilizantes

Carba-mix

Definição	É a 1,3 difenilguanidina (DPG)/zinco dietilditiocarbato (ZBC)/zinco dibutilditiocarbamato (ZDC), um grupo de aceleradores da borracha.
Uso	Bandas elásticas em roupas, luvas (de uso caseiro e hospitalar), aparatos revestidos (couro, borracha), esponja de maquiagem, travesseiros e lençol (emborrachados), equipamentos médicos, próteses, preservativos e diafragmas, equipamentos de diálise, roupas de mergulho, pneus, brinquedos, produtos de borracha utilizados na indústria. Outros usos não relacionados com a borracha: desinfetantes, pesticidas, fungicidas e repelentes utilizados na agricultura, adesivos, sabões e xampus.
Reação cruzada	É comum relacionar com teste (+) ao Tiuran®.

Cloreto de cobalto

Definição	Metal cinza pouco maleável usado em manufaturas de ligas e sais de cobalto (para colorir).
Uso	Corantes de tatuagem, pigmentos de corantes, corantes de cabelos/cosméticos, anilina violeta, tintas de impressão, tintas para quadros, corantes de vidros, cerâmicas e porcelanas, lápis de cera, antiperspirantes, esmaltes naturais e sintéticos, objetos esmaltados, adesivos, resinas, fertilizantes e aditivos, estabilizante da espuma da cerveja, joias, prótese articulares e dentárias, peças de maquinário, instrumentos, ferramentas e utensílios, fivelas, zíperes, botões, fechos, níquel (impureza), ligas metálicas, cimento.
Reação cruzada	Vitamina B_{12}; 80% dos indivíduos também são sensíveis ao níquel e ao cromato.

Colofônia

Definição	Resina amarela e natural, obtida por destilação do pinho.
Uso	Papéis, colas e adesivos, fita isolante, tinturas de impressão, solventes, lubrificantes, óleos de corte, superfície de revestimento, verniz, ceras e polidores, graxa (sapatos), cimento dentário, cosméticos (máscaras, *blush*, sombras, rímel e delineadores, batom, depiladores, sabonetes marrons), medicamentos tópicos (verrugas, curativos para feridas), resina de instrumentos de cordas, resina de sapatilhas de balé (para evitar escorregamento), plásticos, detergentes e desinfetantes (pinho), lustra-móveis, especiarias (páprica), goma de mascar, soldas, faixa elástica para atletas, jornal, plantas (crisântemo).

Etilenodiamina

Definição	Líquido cáustico incolor e alcalino. Seu principal uso é dermatológico como estabilizante de cremes tópicos. Também é utilizado na indústria.
Uso	Cremes dermatológicos (nistatina), soluções oculares e nasais, preservativos e cosméticos, aminofilina (teofilina + etilenodiamina), anti-histamínicos, timerosal (mertiolate), anticoagulantes, fungicidas e inseticidas, preparações veterinárias, emulsificantes, piperazina, corantes, reveladores de cor, removedores de cera, solventes, graxas sintéticas, lubrificantes, resinas epóxi, estabilizadores da borracha.
Reação cruzada	Difenildiamida (benadril), cipro-heptadina (antibiótico).

Formaldeído

Definição	Largo uso em produtos e no processo de reações químicas.
Uso	Cosméticos (xampus, antiperspirantes, endurecedores de unhas, loções de permanentes, sabonetes, base, sombras, perfumes, talcos), tinturas de cabelos, corantes de couro, fotografia, tecidos sintéticos, fixadores na patologia, soluções conservantes, borracha sintética, fertilizantes, plásticos e resinas, isolantes, fungicidas, inseticidas, adesivos e colas, papel (manufaturas), detergentes e desinfetantes, anticorrosivos, tintas, lacas e vernizes, polidores, vacinas, medicamentos (para verrugas), creme dental, manipulação de madeira.
Reação cruzada	Resinas liberadoras de formaldeído, quartenium 15, imidazolinidil ureia, DMDM hidantoina, resina arilsulfonamida.

Hidroquinona

Definição	Agente redutor antioxidante e despigmentante.
Uso	Materiais acrílicos, estabilizadores de plásticos, vernizes, manufatura da borracha, colas adesivas para borracha, coloração de peles, conservação de flores, agentes antimofo, antioxidantes (em alimentos de animais), agentes bacteriostáticos, cremes despigmentantes, tinturas de cabelo, conservantes de unhas, próteses dentárias, reveladores fotográficos, aditivos para motor, componentes de tintas.

▶

Tabela 10.4 Principais sensibilizantes

Irgasam

Definição	Preservativo e desinfetante.
Uso	Sabões e antissépticos (assepsia em cirurgia), cosméticos (xampus), desodorantes e antiperspirantes, talcos e *sprays* para pés, aditivos para banho, produtos para lavanderia, detergentes.

Kathon CG

Definição	Corresponde a uma mistura de duas isotiazolinonas: cloroisotiazolinona e metilisotiazolinona.
Uso	Cosméticos em geral (xampus, espuma de banho, gel para corpo e cabelo, lenço umedecido), radiografias, medicamentos, ataduras, colas e adesivos, enchimentos (látex), máscaras, detergentes, amaciantes, conservantes, polidores, tintas e pigmentos.

Lanolina

Definição	Unguento natural obtido do sebo do carneiro.
Uso	Cosméticos – cremes, loções e unguentos – óleo de banho, óleo de bebê, delineador, batom, *blush*, laquê, xampu, filtro solar, loção bronzeadora, medicamentos tópicos (supositórios, corticosteroides), polidores de mobília, cera, couro, tecidos, casacos de peles, papéis, tintas, óleos de corte, prevenção de corrosão de metais. Obs.: a lanolina é um produto natural com vários componentes alergênicos e utilizada em diversos preparados. O *patch-test* pode resultar negativo por não corresponder ao preparado utilizado pelo paciente. É interessante que se use um para teste o componente alergênico contido no preparado utilizado pelo paciente.
Reação cruzada	Cosméticos com álcool cetílico, cera Lanette®.

Mercaptobenzotiazol (MTB)

Definição	Utilizado como acelerador da borracha (para ter elasticidade), um dos cinco componentes químicos da borracha e um dos alergênios causadores de dermatite de contato mais comuns.
Uso	Sapatos de borracha, sola de sapatos de couro, luvas, esponjas de maquiagem, borracha das vestimentas, bandas elásticas, roupas de mergulho, travesseiros, equipamentos médicos, próteses, preservativos, diafragma, equipamento de diálise, pneus, tubos, brinquedos. Outros usos não relacionados com a borracha – óleo de corte, óleo solúvel, graxas, adesivos e cimento, detergentes, produtos veterinários (para pulgas e carrapatos), revelação de filmes fotográficos, agentes anticorrosivos, fungicidas, inseticidas, tintas, agentes anticoagulantes.

Neomicina

Definição	Aminoglicosídeo muito utilizado topicamente.
Uso	Desodorantes, sabonetes, cosméticos, alimentos de animais, cremes antibióticos para pele, ouvidos e óleos (talcos e gotas), soluções para preparo de colo (pré-cirúrgico).
Reação cruzada	(Grupo neosamida) gentamicina, kanamicina, estreptomicina, espectinomicina, tobramicina, paromomicina, butirozim, bacitracina, amicacina, outros aminoglicosídeos. Obs.: é frequente a sua combinação com outros antibacterianos, antifúngicos e corticosteroides.

Nitrofurazona

Definição	Antibiótico tópico.
Uso	Medicamentos tópicos (cremes, pomadas e talcos), antissépticos bucais, medicamentos de uso veterinário, alimentos de animais.

Parabenos

Definição	Corresponde à associação de metil, etil, propil e butilparabenos. Utilizado como preservativo em cosméticos, alimentos e medicamentos.
Uso	Cosméticos, alimentos (maionese, molhos para salada e tempero, mostarda, produtos congelados, peixes marinhos e vegetais industrializados), medicamentos tópicos e sistêmicos, na indústria de óleos, gorduras, gomas, polidores de sapatos e tecidos.

Parafenilenodiamina

Definição	Amina aromática utilizada como colorante, principalmente em tinturas de cabelo.
Uso	Cosméticos de coloração escura (tintura de cabelo permanente), corantes em couro (raros), antioxidante ou acelerador na indústria de borracha ou plástico, resina epóxi (endurecedor), fotocópias, óleos, graxas e gasolina, revelador de filme fotográfico, almofada de carimbo.
Reação cruzada	Sulfas, sulfanilureia (medicamentos antidiabéticos), benzocaína (anestésicos), fotoprotetores à base de PABA, paratoluenodiamina, procaína, parabenos, borracha preta, ácido paraminosalicílico (para TBC).

◀ **Tabela 10.4** Principais sensibilizantes

Perfume-mix

Definição	Contém: álcool cinâmico, aldeído cinâmico, eugenol, isoeugenol, geraniol, hidroxicitronela.
Uso	Condimentos, cosméticos em geral, óleos de essências (canela, jacinto etc.). Fotossensibilizante.

PPD-mix

Definição	Utilizado como antioxidante na produção da borracha (principalmente borracha preta).
Uso	Manufatura de borracha primária, pneus, botas e luvas pretas de borracha, solas de sapatos, tubos e vedações, instrumentos de sopro, separador de cartas, enchimento de almofadas, fones de ouvido, cassetete, bola de *squash*, equipamento de windsurfe, máscaras, roupas íntimas (elástico), curvador de cílios, gasolina.

Prometazina

Definição	Anti-histamínico e antiemético.
Uso	Medicamentos tópicos, loções e cremes comerciais para queimaduras de sol, outros medicamentos (xaropes antitussígeno, antieméticos).
Reação cruzada	Etilenodiamina e compostos do grupo para fenotiazinas, clorpromazinas. Fotossensibilizante.

Propilenoglicol

Definição	Utilizado como solvente e umectante, queratolítico, conservante. Apresenta também atividade antibacteriana.
Uso	Cosméticos, medicamentos tópicos e injetáveis (geleias lubrificantes, gel para ECG), anticongelantes, alimentos (flavorizantes), produtos de limpeza, resinas e vernizes.

Quartenium 15

Definição	Conservante de largo espectro (é o 7º mais frequentemente utilizado nas fórmulas cosméticas). Tem atividade contra bactérias (pseudomonas) e fungos. Sinonímia: Dowicil 200.
Uso	Cosméticos (cremes, sabões, xampus, loções), medicamentos tópicos, polidores, ceras, cimento de junção (utilizado por dentistas), fluidos utilizados em metalurgia, materiais de construção, papéis, adesivos, tintas aquosas e látex.
Reação cruzada	Formol (por ser enzima liberadora de formaldeído).

Quinolina-mix

Uso	Antissépticos em geral (urinários, cirúrgicos), antifúngicos, sabões, compostos contendo mercúrio, liberadores de formaldeído. Sinônimo: viofórmio.

Resina epóxi

Definição	Utilizada como resina plástica de uso industrial. A sensibilização ocorre principalmente por seu composto monômero.
Uso	Adesivos e colas (de uso industrial e doméstico), cola dentária, laminados, tintas em geral, produtos de polivinil, plastificação, armação de óculos, luvas de vinil, sacolas e coleiras de plásticos, superfícies de revestimento, transformadores e capacitores, instalação elétrica, produtos para polimento.

Níquel

Definição	Metal branco-prateado resistente à corrosão. É um dos sensibilizantes mais comuns, principalmente em mulheres.
Uso	Bijuterias, relógios e armação de óculos, acessórios de roupas (zíper, botões), moedas, chaves, metais em mobílias, objetos niquelados e prateados (ligas), lâminas de barbear, ferramentas, utensílios e instrumentos, óleo de corte, gordura hidrogenada, baterias, placas ortopédicas.

Terebintina

Definição	Óleo volátil obtido de espécies de Pinus.
Uso	Resinas sintéticas, resinas de pinho, polidores de móveis, limpadores de metais, solventes de graxa, óleos, tintas adesivas, veículo de tintas, inseticidas, sabonetes e óleo de banho, rubefacientes.
Reação cruzada	Crisântemo, colofônia e bálsamo-de-pinho.

▶

◀ **Tabela 10.4** Principais sensibilizantes

Timerosal	
Definição	Utilizado como conservante, antisséptico.
Uso	Cosméticos, medicamentos tópicos e sistêmicos (tintura de mertiolate, soluções para lente de contato, colírios), vacinas, antitoxinas, teste tuberculínico, antissépticos.
Reação cruzada	Piroxicam.
Tiuram-mix	
Definição	Composto por quatro substâncias: dissulfeto de tetrametiltiuram (TMTD); dipentametil-N-tiuram (PTD); monossulfeto de tetrametiltiuram (TMTM) (Antabuse®); e dissulfeto de tetraetiltiuram (TEDT).
Uso	Luvas (de uso caseiro, trabalho e hospital), sapatos de borracha (tênis), sapatos de couro (adesivos e colas), esponja para maquiar e outras, roupas de borracha (neoprene), peças íntimas (elástico), travesseiros, preservativos e diafragmas, equipamentos médicos; equipamento de diálise renal, brinquedos, pneus, balões. Outros materiais não relacionados com a borracha – desinfetantes, repelentes, fungicidas, escabicidas, inseticidas utilizados na agricultura, adesivos, sabonetes e xampus, Antabuse®, tintas, óleo solúvel.

Outras técnicas de testes de contato

- **Teste provocativo de uso:** Utilizado para confirmar a presença de substância sensibilizante, em geral para cosméticos. O produto é aplicado na dobra cubital, 2 vezes/dia, durante 1 semana. A reação positiva confirma dermatite de contato alérgica desencadeada pela substância positiva no teste epicutâneo e presente no produto utilizado.
- **Teste aberto:** Utilizado para materiais irritantes no teste fechado. O material é aplicado sobre a pele normal (geralmente região retroauricular), 2 vezes/dia, durante 2 dias.
- **Fototeste de contato:** Para substâncias fotossensibilizantes. A técnica é a mesma do teste fechado, com a diferença que as substâncias são aplicadas em ambos os lados do dorso e, após 48 horas, os testes são retirados e realiza-se a primeira leitura. A seguir, um dos lados é coberto e o outro lado é irradiado com ultravioleta A. A segunda leitura é realizada após 24 horas, comparando-se os resultados entre o local irradiado e o não irradiado.

Tratamento das dermatites eczematosas de contato

O principal tratamento de dermatite de contato é evitar o contato. Na dermatite de contato por irritante primário absoluto, imediatamente após a retirada da substância irritante, dá-se início ao processo de cura. Na dermatite de contato por irritante primário relativo, o controle do quadro clínico é mais lento, porque vários agentes mantêm o processo, como o contínuo contato com água, sabões e detergentes, principalmente nos casos de dermatite de contato em mãos.

A dermatite de contato alérgica tem os testes de contato como método complementar para se determinar o seu agente etiológico.

Além da orientação para evitar o contato com as substâncias responsáveis pela dermatose, o tratamento da dermatite de contato deve ser orientado em relação à fase do quadro eczematoso: agudo; subagudo; e crônico. No eczema agudo, utilizam-se compressas úmidas com água boricada, solução de Burow ou água de Alibour 1/10 ou 1/20, com a função de adstringência.

Associam-se medicamentos que atuam na reação inflamatória. Existem similaridades na reação inflamatória tanto de dermatite de contato irritativa como da dermatite de contato alérgica.

Os principais medicamentos atuantes na inflamação da dermatite de contato são corticosteroides, pimecrolimo e tacrolimo. Excepcionalmente, podem ser empregadas outras terapias como metotrexato, ciclosporina e fototerapia.

Corticosteroides

Principais anti-inflamatórios utilizados para os casos de dermatite de contato com pouco tempo de evolução. Seu uso por curto período favorece o controle da dermatite de contato, porque seu efeito anti-inflamatório é maior que o antiproliferativo. Podem ser utilizados via tópica, nos casos leves e moderados. Na fase aguda do eczema, são utilizados em forma de cremes.

Associa-se corticosteroide via sistêmica nos casos graves. A dose via sistêmica corresponde ao equivalente de prednisona, 1 mg/kg/dia, com doses decrescentes, a partir do controle do quadro clínico.

No eczema subagudo, são indicados cremes de corticosteroides. Corticosteroides sistêmicos são empregados apenas nos casos extensos.

No eczema crônico, a preferência é pelos corticosteroides em forma de pomada ou unguento. Nesses casos, não se pode deixar de considerar os efeitos adversos desse medicamento utilizado por período prolongado. Entre os efeitos a serem considerados, salientam-se seu efeito antiproliferativo estimulando a atrofia de pele, a indução de telangiectasias e sua ação sistêmica sobre o eixo hipotálamo-hipófise-suprarrenal.

Na dermatite de contato de longa duração, outros fármacos imunomoduladores podem ser empregados, evitando-se, assim, os efeitos colaterais pelo uso crônico dos corticosteroides.

Pimecrolimo e tacrolimo

São novos fármacos imunomoduladores que podem substituir os corticosteroides, principalmente nos casos de eczema crônico, uma vez que seu uso prolongado não leva à atrofia de pele, como no caso dos corticosteroides tópicos, e seus efeitos colaterais são mínimos.

Estão indicados no tratamento de dermatites crônicas, como eczema de mãos, e em dermatites localizadas em áreas mais suscetíveis aos efeitos colaterais dos corticosteroides, como face, dobras e região genital. O tacrolimo tem maior efetividade, bem como maior número de efeitos sistêmicos pelo seu uso tópico, quando comparado ao uso do pimecrolimo.

Ciclosporina

Indicada em eczemas crônicos de difícil controle. A dose recomendada para o tratamento do eczema crônico é de 2 a 3 mg/kg/dia, VO, por um tempo mínimo de 6 a 8 semanas para controle do quadro clínico.

Levando-se em conta os riscos, especialmente nefrotoxicidade e benefícios do medicamento, a ciclosporina tem indicação apenas em casos em que não há outra opção terapêutica.

Metotrexato

O uso desse fármaco está indicado em casos de eczemas crônicos de contato com tendência à generalização do eczema. Inicia-se o tratamento com a dose recomendada de 15 mg por semana, VO, até o controle da dermatose. Exames para controle da função hepática e renal devem ser solicitados antes e durante a terapêutica.

Fototerapia

A ação imunossupressora e anti-inflamatória da fototerapia, realizada por radiação ultravioleta A e psoralênico (PUVA) ou radiação ultravioleta B (UVB), contribui para o controle do eczema crônico. A escolha do tipo de fototerapia está de acordo com a intensidade da reação inflamatória.

O PUVA sistêmico está indicado em casos intensos de eczema de contato. Aponta-se como uma alternativa aos corticosteroides para o tratamento dos casos graves. Em pacientes córtico-dependentes, indica-se PUVA para diminuição progressiva e retirada do corticosteroide sistêmico.

A dose recomendada de psoralênico é de 0,4 a 0,6 mg/kg/dose de 8-metoxi-psoralem, 1 a 2 horas antes da sessão de fototerapia. Para o PUVA tópico, utiliza-se, como psoralênico, o trioxisaleno tópico de 0,5 a 1%, diluído em álcool ou creme aniônico (loção Lanette®), aplicado 30 minutos antes da sessão de luz.

A fototerapia por UVB deve ser realizada 2 vezes/semana.

Dermatites de contato não eczematosas

A dermatite eczematosa de contato é a forma mais comum de resposta da pele às substâncias irritantes ou sensibilizantes, porém há outros aspectos clínicos de dermatite de contato não eczematosas, a seguir enumerados:

- **Dermatite de contato tipo eritema multiforme:** Caracterizada por lesões tipo eritema multiforme desencadeadas pelo contato com plantas (prímula, hera), algumas madeiras (caviúna, jacarandá), compostos químicos (formaldeído, resina epóxi) e medicamentos (etilenodiamina, neomicina, sulfonamidas).
- **Dermatite de contato purpúrica:** O quadro se apresenta sob a forma de lesões purpúricas desencadeadas pelo contato com agentes oxidantes utilizados na indústria da borracha (isopropil-n-fenil-parafenileno-diamina [IPPD]), alvejantes de roupas, medicamentos (quinidina) e cobalto.
- **Dermatite de contato hipercromiante:** Lesões hipercrômicas desencadeadas pelo contato principalmente com perfumes, corantes, alvejantes e sabão em pó.
- **Dermatite de contato hipocromiante:** Ocorre hipocromia desencadeada principalmente pelo contato com compostos fenólicos, derivados da hidroquinona e alguns componentes da borracha (**Figura 10.10**).

- **Dermatite de contato liquenoide:** Aparecimento de lesões liquenoides desencadeadas pelo contato com produtos químicos encontrados em reveladores fotográficos, metais (como níquel e cobre) e resinas epóxi.
- **Urticária de contato:** Ocorre a presença de lesões urticariformes, surgindo após o contato do alergênio com a pele ou as mucosas, em minutos ou horas.

Dermatite das fraldas

Também chamada dermatite amoniacal, é causada pelo contato da pele com a urina e as fezes retidas pelas fraldas e pelos plásticos. Há irritação na pele, com maceração e retenção sudoral. Surge infecção secundária por cândida ou por bactérias como *Bacillus faecallis*, *Proteus*, *Pseudomonas*, estafilococos e estreptococos. O quadro é frequentemente agravado pelo uso de pós, óleos, sabões e pomadas irritantes. Fatores que se associam a ela ou a predispõem são dermatite seborreica e atópica (**Figura 10.11**).

O tratamento da dermatite das fraldas inicia-se por eliminação dos vários fatores causais. Primeiro, deve-se minimizar o uso de fraldas e efetuar as trocas com bastante frequência, a cada 3 ou 4 horas. As fraldas modernas são muito superiores às fraldas de pano em razão da sua grande capacidade de absorção, mantendo a pele mais seca. Após a limpeza local, utilizam-se cremes de barreira, sendo muito úteis os cremes com óxido de zinco. Nos casos leves, essas medidas – que são até mesmo preventivas – são suficientes. Nos casos mais intensos, utilizam-se cremes de hidrocortisona a 1%, 2 vezes/dia, pelo menor tempo possível. Quando há infecção secundária, empregam-se cremes antibióticos como neomicina e ácido fusídico. No caso de haver candidose associada, acrescenta-se creme de nistatina ou imidazólicos, por 7 a 10 dias.

Eczema ou dermatite eczematosa atópica

A dermatite atópica (DA), denominada também eczema constitucional ou neurodermite disseminada, é uma manifestação eczematosa peculiar, frequentemente associada à asma e/ou à rinite alérgica e, eventualmente, à urticária. Caracteriza-se pelo curso crônico, com períodos de crises e de acalmia, de surtos de eczema, manifestando-se isolada ou simultaneamente ou intercalando-se com as crises de asma ou rinite. Cerca de 30% dos indivíduos com eczema atópico têm asma ou rinite alérgica e 15% têm surtos de urticária. Além disso, 70% referem antecedentes familiares de atopia (eczema, asma ou rinite alérgica).

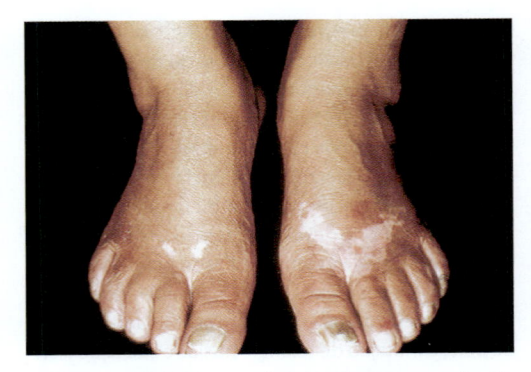

▲ **Figura 10.10** Leucodermia de contato. Lesão acrômica por contato com borracha de sandália.

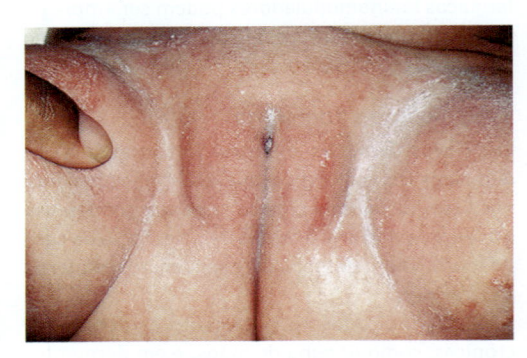

▲ **Figura 10.11** Dermatite de fraldas. Eritema, pápulas eritematosas e maceração na região das fraldas.

Patogenia

O paciente que apresenta eczema atópico deve ser compreendido como indivíduo cujo limiar de reatividade é anômalo, motivo pelo qual reage anormalmente a inúmeros estímulos – contactantes, ingestantes, inalantes e injetantes. Os mecanismos responsáveis por essa reatividade alterada não são completamente conhecidos, sabendo-se, porém, que fatores genéticos, mecanismos não imunológicos e imunológicos participam na patogênese da DA.

Fatores genéticos

Estudos retrospectivos verificaram que, quando ambos os pais são atópicos, 79% das crianças desenvolvem manifestações atópicas, enquanto, quando apenas um dos pais é atópico, essa incidência cai para 58%. Muitos autores admitem herança poligênica. A DA associa-se com a ictiose vulgar, doença autossômica dominante, que ocorre em 2 a 6% dos doentes com DA.

Mais recentemente, identificaram-se, na dermatite atópica, mutações dos genes da filagrina e loricrina, que levam à alteração da barreira epidérmica, havendo diminuição do nível de ceramidas, aumento de enzimas proteolíticas e maior perda de água transepidérmica. Essas alterações diminuem a função de barreira da epiderme, o que permite maior penetração de proteínas ambientais e favorece os estafilococos.

Fatores não imunológicos

Os fatores não imunológicos compreendem a participação de alterações metabólicas, fisiológicas e farmacofisiológicas.

- **Alterações metabólicas:** Crianças com fenilcetonúria podem exibir erupções cutâneas semelhantes à DA. Assinalam-se alterações no metabolismo dos hidratos de carbono (curva glicêmica achatada).
- **Alterações fisiológicas:** Os atópicos apresentam inúmeras alterações em suas respostas fisiológicas. Existem anormalidades psicofisiológicas, alterações da sudorese, alterações no manto lipídico e anormalidades da reatividade vascular cutânea.
    - **Fenômenos psicofisiológicos:** Existem relatos de associação de dermatite atópica com conflitos emocionais de todo tipo, não havendo, porém, estudos suficientemente controlados que permitam interpretação científica perfeita dessas associações. Da mesma forma, há tendência em admitir-se, com base em pura impressão clínica, um perfil de personalidade atópica envolvendo labilidade emocional, inteligência superior à média, hiperatividade e agressividade reprimida.
    - **Prurido:** Nos atópicos, o limiar do prurido é mais baixo e estímulos prurigênicos causam um prurido mais intenso e duradouro e em áreas mais extensas.
    - **Sudorese:** Clinicamente, a sudorese, no atópico, é acompanhada de prurido, mas as bases fisiológicas do fenômeno são controversas.
    - **Xerose cutânea:** É constatação clínica habitual a sequidão da pele nos atópicos. Vários fatores devem contribuir para esse fenômeno – alterações sudorais e alterações do manto lipídico cutâneo.
    - **Reatividade vascular cutânea anômala:** Existem várias evidências de alterações nas respostas vasculares cutâneas na dermatite atópica. A temperatura basal, especialmente nos segmentos acrais, é mais baixa nos atópicos, e, com os aumentos de temperatura, a vasodilatação é bastante lenta. Nos atópicos, ocorre dermografismo branco, isto é, paradoxalmente, o atrito sobre a pele produz branqueamento, ao invés de vasodilatação. Trata-se de fenômeno não específico, decorrente de vasoconstrição, observado em outras condições, como psoríase, micose fungoide e dermatite de contato alérgica, decorrente de vasoconstrição. A histamina participa de modo importante nos fenômenos inflamatórios da DA. Sua administração intramuscular produz eritema, particularmente na face, no pescoço e nas dobras antecubitais e poplíteas, mostrando peculiar sensibilidade dos vasos nessas áreas corpóreas.
- **Bloqueio β-adrenérgico parcial:** Significa exacerbação funcional dos receptores α-adrenérgicos. Esse mecanismo explicaria: tendência maior à vasoconstrição; maior favorecimento à liberação de mediadores pelas células efetoras, por diminuição dos níveis intracelulares de monofosfato cíclico de adenosina (cAMP) e aumento dos níveis intracelulares de monofosfato cíclico de guanosina (cGMP); diminuição da resposta hiperglicêmica adrenalina-induzida; aumento da resposta sudoral e branqueamento tardio por agentes colinérgicos. Registram-se, também, elevações da fosfodiesterase em leucócitos de atópicos, o que explicaria a diminuição dos níveis de cAMP com maior liberação de mediadores PGE2 e IL-10. A elevação dos níveis de PGE2 inibe a produção de interferon-γ pelas células T e estimula a produção de IL-4. A IL-4 atua sobre as células B, estimulando a produção de IgE. É importante salientar que níveis baixos de interferon-γ ocorrem nas fases agudas da dermatite atópica, observando-se expressão normal dessa citoquina nas fases crônicas.

Fatores imunológicos

- **Imunidade humoral:** A maioria dos doentes com DA tem níveis séricos de IgE elevados. Quando a única manifestação de atopia é a dermatite, os níveis de IgE são, geralmente, normais. Quando há associação com manifestações alérgicas respiratórias, os níveis de IgE tendem a se elevar e correlacionam-se com a gravidade da dermatite.

- **Imunidade celular:** Demonstrou-se que os infiltrados cutâneos na DA são compostos predominantemente por células T do tipo *helper* (CD4), com poucos linfócitos supressores (CD8).

A ativação das células T, na dermatite atópica, é modelo de predominância do padrão TH2. Os linfócitos T maturam em duas categorias funcionais mutuamente exclusivas – TH1 e TH2. Os primeiros secretam citoquinas essenciais para a resposta imune celular (IL-2 e interferon-γ). Já os segundos secretam linfocinas relacionadas à imunidade humoral (IL-4 e IL-5).

Nas lesões agudas da dermatite atópica, o desvio para a função TH2 é intenso, com predominância da IL-4 sobre o interferon-γ, não ocorrendo esse fenômeno nas lesões crônicas, quando a expressão de interferon-γ é importante.

As células T ativadas produzirão grandes quantidades de interferon, que ativam macrófagos, provocam a expressão de moléculas de adesão nas células endoteliais e epiteliais e, por meio dos fatores estimuladores da formação de colônias, ativam os eosinófilos e induzem a produção de leucotrieno-4, que é eritemogênico. As células T ativadas produzem, por meio do padrão TH2, a citoquina considerada hoje a mais importante nos mecanismos patogênicos da DA, a IL-4, que atua sobre os linfócitos B, aumentando a produção de IgE pela conversão de linfócitos B em células produtoras de IgE.

Existem inúmeras evidências de que, na DA, ocorre degranulação contínua ou intermitente dos mastócitos e basófilos. A degranulação dos mastócitos libera vários mediadores (histamina, PGD2, leucotrienos C4, D4 e E4), que provocam eritema, edema, vasopermeabilidade e quimiotaxia de leucócitos, havendo liberação de enzimas proteolíticas e lisossômicas promotoras de destruições tissulares. Além disso, os mastócitos liberam IL-4 e INF-α.

As citoquinas liberadas pelos mastócitos, queratinócitos ativados, monócitos e células T ativam as células endoteliais que expressam moléculas de adesão como ICAM-1, que colaboram no recrutamento de leucócitos nas lesões da dermatite atópica, contribuindo para os fenômenos inflamatórios.

A IgE aumentada leva à formação de imunocomplexos que podem reagir com receptores para a porção Fc de macrófagos, células de Langerhans e células T, levando à liberação de leucotrienos, prostaglandina E e linfocinas.

Os indivíduos com DA apresentam evidências de depressão da imunidade celular de modo bem estabelecido a nível clínico e, de modo controverso, a nível laboratorial. Clinicamente, verifica-se nos atópicos grande suscetibilidade a infecções virais, bacterianas e fúngicas, erupção variceliforme de Kaposi por herpes simples, molusco contagioso (comumente sob a forma de lesões extensas), verrugas (frequência maior controversa) e coxsackiose A-16. O *S. aureus* coagulase-positiva coloniza intensamente 75 a 100% dos doentes com DA e atua como superantígeno ativando diretamente células T, sem participar de qualquer mecanismo imune subjacente.

Do ponto de vista laboratorial, os doentes de DA se sensibilizam menos a contactantes como o dinitroclorobenzeno (DNCB) e antígenos vegetais (Rhus). Este aspecto de diminuição da imunidade celular T mediada estaria de acordo com a maior suscetibilidade dos atópicos às infecções, inclusive eczema herpético.

Disfunção mieloide na dermatite atópica

Na DA, há alterações na quimiotaxia de monócitos, macrófagos e neutrófilos. Além disso, os neutrófilos mostram diminuição de sua capacidade fagocitária. Esses fenômenos favorecem extremamente a colonização cutânea pelos estafilococos.

Portanto, a DA é resultado de complexas alterações de ordem imunológica e não imunológica que determinam que o indivíduo geneticamente predisposto reaja anormalmente a múltiplos estímulos endógenos e/ou ambientais.

Manifestações clínicas clássicas da dermatite atópica

O estudo das manifestações clínicas da dermatite atópica compreende três períodos evolutivos: na infância; no período pré-puberal; e na idade adulta. Em qualquer uma dessas fases, ocorrem manifestações que representam critérios considerados absolutos para a diagnose da dermatite e os chamados critérios menores que compreendem várias manifestações cutâneas que costumam ocorrer com frequência nos atópicos. São critérios absolutos:

- **Prurido:** Manifestação constante na dermatite atópica, em todas as suas fases.
- **Morfotopografia:** Localizações típicas da dermatite atópica:
  - **Na criança:** O acometimento facial com lesões eczematosas agudas e subagudas na fronte e nas regiões malares, poupando o maciço centro-facial.
  - **No adulto:** É característica a liquenificação nas áreas flexurais, dobras antecubitais, poplíteas e região do pescoço.

- **Tendência à cronicidade e/ou a recidivas frequentes:** Além dessas manifestações, praticamente constantes, podem estar presentes alterações que constituem os critérios menores de diagnose da dermatite atópica: história pessoal ou familiar de manifestações atópicas; positividade aos testes cutâneos imediatos; dermografismo branco ou vasoconstrição prolongada induzida por agentes colinérgicos; xerose; ictiose associada; exagero das linhas palmares; pitiríase alba; queratose pilar; palidez centro-facial com escurecimento orbitário; prega de Dennie-Morgan (representa uma dupla prega infrapalpebral ou, pelo menos, exacerbação da prega orbitária inferior por espessamento da pele); sinal de Hertogue (madarose da cauda das sobrancelhas por trauma determinado pelo prurido); tendência a dermatoses crônicas recidivantes das mãos; tendência a infecções cutâneas repetidas; e alterações oculares (catarata subcapsular anterior e queratocone).

Eczema atópico infantil

Surge, em regra, a partir do terceiro mês de vida, manifestando-se como lesões vesicossecretantes-crostosas, localizadas nas regiões malares (**Figura 10.12**). Pode permanecer localizado nessa área ou estender-se, atingindo toda a face, couro cabeludo, nuca, dobras antecubitais e poplíteas e, nos casos mais graves, generalizar-se (**Figura 10.13**). O prurido é variável, podendo, às vezes, ser intenso e determinar estado de agitação na criança, pela coçadura quase contínua. A complicação mais frequente é a infecção secundária, devendo-se notar que, mesmo a despeito da intensa coçadura, nunca surge a liquenificação. Complicação grave do eczema infantil é a infecção pelo contato com o herpes-vírus simples (HVS) ou da vacina, que determinam o quadro da erupção variceliforme de Kaposi (eczema herpético – eczema vacinal). A criança desenvolve um quadro febril, com sinais de toxemia, ao mesmo tempo em que surgem lesões vesicopustulosas disseminadas, particularmente nas áreas eczematosas. A evolução do eczema infantil dá-se por surtos, com predomínio, em geral, nos dois primeiros anos de vida, quando tende a melhorar, podendo desaparecer completamente ou persistir em forma discreta com algumas lesões, surgindo na face ou nas áreas de dobras. O quadro bem conhecido de pitiríase alba pode muitas vezes representar uma forma mínima de eczema atópico, cujo fator agravante ou desencadeante é a luz solar.

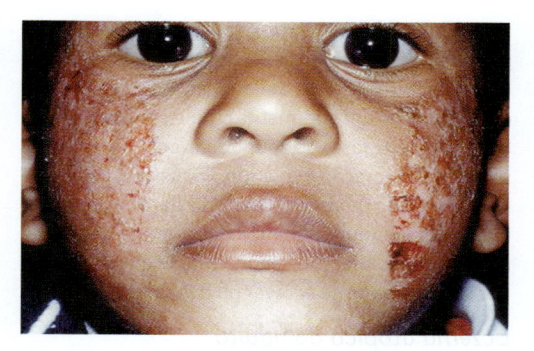

▲ **Figura 10.12** Dermatite atópica tipo eczema infantil. Lesões vesicossecretantes e crostosas nas regiões malares. Maciço centro-facial poupado.

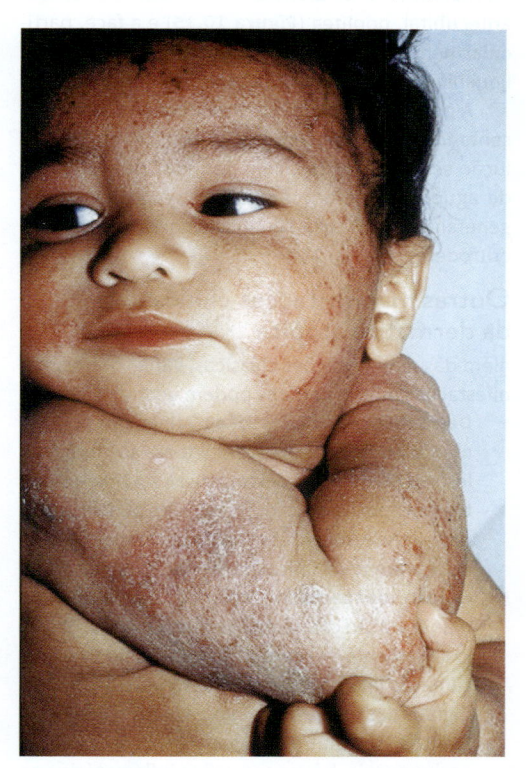

▲ **Figura 10.13** Dermatite atópica infantil. Lesões típicas na face e placas eczematosas nos membros superiores. A foto surpreende o ato de coçar o membro superior.

Eczema atópico pré-puberal

Pode se manifestar como uma continuação do eczema infantil ou surgir alguns anos após o desaparecimento deste. Nas formas mais comuns, são comprometidas as regiões de dobras, como poplítea, pré-cubital, e regiões como face, punhos e dorso das mãos e dos pés. O quadro clínico é de áreas de liquenificação com escoriações, isto é, de uma dermatite crônica (Figura 10.14). Há, entretanto, fases de agudização com eritema, vesiculação e secreção, podendo, inclusive, ocorrer generalização do quadro. O prurido é variável, às vezes intenso e contínuo, porém, a despeito da coçadura, raramente há infecção secundária. O quadro evolui por surtos e pode se agravar ou desaparecer.

Eczema atópico do adulto (neurodermite disseminada)

O quadro de eczema atópico do adulto atinge preferencialmente as áreas de flexão como pescoço, antecubital, poplítea (Figura 10.15) e a face, particularmente a região periorbital. Caracteriza-se por liquenificação e escoriações, sendo o prurido variável.

A pele é seca e ligeiramente descamativa, apresentando o chamado dermografismo branco. A evolução se dá por surtos, com períodos de melhora e de agudização, e o quadro pode, eventualmente, generalizar-se (Figura 10.16), chegando à síndrome eritrodérmica.

Outras manifestações clínicas da dermatite atópica

Além das manifestações clássicas, várias outras manifestações menos comuns podem ocorrer:

- **Dermatite crônica das mãos:** Atingindo especialmente o dorso dessas extremidades sob forma de lesões eritematosas, descamativas, levemente infiltradas e com fissuração. Essas lesões podem acompanhar as lesões clássicas da dermatite atópica ou representar a única manifestação do processo.
- **Polpite descamativa crônica:** Constitui uma manifestação característica que, às vezes, ocorre isoladamente e é representada por eritema e descamação fina, com eventual fissuração das polpas digitais das mãos, dos pés ou de ambos. Quando as lesões são muito intensas e atingem as dobras periungueais, há repercussões inflamatórias na matriz ungueal e surgem distrofias ungueais.
- **Prurigo eczema:** Ocorre ocasionalmente, em especial em adultos; as manifestações atópicas compreendem lesões papulopruriginosas, tipo prurigo, isoladas, mas, com mais frequência, concomitantemente a lesões eczematosas.
- **Eczema disidrosiforme:** Entre as condições que produzem este quadro, encontra-se a dermatite atópica.

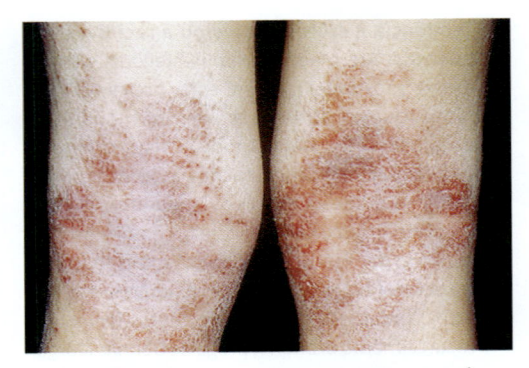

▲ Figura 10.14 Eczema atópico pré-puberal. Áreas de eritema, liquenificação acentuada e escamas nas dobras antecubitais.

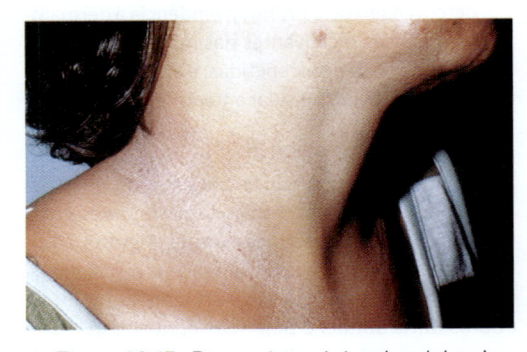

▲ Figura 10.15 Dermatite atópica do adulto. Lesões liquenificadas e descamativas na região cervical.

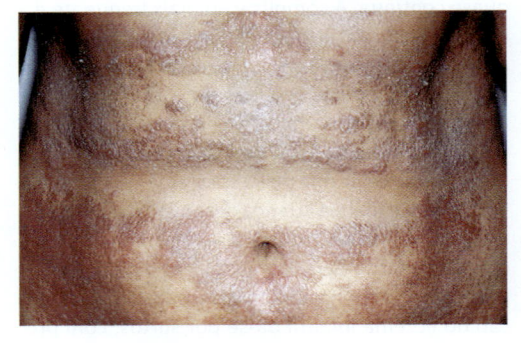

▲ Figura 10.16 Dermatite atópica do adulto. Lesões disseminadas no tronco sob a forma de placas eczematosas subagudas e crônicas.

- **Pápulas periumbilicais pruriginosas:** São pápulas foliculares eritematosas, pruriginosas escoriadas que podem confluir em placas na região periumbilical.

- **Hiperpigmentação do pescoço ("pescoço sujo"):** Presente em adultos sob a forma de hiperpigmentação reticulada nas faces laterais do pescoço.
- **Coxa atópica:** São lesões papulosas e eczematosas localizadas na porção inferior da região glútea e face posterior das coxas que acometem especialmente crianças de 6 a 8 anos. É frequentemente confundida com dermatite de contato.

Diagnose da dermatite atópica

A diagnose é clínica, por meio de anamnese, morfotopografia das lesões, presença de prurido, cronicidade e, eventualmente, pode ser demonstrado, em particular nos casos em que a dermatite atópica se associa a manifestações atópicas respiratórias, aumento de IgE.

Na diagnose diferencial, devem ser consideradas outras dermatites eczematosas; na infância, particularmente dermatite seborreica; nos adultos, dermatite seborreica, dermatites de contato e líquen simples crônico.

Além das dermatites eczematosas, pode ser necessária a diagnose diferencial com psoríase, eritrodermia ictiosiforme, dermatofitoses, candidoses, pitiríase rósea, líquen plano, histiocitose X, síndrome de Netherton, acrodermatite enteropática e síndrome da hiper-IgE, na qual ocorrem manifestações cutâneas pruriginosas idênticas às da dermatite atópica e há grande produção de IgE e deficiência da imunidade celular, determinando infecções cutâneas repetidas por estafilococos, infecções pulmonares recorrentes e candidose.

Tratamento da dermatite atópica

A DA é afecção crônica, recidivante. Por não existir recurso algum para sua cura definitiva, o objetivo do tratamento deve ser o controle da afecção, enquanto se aguarda por uma possível involução espontânea da dermatose, que pode ocorrer. Assim, o tratamento deve ser orientado para diminuir a sintomatologia e a reação inflamatória, reconhecendo, afastando ou excluindo fatores que agravam o quadro evolutivo da afecção.

Cuidados gerais

Deve ser dada orientação sobre a dermatite e a sua evolução, além das pioras com a exposição ao frio e calor excessivos, e aos fatores ambientais, alimentares, psicológicos. Em crianças, é fundamental explicar aos pais a predisposição familiar, esclarecendo que a causa da DA ainda não é conhecida. Deve-se relatar sobre o resultado prospectivo do tratamento, que possibilita o controle da afecção, para evitar falsa perspectiva e o abandono da terapia. Informar aos pais que, com o crescimento, as condições da pele tendem a melhorar, com consequente diminuição dos surtos e melhora progressiva até a puberdade, quando pode ocorrer remissão do quadro.

- **Banhos:** Devem ser feitos em água morna, não demorando mais de 3 a 5 minutos. Os sabonetes utilizados precisam ser suaves ou os chamados neutros, que, na realidade, têm o mesmo pH alcalino dos demais, com a única vantagem de não terem fragrância. Como a pele do atópico é desidratada, sem gordura, os sabões devem ser usados o menos possível, no máximo 1 vez/dia, ou a cada 2 a 3 dias, eventualmente só nas áreas das dobras. Nunca friccionar a pele com esponjas ou similares. Após o banho, com a pele ainda úmida, passar emolientes, para a umectação da pele e prevenir a perda de água do estrato córneo. Os corticosteroides são mais absorvidos após o banho.

  O banho de mar é preferível ao banho de piscina para o atópico. Entretanto, para crianças, não se deve proibir o banho de piscina, quando esta for uma de suas atividades favoritas. Nesses casos, deve-se tomar banho de ducha ao sair da piscina e aplicar óleo ou creme emoliente.

- **Hidratação e lubrificação:** A pele do atópico é seca, devendo sempre serem usadas substâncias emolientes ou lubrificantes que evitem a desidratação. Os mais ativos são à base de vaselina líquida ou óleo de amêndoas, que fundamenta os chamados *cold creams*. Os produtos com propilenoglicóis são efetivos, ainda que potencialmente mais irritantes. Os tópicos devem ser aplicados após o banho e, quando necessário, várias vezes durante o dia. A ureia, hidratante clássico, precisa ser utilizada com cuidado porque pode produzir irritação e ardor nos atópicos.

- **Vestuário:** As roupas que entram em contato com a pele devem ser de algodão e folgadas, para permitir ventilação corporal adequada. O suor é um fator importante no desencadeamento do prurido. Deve-se evitar o contato da pele com tecidos de lã e fibras sintéticas. Portanto, quando for necessário um agasalho, este deve ficar sobre o tecido de algodão. É recomendável que a lavagem de roupas seja feita com sabão, e não com detergentes. Também é recomendável não empregar branqueadores (cloro) nem amaciantes.

- **Corte de unhas:** A consequência do prurido é a coçadura, cujo instrumentos são as unhas. Especialmente em crianças, deve-se cortar as unhas 2 vezes/semana, o que evitará escoriações. As luvas de algodão atenuam, mas não impedem o dano à pele pela coçadura.
- **Ambiente:** A habitação e o local de trabalho devem ser limpos e isentos de poeira que contenha aeroalergênios IgE-dependentes, ácaros (*Dermatophagoides pteronyssinus, D. farinae*), pelos de animais domésticos (gatos e cachorros) e fungos (*Alternaria e Cladosporium*). Procura-se manter a temperatura estável (25-27 °C), sem muita oscilação para calor ou frio e com umidade relativa do ar. Em regiões onde a umidade atmosférica é muito baixa, vaporizadores ou umidificadores, sem aquecimento, durante a noite, contribuem para hidratar a pele. O quarto do atópico deve possuir poucos móveis. O colchão e o travesseiro precisam ser de espuma e revestidos de plástico; já lençóis e colchas, de algodão. No quarto da criança, não permitir o uso de brinquedos de pelúcia ou de outros não laváveis. Também tapetes, cortinas e carpetes devem ser laváveis.
- **Alimentos:** O papel dos alimentos na DA é controverso. Há pesquisas que apontam melhora do quadro com dietas de eliminação, particularmente as que excluem ovos, leite de vaca e derivados. Para pesquisar alergênio alimentar, a prova mais conclusiva é de exclusão. Há trabalhos demonstrando que o uso isolado de leite materno em lactentes até 6 a 12 meses mostrou melhor evolução da DA do que quando o leite materno foi associado a outros alimentos.

Testes cutâneos e RAST

Os testes cutâneos, fricção ou minipicada (*prick*), podem revelar a presença de sensibilidade imediata para aeroalergênios ou alimentares. Entretanto, as tentativas de correlacionar esses testes cutâneos, bem como o RAST (*radioallergosorbent*), com alimentos e quadro clínico são, em geral, frustrantes, e não aconselhamos seu emprego.

Medicamentos tópicos

- **Corticosteroides:** Os corticosteroides tópicos são os medicamentos mais úteis no tratamento da DA. Deve-se esclarecer o paciente sobre sua natureza, suas vantagens e seus efeitos colaterais, para evitar, tanto quanto possível, a automedicação. São úteis em todas as formas clínicas da DA e em todas as idades, mas não devem ser empregados indiscriminadamente. Em crianças de 0 a 2 anos, devem ser usados corticosteroides de baixa potência, de preferência a hidrocortisona, 0,5 a 1%, por períodos curtos (10-20 dias). Também para crianças maiores de 2 anos, a hidrocortisona, de 1 a 2%, continua sendo o corticosteroide eletivo; em casos que o requeiram, podem ser empregados corticosteroides de média potência (mometasona, desonida), encontrados em concentração de 0,1%. Os corticosteroides de potência alta (betametasona, difluocortolona, triancinolona) e os de potência muito alta (clobetasol) devem ser usados somente em adolescentes e adultos e em lesões crônicas, liquenificadas. No uso dos corticosteroides, as seguintes normas devem ser observadas: empregar o corticosteroide de menor potência consoante o quadro clínico; nunca usar corticosteroides de alta potência em crianças; o corticosteroide pode ser diluído em creme; nunca retirar subitamente o corticosteroide; diminuir gradualmente a potência ou a frequência da aplicação.
- **Imunomoduladores tópicos:** São o pimecrolimo, usado em concentrações a 1% em cremes, e o tacrolimo, em concentrações de 0,03% e 1% em pomadas. Esses medicamentos mostram-se eficazes na dermatite atópica e têm a grande vantagem de não produzir os efeitos colaterais dos corticosteroides tópicos – atrofia, telangiectasias e estrias. Apenas ocasionalmente determinam sensação de ardor e queimação. Como desvantagem, são produtos de alto custo. São particularmente indicados em formas de dermatite atópica menos intensas e localizadas em áreas com maior probabilidade de ocorrer efeitos adversos com corticosteroides tópicos – face, especialmente região orbitária, dobras, genitais e quaisquer áreas do corpo que já mostrem os efeitos colaterais da corticoterapia tópica prolongada. Tais fármacos também são extremamente úteis como terapia de manutenção após o uso de corticosteroides para a melhora de áreas de dermatite muito inflamadas. Nos ensaios clínicos realizados, não houve efeitos sistêmicos por absorção sistêmica dos imunomoduladores, que apenas devem ser evitados na síndrome de Netherton, na qual, por deficiência da barreira cutânea, detectaram-se níveis sanguíneos comparáveis ao uso sistêmico desses medicamentos.
- **Alcatrões:** O coaltar a 3% ou *liquor carbonis detergens* (LCD) 5% em creme ou loção é uma opção para alternar com o corticosteroide tópico. É um tratamento eletivo para lesões localizadas.

- **Antibióticos tópicos:** Quando houver infecção secundária, utilizar a mupirocina a 2%, que não deve ser empregada em áreas maiores que 20% da superfície corpórea, pelo risco de nefrotoxicidade. Pode ser substituída pelo ácido fusídico a 2% ou pela gentamicina a 0,1%.
- **Antissépticos:** Nas formas agudas com infecção secundária, deve-se fazer uso de compressas de permanganato de potássio diluído, na proporção de 1g para 20 litros de água, ou solução de Burow, diluída na proporção de 15 mL para 750 mL de água ou água boricada a 2%. Como já referido, o permanganato de potássio pode ser utilizado em banhos de imersão. O uso de cremes contendo substâncias germicidas, como a triclosana, vem sendo atualmente preconizado.

Medicamentos sistêmicos

- **Corticosteroides:** O uso sistêmico de corticosteroides deve ser evitado pela necessidade da administração contínua e possibilidade de rebote, quando retirados. Entretanto, em pacientes que não respondem a outros tratamentos, com prurido intenso ou eritrodermia sem infecção, o emprego pode ser imperativo. O fármaco de escolha é a prednisona, 1 a 2 mg/kg/dia, no início, procurando reduzir a dose gradualmente de acordo com a melhora. Deve-se procurar a menor dose possível, inclusive com a administração em dias alternados.
- **Antibióticos:** A pele do atópico tem colonização de *S. aureus*, cujo desenvolvimento é favorecido pela xerose, pelo prurido e pela liquenificação. A infecção é fator importante na exacerbação da afecção. Deve ser cogitada sempre que ocorrer aumento do eritema, secreção ou aparecimento de pústulas, principalmente se o quadro estiver resistente ao tratamento. A infecção secundária recorrente ocorre em 40% das crianças atópicas. Quando ocorrer infecção, é preciso recorrer a antibióticos via sistêmica, de preferência após antibiograma, ou empregar a eritromicina, cefalosporina ou dicloxacilina por um período de 10 dias.
- **Anti-histamínicos:** São indicados de maneira eletiva para o controle do prurido. Aqueles que são sedativos (hidroxizina, cetirizina, clorfeniramina) ajudam a conciliar o sono e devem ser administrados, de preferência, ao deitar-se, podendo ser empregado um não sedativo pela manhã, como loratadina, fexofenadina e epinastina. Quando houver associação com asma, o cetotifeno é indicado. Também pode ser empregada a doxepina, 10 a 50 mg/dia, VO.
- **Imunomoduladores sistêmicos**
    - **Talidomida:** É o imunomodulador mais eficiente para o controle da DA, ainda que não existam estudos controlados definitivos. O efeito é evidente entre a 3ª e 4ª semana de tratamento. Não deve ser empregada quando há possibilidade de gravidez.
    - **Interferon-γ (IFN-γ):** Atua diminuindo a intensidade do prurido e a eosinofilia. Há relatos de efeitos favoráveis em formas graves. Entretanto, o tratamento é oneroso.
    - **Inibidores de fosfodiesterase – teofilina:** 300 mg, VO, 2 vezes/dia, por 5 dias, podem aliviar os surtos, porém o uso por mais tempo leva à taquifilaxia.
- **Fototerapia:** Todas as formas de fototerapia mostram-se úteis na dermatite atópica: UVB; UVB *narrow-band*; UVA em combinação com UVB; e PUVA. UVB pode beneficiar a dermatite atópica leve. O PUVA tem os inconvenientes de uso sistêmico dos psoralênicos e os riscos de neoplasias. Aparentemente, a melhor terapêutica baseada em luz é o UVB *narrow-band* ou UVA associado a UVB.
- **Sedativos:** São muitas vezes necessários para melhorar o sono e evitar o ato compulsivo de coçar.
- **Psicoterapia:** Há aspectos psicológicos nos atópicos, porém não estão definidas relações específicas. Tratamentos psicológicos associados são indicados quando necessário. Técnicas de comportamento para controle do hábito de coçar são indicadas. Grupos educativos com doentes, médicos, psicólogos e enfermeiros são muito eficientes para a orientação e o tratamento.

Imunossupressores

- **Ciclosporina:** Indicada em formas graves e resistentes de DA. A dose é de 3 a 5 mg/kg/dia. Há, em geral, melhora evidente em 2 semanas, quando a dose pode ser diminuída, procurando-se a menor dose necessária. O tempo de administração é indeterminado. Não deve ser administrada com a eritromicina e quando houver suspeita de infecção pelo herpes-vírus e *S. aureus*. Evitar o uso em crianças e em doentes com hipertensão, nefropatia e hepatopatia.
- **Metotrexato:** Há relato da administração em formas graves, dose de 15 mg/semana ou 2,5 mg, 4 vezes/semana, com eventuais melhoras.
- **Azatioprina:** Há referência sobre o uso em formas graves, dose de 100/200 mg/dia, por 6 semanas, com eventuais melhoras.

- **Micofenolato de mofetila:** Pode ser bastante útil em alguns doentes na dose de 1,5 a 2 g/dia, VO.

Imunobiológico

A mais recente medicação introduzida para o tratamento da dermatite atópica é um imunobiológico, o dupilumabe (Dupixente®), que se constitui em um anticorpo monoclonal totalmente humano que inibe a sinalização das interleucinas IL-4 e IL-13, interferindo na produção de imunoglobulina E (IgE). É empregado por via subcutânea.

- As doses para adultos são: dose inicial de 600 mg (2 seringas de 300 mg, seguidas da administração de 300 mg a cada 2 semanas por longo prazo).
- As doses para crianças e adolescentes de 6 a 17 anos são descritas na **Tabela 10.5**.

Tabela 10.5 Doses de dupilumabe para tratamento de dermatite atópica de crianças e adolescentes de 6 a 17 anos de acordo com o peso

Peso corporal	Dose inicial	Doses subsequentes
≥ 15 a < 30 kg	600 mg	300 mg, a cada 4 semanas
≥ 30 kg a < 60 kg	400 mg	200 mg, a cada 2 semanas
≥ 60 kg	600 mg	300 mg, a cada 2 semanas

Os efeitos colaterais mais frequentes são conjuntivites e queratites.

Hospitalização

A hospitalização é indicada em casos graves e resistentes, uma vez que possibilita afastar o doente do seu ambiente, excluindo fatores agravantes e permitindo tratamento adequado. Esse procedimento também permite afastar alergênios suspeitos.

Outros medicamentos

Outro medicamento utilizado no tratamento da dermatite atópica são as ervas chinesas, uma medicação tradicional que combina de 8 a 12 ervas em chá, escolhidas consoante o comprometimento cutâneo. Foi reportada recentemente uma investigação mostrando que, no grupo de atópicos que tomou o chá, houve uma melhora comparativamente àquele que recebeu placebo.

Eczema ou dermatite numular

A dermatite numular é um quadro eczematoso de causa desconhecida, provavelmente multifatorial, e no qual frequentemente existe um componente de infecção bacteriana. Alguns autores relacionam o eczema numular à atopia, o que não é fato constante.

Ocorre em ambos os sexos, surge em qualquer idade, sendo, porém, mais frequente em adultos e pessoas idosas. Tende a piorar no inverno e a melhorar no verão. Frequentemente, é associado à pele seca e agravado ou desencadeado pelo uso excessivo de sabão e água.

Manifestações clínicas da dermatite numular

Esse tipo de dermatite caracteriza-se por placas papulovesiculosas, ovais ou redondas, cujas dimensões variam de um a vários centímetros. Com o dessecamento das secreções, formam-se crostas, muitas vezes melicéricas, pela infecção secundária. Em algumas lesões, há tendência para involução central, com progressão lenta na periferia, dando lugar a eflorescências anulares ou circinadas. As lesões são múltiplas e podem surgir em qualquer área, todavia são mais comuns nas extremidades, particularmente nos antebraços, nas pernas, no dorso das mãos e dos pés (**Figura 10.17**). Não são necessariamente simétricas. Cada surto dura de semanas a meses, com recorrências durante anos. As lesões desaparecem sem deixar cicatriz e as recidivas podem surgir no mesmo local ou em outras regiões.

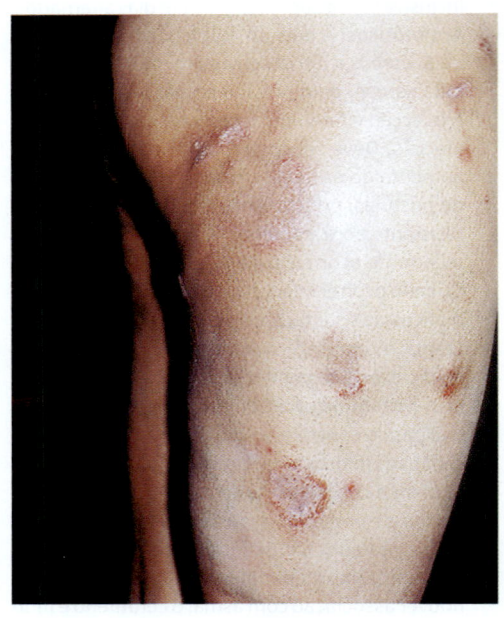

▲ **Figura 10.17** Eczema numular. Placas numulares eritematopapulovesiculosas no membro inferior.

Diagnose

A diagnose diferencial deve considerar a dermatofitose, que apresenta lesões circulares, com centro claro, bordas papulodescamativas e que pode ser excluída pelo exame micológico; algumas erupções medicamentosas, que podem ser excluídas pela história; e, em crianças, o impetigo, no qual há sempre lesões pustulosas iniciais. A exsudação e a vesiculação permitem excluir psoríase e parapsoríase, porém, em caso de dúvida, deve-se fazer o exame histopatológico.

Tratamento

Deve-se evitar o uso de sabões, detergentes e antissépticos nas áreas afetadas e proteger a pele, evitando o contato com lã e tecidos sintéticos, preferindo-se roupas interiores de algodão.

A terapia tópica é feita com creme ou pomada de corticosteroide fluorado ou com derivado de quinolina, eventualmente, em curativos oclusivos. Pode-se alternar o corticosteroide com pomada de coaltar de 1 a 3%. Ocorrendo infecção, usar antibiótico com o corticosteroide topicamente e, se necessário, administrar antibiótico via sistêmica. O uso de corticosteroide pode ser alternado com as pomadas de pimecrolimo ou tacrolimo.

O prurido pode ser tratado com anti-histamínicos ou sedativos. Em casos extensos e resistentes à terapia tópica, pode ser administrado corticosteroide sistêmico, inicialmente com dose entre 60 e 40 mg/dia de prednisona ou equivalente, gradualmente reduzida, sendo frequentes as reações de rebote. Em lesões localizadas, infiltrações intralesionais de corticosteroide, usando-se a triancinolona diluída em soro fisiológico, 3 a 4 mg/mL, a cada 7 a 15 dias. Em casos extensos, pode ser feita fototerapia.

Eczema ou dermatite de estase

O eczema ou dermatite de estase, eczema varicoso ou hipostático, é uma doença crônica das pernas, decorrente da estase venosa nesta região. Ocorre em adultos, sendo mais frequente em mulheres, principalmente no período pós-parto. A causa mais comum de estase são varizes, por insuficiência valvular ou tromboflebites. Outros fatores que também podem determiná-la são obesidade, lesões tróficas musculares, artrites deformantes ou fraturas nos membros inferiores e pés valgos-planos. Entre os sinais prodrômicos da afecção, estão o edema e a dermatite ocre, caracterizada por manchas vermelho-acastanhadas decorrentes da pigmentação hemossiderótica residual após púrpura de estase.

Manifestações clínicas

Localização inicial no terço inferior da perna, iniciando-se geralmente no tornozelo e estendendo-se gradualmente. Quadro eczematoso, eritematoso e vesicossecretante na fase aguda e liquenificação no período crônico (**Figura 10.18**).

Há, frequentemente, infecção bacteriana associada (celulite) que pode evoluir para erisipela. Após intervalo de tempo variável e por ausência de tratamento adequado, pode ocorrer disseminação do quadro eczematoso por mecanismo de sensibilização. O mesmo quadro pode acontecer em virtude do emprego local de fármacos, particularmente fotossensibilizantes como sulfas e prometazina. Ulcerações podem se desenvolver, constituindo as úlceras da perna ou de estase, estudadas no Capítulo 19 (**Figura 10.19**). O complexo eczema-úlcera-erisipela no curso evolutivo pode conduzir à dermatoesclerose e à elefantíase.

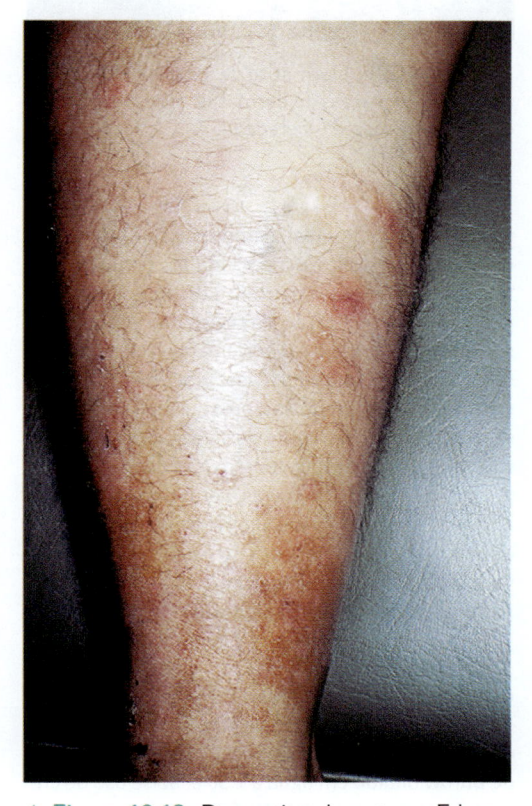

▲ **Figura 10.18** Dermatite de estase. Edema, pápulas eritematosas, pápulas escoriadas e dermatite ocre no terço inferior da perna.

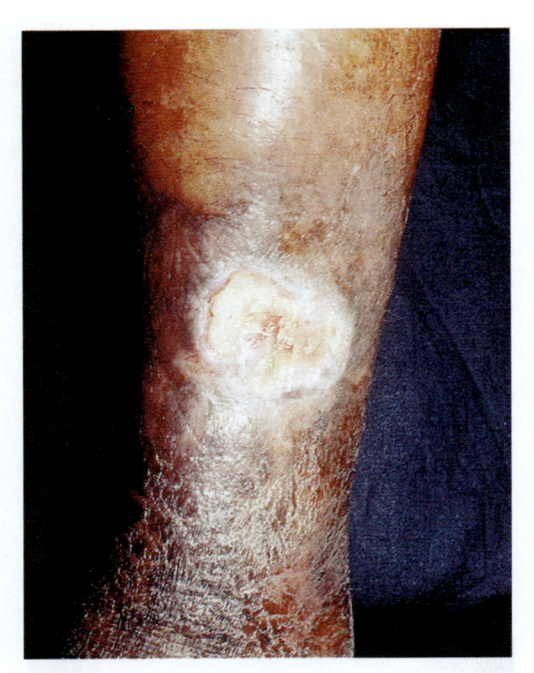

▲ **Figura 10.19** Dermatite de estase. Estágio mais avançado com áreas de dermatite ocre, liquenificação, descamação e ulceração.

Diagnose

Na diagnose diferencial, cumpre excluir a possibilidade de dermatofitose associada e o papel de contactantes, particularmente medicamentos, como agravantes. A realização de testes de contato pode ser indicada. Também é relativamente fácil a diagnose diferencial com a púrpura hipostática e dermatite ocre e as púrpuras pigmentosas, pela ausência do quadro eczematoso. Na dermatite de estase, pode haver lesões tipo atrofia branca, porém não ocorrem lesões purpúricas, necrose e úlceras, permitindo facilmente a diferenciação com a vasculopatia livedoide. Havendo edema persistente, deve-se excluir componente venoso, solicitando ultrassonografia *doppler color* para veias dos membros inferiores.

Tratamento

O tratamento local depende da fase da erupção. Na forma aguda, realizam-se banhos ou compressas de permanganato de potássio a 1:25.000 ou de líquido de Burow diluído em água a 1:30 e faz-se uso de cremes de corticosteroides. Na forma crônica, empregam-se apósitos oclusivos com corticosteroides ou pomada de pimecrolimo ou tacrolimo.

Também se administram corticosteroide via sistêmica, de acordo com a intensidade do quadro, em doses iniciais equivalentes a 20 a 40 mg de prednisona, reduzidas gradualmente, e antibióticos de largo espectro, conjuntamente. Repouso e elevação da perna são indispensáveis na forma aguda. Na fase crônica, além da elevação da perna, pode ser útil o uso da meia elástica ou, eventualmente, da bota de Unna, se houver ulceração. Melhorado o quadro, deve-se tratar a causa responsável pela estase.

Eczema disidrótico ou disidrose

Trata-se de quadro de lesões vesiculosas nas palmas e plantas, de caráter recidivante, considerado como reação eczematosa de aspecto peculiar pelas características anatômicas das áreas comprometidas. Entre seus principais fatores etiológicos, relacionam-se:

- **Infecção fúngica e mícides:** Dermatofitose em fase inflamatória aguda pode causar aparecimento da erupção vesiculosa nas mãos e/ou nos pés. São as ides-reações (*tricofítedes, microsporídes, epidermofítides*), em que há ausência de fungos, e que ocorrem em virtude da absorção de antígenos fúngicos. Um quadro frequente é uma dermatofitose aguda, inflamatória, nos pés (com o exame direto positivo para dermatófito), ser responsável pelo aparecimento da erupção disidrótica nas mãos (nas quais o exame micológico é negativo).
- **Infecções bacterianas:** É possível a participação de antígenos bacterianos.
- **Endotantes:** Fármacos como a penicilina, outros antibióticos e anti-inflamatórios podem desencadear erupção disidrótica.
- **Contactantes:** Numerosas substâncias podem determinar erupção disidrótica por contato. O mecanismo pode ser irritação primária ou sensibilização.
- **Atopia:** Alguns casos de eczema disidrótico podem representar uma manifestação de atopia.
- **Fatores emocionais:** São importantes como desencadeantes, particularmente em atópicos. É possível que o quadro disidrótico tenha, como causa única, fatores estressantes, principalmente quando apresenta associação com hiperidrose.

Manifestações clínicas

Quadro de aparecimento súbito, agudo, recorrente, caracterizado por lesões vesiculosas, estritamente limitado às palmas das mãos e/ou às plantas dos pés (**Figura 10.20**).

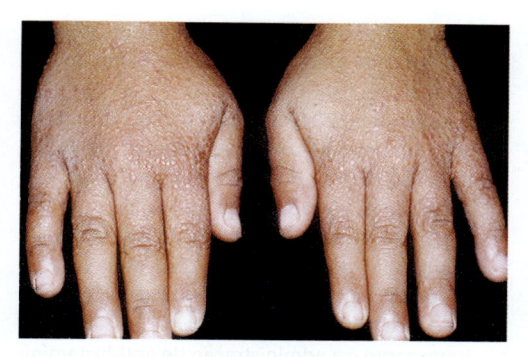

Figura 10.20 Disidrose. Erupção vesiculosa bilateral nas mãos. Produzida por amoxicilina.

É bastante característica a falta de eritema, sendo que as vesículas são numerosas, isoladas ou confluentes, e, eventualmente, encontram-se bolhas. Em alguns dias, por infecção secundária, podem tornar-se purulentas e ocorrer eritema inflamatório. A evolução do quadro é, em média, de 3 semanas.

Diagnose
A diagnose diferencial se dá com a pustulose palmoplantar que se admite ser uma forma de psoríase pustulosa.

Tratamento
Na fase inicial, empregam-se banhos ou compressas de solução aquosa de permanganato de potássio a 1:25.000 e cremes de corticosteroides associados com antibióticos, se necessário.

Nos quadros graves, deve-se administrar corticosteroides via sistêmica. Quando ocorre infecção secundária, usam-se antibióticos de largo espectro, como as tetraciclinas ou macrolídios. Penicilina deve ser evitada pela tendência a reações alérgicas disidróticas. Anti-histamínicos e benzodiazepínicos podem ser úteis como coadjuvantes. É preciso investigar e eliminar a causa, fazer os testes de contato, quando necessários.

Líquen simples crônico
O líquen simples crônico ou neurodermatite circunscrita é uma placa liquenificada, bastante pruriginosa, de evolução crônica, progressiva. Mais comum em mulheres, é rara na criança, sendo mais frequente nos orientais.

O líquen simples é uma resposta reativa cutânea que se inicia por estímulos exógenos que podem ser picadas de insetos ou irritantes relativos químicos ou físicos. Alguns autores acreditam que essa reatividade cutânea possa estar ligada à atopia. O fator mais importante é, entretanto, o estado emocional em que há, sempre, na base, ansiedade ou obsessão compulsiva. O estímulo inicial determina o prurido e, pelo estado emocional, a necessidade incontrolável de coçar. A coçadura repetitiva, mesmo após a exclusão do estímulo inicial, leva à liquenificação que determina prurido, formando-se, assim, a reação em cadeia. A coçadura alivia o prurido, mas aumenta a liquenificação, que, por sua vez, aumenta o prurido, com a participação do estado emocional.

Manifestações clínicas
Quando inteiramente desenvolvido, o quadro apresenta-se como placa liquenificada, caracterizada pela acentuação dos sulcos, espessamento e hiperpigmentação da pele. Na parte central, há a liquenificação, e, ao redor, podem-se distinguir pápulas liquenoides. A hiperpigmentação é mais nítida na periferia.

Os sítios de predileção são a nuca, as regiões sacral e genital e os membros, podendo ocorrer, entretanto, em outras áreas (**Figuras 10.21** e **10.22**).

Diagnose
Na diagnose diferencial, devem ser excluídos os seguintes processos:
- **Eczema atópico:** Pode apresentar áreas de liquenificação, geralmente simétricas, nas dobras antecubitais e poplíteas. Há, frequentemente, história individual ou familiar de atopia-asma, eczema e rinite.
- **Psoríase:** Não é, em regra, pruriginosa, e atinge quase sempre os cotovelos e os joelhos.
- **Dermatite de estase:** Mais aguda, localiza-se nas pernas, sendo acompanhada dos sinais de insuficiência venosa.
- **Dermatite de contato:** Pode ser liquenificada, mas os dados da história, incluindo a exposição, permitem a diagnose diferencial.
- **Líquen plano:** Pode formar placa de liquenificação. O encontro de outras lesões, como nos punhos ou na mucosa bucal, possibilita confirmar a diagnose de líquen plano.

Tratamento
- Esclarecer o doente para não coçar, para que se possa interromper o círculo vicioso prurido, liquenificação, maior prurido e maior liquenificação. Eventualmente, administrar sedativos ou antipruriginosos. Aplicar pomada de corticosteroide

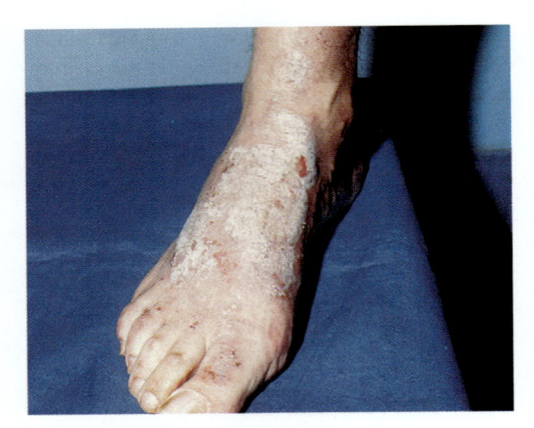

▲ **Figura 10.21** Líquen simples crônico. Placas liquenificadas e hiperqueratósicas no dorso do pé.

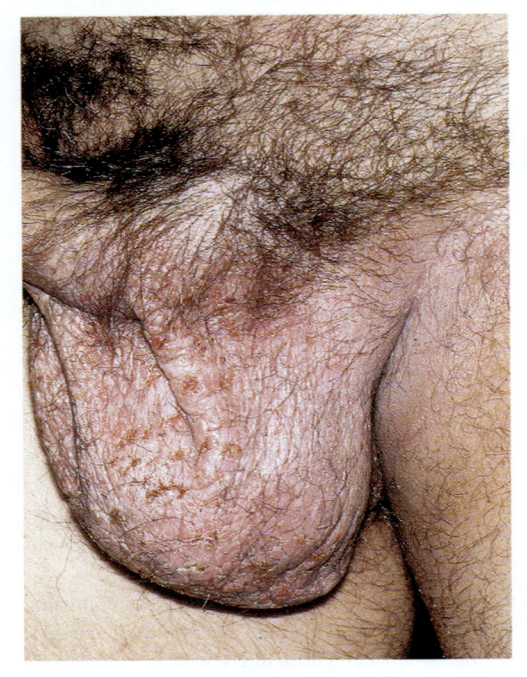

▲ **Figura 10.22** Líquen simples crônico. Localização genital. Acentuada liquenificação com erosões na região escrotal.

com plástico oclusivo, renovável a cada 24 horas. Pomadas de pimecrolimo ou tacrolimo podem ser úteis.
- Resultados mais efetivos são obtidos com infiltrações intralesionais de corticosteroide, triancinolona 4 a 5 mg/mL, dose de 10 a 20 mg, consoante à extensão da lesão, a cada 7 a 15 dias.
- Nos casos de lesões limitadas, de liquenificação acentuada e de aspecto verrucoso, pode ser indicado remover a área afetada por exérese simples ou com enxertia, se necessário.
- Importante é a administração de anti-histamínicos para evitar o prurido. A hidroxizina (25 mg até a dose máxima de 100 mg/dia) e a cetirizina (10 mg/dia ao deitar-se) têm ação antipruriginosa, tranquilizante e hipnótica. Quando houver ansiedade, os benzodiazepínicos são úteis, pela ação ansiolítica e hipnótica. Quando ocorrer um estado obsessivo-compulsivo, com depressão, os antidepressivos tricíclicos são indicados.

Dermatite eczematoide infecciosa (eczema microbiano)

Trata-se de processo eczematoso, geralmente agudo, que surge associadamente a processos infecciosos exsudativos purulentos, provavelmente por ação de contato sensibilizante aos elementos do exsudato infeccioso, inclusive as próprias bactérias e, menos frequentemente, fungos.

O exemplo clássico de dermatite eczematoide infecciosa é o aparecimento de eczema agudo no pavilhão auricular, simultaneamente à otite purulenta.

Também é comum o surgimento de lesões eczematosas em torno de úlceras infectadas (eczema paratraumático).

A denominação "eczema microbiano" também é utilizada, mas não é adequada, pois pode induzir a interpretação de que se trata de um eczema infectado, complicação que pode ocorrer em qualquer tipo de eczema.

O tratamento será do eczema segundo sua fase morfológica, associado a antibióticos sistêmicos.

11
Erupções eritematoescamosas

DERMATITE SEBORREICA

A dermatite seborreica (eczema seborreico, eczemátide) é afecção crônica de caráter constitucional, frequente, recorrente, não contagiosa, que ocorre em regiões cutâneas ricas em glândulas sebáceas e, por vezes, em algumas áreas intertriginosas. Há, eventualmente, predisposição familiar e discreta predominância no sexo masculino.

Mais recentemente, tem sido valorizada a ação de agentes microbianos, particularmente de leveduras do gênero *Malassezia*, na patogênese da enfermidade. Parecem ser mais importantes as espécies *M. globosa*, *M. restricta* e *M. furfur* em adultos e *Candida albicans* em lactentes. Tensão emocional também pode agravá-la. Pacientes com siringomielia, poliomielite, lesões do trigêmeo e doença de Parkinson podem apresentar dermatite seborreica.

A dermatite seborreica de forma extensa e resistente ao tratamento ocorre com frequência em HIV-positivos.

Psoríase e dermatite seborreica são afecções distintas. Há, porém, quadros que se iniciam como a segunda e evoluem para a primeira ou com lesões de ambas. Para essas formas de passagem, pode-se usar a expressão híbrida "seboríase".

Manifestações clínicas

Ocorrem duas formas clínicas da dermatite seborreica: do lactente; e do adulto.

- **Dermatite seborreica do lactente:** As lesões surgem precocemente no neonato ou nos primeiros meses de vida do lactente. São caracterizadas por escamas gordurosas e aderentes, sobre base eritematosa no couro cabeludo, não afetando os cabelos, constituindo a "crosta láctea". Ocorrem, também, manchas eritematoescamosas na face (**Figura 11.1**), no tronco, em áreas de dobras e nas regiões intertriginosas como pescoço, nuca, axilas e nas inguinal e genitoanal (área da fralda). São frequentes infecções secundárias por bactérias, particularmente *Staphylococcus aureus* ou por levedura, em geral *Candida albicans*, ou até por dermatófito. O prurido é discreto e o decurso, crônico, melhorando gradualmente. Eventualmente, as lesões seborreicas podem ser a manifestação inicial de um quadro grave, eritrodérmico, a doença de Leiner ou *eritrodermia esfoliativa do infante*. A erupção cutânea é acompanhada de diarreia, vômitos, anemia e febre. Deficiência de C5, causando perturbação na função leucocitária, é considerada a responsável por esse quadro.
- **Dermatite seborreica do adulto:** As lesões são eritematoescamosas e atingem o couro cabeludo, a face, particularmente sulco nasogeniano e glabela, a área retroauricular, as regiões pubiana e axilar (**Figuras 11.2 e 11.3**). Nas porções medianas do tórax, as lesões podem ser figuradas, circinadas ou arcadas, constituindo a chamada dermatite mediotorácica. No couro cabeludo, na forma descamativa mínima, é a pitiríase esteatoide ou *capitis* (caspa). Em crianças e jovens, pode formar escamas aderentes, espessas, difíceis de destacar, constituindo a chamada "pseudotinha". Blefarite e eczema do conduto auditivo externo são, também, manifestações de dermatite seborreica. O quadro tem curso crônico, com fases de acalmia e de recaída. Calor, perspiração, fricção, ingestão excessiva de carboidratos, alimentos condimentados, álcool e tensões podem agravar o quadro. Em áreas de dobras, são frequentes as

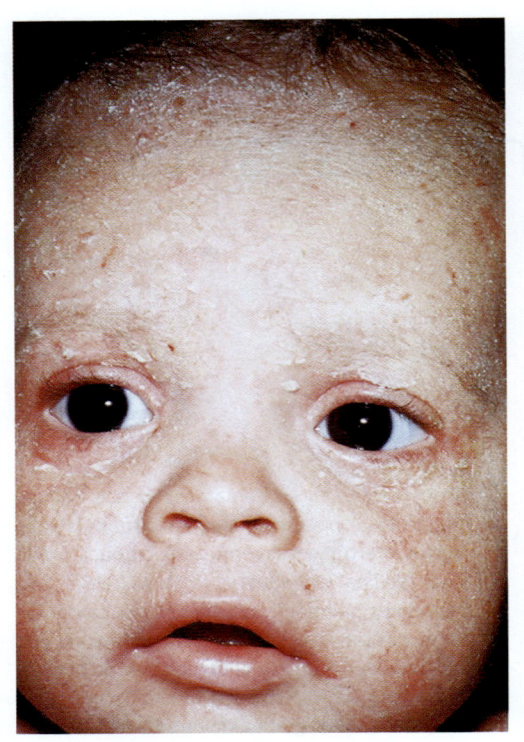

▲ **Figura 11.1** Dermatite seborreica do lactente. Eritema e descamação na face, com predomínio no couro cabeludo e nas regiões superciliais.

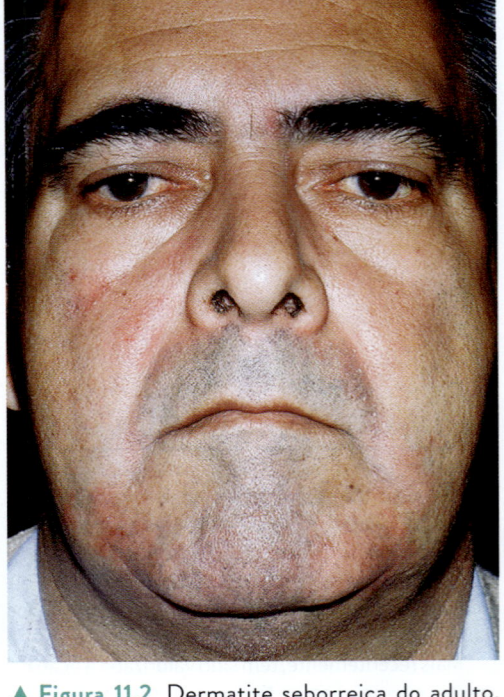

▲ **Figura 11.2** Dermatite seborreica do adulto. Lesões eritematosas e eritematodescamativas na face, na região superciliar, em regiões malares e nos sulcos nasogenianos.

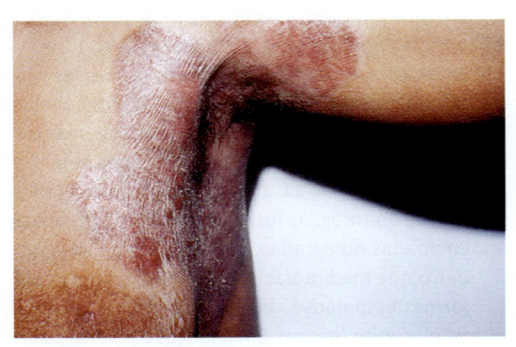

▲ **Figura 11.3** Dermatite seborreica do adulto. Lesões eritematoescamosas na região axilar.

infecções secundárias por bactérias ou candidose. Há formas disseminadas de dermatite seborreica com lesões isoladas ou com grandes placas eritematoescamosas-secretantes. Em virtude de tratamentos irritantes ou sensibilizantes, podem surgir quadros eritrodérmicos.

Diagnose

Em geral, não apresenta dificuldade, devendo, entretanto, ser distinguida das seguintes afecções:

- **Psoríase:** As escamas são secas e há as lesões típicas nos cotovelos e joelhos. No couro cabeludo, a dermatite seborreica é difusa, enquanto a psoríase apresenta placas circunscritas. Há uma forma de passagem ou de transição, referida como seboríase.
- **Pitiríase rósea:** Quadro eruptivo atingindo particularmente o tronco, com múltiplas lesões ovaladas ou papulosas, prurido ausente ou discreto, não acometendo o couro cabeludo e sem localização preferencial nas áreas seborreicas.
- **Eczema atópico:** No lactente, inicia-se mais tardiamente e são lesões papulovesiculosas-secretantes. O comprometimento das dobras anterior do cotovelo e posterior do joelho e outras manifestações de atopia, asma e rinite identificam a afecção.

- **Candidose e dermatofitose:** A infecção secundária por levedura do gênero *Candida*, em geral *C. albicans*, é comum nas dobras, particularmente em lactentes. Pode, entretanto, ser primitiva. São características as lesões satélites em colarete. A dermatofitose pode apresentar lesões circinadas, simulando a dermatite seborreica figurada. A erupção é vista em áreas não seborreicas. Em ambas as afecções, o exame direto permite confirmar de imediato a diagnose.
- **Doença de Letterer-Siwe:** Histiocitose que, em crianças, apresenta quadro cutâneo de lesões eritematoescamosas que lembram dermatite seborreica. Há, entretanto, um componente purpúrico nas lesões.
- **Dermatite infectiva:** Quadro eczematoso infectado que acomete o couro cabeludo e as regiões retroauriculares, simulando dermatite seborreica (eventualmente dermatite atópica), secundariamente infectada, que atinge crianças e adultos HIV-positivos.

Tratamento

Dermatite seborreica do lactente

- **Couro cabeludo:** Remover as escamas com óleo mineral ligeiramente aquecido, limpando com solução de Burow a 1:30, ou com solução de permanganato de potássio a 1:10.000, ou com água boricada. Em seguida, utilizar creme de corticosteroide de baixa ou média potência, eventualmente com um antibacteriano ou antifúngico. Sabonete ou xampus antisseborreicos podem ser indicados.
- **Tronco e áreas intertriginosas:** Realizar limpeza com água boricada, solução aquosa de Burow diluída a 1:30 ou de permanganato de potássio diluída a 1:10.000. Empregar creme de corticosteroides associado com antibacteriano e antimicótico quando houver eritema intenso, somente por alguns dias. Em seguida, utilizar cremes ou pastas protetoras à base de óxido de zinco associado, eventualmente, com um fármaco antisséptico, como cetrimida.
- **Medidas gerais:** É importante evitar o excesso de roupas e de aquecimento. Somente usar roupas de algodão ou linho. As fraldas devem ser trocadas frequentemente e, nos casos graves, eliminadas até melhora clínica.
- **Terapia sistêmica:** Em geral, não é necessária. Nos casos mais intensos, é possível usar a prednisona por tempo limitado, iniciando com 0,5 a 1 mg/kg/dia e com redução gradual. Quando houver infecção bacteriana, antibióticos são necessários.
- **Eritrodermia descamativa (doença de Leiner):** Tratamento com internação. Antibioticoterapia sistêmica, transfusão de plasma ou sangue total e manutenção do estado geral. Localmente, aplicar ultravioleta em doses suberitematosas, fazer banhos de permanganato de potássio a 1:40.000 e usar cremes de corticosteroides, preferivelmente hidrocortisona, alternativamente em áreas diversas, pela possibilidade de absorção e efeito sistêmico.

Dermatite seborreica do adulto

Tratamento tópico

- **Couro cabeludo:** Diversas substâncias em sabonetes ou xampus são usadas com resultados variáveis. Sabonetes com ácido salicílico (3%) e enxofre precipitado (10%). Utilizar xampus com zinco-piridiona (1%), sulfeto de selênio (1 ou 2,5%) – que pode descolorir os cabelos –, cetoconazol (2%) e ciclopirox olamina 1%. Nas formas mais discretas, obtém-se, em geral, o controle do quadro. Loções capilares com corticosteroides são úteis como terapia tópica única ou complementar ao uso do sabonete ou dos xampus referidos. Nas formas mais resistentes, usar xampu de coaltar (4 a 5%) e creme ou pomada de corticosteroide. Este pode ser usado em curativo oclusivo (touca plástica) durante a noite. Lavar pela manhã e passar creme ou loção de corticosteroide. Em caso de crostas espessas e aderentes, a solução de propilenoglicol em água (50%), eventualmente com ácido salicílico a 3%, aplicada em curativo oclusivo por algumas horas, é recurso eficaz, previamente ao uso do creme de corticosteroide.
- **Face:** Creme de corticosteroide não fluorado, preferivelmente de hidrocortisona a 1%, que pode ser alternado com creme de cetoconazol a 2%. Sabonetes com enxofre e ácido salicílico são úteis, ainda que eventualmente irritantes. Aplicações de ultravioleta B (UVB) são indicadas nos casos resistentes. Outra possibilidade se constitui no uso de pomadas de tacrolimo e pimecrolimo. Nas blefarites, cremes ou pomadas oftalmológicas com hidrocortisona e um antibiótico.
- **Tronco:** Nas formas figuradas do tronco, pomadas de corticosteroide, isoladas ou em conjunto com ácido salicílico, são eficazes. Sabonete de

enxofre e ácido salicílico são úteis para controle da recidiva.

- **Áreas intertriginosas:** Realizar exame micológico direto para exclusão de candidose ou dermatofitose, sempre que necessário. Usar cremes ou pomadas de corticosteroide com antibacteriano e antifúngico, por tempo limitado. Limpar com água boricada e fazer manutenção com pasta de zinco com antibacteriano e antifúngico.
- **Fototerapia:** UVB pode ser efetivo em formas resistentes de dermatite seborreica. Em formas eritrodérmicas, o ultravioleta A e psoralênico (PUVA) tem dado resultados.
- **Análogos da vitamina D3:** Calcipotriol e calcitriol podem ser usados em formas resistentes e na seboríase.
- **Tacrolimo:** Tem sido usado com resultados de bons a excelentes.

Tratamento sistêmico

Quando ocorrer infecção bacteriana ou fúngica, a administração de antibiótico ou antifúngico, respectivamente, é necessária. Em formas disseminadas ou exacerbadas, indica-se prednisona, na dose inicial de 1 mg/kg/dia. Em casos resistentes, pode ser experimentada a tetraciclina, 500 mg, 2 vezes/dia, por 10 dias, e 500 mg, 1 vez/dia, por 20 dias. A isotretinoína, na dose de 1 mg/kg/dia, é indicação para casos graves e resistentes.

PSORÍASE

Dermatose crônica caracterizada principalmente por lesões eritematoescamosas, a psoríase acomete igualmente ambos os sexos, pode aparecer em qualquer idade, sendo mais frequente na terceira e quarta décadas da vida. Sua ocorrência é universal. Na América do Sul e no Brasil, a incidência é em torno de 1%. É menos frequente nos descendentes afro-americanos e inexistente na população indígena americana. Há influência genética na sua patogenia. O risco de um descendente desenvolver psoríase é de 14% quando um dos pais é afetado e de 41% quando ambos os pais são acometidos.

Patogenia

Causa desconhecida. A predisposição à doença é geneticamente determinada, mas estudos mais recentes sugerem que o seu modo de herança é multifatorial. Existe associação com os genes *HLA* da classe *I* (*B13*, *B17* e *B37*) e da classe *II* (*DR7*). O principal gene implicado é o *PSOR*, localizado no cromossomo 6p21. Nas formas artropáticas com espondilite anquilosante ou sacroileíte, há associação com o *HLA-B27*.

Diversos fatores têm sido implicados no desencadeamento ou na exacerbação da psoríase: trauma cutâneo de diversas naturezas – físico, químico, elétrico, cirúrgico, inflamatório. Psoríase é uma das condições dermatológicas em que o trauma pode determinar o aparecimento de lesão em área não comprometida – fenômeno isomórfico ou reação de Koebner.

Há muito, reconhece-se o possível papel do estreptococo β-hemolítico no desencadeamento da psoríase aguda, em gotas. Doentes com infecção pelo vírus da imunodeficiência humana (HIV) apresentam exacerbação importante da doença.

Certos medicamentos como o lítio, betabloqueadores, antimaláricos e anti-inflamatórios não esteroides, geralmente, agravam a doença. A administração e interrupção de corticosteroide sistêmico pode resultar no agravamento da condição ou até no desenvolvimento de forma grave de psoríase eritrodérmica e psoríase pustulosa generalizada, versão que também pode ser desencadeada por hipocalcemia. Estresse emocional é, muitas vezes, relacionado, pelo doente, ao desencadeamento ou exacerbação da enfermidade. A presença de linfócitos ativados na epiderme e na derme, além da boa resposta à ciclosporina, apontam para a participação de fatores imunológicos na patogênese.

Manifestações clínicas
Psoríase em placas (ou psoríase vulgar)

Esta é a forma mais comum, observada em quase 90% dos doentes. Manifesta-se por placas eritematoescamosas bem delimitadas, de tamanhos variados, afetando, geralmente de forma simétrica, a face de extensão dos membros, particularmente joelhos e cotovelos, couro cabeludo e região sacral (**Figuras 11.4 e 11.5**). O número das lesões é muito variável, de uma a centenas, podendo acometer qualquer outra área da pele. Com menor frequência, pode atingir as dobras flexurais (psoríase invertida) quando a descamação se torna menos evidente pela sudorese e por maceração locais (**Figura 11.6**). Com alguma frequência, podem ser afetadas as semimucosas genitais (**Figura 11.7**) ou dos lábios.

Erupções eritematoescamosas | 91

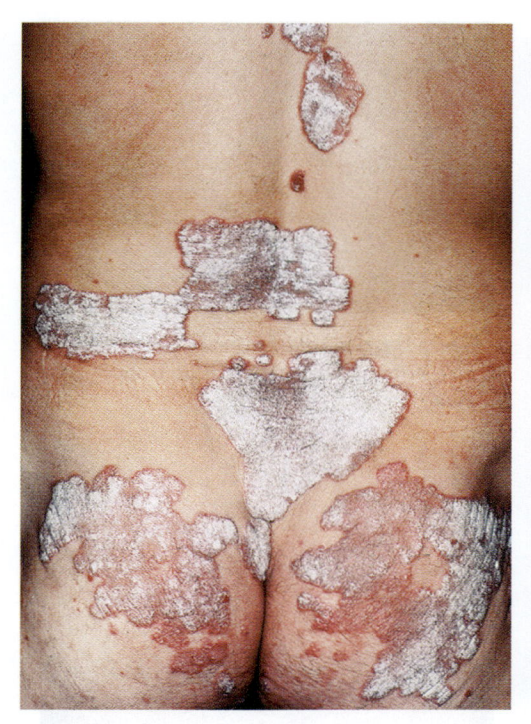

▲ **Figura 11.4** Psoríase em placas. Placas múltiplas eritematoescamosas com escamas prateadas.

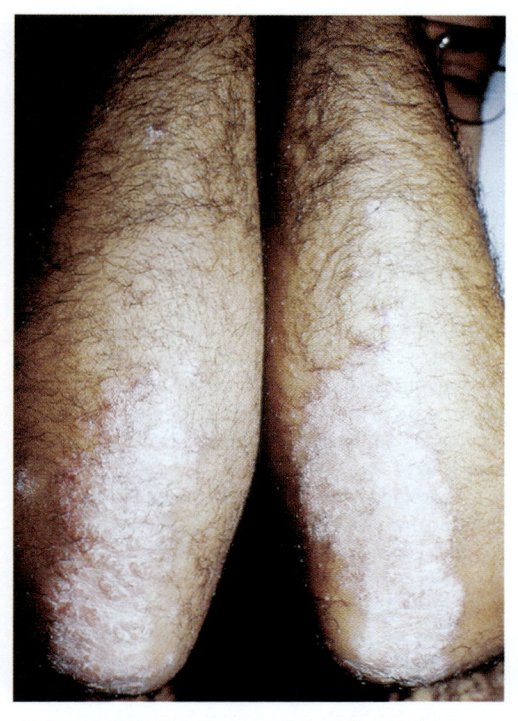

▲ **Figura 11.5** Psoríase em placas. Placas eritematoescamosas com escamas laminares em localização característica – cotovelos.

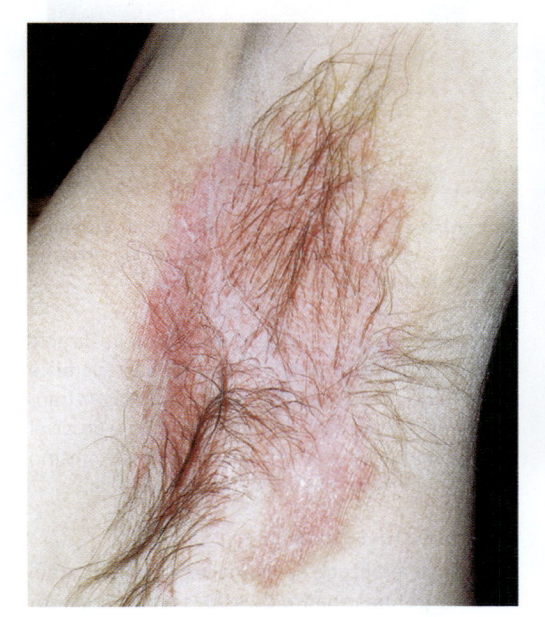

▲ **Figura 11.6** Psoríase invertida. Placa eritematosa com descamação pouco evidente na região axilar.

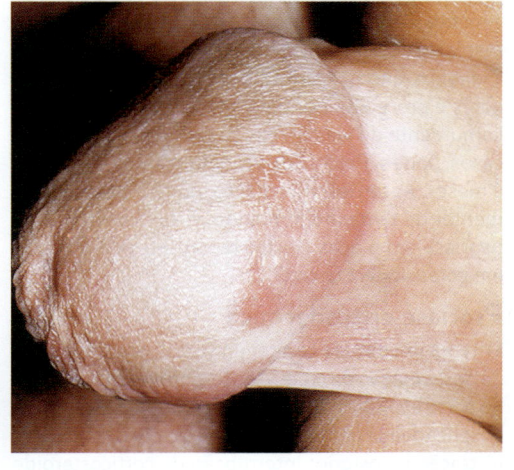

▲ **Figura 11.7** Psoríase da glande. Placa eritematosa levemente descamativa.

Nas lesões de psoríase, às vezes, predomina o eritema, e, em outras, a descamação, formada por escamas secas, branco-prateadas, aderentes e estratificadas. Sempre há, entretanto, uniformidade no aspecto clínico das lesões.

O comprometimento das unhas é frequente, com estrias ou pequenas depressões (unha em dedal), além das "manchas de óleo". Onicólise e hiperqueratose subungueal são também observadas.

Eventualmente, ocorrem sintomas subjetivos como prurido e queimação, que, de acordo com o estado emocional do doente, atingem intensidade variável.

A evolução é crônica, com períodos de exacerbação e de acalmia, quando podem ser observadas lesões anulares, características do quadro em remissão.

A curetagem metódica, que consiste na raspagem da lesão, fornece dois importantes sinais clínicos:

- **Sinal da vela:** Pela raspagem da lesão, destacam-se escamas esbranquiçadas, semelhantes à raspagem de uma vela.
- **Sinal do orvalho sangrento ou de Auspitz:** Quando, pela continuação da raspagem, após a retirada das escamas, surge uma superfície vermelho brilhante com pontos hemorrágicos.

Psoríase em gotas

Mais comum em crianças, adolescentes e adultos jovens, a psoríase em gotas manifesta-se pelo aparecimento súbito de pequenas pápulas eritematodescamativas de 0,5 a 1 cm de diâmetro, geralmente localizadas no tronco (**Figura 11.8**). Em geral, a psoríase em gotas é precedida por uma infecção estreptocócica, comumente de vias aéreas superiores e, em alguns casos, pode ser resolvida espontaneamente após 2 a 3 meses. As lesões, no entanto, podem persistir, aumentar de tamanho, tomando as características da psoríase em placas. Surtos recorrentes de psoríase em gotas podem ocorrer.

Psoríase eritrodérmica

Eritema intenso, de caráter universal, acompanhado de descamação discreta. A eritrodermia pode ocorrer no curso evolutivo da doença. Mais frequentemente, é desencadeada por terapias intempestivas, por administração e posterior interrupção de corticosteroide sistêmico, podendo corresponder à exacerbação da enfermidade em doente com síndrome da imunodeficiência adquirida (Aids).

Na psoríase eritrodérmica, a descamação é discreta e predomina o eritema (**Figura 11.9**). Pela vasodilatação generalizada, há perda excessiva de

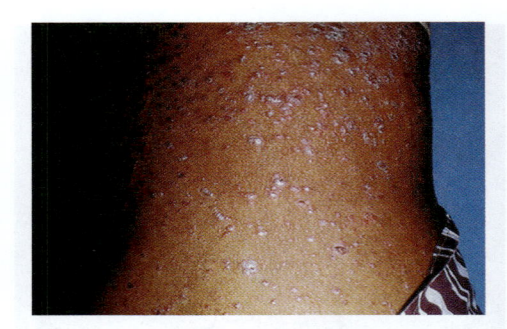

▲ **Figura 11.8** Psoríase em gotas. Pequenas lesões gotadas, eritematodescamativas no tronco.

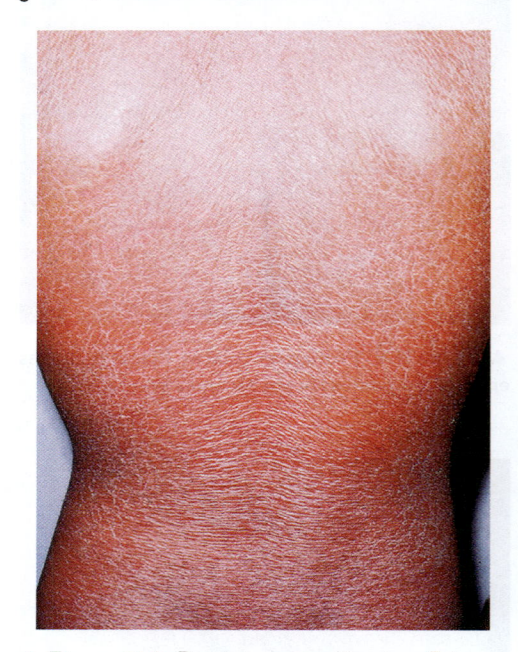

▲ **Figura 11.9** Psoríase eritrodérmica. Eritema e descamação universais. Predomínio do eritema sobre a descamação.

calor, levando à hipotermia. A função barreira da pele está comprometida, podendo ocorrer bacteriemia e septicemia, além do aumento de perda de água transepidérmica. Nos casos de longa evolução, é possível haver diminuição do débito cardíaco e até mesmo comprometimento da função hepática e renal.

Psoríase pustulosa

A forma generalizada da psoríase pustulosa caracteriza-se por um quadro de lesões eritematoescamosas e pustulosas generalizadas, e é conhecida pela denominação de psoríase de Von Zumbusch

(**Figura 11.10**). Pode ser desencadeada, em um doente com psoríase vulgar, por interrupção de corticosteroide sistêmico, por hipocalcemia, por infecções ou mesmo por irritantes locais. Geralmente, há comprometimento do estado geral, febre e leucocitose. A erupção persiste por poucas semanas, revertendo ao quadro anterior ou se transformando em psoríase eritrodérmica.

Já sua forma localizada compreende três subformas: uma, com lesão única ou algumas lesões com pústulas que, em geral, não evolui para a forma generalizada; outra, com lesões nas extremidades dos dedos das mãos e/ou artelhos, conhecida no passado pela denominação de acrodermatite contínua de Hallopeau; e a terceira é formada por pustulose palmoplantar (PPP) abacteriana. Manifesta-se por áreas bem definidas de eritema, descamação e pústulas, geralmente bilaterais e simétricas nas palmas e/ou nos cavos plantares.

Psoríase artropática

Ocorre em 10 a 15% dos doentes de psoríase, em geral naqueles com lesões cutâneas disseminadas. A forma mais frequente é uma mono ou oligoartrite assimétrica de fácil controle e bom prognóstico, que afeta particularmente as articulações interfalangianas distais ou proximais. A velocidade de hemossedimentação está aumentada, porém o fator reumatoide e os fatores antinucleares estão ausentes.

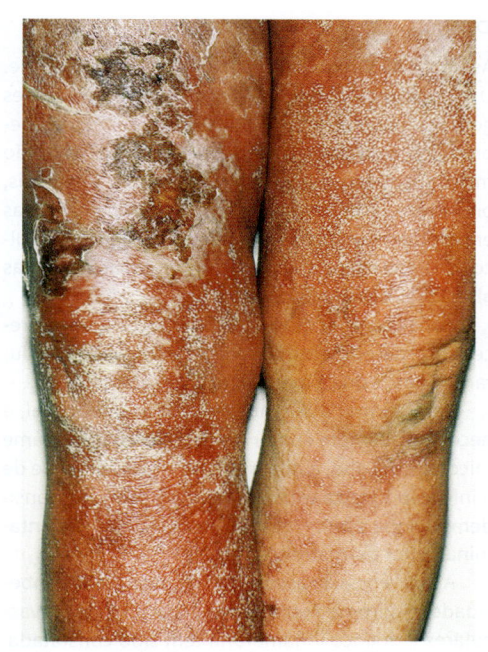

▲ **Figura 11.10** Psoríase pustulosa. Forma generalizada. Grande quantidade de pústulas sobre base eritematosa.

Formas atípicas

Psoríase na criança

Apresenta-se eventualmente com aspectos insólitos. Placas eritematosas, ligeiramente descamativas, localizadas somente em uma área, como a região orbitária ou genital (**Figura 11.11**). Placa descamativa no couro cabeludo pode ser indistinguível da dermatite seborreica.

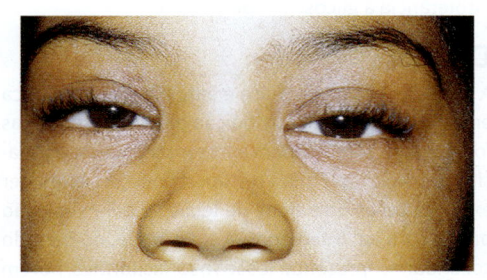

▲ **Figura 11.11** Psoríase atípica da criança. Placas eritematosas levemente descamativas nas regiões orbitárias.

Psoríase no idoso

No idoso, a psoríase ocorre, principalmente, nos membros inferiores, em formas mínimas caracterizadas por lesões discretamente eritematosas e descamativas, passíveis de confusão com dermatite asteatósica.

Queratoderma palmoplantar psoriásico

O queratoderma palmar e/ou plantar que surge em adultos é, em geral, uma forma de psoríase. Pode atingir parcial ou integralmente a palma e/ou planta. Tem nítida delimitação (**Figura 11.12**). O comprometimento das unhas ou eventuais lesões em outras regiões confirmam a diagnose.

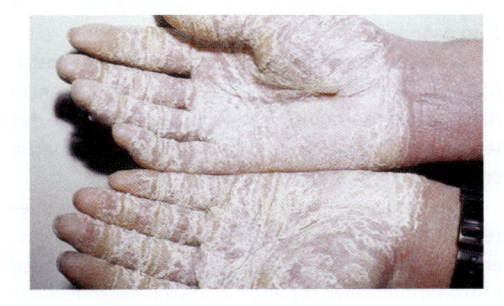

▲ **Figura 11.12** Psoríase palmar. Placas eritematodescamativas hiperqueratósicas palmares.

Psoríase ungueal

As unhas são frequentemente afetadas na psoríase. O aspecto mais comum é a existência de depressões gotadas, cupuliformes (unhas em dedal). Essas depressões, com alargamento das bordas da unha, são muito sugestivas de psoríase. Estriações transversais, onicorrexe, onicólise, "manchas de óleo", hemorragias em estilhaço, manchas cor-de-salmão da lúnula, sulcos de Beau e hiperqueratose subungueal são outras alterações das unhas psoriásicas.

Cabe acentuar que a psoríase ungueal pode preceder o aparecimento das lesões cutâneas e ser, durante anos, a única manifestação da afecção.

Para afirmar a diagnose de psoríase ungueal, é necessário sempre excluir a onicomicose pelo exame micológico. Cabe, ainda, registrar a possibilidade de a infecção fúngica estar associada à psoríase, considerando que a unha lesada é mais facilmente contaminada por dermatófitos.

A ocorrência da associação de psoríase com obesidade, síndrome metabólica, distúrbios cardiovasculares e doença inflamatória tem sido constatada. Considera-se, nos doentes de psoríase, como alta a prevalência de fatores de risco para doenças cardiovasculares como obesidade abdominal, dislipidemia, intolerância à glicose e hipertensão.

Diagnose

A identificação da psoríase é eminentemente clínica em face do tipo e da distribuição das lesões. Algumas formas de eczema podem apresentar aspecto psoriasiforme. A pitiríase rósea de Gibert pode, em regra, ser excluída pelos dois tipos de lesões e pela evolução para a cura em 8 semanas. A sífilis pode, no período secundário, apresentar lesões psoriasiformes, porém outros achados, como adenopatia, placas mucosas e a sorologia específica, confirmam a infecção luética. No lúpus eritematoso subagudo, podem existir lesões psoriasiformes que demandam diagnose diferencial com psoríase.

As lesões de psoríase no couro cabeludo costumam ser placas bem delimitadas, o que as diferencia das lesões de dermatite seborreica. A delimitação das lesões é também critério para distinguir a dermatite seborreica da psoríase invertida.

A curetagem metódica geralmente permite diferenciar a psoríase em gotas da pitiríase liquenoide, em que a descamação não é estratificada. A psoríase eritrodérmica deve ser distinguida das eritrodermias encontradas em atópicos, nas erupções medicamentosas e nos linfomas (micose fungoide e síndrome de Sézary). A histopatologia pode ser necessária para a diagnose.

A PPP deve ser diferenciada da disidrose, que se localiza, em geral, somente nas mãos, com vesículas em vários estádios e prurido variável. A diagnose com dermatofitose não é difícil em virtude da presença de lesões descamativas e intertriginosas e do exame micológico direto.

Histopatologia

Em uma lesão definida de psoríase, nota-se alongamento das cristas epiteliais, com afinamento na porção suprapapilar. As papilas estão alargadas e edemaciadas. Na epiderme, ocorrem paraqueratose, desaparecimento da camada granulosa e presença de agrupamentos de neutrófilos – os microabscessos de Munro. Podem ocorrer, particularmente na psoríase pustulosa, cavidades contendo neutrófilos – as pústulas espongiformes de Kogoj.

Tratamento

Deve-se esclarecer ao enfermo que se trata de uma doença cutânea, não contagiosa, sem comprometimento sistêmico e de evolução imprevisível. Excepcionalmente, há comprometimento articular. Apesar da falta de um medicamento para a cura definitiva, deve-se ressaltar que os recursos terapêuticos possibilitam o controle da afecção.

O tratamento dependerá do tipo da psoríase, da extensão do quadro e de fatores como idade, ocupação, condições gerais de saúde, nível intelectual e socioeconômico do doente.

Há mais de 100 anos, são conhecidos os benefícios do ultravioleta da radiação solar na psoríase. A exposição ao sol, sempre que possível, particularmente em praias, deve ser recomendada. Uma das estações climáticas mais conhecidas para psoríase é a do Mar Morto, com a hidratação e a predominância do ultravioleta A (UVA) na radiação solar.

Medicações tópicas

- **Corticosteroides tópicos:** São empregados como loções (no couro cabeludo), creme (para a face e áreas intertriginosas) e pomadas (para lesões no tronco e nos membros). Há uma relação direta entre a potência do corticosteroide e sua ação antipsoriática. A principal desvantagem dos corticosteroides tópicos é a ocorrência de taquifilaxia, em que o doente necessita de preparados cada vez mais potentes para o clareamento das lesões. A longo prazo, o uso de corticosteroides potentes, especialmente em áreas intertriginosas ou se utilizados sob oclusão, pode determinar atrofia da pele, com o aparecimento de telangiectasias, víbices e mesmo púrpura. No tratamento tópico de um doente de psoríase, é sempre conveniente utilizar o corticosteroide em associação com outras medicações, prevenindo, na medida do possível, seu uso exagerado e as consequências da medicação.

- **Coaltar:** Usado em concentrações de 2 a 5%, de acordo com a tolerância, em pomadas com a vaselina como veículo, com 10 a 20% de óxido de zinco. As preparações de coaltar são bastante seguras, raramente ocorrendo efeitos colaterais. O coaltar pode, em lesões do couro cabeludo, ser usado sob a forma de *liquor carbonis detergens* (LCD), uma preparação solúvel de coaltar a 20% em álcool 95°, emulsificada com extrato de quilaia, diluída em cremes ou emulsões. Atualmente, os preparados de coaltar encontram-se mais disponíveis sob a forma de xampus.
- **Método de Goeckerman:** Indicado para o tratamento de psoríase disseminada, não eritodérmica. É a associação do coaltar com a radiação UVB. Aplica-se a pomada de coaltar, e o doente deve permanecer com ela o maior tempo possível. O UVB é empregado em doses crescentes, diariamente ou em dias alternados, com a remoção parcial da pomada. Após a irradiação com ultravioleta, banho para a retirada das escamas e reaplicação da pomada. A resposta costuma ocorrer após 20 a 30 aplicações. O método de Goeckerman é um excelente método eletivo para as formas disseminadas de psoríase. Possibilita resultados similares aos do PUVA. Entretanto, o uso da pomada de coaltar, pelo odor e por manchar e sujar roupas, dificulta ou impossibilita a rotina normal de muitos doentes, ocorrendo resistência ao tratamento. Atualmente, tem sido empregado o UVB de 311 nanômetros ou UVB de banda estreita nessa modalidade terapêutica.
- **Antralina (ou ditranol):** Empregada em lesões localizadas ou disseminadas. Pode ser utilizada em baixas concentrações (0,1-0,5%) durante 24 horas ou em altas concentrações (1-3%), com aplicações de apenas 15 a 30 minutos – terapia de contato curto. O clareamento das lesões costuma ocorrer em 3 a 4 semanas. Substância irritante, deve ser evitada em áreas intertriginosas e próximo aos olhos e às mucosas. A pele ao redor da lesão precisa ser protegida. Apesar dessa proteção, é muito frequente a pigmentação perilesional com o tratamento. Além da pele, a antralina também mancha as roupas. Pode ser associada ao ultravioleta. É o método de Ingram.
- **Análogos da vitamina D:** Em concentração a 0,0005%, têm eficácia moderada, semelhante à da maioria dos corticosteroides potentes. Podem provocar irritação da pele e fotossensibilidade, especialmente da face, onde devem ser evitados. Recomenda-se, inclusive, que o doente lave as mãos após aplicar a pomada em qualquer outra área. A associação de um corticosteroide tópico com o calcipotriol possibilita, pela ação sinérgica, melhor resultado terapêutico. Existem produtos em creme com associação de betametasona e calcipotriol no mercado.

Medicação tópico-sistêmica

Quando a erupção não puder ser controlada por medicação tópica ou quando a extensão/gravidade do quadro assim o exigir, podem ser empregados tratamentos sistêmicos.

Fototerapia com UVB *board band* (UVB de banda larga) e *narrow band* (UVB de banda estreita) é terapia que pode ser empregada isoladamente ou em combinação com outros tratamentos. Tem a vantagem de poder ser empregada sem utilização sistêmica de psoralenos. Atualmente, a modalidade preferida é a de banda estreita, em razão de maior segurança e efetividade.

O PUVA utiliza a administração via oral de um fármaco fotoativo, o 8-metoxi-psoraleno (8-MOP), seguida de exposição à radiação ultravioleta, de ondas longas, UVA, entre 320 e 400 mm.

O método PUVA é altamente eficaz na psoríase e, obtendo-se clareamento total das lesões, pode ser utilizado como terapia de manutenção. Inicialmente, são realizados 2 a 3 tratamentos por semana, com a administração do 8-MOP na dose de 0,6 mg/kg seguida de aplicação de UVA, em doses progressivas, em câmaras especiais, cerca de 1 a 2 horas após a ingestão. Obtido o clareamento, as sessões podem ser espaçadas.

Toda a pele e a retina ficam sensíveis à radiação ultravioleta por cerca de 12 horas após a ingestão do 8-MOP. Deve-se recomendar o uso de óculos escuros e proteção contra a luz solar por 24 horas após a tomada da medicação.

Os efeitos colaterais imediatos do PUVA são náuseas, eritema, prurido e queimaduras. A longo prazo, ocorrem bronzeamento da pele, envelhecimento precoce, maior potencial de desenvolvimento de carcinomas e de catarata. A fototerapia não deve ser recomendada para crianças, indivíduos com fotossensibilidade e antecedentes de melanoma e câncer cutâneo não melanoma, reservando-se para casos selecionados.

Medicações sistêmicas

- **Ametopterina (metotrexato):** Antagonista do ácido fólico, teria ação na hiperproliferação celular. É encontrado sob a forma de comprimidos de 2,5 mg e frasco-ampola de 50 mg. Indica-se em casos extensos e resistentes que impedem as atividades dos doentes, sendo particularmente recomendado na psoríase artropática e eritrodérmica. Pode ser útil também na psoríase pustulosa generalizada. Para o tratamento inicial, alguns autores sugerem realizar uma dose-teste de 5 a 7,5 mg, VO, colhendo-se hemograma e testes de função hepática após 1 semana. A dose geralmente empregada é de 15 mg, 1 vez/semana, podendo ser administrada em uma única tomada ou dividida em 2 doses com intervalo de 12 horas. A resposta terapêutica ocorre após 4 semanas. Em torno de 30 a 60% dos pacientes melhoram cerca de 75% após 12 semanas de tratamento. Com o controle da doença, pode-se reduzir a dose semanal ou aumentar o intervalo das tomadas para cada 2 a 4 semanas. As contraindicações absolutas são gestação e lactação, cirrose hepática, infecção hepática ativa e insuficiência hepática. Os controles hematológicos renais e hepáticos devem ser semanais no primeiro mês e, depois, mensais. O controle por biópsia hepática permanece controverso. Alguns autores aconselham sua realização apenas para pacientes com fatores de risco para hepatotoxicidade ou após 3,5 ou 4 g de dose total da medicação.

  Um dos sinais mais precoces de intolerância ao metotrexato é o aparecimento de ulcerações aftoides orais. O antídoto ao metotrexato é o ácido fólico. O uso concomitante de ácido fólico para prevenir a toxicidade do metotrexato é controverso, mas muitos autores preconizam seu emprego na dose de 5 mg em 3 doses a cada 12 horas, iniciando-se a primeira dose 12 a 36 horas após a última dose semanal do fármaco. Outros autores utilizam 1 mg/dia, todos os dias, com exceção do dia da tomada do metotrexato. O efeito colateral mais frequente do metotrexato é a intolerância gástrica. Podem ocorrer pneumonite aguda e fibrose pulmonar, além de também terem sido relatados casos de fotossensibilidade.

  Há interações medicamentosas com sulfametoxazol-trimetoprima, dapsona e anti-inflamatórios não esteroides. O metotrexato é teratogênico e abortivo, além de também interferir na espermatogênese, devendo-se esperar no mínimo 3 meses após a parada da medicação para a concepção de filhos.

- **Acitretina:** Retinoide, derivado da vitamina A (retinol), ativo em alterações da queratinização e na psoríase. A dose preconizada é de 0,5 a 1 mg/kg/dia, em tomada única após a refeição, aumentada ou diminuída de acordo com a eficácia e a intensidade dos efeitos adversos. A dose máxima para adultos é de 75 mg/dia, e a medicação é apresentada em cápsulas de 10 e 25 mg. Pode ser associada ao método de Goeckerman e à fototerapia por UVB ou UVA (RePUVA) que potencializam a eficácia da medicação.

  A acitretina é especialmente indicada para psoríase pustulosa generalizada, onde atua rapidamente, sendo também empregada em casos de psoríase em placas generalizadas e nas outras variantes, inclusive na forma eritrodérmica. São contraindicações absolutas à acitretina: gestação ou desejo de engravidar nos próximos 3 anos, insuficiência hepática e renal e alergia ao parabeno contido nas cápsulas da medicação. Para prescrição, existe um termo especial de consentimento, e as mulheres deverão usar métodos anticoncepcionais eficazes por até 3 anos após o final do tratamento. Da mesma forma, tanto homens como mulheres não devem doar sangue pelo mesmo período pós-tratamento.

  Os efeitos colaterais mais comuns são queilite, prurido, epistaxe, conjuntivite, paroníquia, granulomas periungueais, alopecia e fotossensibilidade. O efeito mais temido é a teratogenicidade, que pode ocorrer mesmo após a interrupção da medicação, motivo pelo qual não deverá ocorrer gravidez até 3 anos após o término do uso da medicação.

  Os pacientes deverão ser analisados laboratorialmente antes do início do uso da medicação e periodicamente por meio de hemograma, enzimas hepáticas, triglicerídeos, colesterol total e frações, exames de função renal e glicemia, pois podem ocorrer alterações que obriguem a diminuição das doses, ou mesmo suspensão do tratamento ou, ainda, introdução de medicações destinadas à correção de tais alterações ou à suspensão do tratamento.

Há relatos de interação com anticonvulsivantes e contraceptivos contendo progestogênios que devem ser evitados. É contraindicado o uso concomitante de outros retinoides e de tetraciclinas, pela possibilidade de provocar síndromes de pseudotumor cerebral por hipertensão intracraniana. Bexaroteno é um retinoide recentemente introduzido na terapia sistêmica da psoríase.

- **Ciclosporina A:** Inibe os linfócitos T auxiliares (CD4) ativados, impedindo a produção de IL-2. A ciclosporina é altamente eficaz na psoríase, e a melhora do quadro costuma ser observada a partir da sexta semana de tratamento. É a medicação mais eficiente para a psoríase eritrodérmica, sendo também indicada para formas de psoríase em placas rapidamente progressivas, para os casos de rebote após a retirada de corticosteroides sistêmicos e como medicação de resgate no agravamento de psoríase tratada por imunobiológicos. Também é eficiente na psoríase pustulosa generalizada e na artrite psoriásica.

A dose inicial recomendada é de 2,5 a 3 mg/kg/dia, divididos em 2 vezes/dia, que pode ser aumentada de 0,5 a 1 mg/kg/dia a cada 4 a 6 semanas, até a dose máxima de 5 mg/kg/dia. O uso da ciclosporina deve ser intermitente com cursos de 3 a 4 meses de duração. Os efeitos colaterais são nefrotoxicidade, hipertensão, náuseas, sensações parestésicas, hiperplasia gengival, hipertricose e aumento do risco de neoplasias, particularmente de linfomas.

Deve ser feito controle semanal da pressão arterial e, cada 2 a 4 semanas, exames laboratoriais, hematológicos, renais e hepáticos.

Cerca de 30% dos doentes desenvolvem hipertensão, que deve ser tratada com bloqueadores dos canais de cálcio.

São contraindicações à sua utilização: hipertensão arterial não controlada, doença renal, malignidades e lactação.

- **Imunobiológicos e pequenas moléculas:** Os imunobiológicos são medicamentos que interferem de maneira específica e pontual com o sistema imune, atuando sobre o tráfego dos linfócitos da microcirculação para a pele, sobre a apresentação antigênica aos linfócitos pelas células apresentadoras de antígenos e sobre as diferentes citocinas. São indicados principalmente em casos de psoríase moderada a grave e recalcitrante, quando existem contraindicações, intolerância ou fracasso de terapêuticas sistêmicas clássicas e em casos de doentes com grave deterioração da qualidade de vida e/ou incapacidade física ou psicossocial.

Os imunobiológicos aprovados para utilização na psoríase são de três tipos: citocinas humanas recombinantes, anticorpos monoclonais e proteínas de fusão.

As *citocinas recombinantes* são proteínas humanas produzidas de forma recombinante. Geralmente, são substâncias mediadoras, como interleucinas (IL) ou fatores de crescimento. Na psoríase, foram avaliadas a IL-10 e IL-4 por via subcutânea e parenteral.

Anticorpos monoclonais são anticorpos capazes de ligarem-se a diferentes estruturas, mediadores e antígenos da superfície celular, de células imunologicamente ativas envolvidas na resposta imune. São obtidos de animais, geralmente murinos, por meio de imunização. Para minimizar a possível produção de anticorpos pelo paciente ao receber tais medicamentos, essas proteínas têm sua porção antigênica (fragmento Fab) acoplada à porção Fc de imunoglobulinas humanas. Resultam, assim, anticorpos quiméricos humanizados ou humanos de baixa imunogenicidade.

Proteínas de fusão são obtidas pelo acoplamento de uma imunoglobulina humana a um domínio que se liga a um antígeno-alvo.

As medicações imunobiológicas disponíveis para tratamento da psoríase são:
- Bloqueadores do TNF-α:
    - Infliximabe.
    - Etanercepte.
    - Adalimumabe.
- Bloqueadores de IL-2 e IL-23:
    - Ustequinumabe.
    - Briaquinumabe (não comercializado).
- Bloqueadores da IL-17:
    - Secuquinumabe.
    - Ixequizumabe (não disponível no Brasil).
    - Brodalumabe (não disponível no Brasil).

Devido aos custos dos imunobiológicos, surgiram os chamados biossimilares, que são proteínas recombinantes que mimetizam a ação de um produto biológico já existente. São cópias autorizadas dos produtos biológicos submetidos à comparação em relação aos biológicos originais quanto à qualidade, eficácia e segurança. São produtos cuja regulamentação é variável nos países e cuja nomenclatura, intercambialidade e indicações ainda são debatidas.

Os *efeitos adversos dos imunobiológicos* são preocupações na terapia com biológicos os efeitos oncogênicos e as infecções. Tratamentos anteriores ou concomitantes com imunossupressores e PUVA podem contribuir para possível oncogênese, porém não estão estabelecidos os riscos reais. Outros efeitos tóxicos possíveis são doenças desmielinizantes, doenças autoimunes com positivação do fator antinúcleo (FAN) e descompensação de insuficiência cardíaca, especialmente com os fármacos anti-TNF.

Com relação aos fármacos anti-TNF, a tuberculose representa risco real, especialmente infecção não pulmonar e infecção disseminada, sendo obrigatória a investigação de tuberculose presente ou anterior. Devem ser realizados teste de derivado proteico purificado (PPD) ou Quantiferon e radiografias torácicas, além de minuciosa investigação dos antecedentes pessoais e familiares de tuberculose. Os pacientes com tuberculose ativa ou anterior tratada inadequadamente devem receber tratamento antituberculoso antes de iniciarem o uso dos imunobiológicos. Casos de pacientes com PPD maior ou igual a 5 mm ou Quantiferon positivo devem fazer quimioprofilaxia com isoniazida antes do tratamento com biológicos.

Não se conhecem os riscos da terapia imunobiológica em doentes HIV-positivos, pois foram relatadas infecções oportunistas graves e disseminadas não somente em indivíduos HIV-positivos como também em HIV-negativos. Não se recomenda o uso de vacinas vivas ou com vírus atenuados nos pacientes em tratamento com imunobiológicos. Com relação à vacinação contra COVID-19 em pacientes submetidos a tratamento com imunobiológicos, várias sociedades científicas manifestaram-se pela vacinação desses pacientes, recomendando não utilizar a vacina sem pelo menos 1 semana de intervalo em relação à dose do imunobiológico.

Em todos os doentes candidatos à terapêutica imunobiológica, deve-se previamente atualizar a carteira vacinal e realizar os seguintes exames: PPD ou Quantiferon, hemograma, bioquímica, enzimas hepáticas, função renal, teste de gravidez e urina tipo 1, além de sorologias para hepatites B e C e para HIV.

- **Infliximabe:** É um anticorpo monoclonal murino quimérico, isotipo IgG1 humanizado com elevada afinidade e especificidade por TNF-α. É indicado para psoríase moderada a grave (também há relatos de boas respostas em psoríase pustulosa), artrite psoriásica, doença de Crohn, artrite reumatoide e espondilite anquilosante. É empregado por via endovenosa em infusões de 2 horas. Na psoríase, indica-se um curso de indução de 5 mg/kg nas semanas 0, 2 e 6, seguido de manutenção na mesma dose em intervalos de 8 semanas. Existem relatos de infecções graves e oportunistas, sendo importante o risco de reativação de tuberculose.
- **Etanercepte:** É formado pela fusão de 2 receptores do TNF humano e a porção Fc da IgG1 humana. Inibe a ligação do TNF circulante aos receptores da superfície celular, bloqueando a produção e a ação das citocinas inflamatórias. É indicado para psoríase em placas moderada a grave quando há intolerância, contraindicação e ausência de resposta a dois tipos de terapias sistêmicas clássicas. Também é indicado na artrite reumatoide, artrite psoriásica, artrite idiopática juvenil e espondilite anquilosante. É apresentado em seringas de 25 mg ou 50 mg e pode ser autoadministrado pelo doente por via subcutânea. A dose inicial é de 50 mg/semana, por 12 semanas (maiores respostas podem ser obtidas com doses de 50 mg, 2 vezes/semana). A manutenção pode ser feita com 50 mg/semana.

  Em crianças, a partir de 8 anos de idade, a dose é de 0,8 mg/kg/semana (máximo de 50 mg/semana). Etanercepte é contraindicado em infecções ativas, incluindo infecções crônicas ou localizadas. Como efeitos adversos, são observadas infecções, especialmente do trato respiratório, incomumente trombocitopenia e, raramente, anemia, leucopenia, neutropenia e pancitopenia, convulsões, fenômenos desmielinizantes e piora da insuficiência cardíaca.
- **Adalimumabe:** É uma imunoglobulina recombinante completa que atua com anticorpo monoclonal anti-TNF composto por sequências peptídicas exclusivamente humanas que se liga à forma solúvel do TNF-α e aos receptores celulares do TNF-α. É indicado na psoríase em placas moderada a grave, na artrite psoriásica, na hidrosadenite e na espondilite anquilosante.

É apresentado em seringas contendo 40 mg e é autoadministrável por via subcutânea. A dose empregada é de 80 mg na semana 0 (zero) e 40 mg na semana 1 para indução, e, depois, utiliza-se 40 mg a cada 14 dias como manutenção. Deve-se verificar, antes de seu uso, a presença de tuberculose. As infecções mais comuns durante seu uso são as respiratórias e urinárias. Deve ser usado com precaução em portadores de hepatite B, doenças desmielinizantes e insuficiência cardíaca.

- **Ustequinumabe:** É um anticorpo monoclonal IgG κ (kappa) completamente humano que se liga com alta afinidade e especificidade à subunidade p40 das citocinas humanas IL-12 e IL-23, bloqueando sua bioatividade, impedindo que essas interleucinas atuem na ativação das células imunes, evitando, assim, a sinalização intracelular e secreção das citocinas tanto do padrão TH1 como TH17.

  É indicado para psoríase em placa moderada a grave em adultos que não responderam ou que têm contraindicações ou que têm intolerância às medicações sistêmicas clássicas e à fototerapia.

  É medicação de uso subcutâneo nas doses de 45 mg nas semanas 0 e 4 e, depois, a cada 12 semanas. Em doentes com peso superior a 100 kg, a dose indicada é de 90 mg. A resposta deve ocorrer em 28 semanas, e, não ocorrendo nesse período, a medicação deve ser suspensa.

  Os efeitos adversos compreendem nasofaringite, infecções do trato respiratório superior e cefaleia. São efeitos colaterais graves incomuns: celulite dos membros inferiores, herpes-zóster, acidente vascular encefálico (AVE), hipertensão. A ocorrência de câncer de pele e de órgãos sólidos e eventos cardiovasculares mantiveram-se estáveis e em torno de 1% ao ano.

- **Secuquinumabe:** É um anticorpo monoclonal IgG1 κ totalmente humano que bloqueia seletivamente a ligação da IL-17 com seu receptor, inibindo a ativação da proliferação dos queratinócitos, a liberação de citocinas inflamatórias, a ativação de neutrófilos e a angiogênese. É indicado para psoríase em placa moderada a grave nos quais não houve resposta aos tratamentos clássicos convencionais ou ocorreram intolerância ou efeitos colaterais impeditivos do seu uso.

O medicamento é apresentado em seringas para uso subcutâneo contendo 150 mg do fármaco ativo. Na indução, utilizam-se 2 seringas (300 mg), 1 vez/semana, por 5 semanas consecutivas, e, posteriormente, como manutenção, emprega-se 300 mg a cada 4 semanas. O perfil de segurança é semelhante ao dos demais imunobiológicos, tendo sido relatados casos de candidíase oral ou genital, neutropenia transitória e desencadeamento ou piora de doença inflamatória intestinal.

PITIRÍASE RÓSEA

A pitiríase rósea é afecção inflamatória subaguda frequente, caracterizada por lesões eritematoescamosas disseminadas, sucessivas e progressivas, com regressão posterior e cura. Em nosso meio, é mais observada no outono e verão. Ocorre em ambos os sexos e é mais frequente dos 20 aos 30 anos. Existem muitos estudos tentando correlacionar a pitiríase rósea a vírus do grupo herpes, mas não existe demonstração cabal dessa relação.

Manifestações clínicas

A erupção se inicia com típica lesão ovalada ou arredondada, eritematoescamosa, chamada medalhão, com bordas ligeiramente elevadas e de centro amarelado descamativo. Uma a duas semanas após essa primeira erupção, novas lesões, com as mesmas características, mas menores, surgem, em grande número. Essas lesões têm o longo eixo paralelo às linhas de clivagem da pele e se localizam, geralmente, em áreas cobertas da pele – tronco, raiz dos membros e pescoço (**Figura 11.13**). Raramente atingem a face, as mãos e os pés. O couro cabeludo é sempre respeitado.

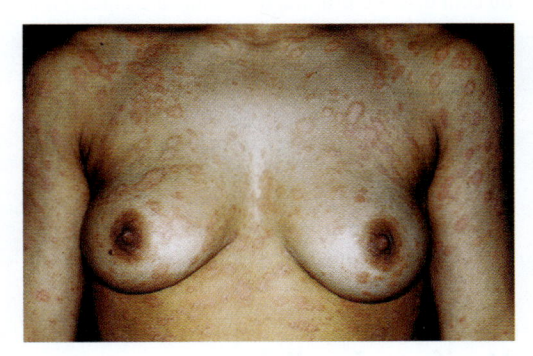

▲ **Figura 11.13** Pitiríase rósea. Elementos eritematodescamativos lenticulares e numulares com configuração anular no tronco e nos membros superiores.

O prurido, quando ocorre, é discreto. Pode, eventualmente, ser mais intenso em pacientes emotivos ou quando a dermatose é irritada por medicações intempestivas como antifúngicos ou antizooparasitários. O tempo de evolução é de 4 a 8 semanas, com regressão total.

Diagnose

A diagnose é clínica, podendo ser diferenciada da dermatite seborreica, pela localização, e da psoríase, pelo tipo de lesão e localização. A placa inicial pode ser confundida com dermatofitose e, em dúvida, deve ser feito exame micológico. A roséola da sífilis secundária não tem as lesões ovalares características, pode atingir as regiões palmoplantares, apresentar placas mucosas e ter polimicroadenopatias; em dúvida, a sorologia esclarece a diagnose.

Em crianças, particularmente nas formas papulosas, pode ser necessária a diferenciação com exantemas virais, roséola *infantum* e rubéola.

Tratamento

O tratamento não é, em regra, necessário, uma vez que o quadro evolui para a cura em 4 a 8 semanas e, excepcionalmente, em 14. Quando houver prurido, usar hidrocortisona. Tem sido indicado o uso de ultravioleta em doses suberitematosas, para abreviar o decurso evolutivo, o que é questionável e, inclusive, pode ter ação irritante. Nos casos eczematizados por tratamentos intempestivos, usar cremes de corticosteroides, anti-histamínicos e, eventualmente, corticosteroides sistêmicos.

PARAPSORÍASE

O termo parapsoríase agrupa afecções caracterizadas por lesões eritematoescamosas, não pruriginosas ou com discreto prurido, de evolução crônica e que se assemelham à psoríase. Há duas afecções: a *parapsoríase em grandes placas*; e a *parapsoríase em pequenas placas*. A pitiríase liquenoide aguda ou crônica, denominada também parapsoríase em gotas, é quadro inteiramente diverso, incluído nas vasculites (ver Capítulo 11).

A maioria dos casos de parapsoríase em pequenas placas tem curso crônico benigno e, em geral, não evolui à micose fungoide. As formas em grandes placas, nas séries estudadas, evoluem à micose fungoide na proporção de cerca de 11% dos casos por década.

Manifestações clínicas

A parapsoríase em grandes placas caracteriza-se por lesões, geralmente em áreas cobertas, eritematosas no início, discretamente escamosas, que podem evoluir para um aspecto poiquilodérmico, de cor róseo-castanha, com superfície mosqueada, antes denominado parapsoríase liquenoide ou variegata (**Figura 11.14**).

A parapsoríase em pequenas placas (**Figura 11.15**) apresenta lesões eritematoescamosas, de cor rósea a castanho-amarelada, com discreta ou nenhuma infiltração. As lesões ocorrem, geralmente, no tronco e nas coxas e são persistentes. Há uma variante digitiforme, muito característica. O aparecimento de infiltração é indício de evolução para linfoma, ocorrência rara na parapsoríase de pequenas placas comparativamente à parapsoríase em grandes placas.

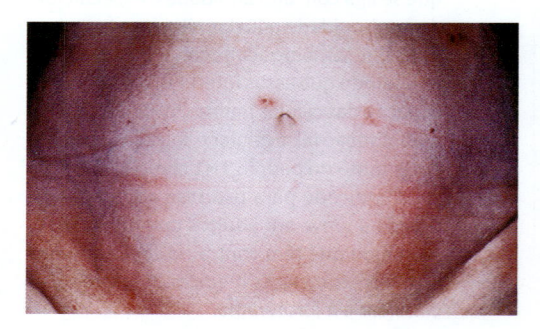

▲ **Figura 11.14** Parapsoríase em grandes placas. Placas de aspecto ligeiramente poiquilodérmico no abdome.

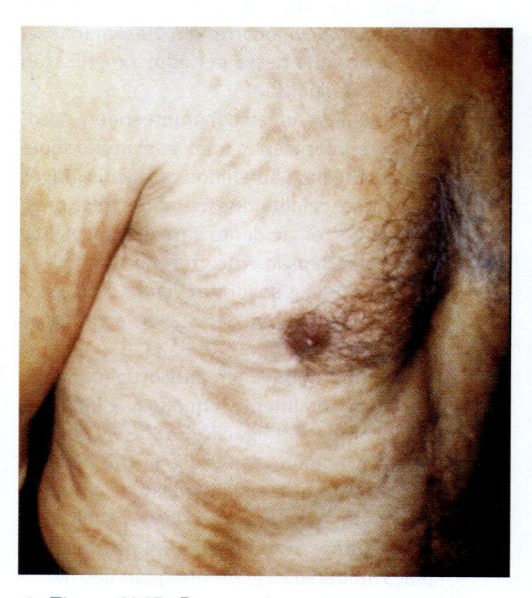

▲ **Figura 11.15** Parapsoríase em pequenas placas. Placas acastanhadas com aspecto digitiforme nas faces laterais do tronco.

Histopatologia

O quadro é de processo inflamatório inespecífico composto por células T CD4+. O acompanhamento histopatológico é indispensável, podendo ser necessários exames sucessivos para exclusão de micose fungoide. Quando ocorre a evolução para micose fungoide, a infiltração linfocitária torna-se atípica com exocitose e eventual aparecimento de microabscessos de Pautrier.

Diagnose

As lesões eritematoescamosas, liquenoides, poiquilodérmicas ou em placas são sugestivas para a diagnose, sendo indispensável a confirmação histopatológica. A diagnose diferencial deve ser feita com as seguintes afecções:

- **Psoríase:** Geralmente, não apresenta dificuldade, pela simetria das lesões, pela localização nos cotovelos e joelhos, pelo comprometimento do couro cabeludo e das unhas e sinais da vela e de Auspitz.
- **Sífilis secundária:** A história e a evolução são de sífilis subaguda, com lesões morbiliformes, adenopatias e lesões nas mucosas. Para confirmação, solicitar sorologia.
- **Hanseníase:** As lesões em placa têm semelhança com as manchas da hanseníase indeterminada ou tuberculoide. É fundamental a pesquisa da sensibilidade. Se não houver anestesia ou hipoestesia, a hanseníase pode ser excluída.
- **Outras condições poiquilodérmicas:** Nas variantes poiquilodérmicas, pode ser necessária a diferenciação com dermatomiosite, lúpus eritematoso, radiodermite crônica e poiquilodermias congênitas.
- **Micose fungoide:** A parapsoríase pode ser o quadro inicial da micose fungoide. Por esse motivo, o exame histopatológico é indispensável. Quando for necessário, fazer seguimento clínico e histopatológico.

Evitar tratamentos agressivos. Utilizar cremes ou pomadas de corticosteroides. Eventualmente, realizar infiltração de corticosteroides. Aplicação de UVB ou PUVA pode clarear as lesões. A evolução é crônica e prolongada por anos. A parapsoríase pode ser, *ab initio*, micose fungoide ou evoluir para este quadro após período variável.

ERITRODERMIA ESFOLIATIVA

A eritrodermia esfoliativa é uma síndrome caracterizada por eritema generalizado e persistente, acompanhado de descamação e prurido com intensidade variável, com decurso subagudo ou crônico, atingindo pelo menos 90% da superfície cutânea (Figura 11.16).

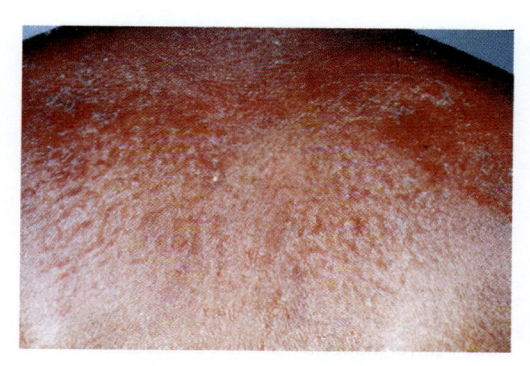

▲ **Figura 11.16** Eritrodermia. Eritema e descamação generalizados de evolução crônica.

A síndrome pode surgir por três grupos de causas: pela evolução ou pelo agravamento de dermatoses preexistentes (15-65% dos casos; média de 52%); por reação a fármacos (4-39% dos casos; média de 15%); e pode constituir forma inicial de linfoma, particularmente micose fungoide e síndrome de Sézary (15% dos casos).

As dermatoses em que a eritrodermia esfoliativa é parte da evolução do quadro clínico são o pênfigo foliáceo, a pitiríase rubra pilar e a eritrodermia ictiosiforme congênita. As afecções em que podem surgir por agravamento do quadro, frequentemente pelo uso de terapias intempestivas, são a psoríase; as dermatites seborreica, atópica, de contato e de estase; e o líquen plano.

Nas erupções por fármacos, eram bastante frequentes as eritrodermias desencadeadas por preparados arsenicais, bismuto, ouro, anestésicos e sulfamídicos. Atualmente, os sulfamídicos continuam a ser implicados, mas muitos outros medicamentos podem ser responsáveis pelo quadro, especialmente antibióticos e aqueles de uso neurológico.

No terceiro grupo, a eritrodermia representa fase inicial de um linfoma, particularmente da micose fungoide. A síndrome de Sézary inicia-se por quadro eritrodérmico, sendo até denominada eritrodermia de células T.

Deve-se ainda considerar as eritrodermias idiopáticas (15% dos casos), as eritrodermias decorrentes de infecções gerais, por HHV-6, HIV, vírus da hepatite e *Toxoplasma gondii* (menos de 1% dos casos), as eritrodermias relacionadas a malignidades não linfomatosas (raras) por tumores sólidos (carcinomas de mama, esôfago e estômago, reto, tireoide, ovário, tubas uterinas, pulmão e próstata) e outras condições, além de síndrome hipereosinofílica, histiocitoses malignas, sarcomas e doença de Rosai-Dorfman.

Existem, ainda, casos muito raros de eritrodermias que se associam a doenças sistêmicas não infecciosas e não tumorais, como doença de Reiter, doença do enxerto *versus* hospedeiro, sarcoidose, lúpus eritematoso subagudo, dermatomiosite, doença celíaca e tireotoxicose.

Manifestações clínicas

Aparecimento súbito ou insidioso de eritema generalizado, acompanhado de descamação e prurido variável. As escamas podem ser furfuráceas ou foliáceas. Pode ocorrer alopecia discreta ou intensa.

Há sintomas gerais como anorexia, sensação de frio e febre. O quadro evolui com exacerbações e remissões e tende a persistir por meses e anos, surgindo, então, liquenificações e enfartamento de linfonodos. Esse enfartamento pode ser uma reação inespecífica (linfadenopatia dermopática) ou constituir processo linfomatoso do linfonodo.

O aparecimento de placas infiltrativas, nódulos tumorais, indica linfoma, provavelmente micose fungoide. A síndrome de Sézary inicia-se por quadro eritrodérmico, inicialmente inespecífico (síndrome pré-Sézary), posteriormente surgindo células de Sézary no sangue.

O quadro é crônico, possibilitando infecção, septicemia ou outra complicação sistêmica com eventual êxito letal.

O exame histopatológico varia de acordo com a causa da síndrome. Enseja elementos para esclarecimento ou permite a conclusão diagnóstica na eritrodermia ictiosiforme, no pênfigo foliáceo e nos linfomas.

Diagnose

A diagnose é baseada no aspecto clínico e na história da evolução do quadro, de dermatose preexistente e de fármacos de uso sistêmico ou tópico.

O exame histopatológico é fundamental, fornecendo dados que auxiliam na diagnose etiológica das eritrodermias. A biópsia deve sempre ser realizada em 3 pontos.

Nas eritrodermias de origem eczematosa, haverá, ao exame histopatológico, espongiose; nas eritrodermias por reação a fármacos associada à eosinofilia e a sintomas sistêmicos (DRESS, *drug reaction with eosinophilia and systemic symptoms*), haverá infiltrado inflamatório pseudolinfomatoso com eosinófilos. Na síndrome de Sezáry, serão observados linfócitos atípicos e, eventualmente, microabscessos de Pautrier. O exame histopatológico permite o diagnóstico de 60% das eritrodermias causadas por psoríase.

Tratamento

O tratamento é orientado de acordo com a causa. Banhos sedativos e cremes com corticosteroides de baixa potência. Deve-se administrar, via sistêmica, antibióticos e corticosteroides, quando indicados. Anti-histamínicos e sedativos no alívio do prurido e diuréticos para o edema periférico. Manutenção do equilíbrio eletrolítico. Hospitalização nos casos graves. Nas formas idiopáticas em que não há resposta às medidas iniciais, podem ser utilizados corticosteroides sistêmicos, metotrexato, ciclosporina, acitretina e micofenolato de mofetila. Nas formas com causa determinada, o tratamento será da doença subjacente.

PITIRÍASE LIQUENOIDE

Há duas formas de pitiríase liquenoide, a aguda e a crônica. A pitiríase liquenoide aguda (PLA) (pitiríase liquenoide e varioliforme aguda [PLEVA]) e a pitiríase liquenoide crônica (PLC) são espectros de uma mesma doença, que podem coexistir. A etiologia é desconhecida, e atualmente se considera enfermidade por proliferação e ativação dos linfócitos. Ocorrem preferencialmente em adultos jovens. Podem involuir em meses ou perdurar por longos períodos.

Manifestações clínicas

A erupção pode ser precedida por sintomas discretos, com febre, cefaleia e mal-estar, além de surtos de lesões cutâneas em diferentes fases evolutivas.

Na PLA (**Figuras 11.17** a **11.20**), no início, surgem pápulas eritematosas, que evoluem com uma vesiculação central e necrose hemorrágica. A necrose é superficial com crosta acastanhada que se destaca e deixa cicatriz deprimida. As lesões ocorrem no tronco e nos membros, especialmente em superfícies

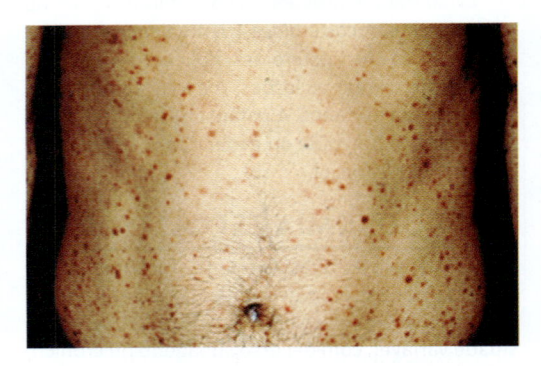

▲ **Figura 11.17** Pitiríase liquenoide aguda: lesões papulopurpúricas.

Erupções eritematoescamosas | 103

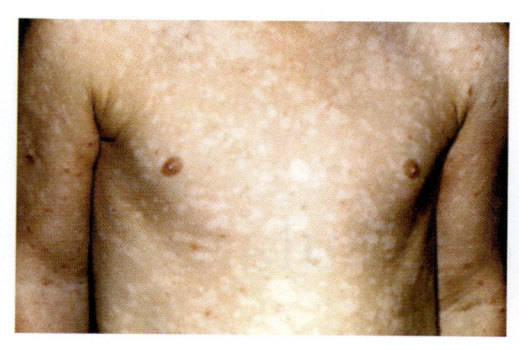

▲ **Figura 11.18** Pitiríase liquenoide crônica: manchas hipocrômicas residuais.

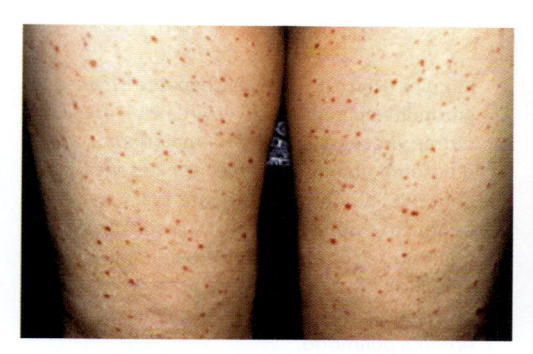

▲ **Figura 11.20** Pitiríase liquenoide aguda: lesões papulopurpúricas.

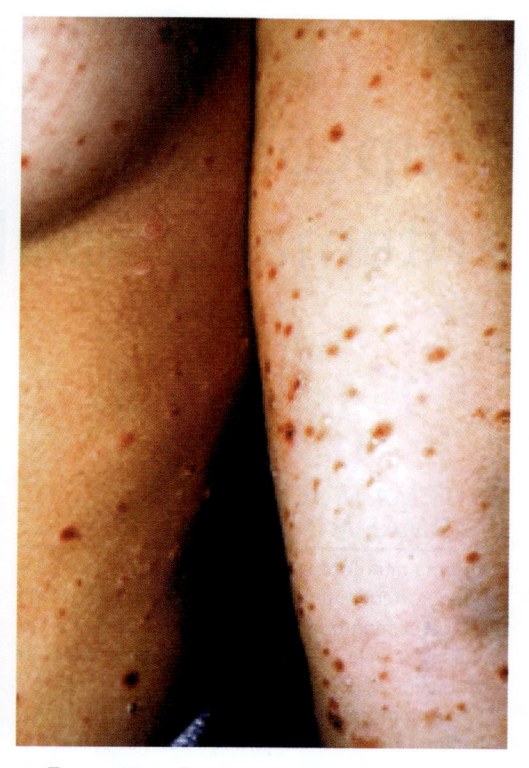

▲ **Figura 11.19** Pitiríase liquenoide aguda: lesões purpúricas com necrose.

flexoras. Eventualmente, ocorrem bolhas e ulcerações necróticas hemorrágicas.

Na PLC, há pápulas liquenoides eritematoacastanhadas recobertas por crostas acinzentadas. Em 3 a 4 semanas, as pápulas se achatam e as escamas destacam-se, deixando máculas pigmentadas. As escamas podem ser retiradas, *in totum*, por curetagem. Não há sintomas gerais, e lesões necróticas e cicatriciais são raras.

Ambas as formas podem deixar uma hipocromia, em geral, transitória.

Histopatologia

Consoante à fase evolutiva das lesões, há, na epiderme, espongiose, acantose discreta e paraqueratose. Já na derme, infiltrado linfocitário predominantemente perivascular. Capilares dilatados e extravasamento de hematias. Na PLA, predominam as células CD8, e, na PLC, CD8 ou CD4. Podem ser encontrados depósitos de IgG e C na zona da membrana basal (ZMB) e nas paredes vasculares.

Diagnose

Clínica, com confirmação histopatológica. A diagnose diferencial se dá em relação à psoríase gutata, ao líquen plano e à sífilis secundária.

Tratamento

Não há terapia eletiva. Primeiras opções:
- Corticosteroide tópico.
- Fototerapia com UVB ou UVA em doses progressivas, que pode ser associada ao psoralênico.
- Tetraciclina ou eritromicina, duas doses de 500 mg/dia, por 6 a 8 semanas, ou minociclina, 100 mg, 2 vezes/dia.

Outros recursos para formas que não respondem aos primeiros tratamentos citados são tacrolimo tópico; prednisona, 0,5 a 1 mg/kg/dia; metotrexato, 10 a 25 mg, VO, 1 vez/semana; ciclosporina, 2,5 a 4 mg/kg/dia, divididos em 2 vezes/dia; e retinoides, acitretina (25-50 mg/dia) ou isotretinoína (0,5-1 mg/kg/dia). A fototerapia por UVB, UVB *narrow band* e PUVA são tratamentos por vezes bastante eficientes.

12
Erupções eritematopapulonodulares

ERITEMA MULTIFORME (FORMAS *MINOR* E *MAJOR*)

O eritema multiforme é uma síndrome de hipersensibilidade, frequentemente recorrente, caracterizada pelo aparecimento súbito de lesões eritematovesicobolhosas na pele e/ou nas mucosas. Apresenta duas formas clínicas polares:

- **Forma *minor*:** Mais comum, designada simplesmente eritema multiforme ou polimorfo, tem sintomas gerais discretos, não acomete mucosas e tem evolução benigna.
- **Forma *major* ou síndrome de Stevens-Johnson:** Pouco frequente, que atinge pele e mucosas, com sintomas sistêmicos e decurso evolutivo grave. Considerando que atualmente a maioria dos autores reconhece a síndrome de Stevens-Johnson como doença diversa do eritema multiforme, recomenda-se evitar a designação "eritema multiforme *major*" para a síndrome de Stevens-Johnson. Ocorre, predominantemente, em adolescentes e adultos jovens (ver Capítulo 40).

Patogenia

As causas do eritema multiforme são múltiplas, sendo hoje considerado o herpes-vírus a mais comum.

- **Viroses:** Frequente no decurso ou após o herpes-vírus simples (HVS) (eritema multiforme pós-herpético). Na metade dos casos, pode-se estabelecer clinicamente a conexão entre o herpes e o eritema polimorfo. Quando não há evidência clínica dessa relação, em 10 a 40% dos casos se demonstra DNA viral do HVS nas lesões de eritema polimorfo. Eventualmente, relaciona-se à mononucleose, infecção pelo vírus da imunodeficiência humana (HIV), ORF, varicela, hepatite B, sarampo, parotidite epidêmica, parvovírus B19, vaccínia e outras viroses e vacinas. Na maioria dos casos, o eritema polimorfo parece ser desencadeado pelo HVS, predominantemente tipo I, mas também pelo tipo II. Metade dos casos de eritema polimorfo é precedida por herpes labial por cerca de 3 a 14 dias. Algumas vezes, as lesões de herpes ocorrem simultaneamente ou até mesmo após o eritema polimorfo.
- **Fármacos:** Qualquer medicamento, particularmente os analgésicos e anti-inflamatórios não esteroides (AINEs), barbitúricos, antibióticos e sulfas.
- **Bacterioses:** Infecções das vias aéreas, rinites, tonsilites, faringites, laringites e bronquites por estreptococos ou outras bactérias. Aparentemente, a causa mais importante das bacterioses é o *Mycoplasma pneumoniae*, sendo, talvez, o principal fator etiológico em crianças. O quadro surge, em geral, 2 ou 3 semanas após a infecção bacteriana (febre, anorexia, dores musculares e articulares). Além disso, é observado em outras infecções bacterianas como pneumonias, febre tifoide, difteria, yersinose, sífilis, tularemia, tuberculose, após BCG (bacilo Calmette-Guérin) e outras vacinas bacterianas. Infecções por clamídia e micoplasma podem ser responsáveis pela síndrome. Em nosso meio, *Mycobacterium leprae* é causa frequente de eritema multiforme que, com o eritema nodoso, constitui o quadro cutâneo do estado reacional da forma virchowiana.
- **Micoses:** Em algumas micoses profundas como histoplasmose e coccidioidomicose.

- **Diversos:** Após uso de soros e proteínas estranhas, inalação ou ingestão de substâncias e alimentos deteriorados e tóxicos. Podem surgir em doenças malignas, no decurso de tratamento radioterápico e no lúpus eritematoso sistêmico (LES), dermatomiosite e poliarterite nodosa. Excepcionalmente, ocorrem no último período da gravidez e por pílulas anticoncepcionais.
- Há casos, especialmente em jovens, em que nenhuma causa pode ser determinada.

Manifestações clínicas

O início é súbito, com lesões eritematopapulosas (**Figura 12.1**) ou eritematovesicobolhosas (**Figura 12.2**) ou purpúricas (**Figura 12.3**), eventualmente urticadas, isoladas ou confluentes. Aspecto característico são lesões eritematosas de bordas papulosas ou vesiculosas com centros deprimidos, purpúricos ou pigmentados. Manchas eritematoedematosas com vesícula central constituem as chamadas lesões em alvo ou íris (**Figuras 12.2 e 12.4**). As lesões em alvo típicas apresentam três zonas, área central eritematosa brilhante ou, muito frequentemente, purpúrica, em torno da qual há área edematosa mais pálida e um anel externo eritematoso com limites bem definidos, que constitui a terceira zona da lesão em alvo. As chamadas lesões em alvo atípicas são compostas por apenas duas zonas, a porção central e a área edematosa subsequente. Há ardor e prurido discreto.

As mucosas podem estar comprometidas, podendo ocorrer, na cavidade bucal, enantema e erosões ou manchas esbranquiçadas por ruptura de bolhas bastante dolorosas (**Figura 12.5**).

As lesões surgem em surtos durante dias e desaparecem em 1 a 2 semanas. A topografia preferencial das lesões compreende o dorso das mãos, os punhos, as regiões palmares, as superfícies de extensão dos cotovelos e os joelhos. No eritema polimorfo *major*, o comprometimento do estado geral é mais intenso; há maior quantidade de lesões em alvo, e as lesões mucosas estão sempre presentes e mais intensas; e, geralmente, há um período prodrômico com sintomas gerais, como febre e artralgia, antecedendo as lesões cutâneas. Nos exames complementares, podem ser encontrados albuminúria, leucocitose e aumento da hemossedimentação.

Histopatologia

O quadro histológico do eritema multiforme revela um infiltrado perivascular composto principalmente por células mononucleares. Podem ser encontrados eosinófilos. Há edema na derme papilar que, quando pronunciado, determina a formação de vesicobolhas. Lesão característica é a necrose de queratinócitos por apoptose. Em formas graves e na síndrome de Stevens-Johnson, o edema estabelece a formação de vesículas ou bolhas intraepiteliais.

Diagnose

Na diagnose diferencial, o quadro deve ser distinguido pelo aspecto clínico da urticária, do eczema numular, dos pênfigos, penfigoides, da dermatite herpetiforme, da IgA linear, do herpes gestacional e da dermatose crônica bolhosa da infância. Outras afecções que podem apresentar aspectos morfológicos que exigem diferenciação com o eritema multiforme são lúpus eritematoso cutâneo subagudo (LECS), eritema anular centrífugo, granuloma anular, erupção medicamentosa fixa, micose fungoide e vasculite. Em caso de dúvida, o exame histopatológico e a imunofluorescência direta permitem a definição.

A diagnose etiológica necessita primariamente de uma história cuidadosa de exposição ou ingestão de fármacos, de vacinações e infecções, no período de 3 semanas anterior ao surto. É preciso inquirir sobre patologias como doenças malignas e colagenoses, tratamentos radioterápicos, gravidez, pílulas anticoncepcionais.

O exame histopatológico e a imunofluorescência permitem excluir outras dermatoses bolhosas. Na histopatologia, sempre se indica a pesquisa para bacilos álcool-acidorresistentes.

Tratamento

Tópico

- Nos casos discretos com áreas erosivas, limpeza com solução aquosa de ácido bórico a 2% (água boricada) ou com permanganato de potássio 0,1 g em 3.000 mL de água.
- Creme com corticosteroide ou com associação de corticosteroide e antibiótico.
- Lesões da cavidade oral podem ser tratadas com água oxigenada (10%) diluída a 1:15 em água. Outros antissépticos bucais podem ser empregados, e, se houver suspeita de candidose, deve ser associada nistatina. Em formas dolorosas, deve-se empregar xilocaína viscosa para alívio da dor, particularmente antes das refeições.

Sistêmico

- Em casos leves com prurido, anti-histamínico pode ser útil.

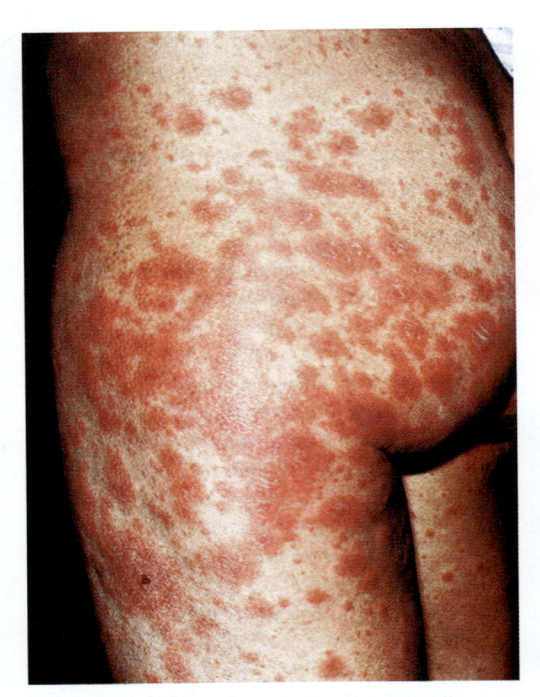

▲ **Figura 12.1** Eritema polimorfo. Lesões eritematopapulosas formando placas, algumas das quais com centro purpúrico.

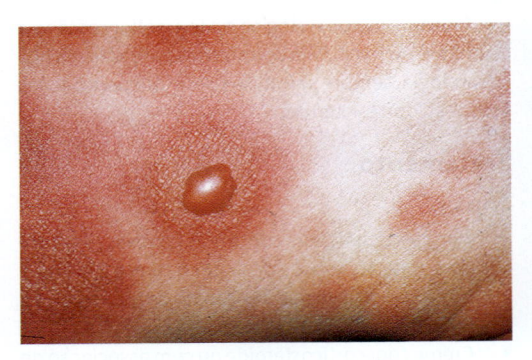

▲ **Figura 12.2** Eritema polimorfo. Lesão em íris. Placas eritematoedematosas com vesícula central.

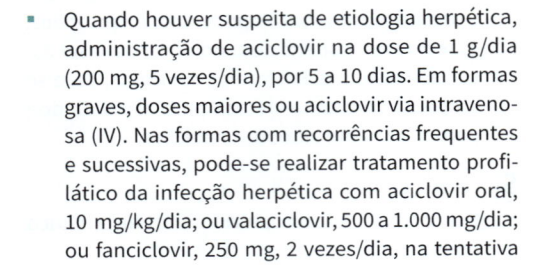

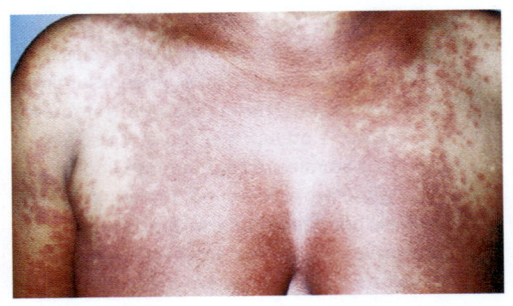

▲ **Figura 12.3** Eritema polimorfo. Lesões eritematopurpúricas disseminadas.

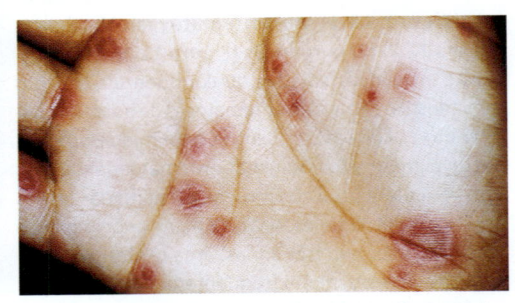

▲ **Figura 12.4** Eritema polimorfo. Lesões em alvo na região palmar. Lesões eritematosas de bordas papulovesiculosas com centro purpúrico.

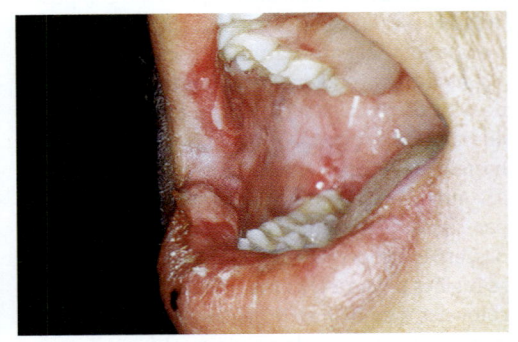

▲ **Figura 12.5** Eritema polimorfo. Lesões orais. Erosões e maceração resultantes da ruptura de bolhas.

- Quando houver suspeita de etiologia herpética, administração de aciclovir na dose de 1 g/dia (200 mg, 5 vezes/dia), por 5 a 10 dias. Em formas graves, doses maiores ou aciclovir via intravenosa (IV). Nas formas com recorrências frequentes e sucessivas, pode-se realizar tratamento profilático da infecção herpética com aciclovir oral, 10 mg/kg/dia; ou valaciclovir, 500 a 1.000 mg/dia; ou fanciclovir, 250 mg, 2 vezes/dia, na tentativa de, progressivamente, encontrar a menor dose capaz de impedir os surtos.
- Quando ocorrer possibilidade de origem bacteriana, particularmente estreptocócica, com infecção de vias aéreas, febre, mal-estar e outros sinais, administração de antibióticos como eritromicina ou cefalosporina. Não usar penicilina, ampicilina ou sulfas pelo risco de reações de hipersensibilidade.

- Corticosteroides são efetivos, isoladamente ou associados com terapia antivirótica ou antibacteriana. Pode-se iniciar com uma aplicação via intramuscular (IM) e continuar com prednisona, via oral (VO), em doses decrescentes, iniciando-se com 0,5 a 1 mg/kg/dia, divididos em 2 vezes/dia, de acordo com a gravidade dos sintomas. Há dermatologistas que não indicam o uso de corticosteroides.
- Utiliza-se também talidomida, que, por vezes, evita recidivas por possível ação imunomoduladora. Também existem relatos do uso de ciclosporina, micofenolato de mofetila, dapsona, azatioprina e até ultravioleta A e psoralênico (PUVA).
- Eliminar sempre fármacos suspeitos. Pelo potencial sensibilizante, não usar medicamentos anti-inflamatórios como indometacina, diclofenacos, piroxicam e outros e analgésicos do grupo da pirazolona, como a dipirona e fenilbutazona.
- Em caso de comprometimento ocular, solicitar a colaboração de oftalmologista e de outros especialistas e do clínico, quando necessária. As formas graves de eritema multiforme exigem internação. Em casos de média gravidade, a hospitalização pode ser indicada.

ERITEMA NODOSO

Eritema nodoso, ou contusiforme, é a síndrome de hipersensibilidade a agentes infecciosos, fármacos e outras causas, caracterizada por lesões nodulares nos membros inferiores, particularmente nas pernas. Nas crianças, ocorre igualmente em meninos e meninas, enquanto, entre os adultos, predomina nas mulheres.

Patogenia

O eritema nodoso é uma síndrome de hipersensibilidade a vários estímulos (bacterianos, virais e químicos, entre outros) e caracteriza-se como reação de hipersensibilidade tardia. Reconhecem-se vários fatores como sua causa:

- **Infecções estreptocócicas:** Mais comum em crianças e adolescentes, surgindo 2 a 3 semanas após o quadro das vias aéreas respiratórias, podem se associar à febre reumática. É a causa infecciosa mais comum.
- **Tuberculose:** No decurso da primoinfecção tuberculosa. Encontrada principalmente em crianças e adolescentes.
- **Hanseníase:** Constitui o quadro reacional da forma virchowiana.
- **Infecções diversas:** Salmonelose, shigeloses, sífilis, infecção por *Campylobacter*, linfogranuloma inguinal e outras infecções por *Chlamydia*, doença da arranhadura do gato, coqueluche, mononucleose, coccidioidomicose, histoplasmose, esporotricose, blastomicose e dermatofitoses, infecção por HIV, hepatite B e infecção por micoplasma, toxoplasmose, amebíase, giardíase e ascaridíase. Na Europa, são relatados casos de eritema nodoso após surtos de infecções por *Yersinia enterocolitica*.
- **Sarcoidose:** Na Escandinávia, é a causa principal de eritema nodoso. A associação do quadro com tumefação de linfonodos no hilo pulmonar na sarcoidose constitui a síndrome de Löefgren.
- **Fármacos:** Sulfonamidas, anticoncepcionais, brometos, iodetos, penicilina, salicilatos e outros.
- **Doenças diversas:** Doença de Crohn, da qual pode ser a primeira manifestação, linfomas, leucemias e carcinomas, doença de Behçet e síndrome de Sweet.
- **Gravidez:** Raramente pode surgir eritema nodoso no curso da gravidez.

Na maioria das vezes, no entanto, o eritema nodoso é idiopático, não se conseguindo determinar a causa.

Manifestações clínicas

O quadro inicia-se com febre, dores articulares nas panturrilhas, manchas eritematosas, nódulos e placas, mais palpáveis do que visíveis, duros e dolorosos bilateralmente nas pernas (**Figura 12.6**). Na evolução, os nódulos podem adquirir cor violácea e amarelo-esverdeada pela destruição da hemoglobina, como ocorre nos hematomas, daí a denominação de eritema contusiforme. O decurso total da síndrome é de 3 a 6 semanas. As lesões nunca se ulceram e deixam manchas acastanhadas.

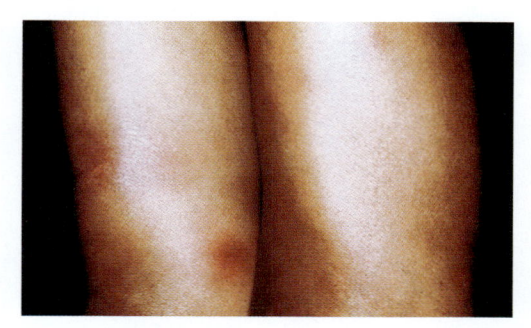

▲ **Figura 12.6** Eritema nodoso. Nódulos e placas eritematosas bilateralmente nas pernas.

Histopatologia

Histopatologicamente, é uma paniculite septal sem vasculite.

Diagnose

Na diagnose diferencial, o quadro deve ser distinguido do eritema indurado, forma de tuberculose cutânea, que se caracteriza por nódulos formando placas, de evolução crônica, indolores, frias e que podem ulcerar.

A vasculite nodular caracteriza-se por nódulos ou placas nodulares, pela disseminação das lesões nos membros (inferiores e superiores), pela ausência do aspecto contusiforme e pela evolução crônica de meses ou anos.

Outras paniculites devem ser diferenciadas, como a paniculite pancreática, que, em geral, evolui para ulceração e acomete outras áreas além das pernas. Também deve ser afastada a paniculite lúpica e as paniculites factícias. Eventualmente, picadas de insetos podem originar nódulos inflamatórios, que necessitam de diferenciação em relação ao eritema nodoso.

Na diagnose etiológica, de acordo com os dados clínicos, cumpre investigar doença estreptocócica, tuberculose, por meio de exame clínico, derivado proteico purificado (PPD) e raio X de tórax, hanseníase e outras infecções. O exame histopatológico é importante, devendo ser feita biópsia profunda, atingindo sempre o subcutâneo. Por meio da obtenção de história clínica, deve-se excluir drogas.

Tratamento

- Repouso e elevação dos membros para diminuir o edema e a dor. Recomenda-se uso de meia elástica para doentes de ambulatório.
- Corticosteroides tópicos em curativos simples ou oclusivos. Eventualmente infiltrações.
- Ácido acetilsalicílico, 2 a 3 g/dia, para alívio da dor. Podem ser usados AINEs, como indometacina, diclofenaco, piroxicam, naproxeno e derivados do grupo da pirazolona (como fenilbutazona e dipirona), que, no entanto, devem ser evitados em presença de doença inflamatória intestinal que pode ser agravada por tais fármacos.
- Tratamento da causa responsável, se esclarecida.
- Excluída possível etiologia infecciosa, corticosteroides podem ser usados sistemicamente.
- Iodeto de potássio, na dose inicial de 300 a 1.000 mg/dia, por 3 a 6 semanas, pode oferecer resultados.
- No eritema nodoso hanseniano, o medicamento eletivo é a talidomida.
- No eritema nodoso que acompanha a doença de Behçet, a administração de colchicina é útil.

13
Erupções purpúricas

PÚRPURAS

As púrpuras são manchas resultantes do extravasamento de sangue na pele. Puntiformes ou com até 1 centímetro de tamanho, denominam-se petéquias; até 4 centímetros, equimoses; e as maiores, hematomas.

As petéquias têm cor inicial vermelha brilhante que se torna, posteriormente, castanho-escura pela formação de hemossiderina (Figura 13.1). Equimoses e hematomas inicialmente têm cor vermelho-escura que se torna, subsequentemente, verde-amarelada e castanho-arroxeada. As lesões purpúricas podem estar associadas com outros sintomas, como sangramento de mucosas.

Qualquer noxa pode causar púrpura. Os mecanismos patogenéticos das púrpuras são seis, atuando de *per se* ou associados.

- **Alterações plaquetárias:** Diminuição do número de plaquetas ou anomalias qualitativas.

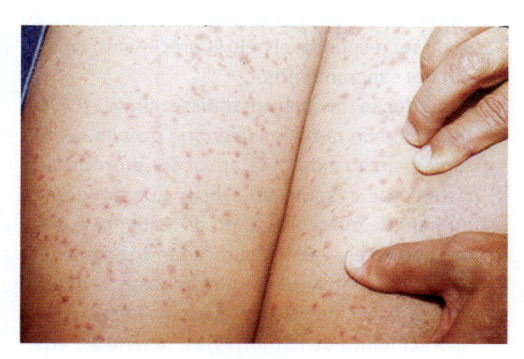

▲ Figura 13.1 Petéquias. Manchas avermelhadas que não desaparecem quando se pressiona a pele.

- **Distúrbios de coagulação:** Deficiência ou alteração dos fatores de coagulação ou presença de substâncias que impedem a coagulação ou estimulam a fibrinólise.
- **Alterações vasculares:** Lesões das paredes dos vasos ou aumento da permeabilidade capilar.
- **Perda do apoio tecidual:** Defeitos ou alterações do tecido conectivo da derme, pela perda do suporte, possibilitam rupturas de vasos.
- **Psicogênicas:** Desencadeadas ou produzidas por fatores emocionais e, na maioria das vezes, artefatas.
- **Disproteinemias:** Por anormalidades das proteínas plasmáticas.

Púrpuras por alterações plaquetárias

Púrpuras trombocitopênicas

As púrpuras ocorrem por diminuição do número de plaquetas. Os sangramentos são raros quando o número de plaquetas está acima de 50.000 por mm^3. Abaixo desse nível, surgem sangramentos variáveis em gravidade.

- **Púrpura de Wiskott-Aldrich:** Doença hereditária recessiva, ligada ao cromossomo X, que afeta somente o sexo masculino. Caracteriza-se por quadro eczematoso, similar ao eczema atópico, e por suscetibilidade a infecções e presença de lesões purpúricas, decorrente de trombocitopenia persistente. O tratamento é feito com corticosteroide, imunoglobulinas, antibióticos e quimioterápicos para as infecções. A prognose é grave, com êxito fatal por infecção secundária. Os doentes que chegam à adolescência tendem a desenvolver linfomas ou neoplasias.

- **Anemia de Fanconi:** Alteração da medula óssea, rara e frequentemente familiar, surge geralmente na primeira década de vida. Há anemia, neutropenia e trombocitopenia, com aparecimento de púrpuras e infecções. Pode ocorrer também hipoplasia renal e hipoesplenismo. Na evolução, pode surgir leucemia.
- **Púrpura neonatal:** Caracteriza-se por petéquias, equimoses, hematomas e sangramento no neonato, inclusive intracranianos.
- **Púrpura trombocitopênica idiopática (Werlhof):** As lesões purpúricas ocorrem difusamente com hemorragias frequentes nas mucosas, menstruações profusas e, eventualmente, hematúria. O quadro pode ser agudo ou crônico. A *forma aguda* é de aparecimento súbito em crianças e adultos jovens, geralmente após infecção respiratória e evolui em algumas semanas ou meses para a cura. A *forma crônica* instala-se gradualmente com exacerbações e remissões, mais frequente em mulheres adultas.
- **Púrpura infecciosa:** Lesões purpúricas podem surgir no decurso de infecções, principalmente em infecções graves, septicemias, febre tifoide, meningococemia, endocardites bacterianas e outras. O quadro purpúrico pode ocorrer em decorrência de trombocitopenia, de distúrbios da coagulação ou de lesões vasculares.
- **Púrpura neoplásica:** Nos linfomas e leucemias, por invasão da medula óssea, surge plaquetopenia. Metástases medulares de mieloma múltiplo e neoplasias sólidas podem causar plaquetopenia.
- **Púrpura por drogas, toxinas e irradiações:** Por agressão aos órgãos hematopoiéticos, por mecanismos imunes ou não imunes, surge plaquetopenia e, consequentemente, púrpura.
- **Púrpura em doenças autoimunes:** No lúpus eritematoso sistêmico (LES), é comum o aparecimento de púrpuras por trombocitopenia em virtude de anticorpos antiplaquetários, ou por lesões vasculares por imunocomplexos. Contudo, lesões purpúricas podem ocorrer em decorrência de corticoterapia. Na síndrome antifosfolipídica, encontra-se livedo reticular, púrpuras e ulcerações necróticas.
- **Púrpura pós-transfusão:** Púrpura trombocitopênica, grave, eventualmente fatal e que pode surgir dentro de 1 semana após transfusão. Ocorre em virtude de formação de anticorpos antiplaquetários. O tratamento indicado é a plasmaférese, para a remoção dos anticorpos.

Púrpuras por anomalias plaquetárias

- **Púrpura tromboastênica (síndrome de Glanzmann-Naegeli):** Quadro raro, autossômico recessivo. O número de plaquetas é normal, porém há anomalia plaquetária com falha na formação do coágulo, com sangramentos e púrpuras.
- **Púrpura trombocitêmica:** O número de plaquetas está muito elevado e o tempo de sangramento está aumentado. Há uma forma idiopática, rara. Policitemia reativa pode surgir em deficiência de ferro, doenças inflamatórias, por fármacos e em processos mieloproliferativos, com possibilidade de sangramentos e lesões purpúricas.

Púrpuras por distúrbios da coagulação

- **Síndrome de Kasabach-Merritt:** Presença em neonatos e infantes de grandes hemangiomas do tipo hemangioma kaposiforme e angioma em tufos nos membros, no tronco ou na face, com trombocitopenia, petéquias e sangramento de mucosas. O quadro hemorrágico ocorre quando os tumores excedem 10% do peso corporal e em virtude de uma coagulação intravascular com consumo de plaquetas, fibrinogênio e outros fatores de coagulação (ver Capítulo 63).
- **Doença hepática:** O fígado tem papel fundamental no metabolismo de fatores de coagulação. Cirrose e hepatites podem diminuir fatores de coagulação (complexo protrombina), ocasionando hemorragias e púrpuras.
- **Doença renal:** Na insuficiência renal, podem surgir púrpuras e sangramentos, por alteração de fatores de coagulação. É a *síndrome hemolítica urêmica* (SHU).
- **Deficiência de vitamina K:** Para a formação de protrombina, é indispensável a vitamina K. Absorção deficiente por processo intestinal ou hepático pode ser responsável pelo aparecimento de púrpuras e sangramentos.
- **Coagulação intravascular disseminada (CIVD):** Denominada também *síndrome trombo-hemorrágica*, é causada pela ativação imprópria do sistema de coagulação. Observada em grande número de infecções, tumores malignos e linfomas, doenças sistêmicas, picadas de animais venenosos, queimaduras e outras noxas. O quadro pode se desenvolver em algumas horas, com o aparecimento de hemorragias, petéquias, equimoses e comprometimento sistêmico, podendo ser muito grave.

- **Púrpura fulminante:** A púrpura fulminante é uma síndrome rara caracterizada por tromboses e enfartos hemorrágicos da pele, rapidamente progressiva, acompanhada de choque e CIVD. Classifica-se em três formas, neonatal, idiopática e infecciosa aguda.
  - **Púrpura fulminante neonatal:** Associa-se à deficiência hereditária das proteínas anticoagulantes S e C e da antitrombina III. Nas primeiras 72 horas do nascimento, surgem lesões purpúricas na pele, particularmente na região perineal, nas coxas e no abdome. As lesões cutâneas evoluem a bolhas hemorrágicas com subsequente necrose e formação de escaras enegrecidas. As margens das lesões apresentam-se eritematosas e endurecidas.
  - **Púrpura fulminante idiopática ou púrpura fulminante crônica:** Segue-se a infecções bacterianas e virais após período variável de latência. O mecanismo patogênico central é a deficiência de proteína S, e a CIVD é o principal mecanismo da gangrena periférica (**Figura 13.2**).
    A maioria dos casos ocorre em crianças, e o processo é precedido por infecções, mais comumente varicela ou estreptococcias. Cerca de 7 a 10 dias após o início da infecção surgem máculas eritematosas que evoluem a áreas bem demarcadas de necrose hemorrágica progressiva, e paralelamente surgem alterações da coagulação. Frequentemente, há comprometimento circulatório importante dos membros e dedos, podendo haver acometimentos viscerais, pulmonares, cardíacos e renais por tromboembolismo. Em alguns pacientes, há ausência das proteínas C, S e antitrombina.
  - **Púrpura fulminante infecciosa aguda:** É a forma mais comum de púrpura fulminante e ocorre concomitantemente a infecções bacterianas com septicemia. As infecções mais comuns são por meningococos e pelo vírus da varicela, mas também podem ser desencadeadas por infecções por germes gram-negativos, estafilococos, riquétsias, estreptococos e vírus do sarampo.
    As principais características da síndrome são infecção grave associada, lesões purpúricas cutâneas extensas, febre, hipotensão e CIVD.
    Há uma forma de púrpura fulminante chamada de síndrome de Waterhouse-Friderichsen

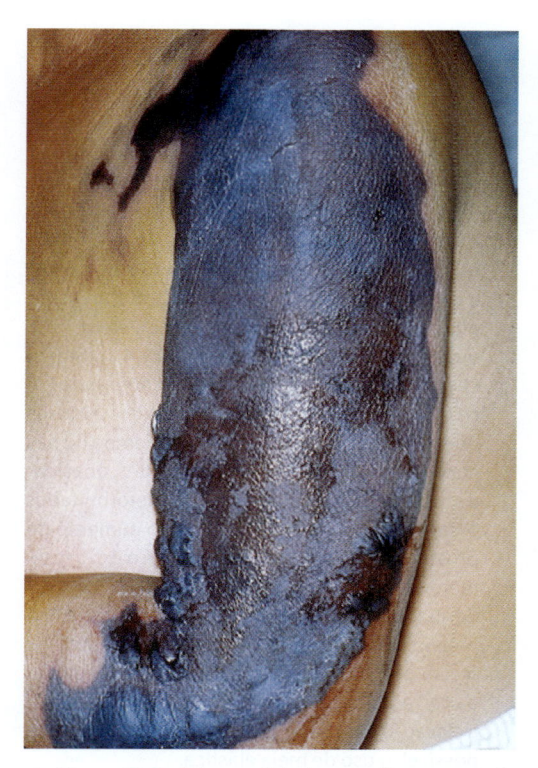

▲ **Figura 13.2** Púrpura fulminante. Extensa equimose atingindo grande parte do braço.

ou adrenalite hemorrágica. Em decorrência de infecção, geralmente por *Neisseria meningitidis* (menos frequentemente por estreptococos, *Pseudomonas aeruginosa, Streptococcus pneumoniae* e *Staphylococcus aureus*), e raramente por fármacos coagulantes, plaquetopenia, trombose da veia renal e síndrome antifosfolipídica primária, há insuficiência suprarrenal devido à hemorragia maciça e necrose dessas glândulas.

Púrpuras vasculares
- **Telangiectasia hemorrágica hereditária (Rendu-Osler):** As lesões purpúricas e os sangramentos decorrem da ruptura das telangiectasias na pele e nas mucosas.
- **Púrpura simplex:** Em indivíduos normais, equimoses ou hematomas podem ocorrer após traumas, sucção ou contrações musculares violentas que determinam aumento da pressão intravascular (como ocorre em acessos de tosse ou vômitos intensos), o que pode provocar o surgimento de

petéquias na face e no pescoço. Em mulheres, ocorrem ocasionalmente no período menstrual. Às vezes, surgem sem causa desencadeante. Decorrem de rupturas de vasos, podendo haver fragilidade vascular. Eventualmente, podem ser relacionadas com a ingestão de ácido salicílico. Desaparecem em alguns dias (**Figura 13.3**).

- **Púrpura hipostática:** Caracteriza-se por petéquias e equimoses que, ocorrendo nas pernas e nos tornozelos, confluem deixando áreas de pigmentação acastanhada, hemossiderótica. É o quadro da *dermatite ocre* (**Figura 13.4**), também chamado de *angiodermite pigmentar e purpúrica (Favre-Chaix)*. Observada em adultos e idosos que permanecem em pé por muito tempo ou nas condições que causam estase – varizes, obesidade, atrofias musculares, artrites, deformidades ósseas e pés planos. Em virtude do aumento da pressão hidrostática intracapilar, há o extravasamento de hemácias, com depósito de hemossiderina. Não há regressão do quadro, que é um precursor ou está associado com a dermatite ou úlcera de estase. Para evitar a progressão, além da correção da causa de estase, deve ser indicada a elevação dos membros inferiores e, sempre que possível, o uso de meia elástica.
- **Púrpura do escorbuto:** Atualmente excepcional, decorre de alterações da parede dos vasos, pela avitaminose C. Na pele, além de petéquias, há lesões hemorrágicas perifoliculares, hiperqueratose folicular, pelos em saca-rolha emergindo de folículos hiperqueratósicos e cabelos quebradiços (ver Capítulo 46).
- **Púrpura infecciosa:** Nas infecções, pode ocorrer lesão de parede vascular por ação direta do agente infeccioso ou por mecanismos imunológicos. A alteração vascular pode ser a única patogenia envolvida, porém, em geral, há associação com distúrbios da coagulação.
- **Púrpura vascular por fármaco:** É relativamente frequente a púrpura por alteração vascular exclusiva. O coagulograma é normal, e a prova do laço, em geral, é positiva. Entretanto, pode haver associação com alterações dos fatores de coagulação. É importante a história de prévia exposição. Deve-se suspeitar de qualquer medicamento. Atualmente, é muito encontrada em virtude de o ácido acetilsalicílico ser usado como anticoagulante. Outros fármacos comumente implicados são as sulfas, cloroquina, digitoxina, quinino, quinidina, substâncias citotóxicas e derivados cumarínicos.

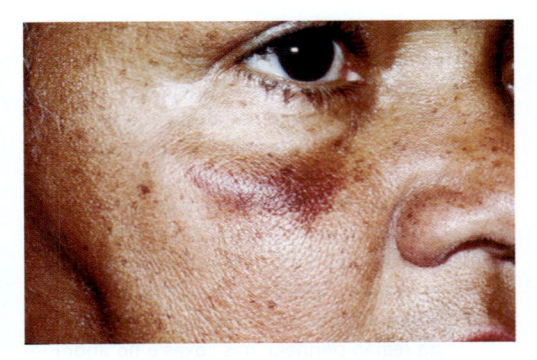

▲ **Figura 13.3** Púrpura simplex. Mancha purpúrica na face.

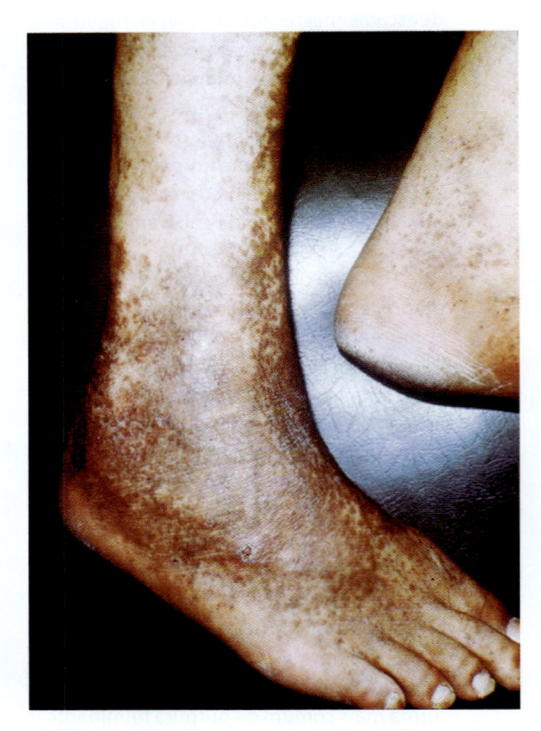

▲ **Figura 13.4** Dermatite ocre. Petéquias, equimose e intensa pigmentação hemossiderótica no terço inferior das pernas e do pé.

O quadro se desenvolve por ação tóxica ou sensibilização e pode ser acompanhado de hemorragias das mucosas e comprometimento renal e gastrintestinal. O desaparecimento, após a retirada, sugere o medicamento como causa. A confirmação pela readministração não é aconselhável, pelo risco de reação grave. O tratamento na fase aguda é com corticosteroide via sistêmica.

- **Púrpura em doença sistêmica:** Pode ocorrer por lesões vasculares em doenças como hipertensão, arteriosclerose, nefropatia com uremia, hemocromatose, diabetes, desnutrição, amiloidose sistêmica, malignidades, embolismo gorduroso, doenças endócrinas (como síndrome de Cushing) e colagenoses.
- **Capilaropatia de Willebrand:** Afecção rara, hereditária, em decorrência da deficiência na hemostasia, por anomalia da contratilidade capilar.
- **Púrpura de Henoch-Schönlein:** Também chamada de púrpura anafilactoide e púrpura reumática, é uma síndrome de hipersensibilidade vascular por infecções, particularmente estreptocócicas ou por alimentos ou outras noxas (ver Capítulo 29).
- **Púrpuras pigmentosas crônicas:** Compreendem quatro entidades semelhantes: doença de Schamberg; púrpura anular telangiectásica de Majocchi; dermatite purpúrica liquenoide de Gougerot-Blum; púrpura eczematoide de Doukas-Kapetanakis e líquen áureo. A patogenia é similar. Há um infiltrado inflamatório pericapilar, com extravasamento de hemácias e depósito de hemossiderina. O aumento da pressão hidrostática deve ser um fator contribuinte. Ocorrem mais em homens adultos, e a causa não é conhecida. Há possibilidade de participação de fármacos, como desencadeantes, particularmente os que contêm carbamatos, diazepínicos e meprobamatos.

A *doença de Schamberg*, ou púrpura pigmentar progressiva, caracteriza-se pelo aparecimento de petéquias isoladas ou agrupadas ao lado de manchas acastanhadas residuais, nas quais observam-se pontos purpúricos classicamente comparados a grãos de pimenta-caiena. Observa-se, ao longo do tempo, involução de algumas lesões paralelamente ao aparecimento de lesões purpúricas novas, mas pode haver desaparecimento espontâneo das lesões. A erupção é, em geral, assintomática, mas eventualmente há prurido discreto. Localizam-se nos tornozelos e nas pernas de forma crônica e progressiva (**Figura 13.5**). A *púrpura anular telangiectásica de Majocchi* inicia-se nas pernas, porém pode atingir as coxas. A confluência de lesões forma contornos anulares, arqueados ou circinados. A *dermatite purpúrica liquenoide de Gougerot-Blum* tem o mesmo quadro de petéquias e manchas acastanhadas com a presença de pápulas liquenoides. A *púrpura eczematoide de Doukas-Kapetanakis* caracteriza-se pelo aparecimento das petéquias e manchas acastanhadas, com discreta descamação, prurido mínimo ou acentuado e, eventualmente, leve liquenificação. Inicia-se nos tornozelos ou no terço inferior das pernas, progredindo para as coxas, podendo atingir o tronco. Evolução crônica perdurando por meses.

O tratamento das púrpuras pigmentares crônicas não é satisfatório. Entretanto, o problema é mais cosmético. Excluir causas de estase e fármacos suspeitos. Elevação, sempre que possível, dos membros inferiores e uso de meias elásticas. Topicamente, aplicação de cremes de corticosteroides. A eficácia da vitamina C, da rutina ou ácido nicotínico (15 a 50 mg, 3 vezes/dia) não está comprovada. Na púrpura eczematoide, administração via oral (VO) de corticosteroide pode ser indicada, acompanhada de seu uso tópico e de anti-histamínicos VO, se necessários, para o prurido.

- **Líquen áureo ou líquen purpúrico:** Quadro raro, caracterizado por lesões liquenoides, purpúricas, acastanhadas, unilaterais, com prurido discreto ou ausente (**Figura 13.6**). Frequentemente, as lesões são únicas e localizam-se no tronco, nos membros e até mesmo na face. O quadro é mais frequente em crianças e adultos jovens, e, às vezes, é necessária a distinção com equimoses em evolução regressiva. A histopatologia é similar à encontrada nas púrpuras pigmentares crônicas. A causa não é conhecida. Fármacos têm sido incriminados. Tratamento tópico com creme de corticosteroide ou de tacrolimo.
- **Hematoma paroxístico do dedo (síndrome de Achenbach):** Aparecimento súbito de hematomas nos dedos das mãos ou artelhos em idosos, espontaneamente ou após traumas mínimos. Ocorre em virtude de uma ruptura de veia, sendo

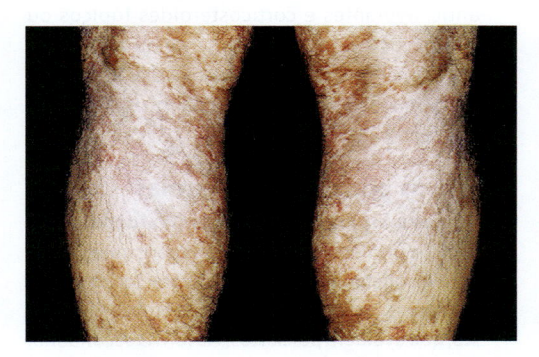

▲ **Figura 13.5** Doença de Schamberg. Grande quantidade de manchas pigmentares acastanhadas residuais sobre as quais se observam lesões purpúricas recentes.

mais frequente em mulheres. A causa não está esclarecida, podendo decorrer de uma fragilidade vascular local.

- **Vasculopatia livedoide:** Caracteriza-se por lesões purpúricas no dorso dos pés e na porção inferior das pernas, com áreas de necrose. Pela cicatrização, formam-se cicatrizes esbranquiçadas com telangiectasias (*atrofia branca*). É uma vasculite necrosante de etiologia variada (ver Capítulo 29).

Púrpuras por perda de apoio tecidual

- **Afecções congênitas ou hereditárias do conectivo:** Possibilitam o aparecimento de púrpuras pela ruptura de vasos, por falta de sustentação. Na *síndrome de Ehlers-Danlos*, particularmente no tipo IV, equimoses e hematomas são frequentes. Púrpuras podem ocorrer no *pseudoxantoma elástico* e na *síndrome de Marfan*.
- **Púrpura na síndrome de Cushing:** Na doença de Cushing ou no Cushing por corticosteroide, é constante o aparecimento das estrias purpúricas, pelas alterações no conectivo e rupturas de vasos.
- **Púrpura senil:** Quadro comum particularmente em idosos. Caracteriza-se por equimoses ou hematomas principalmente no dorso das mãos, nos punhos e nos antebraços, surgindo, porém, em outras áreas (**Figura 13.7**). A causa é a diminuição do suporte conjuntivo perivasal, pela atrofia senil da pele; nas áreas expostas, acrescida da fotolesão. Aparecem após traumas, às vezes mínimos, não observados. A equimose, inicialmente vermelho-escura, torna-se verde-amarelada e castanho-arroxeada, desaparecendo em 1 ou 2 semanas. O uso de ácido acetilsalicílico, outros anticoagulantes e corticosteroides tópicos ou sistêmicos é fator predisponente ou agravante. O tratamento é profilático, com o uso de cremes hidratantes, principalmente com ureia (5%) e fotoproteção.

Púrpuras por disproteinemias

- **Púrpura hiperglobulinêmica (Waldenström):** A forma primária, benigna, por hipergamaglobulinemia policlonal, é idiopática e caracteriza-se por petéquias, especialmente nos membros inferiores, que evoluem por surtos. Na forma secundária, a hiperglobulinemia surge, mais comumente, em associação com a sarcoidose, mas, também, em doenças como lúpus eritematoso, síndrome de Sjögren, leucemia linfática crônica.

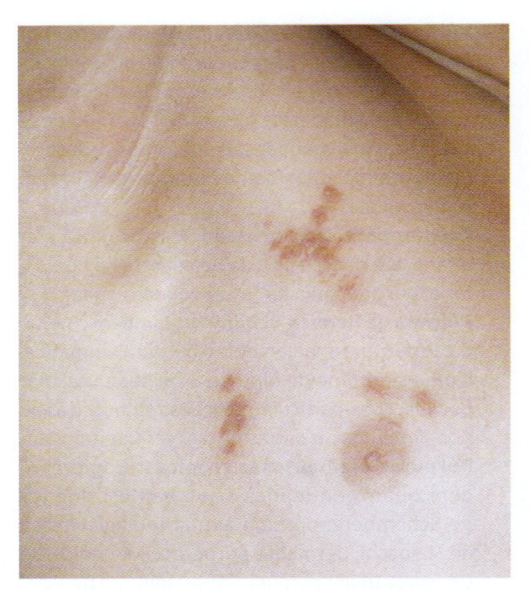

▲ **Figura 13.6** Líquen áureo. Lesões purpúricas liquenoides de coloração castanho-amarelada.

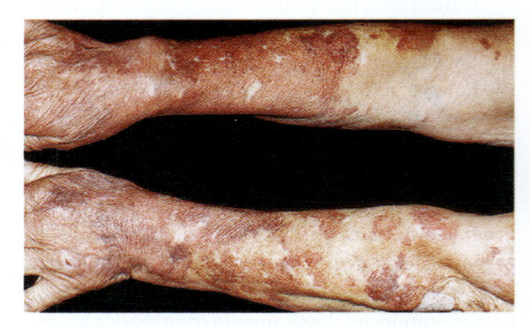

▲ **Figura 13.7** Púrpura senil. Manchas purpúricas equimóticas ao longo dos antebraços bilateralmente.

- **Macroglobulinemia (Waldenström):** Ocorre em virtude da produção excessiva de macroglobulina IgM monoclonal com um quadro clínico de hiperviscosidade sanguínea que inclui púrpuras, hemorragias, anemia, lesões oculares e neurológicas. Pode haver crioglobulinas e o fenômeno de Raynaud.
- **Crioglobulinemia:** As lesões são petéquias e equimoses, particularmente nas pernas. Somente em um terço dos pacientes surgem após exposição ao frio. Outros sinais são fenômeno de Raynaud, acrocianose, livedo reticular, vasculite leucocitoclástica, ulcerações e gangrenas (ver Capítulo 41).

- **Criofibrinogenemia:** Quadro clínico é similar ao da crioglobulinemia, com intolerância ao frio e manifestações hemorrágicas (ver Capítulo 41).

Diagnose das púrpuras

O quadro clínico das púrpuras é característico, podendo constituir a única manifestação ou estar associado com outros elementos como eritema, pápulas, nódulos, urticas. O número, a forma e a distribuição das lesões e, eventualmente, exames complementares permitem distinguir os quadros cutâneos dos cutâneo-sistêmicos. A história clínica é básica, particularmente nas formas agudas, permitindo informes sobre infecções, doenças sistêmicas ou exposição a endotantes (ingestantes, inalantes, injetantes), como antibióticos, quimioterápicos e outros medicamentos.

A prova do laço ou Rumpel-Leede (ver Capítulo 4) é positiva na púrpura de origem vascular. Pode-se também fazer a pinçagem da pele para avaliar a resistência vascular. O coagulograma, incluindo contagem de plaquetas, eritrograma e leucograma são imprescindíveis para a diagnose quando houver suspeita de alteração plaquetária ou distúrbios da coagulação. Na suspeita de disproteinemia, fazer a dosagem das proteínas, globulinas, imunoglobulinas e, quando indicado, das crioglobulinas.

Tratamento das púrpuras

Deve ser realizado de acordo com a causa. Topicamente, faz-se uso de cremes protetores ou hidratantes.

14
Erupções urticadas

URTICÁRIA

Erupção caracterizada pelo súbito aparecimento de urticas, que são pápulas edematosas, de duração efêmera e extremamente pruriginosas. A urtica é produzida por liberação de mediadores, principalmente histamina de mastócitos, localizados em torno de vasos da derme.

Os mastócitos contêm histamina, fatores quimiotáticos para eosinófilos e neutrófilos, hidrolases ácidas e proteases neutras. Produzem prostaglandina D2 (PGD2), leucotrienos, fator ativador das plaquetas, citoquinas e quimiocinas. Após liberação da histamina, os mastócitos necessitam de 1 dia ou mais para acumulá-la novamente.

Os mastócitos produzem dois tipos de mediadores: aqueles armazenados nos grânulos citoplasmáticos (mediadores pré-formados); e os formados no momento da atuação dos mastócitos (mediadores neoformados).

Os mediadores pré-formados compreendem a histamina, fatores quimiotáticos, heparina e o fator de necrose tumoral. Entre os neoformados, encontram-se os derivados do ácido araquidônico e o fator ativador de plaquetas (PAF).

A liberação de histamina pelos mastócitos pode ocorrer por mecanismos imunológicos e não imunológicos. A histamina é o principal mediador envolvido nos fenômenos de vasodilatação e exsudação plasmática, participando também nessa reação outros mediadores, como a bradicinina, serotonina, leucotrienos, prostaglandinas, acetilcolina e anafilotoxinas.

A urticária é extremamente frequente, e 15% da população apresentará pelo menos um episódio dessa afecção ao longo da vida. Ocorre em qualquer idade, sendo mais comum em adultos jovens. Associa-se ao angioedema em 50% dos casos, e, em 40% das vezes, é fenômeno isolado. Os restantes 10% correspondem a casos de angioedema isolado.

Fatores patogênicos não imunológicos nas urticárias
Liberadores químicos de histamina

Existem substâncias que conseguem liberar histamina e outros mediadores por ação direta sobre o mastócito, independentemente de qualquer mecanismo imune. São elas:

- **Bases orgânicas:** Aminas e derivados amidínicos, como o composto 48/80.
- **Fármacos de uso clínico:** Morfina, codeína, d-tubocurarina, polimixina, tiamina, quinina, vancomicina, papaverina, ácido acetilsalicílico, anti-inflamatórios não esteroides (AINEs) e contrastes radiológicos (**Figura 14.1**).
- **Polímeros biológicos:** Produtos de *Ascaris*, celenterados, lagostas, toxinas bacterianas, venenos de cobras, extratos de tecidos de mamíferos, peptonas, dextranas e neurotransmissores, especialmente a substância P liberada pelas fibras amielínicas do tipo C de nervos sensoriais, após estímulos retrógrados (**Figura 14.1**).

Além dessas substâncias referidas, também a acetilcolina derivada das terminações nervosas colinérgicas da pele pode induzir a liberação de histamina por vias desconhecidas não imunológicas. Merece menção especial o ácido acetilsalicílico, fármaco de amplo uso e que produz exacerbações clínicas em 20 a 40% dos doentes com urticária crônica, inclusive a colinérgica e a de pressão.

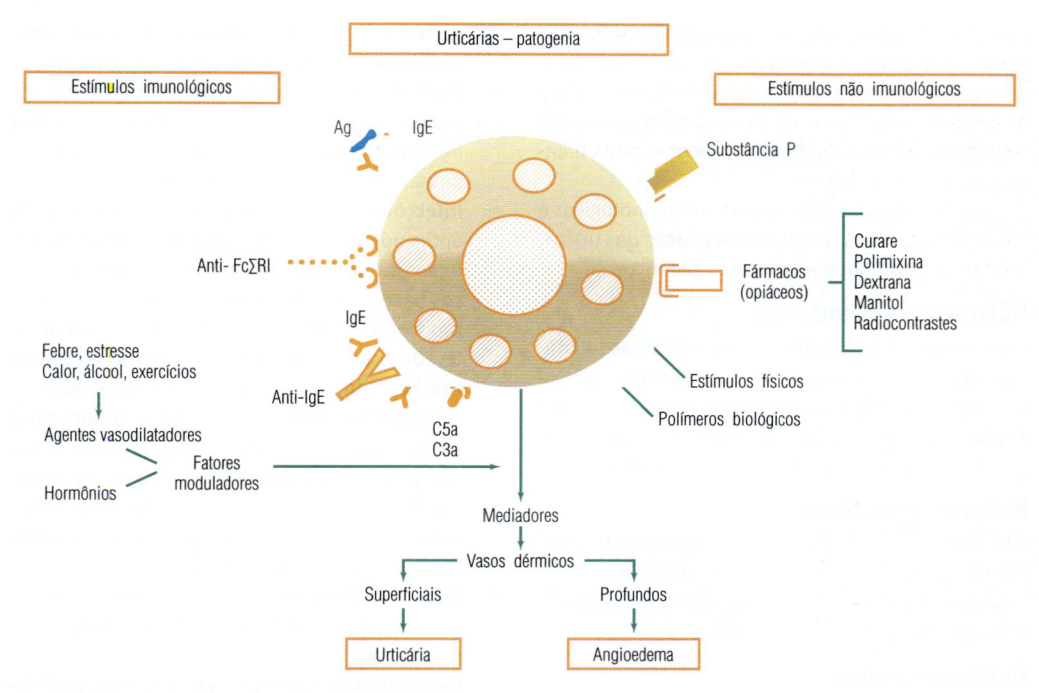

▲ Figura 14.1 Patogenia das urticárias centrada no mastócito.

Efeitos diretos de agentes físicos sobre os mastócitos

Na maioria dos casos, o mecanismo de ação dos agentes físicos é desconhecido, porém, muitas vezes, há mecanismos imunológicos subjacentes (**Figura 14.1**). Por meio dessa interação, são produzidas as urticárias ao frio, de pressão, ao calor, à luz e o dermografismo.

Fatores patogênicos imunológicos nas urticárias

Os fatores patogênicos imunológicos estão muito mais comumente envolvidos nas formas agudas de urticária. Obedecem classicamente às reações imunológicas de tipo I. As IgE ligadas aos mastócitos, reagindo com o antígeno específico, desencadeiam uma série de reações intracelulares, levando à liberação de histamina.

Outro tipo de reação imunológica que pode estar envolvido na gênese da urticária é o tipo III com participação de IgG e IgM, resultando em ativação do complemento e liberação das anafilotoxinas C3a e C5a, que são capazes de liberar histamina pelos mastócitos. Pertencem a esse tipo de urticárias as chamadas *urticárias por hipocomplementemia* (**Figura 14.1**).

Mais recentemente, demonstrou-se a existência de urticárias autoimunes em virtude da presença de autoanticorpos antirreceptores de alta afinidade por IgE (FcsRI) e anti-IgE (**Figura 14.1**). Segundo alguns trabalhos, elas compreendem 25% das urticárias crônicas em geral, e cerca de 60% dos doentes de urticária crônica grave apresentam anticorpos anti-FcsRI, ou anti-IgE, ou outros fatores circulantes liberadores de histamina.

As urticárias autoimunes são investigadas por meio do teste cutâneo do soro autólogo, no qual se injeta no doente, intradermicamente, seu próprio soro e se mede, após 30 minutos, o diâmetro da urtica provocada. Se a urtica observada na área de injeção do soro for de diâmetro de 1,5 mm superior à da área-controle onde foi injetado soro fisiológico, o teste é considerado positivo.

Alguns trabalhos verificaram respostas positivas em indivíduos com alergia respiratória, mas também em controles normais. Além disso, não se demonstrou diferenças clínicas e histopatológicas em urticárias com teste do soro autólogo positivo e negativo, e não se registram diferenças nas respostas terapêuticas desses dois grupos. Por essas razões, tanto o consenso europeu como o americano admitem a existência de urticária autoimune, mas não consideram que o teste do soro autólogo deva pertencer à rotina diagnóstica das urticárias.

Além dos fatores etiopatogênicos imunológicos e não imunológicos, participam na gênese das urticárias fatores moduladores e fatores genéticos.

Fatores moduladores

Compreendem fatores favorecedores de vasodilatação: ingestão de álcool; calor; febre; exercícios; estresse emocional; e fatores hormonais que explicariam exacerbações pré-menstruais e pós-menopausa, às vezes observados nas urticárias (Figura 14.1).

Fatores genéticos

São representados pelo edema angioneurótico hereditário, urticária ao frio familiar, urticária ao calor localizada familiar, angioedema vibratório e urticária solar da protoporfiria eritropoiética.

Fatores causais

Por meio desses mecanismos imunes e não imunes, vários fatores causais estão envolvidos na produção das urticárias:

- **Fármacos:** Causas mais frequentes. Os fármacos mais comumente produtores de urticária são as penicilinas, sulfas, sedativos, analgésicos, AINEs, laxativos, hormônios e diuréticos. Além dessas, são importantes fármacos capazes de liberar histamina diretamente dos mastócitos como o ácido acetilsalicílico. Devem ser consideradas todas as vias de administração: oral, parenteral e tópica (pele e mucosas), ainda que a parenteral seja a mais frequentemente detectada.
- **Alimentos:** Em geral, estão mais envolvidos nas urticárias agudas. São responsáveis não somente as proteínas intrínsecas do alimento, como também os aditivos, corantes, aromatizantes e conservantes. Os alimentos que mais frequentemente são responsáveis por urticárias são ovos, peixes, nozes e frutos do mar. Quanto aos aditivos, os de maior importância na gênese de urticárias são salicilatos; ácido cítrico; azocorantes, especialmente tartrazina; derivados do ácido benzoico; e penicilina.
- **Inalantes:** Raramente estão implicados na produção de urticária. Devem ser considerados: inseticidas, poeira, polens, penas, cosméticos (pós, perfumes, laquês e desodorantes), desodorizantes, desinfetantes e outros produtos voláteis.
- **Parasitoses em geral:** Podem determinar urticária por mecanismos imunológicos ou não imunológicos pela ação de polímeros biológicos diretamente sobre os mastócitos.
- **Infecções:** Bactérias, fungos e vírus, por meio de antígenos próprios, podem determinar urticária. É o caso da produção de urticária por focos infecciosos bacterianos dentários; sinusites; otites; focos broncopneumônicos, gastrintestinais e urinários; leveduroses; dermatofitoses; assim como viroses tipo hepatite, coxsackioses e mononucleose.
- **Doenças internas:** Não é frequente urticária como manifestação de doença interna, ainda que possa ocorrer em afecções como lúpus eritematoso sistêmico (LES), linfomas e leucemias, câncer visceral, hipertireoidismo, febre reumática e artrite reumatoide juvenil.
- **Agentes físicos:** Luz, calor, frio e pressão podem produzir urticárias de substrato imunológico ou não imunológico.
- **Contactantes:** Raramente a absorção de substâncias via cutânea pode determinar urticária. Esse fenômeno pode ocorrer com alimentos, substâncias têxteis, pelos e saliva de animais, artrópodes, vegetais, medicamentos, cosméticos e antígenos em suspensão aérea. Nesses casos, ocorre, em geral, o que se denomina *urticária de contato*, uma forma especial de dermatite de contato dérmica, que raramente é acompanhada por urticária generalizada. Surge na pele ou nas mucosas, cerca de 30 a 60 minutos após o contato com o agente causal e desaparece em cerca de 24 horas.
- **Fatores psicogênicos:** Comumente agravantes e somente cogitados como agentes etiológicos primários após exclusão de outros fatores causais.
- **Anormalidades genéticas:** Podem determinar formas especiais de urticária, especificamente o edema angioneurótico hereditário.

Manifestações clínicas

Urticas que podem ter de alguns milímetros a diversos centímetros em tamanho ou formar placas extensas. As lesões atingem somente algumas regiões ou estendem-se por quase toda a superfície cutânea. Pode ocorrer esmaecimento central, constituindo aspectos bizarros com contornos circulares, arcados, policíclicos e serpiginosos. O prurido está sempre presente, de intensidade variável e, às vezes, insuportável (Figura 14.2).

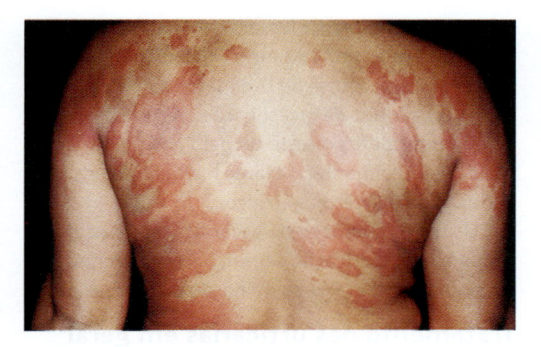

▲ **Figura 14.2** Urticária. Placas eritematopapuloedematosas de tamanhos e formas variáveis.

Há uma forma especial, denominada edema angioneurótico, edema de Quincke ou urticária gigante, na qual os fenômenos anatomopatológicos localizam-se na derme profunda e na região subcutânea. Resulta em edema agudo, intenso e localizado, que atinge mais frequentemente extremidades, pálpebras, lábios, língua e laringe, dificultando, inclusive, a respiração e constituindo risco de vida pela asfixia por obstrução mecânica, situação em que pode ser necessária traqueostomia (**Figura 14.3**).

As lesões individuais de urticária persistem somente por algumas horas, surgindo, em outras áreas, novos elementos.

O quadro pode ter caráter agudo, desaparecendo após alguns dias, ou tornar-se crônico. As urticárias agudas são mais comumente produzidas por fármacos, alimentos, inalantes e picadas de insetos.

A urticária passa a ser considerada crônica quando sua duração ultrapassa 6 semanas, condição em que as lesões são menos intensas e extensas e mais persistentes. Subdividem-se as urticárias crônicas em:
- **Urticária crônica intermitente:** Quando há surtos intermitentes a intervalos de tempo variáveis. As causas mais frequentes são, em geral, as mesmas dos processos agudos, particularmente fármacos, alimentos e inalantes.
- **Urticária crônica contínua:** Quando surgem lesões continuamente. Nesses casos, os agentes etiológicos mais comuns são fármacos, alimentos, inalantes e condições endógenas, distúrbios gastrintestinais, infecções focais, infestações, alterações endócrinas e doenças internas, autoimunidade e, eventualmente, fatores psicogênicos.

O quadro clínico da urticária é bastante característico, porém a descoberta do agente causal pode ser extremamente difícil. Nas formas agudas, é frequentemente possível a elucidação etiológica, mas, nas crônicas, em pelo menos 70% das vezes, a causa permanece obscura.

A clínica das urticárias é pobre em subsídios ao diagnóstico etiológico. Na urticária colinérgica, há predomínio do eritema sobre o edema, sendo o quadro clínico composto por urticas pequenas de 1 a 3 mm circundadas por halo eritematoso intenso. Nas urticárias do tipo urticária-vasculite (vasculite urticariforme), as lesões são mais duradouras, menos fugazes, apresentam hiperpigmentação e descamação residuais e, em vez de prurido, despertam dor e ardor.

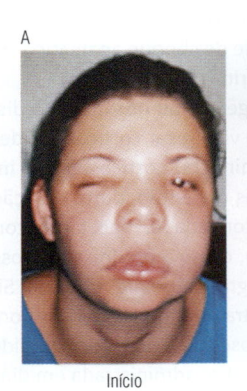

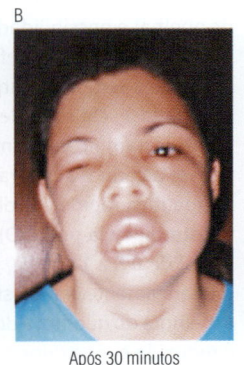

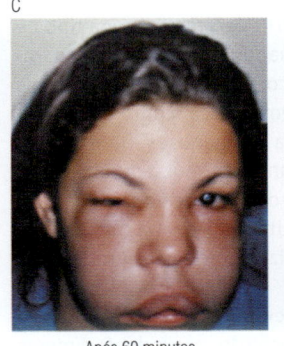

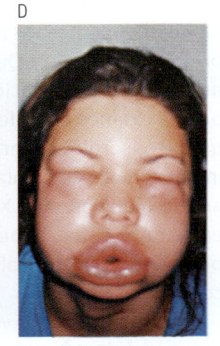

A — Início
B — Após 30 minutos
C — Após 60 minutos
D — Após 90 minutos

▲ **Figura 14.3** Progresso de angioedema por ácido acetilsalicílico.

Podem ser acompanhadas por artralgias, artrites ou outros fenômenos sistêmicos.

Nas urticárias à luz, a topografia das lesões pode ser muito sugestiva, atingindo áreas expostas, e o dermografismo caracteriza-se por lesões lineares. Na maioria das vezes, no entanto, a morfologia clínica das lesões não orienta no sentido do diagnóstico etiológico.

Histopatologia

Nas urticárias comuns, a alteração histopatológica fundamental é o edema da derme papilar e reticular; no angioedema, o edema atinge a derme profunda e a hipoderme. Paralelamente, as vênulas mostram-se dilatadas e há infiltrado inflamatório perivascular composto por linfócitos T (CD4 e CD8), neutrófilos e eosinófilos.

Diagnose

Em geral, o aspecto papuloedematoso, o prurido e a duração fugaz permitem facilmente o diagnóstico de urticária. Excepcionalmente, é necessário o diagnóstico diferencial com algumas formas de eritema polimorfo. Mais comum é a necessidade de diferenciação das urticárias em relação às lesões urticariformes por picadas de inseto, escabiose, pediculose e às dermatites de contato urticariformes. A diagnose etiológica pode ser extremamente difícil, exigindo, além da anamnese minuciosa, exame físico completo, observação prolongada do doente e investigação laboratorial. Atualmente, está suficientemente demonstrado que investigações laboratoriais extensas e indiscriminadas não contribuem significativamente para a diagnose etiológica das urticárias.

É recomendável que se realizem apenas alguns exames básicos, como hemograma, velocidade de hemossedimentação (VHS), exame de urina tipo I e protoparasitológico. Quando indicados pela anamnese e pelo exame físico, poderão ser necessários outros exames complementares, como perfil bioquímico, sorologia para colagenoses, pesquisa de imunocomplexos circulantes, pesquisa de anticorpos antitireoidianos, raios X de dentes e de seios da face, entre outros. Na suspeita de urticária autoimune, pode-se proceder a realização do teste intradérmico com autossoro.

Outro aspecto que vem sendo investigado nas urticárias crônicas é a elevação dos níveis dos D-dímeros no soro. Alguns autores relacionam o aumento dos D-dímeros à positividade do teste do soro autólogo, à presença de enfermidade autoimune da tireoide e a respostas ao omalizumabe, que seriam piores quando os níveis de D-dímeros fossem baixos. Os consensos acreditam que, por enquanto, pelas controvérsias existentes, a pesquisa de D-dímeros ainda não deve pertencer à rotina da investigação das urticárias. São ainda importantes o teste do gelo nas urticárias ao frio e, eventualmente, o exame histopatológico para exclusão de outros diagnósticos.

Os testes cutâneos de escarificação pouco contribuem na investigação causal, porém a exclusão de inalantes e as dietas de eliminação podem ser úteis.

Tratamento das urticárias em geral

As primeiras medidas terapêuticas na urticária são a descoberta e o afastamento do agente causal. Além dessas iniciativas, é possível aliviar os sintomas por meio do tratamento medicamentoso. Assinale-se que, ainda que não se determine sua causa, as urticárias evoluem para a cura. Em 6 meses, observam-se 50% de curas; em 1 ano, 70%; e, em 5 anos, 90% dos casos estão curados.

Tratamento da urticária aguda

O quadro instala-se subitamente como reação anafilactoide. A terapia dependerá da gravidade da reação. Nos casos com risco de vida, com angioedema, edema da laringe e da glote, broncoespasmo, náuseas, vômitos e hipotensão, é indicada a epinefrina, solução a 1:1.000 (1 mg/mL), injetando-se via subcutânea de 0,5 a 1 mL, a cada 2 a 3 horas, até melhora dos sintomas. Em casos extremamente graves, usar a via intravenosa (IV), diluindo 1 mL da solução de epinefrina em 10 mL de solução fisiológica e aplicando-a lentamente, gota a gota. Eventualmente, podem ser necessárias intubação e administração de oxigênio. Para pacientes com reexposição eventual ao antígeno (p. ex., picada de abelha) e possibilidade de choque anafilático, há um autoinjetor de epinefrina (EpiPen R).

Após a terapia de urgência ou nos quadros disseminados, sem risco de vida, usar corticosteroides e anti-histamínicos. Administrar corticosteroide injetável a cada 2 a 3 horas ou, então, outro de ação terapêutica rápida e prolongada, e, mais tarde, corticosteroide via oral (VO), como a prednisona, dose inicial de 0,5 a 1 mg/kg, gradualmente reduzida. Simultaneamente, administra-se anti-histamínico. Com a melhora do quadro, a dose diária do corticosteroide é reduzida e, posteriormente, administrada em dias alternados, porém o anti-histamínico deve ser mantido até 1 ou 2 semanas após o desaparecimento das urticas. Nas formas agudas, com poucas lesões, pode-se usar somente anti-histamínico. A terapia tópica é de pouca eficácia, podendo ser prescrito um creme de corticosteroide. O doente deve ser orientado para evitar o uso de ácido acetilsalicílico e anti-inflamatórios, tranquilizantes, laxativos e alimentos considerados potencialmente urticariogênicos, como camarões, mariscos, tomates, chocolate e morangos. Desaconselham-se exercícios físicos excessivos, banhos muito quentes e tensões emocionais.

Tratamento da urticária crônica

Obviamente, a primeira medida no tratamento das urticárias é o afastamento da causa. Porém, já se assinalou que, no caso das urticárias crônicas, essa possibilidade é muito pequena, conseguindo-se determinar a causa em apenas 10 a 20% dos casos. É, portanto, obrigatório o uso de medicações para controle dos sintomas, e existem várias opções que são empregadas, algumas com evidências de efetividade maior; outras com base em experiências mais limitadas. Os medicamentos mais importantes são os anti-histamínicos.

Anti-histamínicos H1

Atualmente, são preferidos os anti-histamínicos H1 de segunda-geração por serem eficazes e por não penetrarem o sistema nervoso central (SNC) e, assim, com menos efeitos sedativos, são mais seguros. Os principais são a loratadina (10 mg), fexofenadina (120 e 180 mg), cetirizina (10 mg), desloratadina (5 mg), ebastina (10 mg), levocetirizina (5 mg), bilastina (20 mg) e rupatadina (10 mg) (ver Capítulo 75). A dose normal indicada para cada produto corresponde ao uso de 1 comprimido/dia. Essa dose pode ser ampliada, de acordo com a necessidade, até 4 vezes a dose clássica. Não existem estudos controlados que demonstrem a superioridade de alguns anti-histamínicos não sedativos sobre outros.

Os anti-histamínicos de primeira geração ainda são utilizados, pois embora com mais inconvenientes, particularmente pela sedação e sonolência que produzem, atuam nas urticárias, especialmente a hidroxizina. Além dela, há a clorfeniramina e a difenidramina (ver Capítulo 75).

Anti-histamínicos H2

Nas urticárias crônicas refratárias aos anti-histamínicos H1, algumas vezes são associados anti-histamínicos H2, como a cimetidina (400-1.200 mg/dia) e a ranitidina (150 mg, 2 vezes/dia). Alguns estudos apontam para a superioridade da ranitidina, que também é útil quando utilizada associada à hidroxizina no dermografismo.

Corticosteroides

Embora não sejam empregados rotineiramente no tratamento das urticárias, por vezes são extremamente úteis em ciclos de duração limitada em doses iniciais de 30 mg e 40 mg de prednisona, progressivamente diminuídos e sempre associados aos anti-histamínicos.

Antidepressivos tricíclicos

Aqui, o medicamento que pode ser útil é a doxepina. A dose inicial é de 10 mg, à noite, e pode ser aumentada com cuidado, especialmente em idosos. Não deve ser empregada quando o paciente tiver glaucoma.

Antileucotrienos

Ainda que superiores ao placebo, são menos eficazes que os anti-histamínicos, aos quais podem ser associados. São o montelucaste (10 mg/dia) e o zafirlucaste (20 mg a cada 12 horas).

Colchicina

Oferece melhores resultados nas urticárias neutrofílicas. A dose recomendada é de 50 a 150 mg/dia.

Hidroxicloroquina

É mais efetiva na vasculite urticariforme, nas doses de 200 mg a 400 mg/dia.

Imunossupressores

Obviamente empregados apenas em casos resistentes às terapias clássicas. São empregados a ciclosporina (3-5 mg/kg/dia) e o metotrexato (15 mg/semana).

Levotiroxina

Pode ser útil em pacientes com urticária crônica e anticorpos antitireoidianos na dose de 1,7 µg/kg/dia. A resposta pode demorar 2 semanas, e, após remissões prolongadas, o medicamento deverá ser retirado gradualmente.

Omalizumabe

Seu uso em urticária crônica foi aprovado pela Food and Drug Administration (FDA) em 2014. É um anticorpo anti-imunoglobulina E (IgE), inibindo a ligação da IgE com os receptores do mastócito e do basófilo, impedindo sua degranulação. Também reduz os níveis de IgE e o número de receptores do mastócito. Provoca, ainda, apoptose dos eosinófilos e suprime a produção de IL-2 e IL-3. A dose habitual é de 150 a 300 mg, por via subcutânea, a cada 4 semanas. Existem respondedores rápidos que já evidenciam melhoras após 4 semanas e respondedores lentos que somente apresentam melhoras após 3 meses. No caso de recidivas, aguardar 8 semanas e repetir o tratamento por 5 meses e, se necessário, repetir o ciclo. Em doentes que não respondem ao tratamento inicial, a dose pode ser aumentada para 450 a 600 mg a cada 4 semanas.

No caso de resposta ao tratamento, ou se diminui a dose ou se aumenta o intervalo entre as doses para cada 5 semanas; depois, para cada 6 semanas; e, depois, a cada 8 semanas. Se após 2 ciclos com intervalos a cada 8 semanas o processo não reativar, pode-se suspender a medicação (ver Capítulo 75).

O tratamento da urticária crônica que não responde ao tratamento clássico é bastante difícil, e existem constantes discussões a respeito por entidades científicas, as quais têm realizado reuniões periodicamente para o estabelecimento de consensos. Atualmente, existem dois consensos emitidos por sociedades científicas: uma europeia, a European Academy of Allergy and Clinical Immunology/GlobalAllergy and Asthma European Network/European Dermatology Forum/ World Allergy Organization (EAAAACI/GA(2)LEN/EDDF/ WAO), e outra americana, a American Academy of Allergy, Asthma and Immunology/American College off Allergy, Asthma and Immunology (AAAAI/CAAI), que têm algumas divergências (Tabela 14.1).

A experiência do autor é mais próxima do consenso americano, sendo que concorda com ciclos curtos de corticosteroide, com a utilização da associação entre anti-histamínicos, com H1 de segunda geração, como também com a associação de anti-histamínicos H1 de primeira geração (particularmente hidroxizina) com anti-histamínicos H1 de segunda geração.

Urticária colinérgica

A urticária colinérgica ou sudoral caracteriza-se por urticas de 1 a 3 mm de tamanho e halo de eritema, muito pruriginosas, surgindo em qualquer região, exceto as palmoplantares. O quadro é acompanhado de sudorese e elevação da temperatura. Eventualmente, ocorrem náuseas, hipersalivação, cefaleia e perturbações intestinais. Esse tipo de urticária surge após exercícios físicos, tensões emocionais, banhos quentes ou em quadros febris. Há forma minimizada em que há somente prurido, sem lesões, a qual constitui o *prurido colinérgico*.

A urticária colinérgica pode coexistir com dermografismo, urticária ao frio, por pressão e aquagênica. Além disso, é causada pela deficiência da inibição de acetilcolina pela colinesterase ou pelo excesso de liberação de acetilcolina pelas fibras simpáticas e parassimpáticas. A acetilcolina libera histamina e outros mediadores dos mastócitos, determinando o quadro clínico.

Diagnose

A diagnose da urticária colinérgica é determinada pela história, pela característica da erupção e pelo teste do banho quente, que consiste na imersão de um membro em água com temperatura de 40 a 41 °C

Tabela 14.1 Principais divergências entre os consensos europeu e americano sobre o tratamento da urticária

Consenso europeu	Consenso americano
Primeira opção Anti-histamínicos H1 de segunda geração não sedativos	
Segunda opção Se após 2 a 4 semanas o controle for inadequado ou se os sintomas forem insuportáveis:	
Aumentar 4 vezes a dose de anti-histamínicos H1 de segunda geração	Uma das seguintes opções: • Aumentar 4 vezes a dose de anti-histamínicos H1 de segunda geração • Acrescentar outro anti-histamínico de segunda geração • Acrescentar anti-histamínico H2 • Acrescentar anti-histamínico H1 de primeira geração ao deitar-se
Terceira opção Se após 2 a 4 semanas não ocorrer melhora ou se os sintomas forem intoleráveis:	
Acrescentar aos anti-histamínicos H1 de segunda geração: omalizumabe	Aumentar a dose de anti-histamínicos potentes, como hidroxizina e doxepina
Quarta opção Se o controle for inadequado ou se os sintomas forem intoleráveis:	
Acrescentar aos anti-histamínicos de segunda geração: ciclosporina	Acrescentar omalizumabe ou ciclosporina ou outros agentes anti-inflamatórios ou biológicos

por 10 a 20 minutos. As lesões surgem na área imersa e em outros locais. Outro teste é a prática de exercício provocando sudorese.

Tratamento
Medicamento eletivo é a hidroxizina administrada na dose de 10 a 25 mg, 3 vezes/dia, eventualmente aumentada até a dose máxima de 100 mg/dia, para o controle do quadro. Posteriormente, diminuir a dose até o mínimo necessário, quando pode ser administrada por longo período, eventualmente substituindo-a pela cetirizina. É importante avaliar o estado psicossomático, podendo ser indicada psicoterapia. Em formas resistentes, podem ser experimentados diazepínicos ou ergotamina. Existem relatos da eficácia do tratamento com danazol, 200 mg, 3 vezes/dia, utilizado por 1 mês.

Urticárias físicas
Dermografismo
O dermografismo é uma resposta normal exagerada da pele. Quando se exerce uma fricção ou pressão linear sobre a pele, com um estilete ou ponteiro, provoca-se a tríplice reação de Lewis. Esta caracteriza-se pelo eritema inicial (após 3-15 segundos), eritema reflexo (30-90 segundos) e pela urtica (2-3 minutos). Essa reação é discreta na maioria dos indivíduos e bem evidente em 25 a 50% da população. No dermografismo, a resposta está alterada, e o eritema reflexo e a urtica adquirem dimensões exageradas (**Figura 14.4**). O dermografismo é observado entre 1,5 e 5% da população e em 22% dos pacientes com urticária crônica idiopática, consoante diferentes relatos. A reação diminui após 15 minutos e desaparece após 30 minutos. Distinguem-se dois tipos de dermografismo: simples, sem prurido; e sintomático, com prurido de intensidade variável, que pode ser muito desconfortável.

O dermografismo pode ser uma característica individual congênita, eventualmente hereditária, ou adquirido. No último caso, pode surgir após uso de fármacos (penicilina, barbitúricos, codeína, sulfonamidas e outros) ou após infecções, infestações ou crises emocionais. Pode ser epifenômeno em doenças sistêmicas, como diabetes, fenilcetonúria, hiper ou hipotireoidismo e doenças hematológicas.

Tratamento
Primeiro, deve-se excluir noxas agravantes ou desencadeantes. O medicamento eletivo é a hidroxizina, administrada na dose de 10 a 100 mg/dia, que, em casos resistentes, pode ser associada com a cimetidina, na dose de 400 a 1.200 mg/dia, ou a ranitidina, utilizada na dose de 150 mg, 2 vezes/dia. A hidroxizina pode ser substituída pelo seu derivado, a cetirizina, na dose de 10 mg/dia. Há relatos de benefícios com fototerapia ultravioleta B (UVB) banda estreita e com ultravioleta A e psoralênico (PUVA).

Urticária de pressão
É uma forma rara de urticária isoladamente, mas acompanha, com frequência, urticária crônica.

A urticária de pressão é uma reação similar ao dermografismo tardio, desencadeada por pressão demorada em área da pele. Após 30 minutos (tipo imediato) ou 2 a 6 horas (tipo tardio), surge a placa de urtica que perdura de 6 a 48 horas. É encontrada mais frequentemente em sítios de pressão (como de sutiãs, cintos, suspensórios e roupas) e em regiões glúteas (em decorrência do ato de sentar), nas mãos – de acordo com a atividade laboral, e nos pés – como consequência do caminhar.

Pode ser acompanhada de febre, calafrios, artralgias e mialgias, leucocitose e aumento da VHS.

Diagnose
História e quadro clínico. Podem ser feitos testes colocando-se pesos sustentados por faixas exercendo pressão sobre a pele.

Tratamento
O tratamento desse tipo de urticária é similar ao realizado no dermografismo, mas as doses de anti-histamínicos não sedativos devem ser maiores do que as habituais. Em formas graves, pode-se usar

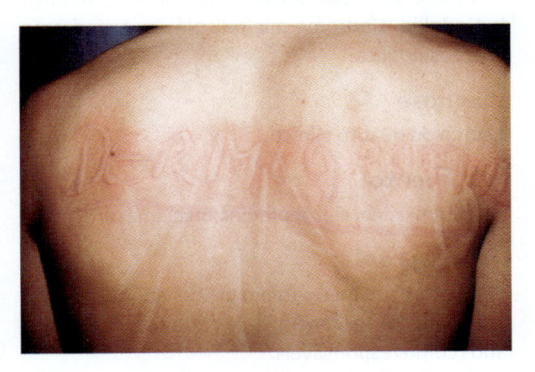

▲ **Figura 14.4** Dermografismo. Lesões lineares e letras produzidas por pressão linear exercida sobre a pele.

prednisona, 30 mg/dia. Existem relatos de respostas à sulfassalazina, 500 mg/dia, até 4 g/dia, isoladamente ou em associação com prednisona, e também a antileucotrienos, 10 mg/dia.

Urticária ao calor

Muito rara, caracterizada pelo aparecimento de urticas localizadas, alguns minutos após aplicação direta de objeto quente ou aquecimento. Ocorre em virtude de uma sensibilidade dos mastócitos ao calor. Há uma forma hereditária em que o aparecimento de urticas é mais tardio.

Diagnose

Pela história e é comprovada de imediato, colocando-se um tubo de ensaio com água aquecida (38-42 °C) sobre a pele, quando surgem urticas após alguns minutos.

Tratamento

Anti-histamínicos e, eventualmente, diazepínicos.

Urticária ao frio

Quadro bem definido, ocorrendo após exposição ao frio, eritema e urticas. Essas lesões localizam-se somente na área de exposição (tipo de contato) ou a distância (tipo reflexo). Há uma forma anafilática que surge após banhos de mar, em piscinas e lagos com temperatura fria, caracterizada por urticas, edema angioneurótico e artralgias de gravidade variável, que pode ser letal.

Existem formas familiares raras, outras associadas a anormalidades sorológicas e infecções e as idiopáticas. As familiares são de herança autossômica dominante e podem ser do tipo imediato (após exposição ao frio, surgem eritema, urticas, febre e dores abdominais) ou tardio (após 9-18 horas da exposição, surge angioedema). Nas urticárias ao frio associadas a alterações sorológicas, podem ser encontradas crioglobulinas, criofibrinogênio, aglutininas e hemolisinas ao frio. O quadro clínico pode ser acompanhado de púrpura, fenômeno de Raynaud e até de alterações isquêmicas. Ocasionalmente, a urticária ao frio pode estar associada com mononucleose, ascaridíase, infecções focais e alergia alimentar.

Diagnose

História e testes de exposição ao frio confirmam a diagnose da urticária ao frio. Na forma de contato, coloca-se gelo sobre a pele (Figura 14.5) ou a mão ou o antebraço em água fria de 5 a 6 °C por

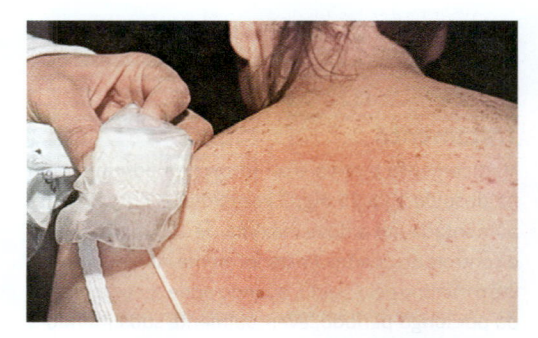

▲ **Figura 14.5** Urticária ao frio. Placa eritematoedematosa produzida por contato com gelo.

5 a 10 minutos. Na forma reflexa, colocam-se ambos os antebraços em água fria. Devem ser pesquisadas crioaglutininas, hemolisinas, aglutininas e criofibrinogênio.

Tratamento

Para o tratamento, empregar anti-histamínicos, sendo mais efetiva a ciproeptadina (12-16 mg/dia). Também pode ser efetivo o cetotifeno. Há relatos do uso de penicilina G, na dose de 1.000.000 unidades/dia, IV, por 2 a 3 semanas, com eventual ação benéfica. Em formas resistentes, experimentar a cloroquina, 250 mg/dia, por 3 a 4 semanas, ou a doxepina, 10 a 20 mg, 3 vezes/dia.

Urticária aquagênica

Forma rara, familiar ou esporádica. Ocorre 2 a 30 minutos após imersão em água. O mecanismo não está esclarecido. Há uma forma minimizada, somente com prurido, que constitui o *prurido aquagênico*. O prurido aquagênico sem urticária pode ser idiopático, mas pode acompanhar policitemia vera, doença de Hodgkin, síndrome mielodisplásica e síndrome hipereosinofílica.

Diagnose

História ou quadro clínico.

Tratamento

Com hidroxizina, ciproeptadina ou clemastina.

Urticária solar

Quadro raro, no qual surgem urticas após exposição solar. Vários comprimentos de onda têm sido apontados como responsáveis.

É necessário excluir fotossensibilizantes, endotantes ou contactantes, lúpus eritematoso e protoporfiria eritropoiética, pois esses quadros podem ser acompanhados de lesões urticariformes nas áreas expostas.

Diagnose
História e quadro clínico.

Tratamento
Fotoprotetores. Há relatos de eficácia da cloroquina e de tratamento com PUVA. Anti-histamínicos e betacaroteno são pouco efetivos.

Urticária-vasculite (vasculite urticariforme)
São quadros clínicos urticariformes que têm, no entanto, substrato anatomopatológico de vasculite.

Manifestações clínicas
Do ponto de vista clínico, as lesões são urticariformes, porém mais duradouras que as da urticária comum, deixam hiperpigmentação residual e, em vez de prurido, há sensações de dor e ardor (Figura 14.6). Existem formas cutâneas puras e com manifestações sistêmicas variáveis, artralgias, artrites, lesões renais, lesões pulmonares e neurológicas.

Patogenia
Na patogenia dos quadros mais graves, estão envolvidos imunocomplexos e existem formas primárias e secundárias a outras doenças, LES, síndrome de Sjögren, hepatite B, mononucleose infecciosa, deficiências hereditárias do complemento e síndrome de Schnitzler.

Histopatologia
O quadro histopatológico da vasculite urticariforme caracteriza-se por venulite necrosante com degeneração fibrinoide na derme superior com leucocitoclasia e extravasamento de hemácias. A imunofluorescência de lesões recentes mostra depósitos de IgG e C3 na parede vascular.

Tratamento
De acordo com a gravidade do quadro, utilizando-se desde anti-histamínicos H1 até corticosteroides, sulfonas, antimaláricos, colchicina e imunossupressores.

EDEMA ANGIONEURÓTICO FAMILIAR
É uma forma de edema angioneurótico de caráter hereditário autossômico dominante por alteração no gene que codifica a síntese da primeira fração ativada do complemento (C1INH). É mais frequente nas mulheres. Em 10% dos casos, trata-se de mutação, e os pais são normais.

Manifestações clínicas
Na pele, caracteriza-se por edema não pruriginoso das mãos, dos pés, dos braços, das pernas, da face, do tronco e dos genitais. Acomete, ainda, o aparelho digestivo e a laringe. Quando localizado no sistema digestório, produz náuseas, vômitos e cólicas, e, quando atinge a via aérea, reveste-se de grande gravidade, pela possibilidade de asfixia. Os surtos pioram progressivamente nas primeiras 24 horas; após, regridem. Em geral, inicia-se na infância, embora existam formas de início tardio na vida adulta. Varia em frequência e intensidade ao longo da vida. Pode surgir espontaneamente ou após trauma, especialmente manipulações dentárias e até mesmo em decorrência de intubação. Contrariamente ao edema angioneurótico comum, a forma familiar apresenta índices elevados de mortalidade pelo acometimento respiratório.

É frequentemente desencadeado por traumas, inclusive de cirurgias, particularmente, da orofaringe.

Diagnose
O diagnóstico é obtido pela anamnese, com história familiar positiva, e pelo quadro clínico, e, laboratorialmente, pela constatação de ausência do inibidor da primeira fração ativada do complemento (C1INH) e pela diminuição dos substratos naturais dessa fração, as frações C2 e C4 do complemento.

Existem formas adquiridas de deficiência da alfaglobulina sérica inibidora da primeira fração do complemento que ocorrem em portadores de doenças linfoproliferativas (mieloma, leucemia linfática crônica,

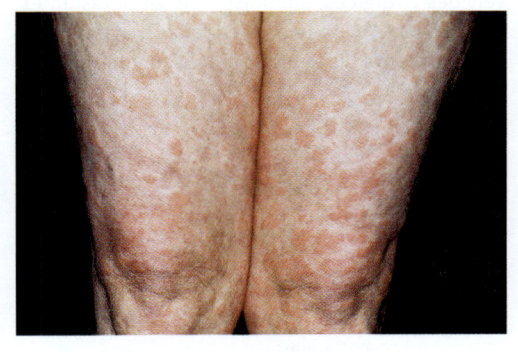

▲ Figura 14.6 Urticária-vasculite. Placas eritematoedematosas e manchas residuais hiperpigmentadas nos membros inferiores.

linfomas de células B não Hodgkin) e outras condições, como macroglobulinemia de Waldenström, crioglobulinemia essencial, mielofibrose, gamopatias monoclonais, adenocarcinomas e LES. Nesses casos, existe a doença de base, não há história familiar e há redução dos níveis da primeira fração do complemento que não ocorre nas formas hereditárias.

A diagnose diferencial deverá ser feita com o angioedema comum não hereditário, linfedemas, macroqueilia da síndrome de Melkersson-Rosenthal e outros edemas de origem cardíaca e renal.

Patogenia

Existem dois mecanismos patogênicos no angioedema hereditário:

- Ausência da esterase inibidora da primeira fração ativada do complemento. (Tipo I) Corresponde a 85% dos casos.
- Presença da esterase, porém destituída da sua função inibidora sobre a primeira fração ativada do complemento. (Tipo II) Corresponde a 15% dos casos.

A maior ativação do complemento determinará, por meio da maior liberação de cininas e anafilotoxinas, aumento da permeabilidade vascular, possibilitando o edema.

Tratamento

O edema angioneurótico hereditário reveste-se de grande gravidade, uma vez que o número de casos fatais por edema de glote é extremamente alto, cerca de 25% dos casos. Nos casos de edema de glote agudo, são necessárias intubação e traqueostomia. Epinefrina subcutânea é frequentemente utilizada, mas sua eficácia real permanece duvidosa.

Atualmente, nos ataques agudos, considera-se a melhor terapêutica a administração de concentrado pasteurizado do C1NH (Berinert®). Existe uma formulação nanofiltrada e pasteurizada de C1NH (Cynrise®) usada na profilaxia das crises. Na fase aguda, são ainda utilizados, além dos concentrados de C1NH, os inibidores de calicreína e plasma fresco. Existe um inibidor recombinante de C1-esterase denominado Ruconest, cuja eficácia nos ataques laríngeos ainda não está determinada. Novos fármacos para o tratamento de crises agudas do angioedema hereditário são o ecalantide (Kalbitor®) e o icatibanto (Firazyr®). O ecalantide é empregado por via subcutânea na dose de 30 mg. A repetição de seu uso pode levar à produção de anticorpos contra o fármaco, e, após múltiplos tratamentos, podem ocorrer reações de tipo anafilático.

O icatibanto também é usado na dose de 30 mg, por via subcutânea.

Existem condições subjacentes que favorecem as crises que devem ser eliminadas, como infecções por *Helicobacter pylori* e outros agentes infecciosos; anticoncepcionais; hormônios para reposição hormonal; e enzimas conversoras da angiotensina (ECA).

No tratamento profilático, emprega-se o danazol, substância androgênica que normaliza os níveis de C4 e da esterase inibidora da primeira fração ativada do complemento. A dose empregada de início é 600 mg/dia, posteriormente reduzida a 200 ou 300 mg/dia. A longo prazo, pode provocar hipertensão, e exige monitoramento hepático, uma vez que é hepatotóxico e pode provocar tumores hepáticos. São contraindicações ao danazol: tumores prostáticos; gravidez; lactação; e não pode ser empregado em crianças. São menos eficientes, mas podem ser empregados, especialmente quando há contraindicações ao danazol, antifibrinolíticos como o ácido tranexâmico (2-4,5 g/dia) e o ácido epsiloaminocaproico (12-18 g/dia).

Para profilaxia de curto prazo, prévia a intervenções cirúrgicas, administra-se, 24 horas antes, infusões de C1NH, e podem ser feitas transfusões de plasma fresco 1 dia antes do procedimento cirúrgico.

15
Prurido e erupções papulopruriginosas

PRURIDOS

Prurido é definido como a sensação desagradável que incita à coçadura. Constitui o sintoma principal das doenças da pele, mas também ocorre como manifestação de doença sistêmica.

O prurido é desencadeado pela estimulação de terminações nervosas livres, sem receptores especiais, localizadas na junção dermoepidérmica.

Toda a pele, a conjuntiva palpebral, a mucosa traqueal e as junções mucocutâneas são suscetíveis ao prurido, havendo, porém, grandes diferenças regionais e individuais. As áreas anogenitais, orelhas, pálpebras e narinas são particularmente sensíveis.

O prurido pode ser generalizado ou localizado, agudo ou crônico, severo (*ferox*) ou discreto (*mitis*), contínuo ou por surtos. O prurido pode ser desencadeado ou estimulado por diversos fatores, como calor, exercício, transpiração, fricção, roupas oclusivas e alterações bruscas de temperatura. O frio tende a diminuí-lo. Agentes químicos diversos, particularmente sabões que reduzem o manto oleoso protetor, exacerbam o prurido. Inatividade aumenta o prurido pela consciência que dele se toma, enquanto o trabalho tende a diminuí-lo pela presença de estímulos ambientais. É predominante em numerosas dermatoses como urticária, eczemas, líquen plano e outras. Pode ocorrer em virtude do contato ou da introdução na pele de substâncias prurigênicas encontradas em plantas e insetos. Também pode resultar da administração de medicamentos como a morfina, codeína, beladona, tramadol, fentanila (prurido neurogênico), estolato de eritromicina, sulfas, captopril, estrogênios, clorpromazina (prurido por colestase), 8-metoxipsoraleno (prurido por fototoxicidade), clofibrato, estatinas, retinoides, betabloqueadores, tamoxifeno, bussulfano (prurido por xerose), paracetamol, minociclina, fenitoína, isoniazida, amoxicilina, ácido clavulânico, halotano (prurido por hepatotoxicidade), lítio, cloroquina, clonidina e sais de ouro (prurido por mecanismos desconhecidos).

O prurido pode ser atualmente classificado em: pruridoceptivo, neurogênico, neuropático e psiquiátrico.

O prurido pruridoceptivo é o que se origina na pele doente, como na dermatite atópica, na urticária e em outras dermatoses. O prurido neurogênico se origina do sistema nervoso por ação de mediadores, sem que existam lesões orgânicas, sendo exemplo o prurido provocado por neuropeptídeos opioides. O prurido neuropático decorre de lesões das vias sensoriais aferentes do sistema nervoso periférico (nervos e raízes nervosas) e do sistema nervoso central (SNC) (medula espinal e cérebro). São exemplos a notalgia parestésica, o prurido braquiorradial, as neoplasias da medula espinal e as doenças inflamatórias desmielinizantes do cérebro, como a esclerose múltipla. O prurido psiquiátrico é de origem puramente psíquica, e é associado mais comumente a quadros depressivos.

Há síndromes crônicas de prurido, generalizadas e localizadas, que devem ser individualizadas. Entre as primeiras, estão o prurido autotóxico e o asteastósico; e, entre as formas localizadas, o prurido anogenital e o da orelha externa.

Prurido autotóxico

É prurido difuso encontrado no decurso de doenças sistêmicas e na gravidez.

Manifestações clínicas

De intensidade variável, é acompanhado de escoriações em maior ou menor número. Nas formas crônicas, surgem liquenificação, linfadenopatias e melanodermias. As seguintes doenças devem ser consideradas:

- **Diabetes:** Ocorre geralmente em doentes mal controlados, particularmente nos casos com xerodermia. O prurido provocado por diabetes não é generalizado, mas localizado, especialmente na área anogenital, geralmente em decorrência de candidoses favorecidas pela doença. Ocasionalmente, a neuropatia diabética produz prurido no couro cabeludo, que pode ser tratado por capsaicina tópica. Deve ser distinguido do prurido medicamentoso observado em diabéticos tratados com antidiabéticos sulfamídicos. Outras afecções endócrinas, como tireotoxicose, mixedema e hiperparatireoidismo, podem produzir prurido. No mixedema, o prurido relaciona-se à xerose cutânea.
- **Icterícia:** O prurido é observado em 25% dos casos, sem relação com a gravidade do quadro, e é de intensidade variável. Pode ocorrer no período pré-ictérico ou desaparecer ainda na presença da icterícia. É relacionado ao aumento de ácidos biliares no sangue e, por isso, é mais frequente na icterícia obstrutiva. Quando é eliminada a obstrução das vias hepáticas, há imediata melhora do prurido. O mecanismo do prurido é desconhecido.
- **Doença renal:** Ocorre em virtude de uremia, por insuficiência renal crônica, pielonefrites e tumores prostáticos. A diminuição da ureia sanguínea determina a melhora do prurido. Provavelmente, vários fatores contribuem para o prurido da uremia, como fármacos recebidos pelo doente, xerose cutânea e hiperparatireoidismo secundário à insuficiência renal.
- **Linfomas:** O prurido é sintoma frequente, prodrômico, único ou associado com lesões inespecíficas ou específicas dos linfomas.
- **Policitemia:** 50% dos doentes podem apresentar prurido associado. Trata-se de prurido aquagênico induzido pelo contato com água, independentemente de sua temperatura (prurido de banho), que dura de 30 a 60 minutos, iniciando-se com a saída do banho.
- **Malignidades viscerais:** Eventualmente, pode haver prurido acompanhando cânceres viscerais, particularmente do sistema digestório, mas é uma associação rara.
- **Gravidez:** No último trimestre da gravidez, pode ocorrer prurido de intensidade variável, persistente, e que desaparece após o parto. A causa parece ser a estase hepatobiliar, com elevação sanguínea dos sais biliares (ver Capítulo 70).
- **Psicogênico:** Admite-se a existência de prurido de origem psíquica (neurótica ou psicótica), de difícil diagnóstico, por exclusão de outras causas. O prurido psicogênico pode ser generalizado ou localizado; este último, geralmente na área anogenital, produz abundantes escoriações, resultantes de surtos de prurido.
- **Prurido da infecção pelo vírus da imunodeficiência humana (HIV):** Pode estar associado a enfermidades cutâneas como escabiose, infecções bacterianas, dermatite seborreica, xerose ou reações medicamentosas. Pode, ainda, ser consequência de acometimentos viscerais, hepático, renal ou linfomatoso. Finalmente, pode ocorrer como fenômeno primário sob a forma de prurigo resultante da reativação de hipersensibilidades a picadas de inseto ou consequente à atopia como fruto da desregulação imune. Evolutivamente, surgem lesões de prurigo.
- **Outras formas de prurido:**
  - **Prurido aquagênico:** Provocado pelo contato com água a qualquer temperatura e dura cerca de 30 a 60 minutos sem que surjam alterações visíveis na pele. Ocorre em indivíduos normais, mas pode preceder quadros de policitemia vera. Pode estar associado a várias outras condições – síndrome hipereosinofílica, uso de antimaláricos, síndromes mielodisplásicas, carcinoma de colo uterino e xantogranuloma juvenil.
  - **Notalgia parestésica:** É condição pruriginosa acompanhada de sensações parestésicas localizadas na área interescapular e eventualmente estendendo-se para o dorso, os ombros e a porção anterossuperior do tronco. Não há alterações cutâneas específicas, excetuando-se as decorrentes da coçagem como hiperpigmentação. Pode haver, secundariamente, pelo trauma da coçagem, depósito de substância amiloide, o que torna difícil o diagnóstico diferencial com amiloidose cutânea primária, exigindo-se, ainda, diferencial com prurigo melanótico, pela presença de hiperpigmentação. Atribui-se a afecção à compressão dos nervos espinais quando de sua passagem pela musculatura dorsal. É tratada com corticosteroides tópicos, e as respostas são bastante boas com capsaicina, 5 vezes/

dia na primeira semana, e 3 vezes/dia nas terceira a sexta semanas subsequentes. Existem trabalhos com emprego da toxina botulínica A ainda em avaliação.

- **Prurido braquiorradial:** Ocorre em indivíduos com compleição clara que se expõem ao sol com frequência. Atinge a face externa do braço, nas proximidades do cotovelo, podendo disseminar-se ao longo das regiões expostas do membro superior. Associa-se a evidente dano actínico da pele e pode ser tratado com capsaicina tópica. Sistemicamente, existem relatos de bons resultados com a gabapentina, VO. Pode haver associação com compressões dos troncos neurais-cervicais.
- **Prurido da anorexia nervosa:** O prurido é reconhecido como sintoma da anorexia nervosa e deve-se pensar nessa condição quando se está diante de perda de peso significativa associada a prurido, uma vez excluídas doenças internas sistêmicas.

Além disso, o prurido psicogênico é encontrado em 30% da população esquizofrênica, em pacientes com transtorno obsessivo-compulsivo (TOC) e em outras doenças psiquiátricas, como delírio de parasitoses, que serão consideradas no Capítulo 54.

Existem trabalhos que demonstram correlação direta entre depressão e prurido em várias dermatoses, psoríase, urticária crônica idiopática e dermatite atópica. O possível mecanismo seria a ativação do sistema nervoso por meio de várias vias com participação da substância P induzindo a degranulação de mastócitos com liberação de histamina e interleucinas promotoras de prurido.

Em todo caso de prurido autotóxico, glicemia, bilirrubinemia, dosagem de ureia no sangue e sorologia para HIV devem ser solicitadas. Em caso de suspeita de linfoma, exames dos linfonodos e hematológicos, radiografia de tórax e ultrassonografia de abdome são necessários. Deve-se, sempre, excluir escabiose.

Tratamento

Além da correção da causa responsável, pode ser feita terapia inespecífica sistêmica por administração de antipruriginosos, como anti-histamínicos, corticosteroides, sedativos e tranquilizantes. Localmente, empregam-se loções antipruriginosas, banhos de amido ou de aveia.

São também úteis no tratamento tópico a doxepina a 5% em creme, cuja absorção percutânea pode provocar sonolência. A capsaicina em creme nas concentrações de 0,025 a 0,3% também é utilizada, mas pode produzir irritação no local de aplicação. O mentol a 1% é antipruriginoso clássico e, sensibilizando os receptores térmicos, produz sensação refrescante que alivia o prurido.

No tratamento do prurido colestático, utiliza-se a colestiramina, 4 a 16 g/dia, em tomadas de 4 g 1 hora após as refeições e ao deitar. Também são empregados os antagonistas opioides, naloxona, 0,2 µg/kg/minuto, via intravenosa (IV); naltrexona, 25 a 50 mg, via oral (VO); e o nalmefeno, 0,25 µg/kg, VO. Também pode ser utilizada a rifampicina, que ativa o citocromo P450 que promove a hidroxilação dos ácidos biliares, estimulando sua excreção renal e, provavelmente, facilitando a eliminação não somente dos sais biliares, mas também de outros agentes pruridogênicos. A dose empregada é de 300 a 600 mg, VO, em 2 tomadas em prazos curtos, pois produz hepatotoxicidade. O fenobarbital de ações semelhantes às da rifampicina também pode ser empregado nas doses de 2 a 5 mg/kg/dia, mas, aparentemente, é pouco efetivo no prurido em si, apenas sendo útil pelos efeitos sedativos.

Outro fármaco que pode ser empregado no prurido colestático é o ácido ursodesoxicólico, que diminui a proporção de sais biliares endógenos que são lesivos aos hepatócitos. A dose recomendada é de 10 a 15 mg/kg/dia, na dose máxima de 60 mg/m^2/dia. Estudos realizados por meio de metanálise apontam para baixa efetividade desse fármaco.

Outra possibilidade terapêutica no prurido de origem hepática é a fototerapia com ultravioleta B (UVB), cuja eficácia, no entanto, é menor que a demonstrada para o prurido urêmico. Podem ainda ser utilizadas, no prurido colestático, a sertralina, fármaco que inibe a recaptação da serotonina, na dose de 75 a 100 mg/dia, e a mirtazapina, que inibe a recaptação da noradrenalina e da serotonina e que, por meio de bloqueio dos receptores 5-HT2, diminui centralmente a percepção do prurido. É especialmente útil no prurido noturno e empregada na dose de 7,5 a 15 mg/dia. Também se utiliza, em adultos, a ondansetrona (que é antagonista do receptor HT3 da serotonina), 8 mg/dia, VO.

No prurido colestático da gravidez, são utilizadas, em geral, medidas locais, mas existem relatos, sem estudos controlados, de resultados favoráveis com ácido ursodesoxicólico, fototerapia com UVB, colestiramina e fenobarbital.

Quanto ao tratamento do prurido da insuficiência renal crônica, mostra-se bastante útil a fototerapia com UVB, admitindo-se que as radiações UV não somente inibam mediadores pró-inflamatórios (como IL-1, TNF-α), mas também liberem neuropeptídeos anti-inflamatórios. Também se considera a possibilidade de as radiações UV liberarem substâncias antipruriginosas e de atuarem diretamente sobre as terminações nervosas. Alguns trabalhos sugerem maior efetividade do uso da associação UVB-UVA, mas a maioria dos autores indica superioridade do UVB *narrow band*.

Nas primeiras 2 semanas, a fototerapia pode provocar piora do prurido, e somente após 1 a 2 meses de tratamento, observa-se melhora significativa.

Outra terapêutica passível de emprego é o carvão ativado, 6 g/dia, VO, ou fazendo-se o plasma passar através de filtros de carvão. A ação seria realizada por absorção de substâncias prurigênicas.

Mais recentemente, vem se empregando a gabapentina, cujo mecanismo de atuação exato não é conhecido, admitindo-se que iniba as vias centrais de prurido. As doses utilizadas variam de 300 a 3.200 mg/dia, VO. Em pacientes em hemodiálise, empregam-se doses baixas, 100 mg, 3 vezes/semana, após cada sessão de diálise.

Os antagonistas opioides, úteis no prurido urêmico, também podem ser empregados no prurido colestático, mas os resultados são ainda conflitantes. São a naltrexona, 25 mg/dia, elevada posteriormente para 50 mg/dia ou 100 mg em dias alternados; a naloxona 0,2 µg/kg/minuto, IV, e a nalfurafina, ainda em estudos.

Inibidores da recaptação da serotonina também são empregados, atuando provavelmente por alteração das concentrações de neurotransmissores no SNC. Os mais empregados são a paroxetina e a fluvoxamina. A resposta demora cerca de 2 a 3 semanas. A paroxetina é empregada por VO, na dose inicial de 10 mg, aumentando-se progressivamente de acordo com a resposta obtida, a 20, 40 e até 60 mg/dia. A fluvoxamina é empregada na dose inicial de 25 mg/dia, que pode ser aumentada progressivamente a 50, 100 e até 150 mg/dia.

Outro fármaco que por vezes beneficia os pacientes com prurido da insuficiência renal crônica é a eritropoietina, cuja administração reduz os níveis plasmáticos de histamina. É empregada na dose de 36 µg/kg.

Os anti-histamínicos, ainda que de baixa efetividade, podem ser usados (particularmente a hidroxizina e a doxepina) no auxílio do combate ao prurido noturno, provavelmente mais pelos seus efeitos sedativos que anti-histamínicos. Excepcionalmente, se o prurido renal for localizado, podem ser empregados tratamentos tópicos, como a capsaicina a 0,25% e paroxetina a 1% em cremes. Em creme, os imunomoduladores tópicos não se mostraram melhores do que o placebo. Também pode auxiliar a utilização de cremes emolientes com endocanabinoides, com melhora da xerose, e possível ação dos canabinoides nos receptores opioides. Na policitemia vera, podem ser úteis a fototerapia com UVB, ultravioleta A e psoralênico (PUVA), ácido acetilsalicílico e interferon. Os anti-histamínicos H1 e H2 são de eficiência discreta.

No tratamento do prurido dos linfomas, além da terapêutica específica, preconiza-se o uso dos neurolépticos (gabapentina), dos inibidores da recaptação da serotonina (paroxetina ou fluvoxamina), a associação desses dois grupos de fármacos ou os antagonistas dos receptores opioides (naloxona, naltrexona e nalfurafina) ou até mesmo ciclos curtos de corticosteroides sistêmicos.

O tratamento dos vários tipos de prurido já foi delineado, cabendo lembrar aqui as medidas gerais para todas as formas de prurido.

Deve-se afastar agravantes: cortar as unhas para evitar inflamação pelo traumatismo; combater a xerose por meio do uso de emolientes; se houver insônia, podem ser necessários hipnóticos; fatores externos, como uso de lã, de peles, álcool, cafeína, bebidas quentes e alimentos picantes, devem ser evitados. Fatores endógenos agravantes, como depressão, TOC, infecções virais e estafilocócicas (a toxina δ dos estafilococos provoca degranulação dos mastócitos), devem ser tratados. Como o aumento de temperatura agrava o prurido, o ambiente deve ser mantido fresco, e o suor da pele deve ser removido.

Prurido asteatósico

Trata-se de prurido difuso que apresenta como causa básica a diminuição do manto lipídico cutâneo, com alterações na cútis. Há duas formas clínicas, o senil e o hiemal.

Manifestações clínicas

O prurido é sintoma básico, de intensidade variável, contínuo ou por surtos. Há descamação e sequidão difusa da pele e, por vezes, áreas eritematosas. São atingidas, de preferência, as faces de extensão, particularmente pernas e coxas. Nas formas crônicas, encontram-se escoriações, podendo surgir liquenificação, linfadenopatias e melanodermia. Pode-se

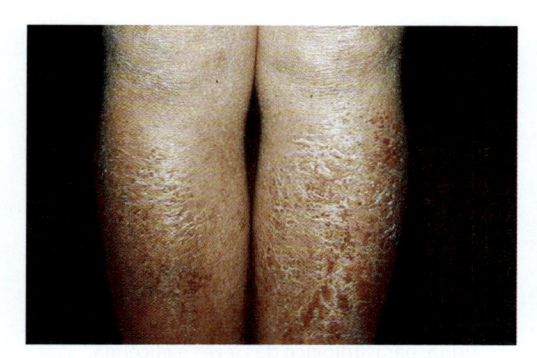

▲ **Figura 15.1** Dermatite asteatósica. Placas eritematodescamativas com aspecto "craquelê" nas pernas.

observar desgaste das unhas pela coçagem contínua. O prurido senil ocorre (em pessoas idosas) por diminuição da secreção sebácea, ao que se somam o uso de água quente e sabão e a estação fria. Inicia-se geralmente nas pernas. Deve ser diferenciado de pruridos difusos autotóxicos. Frequentemente, evolui para lesões francamente eczematosas, eritematopapulodescamativas e liquenificadas (**Figura 15.1**).

O prurido senil pode surgir após acidentes vasculares encefálicos (AVE) e deve ser tratado com lubrificação da pele, anti-histamínicos e até mesmo amitriptilina ou carbamazepina.

O prurido hiemal incide na estação fria em indivíduos com xerodermia ou em pessoas com cútis normal, que, nessa época, fazem uso excessivo de banho quente e sabão. Caracteriza-se pelo prurido e pela descamação, particularmente nas faces de extensão, às vezes, com áreas de eritema. Pode estar localizado unicamente nas pernas.

Tratamento

Evitar banhos quentes e restringir o uso de sabão. Na fase inicial, o uso de pomada de corticosteroide é eficaz, com melhora imediata. Ulteriormente, é indicado o uso de cremes diluídos de corticosteroides ou mesmo cremes simples após o banho.

Prurido anogenital

Os pruridos anal, vulvar e escrotal são síndromes frequentes, semelhantes no aspecto clínico e relacionados etiopatogeneticamente, razão pela qual podem ser analisados em conjunto. Numerosas dermatoses podem se localizar na região genitoanal e causar prurido. Por sua vez, afecções urogênito-retais podem determinar prurido. Acresce notar que prurido ocasional dessa área pode ser considerado fisiológico, por ser rica em terminações nervosas excitáveis e de significação psicoerótica. Finalmente, as condições de normalidade cutânea são facilmente deterioráveis nessa área intertriginosa por oclusão, calor, umidade e contaminação por fezes, urina e, na mulher, por secreção vaginal.

Manifestações clínicas

Há, na área comprometida, eritema e escoriações. A superfície pode ser seca e escamosa ou úmida com escamas e crostas maceradas. O prurido é variável, contínuo ou com períodos de acalmia e paroxismos, geralmente mais intenso à noite. Com a cronicidade do quadro e em decorrência da coçadura, ocorre a liquenificação, podendo surgir melanodermia regional e perda de pelos.

A liquenificação determina maior prurido, e, assim, forma-se o binômio prurido-liquenificação, que pode agravar e manter o quadro, independentemente da causa inicial.

Numerosas dermatoses originam prurido vulvar, escrotal e anal. Doenças urogenitais e do reto também podem ser responsabilizadas. Substâncias químicas irritantes de alimentos, como pimentas, podem determinar prurido anal. A umidade da região em consequência a diarreias frequentes ou, às vezes, incontinência fecal, ainda que mínima, favorece irritação da pele da região e o surgimento de candidose, especialmente em diabéticos ou portadores de HIV. Diabetes é outra causa, e há quadros em que nenhuma etiologia é determinada. As causas conhecidas são analisadas a seguir.

- **Eczema de contato:** Irritação ou sensibilização por numerosos produtos (roupas íntimas de náilon, raiom, seda, corantes de tecidos, suspensórios ou cintas de borracha e papel higiênico), produtos químicos diversos levados pelas mãos, anticoncepcionais, desodorantes, sabões, talcos e pós antimicóticos, pomadas, fezes, urina e produtos de decomposição.
- **Dermatite seborreica e psoríase:** Ambas as dermatoses frequentemente atingem essas regiões, porém as dobras inguinocrurais são comprometidas, e as lesões são placas eritematoescamosas bem delimitadas. A existência de outras lesões permite a distinção entre as duas entidades.
- **Líquen simples crônico:** Pode localizar-se nessa área, caracterizando-se como placa liquenificada, geralmente escoriada e unilateral. O prurido é intenso e, com a evolução, aumenta gradualmente a liquenificação.

- **Intertrigo:** Oclusão, calor e umidade causam eritema, maceração, fissuração e prurido. Ocorre por obesidade, transpiração excessiva, uso de roupas justas, falta de higiene e ocupações sedentárias, sendo mais comum nas épocas de calor.
- **Candidose:** O quadro é de eritema intertriginoso, porém frequentemente há escamas maceradas esbranquiçadas no centro e lesões pustulosas e descamativas-satélites. Quando se inicia na região perianal, é, em geral, após o uso oral de tetraciclinas ou outros antibióticos de largo espectro. Na região genital, na mulher, pode ser consequente a uma candidose vulvovaginal. Em todos os casos de candidose, deve sempre ser investigado diabetes.
- **Tinha crural:** Placa eritematoescamosa, com borda nítida papulovesiculosa, que atinge a face interna da coxa ou da região glútea.
- **Escabiose e pediculose pubianas:** No homem, a escabiose tem localização eletiva no pênis. O parasita da pediculose pubiana atinge também os pelos dessa região, ocasionando prurido.
- **Líquen plano:** As lesões são encontradas na mucosa da vulva e da glande. São lesões papuloesbranquiçadas, arboriformes, que podem ser pruriginosas e não devem ser confundidas com leucoplasia.
- **Líquen escleroso e atrófico:** Ocorre na região genital, sendo denominado craurose vulvar e balanite xerótica obliterante, conforme se localize, respectivamente, na vulva ou na glande. São lesões atrófico-esbranquiçadas que produzem prurido.
- **Leucoplasia:** Encontrada na mucosa da vulva e na da glande e no prepúcio. Ocorre como placa esbranquiçada que deve ser distinguida do líquen plano e da atrofia senil. É imprescindível a biópsia para a diagnose e a orientação terapêutica.

Em relação ao prurido anal, deve-se considerar a possibilidade de infestação por *Enterobius vermiculares* (comum em crianças, rara no adulto) e processos anorretais como hemorroidas, fissuras, fístulas, papilites e outros. Carcinoma retal pode ter como sintoma inicial prurido anal.

Podem ser responsáveis pelo prurido vulvar as infecções produtoras de corrimento, como tricomoníase, candidose, infecções por *Gardnerella* e até enterobiose. São, também, causas do prurido vulvar as afecções dermatológicas como dermatite seborreica, dermatite de contato por produtos utilizados na região (como desodorantes vaginais, antissépticos e mesmo roupas apertadas), líquen simples crônico, psoríase e líquen escleroso e atrófico. Mais raramente, neoplasias intraepiteliais da vulva, doença de Paget extramamária e carcinoma vulvar podem provocar prurido, e existem casos de vulvodínia acompanhada de prurido.

A diagnose, nos casos de prurido anogenital, inclui história clínica cuidadosa, testes de contato, pesquisa micológica, exame da secreção vaginal para monília e tricomonas. Nos casos de prurido vulvar, devem ser solicitados exame de urina, parasitológico das fezes e glicemia.

- **Pruridos idiopáticos:** São os casos de prurido anal, escrotal e vulvar cujos fatores etiológicos não são determinados. Geralmente, têm início insidioso e podem agravar-se continuadamente. Em alguns desses casos, é possível a existência de fator psicossomático desencadeante do prurido.

Tratamento

Deve ser sintomático e etiológico. No primeiro caso, estão os banhos de permanganato de potássio a 1:15.000, pasta de zinco, isoladamente ou em associação com nistatina e cremes de corticosteroides com neomicina ou gentamicina nas fases agudas, e pomadas desses mesmos medicamentos nas fases crônicas. Como medicações sistêmicas sintomáticas, anti-histamínicos, sedativos e, eventualmente, corticosteroides. O doente deve ser instruído para evitar calor, transpiração e o uso de roupas justas. A limpeza anal precisa ser feita com cuidado, usando bolas de algodão ou, simplesmente, lavando cuidadosamente a região com água e eliminando sempre o uso de papel higiênico. É fundamental evitar a coçadura para impedir a liquenificação e a progressão do processo. Em relação ao tratamento etiológico, quando houver suspeita de eczema de contato, cumpre excluir os contactantes. O tratamento das infecções por monília ou dermatófitos e de outras dermatoses será referido nos capítulos respectivos. Quando houver processos urogenitais e retais, o doente deve ser encaminhado aos especialistas correspondentes.

PRURIGOS

São síndromes caracterizadas por prurido com lesões papulosas associadas. As pápulas apresentam vários aspectos: foliculares, individuais, puntiformes ou achatadas, poligonais, brilhantes, agrupadas em placas liquenificadas. Podem também ser edematosas com vesículas encimadas na parte central. Há aspectos especiais em crianças e adultos.

Estrófulo

O estrófulo, líquen urticado, urticária infantil ou urticária papulosa, é quadro comum no primeiro ou segundo ano de vida, caracterizado por urticas e papulovesículas. Pode estender-se até os 6 anos de idade.

É reação de hipersensibilidade, sendo os alergênios mais frequentes as toxinas de picadas de insetos (mosquitos e pulgas). Atinge mais frequentemente crianças com constituição atópica e pode ocorrer em indivíduos infectados pelo HIV, em função da desregulação imune própria da doença.

Manifestações clínicas

Aparecimento súbito de urticas em número variável, às vezes disseminadas. Há sempre prurido, às vezes intenso. Muitas das lesões urticarianas apresentam, no centro, pápulas de alguns milímetros de tamanho, encimadas por vesículas minúsculas (**Figura 15.2**).

As lesões urticadas desaparecem em algumas horas, permanecendo as papulovesículas ou, pelo dessecamento destas, pápulas com crostículas amareladas.

Existem formas intensamente vesiculosas e mesmo bolhosas. As lesões bolhosas são mais frequentemente encontradas nas extremidades.

Nos casos provocados por pulgas, as lesões são predominantes nas áreas cobertas, e as pápulas podem dispor-se de forma a indicar sequência de picadas, relativamente próximas umas das outras. Já naqueles provocados por mosquitos, as áreas expostas são mais frequentemente acometidas.

Admite-se que algumas lesões não resultem diretamente das picadas de insetos, mas podem ser resultado de autossensibilização.

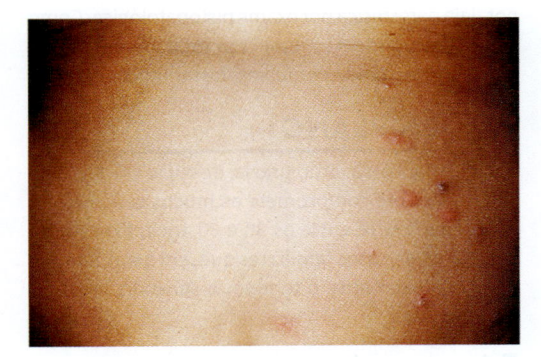

▲ **Figura 15.2** Estrófulo. Criança com múltiplas pápulas urticadas, eritematoedematosas, algumas encimadas por microvesículas, outras por crostas.

A evolução se dá por surtos de intensidade variável. Com a coçadura, escoriações e infecção secundária associam-se ao quadro.

Diagnose

A diagnose diferencial mais importante é feita com a escabiose, pesquisando-se com cuidado os sulcos dessa parasitose e sua existência em familiares. As formas vesicobolhosas exigem diagnose diferencial em relação às doenças bolhosas infantis. Pode eventualmente ser necessária a diagnose diferencial com varicela.

Tratamento

Deve ser dirigido à prevenção dos surtos, por meio do combate aos insetos pelo uso adequado de inseticidas, mosquiteiros, repelentes e medidas gerais de higiene. O repelente mais eficaz é a N,N-dietil-m-toluamida, que, em crianças, deve ser utilizado em concentrações inferiores a 10%, em até 3 aplicações diárias, e aplicado somente após os 2 anos de idade, pela possibilidade de absorção sistêmica (mesmo motivo pelo qual é contraindicado na gravidez). Outros repelentes que podem ser empregados com as mesmas restrições etárias são a icaridina e a permetrina, que têm, aparentemente, efeito mais duradouro. Além disso, é necessário o tratamento sintomático das lesões por meio de anti-histamínicos via oral, em doses variáveis, de acordo com o peso da criança e a intensidade da afecção. Nos surtos mais agudos, recorrer aos corticosteroides via sistêmica.

A medicação tópica é pouco efetiva. Pode-se empregar a pasta d'água e os cremes de corticosteroides. Deve-se realizar tratamento tópico da infecção secundária e, se necessário, sistêmico, com antibióticos. Na maioria dos casos, há cura espontânea, após curso de 1 ou 2 anos, por dessensibilização específica natural.

Prurigo simples

Trata-se de afecção encontrada em adolescentes e adultos e que se assemelha ao prurigo-estrófulo da criança. Compreende diversas formas clínicas e ocorre em virtude de causas diversas.

Patogenia

Aparentemente, trata-se de reação de hipersensibilidade de causas múltiplas, inclusive à picadas de insetos. Por vezes, é fenômeno de hipersensibilidade à luz, sendo variante da erupção lumínica polimorfa. Outras vezes, relaciona-se à gestação, admitindo-se influências hormonais, inclusive por contraceptivos. Alguns autores admitem a possibilidade de participação de focos infecciosos e parasitários. À semelhança do prurido autotóxico, do qual é, às vezes, evolução, o prurigo simples do adulto persistente exige a exclusão de doenças sistêmicas como diabetes, hepatopatias, nefropatias, linfomas e malignidades viscerais.

Manifestações clínicas
Elementos seropapulosos e eritematourticarianos aparecem em surtos, mais ou menos simetricamente, afetando em particular as superfícies de extensão das extremidades, com prurido intenso.

As lesões que surgem no verão, em áreas expostas aos raios solares, constituem o *prurigo estival*, variante da erupção polimorfa à luz, na qual, frequentemente, somam-se lesões eczematosas às lesões de prurigo.

Outra forma é caracterizada por erupção, que surge a partir do terceiro ou quarto mês de gestação, e que desaparece após o parto: é o *prurigo gravídico* (*prurigo gestationis*), que tem sido registrado em cerca de 0,5% das gestações. Nessa forma, frequentemente existe terreno atópico de base.

Diagnose
Na diagnose diferencial, devem ser excluídas a dermatite herpetiforme, pela falta de agrupamento das lesões e, se necessário, por exame histopatológico. Além disso, devem ser distinguidas as afecções zooparasitárias, particularmente a escabiose.

Tratamento
Deve ser orientado pela pesquisa da causa. Nos casos de prurigo simples agudo difuso, convém inquirir sobre picadas de artrópodes, fármacos e alimentos e devem ser excluídas possíveis doenças associadas. Como medicação sintomática, empregam-se anti-histamínicos e/ou corticosteroides via sistêmica e loções ou cremes antipruriginosos.

Prurigo-eczema
O prurigo-eczema do adulto é pruridermia, com lesões eczematoides, podendo ser forma de atopia (eczema atópico) ou apresentar outros aspectos (prurigo discoide e linfadênico).

Manifestações clínicas
Erupção papulovesiculosa de lesões individuais ou formando placas que precocemente evoluem para liquenificação. O prurido é intenso e persistente. Frequentemente, há coexistência de áreas exsudativo-crostosas e papuloliquenificadas, distribuídas mais ou menos simetricamente.

Na forma de eczema atópico, neurodermite disseminada ou prurigo diatésico, há os antecedentes atópicos familiares e individuais (asma, rinite, eczema) e as lesões localizam-se eletivamente nas grandes dobras articulares (cubitais, poplíteas e inguinais), na face e no pescoço. As dobras axilares são geralmente poupadas.

O prurigo discoide e liquenoide é forma clínica caracterizada por áreas de lesões papulossecretantes que evoluem para áreas de liquenificação. Pode constituir variante do eczema numular.

O prurigo linfadênico tem aspecto variado desde lesões papulourticadas até áreas exsudativas, liquenificadas e infiltradas. É manifestação inespecífica de linfoma.

Diagnose
A diagnose de eczema atópico é feita pela localização e pelos antecedentes. Nos quadros de aparecimento súbito, sem antecedentes atópicos, inalantes, ingestantes e injetantes devem ser pesquisados, particularmente os fármacos. As formas crônicas persistentes devem ser biopsiadas para exclusão de linfomas.

Tratamento
Deve ser orientado na pesquisa da causa. Corticosteroides são indicados tanto em aplicação local como via sistêmica. Anti-histamínicos "per os" podem aliviar o prurido.

Prurigo melanótico
O prurigo melanótico atinge, predominantemente, a mulher adulta, consistindo em prurido e em áreas melanodérmicas de cor acastanhada a negra, localizadas particularmente na porção alta do dorso, nos ombros e nos braços. Deve ser diferenciado da amiloidose e da notalgia parestésica por exame histopatológico. Como tratamento, podem ser empregados corticosteroides locais e via sistêmica e/ou anti-histamínicos.

LÍQUEN PLANO

Erupção papulosa, pruriginosa, de curso crônico, que eventualmente compromete as mucosas. A maioria dos casos ocorre entre os 30 e 60 anos. Existem raros relatos de casos familiares que, em geral, surgem mais precocemente e tendem a ser mais graves e recidivantes.

Etiopatogenia
A etiologia é desconhecida, existindo hipóteses ainda carentes de comprovação definitiva. A possibilidade

de origem viral é ainda considerada. Ultimamente, tem-se associado a ocorrência de líquen plano, particularmente mucoso, à presença de hepatite viral, especialmente hepatite C.

A associação do líquen com doenças neurológicas, siringomielia, neurites periféricas, paralisia bulbar e sua ocasional localização conforme trajetos nervosos evoca possível etiologia neurológica.

Manifestações clínicas

A lesão característica é pápula poligonal achatada, de 0,5 a 2 mm de diâmetro, de superfície lisa, brilhante e cor vermelho-violácea (**Figura 15.3**).

Na superfície da pápula, há estrias ou pontuações opalinas em rede, mais bem vistas quando se umedece a pápula (estrias de Wickham) (**Figura 15.4**).

Encontram-se também pápulas incipientes puntiformes, brilhantes e róseas e placas de forma e extensão variáveis, ou lesões anulares (**Figura 15.5**).

As pápulas podem se dispor em linhas, que muitas vezes surgem após escoriações ou outros traumatismos (fenômeno de Köebner) (**Figura 15.6**).

Há certa simetria na erupção, que se localiza de preferência nas superfícies flexoras dos punhos, no terço inferior das pernas, nas coxas, na região sacral e no abdome. Existem formas de líquen plano que atingem axilas, regiões inguinocrurais, dobras inframamárias e, eventualmente, dobras antecubitais e poplíteas.

As lesões mucosas, de boca e genitália, ocorrem em cerca de um terço dos casos. Podem constituir manifestação isolada. Na boca, encontram-se manchas opalinas em rede ou arboriformes, que podem passar despercebidas.

Na genitália, as pápulas formam pequenas placas ou lesões anulares.

Em cerca de 10% dos casos, há acometimento ungueal expresso por alterações da superfície ungueal, coloração acastanhada, fragilidade da borda livre e,

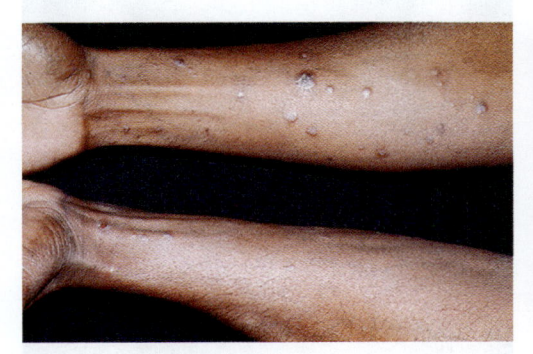

▲ **Figura 15.3** Líquen plano. Pápulas poligonais achatadas, brilhantes, de cor vermelho-violácea, situadas nos antebraços.

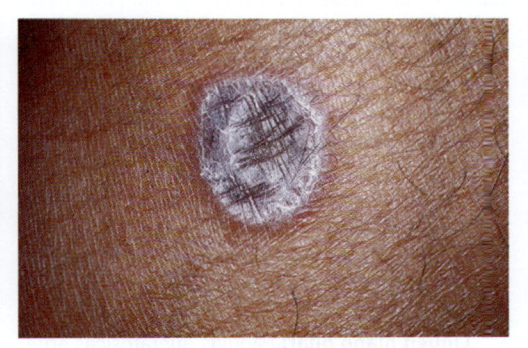

▲ **Figura 15.4** Líquen plano. Placa papulosa com estrias em rede (estrias de Wickham) e cor eritematoviolácea.

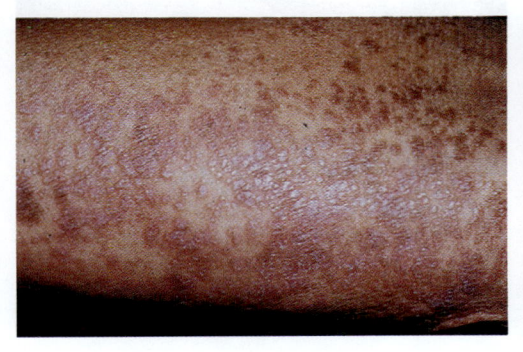

▲ **Figura 15.5** Líquen plano. Placas papulosas constituídas por múltiplas pápulas poligonais achatadas brilhantes.

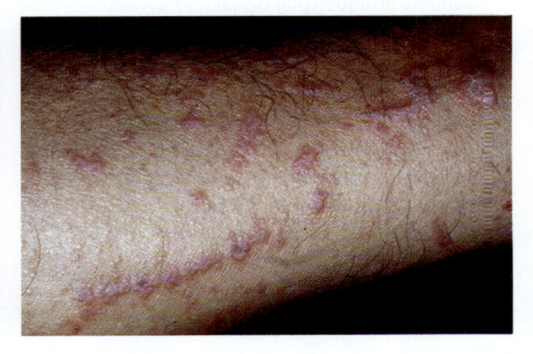

▲ **Figura 15.6** Líquen plano. Pápulas eritematovioláceas e lesões lineares (fenômeno de Köebner).

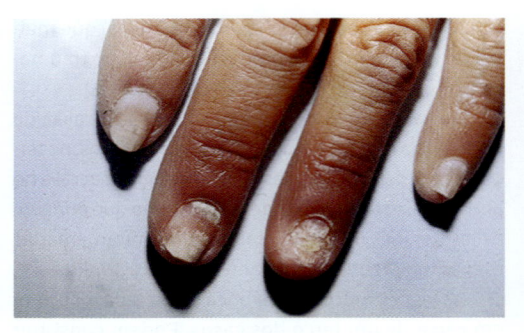

▲ **Figura 15.7** Líquen plano ungueal. Distrofia ungueal com alteração de coloração e destruição da lâmina ungueal.

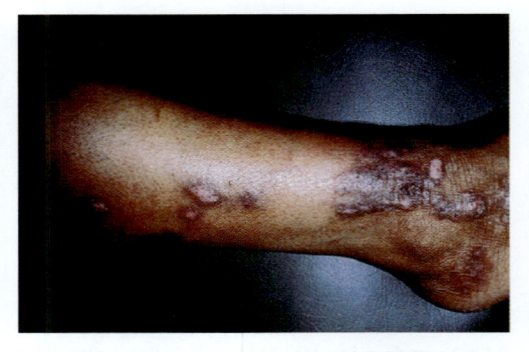

▲ **Figura 15.8** Líquen plano hipertrófico. Placas liquenificadas dispersas no pé e no terço inferior da perna. Áreas acrômicas por escoriação continuada.

ocasionalmente, onicoatrofia progressiva que pode chegar a anoniquia (pterígio ungueal) (**Figura 15.7**).

O prurido é discreto, moderado, intenso ou "apaixonado". O curso é crônico, variando de meses a anos, com frequente involução espontânea. Há pigmentação residual e, ocasionalmente, atrofia. Pode haver recidiva. As principais variantes clínicas são:

- **Líquen plano hipertrófico:** Pápulas ou placas liquenificadas ou verrucosas, pruriginosas, geralmente nas pernas (**Figura 15.8**).
- **Líquen plano agudo:** Aparecimento súbito e disseminado de lesões (**Figura 15.9**), lembrando pitiríase rósea. Ocasionalmente, ocorrem elementos vesicobolhosos.
- **Líquen plano atrófico:** Extensão centrífuga das pápulas, com centro atrófico pigmentado (**Figura 15.10**).
- **Líquen plano pilar:** Pápulas queratósicas eritematosas de localização folicular, principalmente no couro cabeludo (**Figura 15.11**), com frequente atrofia e alopecia. A alopecia fibrosante frontal é variante do líquen plano pilar (LPP). A tríade LPP da pele ou do couro cabeludo, lesões típicas de líquen plano cutâneo ou mucoso e a presença de alopecia cicatricial multifocal constituem a Síndrome de Graham-Little-Piccardi-Lasseur. Podem ocorrer depressões ou queratose subungueal nas unhas.
- **Líquen plano bolhoso:** No qual, sobre as lesões típicas de líquen plano, surgem bolhas que, histologicamente, são subepidérmicas (**Figura 15.12**).

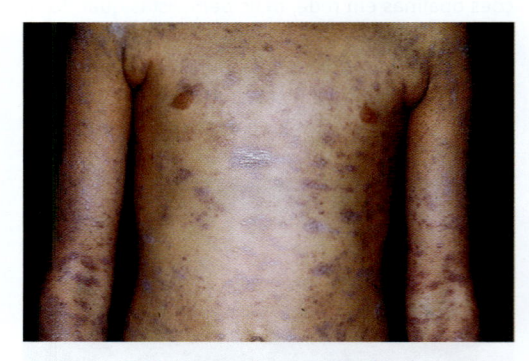

▲ **Figura 15.9** Líquen plano agudo. Pápulas e placas papulosas liquenificadas de coloração lilás disseminadas pelo tegumento.

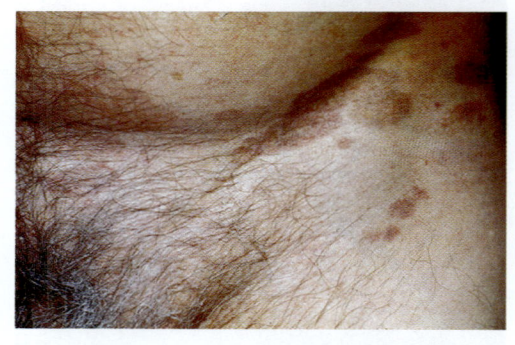

▲ **Figura 15.10** Líquen plano atrófico. Pápulas e placas hiperpigmentadas ligeiramente atróficas.

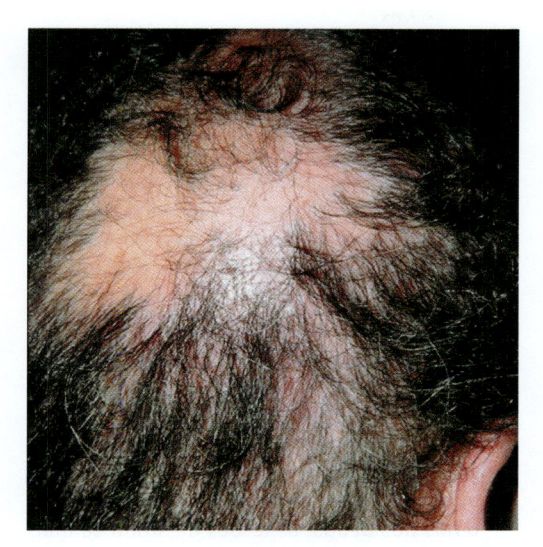

▲ **Figura 15.11** Líquen plano pilar. Extensas áreas de alopecia cicatricial.

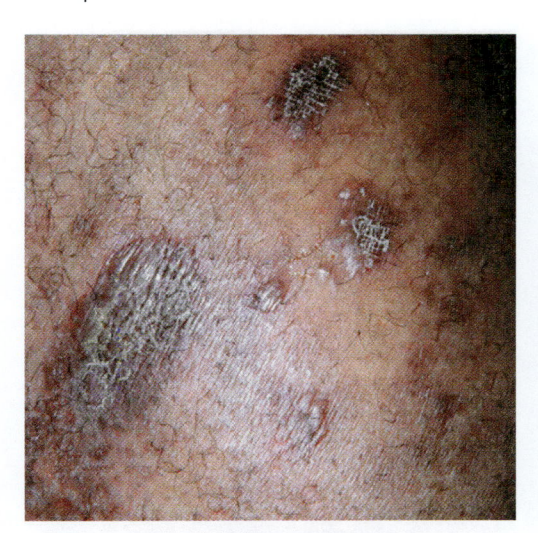

▲ **Figura 15.12** Líquen plano bolhoso. Presença de vesículas ao redor de pápulas típicas.

- **Líquen plano actínico:** É uma variante que ocorre especialmente em crianças e adultos jovens, em que as lesões, geralmente de caráter anular e de coloração eritematoacastanhada, se encontram em áreas expostas (**Figura 15.13**). Face, pescoço, superfície de extensão dos braços e dorso das mãos, sendo mais comumente acometidas as faces laterais da fronte. Em geral, ocorre em idades mais precoces, tem curso mais longo e acomete, preferentemente, mulheres de compleição mais escura.
- **Líquen plano eritematoso:** Nesse caso, as lesões apresentam-se como pápulas eritematosas não pruriginosas.
- **Líquen plano anular:** Corresponde a 10% dos casos e compreende lesões constituídas por bordas papulosas anulares em torno da área central em que as lesões involuíram, aproximando-se da pele normal. Essas lesões, geralmente, encontram-se associadas a lesões papulosas típicas de líquen plano (**Figura 15.14**) e são frequentes na região peniana.
- **Líquen plano linear:** Lesões lineares (**Figura 15.15**) são frequentes no líquen plano, como resultado do fenômeno de Köebner. Existem, no entanto, formas com disposição linear não metamérica ao longo das linhas de Blaschko, que se localizam com mais frequência nas extremidades e raramente na face. Pode ainda ocorrer, como manifestação do fenômeno isomórfico de Wolf, líquen plano com disposição zosteriforme sobre lesões residuais de herpes-zóster.

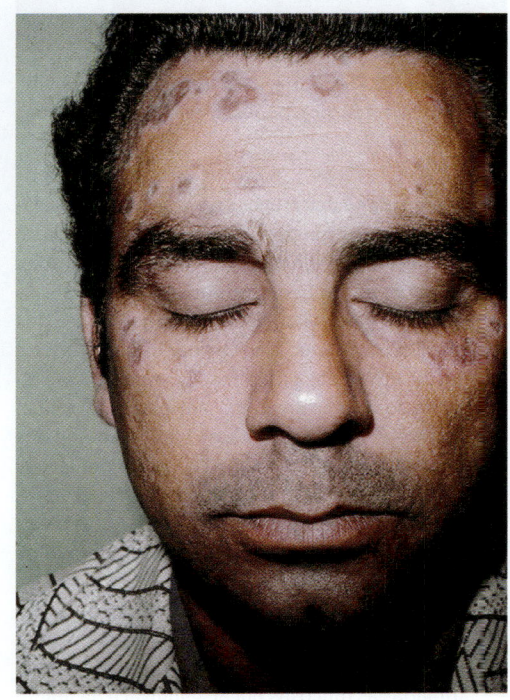

▲ **Figura 15.13** Líquen plano actínico. Lesões anulares hiperpigmentadas em áreas expostas.

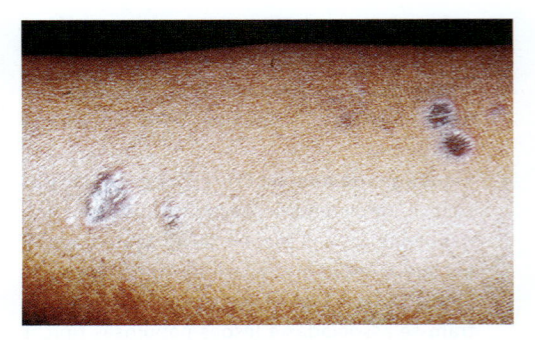

▲ **Figura 15.14** Líquen plano anular. Lesões anulares de bordas papulosas eritematovioláceas e centro deprimido hiperpigmentado.

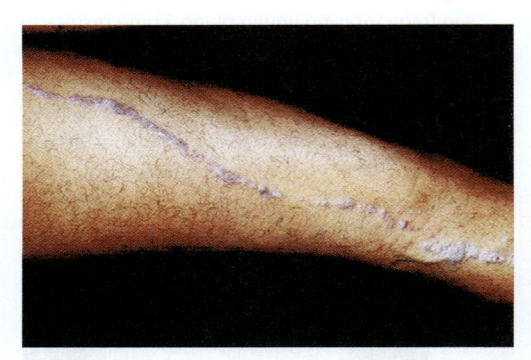

▲ **Figura 15.15** Líquen plano linear. Lesão linear constituída por pápulas eritematovioláceas confluentes.

- **Líquen plano das mucosas:** Lesões de líquen plano podem ocorrer nas mucosas, particularmente na oral, mas também nas mucosas genitais, anal, do nariz, da laringe, conjuntiva e da uretra. As lesões da mucosa oral ocorrem em 60 a 70% dos doentes com líquen plano e podem ser exclusivas em 20 a 30% dos enfermos. Apresentam-se sob várias formas (reticulada, em placas, atrófica, papulosa, erosiva e bolhosa). A mais comum das formas orais é a reticulada, composta por lesões esbranquiçadas arboriformes que atingem predominantemente a mucosa bucal, e que é geralmente assintomática (**Figura 15.16**). Os lábios também podem ser acometidos (**Figura 15.17**). A forma erosiva é mais comum em doentes idosos, e, sobre placas esbranquiçadas, surgem áreas erosivas bastante dolorosas, sendo mais atingidas as mucosas bucal, gengival e da língua (**Figura 15.18**). O acometimento da mucosa gengival é frequente e expressa-se sob a forma de gengivite descamativa crônica. A malignização das lesões orais de líquen plano é tema controverso, admitindo-se que seja evento raro e que ocorre em 0,5 a 5% dos doentes, predominantemente, nas formas erosivas. A área de malignização mais frequente é a língua, seguindo-se a mucosa bucal e gengival e, raramente, os lábios. As mucosas genitais são afetadas em 25% dos casos nos homens, sendo mais particularmente atingida a glande sob a forma de lesões anulares. Nas mulheres, ocorrem placas leucoplásicas, ora com erosões, ora sob a forma de vaginite descamativa difusa. Na mucosa anal, ocorrem lesões leucoqueratósicas, erosões e fissuras.

- **Líquen plano palmoplantar:** Forma incomum, expressa-se como placas eritematosas hiperqueratósicas e descamativas. Nas margens laterais dos dedos, as lesões mostram-se mais individualizadas como pápulas eritêmato-hiperqueratósicas.

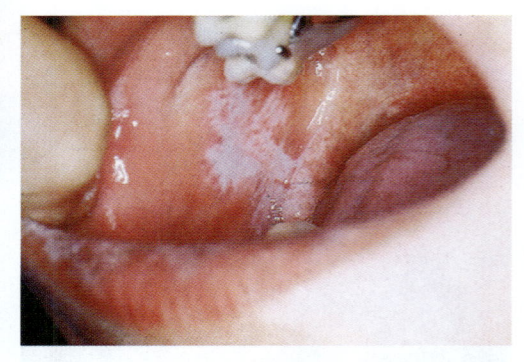

▲ **Figura 15.16** Líquen plano oral. Placa esbranquiçada de aspecto arborescente na mucosa jugal.

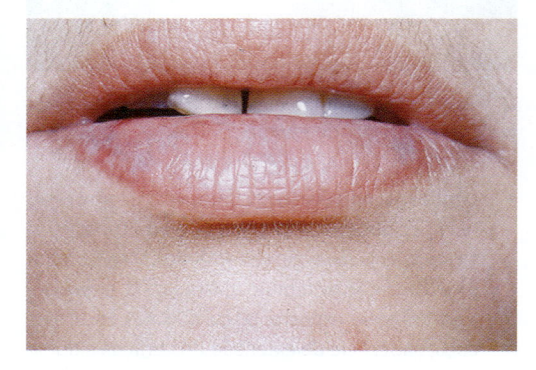

▲ **Figura 15.17** Líquen plano labial. Lesões esbranquiçadas arborescentes no vermelhão do lábio inferior.

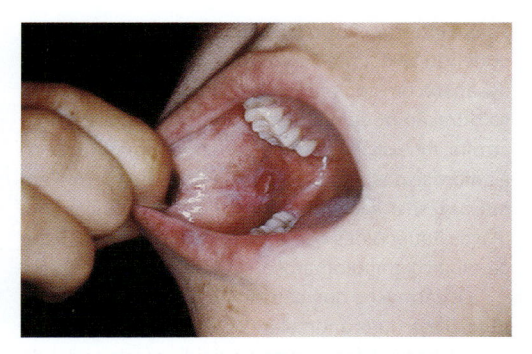

▲ Figura 15.18 Líquen plano erosivo. Observa-se área exulcerada sobre a placa leucoqueratósica.

- **Líquen plano ungueal:** Em 10 a 15% dos doentes de líquen plano, ocorrem lesões ungueais que podem raramente representar a única manifestação da doença. Observam-se afinamento da lâmina ungueal, onicólise, estriações longitudinais, hiperqueratose subungueal, pterígio ungueal (extensão e aderência anormal do eponíquio que se estende da prega ungueal posterior à borda livre da unha) ou até anoniquia. Eventualmente, pode ocorrer comprometimento das 20 unhas, que se apresentam distróficas (traquioniquia).
- **Líquen-lúpus:** Existem relatos de doentes com superposição de líquen plano e lúpus eritematoso (LE). As lesões ocorrem predominantemente nas extremidades e não se manifestam lesões clássicas de líquen. Clinicamente, os doentes apresentam placas atróficas e hiperpigmentadas, com descamação mínima e, eventualmente, bolhas. Em geral, não há manifestações de fotossensibilidade.

Histopatologia

É caracterizada por hiperqueratose, aumento focal da granulosa, acantose em dentes de serra, degeneração hidrópica da camada basal e infiltrado linfocitário em faixa na derme papilar. Na porção inferior da epiderme, observam-se queratinócitos degenerados, os corpos coloides.

Diagnose

Na diagnose diferencial, devem ser consideradas a sífilis secundária (formas papulosas), as erupções liquenoides por fármacos (atebrina, ouro) ou por contato com reveladores fotográficos, psoríase nas formas papulodescamativas, líquen simples crônico e erupções liquenoides por fármacos e líquen amiloidótico. Nas formas anulares, devem ser considerados, na diagnose diferencial, o granuloma anular e as tíneas do corpo. Nas formas lineares, cabe a diagnose diferencial com líquen estriado, *nevus unius lateralis*, o nevo verrucoso inflamatório linear (NEVIL) e a queratose liquenoide crônica. Nas formas hipertróficas, a diagnose diferencial deve ser feita como líquen simples crônico e prurigo nodular. Nas formas atróficas, considerar o líquen escleroso e atrófico. Nas formas foliculares, considerar o líquen nítido e o líquen espinuloso. Nas formas pigmentares, considerar a dermatose cinzenta.

Nas lesões mucosas, devem ser lembrados, na diagnose diferencial, o pênfigo paraneoplásico (PNP), a candidose, o LE, a sífilis secundária, as lesões leucoqueratósicas e lesões traumáticas. O líquen plano da mucosa bucal deve ser distinguido da leucoplasia. Esta ocorre mais comumente no lábio inferior e na língua e forma placas sem a disposição reticular. As lesões genitais devem ser diferenciadas de psoríase e escabiose.

Em certos casos, a histopatologia pode ser necessária.

Tratamento

Não existe tratamento de eficácia absoluta para o líquen plano, uma vez que sua etiologia não é conhecida. Os tratamentos devem considerar a extensão das lesões e o grau de desconforto que o doente experimenta, que pode, por vezes, comprometer de tal forma a qualidade de vida que o uso de fármacos potentes, ainda que com efeitos colaterais importantes, justifica-se.

Nas formas disseminadas agudas, os corticosteroides sistêmicos são extremamente eficazes, e devem ser utilizados de 30 a 60 mg/dia, VO, por 4 a 6 semanas, descontinuando-os progressivamente em 3 a 6 semanas após o desaparecimento das lesões. Os anti-histamínicos são úteis para alívio do prurido. Quando há contraindicação aos corticosteroides ou estes não puderem ser retirados por recidiva do processo, outros medicamentos podem ser testados: acitretina (30 mg/dia, por cerca de 8 semanas); imunossupressores ciclosporina (1-6 mg/kg/dia); azatioprina (1-2 mg/kg/dia); e micofenolato de mofetila (1-1,5 g, 2 vezes/dia). Também podem ser utilizados ciclofosfamida, metotrexato e PUVA.

Existem relatos esporádicos, sem estudos sistematizados, da utilização de griseofulvina, talidomida (100-200 mg/dia), hidroxicloroquina (200-400 mg/dia), metronidazol (500 mg, 2 vezes/dia), e dapsona (200 mg/dia, por prazos longos, em torno de 6 meses).

Nas formas cutâneas localizadas, prefere-se tratamento tópico com corticosteroides potentes, como o dipropionato de betametasona, clobetasol, valerato de betametasona, fluocinolona acetonida e triancinolona acetonida. Esses tópicos podem ser utilizados em curativos oclusivos. Nas formas localizadas, particularmente nas hipertróficas, também é possível a utilização de infiltrações intralesionais de corticosteroides.

Nas formas orais de líquen plano, indicam-se cuidados rigorosos de higiene bucal e remoção de restaurações metálicas, não só de amálgama, mas também de ouro, pois frequentemente a remoção desses materiais produz sensível melhora das lesões. Os corticosteroides tópicos podem ser empregados em veículos tipo orabase, que permitem contato eficiente desses medicamentos com a lesão e, além disso, protegem as lesões erosadas e ulceradas, aliviando a dor. Eventualmente, podem ser necessários corticosteroides sistêmicos, nas doses já referidas.

Ainda que irritantes, os retinoides tópicos podem ser utilizados no líquen plano oral, particularmente a tretinoína em gel, que é especialmente útil nas lesões orais não ulceradas.

A acitretina pode ser empregada em casos resistentes, nas doses de 0,5 a 1 mg/kg/dia.

Localmente, podem ser usados imunossupressores (pimecrolimo, tacrolimo e até mesmo ciclosporina, 5 mL, 3 vezes/dia, na concentração de 100 mg/mL). Excepcionalmente, as formas orais podem ser tratadas com imunossupressores sistêmicos (ciclosporina, azatioprina e o micofenolato de mofetila nas doses usuais).

Com relação à prognose no líquen plano, esta é variável. A maioria dos casos evolui por 1 a 2 meses, podendo, no entanto, ocorrer recidivas ao longo de muitos anos em 15 a 20% dos casos, especialmente nas formas generalizadas.

ERUPÇÕES LIQUENOIDES POR FÁRMACOS

São lesões liquenoides disseminadas, geralmente poupando as áreas clássicas de acometimento pelo líquen plano, com morfologia liquenoide, mas com componentes eczematosos, psoriasiformes ou com erupção pitiríase rósea-símile. Ocorrem após semanas ou meses do emprego do fármaco. O acometimento oral é raro. O desaparecimento do processo após a interrupção do fármaco é bastante demorado, podendo tardar até 2 anos, mas, em geral, as lesões desaparecem após cerca de 4 meses. Formas de longa duração podem apresentar hiperpigmentação e atrofia, inclusive das glândulas sudoríparas, levando à anidrose das áreas afetadas. Existe uma forma em que as lesões são pápulas vermelho-purpúricas com placas liquenoides que apresentam substrato histopatológico granulomatoso.

Os fármacos que causam erupções liquenoides são muitos: ouro; antimaláricos, especialmente mepacrina, mas também quinina e quinidina (esta podendo causar lesões fotodistribuídas); antibióticos, como tetraciclinas e estreptomicina; anti-inflamatórios não esteroides (AINEs), como ácido acetilsalicílico; naproxeno; estatinas, como sinvastatina, pravastatina, fluvastatina e lovastatina; diuréticos, como tiazídicos e furosemida; antituberculosos, como isoniazida, pirazinamida, etambutol e ciclosserina; fármacos de ação no sistema nervoso, como levomepromazina, metildopa, carbamazepina; anti-histamínicos; fármacos antiagregantes plaquetários, como clopidogrel e ticlopidina; antivirais, como interferon e ribavirina; 5-fluoruracil; imatinibe; etanercepte; adalimumabe; imunoglobulina intravenosa; ranitidina; propranolol; amlodipina; enalapril; ácido ursodesoxicólico; isotretinoína; penicilina; levamisol; clorpropamida; propiltiouracila; inibidores da bomba de prótons; vacinações; e PUVA.

Lesões orais podem ser provocadas por ouro, AINE, fármacos metabolizados pelo citocromo P450, enzimas conversoras da angiotensina, sulfonilureias, penicilamina, lítio, zidovudina, metildopa, clopidogrel, alopurinol e cetoconazol.

Na diagnose das erupções liquenoides por fármacos, o exame histopatológico auxilia na diagnose diferencial com líquen plano. Nessas, diferentemente do líquen plano, há paraqueratose focal, interrupções da camada granulosa, corpos citoides presentes na camada córnea e granulosa, há maior quantidade de plasmócitos e eosinófilos, há exocitose de linfócitos, e o infiltrado inflamatório estende-se mais profundamente na derme.

Os achados de imunofluorescência são idênticos aos do líquen plano. No tratamento, é fundamental a exclusão dos fármacos e, às vezes, são necessários corticosteroides sistemicamente.

16
Erupções vesicobolhosas

Vesículas e bolhas ocorrem em afecções cutâneas e podem constituir epifenômeno de processo de causa específica, como queimadura química ou física, ação de toxina, infecção bacteriana ou viral. Há, porém, dermatoses em que as vesículas e bolhas constituem a manifestação cutânea primária e fundamental.

Na patogenia das enfermidades bolhosas, ocorrem mecanismos múltiplos. Em algumas enfermidades bolhosas, que aparecem nos primeiros anos de vida, de caráter genético (dominante ou recessivo), ocorre mutação genética de um dos componentes moleculares da epiderme ou da união dermoepidérmica. Essas enfermidades constituem as genodermatoses bolhosas, doenças, em sua maioria raras, que não serão abordadas.

Existem doenças bolhosas causadas por infecções bacterianas, como o impetigo bolhoso e a síndrome da pele escaldada; virais, como o herpes-vírus simples (HVS) e o herpes-zóster (HZ); e a doença de mãos-pés-boca, causada pelo vírus coxsackie. Também podem produzir manifestações bolhosas na pele reações por hipersensibilidade a medicamentos, como o eritema pigmentar fixo, o eritema polimorfo bolhoso, a síndrome de Stevens-Johnson e a necrólise epidérmica tóxica (síndrome de Lyell). As lesões bolhosas na pele podem, ainda, decorrer de alterações metabólicas, como o diabetes e as porfirias.

Em outros casos, os pacientes com enfermidades bolhosas sensibilizam-se a certos antígenos da epiderme ou da união dermoepidérmica. Nessas situações, a enfermidade é adquirida e os pacientes produzem autoanticorpos contra esses antígenos localizados em estruturas específicas da pele. São as dermatoses vesicobolhosas autoimunes, que se classificam, conforme o sítio de formação da bolha, em intraepidérmicas e subepidérmicas (**Figura 16.1**).

- **Dermatoses vesicobolhosas autoimunes:** Doenças vesicobolhosas intraepidérmicas – pênfigo foliáceo (PF) clássico; pênfigo foliáceo endêmico (PFE); pênfigo vulgar (PV); pênfigo vegetante (PVeg); pênfigo por IgA (PIgA); pênfigo paraneoplásico (PNP); pênfigo induzido por medicamentos; e doenças vesicobolhosas subepidérmicas – penfigoide bolhoso (PB); penfigoide das membranas mucosas (PMM); herpes gestacional; dermatose por IgA linear (LABD); dermatite herpetiforme (DH); epidermólise bolhosa adquirida (EBA); e lúpus eritematoso sistêmico bolhoso (LESB).

Serão consideradas, neste capítulo, apenas as doenças bolhosas mais importantes e frequentes: pênfigo foliáceo; pênfigo vulgar; pênfigo bolhoso; e dermatite herpetiforme.

PÊNFIGOS

Grupo de doenças com comprometimento cutâneo e, algumas vezes, mucoso, que têm em comum a presença de bolhas intraepidérmicas, as quais ocorrem por acantólise, que é a perda da adesão entre as células epiteliais da camada de Malpighi.

Nos pênfigos, ocorre a produção de autoanticorpos dirigidos contra antígenos do desmossoma, estrutura celular responsável pela adesão celular epitelial. Esses antígenos são as desmogleínas (Dsgs), glicoproteínas transmembrânicas desmossômicas. Os autoanticorpos circulantes nos pênfigos são considerados patogênicos e pertencem à classe IgG. Os autoanticorpos presentes nessas doenças reagem com

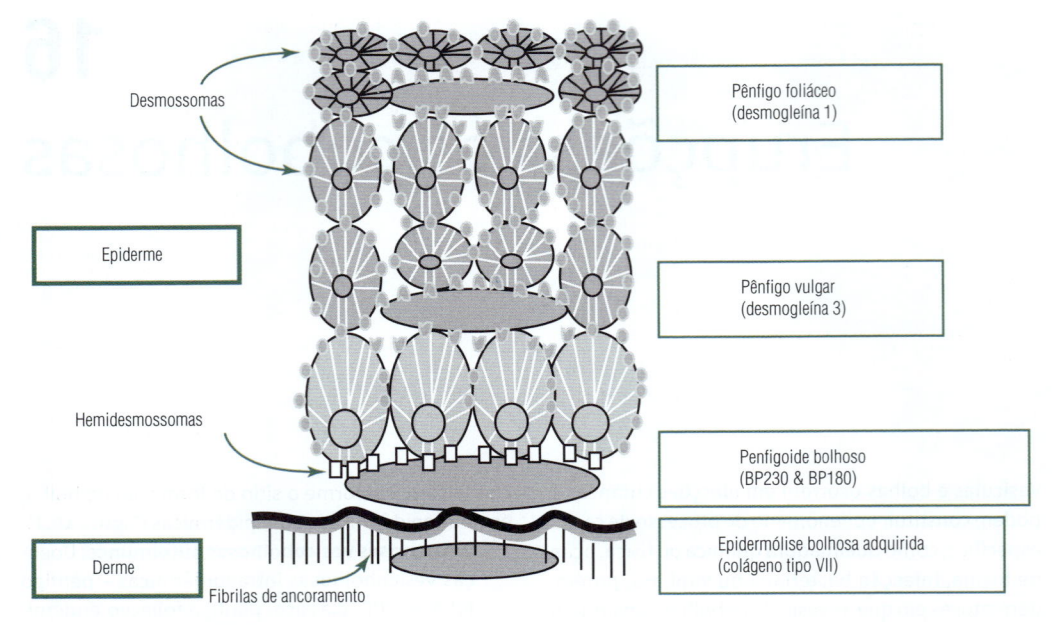

▲ **Figura 16.1** Bolhas mediadas por autoanticorpos.

as desmogleínas, levando à acantólise, resultando em perda de coesão entre os queratinócitos, que provoca a formação das vesículas e bolhas.

Os pênfigos classificam-se em diferentes variantes clínicas e etiopatogênicas. As formas clínicas mais frequentemente descritas são o PV e o PF. Existem outras formas menos frequentes como o pênfigo induzido por medicamentos, o PH, o PNP e o PIgA.

O PV tem duas variedades: a comum, com bolhas; e a vegetante, caracterizada por lesões vegetantes localizadas.

Já o PF tem duas formas completamente distintas: o pênfigo foliáceo não endêmico, ou pênfigo de Cazenave; e o PFE, ou fogo selvagem.

A etiologia é desconhecida, embora, em certos casos, o agente possa ser suspeitado, como no PFE; ou imputado, como nos pênfigos induzidos por medicamentos, ou na síndrome do PNP. Fatores genéticos provavelmente estão implicados na predisposição individual para desenvolver a doença.

Em todos os pênfigos, está presente o sinal de Nikolsky, que se caracteriza pelo deslizamento da pele aparentemente normal próxima de área comprometida, quando se faz uma fricção. Indica existência de acantólise. É um excelente recurso diagnóstico dos pênfigos, embora não seja patognomônico.

A prognose dos pênfigos mudou completamente com a introdução dos corticosteroides, a partir de 1950. Anteriormente, a maioria dos doentes evoluía para o êxito letal. Com os corticosteroides, antibióticos e imunossupressores, tornou-se possível a cura ou o controle da maioria dos casos.

Pênfigo foliáceo

O PF pode ocorrer de forma não endêmica e de forma endêmica. A primeira forma, não endêmica, foi descrita por Cazenave, e, por esta razão, denomina-se "pênfigo foliáceo de Cazenave". Tem ocorrência universal, acomete pacientes na quarta ou quinta décadas de vida, e não existem casos familiares. A segunda forma, endêmica, tem ocorrência familiar, incide predominantemente em adultos jovens e crianças que vivem próximos a córregos e rios, em áreas rurais, e em algumas tribos indígenas. É encontrado na América do Sul, principalmente no Brasil.

Esses aspectos epidemiológicos sugerem uma doença desencadeada por um agente ambiental. Nas áreas endêmicas, os casos familiares são frequentes.

Patogenia

Na patogenia do PFE, devem ser considerados fatores de ordem ambiental, genéticos e imunológicos, que, interatuando, produzirão a enfermidade.

Fatores ambientais

A doença ocorre em áreas rurais em colonização. Geralmente, os doentes são lavradores ou seus familiares que vivem em más condições sociais, em habitações precárias próximas a córregos, com higiene pobre, em meio a animais domésticos e grande quantidade e variedade de insetos. Os principais focos da enfermidade situam-se nos estados de Goiás, Mato Grosso do Sul, Minas Gerais, Paraná e São Paulo. Observou-se, particularmente no estado de São Paulo, que, com a colonização do estado, levando a modificações ambientais importantes, houve acentuado declínio da prevalência da doença.

Fatores genéticos

Desde os estudos iniciais, verificou-se ocorrência frequente de casos familiares de PFE.

A importância dos fatores genéticos ficou definitivamente demonstrada por meio de estudos dos antígenos de histocompatibilidade que demonstraram que determinados alelos conferem maior risco relativo à doença, HLA-DRB1*0404; HLA-DRB1*1402 e HLA-DRB1*1406. Verificou-se, ainda, que todos esses alelos apresentam a mesma sequência de aminoácidos, LLEQRRAA, nas posições 67 a 74, na terceira região hipervariável do gene *DRB1*.

Fatores imunológicos

Os pênfigos são doenças autoimunes. Estudos de imunofluorescência direta (IFD) e indireta (IFI) demonstraram a presença de autoanticorpos antiepiteliais dirigidos contra os espaços intercelulares da epiderme. Verificou-se que a principal subclasse de IgG envolvida no PFE é a IgG4.

O antígeno contra o qual reagem os anticorpos antiepiteliais, tanto no PF clássico como no PFE, é a Dsg-1. As desmogleínas são moléculas da família das caderinas que compõem os desmossomas. São moléculas transmembrânicas que possuem um domínio intracelular, uma porção transmembrânica e vários domínios extracelulares (EC) repetitivos entremeados com moléculas de cálcio (**Figura 16.2**). Os autoanticorpos do PF, inclusive do PFE, reagem contra os domínios EC1 e EC2, que são os domínios extracelulares da Dsg-1 mais afastados da membrana celular.

No foco endêmico, a positividade de anticorpos anti-Dsg está presente, não somente nos doentes (98%), mas também em indivíduos não doentes (55%).

Há, ainda, inequívoca relação entre presença de anticorpos anti-Dsg-1 e situação geográfica. Em indivíduos normais, quanto maior a proximidade do foco endêmico, maior a presença de anticorpos anti-Dsg, e quanto maior a distância do foco endêmico, menor a frequência da positividade para tais anticorpos, indicando que a produção de anticorpos anti-Dsg é desencadeada por fatores ligados ao ambiente, porém ainda desconhecidos.

Outra observação realizada foi a verificação de que, nos indivíduos sãos, mas com positividade aos anticorpos anti-Dsg, e nos doentes em remissão, a subclasse de IgG predominante é a IgG1; quando esses indivíduos sãos adoecem ou os doentes em remissão entram em atividade clínica, inverte-se a situação das subclasses de imunoglobulinas, e a IgG4 prepondera sobre a IgG1, isto é, ocorre transposição

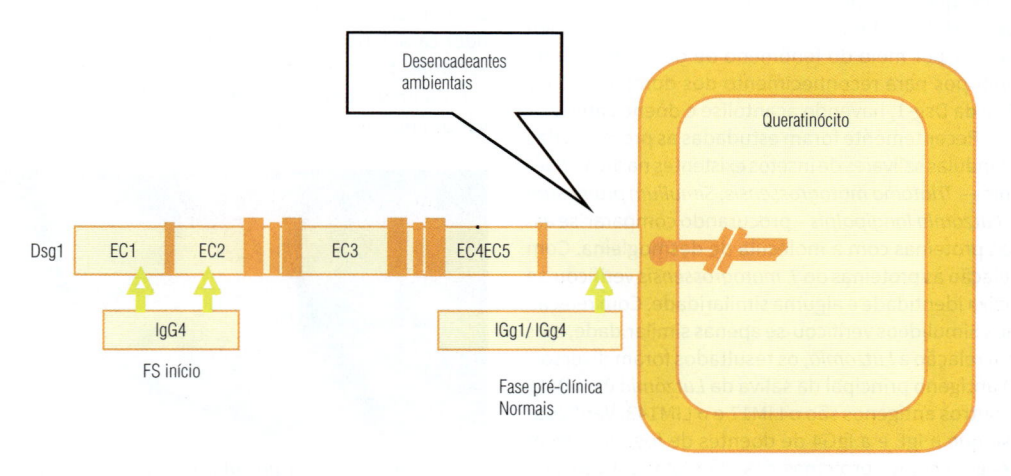

▲ **Figura 16.2** Desmogleína.

das subclasses de IgG de IgG1 para IgG4. Portanto, verificou-se que indivíduos saudáveis com anticorpos anti-Dsg positivos e os doentes têm a mesma resposta IgG1, mas, nestes, a resposta IgG4 é mais elevada.

Admite-se que ocorra, no PFE, o fenômeno da disseminação de epítopos (*epitope spreading*); isto é, inicialmente, os anticorpos originados pelos fatores ambientais desconhecidos reconhecem o domínio extracelular EC5 da Dsg-1, mas esse fenômeno não leva à acantólise, ou seja, não causa doença. Quando os anticorpos anti-Dsg passam a reconhecer os domínios EC1 e EC2, o que ocorre nos indivíduos geneticamente predispostos, produz-se acantólise e surge a doença ativa (Figura 16.2).

Mais recentemente, estudou-se a presença de anticorpos anti-Dsg no soro de doentes de dermatoses infecciosas que ocorrem também em áreas endêmicas de PF (hanseníase, paracoccidioidomicose) e de doenças em cuja cadeia de transmissão participam insetos vetores, que também existem nas áreas de ocorrência do PFE (leishmaniose, transmitida por flebotomíneos; oncocercose, transmitida por simulídeos; e doença de Chagas, transmitida por triatomíneos). Verificou-se positividade significativa dos anticorpos anti-Dsg nas doenças que têm insetos como vetores: oncocercose (83%), leishmaniose (43%) e doença de Chagas (58%); em relação às doenças em que não há participação de insetos na cadeia de transmissão: hanseníase (17%) e paracoccidioidomicose (25%). Contudo, constatou-se que os anticorpos presentes no soro desses doentes reagem contra o epítopo EC5 da porção extracelular da desmogleína, não havendo, portanto, indução de acantólise. Admite-se que componentes da saliva do inseto, e não o parasita em si, possam desencadear a produção de anticorpos antidomínio EC5 da desmogleína que, em indivíduos com alelos de suscetibilidade do HLA e habitantes de áreas endêmicas, possam evoluir por meio do fenômeno de disseminação de epítopos para reconhecimento dos domínios EC1 E EC2 da Dsg-1, havendo acantólise e doença ativa.

Recentemente foram estudadas as proteínas das glândulas salivares de insetos existentes na área endêmica – *Triatoma matogrossensis*, *Simulium pruinosum* e *Lutzomia longipalpis* – procurando comparar-se estas proteínas com a molécula de desmogleína. Com relação às proteínas do *T. matogrossensis* verificou-se baixa identidade e alguma similaridade. Com relação aos Simulídeos verificou-se apenas similaridade, mas em relação à *Lutzomia*, os resultados foram diversos. O antígeno principal da saliva da *Lutzomia* é o LIM11 e outros antígenos são o LIM17 e o LIM143. Verificou-se que a IgE e a IgG4 de doentes de fogo selvagem reagem contra proteínas das glândulas salivares da *Lutzomyia longipalpis*, igualmente presente no foco endêmico. Além disso, o soro de camundongos imunizados com o principal antígeno da glândula salivar desses insetos (proteína LIM11) reage fortemente com a desmogleína humana.

Essas observações reforçam integralmente a hipótese do mimetismo antigênico, isto é, os insetos das áreas endêmicas, particularmente a *Lutzomya longipalpis*, ao picarem o indivíduo, introduzem, por meio da saliva, antígenos que desencadeiam a formação de anticorpos que reagem cruzadamente com a desmogleína. No caso de indivíduos geneticamente predispostos, ocorre o desenvolvimento da enfermidade.

Manifestações clínicas

Clinicamente, os pênfigos foliáceos, endêmico e não endêmico, caracterizam-se por apresentar, primariamente, bolhas superficiais que se rompem com facilidade, deixando áreas erosadas (Figura 16.3). Com a ruptura das bolhas, formam-se erosões que confluem, na maioria das vezes, formando áreas eritematosas recobertas por crostas e escamas. Não há acometimento mucoso. As lesões iniciais geralmente ocorrem na face, no pescoço e na parte superior do tronco, permanecendo, nessas localizações, muitas vezes, por meses ou anos. É a forma frusta ou localizada (Figuras 16.4 e 16.5), chamada pênfigo eritematoso. Quando, na maioria das vezes, espalham-se por todo o corpo rapidamente, com disseminação das lesões no sentido craniocaudal, de forma simétrica, é a forma generalizada bolhoinvasiva (Figuras 16.6 e 16.7). Há sensação de ardor ou queimação, o que originou o nome "fogo selvagem". Há sensibilidade aumentada ao frio e piora com a exposição solar. Alguns desses pacientes evoluem para a forma eritrodérmica (Figuras 16.8 e 16.9), em que as bolhas se tornam menos evidentes, distribuídas de forma universal na pele, predominando o eritema e a descamação crônica. Observam-se odor característico e a cama do doente recoberta de escamas. Esses doentes, antes da corticoterapia, em estado grave, podiam permanecer dessa forma por vários anos ou evoluíam para o êxito letal.

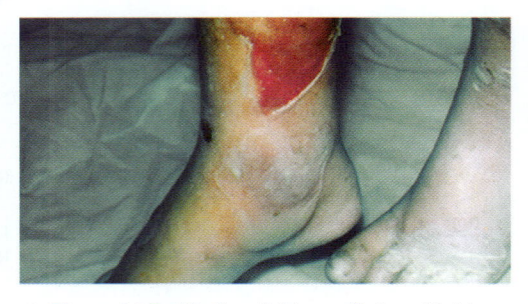

▲ Figura 16.3 Pênfigo foliáceo. Bolhas flácidas e erosões nos membros inferiores.

Erupções vesicobolhosas | 145

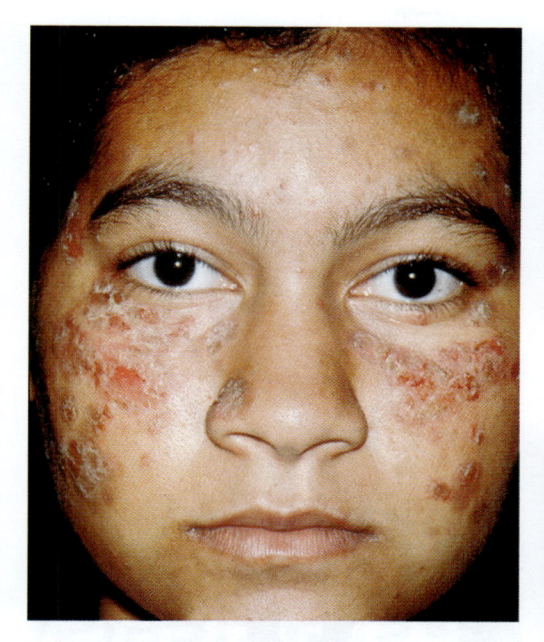

▲ **Figura 16.4** Pênfigo foliáceo. Forma frusta. Lesões eritematoescamocrostosas com erosões na face.

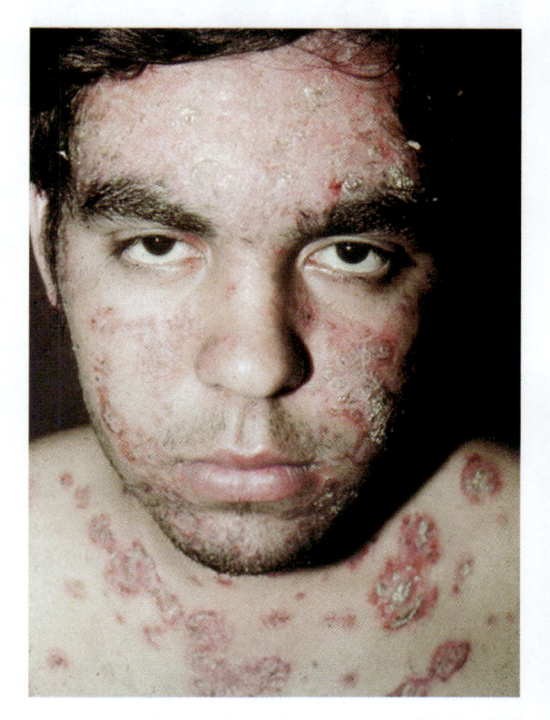

▲ **Figura 16.5** Pênfigo foliáceo. Forma frusta. Lesões eritematoescamocrostosas na face e na porção superior do tronco.

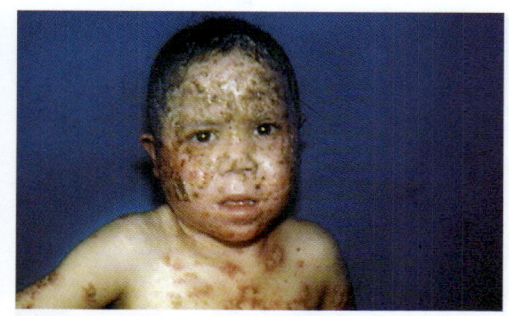

▲ **Figura 16.6** Pênfigo foliáceo. Criança em fase de invasão bolhosa.

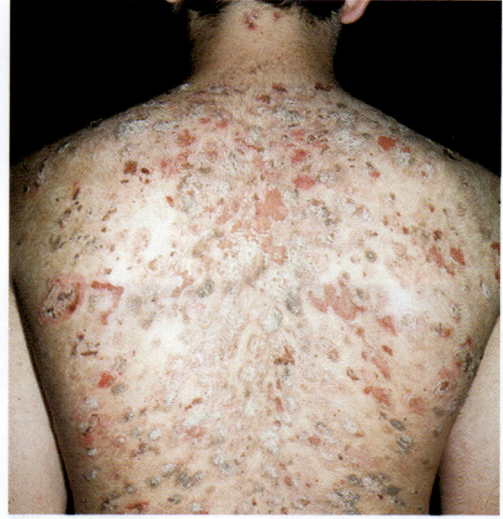

▲ **Figura 16.7** Pênfigo foliáceo. Disseminação das lesões escamocrostosas e erosivas no sentido craniocaudal.

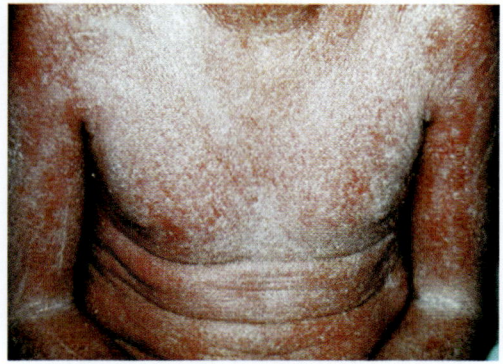

▲ **Figura 16.8** Pênfigo foliáceo endêmico. Fase eritrodérmica.

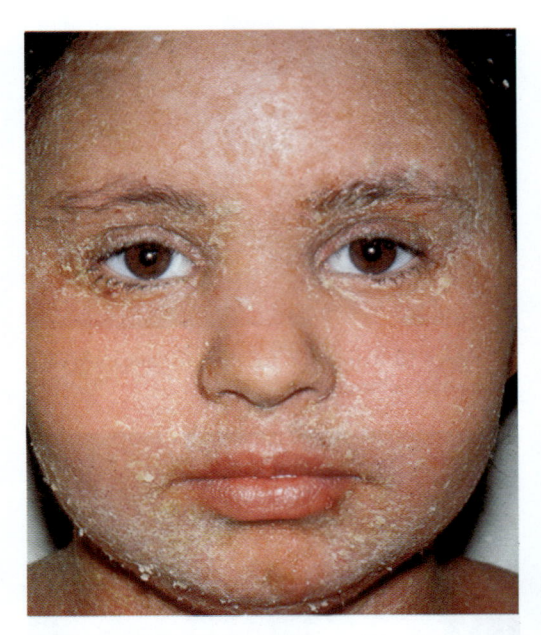

▲ **Figura 16.9** Pênfigo foliáceo. Face de criança em fase eritrodérmica.

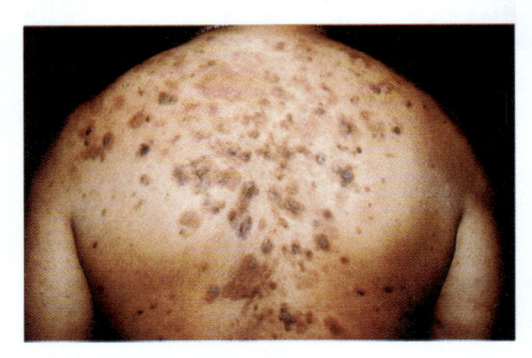

▲ **Figura 16.10** Pênfigo foliáceo. Lesões hiperpigmentadas e hiperqueratósicas no tronco.

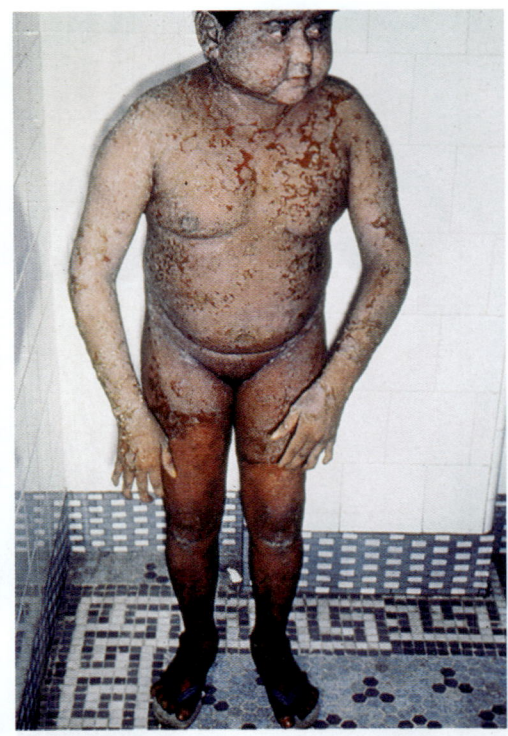

▲ **Figura 16.11** Pênfigo foliáceo. Paciente enferma desde a infância, com nanismo e lesões generalizadas.

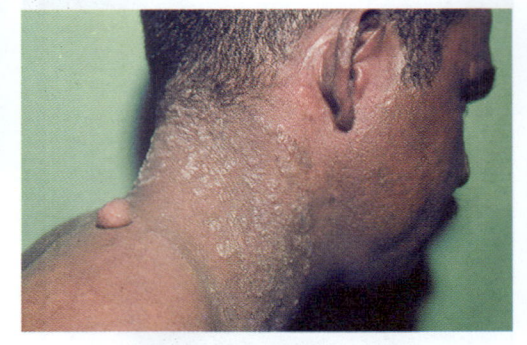

▲ **Figura 16.12** Pênfigo foliáceo. Presença de lesões de dermatofitose em doente de pênfigo foliáceo.

Outros doentes, durante a evolução, apresentam lesões pigmentares de aspecto verrucoso (**Figura 16.10**), muitas vezes com distrofias ungueais e queratodermias palmoplantares. É a forma queratósica, que pode evoluir para lesões pigmentadas residuais, a chamada forma pigmentar, a qual indica remissão da enfermidade.

Complicações como retardo do crescimento de crianças acometidas pela enfermidade (**Figura 16.11**), dermatofitoses (**Figura 16.12**), escabiose e disseminação do herpes-vírus (**Figura 16.13**), levando à erupção variceliforme de Kaposi, podem ocorrer. Eram observadas, mais frequentemente, antes dos recursos terapêuticos atuais, quando os doentes permaneciam internados indefinidamente.

Erupções vesicobolhosas | 147

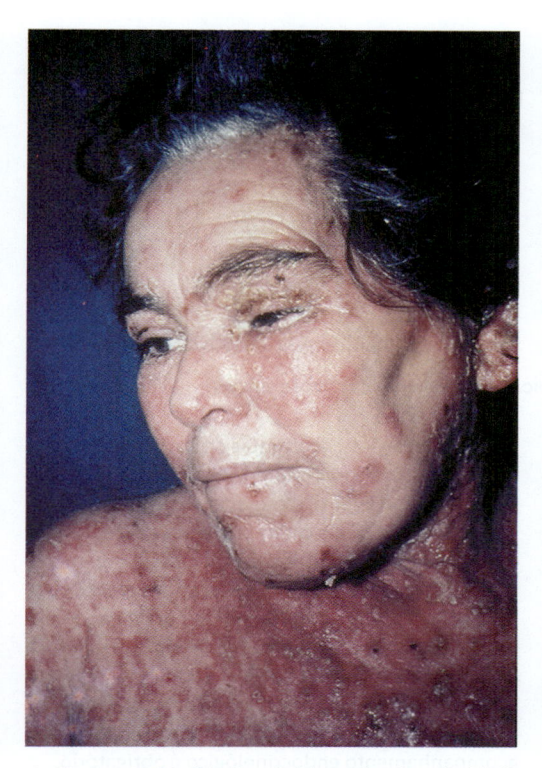

▲ Figura 16.13 Pênfigo foliáceo. Lesões de HVS disseminadas na face de paciente de fogo selvagem.

Diagnose

Feita a suspeita clínica, a diagnose deve ser confirmada laboratorialmente por meio de exames citológico e histopatológico e provas imunológicas que detectem a presença de anticorpos antiepiteliais.

Na citologia, demonstram-se células acantolíticas que permitem a diagnose de pênfigo, mas sem especificidade, pois ocorrem em todas as formas da doença.

A histopatologia revela clivagem intraepidérmica acantolítica alta, isto é, subcórnea ou granulosa.

A IFD demonstra depósitos de IgG e C3 ao longo de toda a epiderme em 100% dos casos em atividade clínica, e a IFI é positiva em 90 a 100% dos casos, em geral, em títulos bastante elevados quando em atividade clínica, havendo, na maioria dos casos, correlação entre títulos e atividade da doença. Para diagnose, na grande maioria dos casos, as reações de imunofluorescência são suficientes, mas existem outras técnicas imunológicas, mais empregadas em pesquisa, que também podem ser utilizadas na diagnose, como o *immunoblotting*, a imunoprecipitação e a técnica de ELISA (*enzyme-linked immunosorbent assay*), existindo preparações comerciais de desmogleínas para serem testadas com os soros dos doentes. Todas essas técnicas demonstram, nos PFs, a presença de anticorpos anti-Dsg-1 de 160 kD.

Na diagnose diferencial dos PFs, devem ser consideradas as demais dermatoses bolhosas, particularmente o PV. Nas formas frustras, é preciso diferenciar a dermatite seborreica e o lúpus eritematoso (LE) e, nas formas eritrodérmicas, devem ser consideradas as outras eritrodermias primárias e as dermatoses que podem evoluir para essa condição.

Tratamento

Antes do advento dos corticosteroides, não havia tratamento efetivo para o pênfigo, com frequente evolução fatal. Com a introdução dos corticosteroides, a evolução e a prognose da afecção mudaram completamente. Os PFs, particularmente o fogo selvagem, respondem mais rapidamente e com doses menores de corticosteroide do que o PV.

Geralmente, utiliza-se prednisona, 1 mg/kg/dia (dose máxima de 100-120 mg/dia). A redução do corticosteroide se inicia após a completa resolução das lesões. A dose é reduzida em 10 mg a cada semana até atingir-se a de 40 mg/dia. A partir desta dose, a redução deve ser mais lenta, 5 a 10 mg/mês. Quando se atinge a dose diária de 10 mg, a retirada ocorre com diminuição de 2,5 mg a cada 2 ou 3 meses, conforme a evolução clínica (**Figura 16.14**).

Medicamentos imunossupressores, como metotrexato, azatioprina e ciclofosfamida, são pouco eficazes no PF. Quando a resposta com corticosteroides não for satisfatória, associa-se o micofenolato de mofetila, 35 a 45 mg/kg/dia. Sulfona pode ser empregada como fármaco coadjuvante em formas leves de PF. A cloroquina pode ser utilizada da mesma forma quando há predomínio das lesões em áreas expostas. A imunoglobulina intravenosa (IV) não tem eficácia confirmada no PF, e a plasmaférese praticamente não é empregada. Atualmente, nas formas resistentes à corticoterapia, emprega-se o rituximabe, um anticorpo monoclonal quimérico humanizado dirigido contra o antígeno CD20 da superfície dos linfócitos B. Ao ligar-se a este antígeno por citotoxicidade, ele destrói linfócitos B, e, desta forma, diminui a produção de autoanticorpos. A dose empregada é de 375 mg/m^2, IV, em 4 infusões semanais, seguidas de uma infusão mensal por 4 meses. Seus possíveis efeitos colaterais são reações infusionais (cefaleia, febre, calafrios, tonturas, erupções eritematosas, dificuldade respiratória

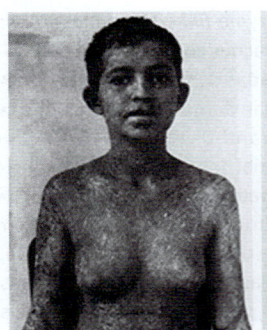

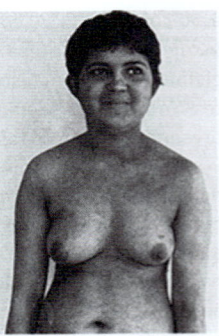

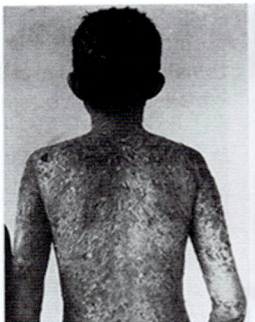

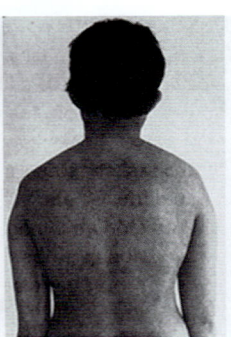

▲ Figura 16.14 Pênfigo foliáceo. Forma eritrodérmica. Antes e após corticoterapia.

e hipotensão). Pode favorecer infecções, provocar plaquetopenia, alterações gastrentéricas, arritmias cardíacas, síndrome de Stevens-Johnson, necrólise epidérmica tóxica (NET), reações liquenoides e PNP. Corticoterapia tópica (valerato de betametasona 0,1%) pode ser recomendada nas lesões crônicas de PF e particularmente nas crianças com formas generalizadas e que apresentam pouca resposta à corticoterapia sistêmica. Deve ser indicada por segmentos corpóreos, a cada 3 ou 4 dias, podendo ser utilizada a oclusão noturna. Não deve ser usada quando há infecção bacteriana cutânea, e é preciso ter cuidado em relação à formação de estrias, atrofia cutânea e absorção sistêmica, evitando uso prolongado. Infiltração intralesional de triancinolona, 5 mg/mL, pode ser indicada nas lesões crônicas, localizadas e resistentes ao tratamento tópico.

Em virtude da imunossupressão, há maior facilidade de infecções bacterianas, como septicemias, pneumonias e tuberculose e infecções virais, como o herpes simples. As infecções cutâneas, como piodermites, dermatomicoses e candidoses, são mais frequentes. Todo doente de fogo selvagem deve ser tratado, profilaticamente, pelo menos por 2 vezes, para estrongiloidíase, mesmo com exame de fezes negativo. Uma das causas de morte desses enfermos sob corticoterapia é a estrongiloidíase disseminada.

Há necessidade de cuidados gerais, sendo aconselháveis banhos de permanganato de potássio a 1:30.000 e o uso de cremes e pomadas, eventualmente com algum antibiótico como a neomicina ou gentamicina.

Antibioticoterapia sistêmica deve ser indicada quando há infecção bacteriana secundária das lesões de PF, pois ela contribui para piora da doença bolhosa. Aciclovir, IV, é utilizado quando há erupção variceliforme de Kaposi.

Complicações decorrentes da corticoterapia sistêmica devem ser monitoradas, como osteoporose, hipertensão arterial, diabetes melito, gastrite, úlceras gástrica e duodenal e catarata. Necrose asséptica da cabeça de fêmur e fraturas patológicas também devem ser consideradas. A investigação de osteoporose precisa incluir densitometria óssea prévia ao início da corticoterapia sistêmica, devendo ser repetida anualmente. O uso de cálcio e vitamina D deve ser orientado de acordo com avaliação clínico-laboratorial. Quando houver osteopenia ou osteoporose, o acompanhamento endocrinológico é obrigatório.

Pênfigo eritematoso (Senear-Usher)

Quando descrita, a síndrome de Senear-Uscher agrupava casos clinicamente similares de pênfigo, LE e dermatite seborreica com lesões eritematodescamativas na face e nas áreas seborreicas.

O pênfigo eritematoso é uma forma inicial ou frusta de PF que permanece estável como tal em toda sua evolução ou é apenas a forma inicial de PF evoluindo para as formas de invasão bolhosa e eritrodérmica. As verdadeiras formas frustas estáveis compreenderiam indivíduos com baixa reatividade aos fenômenos imunológicos próprios da enfermidade.

Embora alguns autores admitam a possibilidade de a síndrome de Senear-Uscher ser uma associação entre LE e pênfigo, a maioria dos autores considera tratar-se de manifestação de PF, explicando a presença de IgG e complemento na membrana basal como consequência do fenômeno de disseminação dos epítopos (*epitope spreading*), para o qual contribuiria a radiação ultravioleta (UV) que produziria clivagem das moléculas de Dsg-1 e os autoanticorpos anti-Dsg-1 reagiriam com as porções clivadas dessas moléculas depositadas ao longo da zona da membrana basal (ZMB), produzindo fenômeno similar à banda lúpica.

Pênfigo vulgar

Considerada a forma mais grave de pênfigo. Inicia-se, em mais de 50% dos casos, com lesões exulceradas na mucosa oral, que lembram aftas, podendo permanecer nessa área por vários meses, antes do aparecimento de lesões na pele. Pode surgir em qualquer idade, mas, frequentemente, ocorre entre a quarta e a sexta décadas da vida. Tem distribuição universal, porém são descritos mais casos entre os judeus. Estudos de histocompatibilidade têm mostrado uma incidência aumentada do HLA-DR4 (em judeus asquenazes) e do DRw6 (em outros grupos étnicos).

Alguns recém-nascidos de mães com PV apresentam doença clínica e laboratorial de forma transitória, que desaparece alguns meses após o nascimento, o que demonstra a passagem dos anticorpos pela placenta.

Patogenia

Doentes de PV em atividade apresentam autoanticorpos das subclasses IgG1 e IgG4, porém os autoanticorpos patogênicos são da subclasse IgG4.

Estudos recentes demonstram que doentes de PV com lesões mucosas apresentam autoanticorpos somente contra a Dsg-3 (130 kD), o que se denomina pênfigo vulgar mucoso. Doentes de PV com comprometimento mucoso e cutâneo apresentam autoanticorpos contra Dsg-3 e contra a Dsg-1 (160 kD), sendo que a doença é denominada pênfigo vulgar mucocutâneo.

Manifestações clínicas

As manifestações iniciais da doença são a presença de lesões nas mucosas orais em 50 a 70% dos doentes (Figura 16.15), alcançando 90% durante a evolução. Podem acometer toda a mucosa bucal, mas predominam na mucosa jugal, no palato e nas gengivas. O PV pode se apresentar como gengivite descamativa. Outras mucosas podem também ser afetadas – conjuntival, nasal, faríngea, laríngea, esofagiana, vaginal, cervical, uretral e anal. As lesões nas mucosas são representadas por bolhas flácidas que, rompidas, formam erosões dolorosas que sangram facilmente. As lesões orais dificultam a alimentação, com comprometimento nutricional e do estado geral.

O PV pode se restringir ao acometimento oral (tipo mucoso, com mínimo acometimento cutâneo) ou evoluir para acometimento cutâneo (tipo mucocutâneo), com bolhas flácidas sobre áreas de pele normal ou eritematosa (Figura 16.16). As bolhas são frágeis, e formam-se áreas erodidas, úmidas, sangrantes, algumas recobertas por crostas hemáticas, confluentes, dolorosas e sem tendência à cicatrização (Figura 16.17). A fricção ou pressão exercida na pele aparentemente normal, próxima à lesão, induz ao descolamento epidérmico (sinal de Nikolsky), que indica atividade da doença e representa clinicamente a acantólise ou a perda de adesão celular. Esse fenômeno, expressão clínica da acantólise, ocorre em todos os pênfigos.

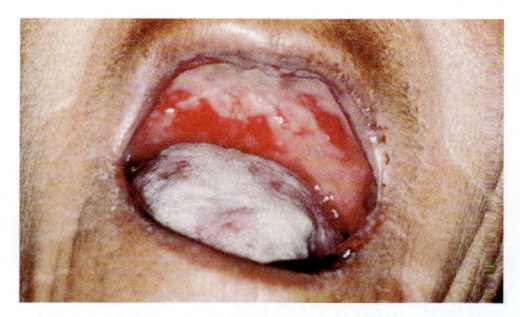

▲ Figura 16.15 Pênfigo vulgar. Erosões por ruptura de bolhas no palato.

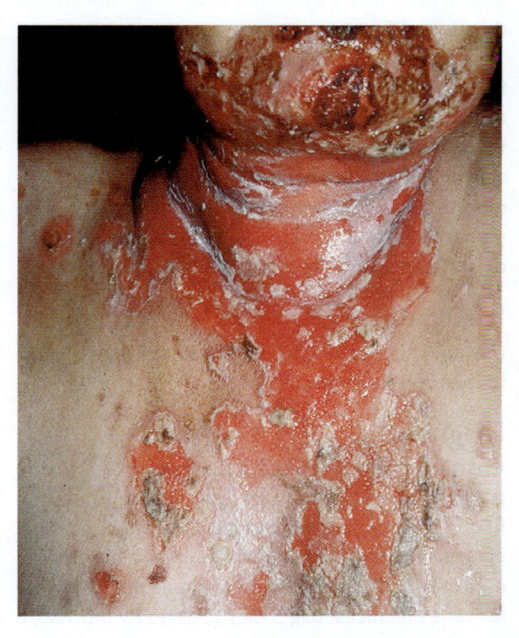

▲ Figura 16.16 Pênfigo vulgar. Raras bolhas íntegras, extensas erosões marginadas por retalhos de bolhas rotas e crostas.

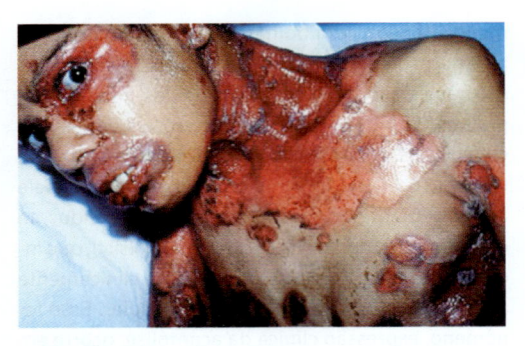

▲ Figura 16.17 Pênfigo vulgar. Exulcerações extensas na face e no tronco.

As lesões cutâneas podem ser localizadas ou generalizadas, sendo comuns aquelas no couro cabeludo, na face, nas axilas e na virilha.

As lesões evoluem com discromia (hipercromia ou hipocromia), sem cicatriz. O PV é uma doença grave, crônica e com períodos de remissão e exacerbação, podendo evoluir para óbito se não for tratado.

Infecção bacteriana secundária é uma das complicações frequentes do PV, podendo ocorrer sepse e choque séptico. Desnutrição e caquexia também podem ser relatadas. Como regra, o acometimento do estado geral no PV é intenso, muito mais acentuado do que no PF.

A gestação pode precipitar ou agravar o PV. No feto, podem ocorrer retardo de crescimento, prematuridade e morte intrauterina. Gestantes com PV podem transmitir seus autoanticorpos para o feto, com o desenvolvimento de pênfigo neonatal. O pênfigo neonatal tende a desaparecer espontaneamente em 3 semanas, pois resulta, exclusivamente, da transferência de anticorpos que são progressivamente eliminados.

Histopatologia

O exame histopatológico demonstra clivagem acantolítica baixa suprabasal.

Diagnose

A partir da suspeita clínica, a diagnose é confirmada por exame citológico, exame histopatológico, imunofluorescência e, eventualmente, por *immunoblotting*, imunoprecipitação e ELISA, da mesma forma descrita para o PF. A diferença está no antígeno detectado pelas várias técnicas: Dsg-3 de 130kD no PV mucoso; e Dsg-1 e Dsg-3 (160kD e 130kD) no PV mucocutâneo.

O exame citológico revelará as típicas células acantolíticas; o exame histopatológico, a clivagem suprabasal acantolítica. A IFD mostra a presença de depósitos de IgG e complemento nos espaços intercelulares da epiderme, predominantemente nas camadas inferiores da epiderme. A IFI demonstra anticorpos circulantes da classe IgG que se depositam nos espaços intercelulares do epitélio do substrato.

Na diagnose diferencial, devem ser excluídas as demais formas de pênfigo e as doenças bolhosas, PB, PMM e EBA. Devem ser ainda excluídas as dermatoses bolhosas medicamentosas.

Tratamento

O tratamento indicado para o PV é corticoterapia sistêmica, geralmente prednisona, 1 a 2 mg/kg/dia (dose máxima de 100-120 mg/dia), de acordo com a gravidade da doença. A eficácia da corticoterapia sistêmica é avaliada em um período de 7 a 10 dias. Não havendo melhora, indica-se a associação com medicação imunossupressora. O imunossupressor utilizado inicialmente é a azatioprina, 2 mg/kg/dia. Como segunda opção, emprega-se o micofenolato de mofetila, 35 a 45 mg/kg/dia. A ciclofosfamida, 2 mg/kg/dia, é utilizada mais raramente em virtude dos efeitos colaterais. Os doentes que não apresentam melhora significativa podem ser tratados com pulsoterapia com metilprednisolona, 1 g/dia, IV, em 3 dias consecutivos. Pulsoterapia com ciclofosfamida, IV, 10 mg/kg, também pode ser indicada. Imunoglobulina, 2 g, IV, divididos em 5 dias consecutivos é outra opção terapêutica. Plasmaférese é indicada para diminuir os autoanticorpos circulantes. Atualmente, também é empregada a imunoadsorção com proteína A, utilizando-se dispositivos através dos quais se faz a passagem do sangue do doente por adsorventes que retiram os anticorpos anti-Dsg da circulação. Sulfona, 100 mg/dia, pode ser indicada nos quadros leves ou nas lesões mucosas resistentes de PV, como medicação adjuvante da corticoterapia sistêmica.

Atualmente, tem sido empregado com sucesso, em casos refratários de PV, o rituximabe, que é um anticorpo monoclonal anti-CD20, que se liga à molécula CD20 dos linfócitos pré-B e B, provocando sua lise e, assim, diminuindo a produção dos anticorpos anti-Dsg. As doses utilizadas são de 375 mg/m^2, em injeções intravenosas semanais, por 4 semanas.

Com relação ao tempo de uso dos corticosteroides, a dose da prednisona deve ser mantida até a completa cicatrização das lesões, o que ocorre em um tempo médio de 3 a 4 semanas, e a diminuição das doses deve ser bastante lenta.

Em nosso meio, é conveniente ser feito, no início da terapêutica com corticosteroide, um tratamento para estrongiloidíase, mesmo com exame parasitológico de fezes negativo, já que uma das causas de morte, além de septicemias e tuberculose, é a estrongiloidíase disseminada.

Pênfigo vegetante
Considerado uma variante benigna de PV, costuma ocorrer em doentes mais jovens.

Manifestações clínicas
Como no PV, as lesões costumam se iniciar na mucosa oral. Evoluem, acometendo grandes dobras flexurais e intertriginosas. As bolhas são flácidas e, ao se romperem, dão lugar a áreas exulceradas envolvidas por vegetações que formam placas de aspecto verrucoso e hiperpigmentado (**Figura 16.18**).

Histopatologia
Revela acantólise suprabasal com hiperplasia epitelial e a presença de microabscessos de eosinófilos.

Tratamento
No PVeg, o tratamento é idêntico ao do PV, mas, como o curso da doença costuma ser mais benigno, as doses de corticosteroides são menores e a prognose é boa. Pode-se, também, fazer infiltrações locais de corticosteroide e empregar a dapsona.

FORMAS TRANSICIONAIS ENTRE PÊNFIGO VULGAR E FOLIÁCEO
Existem relatos de doentes que apresentam lesões de PV e PF simultaneamente. São ainda observados casos de transição entre as formas de pênfigo. São mais frequentes os casos de transição de PV para PF e, menos frequente, a evolução de PF para PV. Existem, ainda, raras descrições de transição de PF para PB.

PENFIGOIDES

Penfigoide bolhoso
Doença bolhosa autoimune subepidérmica que acomete indivíduos idosos, comum acima dos 60 anos, embora raramente ocorra também na infância. Não há predileção por cor de pele, e a doença é mais frequente em mulheres.

É recorrente a associação de PB com doenças neurológicas, particularmente acidente vascular encefálico (AVE) e demência, e menos frequentemente com doença de Parkinson. Quanto à doença ter caráter paraneoplásico, ainda se discute pelo fato de ser uma enfermidade que afeta indivíduos com idades avançadas, faixa etária em que o câncer é mais frequente. Por enquanto, não se justifica o emprego sistemático de investigações para detecção de neoplasias malignas em doentes de PB, a não ser quando há elementos clínicos de suspeita.

Autoanticorpos da classe IgG são identificados na doença e dirigem-se contra antígenos de 230 kD e 180 kD, designados respectivamente como BP230 Ag1 e BP180 Ag2. O BP230 localiza-se na placa hemidesmossômica intracelular. Já o BP180 é uma glicoproteína transmembrânica, cujo domínio extracelular ultrapassa a lâmina lúcida da ZMB, correspondendo aos filamentos de ancoragem.

Manifestações clínicas
Caracteriza-se por bolhas grandes e tensas, de conteúdo claro ou hemorrágico, que aparecem sobre pele normal ou eritematoedematosa urticariforme e são intensamente pruriginosas (**Figura 16.19**). As lesões têm predileção pelas áreas flexurais, particularmente face interna das coxas, virilha, axilas e parte inferior do abdome, podendo acometer todo o corpo, embora alguns doentes apresentem doença de forma localizada. Pode haver comprometimento mucoso, que ocorre em

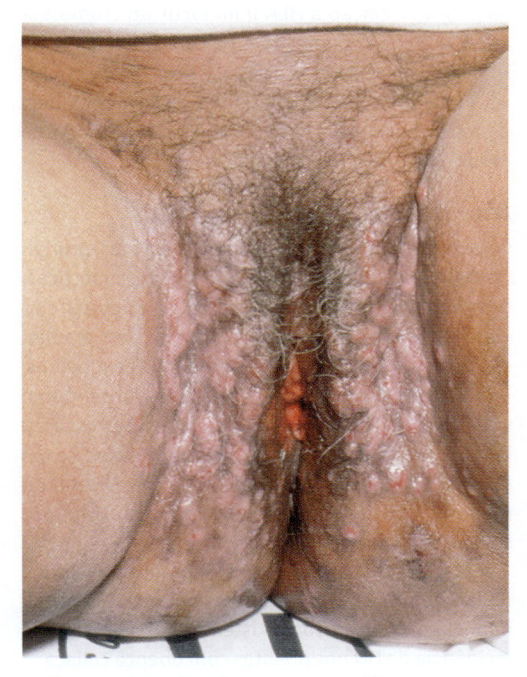

▲ **Figura 16.18** Pênfigo vegetante. Placas vegetantes nas regiões genital e inguinocrural.

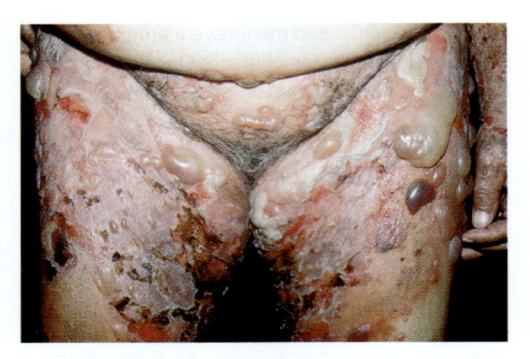

▲ **Figura 16.19** Penfigoide bolhoso. Grande quantidade de bolhas tensas de conteúdo claro ou hemorrágico, exulcerações por ruptura de bolhas e crostas sobre base eritematosa no abdome inferior, na região inguinocrural e nas coxas.

cerca de 10 a 35% dos doentes, geralmente limitado à mucosa bucal. Os lábios são raramente acometidos.

Existem apresentações clínicas menos comuns, formas urticariformes que podem permanecer como tal por longo período antes do aparecimento de bolhas, formas vegetantes que lembram PVeg e formas nodulares que lembram o prurigo nodular.

Diagnose

Feita a suspeita clínica, é necessária a confirmação laboratorial via exame histopatológico e imunofluorescência.

Histologicamente, o PB apresenta bolha subepidérmica, não acantolítica, e infiltrado inflamatório com numerosos eosinófilos, monócitos e alguns neutrófilos. As biópsias deverão ser retiradas de área perilesional, preferencialmente flexural.

A IFD apresenta depósito linear ou em faixa ao longo da ZMB de C3 em torno dos 100%; e, de IgG, aproximadamente em 90%. Ocasionalmente, deposita-se IgA e/ou IgM. A IFI é importante para descartar os outros diagnósticos diferenciais, pois o PB apresenta anticorpos circulantes em aproximadamente 70% dos pacientes. Os anticorpos são do tipo IgG e da subclasse IgG4. Para melhor esclarecimento diagnóstico na IFI, usa-se a técnica de separação dermoepidérmica *in vitro* com NaCl (*salt-split skin*), em que se observa que a fluorescência ocorre no teto ou no assoalho da bolha. Essa técnica é usada para diferenciar o PB da EBA, pois, no PB, a fluorescência ocorre, predominantemente, no teto, e, na EBA, no assoalho.

A diagnose diferencial terá que ser feita com pênfigos, herpes gestacional, penfigoide cicatricial, EBA, LESB, DH e LABD.

Tratamento

Realizado pelo uso de corticosteroides sistêmicos, geralmente prednisona, 1 mg/kg/dia, até o controle das lesões e redução gradual. Outros tratamentos indicados são dapsona, 100 mg/dia; tetraciclina, 2 g/dia, ou doxiciclina, 100 a 200 mg/dia, associada à nicotinamida, 1,5 g/dia; metotrexato, 5 mg/semana; azatioprina, 2 mg/kg/dia; ciclofosfamida, 2 mg/kg/dia; micofenolato de mofetila, 25 a 35 mg/kg/dia, até a dose de 3 g/dia; ciclosporina, 3 mg/kg/dia; imunoglobulina, 2 mg/kg/mês, IV. Corticosteroides tópicos potentes podem ser indicados na doença localizada.

Existem relatos de sucesso com imunobiológicos como rituximabe e omalizumabe.

A prognose do PB mostra uma mortalidade de 17% após 3 meses de evolução e de 31% após 6 meses de evolução, sendo as principais causas de óbito sepse e doença cardiovascular.

DERMATITE HERPETIFORME (DERMATITE DE DUHRING)

É dermatose bolhosa crônica associada à enteropatia sensível ao glúten (doença celíaca), clínica ou subclínica, em todos os casos.

Há componente genético acentuado demonstrado pela associação a HLA-II no lócus do cromossomo-6: 90% dos doentes têm HLA-DQ2; e o restante, HLA-DQ8.

Finalmente, há presença de IgA de forma granular, grumosa, pontilhada ou fibrilar ao longo da ZMB e na derme papilar abaixo da ZMB na IFD.

Manifestações clínicas

Caracteriza-se por lesões papulovesiculosas, pruriginosas, que evoluem para bolhas tensas, simétricas, de tamanhos variados, com tendência a agruparem-se, adquirindo o aspecto herpetiforme. Tem predileção pelas superfícies externas de cotovelos e joelhos, linha de implantação de cabelos na fronte, dorso superior, região sacral e nádegas, regiões escapulares, podendo ocorrer em qualquer área do corpo (**Figura 16.20**). Geralmente, não há acometimento mucoso. É mais frequente em adultos, evolui por surtos e não compromete o estado geral.

A dermatite herpetiforme acomete indivíduos na faixa etária de 30 a 40 anos, podendo ocorrer na infância ou nos idosos. Existem relatos de 25% de incidência de DH nos doentes com doença celíaca.

A DH é rara nos negros e asiáticos em comparação com os brancos.

Erupções vesicobolhosas | 153

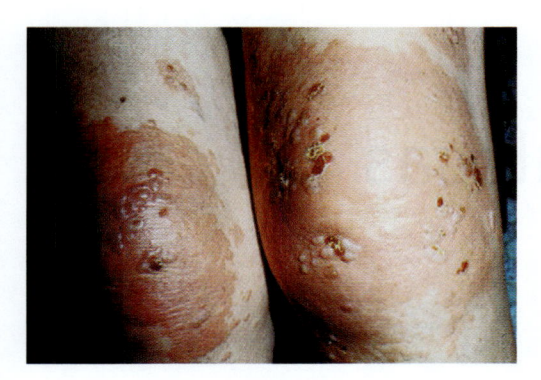

▲ **Figura 16.20** Dermatite herpetiforme. Vesículas e bolhas em arranjo herpetiforme sobre placas urticadas.

As lesões apresentam-se escoriadas pela coçagem. Poucos doentes apresentam sinais e sintomas clínicos gastrintestinais, porém 75% dos doentes apresentam atrofia subtotal ou total da mucosa de intestino delgado como achado histopatológico. O restante dos doentes apresenta alterações histopatológicas mínimas com infiltrado inflamatório linfocitário intraepitelial na mucosa intestinal.

Anemia, osteopenia, osteoporose, alterações dentárias, infertilidade e aborto podem ser encontrados na DH, decorrentes de má absorção.

É descrita associação da DH com outras doenças autoimunes, particularmente doenças da tireoide, diabetes insulinodependente, LE, síndrome de Sjögren, sarcoidose, vitiligo, alopecia areata, anemia perniciosa, artrite reumatoide, nefropatia por IgA, cirrose biliar primária, hepatite crônica ativa, doença de Addison e colite ulcerativa.

Diagnose

Clínica, histopatológica e imunológica, podendo ser complementada com investigação jejunal, até mesmo biópsia.

Para estudo histológico da pele, a biópsia deverá ser retirada de lesão urticada eritematosa próxima às bolhas. O exame histológico revela vesicobolha não acantolítica subepidérmica com infiltrado inflamatório neutrofílico na derme papilar. IFD sela o diagnóstico, demonstrando a presença de depósito de imunoglobulinas predominantemente tipo IgA, de forma granular, fibrilar ou pontilhada, concentrada nas papilas dérmicas e ao longo da ZMB. A IFI é negativa.

Anticorpos séricos direcionados contra gliadina, endomísio e transglutaminase tecidual estão presentes na doença glúten-sensível. Testes sorológicos que detectam esses autoanticorpos são úteis para diagnosticar a doença intestinal nos doentes com DH. O exame de IFI para o anticorpo antiendomísio nos doentes com DH em dieta normal de glúten apresenta sensibilidade de 90% e especificidade de 96%. A transglutaminase epidérmica é considerada o autoantígeno nas lesões cutâneas da DH. O autoanticorpo IgA contra a transglutaminase é detectado por meio da reação de ELISA, apresentando sensibilidade de 87% e especificidade de 97% para os doentes de DH. Esse exame é útil para monitorar a resposta terapêutica e a aceitação da dieta isenta de glúten.

Na diagnose diferencial, deve-se considerar o eritema polimorfo, a escabiose, os prurigos, as escoriações neuróticas, a dermatite acantolítica transitória, o penfigoide, o herpes gestacional e a LABD.

Tratamento

O tratamento da DH consiste na restrição rigorosa de glúten na dieta e no uso de sulfona, 100 mg/dia, para adultos. Nos pacientes impossibilitados de usar sulfona, podem ser empregadas sulfassalazina, 2 a 4,0 g/dia; colchicina, 1 a 2,0 g/dia; e, até mesmo, com menor efetividade, azatioprina e prednisona.

Risco de malignidades associado à DH é descrito, especialmente para linfomas, dos quais 78% ocorrem no trato gastrintestinal.

A dieta isenta de glúten parece ter papel protetor contra o desenvolvimento de linfomas.

17
Erupções pustulosas

PUSTULOSES QUE REPRESENTAM VARIANTES DE PSORÍASE

Existem vários quadros clínicos pustulosos que, no passado, eram vistos como entidades nosológicas individualizadas, mas que, hoje, são considerados variantes clínicas de psoríase pustulosa. São eles o impetigo herpetiforme, a acrodermatite contínua de Hallopeau e a pustulose palmoplantar.

Impetigo herpetiforme (psoríase pustulosa da gravidez)

O impetigo herpetiforme é uma variante de psoríase pustulosa que ocorre na gravidez. Geralmente, surge no terceiro trimestre da gestação, embora existam casos em que se inicia no primeiro trimestre. Admite-se que decorra de alterações hormonais, mas o processo eventualmente pode ocorrer na ausência de gravidez, inclusive em mulheres menopausadas. Pode ocorrer no puerpério, em períodos menstruais e mesmo em mulheres que utilizam anticoncepcionais. Recorre nas gestações subsequentes e sempre mais precocemente.

Patogenia

A etiologia é desconhecida, mas existem relatos de associação com deficiência de paratormônio durante a gestação e pós-tireoidectomia com extirpação das paratireoides.

Manifestações clínicas

Sobre áreas eritematosas, surgem pústulas que confluem e, ao se romperem, originam descamação. As lesões se dispõem em placas eritematopustulodescamativas, com configuração circinada ou serpiginosa, atingindo mais intensamente o tronco, particularmente as áreas flexurais, embora os membros também possam ser acometidos (Figura 17.1). O quadro pode evoluir à eritrodermia, e a regressão das lesões pode se suceder por hiperpigmentação. Habitualmente, o quadro dermatológico é

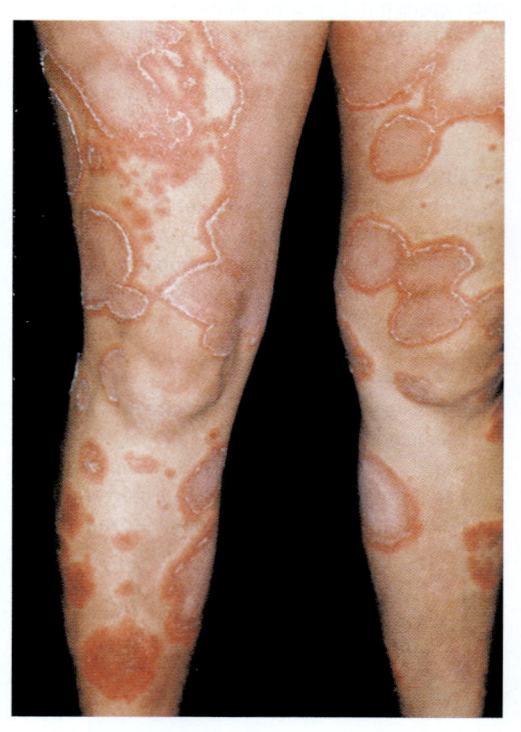

▲ **Figura 17.1** Impetigo herpetiforme. Lesões anulares e circinadas eritematosas com bordas constituídas por pústulas confluentes.

acompanhado de manifestações gerais, febre, cefaleia e calafrios, assim como pode ocorrer tetania por hipocalcemia. A doença envolve riscos maternos, antecipação do parto, hipertensão gestacional, hipoparatireoidismo, diabetes, hipoalbuminemia, hipocalcemia e até mesmo septicemia.

Também existem riscos fetais, podendo ocorrer insuficiência placentária, que pode provocar prematuridade, alterações fetais e morte neonatal, motivo pelo qual é indicada a antecipação do parto. Característica da enfermidade é a sua rápida resolução após o parto.

Histopatologia

O quadro histopatológico revela a presença de pústula espongiforme, à semelhança da psoríase pustulosa clássica.

Diagnose

A diagnose é clínica e histopatológica. Na diagnose diferencial, devem ser cogitadas pustulose subcórnea, pênfigo por IgA (PIgA), penfigoide gestacional (PG), pustulose aguda exantemática, dermatite herpetiforme (DH) e infecções bacterianas.

Tratamento

O melhor tratamento é representado pelos corticosteroides – prednisona, 40 e 60 mg/dia. Frequentemente, é necessário o uso de antibióticos sistêmicos, pois, apesar da esterilidade das pústulas, as lesões cutâneas facilitam a penetração de bactérias, favorecendo bacteriemias e septicemias. Outro fármaco que tem sido empregado em casos que não respondem aos corticosteroides é a ciclosporina, 3 a 5 mg/kg. A gravidez ainda é critério de exclusão do uso do fármaco, mas poderia ser empregado em determinadas situações. Outros fármacos relatados no tratamento do impetigo herpetiforme são metotrexato, acitretina (com as restrições próprias da gravidez e lactação) e, também, ultravioleta A e psoralênico (PUVA). Na presença de hipoparatireoidismo, é necessária a administração de cálcio. Infliximabe tem sido empregado sem prejuízo ao feto, mas vacinas vivas devem ser postergadas nos bebês cujas mães receberam o fármaco.

Acrodermatite contínua de Hallopeau

Patogenia

É variante localizada de psoríase pustulosa. Por vezes, é desencadeada por traumas ou infecções das extremidades. É afecção rara, acometendo mais frequentemente mulheres.

Manifestações clínicas

A enfermidade inicia-se nas extremidades de um ou dois quirodáctilos ou, mais raramente, pododáctilos, sob a forma de eritema, sobre o qual surgem numerosas pústulas que, às vezes, confluem, formando verdadeiros lagos de pus. As lesões atingem, inclusive, o leito ungueal, terminando por destruir a unha. Como resultado, a extremidade do dedo acometido torna-se eritematosa, extremamente fina, descamativa e atingida por surtos subentrantes de pústulas. O processo permanece, em geral, confinado à extremidade do dedo, mas pode progredir, atingindo, inclusive, o dorso da mão ou do pé (**Figura 17.2**). Eventualmente, durante a evolução, alguns doentes apresentam surto de pustulização disseminada, com febre e manifestações sistêmicas, configurando quadro de psoríase pustulosa generalizada clássica.

Histopatologia

O quadro histopatológico mostra a presença de pústula espongiforme.

Diagnose

A cronicidade, a topografia e as características clínicas levam à hipótese diagnóstica, que é confirmada histopatologicamente pela presença da pústula espongiforme. A diagnose diferencial compreende infecções bacterianas, fúngicas, particularmente candidoses em imunodeprimidos, herpes simples, disidrose infectada e dermatites eczematosas de contato secundariamente infectadas.

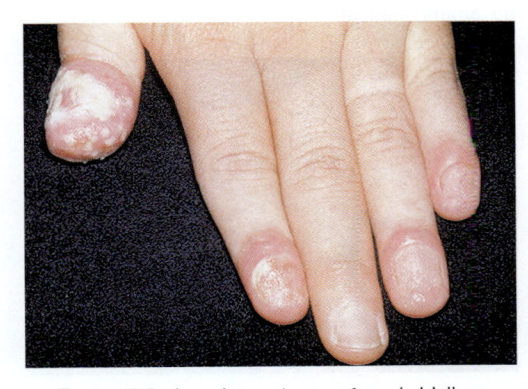

▲ Figura 17.2 Acrodermatite contínua de Hallopeau. Pústulas confluentes destrutivas em extremidades, atingindo mais intensamente o polegar.

Tratamento

Sendo processo localizado, deve-se inicialmente tentar tratamentos tópicos para o controle da afecção. Utilizam-se os corticosteroides sob oclusão, com o necessário controle dos efeitos atrofiantes, uma vez que a enfermidade, *per si*, já produz atrofia. Formas intensas exigem tratamento sistêmico, podendo ser utilizadas tetraciclinas, colchicina e sulfona, por suas ações antiquimiotáticas. Podem, ainda, ser empregados PUVA, metotrexato, acitretina, ciclosporina, micofenolato de mofetila e nimesulida. Além disso, já existem relatos do uso bem-sucedido de agentes biológicos anti-TNF, particularmente adalimumabe, etanercepte e infliximabe.

Pustulose palmoplantar

Erupção de pústulas estéreis, localizada nas regiões palmoplantares, crônica e recorrente, que também representa variante de psoríase pustulosa. É mais frequente em mulheres.

Manifestações clínicas

Surgem múltiplas pústulas individualizadas e confluentes, nas regiões palmares, difusamente, e nas regiões plantares, particularmente no cavo plantar. As pústulas tendem a dessecar e, em dado momento, encontram-se lesões em vários estágios de evolução, pústulas recentes amareladas, pústulas dessecadas de coloração acastanhada e áreas descamativas sobre base eritematosa. As lesões podem iniciar-se e permanecer unilateralmente dispostas, mas, em geral, são bilaterais. Contudo, podem atingir exclusivamente regiões plantares ou palmares, mas frequentemente acometem ambas simultaneamente (**Figura 17.3**). As unhas podem ser acometidas pela presença de pústulas subungueais, *pitting*, onicólise e destruições da lâmina ungueal.

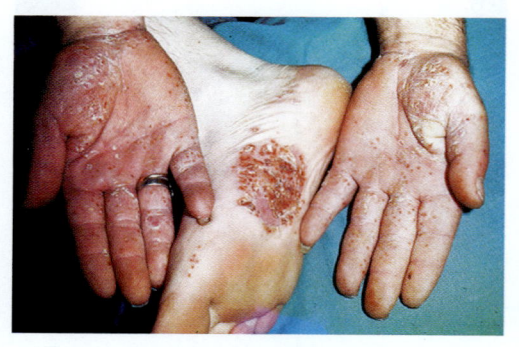

▲ **Figura 17.3** Pustulose palmoplantar. Lesões pustulosas sobre placas eritematodescamativas nas regiões palmares e no cavo plantar.

Lesões pustulosas palmoplantares são uma das manifestações cutâneas passíveis de associação a lesões ósseas inflamatórias e estéreis, constituindo a síndrome SAPHO (sinovite, acne, pustulose, hiperostose, osteíte). Nessa síndrome, os ossos mais frequentemente acometidos são os da parede torácica, particularmente a articulação esternoclavicular, manubrioesternal e junção esternocostal. Outras articulações podem ser acometidas, como a articulação sacroilíaca e as articulações periféricas. A síndrome pode ser acompanhada de outras manifestações dermatológicas além da pustulose palmoplantar, como acne comum e fulminante, psoríase comum ou pustulosa, pustulose subcórnea, síndrome de Behçet, síndrome de Sweet, pioderma gangrenoso e doença de Lyme.

Histopatologia

Observa-se pústula intraepidérmica contendo polimorfonucleares associada à presença de alterações espongiformes na epiderme em torno da pústula.

Diagnose

Os aspectos clínicos e histopatológicos permitem a diagnose. Devem ser diferenciadas as dermatofitoses dos pés associadas a mícides nas mãos, à disidrose infectada e às dermatites de contato com infecção secundária.

Tratamento

Formas discretas podem ser tratadas por uso tópico de corticosteroides potentes, inclusive sob oclusão. Formas mais intensas exigem tratamento sistêmico com fármacos inibidores da quimiotaxia de neutrófilos, como as tetraciclinas e a colchicina. Formas mais resistentes poderão ser tratadas com PUVA tópica ou sistêmica, metotrexato, nas doses de uso habitual em psoríase ou acitretina, 25 a 50 mg/dia. Existem relatos de respostas terapêuticas satisfatórias com ciclosporina em baixas doses e PUVA localizada.

ACROPUSTULOSE INFANTIL

Dermatose vesicopustulosa rara, de causa desconhecida, que ocorre em crianças nos 2 primeiros anos de vida. Seria uma especial reação de hipersensibilidade a infecções e infestações, existindo casos que surgem após escabiose curada.

As pústulas localizam-se predominantemente nas regiões palmoplantares e, apenas ocasionalmente, nos punhos, nos tornozelos e nas nádegas, e ocorrem em surtos com 1 a 2 semanas de duração. As lesões iniciam-se nas primeiras semanas ou meses de vida, desaparecendo espontaneamente, de modo definitivo, aos 2 ou 3 anos de idade (**Figura 17.4**).

Caracteriza-se pela presença de pústula intraepidérmica, localizada nas porções superiores da epiderme e contendo grande quantidade de eosinófilos.

Na diagnose diferencial, devem ser considerados a escabiose infectada, o eritema tóxico *neonatal*, a melanose pustulosa transitória neonatal, os eczemas infectados e mesmo infecções como o impetigo, a candidíase e o herpes simples.

Pela benignidade do quadro, o tratamento é predominantemente tópico, com corticosteroides em cremes. Excepcionalmente, em casos muito intensos, pode ser empregada a prednisona, 1 a 2 mg/kg/dia, ou dapsona, 1 a 3 mg/kg/dia.

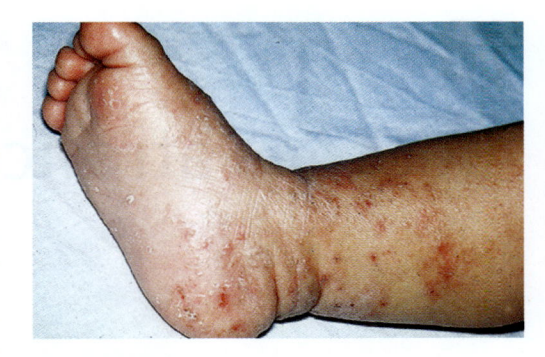

▲ **Figura 17.4** Acropustulose infantil. Vesicopústulas e lesões eritematodescamativas na região plantar e no terço inferior das pernas.

18
Afecções atroficoescleróticas

As afecções cutâneas atróficas caracterizam-se por afinamento e perda da elasticidade da pele decorrentes da diminuição do tecido conectivo dérmico. A atrofia ocorre em grande número de condições cutâneas e é de etiologia múltipla. Muitas dessas afecções dermatológicas não têm qualquer correlação, motivo pelo qual são estudadas em diferentes capítulos.

As principais doenças dermatológicas que se expressam predominantemente por atrofia da pele são:
- Atrofia senil (Capítulo 69).
- Estrias atróficas.
- Líquen escleroso e atrófico.
- Atrofia por corticosteroides.

ESTRIAS ATRÓFICAS

São lesões lineares atróficas frequentemente observadas resultantes da distensão da pele. Verificam-se principalmente na puberdade, com predominância no sexo feminino (60%), comparativamente ao sexo masculino (40%). Ocorrem devido a causas fisiológicas como puberdade, gravidez, crescimento rápido, aumento de volume muscular por exercícios físicos e condições patológicas, como obesidade e hipercorticismo (como na síndrome de Cushing), ou por tratamentos sistêmicos com corticosteroides e hormônio hipofisário adrenocorticotrópico (ACTH) e tratamentos tópicos, especialmente com corticosteroides fluorados, sobretudo em áreas intertriginosas. Atualmente, também tem sido descrito o aparecimento de estrias em infectados pelo vírus da imunodeficiência humana (HIV) recebendo indinavir.

Patogenia

Embora as estrias surjam em condições de hiperextensibilidade da pele, como aumento de peso, solicitação por exercícios físicos e aumentos de massa muscular ou gravidez, os corticosteroides endógenos ou exógenos parecem ter influência decisiva, bem como existe predisposição genética. Na gravidez e em pacientes com síndrome de Cushing, o desenvolvimento de estrias é relacionado à atividade adrenocortical e, no jovem adulto obeso, com ligeiro aumento do cortisol.

Manifestações clínicas

As estrias atróficas caracterizam-se por faixas de enrugamento e atrofia da pele. São, no início, eritematopurpúricas (Figura 18.1) e, depois, ligeiramente despigmentadas (Figura 18.2). As estrias que ocorrem na síndrome de Cushing ou aquelas induzidas por terapia sistêmica com esteroides são mais largas e mais amplamente distribuídas, podendo envolver várias regiões, inclusive a face.

A localização das estrias é muito característica. Nos jovens, ocorrem predominantemente nas regiões lombossacral e nas coxas. Na gravidez, são mais observadas nas faces laterais e anterior do abdome, nas coxas e nas mamas. As primigestas jovens são mais sujeitas a estrias do que as grávidas de maior idade. Existe estudo apontando as estrias na gravidez como preditoras de maior possibilidade de laceração vaginal no parto. Nas doenças endócrinas acompanhadas de obesidade, elas surgem no abdome, nas nádegas, nas coxas e nas pregas axilares.

Afecções atroficoescleróticas | 159

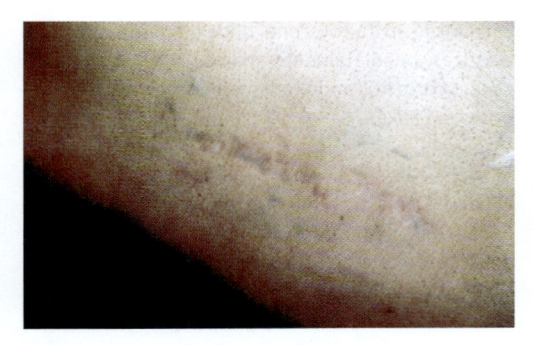

▲ Figura 18.1 Estria recente. Lesão linear atrófica eritematopurpúrica.

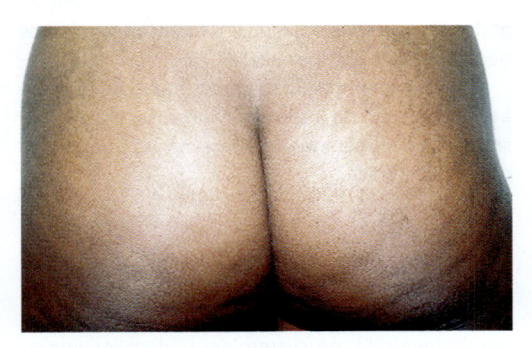

▲ Figura 18.2 Estrias. Aspecto tardio. Lesões lineares hipocrômicas.

Histopatologia
A epiderme mostra-se atrófica, e, na derme, o colágeno apresenta-se homogeneizado e as fibras elásticas estão extremamente diminuídas. Os folículos pilosos e demais anexos estão ausentes.

Tratamento
Não há tratamentos efetivos. Nas formas iniciais, há relatos de melhora com o ácido retinoico (0,05-0,1%), ácido glicólico (5-20%), vitamina C tópica (5-15%), *peelings* de ácido tricloroacético (15-20%) em aplicações repetidas. Há referência a melhoras com cirurgia (subcisão). Também há relatos de melhoras com *laser* de 585 nm e dermoabrasão superficial. No tratamento das estrias, deve se considerar que as evidências científicas dos benefícios dos vários tratamentos são controversas e que, ainda que incomodem os pacientes, elas não têm reais consequências médicas, portanto, lembrar sempre do princípio *primum non nocere*.

LÍQUEN ESCLEROSO E ATRÓFICO

Afecção pouco frequente, de incidência maior nas mulheres em relação aos homens (10:1). Acomete mais comumente a região anogenital, podendo atingir isolada ou concomitantemente outras áreas corpóreas. É mais frequente entre a quinta e sexta décadas da vida, mas há um pico de incidência em meninas dos 8 aos 13 anos. A etiologia é desconhecida.

Manifestações clínicas
Presença de lesões brancas atróficas, isoladas ou agrupadas, de poucos milímetros de tamanho, que apresentam, na parte central, espículas córneas foliculares (**Figura 18.3**).

As localizações mais frequentes são as regiões da nuca, ombros, lombossacral, perianal e genitália. A fragilidade da junção dermoepidérmica, pela perda dos cones epiteliais, permite o aparecimento de bolhas, frequentemente hemorrágicas, nas lesões. Balanite xerótica obliterante e craurose vulvar são consideradas formas clínicas de líquen escleroso e atrófico, na glande e na vulva, onde pode haver prurido importante (**Figuras 18.4** e **18.5**).

Nas mulheres, é frequente o acometimento simultâneo genital e perianal, configurando lesão em ampulheta. As lesões são hipocrômicas ou acrômicas, atróficas e se erosam com facilidade. A atrofia pode envolver toda a vulva, grandes e pequenos lábios e clitóris, podendo haver, inclusive, estenose da vulva. As lesões traumáticas, resultantes da grande fragilidade pela atrofia e pelos estreitamentos vulvares, podem impedir a atividade sexual.

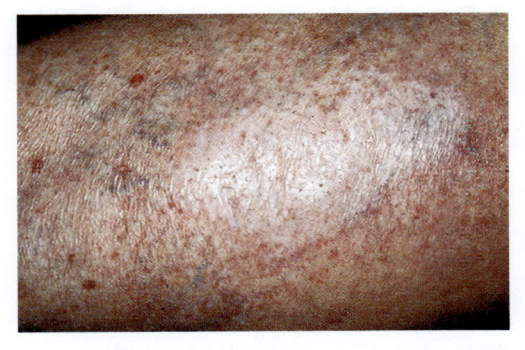

▲ Figura 18.3 Líquen escleroso e atrófico. Placa esbranquiçada superficialmente atrófica com espículas foliculares.

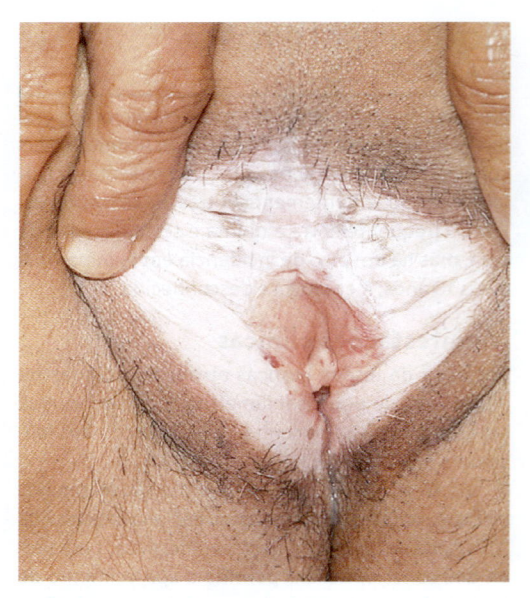

▲ Figura 18.4 Líquen escleroso e atrófico. Craurose vulvar. Lesões atróficas e acromias vulvares.

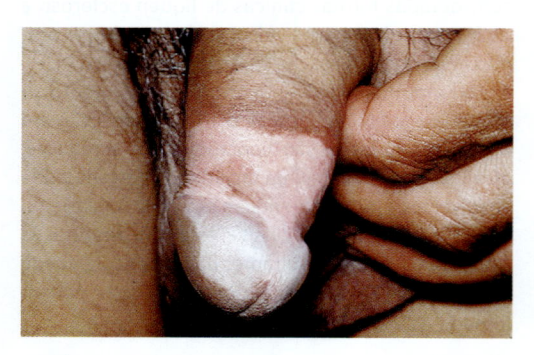

▲ Figura 18.5 Líquen escleroso e atrófico. Balanite xerótica. Placa atrófica e acrômica na região do pênis.

No sexo masculino, o envolvimento perianal habitualmente não ocorre, mas as lesões são hipocrômicas ou acrômicas; também pode haver sinequias, levando à fimose intensa, quando há acometimento do folheto interno do prepúcio, e estenose do meato uretral. Todas essas condições ensejam dificuldades urinárias e sexuais. Nas meninas, as lesões podem desaparecer espontaneamente na puberdade.

Histopatologia

Revela atrofia da epiderme com hiperqueratose folicular. Na derme papilar, existe uma faixa de edema e hialinização do colágeno, onde há perda das fibras elásticas. Imediatamente abaixo dessa área hialinizada, ocorre infiltrado inflamatório perivascular disposto em faixa.

Diagnose

A diagnose é clínica e histopatológica. Na diferencial, devem ser considerados, nas formas extragenitais, a esclerodermia e o vitiligo e as formas atróficas de líquen plano. Nas formas genitais, devem ser lembradas várias condições – vitiligo, líquen plano erosivo, eritroplasia de Queyrat. Nas mulheres com lesões genitais sinequiantes, deve ser excluído o penfigoide das membranas mucosas (PMM) e, nas crianças, pode ser necessária a diagnose diferencial com lesões decorrentes de abuso sexual.

Não há confirmação de que o líquen escleroso e atrófico se trata de lesão pré-cancerosa, mas a possibilidade deve ser monitorada, uma vez que é lesão cicatricial crônica.

Tratamento

Os corticosteroides fluorados potentes são extremamente úteis e devem ser usados pelo tempo mínimo suficiente para o controle da afecção. Infiltrações intralesionais de corticosteroides podem ser empregadas em casos mais refratários.

Atualmente, são relatados resultados muito bons com os imunomoduladores tópicos. Muito menos eficiente é o propionato de testosterona a 2%, em petrolato aplicado em fricção suave, 2 vezes/dia. Essa medicação pode, em mulheres, produzir efeitos colaterais indesejáveis, aumento do clitóris, acne e hirsutismo. Nesses casos, pode-se substituir a testosterona por progesterona, em cremes contendo 300 mg de progesterona em 100 g de unguento hidrofílico, aplicado 2 vezes/dia. Os resultados com testosterona ou progesterona podem tardar 4 a 6 meses, portanto, são tratamentos de longo prazo. Existem relatos de bons resultados no tratamento do líquen escleroso e atrófico com acitretina, 10 a 50 mg/dia. Há relatos anedóticos de sucesso com micofenolato de mofetila, ciclosporina, sulfassalazina e hidroxicloroquina. Também há relatos de bons resultados com calcipotriol tópico e fototerapia com ultravioleta B (UVB) *narrow band* e ultravioleta A1 (UVA1) nas formas extragenitais. Casos com grande estenose do orifício vaginal ou do prepúcio ou meato uretral, ou aqueles complicados por carcinoma espinocelular, de ocorrência possível, mas rara, exigem tratamento cirúrgico.

ATROFIA POR CORTICOSTEROIDES

Corticosteroides administrados tópica ou sistemicamente podem produzir atrofia. Sistemicamente, quando utilizados em doses elevadas e por tempo prolongado, produzem afinamento da pele, fácil aparecimento de púrpura aos mínimos traumas e estrias geralmente mais largas do que quando provocadas por outros fatores. A corticoterapia tópica também produz atrofia importante, tanto mais acentuada quanto mais potente o corticosteroide empregado. Por essa razão, a atrofia por corticosteroides tópicos é mais frequentemente observada com corticosteroides fluorados, mas também pode ocorrer com hidrocortisona. O processo é mais intenso quando do uso em curativos oclusivos e quando a medicação é aplicada em dobras ou em áreas de pele mais fina, como genitais e face. Inicialmente, observa-se afinamento da pele com diminuição da cor normal e maior visibilidade dos vasos da região tratada. Progressivamente, o afinamento se acentua e surge grande quantidade de telangiectasias, que conferem aspecto eritematoso constante da área afetada. Assim, o afinamento da pele continua aumentando e surgem estrias importantes. Além disso, podem surgir pseudocicatrizes estreladas e cicatrizes atróficas hipopigmentadas (**Figura 18.6**). Quando o processo de atrofia é inicial, a interrupção dos corticosteroides permite a reversão do processo.

A infiltração intradérmica de corticosteroides também pode provocar atrofia. Na área injetada, a pele apresenta-se deprimida e hipocrômica. Geralmente, essa alteração é reversível a longo prazo.

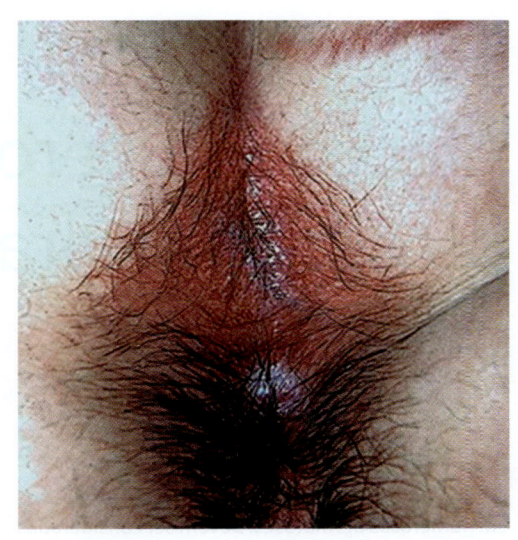

▲ **Figura 18.6** Atrofia por corticosteroide tópico. Eritema telangiectásico e estria. Uso local de corticosteroides fluorados para prurido anal.

Os efeitos atrofiantes dos corticosteroides decorrem de sua ação sobre os fibroblastos inibindo a atividade de enzimas que participam da síntese do colágeno. Os corticosteroides também diminuem a síntese da colagenase e, desta forma, reduzem o *turn over* do colágeno, que sofre menor renovação.

Além disso, sua ação vasoconstritora reduz o aporte sanguíneo, contribuindo para a atrofia cutânea.

Alguns autores recomendam tratamento com vitamina C por via tópica e sistêmica e o uso concomitante de retinoides quando do tratamento tópico com corticosteroides, a fim de minimizar seus efeitos atrofiantes.

19
Afecções ulcerosas: úlceras e ulcerações

As ulcerações e as úlceras constituem lesões básicas em numerosas dermatoses. Devem ser consideradas em relação ao número, à forma, à profundidade, às bordas, à configuração, à cor, à secreção, à sensibilidade e à localização. Podem ser agudas, subagudas ou crônicas. Aquelas que progridem rapidamente em superfície denominam-se *fagedênicas*; as muito profundas, *terebrantes*.

As ulcerações são produzidas por traumas mecânicos, físicos e químicos; infecções agudas diversas como piodermites, cancro mole e septicemias; ou infecções crônicas granulomatosas como sífilis, blastomicose, esporotricose, actinomicose, leishmaniose, tuberculose; tumores malignos, isto é, epiteliomas, melanomas, sarcomas e linfomas; alterações neurotróficas observadas no diabetes, hanseníase, siringomielia, *tabes dorsalis* e lesões de nervos periféricos; afecções vasculares como arteriosclerose, tromboflebites e vasculites ou quadros de alterações sanguíneas como anemia falciforme, agranulocitose e disproteinemias. Podem ser, eventualmente, factícias. Como os aspectos clínicos das úlceras cutâneas das mais diversas causas são muito similares, faz-se necessária a investigação laboratorial em muitos casos, para elucidação diagnóstica. Podem ser solicitadas pesquisa direta de agentes infecciosos, culturas, intradermorreações e exames sorológico, histopatológico, hematológico e da vasculatura.

ÚLCERAS DE PERNA

A úlcera de perna (*ulcus cruris*) é síndrome extremamente frequente, com múltiplos aspectos e numerosas causas. Fatores predisponentes importantes são ortostatismo, vulnerabilidade da perna a traumas e infecções e os efeitos do aumento da pressão venosa e da diminuição do fluxo arterial. As principais formas são apresentadas a seguir.

Úlcera de estase

A úlcera de estase, hipostática ou varicosa, é a forma mais comum de úlcera de perna.

Patogenia

Ocorre em virtude de insuficiência venosa crônica por sequela de trombose venosa profunda, varizes primárias, anomalias valvulares venosas constitucionais ou outras causas que interferem com o retorno do sangue venoso. Assim, cria-se um regime de hipertensão venosa crônica que, transmitido ao leito arteriocapilar, interfere nas trocas metabólicas locais, gerando uma série de alterações teciduais de pele e tecido celular subcutâneo. Nesse território lesado, espontaneamente ou por traumatismo, instala-se a úlcera hipostática de estase venosa crônica.

As úlceras formam-se, em geral, após traumas ou infecções, mas admite-se a possibilidade de surgimento espontâneo na área de estase. Uma possível explicação seria a produção, na posição ortostática, de área de isquemia por impedimento ao adequado fluxo sanguíneo nos capilares, por compressão pelas veias dilatadas e submetidas à pressão elevada.

Varizes primárias e hipertensão venosa crônica podem ser causadas por defeitos estruturais congênitos das paredes venosas e/ou das suas válvulas. A dilatação do sistema venoso superficial também pode ocorrer em virtude de outros fatores, como gestações sucessivas, ortostatismo, artrites, fraturas dos membros inferiores, doenças musculares e pés planos.

A estase venosa crônica das veias superficiais propicia o aparecimento de infecção, púrpura, edema, eczematização, pigmentação, ulceração e dermatoesclerose.

As infecções surgem por redução das defesas tissulares locais, pelas alterações resultantes das condições isquêmicas. A púrpura e o edema decorrem do extravasamento de hemácias e fluido por meio das veias dilatadas e com regime pressórico elevado. A eczematização é função de vários fatores, resposta inflamatória aos depósitos de hemoglobina extravasada, influência das alterações metabólicas determinadas pelas alterações circulatórias e, finalmente, pela ação exógena de substâncias irritantes e/ou sensibilizantes usadas em profusão pelos doentes na tentativa de tratar essas úlceras crônicas. A pigmentação ocre ocorre pela transformação da hemoglobina extravasada em hemossiderina. A dermatoesclerose resulta da fibrose que sucede os fenômenos inflamatórios endógenos ou as infecções secundárias, erisipelas e celulites, que frequentemente atingem os membros acometidos por estase venosa crônica.

Nas úlceras de estase, que aparecem em doentes portadores de fístulas arteriovenosas crônicas, além do componente venoso, há isquemia tecidual determinada pela comunicação arteriovenosa.

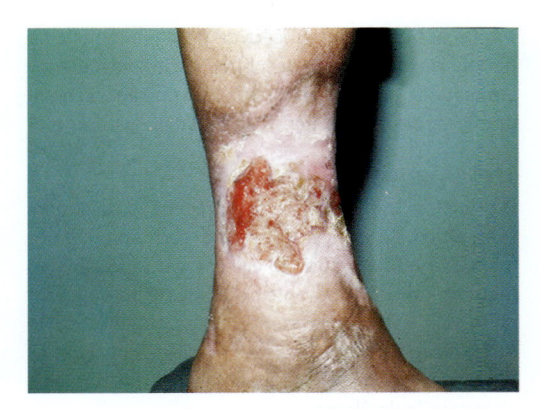

▲ **Figura 19.1** Úlcera de estase. Dermatite ocre, dermatoesclerose e úlcera na região supramaleolar.

Manifestações clínicas

Sinais prodrômicos da úlcera de estase hipostática ou varicosa são o edema vespertino nos tornozelos e a dermatite ocre, caracterizada por manchas vermelho-castanhas decorrentes da pigmentação hemossiderótica originada do extravasamento de hemácias (púrpura hipostática). Outros quadros que podem preceder, coincidir ou suceder a úlcera são eczema, celulite e infecção estreptocócica (celulite e erisipela). A ulceração surge, frequentemente, após trauma inicial ou infecções. A localização habitual é no terço inferior e na face interna da perna, na região supramaleolar (**Figura 19.1**). Geralmente única, progride lentamente, constituindo úlcera de formas e tamanhos variáveis. No início, apresenta bordas irregulares, fundo hemorrágico ou purulento, porém, com a evolução, as bordas se tornam calosas e aderentes aos tecidos subjacentes. A associação com eczema e/ou erisipela produz dermatofibrose da área circunjacente, agravando o quadro. Os surtos de erisipela aumentam a estase e a fibrose, o que predispõe novos surtos de infecção. Forma-se círculo vicioso que leva à dermatoesclerose e/ou à elefantíase da perna (**Figura 19.2**).

Pode ocorrer cicatrização de aspecto atrófico-esbranquiçado de tonalidade marfim (atrofia branca).

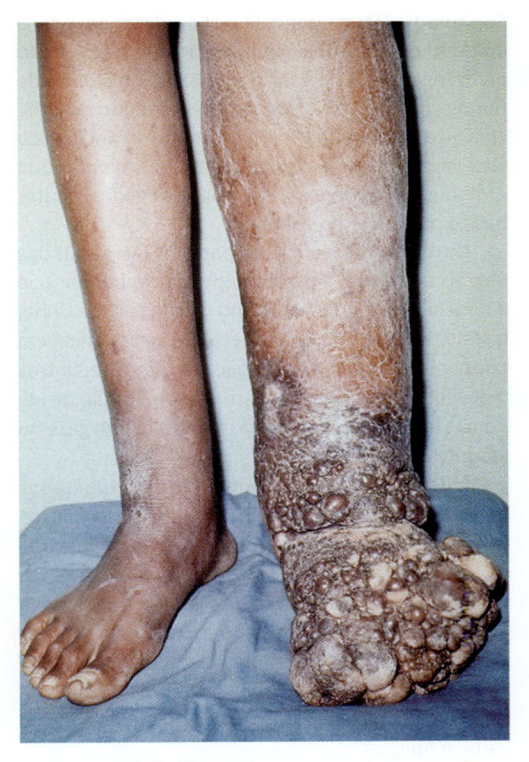

▲ **Figura 19.2** Elefantíase *nostra*. Intenso edema do membro inferior, dermatite de estase e lesões vegetantes no pé e no terço inferior da perna.

Diagnose

Na diagnose diferencial, devem ser excluídas leishmaniose, esporotricose, neoplasias, sífilis e tuberculose – eritema indurado.

Os outros tipos de úlcera de perna (anêmica, hipertensiva, isquêmica e decubital) serão considerados em seguida. Lesões com cicatrização tipo atrofia branca devem ser diferenciadas da vasculite livedoide.

Tratamento

O primeiro cuidado deve ser a prevenção do edema ortostático. É necessário evitar a permanência por longo período em posição ereta, fazer repouso com membros elevados durante o dia e ao deitar-se, e usar meia elástica eventualmente. Essas medidas deveriam, aliás, ser rotina durante a gravidez, em algumas semanas no pós-parto e após tratamento cirúrgico e cicatrização da úlcera.

Quando existe associação com eczema hipostático, este deve ser primeiro tratado, como referido no Capítulo 10. O tratamento inicial da úlcera deve ser a limpeza com soluções levemente antissépticas, como permanganato de potássio a 1:20.000 ou líquido de Burow diluído a 1:30. Pode-se usar pomada de neomicina ou de outro antibiótico e administrar antibiótico sistemicamente, se indicado. Deve-se salientar que o repouso no leito, com membros elevados, é fator básico para a melhora clínica.

O recurso mais eficiente para a cicatrização das úlceras de estase, em tratamento de ambulatório, é a bota de Unna, consistente no uso de cola de Unna, que se liquefaz quando aquecida e se solidifica em temperatura ambiente, e é aplicada com gaze. Outros métodos são preconizados, como a aplicação de esponjas macias sobre a úlcera, mantidas com gaze ou atadura de crepe.

Atualmente, também vêm sendo muito utilizados os curativos hidrocoloides. E, nas úlceras exsudativas com secreção intensa, curativos absorventes do grupo do alginato de cálcio. Compressas de solução salina contribuem para a remoção de crostas e favorecem a granulação. Pode contribuir para a cura suplementação vitamínica com vitamina C, sais minerais e sulfato de zinco (220 mg, 3 vezes/dia) e vitamina E (200 mg, 2 vezes/dia). Existem, ainda, curativos de pele artificial como o Apligraf®.

A cirurgia das varizes, quando indicada, deve ser feita somente após cicatrização da úlcera e cura do eczema ou de infecção porventura associados. É necessário considerar se a intervenção cirúrgica efetivamente melhorará as condições de estase. Assim, nos casos de longa evolução, com alterações cutâneas estabelecidas, liquenificações, atrofia e fibrose, o resultado da cirurgia, mesmo quando corretamente indicada, não influi apreciavelmente no quadro cutâneo, que se mantém a despeito da eliminação da causa primeira, e pode, inclusive, agravar-se. Assim, quando houver indicação de conduta cirúrgica, os resultados serão excelentes ou bons, nos casos recentes, e regulares ou nulos, nos casos antigos e crônicos, pela irreversibilidade das lesões dérmicas.

Úlcera de perna de origem não venosa

Além da estase venosa crônica, existe uma grande série de patologias que levam às ulcerações das pernas ou dos pés. É possível enumerar as neoplasias cutâneas ulceradas, as úlceras infectoparasitárias, arteriais e neurotróficas.

As úlceras infectoparasitárias ocorrem com maior frequência no meio rural, produzidas por traumatismos infectados ou infecções crônicas como leishmaniose, esporotricose, cromomicose, blastomicose e outras. Nas populações urbanas, tais processos são menos encontrados. Nesses grupos, incidem, mais frequentemente, lesões cutâneas desencadeadas por doenças sistêmicas como diabetes, hipertensão ou arteriosclerose. Finalmente, são comuns a qualquer população certas doenças neurológicas que, ao provocarem comprometimento variável do trofismo cutâneo, podem determinar úlceras de perna ou de pé. Entre essas doenças, estão as polineuropatias periféricas do diabetes, do etilismo e da hanseníase; *tabes*, siringomielia, os traumatismos dos nervos periféricos e outras neuropatias metabólicas ou degenerativas.

As úlceras arteriais acontecem sempre por isquemia cutânea. Além das doenças arteriais como a arteriosterose, um grande grupo de doenças pode ser responsável por úlceras cutâneas, destacando-se a microangiopatia hipertensiva, a microangiopatia diabética e as diferentes vasculites dependentes de processos infecciosos imunoalérgicos ou autoagressivos.

Finalmente, no que diz respeito à isquemia e à necrose cutânea, devem ser citados aqueles casos em que o sistema arterial e arteriocapilar é normal ou doente, mas a deficiência da irrigação surge em virtude de processos de coagulação intravascular primários ou mesmo por microembolizações periféricas. Tais fenômenos podem ser observados em neoplasias, infecções graves, doenças imunológicas, doenças hematológicas como as policitemias, crioglobulinemias, anemias hemolíticas ou cardiopatias e aneurismas arteriais.

Úlcera anêmica

Úlcera de perna que pode ocorrer em vários tipos de anemias hemolíticas – esferocítica, não esferocítica, de Cooley e, particularmente, falciforme –, associando-se à esplenomegalia, icterícia, hepatomegalia e outros sintomas. A anemia das hemácias em foice, falciforme ou drepanocítica, eletiva da pele negra ou de mestiços, é encontrada em nosso meio. A úlcera, que é bastante dolorosa, localiza-se no terço inferior da perna, sem características específicas (Figura 19.3). A ausência de sinais de estase, particularmente em mulheres jovens, e a cor da pele são elementos para a diagnose. Correção da anemia por transfusão sanguínea ou outros recursos são indicados no tratamento da úlcera.

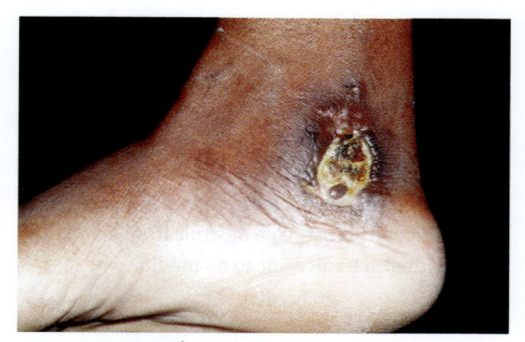

▲ **Figura 19.3** Úlcera por anemia falciforme.

Úlcera microangiopática

Úlcera de perna pode ocorrer por microangiopatia na vigência de hipertensão arterial diastólica, microangiopatia diabética e outras vasculites localizadas no tecido dérmico.

Úlcera hipertensiva (Martorell)

Surge em indivíduos com hipertensão arterial diastólica. É mais frequente em mulheres entre os 40 e 60 anos.

Manifestações clínicas

Úlceras rasas, extremamente dolorosas, com base necrótica, em geral de ocorrência bilateral e que acometem predominantemente a face anterolateral ou posterolateral das pernas, acima dos tornozelos (Figura 19.4).

As bordas são irregulares, e o fundo é pobre em tecido de granulação.

Diagnose

Deve ser diferenciada de outras úlceras de perna, por estase venosa, arteriosclerose e diabetes, e das lesões ulceradas de vasculites.

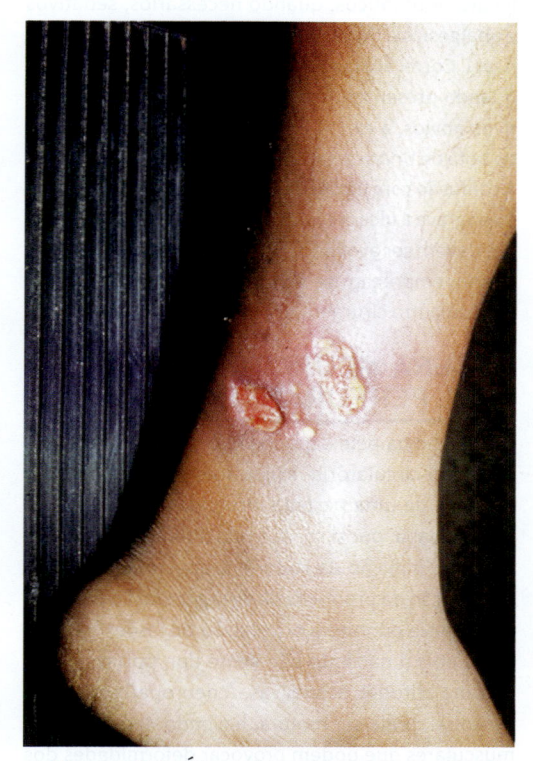

▲ **Figura 19.4** Úlcera hipertensiva de localização supramaleolar.

Tratamento

Combate à hipertensão e controle da dor, que é muito intensa, com a utilização de anti-inflamatórios não esteroides, vasodilatadores. Localmente, utilizam-se as medidas habituais no tratamento das úlceras crônicas, porém, nesses casos, são absolutamente contraindicados tratamentos compressivos.

Úlcera arteriosclerótica

Úlcera de perna ou pé, encontrada em indivíduos idosos, às vezes diabéticos e/ou hipertensos, mas desencadeada fundamentalmente por isquemia cutânea dependente de lesões arteriais tronculares. Geralmente, aparece após traumas.

Manifestações clínicas

Úlceras de bordas cortadas a pique, irregulares e dolorosas, localizadas nos tornozelos, nos maléolos ou nas extremidades digitais. Há palidez, ausência de estase, retardo no retorno da cor após elevação do membro, diminuição ou ausência das pulsações das artérias do pé e dor de intensidade variável, especialmente à noite, quando em posição deitada, em decorrência da diminuição do fluxo sanguíneo.

Histopatologia

As artérias apresentam placas de ateroma com depósitos lipídicos e fibrose, com destruição da membrana elástica interna e calcificação da média.

Tratamento

O tratamento é feito com medicações antissépticas locais, antibióticos, quando necessários, sedativos e analgésicos. Os vasodilatadores têm valor questionável. Correção da anemia ou insuficiência cardíaca, quando presentes. Repouso é útil, todavia, por motivos óbvios, a elevação dos membros e a aplicação da bota de Unna são absolutamente contraindicados. A confusão com úlcera de estase induz ao uso da bota, que agrava a úlcera e aumenta a dor. Esses casos sempre devem ser avaliados por angiologista e, nos mais graves, empregam-se simpatectomia, enxertos arteriais ou outra cirurgia.

ÚLCERA NEUROTRÓFICA (MAL PERFURANTE)

O trofismo da pele depende não só de uma perfeita condição circulatória, irrigação e drenagem, como também de uma perfeita integridade neurológica. A neuropatia, por si só, acarreta alterações do tônus vascular, inibição da sudorese, anestesia da pele e diminuição da propriedade de regeneração cutânea. A anestesia permite a progressão de lesões traumáticas, pois o paciente não sente dor, portanto, não assume atitudes defensivas. A neuropatia, além de sensorial, pode ser motora, havendo desequilíbrios musculares que podem provocar deformidades dos pés e que contribuem para aumentar o número de pontos onde os ossos podem exercer pressão sobre a pele, levando a ulcerações.

O mal perfurante é ulceração crônica em área anestésica, por trauma ou pressão. Ocorre na hanseníase, *tabes*, siringomielia, lesões ou afecções de nervos periféricos, como no etilismo crônico, e em outros quadros neurológicos, como na ausência congênita de dor e na síndrome de Thévenard. Diabetes, causando neuropatia periférica, é causa frequente de mal perfurante.

Manifestações clínicas

A lesão localiza-se em área de trauma ou pressão, como região calcânea ou metatarsiana. Inicialmente, há calosidade, e, depois, fissura e ulceração.

O aspecto típico é de úlcera não dolorosa e de bordas hiperqueratósicas (**Figura 19.5**). Por infecção secundária, há sinais inflamatórios e pode haver comprometimento dos ossos com osteomielite e eliminação de sequestros.

Diagnose

A diagnose, em regra, não apresenta dificuldade. A úlcera arteriosclerótica é, como referida, dolorosa e acompanhada de outros sinais de isquemia arterial. Cabe elucidar a causa do mal perfurante, considerando, particularmente, hanseníase e diabetes.

Tratamento

Deve ser orientado no sentido de controlar a infecção secundária e diminuir a pressão na área afetada. Cirurgia pode ser necessária em casos de osteomielite e infecções profundas que comprometam e levem à necrose de tendões, músculos e aponeuroses. Simultaneamente, deve ser tratada a doença primitiva, além de serem tomadas medidas que minimizem a pressão sobre a pele nos pontos ulcerados por meio de dispositivos ortopédicos e calçados especiais. Eventualmente, cirurgias para corrigir as deformidades dos pés podem ser indicadas.

ÚLCERA DE DECÚBITO

Lesões ulceradas que ocorrem na região lombossacral, nos tornozelos, nos calcanhares e em outras regiões de doentes acamados por longos períodos,

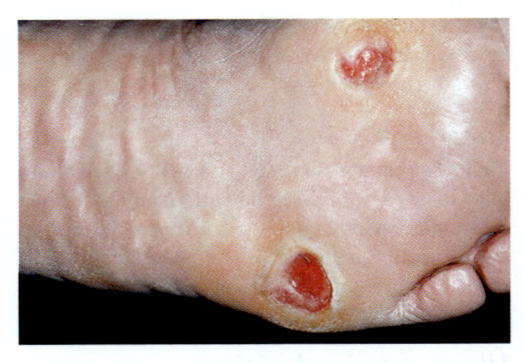

▲ **Figura 19.5** Mal perfurante plantar em doença de Hansen virchowniana. Úlceras necróticas de bordas hiperqueratósicas na região plantar.

debilitados ou paraplégicos. São determinadas pela pressão contínua que se exerce sobre determinada área cutânea e dependem de mecanismos vasculares e neurotróficos. Quando o paciente se encontra em decúbito dorsal, os pontos de pressão localizam-se essencialmente nos calcanhares, na região sacral e na região occipital. Quando o paciente se encontra em decúbito ventral no tronco anterior e nos joelhos ou em posição sentada, a maior pressão situa-se nas tuberosidades dos ísquios. Algumas condições, como fricção e maceração, agravam o problema e favorecem infecções. Alterações neurológicas, como espasticidade e contraturas, propiciam mais pontos de pressão sobre os tecidos. A ausência de dor em processos neurológicos agrava o problema, pois, sem sentir dor, o paciente não se defende da pressão sobre os tecidos, não se movimentando. Nos indivíduos idosos, o processo tende a ser mais grave pela fragilidade da pele. Inicialmente, observa-se, na região de pressão, área de lividez, que progride com o aparecimento de escara enegrecida ("escara de decúbito"). Após alguns dias, a escara caduca e é eliminada, restando, então, a úlcera.

É fundamental a prevenção com cuidados adequados de enfermagem, como mudança frequente de posição do enfermo e uso de colchões e almofadas apropriados. Quando instaladas, são lesões de difícil cicatrização, pelo trofismo alterado da região. Podem ser úteis curativos biológicos e hidrocoloides e, inclusive, medidas cirúrgicas.

ÚLCERA DE MARJOLIN

Desenvolvimento de carcinoma espinocelular em úlcera crônica ou cicatriz antiga. Relativamente rara, ocorre, em geral, em úlceras de perna, porém também é observada em cicatrizes de queimadura e em fístulas crônicas. Clinicamente, caracteriza-se pela progressão da úlcera, que assume aspecto vegetante e/ou verrucoso, particularmente na borda. Metástases nos linfonodos ocorrem em 30 a 40% dos casos, quando não é feito tratamento precoce. É imprescindível a biópsia em todo caso de úlcera que se torna vegetante ou verrucosa. O tratamento é a exérese.

20
Discromias

A cor da pele é dada pela melanina (cor vermelha, marrom e até preta), pelos tecidos constitutivos da pele e subcutâneos e pelo sangue dos vasos da derme. A função precípua da melanina é a filtragem das radiações, principalmente entre 200 e 800 nm. Além disso, ela absorve radicais livres citoplasmáticos e é termorreguladora.

Discromias são alterações na cor da pele, resultantes da diminuição (leucodermias) ou do aumento da melanina (melanodermias), ou da deposição, na derme, de pigmentos ou substâncias de origem endógena ou exógena (hipercromias).

LEUCODERMIAS

Leucodermias congênitas e hereditárias

Albinismo cutâneo-ocular (albinismo)

Acromia-hipocromia hereditária causada pela ausência total ou quase total de melanina na pele, nos cabelos e nos olhos. O albinismo cutâneo-ocular (ACO) caracteriza-se pela cor branca da pele, cabelos branco-amarelados, íris translúcida e rósea, nistagmo, diminuição da acuidade visual, fotofobia e fundo de olho hipopigmentado (**Figura 20.1**). Quando limitado somente aos olhos, é o *albinismo ocular*.

Albinismo é uma genodermatose autossômica recessiva. Há diferentes tipos de albinismo, porém o defeito genético se dá na síntese da melanina. O número de melanócitos na epiderme é normal em todos os tipos, exceto em dois; porém, em todos, a atividade de formação da melanina é afetada.

Identificam-se pelo menos dez tipos de albinismo cutâneo-ocular, todos autossômicos recessivos por

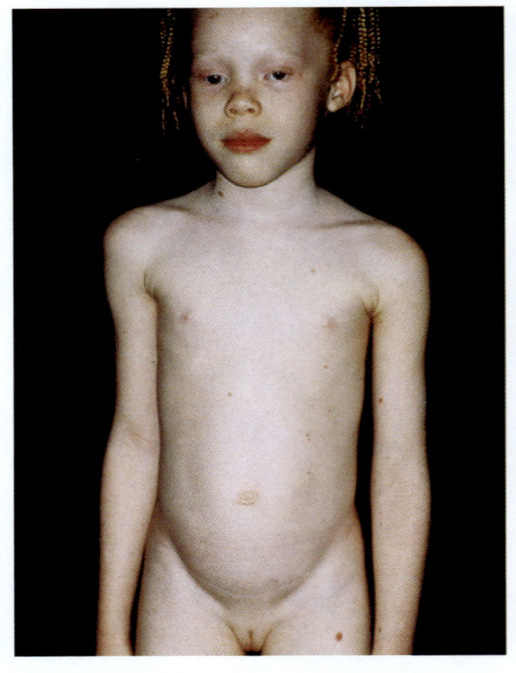

▲ **Figura 20.1** Albinismo oculocutâneo. Cor branca da pele e cabelos amarelados.

características genéticas, bioquímicas, incidência e clínica.

Diagnose complementar

Na microscopia óptica, o aspecto histológico é normal. A detecção da tirosinase se faz pela incubação em levodopa, com a distinção de tirosinase negativa e positiva. A tirosinase pode ser negativa na epiderme e positiva nos bulbos pilosos.

Evolução

A falta de melanina torna os albinos extremamente sensíveis às exposições solares, que, mesmo por períodos curtos, provocam queimadura solar. A ação cumulativa de doses actínicas mínimas determina a pele fotolesada (elastose, telangiectasias, queratoses) e, subsequentemente, tumores malignos.

Tratamento

Realizado pelo uso de fotoprotetores. Criocirurgia, curetagem, eletrocoagulação e exérese precoce de queratoses e tumores malignos.

Nevo acrômico (nevo hipocrômico ou despigmentoso)

Área com hipocromia (a denominação nevo hipocrômico seria mais indicada), com forma e tamanho variáveis. Pode ser imperceptível após o nascimento, manifestando-se com o desenvolvimento do indivíduo e com a exposição solar. Pode ser mais bem evidenciado pelo exame com luz de Wood (**Figura 20.2**). Excepcionalmente, está associado ao retardo mental, a convulsões e à hipertrofia de membro.

A diagnose diferencial deve ser feita com vitiligo e nevo anêmico. O exame com luz de Wood revela uma hipocromia, sem mostrar a cor branco-nacarada do vitiligo. Aliás, a localização e a duração da lesão são importantes para a exclusão de vitiligo. Lesão em criança, com meses ou anos de duração, que não apresenta a cor branco-nacarada, é provável nevo acrômico. Outro diagnóstico diferencial a considerar é o nevo anêmico. Quando se executa vitropressão compreendendo a borda acrômica da lesão e a pele normal, tornamos a coloração da lesão e da pele normal idênticas, porque ao comprimirmos a pele normal, expulsamos o sangue da área comprimida pelo vidro, igualando sua coloração à da lesão, pois esta é desprovida de circulação sanguínea em decorrência de agenesia ou hipogenesia de vasos.

LEUCODERMIAS ADQUIRIDAS

Vitiligo

Leucodermia adquirida, que afeta em torno de 1% da população, caracterizada pelo aparecimento de lesões acrômicas devidas à destruição de melanócitos. A causa não está esclarecida. Há componente genético, pois em 30% dos casos há ocorrências na família. Eventualmente, há noxa desencadeante, em que o vitiligo surge após traumas ou queimaduras de sol.

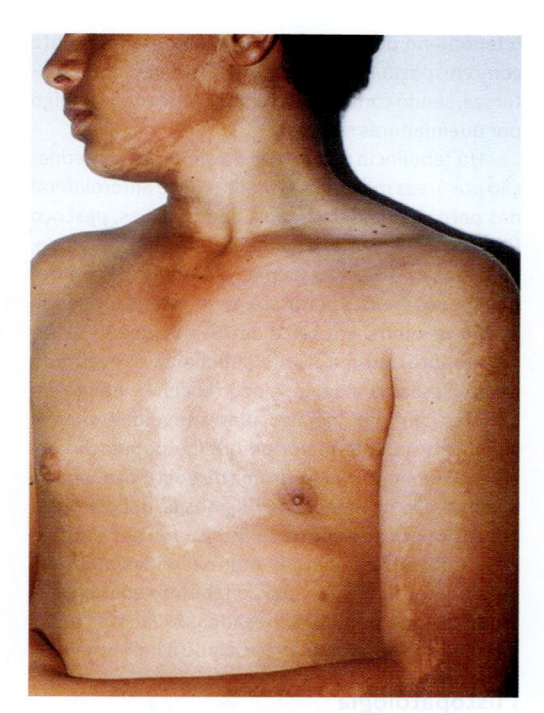

▲ **Figura 20.2** Nevo acrômico. Área hipocrômica irregular atingindo predominantemente um hemicorpo.

Há três teorias para explicar a destruição dos melanócitos: imunológica; citotóxica; e neural. É possível também uma etiologia multifatorial.

Manifestações clínicas

No início, há manchas hipocrômicas; depois, acrômicas, marfínicas, de limites nítidos, geralmente com bordas hiperpigmentadas, com forma e extensão variáveis, não pruriginosas.

Alguns autores classificam o vitiligo em formas localizadas e formas generalizadas. As formas localizadas subdividem-se em focais, quando representadas por uma ou mais manchas em determinada área, ou segmentares, quando as manchas se distribuem de modo pelo menos aproximadamente dermatômico. Existem formas localizadas de distribuição exclusivamente mucosa.

As formas generalizadas são classificadas em acrofaciais (quando as lesões atingem áreas periorificiais e extremidades dos dedos), vulgares (quando as lesões são disseminadas) e mistas (quando ocorrem lesões acrofaciais e disseminadas). Consideram-se, ainda, as formas universais, quando as lesões atingem praticamente todo o tegumento. No vitiligo, o fenômeno de Köbner é extremamente frequente como resposta a mínimos traumas de qualquer natureza, sendo comum o desencadeamento do vitiligo por queimaduras solares.

Há tendência à distribuição simétrica e predileção por áreas maleolares, punhos, face anterolateral das pernas, dorso das mãos, dedos, axilas, pescoço (**Figuras 20.3** e **20.4**) e genitália; no couro cabeludo, há poliose. É raro nas palmas e plantas, porém frequente nas regiões perioral e periorbitária, podendo atingir os olhos. Em cerca de 7% dos doentes com vitiligo, ocorre uma uveíte subclínica e, eventualmente, lesão na mácula. A ocorrência de vitiligo em doentes com patologias oculares (uveíte e irites) é significativamente maior do que na população em geral. Finalmente, na síndrome de Vogt-Koyanagi, há a associação de manchas vitiliginosas, poliose ciliar, áreas alopécicas e alteração do sistema nervoso.

Também se registram anormalidades auditivas em doentes de vitiligo, pois o labirinto contém melanócitos que podem ser lesados. Existem estudos relatando vitiligo familiar associado à hipoacusia.

Histopatologia
Verifica-se ausência de melanócitos nas áreas despigmentadas.

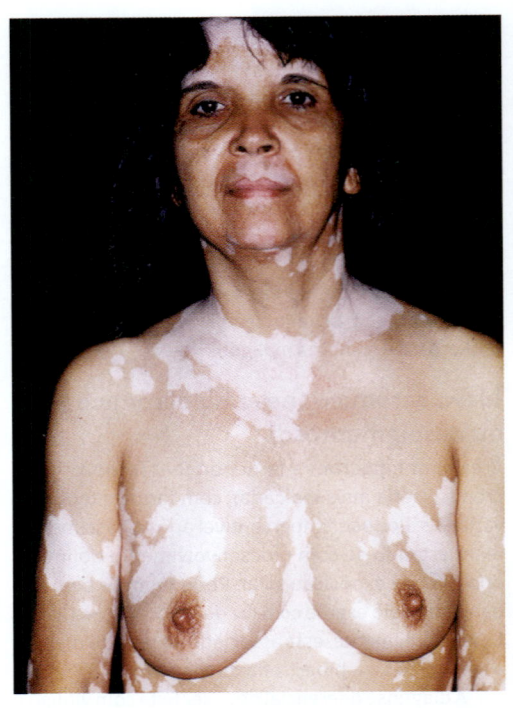

▲ **Figura 20.3** Vitiligo. Manchas acrômicas e leucomelanodérmicas disseminadas.

Diagnose
Em geral, não apresenta dificuldades. É importante o exame pela luz de Wood, que, tornando as lesões mais evidentes, permite verificar a extensão da lesão, excluir as afecções hipocrômicas e acompanhar a evolução.

A diagnose diferencial inclui *nevo acrômico*, acromias de contato por derivados da hidroquinona (usados na indústria da borracha), em particular, o monobenzona (monobenzil éter da hidroquinona); *pitiríase alba*, que apresenta lesões hipocrômicas na face, nos membros superiores e no dorso; *hipocromia residual na pitiríase versicolor* e *psoríase; hanseníase* com lesões hipocrômicas que apresentam discreta infiltração nas bordas e distúrbio da sensibilidade.

Além dessas afecções, também devem ser considerados na diagnose diferencial pinta, piebaldismo, hipomelanose gutata idiopática, lesões acrômicas da esclerose tuberosa e micose fungoide hipocromiante.

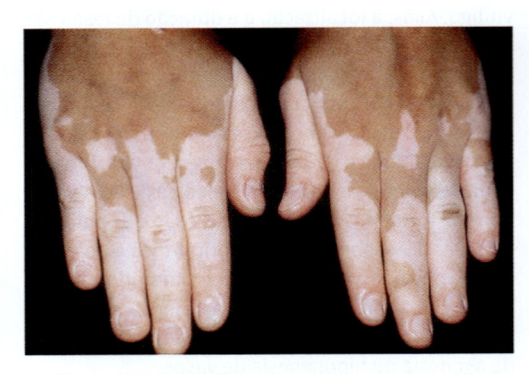

▲ **Figura 20.4** Vitiligo. Acromia das extremidades superiores.

Evolução
É imprevisível, não havendo nenhum critério clínico ou laboratorial que oriente a prognose. Pode estacionar, progredir ou regredir. A repigmentação espontânea não é rara e inicia-se com ilhotas pontuadas ou gotadas nos óstios foliculares no interior da mancha ou de modo centrípeto a partir das bordas.

A repigmentação deve-se à ativação e migração de melanócitos dos folículos pilosos para a camada basal da pele despigmentada. Consequentemente, áreas da pele com poucos folículos (mãos e pés) ou com pelos brancos respondem mal ao tratamento, enquanto na face, nos braços e no tronco há melhor resposta.

Tratamento

A primeira conduta é a exclusão de doenças eventualmente associadas.

O uso de fotoprotetores é imprescindível, porque:
- Lesões de vitiligo queimam-se facilmente quando expostas ao sol.
- As margens da lesão pigmentam mais e aumentam o contraste.
- Exposição solar ou ultravioleta em doses suberitematosas são úteis por estimular os melanócitos. Exposição solar ou ultravioleta em doses supraeritematosas são lesivas e podem aumentar ou desencadear novas lesões por lesionar melanócitos.

Medicamentos tópicos

- **Corticosteroides:** Lesões localizadas podem responder ao uso tópico de corticosteroides tópicos de média potência (betametasona ou similar) em soluções ou cremes, aplicados diariamente. A repigmentação inicia-se após 3 ou 4 meses e pode ocorrer em até 50% dos doentes. É tratamento eletivo em crianças. Pode ser associada à luz solar ou ultravioleta B (UVB) em doses suberitematosas.
- **Psoralênicos:** A repigmentação pode ser obtida com psoralênicos via tópica. O óleo de bergamota, pouco ativo, contém bergapteno (5-metoxisaleno [5-MOP]) em solução a 25% em álcool 95°, sendo aplicado nas manchas, com exposição ao sol após 15 minutos, inicialmente de 2 a 3 minutos, aumentando na mesma proporção a cada 2 ou 3 dias. Mais ativo é o 8-metoxisaleno (8-MOP) existente em uma planta egípcia, a *Ammi majus*. Da raiz de uma planta comum no Brasil Central, "mamica-de-cadela" ou *Brosimum gaudichaudii* é extraída uma seiva que contém psoralênicos naturais muito ativos, comercializada em solução ou em comprimidos com o nome de *Viticromin*®. Dois psoralênicos são produzidos sinteticamente: o 8-metoxisaleno e o trimetilpsoraleno (trioxisaleno), ambos de uso tópico, indicados somente em aplicações localizadas, ou via oral (VO). Pode-se usar a solução de metoxisaleno. Após a aplicação, esperar 15 minutos. Começar com 1 minuto de exposição e aumentar 1 ou 2 minutos a cada 2 ou 3 dias, se não ocorrer eritema, ou, se este surgir, manter o tempo inicial. Importante é não expor ao sol a área tratada após a aplicação, pelo risco de superexposição com reação grave de eritema agudo e bolhas extensas. Proteger sempre a área tratada usando, quando necessário, fotoprotetores.
- **Imunomoduladores:** Há referências com o uso de pimecrolimo e tacrolimo. A tolerância é excelente e têm sido reportados resultados muito favoráveis, principalmente com o tacrolimo. São considerados a segunda opção para lesões localizadas, após o uso de corticosteroides.
- **Análogos da vitamina D:** Calcitriol e tacalcitol também têm sido usados com respostas variáveis com base na ação desses compostos sobre a maturação e diferenciação dos melanócitos e a ativação da melanogênese. Os resultados mais efetivos são obtidos com o uso associado à *UVB narrow band* e ultravioleta A e psoralênico (PUVA).
- **Kellin:** É a 5-8-dimetoxi-2-metil-4-5-furo-6-7-cremona, substância furocumarínica extraída da planta *Ammi visnaga*. Foi relatado seu uso a 4% em gel ou emulsão aplicada 30 minutos antes da exposição solar, e existem trabalhos de seu emprego sistêmico com ultravioleta A (UVA), mas os poucos trabalhos controlados não mostram superioridade em relação ao placebo.

Tratamento fototerápico exclusivo

- **UVB narrow band:** Atualmente, é muito utilizada a fototerapia com UVB *narrow band*, que é considerada terapia de escolha no vitiligo. Realizam-se 2 a 3 sessões/semana em dias não consecutivos. É uma modalidade segura, inclusive para crianças. Existem dados discutíveis considerando vantajosa a associação com vitamina E, VO.
- **Excimer laser:** É outra modalidade terapêutica, a qual utiliza *laser* que emite radiação de 308 nm, podendo ser aplicado localizadamente nas lesões. É indicado para formas localizadas de vitiligo estável, e as sessões devem ser realizadas 2 vezes/semana. Em geral, são necessárias de 24 a 48 sessões. Existem trabalhos que apontam uma maior efetividade quando seu uso é associado ao tacrolimo tópico.

Medicamentos sistêmicos

- **Corticosteroides:** Em adultos, na fase inicial, com lesões disseminadas, a primeira opção é corticosteroide, VO. Administrar, na dose inicial, prednisolona, 1 mg/kg/dia, que, depois, deve ser reduzido. Pode ser feita também a pulsoterapia. Associar exposição solar suberitematosa ou ultravioleta, preferivelmente UVA, em doses progressivas. Não ocorrendo melhoras evidentes em 6 meses, usar a segunda opção.

- **Psorasol:** A segunda opção em formas com lesões múltiplas ou disseminadas é a associação entre psoralênico e luz solar. Administrar comprimidos de trioxisaleno, 0,3 a 0,6 mg/kg, 2 a 3 vezes/semana, e expor-se ao sol após 2 a 3 horas da ingestão do medicamento, preferivelmente entre 10 e 14 horas, com duração inicial de 10 minutos, aumentando progressivamente até 60 minutos. Quando ocorrer o eritema, não é necessário aumentar o tempo de exposição ao sol, e, se o eritema for mínimo, elevar o período de exposição ou a dosagem do medicamento. Somente expor-se ao sol pelo menos 12 horas depois da última exposição, período necessário para a eliminação do medicamento. É necessário usar óculos de efetiva proteção visual quando houver exposição.

  A repigmentação só se inicia após 30 a 40 exposições. Os psoralênicos naturais e o trioxisaleno são atóxicos, e os efeitos colaterais não foram relatados mesmo após longos períodos de administração. O trioxisaleno pode ser substituído pelo metoxisaleno, 0,6 mg/kg.

- **PUVA com 8-metoxisaleno:** A terceira opção é o método PUVA que usa 8-metoxisaleno com ultravioleta, como descrito na terapia da psoríase. Após a administração do psoralênico, faz-se a exposição ao UVA. Facilita a aplicação do ultravioleta e pode propiciar melhor resposta terapêutica. Deve ser feito sob supervisão de dermatologista em unidade de fototerapia. Não é indicado em crianças ou em adultos com pele clara. Geralmente, são necessárias 50 a 300 sessões. Aplicações por longos períodos podem contribuir para fotoenvelhecimento, queratoses actínicas, carcinomas e catarata.

- **UVB de banda estreita (*narrow band UVB*):** Esta modalidade de fototerapia praticamente substituiu as outras terapias por UV em razão de sua eficácia e de sua maior segurança. Promove repigmentação, ou pelo menos estabilização do processo em número significativo de doentes. O uso conjunto com corticosteroides e imunomoduladores amplia sua efetividade. Usualmente, o tratamento é feito por meio de 2 sessões/semana. Em geral, para obtenção de repigmentação completa, são necessários 9 a 12 meses de tratamento, necessitando-se um mínimo de 6 meses de tratamento para julgar-se a eficácia desse tipo de fototerapia.

- **Despigmentação:** Quando o vitiligo atinge área superior a 50% da superfície cutânea, a possibilidade de repigmentação é diminuta. Nessa condição, é indicada a despigmentação feita com monobenzona a 20% em creme (*Benoquin R*), com 1 ou 2 aplicações diárias. Como o fármaco destrói os melanócitos, a despigmentação é definitiva, o que deve ser bem compreendido pelo doente – ele não poderá se expor ao sol ou deverá usar fotoproteção para sempre.

- **Enxertos:** Usam-se enxertos de pele autóloga normal obtida por sucção, minienxertos ou cultura de melanócitos. Existem trabalhos relatando bons resultados com a simples realização de curetagem de pele afetada. São técnicas indicadas para lesões crônicas estáveis, com resultados eventualmente satisfatórios.

- **Betacaroteno:** A ingestão de alimentos com carotenos ou administração de betacaroteno, 50 mg/dia, deixa a pele amarelada (carotenodermia), o que tem alguma ação protetora e algum efeito cosmético, sem efeito colateral nos olhos e sem indução à hipervitaminose A.

- **Camuflagem:** Numerosos produtos cosméticos permitem a camuflagem com excelentes resultados, inclusive com preparados água-resistentes.

- **Fator emocional:** O desencadeamento ou agravamento do vitiligo por problema emocional é excepcional. O oposto é mais comum, isto é, o vitiligo trazer disfunção emocional, demandando tratamento psicológico.

Afecção esteticamente deprimente, com resultados terapêuticos imprevisíveis, induz ao tratamento por fármacos sem ação comprovada, como o extrato placentário produzido em Cuba. Numerosas substâncias, como a fenilalanina, também são utilizadas empiricamente. O vitiligo é campo fértil para impostores e visionários.

Atualmente, vem sendo iniciado o uso de inibidores das Janus quinases (JAKs) (tofacitinibe, VO, e ruxolitinibe, por via tópica e VO), que atuam sobre várias citocinas, inclusive sobre o interferon, existindo relatos de casos com repigmentação de vitiligo com a utilização desses fármacos. Também existem ensaios com afamelanotide, um análogo do hormônio estimulador dos melanócitos α (MSH), em associação com UVB de banda estreita.

Nevo halo

O nevo halo, nevo de Sutton, vitiligo perinévico, leucoderma centrífugo adquirido é um halo despigmentado ao redor de nevo melanocítico. Geralmente, são múltiplos em vários estágios, isto é, em alguns, halo hipocrômico com nevo melanocítico; em outros, halo acrômico com regressão parcial do nevo; e, em outros, área acrômica com o nevo totalmente ou quase totalmente desaparecido. Surge geralmente em adolescentes. Pode estar associado com o vitiligo.

O nevo halo resulta de uma reação imunológica que destrói os melanócitos névicos e os melanócitos da pele ao redor. Observando-se a histologia, verifica-se infiltrado inflamatório linfo-histiocitário, com raros plasmócitos envolvendo as células névicas melanocíticas, e, posteriormente, desaparecimento das células névicas e do infiltrado inflamatório.

O nevo halo não necessita de tratamento. Com a destruição dos melanócitos, o halo acrômico desaparecerá gradualmente. A exérese pode ser feita por motivos estéticos. É importante a diferenciação dos melanomas, pois estes também podem apresentar halos despigmentados.

Pitiríase alba

Quadro comum, caracterizado por hipocromia, principalmente em crianças e adolescentes, em particular em indivíduos de pele morena e com asteatose. Tem associação significativa com antecedentes atópicos, podendo ser considerada minissintoma da dermatite atópica. Não tem nenhuma relação com a dermatite seborreica. Exposição solar é o principal fator desencadeante no verão; sabões e banhos que agravam a asteatose são fatores contribuintes no inverno.

Manifestações clínicas

Manchas hipocrômicas, ligeiramente descamativas, localizadas na face, na porção superior do dorso, nas faces externas dos braços e, eventualmente, em outras áreas. O tamanho das manchas é variável, de 1 a vários centímetros (**Figura 20.5**). São assintomáticas e surgem principalmente no verão, depois de estadia nas praias.

A diagnose diferencial mais importante, quando afetado o tronco, é com a pitiríase versicolor. Na dúvida, o exame com luz de Wood ou o micológico esclarece a diagnose. Distingue-se do vitiligo por ser mancha hipocrômica e não acrômica nacarada, o que se evidencia nitidamente na luz de Wood.

Outros diagnósticos diferenciais são lesões pós-inflamatórias, de formas atípicas de psoríase na infância, hanseníase indeterminada e micose fungoide hipocromiante.

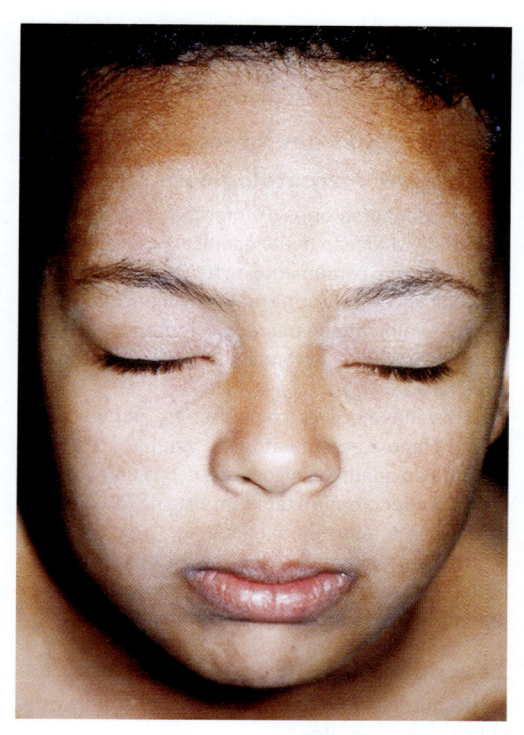

▲ **Figura 20.5** Pitiríase alba. Manchas hipocrômicas de limites imprecisos na face. Em algumas áreas, há leve eritema e descamação.

Tratamento

Creme hidratante depois do banho ou da exposição solar, durante a qual um creme fotoprotetor sempre deve ser usado. Cremes ou pomadas com corticosteroides não têm ação superior aos hidratantes. Somente são indicados quando o quadro é uma minimanifestação de dermatite atópica, situação em que pimecrolimo e tacrolimo também são indicados. Tópicos com ácido salicílico, enxofre, queratolíticos ou redutores não têm indicação.

Pitiríase versicolor

Infecção comum do estrato córneo por *Malassezia furfur (Pityrosporum ovale – P. orbiculare)*, levedura lipofílica, evidencia-se clinicamente por manchas de cor variável, de castanha a branca, daí o nome versicolor. Deve ser diferenciada da pitiríase alba (Capítulo 35).

Leucodermia solar gotada

Ocorre em virtude da ação prolongada e cumulativa da luz solar sobre áreas expostas. As lesões são manchas hipocrômicas ou acrômicas, gotadas, de 2 a 5 mm de diâmetro, com atrofia discreta, em áreas expostas, principalmente das pernas e dos braços (Figura 20.6) (Capítulo 42).

Leucodermias em infecções e afecções dermatológicas

Processos inflamatórios de infecções e afecções podem afetar a função melanogênica. Lesões hipocrômicas ocorrem comumente na hanseníase. Na sífilis, pode ser encontrada uma malha de manchas discrômicas, geralmente no pescoço, lembrando um colar (colar de Vênus). A acromia vitiligoide caracteriza a pinta tardia.

Em várias afecções, como psoríase, parapsoríase, líquen plano e eczema atópico, geralmente após a melhora do quadro clínico, pode ocorrer hipocromia residual. Hipocromia é também vista na sarcoidose e no linfoma cutâneo de células T.

No lúpus eritematoso (LE), na esclerodermia e no líquen escleroatrófico, são encontradas alterações hipoacrômicas por destruição de melanócitos.

Leucodermias em doenças sistêmicas

Na desnutrição e no *kwashiorkor*, a hipocromia é devida à carência proteica.

No hipogonadismo masculino, hipopituitarismo e hipotireoidismo, a eventual diminuição do pigmento se dá provavelmente pela deficiência do estímulo à melanogênese.

Leucodermias por noxas físicas ou químicas

Queimaduras podem destruir os melanócitos, resultando em cicatrizes acrômicas. Compostos fenólicos podem produzir despigmentação por inibição da tirosinase. O mais ativo é a monobenzona, utilizada na indústria da borracha, responsável por leucodermia ocupacional pelo contato com o produto. O medicamento é usado para a despigmentação de formas extensas de vitiligo. Números compostos fenólicos e catecóis, como butilfenol e aminofenol, usados em germicidas, inseticidas, detergentes, desodorantes e resinas, podem ocasionar hipocromias. Cosméticos podem conter hidroquinona ou outros compostos fenólicos, eventualmente causando despigmentação.

Alguns fármacos podem causar despigmentação. Cloroquina administrada por longo período pode provocar hipocromia da pele e dos cabelos, com recuperação após a suspensão do medicamento.

Canície

Embranquecimento dos cabelos e pelos que ocorre em virtude da perda de atividade dos melanócitos constitucional ou hereditária. Na alopecia areata, no início da repilação, os cabelos são despigmentados.

MELANODERMIAS

Melanodermias congênitas ou hereditárias

Efélides

As efélides, ou sardas, são manchas castanhas, claras ou escuras, de 2 a 4 mm de diâmetro, que surgem dos 6 aos 18 anos de idade, depois de exposição actínica e, principalmente, de queimadura solar. Têm, em geral, caráter hereditário, ocorrendo mais comumente em indivíduos de pele clara, tipo I e II, de cabelos loiros ou ruivos. A distribuição é simétrica, atingindo principalmente face, antebraços, braços, ombros e porção superior do tronco. Acentuam-se no verão com a exposição ao sol e melhoram no inverno, se não houver exposição actínica (Figura 20.7).

Formas de efélides extensas que não melhoram na ausência de exposição solar podem representar formas mínimas de xeroderma pigmentoso.

O tratamento fundamental é preventivo, isto é, deve-se evitar exposição actínica e usar fotoprotetores, preferivelmente, com fatores de proteção opacos para UVB e UVA.

Mácula labial melanótica

Localizada na mucosa labial, comumente em mulheres jovens, tem a histopatologia da efélide, ou seja, aumento da melanina na camada basal. Pode ser feita exérese (Figura 20.8). Porém, é lesão benigna.

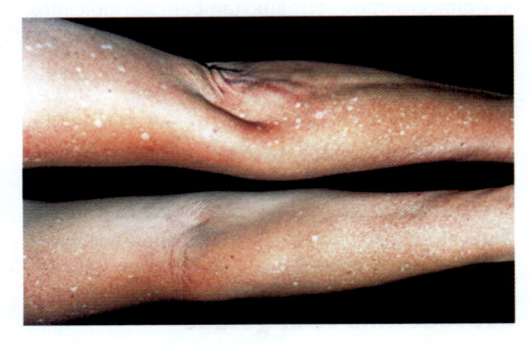

▲ Figura 20.6 Leucodermia solar gotada. Múltiplas lesões acrômicas nas faces expostas de braços e antebraços.

mãos, nas regiões perioral e periorbital, nos lábios e na mucosa oral, associadas à polipose intestinal (Capítulo 55).

Manchas melânicas

Denominadas manchas hepáticas ou *café au lait*, são manchas castanho-claras a castanho-escuras, diâmetro entre 2 e 10 cm, em qualquer região cutânea. São congênitas ou hereditárias, devidas, como as efélides, ao aumento de atividade dos melanócitos, sem alteração no número. Ocorrem:

- **Por malformação congênita:** Sem outras anomalias.
- **Na neurofibromatose ou doença de von Recklinghausen:** Podem ser a única manifestação sem as tumorações e o quadro neurológico. Esta diagnose deve ser lembrada quando forem múltiplas manchas. Se localizadas nas axilas, constituem o sinal de Crowe.
- **Na síndrome de Albright:** Há alterações ósseas, endócrinas e puberdade precoce. As manchas melânicas surgem nos primeiros 2 anos de vida, principalmente nas áreas com comprometimento ósseo.

Lentigo

Lentigo, ou *lentigo simplex*, são máculas pontuadas ou gotadas de cor castanho-escura a preta, que surgem nos primeiros anos de vida e continuam a aparecer no decurso da infância, na adolescência e na fase adulta, em qualquer região da pele, inclusive em áreas não expostas ao sol. Lentigos eventualmente surgem após queimadura solar, porém não são limitados em algumas áreas como as efélides.

O lentigo pode ser congênito ou hereditário. Histopatologicamente, há um aumento do número de melanócitos e alongamento regular das cristas epiteliais, com hiperprodução de melanina que se distribui nos melanócitos e queratinócitos.

O lentigo é facilmente diferenciável da melanose solar (lentigo senil ou solar), localizada sempre em áreas expostas, e tem diâmetro maior.

Relativamente ao nevo juncional, a diferenciação é feita em base histológica, podendo ocorrer associação de lentigo com nevo juncional.

Os lentigos aumentam com a idade. Não necessitam de tratamento, mas podem ser retirados por exérese superficial ou dermatoabrasão. Raramente sofrem transformação maligna.

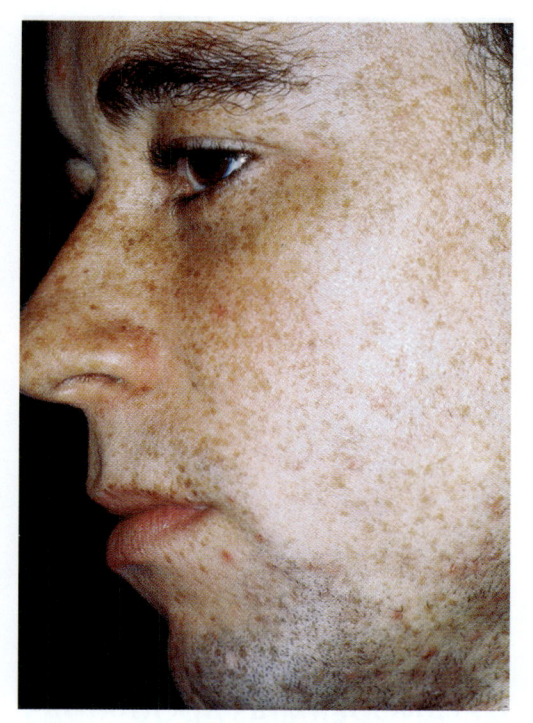

▲ **Figura 20.7** Efélides. Grande quantidade de manchas lenticulares acastanhadas na face.

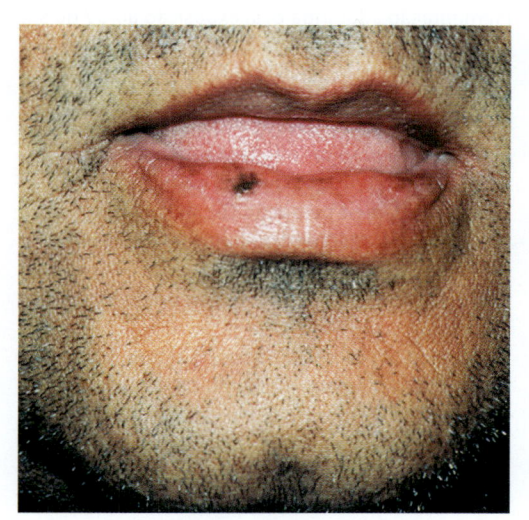

▲ **Figura 20.8** Mácula labial melanótica. Mancha hiperpigmentada irregular no lábio inferior.

Síndrome de Peutz-Jeghers

Autossômica dominante, caracteriza-se por manchas efélides-símiles na pele, especialmente no dorso das

Lentiginose

Caracteriza-se por lentigos disseminados por toda a pele, podendo ser acompanhados de manchas melânicas.

Lentiginose profusa

Quadro exclusivamente cutâneo, congênito, presente no nascimento ou surgindo na infância. Pode ser familiar autossômico dominante.

Síndromes de lentiginose múltipla

Há três síndromes que se caracterizam como lentiginose com anormalidades em outros órgãos, como olhos, pulmões, coração e genitais. Portanto, na presença de lentiginoses, é importante a exclusão de comprometimento sistêmico. Lentigos podem ser retirados por exérese superficial ou dermatoabrasão.

Nevo spilus

Ver Capítulo 64.

Melanose neviforme (melanose pilosa de Becker)

Ver Capítulo 64.

Mancha mongólica

Ver Capítulo 64.

Nevo de Ota

Ver Capítulo 64 e Figura 20.9.

Nevo de Ito

Ver Capítulo 64.

Melanose periocular ou periorbital

Denominada também *hiperpigmentação periorbital*, conhecida comumente como *olheira*, é uma hipercromia na região periocular, observada mais em mulheres, particularmente morenas, devido ao aumento da melanina na epiderme das pálpebras. Frequentemente, a cor escura fica mais evidente e ligeiramente enroxada após tensão ou insônia em virtude de alterações vasculares. O quadro é familiar e transmitido por gene autossômico dominante.

Fatores desencadeantes ou predisponentes são rinite alérgica, que causa edema da mucosa nasal e paranasal, dificultando a drenagem das veias palpebrais e favorecendo maior volume sanguíneo, com consequente vasodilatação na área afetada, dermatite atópica, dermatite de contato, envelhecimento cutâneo com flacidez e excesso de pele e atrofia da pele, que torna o plexo vascular mais superficial. Eventualmente, medicamentos antipsicóticos, terapêuticas hormonais, quimioterápicos e colírios podem agravar o quadro.

No tratamento, a primeira indicação é base corretora cosmética. Fotoproteção é necessária.

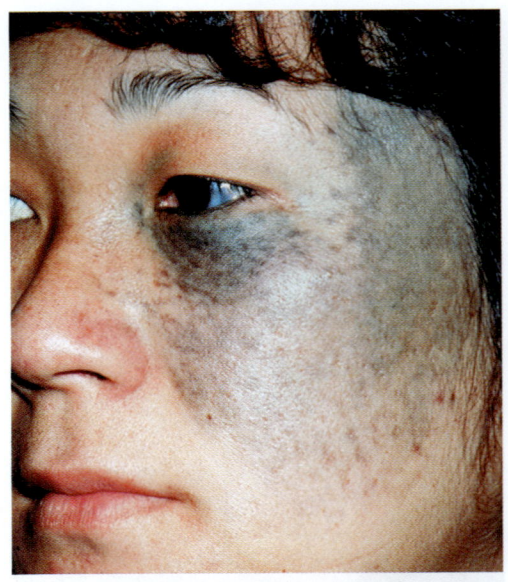

▲ **Figura 20.9** Nevo de Ota. Mácula castanho-azulada na área trigeminal, inclusive com acometimento da conjuntiva.

MELANODERMIAS ADQUIRIDAS

Bronzeamento

Pigmentação adquirida pela exposição ao UV do sol ou de fonte artificial.

Melanose actínica ou solar

A melanose solar, impropriamente denominada *lentigo senil ou solar*, não tem relação etiopatogenética com o lentigo. Quadro extremamente frequente, origina-se pela ação cumulativa da luz solar na pele, após a terceira ou quarta década de vida. A época de aparecimento e a intensidade dependem de dois fatores: tipo de pele e tempo de exposição à luz solar.

Caracteriza-se por manchas de alguns milímetros até 1,5 cm de diâmetro, castanho-claras ou castanho-escuras, localizadas no dorso das mãos, no punho, nos antebraços e na face. A superfície pode ser rugosa, quando há associação com queratose actínica (ver Capítulo 60).

Na diagnose diferencial, deve-se considerar queratoses seborreicas incipientes, lentigo maligno e queratoses actínicas hiperpigmentadas.

Tratamento

A primeira recomendação é o uso constante de fotoprotetores, mesmo em exposições de curta duração.

O recurso que propicia melhor resultado é a crioterapia com neve carbônica (dióxido de carbono) ou nitrogênio líquido, com aplicação por 2 a 4 segundos. O resultado na face é de bom para excelente, particularmente em indivíduos de pele clara; no dorso das mãos, é de regular para bom, necessitando de várias aplicações mensais.

O *laser*, principalmente o rubi-*laser*, é usado com resultados. A aplicação de ácido tricloroacético a 35% tem resultados inconstantes. A tretinoína (0,05-0,1%), aplicada à noite e retirada pela manhã, propicia melhora após alguns meses de uso. É necessário usar fotoprotetor durante o dia. Quando houver irritação, fazer aplicação a cada 2 ou 3 dias.

Melanodermias em afecções e infecções cutâneas

Afecções e infecções cutâneas podem deixar pigmentação residual, como acne, eczemas liquenificados, líquen plano, herpes-zóster, varicela, sífilis. No pênfigo foliáceo (PF), ocorre na fase de cura. Picadas de insetos deixam, com frequência, pigmentação residual. Cicatrizes podem ser hiperpigmentadas.

Melanodermias por noxas físicas ou mecânicas

Além da luz ultravioleta, hipercromias localizadas ocorrem após radioterapia; por exposição ao calor; e por irritação mecânica, como atrito ou coçadura.

Melanodermias por noxas químicas

São muito comuns, particularmente por fármacos que atuam como endotante ou contactante.

Endotantes

Observadas com fármacos como citostáticos, cloroquina e derivados, clorpromazina, psoralênicos e derivados arsenicais. Na erupção fixa medicamentosa, a cor vermelho-azulada é devida ao eritema e à melanina. Na pigmentação vermelho-castanha da clofazimina, há um componente melânico, e o mesmo ocorre na amiodarona. Na mulher, estrogênios e progestogênios podem produzir hiperpigmentação.

Contactantes

Melanodermias de contato

Em áreas de contato com componentes, existentes em produtos industriais como petróleo, plásticos, borracha, couros e madeiras, particularmente caviúna.

Melanodermia tóxica

Hiperpigmentação melânica por contato com derivados do petróleo, cosméticos e materiais têxteis em áreas expostas pela ação fotodinâmica da luz solar. Pode ser ocupacional em trabalhadores ou pelo uso de cosméticos que contenham derivados de petróleo.

O quadro clínico inicial é de eritema com descamação, surgindo, posteriormente, hipercromia reticulada. Com a evolução, podem ocorrer telangiectasias. Na diagnose diferencial, devem ser consideradas poiquilodermia de Civatte, amiloidose maculosa e papulosa, dermatites de contato, inclusive a dermatite por fotocontato (dermatite do berloque) e a ocronose.

Com a retirada do contactante, há melhora do quadro; entretanto, consoante à quantidade de melanina que extravasou para a derme (incontinência pigmentar), pode ocorrer pigmentação permanente (Figura 20.10).

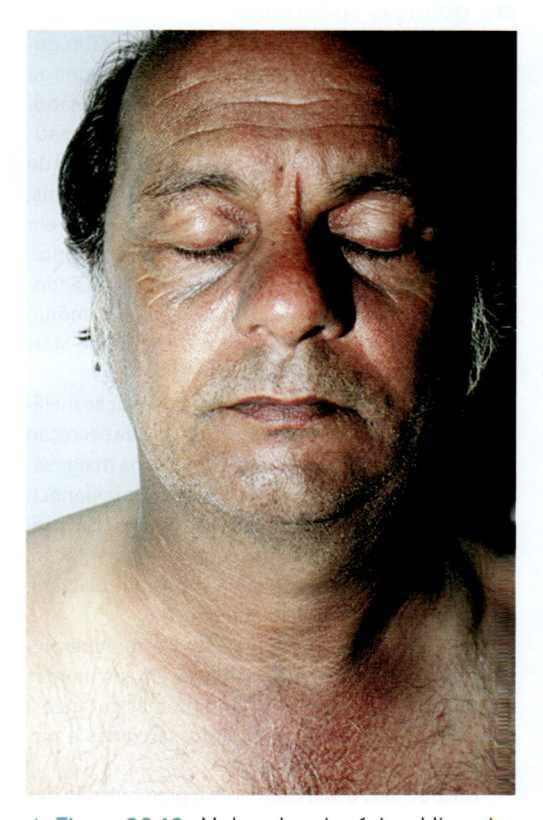

▲ **Figura 20.10** Melanodermia tóxica. Hiperpigmentação com predileção pelas áreas fotoexpostas.

Melanodermia dorsal

Caracteriza-se por pigmentação reticulada na porção média do dorso, observada em mulheres, principalmente na (ou próxima da) área de contato com o sutiã. De causa desconhecida, é possível que materiais do sutiã (incluindo o níquel ou o plástico do fecho) provoquem irritação e prurido. A coçadura posterior determinaria o quadro que não se restringe à área de contato e apresenta discreta liquenificação.

Na histopatologia, além das alterações epiteliais, há aumento da melanina e da incontinência pigmentar. Na diagnose diferencial, considerar amiloidose macular.

O tratamento consiste em evitar contactantes e pomadas de corticosteroides de média ou alta potência. Quando o prurido for mais intenso, indicam-se infiltração com triancinolona e anti-histamínicos via oral, se necessário.

Melanodermias em doenças sistêmicas

Pigmentação generalizada que ocorre em várias doenças sistêmicas devida ao aumento da melanina na epiderme. Assim, é observada em doenças metabólicas, como porfiria cutânea tarda, cirrose hepática, hemocromatose, insuficiência renal, doença de Gaucher, Niemman-Pick; em doenças nutricionais, como pelagra, anemia perniciosa, *kwashiorkor*; e em outras, como esclerodermia, síndrome de Cronkhite-Canadá e doença inflamatória intestinal. Nas endocrinopatias, em tumores produtores de hormônio hipofisário adrenocorticotrópico (ACTH) e de MSH e acromegalia.

Na doença de Addison, a hiperpigmentação melânica é uma característica. A insuficiência da secreção de cortisona pelas suprarrenais determina maior secreção de ACTH e de MSH pela hipófise. Os melanócitos da pele e das mucosas estimulados pelo MSH produzem mais melanina e consequente pigmentação, melhorada com a corticoterapia. Ainda que discreta, a hipercromia pode ser permanente.

Nas neoplasias, também pode ocorrer hiperpigmentação, em geral de caráter difuso, em carcinomas brônquicos, no melanoma, em linfomas cutâneos, no linfoma de Hodgkin, nos linfossarcomas e nas leucemias.

Na gravidez, o MSH aumenta a pigmentação nas aréolas mamárias, em nevos e, consoante à predisposição, na face (melasma).

Fitofotodermatose

Quadro bastante frequente em nosso meio. Foi inicialmente observada com o uso de perfumes (dermatite por fotocontato). Tais perfumes continham extrato de limão, que tem uma furocumarina, do grupo psoralênico, o bergapteno, que é fotossensibilizante. Atualmente, há uma variedade de limão, o taiti, que é a causa mais comum de fitofotodermatose.

Após o contato com a pele e a exposição ao sol, surgem manchas eritematosas com disposição irregular, consoante as áreas de contato-exposição. Eventualmente, até bolhas. Em seguida, surge a melanodermia que gradualmente esmaecerá, desaparecendo em algumas semanas, mesmo sem tratamento (Figura 20.11).

Ainda que o limão seja a causa mais comum de fitofotodermatose, derivados psoralênicos existem em várias plantas (Tabela 20.1), cujo contato pode eventualmente causar o quadro.

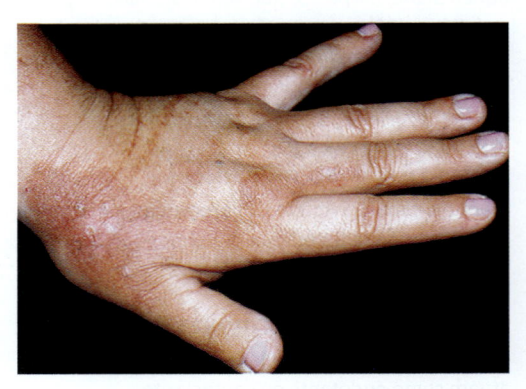

▲ Figura 20.11 Fitofotodermatose. Manchas acastanhadas irregulares no dorso da mão, produzidas por limão.

Tabela 20.1 Plantas que contêm psoralênicos

Rutáceas
Frutos de limoeiros, particularmente do *Citrus aurantifolia* (limão taiti), e cítricos, como da tangerineira e limeira. A mamica-de-cadela (*Brosimum Gaudichaudii*) é usada no tratamento do vitiligo.
Moráceas
Fruto da figueira, *Ficus carica*.
Umbelíferas
Aipo, alcaravia, angélica, coentro, cenoura, salsa, erva-doce e pastinaca.
Crucíferas
Mostardeira e nabo.

Melasma (cloasma)

Melasma (do grego *melas*, preto), ou cloasma (do grego *chloazein*, esverdeado), é uma melanodermia que ocorre na face, quase sempre em mulheres, geralmente com mais de 25 anos, após gravidez ou terapia hormonal. Entretanto, pode ocorrer em mulheres jovens que nunca ficaram grávidas, como naquelas que receberam estrogênios e/ou progestogênios, e em homens. É um quadro eventualmente desfigurante que pode causar distúrbios emocionais.

Etiologia

Não definida, com múltiplos fatores contribuintes:
- **Predisposição constitucional:** Racial ou familiar, sendo a melanodermia mais frequente em indivíduos de pele castanha à parda.
- **Gravidez:** O aparecimento de melasma na gravidez ocorre entre 50 e 70%, consoante o tipo constitucional. Na gravidez, há um estímulo da melanogênese, com aumento da pigmentação da aréola mamária e aparecimento da *linea nigra*, uma linha pigmentada que vai do púbis ao umbigo.
- **Estrogênios-progestogênios:** Ocorre entre 8 e 29% de mulheres que tomam anticoncepcionais. Observa-se também na terapia de substituição de estrogênios e/ou progestogênios na menopausa. Não foi ainda estabelecida nenhuma correlação entre disfunção hormonal e melasma.
- **Exposição solar:** É o fator desencadeante mais importante no melasma. A radiação ultravioleta aumenta a atividade dos melanócitos, provocando a pigmentação. O melasma pode surgir, de súbito, após exposição intensa à luz solar ou se instalar gradualmente pela exposição constante. Geralmente, melhora no inverno e se agrava no verão; há recidiva com nova exposição solar.
- **Cosméticos:** Produtos que contenham derivados de petróleo, psoralênicos e outros fármacos fotossensibilizantes podem contribuir para o agravamento do quadro.

Manifestações clínicas

Manchas castanho-claras a castanho-escuras, localizadas geralmente nas regiões malares, podendo atingir as regiões frontal, labial superior e masseterinas. Há três padrões clínicos: centro-facial; malar; e maxilomandibular. No padrão centro-facial, mais frequente, as lesões localizam-se nas regiões malares, frontal, labial superior, nasal e mental (**Figura 20.12**); no malar, atingem as regiões malares e nasal com a

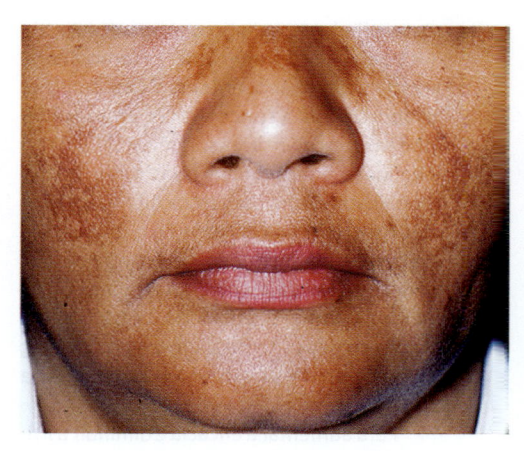

▲ **Figura 20.12** Melasma centro-facial. Manchas acastanhadas nas regiões malares e supralabial no nariz.

disposição em vespertílio; e, no maxilomandibular, localizam-se principalmente nas regiões masseterinas e inferior da boca.

A intensidade da pigmentação é variável, às vezes discreta, quase imperceptível; em outras, muito acentuada, causando máscara desfigurante que leva a problemas psicológicos.

Diagnose

Em geral, não apresenta dificuldade. Na diagnose diferencial, a melanodermia de contato é fácil de ser afastada pela localização e pelo caráter evolutivo. A melanodermia tóxica é difusa, atingindo áreas de maior contato, como as regiões frontal e malar, e, com frequência, a região retroauricular e o pescoço.

Tratamento

- **Fotoproteção:** Uso constante de fotoprotetor total para UVB e UVA, contendo, além de agentes químicos, substâncias como o dióxido de titânio ou óxido de zinco. Agentes físicos opacos, que reflitam a luz solar.
- **Derivados fenólicos:**
    - **Hidroquinona:** O fármaco mais efetivo no tratamento do melasma. Inibe a melanogênese atuando sobre o melanócito. As preparações são usadas em concentração de 2 a 4%, em creme hidrofílico ou em álcool anidro-propilenoglicol, em partes iguais. Alguns autores preconizam iniciar com a concentração mais baixa, enquanto outros indicam a concentração de 4% como dose inicial de ataque.

Os resultados terapêuticos só aparecem após 6 a 8 semanas de tratamento. A hidroquinona é irritante primário; eritema e descamação, proporcionais à concentração empregada, podem preceder a despigmentação. Despigmentação em confete pode surgir, excepcionalmente, com concentrações mais elevadas e regredir, ao contrário do que acontece com o uso da monobenzona. Outra reação tóxica, muito rara, é a ocronose, caracterizada por pigmentação reticulada castanho-azulada, por depósito de pigmento na derme, causada pelo uso extenso e constante da hidroquinona.

Para aumentar a eficácia e diminuir a irritação, é bastante usada a fórmula que associa hidroquinona, tretinoína e corticosteroide.

A tretinoína aumenta a penetração da hidroquinona, além de reduzir a atividade dos melanócitos. O corticosteroide atenua a ação irritativa, além de inibir a melanogênese. A fórmula original contém hidroquinona 5%, tretinoína 0,1% e dexametasona 0,1% em creme hidrofílico ou solução álcool-propilenoglicol. Recentemente, foram introduzidos cremes comerciais com composições similares. É possível usar separadamente esses três agentes, permitindo melhor manejamento terapêutico.

Há produtos comerciais que associam a hidroquinona com fotoprotetores. Entretanto, se a irritação for intensa, usar somente à noite. Quando da exposição prolongada ao sol, não usar pela manhã.

- **Outros compostos fenólicos:**
  - **Mequinol:** Derivado metilado da hidroquinona, utilizado em concentrações de 5 a 10% em preparações comerciais.
  - **Arbutinum:** A β-D-glucopironosida da hidroquinona de ocorrência natural em plantas. Usado nas mesmas concentrações e em associação com ácidos α-hidroxílicos em preparações comerciais.
- **Retinoides:**
  - **Tretinoína tópica:** Concentração de 0,05 a 0,1%, atua no melasma como em outras melanodermias. Deve ser usada somente à noite pela ação fotossensibilizante. A melhora do melasma requer 6 meses de uso. Pode ser aplicada com a hidroquinona ou com o ácido azelaico. A isotretinoína tópica é menos irritante que a tretinoína.

- **Ácido azelaico:** Ácido dicarboxílico, de ocorrência natural, empregado em concentração de 20% no tratamento da acne. Interfere na síntese da melanina e é uma alternativa à hidroquinona e à tretinoína. Não tem nenhuma toxicidade sistêmica nem fotossensibilidade. A tolerância tópica é excelente. Em geral, não há irritação, e, se houver, regride com a continuação do tratamento. Deve ser aplicado 2 vezes/dia, de manhã e à noite. Pode ser associado à hidroquinona ou à tretinoína.
- **Miscelânea:**
  - **Ácido ascórbico:** Há relatos referindo uma ação inferior à da hidroquinona, podendo ser associado.
  - **Ácido kójico (5-hidroxi-2-hidroximetil-4-pirona):** É um derivado fúngico hidrófilo de espécies (*Acetobacter, Aspergillus e Penicillium*) e atua como a hidroquinona, por inibição da tirosinase. Usado a 1%, é sensibilizante e pode causar dermatite de contato.
  - **Esfoliação e dermatoabrasão:** Não devem ser empregadas. A esfoliação (*peeling*) com resorcina, fenol ou ácido tricloroacético (25-35%) pode oferecer melhora temporária, porém há recidiva e até agravamento. O mesmo ocorre com a dermatoabrasão.
  - **Lasers:** Os resultados com diversos tipos de *laser* são irregulares. O Q-switched rubi-*laser* é o que tem dado melhor resultado.
  - **Ácido tranexâmico:** Mais recentemente, alguns autores recomendam o uso do ácido tranexâmico topicamente, intralesionalmente e por VO na dose de 500 a 700 mg/dia.

Considerações finais

Fundamental, no melasma, é a fotoproteção. A resposta ao tratamento é variável. Considerando o impacto psicológico, usar sempre base corretora cosmética.

HIPERCROMIAS NÃO MELÂNICAS

Originam-se de vários pigmentos ou substâncias que se depositam na derme.

Dermatite ocre

Resulta da evolução da púrpura hipostática. Pelo extravasamento de hematias e subsequente destruição, a hemossiderina é depositada na derme, livre ou no interior de melanóforos. A cor é amarelo-castanho-escuro e a localização, nas pernas e nos tornozelos

(Capítulo 19). Não é indicado tratamento, sendo importante a elevação dos membros e o uso de meia elástica para evitar o agravamento do quadro.

Carotenodermia

Pigmentação amarelada da pele por depósito de caroteno ou provitamina A. Origina-se, em geral, pela ingestão exagerada de caroteno, abundante em frutas ou vegetais como mamão, manga, cenoura, tomate, beterraba e outros. É encontrada em crianças e em adultos com dietas ricas em caroteno. Excepcionalmente no diabetes e no hipotireoidismo, o fígado pode falhar na transformação do caroteno em vitamina A, resultando na carotenemia e na carotenodermia.

A cor amarelada é difusa, sendo mais evidente nas palmas e plantas, nos sulcos nasogenianos, nas regiões retroauriculares e nas axilas. As escleróticas estão livres e não há prurido, o que, juntamente com a localização palmoplantar, permite diferenciar a carotenodermia da icterícia. Pigmentação amarelada da pele é observada pela ingestão de quinacrina.

Não é necessário tratamento, podendo ser diminuída a ingestão de frutas ou vegetais ricos em caroteno. Investigar diabetes ou hipotireoidismo quando houver suspeita.

Icterícia

Caracteriza-se pela hiperbilirrubinemia e cor amarelada em virtude de depósito de pigmento biliar na pele, membranas mucosas e escleróticas, sendo facilmente diferenciada da carotenodermia pela localização, pela pigmentação das conjuntivas e pelos antecedentes.

Amiodarona

Esse fármaco bastante usado em cardiologia, excepcionalmente determina uma cor preto-violeta em áreas exposta à luz. Deve-se à formação de um pigmento, a lipofuscina, na derme (**Figura 20.13**).

Tatuagens

Resultam da introdução de pigmentos insolúveis na derme, que permanecem indefinidamente (**Figura 20.14**). O mais comum é a tinta da China, preta, introduzida por agulhas. De acordo com a profundidade, a cor varia de preta a azulada. O tratamento da tatuagem era com exérese ou dermatoabrasão.

Atualmente, usa-se rubi-*laser* ou outro tipo de acordo com a cor de pigmento na tatuagem.

Há tatuagens acidentais, como as da explosão da pólvora à curta distância, com penetração de partículas de carvão na pele, e as ocupacionais, em acidentes na indústria.

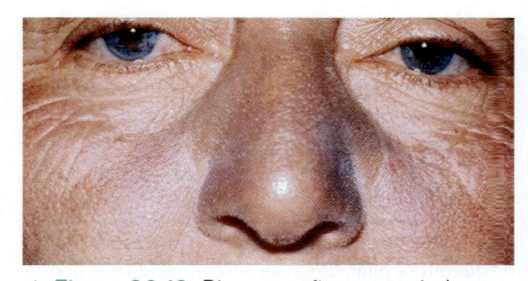

▲ **Figura 20.13** Pigmentação por amiodarona. Manchas azul-acinzentadas nas regiões malares e dorsonasal.

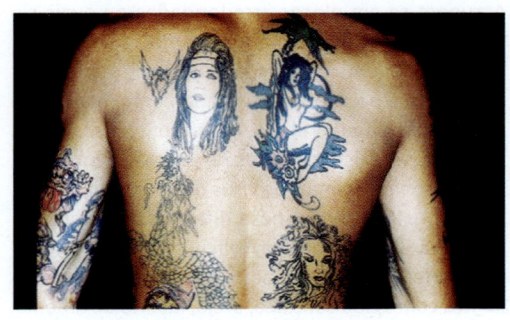

▲ **Figura 20.14** Tatuagens. Várias tatuagens no dorso e nos braços.

21
Afecções queratóticas

As afecções queratóticas são hereditárias ou adquiridas. Neste capítulo, serão estudadas as principais afecções queratóticas adquiridas.

LÍQUEN ESPINULOSO

É anomalia da queratinização rara, provável variante de queratose pilar, de causa desconhecida que ocorre em crianças e adultos jovens (pico de incidência na adolescência). Caracteriza-se por pápulas foliculares encimadas por espículas córneas (**Figura 21.1**). Agrupam-se em placas arredondadas ou ovais simetricamente distribuídas nos membros, abdome e pescoço. Aparentemente, é um padrão de reatividade cutânea que pode ocorrer isoladamente, mas pode acompanhar líquen plano, dermatofitoses, sífilis e tuberculose. Existem relatos do processo em doentes de Crohn e doentes de vírus da imunodeficiência humana (HIV). Na diagnose diferencial, devem ser considerados frinoderma, foliculite pitirospórica e dermatite friccional. O tratamento é feito com emolientes com ácido salicílico, ureia, lactato de amônia e tretinoína tópica.

ACANTOSE *NIGRICANS*

Dermatose relacionada a alterações orgânicas extracutâneas, benignas ou malignas. Caracteriza-se por lesões papilomatosas e queratósicas, escuras, de localização predominante em dobras. As formas associadas a processos benignos são mais frequentes, ocorrem principalmente em indivíduos obesos e são mais comuns em indivíduos de pele escura, enquanto as formas malignas são bastante raras.

Existem várias formas de acantose *nigricans* segundo o fator causal relacionado.

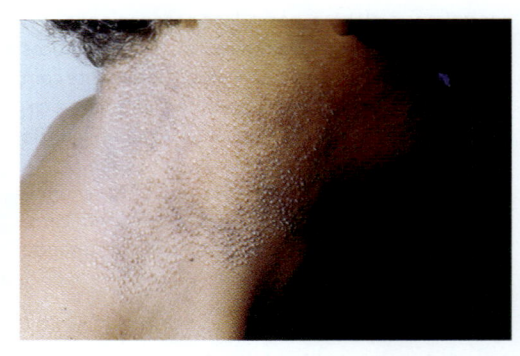

▲ **Figura 21.1** Líquen espinuloso. Placa constituída por pápulas foliculares, muitas das quais encimadas por espículas córneas.

Formas benignas de acantose *nigricans*

Acantose *nigricans* benigna genética

Forma hereditária dominante, não associada a doenças internas, presente no nascimento ou surgindo na infância ou na puberdade, atingindo axilas, pescoço e dobras antecubitais. Excepcionalmente, ocorrem lesões mucosas, e a intensidade do quadro clínico é discreta em relação às formas malignas.

Acantose *nigricans* benigna associada a endocrinopatias adquiridas

A acantose *nigricans* pode acompanhar condições endócrinas benignas tumorais ou não tumorais, como adenomas de hipófise, ovários e suprarrenais, craniofaringeomas, acromegalia, síndrome de Cushing, doença de Addison e ovários policísticos, além de diabetes.

Acantose *nigricans* produzida por fármacos

Diversos fármacos podem produzir lesões de acantose *nigricans*: estrogênios; testosterona; e aquelas que interferem no metabolismo lipídico, como o ácido nicotínico e os corticosteroides sistêmicos. Também existem relatos de casos por insulina subcutânea e ácido fusídico tópico.

Pseudoacantose *nigricans*

Forma de acantose *nigricans* relacionada à obesidade, mais frequente em indivíduos de pele escura (que pode associar-se à resistência insulínica). As lesões costumam ser mais discretas do que na verdadeira acantose *nigricans*, mas podem acompanhar-se de lesões tipo acrocórdon. O controle da obesidade leva à sua redução.

Acantose *nigricans* benigna como parte de síndromes hereditárias

Existem algumas síndromes hereditárias raras, com vários tipos de manifestações clínicas, que podem ser acompanhadas de acantose *nigricans*.

Acantose *nigricans* benigna em doenças autoimunes

Existem casos de acantose *nigricans* que acompanham doenças autoimunes como lúpus eritematoso sistêmico (LES), síndrome de Sjöegren, esclerodermia sistêmica e tireoidite de Hashimoto.

Acantose *nigricans* acral (anomalia acroacantótica)

Ocorre mais frequentemente em indivíduos negros com saúde normal, sendo as lesões localizadas no dorso das mãos e dos pés.

Acantose *nigricans* unilateral nevoide

É uma forma hereditária autossômica dominante na qual as lesões se dispõem unilateralmente ao longo das linhas de Blaschko. As localizações preferenciais são face, couro cabeludo, tronco, abdome (especialmente na região umbilical) e coxas.

Acantose *nigricans* maligna

Nessa forma, as lesões são clinicamente mais expressivas e sempre há associação com neoplasias malignas, configurando verdadeira manifestação cutânea paraneoplásica. Ocorre predominantemente em adultos e, em 20% dos casos, precede o diagnóstico da neoplasia; em 60%, surge sincronicamente ao tumor; e, em 20%, após diagnóstico da neoplasia maligna.

As neoplasias mais comumente associadas à acantose *nigricans* são adenocarcinomas, principalmente abdominais, particularmente adenocarcinoma gástrico (60%). Cerca de 30% dos casos acompanham outros adenocarcinomas abdominais não gástricos, originários de pâncreas, vesícula biliar, colo, reto, útero, ovários, bexiga e próstata. Em 10% dos casos, a neoplasia associada tem origem extra-abdominal, particularmente no esôfago, nos pulmões e nas mamas. Ocorre, ainda menos frequentemente, associação com neoplasias malignas endócrinas (carcinoide, feocromocitoma, tumores tireoidianos e testiculares), sarcomas, melanoma e linfomas.

Em geral, as neoplasias associadas à acantose *nigricans* são bastante agressivas, de curso rapidamente fatal.

Admite-se que o aparecimento das lesões cutâneas se relacione à produção de fatores de crescimento tissular pelas células tumorais. A remoção do tumor determina, por vezes, a involução das lesões cutâneas.

Manifestações clínicas

A acantose *nigricans* exterioriza-se por placas papilomatosas, vegetantes ou liquenificadas, hiperpigmentadas, de coloração castanho-escura, localizadas simetricamente nas axilas (**Figura 21.2**); pescoço; dobras antecubitais; inguinocrurais; regiões umbilical, genital e perianal e em outras áreas intertriginosas. Também podem ser observadas lesões papilomatosas nos lábios.

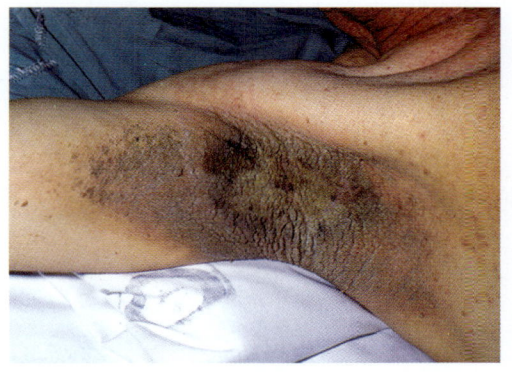

▲ **Figura 21.2** Acantose *nigricans* maligna. Lesões hiperqueratósicas, papilomatosas e hiperpigmentares na axila.

Enquanto nas formas benignas essas lesões são mais discretas, nas formas malignas são muito mais intensas e podem-se observar lesões associadas de acrocórdon, hiperqueratose palmoplantar, papilomatose reticulada e confluente de Gougerot-Carteaud e exagero das impressões palmoplantares (paquidermatoglifia).

Diagnose

Clínica, devendo ser confirmada histologicamente, pois o quadro histopatológico é característico, representado por hiperqueratose, acantose discreta, papilomatose e aumento de pigmento na camada basal. Os exames complementares devem ser orientados na busca das causas endócrinas por meio de pesquisa de glicemia, insulinemia e dosagens hormonais. Possíveis neoplasias associadas devem ser pesquisadas com exame físico e exames complementares: ultrassonografia; exames radiológicos; tomografia; e endoscopia.

Na diagnose diferencial, devem ser considerados o pênfigo vegetante (PVeg), a doença de Darier, a doença de Dowling-Degos e, nas lesões mucosas, devem ser diferenciadas a lipoidoproteinose, a doença de Cowden e a disqueratose congênita.

Tratamento

Quando se detectam fatores causais, o tratamento será removê-los, quando possível, com terapia das endocrinopatias ou neoplasias. Como tratamento sintomático, podem ser utilizados os retinoides, tópica e sistemicamente (tretinoína a 0,05% e acitretina nas doses habituais). Também se utilizam combinações clássicas de tretinoína (0,05%), hidroquinona (4%) e fluocinolona acetonida (0,01%) com o objetivo de melhorar a hiperpigmentação. O lactato de amônio a 12% também é utilizado. Existem relatos do uso de *laser* alexandrita e ultravioleta A e psoralênico (PUVA) em formas malignas para alívio dos sintomas.

22
Foliculoses

ACNE

Acne vulgar

A acne vulgar ou acne juvenil é uma das dermatoses mais frequentes. As lesões surgem na puberdade, em quase todos os jovens, de ambos os sexos. Em alguns, são mínimas, quase imperceptíveis, e assim permanecem durante toda a adolescência. Em outros, tornam-se mais evidentes e polimorfas, de intensidade variável, comprometendo a qualidade de vida na adolescência e desencadeando ou piorando problemas emocionais que podem tornar-se extremamente graves. Na ausência de tratamento adequado, persiste, em geral, até o final da adolescência, e, eventualmente, com lesões isoladas, pode manter-se durante muitos anos. Tratamentos inadequados deixam cicatrizes inestéticas e indeléveis.

Patogenia

Localização

A acne é uma afecção dos folículos pilossebáceos que se localizam na face e na região anteroposterior do tórax. A característica desses folículos é ter uma glândula sebácea hipertrofiada e um pelo fino rudimentar.

Existe uma tendência hereditária na acne, transmitida por genes autossômicos dominantes.

Há uma queratinização anômala no infundíbulo folicular, com hiperqueratose, que produz a obstrução dos orifícios e a formação dos comedos, inicialmente, os fechados (cravos brancos) e, depois, os abertos (cravos pretos).

A hipersecreção sebácea é o segundo fator fundamental para o desenvolvimento da acne associada à hiperqueratose folicular. A hipersecreção sebácea e a eclosão da acne podem ocorrer por dois mecanismos.

O primeiro mecanismo, pouco frequente, ocorre por aumento dos androgênios circulantes, à semelhança do que acontece na síndrome SAHA (seborreia, alopecia, hirsutismo, acne), em síndromes virilizantes, na síndrome de Cushing e como manifestação iatrogênica na terapia com hormônios androgênicos.

O segundo mecanismo, que é o encontrado na acne vulgar, ocorre pela ação periférica do androgênio, isto é, há uma resposta hipersecretória da glândula sebácea ao estímulo androgênio, por fatores genéticos ou constitucionais.

Portanto, para a eclosão da acne, são fundamentais a hiperqueratose folicular e a hipersecreção sebácea.

Entre as bactérias que participam na patogênese da acne, na porção profunda do folículo pilossebáceo, é encontrado, constante e abundantemente, o *Propionibacterium acnes*, microrganismo que prolifera e hidrolisa, pelas esterases que possui, os triglicerídeos do sebo, liberando ácidos graxos irritantes para a parede folicular, indutores de sua queratinização. A pressão do sebo acumulado pode romper o epitélio folicular, enquanto os ácidos graxos e os microrganismos atuam na derme circunjacente. Inicia-se, assim, o processo inflamatório. Na porção superficial do folículo, habitam o *Staphylococcus epidermidis* e outros micrococos produtores de lipases que pioram o quadro.

Fatores emocionais podem atuar como agravantes da acne, bem como o período menstrual, mas a influência alimentar é raramente observada na evolução da acne.

Manifestações clínicas

O quadro clínico é polimorfo, caracterizado por comedos, pápulas, pústulas, nódulos e abscessos localizados na face, nos ombros e na porção superior do tórax, geralmente associado com seborreia. Consoante o número e o tipo das lesões, definem-se as formas clínicas ou os graus da acne vulgar (**Figura 22.1**).

A acne é classificada como *acne não inflamatória*, quando apresenta somente comedos, sem sinais inflamatórios, e *acne inflamatória*, que, conforme o número, a intensidade e as características das lesões, compreende formas clínicas ou graus (**Quadro 22.1**).

Acne não inflamatória

Acne comedônica – acne grau I
Caracteriza-se pela presença de comedos, porém a existência de algumas pápulas e raras pústulas foliculares ainda permite considerar o quadro acne grau I (**Figura 22.2**).

Há três tipos de comedos: microcomedo; comedo fechado; e comedo aberto.

Acne inflamatória

Acne papulopustulosa – acne grau II
Caracteriza-se pela presença de comedos abertos, de pápulas, com ou sem eritema inflamatório e pústulas. O quadro tem intensidade variável, desde poucas lesões até numerosas, com inflamação bem intensa. A seborreia está sempre presente (**Figura 22.3**).

Acne nódulo-abscedante ou nódulo-cística – acne grau III
Há comedos abertos, pápulas, pústulas, seborreia e nódulos furunculoides. Impropriamente chamados cistos, esses nódulos contêm corneócitos degenerados, nos quais pode ocorrer a formação de pus, cuja drenagem também elimina queratina (**Figura 22.4**).

Acne conglobata – acne grau IV
Constitui forma grave de acne em que, ao quadro anterior, associam-se nódulos purulentos, numerosos e grandes, formando abscessos e fístulas que drenam pus. Há canais entre os abscessos, que formam bridas e lesões queloidianas. Forma mais frequente em homens, em geral, acomete a face, o pescoço e os lados anterior e posterior do tórax, podendo chegar até a região glútea (**Figura 22.5**).

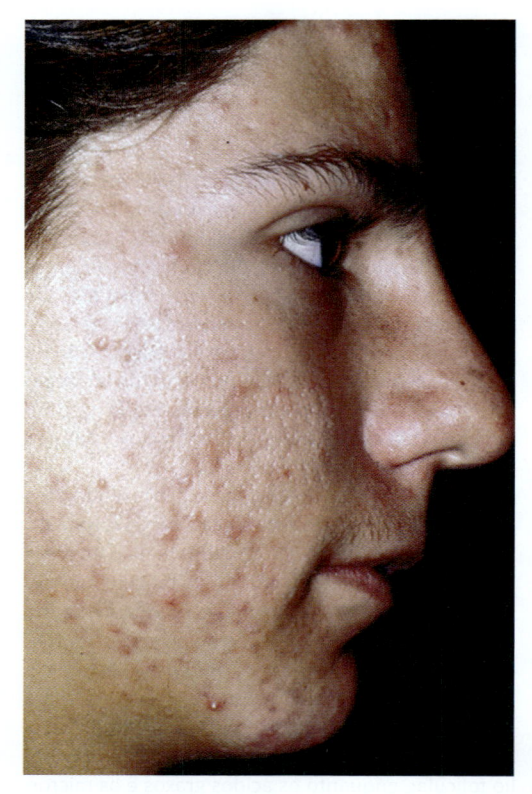

▲ **Figura 22.1** Acne vulgar. Comedões, pápulas eritematosas, pústulas e cicatrizes.

Quadro 22.1 Formas clínicas (graus) da acne vulgar

Acne não inflamatória
• Acne comedônica ou acne grau I
Acne inflamatória
• Acne papulopustulosa ou acne grau II
• Acne nódulo-abscedante, nódulo-cística ou acne grau III
• Acne conglobata ou acne grau IV
• Acne fulminante, acne *fulminans* ou acne grau V

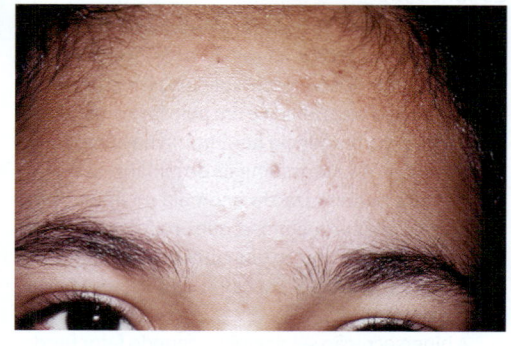

▲ **Figura 22.2** Acne grau I. Múltiplos comedos, raras pápulas eritematosas na fronte.

Foliculoses | 137

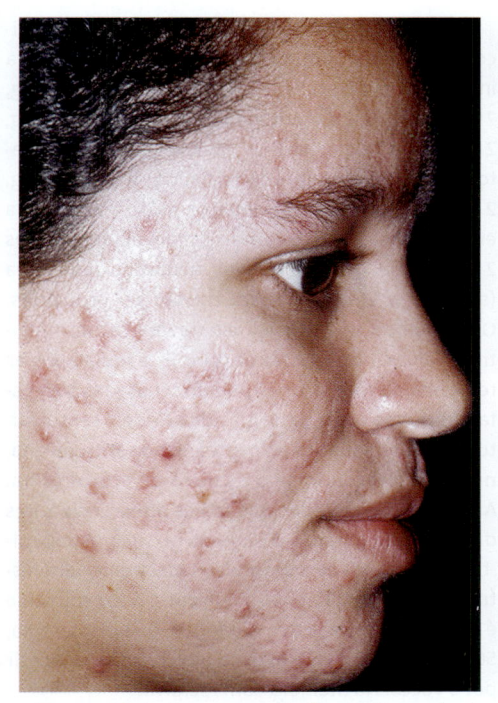

▲ **Figura 22.3** Acne grau II. Comedões, pápulas eritematosas e pústulas.

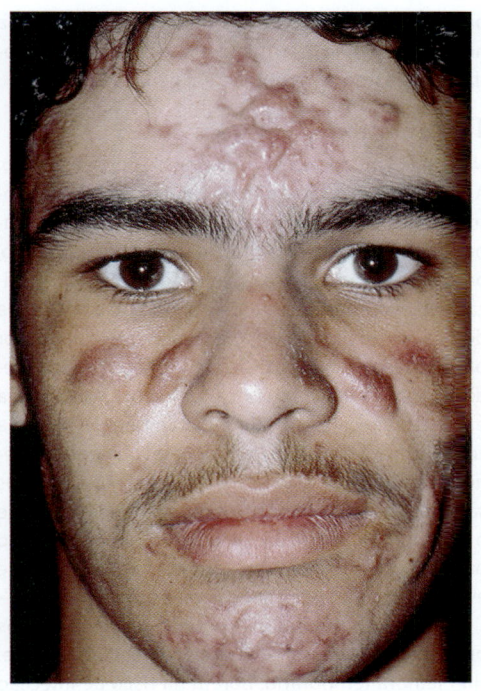

▲ **Figura 22.5** Acne grau IV. Conglobata. Comedões, pápulas, lesões nódulo-císticas com abscessos múltiplos comunicantes.

Acne fulminante – acne grau V

É forma extremamente rara em nosso meio, na qual, em quadro de acne nódulo-abscedante ou conglobata, surgem subitamente febre, leucocitose, poliartralgia, com eritema inflamatório ou necrose e hemorragia em algumas lesões. Histologicamente, ocorre vasculite leucocitoclástica.

Manchas pigmentares e cicatrizes residuais

Podem ocorrer, principalmente em peles tipo III e IV, manchas residuais ocasionadas particularmente pelo traumatismo das lesões. Cicatrizes ocorrem na evolução da acne inflamatória, deixando depressões desde mínimas até marcas indeléveis. A acne conglobata leva a cicatrizes deformantes, com bridas de fibrose e lesões queloidianas.

Diagnose

A acne vulgar é bastante característica e, em geral, não necessita de diagnose diferencial. A acne pós-adolescência deve ser distinguida das várias formas de erupção acneiforme. A rosácea pode apresentar

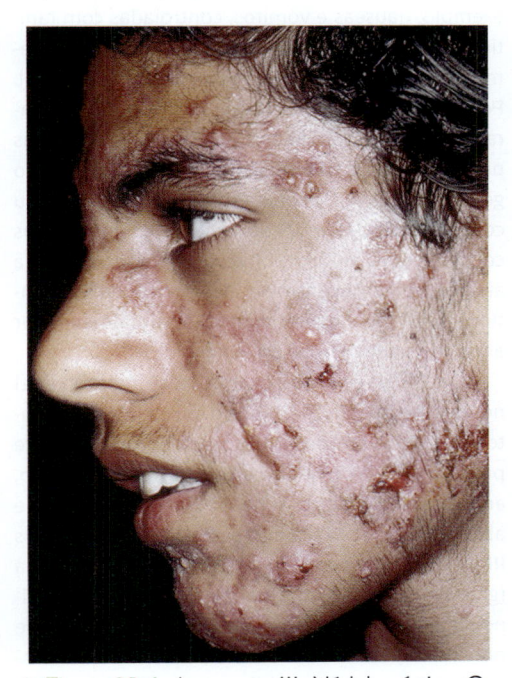

▲ **Figura 22.4** Acne grau III. Nódulo-cística. Comedões, pápulas e lesões nódulo-císticas na face.

pápulas foliculares, porém a idade, a predominância no sexo feminino, o eritema e a localização médio-facial e na fronte permitem, em geral, a diagnose.

Tratamento

Na acne comedônica, o tratamento tópico é eletivo. A primeira indicação é a tretinoína, usada na concentração de 0,05%, em gel, aplicada à noite, após limpeza, e retirada pela manhã. Quando, pelo uso diário, ocorrer irritação, espaçar as aplicações. Evitar exposição ao sol durante o tratamento, porque a tretinoína deixa a pele mais sensível. Eventualmente, quando for programada uma exposição ao sol, não passar o medicamento na noite anterior. Atualmente, a tretinoína é substituída pela isotretinoína, também em gel e na concentração de 0,05%, por ter igual atividade e menor ação irritativa. Outros retinoides tópicos efetivos são o adapaleno, menos irritante e menos efetivo, e o tazaroteno. O ácido azelaico, a 20%, foi introduzido para ser usado 1 ou 2 vezes/dia, sem necessidade de evitar a luz solar, porém mostrou-se pouco efetivo.

A extração manual de comedos abertos (cravos pretos) não é necessária, a não ser excepcionalmente. Há melhora temporária, porém há risco de infecção pelo manuseio das lesões. Os comedos fechados (cravos brancos) podem ser abertos com ponta de agulha ou de um eletrocoagulador.

No tratamento tópico da acne inflamatória papulopustulosa, grau II, após a limpeza da pele com sabonete ou loção para pele oleosa, a indicação eletiva é o peróxido de benzoíla em concentrações de 2,5 a 5%, aplicado 1 ou 2 vezes/dia após limpeza, espaçando-se as aplicações em caso de irritação. Atualmente, a fórmula mais efetiva é o peróxido de benzoíla dissolvido, e não mais disperso, em concentração de 4%, mais efetiva e com menor ação irritativa. Dois antibióticos são usados topicamente nessa forma de acne: a eritromicina 2 a 4%, em solução ou gel; e a clindamicina a 1%, em solução alcoólica, ambos de ação anti-inflamatória. Atualmente, são mais indicadas a associação do peróxido de benzoíla (5%) com clindamicina (1%), em gel, muito efetiva na terapia tópica ou a associação, também efetiva, da isotretinoína (0,05%) com eritromicina (2%), em gel; bem como a associação de adapaleno (0,1%) e peróxido de benzoíla (2,5%), em gel.

Há reações adversas com o peróxido de benzoíla. As aplicações devem ser espaçadas se houver irritação. Excepcionalmente, ocorre sensibilização que impede o uso do medicamento. A eritromicina e a clindamicina raramente causam irritação ou sensibilização.

Quando não houver resposta ao tratamento tópico, é indicada a administração sistêmica. A primeira indicação é a tetraciclina (ou oxitetraciclina), 500 mg, 2 vezes/dia. As alternativas são: eritromicina, 500 mg, 2 vezes/dia; ou doxiciclina, 100 mg/dia; ou sulfametoxazol-trimetoprima, 1 comprimido, 400 mg/80 mg, 2 vezes/dia. Nos dois primeiros meses, a melhora em geral é discreta e torna-se mais evidente após 2 a 4 meses. Quando houver melhora significativa (superior a 80%), as doses devem ser reduzidas. Observe que as tetraciclinas devem ser administradas 30 minutos antes ou 2 horas e meia após as refeições, com água, e não podem ser usadas por gestantes ou sob suspeita de gravidez. Podem ser substituídas com segurança pelo estearato de eritromicina, nunca empregando-se o estolato de eritromicina. A eritromicina deve ser ingerida de preferência antes das refeições, porém a doxiciclina e o sulfametoxazol-trimetoprima devem ser preferencialmente administrados durante ou após as refeições. A azitromicina é também administrada em forma de pulsoterapia, 500 mg, por 3 dias, 7 dias de interrupção, e repetir por 3 vezes. Há melhora com recidiva.

A administração de tetraciclina ou eritromicina frequentemente causa reações gastrintestinais, por exemplo, náuseas e vômitos, controladas com ranitidina ou omeprazol; diarreia, medicada com loperamida; e, excepcionalmente, ocorre candidose vaginal. Pode surgir uma foliculite por gram-negativos, caracterizada pelo súbito aparecimento de numerosas pústulas, com o desenvolvimento de bactérias do gênero *Klebsiella*, *Serratia*, *Proteus* ou *Escherichia* ou contaminação das lesões por cândida. Os tratamentos com tópicos ou antibióticos via sistêmica não curam a afecção, somente controlam-na, precisando ser mantidos por tempo indeterminado, eventualmente por anos, até a cura natural da acne.

Em 1979, a isotretinoína tornou-se indispensável no tratamento da acne. Ainda é indicada por dermatologistas dos Estados Unidos e da Europa somente para os graus III e IV. Discordando dessa restrição, empregamos a isotretinoína não somente na acne abscedante (cística), conglobata e fulminante (graus III, IV e V), mas também na acne papulopustulosa (grau II), resistente ao tratamento tópico. A isotretinoína melhora a qualidade de vida do adolescente e previne o aparecimento de cicatrizes indeléveis, embora possam ocorrer recidivas que exijam repetição do tratamento.

Isotretinoína

A isotretinoína é o ácido 13-*cis*-retinoico, derivado do retinol (vitamina A). Atua eletivamente sobre a glândula sebácea, diminui e normaliza a sebogênese e a queratinização folicular alterada.

- **Doses e administração:** Quando de sua introdução, usavam-se doses mais altas de isotretinoína, 1,0 a 1,5 mg/dia. Hoje, preconizam-se doses menores, porém com um mínimo de 0,5 mg/kg/dia (em geral, 40 mg/dia). O período mínimo de tratamento é em torno de 5 meses, e a dose total deve alcançar 120 mg/kg. As cápsulas devem ser administradas durante ou após as refeições. A maioria dos doentes responde ao tratamento com cura definitiva da acne. Quando se administra a isotretinoína em doses inferiores a 0,5 mg/kg/dia, ou por período menor que 5 meses, há melhoras, mas ocorrem recidivas cujo número é proporcional à dosagem usada e ao período de administração. Alguns doentes podem necessitar da manutenção da isotretinoína por um período maior, de 6, 7 e até 10 meses. Essa maior resistência ao tratamento é vista em algumas formas graves. As recorrências de acne após tratamento com isotretinoína são frequentes, variando de 10 a 60% na literatura. Todos os estudos que buscaram fatores preditivos de recidiva concluíram que a única variável significativa é a dose cumulativa total, sendo as recidivas muito frequentes nos pacientes que receberam doses totais inferiores a 120 mg/kg. Quando, após a cura da acne, ocorrer recidiva, pode-se administrar novamente a isotretinoína na mesma dose, durante período menor, por várias vezes, sem qualquer inconveniente. Em acne de adultos (acima de 30 anos), é preferível administrar doses menores de isotretinoína (inferior a 0,5 mg/kg/dia) por tempo mais prolongado.

Efeitos colaterais

- **Teratogenia:** A isotretinoína é medicação segura, e o único risco irreversível é, em gestantes, a ação teratogênica. Cabe ao dermatologista enfatizá-lo para a paciente e somente prescrever a isotretinoína quando estiver excluída seguramente a possibilidade de gravidez. Havendo essa possibilidade, deve-se, primeiramente, adotar um método anticoncepcional, principalmente os anticoncepcionais hormonais. A isotretinoína é eliminada em 1 mês e, após esse período, não existe mais risco para a gravidez.
- **Exacerbação:** Quando se inicia a isotretinoína, pode ocorrer uma exacerbação das lesões que melhora subsequentemente. Geralmente, no final do primeiro mês e a partir do segundo, as melhoras são nítidas, e, no terceiro mês de tratamento e nos subsequentes, em geral, não há mais lesões, podendo surgir raramente lesões esporádicas.
- **Secura labial (100%) e queilite (95%):** Ocorrem de 7 a 10 dias após o início do tratamento. De intensidades variáveis, são controladas com o uso de reparador labial, como bastão de manteiga de cacau ou pomada de dexpantenol. Quando houver infecção, usar pomada de antibiótico.
- **Queilite angular (80%):** Controlada com o uso de pomada de antibiótico e/ou de cetoconazol.
- **Secura das mucosas nasal (50%), oral (40%) e ocular (20%):** Controladas, respectivamente, com instilações de solução salina, bochechos com água e lubrificante ocular.
- **Eritema e/ou dermatite na face (40%):** Não é necessário tratamento, não sendo indicado usar cremes hidratantes.
- **Epistaxe (30%):** Consequente à secura da mucosa nasal.
- **Prurido (25%):** Causado pela asteatose.
- **Eflúvio telógeno (25%):** Desaparece após o término do tratamento.
- **Conjuntivite (20%):** Causada pela secura da mucosa ocular.
- **Dermatite asteatósica (20%):** Áreas de eritema descamativo ou de eczematização, particularmente nos membros. Terapia com cremes hidratantes.
- **Mialgias e artralgias:** Ocorrem eventualmente em pacientes praticantes de exercícios físicos, que devem ser restringidos.
- **Obstipação intestinal e cefaleia:** De ocorrência excepcional, controladas com medicamentos sintomáticos. As reações colaterais não impedem a continuação do tratamento.
- **Hipertensão benigna intracraniana:** Foi relatada em doentes usuários de tetraciclina concomitante.
- **Hiperostose:** Não é observada pelo tempo curto de administração.
- **Depressão e suicídio:** Quadros depressivos e eventualmente suicídio ocorrem em todas as faixas etárias, particularmente em adolescentes. Foi lembrada a possibilidade de uma relação da isotretinoína com depressão e suicídio, porém

nenhum dos estudos epidemiológicos até agora mostrou tal associação. A acne, por seu aspecto, é fator que contribui para a depressão e, frequentemente com a sua cura, há melhora do quadro mental. Entretanto, é indicado avaliar sempre o risco de depressão ou suicídio em pacientes com acne que serão tratados com isotretinoína.

Controle laboratorial

O controle laboratorial deve ser feito antes do início da isotretinoína e repetido após 30 dias. Tal controle periódico, na opinião do autor, deve continuar durante o tratamento, embora alguns autores considerem desnecessária essa periodicidade se houver boa tolerância inicial.

- **Hemograma:** Deve ser feito antes da terapêutica e repetido durante o tratamento suplementar.
- **Colesterol – triglicerídeos:** Elevação discreta de colesterol e de triglicerídeos é observada frequentemente, com volta à normalidade após o término do tratamento. Quando há aumento, prescrever dieta e, se ultrapassar 300 mg/dL para colesterol ou triglicerídeos, reduzir a dose de isotretinoína. Quando ultrapassar 400 mg/dL, interromper o fármaco, que poderá ser readministrado após a volta à normalidade.
- **Transaminases:** Eventualmente, podem surgir elevações suaves, reversíveis durante o tratamento.
- **Grupo de risco:** Constituído por pacientes obesos, diabéticos ou com hipercolesterolemia ou trigliceridemias. É importante inquirir sobre as taxas de colesterol e triglicerídeos paterno ou materno. Quando há história familiar, a terapia deve ser feita com controle laboratorial mensal. Doença hepática contraindica o tratamento. Em doença sistêmica ou alteração renal, gastrintestinal ou pulmonar, a isotretinoína pode ser prescrita quando absolutamente necessária e com controle clínico rigoroso. Igualmente, em indivíduos psicóticos, pode ser usada com concordância e seguimento de psiquiatra.
- **Intercorrências:** Doença sistêmica subclínica pode tornar-se sintomática e necessitar de tratamento que, eventualmente, será feito em paralelo. Acidentes graves, intervenções cirúrgicas, doenças infecciosas surgindo durante o tratamento podem requerer a interrupção da isotretinoína, que pode ser reiniciada oportunamente.

Condutas: nas formas clínicas

Na acne papulopustulosa, grau II, com reação inflamatória discreta (**Figuras 22.6**), usar sabonetes ou loções antigordurosas e antibióticos tópicos ou a associação de eritromicina com peróxido de benzoíla. Suspender após 2 a 4 semanas, quando, pela ação da isotretinoína, houver secura da pele. Quando ocorrerem muitas lesões, é indicado administrar antibióticos sistemicamente (exceto tetraciclinas), macrolídio com a roxitromicina, eritromicina ou cefalosporina, por 2 a 4 semanas. Lembrar que, no início do tratamento, como já referido, pode ocorrer exacerbação do quadro.

Na acne abscedante ou cística (**Figuras 22.7**), conglobata e fulminante, deve-se associar, no início, a isotretinoína com antibióticos. A dose da isotretinoína deve ser maior, de 1 a 1,5 mg/kg, com antibiótico macrolídio, como roxitromicina, 300 mg/dia, ou eritromicina, de 1 a 1,5 g/dia, em 2 ou 3 doses de 500 mg. Pode-se usar cefalosporina em dose equivalente.

- **Corticosteroides:** Nas formas muito inflamatórias da acne cística e conglobata, é indicada, também, a administração de prednisolona em uma dose única diária de 20 mg, posteriormente reduzida até a melhora do quadro. Em lesões císticas, infiltrações intralesionais de triancinolona acetonida a cada 3 semanas são úteis. Na acne fulminante, é indispensável a administração de prednisolona, 40 a 20 mg/dia, associada à isotretinoína e ao antibiótico. Com a melhora do quadro, diminuir a dose do corticosteroide, mantendo o antibiótico até o desaparecimento dos sinais inflamatórios e continuar com a isotretinoína até a regressão total da acne.
- **Antiandrogênios:** Não são necessários na acne vulgar. A ciproterona (2 mg) associada ao etinilestradiol (0,035 mg) melhora a acne na mulher, porém há recidiva após a interrupção. A associação é indicada em duas condições: como anticoncepcional, quando há risco de gravidez; e em alguns casos de acne endócrina, como na síndrome SAHA.

Alguns autores recomendam a utilização de espironolactona, 25 a 200 mg/dia, isolada ou associadamente à isotretinoína na acne da mulher após os 25 anos. São efeitos colaterais a hipersensibilidade mamária e a dismenorreia, sendo necessária a monitorização da pressão arterial e dos níveis de potássio, e a gravidez deve ser evitada pela possibilidade de feminização do feto masculino.

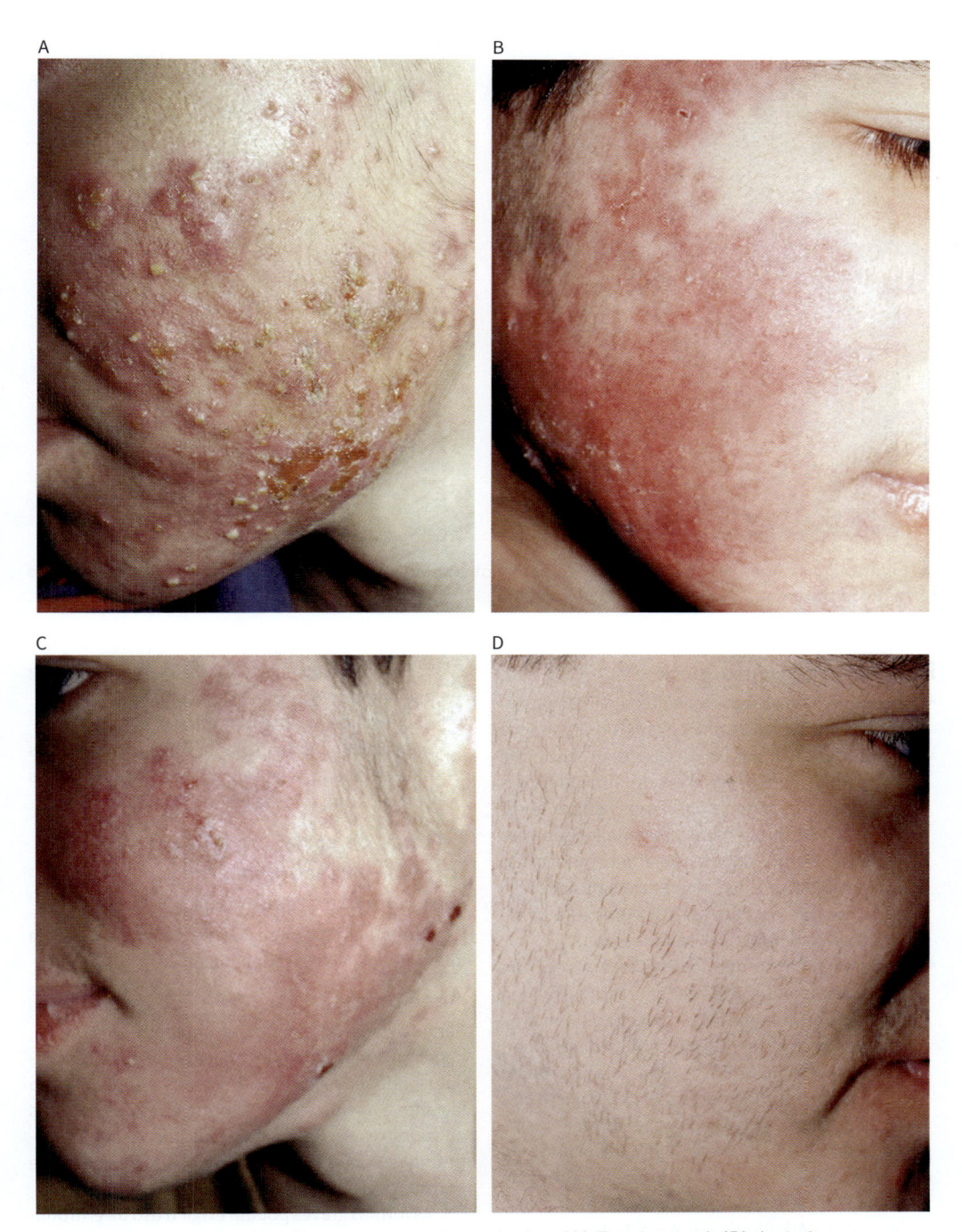

▲ **Figuras 22.6** Acne vulgar. Tratamento com isotretinoína. (A) Estado inicial. (B) Após 2 meses. (C) Após 6 meses – término do tratamento. (D) Após 12 meses – controle.

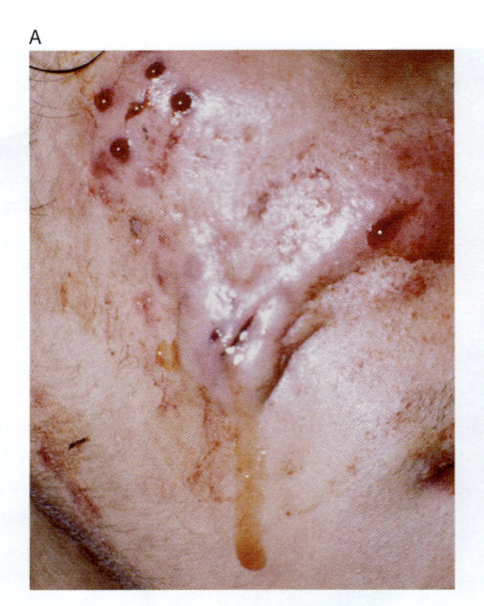

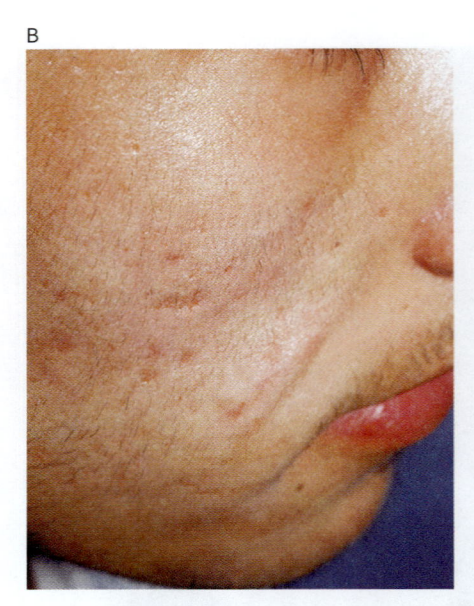

▲ **Figuras 22.7** Acne grau III. Tratamento com isotretinoína. (A) Estado inicial. (B) Após 2 meses do término do tratamento.

Procedimentos cirúrgicos

- **Drenagem de abscessos:** A drenagem de pústulas, cistos e abscessos em todas as formas de acne é indispensável para o sucesso do tratamento. As pústulas podem ser abertas e drenadas sem anestesia. Nos cistos e abscessos, aplicar anestesia intradérmica e fazer pequena incisão com ponta de bisturi. Após esvaziar o conteúdo por espremedura, proceder à curetagem e à aplicação de ácido tricloroacético (5070%). Utiliza-se curativo adesivo compressivo, se necessário.
- **Dermoesfoliação-dermoabrasão:** Após o término do tratamento, pode ser necessária. Quando há cicatrizes mínimas, usar gel de tretinoína ou isotretinoína; e, quando indicado, *peeling* superficial com ácido salicílico ou tretinoína. Ocorrendo cicatrizes mais evidentes, *peelings* médios; e, nas cicatrizes profundas, é indicada a dermoabrasão. Pode ser feita 2 a 3 meses após a conclusão do tratamento. Possibilita melhora em torno de 50% das cicatrizes, fato que deve ser esclarecido ao doente. Admite-se ser repetida 1 ou 2 vezes, podendo atingir melhora de até 80%. É procedimento doloroso que deve ser efetuado em centro cirúrgico, com anestesia local em doente sedado ou com anestesia geral. O pós-operatório, para recuperação da pele, é de 3 a 4 semanas, e deve ser evitada a exposição solar por 3 a 4 meses.
- **Técnicas de preenchimento:** Há diversas técnicas de preenchimento para corrigir as depressões cicatriciais pós-tratamento, mas os resultados com a dermoabrasão são superiores.

Formas de acne: infantil, pós-adolescência, androgênica e escoriada

Compreendem quadros com lesões acneicas com diferentes aspectos e etiopatogenias.

Acne infantil

Caracteriza-se por pápulas e comedos e, raramente, papulopústulas, surgindo na face na infância. No neonato, pode ser devido a androgênios maternais, e, no lactante e na infância, por andrógenos das gônadas ou suprarrenais. Pode ser tratada por tretinoína, isotretinoína tópica, adapaleno, peróxido de benzoíla e eritromicina tópica (**Figura 22.8**).

As formas graves podem exigir o uso de eritromicina e até mesmo isotretinoína (0,3 a 2 mg/kg/dia).

Acne pós-adolescência

Caracteriza-se por papulopústulas menores, menos dolorosas, surgindo por surtos, em menor número e com

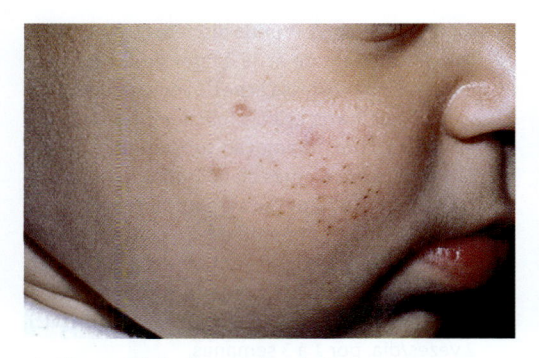

▲ **Figura 22.8** Acne infantil. Criança com comedões e pápulas eritematosas na face.

comedões pequenos. Nos homens, coincide com a pele seborreica. Nas mulheres, as lesões exacerbam-se no período pré-menstrual e não há hiperandrogenismo. O mecanismo patogênico é uma resposta excessiva das glândulas sebáceas ao estímulo androgênico. O tratamento é o da acne vulgar, com doses menores de isotretinoína e com menor período de administração.

Acne androgênica
Quadro de acne compondo a síndrome SAHA, deve-se à produção excessiva de andrógenos por ovários policísticos (síndrome de Stein-Leventhal) ou outra alteração endócrina (síndrome adrenogenital ou de Cushing). A diagnose confirma-se por exames hormonais (testosterona livre plasmática, androstenediona, sulfato de deidroepiandrosterona, hormônio folículo-estimulante e prolactina) e pela ultrassonografia ovariana. Para tratamento da acne, é imprescindível a isotretinoína, e, para os demais sintomas, devem ser usados antiandrogênios.

Acne escoriada
Na literatura francesa, era denominada *acne excoriée des jeunes-filles*, observada quase exclusivamente em mulheres e caracterizada por escoriações e cicatrizes na face. Há comedos e pápulas que a doente traumatiza constantemente. É quadro fundamentalmente neurótico ou psicótico, com escoriações e cicatrizes. Empregam-se tópicos para a acne e a medicação antidepressiva ansiolítica e sedante, como a doxepina. Quando necessário, encaminhar para orientação psiquiátrica.

Acne *fulminans* (acne maligna, acne conglobata ulcerativa febril aguda)
É uma forma aguda febril de acne conglobata predominante em adolescentes masculinos que, além de lesões cutâneas, é acompanhada de manifestações sistêmicas importantes.

Manifestações clínicas
Ocorre em doentes que apresentam formas discretas ou moderadas de acne. As lesões cutâneas caracterizam-se pelo aparecimento abrupto de lesões císticas confluentes, necróticas e hemorrágicas que tendem à ulceração com aparecimento de áreas de tecido de granulação exuberante. As lesões acometem principalmente a face, o pescoço, o dorso e os braços. Sistemicamente, há artralgias e artrite atingindo predominantemente as articulações iliossacral, ilíacas e joelhos. Além disso, há lesões de osteomielite asséptica (25% dos casos) atingindo especialmente a articulação esternoclavicular. Há comprometimento do estado geral, com febre, mialgias e hepatoesplenomegalia. Laboratorialmente, há leucocitose e anemia; radiologicamente, as lesões de osteomielite revelam lesões líticas. Podem surgir lesões de eritema nodoso concomitantemente.

Histopatologia
Há presença de hemorragias e vasculite leucocitoclástica.

Diagnose
É clínica pela presença de acne conglobata associada a manifestações sistêmicas e confirmadas laboratorialmente.

Hemorragias e vasculite leucocitoclástica nunca ocorrem histologicamente nas outras formas de acne.

Na diagnose diferencial, considerar acne conglobata, acne tropical (que é a exacerbação abrupta de acne pré-existente em condições de calor e umidade excessivos) e, eventualmente, pioderma gangrenoso.

Tratamento
Prednisona, 1 mg/kg/dia, por semanas, até melhora evidente do quadro clínico. Podem ser necessários antibióticos, cefalosporinas ou claritromicina por 10 dias. Geralmente, após 4 semanas do tratamento com prednisona, introduz-se a isotretinoína oral em doses baixas, 0,2 a 0,5 mg/kg/dia.

Quando existe eritema nodoso associado, alguns autores preconizam o uso de dapsona associada à isotretinoína. Também há relatos anedóticos do uso de ciclosporina e infliximabe. As lesões com tecido de granulação excessivo podem ser tratadas com ácido tricloroacético ou corticosteroides potentes.

Acnes induzidas ou erupções acneiformes

As acnes induzidas ou erupções acneiformes são quadros acneicos causados por noxas que atuam diretamente na pele (contactantes) ou por absorção (agentes endotantes), que podem ser ingestantes, inalantes, injetantes e percutantes, constituindo dois grupos de acnes induzidas. Na erupção acneiforme, a alteração inicial é a inflamação do folículo, não ocorrendo comedos. Outra distinção é a localização, que atinge a face, as regiões anterior e posterior do tronco, os braços e, eventualmente, a região glútea e as coxas. Finalmente, o quadro é monomorfo e de evolução aguda ou subaguda. A denominação acne para esses quadros é imprópria, mas é a usual.

As erupções acneiformes podem ser produzidas por agentes químicos, físicos ou ter caráter nevoide.

Acne por contactantes (acne *venenata*)

Compreende os seguintes tipos:

- **Acne por cosméticos:** Forma mais frequente de acne induzida, ocorre quase exclusivamente em mulheres na pós-adolescência, na terceira ou quarta década de vida, pelo uso de cosméticos. Numerosas substâncias usadas em cosméticos são comedogênicas. O uso excessivo de sabões, sabonetes ou sabonetes com fármacos, como o hexaclorofeno, pode produzir o quadro que se caracteriza por comedos e pápulas, eventualmente raras pústulas, na face, em mulheres que tiveram acne ou têm seborreia e que usam cremes faciais. No tratamento, a primeira conduta é a exclusão desses cosméticos, esclarecendo sua inutilidade em peles seborreicas. O tratamento é com retinoide tópico, peróxido de benzoíla ou antibióticos tópicos.
- **Acne por medicamentos tópicos:** O uso de pomadas e cremes medicamentosos, principalmente em áreas seborreicas, pode induzir a formação de comedos e pápulas, cuja origem pode ser de veículos como vaselina ou lanolina ou medicamentos, principalmente corticosteroides.
- **Acne por fricção:** Devido ao contato com faixas, carneiras de chapéus ou capacetes. As lesões são pápulas ou papulopústulas por oclusão folicular, ação irritativa e infecção secundária. Forma frequente é observada no pescoço de quem toca violino. O tratamento é a exclusão da causa e proteção. Eventual uso de tópicos.
- **Acne estival:** Caracteriza-se por papulopústulas, com poucos comedos, e atinge face, dorso, ombros e pescoço. Prurido discreto ou moderado. Quadro discreto de acne é fator predisponente. O aparecimento dessa acne de verão pode ser devido ao edema do orifício folicular pela sudorese excessiva, com inflamação subsequente. Entretanto, o uso de cremes ou pomadas fotoprotetoras é, talvez, o fator mais importante na gênese do quadro. O tratamento é feito com sabonetes antiacneicos e loções de antibióticos. Em alguns doentes, pode ser necessário um antibiótico, macrolídio ou tetraciclina, 500 mg, via oral (VO), 2 vezes/dia, por 1 a 3 semanas.
- **Acnes ocupacionais:** Ocorrem em trabalhadores por contactantes ocupacionais. Caracteriza-se por comedos e lesões inflamatórias em áreas expostas. A *acne clórica* ou *cloracne* ocorre em virtude do contato com compostos orgânicos clorados e acomete trabalhadores da indústria química que os manipulam e absorvem-nos via percutânea ou pulmonar. As substâncias podem ocasionar alterações hematológicas, neurológicas, hepáticas e metabólicas e, eventualmente, morte. A *acne dos pesticidas* é observada em trabalhadores agrícolas que manipulam esses produtos clorados orgânicos, usados como defensivos (fungicidas, inseticidas, herbicidas) em agricultura. O quadro é similar ao da cloracne, podendo também causar sintomas gerais por absorção. Os agrotóxicos mais empregados são: pentaclorofenol (PCF); pentaclorofenato de sódio; pentacloronitrobenzeno (PCNB); clorotalonil; e ácido triclorofenoxiacético, que contém dioxina, substância com potente ação acnegênica. Em relação ao tratamento, formas puramente cutâneas podem ser tratadas com tretinoína ou isotretinoína topicamente. Eventualmente, antibiótico, macrolídio ou tetraciclina, VO. Formas com comprometimento sistêmico precisam de tratamento especializado e, frequentemente, hospitalização.

No grupo das acnes ocupacionais, a mais frequente é a *acne dos óleos e graxas* (elaioconiose) causada pelo contato com essas substâncias, diagnosticada em trabalhadores que manuseiam óleos ou graxas minerais. O quadro é sugestivo, com pontos negros nos óstios foliculares, visíveis principalmente nos dedos das mãos, nos antebraços e nas coxas. Com a oclusão dos óstios foliculares, surgem pápulas e nódulos inflamatórios. No tratamento, o primeiro cuidado é a prevenção do contato, evitando o uso de roupas impregnadas e a esterilização do óleo, quando este é reaproveitado, uma vez que é veículo da infecção bacteriana. Pode-se empregar tretinoína topicamente e, quando houver infecção, um antibiótico, VO. Em casos resistentes, a isotretinoína é indicada. A *acne por asbestos* é encontrada em trabalhadores da indústria desses minerais.

Acne por endotantes

Acne por medicamentos

Androgênios

Gonadotrofinas, esteroides anabolizantes, anticoncepcionais, halógenos (iodo, cloro ou bromo) podem induzir, manter ou agravar quadro acneico, ou desencadear erupção acneiforme. Nas acnes induzidas por medicamentos, inclusive corticosteroides e hormônios, a erupção é de pápulas pequenas ou papulovesicopústulas, às vezes com crostículas hemáticas. As lesões são, em geral, disseminadas, atingem face, pescoço, tronco, ombros, braços e até a região glútea e as coxas. Não há comedos, ou há somente um pequeno número destes, e não são encontrados no início da erupção (**Figura 22.9**). Há prurido discreto ou moderado. Os medicamentos mais comumente responsáveis por erupções acneiformes são: corticosteroides, hormônio hipofisário adrenocorticotrópico (ACTH), androgênios, anticoncepcionais; halógenos (iodo, cloro, bromo); vitaminas B12, B6, B1 e D2; isoniazida, rifampicina, etionamida; fenobarbitúricos, trimetadiona, hidantoína; lítio, hidrato de cloral; quinina, dissulfiram; tiouracila, tioureia e similares; e ciclosporina.

Em relação à terapia, após a retirada do medicamento responsável, pode-se empregar tretinoína ou antibióticos tópica ou, eventualmente, sistemicamente.

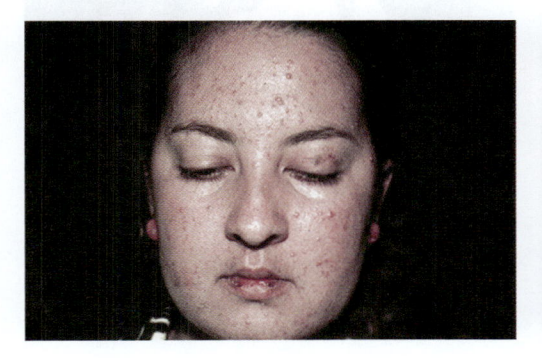

▲ **Figura 22.9** Acne por corticosteroides. Lesões papulopustulosas.

DERMATITE PERIORAL

Erupção caracterizada pela presença de eritema, pápulas e pústulas na face. Ocorre particularmente ao redor da boca e, em mulheres, na segunda e terceira décadas de idade. É relacionada ao uso prévio de corticosteroide fluorado e, eventualmente, de não fluorado potente. As alterações iniciais que induzem o uso do corticosteroide são dermatite seborreica ou dermatite irritativa por cosmético, lesões acneicas ou rosácea. A melhora inicial com o corticosteroide fluorado determina o uso contínuo e o aparecimento da erupção. Quando o medicamento é suspenso, recidiva o processo, formando-se círculo vicioso no qual o remédio melhora temporariamente e agrava progressivamente a erupção. Apesar de ser essa etiopatogenia a responsável na maioria dos pacientes, é registrado o aparecimento do quadro sem o uso prévio de corticosteroide. Outros mecanismos podem ser responsáveis, como o uso de cremes hidratantes que, pela ação oclusiva, possibilitam a proliferação da flora cutânea e o desencadeamento do quadro. A dermatite é excepcionalmente encontrada em adultos masculinos e reportada em crianças desde os 7 meses de idade, com igual ocorrência em ambos os sexos.

Manifestações clínicas

O aspecto clínico é bastante sugestivo. Há área eritematosa atingindo total ou parcialmente as regiões labial, bucal, mentoniana e sulcos nasogenianos com pápulas e pústulas. Em formas mais extensas, há o comprometimento da glabela e de áreas em redor dos olhos. Os lábios não são atingidos e, em torno, há uma margem estreita livre da erupção. As regiões zigomáticas em geral não são atingidas (**Figura 22.10**).

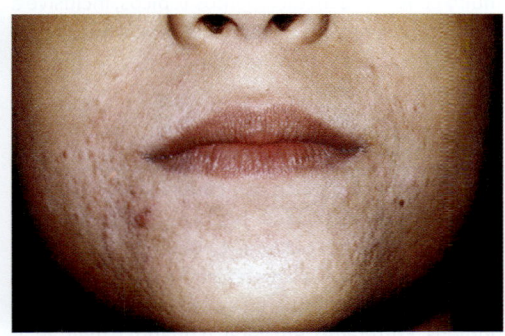

▲ **Figura 22.10** Dermatite perioral. Lesões papulopustulosas nas áreas periorais.

Diagnose

A *diagnose diferencial* é com dermatite seborreica, rosácea e dermatite de contato. A dermatite seborreica é eritematodescamativa, atinge, em geral, o couro cabeludo e as regiões retroauriculares e não tem pústulas. A rosácea acomete mais as regiões nasal e zigomática, eventualmente frontal, apresenta telangiectasias e ocorre mais na quarta e quinta décadas da vida. A dermatite de contato na região perioral, decorrente do uso de instrumentos musicais, dentifrícios ou outros agentes, atinge, em geral, também os lábios, e a história possibilita a identificação da noxa.

Tratamento

Suspensão do corticosteroide fluorado quando houver uso prévio. Administração de tetraciclina, 500 mg, VO, 2 vezes/dia, por 3 a 4 semanas, posteriormente reduzida para 500 mg/dia, por outras 3 a 4 semanas. A tetraciclina pode ser substituída pela doxiciclina, 200 ou 100 mg/dia. Após a suspensão do corticosteroide fluorado, pode ocorrer uma exacerbação do quadro, e a afecção deve ser tratada com compressas de solução de Burow diluída a 1:40 ou de água boricada. Quando a reação for muito intensa, pode ser necessário usar temporariamente creme de hidrocortisona a 1% ou administrar prednisona, 10 mg/dia, até o clareamento das lesões. À interrupção do antibiótico, pode ocorrer recidiva, e é necessário repetir o tratamento.

Eritromicina é menos efetiva, mas é utilizada na mesma dose quando a tetraciclina for contraindicada. Pode eventualmente ser substituída por outro macrolídio. Quando não for possível a medicação sistêmica, empregar topicamente eritromicina a 2%, clindamicina a 1% ou metronidazol 0,75 a 1%, este com resultados favoráveis principalmente em crianças. Anote-se que doentes com dermatite perioral são muito sensíveis a medicamentos tópicos, inclusive a produtos cosméticos. Finalmente, em formas resistentes, é indicada a isotretinoína, 0,2 a 0,5 mg/kg/dia, por 8 a 12 semanas.

ROSÁCEA

Afecção crônica da face caracterizada por eritema, edema, telangiectasias e pápulas que podem ser acompanhadas por pústulas e nódulos.

A rosácea inicia-se na terceira e quarta décadas de idade e é mais frequente em mulheres do que em homens. Entretanto, em geral, o quadro é mais localizado e moderado nas mulheres, enquanto formas mais extensas e graves acometem os homens.

Há várias noxas desencadeantes ou agravantes da resposta vascular alterada. Luz solar, álcool, vento, calor e fatores emocionais são importantes no desenvolvimento da rosácea. É pouco provável que alimentos influam na afecção. A cafeína tem sido apontada, porém foi demonstrado que não afeta a rosácea. É provável que o calor do café e chá, e não a cafeína, seja o responsável pelo agravamento da afecção, pois os alimentos quentes podem fazer isso. A pele fotolesada foi lembrada como fator predisponente.

Encontra-se, na rosácea, particularmente nas formas inflamatórias, eventualmente em grande número, o ácaro *Demodex folliculorum*. Foi sugerida a possibilidade de estar relacionado com a patogenia da afecção. Atualmente, admite-se que o ácaro não tem nenhum papel na etiologia e que, como oportunista, pode proliferar nas formas inflamatórias, contribuindo para o agravamento do quadro.

Manifestações clínicas

Na fase de pré-rosácea, há eritema discreto na face (*couperose* dos autores franceses), que se agrava com surtos de rubor. É a ruborização-*flushing*, de duração variável, surge espontaneamente ou pela ação de fatores como luz solar, calor, frio, vento, álcool e alimentos quentes. De acordo com a frequência dos surtos e o desenvolvimento das lesões, podem-se distinguir quatro formas clínicas ou graus.

1. **Rosácea eritematotelangiectásica (grau I):** Há eritema persistente com ou sem telangiectasias que afetam a área centro-facial com surtos agravantes (flushing) por fatores já referidos (**Figura 22.11**).

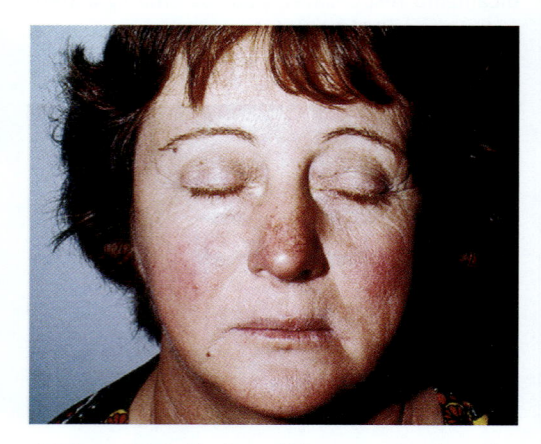

▲ **Figura 22.11** Rosácea. Eritema e telangiectasias de localização centro-facial.

2. **Rosácea papulopustulosa (grau II):** Nas áreas eritematosas, surgem pápulas e pústulas. O eritema acompanha-se de edema, é mais inflamatório e pode se estender até a área de implantação dos cabelos, regiões retroauriculares e pré-esternal (**Figura 22.12**).
3. **Rosácea infiltrativa-nodular (grau III):** Desenvolvem-se placas eritematoedematoinfiltrativas, particularmente na região mentoniana e nasal. Surgem nódulos por hiperplasia sebácea, eventualmente inflamatórios, e podem aparecer abscessos (**Figura 22.13**).
4. **Rosácea fulminante (grau IV):** Quadro agudo, de aparecimento súbito, com intensa reação inflamatória, com nódulos e abscessos. Foi descrito com a denominação de *pioderma facial*.

Rosácea ocular

Em cerca de 50% dos doentes, há comprometimento ocular, podendo ocorrer blefarite, conjuntivite, episclerite, irite e queratite. Não há correlação entre o grau de rosácea cutânea e a ocular, porém é relatado que o comprometimento ocular está relacionado com a frequência dos surtos.

Rosácea e corticosteroides

O uso de corticosteroides fluorados na face, por tempo prolongado, para tratamento de dermatite seborreica, eczema atópico ou outras condições, pode induzir um quadro de rosácea-símile por corticosteroide. Outro quadro é observado em doentes de rosácea tratados com corticosteroides potentes por períodos prolongados. Pode surgir alteração do quadro de rosácea com atrofia, aumento das telangiectasias, eritema escuro ou lívido, pápulas e pústulas foliculares e comedos. Quando o corticosteroide é retirado, geralmente ocorre uma exacerbação do quadro.

Diagnose

Na forma eritematotelangiectásica, devem ser considerados o lúpus eritematoso sistêmico (LES) e carcinoide para a diagnose diferencial. O quadro referido de rosácea-símile devido ao uso de corticosteroides fluorados na face é caracterizado por eritema, pápulas

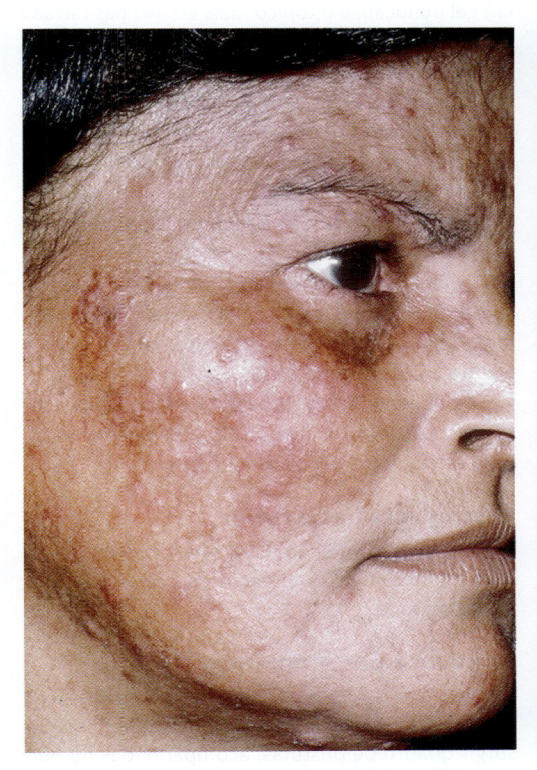

▲ **Figura 22.12** Rosácea papulopustulosa. Eritema, telangiectasias, pápulas e pústulas.

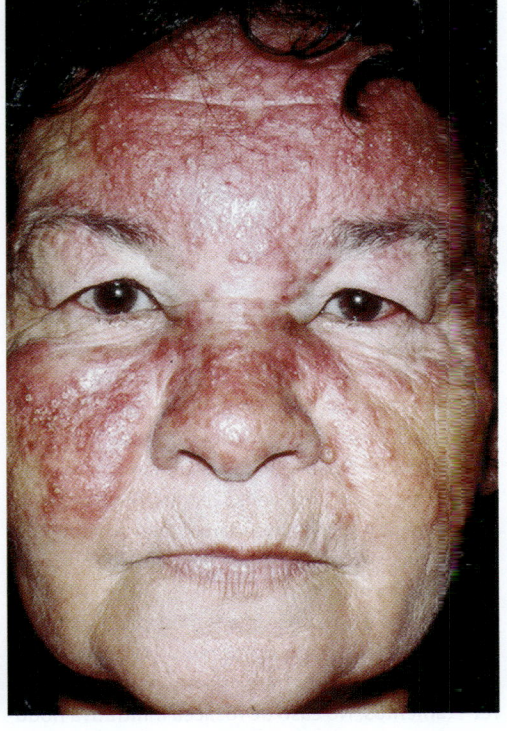

▲ **Figura 22.13** Rosácea infiltrativa-nodular. Placas eritematoedematoinfiltrativas na face.

e telangiectasias. A forma infiltrativa nodular deve ser diferenciada de alguns casos de bromoderma ou iododerma e tuberculides.

Histopatologia

Varia desde infiltrado inflamatório, inespecífico com vasos dilatados até infiltrado granulomatoso, nas formas nodulares.

Tratamento

Medidas gerais

Todas as causas agravantes ou desencadeantes devem ser afastadas, como bebidas alcoólicas, exposição solar, vento, frio e ingestão de alimentos quentes. A princípio, não é necessário nenhum regime alimentar, inclusive com exclusão de café ou chá, porque a cafeína não influencia a rosácea. Entretanto, se o doente referir que certos alimentos agravam o quadro, aconselha-se evitá-los. Em doentes sob tensão, ansiolíticos diazepínicos são indicados. Cremes com fins cosméticos e fotoprotetores devem ser sempre indicados.

Medicamentos sistêmicos

O medicamento eletivo é a tetraciclina, 500 mg, VO, 2 vezes/dia, por 3 a 6 semanas, até ocorrer melhora significativa, quando a dose é reduzida para 500 mg/dia, de 6 a 12 semanas ou por período maior, se necessário. Após a interrupção do fármaco, pode ocorrer recidiva. A tetraciclina pode ser substituída por doxiciclina, 200 mg/dia, e, posteriormente, 100 mg/dia. Recentes publicações referem a eficácia da doxiciclina, 40 mg/dia. Outros antibióticos, como a eritromicina e as cefalosporinas, podem ser empregados quando as tetraciclinas forem contraindicadas, porém são menos efetivos.

O metronidazol, 200 mg, VO, 2 vezes/dia, tem efeito favorável, porém inferior à tetraciclina. A sua interação com álcool (efeito dissulfiram), as reações neurotóxicas e a possível ação carcinogênica e/ou mutagênica não recomendam o uso prolongado. Em formas graves ou resistentes, a isotretinoína é a medicação eletiva, na dose de 0,5 a 1 mg/kg/dia. Os cuidados e o tempo de administração são idênticos aos referidos no tratamento da acne vulgar. As recaídas são pouco frequentes, e podem ser feitos retratamentos. No caso de rosácea infiltrativa nodular e fulminante, a isotretinoína deve ser associada com prednisona e um antibiótico macrolídio, como a eritromicina ou cefalosporina, no início da terapia, até melhora do quadro. Em mulheres na menopausa, o uso de estrogênios pode beneficiar a rosácea pela supressão das crises de calor e eritema.

Na rosácea ocular, o tratamento sistêmico é imperativo até a cura, considerando as consequências das lesões oculares não tratadas.

Medicamentos tópicos

Evitar o uso excessivo de sabões e soluções alcoólicas pela ação irritativa. Compressas de solução de Burow, diluídas a 1:40, são úteis em lesões inflamadas, ou hidrocortisona em creme a 1%, estando o doente sob terapia sistêmica e por tempo limitado. Nunca usar corticosteroide fluorado ou não fluorado potente que, inicialmente, melhoram, mas, depois, agravam a rosácea, aumentando a reação vascular e as telangiectasias.

Antibióticos tópicos, como a eritromicina ou clindamicina, são úteis no controle das lesões papulopustulosas.

O metronidazol na concentração de 0,75 a 1%, em gel ou loção, é o tópico mais efetivo nas formas incipientes, e, conjuntamente à terapia sistêmica, é empregado nas formas desenvolvidas e, posteriormente, como terapia de manutenção. Outro tópico efetivo é uma loção com enxofre (5%) associada com sulfacetamida (10%). Recentemente, foi introduzido o ácido azelaico a 15%, em gel.

Loções de clindamicina e eritromicina são menos efetivas.

Quando há numerosas lesões inflamatórias e presença de grande número de *Demodex folliculorum*, loção com permetrina ou sabonetes com enxofre e ácido salicílico são indicados.

Atualmente, estão sendo estudados medicamentos vasoconstritores de uso oftalmológico e nasal, para uso tópico, como a oximetazolina.

Telangiectasias e rubor

Não há fármaco efetivo. Para as telangiectasias, o tratamento eletivo compreende os *lasers* vasculares e a luz pulsada.

Foliculite por gram-negativos

Durante o tratamento da acne vulgar ou da rosácea com tetraciclinas ou macrolídios, pode subitamente surgir quadro de pústulas, acompanhadas ou não de lesões nodulares e císticas. As culturas do material das lesões podem revelar *Escherichia coli* ou aerogenes, *Proteus mirabilis*, *Klebisiella pneumoniae*, *Serratia marcescens* ou outros organismos gram-negativos. O tratamento é com sulfametoxazol-trimetoprima ou antibióticos, após seleção pelo antibiograma, que eventualmente deve ser administrado por longo tempo. Em casos resistentes, é indicada a isotretinoína.

RINOFIMA

Intumescimento progressivo do nariz, observado exclusivamente em homens com mais de 40 anos e frequentemente associado com rosácea, porém pode ocorrer como única manifestação. É devido à progressiva hiperplasia de glândulas sebáceas e tecido conectivo, associado com alterações vasculares. Outros tipos de fimas são o gnatofima, intumescimento de queixo; metofima, da fronte; otofima, das orelhas; e blefarofima, das pálpebras.

Manifestações clínicas

Há duas formas de rinofima. Na primeira, a forma fibroangiomatosa, mais frequentemente associada com rosácea, há intumescimento nasal, com eritema e pústulas. Na segunda, a forma glandular, há o aumento do nariz, podendo-se notar e apalpar nódulos. Com a evolução, o intumescimento nasal torna-se proeminente e lobulado, assimétrico, separado por sulcos, de superfície irregular, com telangiectasias salientes e entrecruzadas. Os poros sebáceos estão dilatados e, à expressão, eliminam substância branco-amarelada fétida. No curso evolutivo, o nariz adquire dimensões vultuosas (**Figura 22.14**).

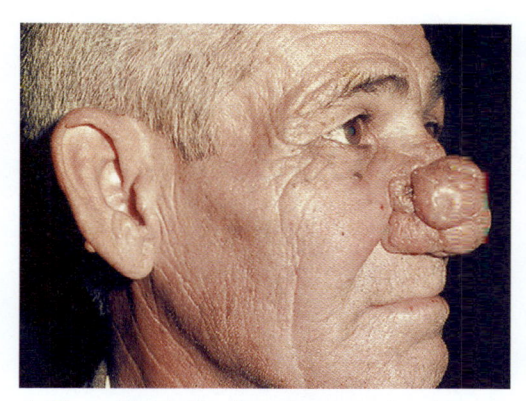

▲ **Figura 22.14** Rinofima. Aumento de volume do nariz e hiperplasia das glândulas sebáceas nasais

Tratamento

Na forma fibroangiomatosa, que se associa à rosácea, a tetraciclina melhora o quadro. Aplicações de neve carbônica ou nitrogênio líquido podem ser úteis. As telangiectasias precisam ser eletrocoaguladas ou tratadas com luz pulsada.

Em quadro incipiente, associado ou não à rosácea, a isotretinoína é a terapia eletiva, administrada no mesmo esquema terapêutico da acne.

Quando houver intumescência nasal, a cirurgia é indicada, podendo o excesso de tecido ser removido por barbirese (*shaving*), dermatoabrasão ou eletrodissecação. Com qualquer desses métodos, o resultado é excelente, porque a epitelização ocorre sem problemas pelos numerosos folículos pilossebáceos existentes, que permanecem após a cirurgia.

23
Hidroses

São afecções de glândulas sudoríparas écrinas ou apócrinas.

AFECÇÕES DAS GLÂNDULAS ÉCRINAS

A sudação é extremamente variável de indivíduo para indivíduo, consoante idade e raça, e influenciada por fatores endógenos e exógenos. A sudorese excessiva constitui a hiperidrose. O odor desagradável do suor é a bromidrose, e a alteração da cor é a cromidrose. A hiperidrose pode ser generalizada ou localizada em algumas regiões.

Atualmente, consideram-se: hiperidroses neurais – por estímulos do córtex (*hiperidrose cortical*), estímulos que chegam ao hipotálamo (*hiperidrose hipotalâmica*), e lesões no sistema nervoso central (SNC) ou periférico ou das próprias glândulas sudoríparas; hiperidroses não neurais; e hiperidroses por alterações genéticas da secreção écrina.

Outros transtornos da sudorese são sua diminuição (hipo-hidrose) ou sua ausência (anidrose), condições que podem interferir na homeostase térmica, levando à grande intolerância ao calor. Devem-se ainda considerar as síndromes de retenção sudoral, nas quais dificuldades na eliminação do suor rompem os dutos sudoríparos, causando inflamações e subsequentes lesões cutâneas.

Hiperidroses de origem neural

Podem ser corticais, hipotalâmicas, gustativas, por lesões da medula espinal, de troncos e das fibras nervosas ou reflexas.

Hiperidrose cortical ou emocional

Hiperidrose generalizada mais evidente em certas áreas, como regiões axilares, palmoplantares e períneo-inguinal, podendo, eventualmente, aparecer de forma localizada. Ocorrências familiares são frequentes, sugerindo que, pelo menos, alguns casos decorrem de herança autossômica dominante.

Quadro agravado ou desencadeado por fatores ou estados emocionais. Aliás, a hiperidrose cortical melhora durante o sono, o que seria explicado pela diminuição dos impulsos nervosos. Além disso, não se altera em ambientes mais quentes, demonstrando não existir influência de estímulos termossensíveis.

A *hiperidrose cortical* generalizada ocorre em maior intensidade nas regiões mais ricas em glândulas sudoríparas, como couro cabeludo, fronte, virilhas, axilas, regiões plantares e palmas das mãos. No couro cabeludo e na fronte, é desagradável, mas, em geral, não traz complicações secundárias. Nas virilhas, facilita a instalação de erupções intertriginosas, como candidíase, dermatofitoses e dermatites de contato. De interesse maior são as hiperidroses axilares e palmoplantares, que podem causar transtorno constante, dificultar o trabalho e alterar o comportamento psicossocial do indivíduo.

A *hiperidrose plantar*, geralmente de início precoce, constitui substrato para a instalação de infecções fúngicas e de dermatite de contato por sapatos, além de favorecer o aparecimento de infecções produtoras do quadro de hiperqueratose plantar sulcada. Nas mãos e nos pés, a hiperidrose pode estar associada à disidrose, e ambos, pela evaporação do suor, apresentam-se geralmente frios, o que também estimula o sistema nervoso simpático, contribuindo para agravar a hiperidrose.

A *hiperidrose axilar* inicia-se após a puberdade. É constante, naturalmente intensificando-se com fatores emocionais, calor e exercício. Pode ser a queixa principal do doente, ainda que, em 25% dos casos, exista, concomitantemente, discreta hiperidrose palmoplantar. A hiperidrose axilar pode favorecer o aparecimento de infecções piogênicas, eritrasma, candidíase e de dermatite de contato por vestuário, por produtos usados para diminuí-la, ou por desodorantes; e, contrariamente à hiperidrose palmoplantar, responde variavelmente aos estímulos térmicos.

Tratamento

Na hiperidrose cortical, deve-se esclarecer para o doente a influência dos fatores emocionais, eventualmente prescrevendo-se tranquilizantes como diazepínicos. O uso de fármacos anticolinérgicos pode ser experimentado, com alívio temporário.

Como medicamento anticolinérgico em adultos, o glicopirrolato (*glycopyrrolate*) pode ser usado na dose de 1 a 2 mg, 2 a 3 vezes/dia, não ultrapassando 8 mg/dia. Tem uma série de contraindicações e interações. Em hiperidrose localizada, é indicado o uso tópico, 0,5 a 1% em creme ou loção, aplicado em solução a 0,1% em iontoforese. Há alguns anos a Food and Drug Administration (FDA) aprovou, para hiperidrose axilar o tosilato de glicopirrônio (Qbrexza®) que pode ser usado a partir dos 9 anos de idade e que não produz efeitos colaterais importantes. A clonidina, um anti-hipertensivo, pode ser usada na dose inicial de 0,15 mg/dia, aumentada semanalmente até 0,20 mg, 2 vezes/dia.

Devem ser considerados os efeitos colaterais desses fármacos, como sequidão da boca, distúrbios da acomodação visual, diminuição da libido e tonturas, anotando-se que não haverá resposta na hiperidrose axilar.

Recentemente, houve relatos do uso de medicamentos anticolinérgicos, o cloridrato de oxibutinina, em doses baixas, iniciando-se com 2,5 mg/dia e aumentando-se até 10 mg/dia (5 mg, 2 vezes/dia), com bons resultados e poucos efeitos colaterais. É contraindicado em glaucoma, gravidez e lactação.

A hiperidrose palmoplantar pode ser tratada com anidróticos, como o cloreto de alumínio, o formol e derivados (Fórmulas 36, 37, 39 e 39). O cloreto de alumínio a 25%, em solução alcoólica, é bastante efetivo na hiperidrose palmoplantar, aplicado à noite, com ou sem oclusão com plástico. Nas axilas, o cloreto de alumínio é usado a 6,25% em etanol ou a 15% em solução aquosa.

Método de eficiência variável no tratamento das hiperidroses é a iontoforese, realizada com aparelhos especiais, entre os quais há aqueles com configuração para tratamento das regiões palmares, plantares e axilares. O tratamento é feito em sessões de 30 minutos, 1 vez/dia, obtendo-se melhoras em 1 semana. Com a melhora da hiperidrose, realiza-se o tratamento 1 vez/semana e, depois, 1 vez/cada 2 semanas. Existem aparelhos comerciais de iontoforese para uso individual.

Na hiperidrose palmoplantar, podem ser empregados o formol e o glutaraldeído. A formalina de 3 a 10% em água diminui bastante a sudorese, porém tem, frequentemente, ação irritativa primária ou sensibilizante. O glutaraldeído (Fórmula 37), além de ação anidrótica, tem efeito antibacteriano, antifúngico e antivirótico. Deve ser empregado em aplicações, 2 a 4 vezes/semana, aumentando-se, para os pés, a concentração de 10% de glutaraldeído e de 1,6% de bicarbonato de sódio. Deve-se notar que, interrompidas as aplicações, há recorrência da hiperidrose. Esses fármacos são hoje pouco utilizados, pois são irritantes e sensibilizantes, podendo causar dermatites de contato e, além disso, o glutaraldeído provoca coloração escura da pele tratada.

Atualmente, utiliza-se, no tratamento das hiperidroses palmoplantares e axilares, a toxina botulínica A, que impede a liberação de acetilcolina das fibras nervosas colinérgicas, inibindo, consequentemente, a sudorese. A toxina é aplicada com injeções intradérmicas por multipunturas distribuídas a cada 20 ou 25 mm de distância entre si. Nas regiões palmoplantares, indicam-se anestesia por bloqueio dos nervos da área a ser tratada, e, nas regiões axilares, anestesia prévia com cremes de uso tópico. Para maior precisão das aplicações da toxina, pode-se previamente demarcar a sudorese da área a ser tratada com amido-iodo, destacando os pontos de maior intensidade para a injeção da toxina. Nas regiões palmoplantares, usa-se, em geral, cerca de 100 a 200 U da toxina introduzidas por meio de 50 a 100 injeções, e, nas regiões axilares, cerca de 50 a 100 U distribuídas em cada axila entre 10 e 20 pontos de injeção. O efeito anidrótico é obtido entre 24 e 72 horas e pode durar de 4 a 5 meses, quando novo tratamento deve ser realizado. Além da dor obviada pela anestesia, podem ocorrer, como efeitos adversos, fraqueza ou mesmo paralisias reversíveis da musculatura das mãos e dos pés, por difusão da toxina para áreas mais profundas ou mesmo por injeções inadvertidamente mais profundas.

Para a hiperidrose plantar, é necessário usar meias de algodão, sempre que possível, sapatos de sola de couro e, preferivelmente, tipo sandália. O uso de sapatos ou botas de solas de borracha agrava o quadro.

Em casos graves de hiperidrose palmar não resolvidos de outra forma, pode ser indicado tratamento cirúrgico com simpatectomia do tronco neural na altura de T2 e T3, inclusive por técnica endoscópica. São complicações da simpatectomia cervicotorácica: o aparecimento da síndrome de Horner (ptose da pálpebra superior, discreta elevação da pálpebra inferior, constrição da pupila, estreitamento da fenda palpebral, anidrose e rubor homolateral da face); pneumotórax; e hipotensão. Simpatectomia lombar para tratamento da hiperidrose plantar é feita apenas excepcionalmente, e simpatectomia cervicotorácica mais baixa, em T5, para a hiperidrose axilar não é empregada, pois os resultados não são previsíveis em virtude das grandes variações anatômicas da inervação simpática axilar.

Outra opção terapêutica cirúrgica para casos mais graves de hiperidrose axilar, não controláveis por anidróticos tópicos ou iontoforese, ou quando o paciente quer resultados mais definitivos do que os oferecidos pela toxina botulínica, é a ressecção em bloco das glândulas apócrinas ou a lipoaspiração com cânula, cujos resultados são, em geral, satisfatórios. Ponto interessante a se assinalar é que, nas cirurgias de remoção em bloco das glândulas sudoríparas, nunca ocorre hiperidrose compensatória, frequentemente observada nas simpatectomias.

Complicação do tratamento das hiperidroses por simpatectomia é o surgimento da hiperidrose compensatória, na qual glândulas sudoríparas de uma área tornam-se hiperativas para compensar a anidrose produzida pela denervação simpática. A hiperidrose compensatória pós-simpatectomia ocorre predominantemente no tronco.

Hiperidrose hipotalâmica ou térmica

Decorrente do estímulo dos centros reguladores da temperatura do hipotálamo, cuja sensibilidade pode aumentar eventualmente. Dessa maneira, estímulos mínimos podem desencadear uma hiperidrose intensa.

A principal fonte estimuladora do hipotálamo é o aumento da temperatura em razão de causas exógenas (calor) ou endógenas: exercícios e doenças que elevam a temperatura e infecções, particularmente tuberculose, malária, brucelose e linfomas. Além disso, inúmeras condições podem provocar hiperidrose hipotalâmica.

- **Alterações metabólicas:** Hiperpituitarismo, hipertireoidismo, diabetes melito, gota, obesidade, gravidez, menopausa, hipoglicemia, porfirias, alcoolismo. No diabetes, a hiperidrose pode ocorrer nos episódios de hipoglicemia ou como hiperidrose compensatória por estímulo térmico no tronco, especialmente no dorso, como decorrência da hipo ou anidrose consequente à microangiopatia e neuropatia que atingem principalmente os membros inferiores. Pode-se ainda observar, no diabetes, hiperidrose gustatória na face e no pescoço, e, nos diabéticos descompensados, pode ocorrer hiperidrose do couro cabeludo, que tende a cessar com o controle da doença.
- **Substâncias tóxicas:** Por arsenicismo crônico e drogas ilícitas.
- **Fármacos:** Inúmeros fármacos podem provocar hiperidrose hipotalâmica, como antitérmicos, anti-inflamatórios não esteroides (ácido acetilsalicílico, indometacina, piroxicam, sulindaco, naproxeno), anticolinérgicos (acetilcolina, fisiostigmina, pilocarpina, metacolina), adrenérgicos (epinefrina, norepinefrina, dopamina, isoproterenol), fármacos de ação sobre o SNC (amitriptilina, anfetamina, cafeína, clorpromazina, doxepina, fenotiazina, fluoxetina, haloperidol, ioimbina, nortriptilina, paroxetina, tiotixeno, tioridazina, trifluoperazina).
- **Alterações cardiovasculares:** Choque cardiogênico e insuficiência cardíaca.
- **Alterações neurológicas:** Lesões corticais, tumores, abscessos ou acidentes vasculares encefálicos (AVE) podem provocar hiperidrose contralateral, doença de Parkinson, encefalites.
- **Alterações vasomotoras:** Fenômeno de Raynaud, eritrocianose, lesões por frio.
- **Outras alterações:** Feocromocitomas (ativação do hipotálamo pelas catecolaminas liberadas), carcinoide, doença de Hodgkin, síndrome de Chediak-Higashi, fenilcetonúria, síndrome POEMS (*polyneuropathy, organomegaly, endocrinopathy, M protein and skin changes* – polineuropatia, organomegalia, endocrinopatia, proteína M e alterações da pele) e vitiligo.

É de se notar que a hiperidrose hipotalâmica não diminui durante o sono, podendo, aliás, tornar-se mais intensa.

O tratamento é sintomático ou orientado para a correção da causa.

Hiperidroses gustativas

Muitos indivíduos normais podem sofrer graus discretos de sudorese na face após a ingestão de bebidas/alimentos condimentados, álcool ou cítricos. Os estímulos gustatórios originam impulsos nos receptores das papilas gustativas que, conduzidos pelas fibras do nervo glossofaríngeo a núcleo específico no bulbo e, deste, através das vias efetoras, chegam às glândulas salivares, estimulando a salivação, e não a sudorese. A origem da hiperidrose gustativa pode estar na glândula parótida quando atingida por infecções (abscessos piogênicos, caxumba), lesões traumáticas ou cirúrgicas. Podem ainda resultar de alterações do SNC (como siringomielia ou encefalite) ou dos ramos do sistema nervoso simpático.

As lesões parotídeas citadas podem permitir conexões entre fibras simpáticas e parassimpáticas. Nestas, os estímulos que normalmente suprem as glândulas salivares atingem, pelas neoconexões oriundas de lesões da parótida, as glândulas sudoríparas e as fibras simpáticas, comumente exclusivas das glândulas sudoríparas.

Clinicamente, o estímulo das papilas gustativas pelos alimentos e bebidas produz sudorese, quase sempre unilateral, na região das bochechas e em áreas adjacentes do pescoço. Esse quadro é conhecido como *síndrome de Frey* ou, pela correspondência com o território nervoso atingido, *síndrome auriculotemporal*.

Em determinados casos, pode ser necessária cirurgia com secção do IX par craniano, ressecção intratimpânica do nervo de Jacobson, excisão de pequenas áreas da pele com sudorese ou simpatectomia por toracoscopia.

Existem variantes desse processo: quando a sede de lesões é a glândula submandibular, ocorrerá sudorese na região mandibular. O mesmo processo pode ocorrer após simpatectomia cervicotorácica, após tireoidectomias, por carcinoma de pulmão ou aneurismas subclávios, em que poderão estabelecer-se conexões entre fibras do nervo vago e o sistema simpático. Nesse caso, a hiperidrose poderá ocorrer na face, no pescoço, no tronco e nos membros superiores.

Existem hiperidroses gustativas causadas por lesões do sistema nervoso, particularmente siringomielia e encefalites.

Hiperidroses por lesões da medula espinal

Podem ocorrer até anos após a lesão medular e têm várias origens.

Hiperidroses não neurais

São causadas por calor, fármacos e alterações do fluxo sanguíneo das glândulas sudoríparas ou das próprias glândulas sudoríparas. É comum, por esses mecanismos, observar-se hiperidrose sobre lesões nevoides angiomatosas, síndrome de Mafucci, tumores glômicos, lesões de *blue rubber bleb nevus* e fístulas arteriovenosas congênitas. Relativamente aos fármacos capazes de produzir hiperidrose, já foram citados neste capítulo.

Áreas localizadas de hiperidrose (hiperidrose areata)

Podem surgir na infância ou na vida adulta, em determinados indivíduos, áreas estritamente localizadas e com hiperidrose em qualquer parte do tegumento, sendo que aquelas situadas nos braços têm sido chamadas *nevos sudoríferos*.

A gênese do processo pode estar nas glândulas sudoríparas, nos centros hipotalâmicos ou na inervação periférica.

Distúrbios da secreção écrina por doença sistêmica

Discreto aumento da concentração de sódio e cloro no suor pode ocorrer em bronquiectasias, enfisema pulmonar, diabetes melito, doença de Addison e mixedema. Na fibrose cística, a concentração de íons no suor é um achado frequente, em virtude da reabsorção de eletrólitos nos dutos. Na uremia, há aumento da ureia no suor, e, na calcinose sistêmica, pode ser detectado cálcio no suor. Em doenças metabólicas, com fenilcetonúria, hipermetionemia e outros aminoácidos, estes ou seus derivados são excretados pelo suor. Esses metabólitos são odoríficos, por isso o portador tem cheiro característico. A deficiência da trimetilamina-oxidase no fígado eleva a trimetilamina, que, eliminada pela urina e pelo suor, causa o odor de peixe no indivíduo. É a "síndrome do peixe podre" (*roten-fish odor syndrome*). Dieta sem ovos, peixe, fígado e outros alimentos contendo colina ou lecitina, como rins, ervilhas, repolho, couve-flor, amendoim, feijão, soja, peixes de água salgada e frutos do mar evita o odor, uma vez que a trimetilamina deriva da degradação desses alimentos por bactérias no intestino.

Distúrbios da secreção écrina por alterações genéticas

Anidroses

Incapacidade total ou parcial de produzir suor ou de eliminá-lo frente a estímulo adequado.

Pode ser congênita ou adquirida, localizada ou generalizada. A forma generalizada é grave, pois significa a perda da principal defesa fisiológica contra os fatores que aumentam a temperatura do organismo.

Os indivíduos com essa deficiência toleram muito mal o calor e, à mínima exposição, apresentam mal-estar, fadiga, cefaleia. Podem ocorrer náuseas, tonturas, taquicardia, hiperpneia e elevação da temperatura corpórea.

A anidrose pode ter três patogenias diferentes: alterações neuropsíquicas; alterações das glândulas écrinas; e causas diversas.

No grupo das *anidroses neuropsíquicas*, há, como causa, em primeiro lugar, a histeria, e, em seguida, outras alterações do sistema nervoso, particularmente neoplasias no hipotálamo, no cerebelo, na medula ou que comprometam troncos e filetes nervosos. Cabe salientar, nesse grupo, a anidrose na hanseníase, na neuropatia diabética, na neurite alcoólica, na amiloidose nervosa e em alguns casos de polirradiculoneurite em decorrência de lesão de troncos e filetes nervosos. Há, também, anidroses causadas por medicamentos anticolinérgicos e outras que lesam fibras nervosas.

Na *anidrose por alterações das glândulas écrinas*, existem as formas congênitas, que podem ser localizadas ou generalizadas. No defeito ectodérmico congênito ou displasia ectodérmica, afecção recessiva que ocorre em indivíduos do sexo masculino, há uma forma anidrótica, por ausência de glândulas écrinas. As mulheres portadoras podem ter apenas hipoidrose por redução numérica das glândulas sudoríparas écrinas.

O quadro clínico completa-se com alterações dos cabelos, dentes e unhas, das glândulas sebáceas e mucosas. A fácies é característica, com fronte olímpica e nariz em sela. Malformações com ausência de glândulas écrinas associada com ausência de pelos e de outros anexos podem ocorrer em qualquer parte do corpo. Nas ictioses e síndromes ictiosiformes, há diminuição da secreção sudoral, com menos tolerância ao calor.

A *anidrose adquirida generalizada por atrofia* ou *lesão glandular* é encontrada na pele senil e em casos de desnutrição, avitaminose A, esclerodermia, síndrome de Sjögren, doença de Addison, mixedema, diabetes, caquexia de Simmonds (pan-hipopituitarismo) e nas intoxicações por arsênico, flúor, formaldeído, chumbo, morfina e tálio. A anidrose localizada, por atrofia ou destruição glandular, aparece em cicatrizes, radiodermites, lesões de lúpus eritematoso (LE), acrodermatite crônica atrofiante e outros. A anidrose por oclusão ou bloqueio do duto sudoríparo é observada em afecções cutâneas como eczemas atópico ou de contato, psoríase, pênfigos, ictiose, síndromes ictiosiformes e dermatites esfoliativas.

As *anidroses por causas diversas* incluem numerosos quadros em que podem ocorrer lesões de fibras nervosas e de glândulas sudoríparas. Nesse grupo, citam-se desidratação; intoxicações pelo chumbo, tálio, arsênico, flúor e morfina; uremia; cirrose; diabetes; doença de Addison; e hipotireoidismo. Em algumas síndromes congênitas, podem atuar ambos os mecanismos. Deve-se notar que, nos recém-nascidos e prematuros, pode ocorrer anidrose nas primeiras semanas por atraso no desenvolvimento dos centros hipotalâmicos.

Diagnose

Em geral, sem dificuldade. A verificação da anidrose pode ser feita com a prova iodo-amido. Injeta-se, intradermicamente, de 0,1 a 0,2 mL da solução de cloridrato de pilocarpina a 1%, que determina, entre 1 e 2 minutos, secreção sudoral. Na forma generalizada, exercício físico permite verificar o grau de anidrose. Deve ser feito sob controle, pela possibilidade de acidente em virtude de possível hipertermia.

Tratamento

As medidas terapêuticas consistem em remover a causa, quando possível, e cuidados sintomáticos, como evitar exposição ao calor, nas formas generalizadas, e uso de cremes umectantes, uma vez que a falta de secreção sudoral diminui a quantidade de água da camada córnea.

Miliária

Erupção causada pela obstrução dos dutos sudoríparos, com ruptura e subsequente extravasamento de suor na pele. Há três formas de miliária: cristalina ou sudâmina, na qual a obstrução e a ruptura ocorrem dentro da camada córnea; rubra (brotoeja), em que a obstrução e a ruptura ocorrem na camada malpighiana; e a profunda, em que a obstrução e ruptura ocorrem na junção dermoepidérmica.

Manifestações clínicas

Na miliária cristalina, a erupção é assintomática e constituída por pequenas vesículas claras, não inflamatórias, que rompem facilmente, deixando descamação furfurácea. Ocorre particularmente em adultos e pessoas idosas após condições que causam sudorese excessiva, como temperatura externa elevada, surtos febris e outras.

Na miliária rubra, há pápulas e vesículas com halo de eritema ruborizado, e a erupção é pruriginosa. Quando as vesículas evoluem a pústulas, surge a variante de miliária rubra designada miliária pustulosa. As lesões são assépticas inicialmente, mas podem sofrer infecção bacteriana secundária (**Figura 23.1**). O quadro é observado particularmente em crianças ou adolescentes, e é causado por excessiva sudorese. Entre as condições responsáveis, podem ser citadas: temperatura ambiental elevada, com alto teor de umidade, exposições demoradas ao sol, excesso de agasalhos no verão, banhos prolongados, surtos febris e exercícios físicos. O uso de substâncias químicas, como bronzeadores, repelentes, pomadas e óleos, que obstruem os poros glandulares, são condições predisponentes. Dermatites inflamatórias e o eczema atópico também facilitam a instalação do quadro.

Na miliária profunda, as lesões são pápulas róseo-claras de alguns milímetros de tamanho, mais evidentes no tronco, geralmente não pruriginosas. Pode haver associação à miliária rubra.

O quadro descrito com o nome de hidradenite infantil, periporite ou abscessos sudoríparos dos lactentes é, no início, uma forma de miliária profunda na qual ocorre infecção bacteriana secundária, uma vez que, clinicamente, ao lado dos abscessos, encontram-se as pápulas da retenção sudoral.

Nas formas extensas de miliária rubra ou profunda, paradoxalmente, pode ocorrer quadro de insolação-símile, isto é, astenia, dispneia e taquicardia, pela elevação da temperatura decorrente da falta de sudorese, pela própria retenção sudoral.

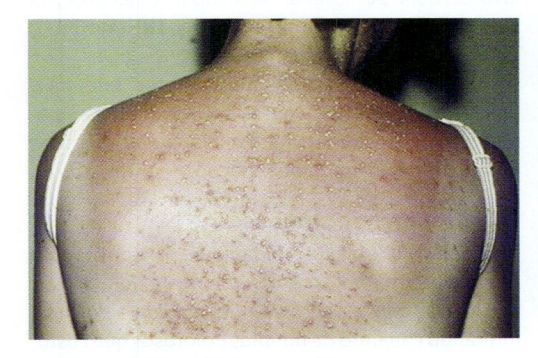

▲ **Figura 23.1** Miliária rubra. Pápulas e papulopústulas disseminadas no dorso.

Diagnose
A miliária deve ser distinguida das foliculites que não têm o caráter agudo e apresentam localização folicular, do eritema tóxico do recém-nascido e, eventualmente, da escabiose.

Tratamento
A primeira medida é colocar o doente em ambiente fresco e ventilado ou com ar-condicionado e usando roupas leves, preferivelmente de algodão. Na miliária rubra, podem ser feitas compressas com solução de Burrow, diluída a 1:15, ou de permanganato de potássio a 1:15.000 em solução aquosa. O uso de pasta d'água pode ser útil, e, se houver prurido intenso, creme de corticosteroide. Na miliária rubra ou profunda, quando há infecção secundária, o emprego de antibióticos via sistêmica é indicado.

Queratólise plantar sulcada (*pitted keratolysis*)
Afecção superficial, não inflamatória, na região plantar, que ocorre em casos de hiperidrose plantar com infecção da camada córnea por corinebactérias ou outros cocos, que produzem erosões por lise de corneócitos (ver Capítulo 31).

AFECÇÕES DAS GLÂNDULAS APÓCRINAS

Bromidrose
Caracteriza-se pelo odor desagradável, às vezes intenso, resultante da decomposição do suor por bactérias encontradas nas axilas e nos pés. Na bromidrose que afeta mais intensamente as regiões axilares, há participação importante da secreção apócrina. As substâncias odoríferas são derivadas do ácido hexanoico presente na secreção apócrina.

A decomposição da secreção apócrina por bactérias do grupo *Corynebacterium* também contribui para a bromidrose.

Bromidrose axilar
É menos frequente ou evidente em mulheres pela depilação dos pelos axilares, o que facilita a limpeza. As glândulas apócrinas em negros são mais desenvolvidas, e, por essa razão, a bromidrose é mais frequente e acentuada nesse grupo. Nos asiáticos, que têm glândulas apócrinas menos desenvolvidas, a bromidrose é rara ou mínima.

Quanto à secreção écrina, a ação das bactérias sobre a queratina amolecida pelo suor contribui para a bromidrose. O processo é evidentemente favorecido pela falta de higiene. Do ponto de vista terapêutico, recomenda-se higiene rigorosa, sabões antissépticos, agentes bactericidas, desodorantes e antiperspirantes (cloreto de alumínio de 6 a 12%, pois a redução da sudorese écrina pode auxiliar no tratamento). A toxina botulínica também é efetiva. Em casos extremos, resistentes aos tratamentos, pode-se cogitar a cirurgia, com exérese das glândulas apócrinas e écrinas.

Bromidrose plantar
Ocorre em virtude da decomposição por bactérias do suor das glândulas écrinas, nas plantas. Encontrada em indivíduos com hiperidrose plantar ou com higiene precária. O tratamento e a prevenção se dão com higiene, limpeza frequente e pós antissépticos.

Bromidrose intertriginosa
Observada nas áreas intertriginosas, submamárias, em mulheres; inguinal, em ambos os sexos; e em obesos ou diabéticos, por decomposição de secreção sudoral. Frequentemente, há associação à candidose. O tratamento é realizado com limpeza e cremes isolantes. Havendo infecção por cândida, usar creme antimicótico.

Bromidrose constitucional
Na maioria das vezes, deve-se à deficiência na higiene ou na lavagem das roupas. Entretanto, há indivíduos que, apesar dos banhos diários e das mudanças de roupas, têm um odor que os obriga ao uso de perfumes.

Bromidrosefobia
Estado fóbico em que o indivíduo pensa, imagina ou acredita ter um odor especial, difuso ou localizado nas axilas, na região genital ou no conduto auditivo. Procurar esclarecer o paciente e, quando necessário, encaminhá-lo para um psiquiatra.

Cromidrose
A *cromidrose* é o suor colorido observado nas axilas. Deriva-se da ação de bactérias cromogênicas, particularmente do gênero *Corynebacterium*, especialmente o *Corynebacterium tenuis* e o *Piedraia hortae*, sobre a secreção apócrina ou da produção de lipofucsinas no interior da glândula apócrina, condição que representaria a verdadeira cromidrose. Corantes de vestuário ou de preparados usados nas axilas podem causar cromidrose artificial.

Clinicamente, o processo somente se inicia a partir da puberdade, pois se relaciona às glândulas apócrinas e pode acometer, além das axilas – a sede mais frequente –, também a face, particularmente regiões malares, fronte e pálpebras. A sudorese assume colorações variadas, amarelada, esverdeada, azulada, azul-negra ou castanho-negra. A evolução é crônica, tendendo a regredir ao longo dos anos. Não há terapêutica específica, apenas higiene, antissépticos tópicos e a mesma orientação para a bromidrose axilar.

A capsaicina, por depleção da substância P dos neurônios, pode interromper os estímulos para a secreção apócrina, melhorando o quadro.

Hidradenite (ou hidrosadenite)
Inflamação crônica e supurativa das glândulas apócrinas.

Mais comum em mulheres, e se inicia durante ou após a puberdade, uma vez que nesse período se desenvolvem as glândulas apócrinas. Ainda que as axilas sejam as regiões mais atingidas, outras áreas de glândulas apócrinas podem ser comprometidas, como aréola mamária, genitais externos, região inguinocrural e perianal. O quadro é encontrado associado à acne vulgar ou à acne conglobata.

A irritação cutânea pelo uso de desodorantes e antiperspirantes, a raspagem, a depilação mecânica ou por depilatórios e o uso de roupas justas pode atuar na gênese da obstrução dos folículos pilosos, que parece ser o fenômeno fisiopatológico primário. A ruptura subsequente dos folículos com eliminação de queratina, material sebáceo e bactérias inicia resposta inflamatória linfo-histiocitária e de corpo estranho, que acaba por englobar mais folículos com acometimento intenso e progressivo da região afetada. Esses fenômenos têm caráter multifatorial, compreendendo fatores como predisposição genética, desregulação hormonal e fatores ambientais. Há evidência que os casos de hidradenite em fumantes são mais graves. A ocorrência após a puberdade sugere influências hormonais particularmente por andrógenos. Outro fator favorecedor é a obesidade. Além disso, detecta-se, na hidrosadenite, marcada elevação de α-TNF e de β-IL-1, potentes fatores pró-inflamatórios.

Doenças sistêmicas como diabetes, anemia e obesidade podem ser causas predisponentes. Aparentemente, existem formas familiares autossômicas dominantes com baixa penetração.

Manifestações clínicas
Uma pápula que evolui rapidamente para um nódulo profundo, eritematoso e extremamente doloroso.

À lesão inicial, geralmente, seguem-se outras, formando conjunto de nódulos dolorosos que costumam romper-se na superfície, dando saída a material purulento.

Habitualmente, a lesão é única, mas podem ocorrer múltiplas lesões recorrentes e crônicas, com formação de cicatrizes retráteis e viciosas (**Figura 23.2**).

A localização mais comum é nas axilas, porém outras áreas também podem ser comprometidas, particularmente as regiões inguinocrural e perianal (**Figura 23.3**).

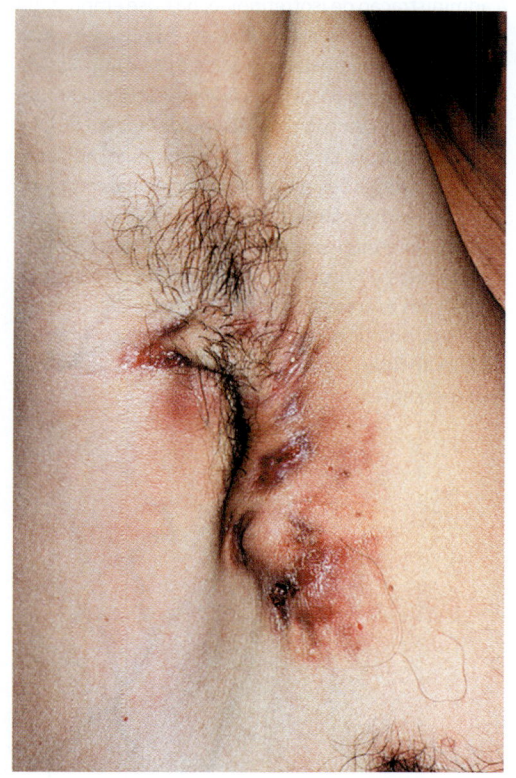

▲ **Figura 23.2** Hidrosadenite. Nódulos, fístulas e cicatrizes na axila, localização mais comum.

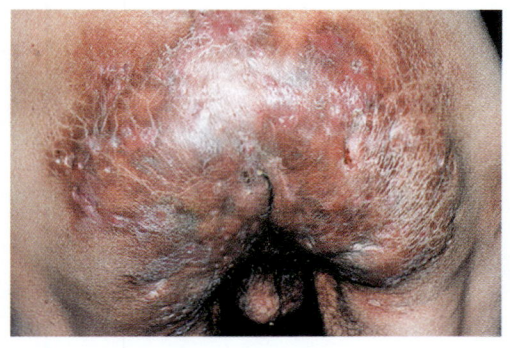

▲ **Figura 23.3** Hidrosadenite. Quadro exuberante acometendo a região glútea.

Há duas formas clínicas de hidradenite:

- **Forma *minor*:** Mais frequente, caracteriza-se por pápula ou nódulo, evolui para nódulo profundo e se torna eritematoso e doloroso. Forma-se abscesso, que supura. Pode haver múltiplas lesões, desenvolvidas simultânea ou sucessivamente. Essa forma de hidradenite acomete mais mulheres, na região inguinocrural ou axilar, geralmente secundária à depilação ou ao uso de desodorantes.
- **Forma *major*:** Menos comum, porém mais grave, chamada erroneamente de acne inversa, é encontrada mais em homens, com frequência associada à acne nódulo-abscedante ou à conglobata. Há, na região inguinocrural, glútea ou axilar, nódulos profundos inflamatórios, com abscessos e fístulas, bridas cicatriciais e supuração. O exame bacteriológico do pus revela estafilococos, estreptococos e, eventualmente, outros germes, como *Escherichia coli* ou espécies de *Proteus*.

Diagnose

Na forma *minor*, a afecção deve ser distinguida principalmente do furúnculo. Este é mais superficial e não tem caráter destrutivo como a hidradenite.

Na forma *major*, a afecção deve ser distinguida de linfadenopatias supurativas e de doenças fistulizantes, como tuberculose, actinomicose, linfogranuloma venéreo; nas localizações pararretais, deve ser diferenciada das fístulas retais de origens variadas, doença de Crohn e retocolite ulcerativa.

Tratamento

Na hidradenite *minor*, a primeira medida terapêutica é evitar as causas desencadeantes, isto é, raspagem de pelos, depilação, roupas apertadas, desodorantes e talcos que contribuem para a obstrução dos dutos. Dessas causas, a mais frequente é a depilação mecânica ou química, que possibilita a obstrução e a infecção do folículo. Fazer a limpeza da pele, antes da depilação, com sabonete antisséptico e aplicar um creme de corticosteroide com antibiótico é eventualmente eficaz para evitar o aparecimento de novas lesões. Para a cura definitiva, é indicada a depilação com *laser*.

Nas formas menos intensas, o uso tópico de antibióticos é útil, podendo empregar-se clindamicina a 1%; ou eritromicina a 2% ou ácido fusídico. O uso de sabões antissépticos também é útil.

Abscessos, quando houver, devem ser drenados e curetados, e deve-se colocar, na lesão, ácido tricloroacético, diluído a 50%. O uso sistêmico de antibióticos é indicado, preferindo-se tetraciclina ou eritromicina, 1 a 1,5 g/dia, VO, durante 2 a 3 semanas. É possível substituir a tetraciclina pela doxiciclina, 100 a 200 mg/dia, ou administrar sulfametoxazol-trimetoprima. Na forma *major*, com lesões crônicas e recidivantes, outros antibióticos são usados, como a associação clindamicina (300 mg) mais rifampicina (300 mg), a cada 8 ou 12 horas. Outro esquema preconizado compreende a associação rifampicina (10 mg/kg/dia) mais moxifloxacino (400 mg/dia) mais metronidazol (400 mg, 3 vezes/dia).

Recentemente, vêm sendo empregados agentes biológicos como adalimumabe (anti-TNF), 40 mg/semana, por via subcutânea. Não havendo resposta, emprega-se o infliximabe (anti-TNF), 5 mg/kg, intravenoso (IV), nas semanas 0, 2 e 6, e, a seguir, a cada 8 semanas. Também há relatos do uso de ustequinumabe (anti-IL-12 e IL-13) e anakinra (inibidor de α-IL-1 e β-IL-1).

Outros fármacos que têm sido utilizados esporadicamente são, por ação antiandrogênica, a espironolactona, 100 a 150 mg/dia, a finasterida, 5 mg/kg/dia, e a metformina, 500 a 1.500 mg/dia. Quando os nódulos se tornam fibrosados e há recidivas frequentes, o recurso definitivo é a exérese do nódulo.

Na hidradenite *major*, a administração VO de antibióticos é necessária por meses para controle da infecção. Localmente, são aplicados antissépticos tópicos. A administração de isotretinoína, na dose empregada na acne vulgar, por alguns meses, é pouco útil, mas quando houver associação à acne, o uso é imperativo.

Nas formas crônicas e recidivantes, com cicatrizes e fístulas, a ressecção cirúrgica ou drenagem ampla, com cicatrização por segunda intenção, é indicada. Nos casos de lesões múltiplas e recidivas, cada foco deve ser cuidadosamente incisado e explorado com curetagem e eletrocoagulação. Nos casos crônicos com fístulas e fibrose persistentes, recorre-se à cirurgia com exérese da pele e do tecido celular subcutâneo, procurando retirar todo o tecido fibrosado e as fístulas, bem como as glândulas apócrinas remanescentes.

24
Tricoses

As tricoses são afecções dos pelos, caracterizadas por alterações quantitativas ou qualitativas, congênitas, por malformações ou transmissão genética, ou adquiridas por múltiplas noxas.

ALTERAÇÕES DA HASTE PILOSA

Alterações da cor

Leucotricoses

O embranquecimento dos cabelos ocorre em virtude da falta de formação de melanina pelos melanócitos da matriz do pelo. A leucotriquia pode ser congênita, difusa, no albinismo total, ou localizada, no albinismo parcial, ambas por anomalia genética.

A canície é descoloração fisiológica adquirida dos cabelos e pode ser classificada em senil e prematura. A idade de início da canície varia entre as etnias, considerando-se canície precoce: em brancos, quando começa antes dos 20 anos; em asiáticos, quando surge antes dos 25 anos; em negros, quando se inicia antes dos 30 anos.

Usualmente, as cãs iniciam-se nas têmporas e, gradualmente, atingem todo o couro cabeludo, acompanhando-se da descoloração de outros pelos. A cor é cinzento-branca com várias nuanças até a matriz branca. A época do aparecimento da canície varia individualmente, às vezes por caráter hereditário dominante.

Não há tratamento para a canície, exceto a tintura. A única contraindicação é o aparecimento eventual de hipersensibilidade aos corantes, particularmente à parafenilenodiamina.

A poliose é uma forma de leucotriquia localizada que pode ser observada na síndrome de Vogt-Koyanagi-Harada, na esclerose tuberosa, no vitiligo do couro cabeludo ou após lesão do nervo periférico ou trauma pelo calor ou radioterapia.

No tratamento do embranquecimento capilar, pode-se lançar mão de diversos tipos de tintas, que são classificadas em vegetais, metálicas e corantes orgânicos sintéticos.

ALOPECIAS

Alopecia, do grego *alõpekia*, significa diminuição de pelos ou cabelos. As alopecias podem ser adquiridas ou congênitas: estas, por sua raridade, não serão abordadas.

As alopecias adquiridas compreendem dois grupos: *cicatriciais*; e *não cicatriciais*.

Alopecias cicatriciais

Nesse grupo de alopecias, há ausência ou diminuição de pelos em virtude da destruição de folículos pilosos. São, pois, definitivas e acompanham-se de atrofia cicatricial. Podem ser encontradas após traumas ou queimaduras físicas ou químicas, infecções fúngicas, bacterianas ou virais, neoplasias, e em dermatoses, quando localizadas no couro cabeludo, como o lúpus eritematoso (LE), esclerodermia, líquen plano pilar, mucinose folicular. A diagnose, em geral, não apresenta dificuldades, e o tratamento é da doença primária.

Das alopecias cicatriciais, há afecções exclusivas do couro cabeludo, descritas a seguir.

Alopecia frontal fibrosante

Trata-se de afecção que vem sendo observada com grande frequência e que atinge mais comumente mulheres na menopausa. Muitos autores consideram ser um subtipo de líquen plano pilar. Afeta a linha de implantação do couro cabeludo, principalmente a região frontotemporal, sendo acompanhada de perda dos supercílios. Há eritema e descamação peripilares e eritema difuso como no líquen plano pilar. Também podem ser observados pontos pretos, cabelos quebrados e tortuosos e cabelos isolados remanescentes em áreas de alopecia. O teste da tração pode desprender fios anágenos com bainha, o que indica atividade da enfermidade. Pode haver alopecia dos cílios, pelos do corpo, axilares e pubianos. Na face, é frequente a presença de pápulas e pontos vermelhos foliculares, e podem surgir máculas hipo ou hiperpigmentadas.

O exame histopatológico revela as mesmas alterações observadas no líquen plano pilar.

Não há tratamento padronizado para a alopecia frontal fibrosante. Alguns autores acreditam serem obtidas boas respostas com finasterida e dutasterida (alguns estudos apontam para concomitância entre a doença e alopecia androgenética: 47% em mulheres e 67% em homens). São ainda empregados corticosteroides tópicos potentes, minoxidil, corticosteroides sistêmicos, antimaláricos e minoxidil tópico. Para formas rapidamente progressivas, podem ser indicados micofenolato de mofetila, ciclosporina e metotrexato.

Pseudopelada (Brocq)

Afecção pouco frequente, de etiologia desconhecida, causa alopecia permanente. Inicia-se, em geral, por focos múltiplos que, gradualmente, se estendem ou permanecem localizados. As áreas atingidas são lisas, brilhantes, atróficas, de contornos imprecisos, sem qualquer evidência de inflamação em todo o decurso evolutivo. Dentro da área atrófica, podem-se notar alguns pelos solitários que persistem por muito tempo, o que é bastante sugestivo da afecção (Figura 24.1).

A pseudopelada deve ser distinguida da pelada pela evolução mais demorada, placas menores e, fundamentalmente, pela presença de cicatriz. Quando a doença está em evolução, a retirada dos pelos da periferia das lesões exige menor tração, e há maior massa mucinosa em torno da raiz de alguns cabelos (sinal de Sampaio) (Figura 24.2). A pseudopelada deve ser distinguida de outras formas de alopecias cicatriciais, particularmente do lúpus eritematoso discoide (LED) e do líquen plano. Ainda que, em regra, a diagnose não apresente dificuldade, quadro de alopecia cicatricial pode, eventualmente, constituir manifestação inicial ou única dessas afecções.

Por essa razão, alguns autores consideram que a pseudopelada poderia ser uma forma clínica dessas entidades. Entretanto, o quadro clínico e histopatológico e a imunofluorescência da pseudopelada, que é negativa, permitem sua individualização.

Não há tratamento efetivo para a pseudopelada. Há referências de resultados favoráveis com o uso de dapsona ou cloroquina. A evolução é lenta, e pode ocorrer cura espontânea. Nesses casos, se houver suficiente área pilosa, é possível fazer transplante de cabelos, com bom resultado cosmético.

Foliculite decalvante

Afecção rara, caracterizada pelo aparecimento de reação inflamatória folicular com áreas alopécicas cicatriciais (ver Capítulo 31).

Alopecias não cicatriciais

Resultam da perda de cabelos e/ou pelos, sem atrofia cicatricial.

▲ **Figura 24.1** Pseudopelada de Brocq. Áreas de alopecia cicatricial em meio às quais persistem alguns pelos em pequenos tufos.

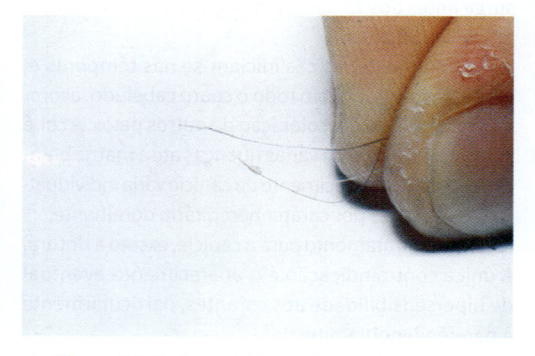

▲ **Figura 24.2** Sinal de Sampaio. Presença de massa gelatinosa em torno da raiz de cabelo retirado de área com pseudopelada de Brocq.

Alopecia areata

A alopecia areata (AA), pelada, é afecção frequente, acometendo aproximadamente 2% da população, caracterizada por áreas de alopecia localizada ou generalizada, por vezes com grave impacto psicossocial. A perda de cabelos ou pelos ocorre em áreas caracteristicamente redondas ou ovais, daí a denominação, sem sinais inflamatórios ou de atrofia da pele. Ocorre quase sempre no couro cabeludo ou na barba. De distribuição universal, afeta ambos os sexos, ainda que haja referências como mais frequente no sexo masculino. Surge em qualquer idade, com pico de incidência entre os 15 e os 29 anos.

Os seguintes fatores têm sido implicados na sua etiopatogenia:

- **Genéticos:** A participação genética é apoiada pela existência de casos familiares em até 20% dos indivíduos afetados e pela associação com doenças congênitas, como a síndrome de Down e a de Vogt-Koyanagi-Harada. Os estudos sobre associação com HLA demonstram associação com HLA classe II localizados no cromossomo 6p21.23, particularmente HLA DR4, DR5 e DQ3.
- **Imunológicos:** Uma série de evidências apoia a definição da AA como doença de participação imunológica. Há um infiltrado linfocitário de linfócitos T em torno dos folículos pilosos na área afetada. Encontra-se associação de AA com atopia, urticária e doenças autoimunes, como tireoidites e vitiligo.

Manifestações clínicas

O início é brusco, com perda de cabelos ou pelos em áreas circulares ou ovais, únicas ou múltiplas, sem qualquer outra alteração. A placa da pelada é lisa e brilhante. E encontram-se nas bordas os chamados cabelos ou pelos peládicos, que são afilados e menos pigmentados no ponto de emergência do couro cabeludo, além de terem maior espessura e mais pigmentação na extremidade distal, configurando aspecto de ponto de exclamação. A placa cresce em tamanho, atingindo dimensões variáveis (**Figura 24.3**).

A prognose é, em regra, favorável. Após 2 a 6 meses, pode haver reponta; os cabelos são, no início, de cor branca, adquirindo, posteriormente, a cor normal. Novas áreas de pelada podem surgir concomitante ou subsequentemente. A prognose é menos favorável quando há ocorrências repetidas, comprometimento de outras áreas, como barba, sobrancelhas e cílios, e quando surge antes da puberdade. A pelada decalvante é mais grave. Começa por áreas múltiplas que, depois, coalescem. Outro tipo, mais encontrado em crianças, de evolução desfavorável, é a chamada pelada em coroa ou ofíase, que se inicia na nuca, progredindo para a frente pela orla do couro cabeludo. Pode haver comprometimento de todo o couro cabeludo (alopecia total) ou de todos os cabelos e pelos (alopecia universal) (**Figura 24.4**). A histopatologia revela miniaturas de folículos pilosos em fase anágena ou telógena, o que possibilita a distinção das alopecias cicatriciais.

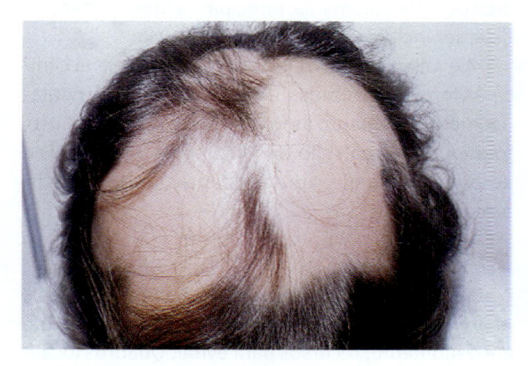

▲ **Figura 24.3** Alopecia areata. Áreas alopécicas sem qualquer alteração inflamatória ou atrofia.

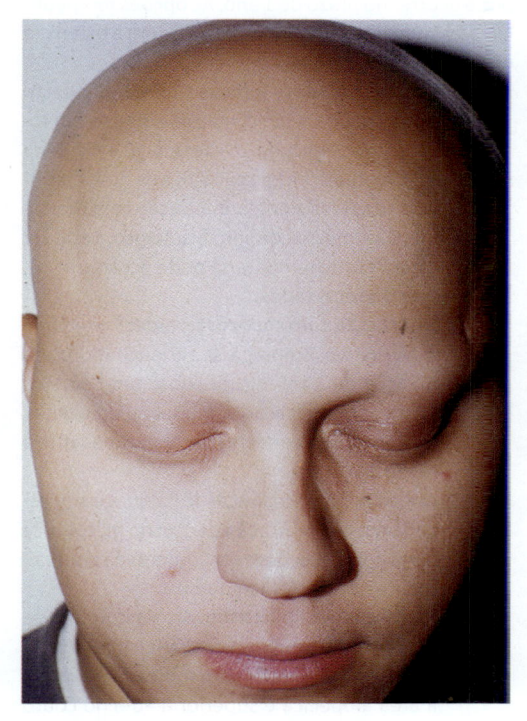

▲ **Figura 24.4** Alopecia universal. Observa-se ausência total de cabelos, supercílios e cílios.

Depressões puntiformes das lâminas ungueais podem acompanhar o quadro da pelada, encontradas com maior frequência nos casos mais graves. Traquioniquia de algumas ou todas as unhas pode ocorrer.

A AA deve ser distinguida das tinhas, que ocorrem na infância e caracterizam-se pela tonsura dos cabelos. Outra diagnose diferencial é com alopecias cicatriciais, nas quais a pele perde o brilho, a cor e a consistência, com desaparecimento dos folículos pilosos. A tricotilomania, principalmente em crianças, deve ser incluída na diagnose diferencial.

A evolução da AA relaciona-se com a forma clínica. As formas localizadas, em geral, regridem espontaneamente, enquanto as formas extensas, tipo ofíase, total ou universal, são extremamente resistentes e de prognose grave, apresentando grande impacto psicossocial.

Tratamento

A alopecia areata não tem repercussões sistêmicas, mas está sujeita a recorrências para as quais não há, até o momento, recursos para evitar. Quadros localizados acometendo menos de 40% do couro cabeludo tendem a ser autolimitados; repilação espontânea pode ocorrer no prazo de 1 ano. As opções terapêuticas são inúmeras e variam de acordo com a extensão do quadro.

- **Formas localizadas:** Tópicos rubefacientes não são mais usados. Corticosteroide tópico em loção ou creme, aplicado 2 vezes/dia, é a primeira opção. Eventualmente, aplicações de neve carbônica. Em casos resistentes, infiltração com triancinolona, 3 a 4 mg/mL de soro fisiológico, pode ser indicada. Atrofia temporária pode ocorrer.
- **Formas disseminadas:**
  - **Infiltração com corticosteroide:** É o recurso mais efetivo. Emprega-se a triancinolona, na diluição de 3 a 4 mg/mL, dose total de 10 a 20 mg, por aplicação semanal ou quinzenal, posteriormente mais espaçada, consoante à resposta clínica.
  - **Antralina:** Atua pela ação irritativa e é empregada em concentração de 1%; no método de curta aplicação, deve ser aumentada gradualmente de 10 até 45 minutos.
  - **Fármacos sensibilizantes:** Atualmente, usa-se o dibutilester do ácido esquárico (SADBE) e a difenciprona (DPCP). São indicadas quando a área alopécica é superior a 40% no couro cabeludo. Repilação ocorre em 50 a 60% dos doentes, porém recidivas são frequentes. Há reações adversas como urticária, eritema multiforme, dermatite de contato e vitiligo. Técnica: sensibilização inicial em área de 4 cm^2 com a solução a 2% de SADBE ou difenciprona. Após 1 semana, usar, em parte do couro cabeludo, solução a 0,001% e, consoante à reação, aumentar semanalmente a área e a concentração da solução para 0,0025 a 0,005%; 0,01 a 0,025%; 0,05 a 0,1%; e 1 a 2%. Localmente, ocorre eritema ou erupção eczematosa. Eventualmente, áreas acrômicas. São reportadas reações adversas sistêmicas, como urticária e eritema multiforme.
- **Fotoquimioterapia:** Exposição ao ultravioleta A (UVA) após uso de psoralênico tópico ou sistêmico (ultravioleta A e psoralênico [PUVA]). Os resultados são variáveis, e o índice de recidivas é extremamente alto com a interrupção do tratamento. Preconizam-se de 20 a 40 sessões até se obter resultado favorável.
- **Minoxidil e imunossupressores sistêmicos e tópicos:** De eficácia discutível.
- Análogos da prostaglandina, latanoprosta e bimatoprosta, têm sido empregados em alopecia dos cílios e supercílios com resultados variáveis.
- Inibidores da Janus quinase (JAK) são considerados fármacos promissores no tratamento da alopecia areata. As interleucinas 2 e 15 e o interferon atuam na manutenção dos infiltrados de células CD8 presentes na alopecia areata. Estas citocinas são sinalizadas por meio de receptores JAK 1, JAK 2 e JAK 3. O bloqueio destes receptores de citocinas com os inibidores de JAK pode levar à eliminação desses infiltrados linfocíticos, com reversão da alopecia. Estes fármacos são o baricitinibe, o ruxolitinibe e o tofacitinibe, administrados via oral (VO) e tópica. Não são ainda aprovados para uso em alopecia areata pela Food and Drug Administration (FDA), mas existem múltiplos ensaios clínicos publicados e em andamento.

Alopecia total

O tratamento efetivo se faz com infiltração de triancinolona, a cada 7 ou 15 dias, dose máxima de 12 mg/sessão, devendo ser complementada por uso tópico de corticosteroide para a alopecia total do couro cabeludo.

O tratamento para a alopecia total ou universal é:
- Iniciar o tratamento com corticosteroide por via sistêmica, na dose de 1 mg/kg/dia de prednisona ou equivalente, e diminuí-la progressivamente. Com a interrupção do corticosteroide, há, geralmente, recidiva. Caso seja factível um controle com dose baixa, ele pode ser mantido.
- O corticosteroide pode ser prescrito sob a forma de pulsoterapia, a cada 3 a 4 semanas, considerando os efeitos colaterais. Caso a resposta não seja favorável, o tratamento sistêmico deve ser abandonado, em vista dos efeitos colaterais da corticoterapia.
- A terapia com PUVA não tem demonstrado resultados satisfatórios.
- Ciclosporina, usada tópica ou sistemicamente, isolada ou associada com corticosteroide, não tem eficácia comprovada. Recidivas são frequentes quando o tratamento é interrompido. A aplicação tópica de minoxidil de 2 a 5% é pouco eficaz. Outros medicamentos relatados com possível ação terapêutica são mostarda nitrogenada, zinco, dapsona.
- Quanto aos análogos da JAK, há estudos promissores em andamento, como já referido.
- Nas formas de alopecia total ou universal resistentes à terapia, muitos pacientes masculinos têm vida normal, aceitando a afecção, sem usar qualquer recurso. Em mulheres, recursos como perucas possibilitam bons resultados estéticos.

Alopecias difusas

O crescimento dos cabelos ocorre continuamente, por meses e anos (fase anágena). Com a parada do crescimento (fase catágena), após algumas semanas, inicia-se a queda (fase telógena). Noxas podem atuar sobre os cabelos, com ação aguda e rápida, causando dano intenso, perturbando o metabolismo e inibindo a atividade mitótica da matriz. O cabelo eliminado é mais fino, irregular e com fraturas em áreas de constrição, em dias ou semanas, consoante a intensidade da noxa.

Eflúvio anágeno distrófico

Há diversas causas para a alopecia aguda difusa, em dias ou semanas, com a eliminação de cabelos anágenos distróficos.
- Doenças infecciosas agudas, febris.
- Fármacos, particularmente usados em quimioterapia oncológica, mas também bismuto, levodopa, colchicina e ciclosporina.
- Radioterapia.
- Intervenções cirúrgicas prolongadas, com longo tempo de recuperação.
- Na sífilis secundária, há uma perda de cabelos em clareiras, que pode constituir a queixa principal. A presença de micropoliadenopatia, dados da história e sorologia confirmam a diagnose.
- Exposição a agentes tóxicos, mercúrio, boro, tálio, cádmio e cobre.

Excluída a causa, o tratamento do eflúvio anágeno distrófico se dá pela indicação de alimentação rica em proteínas e administração de preparações com vitaminas e sais minerais. Usar um corticosteroide tópico. Nas alopecias após quimioterapia oncológica, há relato de recuperação mais rápida com o uso de minoxidil tópico.

Eflúvio telógeno

Pode ocorrer por várias causas:
- **Pós-parto:** Frequente, de intensidade variável, pode persistir por meses.
- **Contraceptivos orais:** A perda de cabelos é observada em duas ocasiões. A primeira, durante a ingestão das pílulas, pelo potencial androgênico dos progestogênios. A segunda, algumas semanas após a suspensão do contraceptivo.
- **Regime de emagrecimento:** Após regime de emagrecimento, é observado com frequência, devido à própria carência alimentar ou, eventualmente, por anorexígenos e medicamentos utilizados durante o regime.
- **Deficiência proteica:** Deficiência de proteína em malnutrição, gastrenterites, parasitoses, glomerulonefrites e em regime de emagrecimento.
- **Deficiência de ferro:** Em mulheres com eflúvio telógeno, pode haver deficiência de ferro.
- **Deficiência de zinco:** Perda de cabelos pode estar associada à deficiência de zinco.
- **Estados estressantes prolongados:** Podem ser causa de alopecias difusas, provavelmente pela ação do córtex sobre o sistema neuroendócrino.
- **Doenças sistêmicas:** Observadas em estados crônicos do lúpus eritematoso sistêmico (LES), dermatomiosite, caquexia, anemias graves, diabetes mal controlado, hiper e hipotireoidismo, hepatites, doenças pancreáticas, insuficiência renal, neoplasias avançadas e infecção pelo vírus da imunodeficiência humana (HIV).

Eventualmente, nenhuma noxa pode ser incriminada. É possível que ocorra por variação cíclica do número de cabelos telógenos.

- **Manifestações clínicas:** A manifestação é a queixa de perda excessiva de cabelos, e, para mostrá-la, eventualmente, o paciente traz até uma porção de cabelos. O exame do couro cabeludo nada revela ou mostra apenas discreta dermatite seborreica e/ou prurido. A diagnose se confirma pelas provas descritas a seguir.
- **Prova da tração leve:** Introduzir os dedos abertos entre os cabelos. Fechar e fazer tração leve para moderada. Somente alguns cabelos devem ser removidos. Se forem retirados mais de cinco fios de cabelo, a prova é considerada positiva. Verificar se são cabelos telógenos, examinando-os com fundo escuro (**Figura 24.5**).
- **Prova da tração forte (tricograma):** Permite verificar a proporção de cabelos anágenos e telógenos. Retiram-se de 50 a 100 fios de cabelo com um porta-agulhas ou pinça de Halsted (mosquito), com a ponta envolta por manguito de látex. Faz-se pressão lateral com os dedos e, com um golpe único, retiram-se os cabelos, que podem ser examinados à vista desarmada ou ao microscópio. Para isso, serão cortadas a parte distal e a proximal com a raiz, e os fios de cabelo serão colocados em lâmina, cobertos com lamínula e embebidos em água. O exame em pequeno aumento permite verificar se o pelo é anágeno, anágeno distrófico, telógeno e sem tem outras alterações. O tricograma normal revela pelo menos 80 a 90% de cabelos anágenos, 10 a 20% de telógenos e 1 a 2% de distróficos. O tricograma telógeno, mais de 20% de cabelos telógenos; e o distrófico, mais de 2% de anágeno distróficos.

Na diagnose, procurar causas gerais, solicitando exames complementares, como hemograma com dosagem de ferro sérico, ferritina, sorologia para sífilis e outros exames, quando indicados.

Habitualmente, não se faz biópsia, mas, em casos de dúvida diagnóstica, o exame histopatológico pode ser útil, mostrando número total de folículos pilosos normais, tamanho normal, aumento de folículos com cabelos em fase telógena, glândulas sebáceas normais e ausência de infiltrado inflamatório e fibrose.

- **Tratamento:**
    - Medicamentos eletivos para as causas citadas, quando presentes.
    - Esclarecer que a perda de até 100 fios de cabelo por dia está dentro da normalidade, considerando o número de fios de cabelo (100 mil) e a duração média do cabelo (de 3-4 quatro anos).

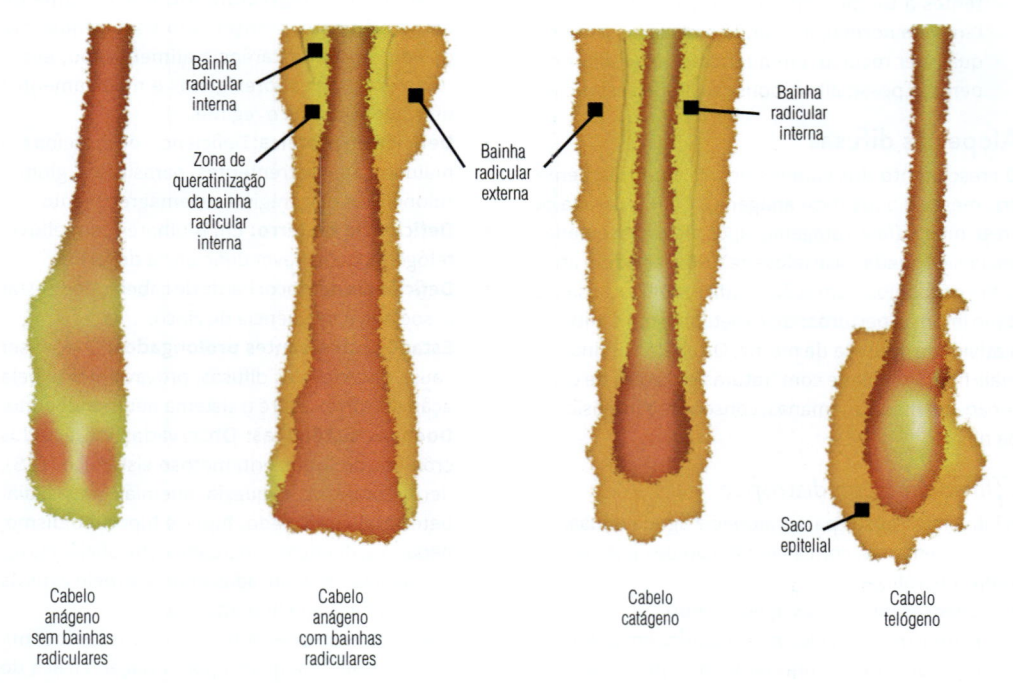

▲ **Figura 24.5** Tipos de cabelos nas alopecias difusas.

- Prescrição de dieta rica em proteínas, minerais (especialmente ferro e zinco) e vitaminas.
- Procurar controlar o estado de estresse, quando existente.
- Xampus ou loções de corticosteroide para a dermatite seborreica, se presente.
- Minoxidil de 2 a 5% diariamente.
- É possível acompanhar objetivamente a evolução do tratamento, em particular com pessoas de temperamento obsessivo, guardando-se, 1 semana por mês, todos os fios de cabelo que caíram. Assim, é possível contar um terço ou um quarto, multiplicando e depois dividindo por 7, para saber a perda diária. Repetir a contagem por 4 a 6 meses, para análise da evolução.
- Finalmente, esclarecer que a resposta terapêutica somente ocorre após alguns meses, devido ao crescimento dos cabelos em torno de 1 cm por mês.

Alopecia androgenética

É a mais frequente das alopecias, acometendo até 50% dos homens e 40% das mulheres em torno dos 50 anos. É quadro geneticamente determinado com a participação de hormônios androgênicos. O mecanismo hereditário ainda não está completamente elucidado. A instalação do quadro depende da ação androgênica, e a di-hidrotestosterona (DHT), um metabólito da testosterona, parece ter papel preponderante na sua etiopatogenia. A enzima 5-α-redutase converte a testosterona em DHT, que é responsável pela miniaturização progressiva de folículos pilosos geneticamente determinados, encurtando a fase anágena dos cabelos e reduzindo o volume da matriz celular dos folículos.

Alopecia androgenética masculina (AAGM)

A calvície masculina inicia-se pela perda de cabelos na linha frontal do couro cabeludo, com entradas laterais e/ou no vértex. A progressão pode ser lenta ou rápida, geralmente mais intensa quanto mais cedo se iniciar. Quando se instala na quarta ou quinta década da vida, dificilmente evolui para uma alopecia extensa. Quando o início é precoce, na adolescência, a evolução é mais rápida e a calvície atinge quase todo o couro cabeludo, poupando somente as têmporas e o occipício. Com a diminuição dos cabelos anágenos, aumentam os telógenos. Os cabelos eliminados são finos e descorados, com bulbo terminal em clava. Progressivamente, os cabelos se tornam mais finos, desaparecem os cabelos terminais e, na fase final, permanecem pelos do tipo velo.

Não há associação com doença sistêmica. Há, entretanto, estudos limitados que referem maior risco de doença coronariana e aumento significativo do colesterol e triglicerídeos nos calvos em comparação com os não calvos.

Alopecia androgenética feminina (AAGF)

Na mulher, o quadro clínico é diferente. Os cabelos tornam-se mais finos e há uma rarefação difusa nas regiões frontoparietais, sem formar áreas de alopecia. Na maioria das vezes, sem alteração hormonal e seborreia.

Distúrbios menstruais, infertilidade, hirsutismo, acne, obesidade e diabetes devem ser investigados a fim de diagnosticar eventuais distúrbios associados, como síndrome dos ovários policísticos, hiperplasia suprarrenal congênita e a síndrome SAHA (seborreia, alopecia, hirsutismo, acne), na qual ocorre alopecia no couro cabeludo relacionada a aumento de androgênios de origem ovariana ou das suprarrenais (ver *Hirsutismo* adiante).

A associação com eflúvio telógeno deve sempre ser considerada e, se diagnosticada, tratada de acordo com a sua etiologia.

Diagnose

A diagnose no homem e na mulher geralmente não apresenta dificuldades. Na mulher, deve ser distinguida da síndrome SAHA e de outras alopecias devidas a alterações hormonais, como será tratado no item *Hirsutismo* (**Figura 24.6**). No homem, os critérios para o diagnóstico da alopecia androgenética incluem:
- Início do quadro após a puberdade.
- Padrão de recesso e afilamento capilar bitemporal, frontal ou do vértex.
- Miniaturização visível dos fios.
- História de alopecia androgenética em familiares de 1° ou 2° grau.

Tratamento tópico

- **Minoxidil:** É eficaz na alopecia androgenética, masculina ou feminina, usado de 2 a 5% em 1 ou 2 aplicações diárias. Na AAGM, é recomendada a concentração a 5%, que eventualmente pode ser usada na AAGF. Admite-se que o minoxidil, em contato com a pele, transforme-se em sulfato de minoxidil, que, através dos canais de potássio do músculo liso, levaria ao seu relaxamento, causando aumento da perfusão dos folículos pilosos, com consequente prolongamento da fase

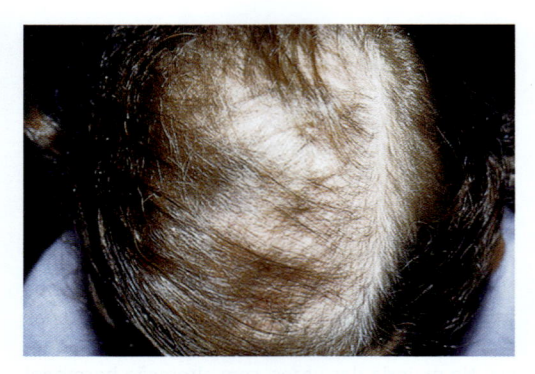

▲ **Figura 24.6** Alopecia androgenética feminina. Queda difusa dos cabelos sem a distribuição observada na alopecia masculina.

anágena, aumento dos folículos e diminuição da conversão de cabelos terminais em velos. O minoxidil não atua em todos os casos, admitindo-se haver melhor resultado, consoante a regra, menos 40-10-10, isto é, menos de 40 anos de idade, de 10 anos de duração e de 10 cm de área. O medicamento recupera cabelos telógenos e os mantém anágenos, sendo menos eficaz na região frontal do couro cabeludo. Uma vez interrompido o tratamento, os cabelos voltam a cair. Assim, o medicamento tem de ser mantido indefinidamente. Não há efeitos colaterais nocivos relatados com o uso do minoxidil por vários anos, continuadamente em doentes hígidos. Sendo o minoxidil usado como agente hipotensor via sistêmica em cardiopatas, podem ocorrer reações adversas, como dores anginoides e taquicardia, e o uso deve ter a aprovação do cardiologista. Excepcionalmente, é relatada hipertricose localizada ou difusa. Resultados mais efetivos são observados aplicando, previamente ao minoxidil, uma solução de tretinoína a 0,05% em uma aplicação diária, de preferência à noite. O retinoide atua no crescimento, na diferenciação e na regeneração de cabelos. Além disso, a tretinoína facilita a penetração do minoxidil pela ação esfoliante e queratolítica. Eventualmente, ocorre irritação pelo uso da tretinoína, que pode ser espaçado, mantendo-se o minoxidil.

Mais recentemente, surgiram inúmeras publicações sobre o uso sistêmico do minoxidil, VO, em doses baixas, sem problemas maiores quanto a efeitos colaterais. As doses recomendadas são de 0,25 mg a 2,5 mg/dia para mulheres e de 1,25 mg a 5 mg/dia para homens.

- **Alfaestradiol:** Há relatos favoráveis com o emprego do alfaestradiol em solução alcoólica a 0,025%, para uma aplicação diária no couro cabeludo, preferencialmente à noite.
- **Progesterona:** Em solução alcoólica de 2 a 4%, é utilizada topicamente na AAGF, em aplicação diária, por 4 a 12 meses, com alguns resultados favoráveis.

Tratamento sistêmico

Na AAGM, além da recente introdução do minoxidil VO, já está bem estabelecido o uso de antiandrogênios, os quais são utilizados no tratamento da hipertrofia prostática, além de finasterida e dutasterida. A finasterida inibe a α-redutase tipo 2, responsável pela conversão da testosterona em DHT. A dose é de 1 mg, VO. As respostas são variáveis de 48 a 66% no primeiro e no segundo anos de tratamento. Pode, raramente, provocar diminuição da libido, disfunção erétil, ginecomastia e infertilidade por perda da qualidade do sêmen. Esses efeitos cessam com a parada da medicação. A dutasterida inibe as 5-α-redutases tipos 1 e 2, e alguns estudos apontam possível superioridade em relação à finasterida, sendo a dose recomendada de 0,5 mg/dia.

Na AAGF sem alterações hormonais clínicas e laboratoriais, o uso de antiandrogênios sistêmicos não tem indicação. Alguns especialistas acreditam que a finasterida em doses maiores, de 2,5 mg/dia, seria benéfica, o que é controverso. Além disso, os antiandrogênios produzem feminização dos fetos masculinos, e, portanto, é mandatório o uso de métodos anticonceptivos rigorosos em mulheres com potencial de engravidar enquanto estiverem recebendo essas medicações. A administração da espironolactona, 200 mg/dia, tem resultados questionáveis, além do eventual aparecimento de efeitos colaterais como alterações do ciclo menstrual, náuseas e depressão. O acetato de ciproterona, 25 a 100 mg/dia, durante os 10 primeiros dias do ciclo menstrual, associado ao etinilestradiol, também não tem demonstrado resultado definitivo. Atualmente, como já referido, para o tratamento da AAGF, introduziu-se o uso do minoxidil, 0,25 a 2,5 mg/dia, VO. A administração de flutamida foi proibida por seus efeitos colaterais graves, inclusive mortes.

Tratamento cirúrgico

O transplante é recurso efetivo para a AAG no homem ou na mulher. Atualmente, com técnicas de minienxertos e microenxertos, os resultados cosméticos são excelentes.

Alopecia infantil

É encontrada em lactentes, nas primeiras semanas de vida, sendo observada particularmente na região occipital, onde há pressão de contato. A alopecia é gradual, porém, às vezes, é rápida, chamando a atenção dos pais. Não necessita de tratamento, bastando esclarecer que se trata de alopecia transitória.

Alopecia fisiológica do adolescente

A perda de cabelos na região frontoparietal no homem ocorre na adolescência por fatores genéticos e raciais e pela presença de hormônios androgênicos. Ocasionalmente, pode ser observada na mulher.

Alopecia das pernas

Manifestação caracterizada pela alopecia na superfície lateral das pernas, acima dos tornozelos, é mais comum nos homens, causada por pressão ou atrito do vestuário.

Alopecia de tração

Em mulheres que fazem tração dos cabelos, é encontrada nas regiões temporais ou na orla do couro cabeludo (alopecia marginal). É muito observada em negras, após o alisamento dos cabelos (**Figura 24.7**). Outra forma de alopecia de pressão é vista em indivíduos que usam quepes ou chapéus apertados, curativos contensivos no couro cabeludo ou em enfermos que permanecem longo tempo com a cabeça imobilizada.

Alopecia mucinosa

Caracteriza-se por áreas de alopecia, nas quais há pápulas foliculares, placas papulosas ou infiltração nodular (**Figura 24.8**). Ocorre no couro cabeludo, na nuca e na face. A histopatologia demonstra infiltração mucinosa no folículo piloso. A alopecia mucinosa geralmente é temporária, exceto se houver destruição do folículo piloso pela mucina. A mucinose folicular é uma deposição de mucina no folículo sem causar alopecia.

Há dois tipos de alopecia mucinosa. O primeiro, encontrado mais em crianças e jovens, não é associado a linfoma e, em geral, evolui espontaneamente para a cura, sem deixar cicatriz. Pode ser tratada com corticosteroides tópicos ou intralesionais. O segundo, mais observado em adultos, pode estar associado a linfoma. O tratamento é o mesmo da neoplasia maligna.

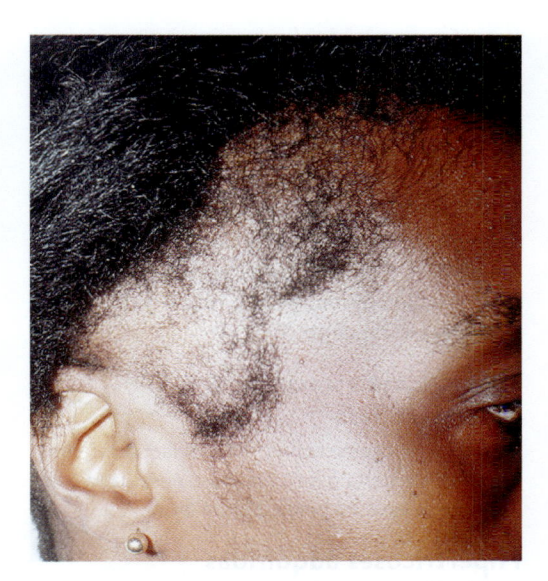

▲ **Figura 24.7** Alopecia de tração. Evidente alopecia na orla do couro cabeludo. Alopecia marginal traumática, causada por alisamento dos cabelos.

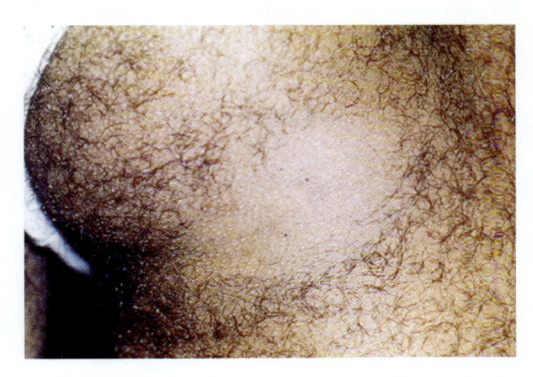

▲ **Figura 24.8** Alopecia mucinosa. Placa alopécica com pápulas foliculares em caso associado a linfoma.

HIPERTRICOSES

Aumento exagerado de pelos terminais, sexuais ou não sexuais, a hipertricose pode ser adquirida, difusa ou localizada. Deve ser considerada em relação ao indivíduo, uma vez que a distribuição e o número de pelos variam por influência genética, constitucional e conforme a cor da pele. Negros e amarelos têm menor pilosidade que brancos. Entre estes, os semitas são, em geral, mais pilosos.

Hipertricoses congênitas

Hipertricoses congênitas difusas
Existem várias síndromes acompanhadas de hipertricose congênita difusa.

Hipertricose congênita localizada
Apresenta pelos longos, terminais, ocorrendo em lesões névicas, como nevo de Becker e nevos epidérmicos, no hamartoma do músculo liso, no neurofibroma plexiforme, entre outros.

Hipertricose associada à *espinha* bífida
Área de hipertricose circunscrita à região sacral, constitui sinal de alerta para a diagnose necessária e importante de *espinha* bífida (**Figura 24.9**).

Hipertricoses adquiridas

Hipertricose lanuginosa paraneoplásica
Caracteriza-se pelo aparecimento súbito de pelos finos, lanugos difusos ou somente na face. Mais comum em mulheres, é síndrome paraneoplásica, associada a tumores malignos ou linfomas.

Hipertricoses em doenças sistêmicas e dermatoses
Aumento dos pelos que pode ser encontrado em pacientes com desnutrição, endocrinopatias, dermatomiosite, acrodinia e infecção por HIV. Na porfiria, ocorre particularmente na face. É também observada na epidermólise bolhosa distrófica (EBD), na lipodistrofia e no mixedema pré-tibial.

Hipertricose adquirida iatrogênica
Relacionada ao uso de difenil-hidantoína, corticosteroide, estreptomicina, diazóxido, penicilamina e psoralênicos. O minoxidil, medicamento anti-hipertensivo, tem efeito colateral de aumento dos pelos, sendo, por isso, usado topicamente na alopecia androgenética. Há referência ao aparecimento de hipertricose em outras áreas, com o uso de minoxidil tópico (**Figura 24.10**).

Hipertricose adquirida localizada
Traumas repetidos como mordedura, atritos, coçagem e processos inflamatórios podem induzir aumento localizado de pelos, o que também ocorre em tratamentos depilatórios por *laser*, eletrocoagulação, eletrólise e outros métodos.

HIRSUTISMO

Aumento exagerado de pelos terminais sexuais masculinos na mulher, com três manifestações clínicas:
1. **Hirsutismo constitucional:** Sem anormalidade hormonal. O desenvolvimento de pelos terminais na mulher decorre de fatores constitucionais, familiares e raciais.
2. **Hirsutismo idiopático:** Desenvolve-se sem nenhum fator genético, familiar ou racial. Não há anormalidade hormonal, e os exames, como testosterona total e livre, sulfato de deidroepiandrosterona (SDHEA), hormônio luteinizante (LH), prolactina e hormônio folículo-estimulante (FSH), são normais. A ultrassonografia ovariana não revela cistos. É possível que o hirsutismo idiopático seja devido à maior capacidade do folículo piloso de utilizar os androgênios.

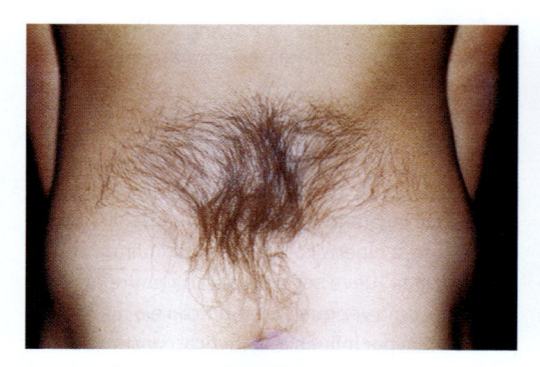

▲ **Figura 24.9** Nevo piloso associado à espinha bífida. Hipertricose composta por tufos de pelos longos na região sacral.

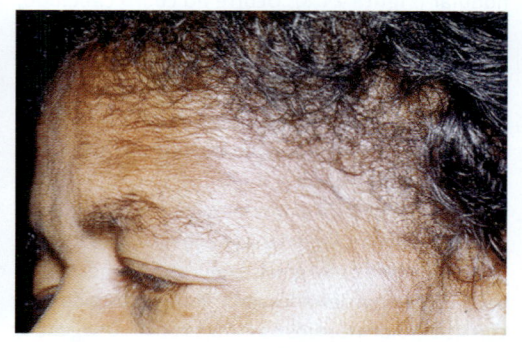

▲ **Figura 24.10** Hipertricose adquirida iatrogênica na região frontoparietal, por uso de minoxidil tópico.

3. **Hirsutismo androgênico:** O hirsutismo é devido a uma anormalidade endócrina. O quadro de hirsutismo pode ser acompanhado de outras alterações, como seborreia, acne e alopecia, o que constitui a síndrome SAHA, ou de perturbações menstruais, com sinais de virilização, como aumento do clitóris, alteração da voz e outros.

É causado por diferentes patologias endócrinas:
- Ovário policístico (síndrome de Stein-Leventhal), a diagnose se estabelece pela ultrassonografia ovariana.
- Tumores ovarianos, que secretam androgênios, produzem hirsutismo que se desenvolve rapidamente e acompanha outros sinais de virilização. Luteomas, que surgem na gravidez, podem causar hirsutismo, particularmente em mulheres negras.
- Hiperplasia suprarrenal, a síndrome adrenogenital é genética, autossômica recessiva. Quadros similares podem ocorrer por outros defeitos genéticos, na síndrome de Cushing e em tumores suprarrenais. Há hiperatividade das suprarrenais com hirsutismo e virilização.
- Hiperatividade hipofisária, pode determinar o aumento da produção de androgênios suprarrenais e dos ovários. Na acromegalia, há uma produção excessiva do hormônio pituitário do crescimento. O excesso de produção de prolactina pela hipófise pode ser causado por adenoma pituitário, hipotireoidismo, doenças do hipotálamo e fármacos que estimulam androgênios suprarrenais e dos ovários.
- Hirsutismo iatrogênico, terapia com hormônios androgênicos na mulher ou uso de anabolizantes androgênicos podem determinar pilosidade facial e em outras áreas. Discreto hirsutismo tem sido relatado com o uso prolongado de anovulatórios.

Diagnose

No hirsutismo, indica-se levantamento do perfil endocrinológico, que inclui ultrassonografia ovariana e a dosagem de testosterona, total e livre, e androstenediona (avaliação ovariana); SDHEA, LH, FSH, prolactina (avaliação hipofisária); SDHEA, 17-α-hidroxil progesterona e cortisol (avaliação das suprarrenais); globulina ligadora de hormônios sexuais (SHBG), cuja função é o transporte plasmático de estradiol, testosterona e outros esteroides. Eventualmente, solicita-se dosagem de insulina, principalmente na obesidade e em síndromes em que haja resistência a esse hormônio. O aumento da insulina circulante determina o aumento da produção androgênica nos ovários e reduz a produção de SHBG pelos hepatócitos, com elevação dos androgênios circulantes. Estando esses exames alterados, trata-se de hirsutismo androgênico, e recomenda-se seguimento especializado. Não havendo alterações, trata-se de hirsutismo constitucional.

Tratamento sintomático

No hirsutismo constitucional, os recursos são descoloração dos pelos, barbeamento e depilação temporária ou definitiva.

- **Descoloração:** Torna menos aparentes os pelos nos membros, na face e particularmente no lábio superior. A fórmula usual é a mistura de 30 mL de peróxido de hidrogênio (água oxigenada 20 vol.) com 5 mL de amônia a 20%, aplicada por 5 a 10 minutos. Há vários preparados comerciais.
- **Raspagem ou barbeamento:** Faz-se com lâminas (barbeamento úmido) ou com aparelhos elétricos (barbeamento seco) e permite resultados cosméticos favoráveis nas pernas e axilas. O uso constante não determina aumento de pelos.

Depilação temporária

- **Mecânica:** Retirada dos pelos com pinças ou com cera. Esta, muito utilizada, é uma mistura de cera de abelha, parafina, vaselina, resina e óleos. Comum, esse método pode ser repetido a cada 2 semanas, período de crescimento do pelo. Geralmente, não oferece complicações, podendo excepcionalmente causar foliculite. Nesse caso, pode-se empregar, após a depilação, um creme de corticosteroide com um antibiótico. A foliculite é encontrada particularmente na região inguinal, onde, devido à existência de glândulas apócrinas, pode ocorrer hidradenite, para a qual é indicada a depilação definitiva.
- **Química:** Remoção dos pelos com preparados que destroem a haste pilosa, rompendo as ligações de dissulfeto, como o sulfeto de bário, estrôncio ou sódio, porém os mais empregados são o ácido glicólico e tioglicolatos. A preparação contém também um detergente, como o laurilsulfato de sódio, para a remoção do sebo que protege o pelo; um adesivo, como a parafina ou ácido cetílico; um entumecedor, como a ureia, para permitir maior penetração do agente e um corretor do pH. Os depilatórios permitem uma remoção semanal ou quinzenal de pelos finos, porém, com frequência, determinam dermatite de contato por irritante primário ou por sensibilização. Não são eficazes para pelos grossos, como os da barba.

- **Inibidor enzimático:** A eflornitina diminui a síntese dos pelos pela inibição da ornitina descarboxilase, diminuindo sua taxa de crescimento. Não tem efeitos sistêmicos e raramente causa dermatite de contato ou foliculite. Usa-se em creme com 13,9% de eflornitina, 1 ou 2 vezes/dia. A redução dos pelos pode ser observada no segundo mês de tratamento.

Depilação definitiva

Atualmente, são usados *laser* ou luz intensa pulsada com resultados extremamente favoráveis. Classicamente, várias sessões são necessárias para a redução do número de fios; cabelos loiros ou ruivos apresentam menor índice de sucesso. Cremes de corticosteroides, associados ou não a antibióticos tópicos, podem ser utilizados para minimizar ardor e irritação local. Fotoproteção prolongada é indicada.

Tratamento antiandrogênico

Existindo alterações no exame clínico, nos testes laboratoriais, na ultrassonografia, encaminhar para endocrinologista ou ginecologista. Se os exames estiverem normais, o hirsutismo é classificado como idiopático e pode ocorrer em virtude de uma maior sensibilidade ou utilização de androgênios. Há várias possibilidades terapêuticas:

- Acetato de ciproterona, um antiandrogênico que bloqueia a ação do androgênio no folículo pilossebáceo, além de inibir a secreção de gonadotrofinas, pela sua ação progestacional. Para manter normal o ciclo menstrual, emprega-se conjuntamente o etinilestradiol. Do 5º ao 14º dia, administra-se ciproterona, 100 mg/dia; e do 5º ao 25º dia, etinilestradiol, 0,05 mg. A resposta terapêutica máxima ocorre após 6 meses, quando a dose pode ser reduzida. Com a interrupção do tratamento, há recidiva do quadro de hirsutismo. Melhoram com o tratamento: a seborreia, em 2 a 3 meses; e a acne, em 6 meses. Os efeitos colaterais da administração da ciproterona são irregularidade menstrual, no início do tratamento, incluindo amenorreia e oligomenorreia. Outros efeitos são similares aos encontrados no uso de anticoncepcionais, como náuseas, cefaleias, tensão nas mamas, aumento do peso e alterações na libido. As contraindicações são aquelas dos anticoncepcionais, ou seja, história de doença tromboembólica, hepática, cardiovascular.
- Atualmente, é usado um anticoncepcional, com 2 mg de ciproterona e 0,035 mg de etinilestradiol, para as formas menos intensas e como tratamento de manutenção, que melhora o hirsutismo como as demais manifestações da SAHA. Pode ser associado à isotretinoína para o tratamento da acne.
- Espironolactona, uma antagonista da aldosterona, aumenta a depuração metabólica da testosterona, acelerando a conversão em estrogênios. Pode ser utilizada no tratamento do hirsutismo na dose de 200 mg/dia, do 4º ao 22º dia do ciclo menstrual. O resultado aparece, em geral, de 3 a 5 meses, e a acne, se houver, pode melhorar.
- Flutamida, um antiandrogênio bloqueador dos receptores androgênicos, apesar de apresentar melhora temporária durante o período de tratamento, tem efeitos colaterais graves, como lesão hepática irreversível e óbito. Não deve ser utilizada, mesmo porque sua utilização é proibida no país para qualquer indicação, salvo câncer de próstata.
- Finasterida, 2,5 a 5 mg/dia.
- Quando o quadro de hirsutismo é por hiperadrenalismo, não tumoral, é indicada a administração de dexametasona, 0,5 a 1 mg, ou prednisona, 5 a 7,5 mg, diariamente ao deitar, com orientação do endocrinologista.
- No hirsutismo iatrogênico, a primeira medida é a exclusão do fármaco responsável. Contudo, mesmo após essa medida, os pelos persistem, tornando necessário o uso dos recursos sintomáticos já referidos.
- Em todo hirsutismo, mesmo com o tratamento específico, os pelos persistem, exigindo o uso dos recursos indicados no tratamento sintomático.

25
Onicoses

As unhas são lâminas queratinizadas que recobrem as últimas falanges dos dedos. Sua espessura varia de 0,5 a 0,75 mm. O crescimento é de cerca de 0,1 mm por dia, mais lento nos pododáctilos; com variações individuais; diminui com a idade; e pode ser influenciado por dermatoses, doenças sistêmicas e noxas locais.

As unhas têm importância como órgãos funcionais e estéticos. Suas alterações patológicas são multiformes, podem ser congênitas/hereditárias ou adquiridas. Estas podem ser causadas por noxas locais ou por repercussões de dermatoses e doenças sistêmicas.

GLOSSÁRIO DE SEMIÓTICA UNGUEAL

Onicodistrofias

As unhas podem sofrer alterações de vários tipos quanto à espessura, ao desenvolvimento, ao tamanho, à consistência, à curvatura, à adesão ao leito ungueal, a modificações da superfície e à coloração. Tal quantidade de alterações resulta em modificações clinicamente detectáveis que constituem a semiologia ungueal. As onicodistrofias recebem designações específicas segundo o glossário a seguir.
- **Anoniquia:** É ausência de unha, e pode ser de vários tipos:
  - **Aplástica:** Há interrupção do desenvolvimento do complexo ungueal no seu estágio inicial.
  - **Atrófica:** Em vez da lâmina ungueal, há uma camada epitelial levemente deprimida na sua porção central.
  - **Hiperqueratósica:** A lâmina ungueal é substituída por epitélio hiperacantósico e hiperqueratósico (**Figura 25.1**).
- **Braquioniquia:** Unhas encurtadas.
- **Coiloníquia:** Unha adelgaçada, fina, com a lâmina côncava, "em colher".
- **Depressões cupuliformes (unhas em dedal):** Pequenas depressões puntiformes, dispersas na lâmina ungueal (**Figura 25.2**).

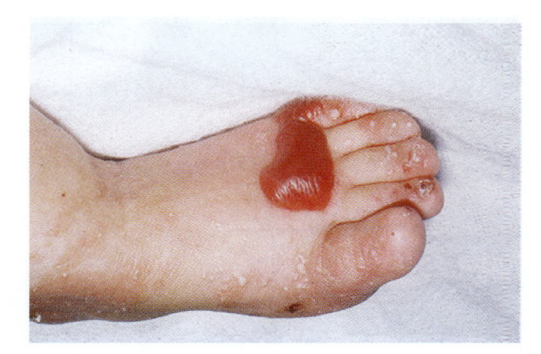

▲ Figura 25.1 Anoniquia. Ausência de unhas em doente de epidermólise bolhosa.

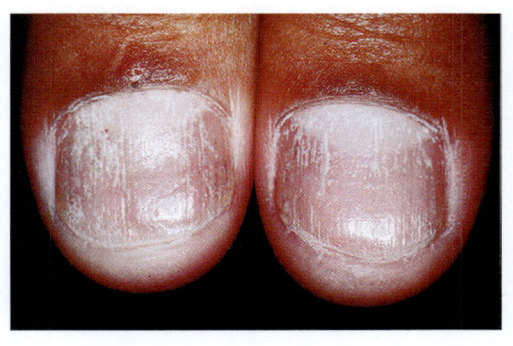

▲ Figura 25.2 Unhas na alopecia areata. Depressões cupuliformes e áreas de leuconiquia.

- **Distrofia canalicular da unha:** Canal mediano longitudinal por trauma da matriz ungueal.
- **Hapaloniquia:** Unha com consistência diminuída, mole, adelgaçada.
- **Helconixe:** Unha erosada ou ulcerada.
- **Hiperqueratose subungueal:** Acúmulo progressivo de material córneo sob a lâmina ungueal, afastando-a do leito ungueal.
- **Leuconiquia:** Presença de pontos ou estrias brancas. Pode ser:
  - **Leuconiquia pontuada:** Manchas brancas puntiformes.
  - **Leuconiquia estriada:** Estriações brancas transversas, localizadas no terço proximal da unha.
  - **Leuconiquia total:** Toda a lâmina ungueal assume aspecto branco-porcelânico (**Figura 25.3**).
- **Macroniquia:** Unhas grandes.
- **Melanoníquia:** A lâmina ungueal adquire coloração acastanhada. Pode ser:
  - **Melanoníquia estriada:** Estrias acastanhadas longitudinais (**Figura 25.4**).
  - **Melanoníquia parcial:** Pontos ou faixas acastanhadas com disposição transversa ou longitudinal (**Figura 25.5**).
  - **Melanoníquia total:** Toda a superfície da lâmina ungueal adquire coloração marrom.
- **Microníquia:** Unhas pequenas.
- **Onicoatrofia:** É a redução pronunciada do desenvolvimento normal da unha com relação ao tamanho e à espessura. Resulta em unha pequena, deformada e frágil.
- **Onicofagia:** Impulso irresistível de roer as unhas.
- **Onicogrifose:** A lâmina ungueal está espessada, alongada e encurvada, o que gerou a denominação de "unha em garra". A unha mais comprometida é a do hálux (**Figura 25.6**).
- **Onicólise:** Separação da lâmina ungueal do leito, na metade distal (**Figura 25.7**).
- **Onicomadese:** Descolamento da lâmina ungueal, a partir da matriz (**Figura 25.8**).
- **Onicomalacia:** Diminuição da consistência da unha.
- **Onicorrexe:** Unha quebradiça, fragmentada ou com fissurações longitudinais (**Figura 25.9**).

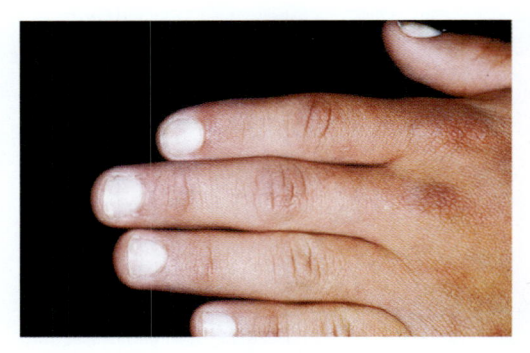

▲ **Figura 25.3** Leuconiquia total. Coloração branca de toda a lâmina ungueal.

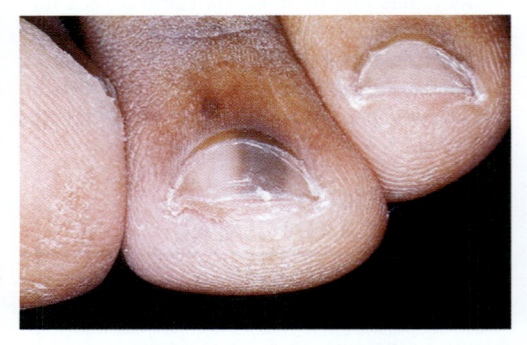

▲ **Figura 25.4** Melanoníquia estriada. Pigmentação em faixa da lâmina ungueal.

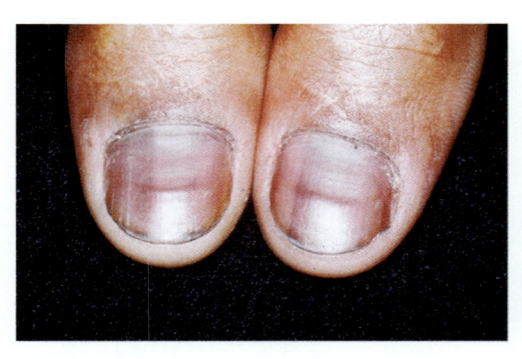

▲ **Figura 25.5** Melanoníquia parcial. Faixas hiperpigmentadas transversas na lâmina ungueal.

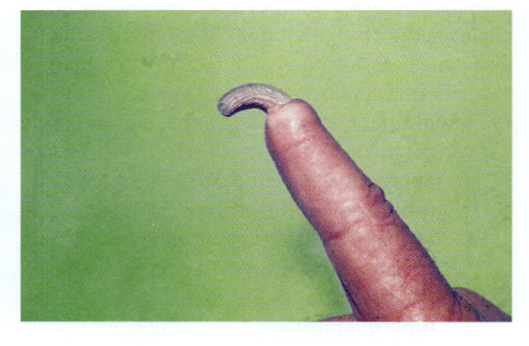

▲ **Figura 25.6** Onicogrifose. Unha espessa e em forma de garra.

- **Onicosquizia:** Cisão da unha ou fissuração da borda livre, que se apresenta em duas ou três camadas superpostas.
- **Paquioníquia:** Aumento da espessura da unha (**Figura 25.10**).
- **Platoníquia:** Unha plana ou com curvatura diminuída.
- **Pterígio ungueal:** Destruição da matriz e da lâmina ungueal com a formação de cicatriz pela adesão da dobra ungueal ao epitélio subungueal.
- **Sulcos de Beau:** Sulcos transversais, resultantes da interrupção funcional temporária da matriz ungueal por enfermidade pregressa grave. Desde que a média de crescimento ungueal seja de 3 a 4 mm por mês, a posição do sulco indica a data da doença que o originou (**Figura 25.11**).
- **Sulcos longitudinais:** Sulcos longitudinais múltiplos que percorrem toda a lâmina ungueal, desde a lúnula até a borda livre (**Figura 25.12**).
- **Unha hipocrática:** Unha de convexidade exagerada, "em vidro de relógio" (**Figura 25.13**).
- **Unhas de usura:** Unhas desgastadas, brilhantes, como que polidas, por coçadura constante.

ALTERAÇÕES UNGUEAIS EM AFECÇÕES CONGÊNITAS E HEREDITÁRIAS

Unha em raquete

Alteração autossômica dominante, de maior incidência em mulheres. Mais encontrada no pólex e, eventualmente, no hálux. A alteração da unha é secundária à da última falange, que é mais curta e, às vezes, mais larga. Consequentemente, a unha é mais curta e mais larga.

Displasia ou defeito ectodérmico

Anomalia hereditária dominante ou recessiva, caracterizada pelo desenvolvimento incompleto dos anexos cutâneos. As alterações ungueais são mais encontradas na forma hidrótica. Assim, há hipo ou anidrose, hipoplasia dentária, hipotricose e onicodistrofias,

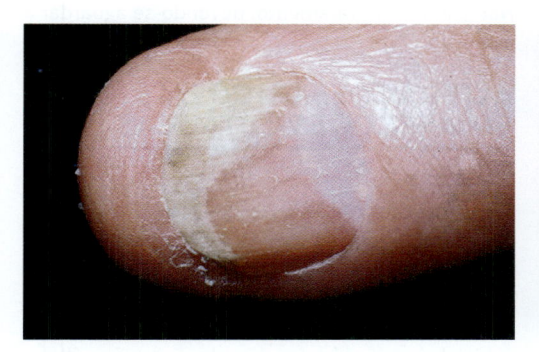

▲ **Figura 25.7** Onicólise. Deslocamento distal da unha, que perde o aspecto translúcido e adquire tonalidade amarelada.

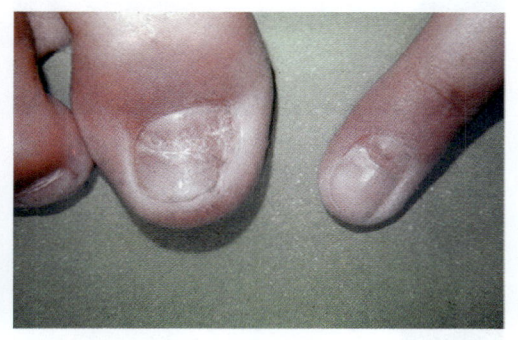

▲ **Figura 25.8** Onicomadese. Descolamento da lâmina ungueal a partir da matriz.

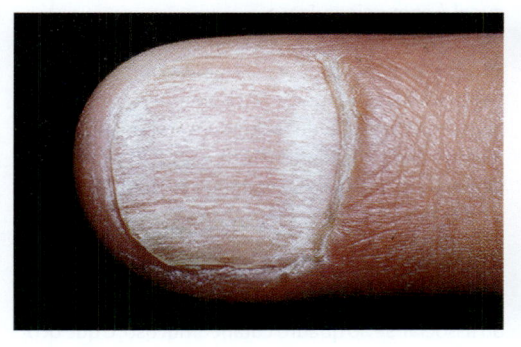

▲ **Figura 25.9** Onicorrexe. Fissurações longitudinais da lâmina ungueal.

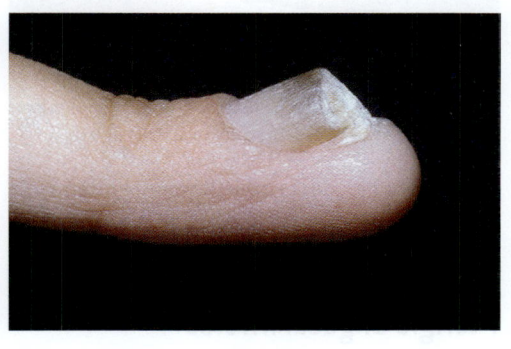

▲ **Figura 25.10** Paquioníquia. Acentuado espessamento da lâmina ungueal.

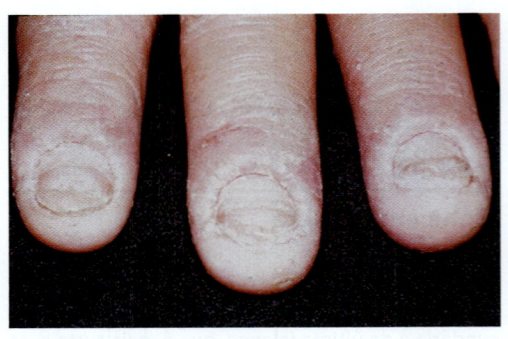

▲ **Figura 25.11** Sulcos de Beau. Sulcos transversos da lâmina ungueal.

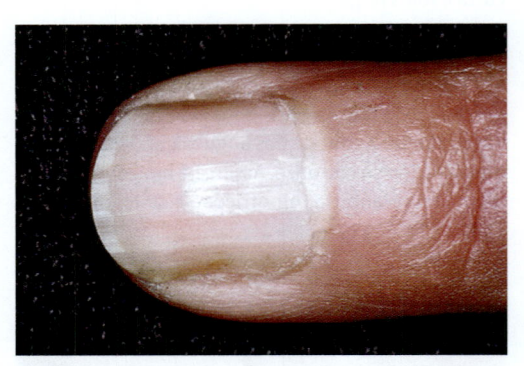

▲ **Figura 25.12** Sulcos longitudinais. A lâmina ungueal apresenta múltiplos sulcos longitudinais.

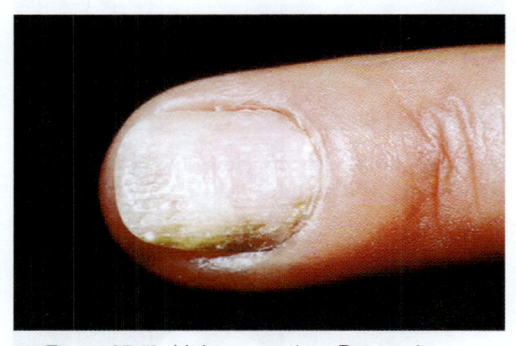

▲ **Figura 25.13** Unha na psoríase. Depressões cupuliformes confluentes, tornando a unha rugosa.

com unhas finas, de crescimento lento e incompleto e, eventualmente, ausente.

Várias outras genodermatoses raras acompanham-se de alterações ungueais.

Pterígio ungueal inverso

Anomalia eventualmente familiar em que desaparece o sulco subungueal pela proliferação do hiponíquio, que se eleva acima da unha. O distúrbio impede o corte das unhas rente à pele, pois provoca dor e sangramento. Quadro clinicamente semelhante ocorre na acrosclerose, por pequenos enfartos com subsequente fibrose cicatricial do hiponíquio.

ALTERAÇÕES UNGUEAIS ESSENCIAIS

Com frequência, ocorrem alterações exclusivas em unhas – constitucionais, idiopáticas, por traumas ou por compressão, espessamento, coiloníquia, onicorrexe, anoniquia, leuconiquia e melanoníquia.

Síndrome das 20 unhas

Surge, em geral, na infância, caracterizada pelo comprometimento das unhas dos 20 dedos, que apresentam lâminas ungueais opacas, acinzentadas, com estrias longitudinais e traquioniquia. Pode surgir isoladamente ou associada à alopecia areata (AA) ou ao líquen plano. As formas isoladas involuem espontaneamente em alguns anos. A causa é desconhecida. Não é indicado tratamento, devendo-se aguardar a evolução.

ALTERAÇÕES UNGUEAIS EM AFECÇÕES CUTÂNEAS

Psoríase

Frequente causa de deformidade ungueal e pode ser a única manifestação da afecção. As alterações mais frequentes são depressões cupuliformes, onicólise, hiperqueratose subungueal, superfície rugosa, perda de brilho e mudança de cor (**Figura 25.14**). Forma especial de psoríase é a presença de pústulas na última falange e de alterações ungueais, quadro denominado acrodermatite contínua supurativa (Hallopeau) (Capítulo 17). A diagnose diferencial da psoríase ungueal é com onicomicose.

O tratamento é difícil com respostas variadas. Podem ser usados corticosteroides tópicos em curativos oclusivos ou por infiltração intralesional após anestesia troncular da falange. Os tratamentos sistêmicos estão indicados em formas graves produzindo alterações funcionais ou quando associada à psoríase cutânea extensa.

Líquen plano

Pode localizar-se na unha, como única manifestação, ou associar-se ao quadro cutaneomucoso, o que ocorre em torno de 10% dos casos de líquen plano. Em geral, são lesões discretas, como cristas ou sulcos na lâmina ungueal. Formas graves podem atingir todas as unhas e originar cicatrizes e atrofia da lâmina ungueal e alterações no leito, levando à onicólise, onicoatrofia, pterígio e anoníquia.

O tratamento pode ser feito com corticosteroides tópicos sob oclusão, infiltrações intralesionais ou por via sistêmica em administração contínua ou em pulsos de 7 dias/mês (**Figura 25.15**).

Alopecia areata – dermatites eczematosas

Depressões puntiformes ou lineares, superfície rugosa e sem brilho; raramente leuconíquia, onicólise, coiloníquia; são encontradas em 10% dos casos de alopecia areata (**Figura 25.2**). Eczema atópico e disidrótico, com frequência tem repercussões ungueais, geralmente depressões pontuadas ou estriadas. Ocasionalmente, há espessamento. Em eczemas de contato crônico das mãos, pode haver lesões conspícuas, como sulcos, espessamentos, deformidades.

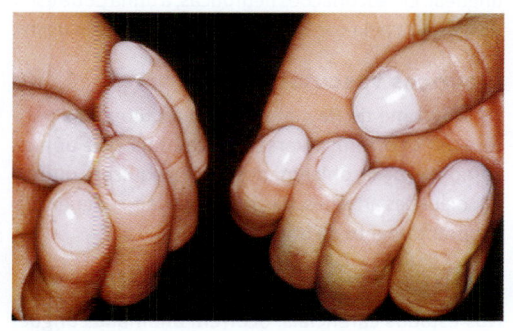

▲ **Figura 25.14** Unhas "em vidro de relógio" e dedos "em baqueta de tambor" de cardiopata.

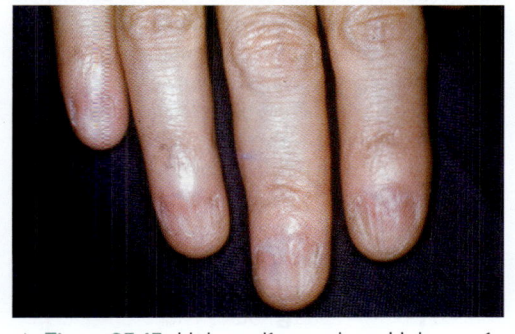

▲ **Figura 25.15** Unha no líquen plano. Unhas atróficas com pterígio ungueal.

Pênfigos e penfigoides

Descolamento da unha (onicomadese) por lesões subungueais.

Necrólise epidérmica tóxica (Lyell) e síndrome de Stevens-Johnson

Descolamento (onicomadese) e perda da unha. Pode haver recuperação ou sequela de onicoatrofia.

ALTERAÇÕES UNGUEAIS EM DOENÇAS SISTÊMICAS

Doenças cardiorrespiratórias

Unhas hipocráticas ou unhas em "vidro de relógio"

As unhas apresentam convexidade exagerada, com cianose no leito ungueal e dedos em *baqueta de tambor*. Encontradas em cardiopatias e doenças pulmonares com insuficiência respiratória. A unha em vidro de relógio raramente pode ocorrer de modo constitucional em pessoas saudáveis. Em quadros com insuficiência respiratória crônica, a unha pode ficar arredondada e curva, porém menos espessa. É a chamada unha em concha ou casca (**Figura 25.13**). Diversas outras alterações podem aparecer. Assim, na endocardite bacteriana, petéquias e estrias; em insuficiência cardíaca, coiloníquia e leuconíquia; após infarto, linhas de Beau ou onicomadese.

Síndrome das unhas amarelas

Quadro pouco frequente, que pode atingir as 20 unhas ou somente algumas. As lâminas ungueais são espessadas, ligeiramente encurvadas e de cor amarelo-esverdeada. O crescimento é lento e pode haver onicólise (**Figura 25.16**). A síndrome é frequentemente associada a processos pulmonares, como bronquite crônica, bronquiectasia, derrame pleural, por infecção ou neoplasia. Há linfedema, primeiramente nos membros inferiores e, eventualmente, nos superiores e na face. O linfedema pode ser devido a uma anormalidade dos linfáticos. A síndrome também foi relatada após terapia com penicilamina e infecção pelo vírus da imunodeficiência humana (HIV) (pneumonia, particularmente pelo *Pneumocystis carinii*).

Doenças hepáticas

Alterações como onicorrexe, coiloníquia, estrias e fragilidade ungueal são achadas em hepatopatias crônicas e cirrose hepática. Em hepatopatias com

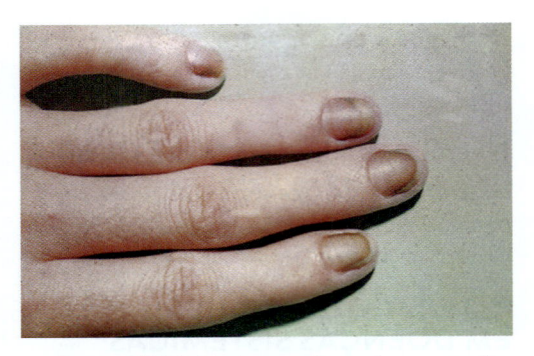

▲ Figura 25.16 Síndrome das unhas amarelas. Lâminas ungueais espessadas, encurvadas, de cor amarelada.

hipoalbuminemia, podem surgir manchas brancas ou as linhas de Muehrcke, estriações brancas transversais, separadas entre si e da lúnula por faixas eritematosas. Parecem ocorrer em virtude de perturbações vasculares. A unha em cristal opalino ou unha de Terry, encontrada na cirrose hepática, caracteriza-se pela cor branca em toda a unha, exceto em pequena porção distal que se apresenta de cor rósea.

Doenças gastrintestinais

Em enteropatias crônicas, como colite ulcerosa, doença de Crohn, ressecções gastrintestinais, polipose e outras, em que há diarreia e má absorção intestinal, as unhas podem apresentar alterações como onicorrexe, coiloníquia, onicólise.

Doenças renais

Na síndrome nefrótica e em doenças renais com hipoalbuminemia, podem ser encontradas as estrias brancas transversais (linhas de Muehrcke). A chamada "unha meio a meio" ocorre na insuficiência renal crônica. A porção proximal tem cor esbranquiçada, enquanto a distal tem cor vermelho-rósea e, às vezes, castanha, por hiperpigmentação melânica. Alterações como coiloníquia, melanoníquia, platoníquia, unhas frágeis e outras são encontradas em doenças renais crônicas.

Doenças endócrinas

Na acromegalia, pode haver macroniquia, coiloníquia e linhas de Beau; enquanto, no hipopituitarismo, cor mais escura. No hipertireoidismo, pelo crescimento mais rápido, são possíveis onicomalacia, onicorrexe, onicólise, coiloníquia e estrias. No hipotireoidismo, pelo crescimento mais lento, as unhas são finas e frágeis, sujeitas a onicorrexe, onicólise, estrias e outras anomalias. No hiperparatireoidismo, pela reabsorção óssea da última falange, ocorre braquioniquia. No hipoparatireoidismo, onicorrexe, estrias e fragilidade. Nas síndromes de Cushing e Addison, pode surgir cor escura por depósito de melanina. No diabetes, há anomalias ungueais secundárias à neuropatia ou à vasculopatia diabética. Além disso, pelas infecções por bactérias ou leveduras, ocorrem deformações nas unhas.

Doenças hematológicas

Anomalias ungueais, como onicorrexe, onicólise e outras, ocorrem em anemias crônicas e na policitemia.

Afecções neurogênicas e psicogênicas

Doenças ou traumas do sistema nervoso central (SNC) e periférico originam paralisias ou disfunções que podem causar anomalias ungueais, como crescimento lento, estrias, onicomadese, onicomalacia, onicólise e outras. Na psicose maníaco-depressiva, pode ocorrer onicorrexe e leuconiquia. Na onicofagia, o impulso compulsivo leva à destruição parcial ou total da lâmina ungueal. Em escoriações neuróticas, a unha pode estar desgastada pela coçadura constante, unha em usura.

Doenças vasculares

Na síndrome de Raynaud e nas vasculopatias periféricas, ocorrem diversas anomalias das unhas, como onicólise, onicomadese, onicosquizia e outras. Em oclusões arteriais, há cianose do leito ungueal e o desprendimento da unha.

Doenças carenciais e metabólicas

Nos estados carenciais, ocorrem anomalias ungueais, como fragilidade, estrias, onicólise, onicorrexe e outras. Na avitaminose A, as unhas podem estar adelgaçadas, unhas em casca de ovo. Na deficiência por vitamina B12, são descritas alterações pigmentares, enquanto na deficiência por niacina (pelagra), é relatada leuconiquia. Na avitaminose C, petéquias e equimoses. Na deficiência de ferro, há unhas frágeis, sulcos e coiloníquia. Na acrodermatite enteropática, em virtude da deficiência de zinco, encontram-se, quase sempre, onicodistrofia e paroníquia. Na hiperuricemia, estrias e onicorrexe. Tofos gotosos localizados nas falanges provocam anomalias ungueais.

Doenças do colágeno

No lúpus eritematoso sistêmico (LES) e na dermatomiosite, é frequente o eritema periungueal.

Encontram-se, também, hemorragias subungueais e, eventualmente, anomalias ungueais. Na esclerodermia com fenômeno de Raynaud, ocorrem diversas alterações ungueais. Com a evolução da acrosclerose, a lâmina ungueal encurva-se, e, com o aumento do hiponíquio, surge pterígio inverso.

Doenças infecciosas

Nas infecções agudas, há sulcos transversais (sulcos de Beau) ou ocorre o desprendimento da lâmina ungueal. No decurso de septicemias, como endocardite bacteriana e meningite meningocócica, podem surgir petéquias no leito ungueal ou em torno da unha.

Fármacos e toxinas

Nas intoxicações agudas por fármacos e toxinas, podem ser encontradas linhas brancas transversais, linhas de Mees, que se iniciam junto à lúnula e deslocam-se em direção à borda livre. Outras anomalias são os sulcos de Beau. Onicólise foi relatada com o uso da demetilclortetraciclina. Em administração prolongada de tetraciclinas, pode surgir cor amarelada. Pigmentação escura tem sido relatada com o uso de cloroquina. A administração do etretinato e da isotretinoína pode induzir crescimento excessivo de tecido de granulação na borda da unha.

ALTERAÇÕES UNGUEAIS POR NOXAS LOCAIS

Infecções das unhas

Perionixe

A perionixe (perionixite, panarício periungueal) é processo inflamatório agudo dos tecidos periungueais causado por bactérias como estafilococos, estreptococos, pseudomonas e outras. O quadro surge após trauma e pode evoluir para formação de abscesso. O tratamento se dá com a administração de antibiótico de largo espectro, se não houver identificação bacteriológica e antibiograma. Frequentemente, é necessária a drenagem cirúrgica.

É bastante frequente a síndrome das unhas verdes ou cloroníquia. Trata-se da infecção localizada entre a lâmina e o leito ungueal por *Pseudomonas aeruginosa*, que confere coloração azul-esverdeada, verde-escura ou azul-acinzentada. O maior fator de risco para essa infecção é a onicólise; outras condições favorecedoras são o contato frequente com água, microtraumatismos, onicotilomania e doenças ungueais como psoríase. Às vezes, essa condição exige diferenciação com condições pigmentares, inclusive melanoma. Para o tratamento, utilizam-se antibióticos e polimixina B.

Paroníquia

A paroníquia ou unheiro é uma inflamação crônica da dobra ungueal posterior e compromete parte das dobras laterais. Há edema e eritema, com dor mais intensa nas fases de agudização (**Figura 25.17**). Com o descolamento da lâmina ungueal posterior, há a formação de um fundo de saco que, pela compressão, pode eliminar material seropurulento. O quadro é causado por bactérias, eventualmente *Pseudomonas aeruginosa*, e/ou levedura, geralmente *Candida albicans*, ou por ambas, sendo doença quase exclusiva de mulheres. Assim, é encontrada como doença ocupacional em donas-de-casa, empregadas domésticas e lavadeiras, que estão com as mãos constantemente úmidas; e em indivíduos que trabalham em serviços de copa, de bares e restaurantes. O trauma constante lesa a cutícula e ocasiona a infecção. Outro fator importante em mulheres é a retirada da cutícula por imposição estética, o que facilita a instalação da infecção. A evolução crônica do processo produz alterações na lâmina ungueal. O tratamento consiste, fundamentalmente, na proteção contra a umidade, aconselhando-se enxugar e secar as unhas com o auxílio do calor seco oriundo de lâmpada incandescente ou de secador de cabelos, a cada contato com água. É aconselhável exame do material ou de raspado para pesquisa micológica. Se for encontrada levedura, indica-se o uso tópico de imidazólico, como isoconazol ou tioconazol, associado a antissépticos ou antibióticos. Em caso contrário, antissépticos ou antibióticos tópicos. Nas fases de agudização, quando a inflamação for intensa, calor local e administração sistêmica de antibióticos ou sulfamídicos. É imprescindível proibir a retirada das cutículas, e, como doença ocupacional, pode ser necessário o afastamento do trabalho por um período, ou proteção com luvas.

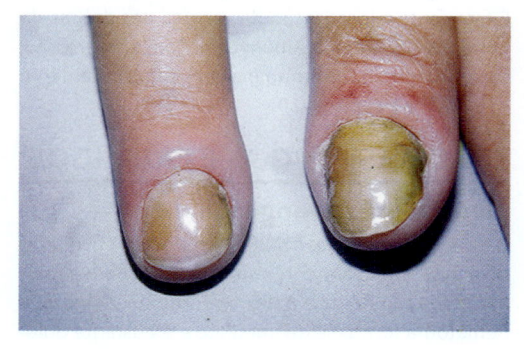

▲ **Figura 25.17** Paroníquia. Edema e eritema nas dobras periungueais.

Onicomicoses

São as infecções das unhas por fungos. A lâmina ungueal é atacada por dermatófitos, por leveduras e, raramente, por fungos filamentosos não dermatófitos. Quadro frequente, ocorre em 15 a 20% da população adulta entre os 40 e 60 anos (ver Capítulo 35).

Dermatofitose ungueal

O dermatófito atinge somente a lâmina ungueal e, uma vez eliminado, a unha retorna ao aspecto normal. A infeção inicia-se por manchas brancas e, à medida que invade a lâmina ungueal, surge opacificação, espessamento, hiperqueratose subungueal e deformação. De acordo com o início e o desenvolvimento da infecção, há quatro formas clínicas: a distal, na borda livre; a proximal, junto ao eponíquio; a superficial (leuconiquia micótica), na superfície da lâmina; e a forma distrófica, em que toda a unha está atingida. A diagnose de dermatofitose deve ser sempre confirmada pelo exame micológico (pesquisa direta), para exclusão de distrofias ungueais, psoríase e líquen plano (ver Capítulo 35).

Candidose ungueal

A forma mais comum é a paroníquia, já referida. Em diabéticos e imunodeprimidos, pode haver comprometimento total da unha, com participação bacteriana, reação inflamatória intensa, com possíveis sequelas pela lesão da matriz.

Onicomicoses por fungos filamentosos não dermatófitos

São semelhantes às dermatofitoses. A diagnose é feita pelo exame micológico. O tratamento é referido no Capítulo 35.

Verruga peri ou subungueal

É frequente a localização da verruga nas dobras da unha, eventualmente subungueal. Com a progressão, ocorre deformidade da lâmina ungueal. O tratamento é referido no Capítulo 30.

TRAUMAS FÍSICOS E QUÍMICOS

Hematoma subungueal

Causado por trauma, é muito comum em atividades diversas, principalmente esportivas. Os dedos mais atingidos são hálux e pólex. Em trauma violento, o hematoma forma-se de imediato e é bastante doloroso. A dor pode ser imediatamente aliviada perfurando-se a lâmina ungueal, com a ponta de um clipe incandescente que drena o hematoma. Em traumas menos intensos, após deambulação ou práticas esportivas, é pouco ou nada doloroso. Às vezes, constitui um simples achado de exame e, em outras, é motivo de consulta. Deve ser, então, afastada, pela história (trauma, aparecimento súbito) e pela evolução, a possibilidade de melanoma.

Onicogrifose

Quadro frequente em idosos, a unha em garra é muitas vezes induzida e mantida por pressão de calçados inadequados sobre a lâmina (Figura 25.6).

Onicólise

É a separação da lâmina ungueal do leito na metade distal.

É de origem traumática perpetuada pelo hábito de limpar-se o eponíquio com espátulas. O tratamento é feito interrompendo-se essa prática e mantendo-se as unhas curtas, evitando traumas com os calçados.

Onicosquizia

É a cisão da unha com fissuração da borda livre que se apresenta em duas ou três camadas superpostas. A causa é desconhecida, admitindo-se decorrer de perda da água da lâmina ungueal. O tratamento consiste em imersão na água por alguns minutos, seguida da aplicação de creme de uréia. Podem ser prescritos complexos vitamínicos ou biotina por via oral (VO).

Onicorrexe e onicólise

Podem ser originados por traumas ou atritos, ou pelo uso de esmalte, removedores, endurecedores e outros cosméticos ungueais. Solventes químicos, usados em atividades ocupacionais, podem provocar hemorragias e até destruição da lâmina ungueal (Figura 25.7).

Unhas em usura

Ocorre em dermatoses com prurido intenso nas quais a coçadura provoca o desgaste das unhas, que se apresentam com aspecto brilhante como se esmaltadas. Decorrem de atrito constante na lâmina ungueal contra tecidos ou a própria pele, tornando as unhas brilhantes e mais finas.

Distrofia mediana da unha

Caracteriza-se por depressão canalicular de aspecto estriado que percorre a porção média da lâmina ungueal desde a lúnula (que se mostra aumentada) até a borda livre da lâmina. É comum no pólex pelo hábito compulsivo de se traumatizar continuamente a região da cutícula com a unha do indicador da mesma mão.

Onicocompulsões

São de vários tipos. A retirada contínua da cutícula leva à lesão da matriz com consequentes deformidades da lâmina ungueal, por vezes com escurecimento desta por ativação dos melanócitos. A onicofagia é a mordedura das unhas que pode atingir até a cutícula (**Figura 25.18**).

Unha encravada

A unha encravada ou unha incarnada (*unguis incarnatus*) resulta da penetração do canto da unha, principalmente nos grandes artelhos, no tecido circunjacente, com reação inflamatória. É mais comum em pessoas que possuem a lâmina ungueal bastante convexa. O processo inflamatório desencadeado pela penetração do canto da unha no tecido mole é complicado, com frequência, por infecção bacteriana e, ocasionalmente, por exuberante tecido de granulação que lembra o aspecto de piodermite vegetante (**Figura 25.19**). Além do fator predisponente, representado pela convexidade exagerada da lâmina ungueal, os calçados muito justos e o corte inadequado das unhas favorecem, também, o encravamento. O corte das unhas deve ser feito de tal maneira que a extremidade livre faça ângulo de 90° com as margens. A dor é característica importante, chegando a perturbar seriamente a deambulação. A unha encravada pode servir como base para celulite e erisipela. O tratamento consiste em libertar os cantos das unhas. Quando o processo de encravamento não é muito intenso, consegue-se separar a lâmina ungueal do leito. Coloca-se, sob os cantos, entre ela e o leito ungueal, pequeno chumaço de algodão, mantido até que o desencravamento se processe e a unha cresça alguns milímetros. Outro recurso bastante eficiente é cortar e retirar a ponta da unha que penetra na pele. O procedimento é doloroso, podendo ser feito, se necessário, com anestesia tópica ou infiltrativa. Quando houver infecção, ministra-se antibiótico tópico ou sistêmico; drenagem, se necessário. Para as formas mais graves, é indicada cirurgia.

Hipertrofia cuticular

A hipertrofia cuticular, padrasto ou espigão (*hangnail*), encontrada mais comumente em crianças, é o alargamento da cutícula aderente à unha que, não acompanhando seu crescimento, hipertrofia-se e rompe-se nos cantos, formando fissuras e espículas. Por traumas ou procedimentos intempestivos, pode ocorrer infecção com dor, edema ou eritema das dobras periungueais, evoluindo para paroníquia ou perionixe. O tratamento consiste em, após colocar os dedos em água morna, impelir a cutícula alargada em direção à raiz, mantendo a integridade da cutícula, cortando, quando necessário, as espículas. Em crianças, é imprescindível orientar os pais ou responsáveis no manuseio da unha.

TUMORES NA UNHA

Cisto mucoide digital

É uma pápula translúcida que se localiza na falange distal, junto à base da unha, que, quando puncionada, deixa sair material gelatinoso. Por compressão, produz deformidade ungueal, com aparecimento de ranhuras e adelgaçamento da unha. O tratamento é feito com infiltração de corticosteroide e, eventualmente, eletrocoagulação ou criocirurgia.

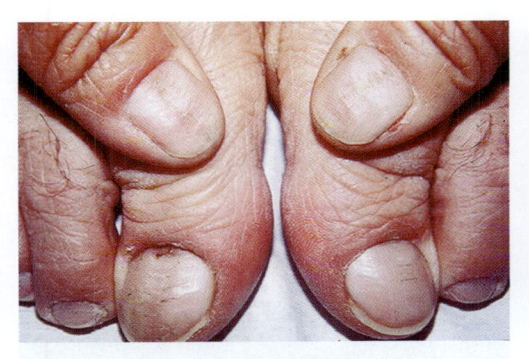

▲ **Figura 25.18** Onicocompulsão. Deformidades ungueais por trauma repetido na dobra ungueal posterior.

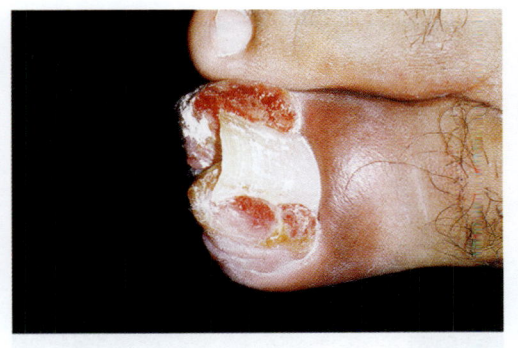

▲ **Figura 25.19** Unha encravada. A unha apresenta-se encravada bilateralmente, induzindo a produção de tecido de granulação exuberante.

Fibroma subungueal

Ocorre como tumoração dura do leito ungueal que levanta e deforma a unha, geralmente localizado no hálux. Os fibromas ungueais são comuns como parte da síndrome do adenoma sebáceo. São, com maior frequência, de localização periungueal, mas, eventualmente, são subungueais. Alguns autores correlacionam sua ocorrência, no adenoma sebáceo, à existência de lesões renais (**Figura 25.20**).

Onicomatricoma

É tumor fibroepitelial originado da matriz ungueal. Caracteriza-se por bandas queratósicas longitudinais que espessam intensamente a lâmina ungueal associadas à hipercurvatura e a áreas hemorrágicas. A avulsão da unha demonstra uma área vilosa na matriz, que se interdigita com um orifício na base da lâmina. A ressonância magnética é excelente recurso diagnóstico para esse tumor.

Tumor glômico

Pode ocorrer em outra localização, sendo mais comum sob a unha. Apresenta-se como lesão única, nodular, vermelho-azulada, com dor intensa à pressão, que é característica (**Figura 25.21**). Em lesões pequenas pouco visíveis, indica-se exploração radiológica do leito ungueal (ultrassonografia, ressonância magnética). O tratamento é a exérese cirúrgica.

Melanoníquia estriada

O aparecimento de estria longitudinal acastanhada em uma ou várias unhas pode ocorrer por vários motivos. A causa mais comum é a presença de mácula melanótica na matriz. Esta pode ser única ou múltipla, quando ocorrem estrias pigmentadas em várias unhas, podendo ocorrer também nas polpas digitais e na mucosa oral (doença de Laugier-Hunziker). É mais comum em orientais e negros. Nevos nevocelulares são raros nessa região.

O melanoma pode raramente surgir na matriz ungueal. Inicialmente, observa-se lesão isolada de melanoníquia estriada que, com o tempo, alarga-se e se estende para a dobra ungueal (sinal de Hutchinson). Casos avançados levam à destruição do aparato ungueal pela tumoração pigmentada. O melanoma amelanótico também pode ocorrer na unha: a lesão é friável e sangrante, podendo ser confundida com o granuloma piogênico.

Eritroniquia estriada

Apresenta-se como fina estria avermelhada indo da base até a extremidade da lâmina e está associada a distintos processos que podem acometer a matriz ou o leito. Em casos com lesão subjacente, pode ou não haver onicólise com pequena queratose subungueal na área avermelhada. Devem ser pesquisados onicopapiloma, tumor glômico, doença de Bowen e melanoma amelanótico. Quando a eritroniquia está presente em várias unhas, está associada à doença enxerto *versus* hospedeiro ou líquen plano. Estudo imagenológico pode ser útil previamente à abordagem cirúrgica.

Exostose subungueal

Excrescência óssea, dolorosa, dos pododáctilos, particularmente do hálux, mais frequente em crianças do sexo feminino, que produz levantamento e deformidade da unha. Radiologicamente, pode ser detectada opacidade ligada ao osso, comprimindo as partes moles. O tratamento é cirúrgico (**Figura 25.22**).

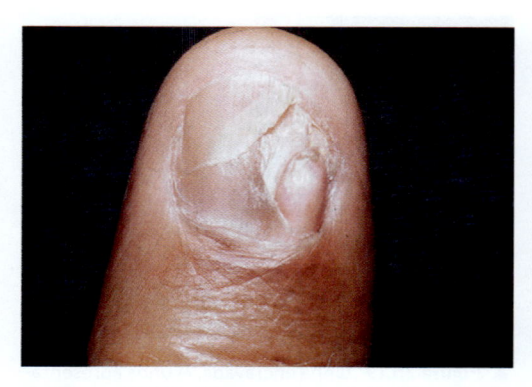

▲ **Figura 25.20** Fibroma ungueal. Proliferação fibrosa alongada emergindo da prega ungueal proximal.

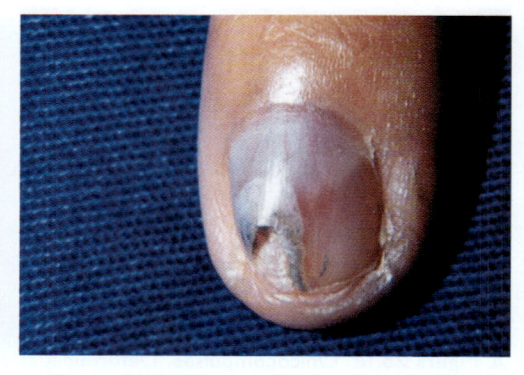

▲ **Figura 25.21** Tumor glômico. Tumefação violácea do leito ungueal associada à onicodistrofia.

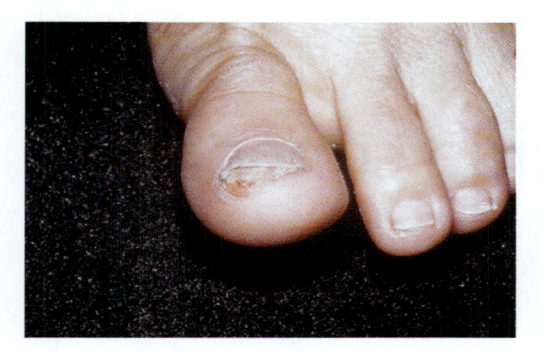

▲ Figura 25.22 Exostose subungueal. Produziu levantamento e deformidade da borda livre da unha.

Outros tumores
Diversos outros tumores – carcinoma espinocelular ou basocelular, condromas – podem ter localização sob ou junto à unha, assumindo aspectos diversos, diagnosticados mediante histopatologia.

TRATAMENTOS DAS ONICOPATIAS

Recursos tópicos
Além da terapia específica, há procedimentos tópicos indicados para algumas alterações.

Paquioníquia
Para a redução da espessura da lâmina ungueal, nas várias formas de paquioníquia, é importante o lixamento da unha, que pode ser feito com lixa ou com aparelhos próprios (onicoabrasão). Outro procedimento é a avulsão química da unha com a fórmula: ureia (40%); em vaselina (40%); lanolina (15%); e cera (5%). Aplicada em curativo oclusivo, deve permanecer por 1 semana, possibilitando a retirada da lâmina ungueal.

Unhas frágeis
A aplicação de calor, associada à terapia sistêmica, pode ser útil. Indica-se: creme de ureia (15-20%) ou de ácido láctico (5-10%).

26
Afecções do tecido conectivo

LÚPUS ERITEMATOSO (LE)

Doença autoimune do tecido conectivo que se caracteriza pela presença de lesões cutâneo-vasculares localizadas ou disseminadas e/ou amplo espectro de manifestações sistêmicas. As manifestações cutâneas usualmente se apresentam nas áreas expostas à radiação solar, e a fração ultravioleta (UV) é particularmente responsável pela indução ou pelo agravamento das lesões.

Espectro clínico do lúpus eritematoso

A enfermidade tem amplo espectro de manifestações clínicas, que vão desde formas puramente cutâneas, como o lúpus eritematoso discoide (LED), no qual os sintomas gerais estão habitualmente ausentes, ao lúpus eritematoso sistêmico (LES), em que, somado à participação cutânea, há envolvimento de outros aparelhos e sistemas. Os doentes desenvolvem sintomas gerais, além de alterações imunopatológicas características durante os períodos de atividade inflamatória, com presença de autoanticorpos circulantes de diferentes especificidades e de imunocomplexos. A doença sistêmica (LES) apresenta-se, frequentemente, em mulheres jovens (de 20-40 anos), crianças e neonatos; enquanto a forma cutânea (LED) ocorre em grupo etário acima de 40 anos. Além disso, existem quadros semelhantes ao LE induzidos por fármacos e enfermidades do colágeno sobrepostas, em que os sintomas de lúpus estão associados a manifestações de esclerodermia e/ou polimiosite.

As lesões cutâneas do LE podem ser específicas ou inespecíficas. As específicas são próprias da doença e permitem considerar três quadros clínicos cutâneos, que podem evoluir com ou sem comprometimento sistêmico. Compreendem:

- Lúpus eritematoso cutâneo crônico (LECC).
- Lúpus eritematoso cutâneo subagudo (LECS).
- Lúpus eritematoso cutâneo agudo (LECA).

As lesões não específicas encontradas no LE compreendem fotossensibilidade, úlceras orais, alopecia, urticária e urticária vasculite, lesões vesicobolhosas, alterações acrais, mucinose e calcinose cutânea.

A etiopatogenia do lúpus eritematoso cutâneo é multifatorial, e os principais fatores envolvidos são a radiação UV, apoptose dos queratinócitos, liberação de citocinas, hiperatividade das células B, ativação de linfócitos T e células dendríticas.

Lúpus eritematoso cutâneo crônico

O LECC tem como variante clínica mais comum o LED, o que faz muitos autores considerarem este como sinônimo daquele.

Lúpus eritematoso discoide

O LECC ou LED, dermatose de evolução crônica provavelmente desencadeada por processo autoimune, constitui a variante clínica mais comum da doença, que ocorre de forma universal em todas as raças, mais frequente em mulheres acima dos 40 anos e rara em crianças. A ocorrência familiar é excepcional, porém casos de LED são descritos em familiares de doentes com LES ou mesmo com LED, o que sugere intercorrência de fatores genéticos. Doentes com deficiência hereditária da fração C2 do complemento podem apresentar lesões cutâneas discoides, não obstante a manifestação clínica mais frequente ser angioedema. Doentes com deficiência hereditária da fração C1q do complemento podem apresentar lesões discoides e comprometimento sistêmico. As lesões cutâneas são desencadeadas ou agravadas pela exposição à radiação UV, frio ou medicamentos e exibem evolução crônica e insidiosa.

Manifestações clínicas

As lesões discoides caracterizam-se por eritema de cor rosada a violeta, com atrofia central e descamação, afetam frequentemente a face, sobretudo as regiões malares e o dorso do nariz, adquirindo aspecto característico em vespertílio ou "asa de borboleta", e involuem deixando cicatriz. Outras localizações são: pavilhões auriculares; couro cabeludo; lábios; mucosas e semimucosas oral, nasal, conjuntival e genital. Com menor frequência, surgem no V do decote, nos antebraços e nas mãos, especialmente em quadros disseminados. O comprometimento do couro cabeludo gera áreas de alopecia cicatricial. Em etapas tardias, podem surgir hiperpigmentação residual e telangiectasias. As escamas exibem, na porção inferior, espículas córneas que penetram nos óstios foliculares e sudoríparos e constituem dado clínico importante para a identificação semiótica da lesão cutânea (**Figuras 26.1** a **26.4**).

Nas formas localizadas de LED, em que as lesões são restritas ao segmento cefálico, os sintomas gerais são raros. Nas formas disseminadas, eventualmente há febre, adinamia, cefaleia e artralgias; a persistência dos sintomas sugere transição para a forma sistêmica da doença.

O LED deve ser diferenciado da rosácea pela limitação da área de eritema e pelo aspecto escamoso e atrófico; da psoríase e da dermatite seborreica, pela descamação e pelo ponteado córneo; da queratose solar, pelo eritema, pelo menor grau de queratose e pela idade do indivíduo. As lesões atrófico-cicatriciais do couro cabeludo que constituem quadro de alopecia cicatricial devem ser distinguidas da alopecia da esclerodermia, do líquen plano pilar (LPP), da pseudopelada, da tinha favosa e de quadros alopécicos não cicatriciais. Também deve-se descartar a erupção polimorfa à luz, a infiltração linfocitária de Jessner, o pseudolinfoma de Spiegler-Fendt e a dermatite perioral.

Lúpus eritematoso hipertrófico ou verrucoso

Forma rara de LED com exacerbação do componente queratósico das lesões, levando ao desenvolvimento de lesões hipertróficas verrucosas (**Figura 26.5**), exigindo diferenciação com outras dermatoses verrucosas e com o carcinoma espinocelular, que pode surgir sobre lesões crônicas de LED.

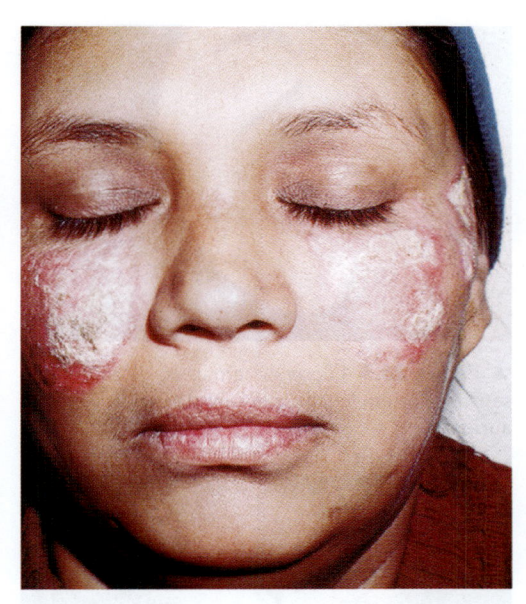

▲ **Figura 26.1** Lúpus eritematoso discoide. Lesões eritematodescamativas e hiperqueratósicas nas regiões malares.

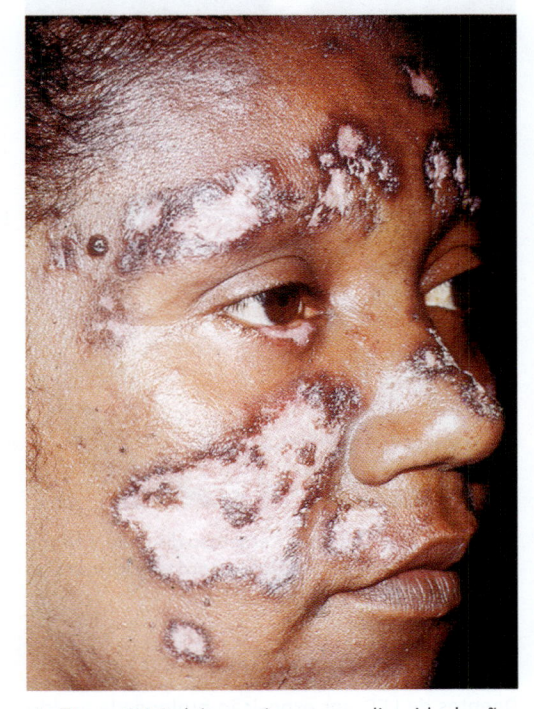

▲ **Figura 26.2** Lúpus eritematoso discoide. Lesões eritematoatróficas com hiperpigmentação periférica na face.

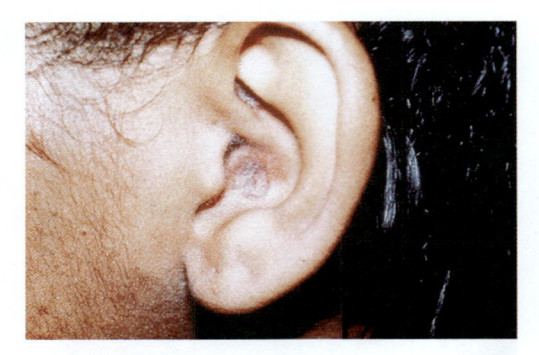

▲ **Figura 26.3** Lúpus eritematoso discoide. Lesão atrófica em localização característica: pavilhão auricular.

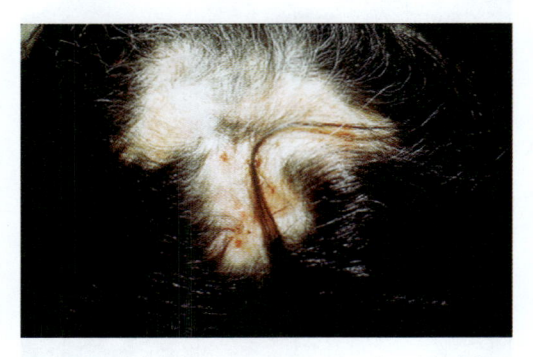

▲ **Figura 26.4** Lúpus eritematoso discoide. Placa alopécica cicatricial no couro cabeludo.

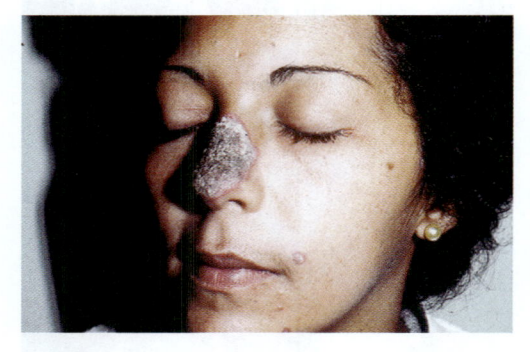

▲ **Figura 26.5** Lúpus eritematoso discoide – forma verrucosa. Placa verrucosa de bordas eritematosas no nariz.

Perniose lúpica

Doentes de LED por exposição prolongada ao frio podem apresentar acrocianose e lesões papulonodulares eritematovioláceas nas mãos, no nariz e nas orelhas, caracterizando o quadro de perniose lúpica, que deve ser diferenciado do eritema pérnio, da sarcoidose e do líquen plano. Estima-se que 20% dos doentes que cursam com eritema pérnio evoluam a LES.

Paniculite lúpica (lúpus profundo)

Caracteriza-se pela presença de lesões subcutâneas nodulares ou em placa aderidas aos planos profundos. Localizam-se na face, no dorso, nos membros superiores e nas nádegas. As lesões têm limites nítidos, são pouco dolorosas e, ao regredirem, deixam cicatrizes deprimidas. As lesões podem ser encimadas por lesões discoides, e, neste caso, prefere-se a designação lúpus profundo (**Figuras 26.16 e 26.17**). As alterações histopatológicas correspondem a uma paniculite predominantemente septal com vasculite linfocitária.

Lúpus eritematoso túmido

Apresenta-se com lesões urticadas ou eritematoedematosas infiltrativas com descamação discreta ou ausente. É a variante de maior fotossensibilidade e deve ser diferenciada da erupção polimorfa à luz e dos pseudolinfomas.

Diagnose

O diagnóstico da lesão cutânea é obtido pelo exame histológico e pela imunofluorescência direta da lesão. O quadro histopatológico caracteriza-se por hiperqueratose, rolhas córneas foliculares, liquefação da camada basal, corpos citoides e infiltrado inflamatório linfoplasmocitário perivascular, perianexial e em papilas dérmicas. Há espessamento da membrana basal da epiderme e da parede folicular, evidenciado pela coloração de ácido periódico de Schiff (PAS). A imunofluorescência direta da pele lesada mostra depósito de IgG, IgM, IgA e C3; e fibrinogênio na união dermoepidérmica.

Os exames de laboratório no LED são habitualmente negativos. Formas disseminadas podem apresentar anemia, leucopenia e trombocitopenia discretas, hipergamaglobulinemia, Coombs positivo, crioglobulinas e anticorpos antinucleares com títulos baixos. Anticorpos anti-DNA dupla-hélice (anti-Ndna) ou anti-DNA hélice simples (anti-ssDNA) surgem nos quadros disseminados da doença, com provável evolução sistêmica, e são indicativos de evolução grave com possibilidade de comprometimento renal.

Tratamento

Dado que a exposição à fração UV da luz solar tem um papel relevante no desencadeamento ou agravamento das lesões, é indispensável usar roupas adequadas e filtros protetores solares e evitar medicamentos ou substâncias fotossensibilizantes. O tabagismo deve ser evitado por comprometer a eficácia do tratamento antimalárico e ser fator de risco para desenvolvimento de LES. As lesões cutâneas podem ser tratadas com pomadas ou apósitos oclusivos de corticosteroides fluorados ou infiltração intralesional de triancinolona, empregada na concentração de 2,5 a 5 mg/mL. Eventualmente, lesões verrucosas são tratadas com nitrogênio líquido. A administração de fármacos por via sistêmica, como os antimaláricos, está indicada e é de grande ajuda. Usam-se o difosfato de cloroquina ou o sulfato de hidroxicloroquina em doses diárias de 250 mg e 400 mg, respectivamente. O tratamento com antimaláricos nas doses referidas pode ser indicado por vários meses. Eventualmente, ocorrem efeitos colaterais hematológicos; hepáticos; ou, por deposição de fármaco na retina, motivo pelo qual o uso crônico de antimaláricos deve ser monitorado com exame oftalmológico periódico e exames de laboratório. A deposição retiniana de antimaláricos é mais frequente com o difosfato de cloroquina e excepcional em relação à hidroxicloroquina. Pode haver deposição corneana dos antimaláricos, que é reversível, não evolui a maculopatia e não contraindica o tratamento. Atualmente, admite-se que a dose de segurança está mais relacionada à dose diária, e não à duração do tratamento ou à dose máxima administrada. Preconizam-se doses de 3,5 a 4 mg/kg/dia de difosfato de cloroquina e de 6 a 6,5 mg/kg/dia de hidroxicloroquina. Outros efeitos adversos relatados são: náusea; hiperpigmentação das membranas mucosas, da face e das extremidades; branqueamento dos cabelos; erupção cutânea; psicose; miastenia; leucopenia; trombocitopenia e diminuição da *clearance* da creatinina. A indicação dos antimaláricos na gravidez é controversa, e estudos recentes mostram a necessidade de avaliar o risco-benefício. Os antimaláricos são contraindicados na vigência de hepatopatias, psoríase e deficiência congênita de glicose-6-fosfato-deidrogenase.

O uso de corticosteroides sistêmicos no LED deve ser limitado aos casos de intolerância à cloroquina ou hidroxicloroquina, ou quando há lesões disseminadas e pouco responsivas ao fármaco anterior. A dose, só em casos excepcionais, deve ultrapassar 20 mg/dia de prednisona ou equivalente, com redução progressiva até a dose mínima necessária para manter os sintomas em remissão. Outros medicamentos úteis, na ausência de resposta às medicações anteriores, são a talidomida, clofazimina, dapsona, sais de ouro, acitretina e imunossupressores, como azatioprina e ciclofosfamida. Entre os imunossupressores, são mais utilizados a azatioprina e o metotrexato. Nos casos de difícil controle, podem ser empregados o micofenolato de mofetila e pulsos de metilprednisolona. A talidomida é usada na dose de 100 a 300 mg/dia, principalmente nas formas verrucosas, no entanto, o efeito teratogênico limita sua indicação em gestantes e mulheres em idade fértil.

A maioria dos doentes com LED tem boa evolução, permanecendo a doença restrita à pele em cerca de 80 a 90% dos casos. Em proporção variável de 5 a 20%, há ocorrência de fadiga, febre baixa recorrente, alopecia difusa não cicatricial, dores articulares, fotossensibilidade e/ou fenômeno de Reynaud, sugerindo sistematização da doença. Cerca de 25% de doentes com LES podem apresentar lesões discoides durante a evolução, e, em cerca de 15%, as lesões discoides são a primeira manifestação clínica da doença. Doentes com LES e lesões discoides têm, em geral, curso clínico mais grave, com comprometimento renal, principalmente quando há o anticorpo anti-DNA hélice simples.

Lúpus eritematoso cutâneo subagudo

Forma disseminada cutânea do LE, com importante componente de fotossensibilidade e lesões cutâneas que involuem sem atrofia cicatricial, deixando hipopigmentação residual e lesões vitiligoides. O comprometimento sistêmico é discreto, as alterações laboratoriais são peculiares e, em 50% dos casos, as manifestações clinicolaboratoriais preenchem os critérios da Academia Americana de Reumatologia (ACR) para o diagnóstico de LES. Mesmo nas formas sistêmicas, o comprometimento do sistema nervoso central (SNC) e as lesões de vasculite são raros, e o comprometimento renal, menos severo. É mais frequente em mulheres jovens e tem associação significativa com antígenos de histocompatibilidade HLA-B8 e HLA-DR3.

Manifestações clínicas

Caracteriza-se por lesões papuloeritematosas com descamação tênue que formam lentículas ou placas com aspecto psoriasiforme ou anular policíclico. As lesões psoriasiformes exibem escamas finas e superfície rendilhada; as anulares podem adquirir aspecto em íris e apresentar vesicobolhas na borda periférica. As lesões cutâneas do LECS surgem, preferencialmente, na porção superior do tronco, nos ombros, no V do decote, na face extensora dos membros superiores e no dorso das mãos, sendo eventuais no rosto (**Figuras 26.6 e 26.7**). Evoluem com importante componente de fotossensibilidade e involuem com hipocromia ou acromia residual e telangiectasias sem atrofia. A evolução é crônica, e em 50% dos casos há comprometimento sistêmico, no geral benigno.

O LECS pode preceder ou surgir durante a evolução de outras doenças reumatológicas, como artrite reumatoide e síndrome de Sjöegren.

Diagnose

Deve ser diferenciado da forma discoide da doença pela ausência da atrofia cicatricial e de escamas com espículas córneas, e da dermatomiosite pela ausência do eritema e do edema periorbitais, de lesões justarticulares e de prurido. É necessário excluir psoríase, eritemas persistentes, eritema polimorfo, dermatite seborreica e erupção a fármacos, mediante exame anatomopatológico e imunofluorescência direta (IFD).

A diagnose laboratorial compreende exame anatomopatológico da lesão cutânea, IFD da pele sã e lesada e exames complementares. As alterações histológicas são semelhantes às observadas nas demais lesões cutâneas de lúpus eritematoso. A IFD é positiva na lesão em 40 a 50% dos doentes e em 25% na pele sã. Os anticorpos antinucleares são encontrados com padrão pontilhado ou homogêneo em 70 a 80% dos doentes e correspondem à presença de anticorpos anti-Ro/SSA que, em geral, ocorrem associados aos anticorpos anti-LA/SSB. É rara a presença de anticorpos anti-Sm e anti-RNP.

Tratamento

O tratamento local objetiva a proteção solar com o uso de roupas apropriadas e filtros solares. Medicações tópicas são pouco eficazes, podendo ser empregados corticosteroides e imunomoduladores, tacrolimo e pimecrolimo. Para o tratamento sistêmico, estão indicados os antimaláricos como os citados para o LED, associados ou não à prednisona em doses baixas. Casos rebeldes são tratados com dapsona, talidomida e metotrexato, 15 a 20 mg/semana. A sulfona é empregada em doses variáveis de 50 a 150 mg/dia, com o cuidado prévio de dosar a glicose-6-fosfato-deidrogenase, pelo risco de meta-hemoglobinemia e anemia hemolítica. A indicação da talidomida deve ser feita com as ressalvas citadas no tratamento do LED.

Lúpus eritematoso cutâneo agudo

Ocorre exclusivamente no LES em atividade e manifesta-se por:

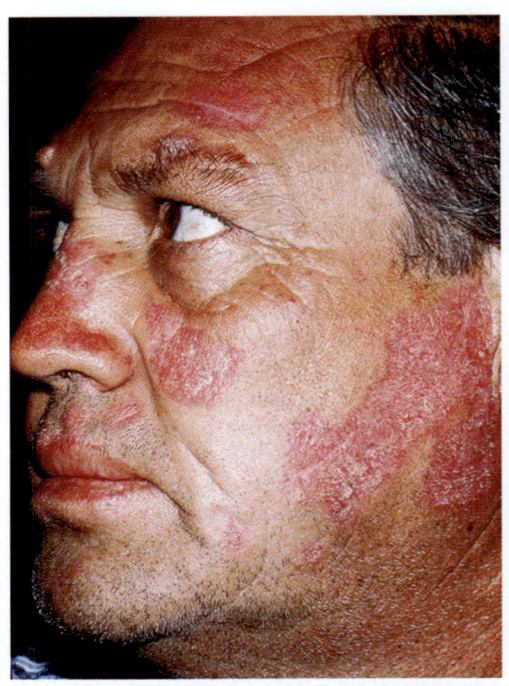

▲ **Figura 26.6** Lúpus eritematoso subagudo. Placas eritematodescamativas psoriasiformes na face.

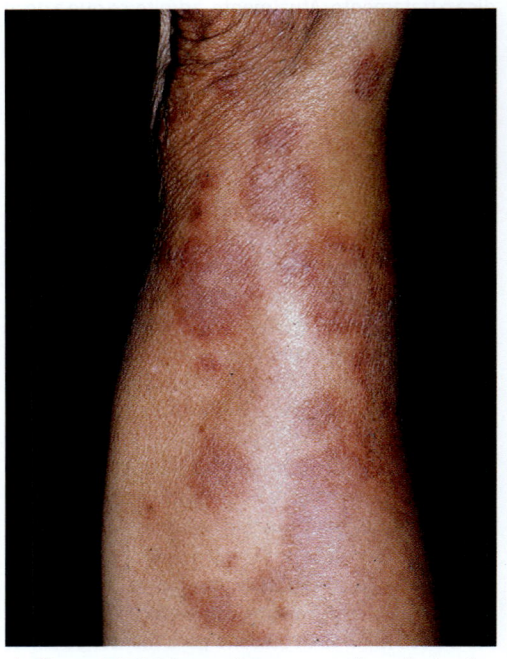

▲ **Figura 26.7** Lúpus eritematoso subagudo. Lesões anulares eritematopigmentares.

- Lesões eritematosas com descamação fina e edema discreto, formando placas em asa de borboleta (**Figura 26.8**). O edema pode atingir a região periorbital, como na dermatomiosite, e o eritema pode estender-se por toda a face, a porção superior do tronco e a face extensora dos membros. São lesões fugazes, de aparecimento súbito, que persistem por horas ou alguns dias e, no geral, involuem sem sequelas, podendo deixar hiperpigmentação residual nos indivíduos melanodérmicos. Coincidem com a exacerbação clínica da doença.

  As alterações histológicas são sutis, o infiltrado inflamatório é mínimo e difuso, há degeneração hidrópica da basal variável, deposição de fibrina e mucina na derme reticular e espessamento da membrana basal ao PAS. A IFD da lesão e da pele sã mostra, em cerca de 90% dos casos, deposição de IgG, IgM, IgA e complemento (banda lúpica) na zona da membrana basal (ZMB). Outras alterações laboratoriais pertinentes ao LES podem ser encontradas.

- Dermatose lúpica por fotossensibilidade que surge nas áreas expostas ao sol em doentes de LES. São lesões maculosas e/ou maculopapulosas, isoladas ou em placas, intensamente eritematosas, com descamação fina e, por vezes, com componente purpúrico. Devem ser diferenciadas da erupção polimorfa à luz, erupção a fármacos e eritema polimorfo (**Figuras 26.9** e **26.10**). O exame histológico e a IFD da pele sã e lesada auxiliam o diagnóstico diferencial.

- Lesões vesicobolhosas disseminadas que surgem na pele sã ou em base eritematosa. Constituem o quadro de lúpus eritematoso sistêmico bolhoso (LESB), que deve ser diferenciado do pênfigo vulgar (PV), do penfigoide bolhoso (PB), da epidermólise bolhosa, da dermatite herpetiforme (DH), do eritema polimorfo e de outras farmacodermias bolhosas.

  No exame histopatológico, observam-se clivagem dermoepidérmica com microabscessos neutrofílicos nas papilas dérmicas e intensa exsudação neutrofílica na derme. Nas regiões onde não ocorreu a clivagem, observa-se espessamento da membrana basal ao PAS. A IFD mostra deposição linear ou granular de imunoglobulinas e complemento ao longo da ZMB (banda lúpica), o que permite excluir dermatite herpetiforme. Os doentes com LE bolhoso podem apresentar

▲ **Figura 26.8** Lúpus eritematoso sistêmico. Lesões eritematosas em "asa de borboleta".

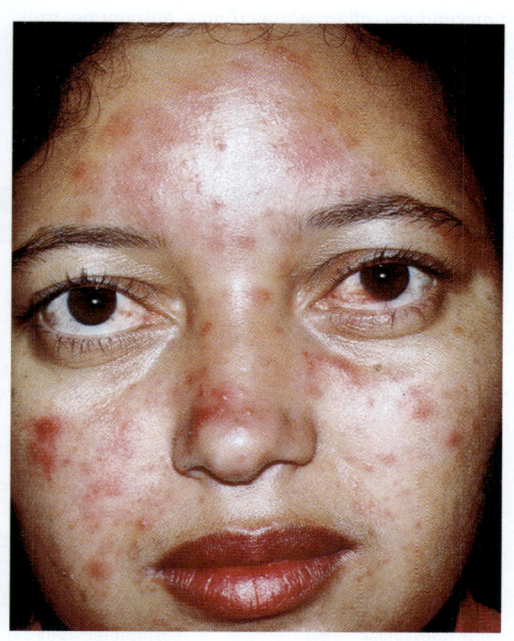

▲ **Figura 26.9** Lúpus eritematoso sistêmico. Lesões eritematosas e eritematopapulosas na face.

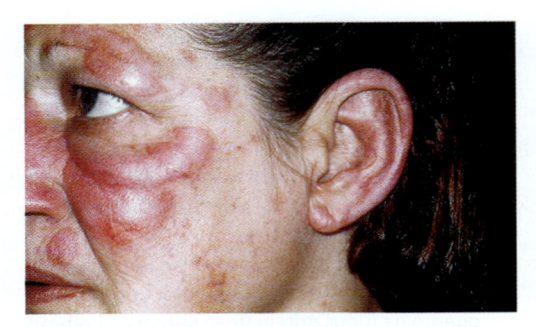

▲ **Figura 26.10** Lúpus eritematoso sistêmico. Lesões eritematosas e intensamente edematosas na face.

resistência ao tratamento com prednisona, sendo boa a resposta terapêutica com sulfona.
- Existe uma variante rara de LECA que clinicamente caracteriza-se pelo comprometimento extenso da pele, preferencialmente em áreas expostas, podendo comprometer as mucosas. Simula a necrólise epidérmica tóxica (NET), ocorrendo descolamento da pele comprometida em retalhos. Essa manifestação decorre de apoptose maciça dos queratinócitos epidérmicos.

Lúpus eritematoso sistêmico

Enfermidade inflamatória crônica, autoimune, multifatorial, produzida por alterações da regulação imunológica. Participam da gênese do LES: fatores genéticos; hormonais; ambientais (UVB, UBA); e imunológicos. Existe, ainda, LES induzido por fármacos.

O LES foi considerado o protótipo de doença autoimune pela grande quantidade de manifestações imunopatológicas, produto da hiperatividade das células B. A marca característica do LES é a produção exagerada de autoanticorpos (Tabela 26.1).

Vários trabalhos delinearam diversos sistemas de autoanticorpos que podem estar presentes no soro dos pacientes. Entre os mais relevantes, estão aqueles dirigidos contra o ácido desoxirribonucleico (DNA) de cadeia dupla (nDNA) ou de cadeia simples (ssDNA), contra ácido ribonucleico ou pequenos RNAs ou suas ribonucleoproteínas (Sm, RNP), contra histonas e contra fosfolipídeos.

Os anticorpos contra DNA podem formar complexos imunes circulantes em pacientes com a doença em atividade, com consumo de frações do complemento. O depósito dos complexos imunes no endotélio de capilares glomerulares provavelmente desencadeia as lesões glomerulares, nas quais são detectados imunoglobulinas, complemento e outros imunorreagentes. O depósito de complexos imunes no nível cutâneo induz, na junção dermoepidérmica, a formação da banda lúpica.

Manifestações clínicas

Portadores de LES têm doença multissistêmica que, não obstante, não afeta simultaneamente todos os órgãos ou sistemas. A participação cutânea ocorre em 80% dos doentes e, em 25%, constitui a manifestação

Tabela 26.1 Prevalência dos autoanticorpos em LES

Autoantígeno	Prevalência de autoanticorpos	Características moleculares	Padrão de AAN
nDNA	40-50%	DNA de cadeia dupla	Homogêneo e periférico nuclear
ssDNA	70%	DNA de cadeia simples	Homogêneo e fibrilar nuclear
Histonas	70%	H1, H2A, H2B, H3 e H4	Homogêneo e fibrilar nuclear
Sm	30%	Peptídeos de 29, 28, 16 e 13 KD Granular nuclear em complexo com U1, U2, U4, U5 e U6 RNAs	
nRNP	30%	Proteínas 70 KD e peptídeos de 32 e 23 KD	Granular nuclear
Ro/SSA	35%	Proteína de 60 KD em complexo com Y1-Y5 RNAs, proteína de 52 KD	Granular nuclear e citoplasmático
La/SSB	15%	Fosfoproteína de 48 KD em complexo com RNA-polimerase III	Granular nuclear e citoplasmático
Ku	10%	Proteínas de 66 e 86 KD	Nucleolar em certa fase do ciclo celular
RNP ribossomal	10%	Fosfoproteínas de 38, 16 e 15 KD	Granular nuclear e citoplasmático
PCNA/Ciclina	3%	Proteína de 36 KD	Nucleolar em certa fase do ciclo celular

inicial da doença. As lesões podem ser agudas, crônicas ou subagudas. A lesão aguda mais representativa é o "eritema em asa de borboleta", que corresponde a lesões eritematosas na região malar e no dorso do nariz (**Figuras 26.9** e **26.10**), habitualmente provocadas pela exposição à luz solar ou induzidas artificialmente por irradiação UV. O eritema pode atingir as demais áreas expostas, as regiões palmoplantares e os dedos das mãos e dos pés e adquirir aspecto poiquilodérmico. Nas falanges distais dos quiro e podo-dáctilos, surgem telangiectasias, particularmente nas polpas digitais e regiões periungueais (**Figuras 26.11** e **26.12**). Outra manifestação aguda da doença é o quadro bolhoso, já referido (**Figura 26.13**). A forma intermediária corresponde às lesões anulares ou eritematoescamosas do LECS, às quais se associam os anticorpos anti-Ro. Os portadores de LES com lesões subagudas habitualmente têm baixa incidência de complicações renais. A lesão discoide representa a lesão crônica que ocorre em cerca de 15% dos doentes, atingindo couro cabeludo, orelhas, face ou pescoço.

Doentes com lesões discoides e anticorpos anti-ssDNA podem apresentar evolução clínica severa, com comprometimento renal. Nas fases de exacerbação clínica, além da alopecia cicatricial própria da lesão discoide, ocorre alopecia difusa não cicatricial. As mucosas e semimucosas, particularmente o vermelhão dos lábios, podem apresentar eritema, edema, erosões e ulcerações, sendo frequente o encontro de púrpura palatina (**Figuras 26.14** e **26.15**).

Manifestações cutâneo-vasculares são frequentes. Pode-se observar fenômeno de Raynaud; livedo reticular que, nas formas graves, está associado aos anticorpos antifosfolipídicos; vasculite urticariforme; vasculopatias; e, eventualmente, angioedema, quando há deficiência das frações C2 ou C4 do complemento. Alopecia difusa não cicatricial acompanha os períodos de exacerbação clínica.

Os sintomas gerais incluem febre, anorexia, adinamia, fraqueza muscular e cefaleia e, entre as manifestações sistêmicas mais frequentes, está a afecção renal glomerular, que acomete aproximadamente

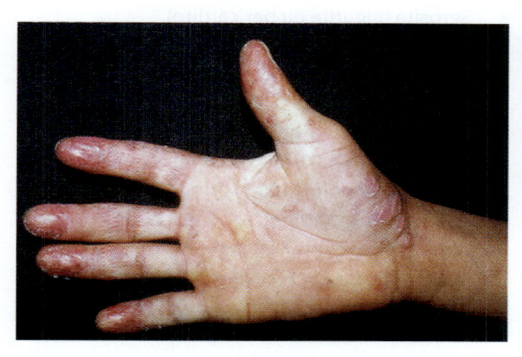

▲ **Figura 26.11** Lúpus eritematoso sistêmico. Características lesões de vasculite, eritematopurpúricas nos dedos e na região palmar.

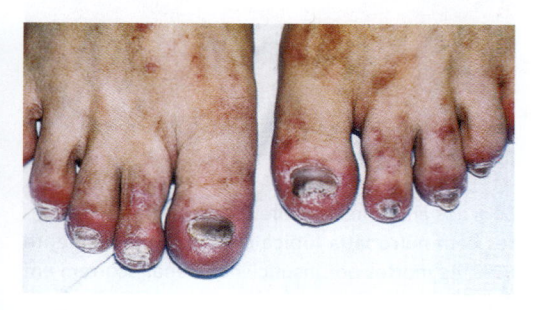

▲ **Figura 26.12** Lúpus eritematoso sistêmico. Lesões eritematopurpúricas na extremidade dos quirodáctilos.

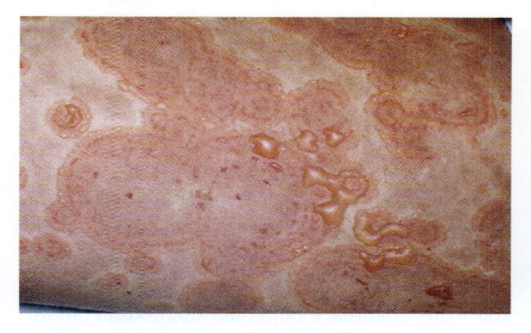

▲ **Figura 26.13** Lúpus bolhoso. Placas eritematoedematosas com bolhas tensas nas bordas.

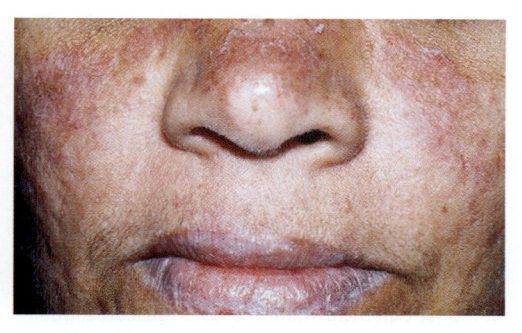

▲ **Figura 26.14** Lúpus eritematoso sistêmico. Lesões em vespertílio e lesões labiais.

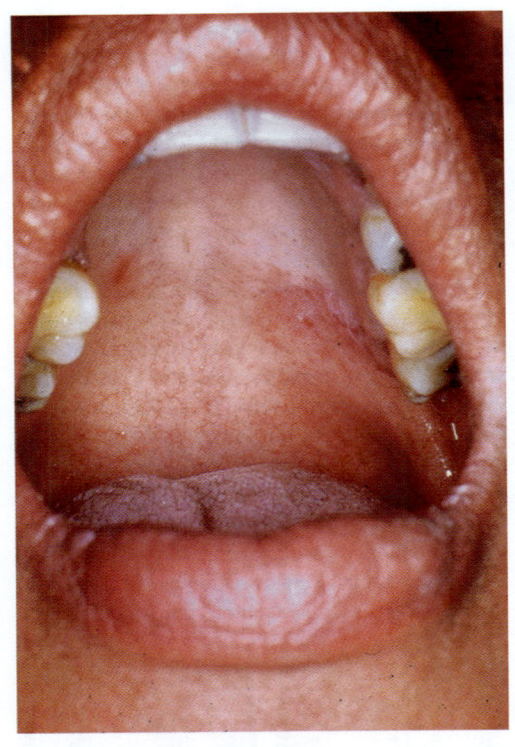

▲ **Figura 26.15** Lúpus eritematoso sistêmico. Lesões purpúricas no palato.

50% dos enfermos. A sobrevida de 5 anos dos doentes com nefropatia lúpica é de aproximadamente 85%. As mortes por insuficiência renal ocorrem em 4 a 15% dos doentes.

Outras manifestações são: pleuropulmonares, observadas em até 40% dos casos e caracterizadas por pleurite e/ou derrame pleural, pneumonite lúpica e, eventualmente, hemorragia pulmonar maciça; eventos tromboembólicos associados aos anticorpos antifosfolipídicos; complicações cardíacas (pericardite, miocardite e endocardite verrucosa de Libma-Sacks); manifestações gastrintestinais e hepáticas ocasionais; alterações hematológicas, como anemia, leucopenia e trombocitopenia, acompanhada de lesões purpúricas e/ou necrosantes e esplenomegalia. O sistema nervoso pode ser acometido, surgindo crises convulsivas, psicose, depressão e quadros isquêmicos usualmente associados aos anticorpos antifosfolípides. A coreia e a mielite transversa são manifestações muito raras. Há, com frequência, manifestações musculoesqueléticas, com aparecimento de artralgias e sinovites que podem evoluir para deformidades discretas.

A gravidez frequentemente é de alto risco, com o incremento de perdas fetais ou a diminuição da estatura e do peso dos nascituros. Em raras ocasiões, os anticorpos maternos atravessam a placenta e podem ocasionar síndromes neonatais associadas aos anticorpos anti-Ro, como é o caso do lúpus neonatal.

A gestação costuma causar atividade do lúpus, com acentuação do comprometimento cutâneo-visceral, o que requer acompanhamento pré-natal clinicolaboratorial mensal.

Diagnose

A diagnose clínica de LES foi padronizada pela ACR em 1972, modificada em 1982 e revisada em 1987. Considera-se a diagnose de LES frente a quatro ou mais dos critérios abaixo relacionados:
- *Rash* malar (lesão em asa de borboleta).
- Lesões discoides.
- Fotossensibilidade.
- Ulcerações orais ou rinofaringite.
- Artrite não erosiva, dolorosa e edematosa, comprometendo duas ou mais articulações periféricas.
- Serosite (pleurite ou pericardite).
- Alterações renais persistentes: Proteinúria > 0,5 g/dia persistente, cilindrúria.
- Alterações neurológicas: Convulsões ou psicose.
- Alterações hematológicas: Anemia hemolítica, leucopenia < 4.000/mm^3, linfopenia < 1.500/mm^3, trombocitopenia < 100.000/mm^3.
- Alterações imunológicas: Células LE positivas, presença de anti-nDNA, anti-Sm, anticorpos antifosfolipídicos e/ou reações sorológicas para sífilis (RSS) falso-positivas.
- Títulos elevados de anticorpos antinucleares.

A diagnose laboratorial é obtida por exame anatomopatológico da lesão, IFD da pele lesada, da pele sã exposta e não exposta, pesquisa de autoanticorpos e exames complementares. A IFD da lesão, negativa em lesões com evolução inferior a 2 meses, mostra, em cerca de 90% dos casos, deposição de IgG, IgM, IgA e complemento na ZMB. Na pele sã exposta, há deposição de imunoglobulinas e complemento na ZMB em cerca de 80% dos doentes não tratados; e, na pele sã coberta, em 50% dos casos em atividade e em 33% nos doentes controlados. A porcentagem da incidência da banda lúpica é maior em portadores com comprometimento renal difuso.

Os *anticorpos antinucleares* são positivos em 100% dos doentes, a depender do método laboratorial e dos substratos utilizados. Os títulos correlacionam a atividade da doença e exibem padrões variados de fluorescência de acordo com o anticorpo produzido.

Outras alterações laboratoriais ocorrem nos períodos de atividade da doença: aumento da velocidade de hemossedimentação e de mucoproteínas; hipocomplementenemia; hipergamaglobulinemia, RSS falso-positivas; anemia; leucopenia; trombocitopenia; imunocomplexos circulantes; e outras alterações hematológicas na dependência das doenças associadas. Podem surgir crioaglutininas, crioglobulinas, anticorpos antifosfolipídicos etc.

Tratamento

A exposição à luz solar deve ser restringida, e o uso de protetores solares está indicado. O tratamento sistêmico inclui a utilização de corticosteroides, antimaláricos e imunossupressores. Os esquemas terapêuticos variam de acordo com o grau de atividade da doença e a presença de complicações como a nefropatia.

Corticosteroides constituem a base do tratamento farmacológico do LES. Utiliza-se a prednisona, em doses variáveis de 1 a 2 mg/kg/dia, de acordo com a atividade da doença. A dose inicial deve ser mantida até o controle da atividade inflamatória e progressivamente reduzida até a dose mínima suficiente para controle satisfatório da enfermidade. Em casos não responsivos, é necessária a associação com medicamentos imunossupressores ou pulsoterapia com succinato sódico de metilprednisolona, 1 g, em infusão intravenosa (IV) diária de 30 minutos, por 3 dias consecutivos, com observação dos efeitos secundários da corticoterapia sistêmica.

Os imunossupressores mais usados são os agentes alquilantes, ciclofosfamida, clorambucila, azatioprina e metotrexato. A ciclofosfamida é administrada na dose de 1 a 3 mg/kg/dia, até o controle satisfatório da atividade da doença, quando se deve buscar a dose mínima necessária. Os casos graves são tratados com pulsos intravenosos, na medida de 0,5 a 1 g/m² de superfície corporal por 24 horas, com um esquema de aplicação mensal por 3 a 6 meses. Esse esquema é particularmente útil em casos de glomerulonefrite proliferativa difusa. O clorambucila é utilizado na dose de 0,1 mg/kg/dia. Os imunossupressores têm efeitos mielossupressores e teratogênicos, aumentam o risco de infecção e de desenvolvimento de neoplasia e causam amenorreia ou azoospermia. O metotrexato é ministrado com dose de 7,5 a 25 mg/semana.

Atualmente, emprega-se, com bons resultados, o micofenolato de mofetila, 2 a 3 g/dia.

Os antimaláricos são indicados nas formas predominantemente cutâneas, e os mais usados são o difosfato de cloroquina ou a hidroxicloroquina. Outros fármacos (p. ex., anti-inflamatórios não esteroides [AINEs]) podem ser usados como sintomáticos. O ácido acetilsalicílico é especialmente útil na síndrome de anticorpos antifosfolipídicos. Tratamentos complementares como a plasmaférese são úteis em algumas etapas da atividade do LES para remover complexos imunes ou nos casos de hiperviscosidade sérica associada.

Recentemente, a Food and Drug Administration (FDA) aprovou, para tratamento de LES, um agente biológico, o belimumabe, que bloqueia a ativação das células B, mas não existem dados suficientes para sua avaliação em nefrite lúpica grave e em LES do SNC.

Também já estão sendo empregados, *off-label*, outros fármacos biológicos no LES: rituximabe, abatacepte, efalizumabe e agentes anti-TNF, etanercepte, adalimumabe e infliximabe.

Atualmente, vêm sendo ensaiados anticorpos anti-interferon 1, anifrolumabe, e anticorpos anti-interferon tipo 2, rontalizumabe e sifalimumabe.

Variantes e associações do lúpus eritematoso

Paniculite lúpica ou lúpus eritematoso profundo

Em alguns casos de lúpus eritematoso, tanto cutâneo quanto sistêmico, podem surgir, na face, no dorso, nos membros superiores e nas nádegas, nódulos subcutâneos firmes, de limites nítidos, pouco dolorosos, que ao regredir deixam cicatrizes deprimidas (**Figuras 26.16** e **26.17**). As alterações histológicas correspondem a uma paniculite predominantemente septal com vasculite linfocitária. Devem ser diferenciados das

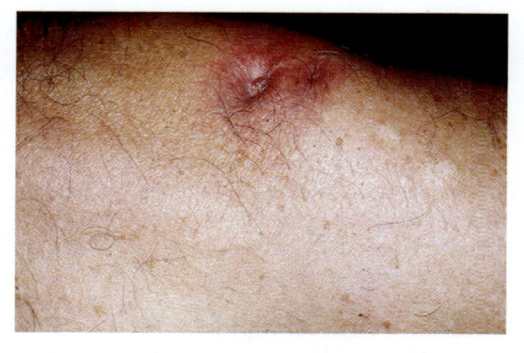

▲ **Figura 26.16** Lúpus eritematoso profundo. Lesões eritematosas deprimidas por fibrose no subcutâneo.

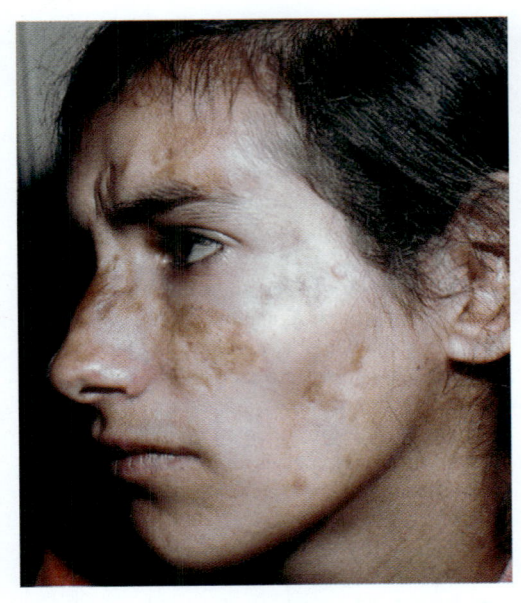

▲ **Figura 26.17** Lúpus eritematoso profundo. Lesões residuais na face, deprimidas por destruição do tecido subcutâneo.

paniculites por deficiência de α-1 antitripsina, pancreática, traumática ou factícia, e da esclerodermia cutânea profunda. A pele suprajacente pode ser normal ou apresentar lesões cutâneas de LED. Antimaláricos e corticosteroides em doses baixas são utilizados no tratamento.

Lúpus eritematoso e deficiência de complemento

Em doentes com deficiência das várias funções do complemento, principalmente mulheres com deficiência de C2, foi descrita síndrome semelhante ao LE. Há fotossensibilidade, lesões de LED, sintomas articulares iguais aos da artrite reumatoide, baixa incidência de comprometimento renal e anticorpos anti-DNA (**Figura 26.18**). Deficiência dos elementos iniciais da via clássica de ativação do complemento (C19, C1r, C1s, C4 e C2) está fortemente associada ao LES enquanto deficiência nos complementos da via final de ativação do complemento (C5, C6, C8a e C8b) e de elementos da via alternativa (C3 e fator 1) apenas ocasionalmente se asssocia ao LES.

Síndrome antifosfolipídica secundária no lúpus eritematoso

Doentes com LES e anticorpos antifosfolipídicos podem cursar com trombose arteriovenosa recorrente,

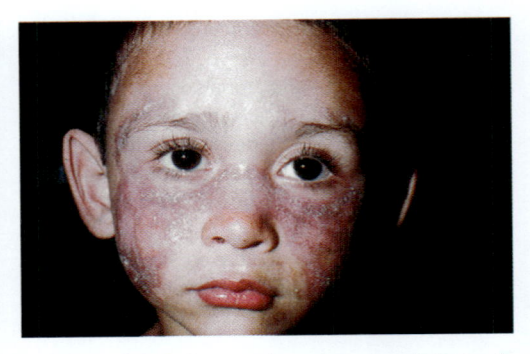

▲ **Figura 26.18** Lúpus eritematoso por deficiência de complemento. Criança com lesões típicas de LE na face.

trombocitopenia, perdas fetais no primeiro trimestre da gestação, alterações cardíacas e hipertensão pulmonar. A manifestação cutânea mais frequente é o livedo reticular, acompanhado ou não de acrocianose, lesões de vasculite hialinizante e mesmo de lesões simulando doença de Degos, úlceras de perna, gangrenas digitais e necrose cutânea. Os anticorpos antifosfolipídicos são detectados mediante pesquisa de anticoagulante lúpico ou anticardiolipina, e as reações sorológicas para sífilis, o teste VDRL (*Venereal Disease Research Laboratory*), são positivas.

Lúpus eritematoso e líquen plano

Ocasionalmente, pacientes de LE podem evoluir com lesões de líquen plano com lentículas ou placas eritematovioláceas, pigmentadas, raramente com hiperqueratoses nas extremidades e regiões palmoplantares. O diagnóstico pode ser difícil pela similaridade dos achados clínicos e histopatológicos. No tratamento, empregam-se corticosteroides.

Lúpus eritematoso induzido por medicamentos

Como no LE idiopático, podem ser classificados em formas sistêmica, cutânea subaguda e cutânea crônica. Das formas cutâneas, o LECS é a principal das formas induzidas por medicamentos. Geralmente, no LE induzido por fármacos, há leve comprometimento sistêmico. O marcador sorológico é o anticorpo anti-histona presente em 70% dos casos. Com relação aos medicamentos causais e os tipos de LE desencadeados, registra-se:

- **Padrão LECS:** Captopril, fenitoína, hidroxicloroquina, antimicrobianos (griseofulvina, terbinafina, tetraciclina), antagonistas β-adrenérgicos, bloqueadores dos canais de cálcio (diltiazem,

nifedipina), quimioterápicos (tamoxifeno, docetaxel), anti-inflamatórios não esteroides (AINEs) (naproxeno, piroxicam), inibidores da bomba de prótons (omeprazol), sulfonilureias (glibenclamida), diuréticos tiazídicos (hidroclorotiazida), outros fármacos (bupropiona, leflunomida, interferon).
- **Padrão LES:** Hidralazina, isoniazida, hipolipemiantes (pravastatina, sinvastatinas).

Lúpus neonatal

Síndrome rara caracterizada por lesões cutâneas transitórias subagudas e/ou bloqueio cardíaco congênito que vitima neonatos de mães com manifestação clínica ou subclínica de LE, síndrome de Sjöegren ou artrite reumatoide. Decorre da transmissão placentária de anticorpos anti-RO/SSA e/ou anti-LA/SSB e, ocasionalmente, anti-nRNP (U1RNP), que são anticorpos IgG1 direcionados ao antígeno RO.

Há reações inflamatórias cardíacas responsáveis por defeitos na condução e no aparecimento do bloqueio cardíaco. Os autoanticorpos desaparecem da circulação do neonato em meses.

As lesões cutâneas surgem nos primeiros dias de vida, são raras ao nascimento e desaparecem em torno do sexto mês; são lesões anulares eritematoescamosas, com descamação leve e discreta atrofia central, que, ao evoluírem, podem deixar telangiectasias e leve discromia (**Figura 26.19**). Raramente, surgem nódulos subcutâneos e lesões reticulares eritematosas semelhantes à cútis *marmorata*. São fotossensíveis; incidem nas áreas expostas; localizam-se predominantemente na face, onde têm distribuição característica em torno dos olhos, e são raras no tronco. Na maioria das vezes, regridem até o sexto mês e não necessitam de tratamento. Devem ser diferenciadas da dermatite seborreica e psoríase infantil, da tinha da face e de genodermatoses, como as síndromes de Rothmund-Thompson, de Cockayne e de Bloom. Associadamente, pode haver bloqueio cardíaco congênito, trombocitopenia, comprometimento hepático transitório, anemia aplástica e sintomas neurológicos secundários à vasculopatia.

Embora a expressão clínica da doença seja autolimitada, pode persistir, desaparecer e, eventualmente, ressurgir na idade adulta. A doença cardíaca decorrente de transtornos da condução e bloqueio cardíaco ocorre em aproximadamente 50% dos casos. A maioria dos neonatos sobrevive e há compensação da função cardíaca; eventualmente, é necessária a implantação de marca-passo. Gestantes com anticorpos anti-Ro, anti-La ou anti-U1RNP devem ser monitoradas para detecção precoce de alteração cardiológica fetal.

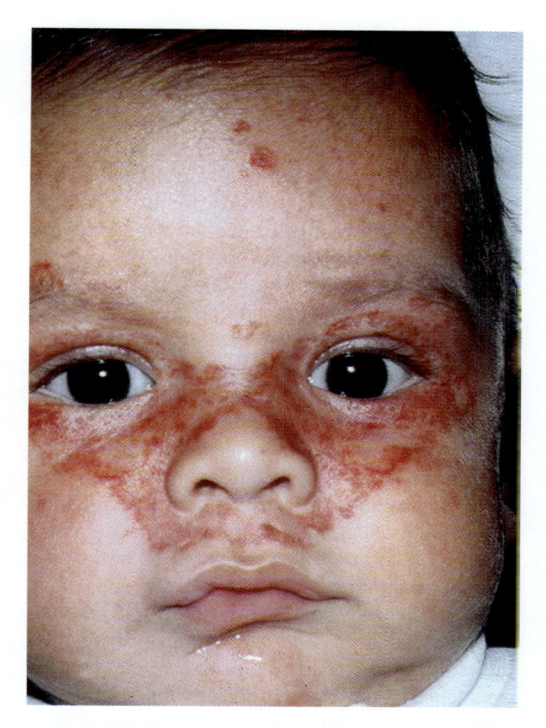

▲ **Figura 26.19** Lúpus eritematoso neonatal. Lesões eritematopurpúricas na face.

DERMATOMIOSITE

Afecção caracterizada pelo comprometimento da pele e de músculos estriados. Ocorre mais em mulheres, na proporção de 2:1, em qualquer idade, com maior frequência entre 40 e 60 anos. É relativamente comum na infância, antes dos 10 anos, sem predomínio de sexo, e todas as raças são afetadas. As causas da dermatomiosite não estão definidas, mas há participação de fatores genéticos (existe associação com alguns tipos de antígeno leucocitário humano [HLA]) e de alterações da resposta imune.

Alguns fatores são precipitantes da enfermidade: infecções virais (hepatite B, *influenza*, coxsackie, picornavírus, vírus da imunodeficiência humana [HIV], vírus linfotrópico de células T humanas [HTLV]), infecções por protozoários (toxoplasmose, toxocaríase), exposição à radiação UV, medicamentos (imunobiológicos inibidores do TNF, d-penicilamina, hidroxiureia, AINEs, colchicina, hipolipemiantes (estatinas, ezetimiba), fármacos anti-HIV (zidovudina), interferon, hidroxicloroquina, glicocorticosteroides, leflunomida, voriconazol, fenitoína e triptofano. Na criança, não há associação com neoplasias.

No adulto, é, muitas vezes, relacionada a neoplasias, e pode precedê-las ou ser simultânea a elas. Em 30% dos casos, há associação com neoplasias malignas. Na Europa, os tumores mais frequentemente associados à dermatomiosite são, em ordem decrescente de frequência, cânceres de ovário, dos pulmões, das mamas, do colo, do reto, do estômago e do pâncreas. Nos países asiáticos, a neoplasia mais comum é o câncer de nasofaringe. Em mulheres, a associação ocorre principalmente com tumores de mamas e ovários; nos homens, com cânceres de pulmões, cólon e reto. Metanálise recente também demonstrou associação frequente com tumores do sistema linfático e hematopoiético. Os antígenos tumorais e os virais podem participar da gênese da doença. Anticorpos antinucleares e anticorpos específicos contra antígenos intracelulares são detectados em grande número de pacientes. Esses autoanticorpos são de utilidade prática para avaliar doentes com provável dermatomiosite. Em 25 a 30% dos pacientes, há anticorpos circulantes antiaminoacil-tRNA-sintetase, dos quais o anti-Jo-1 (anti-histidil-tRNA-sintetase) é o mais comum. Os anticorpos anti-Mi-2 são específicos para dermatomiosite e encontrados no soro de 15 a 20% dos pacientes. Anticorpos direcionados a outros antígenos citoplasmáticos podem ser detectados, e os antígenos são descritos na **Tabela 26.2**.

Manifestações clínicas

As manifestações cutâneas são muito variáveis, o quadro típico consiste em eritema róseo-violáceo de face, especialmente nas pálpebras, nas bochechas, na fronte e nas têmporas (eritema heliotrópico), com edema palpebral e periorbitário (**Figura 26.20**). É comum edema de mãos e membros superiores, assim como placas eritematocianóticas na base da unha e no dorso das articulações dos dedos (sinal de Gottron) (**Figura 26.21**). Nas articulações, é frequente a descamação, e pode haver alopecia difusa. Nas fases mais avançadas, as lesões podem adquirir caráter poiquilodérmico (poiquilodermatomiosite)

(**Figura 26.22**). Muitas vezes, o quadro cutâneo é discreto ou inespecífico; pode haver apenas um eritema difuso e fugaz da face e do pescoço.

Uma manifestação clássica é a presença de máculas eritematovioláceas com distribuição simétrica principalmente no V do decote, ombros e dorso (sinal do xale), que podem se tornar poiquilodérmicas ou endurecidas devido ao depósito secundário de mucina. As lesões podem ser bolhosas, urticarianas, eritema nodoso ou polimorfo, quadros de fotossensibilidade, paniculite, lesões esclerodermiformes ou livedo reticular.

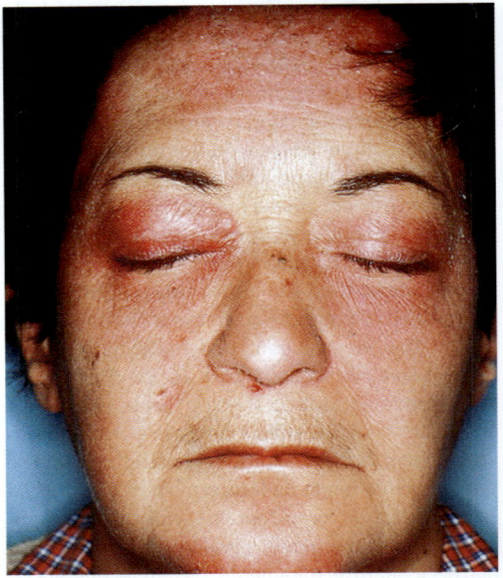

▲ **Figura 26.20** Dermatomiosite. Eritema heliotrópico. Eritema e edema palpebral e periorbitário.

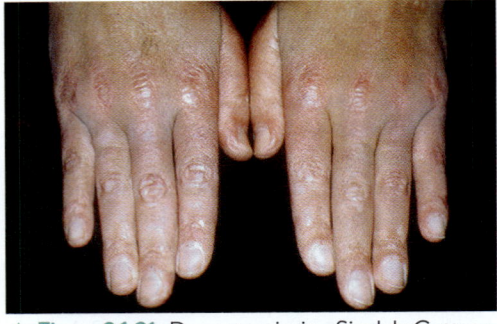

▲ **Figura 26.21** Dermatomiosite. Sinal de Gottron. Placas eritematosas localizadas sobre as articulações da mão.

Tabela 26.2 Prevalência dos autoanticorpos em dermatomiosite

Autoanticorpo	Antígeno	Nome comum
Anti-Jo-1	Histidil-tRNA-sintetase	Jo-1
Anti-PL7	Treonil-tRNA-sintetase	PL-7
PL-12	Alanil-tRNA-sintetase	PL-12
Anti-EJ	Glicil-tRNA-sintetase	EJ
Anti-OJ	Isoleucina-tRNA-sintetase	OJ

Afecções do tecido conectivo

A calcinose é frequente, sobretudo em crianças e, ao contrário da esclerodermia, que acomete as pequenas articulações, ocorre formando placas.

Síndrome de superposição pode acontecer, surgindo associação a outras doenças do colágeno.

Na dermatomiosite juvenil, a associação com neoplasias é rara. São frequentes manifestações de vasculopatia, contraturas, atrofia e calcificação.

Diagnose

Por meio de exames laboratoriais, a dermatomiosite deve ser diferenciada do LES, de erupção a fármacos e de quadros de fotossensibilidade.

A biópsia cutânea não auxilia na diagnose, encontrando-se quadro semelhante ao observado no LE, do qual deve ser diferenciada pela IFD e pelos demais exames laboratoriais. O exame histopatológico do músculo é, quase sempre, característico. A eletromiografia, além de demonstrar a existência da miopatia, pode orientar a biópsia muscular nos casos menos evidentes. A ressonância magnética e a ressonância magnética espectroscópica são importantes para evidenciar comprometimento muscular subclínico. A ultrassonografia, menos complexa, pode auxiliar a verificação de lesões musculares orientando a escolha do local para biópsia. Os exames laboratoriais que demonstram lesão muscular são: aumento dos níveis séricos de creatinofosfoquinase (CPK), aldolase, transaminase glutâmica oxalacética (TGO) e desidrogenase láctica (DHL). A hemossedimentação está aumentada e pode haver hipergamaglobulinemia. O indicador mais sensível da atividade da doença é a creatinofosfoquinase.

Tratamento

A finalidade primeira, no tratamento, é conseguir o controle da doença, o que é feito pela administração de prednisona, sendo contraindicados os corticosteroides fluorados, particularmente a triancinolona, que interferem no metabolismo muscular. A dose inicial diária de prednisona é, em adulto, entre 60 e 120 mg, gradualmente reduzida consoante à melhora clínica, diminuição da creatinúria e dos níveis das enzimas no sangue.

A redução da dose é, em média, de 10 a 15 mg, a cada 2 ou 3 semanas, e, havendo piora, deverá ser aumentada de 10 a 20 mg/dia até novo controle clínico, quando a redução deverá ser mais gradual. O tratamento de manutenção deverá ser feito por longos períodos, meses ou anos e, preferencialmente, em esquema de dias alternados.

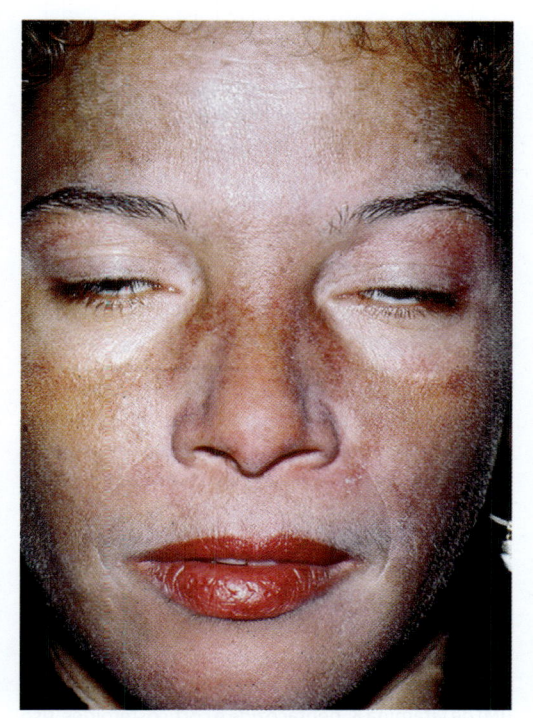

▲ **Figura 26.22** Dermatomiosite. Eritema, edema e aspecto poiquilodérmico da face.

As manifestações musculares também são características; os músculos mais atingidos são a porção proximal dos membros, cintura escapular e pélvica, faringe e língua. Há flacidez muscular e fraqueza do grupo de músculos atingidos, levando à disfagia (20% dos casos); à dispneia; à dificuldade para subir escadas, para pentear cabelos e na linguagem. Pode acometer a musculatura do intestino delgado. Existem casos nos quais o comprometimento cutâneo pode passar despercebido: a polimiosite. Há, ainda, a *dermatomiosite amiopática*, que caracteriza um grupo de doentes com lesões cutâneas típicas de dermatomiosite e ausência de comprometimento muscular. Alguns doentes desenvolverão miopatia em período variável e, eventualmente, podem apresentar alteração de um único parâmetro muscular. Admite-se que a dermatomiosite amiopática seja uma entidade clínica distinta, de bom prognóstico, e não há diferença estatisticamente significativa em relação à presença ou não de neoplasia quanto aos quadros clássicos.

São comuns febre e mal-estar, podendo haver toxemia. São frequentes dor e edema articular; podem ocorrer comprometimento pulmonar, insuficiência cardíaca e envolvimento renal.

Em crianças, a dose inicial é de 1,5 a 2 mg/kg/dia, e, obtida a melhora, deverá ser reduzida em 2,5 mg, a cada 4 dias, gradualmente, até o encontro da dose de manutenção, que perdurará por 2 ou 3 anos. Em casos crônicos, com muita distrofia muscular e contraturas, a corticoterapia não está indicada.

Nos casos de doença grave, outro recurso são os pulsos intravenosos de metilprednisolona, 30 mg/kg/dia, por 3 a 5 dias consecutivos, mensalmente durante 3 meses. Como medidas preventivas aos efeitos colaterais dos corticosteroides, pode se utilizar cálcio e vitamina D3 para prevenção da osteoporose e inibidores da bomba de prótons para proteção gástrica.

Na vigência de doença acompanhada de falência respiratória com comprometimento sistêmico progressivo eu em casos em que há contraindicação aos corticosteroides, como diabetes importante ou hipertensão arterial sem controle satisfatório, e em casos em que não há resposta aos corticosteroides, deve-se associar imunossupressores. Em adultos, são mais indicados metotrexato, ciclofosfamida, ciclosporina e micofenolato de mofetila. Em crianças, são mais empregados o metotrexato, azatioprina e ciclosporina.

Casos resistentes se beneficiam de imunoglobulinas IV ou rituximabe. Atualmente, vêm sendo ensaiados anakinra, abatacepte e sifalimumabe. Fisioterapia precoce e terapia ocupacional são necessárias.

O tratamento da calcinose, frequente em crianças, é difícil, mas medicamentos quelantes como difosfonatos, hidróxido de alumínio e dieta pobre em cálcio podem ser utilizados. Calcinoses dolorosas ou fistulizadas devem ser removidas cirurgicamente.

Na ocorrência de infecções secundárias, o uso de antibióticos é necessário. Em adultos, é preciso pesquisar a existência de malignidade e, se encontrada, fazer a terapia indicada.

A doença pode ter uma evolução aguda, subaguda ou crônica, e, ainda que a prognose seja grave, pode ocorrer remissão completa da afecção. Cerca de 20% dos doentes morrem no primeiro ano, em decorrência de infecção respiratória, insuficiência cardíaca ou neoplasia, eventualmente associada.

Investigação de neoplasias

Todo doente adulto de dermatomiosite deve ser investigado quanto à presença de neoplasia. Na dermatomiosite infantil, essa investigação somente deverá ser feita se existirem sintomas ou sinais indicativos da possibilidade de neoplasia. Autoanticorpos anti-155/140 apresentam alta especificidade e valor preditivo para o diagnóstico de dermatomiosite paraneoplásica. São anticorpos dirigidos contra a família das proteínas TIF-1 (α, β, γ) relacionadas a oncogenes. Por outro lado, anticorpos anti-Jo-1, anti-Mi-2 e anti--UI-RNP estão associados à baixa probabilidade de neoplasias.

ESCLERODERMIA

Doença autoimune do tecido conectivo cujas manifestações clínicas são o resultado de diversos eventos bioquímicos e imunológicos anormais que culminam com fibrose e esclerose da pele, de vasos sanguíneos e de órgãos internos.

A etiopatogenia da esclerodermia é desconhecida. Atualmente, relaciona-se a esclerodermia a alterações vasculares e do metabolismo do colágeno associadas a disfunção imune, fatores genéticos e, eventualmente, exógenos, como inalação de sílica e de cloreto de polivinil, aplicações intramusculares (IM) de vitamina K, pentacozide e corticosteroides, uso sistêmico de bleomicina, hidroxitriptofano, carbidopa e implantes de silicone.

Existem formas cutâneas de esclerodermia sem acometimentos viscerais que não comprometem a saúde geral do paciente e esclerodermia sistêmica com acometimento não só cutâneo, mas com múltiplos acometimentos sistêmicos que podem compreender formas bastante graves e até mesmo fatais.

Esclerodermia cutânea

Acomete preferencialmente mulheres e é mais observada na infância e em adultos jovens. A etiologia é desconhecida, admitindo-se a participação de traumas, fatores genéticos, imunológicos, virais, hormonais, tóxicos, neurogênicos e vasculares. Foi referida, em alguns casos, relação com a *Borrelia burgdorferi*, mas trabalhos mais recentes com a reação em cadeia da polimerase (PCR) não confirmaram essa possibilidade.

Manifestações clínicas

Existem várias formas de esclerodermia cutânea, que são apresentadas a seguir.

Esclerodermia em gotas

Caracteriza-se por lesões lenticulares escleroatróficas, de alguns milímetros de diâmetro, localizadas no tronco ou nas extremidades. Deve ser diferenciada do líquen escleroso e atrófico (**Figura 26.23**).

Esclerodermia em placas ou morfeia

É a forma mais frequente de esclerodermia localizada. Caracteriza-se por placas redondas ou ovais de bordas irregulares enduradas, superfície lisa e cor marfínica que, na fase ativa, estão envolvidas por halo eritematovioláceo conhecido como anel lilás (**Figura 26.24**). Evolutivamente, surgem atrofia e esclerose, o pregueamento da pele torna-se difícil, há diminuição ou ausência de folículos pilossebáceos, diminuição da sudorese e discromia variável, com hipo e hiperpigmentação. Em decorrência do comprometimento do subcutâneo, a pele torna-se deprimida. A morfeia em placas pode coexistir com outras formas de esclerodermia cutânea, como a esclerodermia em gotas.

Também podem ocorrer simultaneamente às lesões clássicas de esclerodermia em placas a chamada *morfeia nodular* ou *queloidiana*, a qual se apresenta como nódulos subcutâneos aderidos aos planos profundos muitas vezes pruriginosos.

Morfeia generalizada

É uma das variantes mais graves da esclerodermia cutânea. Mais comum em mulheres, se caracteriza por placas disseminadas e espessas, mal definidas e, por vezes, pigmentadas. A esclerose das lesões é muito intensa, formando áreas extensas impregueáveis sobre as quais, às vezes, surgem bolhas. As lesões podem aderir aos planos profundos, à fáscia e ao músculo.

Pode haver contraturas articulares em flexão. Atinge predominantemente o tronco e os membros, mas, em geral, não acomete a face. Geralmente, não há acometimento sistêmico nem alterações circulatórias dos dedos, mas, de forma ocasional, foram descritas anormalidades pulmonares, esofágicas, renais e cardíacas associadas.

Esclerodermia linear

É forma frequente na infância e adolescência. Geralmente, é uma lesão única, unilateral, de distribuição linear que comumente acomete extremidades, face e couro cabeludo (**Figura 26.25**). Às vezes, as lesões seguem as linhas de Blaschko; outras vezes, acometem todo um membro, configurando a *esclerodermia segmentar*. Estas formas de esclerodermia podem acometer profundamente as estruturas subjacentes, os músculos e ossos, causando importantes distúrbios no crescimento e deformidades do membro afetado.

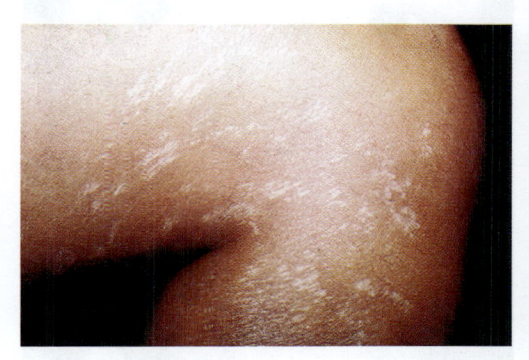

▲ **Figura 26.23** Esclerodermia em gotas. Lesões lenticulares escleroatróficas e acrômicas (*white spot disease*).

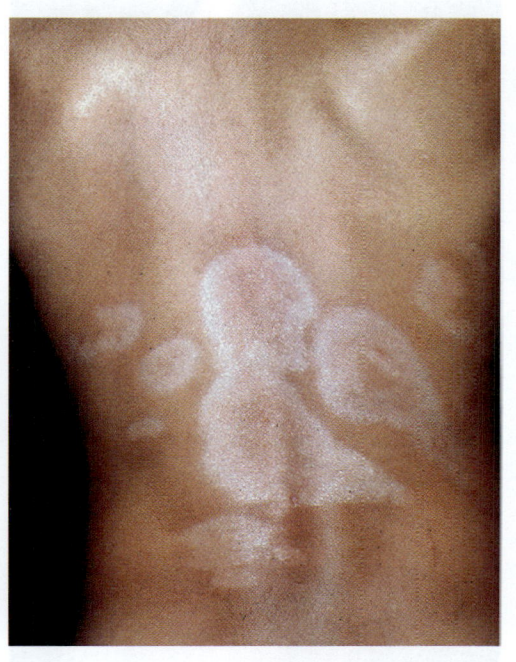

▲ **Figura 26.24** Esclerodermia em placas. Múltiplas placas escleroatróficas no dorso.

Além disso, essas formas segmentares podem evolutivamente ulcerar-se cronicamente e originar carcinomas espinocelulares. Por essas razões, as formas segmentares exigem terapêutica sistêmica precoce.

Esclerodermia "em golpe de sabre"

Quando a esclerodermia linear acomete o couro cabeludo, denomina-se *esclerodermia "em golpe de sabre"*, que se caracteriza como placa de alopecia linear, atrófica, deprimida, com pele lisa, brilhante, endurecida e, às vezes, pigmentada. Geralmente, é unilateral, acometendo a região parietal, e deforma o osso, produzindo lesão deprimida. A lesão pode se estender às regiões malar, nasal, ao lábio superior e, mais raramente, à região mandibular, produzindo deformidades maiores. Acomete mais o sexo feminino, a idade de início é, em média, aos 13 anos, com fase ativa da doença de duração de 2 a 5 anos.

Estudos mais recentes apontam, em cerca de 10 a 20% dos casos, a presença de manifestações internas nas proximidades das lesões, alterações neurológicas (convulsões, vasculite do SNC, malformações vasculares e calcificações), alterações oftalmológicas (ptose, pseudoparalisia oculomotora, miopatia dos músculos externos do olho, uveíte, episclerite, iridociclite, enoftalmo e exoftalmo).

Hemiatrofia facial progressiva

A *hemiatrofia facial progressiva* ou *síndrome de Parry-Romberg* é considerada variante grave da esclerodermia "em golpe de sabre", que acomete a hemiface. Nessa forma, há atrofia do subcutâneo, pode haver hiperpigmentação, e o processo se estende da fronte até a região mentoniana. Acompanha-se de atrofia ou parada no crescimento dos ossos e cartilagens, podendo atingir os músculos, que se mantêm, no entanto, com força preservada (**Figura 26.26**). O processo progride lentamente por cerca de 3 anos, estabilizando-se em cerca de 3 a 5 anos. Provoca grave dano estético e pode ser acompanhada de nevralgia trigeminal ou parestesia facial. Podem ainda ocorrer convulsões de tipo localizado contralaterais, enxaqueca e alterações oculares. O quadro deve ser diferenciado da hipoplasia facial congênita, que está presente desde o nascimento, diferentemente da hemiatrofia facial progressiva. Os mesmos tratamentos utilizados para a esclerodermia cutânea podem ser tentados, inclusive antibióticos antiborrelia, corticosteroides sistêmicos e metotrexato. Quando a afecção se estabiliza, são feitas correções cirúrgicas, se possíveis.

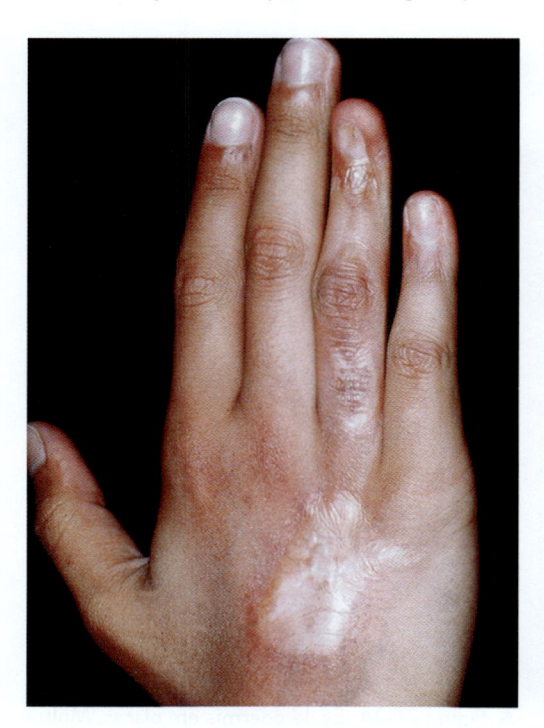

▲ **Figura 26.25** Esclerodermia segmentar. Placas escleroatróficas com disposição linear no dorso da mão e no dedo.

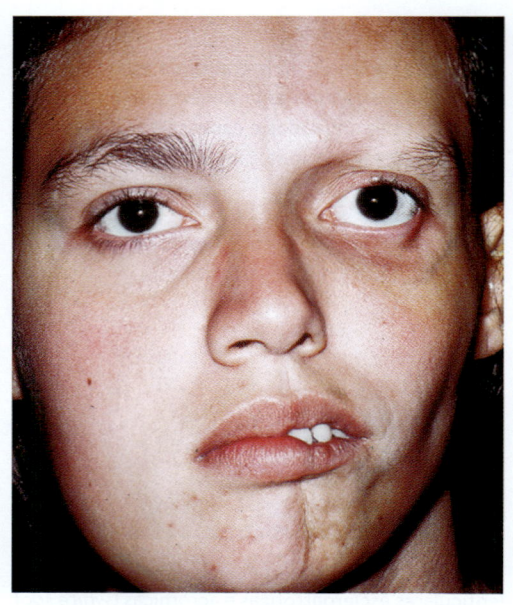

▲ **Figura 26.26** Hemiatrofia facial progressiva. Lesões escleróticas em hemiface produzindo hemiatrofia facial.

Morfeia pan-esclerótica da infância

É uma variante agressiva e mutilante que, além de acometer a derme profunda e subcutânea, acomete a fáscia, o músculo e o tecido ósseo subjacente. É característico o surgimento de placas de esclerose na superfície de extensão dos membros e do tronco, e, de forma progressiva, afeta a totalidade da pele, incluindo face, pescoço e couro cabeludo. Há artralgia, contraturas permanentes, osteoporose e, eventualmente, pode ocorrer desenvolvimento de carcinoma espinocelular. Alguns doentes apresentam alteração da função pulmonar e esofágica, sugerindo superposição com esclerose sistêmica.

Morfeia profunda

Manifesta-se como lesão única no tronco, próximo à coluna vertebral. A pele suprajacente pode estar normal, atrófica ou endurecida, e quase sempre estará deprimida, aderida ao plano profundo. É assintomática e não é acompanhada de lesões viscerais. São descritos casos após vacinas ou injeções IM de vitamina K.

Fascite eosinofílica (doença de Schulman)

É uma rara afecção esclerodermiforme cuja inclusão no grupo das morfeias é ainda discutida. Inicia-se com edema e eritema leve nas extremidades, seguido por endurecimento e irregularidade da pele das extremidades. No estágio final, a pele fica endurecida e aderida aos planos profundos. Em 30% dos doentes, ocorrem lesões típicas de esclerodermia em placas no tronco que não são, em geral, sincrônicas às lesões de fascite, podendo surgir antes ou após a inflamação da fáscia.

Diagnose

A diagnose clínica de esclerodermia cutânea é dada pelas características dermatológicas da lesão. O diagnóstico laboratorial engloba o estudo histológico das lesões, pesquisa de anticorpos antinucleares e, no caso da esclerodermia generalizada, o estudo de comprometimento visceral. As alterações histopatológicas são comuns aos vários tipos e semelhantes às encontradas na esclerodermia sistêmica. Associadamente, há infiltrado inflamatório mononuclear e espessamento da parede dos pequenos vasos. Na morfeia profunda e na pan-esclerótica da infância, ocorre uma paniculite hialina linfocitária semelhante à encontrada no lúpus eritematoso profundo. A IFD, em cerca de 35% dos casos, mostra deposição de imunoglobulinas, principalmente IgM, e complemento na ZMB e na parede vascular. O encontro de anticorpos antinucleares é eventual, detectados nas formas em placa generalizada e, em crianças, na forma linear.

A evolução clínica é imprevisível. As lesões tendem à remissão espontânea com desaparecimento das alterações indicativas de atividade e, eventualmente, da esclerose, em média, em torno de 5 anos. O prognóstico é favorável em relação à vida, no entanto, permanecem lesões atróficas deformantes e algumas vezes, anquiloses. As lesões segmentares dos membros inferiores podem ulcerar e, conforme o grau de esclerose, exibir a formação de bolhas e com o passar dos anos, degenerações neoplásicas com desenvolvimento de carcinoma espinocelular.

Na diagnose diferencial da esclerodermia cutânea, devem ser consideradas várias enfermidades, esclerodermia sistêmica e condições esclerodermoides como doença do enxerto versus hospedeiro. Líquen escleroso e atrófico (alguns autores englobam as duas entidades como síndrome escleroatrófica), lipodermatoesclerose, porfiria cutânea tarda esclerodermiforme, fascite eosinofílica e dermopatia fibrosante nefrogênica.

Tratamento

A esclerodermia localizada ou morfeia tende a se refratária à terapia, e a estabilização e regressão do quadro muitas vezes decorrem da evolução natural da enfermidade. As terapias de primeira linha são:
- **Lesões extensas:** Fototerapia (UVA de amplo espectro, UVA-1 ou UVB de banda estreita).
- **Lesões com envolvimento de planos profundos:** Metotrexato e corticosteroides sistêmicos.
- **Lesões localizadas:** Calcipotriol pomada (com ou sem oclusão), tacrolimo tópico (com ou sem oclusão), corticosteroides tópicos sob oclusão ou por infiltração intralesional.
- **Medidas de segunda linha são:** Ultravioleta A e psoralênico (PUVA), micofenolato de mofetila, abatacepte, associação calcipotriol-betametasona tópica, imiquimode.
- **Fármacos de terceira linha compreendem:** Ciclosporina, combinação das medicações sistêmicas acima descritas e associação das medicações citadas com fototerapia. Na fase esclerótica, cremes emolientes. A vitamina E, 400 mg/dia, e asatiacoside, 60 mg/dia, são medicações ainda utilizadas sem comprovação de sua eficácia.

- Nas formas segmentar e generalizada, a fisioterapia é imprescindível para controle das contraturas e anquiloses.

Esclerose sistêmica progressiva

A esclerodermia sistêmica ou esclerose sistêmica progressiva (ESP) é consequência de alteração do tecido conectivo da pele e de órgãos internos. Há endurecimento e espessamento da pele, alterações vasculares de pequenos e grandes vasos e alterações fibrodegenerativas viscerais, afetando o coração, os pulmões, os rins e o aparelho gastrintestinal. A evolução é crônica e grave; a prognose, reservada; e, na maioria dos casos, há evolução fatal. Incide em todas as raças, principalmente no sexo feminino, surge entre 30 e 50 anos e é rara em crianças. Poucos são os relatos de casos familiares.

Em 1980, o ACR estabeleceu quatro critérios para o diagnóstico de esclerodermia sistêmica. Um critério maior, dado pelo espessamento proximal da pele metacarpofalangiana ou da pele das articulações metatarsofalangianas, e três critérios menores: esclerodactilia; cicatrizes puntiformes digitais ou perda do subcutâneo das polpas digitais; e fibrose pulmonar bibasilar. A presença do critério maior ou de dois critérios menores é suficiente para o diagnóstico.

A esclerodermia sistêmica apresenta as seguintes variantes clínicas:
- **Esclerodermia tipo I ou acrosclerose:** De longa evolução, compromete os dedos, causa esclerodactilia e exibe fenômeno de Raynaud.
- **Esclerodermia tipo II:** Acomete as extremidades proximais e a face, é acompanhada de fenômeno de Raynaud e de comprometimento pulmonar, renal, cardíaco e do sistema digestório.
- **Esclerodermia tipo III:** Corresponde à forma cutânea difusa da doença, acompanhada ou não de fenômeno de Raynaud, com alterações escleróticas progressivas do tronco e das extremidades e envolvimento visceral.
- **Síndrome CREST.**
- **Esclerodermia visceral:** Sem comprometimento cutâneo.

Manifestações clínicas

As lesões cutâneas da esclerodermia sistêmica caracterizam-se por infiltração e esclerose da pele e subcutâneo, de progressão lenta com subsequente atrofia e fibrose. A pele endurecida adere firmemente aos planos profundos. As lesões podem iniciar nas extremidades, no geral, precedidas por edema e fenômeno de Raynaud, constituindo o quadro de acrosclerose ou esclerodactilia. Quando há envolvimento facial, desaparece a mímica e surge microstomia (**Figura 26.27**). Na forma generalizada, a esclerose inicia-se no tronco, tem caráter centrífugo, e o envolvimento visceral é precoce.

Outras lesões cutâneas podem surgir, como hiperpigmentação difusa da pele, que adquire aspecto adsoniano e/ou discromia reticulada, que, associada a telangiectasias, constitui um quadro poiquilodérmico. Calcinose cutânea, ulcerações e gangrenas de extremidades também podem ser encontradas. As mucosas oral e genital podem ser comprometidas. Além da microstomia e da microqueilia, pode-se observar lesão em placa escleroatrófica oral, diminuição da motilidade lingual e depapilação, além de alargamento da membrana periodontal (sinal de Blackburn).

Nas formas difusas, ocorre envolvimento articular com tenossinovite e fibrose, que resultam em contraturas das mãos, síndrome do carpo e atrofia muscular. Os sintomas gastrintestinais são frequentes e a manifestação mais comum é a hipomotilidade esofágica, além de transtornos da motilidade intestinal por perda do músculo liso. Há síndrome de má absorção, refluxo gastresofágico, disfagia, náuseas, vômitos e anorexia. Ocorre fibrose intersticial pulmonar com ou sem pleurite fibrosa crônica e, em alguns casos, hipertensão pulmonar. O coração pode ser acometido pela fibrose, surgindo alterações na condução elétrica, arritmias e pericardite. O comprometimento renal, responsável pela hipertensão maligna que pode evoluir para o óbito, vitima cerca de 45% dos doentes.

A variante CREST (**c**alcinose, fenômeno de **R**aynaud, hipomotilidade **e**sofágica, **e**sclerodactilia e **t**elangiectasia) tem como uma das primeiras manifestações cutâneas, além das telangiectasias disseminadas, inclusive palmoplantares, o edema das mãos e, ocasionalmente, dos pés. Os dedos adquirem um aspecto "em salsicha" e evoluem para esclerodactilia. Aos poucos, o edema é substituído por um endurecimento da pele, dando a impressão de que uma luva impede a flexão e, consequentemente, a função de apreensão torna-se limitada. Paralelamente, desenvolvem-se transtornos vasculares nas extremidades, com o fenômeno de Raynaud e uma isquemia intermitente dos dedos. Há acrocianose bilateral (cor violácea das mãos e dos pés) e diminuição distal da temperatura corpórea. Ocasionalmente, aparecem fissuras nas polpas digitais e, em casos graves, necrose dactilar distal (**Figura 26.28**). Usualmente, o fenômeno de Raynaud é induzido pela exposição ao frio.

Afecções do tecido conectivo | 251

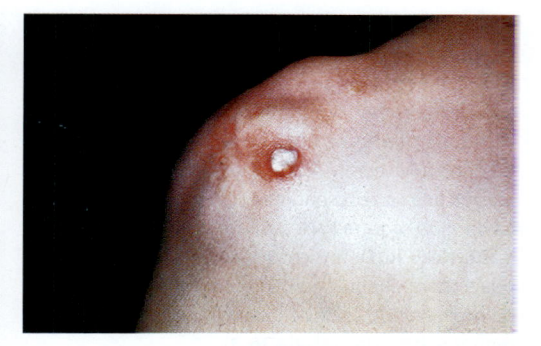

▲ **Figura 26.29** CREST. Nódulo de calcificação com eliminação de material calcário na superfície.

distal do esôfago, incoordenação do músculo liso esofágico e comprometimento da cárdia, o que causa disfagia, refluxo péptico e esofagite.

A evolução da síndrome CREST tende a ser prolongada e frequentemente benigna em relação ao êxito letal. No entanto, pode cursar com hipertensão pulmonar, envolvimento renal e necrose de extremidades, que, em alguns casos, evolui para amputação.

Diagnose

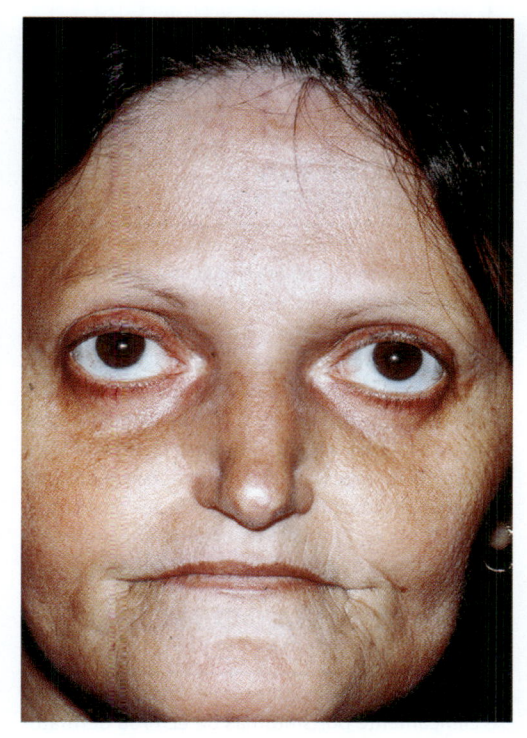

▲ **Figura 26.27** Esclerodermia sistêmica. Expressão facial rígida e microstomia.

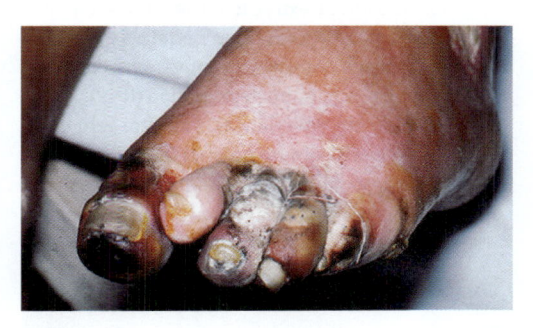

▲ **Figura 26.28** Esclerodermia sistêmica. Necrose de quirodáctilos.

Outro traço clínico importante é a deposição de cálcio no tecido subcutâneo, principalmente nas superfícies extensoras dos cotovelos, pulsos, joelhos etc. As massas calcáreas são facilmente detectáveis à palpação e, em algumas ocasiões, e em decorrência de sua densidade, podem ser visualizadas radiologicamente (**Figura 26.29**).

O dano ao tubo digestivo em pacientes com CREST caracteriza-se por hipomotilidade do terço

A diagnose diferencial da esclerodermia sistêmica deve considerar outras doenças com manifestações esclerodermoides, entre as quais escleromixedema, escleredema, doença do enxerto *versus* hospedeiro crônica, fascite eosinofílica, porfiria cutânea tarda, dermopatia nefrogênica fibrosante, síndrome carcinoide etc. As alterações histológicas no nível cutâneo são semelhantes às observadas na esclerodermia cutânea. Caracterizam-se por aumento das fibras colágenas na derme reticular e na hipoderme, adelgaçamento da epiderme, atrofia de anexos, perda do coxim adiposo perianexial, hialinização e fibrose das arteríolas e infiltrado inflamatório perivascular e no limite dermo-hipodérmico. Alterações semelhantes ocorrem no parênquima renal e pulmonar, responsáveis pela hipertensão pulmonar. O tecido conectivo dos órgãos internos mostra extensas áreas de fibrose e esclerose.

Na esclerodermia sistêmica, os anticorpos antinucleares alcançam positividade em até 90% dos casos, e são característicos os padrões nucleolares e os centroméricos. A imunoespecificidade mostra que os principais sistemas de autoanticorpos nucleolares reconhecem o antígeno Scl-70 ou DNA-topoisomerase I, associados à maior incidência de fibrose pulmonar, frequência intermediária de comprometimento visceral difuso e melhor evolução. Os anticorpos anticentrômero (ACA) são característicos da síndrome CREST, mas podem ser detectados nas outras formas clínicas de esclerodermia sistêmica. Sua presença na esclerodermia se associa a enfermos com baixo índice de doença visceral e melhor sobrevida. Outros anticorpos que se apresentam em menor proporção são os dirigidos contra RNA-polimerase III, antifibrilarina e anti-NOR-90. Os anticorpos anti-RNA-polimerase III relacionam doentes com intenso comprometimento da pele, grande risco de desenvolver doença renal e menor sobrevida (Tabela 26.3).

Na diagnose diferencial da esclerodermia sistêmica, devem ser considerados o escleredema *adultorum* de Buschke, o escleromixedema, a doença mista do tecido conetivo, a porfiria cutânea tarda esclerodermiforme e a doença do enxerto *versus* hospedeiro.

Tratamento

Utilizaram-se diversos esquemas de tratamento, com resultados discutíveis. Em geral, administram-se medicamentos que inibem o processo inflamatório, assim como os que bloqueiam a produção excessiva de colágeno.

Fármacos de primeira linha incluem a nifedipina, iloprosta (análogo da prostaciclina) e inibidores da enzima conversora da angiotensina (ECA). Fármacos de segunda linha são o metotrexato, ciclofosfamida, prednisona, losartana, acitretina, colchicina, fototerapia com UVA e micofenolato. Finalmente, pode ser empregada a fotoquimioterapia extracorpórea. O imatinibe, a ciclosporina, o rituximabe, o transplante autólogo de células-tronco, a talidomida, o etanercepte e a minociclina caracterizam-se como opções de terceira linha. No tratamento estético das telangiectasias, pode ser indicada a laserterapia e, para controle do prurido, quando houver, PUVA e corticosteroides fluorados. Para o fenômeno de Raynaud e ulcerações, pode ser indicada a sildenafila.

ATROFODERMIA DE PASINI E PIERINI

O quadro caracteriza-se pela presença, no tronco, particularmente na região dorsal, de áreas em que há aumento da pigmentação, com discreta depressão. As lesões podem ter diversos tamanhos, atingindo até 10 cm de comprimento no eixo maior. Os limites são precisos, mas as formas são variáveis, e, nas lesões mais antigas, a parte central torna-se ligeiramente endurada (Figura 26.30). O quadro histopatológico revela discreto espessamento de fibras colágenas com escasso infiltrado inflamatório. Pode-se considerar a atrofodermia de Pasini e Pierini entidade autônoma ou forma frusta de esclerodermia localizada.

DOENÇA MISTA DO TECIDO CONECTIVO (DMTC)

Também chamada de síndrome de Sharp, caracteriza-se clinicamente por sintomas de LE e/ou dermatomiosite e/ou esclerodermia e/ou artrite reumatoide. Sorologicamente, exibe anticorpos circulantes contra antígenos solúveis de extração nuclear (ENA) em títulos elevados, persistentes, com padrão salpicado e não há anticorpos anti-DNA. O antígeno encontrado na DMTC é a fração ribonucleoproteína (RNP).

A DMTC ocorre em crianças e adultos, em qualquer raça, e é mais comum no sexo feminino. A etiopatogenia é desconhecida. Há imunocomplexos circulantes, hipergamaglobulinemia, níveis normais ou

Tabela 26.3 Autoanticorpos na esclerodermia

Anticorpos reativos a	%	Forma clínica
Sc1-70 (DNA-topoisomerase I)	50	ESP
Centrômero	95	CREST
PM/SC1	3	Síndromes sobrepostas
Fibrilarina	8	ESP
RNA-polimerase III	4	ESP
NOR-90 (organizadores nucleolares)	Raro	ESP
Lâmina nuclear		ESP

ESP = Esclerose sistêmica progressiva.

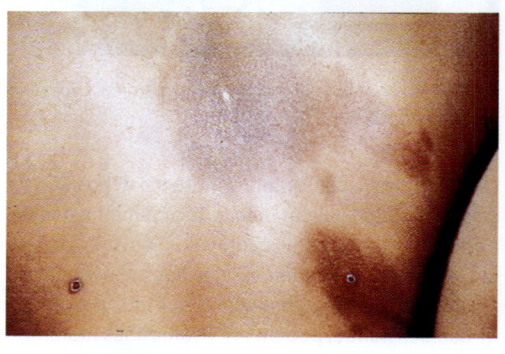

▲ **Figura 26.30** Atrofodermia de Pasini e Pierini. Placas acastanhadas ligeiramente deprimidas no dorso.

discretamente baixos de complemento e leucopenia. Há alterações vasculares de grandes e pequenos vasos, em decorrência da proliferação da camada média e da íntima, com diminuição da luz vascular. Foram descritos acometimentos da aorta; das artérias pulmonar, renal e coronárias; e das arteríolas de vários órgãos, o que poderia explicar parte das manifestações sistêmicas.

Manifestações clínicas

A DMTC apresenta, como características típicas, o fenômeno de Raynaud, poliartralgia ou artrite, edema de mãos com aspecto "em charuto" dos dedos, hipomotilidade esofágica, miopatia inflamatória proximal e comprometimento pulmonar. Tais sintomas podem surgir simultaneamente ou podem ser precedidos em meses ou anos pelo fenômeno de Raynaud, acompanhados de mialgias e fadiga. Nessa fase, as alterações laboratoriais são de hipergamaglobulinemia e presença de anticorpos antinucleares elevados, com padrão pontilhado. Após meses ou anos de evolução, há intensificação das manifestações clínicas, surgindo quadro mais sugestivo da diagnose.

O fenômeno de Raynaud, manifestação básica de DMTC, na dependência da intensidade e duração, é acompanhado de isquemia e/ou necrose de extremidades, levando ao aparecimento de cicatrizes estelares. Concomitantemente, há espessamento da pele dos quirodáctilos e aderência aos planos subjacentes, conferindo o aspecto "em charuto". Podem surgir telangiectasias periungueais, sendo rara a contratura digital. Outras manifestações cutâneas comumente encontradas são eritema facial em vespertílio e de mãos, alopecia difusa não cicatricial, lesões de mucosa oral e quadros de fotossensibilidade semelhantes aos que ocorrem no LES. Além disso, há edema e eritema heliotrópico, eritema e descamação justarticulares, lesões urticarianas, telangiectasias na face, na mão e nos dedos e, por vezes, lesões ulceradas de extremidade (Figura 26.31).

A miopatia é caracterizada por fraqueza muscular proximal com ou sem mialgia, acompanhada de elevação dos níveis séricos de creatinofosfoquinase e aldolase, de alterações eletromiográficas e histopatológicas condizentes com miopatia. Há degeneração das fibras musculares e infiltrado inflamatório linfoplasmocitário perivascular. O comprometimento articular é simétrico, poliarticular, decorrente de alterações sinoviais e de edema difuso articular. Surgem artrite, normalmente não deformante, e,

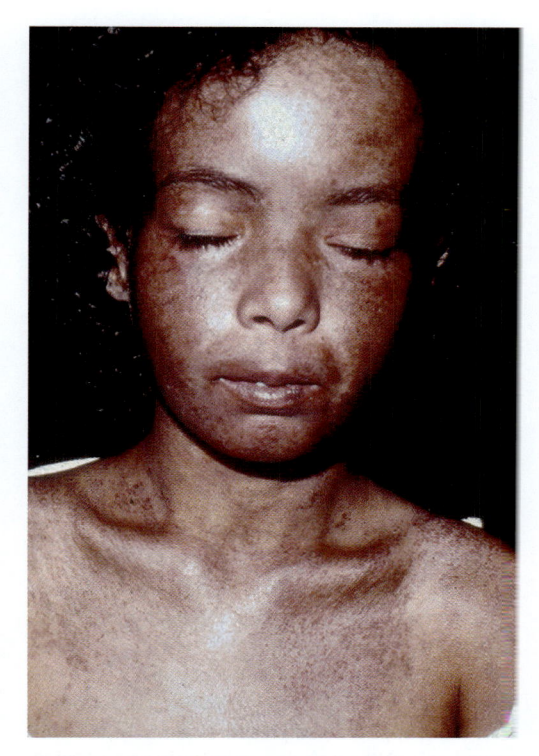

▲ **Figura 26.31** Doença mista do tecido conectivo. Lesões poiquilodérmicas da face e do tronco.

eventualmente, erosões ósseas e deformidades articulares, que, quando ocorrem, são restritas às mãos e aos punhos, podendo ser acompanhadas de nódulos subcutâneos.

A hipomotilidade esofágica resulta da diminuição da peristalse nos dois terços inferiores do esôfago, acompanhada de diminuição da pressão esfincteriana, condicionando o aparecimento de disfagia, pirose e regurgitação. O acometimento pulmonar manifestado por dispneia progressiva decorre de fibrose basal bilateral, diminuição de volume do parênquima pulmonar e menor capacidade de ventilação. Outros órgãos como rins, coração, SNC e sistema reticuloendotelial podem ser envolvidos no processo mórbido. A alteração mais frequente do SNC é a neuropatia sensorial do trigêmeo, embora cefaleia, meningite asséptica e distúrbios mentais possam ocorrer. Hepatoesplenomegalia, linfadenopatia, anemia e leucopenia podem surgir, sendo raras a anemia hemolítica e a trombocitopenia. Febre e queda do estado geral podem acompanhar as manifestações sistêmicas.

Diagnose

Deve ser lembrada em quadro clínico polimorfo, com sintomas de doença do tecido conectivo, na presença de títulos elevados de anticorpos antinucleares com padrão salpicado e positividade de anticorpos anti--RNP. Devem ser excluídas síndromes *overlap* ou *de superposição* de doenças do tecido conectivo, LES, dermatomiosite, esclerodermia e artrite reumatoide.

A diagnose diferencial com esclerose sistêmica progressiva é dada pela maior incidência de poliartrite, miosite, linfadenopatia e leucopenia e menor esclerose da pele. Ao contrário do LES, a DMTC apresenta fenômeno de Raynaud e edema de mãos em todos os casos; há miosite, hipomotilidade esofágica, fibrose pulmonar, menor acometimento do SNC e renal. A hipocomplementenemia é rara, e as células LE e anticorpos anti-DNA nativo estão, em geral, ausentes. Em relação à dermatomiosite, a intensidade do fenômeno de Raynaud é maior e ocorrem fenômenos articulares, edema de mãos, hipomotilidade esofágica, fibrose pulmonar, linfadenopatia, leucopenia e hipergamaglobulinemia.

A diagnose laboratorial baseia-se no encontro de anticorpos antinucleares em títulos superiores a 1:1.000, com padrão salpicado e, também, de anticorpos anti-RNP em títulos superiores a 1:1.000.000. Raramente, anticorpos anti-Sm, anti-DNA nativo e células LE são detectados no soro dos pacientes. Os níveis séricos de complemento habitualmente são normais ou discretamente baixos e há aumento de CPK, TGO e aldolase.

A IFD da pele sã e da comprometida mostra deposição de IgG nos núcleos epidérmicos e em faixa, na ZMB, com aspecto pontilhado. Em fragmentos musculares, a imunofluorescência direta evidencia a deposição de IgG e IgM entre as fibras musculares, na parede de vasos normais e na membrana perimisial, acompanhada de deposição de complemento. Biópsias renais, também submetidas à técnica para IFD, demonstram deposição de IgG, IgM e complemento na membrana basal glomerular.

O estudo radiológico das articulações evidencia osteoporose e, eventualmente, lesões erosivas, e o raio X de pulmões mostra a presença de fibrose pulmonar em graus variáveis. O estudo radiológico do aparelho gastrintestinal revela as alterações esofágicas já descritas e, por vezes, hipomotilidade do trato gastrintestinal.

Tratamento

Manifestações discretas são controláveis com AINEs ou doses baixas de corticosteroides. Casos mais graves requerem prednisona, 1 mg/kg/dia, como dose de ataque, que deverá ser reduzida gradualmente, acompanhando o controle das manifestações clinico-laboratoriais. Dose mínima de manutenção deve ser mantida até o desaparecimento completo ou quase total dos sintomas, preferencialmente em dias alternados. Exacerbações ocorrem e são controladas com aumento da dose. É eventual a necessidade de associação com imunossupressores.

A evolução é satisfatória, na maioria dos casos, com remissão total ou parcial do quadro clínico, com melhora, inclusive, das alterações esclerodermiformes, da motilidade esofágica, até mesmo das alterações pulmonares. Cerca de 7% dos casos evoluem para óbito por insuficiência renal, infarto do miocárdio, perfurações gastrintestinais, hemorragia cerebral ou infecções disseminadas.

SÍNDROME DE SJÖEGREN (SS)

Doença autoimune que acomete as glândulas salivares e lacrimais, ocasionando queratoconjuntivite seca e xerostomia, e, na maioria das vezes, está associada à artrite. Incide em qualquer raça e é mais frequente em mulheres na quarta e quinta décadas de vida. Pode ser primária, quando só ocorrem sintomas orais e oculares; e secundária, quando associada a outras doenças autoimunes, das quais a mais frequente é a artrite reumatoide. No entanto, a SS é descrita em esclerodermia sistêmica, LES, dermatomiosite, linfomas e púrpura hiperglobulinêmica de Waldenström.

A queratoconjuntivite provoca fotofobia, prurido, ardor, sensação de corpo estranho, diminuição ou ausência da secreção lacrimal, e é diagnosticada pelo teste de Schirmer ou pela coloração de rosa-bengala. A xerostomia manifesta-se por secura persistente da cavidade oral, causando dificuldade na ingestão de alimentos e sensação gustativa desagradável. A língua torna-se enantematosa, seca e fissurada e ocorrem alterações dentárias. Além da secura ocular e oral, pode haver diminuição das secreções das mucosas orofaríngeas, gástrica e vaginal. As manifestações cutâneas associadas incluem xerose, prurido, lesões purpúricas, urticária vasculite, livedo reticular, úlceras de perna, eritema nodoso, eritema polimorfo, eritema persistente, síndrome de Sweet e linfoma cutâneo de células B. A alteração laboratorial característica é a presença de anticorpos anti-RO/SSA ou anti-La/SSB, que, isolados, não confirmam o diagnóstico.

O tratamento é sintomático e de acordo com a doença associada.

27
Afecções da hipoderme

PANICULITES

Denominação genérica para as doenças do panículo adiposo. Clinicamente, a apresentação das paniculites é muito semelhante – nódulos ou placas eritematosas e violáceas, frequentemente localizados nas pernas, que podem evoluir ou não à ulceração. Às vezes, a anamnese, a distribuição das lesões ou mesmo os aspectos morfológicos podem orientar a diagnose, mas o estudo das paniculites repousa na sua interpretação em bases histopatológicas.

De acordo com o acometimento do panículo adiposo, no nível dos septos ou lóbulos adiposos, as paniculites podem ser septais e/ou lobulares, sendo eruptivas ou não na sua apresentação clínica. Não há paniculites exclusivamente septais ou lobulares, mas aquelas em que predomina o envolvimento septal e aquelas predominantemente lobulares, além de, muitas vezes, ocorrer paniculites mistas.

A classificação clínica e histopatológica das paniculites é bastante difícil. Várias noxas produzem lesões no tecido subcutâneo, contudo as respostas do tecido adiposo a essas agressões são limitadas, e, como resultado macroscópico, as lesões são morfologicamente muito semelhantes. Da mesma forma, as diferenças histopatológicas entre as paniculites são mínimas, às vezes dificultando o diagnóstico histopatológico, exigindo-se correlação clinicopatológica apurada.

Serão apresentadas, neste capítulo, apenas as formas mais comuns de paniculite.

Paniculites lobulares

Na maioria das paniculites lobulares, embora ocorram primordialmente alterações nos lóbulos do tecido adiposo, encontram-se também lesões nos grandes vasos septais, surgindo, consequentemente, alterações nos septos fibroadiposos.

Diversos quadros clínicos com expressão histopatológica de paniculite lobular são referidos em outros capítulos: compreendem a vasculite nodular (Capítulo 29), eritrocianose com nódulos (Capítulo 29), paniculite do lúpus eritematoso (Capítulo 27), paniculites da sarcoidose (Capítulo 45), hansenías (Capítulo 33) e tuberculose (Capítulo 32), micoses profundas (Capítulo 36), linfomas e paniculite de granuloma anular perfurante (Capítulo 45).

Paniculite pancreática

Ocorre em 2% dos casos de doença pancreática. Mais comumente, as doenças pancreáticas subjacentes são pancreatites agudas e crônicas especialmente relacionadas ao alcoolismo e a carcinomas pancreáticos. Menos frequentemente, outras pancreatopatias podem estar associadas, como pseudocistos pancreáticos e pancreatites traumáticas.

Nas formas associadas aos cânceres pancreáticos, o predomínio da incidência em homens é de 5:1, enquanto nas formas associadas às pancreatites, é de 3:1.

Patogenia

As paniculites pancreáticas decorrem, provavelmente, da ação de lipases pancreáticas que atingem a pele por via hematogênica. A estase venosa favorece o processo, explicando-se a localização mais frequente das lesões nos membros inferiores. As lesões de paniculite podem anteceder o diagnóstico de pancreatite em meses e, nos casos de carcinoma, indicar metástases da doença. As paniculites associadas aos carcinomas são mais graves, persistentes e recorrentes.

Manifestações clínicas

A paniculite pancreática atinge, sob forma de nódulos eritematovioláceos, dolorosos e depressíveis, que ocorrem em surtos, os membros superiores, tronco, abdome inferior e membros inferiores, particularmente as regiões pré-tibiais e até o couro cabeludo. Ocasionalmente, há drenagem de material oleoso e, em muitos casos, às manifestações de paniculite associam-se artrites e serosites, pleurites, pericardites e sinovites.

Histopatologia

As alterações histopatológicas são características, surgindo degeneração granulosa, basofílica dos adipócitos, provocando necrose de coagulação, com células adiposas fantasmas e vários graus de calcificação, sob a forma de grânulos basófilos no interior dos adipócitos. Concomitantemente, há infiltrado inflamatório variável, com neutrófilos, leucocitoclasia e histiócitos multinucleados. Nas lesões mais antigas, diminuem os adipócitos fantasmas e o infiltrado inflamatório torna-se granulomatoso com histiócitos e células gigantes.

Diagnose

A histopatologia é o exame mais importante na confirmação da diagnose clínica. O aumento dos níveis séricos e urinários da amilase e da lipase também contribuem para a diagnose, mas essas alterações podem ocorrer de modo intermitente no curso da doença. Entram na diagnose diferencial outras paniculites, como a lúpica; a traumática; a infecciosa; e a por deficiência de α-1-antitripsina; além do eritema nodoso.

Tratamento

Mesmo tratamento realizado para a doença pancreática, clínico ou cirúrgico.

Lipogranuloma esclerosante (paniculite química)

Relacionado a injeções de insulina, corticosteroide e substâncias para reconstrução plástica, polimetilmetacrilato, polidimetilsiloxano, colágeno bovino, parafina líquida ou silicone; além de outros fármacos, como meperidina e vitamina K, pentazocina e interleucina-2. As substâncias injetadas com finalidade estética são geralmente empregadas na face, nas mamas, nos genitais, nas pernas e nas nádegas. Surgem nódulos duros, com aspecto calcificado que, eventualmente, drenam material gorduroso e que persistem indefinidamente. Em virtude do deslocamento da substância injetada, as lesões podem ser migratórias. São frequentes os episódios de agudização com exacerbação do processo inflamatório.

Histopatologia

Há quadro de paniculite supurativa, e, no caso de injeções de parafina ou silicone, surge o aspecto "em queijo suíço", pela presença de grandes vacúolos contendo o material injetado.

Tratamento

Consiste na exérese cirúrgica, sempre que possível, e, para alívio dos episódios de agudização, podem ser utilizados corticosteroides intralesionalmente ou, até mesmo, sistemicamente por períodos curtos.

Paniculite factícia

Quadro inflamatório da pele e do subcutâneo que ocorre em psicopatas por injeção de leite, ácidos, fármacos como a pentazocina e outras substâncias, até mesmo urina e fezes. No início, há paniculite lobular supurativa, com formação de vacúolos de tamanhos variados. As formas bizarras das lesões e o comportamento do doente podem sugerir a diagnose.

O tratamento de base é psiquiátrico.

Paniculites associadas às doenças do tecido conectivo

Paniculite lúpica (lúpus profundo)

Ver Capítulo 26. Forma particular de lúpus eritematoso (LE) que pode ocorrer isoladamente ou, mais frequentemente, em associação a quadros de lúpus eritematoso cutâneo crônico (LECC) (lúpus eritematoso discoide crônico) e, com menos frequência, ao lúpus eritematoso sistêmico (LES).

Como forma isolada, representa 2 a 3% dos doentes de LE. Predomina entre adultos, especialmente nas mulheres, na proporção de 2:1 a 4:1.

Manifestações clínicas

As lesões são nódulos e placas subcutâneas, de consistência firme, recobertos por pele normal, levemente eritematosa ou com aspecto das lesões próprias do LE discoide, com atrofia, eritema e hiper e hipopigmentação. Com a evolução do quadro, pela destruição do subcutâneo, as lesões tornam-se nitidamente deprimidas. As localizações preferenciais do lúpus profundo são face, ombros, tronco e porções superoexternas dos membros superiores.

Histopatologia

Paniculite lobular com infiltrado inflamatório linfoplasmocitário, ocasionalmente com arranjo folicular dos linfócitos.

Diagnose

Clínica, histopatológica, por imunofluorescência (depósitos de IgM, IgG e C3 na junção dermoepidérmica) e, no caso de associação com LES, a sorologia para lúpus é positiva.

Na diagnose diferencial, devem ser lembrados: o eritema nodoso, o eritema indurado, a paniculite pancreática, a paniculite traumática e outras paniculites e tromboflebites.

Tratamento

Mesmo tratamento do LE, de acordo com a forma clínica e em função dos acometimentos existentes. Nas formas cicatriciais inativas, especialmente na face, as depressões sequelares podem ser tratadas com lipoenxertia, o que melhora a aparência dos doentes.

Paniculite da dermatomiosite

Ver Capítulo 26. Embora acometimentos microscópicos do subcutâneo ocorram na dermatomiosite, a paniculite é rara como manifestação clínica, muito menos frequente que a paniculite lúpica.

Manifesta-se com placas e nódulos dolorosos localizados no abdome, nas coxas e nas nádegas, que podem evoluir para ulceração e lipoatrofia e preceder ou cursar paralelamente o quadro geral da doença.

Traduz-se por quadro de paniculite lobular ou mista com infiltrado inflamatório linfoplasmocitário. Podem ocorrer: vasculite linfocitária, calcificações e degeneração vacuolar da camada basal da epiderme.

A diagnose é clínica, histopatológica e laboratorial, demonstrando-se as alterações próprias da dermatomiosite. Na diagnose diferencial, devem ser consideradas a paniculite lúpica e outras paniculites.

O tratamento é o mesmo da dermatomiosite, já apresentado no Capítulo 26.

Outras paniculites

Paniculites infecciosas

Muitos microrganismos podem localizar-se e multiplicar-se no subcutâneo, produzindo paniculites de natureza infecciosa, ocorrência comum em doentes imunossuprimidos, portadores de neoplasias, infectados pelo vírus da imunodeficiência humana (HIV), portadores de colagenoses ou transplantados, ou enfermos com outras condições clínicas predisponentes à infecção, como o diabetes melito.

Patogenia

O acesso do microrganismo ao subcutâneo pode ocorrer diretamente, como acontece em micoses profundas ou micobactérias; por extensão a partir de tecidos subjacentes infectados, linfonodos ou vísceras, como na tuberculose e na actinomicose; ou por via hematogênica, como é o caso da candidose, das infecções bacterianas oportunistas e das micobactérias.

Manifestações clínicas

Caracterizam-se por nódulos e placas subcutâneas eritematosas e edematosas que evoluem para flutuação e ulceração com drenagem de material necrótico e purulento. As lesões, em geral, são múltiplas e localizam-se frequentemente nos pés e nas pernas, mas outras regiões corpóreas podem ser acometidas (braços, mãos, tronco e abdome).

Histopatologia

Quadro de paniculite que pode ser predominantemente septal, predominantemente lobular, ou mista, é variável de acordo com a etiologia do processo. Há necrose gordurosa e infiltrado inflamatório variável composto por neutrófilos, linfócitos, plasmócitos, histiócitos e, por vezes, células gigantes em função do agente etiológico. São extremamente importantes as colorações específicas para a detecção dos microrganismos envolvidos: de Gram, de Gomori, ácido periódico de Schiff (PAS), de Ziehl-Neelsen. É possível empregar técnicas de imunoperoxidase com anticorpos dirigidos a antígenos específicos, por exemplo, anti-BCG, e técnicas de reação em cadeia da polimerase (PCR) para detecção do DNA específico dos agentes microbianos envolvidos.

Diagnose

Clínica, histopatológica e laboratorial, envolve exame direto e culturas de material obtido por esfregaços ou por biópsias, reações sorológicas e intradérmicas e, inclusive, PCR para identificação de DNA microbiano.

Tratamento

Clínico, utilizando-se antibióticos ou outros antimicrobianos, ou até mesmo cirurgia, de acordo com o agente causal detectado.

Paniculites por neoplasias

A invasão do tecido subcutâneo por células tumorais, por contiguidade ou por metástase que pode expressar-se clinicamente por lesões que simulam paniculites. São exemplos: a paniculite histiocítica hemocitofágica relacionada a linfomas; as infiltrações leucêmicas e as metástases de tumores sólidos que infiltram o subcutâneo. Nesses casos, a diagnose histopatológica é fundamental e o tratamento atingirá a doença causadora da infiltração tumoral.

Paniculites septais

Podem apresentar vasculite, que pode acometer pequenos vasos, como a vasculite leucocitoclástica (Capítulo 29), que lesa os capilares e vênulas dos septos interlobulares e capilares da derme. O processo inflamatório atinge a periferia dos lóbulos adiposos contíguos. As paniculites septais que afetam grandes vasos ocorrem na periarterite nodosa (Capítulo 26), nas lesões agudas de esclerodermia e na tromboflebite migratória ou varicosa (Capítulo 29). Aquelas sem vasculite são encontradas no eritema nodoso (Capítulo 12), na esclerodermia, na fascite eosinofílica e na paniculite nodular migratória.

Paniculite da esclerodermia (morfeia profunda)

Ver Capítulo 26. O tecido adiposo subcutâneo pode ser acometido na esclerodermia cutânea em várias circunstâncias: comprometimento predominante do subcutâneo isoladamente (morfeia subcutânea); do subcutâneo e da fáscia muscular (morfeia profunda); e, na morfeia pan-esclerótica, pode haver acometimento da derme profunda, do subcutâneo, da fáscia, do músculo e do osso.

Manifestações clínicas

Nas morfeias subcutânea e profunda, observam-se placas e nódulos endurados que evolutivamente levam à atrofia e à hiperpigmentação, ocorrendo predominantemente no tronco e nos membros superiores.

Histopatologia

A mesma de uma paniculite septal, com espessamento fibroso dos septos com hialinização e homogeneização das fibras colágenas e infiltrado linfoplasmocitário. Pode ocorrer calcificação.

Tratamento

Mesmo tratamento realizado para a esclerodermia.

LIPODISTROFIAS

Síndromes caracterizadas por ausência de tecido adiposo em áreas corpóreas localizadas ou difusamente, em todo o corpo, configurando, respectivamente, a lipodistrofia parcial e a generalizada.

Serão consideradas apenas as lipodistrofias mais comuns.

Lipodistrofia associada aos inibidores de proteases dos doentes infectados pelo HIV

Trata-se de lipoatrofia que se relaciona à terapia antirretroviral altamente ativa (HAART), frequentemente associada ao indinavir, embora existam casos descritos em doentes que não receberam terapêutica retroviral. Provavelmente, o processo relaciona-se não somente com os inibidores de proteases, mas também com ações diretas do vírus.

Manifestações clínicas

Há perda da gordura subcutânea da face, especialmente das regiões bucal, parotídea e pré-auricular, conferindo aspecto caquético, com acentuação das áreas zigomáticas. Além disso, há perda de gordura das extremidades e das nádegas e acúmulo de gordura perivisceral, que resulta em protusão do abdome. Também ocorre deposição de gordura nas regiões dorsocervical e mamária e na face anterior do pescoço. O início do processo ocorre de 2 a 21 meses após início da terapêutica retroviral e atinge mais de 50% dos doentes. Paralelamente, ocorrem alterações metabólicas, hipercolesterolemia, hipertrigliceridemia, resistência à insulina com hiperinsulinemia, o que pode desencadear diabetes e doenças cardiovasculares. O aspecto da face, já conhecido, é, muitas vezes, fator estigmatizante para os doentes.

Tratamento

Pode ser feito autoenxerto de gordura, preenchimento e lipoaspiração das áreas com depósito excessivo de gordura. Para as alterações metabólicas, utilizam-se antidiabéticos orais.

Lipoatrofias localizadas

Lipoatrofias por injeção de medicamentos

Lipoatrofia por corticosteroides injetados

Bastante comum, particularmente quando se utilizam suspensões empregadas em infiltrações intralesionais para tratamento da alopecia areata e outras dermatoses. Há atrofia da derme e, possivelmente, do subcutâneo, mas o processo é reversível e não necessita de tratamento.

Lipodistrofia por insulina

Ocorre mais frequentemente em crianças e mulheres, nas áreas de injeção, surgindo, em geral, cerca de 6 meses a 2 anos após o início das aplicações. O processo acontece geralmente com insulinas não purificadas, e sua substituição resulta em melhora da atrofia em semanas.

Lipoatrofias inflamatórias localizadas
Atrofia hemifacial de Parry-Romberg
Ver Capítulo 26.

Forma de esclerodermia cutânea que produz atrofia não somente da pele, mas também das cartilagens e dos ossos.

Lipodistrofia ginoide

Lipodistrofia ginoide ou ginecoide (do grego *gynec-oid*) é um distúrbio do tecido adiposo, peculiar ao sexo feminino, principalmente após a adolescência, não inflamatório, que provoca uma retração irregular da superfície cutânea, constituindo o aspecto de casca de laranja. Há ondulações e nodosidades eventualmente dolorosas à palpação. O quadro localiza-se comumente nas coxas, na região glútea, no abdome e, excepcionalmente, no tórax, nas mamas e nos braços. Histopatologicamente, há alteração de células adiposas e fibrose. Na etiologia do quadro, há um fator genético-constitucional influenciado por alterações hormonais, hábitos alimentares e sedentarismo. Com relação ao tratamento, se recomenda perda de peso e exercícios físicos adequados. Também é recomendado evitar o uso de anticoncepcionais hormonais. Não existem testes duplos-cegos ou outras demonstrações cabais de eficácia de mesoterapia, e, além disso, esses tratamentos podem causar complicações. As mesmas dúvidas existem quanto a benefícios de termoterapia e drenagem linfática. Alguns autores consideram bons os resultados de subcisão, aplicação focal de *laser* e infravermelho. Considerar os riscos de tentativas terapêuticas cientificamente discutíveis.

28
Afecções das cartilagens

NÓDULO DOLOROSO DAS ORELHAS (*CHONDRODERMATITIS NODULARIS HELICIS*)

Lesão nodular da região auricular, dolorosa, de caráter inflamatório, que atinge a pele da região, o pericôndrio e, ocasionalmente, a cartilagem, que, no entanto, poucas vezes apresenta alterações. A maioria dos casos ocorre entre os 50 e os 80 anos.

Patogenia
Admite-se que fatores causais são traumas de várias naturezas, entre eles o trauma mecânico, particularmente a pressão do pavilhão sobre o travesseiro, o frio, o vento e a exposição solar. Raramente associa-se a doenças autoimunes como tireoidites, lúpus eritematoso sistêmico (LES), dermatomiosite e esclerodermia.

Manifestações clínicas
As lesões são nódulos da cor da pele ou eritematosos, de cerca de 1 cm, geralmente apresentando escama ou crosta central aderente (**Figura 28.1**). São dolorosas espontaneamente, intensificando-se por compressão, e impedindo, por vezes, o paciente de deitar-se do lado afetado. Localizam-se mais frequentemente no hélice, nos homens; e no anti-hélice, nas mulheres. No hélice, as lesões situam-se principalmente na porção superior; e, no anti-hélice, nas suas porções média e inferior. Lesões bilaterais raramente ocorrem.

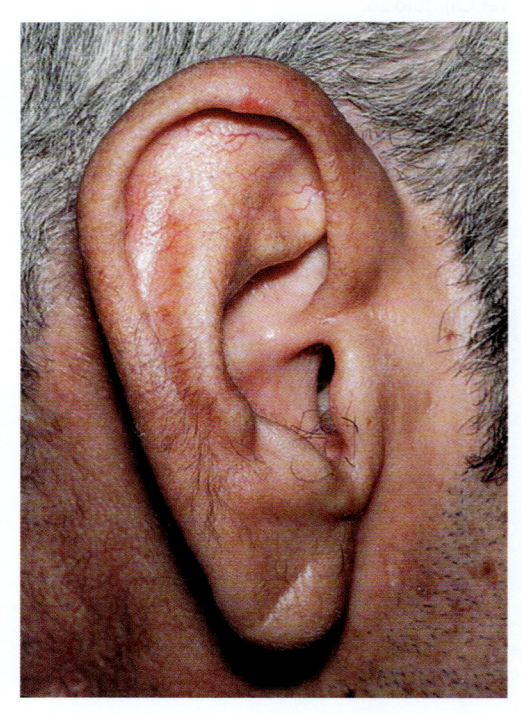

▲ **Figura 28.1** Nódulo doloroso da orelha. Presença de nódulo inflamatório na porção superior do hélice.

Histopatologia
Na epiderme, há área localizada de acantose, de paraqueratose e de hipergranulose. Esta pode mostrar tampão queratósico e fragmentos dérmicos, evidenciando eliminação transepidérmica de material

dérmico. Na derme subjacente, há edema, degeneração fibrinoide, necrobiose do colágeno e tecido de granulação, além de infiltrado inflamatório, linfoplasmo histiocitário e células epitelioides. O pericôndrio contíguo e, às vezes, a própria cartilagem são invadidos pelo infiltrado inflamatório.

Diagnose

Clínica e histopatológica; na diagnose diferencial, devem ser considerados: a queratose actínica, o corno cutâneo, os carcinomas baso e espinocelular, o queratoacantoma, a colagenose reativa perfurante, o tofo gotoso e a calcinose cutânea.

Tratamento

O tratamento curativo é a excisão cirúrgica. Outras medidas terapêuticas utilizadas apresentam resultados variáveis e nem sempre resolvem o problema, como corticosteroides tópicos e por infiltrações intralesionais (triancinolona, 10-40 mg/mL), criocirurgia, eletrocoagulação, curetagem e *laser* de dióxido de carbono.

NÓDULOS ELASTÓTICOS DAS ORELHAS

Ver Capítulo 69.

29
Afecções dos vasos

Pela enorme extensão da rede vascular cutânea, são muito comuns as manifestações dermatológicas das afecções vasculares, que podem ocorrer isoladamente, configurando enfermidades estritamente dermatológicas, ou como parte de processos gerais, constituindo manifestações dermatológicas de doenças sistêmicas e até fatais. As consequências clínicas e a evolução das afecções vasculares são decorrentes não só do tipo de acometimento, mas principalmente do território orgânico suprido pelo vaso acometido. As manifestações dermatológicas observadas podem ser formadas por uma multiplicidade de lesões, ora monomorfas, ora polimorfas, como: manchas eritematosas (desde a cianose, lividez e eritema); púrpuras; pápulas eritematosas; pápulas purpúricas; nódulos cutâneos e/ou subcutâneos; pústulas; bolhas hemorrágicas; placas e ulcerações necróticas ou alterações nos vasos cutâneos. As afecções dos vasos sanguíneos podem ser incluídas em três grandes grupos: vasculopatias; vasculites e dermatoses neutrofílicas com distúrbios vasculares associados; varizes, microvarizes e telangiectasias.

VASCULOPATIAS

Entre as vasculopatias, incluem-se enfermidades de etiologia desconhecida, nas quais existe um fenômeno de hiper-reatividade dos vasos sanguíneos da pele, produzindo alterações circulatórias (p. ex., livedo reticular), necroses por oclusão dos vasos sanguíneos (p. ex., aterosclerose obliterante), ou alterações inflamatórias que parecem mediadas por linfócitos ou neutrófilos (p. ex., vasculopatia livedoide).

Livedo reticular

Constitui um padrão de reação cutânea de descoloração cianótica, ou eritematocianótica, que assume um aspecto rendilhado. Quando a trama reticulada não é constituída por linhas que confluem e fecham, é denominado *livedo racemoso*, o qual, em geral, é acompanhado de estados patológicos; quando a trama reticulada ocorre de forma completa, com interligação nítida, que delimita internamente áreas da pele com aspecto normal, ou mesmo pálidas, é chamado *livedo reticular*, que pode ser fisiológico (*cútis marmorata*), acompanhar doenças subjacentes ou exposição a certos fármacos (**Figura 29.1**).

Manifestações clínicas

O livedo reticular fisiológico (*cútis marmorata*) ocorre em cerca de 50% da população (crianças e adultos), e é desencadeado, comumente, pela temperatura baixa e cede com o reaquecimento da pele. O *livedo reticular idiopático* acomete mais mulheres jovens,

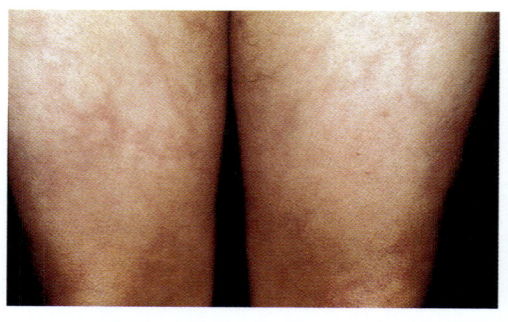

▲ **Figura 29.1** Livedo reticular. Lesões reticulares cianóticas nas coxas.

na terceira ou quarta década de vida, constituindo-se de uma trama mais extensa e marcada do que a cútis *marmorata*. Sua etiologia não é esclarecida, porém frequentemente está associado a outras condições agravadas pelo frio: acrocianose, fenômeno de Raynaud e eritema pérnio. Distribui-se nos braços e nas pernas e pode estender-se ao tronco. Em geral, inicia-se no inverno e, diferentemente da cútis marmorata, progride e permanece estacionário, mesmo em temperatura ambiente neutra.

Vários distúrbios sistêmicos podem cursar com o livedo reticular, que, nessas condições, é denominado *livedo reticular secundário ou patológico* e exibe, em geral, trama reticulada cutânea de rede interrompida e assimétrica, isto é, morfologia do livedo racemoso, refletindo alterações arteriais localizadas em um segmento cutâneo, e não difusas. Esses distúrbios associados podem ser constituídos por obstruções intravasculares ou doença da parede vascular.

- **Livedo reticular secundário à obstrução intravascular:** Embolização (ateroembolia, meningococemia, endocardite infecciosa); oxalose; trombocitopenia; síndrome do anticorpo antifosfolipídico (SAF); crioglobulinemia; embolia por ar comprimido; púrpura *fulminante*; injeções intra-arteriais; pentazocina, bismuto; alterações da viscosidade sanguínea; aglutininas ao frio; paralisia; insuficiência cardíaca congestiva.
- **Doenças da parede vascular:** Aterosclerose; doenças endócrinas (hiperparatireoidismo e hipercalcemia, feocromocitoma, síndrome carcinoide, hipotireoidismo); doenças autoimunes do tecido conectivo (lúpus eritematoso sistêmico [LES], esclerose sistêmica progressiva, dermatomiosite, poliarterite nodosa, artrite reumatoide); infecções; (sífilis, tuberculose, hanseníase, viroses); pancreatite; doença do vinil cloreto; síndrome do óleo tóxico e linfomas.
- **Fármacos:** O mais conhecido como produtor de livedo é a amantadina, mas outros fármacos podem desencadear o quadro, como heparina, minociclina, gencitabina, gefitinibe, interação eritromicina/lovastatina, pentazocina.

Histopatologia

Não existem alterações histopatológicas específicas, havendo dilatação vascular. No livedo racemoso, pode haver oclusão parcial ou total das arteríolas envolvidas.

Diagnose

É clínica, e a histopatologia é importante para exclusão de verdadeiras vasculites. Com relação às causas, investigação sistêmica, clínica e exames laboratoriais são necessários.

Morfologicamente, devem ser lembrados, na diagnose diferencial, o angioma serpiginoso, o eritema *ab igne*, o eritema infeccioso, pelo aspecto reticulado, e reações medicamentosas que, eventualmente, podem assumir padrão reticulado.

O livedo reticular pode acompanhar a vasculite livedoide, mas nesta há fenômenos necróticos e cicatrizes atróficas brancas.

Tratamento

Como terapêutica mais efetiva, tem-se a proteção contra o frio. Nos casos de livedo reticular idiopático com ulceração, o uso de tratamento anticoagulante pode ser útil; os corticosteroides não são efetivos; simpatectomia pode ser tentada; e azatioprina tem sido usada. Nos casos de livedo reticular patológico (racemoso), o tratamento é o da doença de base.

Fenômeno de Raynaud

Constitui um distúrbio vasospástico. Quando se trata de manifestação isolada, constitui a doença de Raynaud, e quando se associa a outras enfermidades, constitui o fenômeno de Raynaud.

Na doença de Raynaud, as crises são desencadeadas pelo frio, as lesões são bilaterais simétricas, não há necrose e não há doença associada clínica ou laboratorialmente.

Patogenia

O fenômeno de Raynaud pode estar associado às condições descritas a seguir.
- **Doenças autoimunes do tecido conectivo:** Esclerodermia, LES, dermatopolimiosite, síndrome de Sjögren, doença mista do tecido conectivo, artrite reumatoide, vasculites de pequenos e grandes vasos.
- **Doenças vasculares oclusivas:** Êmbolos periféricos, doença de Degos, tromboangiite obliterante, arteriosclerose obliterante.
- **Alterações neurológicas:** Distrofia simpática reflexa, síndrome do túnel do carpo.
- **Distúrbios hematológicos:** Policitemia vera, crioglobulinemia, SAF, disproteinemias.
- **Exposição ambiental ou ocupacional:** Digitadores, vibração, uso de artefatos pneumáticos, doença do vinil cloreto, síndrome do óleo tóxico.

- **Medicamentos:** Metais pesados, bleomicina, metisergida, derivados do ergot, betabloqueadores, cisplatina.
- **Outras doenças:** Carcinomas ocultos, feocromocitoma, hipertensão pulmonar primária, hipotireoidismo.

Manifestações clínicas

Ocorrem, classicamente, três fases sucessivas: palidez pela vasoconstrição; seguida de cianose secundária à estase sanguínea; e, por fim, rubor consequente à vasodilatação compensatória (**Figura 29.2**). Essas alterações ocorrem predominantemente nos capilares, nas arteríolas e, em menor grau, nas artérias e veias. Geralmente, são determinadas pela exposição ao frio ou por estresse emocional. Quando ocorrem de forma primária, e não associadas a outro distúrbio subjacente, denominam-se *doença de Raynaud*, enfermidade incomum, constituindo até 20% dos casos; enquanto o fenômeno de Raynaud representa cerca de 80%.

Diagnose

Como o fenômeno de Raynaud constitui, muitas vezes, o pródromo da esclerodermia sistêmica, da dermatomiosite, da doença mista do tecido conectivo ou do lúpus eritematoso (LE), é necessária a exclusão dessas afecções para que se possa considerar o quadro como verdadeira doença de Raynaud.

O diagnóstico diferencial inclui a eritromelalgia, acrocianose, aterosclerose obliterante e o eritema pérnio.

Tratamento

O tratamento é o da doença de base. Proteção contra o frio é necessária para evitar o desencadeamento do quadro; vasodilatadores podem ser úteis nas formas idiopáticas, principalmente a nifedipina, 30 a 120 mg, 1 vez/dia, para preparações farmacêuticas de liberação lenta. Inúmeras medicações têm sido tentadas sem conclusões definitivas, outros vasodilatadores, como amlodipina, diltiazem; inibidores da fosfodiesterase, como sildenafila, tadalafila e vardenafila; inibidores da recaptação da serotonina (fluoxetina, sertralina, escitalopram), aspirina, losartana e pentoxifilina também foram empregados.

Simpatectomia tem sido executada apenas nos casos graves e excluídas as doenças autoimunes do tecido conectivo.

Eritema pérnio

Ver Capítulo 41.

Atrofia branca e vasculopatia livedoide

A atrofia branca (AB) constitui uma doença cutânea comum, com prevalência estimada em 1 a 5% da população. Vários sinônimos designaram a doença, como capilarite alba, atrofia branca de Millian, livedo reticular com ulcerações no verão, vasculite hialinizante segmentar, vasculite com atrofia branca, *purple* (úlceras purpúricas dolorosas com distribuição reticulada nas extremidades inferiores) e vasculopatia livedoide. A AB é descrita em 9 a 38% dos pacientes com insuficiência venosa crônica (IVC) e, particularmente, naqueles com úlceras venosas recorrentes das pernas sua incidência é alta, acima de 73%.

O sexo feminino é mais acometido, com taxa entre mulheres e homens de 4:1, e a faixa etária mais afetada está entre os 30 e os 60 anos de vida. Doenças sistêmicas associadas às lesões com aspecto clínico de AB incluem a esclerodermia, o LES e a poliarterite nodosa. Esporadicamente, encontram-se na literatura relatos de casos demonstrando a AB em pacientes com síndrome de Klinefelter e de Sneddon, policitemia, doença de cadeias γ (gama) pesadas, trombocitose essencial, talassemia *minor*, patologia aórtica abdominal, vasculite necrosante, infartos digitais, leucemia mieloide crônica e linfoma.

Patogenia

A patogênese da AB permanece controversa.

A presença, em alguns pacientes, de anticorpos anticardiolipina e da atividade do anticoagulante lúpico tem sido enfatizada recentemente. A literatura tem revelado séries de casos de associação da vasculopatia livedoide com trombofilias (anticorpos antifosfolipídicos [AAFs], mutação do fator V de Leiden,

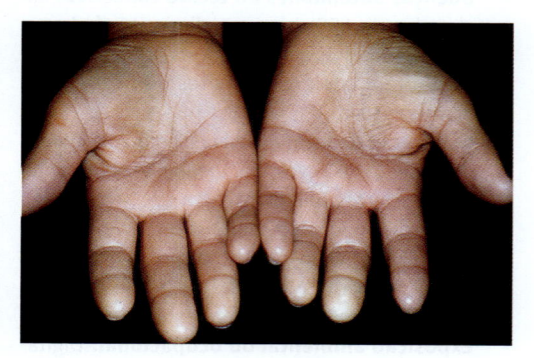

▲ **Figura 29.2** Fenômeno de Raynaud. Observa-se intensa palidez na extremidade de alguns dedos.

mutação do gene da protrombina, deficiência de proteína S, hiper-homocisteinemia e deficiência da antitrombina).

Portanto, o aspecto de atrofia branca pode ocorrer em inúmeras condições bastante diferentes etiopatogenicamente.

Pode-se encontrar esse aspecto morfológico em doenças como dermatite de estase, nas quais as lesões representam simples cicatrizes secundárias à estase venosa; em vasculites leucocitoclásticas, idiopáticas ou secundárias à doença vascular do colágeno, e, nesse caso, a biópsia mostra vasculite leucocitoclástica; em trombofilias e na SAF.

Como, histopatologicamente, não há verdadeira vasculite, o nome mais adequado seria vasculopatia livedoide.

Manifestações clínicas

Classicamente, a doença localiza-se na porção inferior das pernas e dos pés, e é caracterizada por um aspecto morfológico particular, havendo a possibilidade de originar ulcerações dolorosas e de difícil cicatrização.

As lesões caracterizam-se por pequenas manchas purpúricas que evoluem para necrose hemorrágica e ulcerações muito dolorosas, seguidas de lenta cicatrização, e, no seu aspecto evolutivo final, apresentam-se como pequenas áreas cicatriciais esbranquiçadas (atrofia branca) e estelares, circundadas por halo purpúrico ou hiperpigmentado, no qual se observam finas telangiectasias. A doença tem curso crônico, e as lesões evoluem por surtos de intensidade variável, são bastante dolorosas, apresentam-se em vários estágios evolutivos e, frequentemente, acompanham-se de livedo reticular (Figura 29.3).

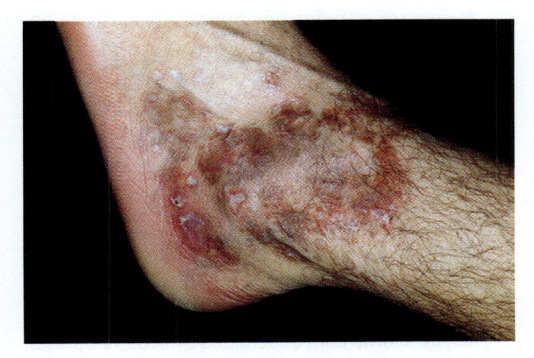

▲ **Figura 29.3** Atrofia branca. Em meio a manchas de hemossiderose, observam-se pequenas áreas cicatriciais esbranquiçadas, circundadas por halo purpúrico.

Existem raros casos em que a vasculopatia livedoide é acompanhada de mononeurite múltipla, fato que dificulta a diagnose diferencial com poliarterite nodosa.

Histopatologia

As características mais importantes são observadas principalmente nos vasos da derme superficial; os capilares encontram-se dilatados com alças tortuosas. A maioria desses vasos exibe edema, espessamento e proliferação do endotélio, alguns encontram-se ocluídos com material fibrinoide ou hemácias, ou, ocasionalmente, substituídos por material fibrinoide.

Diagnose

Clínica e histopatológica. Devem ser afastadas as formas secundárias à estase venosa e as verdadeiras vasculites por hipersensibilidade; os exames complementares são essenciais para dissociar as vasculites das colagenoses e das trombofilias.

Tratamento

Não há consenso no tratamento da vasculopatia livedoide, contudo utilizam-se três grupos de medicamentos: estimulantes da atividade fibrinolítica endógena; inibidores da formação do trombo (ácido acetilsalicílico, dipiridamol, heparina de baixo peso molecular e fármacos hemorreológicos, como a pentoxifilina, 400 mg, 3 vezes/dia); e vasodilatadores (nifedipina, 20 mg, 3 vezes/dia).

Entretanto, o tratamento inicial de escolha da AB é a terapia de compressão. Em úlceras de cicatrização lenta, parece-nos que os melhores resultados são obtidos com heparina, ácido acetilsalicílico, 325 mg, 3 vezes/dia, e dipiridamol, 75 mg, 3 a 4 vezes/dia.

Na experiência da Divisão de Dermatologia do Hospital das Clínicas da Faculdade de Medicina da Universidade de São Paulo (HC-FMUSP), obtêm-se bons resultados com a ciclosporina, nas doses habituais de 3 a 5 mg/kg/dia; observaram-se, porém recidivas com a suspensão do fármaco.

Quando a doença ocorre em conjunção com AAFs, o tratamento deve ser orientado para evitar tromboses. Apesar dessa conduta racional e das boas respostas aos anticoagulantes, não há estudos controlados e suficientes para indicar o tratamento anticoagulante profilático nos pacientes sem tromboses prévias, mas este é frequentemente indicado quando há trombofilias.

Há relato de uso de imunoglobulina intravenosa (IV), 2 g/kg, a cada 4 semanas, obtendo-se remissões significativas após 6 ciclos.

Está em teste um novo medicamento, o rivaroxabana, que inibe o fator Xa, reduzindo o risco de tromboses.

A vasculopatia livedoide pode representar a manifestação clínica de um grupo heterogêneo de doenças, as quais determinam vasculopatia oclusiva, ou também tratar-se de entidade isolada. Contudo, frente a um paciente com vasculopatia livedoide, deve-se investigar doença subjacente e tratá-la adequadamente.

Aterosclerose obliterante

Ocorre, geralmente, na quinta ou sexta década de vida, por progressiva obliteração da luz dos vasos dos pés e, excepcionalmente, das mãos. Frequentemente encontrada em associação com o diabetes.

A evolução é crônica, apresentando-se com claudicação intermitente e, às vezes, neurite periférica e diminuição ou ausência dos pulsos periféricos.

Manifestações clínicas

A elevação da perna produz palidez, com retorno mais demorado à cor anterior; consequentemente à isquemia, a pele apresenta-se seca, escamosa e alopécica, podendo-se observar calosidade plantar. Os traumatismos causam ulcerações de difícil cicatrização, localizadas, geralmente, nos dedos e na região do calcanhar, em oposição às úlceras de estase, que se situam nos tornozelos. Quando há oclusão de vasos, surge área de gangrena que pode atingir um ou vários pododáctilos, ou área maior; a região apresenta-se lívida, bem demarcada, fria, dolorosa, às vezes com borda eritematosa e, com a progressão, ocorrem necrose e ulceração.

Diagnose

Além da investigação de diabetes melito e alterações lipídicas, radiografias das extremidades podem ser úteis para evidenciar calcificações arteriais.

Tratamento

Consiste na administração de vasodilatadores e antibióticos, quando houver infecção secundária, e correção do eventual diabetes. Simpatectomia e cirurgia vascular podem ser indicadas.

Tromboflebite superficial

Inflamação de veia com formação de trombo e consequente oclusão. Na ausência de um dano vascular evidente, a trombose de uma veia superficial geralmente se deve à lentidão do fluxo em uma veia varicosa, e pode ocorrer de forma isolada. Também deve ser considerada a coexistência de uma trombose venosa profunda (TVP) silenciosa. Contudo, a tromboflebite, que ocorre em veias superficiais aparentemente normais, deve alertar para a possibilidade de malignidade subjacente ou coagulopatia trombosante.

Manifestações clínicas

Quando se localiza na safena e/ou em seus ramos superficiais, caracteriza-se por lesões eritematonodulares ou por cordão infiltrativo em trajeto venoso. Há dor moderada e edema do membro; pode haver sinais flogísticos; e as lesões podem ocorrer ou não em veia varicosa.

- **Tromboflebite superficial associada à veia varicosa:** Ocorrência mais comum, apresenta-se sob a forma de eritema e calor sobre nódulos subcutâneos palpáveis, dolorosos e em cordão. Um aspecto de eritema e infiltração, celulite-símile, pode ocorrer, dificultando sua distinção de um quadro infeccioso. Não há linfadenite ou edema periférico, a não ser que haja TVP subjacente. O estudo pela ultrassonografia duplex está indicado para diagnóstico e exclusão de TVP associada.
- **Tromboflebite superficial não associada à veia varicosa:** Pode ocorrer após injeção intravenosa, inserção de cateter intravenoso com (tromboflebite séptica) ou sem infecção. Quando esse tipo de tromboflebite é recorrente ou disseminado, deve-se pesquisar a associação com doenças sistêmicas, como câncer, estados de hipercoagulabilidade (deficiência de proteína C, proteína S, síndrome antifosfolipídica, mutação do fator V de Leiden, hiper-homocisteinemia, deficiência da antitrombina III, gravidez nos dois últimos trimestres, estados pós-operatórios, uso de anticoncepcionais hormonais) e outras moléstias, como doença de Behçet ou de Buerger.
- **Tromboflebite migratória:** Ocorrem tromboflebites superficiais de repetição em diferentes áreas corpóreas, especialmente nas extremidades inferiores. Há relatos de associação com carcinoma da cauda do pâncreas.
- **Doença de Mondor:** É tromboflebite superficial da mama, podendo ocorrer também na veia dorsal do pênis. A causa é desconhecida, devendo-se pesquisar, de acordo com os achados clínicos, neoplasia.

Tratamento

Nas tromboflebites superficiais, o tratamento sintomático pode ser o único empregado, a menos que haja TVP associada. Anti-inflamatórios não esteroides (AINEs) orais podem ser úteis, e a anticoagulação não é necessária, a menos que haja extensão para as junções safenofemoral, safeno-poplítea ou TVP associada.

Síndrome do anticorpo antifosfolipídico

Conceitua um complexo de manifestações clínicas e patológicas mediadas por um grupo de autoanticorpos direcionados contra fosfolipídeos carregados negativamente, os quais são representados pelos *anticorpos anticardiolipina* (AAC) e pelos testes do *anticoagulante lúpico* (AL).

Manifestações clínicas

Clinicamente, a SAF é caracterizada pela ocorrência de tromboses arteriais e/ou venosas, perdas fetais recorrentes, trombocitopenia moderada e presença do anticoagulante lúpico positivo e/ou anticorpos anticardiolipina IgM ou IgG positivos em títulos considerados significativos.

Pode ocorrer de forma *primária* em pacientes nos quais não se encontram evidências de exposição a fármacos ou, de forma *secundária*, em indivíduos com outra doença associada. A forma secundária pode estar relacionada com diversas enfermidades.

- **Doenças autoimunes:** Do tecido conectivo: LES; lúpus eritematoso discoide (LED); síndrome de Sjögren; artrite reumatoide; dermatopolimiosite; esclerodermia sistêmica; doença mista do tecido conectivo; doença indiferenciada do tecido conectivo. Vasculites: poliarterite nodosa; arterite de células gigantes; arterite de Takayasu; doença de Behçet. Outras: polimialgia reumática; espondilite anquilosante; doença de Crohn; doença tireoidiana autoimune; diabetes melito; púrpura trombocitopênica autoimune; anemia hemolítica autoimune; hepatite crônica ativa.
- **Doenças infecciosas:** Bacterianas: sífilis; hanseníase; infecção pelo micoplasma; borreliose; tuberculose; endocardite infecciosa; sepse. Virais: hepatite A; parvovírus; sarampo; rubéola; infecção pelo vírus da imunodeficiência humana (HIV); adenovírus; varicela; mononucleose. Parasitárias: malária.
- **Malignidades:** Tumores sólidos (carcinoma do pulmão, rim, próstata, colo do útero, ovários); micose fungoide; mieloma múltiplo; leucemias; doenças linfoproliferativas; doença de Hodgkin.
- **Doenças hematológicas:** Doença de Von Willebrand; paraproteinemias; mielofibrose.
- **Fármacos:** Fenotiazinas; procainamida; clortiazida; anticoncepcionais orais; interferon-α (IFN-α); quinina; quinidina; fenitoína; hidralazina; etossuximida; estreptomicina; clozapina.
- **Doenças neurológicas:** Síndrome de Sneddon; esclerose múltipla; miastenia grave; cefaleia tipo "*migraine*".

A principal manifestação clínica associada à SAF é a trombose no segmento arterial ou venoso, cujos eventos mais frequentes são a trombose das veias das pernas e a embolia pulmonar. No segmento arterial, as principais manifestações são os ataques isquêmicos transitórios (TIA) e o infarto cerebral. Contudo, as tromboses podem acontecer praticamente em qualquer segmento do organismo, e afetar grandes, médios e pequenos vasos.

O acometimento sistêmico da SAF pode ser observado na **Figura 29.4**.

Uma minoria de pacientes desenvolve a *síndrome do anticorpo antifosfolipídico catastrófica*, com envolvimento clínico de múltiplos órgãos, dados histopatológicos de oclusão vascular múltipla de grandes e pequenos vasos, e títulos altos dos AAFs; a maioria desses casos evolui com êxito letal, por falência de múltiplos órgãos. O diagnóstico diferencial nesses quadros deve ser feito com a coagulação intravascular disseminada (CIVD) e com a púrpura trombocitopênica. A SAF catastrófica está associada a manifestações dermatológicas em cerca de 70% dos casos, entre as quais o livedo reticular patológico, a acrocianose, a necrose cutânea disseminada, o eritema palmar e a gangrena; o tratamento combina corticosteroides, anticoagulação, plasmaférese e/ou imunoglobulina intravenosa.

As manifestações dermatológicas mais frequentemente relacionadas à SAF são livedo reticular patológico (livedo racemoso), acrocianose, ulcerações cutâneas (úlceras necróticas, lesões da doença de Degos ou úlceras de pioderma gangrenoso-símile), isquemia ou gangrena digital, necroses cutâneas, síndrome dos dedos azuis, capilarite, máculas purpúricas ou cianóticas, tromboflebite, hemorragias cutâneas, nódulos cutâneos dolorosos, hemorragias lineares subungueais, fenômeno de Raynaud, cicatrizes branco-aporcelanadas ou atrofia branca-símile.

A trombocitopenia é uma das características principais da doença e ocorre em cerca de 37% dos pacientes com SAF secundária ao LES ou a doenças lúpus-símiles.

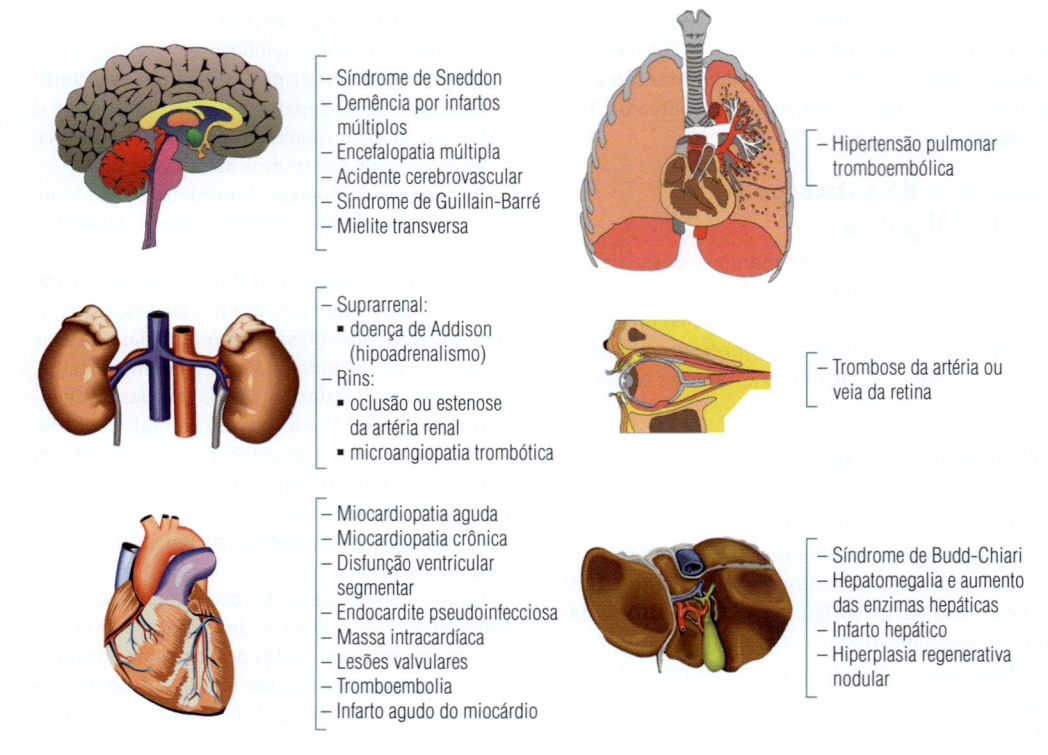

▲ Figura 29.4 Lesões sistêmicas na síndrome dos anticorpos antifosfolipídicos.

- Síndrome de Sneddon
- Demência por infartos múltiplos
- Encefalopatia múltipla
- Acidente cerebrovascular
- Síndrome de Guillain-Barré
- Mielite transversa

- Hipertensão pulmonar tromboembólica

- Suprarrenal:
  • doença de Addison (hipoadrenalismo)
- Rins:
  • oclusão ou estenose da artéria renal
  • microangiopatia trombótica

- Trombose da artéria ou veia da retina

- Miocardiopatia aguda
- Miocardiopatia crônica
- Disfunção ventricular segmentar
- Endocardite pseudoinfecciosa
- Massa intracardíaca
- Lesões valvulares
- Tromboembolia
- Infarto agudo do miocárdio

- Síndrome de Budd-Chiari
- Hepatomegalia e aumento das enzimas hepáticas
- Infarto hepático
- Hiperplasia regenerativa nodular

As complicações obstétricas observadas na SAF incluem perdas fetais recorrentes no final do primeiro trimestre, por aborto espontâneo, e, no segundo ou terceiro trimestre, por óbito fetal.

Diagnose

Os AAFs são identificados em dois grupos: o anticoagulante lúpico; e o anticorpo anticardiolipina; títulos elevados são significativos para um estado de doença.

Para o diagnóstico da síndrome antifosfolipídica, são necessários alguns elementos, os quais não precisam ser observados concomitantemente, denominados critérios maiores, que abrangem eventos trombóticos arteriais ou venosos, perdas fetais repetidas e plaquetopenia. Um achado clínico que colabora com o diagnóstico é o *livedo reticular*, confirmado laboratorialmente pelo encontro do AL e/ou de títulos elevados do AAC, em mais de uma ocasião, com intervalo de 12 semanas.

Histopatologia

O achado histopatológico mais constante nas lesões cutâneas da SAF é a trombose não inflamatória dos pequenos vasos da derme, e, menos frequentemente, observam-se endarterite obliterante dos vasos dérmicos, proliferação capilar na derme subpapilar, hemorragia de derme e depósito de hemossiderina.

Tratamento

Em pacientes com AAFs positivos, porém sem SAF, há controvérsias quanto à conduta; o controle dos lipídeos plasmáticos e do diabetes melito e a abstenção do fumo e do álcool são recomendados, bem como evitar o uso de estrogênios exógenos. Alguns autores postulam o uso de ácido acetilsalicílico em doses baixas diárias, com a finalidade de prevenir eventos trombóticos nos pacientes portadores desses anticorpos, porém ainda sem prévios eventos tromboembólicos.

No tratamento da SAF, a anticoagulação é a escolha nos eventos trombóticos instalados, bem como nos pacientes com AAF e história de tromboses. Nos pacientes para os quais se indica a anticoagulação, utiliza-se a varfarina sódica (coumadin), que deve ser adaptada a cada caso para evitar-se o maior risco de iatrogenia. Quando há apenas trombose venosa superficial, doses baixas de ácido acetilsalicílico são suficientes. Os corticosteroides sistêmicos estão indicados quando há SAF secundária à doença sistêmica subjacente. Agentes de segunda linha, como a plasmaférese, a gamaglobulina intravenosa, a hidroxicloroquina, a dapsona e derivados de óleo de peixe, têm sido utilizados em casos isolados, com resultados variados.

VASCULITES

Processo de inflamação vascular imunologicamente mediado, determinando dano funcional e estrutural na parede dos vasos. De acordo com a constituição predominante do infiltrado inflamatório desse processo, as vasculites foram classificadas em neutrofílicas, linfocíticas e granulomatosas, envolvendo pequenos e/ou grandes vasos.

Não há amplo consenso na classificação das vasculites, mas existem classificações que as dividem em dois grandes grupos, *vasculite cutânea de pequenos vasos (VCPV)* e *vasculite necrosante dos grandes vasos (VNGV)*, levando em consideração aspectos clínicos, etiopatogênicos e histopatológicos.

O tamanho do vaso sanguíneo correlaciona-se intimamente com sua profundidade nas camadas da pele: quanto mais profunda a localização, maior o calibre do vaso. Os "pequenos vasos" incluem os capilares, vênulas pós-capilares e arteríolas não musculares; tipicamente com menos que 50 mm de diâmetro; e encontram-se especialmente no interior da derme papilar superficial. Os vasos de "médio calibre" medem entre 50 e 150 mm de diâmetro; contêm parede com camada muscular; e estão localizados na derme reticular profunda, próximos da junção dermossubcutânea. Os vasos que medem mais de 150 mm de diâmetro não são encontrados na pele. Dessa forma, biópsias cutâneas que não incluem o tecido subcutâneo são inadequadas na investigação de vasculites que acometem vasos de médio calibre, devendo, assim, ser realizadas biópsias com *punch* profundo ou em bloco excisional.

Parece ser mais racional o esquema de classificação proposto por Fiorentino, em 2003, para as vasculites cutâneas dos pequenos vasos, com base na predominância do tamanho dos vasos acometidos nas vasculites cutâneas, do qual foi feita a adaptação seguinte.

As vasculites cutâneas podem ser classificadas em:

- **Predominantemente de pequenos vasos:** Vasculite cutânea de pequenos vasos, vasculite associada a malignidades, vasculites crioglobulinêmicas, urticária vasculite, púrpura de Henoch-Schönlein, edema agudo hemorrágico do lactente.
- **Predominantemente de vasos de médio calibre:** Poliarterite nodosa clássica, poliarterite nodosa cutânea.
- **Vasos de pequeno e médio calibres - vasculites associadas aos anticorpos anticitoplasma de neutrófilos [ANCAs] - pauci-imunes):** Poliangite microscópica (PAM), granulomatose de Wegener (GW), síndrome de Churg-Strauss (SCS), induzica por medicamentos.
- **Vasculites associadas a doenças autoimunes do tecido conectivo:** Artrite reumatoide, LES, síndrome de Sjögren, síndrome CREST (calcinose, fenômeno de Raynaud, hipomotilidade esofágica, esclerodactilia e telangiectasia) e esclerose sistêmica progressiva.
- **Dermatoses neutrofílicas com distúrbios vasculares associados:** Púrpura hipergamaglobulinêmica de Waldenström, granuloma facial, *eritema elevado diutino*, doenças inflamatórias intestinais, dermatoses neutrofílicas (pioderma gangrenoso e síndrome de Sweet), picadas de artrópodes, vasculite nodular.
- **Vasculites dos grandes vasos:** Arterite de células gigantes, arterite de Takayasu.

Vasculites predominantemente de pequenos vasos

Vasculite cutânea de pequenos vasos

Os possíveis *agentes precipitantes* da VCPV são:
- **Infecções:**
  - **Bacterianas:** Estreptococo β-hemolítico do grupo A, *Staphylococcus aureus, Mycobacterium leprae*.
  - **Virais:** Hepatite A, B, C, herpes-vírus simples (HVS), vírus da gripe.
  - **Por protozoários:** *Plasmodium malariae*.
  - **Por helmintos:** *Schistosoma mansoni, Schistosoma haematobium, Onchocerca volvulus*.
- **Medicamentos:** Anticoncepcionais hormonais, derivados do soro, vitaminas, vacina contra a gripe, sulfonamidas, fenolftaleína, ácido aminosalicílico, estreptomicina, hidantoína, insulina, diuréticos tiazídicos, fenotiazina, estreptoquinase, tamoxifeno.
- **Produtos químicos:** Inseticidas e derivados de petróleo.

- **Alergênios alimentares:** Proteínas do leite, glúten.
A VCPV pode ocorrer *em associação com doenças coexistentes*:
- **Doenças crônicas:** Artrite reumatoide, doença de Behçet, LES, síndrome de Sjögren, síndrome do *bypass* intestinal, fibrose cística, cirrose biliar primária, retocolite ulcerativa, crioglobulinemia, estados de hipercoagulabilidade, soropositividade para o HIV ou presença de síndrome da imunodeficiência adquirida (Aids).
- **Neoplasias malignas:** Doenças linfoproliferativas (micose fungoide, doença de Hodgkin, leucemia de células T do adulto, mieloma múltiplo, linfossarcoma). Tumores sólidos (carcinomas do pulmão, da mama, da próstata e do colo; câncer da cabeça e do pescoço; câncer renal).

Em cerca de 60% dos pacientes, a etiologia da VCPV permanece desconhecida; a maioria dos fatores etiológicos tem sido relacionada mais por associação do que por demonstração direta. Fatores etiológicos verdadeiramente comprovados são a proteína M estreptocócica, o *Micobacterium tuberculosis* e o antígeno de superfície da hepatite B.

Segundo alguns estudos, a etiologia das vasculites cutâneas pode ser atribuída estatisticamente às seguintes condições: idiopáticas (45-55%); infecções (15-20%); doenças inflamatórias (15-20%); medicamentos (10-15%); malignidades (2-5%).

Manifestações clínicas

A VCPV é caracterizada por um espectro variado de lesões cutâneas, mas a *púrpura palpável* é a lesão dermatológica mais comum.

A pele é frequentemente o único órgão envolvido, porém pode haver comprometimento sistêmico, sendo as lesões cutâneas o sinal inicial.

No início, a maioria dos pacientes apresenta púrpura, que pode ser palpável ou não. Com a evolução da doença, as lesões podem variar em tamanho, de puntiforme a vários centímetros, tornando-se papulosas, papulonodulares, vesiculares, bolhosas, pustulosas ou ulceradas com infartos superficiais. As lesões geralmente ocorrem no mesmo estágio evolutivo, surgindo em surtos, situando-se inicialmente nas pernas, nos tornozelos, ou em outras áreas pendentes ou sob maior pressão. São incomuns na face, nas membranas mucosas, nas áreas intertriginosas e nas áreas palmoplantares. Os sintomas variam do prurido moderado à dor e regridem entre 3 e 4 semanas, levando a cicatrizes atróficas ou hipocromia e hipercromia residual. O frio, a estase e as alterações constitucionais podem predispor ao desenvolvimento da vasculite.

O curso geralmente é autolimitado, porém as lesões podem recorrer ou tornar-se crônicas ou intermitentes durante meses ou anos. Os episódios podem estar associados com mal-estar, artralgias, febre e mialgias, pode haver fenômeno de Koebner ou patergia em áreas manipuladas pelo paciente, e cerca de 10% dos enfermos terá doença recorrente no intervalo de meses a anos.

Manifestações sistêmicas associadas à VCPV são incomuns, porém podem estar presentes:
- **Rins:** Nefrite com hematúria microscópica e proteinúria, insuficiência renal aguda ou crônica.
- **Pulmões:** Tosse e hemoptise.
- **Orelha, nariz e garganta:** Particularmente, nas vasculites granulomatosas.
- **Articular:** Artralgia e/ou artrite.
- **Coração:** Angiite miocárdica, pericardite.
- **Olhos:** Vasculite retiniana, ceratite, conjuntivite, edema de papila por pseudotumor cerebral.
- **Sistema nervoso central (SNC):** Cefaleia, diplopia, hipoestesia e parestesia.
- **Trato gastrintestinal:** Cólica, náusea, vômito, melena, diarreia, hematêmese.
- **Miscelânea:** Febre, pancreatite, sintomas constitucionais.

O padrão histopatológico clássico da VCPV é a vasculite leucocitoclástica.

Vasculite associada a malignidades

A VCPV pode associar-se a malignidades, especialmente com doenças linfoproliferativas e, menos frequentemente, com tumores sólidos.

Em uma revisão de três grandes séries de casos de vasculites, apenas 1% estava relacionado a doenças linfoproliferativas. Entre as vasculites cutâneas, o padrão mais comum é a vasculite leucocitoclástica, necrosante; formas menos comuns são as vasculites granulomatosas e as específicas, com características de linfoma de células T e hipereosinofilia. Entre as vasculites sistêmicas relacionadas a doenças linfoproliferativas, as mais comuns são as associadas com crioglobulinemia.

Uma vez que a vasculite pode preceder a malignidade, especialmente em indivíduos idosos, deve-se proceder à minuciosa avaliação e ao monitoramento de doenças linfoproliferativas.

Vasculites crioglobulinêmicas

As crioglobulinemias podem cursar também com púrpura palpável nas extremidades inferiores.

Vasculites crioglobulinêmicas (VC) são mediadas por imunocomplexos que acometem predominantemente pequenos vasos, mas, com menor frequência, podem envolver vasos de médio ou grande calibre.

As crioglobulinas são imunoglobulinas que se precipitam em temperaturas baixas e, reexpostas ao calor, dissolvem-se. São constituídas principalmente por IgG ou IgM (macroglobulina) ou, raramente, IgA (ver Capítulo 41).

Urticária-vasculite

Ver Capítulo 14.

Púrpura de Henoch-Schönlein (PHS)

Há lesões cutâneas em todos os casos, dor articular (60-84%), sintomas gastrintestinais (35-85%) e alterações renais (44-47%).

Acomete principalmente crianças do sexo masculino, com pico de incidência (75% dos casos) entre os 2 e 11 anos de idade. A PHS é a forma de vasculite mais comum em crianças, porém há casos descritos em adultos, mais frequentes no sexo masculino. Na dermatologia, utiliza-se o termo *púrpura de Henoch-Schönlein* para pacientes com VCPV com imunocomplexos do tipo IgA. A doença é, por vezes, precedida em 1 a 3 semanas por infecção estreptocócica, estando esse microrganismo envolvido em cerca de 1/3 dos casos, em que há culturas de orofaringe positivas para estreptococos β-hemolíticos do grupo A, títulos elevados da antiestreptolisina O (ASLO) ou infecção do trato respiratório superior.

Manifestações clínicas

No início, em cerca de 40% dos pacientes, há febre, cefaleia, sintomas articulares e dor abdominal por cerca de 2 semanas. Uma erupção urticariforme pode preceder as manifestações cutâneas típicas, de petéquias hemorrágicas simétricas ou púrpura palpável nos membros inferiores e nas nádegas, sendo, em geral, poupado o tronco (**Figura 29.5**); fenômeno de Koebner pode ocorrer nas áreas sujeitas ao trauma, e, em casos raros, há bolhas, erosões e necrose cutânea. As lesões cutâneas regridem em 10 a 14 dias, o prurido é mínimo ou ausente. O edema doloroso do couro cabeludo, da face, das áreas periorbitárias, das orelhas e das extremidades é característico nas crianças pequenas e pode constituir a única manifestação cutânea. Edema escrotal e aspecto contusiforme com edema testicular e dor, simulando torção de testículo, ocorrem em cerca de 1/3 dos pacientes masculinos.

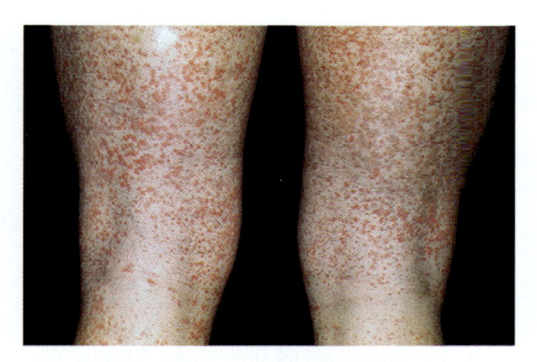

▲ **Figura 29.5** Púrpura de Henoch-Schönlein. Lesões de púrpura palpável nos membros inferiores.

O acometimento articular ocorre nos joelhos e tornozelos, com artrite e/ou artralgias, o que pode constituir a primeira manifestação da doença. O trato gastrintestinal pode ser envolvido, determinando cólicas, vômitos, intussuscepção intestinal, melena e enterorragia ou hematêmese; esses sintomas também podem constituir a primeira manifestação da doença. A ultrassonografia do abdome é o método de eleição para avaliar o acometimento gastrintestinal, uma vez que estudos radiológicos contrastados estão contraindicados pelo risco de perfuração intestinal. Pode haver glomerulonefrite aguda focal ou difusa, sendo frequentes a hematúria e a proteinúria. Relata-se progressão para insuficiência renal aguda ou crônica, mesmo após décadas da fase aguda da doença; são considerados fatores preditivos de acometimento renal, a disseminação da púrpura acima da linha da cintura, a velocidade de hemossedimentação (VHS) elevada e a febre associada. Menos frequentemente, podem ocorrer cefaleia, irritabilidade, convulsões e diplopia, hemorragia intracraniana, déficit neurológico focal, mononeuropatias e polirradiculopatias.

Histopatologia

A biópsia cutânea na PHS demonstra vasculite leucocitoclástica com depósitos granulosos de IgA, C3 e fibrinogênio dentro da parede dos vasos da derme.

Diagnose

Clínica, histopatológica e por imunofluorescência.

Do ponto de vista dermatológico, a PHS pode ser confundida com urticária, urticária vasculite, erupções a medicamentos, exantemas virais, vasculites associadas a doenças autoimunes do tecido conectivo (LES, artrite reumatoide) e outras vasculites sistêmicas (poliarterite nodosa, crioglobulinemia, GW e SCS).

Outras doenças com VCPV

Na *artrite reumatoide*, a VCPV ocorre com frequência em pacientes portadores do HLA-DR4, que são acometidos de artrite reumatoide grave com altos títulos do fator reumatoide (FR), nódulos cutâneos com envolvimento de vasos de pequeno e médio calibres. Nos indivíduos *soropositivos para o HIV* ou *com Aids*, a púrpura palpável ou as lesões petequiais hemorrágicas são manifestações clínicas características da VCPV; as pernas e os braços são os locais de predileção. A púrpura palpável pode desenvolver-se, nesses indivíduos, em localização perifolicular, tende a ocorrer de forma simétrica na face anterior das pernas, nos tornozelos e no escroto, como pápulas purpúricas perifoliculares de 3 a 5 mm de diâmetro. O quadro mimetiza as lesões cutâneas do *escorbuto*.

A VCPV pode ocorrer na *doença do soro* ou nas *reações da doença do soro-símile*, nos indivíduos expostos a *fármacos*, por uma reação de imunocomplexos. Os sintomas consistem em mal-estar, febre, artralgias, linfadenopatia, náuseas e vômitos.

Diagnose das VCPV em geral

A *avaliação laboratorial das VCPV* é dirigida por dados da anamnese e do exame físico, recomendando-se, a partir dessas informações, a realização dos seguintes exames: hemograma completo, VHS, urina tipo I, *clearence* de creatinina, proteinúria de 24 horas, eletroforese de proteínas séricas, bioquímica sérica, crioglobulinas, CH50, fator antinúcleo (FAN), FR, ANCA, AAFs, sorologia para hepatite A, B e C, imunocomplexos circulantes e biópsia cutânea.

Tratamento das VCPV em geral

Deve sempre ser dirigido à possível etiologia identificada (infecções, fármacos, aditivos alimentares etc.), o que frequentemente determina a rápida resolução da doença e, por vezes, não exige terapêutica específica para as lesões cutâneas. Medidas como repouso com elevação dos membros podem auxiliar a cura das lesões.

Nos casos de etiologia não identificada ou extenso acometimento, a abordagem com terapêutica sistêmica pode ser indicada. Habitualmente, vários fármacos podem ser utilizados:

- **Corticosteroides sistêmicos:** Utiliza-se a prednisona, 60 a 80 mg/dia, VO, nos pacientes com manifestações sistêmicas da VCPV ou ulcerações cutâneas. A redução das doses deve ser lenta e gradual, entre 3 e 6 semanas, devido à possibilidade de recrudescência das lesões.
- **Colchicina:** A dose de 0,6 mg, 2 ou 3 vezes/dia, pode ser útil pela sua atuação, impedindo a quimiotaxia dos neutrófilos.
- **Dapsona:** Pode ser utilizada especialmente nos pacientes com *eritema elevado diutino*, na dose de 50 a 200 mg/dia.
- **Iodeto de potássio:** Útil principalmente nos casos de vasculite nodular, na dose de 0,3 a 1,5 g, 4 vezes/dia.
- **Anti-histamínicos:** Anti-H1 ou em combinação com anti-H2 alivia o prurido e bloqueia a liberação de histamina e outras substâncias vasoativas dos mastócitos, diminuindo a vasopermeabilidade aos imunocomplexos.
- **Imunossupressores:** Úteis nos casos de doença rapidamente progressiva e com acometimento sistêmico, quando os corticosteroides não controlam a enfermidade, ou nas vasculites necrosantes dos grandes vasos. Podem ser utilizadas: a ciclofosfamida, 2 mg/kg/dia, ou como pulsoterapia mensal; a azatioprina, 50 a 200 mg/dia; o metotrexato, 10 a 25 mg/semana; a ciclosporina, 3 a 5 mg/kg/dia.

Também existem relatos de uso do micofenolato de mofetila, da imunoglobulina IV e de fármacos biológicos, como infliximabe, etanercepte, adalimumabe e rituximabe, mas não existem estudos controlados.

Tem-se estudado o uso de fármacos biológicos no tratamento das vasculites granulomatosas. Os melhores resultados foram obtidos com o rituximabe, cuja efetividade foi considerada comparável à da ciclofosfamida. Com relação a outros biológicos, os inibidores de TNF não ofereceram bons resultados, mas há ensaios clínicos em andamento com outros biológicos, como mepolizumabe, tocilizumabe, abatacepte e etanercepte, sem resultados conclusivos.

Nos casos de vasculites induzidas por imunocomplexos com doença arterial concomitante, o uso de fármacos que reduzem a agregação plaquetária (dipiridamol, ácido acetilsalicílico) e a plasmaférese pode ser indicado.

Vasculites predominantemente de vasos de médio calibre

Poliarterite nodosa clássica

Doença multissistêmica que pode provocar grande morbidade. As lesões cutâneas afetam apenas 20 a 50% dos pacientes, e a VCPV (púrpura palpável) é a manifestação mais comum. Lesões cutâneas sugestivas de envolvimento dos grandes vasos (comprometem também artérias musculares) manifestam-se como úlceras cutâneas grandes, "pontuadas", e gangrena digital.

São características da poliarterite nodosa clássica: doença multissistêmica; acometimento mais frequente em homens; ocorrência em qualquer idade (com pico entre 40 e 60 anos); sintomas constitucionais, como febre, mal-estar, perda de peso e artralgias. A vasculite determina sintomas e sinais, como fadiga muscular, dor abdominal, mononeurite *múltipla*, hipertensão arterial (acometimento das pequenas artérias e arteríolas, levando à hipertensão e à insuficiência renal), orquite (mais comum com associação com vírus da hepatite B [HBV]) e insuficiência cardíaca congestiva. O HBV é a causa em 5 a 7% dos casos; dilatações múltiplas nas artérias de médio calibre dos rins, do fígado e de outras vísceras. Entre as manifestações cutâneas, a principal é a "púrpura palpável", com ocorrência também de outras (doenças dos vasos médios), como livedo reticular, úlceras grandes e nódulos subcutâneos (de 0,5-2 cm de diâmetro, no trajeto das artérias superficiais e, especialmente, em torno dos joelhos, na porção anterior das pernas e no dorso dos pés), e, raramente, infarto digital.

Poliarterite nodosa (PAN) cutânea

As lesões tegumentares ocorrem como nódulos dérmicos ou subcutâneos, especialmente dispostos na porção inferior das pernas, próximos aos maléolos, podendo ascender às coxas e nádegas e, eventualmente, às mãos e aos pés. Esses nódulos podem ulcerar, remitem deixando uma pigmentação livedoide do tipo "poeira estelar" ou deixam cicatrizes estelares marfíneas do tipo "atrofia branca". Nas crianças, é observada gangrena digital. Neuropatia periférica ocorre em 20% dos doentes, do tipo mononeurite múltipla, nas extremidades inferiores. A PAN cutânea está associada com infecção estreptocócica (especialmente nas crianças), parvovírus B19, HIV, infecção pelo HBV, tuberculose, além de doença intestinal inflamatória e trombose da veia cava inferior.

Frente a um doente com suspeita clínica de PAN cutânea, deve-se proceder à avaliação do acometimento sistêmico, pesquisando-se a possível etiologia por meio da anamnese (fármacos, infecções, outras doenças) e do exame físico completo. Solicitar ASLO, derivado proteico purificado (PPD) e sorologia para os vírus das hepatites B e C. Se o paciente for assintomático, deve-se submetê-lo a rigorosa anamnese e exame físico completo, com aferição da pressão arterial, solicitação do hemograma, VHS, frações do complemento, função renal e hepática. Caso o enfermo apresente sintomas sugestivos da PAN sistêmica (clássica), deve-se solicitar hemograma, VHS, anticorpos antinucleares, ANCA, FR e ASLO.

Vasculites de vasos de pequeno e médio calibres

Vasculites associadas ao ANCA

As vasculites associadas ao ANCA são relacionadas a autoanticorpos direcionados contra antígenos específicos e não específicos dos neutrófilos. O ANCA ocorre em 5% da população normal, e, na imunofluorescência indireta (IFI), há três padrões: ANCA citoplasmático (cANCA), cujo alvo é a proteína 3 (PR3); ANCA perinuclear (pANCA), cujos alvos são a mieloperoxidase, a catepsina G, a lactoferrina, a elastase etc.; e ANCA atípico.

Os pacientes expressam cANCA ou pANCA, e quando há ocorrência de ambos os anticorpos, sugere-se vasculite induzida por medicamentos. O pANCA é menos específico e ocorre na PAM, na SCS, na glomerulonefrite necrosante crescente idiopática, na GW e nas vasculites induzidas por medicamentos.

Granulomatose de Wegener

Doença multissistêmica rara cujo substrato anatomopatológico é uma vasculite granulomatosa necrosante. O trato respiratório e os rins são os locais de acometimento primário.

Manifestações clínicas

As mais frequentes são granuloma centro-facial, enfermidade pulmonar (presente em 94% dos pacientes) manifestada por tosse, dispneia, hemoptise e dor pulmonar, assim como infiltrado nodular na radiografia do tórax. Outros dados são dor nos seios nasais, secreção purulenta, epistaxe, úlceras nasais e otite média (Figura 29.6). Alguns pacientes apresentam, ocasionalmente, sinais e sintomas não específicos, como febre, mal-estar geral, perda de peso, artralgias e mialgias. A GW pode afetar qualquer órgão, como a pele, os olhos, a traqueia, o SNC, o coração, as mamas, a próstata, o trato gastrintestinal, a vulva e o cérvix.

Manifestações cutâneas acontecem em 45% dos casos e são polimorfas, podendo ocorrer púrpura palpável, nódulos, ulcerações necróticas, vesículas, pústulas e lesões do tipo pioderma gangrenoso (Figura 29.7). As alterações cutâneas raramente dominam o quadro clínico, são, usualmente, parte

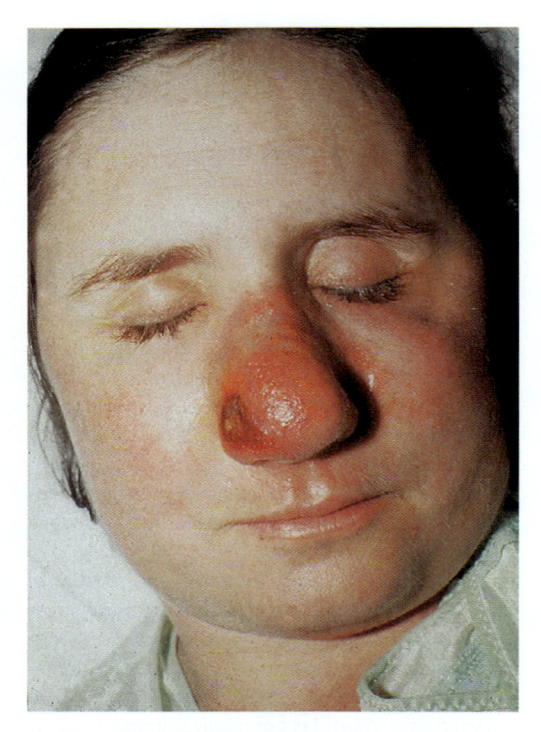

▲ **Figura 29.6** Granulomatose de Wegener. Eritema, edema e ulcerações da região nasal.

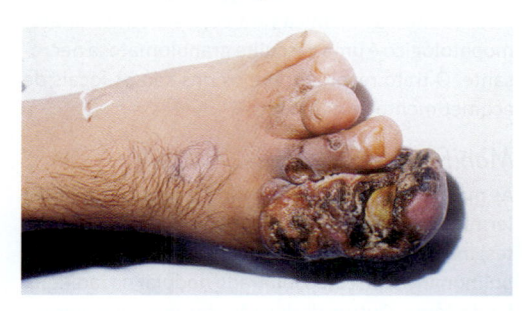

▲ **Figura 29.7** Granulomatose de Wegener. Lesões ulceronecróticas do tipo pioderma gangrenoso no pé.

menor do envolvimento multissistêmico e têm, em geral, curso paralelo à atividade da doença.

Histopatologia

Na pele, geralmente, encontram-se infiltrados linfocitários perivasculares não específicos, podendo, ocasionalmente, apresentar-se como vasculite leucocitoclástica, e, eventualmente, há vasculite granulomatosa necrosante.

Diagnose

Clinicamente, a tríade clássica (granulomas necrosantes do trato respiratório, vasculite necrosante cutânea e glomerulonefrite) orienta o diagnóstico, mas essas alterações não necessariamente estarão presentes ao mesmo tempo.

Os achados de laboratório, em geral, não são específicos, somente revelam enfermidade inflamatória sistêmica com anemia, trombocitose, VHS elevada, presença de proteína C reativa; anomalias na função renal com aumento das cifras de nitrogênio ureico, creatinina e alteração na depuração de creatinina e no sedimento urinário.

Os critérios clínicos e histológicos propostos pela Academia Americana de Reumatologia (ACR), que podem constituir um guia útil no diagnóstico da doença, são: inflamação nasal ou oral; hemoptise (dado indispensável quando não é possível obter uma biópsia de tecido pulmonar); radiografia anormal do tórax; alterações no sedimento urinário; e inflamação granulomatosa na biópsia.

No soro dos doentes com GW, encontram-se cANCA, que são marcadores sorológicos da doença e têm uma especificidade de 99,3%.

A diagnose diferencial deve estabelecer-se com poliarterite nodosa clássica, vasculite por hipersensibilidade, síndrome de Goodpasture, vasculite alérgica de Churg-Strauss, sarcoide necrosante e granulomatose linfomatoide.

Tratamento

Deve ser estabelecido de forma precoce, à base de esteroides e imunossupressores, especificamente ciclofosfamida, para evitar um curso fatal da enfermidade, uma vez que, sem tratamento, 90% dos pacientes morrem antes de 2 anos, em consequência da uremia ou da insuficiência respiratória.

Síndrome de Churg-Strauss

Manifestações clínicas

Doença própria da meia-idade, que acomete igualmente ambos os sexos. Inicia-se, geralmente, por manifestações respiratórias asmatiformes ou de rinite, que tanto podem preceder, em muito tempo, as manifestações de vasculite como, eventualmente, ser simultâneas.

Os principais sistemas acometidos são:
- **Aparelho respiratório:** Pulmões – podem existir infiltrados pulmonares, difusos ou nodulares, sem tendência à cavitação e com possível evolução em surtos. Resulta quadro clínico de asma,

sem história de atopia. Vias aéreas superiores: rinite e sinusite, sem antecedentes atópicos.
- **Sistema nervoso:** Neuropatia periférica, expressa como mononeurite múltipla, ocorre em cerca de 60% dos casos.
- **Sistema digestório:** Acometido em cerca de 60% dos casos, com ocorrência de granulomas e de vasculites que resultam em dores abdominais, perfurações e obstruções intestinais, e vasculites mesentéricas com diarreia e hemorragias digestivas.
- **Aparelho cardiovascular:** Podem surgir miocardites, pericardites e doença coronariana; as lesões cardíacas são *causa mortis* em 40% dos doentes.
- **Manifestações cutâneas:** Ocorrem em cerca de 50% dos casos e se expressam por ampla gama de lesões de origem vascular, erupção maculopapulosa (25%), púrpura palpável (48%), erupções urticariformes (25%) e nódulos subcutâneos no couro cabeludo e nas extremidades inferiores (30%).

O prognóstico dessa vasculite é melhor que o da poliarterite nodosa ou que o da GW.

A SCS apresenta três fases evolutivas distintas: 1ª – rinite alérgica, polipose nasal e asma – persiste por anos ou décadas; 2ª – pneumonia eosinofílica, gastrenterite e eosinofilia periférica – recorrências frequentes; 3ª – vasculite sistêmica com inflamação granulomatosa – até 30 anos após as manifestações iniciais (em média, 3 anos).

A avaliação laboratorial na SCS revela alterações semelhantes as observadas na GW. Contudo, na SCS, há eosinofilia proeminente (> 10%/mL) e ANCA positivo em 60 a 70% dos pacientes, com padrão de anticorpos anti-mieloperoxidase (pANCA).

Vasculites induzidas por medicamentos

Há fortes evidências da ocorrência com o uso de hidralazina, propiltiouracila (PTU) (e fármacos correlatos), minociclina, penicilamina, alopurinol ou sulfassalazina. Outros medicamentos relacionados a esse tipo de vasculite, associada ao ANCA, são: metimazol, fenitoína, tiazicas, cefotaxima e retinoides.

As lesões dermatológicas comuns a esse grupo surgem como placas e nódulos purpúricos acrais (face, mamas, extremidades e orelhas) e gangrena digital. O exame anatomopatológico revela vasculite leucocitoclástica nas dermes superficial e profunda, com imunofluorescência direta (IFD) negativa. Geralmente, associam-se à glomerulonefrite necrosante e hemorragia pulmonar.

A *vasculite induzida por hidralazina* associada ao ANCA, com muita frequência, é erroneamente diagnosticada como lúpus induzido por medicamento.

A *vasculite induzida por minociclina* associada ao ANCA apresenta livedo reticular e/ou nódulos subcutâneos nas extremidades, febre, artralgias, e a maioria dos pacientes tem pANCA. Os doentes geralmente não têm anticorpos anti-histona (diferentemente do LE induzido por fármaco), e a maior parte dos casos ocorre após um longo uso do medicamento (mais de 2 anos), principalmente em pacientes tratando acne. Essa associação deve ser lembrada, particularmente, nas vasculites em mulheres jovens que utilizam o fármaco e exibem manifestações clínicas autoimunes.

A *vasculite de hipersensibilidade ao PTU* representa uma vasculite do tipo leucocitoclástica dos vasos dérmicos superficiais e profundos, que inclusive pode ocorrer com fármacos antitireoidianos quimicamente relacionados ao PTU. O espectro de manifestações varia desde febre e artralgia à síndrome pulmonar-renal. Esse tipo de vasculite apresenta achados reumatológicos como dores articulares, acompanhadas de febre, mal-estar, perda de peso, nefrite, hepatite, pericardite, que fazem parte das reações lúpus-símile induzidas pelo PTU. Esses achados podem ocorrer com lesões purpúricas e necróticas na pele, particularmente acrais e no pavilhão auricular, além de úlceras necróticas na cavidade oral e orofaringe (**Figura 29.8**). Após remoção do PTU, ocorre resolução clínica da vasculite de hipersensibilidade, acompanhada de normalização dos exames laboratoriais.

Ainda são descritas diversas síndromes vasculíticas com o uso dos retinoides, como capilarites pulmonares, vasculites necrosantes sistêmicas, poliarterite

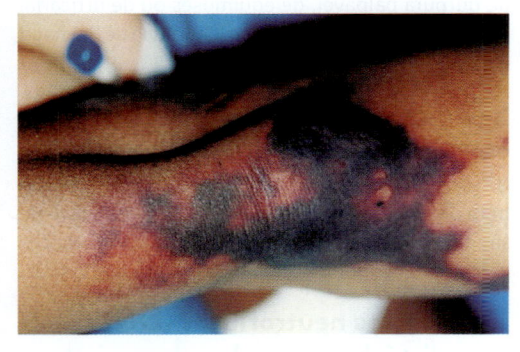

▲ **Figura 29.8** Vasculite de hipersensibilidade ao propiltiouracila. Grande placa hemorrágica e necrótica.

nodosa e GW, com positividade do ANCA em alguns casos. Os retinoides podem originar a "síndrome do ácido retinoico", que se caracteriza pelo surgimento de febre e desconforto respiratório, ganho de peso, anemia, dor óssea, derrame pleural e pericárdico, hipotensão e, ocasionalmente, hemorragia alveolar secundária à capilarite pulmonar.

Vasculites associadas a doenças autoimunes do tecido conectivo

A vasculite constitui uma manifestação incomum, porém importante das doenças autoimunes.

É mais frequentemente observada em doentes com artrite reumatoide (AR), no LES, na esclerodermia sistêmica e na síndrome de Sjögren.

Artrite reumatoide

A vasculite reumatoide (VR) costuma acometer doentes com AR que são tabagistas de meia-idade e com doença reumatoide terminal com altos títulos de fator reumatoide. A pele e os nervos são os tecidos frequentemente acometidos, determinando gangrena periférica e mononeurite múltipla.

Lúpus eritematoso sistêmico

Qualquer vaso pode ser acometido, porém as pequenas arteríolas e vênulas da pele são os mais comumente afetados. O espectro clínico de manifestações dermatológicas inclui púrpura palpável, urticária, microinfartos digitais e ulcerações profundas, que sugerem vasculite sistêmica. A vasculite tipicamente ocorre durante os surtos de agudização da doença sistêmica, o que determina piora no prognóstico.

Síndrome de Sjörgren

A vasculite cutânea pode se manifestar sob a forma de púrpura palpável, de equimoses ou de urticária. Também é possível encontrar o fenômeno de Raynaud e nódulos eritematosos nas coxas.

Síndrome CREST e esclerose sistêmica progressiva

Na esclerodermia sistêmica ou nos doentes que sofrem de síndrome CREST, os pequenos vasos da pele são acometidos primariamente, sofrendo ulcerações e cicatrizes nas pontas dos dedos das mãos e dos pés.

Dermatoses neutrofílicas (DN) com distúrbios vasculares associados

Constituem um grupo heterogêneo de doenças unificadas pelos achados histopatológicos em comum: infiltrado inflamatório dérmico extenso, neutrofílico e não infeccioso. Essas doenças têm sido classificadas com base na presença ou ausência de vasculite nas lesões cutâneas:

- **Sem vasculite na patogênese primária (embora dano vascular possa ser observado de forma secundária):** Síndrome de Sweet; pioderma gangrenoso; dermatite neutrofílica reumatoide; síndrome artrite-dermatite associada ao intestino.
- **Com vasculite leucocitoclástica:** Doença de Behçet; eritema elevado diutino; granuloma facial.

Síndrome de Behçet

Ver Capítulo 44.

Dermatite neutrofílica aguda febril (síndrome de Sweet)

Vasculite das dermes média e superior, caracterizada por alterações da parede vascular e infiltração maciça de polimorfonucleares neutrófilos. É mais comum em mulheres em relação aos homens, na proporção de 4:1, em qualquer idade, porém mais frequente entre 30 e 60 anos.

Patogenia

Na maioria dos casos, ocorrem previamente processos infecciosos, especialmente das vias aéreas superiores, mas também infecções intestinais por yersínia. Admite-se tratar-se de reação de hipersensibilidade a esses agentes infecciosos ou mesmo a antígenos tumorais, pois existe, com certa frequência, associação a doenças linfoproliferativas, particularmente leucemia mieloide aguda e outros tumores malignos de mama e trato gastrintestinal, particularmente colo. Há, também, associação a outras doenças viscerais, como retocolite ulcerativa e gamopatias monoclonais benignas, e à gravidez.

Finalmente, devem ser consideradas as formas induzidas por medicamentos. Ocorrem com mais frequência com o fator estimulador de colônias de granulócitos (G-CSF), mas também com vários outros fármacos, como carbamazepina, anticoncepcionais orais, Mirena (dispositivo intrauterino), minociclina, doxiciclina, clindamicina sulfametoxazol-trimetoprima, hidralazina, diazepam, azatioprina, nitrofurantoína, lenalidomida, bortezomibe, decitabina, abacavir, IL-2, furosemida entre outros.

Existem outras situações que têm sido relatadas em associação com a síndrome de Sweet: eritema nodoso, artrite reumatoide, sarcoidose, doenças da tireoide e doença de Behçet.

Manifestações clínicas

Ocorre de modo predominante em mulheres de meia-idade; habitualmente, precedendo o quadro, há história de infecção respiratória. O curso é persistentemente febril, não há alterações sistêmicas, e as lesões cutâneas são nódulos e placas eritematosas brilhantes, edematosas e dolorosas, cuja superfície pode apresentar vesículas e pústulas, e estão localizadas assimetricamente nas extremidades, na face e no pescoço (**Figuras 29.9** e **29.10**). A variante vesicopustulosa pode evoluir para ulceração, surgindo lesões semelhantes ao pioderma gangrenoso; essa forma é a que mais frequentemente se associa à leucemia mieloide. Pode associar-se ao eritema nodoso. Lesões mucosas são raras, iniciando-se como pústulas e evoluindo para lesões aftoides. Eventualmente, ocorrem sintomas sistêmicos: febre, mialgias, artralgias e artrite, especialmente de punhos e joelhos. Raramente ocorrem alterações pulmonares, hepáticas, pancreáticas, renais ou ósseas.

O curso da doença é de 4 a 8 semanas; laboratorialmente, há leucocitose com neutrofilia e aumento da hemossedimentação.

Histopatologia

Nas dermes média e superior, observam-se infiltrado inflamatório difuso ou perivascular com predominância de neutrófilos, às vezes com intensa leucocitoclasia.

Diagnose

Clínica, histopatológica e laboratorial, mediante detecção de aumento dos neutrófilos no sangue periférico. Na diagnose diferencial, é obrigatória a exclusão de eritema polimorfo, eritema nodoso, hanseníase, pioderma gangrenoso, bromoderma e eritema elevado diutino.

Tratamento

O tratamento é efetivo e consiste no emprego de corticosteroide via sistêmica, em dose inicial mais elevada (prednisona, 60 mg/dia, para adulto), posteriormente reduzida. Pode-se também fazer infiltrações intralesionais e utilizar o iodeto de potássio, 900 mg/dia, VO, por 2 semanas; e a colchicina, 1,5 mg/dia, por 7 dias, com redução gradual de 0,5 mg/dia, por mais 3 semanas.

Existem relatos de respostas favoráveis com outros medicamentos, como interferon, clofazimina, ciclosporina, talidomida, danazol, etretinato e

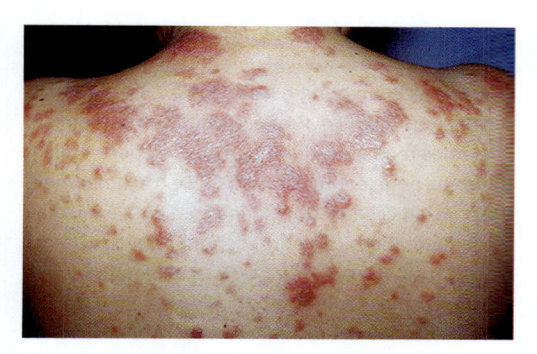

▲ **Figura 29.9** Síndrome de Sweet. Nódulos e placas eritematoedematosas no dorso.

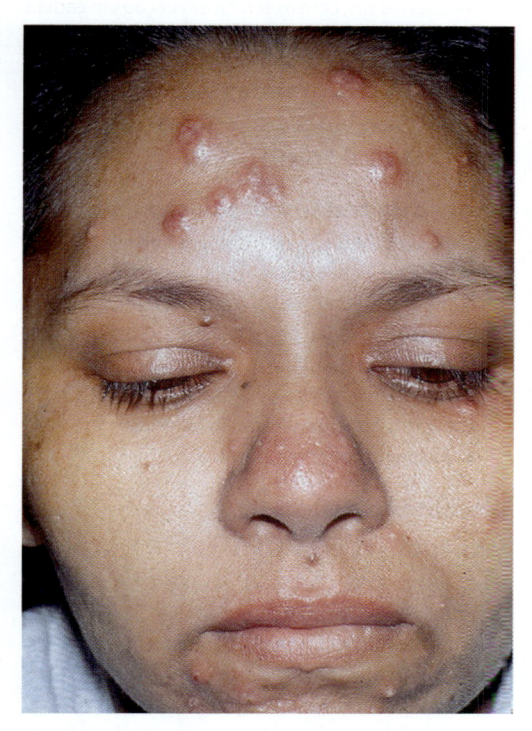

▲ **Figura 29.10** Síndrome de Sweet. Nódulos eritematoedematosos múltiplos na face.

antineoplásicos (azacitidina, clorambucila, ciclofosfamida). Também há relatos do uso dos fármacos biológicos adalimumabe, etanercepte, infliximabe, rituximabe e anakinra.

Vasculite nodular

Acomete principalmente mulheres de 30 a 60 anos. As pernas são predominantemente afetadas, com lesões nodulares, sobretudo nas regiões posterolaterais, porém podem surgir lesões nas coxas e nos braços. A evolução dos nódulos é geralmente lenta, as lesões que não ulceram podem sarar entre 2 e 6 semanas, com cicatriz e pouca atrofia. Os nódulos surgem em intervalos regulares, durante meses e anos. A histopatologia pode demonstrar a VCPV e o acometimento do tecido celular subcutâneo com uma paniculite verdadeira. Classicamente, denominam-se *eritema Indurado de Bazin* os casos de vasculite nodular que ocorrem como manifestação tipo tubercúlide de foco tuberculoso a distância. Nessa circunstância, vários autores têm obtido o isolamento de fragmentos do DNA do *Mycobacterium tuberculosis*, por análise tecidual dessas lesões, com a técnica da reação em cadeia da polimerase (PCR).

Vasculites dos grandes vasos

Arterite de Takayasu e arterite temporal, que não pertencem ao âmbito da dermatologia.

Sinopse do tratamento das vasculites[1,2]

- **1º passo:** Exclusão de etiologia infecciosa, neoplásica ou inflamatória óbvia.
  Etiologia tratável em 50% dos pacientes.
- **2º passo:** Exclusão de envolvimento sistêmico ou abordagem adequada.
  Presente (excluindo-se artralgias) em 20% dos pacientes com manifestação cutânea.
- **3º passo:** Escolha terapêutica.

Vasculites cutâneas de pequenos vasos (VCPV)

- **1ª linha:** AINE^D, ácido acetilsalicílico^D, bloqueadores H1/H2^D.
- **2ª linha:** Antimaláricos^D, colchicina (0,6 mg, 2 vezes/dia)^C, dapsona^D, corticosteroides^C.
- **3ª linha:** Dieta de eliminação^D, azatioprina (2 mg/kg/dia)^D, imunoglobulina intravenosa^E, ciclofosfamida^E, metotrexato (< 25 mg/semana)^E, troca de plasma^E.

---

1 Texto adaptado de Fiorentino DF. Cutaneous vasculitis. *J Am Acad Dermatol* 2003;48:311-40.
2 *Níveis de evidência:* A, estudo duplo-cego, randomizado; B, estudo clínico com mais que 20 doentes, mas com ausência de controles adequados; C, estudo clínico com menos que 20 doentes, relatos de casos com casuística maior que 20 doentes ou análise retrospectiva de dados; D, séries com 5 ou menos doentes; E, casos isolados.

Vasculites crioglobulinêmicas (HCV negativas)

- **1ª linha:** Corticosteroides^D, dieta de eliminação^A.
- **2ª linha:** Colchicina^C, interferon-α^E, ciclofosfamida^D.
- **3ª linha:** Ciclosporina^E, azatioprina^E, imunoglobulina intravenosa^E, melfalana^E, clorambucila^E.

Vasculites crioglobulinêmicas (HCV positivas)

- **1ª linha:** Interferon-α (3 milhões UI, 3 vezes/semana, 12 a 18 meses, SC)^A.
- **2ª linha:** Ribavirina +/- interferon-α^C, ciclofosfamida +/- corticosteroides (0,1-0,3 mg/kg/dia para púrpura, artralgia e fadiga, ou 0,5 a 1,5 mg/kg/dia para doença renal ou do SNC) +/- troca de plasma^D.
- **3ª linha:** Colchicina^C.

Urticária vasculite

- **1ª linha:** Bloqueadores H1/H2^D, indometacina^D, dapsona (+/- pentoxifilina)^C, antimaláricos^D, corticosteroides (síndrome da urticária vasculite hipocomplementenêmica) (+/- agente citotóxico)^D.
- **2ª linha:** Azatioprina^D, colchicina^C.
- **3ª linha:** Ciclosporina (síndrome da urticária vasculite hipocomplementenêmica)^E.

Púrpura de Henoch-Schöenlein

- **1ª linha:** Cuidados gerais de suporte.
- **2ª linha:** Corticosteroides (prevenir glomerulonefrite [GN])^A; costicosteroides (dor abdominal/artrite)^C; corticosteroides + azatioprina (tratar a GN)^C; corticosteroides + ciclofosfamida (tratar a GN rapidamente progressiva - GNRP)^D; dapsona (erupção urticariforme)^D.
- **3ª linha:** imunoglobulina intravenosa (IgIV) (tratar a dor abdominal e GN)^E.

PAN clássica associada ao HBV

- **1ª linha:** Troca de plasma + vidarabina (+ corticosteroide*)^B ou troca de plasma + interferon-α 2b (+ corticosteroide*)^C.
- **2ª linha:** Lamivudina^D; troca de plasma + corticosteroide*^{B}; troca de plasma + corticosteroide* + ciclofosfamida^B.
- **3ª linha:** IgIV.

* Em virtude do risco de replicação viral, deve ser usado para controle inicial por curto período.

PAN clássica não associada ao HBV

A troca de plasma é ineficaz.

Para os pacientes com doença grave (escore de 5 fatores ≥ 2): ciclofosfamida + corticosteroides[B].

PAN cutânea

- **1ª linha:** AINE[D]; ácido acetilsalicílico[D]; penicilina (quando associada à estreptococcia)[D].
- **2ª linha:** Corticosteroides[C]; IgIV; metotrexato (7,5-15 mg/semana, por 6-12 meses)[E]; IgIV[E].
- **3ª linha:** Pentoxifilina (400 mg/3 vezes/dia, VO); sulfapiridina (quando associada à doença intestinal inflamatória)[E].

Para formas de apresentação com necrose acral: prostaglandina (PGI2, 50 μg/dia, IV) e nifedipina (60 mg/dia).

Síndrome de Churg-Strauss e poliangiite microscópica

Postula-se tratamento similar aos casos de PAN clássica sem HBV:

- **Para os pacientes com doença grave (escore de 5 fatores [ECF] ≥ 2):** ciclofosfamida + corticosteroides.
- **Para aqueles com escore de 5 fatores (ECF) < 2:** corticosteroides[B].

Considerar agentes citotóxicos se houver: neuropatia, GN refratária aos CEs, doença miocárdica, isquemia GI grave ou acometimento do SNC.

Granulomatose de Wegener

- **Indução de remissão:**
    - Ciclofosfamida + corticosteroide[B] (1ª linha)
    - Metotrexato + corticosteroide[B] (2ª linha)
    - Micofenolato de mofetila[C] ou IgIV[D] (3ª linha)
- **Manutenção:**
    - Azatioprina + corticosteroide[A] (1ª linha)
    - Ciclofosfamida + corticosteroide[B] (2ª linha)
    - Micofenolato de mofetila[C] (3ª linha)
- **Recidiva:**
    - Ciclofosfamida + corticosteroide[C] (1ª linha)
    - IgIV[B] (2ª linha)

VARIZES, MICROVARIZES, TELANGIECTASIAS E OUTRAS ANOMALIAS VASCULARES

Varizes

Veias dilatadas, especialmente nos membros inferiores, com calibre maior que 5 mm; entre 2 e 5 mm, constituem as microvarizes. As dilatações de capilares, arteríolas ou vênulas menores de 2 mm são as telangiectasias.

As varizes resultam de:

1. **Defeitos congênitos:** Como na síndrome de Klippel-Trenaunay, em que há anastomoses ou comunicações arteriovenosas, ou em síndromes de fragilidade do tecido conectivo.
2. **Insuficiência congênita das valvas:** Em associação com fatores coadjuvantes, como permanência prolongada em pé ou sentada, pouca atividade dos músculos das pernas, pés planos, obesidade, uso de sapatos inadequados, ou fatores diferentes que determinem dificuldade ao retorno do sangue. Nas mulheres, outros fatores agravantes são as gestações e o uso de anticoncepcionais hormonais.
3. **Trombose ou tromboflebite das veias profundas das pernas:** Com consequente destruição da integridade valvar.

Manifestações clínicas

A associação das varizes aos fatores coadjuvantes mencionados propicia a sensação de peso nas pernas, queimação, câimbras e edema dos membros inferiores, especialmente à noite. Complicação eventual é a erisipela, geralmente após ferimento ou por tinha interdigital dos pés. O tamanho das veias varicosas pode variar desde discreta dilatação venosa submaleolar a variados graus de dilatação. Alterações progressivas da insuficiência venosa crônica incluem hiperpigmentação purpúreo-acastanhada, devido ao extravasamento de hemácias e deposição de hemossiderina dentro dos macrófagos da derme, denominada *dermatite ocre*, e depósito de melanina.

Alterações eczematosas com eritema, descamação, prurido e, ocasionalmente, exsudação são comuns e denominadas *eczema* ou *dermatite de estase*. A dermatite é causada ou agravada por sensibilização alérgica a medicamentos tópicos aplicados na pele desses doentes. O edema gravitacional desenvolve-se ao final do dia em consequência do escape de fluidos dos capilares. A *atrofia branca* ocorre como áreas de esclerose e atrofia na pele, branco-aporcelanada, salpicada com telangiectasias, em cerca de 38% dos pacientes com insuficiência venosa crônica. Embora a atrofia branca seja observada no contexto de outras doenças vasculares e/ou sistêmicas, quase todos os doentes demonstram sintomas de incompetência venosa.

Na doença venosa de longa duração, a pele circunjacente pode tornar-se endurada e fibrótica, envolvendo eventualmente todo o terço inferior da perna, determinando aspecto de garrafa invertida. A induração é tipicamente restrita à porção medial da perna e nitidamente delimitada pela pele normal proximal, a atrofia da epiderme suprajacente, e as alterações pigmentares são comuns.

A esses achados clínicos dá-se o nome de *dermatoesclerose*. A maioria dos autores concorda que essa afecção é altamente associada à insuficiência venosa ou restrita às pernas de pacientes com essa enfermidade. O grau da induração da dermatoesclerose parece correlacionar-se diretamente ao mau prognóstico da doença, um estágio inflamatório agudo de gravidade variável pode preceder a fase crônica, com os estágios iniciais restritos à pele acima do maléolo medial com induração quente, dolorosa à compressão e não bem delimitada. Essa fase pode ocorrer sem sinais evidentes de doença venosa e levar ao diagnóstico equivocado de esclerodermia, celulite persistente, eritema nodoso e outras paniculites.

A dermatoesclerose frequentemente precede o surgimento de ulceração venosa, contudo não está invariavelmente presente, sugerindo que mecanismos outros ou diferentes possam estar envolvidos na patogênese das ulcerações venosas. Infecções recorrentes agravam progressivamente a dermatoesclerose, conduzindo à *elefantíase nostra* (Capítulo 19).

Tratamento

A cura definitiva das varizes, quando muito calibrosas, é a cirurgia, porém, quando moderadas a mínimas, podem ser controladas com medidas clínicas como a terapia compressiva com meias elásticas, uma vez que o tratamento da insuficiência venosa crônica tem como objetivo a redução do edema e o alívio da dor, além da melhora da dermatoesclerose, cura das ulcerações e prevenção da recorrência. A elevação das pernas à noite, com a colocação de um apoio de 15 a 20 cm sob os pés da cama, melhora a microcirculação; durante o dia, a elevação das pernas acima do nível do coração, por cerca de 30 minutos, 3 a 4 vezes/dia, também auxilia. O Daflon®, uma fração flavonoide micronizada e purificada, parece diminuir a compactação de leucócitos na microcirculação e sua adesão às células endoteliais, reduzindo o aumento da permeabilidade capilar e aumentando a velocidade do fluxo sanguíneo. Preconiza-se o uso de 1.000 mg/dia, VO, conjugado à compressão com meias elásticas.

Eczema de estase

Ver Capítulo 10.

Púrpura de estase

Ver Capítulo 13.

Dermatite ocre ou hemossiderótica

Ver Capítulo 10.

Celulite e erisipela

Ver Capítulo 31.

Úlcera de estase

Ver Capítulo 19.

Microvarizes

Pequenos vasos, dilatados e tortuosos, situados no tecido celular subcutâneo dos membros inferiores e que fazem relevo na superfície da pele, têm dimensões entre 2 e 5 mm de calibre, intermediários entre as varizes e telangiectasias. São geralmente assintomáticos, porém inestéticos e podem ser sinais únicos ou associados a varizes e telangiectasias. O tratamento usual é o emprego de fármacos esclerosantes.

Podem ser tentados procedimentos cirúrgicos, relativamente simples, com mini-incisões, pinçamento e ligadura dos vasos.

Telangiectasias

Dilatações anormais e permanentes de capilares e arteríolas do plexo subpapilar e vênulas, principalmente, menores que 2 mm de calibre. Têm disposição linear e sinuosa, podendo formar emaranhados ou ter aspecto aracneiforme, ou retiforme, eventualmente, apresentam-se como dilatações pontuadas. Telangiectasias ocorrem em muitas condições, dermatoses estritamente cutâneas (p. ex., mastocitose cutânea, trauma, dano solar ou radiodermite) ou constituindo um espectro de doenças sistêmicas (p. ex., doenças autoimunes do tecido conectivo, doença do enxerto *versus* hospedeiro), podendo ser a característica principal da afecção. As telangiectasias como processos patológicos primários incluem as telangiectasias nevoide unilateral, essencial generalizada, hemorrágica hereditária e benigna hereditária e a ataxia-telangiectasia.

Telangiectasias hereditárias

Telangiectasia hemorrágica hereditária

Conhecida também como doença de Rendu-Osler-Weber, é uma afecção autossômica dominante, caracterizada pelo acometimento cutâneo por telangiectasias, que também ocorrem nas mucosas e nos órgãos internos. A doença geralmente é benigna na infância, com o surgimento de epistaxes, porém as telangiectasias características da pele, das mucosas oral e nasal, não aparecem até a adolescência. Nos órgãos internos, são particularmente frequentes no trato gastrintestinal; e a melena é uma complicação esperada. Outros locais de sangramento incluem o fígado, os pulmões e o cérebro, nos quais pode haver fístulas arteriovenosas ou outras malformações vasculares. As lesões cutâneas consistem em telangiectasias nas palmas e plantas, especialmente sob as unhas; e lesões nos lábios, na língua, no palato e na mucosa nasal.

Telangiectasia benigna hereditária

Termo aplicado à contraparte benigna da telangiectasia hereditária, é transmitida de forma autossômica dominante e caracteriza-se pela presença de telangiectasias disseminadas, sem acometimento mucoso, sem hemorragias ou doença vascular sistêmica (ver Capítulo 79).

Ataxia-telangiectasia

Constitui uma doença autossômica recessiva, também denominada síndrome de Louis-Bar. As telangiectasias estão sempre presentes e aparecem na infância, acometendo a face, o pescoço, os membros e a conjuntiva. O fator mais importante relacionado ao prognóstico é a ataxia cerebelar progressiva, disfunção imune profunda com infecções sinusais e pulmonares, e o maior risco de desenvolvimento de linfoma e leucemia (ver Capítulo 65).

Telangiectasias adquiridas

Telangiectasia essencial generalizada

Mais comum nas mulheres, as lesões inicialmente surgem nos membros inferiores e progridem gradual e simetricamente por tronco e braços. Em algumas situações, a conjuntiva e a mucosa oral podem ser envolvidas, porém não há diátese hemorrágica ou associação com doença interna.

Telangiectasias secundárias

A ocorrência de telangiectasias em várias condições é comum. As principais são:

- **Telangiectasia facial:** É frequente o aparecimento de telangiectasias nas regiões nasal e malar a partir da terceira e quarta décadas de vida. Decorrem da ação cumulativa de noxas externas como luz, calor, frio, que provocam a atrofia da pele com o desenvolvimento de dilatações vasculares.
- **Telangiectasias dos membros inferiores:** Bastante comuns, particularmente nas mulheres, devido ao aumento da pressão venosa capilar. O tratamento é feito com eletrólise, eletrocoagulação ou *laser*.

Telangiectasias nas doenças cutâneo-sistêmicas

Surgem quase constantemente, particularmente nos estágios avançados de várias afecções, como a dermatomiosite, esclerodermia, LE, acrodermatite crônica atrofiante e hepatopatias, especialmente na cirrose hepática.

Telangiectasias por corticosteroides

O uso dos corticosteroides por períodos longos pode determinar o aparecimento das telangiectasias.

Telangiectasia aranhosa (*nevus araneus*)

O angioma aranhoso ou *nevus araneus* ocorre em cerca de 10 a 15% dos adultos saudáveis e crianças. A face, o pescoço, o tronco superior e o braço são as regiões mais afetadas; nas crianças, tende a ocorrer nas mãos e nos dedos. Há alta incidência entre as gestantes e nos hepatopatas crônicos; ao final da gravidez, muitas lesões desaparecem espontaneamente. Clinicamente, é caracterizada por uma dilatação vascular central, levemente elevada, da qual radialmente emergem vasos sanguíneos dilatados, como uma aranha, e ocasionalmente observa-se pulsação central. A eletrocoagulação do vaso central erradica a lesão, porém pode haver recidiva.

Ectasia venosa

Ver Capítulo 89.

30
Dermatoses por vírus

As infecções virais podem ser exclusivas da pele, como as verrugas ou o molusco contagioso, ou manifestações cutâneas de infecção sistêmica, como a varicela ou o sarampo.

HERPES-VÍRUS SIMPLES

O herpes-vírus simples (HVS), *Herpesvirus homini*, determina quadros variáveis benignos ou graves. É doença universal, com dois tipos de vírus: o HVS-1, responsável pela maioria das infecções na face e no tronco, o herpes não genital; e o HVS-2, agente das infecções na genitália e de transmissão geralmente sexual, o herpes genital. Cerca de 80 a 90% de infecção viral não genital é pelo HVS-1, e de 20 a 10%, pelo HVS-2; a porcentagem é inversa na infecção genital.

A transmissão da infecção ocorre por contato pessoal, em que as partículas virais infectam pela mucosa ou por soluções de continuidade da pele. A primoinfecção herpética é encontrada em indivíduos que nunca tiveram contato prévio com o vírus, sem proteção imunológica. Pelo HVS-1, ocorre em 80 a 90% das crianças com menos de 10 anos de idade, e cerca de 90% dos adultos têm sorologia positiva para HVS-1.

A transmissão do HVS-2 é geralmente por contato sexual.

O período de incubação da primoinfecção é de aproximadamente 10 dias. O quadro clínico é variável, pode ser grave para a infecção com HVS-1, com possibilidade de se estender por semanas. Quando discreta ou assintomática, passa despercebida, e o indivíduo torna-se portador do vírus sem apresentar sintomas. Após a infecção primária, o vírus permanece latente em gânglios de nervos cranianos ou espinhais; quando reativado, por várias causas, migra através de nervo periférico e retorna à pele ou à mucosa. É o herpes simples recidivante.

O vírus pode ser transmitido na ausência da lesão clínica ou pelo portador sem sinais de infecção. Essa possibilidade explica o herpes genital, por contato sexual com parceiro clinicamente sadio. Eventualmente, nesses casos, a infecção pode ocorrer após longo tempo de relacionamento sexual.

Gengivoestomatite herpética primária

Mais comum em crianças, o tempo de incubação entre a exposição e o aparecimento dos sintomas é de 3 a 10 dias. Pode variar de um quadro discreto, com algumas lesões vesicoerosivas e subfebris, até quadros graves, como erupção vesiculosa com febre alta, adenopatias e comprometimento do estado geral. Com o rompimento das vesículas, formam-se exulcerações, logo recobertas por placas esbranquiçadas: a gengiva fica edemaciada, a alimentação torna-se difícil e a faringe pode ser comprometida (**Figuras 30.1** e **30.2**).

A fase aguda dura de 5 a 7 dias e os sintomas desaparecem em 2 semanas, mas a eliminação do vírus pela saliva continua por, pelo menos, 3 semanas.

Primoinfecção herpética genital

Pode ser assintomática, mas, quando clinicamente aparente, caracteriza-se por sintomas gerais, como febre, mal-estar e cefaleia, que, no entanto, podem não estar presentes em alguns casos.

Na mulher, a primoinfecção, em geral, é mais intensa que no homem e se caracteriza por vesículas na área genital, nos genitais externos, no vestíbulo vaginal e no introito. A ruptura das vesículas leva a exulcerações dolorosas, e a mucosa vaginal apresenta

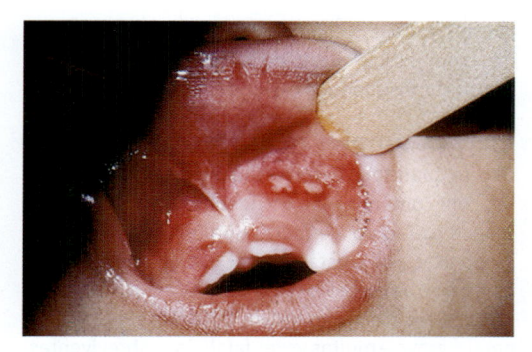

▲ Figura 30.1 Gengivoestomatite herpética primária. Lesões vesicopustulosas circundadas por halo eritematoso na mucosa oral.

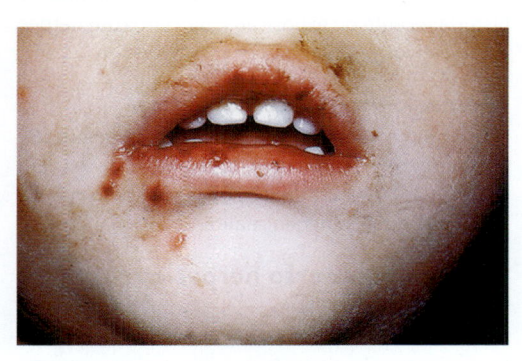

▲ Figura 30.2 Primoinfecção herpética. Além da mucosa oral, as lesões vesicopustulosas propagaram-se para o lábio e a região perioral.

edema significativo. Eventualmente, a cérvix vaginal é atingida, e disúria, secreção vaginal e uretral são consequências comuns das lesões.

No homem, surgem vesículas na glande, no prepúcio, no corpo do pênis e, às vezes, no escroto, nas coxas e nádegas. Às vezes, acompanham-se de disúria e corrimento uretral por uretrite.

As lesões tanto no homem quanto na mulher duram cerca de 15 dias, e a eliminação viral permanece por cerca de 12 dias. Quando a via de transmissão é retal, há proctite com vesiculação.

Queratoconjuntivite herpética

A primoinfecção pode ser no globo ocular com vesículas e erosões na conjuntiva e na córnea. Após a regressão, podem surgir recidivas, e a infecção pode causar ulcerações profundas, eventualmente levando à cegueira.

De modo igual, a duração da primoinfecção é de 2 a 6 semanas com tendência à cura, sem sequelas. Na fase inicial, a presença de vesículas agrupadas possibilita a diagnose; quando o quadro evolui, deve ser distinguido da candidose, da aftose, da síndrome de Stevens-Johnson e de infecções bacterianas.

Herpes recidivante

Uma vez tendo penetrado no organismo, o vírus permanece inativado nas células dos gânglios sensoriais da raiz posterior dos nervos correspondentes à região da primoinfecção.

Quando o vírus é reativado, surgem as recidivas nas quais nunca ocorrem sintomas sistêmicos, e a intensidade do processo é muito menor comparativamente à primoinfecção. O aparecimento das lesões é precedido por sensações parestésicas e dolorosas na área de infecção, e, posteriormente, surgem as vesículas agrupadas sobre base eritematoedematosa. A recorrência dura cerca de 3 a 7 dias.

É interessante assinalar que, no herpes recidivante da região sacral, as recorrências podem apresentar-se mais extensas, simulando herpes-zóster.

Panarício herpético

Infecção herpética recidivante que atinge os dedos das mãos, atualmente rara. Como referido, de 70 a 90% da população é portadora do HVS, eventualmente eliminando partículas virais na saliva. Médicos, dentistas, enfermeiros e auxiliares de odontologia, se trabalharem sem proteção, serão expostos à inoculação nos dedos e nas mãos. Na primoinfecção, o quadro inicial é de vesículas que coalescem, podendo formar uma única bolha, com adenopatia e febre eventual; após a cura da primoinfecção, ocorrem recidivas locais, em geral acompanhadas de linfadenopatia.

Herpes não genital recidivante

Mais comum em adultos infectados anteriormente, surge em qualquer área da pele ou da mucosa. O aparecimento das lesões é, em geral, precedido de horas ou dias de discreto ardor ou prurido local; surgem depois as lesões características, vesículas agrupadas sobre base eritematosa, que se tornam pústulas e se ulceram; a localização mais frequente é nos lábios (Figura 30.3). Tem como fatores desencadeantes: traumas, exposição ao sol, tensão emocional, menstruação e infecções respiratórias.

Herpes genital recidivante

Frequente e caracterizado também por vesículas que se rompem, formando pequenas ulcerações. É comum a ausência de sintomas gerais e perdura de 5 a 10 dias (Figura 30.4).

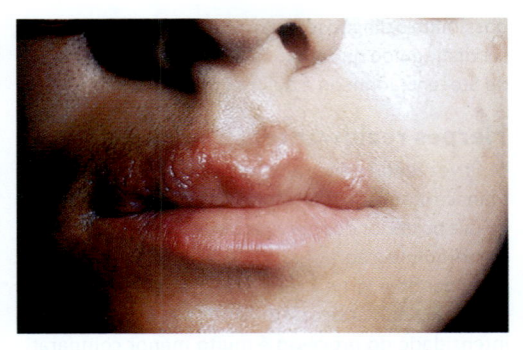

▲ Figura 30.3 Herpes recidivante labial. Edema e lesões vesiculosas agrupadas no lábio superior.

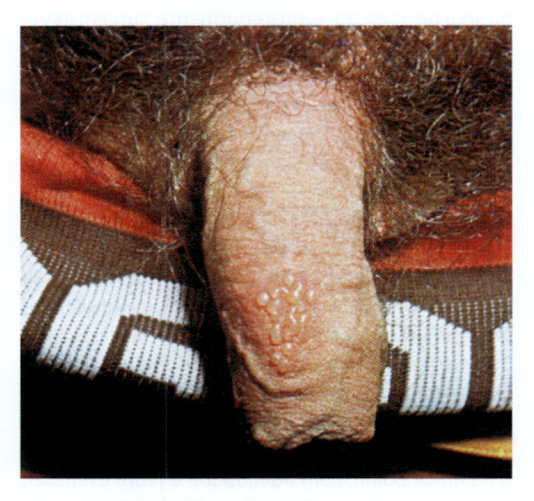

▲ Figura 30.4 Herpes recidivante genital. Agrupamento de vesículas no prepúcio.

Herpes simples congênito

A infecção pelo HVS-2 em gestante pode ser responsável por alterações na embriogenia; infecção intrauterina precoce ou tardia pode ocasionar defeitos congênitos. A primoinfecção herpética pode ser causa de abortamentos. O herpes simples é uma das causas da síndrome TORCH (**t**oxoplasmose, **o**utras infecções, **r**ubéola, **c**itomegalovírus, **h**erpes simples), na qual o agente cruza a barreira placentária, havendo sintomas na criança, embora possa ser clinicamente silencioso na mãe. Quando ocorre nas primeiras 20 semanas de gestação, a infecção fetal pode resultar em abortos, natimortos e anomalias congênitas. Quando ocorre mais tardiamente, as crianças sobreviventes apresentam lesões vesiculosas na pele, erosões, cicatrizes tipo aplasia cútis, coriorretinite, microcefalia, hidranencefalia, microftalmia e pode haver infecção das meninges. Exclusão de infecção pelos HVS-1 e 2 é importante quando houver dados comemorativos.

Herpes simples neonatal

Ocorre quando a parturiente apresenta herpes genital, com contaminação do neonato durante o parto. Caracteriza-se por vesículas e bolhas que se erosam, recobertas por crostas, na cabeça ou nas nádegas, consoante a apresentação fetal. O quadro deve-se, na maioria dos casos, ao HVS-2. O herpes simples neonatal é grave e muitas vezes fatal; dos sobreviventes, 50% têm sequelas neurológicas ou oculares.

Gestantes com herpes genital devem fazer cesariana, que também pode ser indicada se houver história recente ou exposição a parceiro com herpes genital ativo.

Meningoencefalite herpética

Na primoinfecção, ocorre uma viremia, caracterizada por febre, cefaleia, mialgia, fraqueza, anorexia. Em cerca de 1 a 2% dos doentes, surgem sintomas de meningite ou meningoencefalite.

Eritema polimorfo herpético

O HVS é uma das etiologias mais frequentes (50%) do eritema polimorfo, que deve ser considerada quando houver antecedente. Na forma inicial, surge entre 7 e 10 dias após a infecção. As lesões localizam-se mais nas extremidades, como máculas eritematosas ou eritematopurpúricas, eventualmente havendo comprometimento das mucosas. Há recidivas com surtos sucessivos.

Herpes simples em imunodeprimidos

O HVS em latência surge frequentemente pela imunodepressão, em pênfigos, micose fungoide e outros linfomas, leucemias, mieloma, transplantes e doenças crônicas. É uma das complicações mais frequentes na síndrome da imunodeficiência adquirida (Aids). As lesões são mais numerosas, exuberantes e com ulcerações mais profundas, e a infecção pode se generalizar com alta mortalidade, comprometendo fígado, baço ou pâncreas ou evoluindo para uma encefalite herpética.

Erupção variceliforme de Kaposi (eczema *vacinatum* e herpético)

A erupção variceliforme de Kaposi é um quadro de disseminação viral pelo vírus herpético (eczema herpético) ou pelo vírus vaccínia (eczema *vacinatum*).

A afecção pode resultar de autoinoculação de material das lesões de herpes do doente sobre áreas da pele afetadas pela doença cutânea de base ou pode resultar da infecção oriunda de algum portador de herpes.

Na maioria das vezes, ocorre em atópicos, que, eventualmente, mesmo sem lesões em atividade, podem desenvolver o quadro, também observado na doença de Darier, pênfigo familiar, ictiose vulgar, hiperqueratose epidermolítica e linfomas. Em nosso meio, é encontrado em doentes de pênfigo foliáceo (PF) (fogo selvagem).

O quadro se caracteriza pelo aparecimento súbito de vesículas, disseminadas ou em áreas da pele comprometidas, que rapidamente transformam-se em pústulas, as quais, pelo dessecamento, formam crostas, com eventual infecção bacteriana; sintomas gerais como febre, prostração, toxemia e adenopatias estão presentes. Como a vacinação antivariólica não é mais realizada, somente eczema herpético é observado (**Figura 30.5**).

Herpes genital e infecção pelo HIV

Além da relação oportunista dos dois vírus, há evidências que sugerem que o herpes-vírus pode ampliar a patogenicidade do vírus da imunodeficiência humana (HIV), e vice-versa. Assim, as ulcerações do herpes genital nos portadores de HIV podem ser extensas e atingir tecidos profundos, e ter tempo de cicatrização extremamente longo (ver Capítulo 34).

Diagnose diferencial

As lesões das mucosas da primoinfecção pelo HVS-1 na infância devem ser distinguidas da candidose, da aftose, da erupção a fármacos, da herpangina e das infecções virais e bacterianas. As lesões genitais do HVS-2 devem ser diferenciadas do cancro duro, do cancroide e também devem ser diferenciadas do eritema fixo medicamentoso e de lesões traumáticas.

Diagnose laboratorial

Citodiagnose de Tzanck é o método eletivo. A diagnose é dada pela presença de células gigantes multinucleadas, e, em geral, é estabelecida apenas mediante o quadro clínico e o citodiagnóstico. Excepcionalmente, recorre-se à histopatologia, à microscopia eletrônica, à cultura, à inoculação, à sorologia ou ao teste reação em cadeia da polimerase (PCR).

Tratamento

O medicamento efetivo é o aciclovir (acicloguanosina), mas o penciclovir e o valaciclovir atuam de maneira similar.

O aciclovir é administrado em doses de 200 mg, 5 vezes/dia, com intervalos aproximados de 4 horas, omitindo-se a administração noturna. O tratamento é por 5 dias, mas pode ser estendido nas primoinfecções; em imunocomprometidos, a dose deve ser duplicada. Em formas graves, disseminadas, com sintomas sistêmicos, e na meningoencefalite, são indicadas a hospitalização e a administração de aciclovir, 5 mg/kg, intravenoso (IV), a cada 8 horas.

A recidiva deve ser tratada com a mesma dose de 200 mg, 5 vezes/dia, por 5 dias, cada vez que ocorrer; com a repetição do medicamento, verifica-se menor duração do surto e diminuição do número de recidivas.

As reações adversas com aciclovir são raras, as mais comuns são náuseas, vômitos e diarreia. O medicamento tem uma interação potencialmente perigosa com o tenofovir e com a meperidina. Quando há insuficiência renal, a eliminação é mais lenta e a dose deve ser diminuída. Não foi demonstrado efeito teratogênico com o aciclovir em animais e em estudos

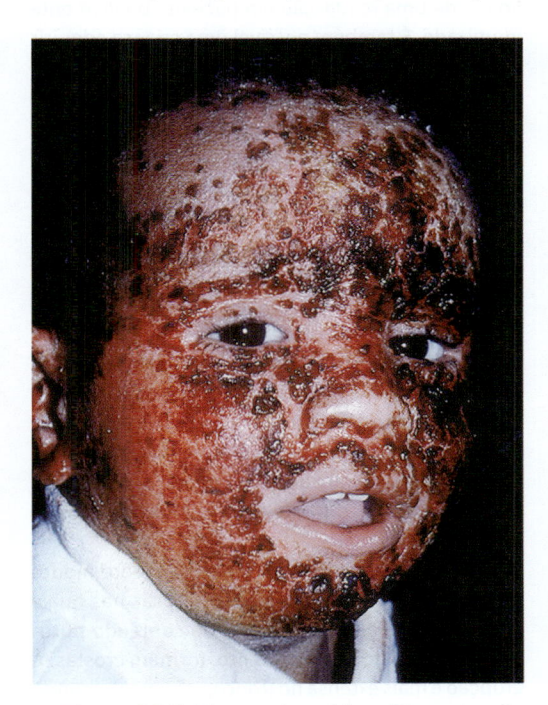

▲ **Figura 30.5** Eczema herpético. Disseminação do vírus do herpes simples sobre eczema atópico.

limitados na gravidez da mulher; por essa razão, a administração em gestantes deve ser avaliada considerando o risco-benefício. O aciclovir é eliminado pelo leite materno.

Topicamente, realizar limpeza das lesões e usar antissépticos.

O valaciclovir e o fanciclovir são derivados igualmente efetivos que possuem maior biodisponibilidade, permitindo o uso de doses menores. Na primoinfecção, as doses empregadas são: valaciclovir, 1 g, a cada 12 horas, por 10 dias; e fanciclovir, 250 mg, a cada 8 horas, por 7 a 10 dias. Nas recorrências, valaciclovir, 500 mg, de 12 em 12 horas, por 3 dias; e fanciclovir nas recorrências orais; 1.500 mg em dose única ao início dos sintomas; e nas recorrências genitais, 1.000 mg, a cada 12 horas, iniciando-se imediatamente após os primeiros sintomas. Quando a recidiva ocorre com muita frequência, pode ser feita terapia supressora por 6 a 12 meses. O aciclovir deve ser administrado na dose de 200 mg, 3 a 4 vezes/dia, inicialmente, buscando-se progressivamente a menor dose eficaz. A terapêutica supressora também pode ser feita com valaciclovir, 500 mg/dia, ou com fanciclovir, 250 mg, a cada 12 horas.

Há relatos de raros episódios de resistência ao aciclovir, e a primeira alternativa é o foscarnete, que inibe a transcriptase reversa do HIV. Outros medicamentos, como o cidofovir e a vidarabina por via sistêmica, são alternativas terapêuticas.

No eritema polimorfo herpético, pode-se associar o aciclovir ao corticosteroide, que não deve ser administrado isoladamente.

Na criança imunocomprometida com mais de 2 anos de idade, a dose é igual à do adulto não imunocomprometido; para menores de 2 anos, administrar metade da dose. A administração via IV de aciclovir é indicada em imunocomprometidos e no herpes simples neonatal.

Na queratoconjuntivite herpética, além do tratamento sistêmico, indicam-se tópicos como a idoxuridina ou a vidarabina.

Profilaxia

A infecção herpética é um problema importante em saúde pública, particularmente pela crescente incidência do herpes genital.

A partir de 1991, surgiram vacinas usando como antígeno as glicoproteínas do envelope viral com ensaios ainda não conclusivos. Atualmente, estão sendo pesquisadas as chamadas vacinas gênicas, com vírus geneticamente modificados, que impedem a replicação viral; dessa forma, o vírus infectando o organismo induz a resposta imunológica, sem a capacidade de completar o ciclo evolutivo.

Não existem vacinas aprovadas para herpes simples, mas estão sendo realizados vários estudos, principalmente com o HSV2 e também com o HSV1. Vários testes em animais demonstraram indução de anticorpos pelas vacinas em estudo.

VARICELA/HERPES-ZÓSTER

O vírus da varicela/herpes-zóster (VVZ ou HVH-3), em geral, infecta o indivíduo na infância, causando o quadro de varicela. Após a fase de disseminação hematogênica em que atinge a pele, caminha pelos nervos periféricos até os gânglios nervosos, onde poderá permanecer em latência por toda a vida. Noxas diversas podem causar uma reativação do vírus, que, caminhando centrifugamente pelo nervo periférico, atinge a pele, causando a característica erupção do herpes-zóster.

Há pacientes que desenvolvem a enfermidade após contato com doentes de varicela e até mesmo com outro doente de zóster, o que indica a possibilidade de uma reinfecção em paciente previamente imunizado. É também possível uma criança adquirir varicela pelo contato com doente de zóster.

Herpes-zóster generalizado em adulto (varicela-símile) é encontrado em quadros de imunodeficiência, como linfomas, leucemias, doença de Hodgkin, Aids e em doentes em terapia com imunossupressores, como citostáticos e corticosteroides.

Varicela

Primoinfecção pelo VVZ, caracterizada pelo aparecimento de vesículas em base eritematosa na pele e nas mucosas. De distribuição universal, a infecção ocorre geralmente na infância, mas também acomete adolescentes e é frequente em imunodeprimidos (herpes-zóster generalizado). Altamente contagiante, sua transmissão viral é aérea; o período de incubação é de 2 a 3 semanas e, em geral, confere imunidade por toda a vida.

O quadro inicia-se com mal-estar, febre moderada e pequenas manchas eritematosas nas quais surgem vesículas de 1 a 3 mm, de conteúdo purulento e que, pelo dessecamento, formam crostas. A erupção é mais extensa no tronco, com menor número de lesões nas extremidades, e uma característica importante é a evolução por surtos com lesões em vários estágios evolutivos (**Figura 30.6**). Há lesões na mucosa.

Em cerca de 1 semana, a febre desaparece e deixam de aparecer novas lesões, permanecendo somente as crostas, que se eliminam em alguns dias.

Excepcionalmente, a varicela em crianças pode determinar febre elevada, com lesões muito numerosas, particularmente nas mucosas. Em adultos, geralmente a febre é elevada, com cefaleia, anorexia e mal-estar geral.

A varicela neonatal é uma infecção grave, frequentemente fatal, adquirida por contágio, sobretudo quando a mãe tem varicela alguns dias antes do parto.

Em doentes imunocomprometidos, a infecção pelo VVZ ocasiona quadro grave, com eventual aparecimento de lesões hemorrágico-necróticas e complicações sistêmicas como pneumonia e encefalite.

A infecção no primeiro trimestre da gravidez pode causar anormalidades fetais como microftalmia, catarata, atrofia óptica e atrofia do sistema nervoso central (SNC).

Diagnose laboratorial

Em geral, não é necessária; a citodiagnose de Tzanck, como referida para o herpes simples, revela células multinucleadas. A histopatologia mostra vesícula epidérmica com células balonizantes, e podem ser encontradas inclusões eosinofílicas em núcleo de células epiteliais e em células endoteliais. Antígeno viral pode ser evidenciado em lâminas ou cortes histológicos por imuno-histoquímica, usando anticorpos monoclonais específicos para VVZ. O vírus pode ser demonstrado por uma coloração negativa na microscopia eletrônica, e o DNA pode ser evidenciado por PCR. Tem ação citopática em cultivos de fibroblastos embrionários.

Sorologicamente, pelo método imunoenzimático, a presença de anticorpos da classe IgM sugere infecção recente. A soroconversão à IgG ou o aumento significativo do título entre duas amostras com intervalo de 10 dias também indica infecção recente.

Tratamento

Repouso, paracetamol ou dipirona para controle da febre; não é indicado usar ácido acetilsalicílico em crianças pelo risco da síndrome de Reye. Topicamente, limpeza das lesões com água boricada ou solução de Burow diluída a 1:20 e antibacterianos. Para o prurido, anti-histamínicos. Formas graves de varicela devem ser tratadas com aciclovir oral ou intravenoso.

Profilaxia

Observação por 2 semanas dos indivíduos não imunes que tiveram contato com o vírus. Imunodeprimidos devem evitar contato, e, se ocorrer varicela-zóster, imunoglobulina varicela-zóster (VZIG), 125 µ/kg, administrada até 96 horas após a exposição, é indicada, inclusive para gestantes suscetíveis com eventual exposição e para neonatos com mães infectadas pouco antes do nascimento. A proteção pela imunoglobulina se mantém em torno de 3 semanas.

A vacina para VVZ (cultura Oka) é altamente eficiente, uma vez que alcança de 70 a 90% na prevenção da doença e impede a ocorrência de formas mais graves.

Herpes-zóster

Herpes-zóster resulta da reativação do vírus varicela-zóster, que permanece latente nos gânglios da raiz nervosa posterior dos nervos desde sua penetração no organismo quando causou varicela.

O quadro clínico é, quase sempre, típico. A maioria dos doentes refere dores nevrálgicas antecedendo as lesões cutâneas.

A lesão elementar é uma vesícula sobre base eritematosa, a erupção é unilateral, raramente ultrapassando a linha mediana, seguindo o trajeto de um

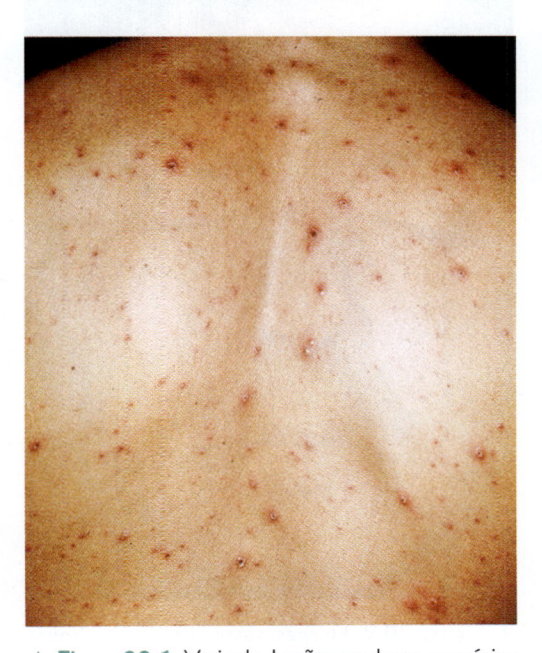

▲ **Figura 30.6** Varicela. Lesões no dorso em vários estágios de evolução, pápulas eritematosas, pústulas e lesões crostosas.

nervo (distribuição dermatômica). Surgem de modo gradual e levam de 2 a 4 dias para se estabelecerem totalmente (**Figuras 30.7** e **30.8**). Quando não ocorre infecção secundária, as vesículas se dessecam, formam-se crostas e o quadro evolui para a cura em 2 a 4 semanas. Excepcionalmente, podem ocorrer algumas vesículas aberrantes.

Devem ser considerados os seguintes aspectos:
- A infecção é mais comum em adultos e idosos, mas também é encontrada em adolescentes e adultos jovens.
- Em 20% dos doentes, a nevralgia é intensa e pode persistir por meses, particularmente quando não é feito o tratamento eletivo.
- Em alguns doentes, sobretudo idosos ou debilitados, além da nevralgia intensa, as lesões cutâneas podem ser hemorrágico-necróticas.
- O comprometimento do trigêmeo, principalmente do ramo oftálmico, pode danificar a córnea (**Figura 30.9**).
- A enfermidade é mais comum e grave em indivíduos com doenças sistêmicas, particularmente com imunodepressão (linfomas, transplantados, infecção por HIV). Nesses doentes, ela pode se generalizar, constituindo a varicela-zóster.
- O acometimento do nervo facial (paralisia de Bell) mostra a característica distorção da face.
- No comprometimento do gânglio geniculado, pela lesão dos nervos facial e auditivo, ocorre paralisia facial, além das vesículas herpéticas, podendo advir zumbido, vertigem e distúrbio da audição (síndrome de Ransay-Hunt).
- O quadro neurológico pode ser intenso, e as lesões cutâneas discretas podem passar despercebidas, ensejando erros na diagnose. Excepcionalmente, há somente o comprometimento neural (*zoster sine herpete*).

Diagnose laboratorial

Quando necessária, pode ser feita a citodiagnose ou a histopatologia. A sorologia não é utilizada.

Importante investigar alguma causa predisponente, pesquisando, quando indicado, doenças sistêmicas como diabetes, anemia, linfomas e, particularmente, quadros de imunodepressão, incluindo HIV.

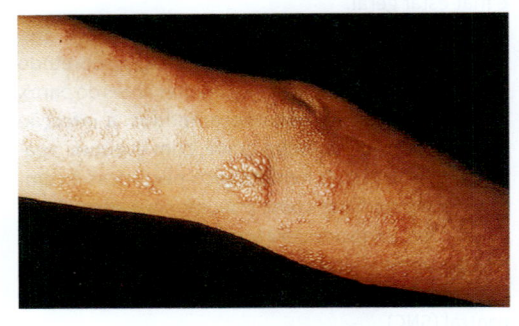

▲ **Figura 30.8** Herpes-zóster. Grupos de lesões vesiculosas sobre base eritematosa ao longo do membro superior.

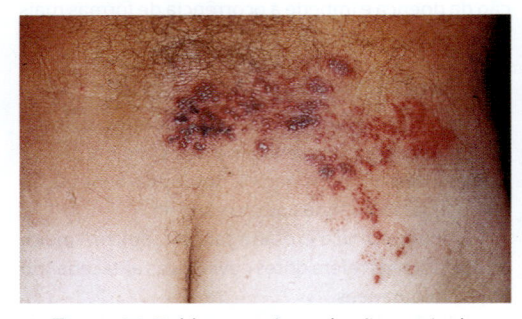

▲ **Figura 30.7** Herpes-zóster. Lesões vesiculosas, algumas hemorrágicas, agrupadas e dispostas linearmente ao longo de área dermatômica.

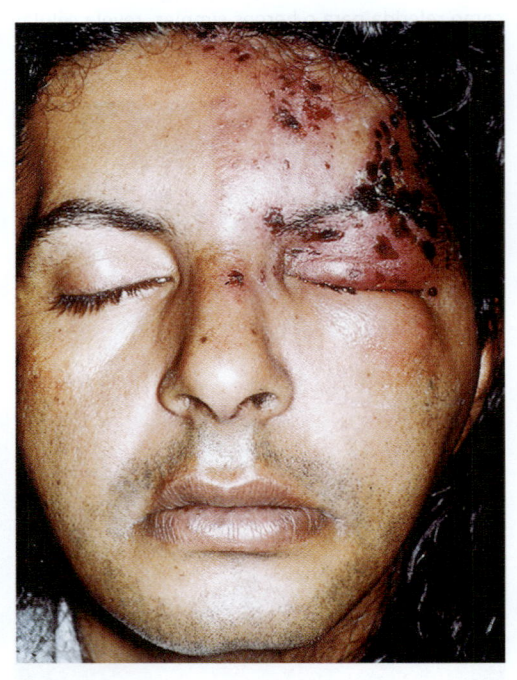

▲ **Figura 30.9** Herpes-zóster oftálmico. Sobre base eritematosa delimitada unilateralmente, vesículas, erosões, áreas necróticas e edema acentuado da região orbitária.

Evolução

As lesões cutâneas cicatrizam em 2 semanas e deixam manchas pigmentares ou cicatrizes. A neuralgia pós-herpética é a complicação mais grave do herpes-zóster, se ocorrer falha no tratamento, pode ser intensa e perdurar por meses ou anos; atinge principalmente doentes idosos. Pode haver comprometimento de fibras motoras, como paralisia facial e, excepcionalmente, paralisia intestinal ou disfunção urinária como sequelas de comprometimento de nervos lombares.

Tratamento

- A terapia eletiva é com aciclovir, 800 mg, via oral (VO), 5 vezes/dia (dose diária: 4 g), por 7 dias, e deve ser iniciada precocemente. Pode ser substituído pelo fanciclovir, 1 g, a cada 12 horas, igualmente por 7 dias. Esse tratamento, se feito precocemente, previne a neuralgia pós-herpética. Pacientes imunocomprometidos necessitam de doses maiores. Para aqueles com insuficiência renal, a frequência da administração deve ser diminuída de acordo com o grau de lesão renal, avaliado pelo *clearance* da creatinina.
- Analgésicos são indicados, consoante a intensidade da dor. Localmente, limpeza com água boricada e, na eventualidade de infecção secundária, antibacterianos tópicos. A imunoglobulina varicela-zóster não é útil na terapia.
- O emprego sistemático de corticosteroides é controverso. Talvez possa ser útil em casos de neuralgia intensa, devendo ser sempre associado ao aciclovir, e nunca usado em imunodeprimidos.
- Formas graves de herpes-zóster devem ser tratadas com aciclovir, 10 mg/kg, por infusão IV, em solução aplicada, no mínimo, por 1 hora, a cada 8 horas.

Neuralgia pós-herpética: complicação mais frequente do zóster, que pode perdurar por meses. Além de analgésicos, empregam-se:

- Carbamazepina, com a dose inicial para adulto de 100 a 200 mg, 2 vezes/dia.
- Amitriptilina ou outro antidepressivo tricíclico. Iniciar amitriptilina com 10 a 25 mg/dia, podendo aumentar até 75 mg/dia.
- Gabapentina: 300 a 400 mg, 2 a 4 vezes/dia, com bons resultados.
- Infiltrações com triancinolona-lidocaína (4 mg em 1 mL de lidocaína a 2% sem vasoconstritor). Aplicação semanal, dose de até 20 mg de triancinolona por aplicação.
- Lidocaína tópica, creme a 4% na área comprometida.
- Creme de capsaicina (de 0,025-0,075%) na área comprometida.
- Em neuralgia contínua e intensa, aplicação, por anestesiologista, de metilprednisolona por via intratecal associada com xilocaína (60 mg de acetato de metilprednisolona em 3 mg de xilocaína a 3%), 1 vez/semana, até 4 aplicações. Há melhora imediata da dor.

Desde 2011, nos Estados Unidos, foi aprovada uma vacina com vírus atenuado para herpes-zóster a ser utilizada em indivíduos com idade acima dos 50 anos. Estudos com seguimento longo demonstraram que a vacina reduziu em 70% o risco de zóster comparativamente a placebo.

Recentemente foi introduzida uma vacina com vírus inativado (Shingrix®) que pode ser utilizada em imunodeprimidos. É empregada em 2 doses, IM, aplicadas com intervalo de 2 meses. Está indicada para adultos acima dos 50 anos e em imunodeprimidos com mais de 18 anos. A eficácia é de 90%.

INFECÇÃO POR VÍRUS EPSTEIN-BARR

O vírus Epstein-Barr (EBV), um γ-herpes-vírus, é o agente etiológico da mononucleose infecciosa. Em doentes com imunodeficiências e na Aids, é corresponsável pela leucoplasia pilosa oral e linfoma de células B.

Atualmente, é considerado um dos vírus mais relacionados com a síndrome de Gianotti-Crosti; participa também na etiopatogenia de doenças malignas como o linfoma de Burkitt, linfoma de células T, doença de Hodgkin e carcinoma de nasofaringe.

O EBV tem distribuição universal, e a transmissão se dá pela saliva, pelas secreções ou pelo contato oral. Foi relatada a presença do vírus em secreções genitais e no leite materno.

Mononucleose infecciosa

A primoinfecção pelo EBV na adolescência pode se manifestar por faringite, febre, linfocitose com atipias linfocitárias e, em 1/3 das infecções, há aumento dos linfonodos. É o quadro da mononucleose infecciosa. A erupção cutânea é rara, podendo ocorrer exantema, urticas, petéquias e edema palpebral.

Frequentemente, há o aparecimento de uma reação medicamentosa quando, no decurso da mononucleose, é administrada a ampicilina, eventualmente observada com amoxicilina, cefalosporinas e penicilina. Surge entre 7 e 10 dias após a administração do antibiótico e caracteriza-se por exantema pruriginoso que cede em alguns dias.

O hemograma confirma a diagnose, mostrando linfocitose elevada, acima de 50.000 células por mm^3 com atipias. Há, também, discreta trombocitopenia e aumentos das transaminases.

O tratamento é sintomático, o uso de aciclovir ou de aciclovir-corticosteroide não influencia a evolução da enfermidade. Corticosteroide é indicado em eventuais complicações, como faringite grave, anemia hemolítica e trombocitopenia.

Reativação viral

Ocorre em imunodeprimidos. Algumas manifestações têm sido associadas, como faringites, erupção papulopurpúrica e nódulos necrosantes, eritema polimorfo e síndrome da fadiga crônica.

Leucoplasia pilosa oral

Quadro com participação do EBV que ocorre em HIV--infectados, inclusive considerada um marcador para Aids; entretanto, vitima também outros imunodeprimidos. Caracterizada por placas brancas, confluentes nas bordas laterais da língua, geralmente assintomáticas e frequentemente associadas com candidose. Tratamento sintomático (ver Capítulo 34).

Malignidades

O EBV tem potencial oncogênico, podendo induzir doenças malignas como linfomas de células B, incluindo o tumor de Burkitt, linfomas em imunossuprimidos (transplantados e infectados pelo HIV), alguns linfomas T, como o linfoma angioimunoblástico de células T, linfoma de células NK/T tipo nasal, carcinomas nasofaríngeos e alguns subtipos de carcinomas gástricos, linfoma de Hodgkin e linfomas hidroa-vaciniforme-símiles.

Diagnose

A sorologia pode ser útil, como a pesquisa de anticorpo antiantígeno precoce do EBV associada à de anticorpos anti-VCA (antígeno do capsídeo viral). A pesquisa de anticorpos IgG e IgM e o exame quantitativo dos anticorpos IgM e IgG para EBV também são realizados por imunofluorescência indireta (IFI).

Tratamento

Deve ser consoante ao quadro clínico.

INFECÇÃO POR HERPES-VÍRUS HUMANO 6 (HVH-6) (EXANTEMA SÚBITO OU ROSÉOLA INFANTIL)

O HVH-6 é um γ-herpes-vírus agente etiológico do *exantema súbito* ou *roséola infantil*.

A transmissão é pela saliva, e o vírus já foi isolado na saliva e nas glândulas salivares. É uma frequente infecção viral da infância, e a maioria das crianças acima de 2 a 3 anos tem sorologia positiva para HVH-6. Em geral, o problema passa despercebido, porém, excepcionalmente, produz o quadro do eritema súbito ou roséola infantil, caracterizado pela febre geralmente elevada seguida de exantema, similar ao da rubéola, composto por pequenas pápulas róseo-pálidas ou de tipo maculopapuloso que duram cerca de 2 dias. Na mucosa oral, o enantema consiste em pápulas eritematosas no palato mole e na base da úvula (sinal de Nagayama). Regride em alguns dias. A evolução é favorável, ainda que, excepcionalmente, ocorram complicações sistêmicas. No adolescente e no adulto, a primoinfecção é similar à da mononucleose.

Após a primoinfecção, o vírus permanece em estado de latência e há risco de ser reativado em imunodeprimidos, especialmente transplantados e HIV-infectados, podendo ser responsável por quadros sistêmicos com febre alta e exantema, por pneumonites e por rejeição de transplantes.

Diagnose

A diagnose laboratorial pode utilizar a sorologia para anticorpo IgG e IgM e a detecção do DNA viral por PCR.

Tratamento

Em geral, o tratamento é desnecessário, porque a infecção é benigna; já em quadros graves de imunodeprimidos, têm sido utilizados o ganciclovir e o foscarnete.

INFECÇÃO POR HERPES-VÍRUS HUMANO TIPO 8 (HVH-8)

O HVH-8 ou KSHV (*Kaposi's sarcoma-associated herpesvirus*) é um γ-herpes-vírus que, em latência, é encontrado na maioria das formas de sarcoma de Kaposi (SK).

A soroprevalência para o HVH-8 em regiões geográficas corresponde às taxas de incidência do SK.

Além do SK, o HVH-8 pode estar associado à doença de Castleman.

INFECÇÃO POR CITOMEGALOVÍRUS (CITOMEGALIA)

O citomegalovírus (CMV ou HVH-5) é um β-herpes--vírus de ocorrência universal com alta prevalência, capaz de chegar a 100% nos países subdesenvolvidos. Após a regressão da infecção inicial, o vírus permanece em latência e pode ser reativado por causas diversas,

Dermatoses por vírus

particularmente a imunodepressão. Em decorrência do aumento dos imunodeprimidos, por transplantes, quimioterapias e HIV, a incidência de formas disseminadas de CMV tem aumentado extraordinariamente.

A transmissão do vírus é congênita ou adquirida por contato, inclusive sexual, e por transfusão de sangue. A transmissão congênita é frequente e, com outras cinco infecções, constitui a síndrome TORCH.

Na citomegalia adquirida, a infecção pode ser assintomática ou similar ao quadro da mononucleose. Assim como nessa doença, a administração de ampicilina pode causar um quadro de exantema pruriginoso. A imunodepressão por doença maligna, queimaduras, medicamentos imunossupressores e por HIV pode reativar o CMV, causando quadro sistêmico, como pneumonia, encefalite e outros. As lesões cutâneas são raras, relatando-se ulcerações perianais e genitais (**Figura 30.10**).

Diagnose

A diagnose laboratorial é feita por vários métodos, como a sorologia para anticorpo IgG em duas amostragens, para verificar a alteração do título, detecção do anticorpo IgM e detecções do DNA viral, por PCR, e do CMV, por cultura.

Histopatologia

O exame histopatológico é característico, com infiltrado linfocítico e alterações epiteliais mínimas, porque o CMV não infecta queratinócitos, mas as células endoteliais, que estão duas ou três vezes maiores, apresentam inclusões intranucleares eosinofílicas.

Tratamento

Os medicamentos eletivos são o ganciclovir ou val ganciclovir. São eventualmente indicados o foscarnete, o cidofovir e o fomivirseno.

Profilaxia

Feita pela diagnose precoce e por medidas de prevenção em imunocompetentes expostos. Há uma vacina com CMVs vivos e atenuados que induz uma resposta humoral.

INFECÇÕES POR PAPOVAVÍRUS

Os *papovavírus* são vírus DNA da família Papoviridae e a transmissão se dá por contato aéreo ou por artrópodes. Há duas subfamílias, Papillomavirinae e Polyomavirinae, com um único gênero em cada (papilomavírus e poliomavírus).

Papilomavírus

Em animais, há várias espécies responsáveis por papilomatoses em bovinos, caninos, equinos e coelhos.

Em humanos, há uma única espécie, o papilomavírus humano (HPV), que causa verrugas na pele na genitália, papilomas nas mucosas (como na laringe e cérvix), epidermodisplasia verruciforme e tem capacidade oncogênica de induzir cânceres na pele, mucosa, genitália e cérvix.

Todos os papilomavírus têm hospedeiros específicos, uma espécie do vírus infecta somente uma espécie do hospedeiro e não contamina espécies heterólogas. O HPV atinge unicamente humanos.

Poliomavírus

Há várias espécies responsáveis por infecções; dois poliomavírus (vírus BK e vírus JC) infectam humanos; outros poliomavírus, inclusive o símio 40 (SV-40) infectam mamíferos. Recentemente, detectou-se poliomavírus em tumores de Meckel.

Atualmente, pelo método de hibridização e outros, já foram diferenciados mais de 120 tipos ou

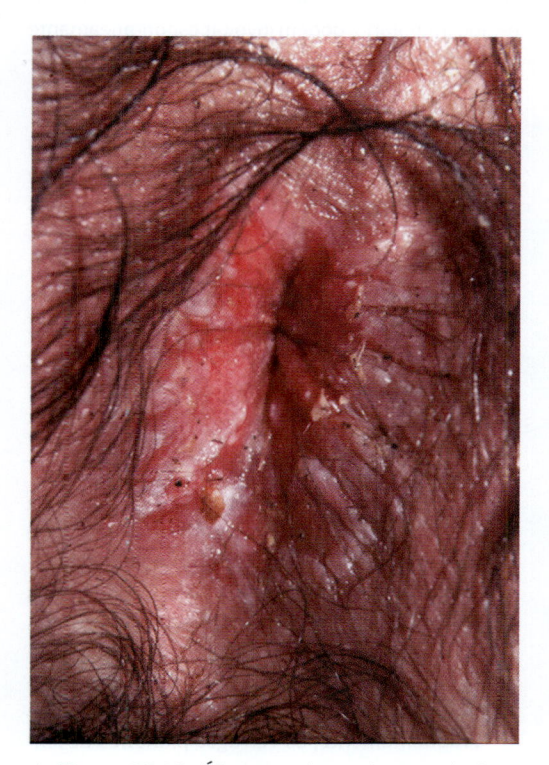

▲ **Figura 30.10** Úlcera anal por citomegalovírus. O comprometimento se dá por progressão de lesão retal.

genótipos de HPV, responsáveis por quadros clínicos similares ou diversos, alguns com capacidade oncogênica. Uma relação entre os quadros clínicos e os tipos de HPV e o potencial de malignidade é apresentada a seguir, salientando-se que não há uma concordância total entre os investigadores.

Os HPV 6 e 11, de baixo risco oncogênico, produzem condilomas e lesões pré-cancerosas de baixo grau. Os HPV 16 e 18 são de alto potencial oncogênico, sendo responsáveis por lesões intraepiteliais de alto grau que podem evoluir a carcinomas especialmente das mucosas genital e anal.

Quadro clínico e tipos de HPV

Doenças cutâneas não genitais:
- **Verrugas vulgares:** Tipos 1, 2, 4, 26, 27, 29, 41, 57, 65, 75 a 78.
- **Verrugas plantares:** Tipos 1, 2, 4, 60, 63.
- **Verrugas planas:** Tipos 3, 10, 27, 28, 38, 41, 49.
- **Verrugas nas mãos de manipuladores de carne, peixes e aves:** Tipos 4, 7, 10, 28.
- **Verrugas em mosaico:** Tipos 2, 27, 57.
- **Carcinoma espinocelular ungueal:** Tipo 16.
- **Epidermodisplasia verruciforme benigna:** Tipos 2, 3, 10, 12, 15, 17, 19, 20 a 25, 36, 37, 38, 46.
- **Epidermodisplasia verruciforme maligna ou benigna:** Tipos 5, 8, 10, 14, 17, 20 a 25, 37, 38.
- **Epidermodisplasia verruciforme – lesões não verrucosas:** Tipos 37, 38.
    Doenças mucosas não genitais:
- **Papilomatose respiratória:** Tipos 6, 11.
- **Carcinoma espinocelular de pulmão:** Tipos 6, 11, 16, 18.
- **Papiloma laríngeo:** Tipos 6, 11.
- **Carcinoma espinocelular de sínus:** Tipos 16, 18.
- **Papilomas conjuntivais:** Tipos 6, 11.
- **Carcinoma de conjuntiva:** Tipo 16.
- **Hiperplasia epitelial oral focal (doença de Heck):** Tipos 13, 32.
- **Carcinoma oral:** Tipos 16,18.
- **Leucoplasia oral:** Tipos 16, 18.
- **Carcinoma espinocelular de esôfago:** Tipos 16, 18.
    Doenças anogenitais:
- **Condiloma acuminado:** Tipos 1 a 6, 10, 11, 16, 18, 30, 31, 33, 35, 39 a 45, 51 a 59, 70, 83.
- **Papulose bowenoide:** Tipos 16, 18, 34, 39, 40, 42, 45.
- **Doença de Bowen:** Tipos 16, 18, 31, 34.
- **Condiloma acuminado gigante (Buschke-Löwenstein):** Tipos 6, 11, 57, 72, 73.
- **Neoplasia intraepitelial inespecífica:** Tipos 30, 34, 39, 40, 53, 57, 59, 61, 62, 64, 66 a 69.

- **Lesões intraepiteliais escamosas de baixo grau:** Tipos 6, 11, 16, 18, 26, 27, 30, 31, 33 a 35, 40, 42, 45, 51 a 58, 61, 62, 71 a 74, 79, 81 a 84.
- **Lesões intraepiteliais escamosas de alto grau:** Tipos 6, 11, 16, 18, 31, 33, 35, 39, 42, 44, 45, 51, 52, 56, 58, 59, 61, 64, 66, 68, 82.
- **Carcinoma de vulva:** Tipos 6, 11, 16, 18.
- **Carcinoma de colo de útero:** Tipos 16, 18, 31, 33, 35, 39, 45, 51, 52, 56, 58, 59, 66, 68, 70, 73, 82.
- **Carcinomas de ânus:** Tipos 16, 31, 32, 33.
- **Eritroplasia de Queyrat:** Tipo 16.
- **Carcinoma de pênis:** Tipos 16, 18.

Verrugas

Proliferações epiteliais na pele e nas mucosas causadas por diversos tipos de HPV, têm ubiquidade e ocorrem em qualquer idade, porém são mais comuns em crianças e adolescentes. O contágio é direto ou indireto, particularmente pela exposição em piscinas, recintos esportivos, praias e outros locais; são autoinoculáveis; o tempo de incubação é variável, em torno de 3 meses. As verrugas, de acordo com o estado imunitário, podem involuir espontaneamente ou aumentar em número e tamanho.

Verrugas vulgares

São as mais comuns. A lesão é pápula ou nódulo, de consistência firme, hiperqueratósica, com superfície dura, em que se observam com frequência pontos escuros ou pretos, que correspondem a alças capilares trombosadas (**Figura 30.11**). As verrugas vulgares ocorrem em qualquer área da pele, porém são mais encontradas no dorso das mãos e nos dedos; nestes, podem estar no leito ungueal ou nas dobras periungueais (**Figura 30.12**).

Verrugas plantares

Como decorrência da pressão do corpo, essas verrugas são poucos salientes. O aspecto é de uma área central anfractuosa envolta por um anel hiperqueratósico; por esse aspecto, a verruga plantar é conhecida vulgarmente como *olho de peixe*. Em virtude da pressão, a proliferação epitelial penetra na derme, tornando-se muito dolorosa e, muitas vezes, dificultando a deambulação (**Figura 30.13**). A verruga plantar profunda é denominada mirmécia.

Frequentemente, as verrugas plantares desenvolvem-se mais em superfície, formando placas hiperqueratósicas; são as verrugas em mosaico, menos dolorosas para a deambulação (**Figura 30.14**).

Verrugas planas

São pápulas planas de 1 a 5 mm de diâmetro, levemente amareladas e ligeiramente salientes que ocorrem principalmente em crianças e adolescentes, por isso a denominação verruga plana juvenil. São, em geral, numerosas, entre dezenas e centenas, e localizam-se preferencialmente na face, no dorso das mãos e nos antebraços (**Figura 30.15**).

Verrugas genitais – condilomas acuminados

Apresentam-se como pápulas vegetantes, róseas, não corneificadas; ocorrem na mucosa da glande, na vulva, no ânus e na vagina (**Figuras 30.16 e 30.17**).

Podem se desenvolver com aspecto similar à couve-flor, daí a denominação condiloma acuminado. Nas lesões das mucosas peniana, vaginal ou retal, a aplicação da solução de ácido acético 3 a 5% permite visualizar verrugas inaparentes que adquirem cor esbranquiçada.

Quando as verrugas atingem a pele da região genital ou perianal, o aspecto é de pápulas queratósicas pigmentadas, que podem estar associadas às lesões da mucosa.

As verrugas genitais em adultos, na maioria das vezes, transmitem-se sexualmente; em crianças, deve ser investigada a possibilidade de abuso sexual.

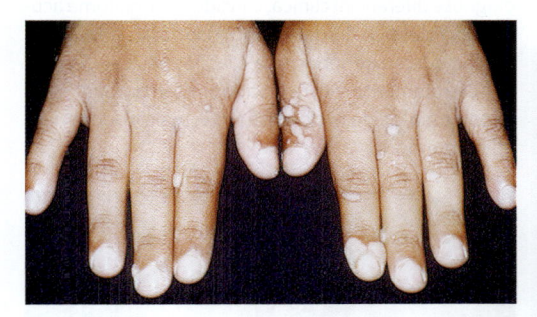

▲ **Figura 30.11** Verrugas vulgares. Pápulas queratósicas de superfície áspera e irregular nos dedos das mãos.

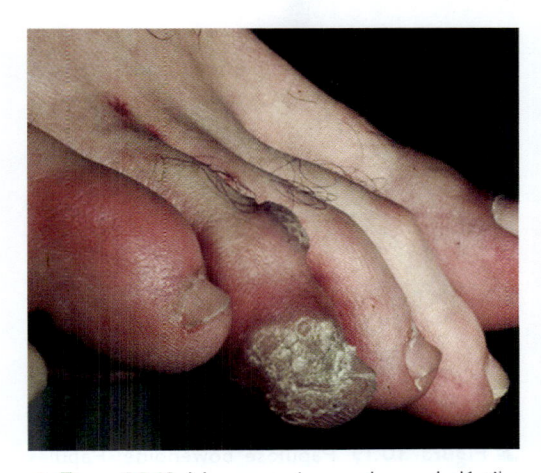

▲ **Figura 30.12** Verruga periungueal no pododáctilo.

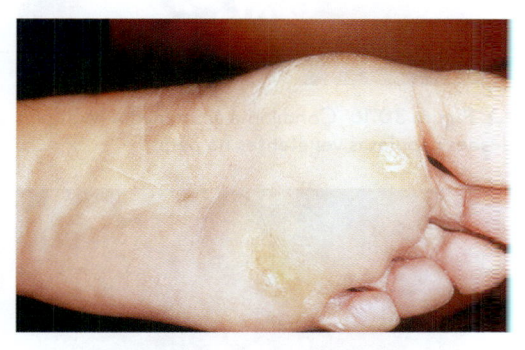

▲ **Figura 30.13** Verruga plantar. Mirmécia.

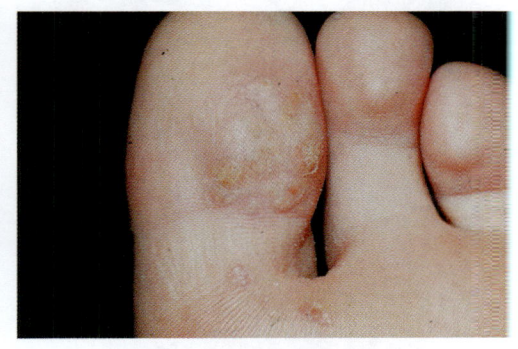

▲ **Figura 30.14** Verruga plantar. Confluência de pápulas queratósicas. Verruga em mosaico.

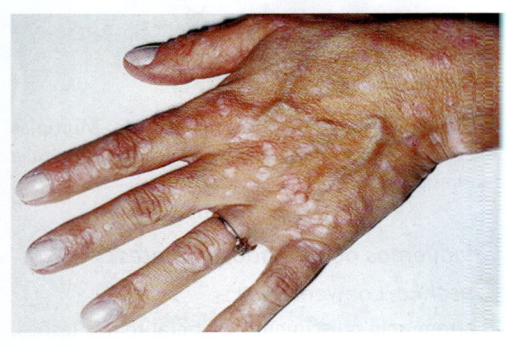

▲ **Figura 30.15** Verrugas planas. Múltiplas pápulas planas, isoladas e confluentes, no dorso da mão. Observa-se disposição linear (Köebner).

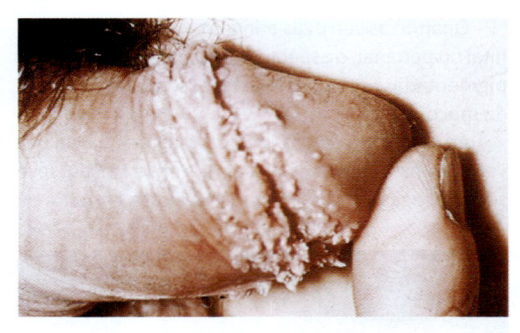

▲ **Figura 30.16** Condiloma acuminado. Múltiplas lesões papulosas vegetantes no pênis.

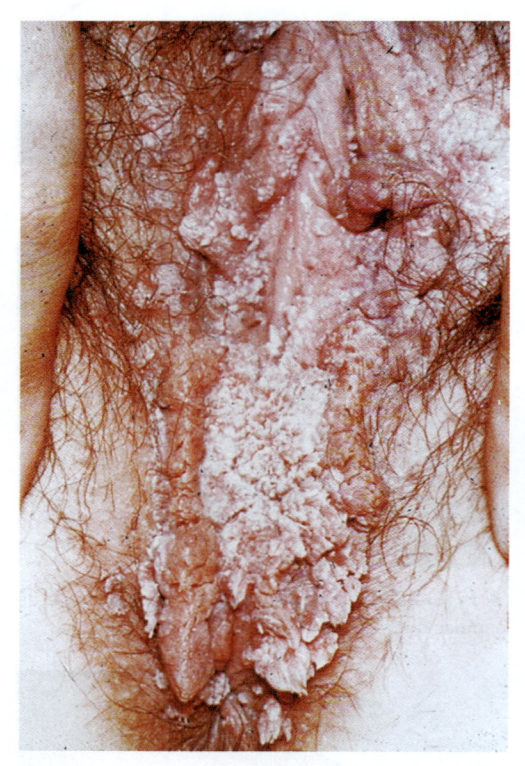

▲ **Figura 30.17** Condiloma acuminado. Múltiplas lesões papulosas vegetantes espiculadas na genitália feminina.

Condilomas acuminados gigantes (Buschke-Loewenstein)

Ocorrem pelo crescimento exuberante das lesões, que formam massas vegetantes em torno da glande ou obstruem a vulva ou o ânus; são originárias especialmente dos tipos 6 a 11 de HPV e podem estar em associação à depressão imunitária. Na mulher, a gravidez estimula o crescimento de verrugas e condilomas gigantes (**Figura 30.18**).

Papulose bowenoide

Caracteriza-se por lesões papulosas, planas, de 4 a 5 mm de diâmetro, de coloração vermelha à castanho-escura, mais frequentes no homem que na mulher. No homem, são localizados no pênis, particularmente na mucosa prepucial e na glande; e, na mulher, na vulva.

O aspecto sugere verruga genital ou queratose seborreica (**Figura 30.19**). Clinicamente, as lesões parecem benignas, porém o exame histopatológico revela atipias celulares na epiderme, similares ao quadro da doença de Bowen. Na maioria das vezes, há história de tratamento anterior de verrugas genitais com podofilina, procedimento que pode estimular a ação oncogênica dos HPVs encontrados na papulose bowenoide. A evolução do quadro pós-tratamento é benigna. Na diagnose diferencial clínica, considerar condiloma acuminado clássico, líquen plano, psoríase, granuloma anular, queratose seborreica e lesões névicas.

O tratamento é conservador – eletrocoagulação, criocirurgia, ácido tricloroacético e, mais recentemente, imiquimode.

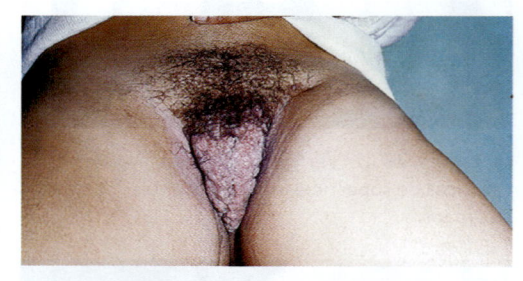

▲ **Figura 30.18** Condilomas acuminados gigantes (Buschke-Loewenstein).

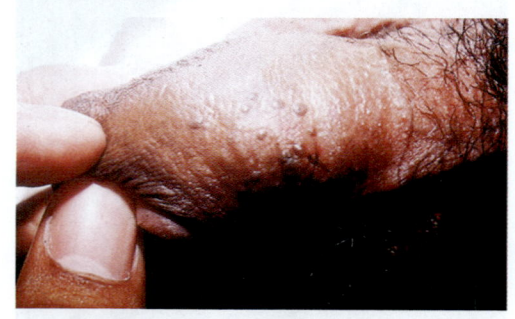

▲ **Figura 30.19** Papulose bowenoide. Pápulas hiperpigmentadas castanho-enegrecidas no pênis.

Hiperplasia epitelial focal (doença de Heck)

O quadro clínico é de múltiplas pápulas alvacentas, individualizadas ou formando placas pequenas na mucosa bucal. Causada por HPV, não é de transmissão sexual, é encontrada em ameríndios e, excepcionalmente, em outras raças.

Epidermodisplasia verruciforme (Lutz-Lewandowski)

Causada por alguns tipos de HPV em indivíduos com deficiência na imunidade celular. Como resultado, há disseminação das lesões verrucosas, em geral planas, e, pela ação oncogênica dos vírus, desenvolvimento de queratoses e carcinomas, principalmente em áreas expostas, pela ação da luz solar como cofator. Em cerca de 25% dos casos, há ocorrência familiar; herança autossômica recessiva é a transmissão mais comum, ainda que haja casos com herança ligada ao cromossomo X (**Figura 30.20**).

Diagnose das infecções por HPV

O aspecto clínico é característico, e a histopatologia, em geral, confirma a diagnose. Há acantose, papilomatose e hiperqueratose; são características as células vacuolizadas e as massas de querato-hialina. O HPV pode ser detectado por métodos imuno-histoquímicos ou de biologia molecular, hibridização ou PCR.

HPV e malignidade

Vários tipos de HPV, como referido, têm potencial oncogênico. Em indivíduos imunocompetentes, verrugas resistentes ao tratamento devem ser biopsiadas para exame histopatológico considerando a possibilidade de carcinoma ou doença de Bowen.

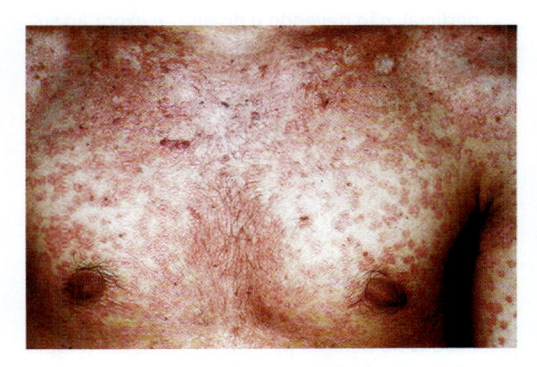

▲ **Figura 30.20** Epidermodisplasia verruciforme. Manchas e pápulas eritematosas planas disseminadas (verrugas planas).

Está comprovado que a infecção com HPV é a causa principal de câncer da cérvix; consoante o tipo de HPV e a imunidade celular, varia o tempo de evolução para a carcinogênese.

Formas invasivas de condiloma acuminado gigante são relativamente benignas, provavelmente por advirem de tipos de HPV de baixo potencial oncogênico. Lesões vegetantes e verrucosas localizadas na cavidade bucal, denominadas *papilomatose florida*, ou na genitália, nos dedos das mãos e dos pés, nas regiões palmoplantares, designadas genericamente *carcinoma verrucoso*, são relativamente benignas, em geral associadas com HPV de baixo potencial carcinogênico, como os tipos 6 e 11.

Tratamento

Verrugas vulgares

- **Terapia sistêmica:** Até agora, não há medicação via oral efetiva. Relatos com possível ação da cimetidina ou outros fármacos não foram comprovados.
- **Terapia tópica:** Há numerosos recursos e procedimentos.
- **Eletrocoagulação:** Tratamento eletivo das verrugas vulgares. Em crianças, fazer anestesia prévia tópica com lidocaína-prilocaína ou xilocaína (4%) e complementar com anestesia infiltrativa. O cirurgião dermatológico deve usar máscara para proteção contra partículas virais. Após a coagulação inicial, retirar a crosta com cureta ou pinça e, em seguida, coagular alguns pontos escuros remanescentes da verruga. A eletrocoagulação não deve ser profunda, evitando atingir o subcutâneo, pela cicatrização mais demorada. Com curativos locais à base de álcool iodado, a cicatrização ocorre em cerca de 2 semanas. Recidivas são raras e devem ser retratadas com a mesma técnica. O *laser* de CO_2 tem o mesmo resultado da eletrocoagulação, é de custo mais elevado e expõe o cirurgião dermatológico à maior inalação de partículas virais.
- **Ácido salicílico (16,5%) e ácido láctico (14,5%) em colódio flexível:** Aplicar somente na lesão, proteger com esparadrapo, 1 vez/dia, por 7 dias. Não usar em lesões de mucosa ou da face.
- **Nitrogênio líquido:** Fazer compressão usando uma haste com algodão na ponta ou com sonda fechada. É doloroso e requer várias aplicações.
- **Imiquimode:** Uso eventual em lesões resistentes. Umedecer para amolecer a queratina e raspar,

aplicar o imiquimode e fechar com esparadrapo. Repetir a aplicação, suspendendo quando ocorrer irritação.
- **Imunoterapia de contato:** Uso eventual em lesões resistentes. É feita com dibutilester do ácido esquárico (SADBE) em lugar do dinitroclorobenzeno (DNCB). A técnica é similar, após sensibilização com a solução a 2%, aplicar a solução a 1% nas lesões.
- **Nunca fazer:** Cirurgia com exérese e sutura, por disseminar localmente o vírus em redor da lesão retirada. Radioterapia está definitivamente condenada pela dose alta necessária e consequente radiodermite.
- **Evolução espontânea e psicoterapia:** As verrugas podem involuir espontaneamente. Em crianças, há possibilidade de cerca de 65% das verrugas desaparecerem espontaneamente em 2 anos. Principalmente em adultos, podem ser eliminadas após psicoterapia por sugestão, incluindo medicamentos homeopáticos e as "promessas e simpatias".

Verrugas periungueais
São de difícil tratamento.
- **Eletrocoagulação:** Nas lesões menores, a eletrocoagulação com curetagem é eletiva. Em lesões extensas, tem de ser feita em etapas, sem lesar a matriz ungueal.
- **Nitrogênio líquido:** Sessões de 10 a 30 segundos, considerando ser a aplicação bastante dolorosa.
- **Cantaridina 0,7%:** Em acetona e colódio flexível, em curativo fechado, sob supervisão médica a cada 2 dias, possibilita resultados favoráveis.

Verrugas filiformes
Para tratamento, realizar exérese – seccionar a lesão na sua base e eletrocoagular a base, após anestesia tópica ou infiltrativa.

Verrugas plantares
- **Ácido nítrico fumegante (66%):** É o método eletivo. Aplicar após raspagem da lesão, sob supervisão médica, com curativos a cada 2 ou 3 dias. Tratamento demorado, dura várias semanas, porém altamente eficaz; não causa dor e não impede atividades cotidianas. Após regressão da lesão, ficar sob observação, e, se ocorrer recidiva, retratar.
- **Nitrogênio líquido:** Pode ser experimentado, porém o congelamento é bastante doloroso, com frequente formação de bolha, em geral hemorrágica, de cicatrização demorada.
- **DNCB:** Em aplicação local, usado após sensibilização, porém, pela possível ação oncogênica, foi substituído pelo SADBE, com técnica similar.
- **Bleomicina (sulfato de):** Injeções na base da verruga da solução (1 mg/mL) de preparação recente. Aplicação muito dolorosa com resultados inconstantes.
- **Formalina:** Indicação eletiva nas verrugas plantares superficiais chamadas "em mosaico". Usar em concentração de 4%, dissolver 15 mL de formalina em 100 mL de água morna e imergir a região plantar por 20 minutos, repetir a aplicação diariamente após raspagem prévia. Quando surgir irritação primária, espaçar as aplicações; se ocorrer dermatite de contato por sensibilização ao formol, caracterizada por eritema e prurido, suspender o tratamento.
- **Imiquimode:** Eventual uso em casos resistentes, com a técnica já exposta.
- **Nunca fazer:** Eletrocoagulação com curetagem, pois a cicatrização é demorada e pode resultar em cicatriz dolorosa perene. Cirurgia excisional também não deve ser feita, pela recidiva com disseminação do vírus ao longo das incisões.

Verrugas planas
- **Tretinoína:** Em creme ou gel, de 0,05 a 0,1%, todas as noites, por 4 a 6 semanas. Esse tratamento pode ser feito simultaneamente à aplicação de nitrogênio líquido ou à eletrocoagulação.
- **Nitrogênio líquido:** Com bastonete com algodão ou sonda fechada em cada lesão, por 4 a 5 segundos.
- **Eletrocoagulação:** Efetiva, precisa ser bem superficial, não devendo o doente se expor ao sol. Após 2 semanas, a tretinoína pode ser usada. A eletrocoagulação pode ser substituída pelo *laser* de CO_2.
- **5-fluorouracila (5-FU):** Usado em creme a 5%, aplicado diariamente. Após 1 semana, se ocorrer irritação, a medicação deve ser suspensa, e reaplicada consoante avaliação.

Verrugas genitais – condilomas acuminados
Eletrocoagulação e curetagem nas verrugas genitais localizadas na pele do pênis e da vulva é a terapia eletiva. O *laser* de CO_2 possibilita o mesmo resultado.
- **Podofilina:** A podofilina (antimitósico extraído da *Euphorbia resinifera*) é usada a 25% em álcool 95°.

Aplicar somente nas lesões, protegendo com vaselina a área em redor; retirar a podofilina após 4 a 6 horas, lavando com água. Repetir o tratamento depois de 1 a 3 dias, conforme o grau de irritação. Não usar em crianças, em mulheres grávidas, na vagina e na cérvix.

- **Podofilotoxina:** Atualmente, substitui a podofilina por não ter ação displásica, usada em creme ou solução alcoólica a 0,5%. Aplicar 1 ou 2 vezes/dia, de 3 a 4 dias/semana, até 4 semanas. Não deve ser usada na gravidez, na vagina e na cérvix.
- **Imiquimode:** Usado em creme a 5%, recurso atual e eficaz. Aplicar diariamente, retirando após 8 a 10 horas, não usar por mais de 16 semanas e espaçar as aplicações quando ocorrer irritação.
- **Ácido tricloroacético a 50 a 70%:** Para cauterização das lesões.
- **Nitrogênio líquido:** Aplicar com bastão ou sonda por 3 a 4 segundos.
- **5-fluorouracila (5-FU):** A 5% em creme, é aplicado diariamente por alguns dias. Se ocorrer irritação, lavar, suspender o uso e, se necessário, reaplicar quando cessar a irritação. Há um procedimento de uso intralesional a 3,3% em veículo de gel de colágeno com epinefrina (0,1%).
- **Interferon:** O interferon-α 2 intralesional é uma alternativa, particularmente indicado para prevenir recidivas.
- **Peniscopia:** Importante no seguimento do tratamento. Feita pela aplicação de ácido acético a 5%; lesões incipientes tornam-se visíveis como pontos esbranquiçados.

Condiloma acuminado gigante (Buschke-Loewenstein)

- **Eletrocirurgia ou *laser*:** Indicação eletiva para a eliminação.
- **Imiquimode:** Efetivo como segunda opção.
- **Podofilina-podofilotoxina:** Efetiva. Não usar em crianças, na gravidez, na vagina e na cérvix.
- **Etretinato ou acitretina:** Indicado em lesões muito volumosas, possibilita sua redução, facilitando o uso da eletrocirurgia ou do *laser*.
- **Interferon:** Por via intralesional, é indicado para prevenir recidiva.

Papulose bowenoide

Nunca usar podofilina, uma vez que, como referido, a maioria dos casos ocorre após o tratamento do condiloma acuminado com esse medicamento.

Criocirurgia com nitrogênio líquido é a terapia eletiva, e o seguimento com o uso de tópicos antibacterianos e antileveduras pode ser suficiente.

Hiperplasia epitelial focal (Heck)

Dispensa tratamento. Eletrocirurgia, *laser* ou criocirurgia podem ser usados.

Epidermodisplasia verruciforme (Lutz-Lewandovsky)

Acitretina, VO, que pode ser associada ao interferon. Eletrocirurgia, *laser*, criocirurgia ou cirurgia excisional das neoplasias.

Verrugas e carcinomas

Quando, pelo aspecto clínico ou histopatológico, há indícios de malignização (carcinoma verrucoso – papilomatose florida), a indicação é a cirurgia.

Se ocorrerem lesões exuberantes ou difusas, tratamento prévio com acitretina ou, eventualmente, metotrexato.

HPV e HIV

Em lesões exuberantes e resistentes à terapia de HPV, a exclusão de coinfecção por HIV é indispensável.

Profilaxia

O primeiro recurso é evitar o contato. A vacinação é de grande interesse em saúde, uma vez que o HPV é um dos responsáveis pelo carcinoma do colo uterino. Recentemente, foi introduzida a primeira vacina anti-HPV, desenvolvida dos antivírus HPV 16 a 18, principais responsáveis pela maioria das verrugas genitais. Não há anticorpos anti-HPV detectáveis no sangue.

No Brasil, já se encontra em uso uma vacina quadrivalente recombinante contra HPV tipos 6, 11, 16, e 18 (Gardasil®), que deve ser aplicada em 3 doses, IM. Dois meses após a primeira dose, deve ser feita a segunda, e, 6 meses após a primeira dose, a terceira.

INFECÇÕES POR POXVÍRUS

Vaccínia

Vaccínia ou vacina é doença localizada, restrita ao ponto de inoculação, decorrente da infecção com o vírus vacínico *Poxvírus officinale*, usada para o desenvolvimento da imunidade antivariólica.

Atualmente, com a extinção da varíola, a vacinação foi abolida.

Molusco contagioso

Afecção frequente, causada por um parapoxvírus, cujo tamanho oscila entre 200 a 300 nm, que atinge exclusivamente a pele e, excepcionalmente, as mucosas. É de distribuição universal e mais comum em crianças.

Transmitida pelo contato individual, na área genital, em adultos, em geral, é por transmissão sexual; em crianças, é mais frequente em atópicos. As lesões são mais abundantes e maiores em imunodeprimidos (ver Capítulo 34).

Manifestações clínicas

A lesão do molusco é uma pápula semiesférica, séssil, geralmente umbilicada ou com discreta depressão central; assintomática, exceto se infectada, quando pode ser dolorosa. Geralmente, ocorrem numerosas pápulas que podem se localizar em qualquer região da pele, mas são mais comuns no tronco, nos membros e na genitália. As pápulas apresentam dimensões diversas, consoante o seu desenvolvimento, desde as puntiformes até as típicas umbilicadas (**Figura 30.21**). Em atópicos, pode ser encontrada uma área de eczematização envolvendo pápulas de molusco; em imunodeprimidos, são mais numerosas e podem ter grandes dimensões.

Diagnose laboratorial

Geralmente desnecessária, pois o quadro dermatológico é característico; o exame de lesão permite confirmar a diagnose. Espremer uma pápula entre duas lâminas e corar pelo Giemsa ou Leishman, encontrando os queratinócitos com inclusões citoplasmáticas.

O exame histopatológico é extremamente característico, com o material viral eosinofílico ocupando o citoplasma e deslocando o núcleo dos queratinócitos para a periferia.

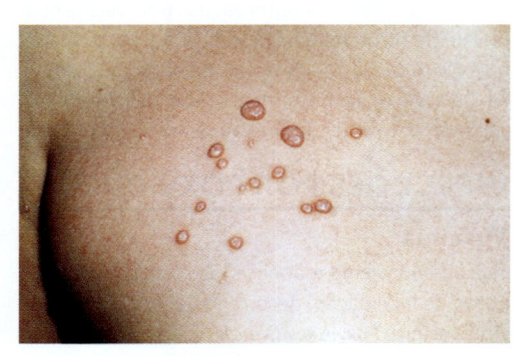

▲ **Figura 30.21** Molusco contagioso. Múltiplas pápulas de centro umbilicado.

Tratamento

- **Curetagem:** Procedimento eletivo, depois do qual aplica-se tintura de iodo e curativo compressivo para hemostasia. Pode ser feita a espremedura das lesões com pinça; em crianças, deve ser feita anestesia tópica, administrando lidocaína-prilocaína ou lidocaína 1 ou 2 horas antes do procedimento. É necessário o retorno do paciente a cada 2 semanas, para tratamento de lesões que se evidenciam posteriormente.
- **Nitrogênio líquido:** Tocar a pápula levemente com um cotonete com nitrogênio por 3 a 5 segundos. É doloroso, e, muitas vezes, é necessário repetir a aplicação.
- **Hidróxido de potássio:** Empregado a 5 ou 10%. Aplicar nas lesões diariamente, suspendendo quando surgir irritação. Eficiente, simples e econômico, indicado em lesões numerosas e recidivantes.
- **Imiquimode:** Uso eventual em casos resistentes e recidivantes, particularmente em imunodeprimidos. Aplicação por várias semanas.
- **Cura espontânea:** Há referências de que, considerando a possibilidade de duração limitada da infecção, pode acontecer a evolução natural. Conduta errônea, levando-se em conta a eficácia do tratamento, o risco de transmissão e a impossibilidade de prever a duração da doença.

ERITEMA INFECCIOSO (QUINTA DOENÇA)

Infecção de ocorrência universal, decorrente de vírus DNA, o *parvovírus B19*; no Brasil, encontra-se particularmente na região Amazônica. O contágio é por via aérea, com viremia na segunda semana e exantema na terceira ou quarta semana. A replicação viral é na medula óssea, sem perturbações na crase sanguínea na maioria dos doentes.

Manifestações clínicas

Os sintomas prodrômicos são vagos e, em geral, discretos, por vezes inexistentes, resumindo-se em febre baixa, mal-estar, dores musculoesqueléticas e náuseas. Correspondem à fase virêmica; após alguns dias, surge o exantema, inicialmente na face, onde exibe aspecto confluente, com edema das bochechas, configurando a chamada *fácies esbofeteada* (**Figura 30.22**).

Tronco e membros são logo acometidos por um eritema maculopapular, de aspecto reticulado, muito sugestivo da virose; o prurido, quando presente, é discreto. Particularmente, em adultos, há eventual poliartropatia de intensidade e duração variáveis.

A infecção regride em até 3 semanas, com possibilidade de recidivar por estímulos variados, como exposição solar, tensões emocionais, uso de corticosteroides e outros.

Em imunocomprometidos, podem ocorrer anemias hemolíticas e outras afecções hematológicas, uma vez que a deficiência na produção de IgG pode prolongar a replicação do vírus na série eritroide da medula óssea.

Na gravidez, não há malformações fetais; excepcionalmente, pode ocorrer a transmissão para o feto, ensejando anemia grave fetal.

O eritema infeccioso é uma doença rubéola-símile, e, provavelmente, muitos casos deixam de ser diagnosticados. Deve ser diferenciado das demais doenças exantemáticas de expressão morbiliforme e, eventualmente, de formas agudas de LE e dermatomiosite.

Exames laboratoriais

A contagem dos reticulócitos pode estar diminuída, mesmo em doentes sem anemia, pela ação do vírus na série eritroide. A contagem de leucócitos é normal e pode haver eosinofilia discreta. A infecção aguda pode ser confirmada pelo encontro de IgM ou elevação significativa de IgG em amostras sucessivas. Em imunocomprometidos, os títulos podem ser baixos ou ausentes. O vírus pode ser identificado por PCR.

Tratamento

Sintomático, quando ocorrer aplasia medular, reposição globular; e, em imunodeficientes, tem sido utilizada a imunoglobulina. Esses doentes e aqueles em fase de crise aplástica devem ser colocados em isolamento de contato e respiratório, pelo perigo de contágio por infecções secundárias. Não há vacina para a profilaxia até agora.

DOENÇA DE MÃOS-PÉS-BOCA

De ocorrência universal, é causada por enterovírus, principalmente pelo vírus coxsackie tipo 4 ou 16. O tempo de incubação é de 3 a 6 dias, e caracteriza-se por febre moderada e vesículas alongadas, ovoides, nos dedos das mãos e dos pés e na mucosa bucal. Podem ser encontradas vesículas nas margens laterais das palmas e plantas (**Figuras 30.23** e **30.24**); o quadro regride em alguns dias. Existem formas

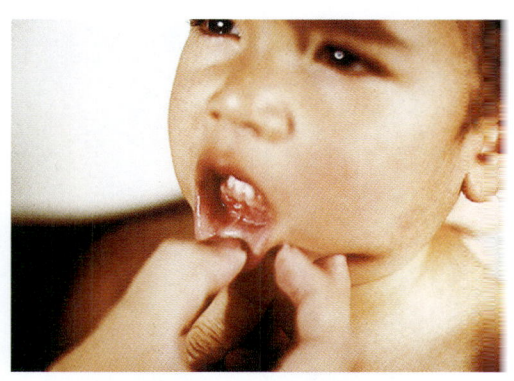

▲ **Figura 30.23** Doença de mãos-pés-boca. Vesícula rota na mucosa oral.

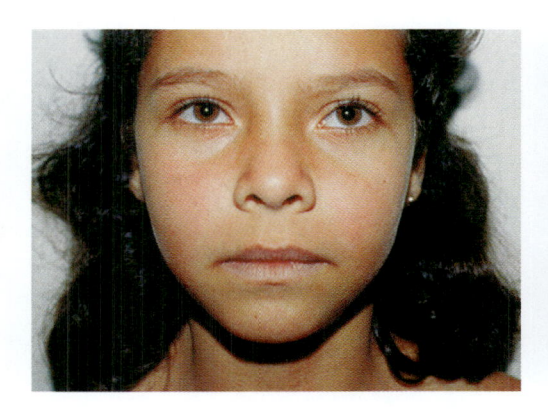

▲ **Figura 30.22** Eritema infeccioso. Fácies esbofeteada.

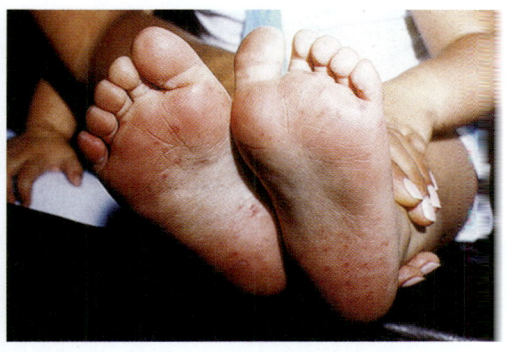

▲ **Figura 30.24** Doença de mãos-pés-boca. Lesões eritematosas e vesiculosas de configuração ovalada nas regiões plantares.

monossintomáticas que acometem somente mãos e pés ou apenas a mucosa oral.

Diagnose

A diagnose é clínica e a sorologia é de valor limitado, uma vez que há 67 sorotipos de enterovírus. O vírus pode ser isolado de lesões por cultura em tecido, e a PCR possibilita o reconhecimento do vírus em secreções.

A doença é de duração limitada e o tratamento é sintomático.

HERPANGINA

Infecção por enterovírus do grupo A do vírus coxsackie. É caracterizada por lesões papulovesiculosas ou ulcerações na orofaringe acompanhadas por sintomas gerais, como febre, cefaleia, angina e dores no corpo. Distingue-se da doença de mãos-pés-boca pela localização, e de outras afecções de mucosa orofaríngea, como candidose e estomatite aftoide, pela presença dos sintomas gerais. A infecção é de duração limitada, e o tratamento, sintomático.

31
Piodermites e outras dermatoses por bactérias

INFECÇÕES BACTERIANAS DA PELE EM GERAL

Patogenia

As infecções bacterianas da pele representam um processo patogênico cutâneo primário ou uma manifestação cutânea secundária à infecção inicial de outro órgão. Podem ser supurativas, decorrentes da proliferação das bactérias na pele ou de manifestações de hipersensibilidade a antígenos bacterianos; nesse caso, as lesões cutâneas não são supurativas.

Na patogênese da infecção bacteriana da pele, devem ser consideradas a patogenicidade do microrganismo, a porta de entrada do germe e as respostas do hospedeiro à infecção.

A penetração do germe diretamente na pele, habitualmente, produz inflamação e supuração e, a partir desta, colonização cutânea primária. Pode determinar disseminação da bactéria via hematogênica com bacteriemia e septicemia. Contudo, quando a infecção primária ocorre em outro órgão, via disseminação hematogênica, as bactérias atingem a pele, determinando comprometimento das paredes dos vasos cutâneos, onde ocorre trombose vascular com hemorragia e, por vezes, necrose do território cutâneo correspondente ao vaso ocluído.

A virulência do microrganismo decorre, fundamentalmente, do potencial invasivo da bactéria, geralmente determinado pela presença de elementos antifagocitários na superfície do microrganismo e da sua capacidade de produção de toxinas.

São importantes, ainda, como respostas cutâneas à infecção sistêmica, as vasculites por êmbolos bacterianos ou por reações de hipersensibilidade, como ocorre respectivamente nas lesões petequiais da meningococemia ou no eritema nodoso por estreptococos.

IMPETIGO

O impetigo é dermatose infecciosa por estafilococos plasmocoagulase-positivos e, ocasionalmente, por estreptococos hemolíticos. Há duas formas, uma com bolhas (impetigo bolhoso) e outra com vesicocrostas (impetigo não bolhoso). No impetigo bolhoso, os responsáveis são estafilococos, enquanto no não bolhoso, isolam-se misturas de estafilococos e de estreptococos. O estreptococo que mais frequentemente produz impetigo é o *Streptococcus pyogenes*.

É possível que a infecção inicial seja estreptocócica, sendo o estafilococo agente infectante secundário. Em impetigo não bolhoso em que predominam as crostas, os *Staphylococcus aureus* são responsáveis por menos de 10% dos casos, predominando, nessas formas, estreptococos do grupo A.

Patogenia

Com relação ao impetigo estreptocócico, verifica-se a colonização da pele previamente ao aparecimento das lesões cutâneas, que são favorecidas por solução de continuidade por picadas de insetos ou outros traumas. Em relação ao impetigo estafilocócico, ocorre inicialmente colonização da mucosa nasal e, a partir desta, há contaminação da pele, com surgimento das lesões cutâneas.

É mais comum em crianças, e a falta de higiene costuma ser fator predisponente. Esses germes podem instalar-se em afecções anteriores, como escabiose e eczemas, quando, então, usa-se o atributo impetiginizado para a dermatose primária. A infecção é contagiosa, particularmente em crianças.

Imunossupressão, como infecção pelo vírus da imunodeficiência humana (HIV), pós-transplantes, diabetes, quimioterapia e corticoterapia prolongada favorecem as piodermites, inclusive os impetigos. Deficiência de IgA, IgM ou IgG propiciam formas recorrentes de impetigo.

Manifestações clínicas

A lesão inicial é maculoeritematosa, que logo se transforma em vesicopápula ou mesmo bolha purulenta, bastante superficial e, por isso mesmo, de duração efêmera. O conteúdo seroso ou seropurulento pelo dessecamento forma crosta melicérica, característica do impetigo. É comum o aparecimento de lesões satélites que podem permanecer isoladas ou coalescer (**Figuras 31.1** e **31.2**).

Pode ocorrer linfadenopatia regional. As lesões são mais comuns em áreas expostas, particularmente na face e nas extremidades, mas qualquer área corpórea pode ser atingida.

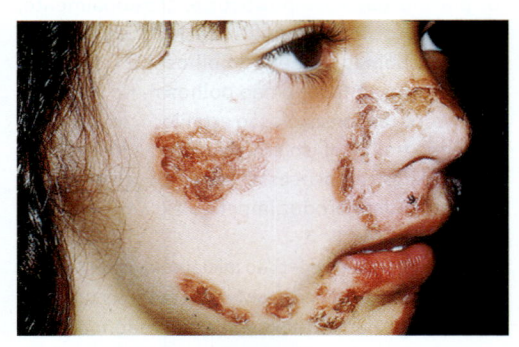

▲ **Figura 31.1** Impetigo. Lesões crostosas (crostas melicéricas) na face.

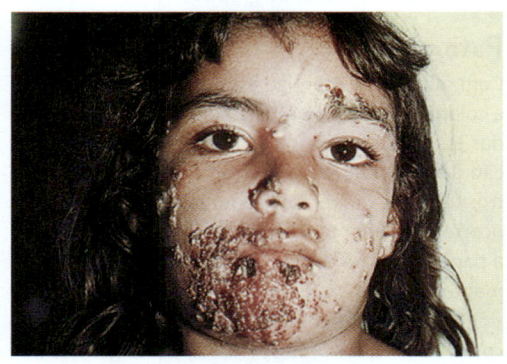

▲ **Figura 31.2** Impetigo. Múltiplas pústulas e placas crostosas na face.

No impetigo estafilocócico, predominam lesões vesicobolhosas flácidas, porém mais duradouras do que as observadas no impetigo estreptocócico. É frequente que se observem áreas com as bolhas recentemente rotas, constituídas por erosões circundadas por restos de bolhas na periferia das lesões. O descuido no tratamento pode levar à formação de ulcerações.

Os casos não complicados se curam sem deixar sequelas, e a complicação mais grave que pode ocorrer é a glomerulonefrite nos impetigos produzidos por estreptococos.

Diagnose

Em geral, clínica. Em casos especiais, pode ser feito exame bacterioscópico e culturas para identificação do agente causal. Na diagnose diferencial, pode ser necessária a exclusão de micoses superficiais nas formas com clareamento central, herpes simples, quando há certo agrupamento das vesicobolhas, e, eventualmente, devem ser afastados iododerma e bromoderma, e, nas áreas de dobras, a candidose.

Tratamento

Medidas essenciais são a limpeza e a remoção das crostas com água morna e sabão ou água de Alibour forte, diluída a 10 ou 20%. A limpeza deve ser feita de 2 a 3 vezes/dia para prevenir a formação de novas crostas. Se houver dificuldade na retirada, as crostas precisam ser amolecidas previamente com óleo ou vaselina ligeiramente aquecida. Em seguida, aplica-se pomada ou creme de antibiótico, sendo preferíveis os de uso tópico exclusivo e de baixo poder sensibilizante, como a mupirocina ou ácido fusídico, de 2 a 3 vezes/dia. Quando há lesões disseminadas, é conveniente a administração de antibiótico via sistêmica, do tipo penicilina comum, ou semissintéticas e penicilinase-resistentes, como a oxacilina. As cefalosporinas são também indicadas. Antibióticos macrolídios como a eritromicina são eficazes, indicados em pacientes alérgicos à penicilina.

ECTIMA

Apresenta algumas semelhanças com o impetigo, a partir do qual pode iniciar-se. A lesão inicial, fugaz, é uma vesícula ou vesicopústula que, estendendo-se mais profundamente ao romper-se, deixa uma ulceração superficial. É causada por estreptococos, predominantemente *S. pyogenes*. As crostas formam-se precocemente e são secas, duras e aderentes (**Figura 31.3**). A cura pode ocorrer com ou sem

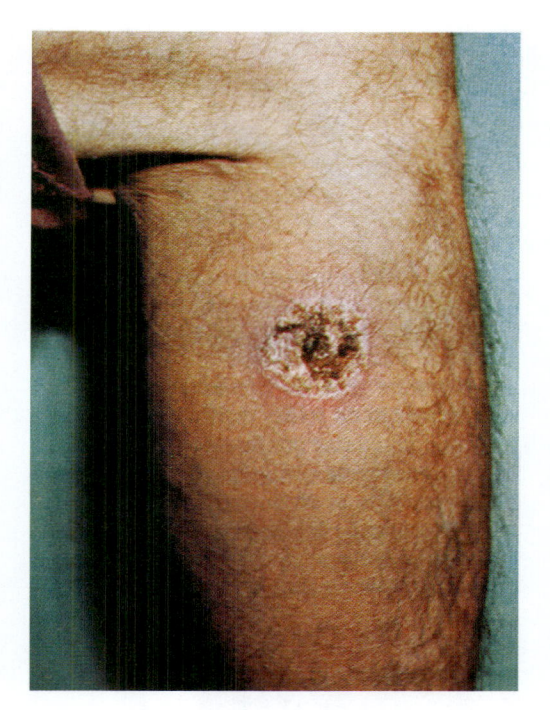

▲ Figura 31.3 Ectima. Lesão ulcerosa pustulocrostosa rodeada por halo eritematoso.

cicatrização. Coçagem e má higiene favorecem evolução mais protraída. As possíveis complicações são as mesmas do impetigo, particularmente a glomerulonefrite. As crianças são mais sujeitas, e a localização mais frequente é nas pernas. O tratamento, basicamente, é o mesmo do realizado para impetigo, podendo coexistir as duas formas de piodermite.

SÍNDROME ESTAFILOCÓCICA DA PELE ESCALDADA

A síndrome estafilocócica da pele escaldada (SSSS) consiste em quadro causado por exotoxinas esfoliativas A e B do *S. aureus*. O fago-grupo responsável é o 2 (tipos 71 e 55), porém têm sido identificadas toxinas produzidas pelos fago-grupos 1 e 3. Estas toxinas produzem clivagem da desmogleína 1. Em geral, o foco infeccioso não se encontra na pele, mas em outros pontos, sob a forma de otites, conjuntivites e outras infecções.

Manifestações clínicas

Ocorre habitualmente em recém-nascidos (doença de Ritter von Rittershain) ou em crianças maiores e, muito raramente, em adultos. Alguns dias após o início de faringites, conjuntivites, otites ou outras infecções estafilocócicas, surgem febre e eritema difuso, sobre o qual se formam grandes bolhas flácidas, que rapidamente se rompem, originando grandes áreas erosivas circundadas por retalhos epidérmicos, correspondentes à epiderme destacada. O sinal de Nikolsky está presente (**Figura 31.4**). Podem ocorrer manifestações gerais, febre e mal-estar. Não há comprometimento mucoso.

Histopatologia

Observa-se clivagem alta na epiderme ao nível da camada granulosa, acompanhada de discreto infiltrado inflamatório na epiderme e na derme.

Diagnose

O principal diagnóstico diferencial deve ser feito com a necrólise epidérmica tóxica (NET). Nesse caso, há sempre história de uso de medicamentos, e a presença de foco infeccioso não é obrigatória.

Pode ser útil a realização de exame citológico, que, pela clivagem alta na SSSS, demonstrará a presença de células epiteliais sem células inflamatórias, ao passo que, na NET, em virtude da clivagem subepidérmica, serão encontradas células inflamatórias.

A histopatologia do retalho da bolha demonstra, na SSSS, apenas camada córnea e granulosa, enquanto na NET, pela clivagem subepidérmica, esse retalho se mostrará composto pela totalidade da epiderme. Finalmente, o exame histopatológico da lesão permitirá a diagnose definitiva com clivagem subgranulosa na SSSS e clivagem subepidérmica na NET.

Tratamento

Deve ser feito com penicilinas semissintéticas resistentes à penicilinase, como a oxacilina, 50 a 100 mg/kg/dia,

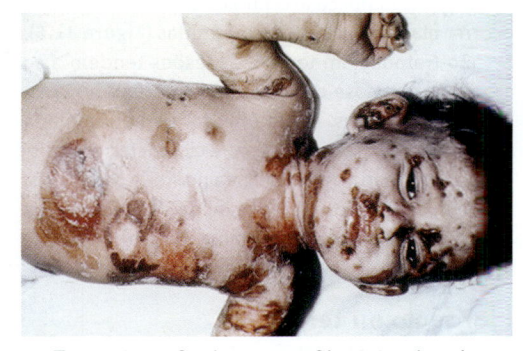

▲ Figura 31.4 Síndrome estafilocócica da pele escaldada em evolução. Extensas áreas erosivas com restos de bolhas e recobertas por crostas.

via intravenosa (IV), em recém-nascidos; e 100 a 200 mg/kg/dia, em doses fracionadas em aplicações a cada 4/6 horas, em adultos. Após melhora clínica significativa, a via intravenosa pode ser substituída por via oral – cloxacilina, 50 mg/kg/dia, divididos a cada 6 horas. São ainda importantes as medidas de ordem geral, como a hidratação adequada e os cuidados complementares com o foco infeccioso, inclusive drenagem de abscessos, quando indicada.

FOLICULITES

Piodermites que se iniciam no folículo piloso. Compreendem forma superficial (ostiofoliculite) e duas formas profundas (sicose e hordéolo). O termo sicose aplica-se à foliculite supurativa das regiões pilosas. São doenças universais, que incidem em todas as idades. As sicoses, obviamente, ocorrem mais no adulto. O germe habitualmente encontrado é o estafilococo plasmocoagulase-positivo; não obstante, em condições de debilidade do hospedeiro, o processo pode ser desencadeado por outros microrganismos, como bacilos coliformes e estafilococos plasmocoagulase-negativos.

Foliculite superficial, ostiofoliculite ou impetigo de Bockhart

É forma particular de impetigo e apresenta pequena pústula folicular da qual, após ruptura e dessecação, forma-se crosta. A pústula não interfere no crescimento do pelo ou cabelo. As lesões são geralmente numerosas, localizando-se de preferência no couro cabeludo e nas extremidades. O processo, ganhando a profundidade, pode se cronificar.

Sicose da barba

A lesão é pústula folicular centralizada por pelo e podem ocorrer placas vegetantes e infiltradas (**Figura 31.5**). Se não tratadas em tempo, as lesões tendem a se cronificar. A sicose da barba não interfere no crescimento dos pelos. Existe uma forma denominada sicose lupoide, na qual *a lesão* é cicatricial, com disposição circinada e atividade na periferia das lesões.

A única diagnose diferencial da sicose da barba é com a tinha da barba. O exame micológico dirime a dúvida.

Hordéolo ou terçol

É a infecção estafilocócica, profunda, dos cílios e glândulas de Meibomius. O edema é intenso em virtude da frouxidão do tecido palpebral (**Figura 31.6**). É comum

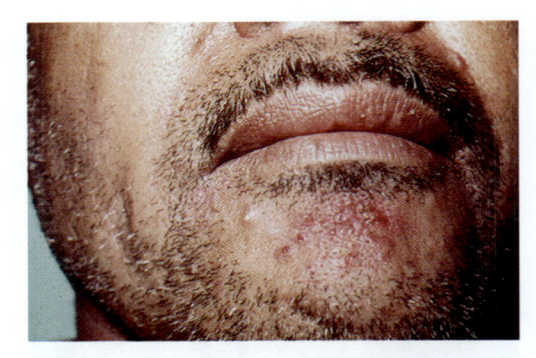

▲ **Figura 31.5** Sicose da barba. Papulopústulas foliculares na região da barba.

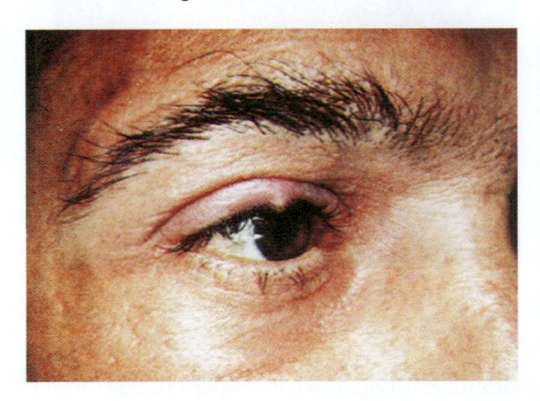

▲ **Figura 31.6** Hordéolo. Lesão pustulosa acompanhada de edema e eritema na pálpebra superior.

em portadores de blefarite, que é, muitas vezes, manifestação de dermatite seborreica.

Tratamento

Nas foliculites superficiais, o tratamento é semelhante ao do impetigo bolhoso. Nas foliculites profundas, o tratamento tem que ser mais enérgico do que nas superficiais. O exame bacteriológico com antibiograma é útil para escolha do antibiótico específico. A terapêutica tópica é importante e deve ser feita como referida a propósito do impetigo.

Foliculites secundárias

Consideram-se, neste capítulo, três entidades clínicas que são possivelmente variações do mesmo processo patológico de oclusão folicular: hidrosadenite, acne conglobata e foliculite dissecante do couro cabeludo. Nas três, a patogenia é a mesma. Nos doentes dessas afecções, há tendência inata à hiperqueratose folicular, a qual leva à obstrução do óstio folicular e à consequente retenção dos produtos que deveriam ser eliminados, seguindo-se a infecção. Os seguintes elementos clínicos são comuns às três entidades: formação de numerosos comedões; presença de abscessos múltiplos intercomunicantes; trajetos fistulosos por onde se elimina o material; tendência à formação de cicatrizes hipertróficas e queloidianas.

Hidrosadenite
Ver Capítulo 23.

Acne conglobata
Ver Capítulo 22.

Foliculite dissecante do couro cabeludo (*folliculitis abscedens et suffodiens*)
É uma forma crônica e grave de foliculite que se caracteriza por cicatrizes alopécicas, formação de fístulas e abscessos, produzida, geralmente, por *S. aureus*. É afecção rara.

Manifestações clínicas
Ocorre principalmente em jovens. Ao exame, observam-se nódulos e abscessos drenando pus e serosidade. Os abscessos são subminantes – por isso, *suffodiens* –, comunicando-se uns com os outros.

A inspeção cuidadosa mostrará a presença de comedões que, provavelmente, são o ponto de partida da doença. A evolução é tórpida, com melhoras e recidivas. Na evolução, formam-se cicatrizes hipertróficas e queloidianas, destruição de folículos pilosos com áreas de alopecia de tamanhos variados, no couro cabeludo (**Figura 31.7**). O mesmo paciente pode apresentar hidrosadenite ou acne conglobata.

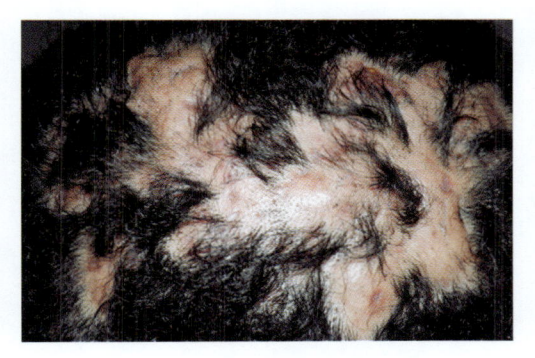

▲ **Figura 31.7** Foliculite dissecante do couro cabeludo. Abscessos, cicatrizes e alopecia.

Diagnose
É clínica. Devem ser lembrados, na diagnose diferencial, a acne queloidiana e quadros idênticos produzidos por dermatófitos. Realmente, em crianças ou adultos jovens, o processo pode confundir-se com infecções fúngicas do couro cabeludo, uma vez que fungos dermatófitos podem determinar quadro semelhante. Na diagnose de laboratório, são importantes os exames bacteriológico e micológico, para estabelecer a natureza exata do processo.

Tratamento
Atualmente, se considera o tratamento de escolha a isotretinoína, 0,5 a 1,0 mg/kg/dia, VO. Deve-se associar antibióticos; por exemplo, rifampicina, 300 mg, 2 vezes/dia, ou doxiciclina, eritromicina, ciprofloxacino ou dapsona. Existem relatos de bons resultados com sulfato de zinco, 400 mg, VO, 3 vezes/dia, por 12 semanas, seguidas de 600 mg/dia, por 10 dias semanais.

Já existem relatos de casos tratados com infliximabe e adalimumabe, assim como casos tratados com *laser* ablativo de CO_2 e *lasers* depilatórios, como o *laser* Nd:YAG em casos resistentes a tratamentos clínicos. Como opção final nos casos recalcitrantes, podem ser tentados tratamento cirúrgico com excisões e enxertias.

Foliculite decalvante
Forma rara de foliculite de caráter crônico, geralmente produzida por *S. aureus*, que leva à destruição dos folículos, resultando em alopecia cicatricial.

Geralmente, cultiva-se *S. aureus* a partir do pus das lesões foliculares, embora ocasionalmente possam ser isolados germes gram-negativos.

Manifestações clínicas
Surgem placas com pústulas foliculares na periferia, ocorrendo progressão centrífuga das lesões, que, plenamente desenvolvidas, mostram-se como placas alopécicas com atrofia central e presença ocasional de alguns tufos capilares. O curso é crônico e progressivo. Quando o processo ocorre no couro cabeludo, denomina-se *foliculite decalvante do couro cabeludo* (**Figura 31.8**); quando ocorre nos membros inferiores, é a *foliculite decalvante de Arnozan-Dubreuilh* (**Figura 31.9**); e, na barba, constitui a *sicose lupoide*.

Diagnose
É feita em bases clínicas, histopatológicas e por meio do cultivo para bactérias. Na diagnose diferencial, devem ser consideradas, no couro cabeludo, alopecias

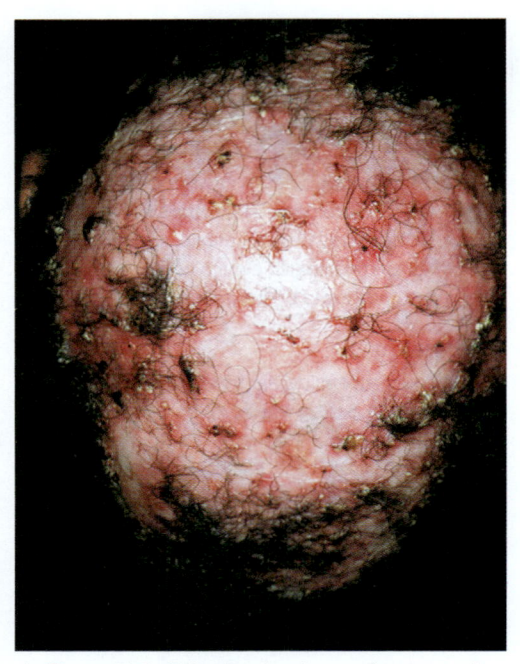

▲ Figura 31.8 Foliculite decalvante do couro cabeludo. Alopecia cicatricial.

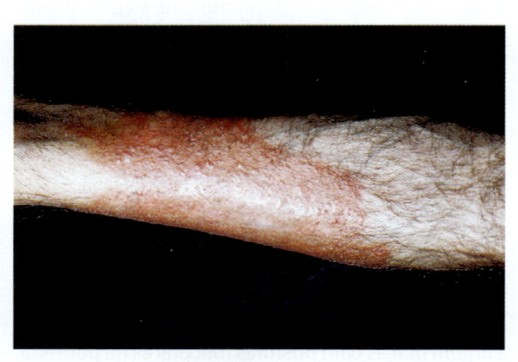

▲ Figura 31.9 Foliculite decalvante de Arnozan-Dubreuilh. Placa eritematosa composta por pústulas foliculares com destruição dos pelos.

cicatriciais em geral, foliculite abscedante, pseudopelada, lúpus eritematoso discoide (LED) e tínea favosa. Nos membros inferiores, devem ser considerados o granuloma tricofítico e outras foliculites. Finalmente, na face, exigem diagnose diferencial o LED crônico e o lúpus vulgar.

Tratamento

Com antibióticos tópicos (mupirocina ou ácido fusídico) e sistêmicos. Pela frequência de estafilococos resistentes à antibioticoterapia sistêmica, deve ser orientado por antibiograma. Há relato sobre a eficácia da combinação de rifampicina, 300 mg, e de clindamicina, 300 mg, 2 vezes/dia, ou de rifampicina, 300 mg, 2 vezes/dia, e cefalexina, 300 mg, 2 vezes/dia, por 2 meses. Em caso de resultado, o tratamento pode ser repetido 2 ou 3 vezes. Há referência sobre o uso da dapsona, 100 mg/dia, com sucesso.

Foliculite queloidiana da nuca (acne *keloidalis*)

Acomete principalmente homens de pele negra. Os indivíduos afetados apresentam, geralmente, politriquia, isto é, fusão de folículos na superfície da pele, dos quais emergem dois ou três pelos. A enfermidade começa com foliculite profunda causada por estafilococos e, muito raramente, por bactérias gram-negativas. Segue-se a formação de fibrose com cicatrizes queloidianas.

Manifestações clínicas

A zona mais frequentemente comprometida é a nuca. É comum a coexistência com pseudofoliculite da barba. A lesão fundamental é uma pápula dura, folicular, acompanhada, quase sempre, de pústulas foliculares e abscessos. Característica do processo é a reparação com formação de lesões queloidianas isoladas ou, mais comumente, confluentes. Resulta na formação de extensas placas queloidianas, fibrosas, características da doença (Figura 31.10).

Diagnose

A diagnose diferencial se faz com a foliculite dissecante do couro cabeludo. A diagnose de laboratório é, habitualmente, desnecessária, empregando-se apenas o antibiograma, para orientação terapêutica.

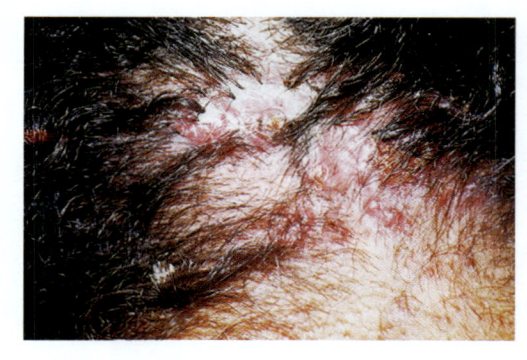

▲ Figura 31.10 Foliculite queloidiana. Pápulas, pústulas e placas queloidianas na região da nuca.

Tratamento

A doença é rebelde à terapêutica. Como medidas locais, indicam-se remoção com pinça depiladora dos pelos encravados, drenagem dos eventuais abscessos e aplicação de antibióticos tópicos em loção ou creme, que devem ser usados também nas fases em que a doença está inativa.

Como terapêutica geral, emprega-se a antibioticoterapia, orientada por antibiograma. Há relatos do uso associado de isotretinoína. Em áreas isoladas, podem ser úteis infiltrações de corticosteroides. Também se relata o uso de crioterapia, *lasers* de CO_2 e Nd-YAG. Em casos extremamente rebeldes, pode-se associar a radioterapia. Eletrocoagulação ou cirurgia excisional são recursos possíveis.

Furúnculo e antraz (*furuncle and carbuncle*)

Podem ser estudados em conjunto. Antraz ("carbúnculo") é um conjunto de furúnculos. O furúnculo e o antraz resultam da infecção estafilocócica do folículo piloso e da glândula sebácea anexa. A infecção destrói esses anexos da pele e deixa cicatriz. O furúnculo e o antraz ocorrem somente em regiões onde há folículos pilossebáceos.

Manifestações clínicas

O furúnculo inicia-se a partir de foliculite superficial, ou *ab initio*, como nódulo situado profundamente. O antraz compromete mais que um folículo pilossebáceo (**Figura 31.11**).

O nódulo do furúnculo é eritematoso, doloroso e quente. Após 2 a 4 dias, torna-se flutuante. Em seguida à ruptura do furúnculo, há eliminação do tecido necrosado que ocupa o seu centro, o carnicão (**Figura 31.12**).

Os furúnculos ocorrem mais frequentemente em áreas pilosas sujeitas a maiores atrito e sudorese – pescoço, face, axilas, nádegas. Os furúnculos ou a furunculose, que é a eclosão ou sucessão de múltiplos furúnculos, podem complicar dermatoses secundariamente infectadas, como a pediculose e a escabiose.

Nos casos de furunculose, na maioria das vezes, não há distúrbios predisponentes; excepcionalmente, encontram-se causas predisponentes como diabetes, doenças hematológicas, subnutrição, defeitos na quimiotaxia de neutrófilos, deficiência de imunoglobulinas e imunodepressões infecciosas ou medicamentosas.

A presença de estafilococos nas fossas nasais é frequente nos casos de furunculose.

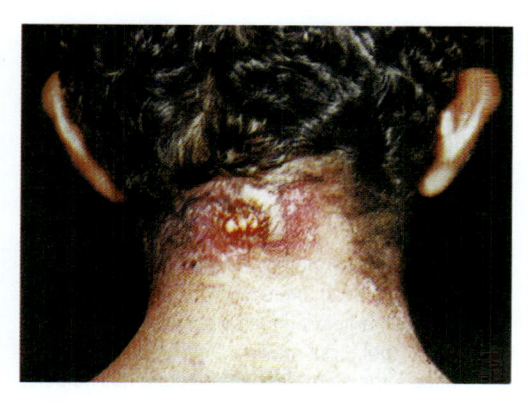

▲ **Figura 31.11** Antraz. Múltiplos abscessos confluentes na região da nuca, a localização mais comum.

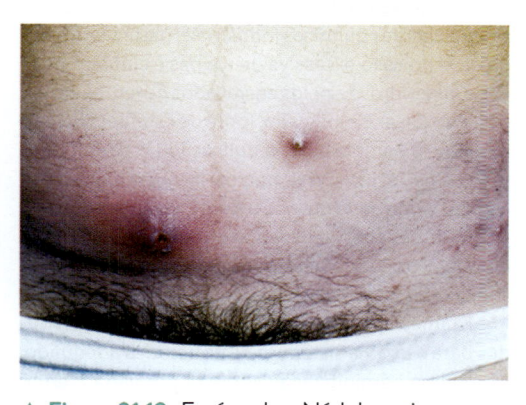

▲ **Figura 31.12** Furúnculos. Nódulos eritematoedematosos com formação de pus.

O antraz é o aparecimento simultâneo de múltiplos furúnculos em um mesmo local. A área apresenta-se eritematosa, edematosa, com múltiplos pontos de drenagem de pus.

Diagnose

Na diagnose de laboratório, fazem-se exame bacteriológico e antibiograma, mais com finalidade de orientar o tratamento do que para confirmação diagnóstica, uma vez que o quadro clínico é típico.

Tratamento

No início do furúnculo, são úteis compressas quentes, contribuindo para a evolução do quadro. Administração de antibiótico sistêmico é indicada. Após alguns dias, quando há o aparecimento do ponto central do abscesso, a drenagem é indicada, com espremedura moderada para a eliminação do carnicão. Drenagem cirúrgica precoce ou espremedura violenta do furúnculo são contraindicadas. Na furunculose recidivante, os cuidados higiênicos são importantes. As vestes e os objetos de uso pessoal devem ser mantidos separados até que sejam convenientemente limpos e, eventualmente, desinfetados. As mãos e a face do paciente precisam ser rigorosamente limpas, e deve-se usar, para todo o corpo, sabonete com triclosana a 1% ou outro antisséptico.

É conveniente manter secas as regiões do corpo que geralmente ficam úmidas. Com esse objetivo, são usados desodorantes e antiperspirantes, além de loções contendo álcool. Essa medida é conveniente porque a sequidão inibe o crescimento de bactérias na pele. Os processos sistêmicos que podem ser predisponentes devem ser pesquisados e, se presentes, corrigidos.

Há fatores predisponentes externos, como exposição a agentes químicos industriais, particularmente óleos, e pressão excessiva de roupas e cintos. Obesidade, hiperidrose e pelos encravados devem ser tratados. Pesquisar, se indicado, fonte de estafilococos em familiares. É importante a aplicação de antibióticos tópicos na região nasal, hábitat frequente de estafilococos, a partir da qual há disseminação para a pele.

As lesões abertas devem ser tratadas com antibióticos tópicos, mupirocina ou ácido fusídico e mantidas sob curativos oclusivos.

Exame bacteriológico e antibiograma são indicados para o uso via sistêmica de antibiótico adequado, devendo a administração ser feita por várias semanas. A maioria dos casos responde bem a antibióticos comuns como a cefalexina, 2 g/dia, por 10 dias. Para formas resistentes, há referências de resultado favoráveis com a associação de cloxacilina, 500 mg, a cada 6 horas, e rifampicina, 600 mg/dia, por 10 dias. Em casos extremamente resistentes, há relatos sobre a eficácia da administração da rifampicina, 600 mg/dia, ou clindamicina, 150 mg/dia, por 3 meses.

Pseudofoliculite da barba

Afecção mais comum em homens de pele negra ou mestiços. Ocorre particularmente em pacientes habituados a se barbear com regularidade. É decorrente de fator anatômico de os pelos da barba, especialmente nos negros e mestiços, serem do tipo ulotríquio, isto é, tendem a recurvar. Fator secundário na sua patogênese é a infecção. Os pelos são encurvados no folículo e, com o crescimento, novamente penetram na epiderme (pelos encravados), sendo, então, facilmente infectados secundariamente por estafilococos saprófitos da pele, sobretudo do tipo considerado não patogênico, plasmocoagulase-negativos.

Manifestações clínicas

O ato de barbear-se é requisito obrigatório. As lesões fundamentais são pápulas ou pústulas situadas na região atingida e decorrem do encravamento de pelos na pele. Como somente os pelos curtos encravam, torna-se clara a razão pela qual a afecção somente ocorre em indivíduos que se barbeiam regularmente. Não ocorre em indivíduos de pele branca, a não ser excepcionalmente, porque, neles, os pelos não são ulotríquios, isto é, acentuadamente encurvados (**Figura 31.13**).

Diagnose

Geralmente, são desnecessários recursos laboratoriais. Em casos excepcionais, poderá surgir dúvida com relação à diagnose diferencial com sicoses bacterianas ou micóticas. Os exames citobacteriológico e micológico podem, facilmente, esclarecer a diagnose.

Pseudofoliculite da virilha

Nos últimos anos, vem sendo observado quadro de pseudofoliculite da virilha em mulheres. Com o uso de trajes esportivos mais sumários, a depilação dessa região tornou-se hábito. Com frequência, instala-se quadro semelhante ao da pseudofoliculite da barba. Ocasionalmente, é visto nas coxas e nas pernas.

Tratamento

Não existe tratamento regularmente eficiente para esses casos. Medida eficaz seria o abandono do ato de se barbear ou se depilar. Para o controle do quadro, usar sabonete antisséptico com triclosana a 1%, antes e depois das duas atividades. Em seguida, empregar um antibiótico tópico eventualmente associado com corticosteroide. Resultado definitivo se dá com a depilação, que, antes feita com eletrocoagulação

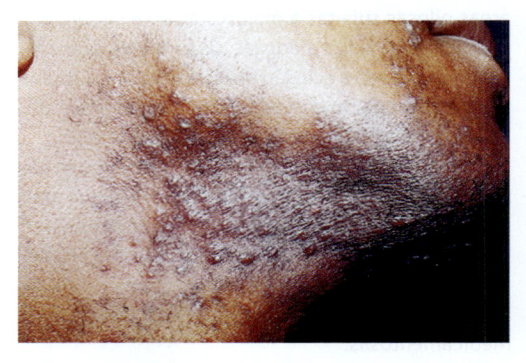

▲ **Figura 31.13** Pseudofoliculite da barba. Pápulas foliculares ao longo da região da barba.

ou eletrólise, atualmente é realizada a *laser*, com resultados excelentes.

ERISIPELA – CELULITE

Forma aguda de celulite superficial, ocorrendo geralmente nos membros inferiores, causada por estreptococos β-hemolíticos do grupo A. Raramente, quadros clínicos semelhantes são produzidos por *S. aureus*. É infecção universal, sem prevalência em nenhum grupo etário. A penetração do estreptococo ocorre, em geral, por soluções de continuidade na pele. São portas de entrada frequentes nos membros inferiores as ulcerações e as dermatomicoses. Há formas que ocorrem após traumas ou sem nenhuma noxa local. A erisipela e a celulite ocorrem quase sempre nas pernas, principalmente quando há condições locais favoráveis ao desenvolvimento da infecção, como edema e estase venosa. Doenças gerais, cardiorrespiratórias, hematológicas, diabetes e imunodeficiências são condições que facilitam o desenvolvimento da infecção.

Erisipela dos membros inferiores

Manifestações clínicas

A instalação e a evolução são agudas, com sintomas e sinais gerais de infecção. Há febre, mal-estar e adenite-satélite na região comprometida. Na área acometida, há eritema-rubro, edema, dor e aumento da temperatura. A zona afetada apresenta borda nítida, a qual avança com a progressão da doença. Podem surgir bolhas – erisipela bolhosa (**Figura 31.14**). Após regressão, pode haver surtos repetidos de erisipela, erisipela recidivante, pela permanência de linfedema local que favorece novos surtos da infecção, cuja sucessão pode conduzir ao aumento progressivo da região, com edema e fibrose, que constitui o quadro da elefantíase.

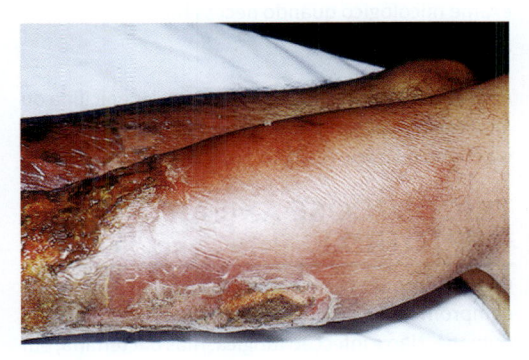

▲ **Figura 31.14** Erisipela. Eritema, edema e bolhas rotas com crostas e áreas de necrose na perna.

Celulite dos membros inferiores

Infecção subaguda crônica profunda acometendo derme e hipoderme, causada em adultos, em geral, por estreptococos do grupo A e *S. aureus* e, eventualmente, por outras bactérias. Em crianças menores de 3 anos, *Haemophilus influenzae*, tipo B, pode ser uma causa.

Manifestações clínicas

Há edema, eritema com discreto aumento local da temperatura. Ocorre, muitas vezes, em torno de lesões ulcerativas da pele, podendo surgir supuração. Em geral, não há sintomas gerais; eventualmente, adenite.

Como na erisipela, há condições locais e gerais que facilitam o aparecimento e a cronicidade do quadro. Não há separação nítida entre celulite e erisipela e há, com frequência, concomitância entre as duas infecções.

Diagnose

A diagnose laboratorial habitualmente é desnecessária. Em formas de celulites resistentes, recomenda-se a identificação da bactéria responsável pela infecção, a partir de cultura com material obtido por punção aspirativa. Eventualmente, o quadro é causado por bactérias como *Proteus mirabilis*, *Escherichia coli*, *Clostridium septicum* e outros microrganismos.

Tratamento

Na erisipela, o repouso é essencial, principalmente quando o processo acomete o membro inferior, sendo o fármaco de escolha para o seu tratamento a penicilina. De acordo com a intensidade da infecção, pode ser indicada a administração de penicilina G cristalina, na dose diária de 5 a 10 milhões de unidades, vias intramuscular (IM) ou IV, a cada 4 a 6 horas. Opção é a penicilina G potássica procaína, 400 mil unidades, 2 a 3 vezes/dia. Na possibilidade de associação estreptoestafilocócica, é indicada a oxacilina, 500 mg, a cada 4 a 6 horas. É possível associar a penicilina com sulfametoxazol-trimetoprima.

Elevação das pernas é indispensável e, se necessário, compressas frias para alívio da dor. Após a fase aguda, para prevenir recaída, é conveniente administrar penicilina ou sulfa por 3 a 4 semanas como penicilina benzatina, 1.200.000 unidades, 1 vez/semana, IM, ou sulfametoxazol-trimetoprima. É indispensável manter a elevação das pernas à noite e, se houver edema vespertino, usar meia elástica. A penicilina pode ser substituída por cefalosporinas.

Na celulite, quando há edema, eritema e aumento local da temperatura, usar antibiótico, como cefalosporina ou macrolídios. A administração de sulfametoxazol-trimetoprima também é indicada.

Elevação das pernas de noite e de dia, quando possível. Usar meias elásticas (preferencialmente de alta ou média compressão), evitar sempre a posição ereta e deambular o máximo possível são requisitos importantes para melhora e prevenção das recidivas. Em condições de edema muito intenso, pode-se associar aos antibióticos corticosteroides sistêmicos por breve tempo com o intuito de regressão mais rápida do processo inflamatório, a fim de minimizar a fibrose. Nas erisipelas de repetição, é indicado tratamento profilático com penicilina benzatina por longos períodos.

Em ambas as infecções, são indispensáveis a investigação e o tratamento de doenças sistêmicas e de condições responsáveis por edema dos membros inferiores, como flebites e tromboflebites, quadros ortopédicos, neurológicos e outras.

Erisipela e celulite em outras localizações

Face

Quadros raros com as mesmas características clínicas da localização nas pernas. Surgem após traumas ou ferimentos, mas, frequentemente, não se encontra porta de entrada da bactéria (**Figura 31.15**). Nesses casos, excluir infecções locais, como sinusites, amidalites e dentárias. O tratamento é a administração de antibiótico ou sulfamídico.

Localiza-se em qualquer região da face, eventualmente com dois aspectos: a *celulite em redor dos olhos*; e a *periorbital*. Nessas infecções, em crianças, o quadro pode ocorrer em virtude do *H. influenzae*. Complicações são raras, excepcionalmente ocorrendo comprometimento do sistema nervoso central (SNC).

Tratamento

A administração de penicilina, amoxicilina-clavulanato de potássio, eritromicina ou outro macrolídio e sulfametoxazol-trimetoprima em dose que varia de acordo com a intensidade dos quadros.

Outras áreas

Excepcionalmente, são observados quadros de erisipela ou celulites em outras áreas da pele após traumas, ferimentos, que regridem com tratamento antibacteriano.

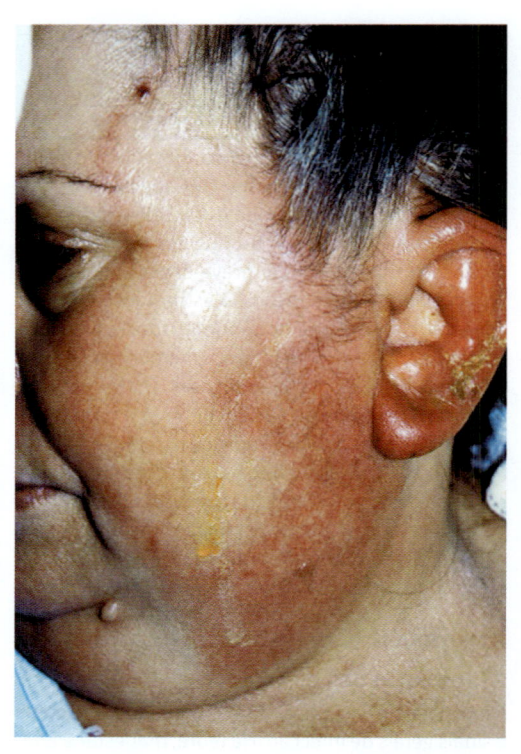

▲ **Figura 31.15** Erisipela. Eritema e edema na orelha, progredindo para a face.

Celulite perianal (dermatite perianal estreptocócica)

É causada pelo estreptococo β-hemolítico do grupo A, com início ao redor do ânus, e é caracterizada por eritema perianal, secreção, prurido, dor e tenesmo ao evacuar. Ocorre mais comumente em crianças e não deve ser confundida com candidose, fazendo-se exame micológico quando necessário.

Tratamento

Administração de antibiótico, em geral, penicilina ou amoxicilina. Localmente, usar pomada de mupirocina ou creme de ácido fusídico.

TRICOMICOSE AXILAR (LEPTÓTRIX)

Quadro frequente, a tricomicose axilar (leptótrix) compromete os pelos da axila e, às vezes, da região pubiana. Não é infecção fúngica, mas bacteriana, em virtude do gênero *Corynebacterium*, particularmente *Corynebacterium tenuis*, que forma densas colônias na superfície dos pelos. São condições predisponentes a higiene pobre e a hiperidrose.

Manifestações clínicas

A infecção é assintomática. Os pelos estão envolvidos por pequenas concreções sólidas, aderentes. Existem três variedades, em que as concreções são amareladas (flava), vermelhas (rubra) e pretas (nigra). A forma frequente é a flava, sendo raras a nigra e a rubra. Com frequência, além da hiperidrose, há bromidrose (**Figura 31.16**).

Diagnose

A diagnose clínica é imediata, porém a bactéria pode ser encontrada em exame direto, após clarificação pelo KOH, ou corada, sendo gram-positiva. Não há acometimento da pele.

Tratamento

Consiste na raspagem ou no corte dos pelos e aplicações de álcool iodado, creme ou sabão antibacteriano. Os imidazólicos, soluções alcoólicas de ácido salicílico a 3 a 5%, de cloreto de alumínio a 3 a 5%, são efetivos.

ERITRASMA

Doença de incidência universal, causada pela bactéria *Corynebacterium minutissimum*, mais frequente em países de clima quente e úmido. Ocorre em homens e mulheres, com ligeira preferência pelo sexo masculino, sendo excepcional na infância.

Manifestações clínicas

Manchas castanhas ou marrons, descamativas, de bordas bem delimitadas, que, nas fases iniciais, apresentam coloração avermelhada (**Figura 31.17**). É característica a localização das lesões em zonas intertriginosas, principalmente nas regiões axilares ou inguinocrurais e nos espaços interdigitais dos pés. Eventualmente, não se limitam às áreas intertriginosas, ocorrendo também nas paredes torácica e abdominal. Essas lesões devem ser distinguidas da dermatite seborreica e da tinha crural. Observa-se a associação de eritrasma com diabetes.

Diagnose

Confirma-se pelo exame com luz de Wood, quando surge uma fluorescência vermelho-coral característica

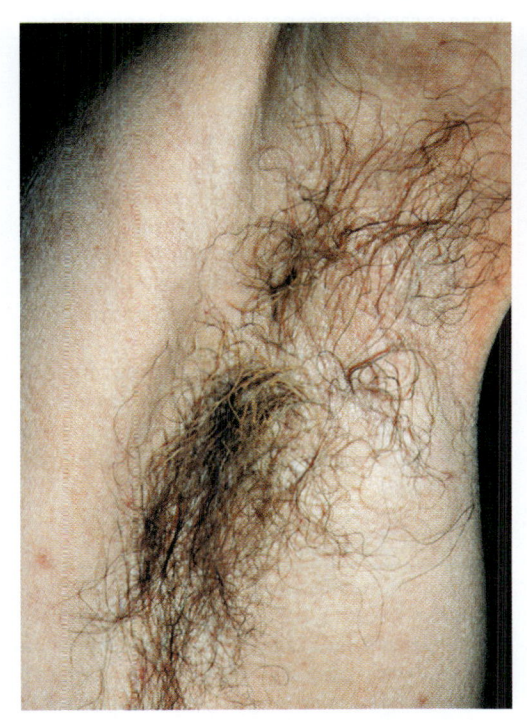

▲ **Figura 31.16** Tricomicose axilar. Variedade flava. Presença de concreções amareladas nos pelos.

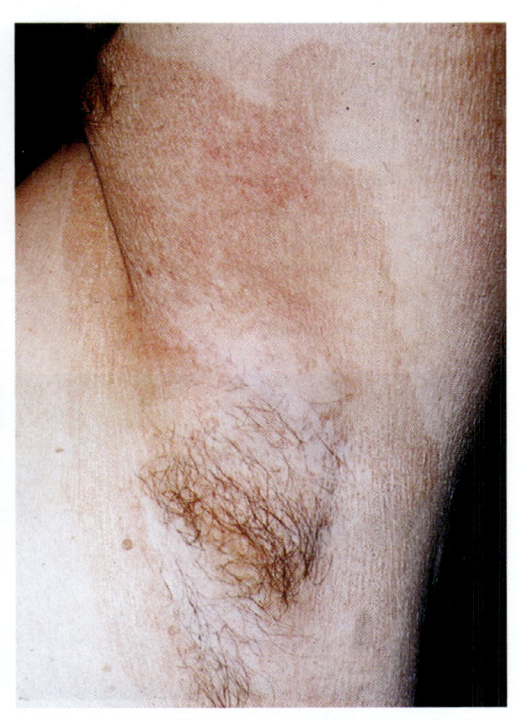

▲ **Figura 31.17** Eritrasma. Mancha acastanhada de limites precisos na axila.

em virtude de uma porfirina produzida pela bactéria que, eventualmente, pode ter sido eliminada se a lesão foi lavada recentemente. A diagnose laboratorial pode ser feita pelo encontro da bactéria. As preparações pelo KOH são raramente elucidativas, possibilitando, entretanto, excluir infecção fúngica. É necessário corar pelo Gram, que mostra organismos gram-positivos com formas filamentosas ou cocoides de algumas micras de tamanho. Não é necessária cultura, exceto para fins investigativos.

Tratamento
Nas formas localizadas, podem ser empregadas solução de clindamicina a 2%, eritromicina a 2% e imidazólicos. Nas lesões mais extensas, obtêm-se melhores resultados com antibióticos via oral (eritromicina, 1 g/dia, por 5-10 dias). As tetraciclinas também são eficientes. Recidivas são frequentes.

ERISIPELOIDE

Quadro eventual, causado por um bacilo gram-positivo, o *Erysipelothrix insidiosa* (*rhusiopathiae*), responsável por erisipela no porco e em outros animais domésticos, é também encontrado em peixes. A contaminação do homem é acidental, por ferimento, ao manusear material contaminado, sendo mais comum em pescadores, açougueiros e donas de casa.

Manifestações clínicas
A partir do ponto de inoculação, ocorre uma celulite com rubor, que se estende progressivamente, em geral com regressão após 2 semanas. As lesões ocorrem mais frequentemente nos dedos da mão. Pode haver febre baixa, mal-estar geral, linfangite e linfadenopatia regional (**Figura 31.18**).

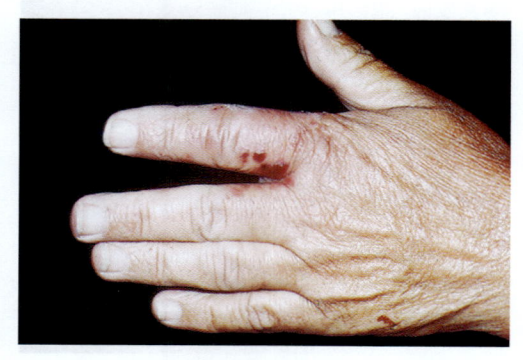

▲ **Figura 31.18** Erisipeloide. Área eritematoedematosa e purpúrica na mão.

Diagnose
A diagnose diferencial deve ser feita com a erisipela. O bacilo é dificilmente encontrado no exsudato da lesão, podendo ser cultivado da borda de uma lesão recente ou de material de biópsia. Em formas graves, é indicada hemocultura.

Tratamento
Penicilina é o antibiótico indicado, na dose de 2 milhões a 3 milhões de unidades/dia, por 7 a 10 dias. Cefalosporinas, eritromicina, tetraciclinas e ciprofloxacina são também efetivas. A prognose é favorável com cura do quadro.

INFECÇÕES POR PSEUDOMONAS

As infecções pela *Pseudomonas aeruginosa* são atualmente muito frequentes. Com ampla distribuição na natureza, o bacilo piociânico é também um saprófita da pele humana e, por esse fato, constitui um dos principais responsáveis por infecções hospitalares, quando encontra condições favoráveis para crescimento e disseminação. Determina otites e infecções respiratórias, urinárias, digestivas, nervosas e cardíacas e septicemia. As infecções cutâneas pela *P. aeruginosa* se caracterizam por pus esverdeado, espesso, com odor de uva e fétido e apresentam vários quadros clínicos. Há grande polimorfismo, como ulcerações, abscessos, área de necrose ou esfacelo, celulite, intertrigos entre os artelhos e lesões ungueais, com paroníquia e unhas de coloração azulada ou esverdeada, intertrigos dos espaços interdigitais dos pés, que mostram maceração e coloração esverdeada. A foliculite por pseudomonas tem vários graus de intensidade, com possível evolução para necrose, originando o chamado ectima gangrenoso, caracterizado por áreas de necrose circundadas por eritema.

Topicamente, são indicados banhos ou compressas com água com 5% de ácido acético, cremes de sulfadiazina de prata (1%) ou pomada de polimixina B. Via sistêmica, administra-se ciprofloxacina, 500 mg, 2 a 3 vezes/dia.

RINOSCLEROMA

Doença crônica, infecciosa, causada por uma bactéria gram-negativa, a *Klebsiella rhinoscleromatis*, é endêmica em várias regiões, particularmente na América Central e em alguns países da América do Sul. A infecção inicia-se, em geral, nas fossas nasais, e, gradualmente, invade a faringe, a laringe, a traqueia e o lábio superior, formando nódulos e nodosidades, de consistência dura, avermelhados e de tamanhos variáveis (**Figura 31.19**). Pode ocorrer ulceração, porém a dor é praticamente ausente. A diagnose se estabelece pelo achado da bactéria em exames bacteriológicos; pela histopatologia, que mostra infiltrado celular rico em plasmócitos e com dois elementos característicos: a célula de Mikulicz, um enorme histiócito contendo a *K. rhinoscleromatis* ou bacilo de Frisch; e os corpúsculos de Russell, plasmócitos degenerados. Devem ser considerados, na diagnose diferencial, a leishmaniose cutaneomucosa, paracoccidioidomicose, hanseníase, sífilis terciária e tumores. O tratamento do rinoscleroma é com estreptomicina, 1 g/dia, por 2 a 3 meses. Pode ser usada, também, a tetraciclina, 1 a 2 g/dia, por período idêntico. Cefalosporina e gentamicina também são efetivas. O antibiótico pode ser associado com corticosteroide, e, às vezes, cirurgia é necessária para correção de estenoses cicatriciais.

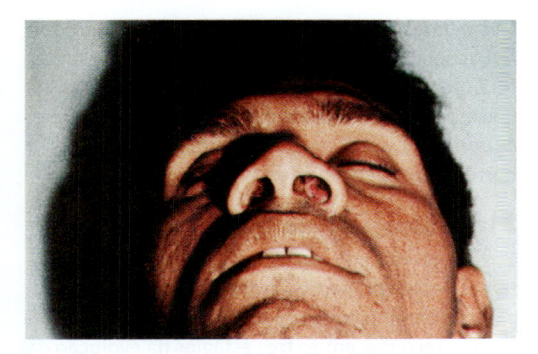

▲ **Figura 31.19** Rinoscleroma. Lesão polipoide na fossa nasal.

BOTRIOMICOSE

Ver Capítulo 36.

QUERATÓLISE PLANTAR SULCADA

Infecção superficial da pele, na camada córnea, causada por microrganismos filamentosos e cocoides de diferentes espécies, principalmente *Streptomyces* e *Corynebacterium*. Alguns dos agentes mais frequentes são o *Dermatophilus congolensis* e o *Micrococcus sedentarius*.

A umidade é fator agravante, sendo frequentemente decorrente ou associada à hiperidrose. É comum em atletas e trabalhadores que usam botas de borracha por longos períodos.

Manifesta-se por numerosas erosões superficiais da camada córnea da região plantar, que configuram lesões circulares, discretas, crateriformes, que coalescem formando áreas erosivas de formas irregulares e tamanhos variados (**Figura 31.20**). As áreas envolvidas apresentam coloração acastanhada. Geralmente, é assintomática, podendo, porém, haver dor e ardor, particularmente nas áreas de pressão. O processo é acompanhado de bromidrose com frequência.

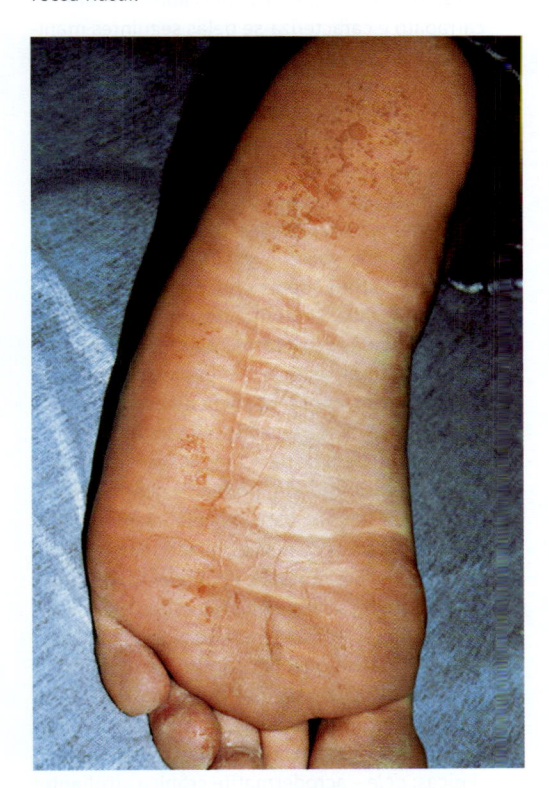

▲ **Figura 31.20** Queratólise plantar sulcada. Erosões superficiais coalescentes formando lesões circulares ao longo da região plantar.

A diagnose clínica é confirmada pelo exame direto (coloração pelo Gram) e pela cultura, e, na diagnose diferencial, deve ser considerada a tinha do pé (*tinea pedis*). A condição pode regredir espontaneamente com a remoção da umidade dos pés ou melhora da hiperidrose No tratamento, usar loções anti-hidróticas ou antibacterianas de eritromicina, tetraciclinas e clindamicina em álcool.

BORRELIOSE (DOENÇA DE LYME)

Doença infecciosa causada por espiroquetas do gênero *Borrelia* e transmitida por picadas de carrapatos, particularmente do gênero *Ixodes*. Há, atualmente, três genoespécies de borrelia, a *Borrelia burgdorferi*, responsável pela infecção nos Estados Unidos. Na Europa e na Ásia, foram identificadas outras espécies; *B. afzelii* é a dominante com outras espécies; *B. garinii*; *B. valaisiana*; e *B. lusitaniae*. No Brasil, a borrelia ativa ainda não está identificada.

Manifestações clínicas

Extremamente polimorfas, atingindo múltiplos sistemas orgânicos, particularmente a pele, as articulações, o sistema nervoso e o coração. Analogamente à sífilis, reconhecem-se três estágios na evolução da borreliose:

- **Estágio I:** Ocorre de 3 a 30 dias após a picada do carrapato e caracteriza-se pelas seguintes manifestações clínicas nos vários sistemas orgânicos: *pele* – eritema crônico migratório, linfocitoma cútis, exantema, urticária e linfadenopatia regional ou generalizada; *aparelho respiratório* – dor de garganta, traqueobronquite, tosse; *SNC* – cefaleia; *aparelho ocular* – edema periorbital, conjuntivite e irite; *sistema musculoesquelético* – dores musculares e artralgias; *aparelho gastrintestinal:* náuseas, vômitos, diarreia, dores abdominais, hepatite e esplenomegalia. Essas manifestações podem ser acompanhadas de sintomas agudos como febre, mal-estar geral, astenia e calafrios, em geral de curta duração, com tendência a desaparecerem em semanas, ainda que não haja tratamento.
- **Estágio II:** Inicia-se semanas ou meses após o início da enfermidade, podendo ocorrer múltiplas manifestações: *SNC* – encefalite, meningite, neurite de nervos cranianos, mielite, coreia e radiculites sensitivo-motoras; *aparelho ocular* – irite, pan-oftalmite; *sistema musculoesquelético* – dores articulares, musculares e ósseas migratórias; *coração* – pancardite, pericardite, cardiomegalia e bloqueio atrioventricular variável.
- **Estágio III:** Surge após meses ou até 2 anos do início da doença, com as seguintes manifestações clínicas: *pele* – acrodermatite crônica atrofiante; *SNC* – encefalomielite progressiva que se manifesta por alterações mentais, sintomas cerebelares e paralisias espásticas; *sistema musculoesquelético* – surtos de artrite tipo mono, oligo ou poliartrite que acomete preferencialmente os joelhos.

Exames complementares

Anticorpos IgG e IgM específicos contra antígenos de espiroquetas purificados podem ser evidenciados no soro pelo método de ELISA (*enzyme-linked immunosorbent assay*) + *Western blot*. Na possibilidade de reações cruzadas falso-positivas, é necessário confirmar o resultado positivo do teste imunoenzimático por *Western blot*.

Culturas da borrelia em meios artificiais do sangue ou de lesões cutâneas são pouco sensíveis, indicadas somente para fins investigativos. A detecção da espiroqueta pela análise com PCR é indicada também em pesquisas.

Manifestações cutâneas

Podem surgir tanto nos estágios iniciais como tardios da enfermidade. São manifestações cutâneas da borreliase: eritema crônico migratório, lesões de linfocitoma cútis e acrodermatite crônica atrofiante.

Eritema crônico migratório

Principal marcador cutâneo da doença de Lyme. Em torno da área correspondente à picada do carrapato transmissor da borreliose, surge mancha eritematosa, inicialmente homogênea que, na maioria das vezes, tende à regressão na porção central e progride centrifugamente, configurando-se lesão anular que pode atingir mais de 20 centímetros de diâmetro. O processo, em geral, dura semanas ou meses, mas, em alguns pacientes, dura até 1 ano, com períodos de desaparecimento e exacerbação. A lesão pode ser assintomática, mas pruriginosa e acompanhada de adenopatia. As localizações mais frequentes são as extremidades inferiores, mas, em crianças, a localização facial é comum. A lesão, em geral, é única, mas, às vezes, podem ocorrer lesões múltiplas após a inicial ou simultaneamente a ela como consequência da disseminação hematogênica da borrelia.

Histopatologia

A epiderme é normal e há edema da derme superior e infiltrado linfocitário perivascular; às vezes, contendo plasmócitos e eosinófilos, e, eventualmente, pode-se demonstrar a borrelia por colorações pela prata.

Diagnose

Clínica, secundada pela história de picada de carrapatos. A sorologia positiva confirma, porém a negativa não exclui a diagnose. O cultivo da borrelia a partir de material de biópsia de pele tem indicação eventual.

Na diagnose diferencial do eritema crônico migratório, devem ser consideradas as seguintes condições clínicas: eritemas figurados; reações inespecíficas a picadas de insetos; granuloma anular; erupção medicamentosa fixa; tinha do corpo (*tinea corporis*); lúpus eritematoso (LE); eritema polimorfo; e síndrome de Sweet.

Linfocitoma cútis

A lesão constitui-se de nódulo isolado de cor eritematovioláceo, acompanhado de linfadenopatia regional cujas localizações mais frequentes são lóbulo auricular, região do mamilo e aréola mamária, nariz e região escrotal. As lesões podem ser assintomáticas, discretamente pruriginosas ou dolorosas. Geralmente, ainda que não obrigatoriamente, surgem nas áreas onde ocorreram as picadas dos carrapatos.

Histopatologia

A epiderme geralmente não apresenta alterações, e, na derme, há intenso infiltrado inflamatório linfocitário policlonal que pode se organizar focalmente em folículos germinativos.

A demonstração da borrelia nos tecidos, por colorações pela prata ou com anticorpos poli ou monoclonais, é técnica em desenvolvimento de difícil interpretação.

Diagnose

Clínica, confirmada por exames complementares. A sorologia pode confirmar a diagnose. Cultura tem indicação eventual.

Na diagnose diferencial, devem ser considerados linfomas, picadas de insetos em geral, erupção polimorfa à luz, granuloma facial, granuloma anular, LE túmido e sarcoidose.

Acrodermatite crônica atrofiante

As lesões atingem preferencialmente as extremidades, iniciando-se, em geral, nos membros inferiores, particularmente no pé, tornozelo ou joelho. Posteriormente, as lesões atingem os membros superiores, o dorso das mãos e a região do cotovelo e tendem a progredir do sentido distal para o proximal, podendo atingir a região glútea. Inicialmente, surgem lesões edematosas, eritematovioláceas, que se apresentam sob formas de surtos e que evoluem para espessamentos fibrosos em faixas e nódulos com aspecto esclerodermiforme. Finalmente, após anos, as lesões evoluem para atrofia quando, então, a pele se apresenta apergaminhada, sem fâneros e com grande proeminência dos vasos, que se tornam extremamente visíveis em função do adelgaçamento da pele. Além das alterações cutâneas, os doentes podem apresentar linfadenomegalias, dores, especialmente quando de traumatismos nas saliências ósseas, neuropatia periférica com parestesias, fraqueza muscular, câimbras, bursites e sinovites.

Histopatologia

Nas fases inflamatórias, revela, na derme, telangiectasias e infiltrado linfocitário denso, ao longo da derme e da hipoderme, composto por linfócitos e plasmócitos. Nas fases tardias, há degeneração das fibras elásticas e colágenas, diminuição do infiltrado inflamatório, atrofia da derme, inclusive dos folículos pilosos e glândulas sebáceas.

Diagnose

É clínica e confirmada pela histopatologia, devendo ser complementada pela sorologia. Eventualmente, realizar culturas de material cutâneo.

A diagnose diferencial deve ser feita com eritema pérnio, acrocianose e esclerodermia.

Tratamento

Doxiciclina, 100 mg, 2 vezes/dia, ou amoxicilina, 500 mg, 3 vezes/dia, por 2 a 4 semanas.

Em gestantes, lactantes e crianças, não usar a doxiciclina. Tetraciclina, penicilina, cefalosporinas (2^a e 3ª gerações) são opções. Cefalosporina (1ª geração), quinolonas, sulfametoxazol-trimetoprima, eritromicina não são indicadas. Controle sorológico quando indicado.

No início do tratamento, alguns pacientes têm uma reação tipo Jarisch-Herxheimer que não impede a continuação da terapia.

Profilaxia

Usar repelentes em regiões infestadas. Não existem vacinas.

32
Tuberculose e micobacterioses atípicas

No Brasil, assim como em toda a América Latina, a tuberculose é importante problema de saúde pública, estando o país em 16º lugar entre os 22 países que concentram 80% dos casos de tuberculose. A prevalência de tuberculose no Brasil é de 33,5 casos por 100.000 habitantes. Calcula-se que as formas extrapulmonares correspondam a 14% dos casos, e, destes, 1 a 2% dos doentes seriam portadores das formas cutâneas de tuberculose.

TUBERCULOSE CUTÂNEA

As lesões cutâneas da tuberculose resultam de infecção por *Mycobacterium tuberculosis*, *Mycobacterium bovis* ou pelo bacilo Calmette-Guérin (BCG), forma atenuada do bacilo utilizada em imunizações. Na África tropical, é reconhecida a espécie *Mycobacterium africanum*, com características da *M. tuberculosis* e *M. bovis*.

As lesões cutâneas podem decorrer de colonização da pele pelo bacilo (tuberculoses cutâneas propriamente ditas) ou de processo de hipersensibilidade a foco tuberculoso ativo, localizado em outro ponto do organismo (tubercúlides). No primeiro caso, as lesões são bacilíferas, e, no segundo, abacilares ou paucibacilares.

O contato inicial com o bacilo de Koch se dá quase sempre na infância. A primoinfecção tuberculosa pode ocorrer na pele, mas é excepcional. Caso isso aconteça, desenvolve-se o complexo primário tuberculoso, que é a tuberculose primária da pele. A tuberculose secundária ocorre em indivíduo previamente infectado, tuberculino-positivo e com certo grau de imunidade.

A porta de entrada do bacilo também é importante na determinação do tipo de tuberculose cutânea que se produzirá. A infecção pode ser exógena, ocorrer por autoinoculação ou ser consequência de foco endógeno.

Tuberculoses primárias
Cancro tuberculoso

Resulta da inoculação da micobactéria na pele de indivíduo não previamente infectado com tuberculose. A maioria dos doentes é formada por crianças, mas pode ocorrer também em adolescentes e adultos jovens.

O bacilo originário de doentes com formas abertas de tuberculose penetra por meio de abrasões ou feridas na pele. Lesões orais podem ser oriundas de bacilos bovinos de leite não pasteurizado que penetram na mucosa em áreas traumatizadas ou em sítios de extrações dentárias.

Manifestações clínicas

Três a quatro semanas após a inoculação, surge pápula, placa ou nódulo inflamatório que evolui cronicamente à ulceração, sem tendência à cicatrização (**Figura 32.1**), e é seguido do aparecimento de linfadenopatia regional, com ou sem linfangite, que, após semanas ou meses, fistuliza, formando um abscesso frio. As áreas mais frequentemente acometidas são a face, as mãos e as extremidades inferiores, mas as mucosas oral e conjuntival também podem ser afetadas. O conjunto formado pelo cancro tuberculoso e pela adenite relacionada constitui o complexo primário tuberculoso cutâneo.

Na cavidade oral, são possíveis ulcerações pouco dolorosas, e a inoculação dos dedos pode originar paroníquia não dolorosa. O material drenado das lesões é extremamente rico em bacilos.

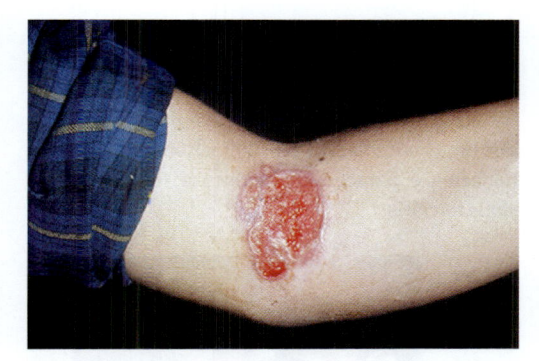

▲ **Figura 32.1** Cancro tuberculoso. Úlcera crônica de bordas infiltradas no braço.

A enfermidade é de evolução crônica e, não sendo tratada, ainda que tenda à cura espontânea, pode permanecer ativa por muitos meses. Em raros casos, surge, em cancros tuberculosos cicatrizados, lúpus vulgar e, também raramente, há evolução a formas miliares de disseminação hematogênica. Em 10% dos casos, acompanha-se de eritema nodoso.

Histopatologia

Inicialmente, mostra apenas infiltrado inflamatório agudo inespecífico. Após 3 a 6 semanas, paralelamente ao desenvolvimento de positividade à tuberculina, o infiltrado assume o típico aspecto de granuloma tuberculoide, e podem ser demonstrados bacilos álcool-acidorresistentes (BAAR) nas lesões.

Diagnose

Confirmada pelo achado de bacilos nas secreções e nos cortes histológicos e pela cultura em meios específicos. O derivado proteico purificado (PPD), inicialmente negativo, positiva-se ao longo da evolução. Na diagnose diferencial, devem ser consideradas a esporotricose, doença da arranhadura do gato, sífilis, outras micobacterioses e formas de tuberculose cutânea, particularmente o escrofuloderma.

Tuberculose cutânea consequente ao BCG

A vacina BCG pode provocar as seguintes complicações:
- **Complicações não específicas:** Erupções exantemáticas, eritema nodoso, reações eczematosas, granulomas, cistos epiteliais e cicatrizes queloidianas.
- **Lesões específicas:** Provocadas pelo bacilo atenuado:
- **Lúpus vulgar:** Pode surgir após meses e até 3 anos após a vacinação; em 25% dos casos, encontram-se bacilos na lesão, e as características clínicas são as do lúpus vulgar com localização na área da inoculação do BCG (Figura 32.2).
- **Fenômeno de Koch:** Ocorre em indivíduos previamente sensibilizados ao bacilo e corresponde à necrose e à ulceração, frequentemente acompanhadas de linfadenite regional.
- **Escrofuloderma:** Pode ocorrer com fistulização, que pode durar meses.
- **Linfadenite regional intensa:** Complicação mais comum.
- **Abscessos subcutâneos:** Ocorrem quando o material de vacinação é injetado muito profundamente.
- **Erupções tipo tubercúlide:** Ocorrem muito raramente e são de vários tipos – líquen escrofuloso, tubercúlides papulonecróticas atípicas e eritema indurado de Bazin.

Tuberculoses secundárias

Lúpus vulgar

Forma crônica de tuberculose cutânea, rara em nosso meio, que ocorre em indivíduos tuberculino-positivos.

É uma forma secundária de tuberculose cutânea que acomete indivíduos previamente sensibilizados e com moderada imunidade ao bacilo. Origina-se de foco tuberculoso, mais frequentemente pulmonar, ósseo ou de adenite cervical por disseminação hematogênica, linfática ou por contiguidade. Raramente surge a partir da vacinação pelo BCG.

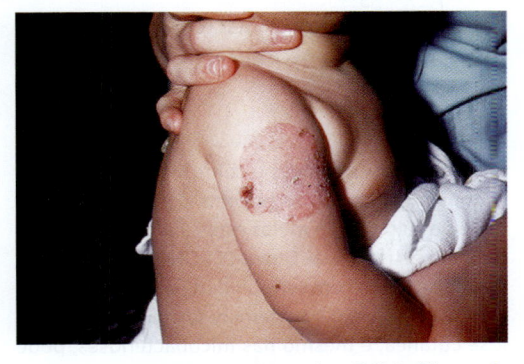

▲ **Figura 32.2** Lúpus vulgar sobre BCG. Placa eritematoinfiltrada com crostas na área de aplicação da vacina.

Manifestações clínicas

As localizações preferenciais são a face e o mento, com possível invasão das mucosas oral, nasal e conjuntival. A lesão inicial é mácula, pápula ou nódulo de cor vermelho-acastanhada e consistência mole. Da coalescência das lesões, resultam placas infiltradas circulares ou giratas que, com a evolução, podem apresentar atrofia central e ulceração. Pela vitropressão, obtém-se cor amarelada de geleia de maçã (**Figura 32.3**). Reconhecem-se algumas formas clínicas:

- **Formas em placas:** Lesões planas, serpiginosas ou policíclicas, lisas ou recobertas por escamas psoriasiformes. Nas placas maiores, podem ser observadas áreas irregulares de cicatrização com ilhas de lesões ativas.
- **Formas hipertróficas:** Observam-se nódulos e hiperqueratose.
- **Formas ulcerosas:** Há áreas de necrose com destruição das estruturas cartilaginosas nasais e auriculares.
- **Formas cicatriciais:** Ocorrem áreas cicatriciais subsequentes ou sem relação com ulcerações prévias, havendo cicatrizes queloidiformes entremeadas por nódulos (**Figura 32.4**).
- **Formas vegetantes:** Nas quais há infiltração, ulceração e necrose com poucas cicatrizes. As mucosas e as cartilagens podem ser destruídas, provocando graves deformidades.
- **Formas tumoriformes:** Surgem nódulos pseudotumorais ou massas hiperqueratósicas.

A evolução da doença sem tratamento é extremamente crônica, de anos ou décadas, e uma possível complicação é o surgimento de carcinomas espinocelulares sobre as lesões crônicas.

Histopatologia

Caracteriza-se por granulomas tuberculoides dérmicos com tendência à necrose caseosa central. Bacilos são raramente encontrados.

Diagnose

Feita com bases clínicas e confirmada pelo exame histopatológico, PPD fortemente positivo e positividade de culturas em meios específicos. Atualmente, também se usa o teste QuantiFERON-Tb, mais específico que o PPD e com sensibilidade de 99%. No lúpus vulgar, bem como nas demais formas de tuberculose cutânea, e mesmo nas micobacterioses, pode ser empregada, na diagnose, a reação em cadeia da polimerase (PCR), que demonstra a presença do DNA da micobactéria em tecido cutâneo lesado obtido por biópsia. A reação PCR permite, inclusive, reconhecer o DNA específico da espécie de micobactéria presente nas lesões.

Na diagnose diferencial, devem ser considerados lúpus eritematoso (LE), linfocitoma, sarcoidose, hanseníase, paracoccidioidomicose, leishmaniose e sífilis terciária.

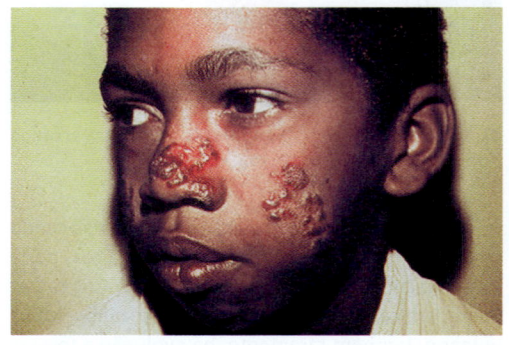

▲ **Figura 32.3** Lúpus vulgar. Nódulos e placas infiltradas no dorso nasal e nas regiões malares.

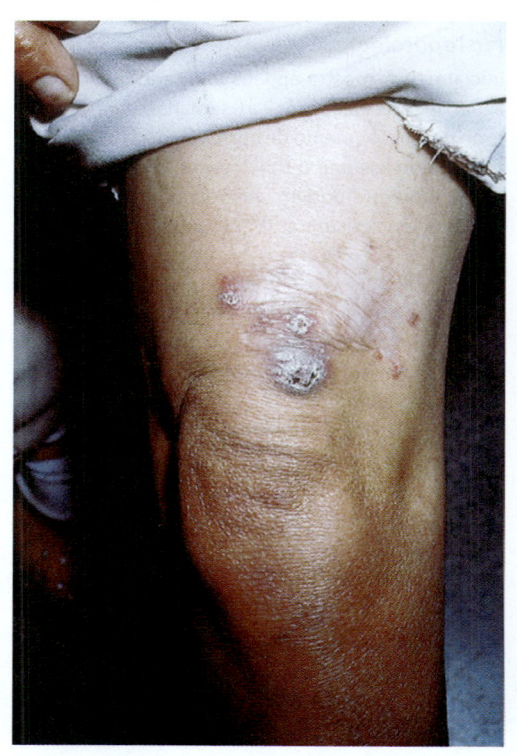

▲ **Figura 32.4** Lúpus vulgar. Forma cicatricial. Pápulas eritematosas e nódulos ulcerados sobre lesão cicatricial.

Tuberculose verrucosa

Forma verrucosa de tuberculose cutânea que acomete doentes previamente sensibilizados ao bacilo por meio de infecção exógena, isto é, penetração do bacilo por soluções de continuidade da pele.

Patogenia

O bacilo penetra através de soluções de continuidade da pele, em indivíduos que já tiveram contato prévio com o bacilo e possuem certo grau de imunidade à infecção, sendo PPD-positivos. No passado, a enfermidade acometia com grande frequência profissionais de saúde, particularmente médicos, patologistas e laboratoristas que se infectavam acidentalmente durante atividade profissional. Da mesma forma, fazendeiros e açougueiros podem contaminar-se profissionalmente com o *M. bovis*. Também pode decorrer de autoinoculação do bacilo na pele por meio do escarro do próprio doente.

Manifestações clínicas

A lesão inicial é pápula ou papulopústula no ponto de inoculação do bacilo. As lesões evoluem muito lentamente, transformando-se em placas verrucosas de crescimento excêntrico, podendo ocorrer atrofia central (**Figura 32.5**). Afetam mais comumente o dorso das mãos ou os dedos e, eventualmente, os pés, unilateralmente.

Histopatologia

Há hiperplasia epitelial com hiperqueratose e papilomatose e, na derme, infiltrado inflamatório com células epitelioides e células gigantes e, eventualmente, granulomas tuberculoides. Bacilos são encontrados apenas em raras ocasiões.

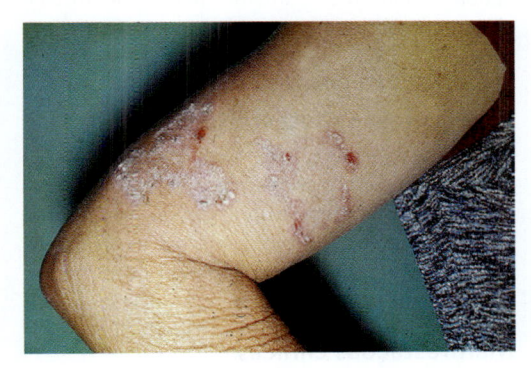

▲ **Figura 32.5** Tuberculose verrucosa. Lesões em placa de bordas infiltradas e verrucosas.

Diagnose

Clínica, confirmada por histopatologia, positividade do PPD, PCR, QuantiFERON-Tb e culturas em meios específicos. Na diagnose diferencial, devem ser consideradas outras doenças que determinam a chamada síndrome verrucosa LECT (leishmaniose, esporotricose, cromomicose e tuberculose) e, ainda, outras afecções como paracoccidioidomicose, micobacterioses atípicas, queratoacantoma centrífugo, carcinomas, bromoderma, piodermites vegetantes, líquen plano hipertrófico e líquen simples hipertrófico.

Escrofuloderma (tuberculose coliquativa)

É a forma de tuberculose mais comum em nosso meio, ocorrendo, em geral, no pescoço. Resulta da propagação à pele de lesões tuberculosas, em geral, de linfonodos ou ossos e, eventualmente, de articulações ou do epidídimo.

O escrofuloderma geralmente decorre de propagação à pele de foco tuberculoso de estruturas subjacentes já referidas. Raramente decorre da inoculação exógena do bacilo no subcutâneo por trauma ou injeção com agulha contaminada. Mais raramente ainda, em idosos, pode decorrer de disseminação hematogênica do bacilo, com posterior localização no subcutâneo. São, portanto, em geral, doentes que já têm uma infecção tuberculosa e, nesse sentido, PPD-positivos. Ocorre mais frequentemente em crianças, adolescentes e idosos.

Manifestações clínicas

As lesões localizam-se mais frequentemente nas regiões submandibular, cervical e supraclavicular. Iniciam-se como nódulos subcutâneos eritematosos inflamatórios que fistulizam e ulceram, eliminando material caseoso e purulento (**Figura 32.6**).

Histopatologia

O processo inflamatório no centro da lesão não é específico, mas, nas porções periféricas da lesão, observam-se granulomas tuberculoides e, ocasionalmente, bacilos.

Diagnose

A confirmação do diagnóstico clínico é feita por histopatologia, positividade do PPD, PCR, QuantiFERON-Tb e cultivo do material em meios específicos. A diagnose diferencial compreende, fundamentalmente, a paracoccidioidomicose e a actinomicose, devendo-se também excluir gomas sifilíticas, esporotricose e hidrosadenites.

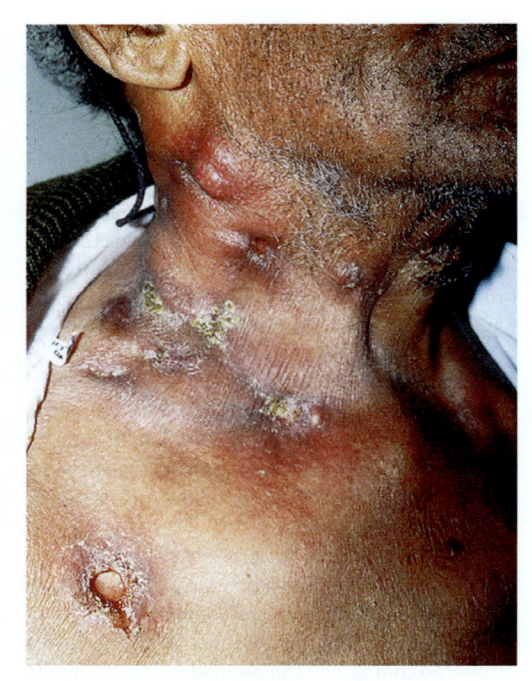

▲ Figura 32.6 Escrofuloderma. Nódulos, fístulas e ulcerações nas regiões cervical e torácica.

Tuberculose orificial

É uma forma rara de tuberculose das mucosas e da pele periorificial decorrente de autoinoculação em doentes com tuberculose visceral progressiva.

Trata-se, geralmente, de doentes com tuberculose avançada, anérgicos com PPD negativo que eliminam grandes quantidades de bacilos que produzirão lesões por autoinoculação na boca e nos lábios, nos portadores de tuberculose pulmonar; em torno do ânus, em portadores de tuberculose intestinal; e nos genitais externos, em indivíduos com tuberculose urogenital.

Manifestações clínicas

As lesões mucosas iniciam-se como pápulas e papulopústulas que ulceram, originando úlceras irregulares circundadas por edema da mucosa.

As úlceras são extremamente dolorosas. Na boca, interferem na alimentação e localizam-se mais frequentemente na língua, no palato mole e no duro, e, nas formas mais avançadas, atingem os lábios.

Histopatologia

Há infiltrado inflamatório inespecífico e, na profundidade do cório, granulomas tuberculoides. Os bacilos são facilmente demonstrados nos preparados histológicos.

Diagnose

Quando já existe o diagnóstico de tuberculose de órgãos internos, a diagnose é mais fácil, devendo ser confirmada por pesquisa dos bacilos, histopatologia e cultura.

Na diagnose diferencial, devem ser consideradas lesões mucosas de sífilis, aftas e lesões neoplásicas.

Tuberculose miliar aguda

Forma muito rara de tuberculose em virtude de disseminação hematogênica, que ocorre em crianças.

Trata-se de versão septicêmica de infecção tuberculosa a partir de foco pulmonar ou meníngeo que pode seguir-se a infecções redutoras das defesas imunológicas, inclusive síndrome da imunodeficiência adquirida (Aids). Os doentes são anérgicos, tuberculino-negativos.

Manifestações clínicas

Surgem lesões disseminadas (atingindo predominantemente o tronco), maculosas, papulosas, eritematosas e purpúricas, às vezes com necrose central e crostas.

Histopatologia

Há necrose e infiltrado inflamatório inespecífico, encontrando-se bacilos em torno e no interior dos vasos.

Diagnose

A presença de tuberculose grave permite a suspeita diagnóstica que será confirmada por histologia, baciloscopia e cultura. Na diagnose diferencial, como, em geral, trata-se de crianças, devem ser consideradas a doença de Letterer-Siwe, a pitiríase liquenoide aguda varioliforme, exantemas medicamentosos e sífilis secundária.

Tuberculose gomosa (abscessos tuberculosos metastáticos)

Decorre da disseminação hematogênica da micobactéria a partir de foco primário, em situações de imunodeficiência ou imunossupressão, ou, ainda, como consequência de desnutrição em crianças. Os bacilos localizam-se no subcutâneo, podendo invadir subsequentemente a derme.

Manifestações clínicas

Caracteriza-se por nódulos subcutâneos inflamatórios, amolecidos com flutuação, isolados ou múltiplos que evoluem para ulceração ou fistulização e que se localizam na cabeça, no tronco ou nas extremidades.

Histopatologia
Revela necrose e abscessos, e as colorações específicas demonstram grande quantidade de BAAR.

Diagnose
É clínica e histopatológica com encontro do bacilo e confirmada por cultura, PCR ou QuantiFERON-Tb. Os doentes são baixos reatores ao PPD, e deve-se proceder à cultura para isolamento e identificação do bacilo. No diagnóstico diferencial, devem ser consideradas as paniculites em geral, sífilis, micoses profundas e, em determinadas localizações, a hidrosadenite.

Tubercúlides
São manifestações de hipersensibilidade a distância por foco de tuberculose. São lesões abacilares ou paucibacilares, sendo extremamente difícil o encontro do bacilo na lesão, motivo pelo qual, nessas formas, as reações de PCR e o QuantiFERON-Tb são extremamente úteis. Consideram-se tubercúlides: a tubercúlide papulonecrótica; o líquen escrofuloso; e o eritema indurado de Bazin.

Tubercúlide papulonecrótica
Ocorre em indivíduos tuberculino-positivos. Admite-se que bacilos procedentes de um foco tuberculoso são liberados periodicamente na circulação, localizando-se em capilares cutâneos.

Pela reação de PCR em vários estudos, demonstrou-se a presença de DNA do *M. tuberculosis* em pelo menos 50% dos casos.

Manifestações clínicas
As lesões ocorrem em surtos com localização preferencial nas superfícies de extensão dos membros, particularmente joelhos, cotovelos (**Figura 32.7**), dorso das mãos e dos pés e porções inferiores do tronco e das nádegas. São pápulas e nódulos que sofrem pustulização e necrose central com formação de crosta que, ao cair, deixa cicatriz varioliforme.

Histopatologia
Há necrose da derme que atinge a porção correspondente da epiderme, circundada por infiltrado inflamatório não específico ou contendo granulomas tuberculoides. Em geral, não se encontram bacilos no exame histopatológico.

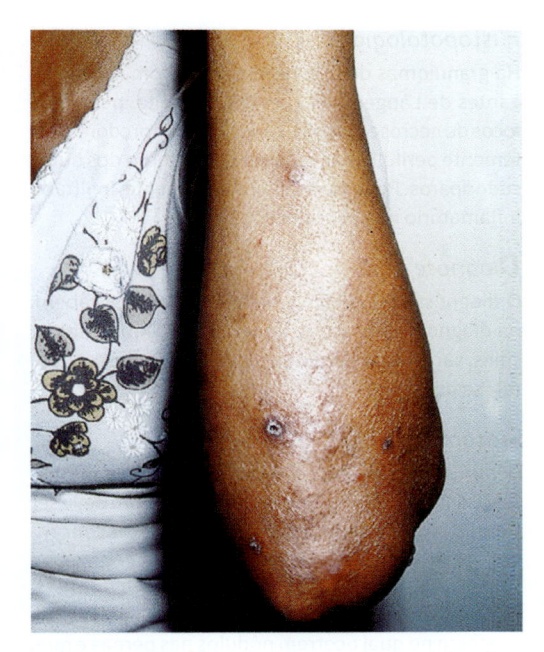

▲ **Figura 32.7** Tubercúlide papulonecrótica. Lesões papulosas e papulonecróticas em cotovelo.

Diagnose
O diagnóstico clínico deve ser confirmado por presença de PPD positivo, PCR, QuantiFERON-Tb e pela histopatologia. Na diagnose diferencial, devem ser considerados os quadros de pitiríase liquenoide e varioliforme aguda, prurigos, vasculites e sífilis secundária.

Tubercúlide liquenoide (líquen escrofuloso)
Erupção liquenoide observada em crianças com tuberculose pulmonar, ganglionar, articular ou óssea. Também se registrou sua ocorrência sucedida por teste tuberculínico, após vacinação pelo BCG e associada à infecção por *Mycobacterium avium-intracellulare*.

Admite-se ser um tipo de tubercúlide, isto é, reação de hipersensibilidade de indivíduo hiperérgico a componentes do *M. tuberculosis* quando de sua disseminação hematogênica.

Manifestações clínicas
Caracteriza-se por pápulas liquenoides da cor da pele normal ou eritematosas com disposição folicular conglomeradas em placas localizadas preferencialmente no tronco. A evolução é lenta, com involução espontânea em alguns meses.

Histopatologia

Há granulomas de tipo tuberculoide com células gigantes de Langerhans e, eventualmente, pequenos focos de necrose caseosa, de localização predominantemente perifolicular, e, às vezes, em torno dos dutos sudoríparos. Pode haver, simultaneamente, infiltrado inflamatório não específico.

Diagnose

O diagnóstico é clínico e histopatológico, e cabem, na diagnose diferencial, líquen plano, líquen nítido, sífilis, sarcoidose papulosa, líquen espinuloso e queratose pilar.

Tratamento

Geralmente, há resolução espontânea em alguns meses. Existindo tuberculose ativa, obviamente deve ser tratada. Corticosteroides tópicos, em baixas concentrações, podem ser úteis.

Eritema indurado de Bazin

Processo no qual ocorrem nódulos nas pernas e que, algumas vezes, relaciona-se à tuberculose, constituindo-se em verdadeira tuberculide.

Hoje, esse processo é considerado uma síndrome de paniculite lobular que, às vezes, relaciona-se à tuberculose, e, nesta condição, deve ser denominada *eritema indurado*, enquanto, quando outra etiologia, que não a tuberculose, estiver envolvida, deverá ser empregada a designação *vasculite nodular*. Admite-se que pode ocorrer como resultado da interação entre a liberação hematogênica de raros bacilos e condições circulatórias próprias de doentes que, em geral, apresentam alterações eritrocianóticas das pernas, perniose e livedo reticular. O teste tuberculínico poderá ser positivo ou negativo de acordo com a participação da tuberculose na gênese do processo.

Manifestações clínicas

A afecção caracteriza-se pela presença de nódulos de caráter inflamatório localizados preferencialmente na parte posterior das pernas, com tendência à ulceração (**Figura 32.8**). Frequentemente, os nódulos são acompanhados de eritrocianose, livedo, perniose e hiperidrose palmoplantar.

Histopatologia

Revela paniculite lobular granulomatosa com granuloma lipofágico e vasculite granulomatosa envolvendo veias subcutâneas. Raramente encontram-se bacilos nas lesões.

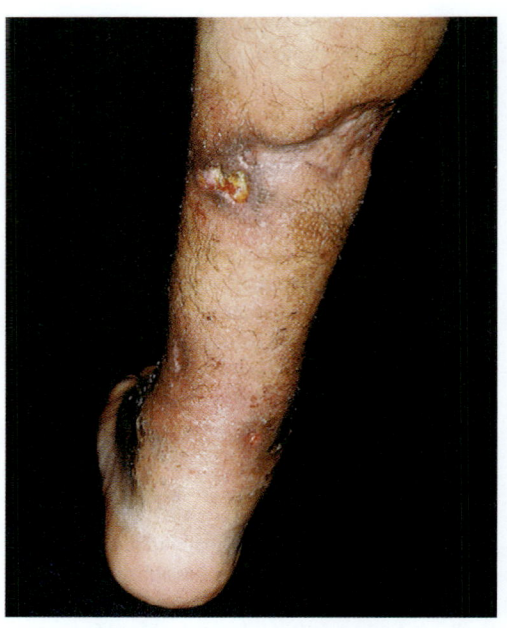

▲ **Figura 32.8** Eritema indurado de Bazin. Lesão ulcerosa e cicatriz deprimida na face posterior da perna.

Diagnose

Deve ser confirmada por exame histopatológico, positividade do PPD, PCR, QuantiFERON-Tb e pesquisa do bacilo ou seu cultivo, que pode ser difícil. Na diagnose diferencial, precisam ser considerados o eritema nodoso e as vasculites nodulares de outras etiologias. Necessário lembrar que existem vasculites de hipersensibilidade leucocitoclásticas provocadas por micobactérias.

Tratamento das tuberculoses cutâneas

- **Isoniazida:** Utilizada nas doses de 5 a 7 mg/kg/dia, na dose máxima de 400 mg/dia para adultos. Concomitantemente, deve ser empregada a piridoxina para prevenção da neuropatia periférica induzida pela isoniazida.
- **Rifampicina:** Utilizada na dose de 600 mg/dia, via oral (VO), em jejum. É administrada com a isoniazida por 8 a 10 meses.
- **Pirazinamida:** Empregada na dose de 15 a 30 mg/kg/dia, por 2 meses.
- **Etambutol:** Empregado na dose de 15 a 25 mg/kg/dia, VO. Não deve ser administrado em doentes menores de 13 anos. É empregado com rifampicina e isoniazida.

- **Estreptomicina:** Empregada na dose de 1 a 2 g/dia, combinadamente com a isoniazida e outro fármaco.
- **Medicamentos de segunda linha:** Etionamida, canamicina, ciclosserina e ácido p-aminosalicílico.

Os esquemas terapêuticos utilizados são os seguintes:
- Tuberculose sem infecção pelo vírus da imunodeficiência humana (HIV)
    - Rifampicina + isoniazida + pirazinamida + estreptomicina ou etambutol, diariamente, por 2 meses; depois, rifampicina + isoniazida, diariamente ou 2 vezes/semana ou 3 vezes/semana, durante 4 meses.
    - Rifampicina + isoniazida + estreptomicina + etambutol, diariamente, por 2 semanas; depois, rifampicina + isoniazida + pirazinamida + estreptomicina ou etambutol, diariamente, por 2 semanas. Após, rifampicina + isoniazida, por 4 meses.
    - Rifampicina + isoniazida + estreptomicina ou etambutol, 3 vezes/semana, por 6 meses.
    - A duração mínima de todos os tratamentos deve ser de 6 meses.
- Tuberculose com infecção pelo HIV

Qualquer dos esquemas de tratamento por 18 a 24 meses.

MICOBACTERIOSES ATÍPICAS OU AMBIENTAIS

As micobactérias oportunísticas, também denominadas atípicas ou ambientais, receberam a designação de "micobactérias outras que não as da tuberculose", e, muito frequentemente, atingem os indivíduos infectados pelo HIV.

As micobactérias oportunísticas ou atípicas são BAAR quando coradas pelo método de Ziehl-Neelsen.

Atualmente, são conhecidas cerca de 50 espécies de micobactérias atípicas, mas poucas são patogênicas para o homem: essas infecções estão relacionadas a imunodeficiências celulares, muitas vezes, específicas.

A maioria das espécies de micobactérias vive livremente no meio ambiente, em especial na água (piscinas, rios, estuários etc.), no solo e em animais.

A imunossupressão por tumores malignos, corticosteroides e quimioterápicos, transplantes de órgãos e em virtude de infecção por HIV provocou profundas alterações nos aspectos epidemiológicos e clínicos das infecções e doenças micobacterianas em geral, tornando-as mais comuns.

Atualmente, têm-se registrado casos de infecções por micobactérias atípicas, como complicações de cirurgia e procedimentos dermatológicos.

Manifestações clínicas

As micobacterioses produzem doença pulmonar, linfadenites, lesões da pele e dos tecidos moles e quadros de doença disseminada em imunossuprimidos, particularmente em doentes infectados pelo HIV. Nos indivíduos imunocompetentes, a doença se restringe à pele e aos tecidos subjacentes.

Micobacteriose por *M. marinum*

Manifestações clínicas

As lesões se desenvolvem pela inoculação da micobactéria após traumas ou em úlceras pelo contato com água, inclusive de aquários e piscinas, ou pelo contato com peixes ou outros animais aquáticos; daí a designação granuloma das piscinas ou dos pescadores.

Em geral, é lesão única no ponto de inoculação que surge após período de incubação de 1 a 6 semanas sob a forma de pápula-nódulo ou pústula geralmente localizada nos membros superiores, especialmente nas mãos e nos cotovelos, ainda que possa ocorrer em outras áreas, como joelho e pés. As lesões papulonodulares confluem formando placas que podem ulcerar-se e fistulizar-se, drenando material purulento, ou, eventualmente, formam-se placas psoriasiformes ou verrucosas. Podem, ainda, surgir lesões secundárias ao longo dos linfáticos, conferindo aspecto esporotricoide ao processo.

Histopatologia

Caracteriza-se por infiltrado inflamatório tuberculcide e abscessos na derme. Nos indivíduos imunocompetentes, o encontro da micobactéria é muito difícil.

Diagnose

A diagnose baseia-se nos aspectos clínicos, histológicos e nos dados epidemiológicos, história de trauma em piscinas, aquários ou tanques de peixes, e manipulação de peixes ou contato com outros animais aquáticos. O diagnóstico deve ser confirmado por cultura, cuja positividade é alta, com técnicas adequadas, e também pode ser utilizada PCR. Na diagnose diferencial, devem ser consideradas outras doenças granulomatosas: outras micobacterioses, tuberculose, inclusive; micoses profundas; paracoccidioidomicose; histoplasmose; cromomicose; esporotricose; nocardiose; leishmaniose; e sífilis terciária.

Tratamento

A doença pode curar-se espontaneamente. O microrganismo pode ser sensível a vários fármacos que, sempre que possível, devem ser testados frente às culturas obtidas. A minociclina parece ser a medicação de maior efetividade, empregada nas doses de 200 mg/dia, por 1 a 2 meses. São também efetivos doxiciclina, rifampicina, etambutol, etionamida e sulfametoxazol-trimetoprima. As associações mais comumente utilizadas são rifampicina, etionamida e doxiciclina ou sulfametoxazol-trimetoprima.

Lesões bem localizadas ou resistentes à terapêutica podem ser excisadas cirurgicamente, quando possível.

Micobacteriose por M. ulcerans

O *M. ulcerans* parece relacionar-se a áreas alagadiças, e existem animais naturalmente infectados, como gambás e coalas. A doença atinge mais frequentemente crianças e mulheres.

Manifestações clínicas

A lesão inicial é nódulo subcutâneo isolado assintomático, que aumenta progressivamente, evoluindo para ulcerações extensas de bordas subminadas. Às vezes, as lesões têm extensão tal que acometem todo um membro. Não são acompanhadas de linfadenopatia, não há manifestação sistêmica. As grandes ulcerações podem causar cicatrizes extensas e linfedema e podem resultar em deformidades significativas. Eventualmente, há comprometimento articular e ósseo por contiguidade.

Histopatologia

O quadro corresponde à paniculite septal com necrose circundada por tecido de granulação, não ocorrendo necrose caseosa e formação de granulomas tuberculoides. Na área necrosada, sempre se encontram as micobactérias em aglomerados.

Diagnose

É feita em bases clínicas e por meio de histopatologia e cultura. Nos casos em que não se encontra a micobactéria no exame histopatológico ou as culturas são negativas, o diagnóstico pode ser confirmado por PCR.

A diagnose diferencial compreende, nas fases iniciais de nódulo subcutâneo, ficomicose, fascite nodular, paniculites, granuloma de corpo estranho, vasculite nodular, cisto sebáceo, tumores de anexos; e, na fase ulcerosa, pioderma gangrenoso, celulite necrosante, micoses profundas e paniculites supurativas.

Tratamento

O tratamento de escolha é cirúrgico, com exérese da lesão e, se necessário, enxertos. Calor local (40 °C) e oxigênio hiperbárico podem atuar. O tratamento medicamentoso é pouco efetivo, podendo ser tentada administração, nas fases iniciais, de rifampicina, etambutol, estreptomicina, sulfametoxazol-trimetoprima, minociclina e sulfona.

Micobacteriose por M. avium-intracellulare (MAC-M. Avium Complex)

O *M. avium* e o *M. intracellulare* são relacionados, de difícil diferenciação e considerados um complexo, ao qual se agrega, às vezes, o *M. scrofulaceum*, constituindo outro complexo, MAIS (*M. Avium-Intracellulare-Scrofulaceum*). Esses organismos são encontrados saproficamente na água, em laticínios, no solo e em animais domésticos. Podem produzir doença pulmonar, ocorrência mais frequente, doença dos linfonodos, intestinal, óssea e disseminada. Lesões cutâneas primárias são raras. A incidência dessa infecção aumentou muito após a pandemia do vírus da Aids, representando a infecção bacteriana oportunística mais comuns nos indivíduos infectados pelo HIV, sendo própria dos estágios terminais da doença, ocorrendo de forma disseminada em 15 a 40% desses doentes.

Manifestações clínicas

A forma cutânea primária se manifesta por placas únicas ou múltiplas, amareladas, descamativas, indolores e lúpus vulgar-símile ou se apresentar sob a forma de nódulos subcutâneos que evoluem lentamente à ulceração. Nas formas disseminadas observadas atualmente, nos indivíduos infectados pelo HIV, o acometimento cutâneo se caracteriza por edema de partes moles, placas eritematoinfiltradas, papulopústulas e ulcerações. Nessas formas, pode haver sintomas gerais, febre, emagrecimento, linfadenopatia e hepatoesplenomegalia.

Histopatologia

Infiltrado inflamatório macrofágico sem necrose e com grande quantidade tanto de bacilos quanto de macrófagos com morfologia histoide.

Diagnose

Estabelece-se pelo quadro clínico, pela presença de comorbidades produtoras de imunossupressão, pelo exame histopatológico e pelas culturas de material de biópsia da pele ou, especialmente, nas formas disseminadas por hemoculturas ou culturas de material de medula óssea ou de biópsias de fígado.

Na diagnose diferencial das formas cutâneas, deve-se considerar hanseníase virchowiana, micoses profundas, paniculites, tuberculose e outras micobacterioses.

Tratamento
Formas isoladas, se possível, devem ser tratadas cirurgicamente. Formas não passíveis de cirurgia ou disseminadas podem ser tratadas com fármacos isoladamente ou em associação. O medicamento considerado mais efetivo é a claritromicina, que deve sempre participar dos esquemas terapêuticos. Outros fármacos com ação sobre o complexo *M. avium-intracellulare* são minociclina, azitromicina, tetraciclina, estreptomicina, rifampicina, etambutol, isoniazida e clofazimina.

Micobacteriose por *M. scrofulaceum*
Como já citado, pode associar-se em complexos com o *M. avium* e o *M. intracellulare* e produzir infecções isoladamente. A bactéria é encontrada no leite, em laticínios, em ostras, na água e no solo. Atinge preferentemente crianças, por via inalatória.

Manifestações clínicas
A principal manifestação clínica nas infecções por *M. scrofulaceum* são linfadenopatias, principalmente cervicais, submandibulares e submaxilares, com fistulização provocando quadros indistinguíveis do escrofuloderma. Geralmente, não há envolvimento de outros órgãos, e o curso da doença é autolimitado.

Histopatologia
O quadro histopatológico é indistinguível da tuberculose, sendo composto por granulomas tuberculoides, alguns com necrose central.

Diagnose
Clínica, histopatológica e fundamentalmente estabelecida por cultura de material de biópsia. Na diagnose diferencial, devem ser afastadas a tuberculose tipo escrofuloderma (que atinge mais frequentemente os linfonodos cervicais anteriores), outras micobacterioses atípicas, a esporotricose e outras causas de linfadenopatia cervical.

Tratamento
Quando exequível, excisão cirúrgica, e, quando não, os fármacos que mostram ação são rifampicina, isoniazida e claritromicina.

Micobacteriose por *M. kansasii*
O *M. kansasii* é encontrado na água, mas já foi recuperado de bovinos e suínos, admitindo-se que penetre na pele através de traumas.

Manifestações clínicas
Embora o órgão mais frequentemente acometido por essa micobactéria seja o pulmão, podem ocorrer lesões cutâneas especialmente em doentes imunodeprimidos. As lesões podem ser multiformes: pápulas com distribuição semelhante à esporotricose, nódulos, placas verrucosas, celulite e ulcerações.

Histopatologia
O quadro histopatológico pode ser indistinguível da tuberculose ou pode haver infiltrado inflamatório polimorfo com ou sem abscessos e com necrose.

Diagnose
A confirmação diagnóstica exige cultura. Na diagnose diferencial, devem ser considerados esporotricose e outras micobacterioses, inclusive tuberculose.

Tratamento
O *M. kansasii* é suscetível a medicamentos antituberculosos – rifampicina, isoniazida, etambutol, e estreptomicina e à minociclina, à amicacina e azitromicina.

Micobacterioses por *M. fortuitum*, *M. chelonae* e *M. abscessus*
Embora sejam bactérias distintas, geralmente formam um complexo. São micobactérias da água, do solo, de animais e de poeira. Podem ser veiculadas por instrumental médico contaminado.

Manifestações clínicas
Esse grupo de micobactérias pode provocar pneumonias, endocardite, osteomielite, linfadenite e lesões cutâneas. A apresentação cutânea mais comum se dá por nódulos e abscessos mais frequentemente pós-injeções, manipulações cirúrgicas ou traumas. Os nódulos e abscessos tendem à fistulização com eliminação de material purulento e sanguinolento. Pode haver lesões necróticas do subcutâneo e disposição das lesões semelhante à esporotricose, especialmente nos membros.

Histopatologia
Simultaneamente, observam-se microabscessos com polimorfonucleares e lesões granulomatosas de tipo corpo estranho com ou sem necrose. No interior dos microabscessos, as micobactérias podem ser visualizadas.

Diagnose
Clínica, histopatológica e essencialmente por meio da cultura de material obtido por biópsia. No diagnóstico diferencial, devem ser afastados granulomas de corpo estranho, micoses profundas e osteomielite.

Tratamento
Quando possível, exérese cirúrgica. Como tratamento medicamentoso, podem ser empregadas, para o *M. fortuitum*, amicacina, cefoxitina, tobramicina, imipeném e ciprofloxacina; para o *M. chelonei*, amicacina, eritromicina, claritromicina e doxiciclina; e, para o *M. abscessus*, a claritromicina.

Micobacteriose por *M. haemophilum*
Acomete imunossuprimidos, infectados pelo HIV, transplantados e portadores de linfoma sob quimioterapia.

Manifestações clínicas
As lesões observadas são pápulas, nódulos, pústulas e placas papulosas que evoluem para abscedação e ulceração localizadas mais frequentemente nas extremidades nas regiões justarticulares.

Histopatologia
Caracteriza-se por infiltrado inflamatório misto com supuração ao lado de resposta granulomatosa tipo tuberculoide em meio a qual se encontram os BAAR aglomerados em globias.

Diagnose
Clínica, histopatológica e por meio de cultura de material de biópsia, que é tecnicamente difícil de obter-se. Na diagnose diferencial, devem-se considerar outras doenças granulomatosas e outras micobacterioses.

Tratamento
O tratamento preferido é a excisão cirúrgica. Os pacientes imunossuprimidos requerem tratamentos antibióticos – rifampicina e claritromicina; rifampicina e ciprofloxacino; ciprofloxacino, rifampicina e claritromicina; rifampicina e minociclina; e rifampicina, claritromicina e amicacina.

33
Hanseníase

Hanseníase (lepra, *leprosy*, *lèpre*, mal de Hansen [MH]) é doença infectocontagiosa, de evolução crônica, causada pelo *Mycobacterium leprae*. Ainda que o termo lepra (*leprosy*) seja adotado na maioria dos países, no Brasil, pelo seu teor estigmatizante, foi substituído por hanseníase.

O contágio ocorre principalmente de indivíduo para indivíduo. As vias de eliminação dos bacilos são especialmente as aéreas superiores e as áreas da pele e/ou mucosas erosadas. Os bacilos também podem ser eliminados na urina, nas fezes, no suor, no leite materno, nas secreções vaginais e no esperma.

Os bacilos multiplicam-se no sistema nervoso periférico e na pele, podendo também atingir outros órgãos e sistemas, com exceção do sistema nervoso central (SNC). A doença caracteriza-se, principalmente, por manifestações nos nervos periféricos e na pele. A multiplicação dos bacilos se dá de forma muito lenta: a longa evolução e a ausência de recursos terapêuticos eficientes no passado acarretavam deformidades e mutilações responsáveis pela estigmatização dos portadores.

EPIDEMIOLOGIA

Fatores climáticos, nutricionais, econômicos, movimentos migratórios e, principalmente, terapia inadequada facilitavam a propagação da endemia. Em 1991, a Organização Mundial da Saúde (OMS) aprovou uma resolução para eliminar a hanseníase como problema de saúde, e, para isso, seria necessária uma prevalência de menos de 1 caso por 10 mil habitantes. O que foi alcançado em 113 de 122 países, exceto em nove, dos quais, em três, está próxima da eliminação; porém, em seis (Índia, Brasil, Myanmar, Madagascar, Moçambique e Nepal), a hanseníase ainda constitui importante problema de saúde pública, e a meta não foi atingida.

O Brasil é responsável por cerca de 85% dos casos registrados nas Américas. O país, que ocupava o 4º lugar em número de doentes, abaixo de Índia, Birmânia e Nigéria, tem atualmente o 2º lugar após a Índia. Na Índia, foram detectados 53%, e, no Brasil, 18,2% do total de novos casos no mundo em 2008.

A prevalência, isto é, o total de casos de hanseníase registrados no Brasil, por 10 mil habitantes, em 2009, foi de 1,99 casos. A prevalência e a detecção são desiguais. Em 2009, considerando-se a prevalência por 10 mil habitantes, no Sul, foi de 0,50; no Sudeste, de 0,75; no Nordeste, de 2,98; no Centro-Oeste, de 5,04; e, no Norte, de 5,02 (dados do Sistema de Informação de Agravos de Notificação [Sinan], do Ministério da Saúde).

Quanto aos coeficientes de detecção de casos novos, isto é, número de casos novos por 100 mil habitantes, em 2009, foi de 19,64 no país, variando entre as regiões: 49,44% no Norte; 44,28% no Centro-Oeste; 28,80% no Nordeste; 8,42 no Sudeste; e 5,54% no Sul (Sinan, Ministério da Saúde).

Em 2007, um estudo considerou a relação entre o nível educacional e a hanseníase, e constatou a relação entre essa doença e o desenvolvimento social deficiente.

ETIOLOGIA

O *Mycobacterium leprae* é o agente etiológico da doença. Foi descrito por Armauer Hansen, em Bergen, na Noruega, em 1873.

Nas preparações para exame bacterioscópico, ao microscópio óptico comum, os bacilos de

Hansen podem estar isolados, agrupados ou em aglomerados compactos, chamados "globias"; nestas, os bacilos estão fortemente unidos por material gelatinoso (gleia) e dispostos de modo semelhante a cigarros organizados paralelamente em um maço. É a única micobactéria que apresenta esse tipo de disposição.

O bacilo, gram-positivo, é álcool-acidorresistente (BAAR). Pelo método de Ziehl-Neelsen, os bacilos viáveis (sólidos ou íntegros) têm forma de bastonetes que se coram uniformemente em vermelho. Quando os bacilos apresentam falhas na sua coloração, são considerados inviáveis (**Figura 33.1**).

Ainda não se conseguiu cultivar o bacilo de Hansen (BH) em meios de cultura, mas consegue-se sua multiplicação pelas técnicas de inoculação no coxim plantar de camundongos imunocompetentes, ou naqueles irradiados e timectomizados, ou nos atímicos (*nude mice*). Os bacilos também se reproduzem em tatus do gênero *Dasypus novemcinctus* e em macacos *Cercocebus* sp. e *Mangabey* sp.

Fatores de "virulência" do *M. leprae*

Na parede do BH, há componentes comuns a outras micobactérias, como ácidos micólicos, lipídeos, arabinomananas etc., mas apenas no BH existe o glicolipídeo fenólico-1 (PGL-1); um trissacarídeo que serve de aceptor de laminina α-2 da célula de Schwann do sistema nervoso periférico, o que explica o neurotropismo do BH.

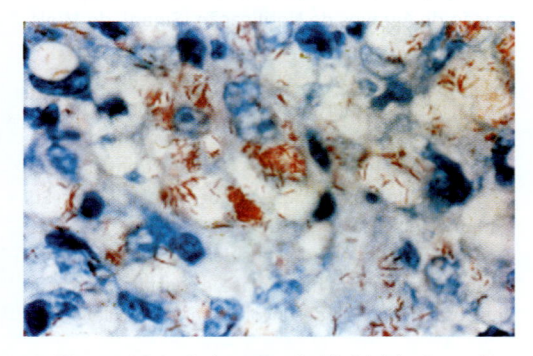

▲ **Figura 33.1** Coloração de Ziehl-Neelsen. Bacilos álcool-acidorresistentes, isolados, agrupados e em globias. Bastonetes corados uniformemente correspondem a bacilos íntegros (viáveis); já as falhas de coloração no corpo bacilar estão relacionadas com bacilos fragmentados ou granulosos (inviáveis).

TRANSMISSÃO E EVOLUÇÃO

O *M. leprae* é eliminado em grande quantidade pelas secreções nasais da orofaringe, sendo esta a via mais frequente de transmissão, embora o bacilo também possa ser eliminado por meio de solução de continuidade da pele. A principal via de entrada do bacilo é a respiratória, e, apenas eventualmente, o contágio pode ocorrer por áreas erosadas da pele.

O BH é um germe de alta infectividade e baixa patogenicidade e virulência. Admite-se que muitas pessoas se infectam em áreas endêmicas, mas somente uma minoria adoece.

Não há evidências de que fatores raciais influenciem. A frequência da hanseníase é igual em ambos os sexos, mas há um predomínio da forma lepromatosa (virchowiana) nos homens (2:1), e isso pode ter alguma relação com fatores hormonais. A principal forma de contágio da doença é inter-humana, e o maior risco está relacionado à convivência domiciliar com doente bacilífero sem tratamento. Quanto mais íntimo e prolongado for o contato, maior será a possibilidade de adquirir a infecção. Em apenas 50% dos casos novos, consegue-se descobrir o doente contagiante. Nos demais, o contato responsável pela infecção não é descoberto. Fatores socioeconômicos, como higiene precária, ausência de saneamento básico, más condições de moradia e desnutrição, parecem ser de risco.

O tempo médio de incubação varia de 2 a 5 anos para os casos paucibacilares e de 5 a 10 anos para os casos multibacilares. A evolução da infecção e da doença é lenta e insidiosa.

A maioria da população tem imunidade celular (IMC), resistência específica contra o BH, que pode ser avaliada pelo teste de Mitsuda-Hayashi: injeção intradérmica de suspensão de bacilos mortos pelo calor. Quando positivo, indica certo grau de resistência à infecção. A positividade da reação de Mitsuda atinge um percentual de mais de 80% na população adulta.

As respostas imunocelulares do doente podem expressar-se em diferentes manifestações clínico-patológicas, espectrais e polares, demonstradas pela resposta à injeção do antígeno de Mitsuda, que varia entre o polo de maior resistência – Mitsuda positivo +++ (doente paucibacilar, com poucos ou ausência de bacilos e não contagiantes) – ao polo de anergia ao bacilo – Mitsuda negativo (doente multibacilar, com inúmeros bacilos e, portanto, contagiantes).

Quando o BH penetra no organismo humano, ocorre estímulo do sistema imunocelular, e a infecção pode evoluir de várias maneiras (**Figura 33.2**):

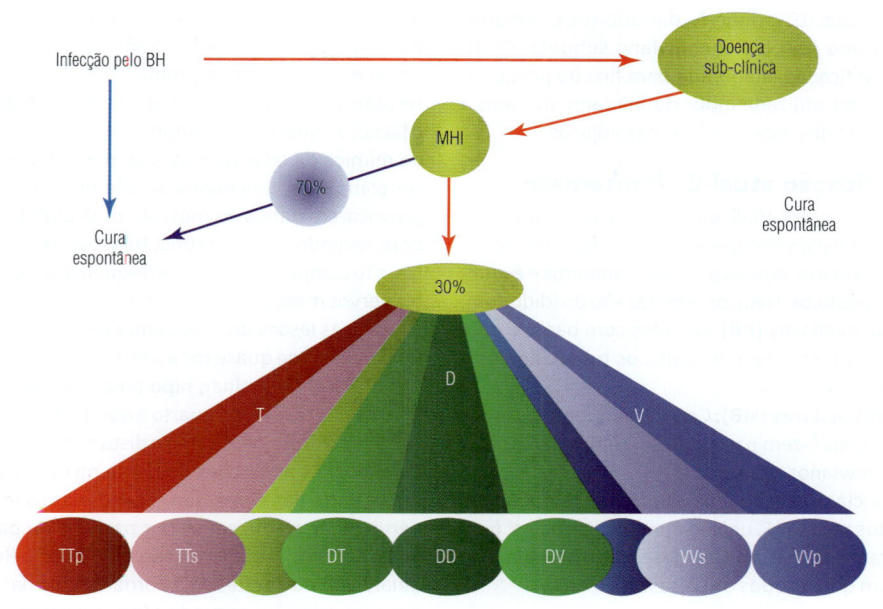

▲ **Figura 33.2** Evolução ou história natural da hanseníase.

- Há uma resistência natural que abortará a infecção.
- A infecção evolui para manifestação subclínica, que pode regredir espontaneamente, ou para a forma de hanseníase indeterminada (MHI [mal de Hansen indeterminado]).
- A hanseníase indeterminada também pode ser abortada espontaneamente pela contínua estimulação da imunidade celular com destruição dos bacilos, ou poderá evoluir para:
  - **Hanseníase tuberculoide polar (paucibacilar):** Quando o doente tem alto grau de resistência (reação de Mitsuda positiva), haverá boa resposta imunocelular. Não ocorre multiplicação dos bacilos, que, na grande maioria, serão eliminados. Surgirá granuloma tuberculoide, e a pesquisa anti-PGL-1 mostrará títulos baixos similares aos da população sem a doença.
  - **Hanseníase virchowiana (lepromatosa) polar (multibacilar):** Quando o doente não tem resistência (reação de Mitsuda negativa), os bacilos se multiplicarão livremente nos macrófagos (granulomas macrofágicos) e se disseminarão pela grande maioria dos tecidos, caracterizando a forma grave e contagiante da doença (hanseníase virchowiana lepromatosa polar). Essa forma apresenta níveis elevados de anticorpos específicos para o glicolipídeo fenólico-1 (anti-PGL-1).
- Quando o grau de resistência imunocelular for intermediário entre a forma tuberculoide polar e a lepromatosa polar, há evolução para o grupo dimorfo ou *borderline* (multibacilar), que pode apresentar manifestações muito semelhantes às da forma tuberculoide ou da virchowiana ou equidistantes entre os dois polos. Nesses doentes, a reação de Mitsuda pode ser fracamente positiva ou negativa, e a imunidade celular será tanto maior quanto mais próximo estiver do polo tuberculoide.

CLASSIFICAÇÕES

No Congresso de Madri, em 1953, a hanseníase passou a ser dividida em dois tipos polares, estáveis sob o aspecto imunológico (tuberculoide e lepromatoso), e dois grupos instáveis (indeterminado e dimorfo ou *borderline*). Entre 1962 e 1966, Ridley e Jopling propuseram classificação para ser utilizada pelos pesquisadores. Nela, a doença é considerada um espectro que apresenta dois tipos polares estáveis, o tuberculoide polar (TTp) e o virchowiano (virchowiano) polar (VVp), e os interpolares, imunologicamente instáveis, tuberculoide secundário (TTs), os *borderlines* ou dimorfos tuberculoides (DT), dimorfo-dimorfo (DD), dimorfo-virchowiano (DV) e o virchowiano subpolar (VVs). Essa classificação, elaborada para fins de pesquisa, passou a ser utilizada indiscriminadamente, sem a observância dos aspectos histopatológicos.

Classificação atual da hanseníase

A OMS propôs, em 1985, uma classificação simples e fundamental para fins operacionais do controle da endemia e para a utilização dos medicamentos e esquemas terapêuticos. Nela, os doentes são divididos em:
- **Paucibacilares (PB):** Doentes com baciloscopia negativa, abrangendo todos os tuberculoides e indeterminados.
- **Multibacilares (MB):** Com baciloscopia positiva, dos quais fazem parte todos os lepromatosos ou virchowianos e dimorfos.

Essa classificação e os esquemas terapêuticos propostos pela OMS, universalmente adotados, possibilitaram eliminar a hanseníase como problema de saúde em quase todos os países.

MANIFESTAÇÕES CLÍNICAS

Lesões neurais

O *M. leprae* tem um tropismo especial para os nervos periféricos. Há comprometimento neural em todas as manifestações clínicas da hanseníase.

As lesões neurais podem ser somente ramusculares, ou, além dos filetes nervosos, também podem ser lesados os nervos superficiais e troncos nervosos mais profundos.

Quando o comprometimento é ramuscular, as alterações são essencialmente sensitivas, e a primeira sensibilidade a ser alterada é a térmica, seguida pela dolorosa e, finalmente, a tátil. Após a lesão dos ramúsculos nervosos, a doença progride em direção proximal afetando ramos secundários e, depois, os troncos neurais periféricos. Estes podem tornar-se espessados e dolorosos à palpação e/ou percussão. Quando o local do nervo é percutido, o doente tem sensação de choque que se irradia para o território correspondente a esse nervo (sinal de Tinel). A lesão dos troncos neurais determina alterações sensitivas, motoras e autonômicas. As lesões motoras levam a paresias ou paralisias com a correspondente fraqueza muscular, amiotrofias, retrações tendíneas e fixações articulares (garras). As alterações simpáticas traduzem-se por distúrbios vasculares e da sudorese. Entre os distúrbios mais importantes, estão os sensitivos, que impedem que o paciente se defenda das agressões sofridas por suas mãos e seus pés no cotidiano.

Sempre haverá alterações sensitivas precedendo as demais manifestações neurológicas. No segmento cefálico, os nervos comprometidos são o trigêmeo, responsável pela sensibilidade da córnea e da face, e o facial, ao qual está subordinada toda a musculatura da mímica da face. As lesões do nervo facial podem ser completas, unilaterais ou bilaterais ou somente provocarem danos ao músculo orbicular das pálpebras, levando ao lagoftalmo. Nos membros superiores, são comprometidos com frequência os importantes nervos mistos, ulnar e mediano e, mais raramente, o radial. As lesões do nervo ulnar produzem paresias ou paralisias de quase toda a musculatura intrínseca das mãos e garra ulnar, hipo ou anestesia da borda interna das mãos e do quarto e quinto dedos, anidrose ou hipoidrose nessa área e distúrbios circulatórios cutâneos. As alterações do nervo mediano, que, na maior parte das vezes, são secundárias às lesões do nervo ulnar, traduzem-se por paresias ou paralisias dos músculos intrínsecos não inervados pelo nervo ulnar; hipo ou anestesia da borda externa das mãos e dos seus primeiro, segundo e terceiro dedos; e alterações da sudorese e vascularização cutânea nessa área. As lesões concomitantes dos nervos ulnar e mediano causam uma deformidade na mão denominada "mão simiesca". O nervo radial é responsável pela inervação de toda a musculatura extensora da mão e, quando lesado, produz um tipo de paralisia conhecida como "mão caída".

Os nervos comprometidos nos membros inferiores são o fibular e o tibial posterior. O fibular é responsável pela inervação de toda a musculatura da loja anterolateral da perna que produz a dorsiflexão do pé. Quando lesado, provoca o "pé caído" e, como é um nervo misto, também causa alterações da sensibilidade na face lateral da perna e no dorso do pé, assim como distúrbios autonômicos. A lesão do nervo tibial posterior resulta na paralisia dos músculos intrínsecos do pé ("dedos em garra"), hipo ou anestesia plantar e alterações simpáticas vasculares cutâneas e das glândulas sudoríparas. As alterações sensitivas e motoras desse nervo conjugam-se na fisiopatologia da úlcera plantar (mal perfurante plantar), uma das incapacidades mais graves causadas pela hanseníase. As manifestações neurológicas têm algumas características próprias nas diferentes formas da doença. Nos tuberculoides, as lesões neurais são mais precoces, intensamente agressivas e assimétricas e, muitas vezes, mononeurais. Os granulomas tuberculoides destroem as fibras nervosas, e pode ocorrer necrose caseosa no interior dos nervos afetados, que formam verdadeiras tumorações que chegam mesmo a fistulizar para a pele. Essa necrose caseosa do nervo é impropriamente chamada de "abscesso de nervo".

Nos virchowianos, as lesões são extensas, simétricas e pouco intensas. Quando não ocorrem intercorrências agudas (reações), as fibras nervosas são lentamente comprimidas pelo infiltrado histiocitário com bacilos, e é por isso que as lesões clínicas se manifestarão tardiamente.

Nos dimorfos, o comprometimento neurológico, em geral, é extenso e intenso, uma vez que eles possuem algum grau de imunidade celular. Nesses casos, há destruição de nervos pelos granulomas de maneira generalizada.

As lesões neurológicas podem preceder as manifestações cutâneas.

Lesões cutâneas

Hanseníase indeterminada

Trata-se da primeira manifestação da doença e caracteriza-se pelo aparecimento de máculas ou áreas circunscritas com distúrbios da sensibilidade, sudorese e vasomotores (**Figuras 33.3 e 33.4**). Podem apresentar alopecia total ou parcial. As máculas podem ser hipocrômicas ou eritêmato-hipocrômicas com eritema marginal ou difuso. O aspecto geral das lesões pode sugerir a evolução que o caso terá. Assim, se o número dessas lesões for pequeno e as alterações sensitivas forem bem acentuadas, é bem possível que o portador tenha resistência à doença e cure-se espontaneamente ou o quadro evolua para a forma tuberculoide. Se, ao contrário, ele apresentar muitas lesões maculosas de limites pouco precisos, nas quais os distúrbios de sensibilidade não são muito intensos, a sua resistência provavelmente é baixa ou nula, e o caso, se não tratado, evoluirá para as formas dimorfa ou virchowiana. Os nervos mais calibrosos não são comprometidos e, portanto, nessa forma, não há a ocorrência de incapacidades. A baciloscopia, nesses casos, é negativa, e o quadro histopatológico é constituído por um infiltrado perianexial inespecífico ou pequeno infiltrado de células mononucleares em torno de filetes nervosos, invadindo-os e, muitas vezes, delaminando-os. Em algumas ocasiões, é possível observar bacilos em pequeno número no interior desses filetes. O teste de Mitsuda pode ser positivo ou negativo.

Hanseníase tuberculoide

Caracteriza-se por placas bem delimitadas, cor róseo-eritematosa, ou eritematoacastanhada, contornos regulares ou irregulares formando lesões circulares, anulares, circinadas ou geográficas (**Figura 33.5**). São, em geral, únicas ou em pequeno número com

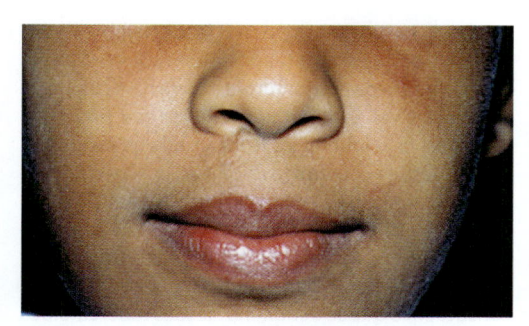

▲ **Figura 33.3** Hanseníase indeterminada. Máculas hipocrômicas, mal delimitadas.

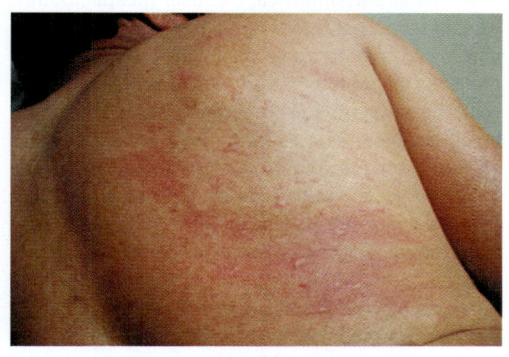

▲ **Figura 33.4** Hanseníase indeterminada. Prova da histamina. Tríplice reação de Lewis (eritema primário, eritema secundário e pápula urticariforme) na pele normal; na mancha, prova incompleta (falta o eritema secundário) – primeira manifestação da ramusculite neural cutânea pelo BH.

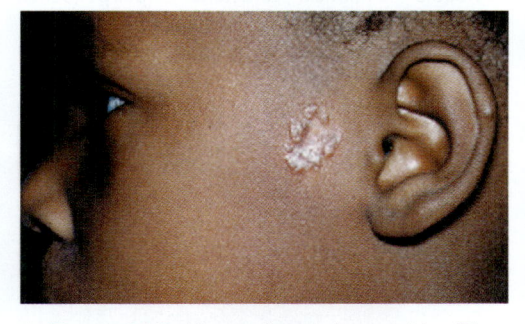

▲ **Figura 33.5** Hanseníase tuberculoide. Placa eritematopapulosa, circinada e bem delimitada e nódulo na anti-hélice da orelha.

distribuição assimétrica. Podem localizar-se em qualquer lugar da pele. *O comprometimento neural é intenso, precoce e assimétrico. Às vezes, existem espessamentos neurais cutâneo-superficiais.*

Os distúrbios sensitivos nas lesões cutâneas são, em geral, bastante acentuados, assim como as alterações da sudorese e vasomotoras. Pode haver alopecia parcial ou total. É importante lembrar que, nos casos de hanseníase tuberculoide localizada na face, mesmo em lesões com longa evolução, a sensibilidade pode estar normal, pois a rica inervação sensorial compensa as alterações que ocorrem nas terminações neurais da lesão. Em algumas ocasiões, pequenos nervos espessados parecem emergir das placas e constituem o que se denomina "lesões tuberculoides em raquete" (Figura 33.6). Os troncos nervosos podem também ser acometidos, em pequeno número e de maneira assimétrica, e causar incapacidades. A baciloscopia nas lesões é negativa, e o quadro histopatológico caracteriza-se, na maioria das vezes, pela presença de granulomas de células epitelioides com células gigantes na sua porção central e um manto de linfócitos na periferia. Esses granulomas, que às vezes chegam a tocar a epiderme, envolvem e invadem os filetes nervosos, destruindo-os. Em cortes seriados, é possível detectar bacilos no interior desses filetes. Nos troncos nervosos, esses granulomas, além de exercerem uma ação compressiva, destroem as fibras nervosas. A ocorrência de necrose caseosa nos nervos é também uma característica dos casos tuberculoides.

O teste de Mitsuda é fortemente positivo, e a baciloscopia nas lesões é negativa.

Há uma variedade de hanseníase tuberculoide que costuma acometer crianças na faixa etária de 2 a 4 anos cujos pais têm a forma virchowiana da hanseníase. Essa variedade, denominada "hanseníase tuberculoide nodular da infância", caracteriza-se por pequenas pápulas ou nódulos castanhos ou em tom eritemato-acastanhado, únicos ou em pequeno número, que se localizam geralmente na face ou nos membros. Não há evidências clínicas de comprometimento neural.

A baciloscopia é negativa, e o quadro histopatológico caracteriza-se por granulomas tuberculoides, bem organizados, tipo sarcóideo; o exame baciloscópico evidencia um ou outro bacilo. O teste de Mitsuda é fortemente positivo, ulcerado. Essas lesões curam-se espontaneamente e deixam no local uma pequena área de atrofia. Alguns autores a comparam a uma verdadeira vacina, e muitos não tratam os portadores (Figura 33.7).

Deve-se salientar que placas de hanseníase tuberculoide características, com ramusculites neurais (anestésicas), ocorrem na infância e devem ser tratadas.

Hanseníase virchowiana

Apresenta polimorfismo muito grande de lesões. Inicialmente, são manchas muito discretas, hipocrômicas, eritêmato-hipocrômicas, múltiplas e de limites imprecisos, com distribuição mais ou menos simétrica, às vezes observáveis somente em diferentes incidências de luz (Figura 33.8).

Insidiosa e progressivamente, as manchas tornam-se eritematosas, eritematopigmentadas, vinhosas, eritematocúpricas, ferruginosas e espessadas. Após tempo variável, podem surgir lesões sólidas – papulosas, papulonodulares, nodulares, placas isoladas, agrupadas e/ou confluentes, simetricamente distribuídas, em geral, poupando regiões axilares, inguinais, perineais e coluna vertebral. Em virtude da infiltração perianexial, ocorre progressiva alopecia de cílios e supercílios, no início, caudal, e, depois, total – caracterizando a "madarose" e a alopecia parcial ou total nos antebraços, nas pernas e nas coxas. Os pavilhões auriculares frequentemente estão espessados

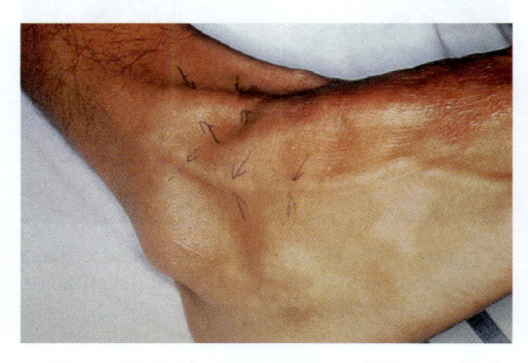

▲ **Figura 33.6** Hanseníase tuberculoide com lesão em forma de raquete de tênis. Intenso espessamento de ramos cutâneos superficiais do nervo sural emergindo da placa eritematopapulosa bem delimitada.

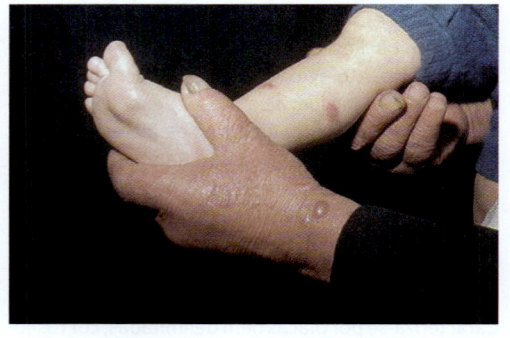

▲ **Figura 33.7** MH nodular na infância. Mão da progenitora: MHV, espessamento difuso com nódulos. Perna do filho: dois nódulos róseos. AP = granuloma tuberculoide. Mitsuda +++. BH = O. Normoestesia.

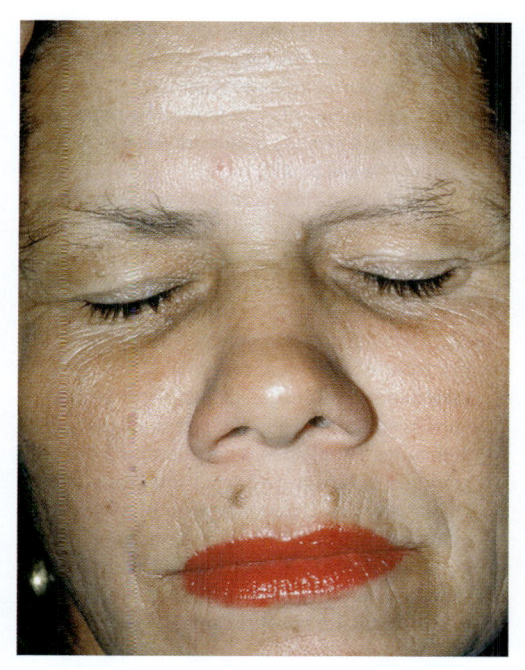

▲ **Figura 33.8** MH virchowiana inicial. Eritema e discreto espessamento difuso, rarefação superciliar caudal bilateral; raras pápulas eritematosas.

em graus variáveis, muitas vezes com nódulos isolados ou em rosário (**Figuras 33.9** e **33.10**).

Quando as lesões são muito numerosas na face, que se apresenta infiltrada, e há conservação dos cabelos, ela assume um aspecto classicamente descrito como *fácies leonina*.

Ictiose adquirida dos membros inferiores é frequente.

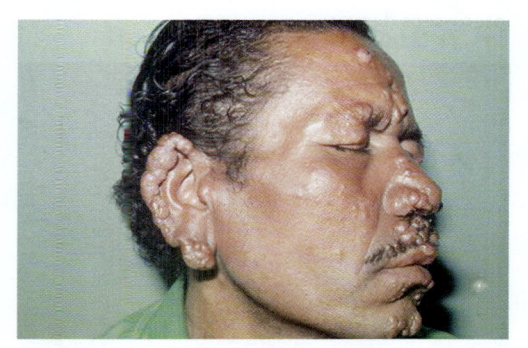

▲ **Figura 33.9** MH virchowiana bastante evoluída. Espessamento difuso, associado a lesões papulonodulares isoladas e confluentes; madarose parcial ciliar e superciliar, alopecia parcial no bigode.

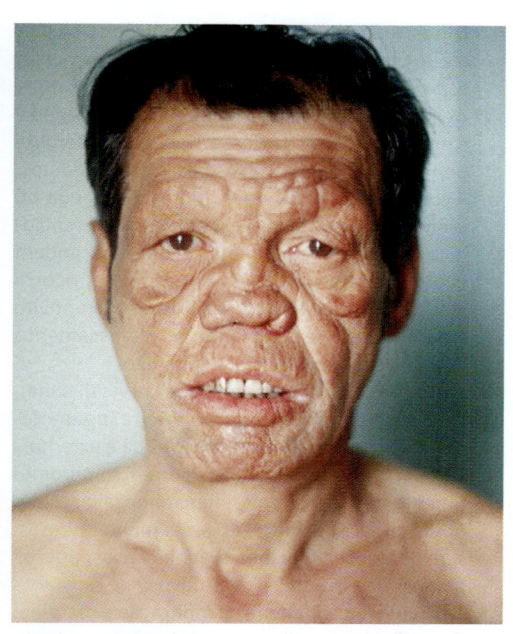

▲ **Figura 33.10** MH virchowiana inicial. Espessamento difuso; madarose total bilateral. Desabamento da pirâmide nasal. O paciente usa prótese em virtude da perda precoce, específica, dos dentes incisivos.

A baciloscopia nas lesões é sempre muito positiva com bacilos isolados e em globias grandes e múltiplas. O teste de Mitsuda é negativo.

A histopatologia revela granuloma macrofágico monótono com poucos linfócitos e numerosos bacilos no interior dos macrófagos.

A alopecia da barba, do bigode e do couro cabeludo é rara em nosso meio, apesar de haver infiltrado específico nessas regiões. O comprometimento difuso, observado na pele e no sistema nervoso periférico, também alcança outros tecidos:

- **Nariz:** Ocorre rinite específica e precoce, por infiltração difusa, às vezes com lepromas, podendo evoluir para ulceração, perfuração e desabamento do septo nasal.
- **Mucosa oral:** Ocorre infiltração difusa com ou sem lesões papulosas e/ou nodulares nos lábios, na língua, no palato mole, no palato duro, na úvula, na polpa dentária; com BH na fase ativa da doença (**Figura 33.11**).
- **Laringe:** Infiltração da epiglote, falsas pregas vocais e dobras aritenoepiglóticas. Nas fases avançadas, pode ocorrer obstrução mecânica da fenda glótica com consequente afonia, dispneia e asfixia (esse quadro é raro desde o advento das sulfonas).

- **Olhos:** Além da madarose (diminuição ou ausência de cílios e supercílios), ocorre, primariamente, espessamento dos nervos corneanos, da córnea, da íris e do corpo ciliar; o limbo esclerocorneano é o mais acometido. Nas fases avançadas, queratite pontuada, aumento da vascularização, nódulos. A complicação mais grave, iridociclite aguda ou crônica, ocorre na vigência de estados reacionais que, não adequadamente tratados, podem evoluir para cegueira. Eventualmente, ocorre glaucoma. O lagoftalmo, seguido de conjuntivite e da queratite, é secundário ao espessamento específico do nervo facial e trigêmeo.
- **Linfonodos:** Linfadenomegalia cervical, axilar, supratroclear, mas, principalmente inguinofemural, porta hepática e ilíaca interna e externa.
- **Fígado, baço, suprarrenais:** Ocorrem comprometimento das suprarrenais, hepatomegalia, esplenomegalia, específicas, às vezes muito intensas, sem alterações funcionais significativas, pois os granulomas são pouco destrutivos.
- **Testículos:** Inicialmente, a infiltração é marginal (impotência sexual) e, a seguir, medular (esterilidade, ginecomastia). Tardiamente, especialmente associada a reações, ocorre atrofia testicular.
- **Medula óssea:** Alterações na hematopoiese, com anemia.
- **Alterações ósseas:** Rarefações, atrofia e absorção, em especial nas mãos e nos pés. Ocorre osteíte rarefaciente por trauma repetido, déficit de irrigação sanguínea, endarterite (principalmente pós-reação tipo II - eritema nodoso); bacilos nos ossos – entre as trabéculas e a medula óssea; osteoporose generalizada por déficit de testosterona e por desuso. A osteomielite pode ocorrer por complicação de úlceras crônicas. Atrofia da espinha nasal anterior (queda da pirâmide nasal) ocorre por atrofia do processo alveolar maxilar, com afrouxamento ou perda dos dentes incisivos superiores.
- **Músculos:** Amiotrofias de músculos interósseos no antebraço (menos frequentes) e loja anterior da tíbia (Figura 33.12).

Há variedades da forma virchowiana: com predomínio de infiltração difusa; com lesões nodulares e/ou papulonodulares; e com apenas discreta infiltração, cuja diagnose passa frequentemente despercebida. Na última, o aparecimento do eritema nodoso (reação tipo 2) possibilita o esclarecimento da diagnose. Há duas variedades individualizadas:

- **Variedade histoide:** Caracteriza-se por lesões nodulares múltiplas, consistentes, pardacentas, semelhantes a queloides. A baciloscopia é rica com grande quantidade de bacilos íntegros e muitas globias grandes. O exame histopatológico mostra infiltrado intenso de histiócitos fusiformes. Ocorre durante o tratamento com sulfona, mas também é descrita em doentes virgens de tratamento. Haveria um fator constitucional (Figura 33.13).

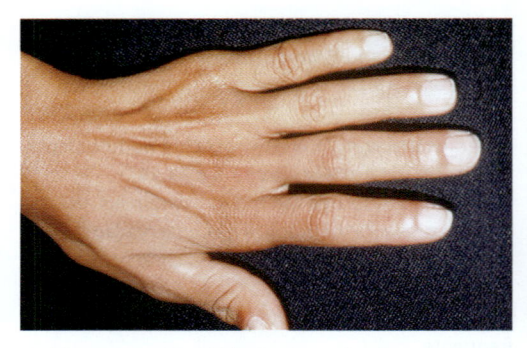

▲ **Figura 33.12** MH. Amiotrofia dos músculos interósseos dorsais.

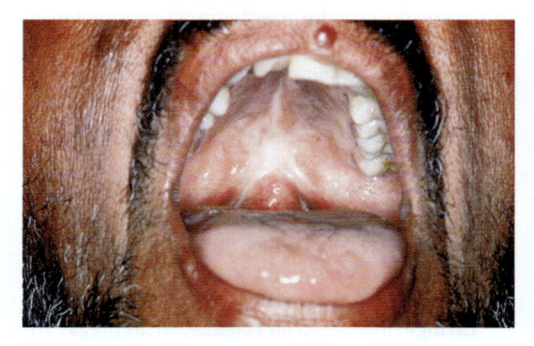

▲ **Figura 33.11** MH virchowiana. Enantema e intenso espessamento difuso do palato duro, do palato mole, dos pilares e da úvula. Na língua, notam-se placas enantematosas confluentes, em especial na ponta.

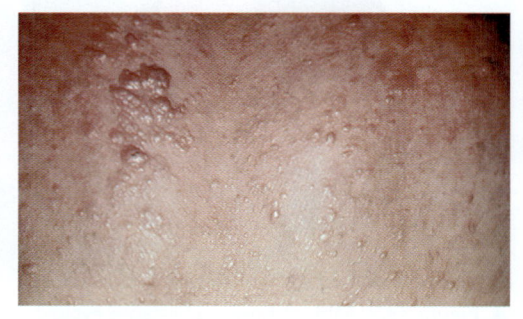

▲ **Figura 33.13** Hanseníase histoide. Infiltrações róseo-difusas e lesões papulonodulares e placas de relevo variável, dispostas simetricamente.

- **Lepra de Lúcio:** Forma multibacilar em que há infiltração, eritema e alopecia difusa da pele, sem pápulas ou nódulos. Não há deformidade da fisionomia, que mantém boa aparência, e, por essa razão, foi chamada no México, onde foi individualizada, de "lepra bonita". O índice baciloscópico é alto e o comprometimento visceral é frequente. O *fenômeno de Lúcio* é uma vasculite leucocitoclástica que ocorre na lepra de Lúcio pelo comprometimento do endotélio vascular por bacilos íntegros. Clinicamente, caracteriza-se por extensas áreas de necrose superficial dispersas por todo o tegumento. A lepra de Lúcio e o fenômeno de Lúcio foram descritos no México e na América Central. Inicialmente considerados restritos a essas regiões, depois foram observados em outros países onde a doença é endêmica.

Hanseníase dimorfa

A maioria dos doentes enquadra-se nesse grupo clínico. Constitui um conjunto de manifestações que ou são muitos semelhantes à forma tuberculoide (DT), ou bem parecidas com a virchowiana (DV), ou são, realmente, intermediárias entre as formas polares (DD), nas quais se observam lesões muito características e, às vezes, bizarras.

A variedade DT tem lesões com aspecto tuberculoide, porém mais numerosas, com comprometimento de vários troncos nervosos, causando incapacidades com frequência. A baciloscopia é muitas vezes negativa, e o quadro histopatológico exibe granulomas tuberculoides. O teste de Mitsuda é, em geral, fracamente positivo (**Figura 33.14**).

A variedade DV apresenta lesões não tão polimorfas como as da forma virchowiana, predominando as placas e os nódulos com tonalidade pardacenta ou ferruginosa, e são numerosas, distribuindo-se por todo o tegumento. As lesões, muitas vezes, não apresentam delimitação muito precisa, e o comprometimento neural se assemelha ao que ocorre na forma virchowiana, mas pode haver a ocorrência de incapacidades graves durante as reações tipo 1, menos frequentes nessa variedade. A baciloscopia é sempre positiva, e o exame histopatológico mostra infiltrado granulomatoso com macrófagos, linfócitos e raros grupos de células epitelioides separados da epiderme por fina faixa de tecido conectivo.

Os doentes com hanseníase DV podem sofrer reações tipo eritema nodoso hansênico (ENH). A baciloscopia é sempre positiva, e, no exame histopatológico, há infiltrado granulomatoso, com macrófagos, linfócitos e raros grupos de células epitelioides. O infiltrado se localiza ao redor dos anexos cutâneos, e filetes nervosos provocam a delaminação do seu perinervo. Muitos bacilos são evidenciados no interior de macrófagos e nervos. O teste de Mitsuda é negativo.

A variedade DD tem lesões bizarras "em alvo" ou anulares que podem confluir, formando aspecto característico desse grupo clínico, com aspecto "esburacado" ou "foveolar", "em queijo suíço". A área central é hipocrômica ou aparentemente normal. A borda interna da lesão foveolar é bem delimitada, enquanto a externa espessada, eritematopigmentada, é mal delimitada e gradativamente menos espessada, até misturar-se com a pele aparentemente normal (**Figura 33.15**).

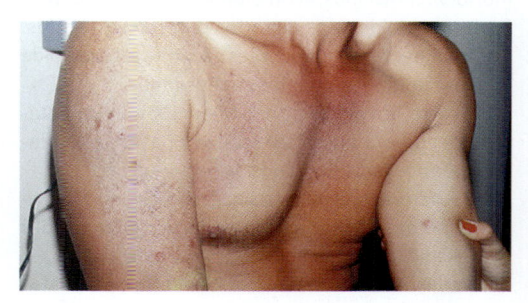

▲ **Figura 33.14** MH (DT). Extensa placa eritêmato-hipocrômica, bem delimitada externamente, com o centro (região para-axilar) menos espesso, às vezes papulosa e papulocrostosa, na região mamária e anterolateral do braço. Nota-se, na região medial do outro braço o resultado positivo do teste de Mitsuda.

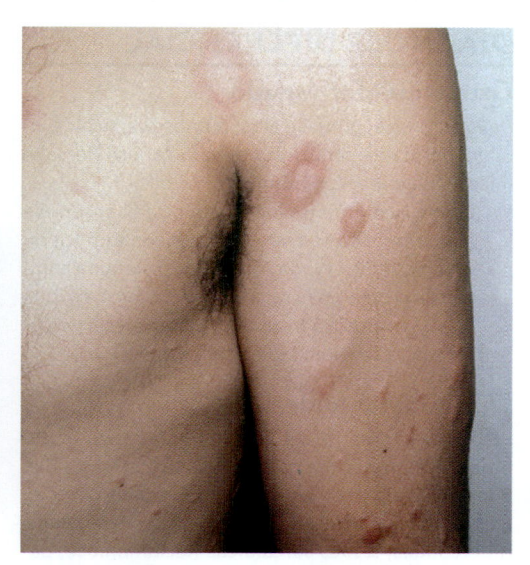

▲ **Figura 33.15** MH dimorfa ou *borderline*. Pápulas ou papulonódulos, placas bem ou mal delimitadas externamente, centro das lesões mais deprimido (lesões foveolares), róseo-eritematosas, disseminadas no tegumento.

Há também nódulos e placas, sempre de tonalidade eritematopigmentar. O comprometimento neural é significativo. A baciloscopia é positiva, e a histopatologia mostra granuloma que não toca a epiderme, constituído por macrófagos e células epitelioides, eventuais células gigantes e raros linfócitos. Os filetes nervosos estão frequentemente envolvidos pelo infiltrado macrofágico com bacilos dentro dos macrófagos e dos ramúsculos neurais. O teste de Mitsuda é, na maioria das vezes, negativo. Nessa variedade, há reações do tipo 1 com certa frequência.

Hanseníase neural pura

É definida como infecção crônica pelo *M. leprae* e caracteriza-se pela perda sensitiva em área correspondente ao nervo acometido com ou sem comprometimento motor. Não há lesão cutânea, e a baciloscopia é negativa. A doença pode se apresentar como mononeuropatia, mononeuropatias múltiplas ou polineuropatia.

Geralmente, o diagnóstico é bastante difícil e feito por meio de exame dermatoneurológico, juntamente com estesiometria, palpação dos troncos nervosos periféricos, avaliação da força muscular, dos reflexos cutâneos e de testes para verificação da acuidade visual. Também são úteis no diagnóstico a eletroneuromiografia, ultrassonografia de nervos, ressonância magnética dos nervos, biópsia de nervo e reação em cadeia da polimerase (PCR).

DIAGNOSE DIFERENCIAL

Grupo indeterminado

Nevo acrômico, pitiríase alba, pitiríase versicolor, vitiligo, dermatite seborreica, hipomelanose dorsal e micose fungoide hipocrômica.

- **Regra:** Nenhuma lesão hipocrômica é hanseníase indeterminada se tiver sensibilidade térmica ou dolorosa conservada e prova de histamina completa. Há uma lesão rara, o nevo anêmico, em que não há resposta à histamina por agenesia vascular, mas a sensibilidade é conservada.

Tipo tuberculoide

Lesões de dermatite seborreica figurada, dermatofitose, esclerodermia, pitiríase rósea, eritema fixo por fármaco, eritema anular, líquen plano anular, granuloma anular, granuloma facial, psoríase, sífilis, tuberculides, lesões sarcoídicas (leishmaniose, paracoccidioidomicose, esporotricose e sarcoidose) e eritema crônico migratório (Lyme).

- **Regra:** Nenhuma lesão papulosa ou papulonodular que não for anestésica é hanseníase tuberculoide.

Tipo virchowiano (lepromatoso) e grupo dimorfo

Micose fungoide e outros linfomas cutâneos, leishmaniose cútis difusa, sífilis secundária ou secundo-terciária, dermatite seborreica, dermatomiosite, lúpus eritematoso sistêmico (LES), xantoma tuberoso, neurofibromatose, neoplasias com metástases cutâneas, paracoccidioidomicose e lobomicose.

- **Regra:** Nenhuma lesão suspeita como hanseníase virchowiana, com baciloscopia negativa para BAAR, é hanseníase virchowiana. A pesquisa da sensibilidade nessas lesões não auxilia a diagnose.

Estados reacionais

A hanseníase é doença de evolução crônica, mas pode ser interrompida em algumas ocasiões, por fenômenos agudos ou subagudos, denominados "reações". Há dois tipos de reações: as tipo 1 ou reversas ocorrem em pacientes com algum grau de imunidade celular, como os tuberculoides e dimorfos; e as reações tipo 2, mediadas por imunocomplexos (anticorpo, antígeno e complemento), que ocorrem nos virchowianos e dimorfos, com bacilos fragmentados ou granulosos. A reação tipo 2 também é denominada "eritema nodoso hansênico" (ENH).

Reação tipo 1

Acontece durante, eventualmente antes ou após o tratamento. Trata-se de reação de hipersensibilidade de tipo tardio, em que há aumento da imunidade celular correspondendo à reação do tipo IV de Gell e Coombs. Ocorre aumento de citocinas IL-2, IL-12, INF-γ e TNF-α, sugerindo resposta predominantemente TH1. É mais comum nos pacientes dimorfos, especialmente dimorfo-virchowianos, acometendo também os dimorfos tuberculoides e os dimorfos propriamente ditos. Eventualmente, atinge doentes da forma tuberculoide e, quase nunca, os doentes virchowianos.

Ocorre, em geral, entre o 6° e o 18° mês de tratamento, embora possa ser relatado bastante tardiamente, após mais de 7 anos de terapêutica.

São fatores precipitantes das reações tipo 1: gravidez, infecções intercorrentes, vacinações, intervenções cirúrgicas e até condições de estresse psicológico.

As lesões tornam-se mais eritematoedematosas e aparecem lesões novas. Outro aspecto é que, quando lesão indeterminada, torna-se eritematoedematosa e aparecem múltiplas pápulas, nódulos e placas eritematosas disseminadas. Com a involução da reação, as lesões mostram descamação, e, geralmente, não há acometimento sistêmico. Pode haver comprometimento dos nervos. As manifestações nos dimorfos diferem daquelas nos tuberculoides porque são mais edematosas, com edema acentuado das extremidades e envolvimento de maior número de nervos. O acometimento neural pode ser muito intenso, levando até a quadros abscedantes, com sequelas neurológicas significativas. Na baciloscopia, é difícil encontrar bacilos nos tuberculoides subpolares reacionais, presentes nos dimorfos e no virchowiano subpolar. O quadro histopatológico apresenta granulomas do tipo tuberculoide, mais ou menos diferenciados, extensos, frouxos pelo edema intra e extracelular e congestão vascular. O teste de Mitsuda é positivo, 6 mm ou mais, nos tuberculoides subpolares, e abaixo desse limite, ou negativos, nos dimorfos reacionais.

Há dois tipos de reação tipo 1: de degradação ou piora (*down-grading reaction*); ou de melhora ou reação reversa (*up-grading reaction* ou *reversal reaction*). A reação de degradação acontece em doentes virgens de tratamento ou com bacilos resistentes aos medicamentos. Já a reação reversa ocorre em doentes sob multidrogaterapia (MDT) regular e eficiente e, às vezes, nos virgens de tratamento ou após a MDT.

A reação tipo 1 ocorre em virtude de antígenos liberados pela destruição bacilar com diminuição (reação de degradação) ou aumento da imunidade mediada celular (reação reversa) (**Figuras 33.16** e **33.17**).

As reações reversas devem ser diferenciadas das recidivas que, em geral, surgem nos doentes que fizeram o tratamento de forma irregular. Na reação reversa, o início é abrupto, enquanto as recidivas instalam-se lentamente, em semanas ou meses. A reação reversa aparece durante a poliquimioterapia ou nos 6 meses após alta terapêutica, enquanto, nas recidivas, o processo ocorre geralmente vários meses após a alta terapêutica. Lesões novas são raras nas reações reversas e frequentes nas recidivas. A descamação é frequente nas reações reversas e ausente nas recidivas. Nas reações reversas, os nervos são acometidos e apresentam-se espessados e dolorosos, havendo alteração aguda da sensibilidade, enquanto, nas recidivas, os nervos são atingidos lentamente. Por fim, a resposta à corticoterapia é geralmente boa nas reações reversas e ausente nas recidivas.

Reação tipo 2 (eritema nodoso)

Ocorre em virchowianos ou dimorfos, isto é, em formas multibacilares. Trata-se de uma reação mediada por anticorpos, em que se formam imunocomplexos (antígeno, anticorpo e complemento) extravasculares (reação imunológica tipo 3). O ENH, eventualmente a primeira manifestação da doença, pode ocorrer antes do início do tratamento, mas é mais frequente durante e aparece ao redor do sexto mês. Cerca de 60%

▲ **Figura 33.16** MHD. Reação tipo 1. Fase aguda. Placas eritematoedematosas, urticariformes, bem delimitadas, isoladas e confluentes.

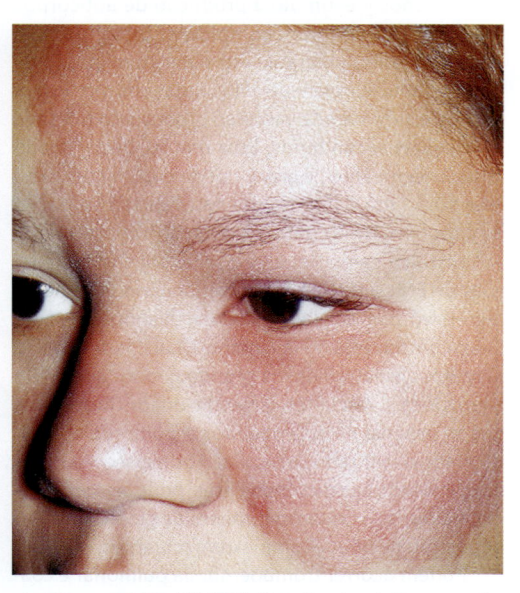

▲ **Figura 33.17** MHDT. Reação tipo 1. Fase aguda. Placa bem delimitada, eritematoedematosa. Apresentava lacrimejamento constante por lesões no ramo oftálmico do nervo trigêmeo.

dos doentes multibacilares sofrem essas reações, que, discretas no início, aumentam progressivamente de intensidade. São esporádicas ou periódicas ou, eventualmente, com surtos subentrantes, ocorrendo, então, o chamado "mal reacional". As lesões desaparecem quando os antígenos são eliminados. Quando um doente volta a apresentar ENH 2 anos após a negativação baciloscópica, pode estar havendo uma reexposição a antígenos que estavam encarcerados ou reaparecimento de bacilos, ou seja, *recidiva da doença*.

O quadro clínico completo do ENH se traduz por placas e nódulos eritematosos, que podem ulcerar (eritema nodoso necrosante). Há comprometimento do estado geral, como febre, mal-estar, dores no corpo e aumento doloroso de linfonodos, podendo ocorrer neurites, artralgias e artrites, irites e iridociclites, orquites e orquiepididimites, hepatoesplenomegalias dolorosas, icterícia e trombose (**Figuras 33.18** e **33.19**).

Laboratorialmente, pode haver leucocitose com desvio à esquerda e, às vezes, reações leucemoides, aumento da velocidade de hemossedimentação (VHS), da proteína C reativa, aparecimento de autoanticorpos como o fator antinúcleo (FAN), aumento de bilirrubinas, discreto aumento de transaminases, hematúria e proteinúria. Admite-se que as reações tipo 2 estejam ligadas à destruição de bacilos com exposição de antígenos e estímulo à produção de anticorpos e à formação de imunocomplexos. Estes, por sua vez, fixam complemento e estimulam a migração de polimorfonucleares-neutrófilos, cujas enzimas lesam tecidos e até a parede vascular, produzindo trombos e vasculites secundárias. Essa reação, denominada "tipo 2 necrosante", é grave e pode evoluir com êxito letal do doente. A intensidade está ligada à produção da citoquina TNF-α (fator de necrose tumoral alfa).

Histologicamente, o que se vê em cortes de lesões de ENH é um infiltrado histiocitário de aspecto regressivo, com células de Virchow (histiócitos vacuolados com lipídeos no seu interior), bacilos de aspecto granuloso, neutrófilos em grande quantidade e, em alguns locais, vasculites. O mesmo quadro histológico que se observa na pele pode ser encontrado no fígado, onde o infiltrado se localiza nos espaços-porta e, comprimindo canalículos biliares, pode levar à icterícia. No rim, há comprometimento de glomérulos por deposição de imunocomplexos circulantes.

Podem ocorrer tromboembolia pulmonar e coagulação intravascular disseminada.

O *fenômeno de Lúcio*, que vitima doentes de lepra de Lúcio, é considerado reação com vasculite leucocitoclástica, por excesso de bacilos íntegros no endotélio vascular. Caracteriza-se por lesões maculares equimóticas (necróticas) que se ulceram, formando ulcerações superficiais, com contornos irregulares, que, ao cicatrizarem, dão lugar a uma cicatriz atrófica. Essas lesões são em número reduzido ou numerosas. Histologicamente, há, além do infiltrado

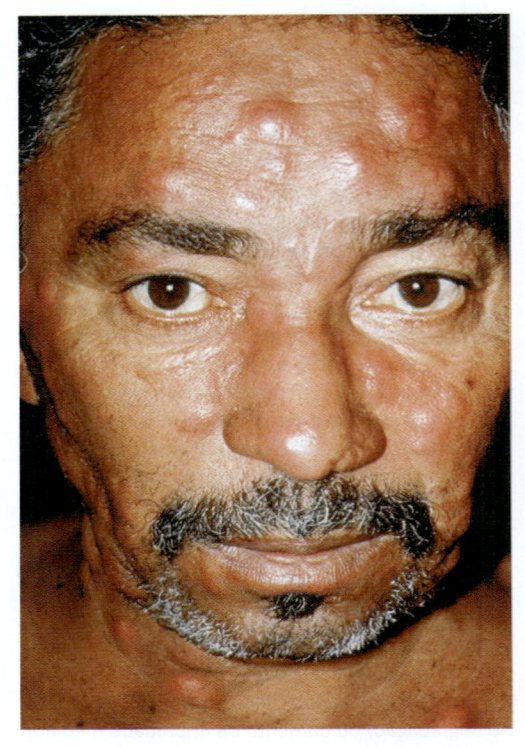

▲ **Figura 33.18** MHDV. Reação tipo 2 (ENH). Nódulos eritematoedematosos isolados e confluentes, na face, no pescoço e no tórax.

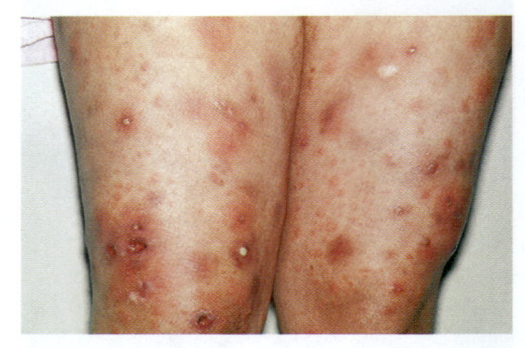

▲ **Figura 33.19** MHDV. Reação tipo 2. Nódulos eritematosos, vários com centro necrótico-ulcerativo e crosta hemática (ENH necrosante).

histiocitário com grande número de bacilos viáveis, íntegros, pequenos vasos da derme papilar com bacilos e trombosados.

Além dos quadros reacionais com envolvimento cutâneo, são possíveis reações exclusivamente neurais, que alguns autores catalogam como reação tipo 3. Os estudos de prevalência das reações hansênicas são escassos em nosso meio, registrando-se frequências de 33 a 70% de ocorrência da reação.

HIV, Aids e hanseníase

Não se observam resultados falso-positivos na pesquisa do vírus da imunodeficiência humana (HIV) pelos métodos ELISA e *Western blot*, mesmo na vigência de estados reacionais. Doentes com síndrome da imunodeficiência adquirida (Aids) e hanseníase, mesmo com número de linfócitos CD4 de menos de 200 células/mL, podem elaborar granuloma tuberculoide e apresentar teste de Mitsuda positivo. Não foram demonstrados comportamentos diferentes dos pacientes com Aids e hanseníase em relação à evolução clínica, à incidência de fenômenos reacionais, ao aparecimento de neurites e respostas diferentes à terapêutica específica.

DIAGNOSE COMPLEMENTAR

Provas clínicas

Pesquisa da sensibilidade

A hipoestesia térmica surge depois de vários meses de doença; após tempo superior, instala-se anestesia dolorosa e posteriormente táctil. Para a pesquisa da sensibilidade térmica, utiliza-se um tubo com água quente (a mais ou menos 45 °C) e outro tubo com água fria. Explica-se o teste ao paciente e pede-se que ele feche os olhos e diga quando está sendo tocado pelo tubo quente ou pelo frio. Procura-se aplicar os tubos de maneira irregular na área de pele sadia e na pele suspeita. Esse teste tem o inconveniente da rápida variação de temperatura do tubo com água quente. O doente de MH não sente a temperatura quente. Pode-se utilizar também a prova do éter sulfúrico, considerada melhor. Usa-se um floco de algodão embebido em éter (nunca encharcado para que o éter não escorra na pele) e um algodão seco ou o próprio dedo do examinador. Toca-se o algodão com o éter e o seco/ou o dedo, alternativamente, nas áreas de pele normal ou com suspeita de alteração de sensibilidade, e pede-se ao paciente que informe o que está sentindo, mas com os olhos fechados. O doente de hanseníase, em decorrência da inflamação do ramúsculo nervoso, não sente o frio do éter e refere a sensação de quente (anestesia térmica) ou morno (hipoestesia térmica), semelhante à sensação deixada pelo algodão seco ou o dedo do examinador. A prova do éter permite o rápido mapeamento da sensibilidade térmica corpórea, a mais importante porque é a primeira perdida na hanseníase. Para a pesquisa da sensibilidade dolorosa, utiliza-se uma agulha rombuda. Depois de se explicar ao paciente o que será feito, pede-se a ele que feche os olhos, aplica-se a ponta e a cabeça da agulha de maneira irregular na pele normal e na área suspeita, e solicita-se que ele diga o que está sentindo, se a ponta ou a cabeça. A sensibilidade tátil é pesquisada com um chumaço de algodão. Com o paciente de olhos fechados, aplica-se o algodão na área com suposta alteração sensitiva e na pele normal e solicita-se a ele que coloque o dedo no local onde o algodão está sendo aplicado. Hoje, pode ser utilizado, também, método mais apurado para detectar as alterações sensitivas, o método dos monofilamentos de Semmes-Weinstein. São filamentos de náilon com calibres diferentes, cada um com peso específico. Toca-se a pele com cada filamento e o paciente deve dizer qual está sentindo.

Teste da histamina

Revela a integridade dos ramúsculos nervosos da pele. Essa prova identifica a lesão do ramúsculo neural precocemente, antes mesmo da instalação da hipoestesia térmica.

A técnica consiste em colocar uma gota de solução milesimal de cloridrato de histamina (1:1.000) na pele normal e perfurá-la com uma agulha, sem sangrar, na área em que foi depositada a solução.

Resposta:

1. Após 20 segundos, aparece um pequeno eritema pela ação direta da histamina sobre os pequenos vasos da pele.
2. Após 20 a 40 segundos, manifesta-se halo eritematoso, maior, chamado de eritema reflexo secundário. Ocorre em virtude do estímulo das terminações nervosas dos vasos pela histamina, que, por meio de um reflexo antidrômico, provoca a vasodilatação.
3. Após 1 a 3 minutos, no local da puntura, surge pápula urticada em decorrência de transudação de líquido do interior de vasos. As três fases caracterizam a tríplice reação de Lewis em pele normal. Na mácula da hanseníase, não há o eritema reflexo secundário por comprometimento das terminações nervosas. Há o pequeno eritema no local da puntura e a pápula. É a reação de histamina

incompleta. A prova deve ser feita na área suspeita e em pele normal circunvizinha (**Figura 33.4**).

A prova é realizada mais facilmente com histamina fornecida em capilares de vidro.

Prova útil, principalmente quando a pesquisa da sensibilidade é inconclusiva, pelo estado emocional ou mental, em crianças, ou mesmo na eventualidade de simulação. Pode ser prejudicada em alguns pacientes melanodérmicos.

Sua indicação maior é para as lesões acrômicas e hipocrômicas, uma vez que a observação desses fenômenos vasculares pode ser difícil nas lesões eritematosas.

Em áreas de neuropatias periféricas (trauma, diabetes, neuropatia alcoólica), a prova da histamina é incompleta.

Áreas de anestesia cutânea com a resposta normal à histamina (tríplice reação de Lewis) ocorrem em lesão neurológica radicular ou central, como na siringomielia, em distúrbios da medula (desmielinizantes, vasculares, compressão), na esclerose múltipla, na esclerose lateral amiotrófica, nos tumores da medula espinal e em outras.

- **MH indeterminada:** Prova da histamina completa (tríplice reação de Lewis: eritema primário + eritema secundário + pápula urticariforme) fora da mancha hipocrômica. Nota-se que o eritema secundário cessa na borda da mácula. A reação é incompleta dentro da mácula, isto é, não ocorre o halo eritematoso secundário, só existe pápula eritematosa urticariforme.

Teste da pilocarpina

Baseia-se também na integridade dos ramúsculos nervosos periféricos. Estes, quando íntegros, estimulados pelo cloridrato ou pelo nitrato de pilocarpina a 0,5 ou 1%, provocam a sudorese. A prova é realizada injetando-se na pele normal e na pele suspeita uma pequena quantidade de pilocarpina via intradérmica, formando uma pápula de 0,5 cm. Em seguida, observa-se, com uma lupa, o aparecimento das gotículas de suor, que deve ocorrer após cerca de 5 minutos. Essa prova pode ser sensibilizada pincelando-se, inicialmente, a pele com tintura de iodo, injetando-se, a seguir, a pilocarpina e pulverizando-se a região com amido. Na área onde houver sudorese, nota-se o aparecimento de vários pontos azul-escuros que correspondem à reação do amido com o iodo, favorecida pela umidade do suor. Quando não houver sudorese ou houver apenas hipoidrose, como acontece nas lesões de hanseníase, a prova é incompleta (**Figura 33.20**).

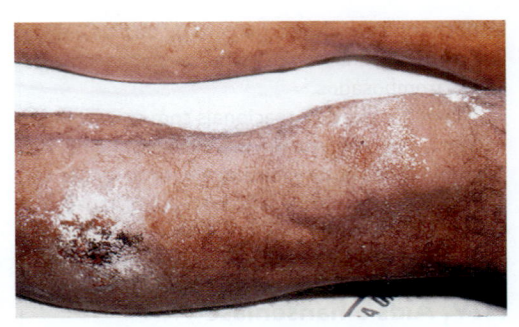

▲ **Figura 33.20** MH indeterminada. Prova da pilocarpina: completa na pele sã (região anterossuperior da perna); incompleta no joelho (mancha de MH). Nota-se menor número de pontos azul-escuros.

Reação de Mitsuda

A imunidade celular, de maneira geral, está conservada na hanseníase, mas a imunidade celular específica ao *M. leprae* pode estar alterada. O teste de Mitsuda é uma reação que avalia a integridade dessa imunidade celular, específica de um indivíduo, ao BH. O teste é realizado rotineiramente utilizando-se o antígeno de Mitsuda integral, preparado a partir de lepromas triturados e filtrados, em que os bacilos são mortos por autoclavagem. Esse antígeno, preparado a partir de material humano, é denominado antígeno H (humano), para diferenciá-lo daquele que utiliza material de tatus infectados experimentalmente, chamado de antígeno A (A do espanhol *armadillo*). Em geral, as preparações utilizadas na prática possuem cerca de 40 ou 60 milhões de bacilos por mL. Após a injeção intradérmica de 0,1 mL desse antígeno, pode ocorrer uma reação localizada em 48 ou 72 horas, semelhante à reação à tuberculina, denominada reação de Fernandez, cujo significado é discutível. Depois de 28 a 30 dias, pode surgir uma segunda reação, dita tardia ou de Mitsuda, que se caracteriza, quando positiva, pelo aparecimento, no local da injeção, de um nódulo que pode ulcerar ou não. A intensidade da reação positiva, conforme o tamanho do nódulo, é classificada, consoante à OMS, em:

- Positiva + 3 a 5 mm.
- Positiva ++ 5 a 10 mm.
- Positiva +++ acima de 10 mm.

As reações positivas ocorrem nas formas clínicas com algum grau de imunidade celular específica ao BH; e as negativas, quando essa imunidade está ausente. Em comunicantes de doentes com hanseníase, uma reação positiva indica que o indivíduo não ficará doente ou, se ficar, terá forma tuberculoide. Se, contudo, a reação for negativa e o indivíduo adoecer, será portador de hanseníase virchowiana. Admite-se que mais de 90% dos indivíduos em qualquer comunidade apresentam algum grau de positividade da reação de Mitsuda. Esse fato observa-se mesmo em países onde a hanseníase não é endêmica. O teste de Mitsuda tem valor na prognose, mas, excepcionalmente, também é útil para a diagnose em, por exemplo, paciente com eritema nodoso de etiologia a esclarecer. O teste de Mitsuda positivo exclui hanseníase, porque o eritema nodoso só ocorre nas formas com Mitsuda negativo.

EXAMES LABORATORIAIS

Baciloscopia

É essencial a sua utilização quando há suspeita de forma multibacilar. A técnica de colheita do material cutâneo para o exame consiste em isquemiar a lesão (nódulo ou margem de uma mácula ou placa) ou lóbulo da orelha ou cotovelo, comprimindo-se a pele entre o polegar e o indicador e, com um bisturi, fazer uma incisão linear com uma profundidade que atinja a derme. Em seguida, raspar, fazer o esfregaço em lâmina de vidro, fixar em chama e corar pelo método de Ziehl-Neelsen.

O esfregaço corado deve ser examinado com a lente de imersão de um microscópio óptico para pesquisar os BAARs e o número.

Índices bacilares

Empregados para acompanhamento do tratamento em doentes multibacilares. O *índice baciloscópico* (IB) ou índice de Ridley é obtido pela contagem de bacilos em material de seis lesões das mais ativas. Deve-se contar os bacilos por campo microscópico e determinar a média aritmética dos valores obtidos que são referidos por cruzes: mais de 1.000 bacilos por campo, 6 cruzes; de 100 a 1.000 por campo, 5 cruzes; de 10 a 100 por campo, 4 cruzes; de 1 a 10 por campo, 3 cruzes; de 1 a 10 em 100 campos, 2 cruzes; de 1 a 10 em 100 campos, 1 cruz; e nenhum bacilo em 100 campos, 0 cruz. *Índice morfológico* (IM) é um índice qualitativo que determina a média do percentual de bacilos uniformemente corados, íntegros, observados nos esfregaços.

Exames histopatológicos

Empregados na diagnose, na classificação das formas clínicas e na caracterização dos fenômenos reacionais. Os aspectos histopatológicos já foram descritos nas várias formas clínicas. Deve-se realizar colheita do material cutâneo com punch de 4 mm após assepsia e anestesia do local. Os cortes histológicos são corados pela coloração hematoxilina-eosina (H.E.) e pelo método de Faraco-Fite para a pesquisa de bacilos. Eventualmente, usar a coloração pelo Sudão III para a pesquisa de lipídeos.

Como ocorre em relação à baciloscopia, o local escolhido para a biópsia cutânea deve ser uma lesão sólida, pápula ou nódulo, ou a borda de uma mancha ou placa, por serem locais mais ativos. No caso de biópsia de nervos periféricos, quando necessária, os nervos escolhidos devem ser somente sensitivos, de fácil acesso (em geral, o ramo superficial do nervo radial ou o nervo sural) e estar comprometidos pela eletroneuromiografia.

Resultados:

No grupo indeterminado, há um infiltrado inespecífico; e no tipo tuberculoide, granulomas tuberculoides, mais ou menos diferenciados. No tipo virchowiano, ocorre um granuloma macrofágico monótono, com poucos linfócitos e com numerosos bacilos no interior dos macrófagos. Na lesão em regressão, há macrófagos vacuolados com núcleos picnóticos, contendo, no seu interior, bacilos e grande quantidade de lipídeos (células de Virchow). No grupo dimorfo, há ambos os tipos de infiltrado, sendo a histopatologia indispensável para a caracterização das variedades da forma dimorfa.

Em algumas vísceras, pode haver infiltrados específicos com bacilos e até a formação de granulomas epitelioides em casos dimorfos. Em doentes com longa evolução ou com sucessivas reações de tipo eritema nodoso, pode ocorrer a deposição de substância amiloide no fígado, no baço, no estômago, nas glândulas suprarrenais, na tireoide e, principalmente, nos rins. Esse tipo de amiloidose, dita secundária, pode causar insuficiência renal grave, eventualmente fatal.

Reação em cadeia da polimerase

A PCR possibilita detectar o *M. leprae* para eventual identificação em diversas manifestações da hanseníase. Utilizada para fins investigativos, pode ajudar a definir a forma de hanseníase pauci ou multibacilar e pode contribuir para a diagnose de hanseníase neural pura quando não se detecta a presença de BAAR na biópsia de nervo.

Exames sorológicos

Na hanseníase virchowiana, há, em geral, hipergamaglobulinemia com predomínio de IgG. Em surtos reacionais, podem surgir anticorpos antilipídeos responsáveis por falsas reações positivas na sífilis (VDRL-RPR).

O *PGL-1* é um constituinte da parede do *M. leprae*. É espécie-específico detectado por reação de aglutinação com anticorpos da classe IgM. A especificidade da reação é de 98%, e a sensibilidade é de 80 a 90% em pacientes multibacilares, e de 30 a 60% em paucibacilares. Essa reação tem grande importância para a possível aplicação na diagnose, investigação de infecção subclínica, controle da infecção multibacilar e detecção de recidivas.

Testes de produção de interferon-γ *in vitro*

À semelhança do que já está estabelecido na tuberculose com o QuantiFERON, o teste de liberação de interferon-γ pela exposição de culturas de células do sangue periférico para peptídeos de micobactérias, têm sido feitos estudos idênticos na hanseníase. Os dados sugerem que, quando há forte resposta (alta produção de interferon-γ) em contatos de doentes paucibacilares, este fato sugere possibilidade de infecção.

TRATAMENTO

Os fármacos de primeira linha no tratamento da hanseníase são a dapsona (do grupo das sulfonas), a clofazimina e a rifampicina.

Esquemas terapêuticos para tratamento da hanseníase

Esquema-padrão (OMS/MS)

Para formas paucibacilares (PB), ver **Tabela 33.1**. O tratamento estará concluído com 6 doses supervisionadas em até 9 meses consecutivos. Caso contrário, será necessário reiniciar o tratamento.

Para formas multibacilares (MB), ver **Tabela 33.2**. As doses mensais de rifampicina e clofazimina são supervisionadas, ou seja, são administradas pelo médico, enfermeiro ou auxiliar. Não há necessidade de a rifampicina ser ingerida em jejum, podendo ser tomada em qualquer horário. Gravidez, tratamento para Aids e aleitamento materno não contraindicam o tratamento com a MDT.

Os doentes com as formas MB terão alta quando completarem 12 doses do esquema MDT, em até 18 meses. Casos muito intensos e extensos poderão apresentar regressão mais lenta. Esses doentes continuarão melhorando após a conclusão do tratamento com 12 doses.

Os pacientes que não completarem o tratamento preconizado (PB – 6 doses em até 9 meses; e MB – 12 doses em até 18 meses) deverão ser reavaliados quanto à possibilidade de reinício ou aproveitamento das doses anteriores. Quanto aos fármacos empregados no esquema OMS/MS, devem ser analisadas a dapsona, a clofazimina e a rifampicina.

Dapsona

É a diaminodifenilsulfona (DDS), apresentada em comprimidos de 100 mg. A DDS é um fármaco essencialmente bacteriostático. Foi demonstrada, e com aumento progressivo, a resistência do *M. leprae* ao medicamento, tanto inicial como secundária.

- **Efeitos colaterais e reações:** A dapsona, de maneira geral, é bem tolerada, mas é possível um número grande de efeitos colaterais e reações, como queixas gastrintestinais, erupções cutâneas, neuropatias, anemia hemolítica, meta-hemoglobinemia, agranulocitose, hepatites tóxicas, síndrome nefrótica, distúrbios psíquicos e, recentemente, a "síndrome da sulfona".

Tabela 33.1 Tratamento das formas paucibacilares (baciloscopia negativa)

Adultos		Crianças	
Dose mensal supervisionada	Dose diária autoadministrada	Dose mensal supervisionada	Dose diária autoadministrada
Rifampicina, 600 mg		Rifampicina, 450 mg	
Dapsona, 100 mg	Dapsona, 100 mg	Dapsona, 25 a 100 mg	Dapsona, 25 a 100 mg

Tabela 33.2 Tratamento das formas multibacilares (baciloscopia positiva)

Adultos		Crianças	
Dose mensal supervisionada	Dose diária autoadministrada	Dose mensal supervisionada	Dose diária autoadministrada
Rifampicina, 600 mg		Rifampicina, 450 mg	
Clofazimina, 300 mg	Clofazimina, 50 mg	Clofazimina, 150 mg	Clofazimina, 50 mg
Dapsona, 100 mg	Dapsona, 100 mg	Dapsona, 25 a 100 mg	Dapsona, 25 a 100 mg

- **Anemia hemolítica:** Efeito colateral mais comum, em geral, leve; o número de hemácias tende a atingir os níveis normais no decorrer do tratamento. Pode ser muito grave quando há deficiência da enzima glicose-6-fosfato-desidrogenase. Ocorre precocemente, e, por isso, é necessário repetir os exames hematológicos a cada 15 dias no início do tratamento. A dapsona deve ser suspensa quando os eritrócitos estiverem abaixo de 3 milhões/mm^3, hemoglobina inferior a 9 g/dL e o hematócrito inferior a 32 a 34 mL eritroc./dL.
- **Meta-hemoglobinemia:** Quando aparece, em geral é discreta e se caracteriza por acrocianose. Esse efeito pode ser eventualmente controlado com a administração de vitaminas do complexo B, combinada à DDS.
- **Agranulocitose:** Raramente ocorre e determina a retirada da dapsona.
- **Síndrome da sulfona:** É uma reação de sensibilidade que raramente ocorre nas 6 primeiras semanas de tratamento. Consiste em eritrodermia esfoliativa, febre, mal-estar, anorexia, linfadenopatia, anemia hemolítica e, eventualmente, hepatoesplenomegalia, icterícia e púrpura.
- **Interações:** A dapsona tem interações potencialmente perigosas com cloroquina, didanosina, furazolidona, ganciclovir, hidroxicloroquina, metotrexato, pirimetamina, rifabutina, rifampicina e sulfonamidas.

Clofazimina

É apresentada em cápsulas de 50 e 100 mg. Sua meia-vida é longa, cerca de 10 dias, após uma única dose. Ela tem ação bacteriostática em relação ao BH e, também provavelmente, ação anti-inflamatória, tanto que é utilizada no tratamento das reações tipo 2. Ainda não foi demonstrada resistência do *M. leprae* à clofazimina. A dose preconizada de clofazimina como monoterapia, no tratamento da hanseníase, é de 100 mg/dia, mas há relato sugerindo que uma dose única mensal de 1.200 mg teria o mesmo efeito.
- **Efeitos colaterais e reações:** A clofazimina é bem tolerada. O efeito colateral constante é a coloração na pele, que adquire um tom cinza-azulado e que desaparece somente cerca de 1 ano após a suspensão. Pode haver também um ressecamento muito grande da pele, que adquire aspecto ictioide. Outros efeitos colaterais como prurido, urticária e alterações ungueais são eventuais. Os efeitos colaterais mais sérios da clofazimina estão relacionados com o sistema digestório. Podem surgir dores abdominais, náuseas e diarreia, principalmente quando administradas doses maiores do que 100 mg/dia, usadas contra reações tipo 2. Esses sintomas podem acentuar-se e ocorrer vômitos e perda de peso, levando à obstrução intestinal parcial ou completa por depósito maciço de cristais do medicamento na parede do intestino delgado.

Rifampicina

Apresentada em cápsulas de 150 e 300 mg, a rifampicina tem um efeito altamente bactericida contra o *M. leprae* e atua inibindo a RNA-polimerase dependente de DNA. Foi administrada como monoterapia, na dose de 600 mg/dia, até ter sido demonstrada a resistência do BH. É bem tolerada, sucedendo eventualmente reações eritematourticariformes bolhosas purpúricas, inclusive síndrome de Stevens-Johnson e necrólise epidérmica tóxica. Outras raras reações são trombocitopenia e hepatite, tendo sido reportada uma síndrome semelhante a uma gripe, *flu syndrome*, com febre, coriza e dores no corpo, insuficiência respiratória, choque, anemia hemolítica e insuficiência renal por necrose tubular aguda.
- **Interações medicamentosas:** A rifampicina pode interferir com o efeito de vários medicamentos. As interações clinicamente importantes são com: saquinavir, tacrolimo, telitromicina, triazolam, voriconazol, varfarina, amiodarona, amprenavir, anisindiona, antiácidos, anticoagulantes, aprepitanto, atrazanir, atovaquona, corticosteroides, ciclosporina, dapsona, delavirdina, dicumarol, digoxina, halotano, imatinibe, isoniazida, itraconazol, cetoconazol, midazolam, nelfinavir, nifedipina, contraceptivos orais, inibidores da protease, pirazinamida e ritonavir. Com relação à dapsona, corticosteroides, cumarínicos e estrogênios diminuem os níveis plasmáticos.

Todos esses fármacos, no início, foram administrados isoladamente, mas logo foi reportado o aparecimento de resistência bacilar, primeiro, com a dapsona e, depois, com a rifampicina. Por essa razão, a OMS, em 1982, recomendou esquemas terapêuticos associando os medicamentos de primeira linha. Isso se tornou importante porque se verificou que a rifampicina, administrada na dose de 600 mg/mês, possuía quase o mesmo efeito quando utilizada na mesma dose diariamente.

Outros fármacos com ação sobre o *M. leprae*

Estes fármacos têm sido utilizados em esquemas alternativos em casos de intolerância grave ou contraindicação de fármacos do esquema-padrão:

- **Ofloxacino e esparfloxacino:** Há evidências de que doses diárias de 400 mg de ofloxacino torna inviáveis 99,99% dos *M. leprae* após 4 semanas. São contraindicados para crianças com idade inferior a 5 anos e em mulheres grávidas ou em aleitamento. São efeitos colaterais: náuseas, fotodermatites, pigmentação cutânea, diarreia, insônia, cefaleia, nervosismo e alucinações.
- Minociclina tem ação bactericida sobre o *M. leprae* inferior à rifampicina. No tratamento da hanseníase, a dose indicada é de 100 mg/dia. Produz descoloração dentária, sendo contraindicada em crianças e grávidas. Pode provocar sintomas gastrintestinais, pigmentação da pele e das mucosas, irritabilidade e tonturas. Raramente pode provocar hepatite autoimune e síndrome lúpus-símile.
- Claritromicina, 500 mg/dia, durante 28 dias, destrói 99% dos bacilos viáveis, e, quando tomada durante 56 dias, destrói 99,9% dos bacilos. Pode provocar alterações gastrintestinais, náuseas, vômitos e diarreia.

Esquemas alternativos

Devem ser restritos a casos especiais (Tabelas 33.3 a 33.6).

Observações: Em crianças menores de 8 anos, quando houver necessidade de retirada da rifampicina, esta deverá ser substituída por ofloxacino, 10 mg/kg/dia. Nessa faixa etária, a minociclina é contraindicada formalmente.

Em gestantes com as formas MB ou PB com intolerância à dapsona, o esquema terapêutico recomendado é a associação de rifampicina com clofazimina, havendo risco para o feto no uso da minociclina ou ofloxacino.

Tabela 33.3 Esquema alternativo para tratamento de pacientes com intolerância à dapsona

Paucibacilares		Multibacilares	
Dose mensal supervisionada	Dose diária autoadministrada	Dose mensal supervisionada	Dose diária autoadministrada
Rifampicina, 600 mg		Rifampicina, 450 mg	
Clofazimina, 50 mg	Clofazimina, 50 mg	Clofazimina, 300 mg Ofloxacino, 400 mg *ou* Minociclina, 100 mg	Clofazimina, 50 mg Ofloxacino, 400 mg *ou* Minociclina, 100 mg
Critério de alta: 6 doses em até 9 meses.		**Critério de alta**: 12 doses em até 18 meses.	

Tabela 33.4 Esquema alternativo para tratamento de pacientes com intolerância à rifampicina

Paucibacilares		Multibacilares	
Dose mensal supervisionada	Dose diária autoadministrada	Dose mensal supervisionada	Dose diária autoadministrada
Dapsona, 100 mg	Dapsona, 100 mg	Dapsona, 100 mg	Dapsona, 100 mg
Ofloxacino, 400 mg *ou* Minociclina, 100 mg	Ofloxacino, 400 mg *ou* Minociclina, 100 mg	Ofloxacino, 400 mg *ou* Minociclina, 100 mg	Ofloxacino, 400 mg *ou* Minociclina, 100 mg
		Clofazimina, 300 mg	Clofazimina, 50 mg
Critério de alta: 6 doses em até 9 meses.		**Critério de alta**: 24 doses em até 36 meses.	

Tabela 33.5 Esquema alternativo para tratamento de pacientes com intolerância à rifampicina e à dapsona

Paucibacilares		Multibacilares	
Dose mensal supervisionada	Dose diária autoadministrada	Dose mensal supervisionada	Dose diária autoadministrada
Clofazimina, 50 mg	Clofazimina, 50 mg	**Primeiros 6 meses**	
Ofloxacino, 400 mg *ou* Minociclina, 100 mg	Ofloxacino, 400 mg *ou* Minociclina, 100 mg	Clofazimina, 300 mg	Clofazimina, 50 mg
		Ofloxacino, 400 mg	Ofloxacino, 400 mg
		Minociclina, 100 mg	Minociclina, 100 mg
		18 meses subsequentes	
Critério de alta: 6 doses em até 9 meses.		Clofazimina, 300 mg Ofloxacino, 400 mg *ou* Minociclina, 100 mg	Clofazimina, 50 mg Ofloxacino, 400 mg *ou* Minociclina, 100 mg
		Critério de alta: 24 doses em 36 meses.	

Tabela 33.6 Esquema alternativo para tratamento de pacientes com intolerância à clofazimina

Multibacilares

Dose mensal supervisionada	Dose diária autoadministrada
Rifampicina, 600 mg	
Dapsona, 100 mg	Dapsona, 100 mg
Ofloxacino, 400 mg ou	Ofloxacino, 400 mg ou
Minociclina, 100 mg	Minociclina, 100 mg
Critério de alta: 12 doses em até 18 meses.	

Esquema uniforme de tratamento da hanseníase (MTD-U)

A mu tidrogaterapia (MTD) da hanseníase trouxe significativos progressos no tratamento da doença, mas o tempo para a cura é longo, há dificuldades na operacionalização do esquema na atenção primária, com erros de classificação, o que leva a subtratamentos de casos MB considerados erroneamente como PB, e, às vezes, tratamentos mais longos são instituídos em doentes imunologicamente caracterizados como PB com mais de 5 lesões.

Por essas razões, numerosos ensaios clínicos com esquema único de tratamento usando dapsona + rifampicina + clofazimina por um período de 6 meses para todos os doentes, tornando desnecessário qualquer tipo de classificação par fins terapêuticos, foram realizados na Índia, em Bangladesh, na China e no Brasil. Entre eles, se destaca o ensaio clínico brasileiro *Estudo independente para determinar efetividade do esquema uniforme de MDT de 6 doses (U-MDT) em pacientes de hanseníase*.[1]

Os resultados desse estudo evidenciaram claramente não haver diferença estatisticamente significativa quando comparados aos grupos-controle (MDT/MB tratados por 12 meses e MDT/PB tratados por 6 meses) com relação à frequência de reações hansênicas, queda do índice baciloscópico, número de recidivas/infecção e progressão de incapacidade física (**Tabela 33.7**). O estudo citado ainda desperta discussões, mas especialistas experientes acreditam que esse esquema terapêutico irá substituir os esquemas terapêuticos atuais em futuro próximo.

Reativação e recidiva

Reativação é a ocorrência de novas lesões durante o tratamento. A terapêutica deve ser reavaliada e verifica a possibilidade de resistência medicamentosa.

Recidiva corresponde ao aparecimento de sinais de atividade clínica da hanseníase após a alta por cura. Nessa situação, reiniciar o tratamento.

Tratamento dos estados reacionais

Reação tipo 1

Manter a medicação específica. Utilizar prednisona, 40 a 60 mg/dia (1 mg/kg/dia), principalmente se houver neurite. A diminuição do corticosteroide deve ser progressiva (2-6 meses). Analgésicos e anti-inflamatórios não esteroides podem eventualmente ser empregados.

Quando houver contraindicação aos corticosteroides, os medicamentos alternativos são azatioprina e ciclosporina.

Reação tipo 2

Manter a medicação específica. A talidomida é o fármaco de primeira linha, e a dose necessária pode variar de 100 a 400 mg/dia, reduzida lentamente em 1 a 4 meses, sendo às vezes necessário um tempo maior. Pela teratogenicidade, mulheres em idade fértil só devem utilizar o fármaco em casos excepcionais e devem, obrigatoriamente, fazer uso de pelo menos dois métodos anticoncepcionais, sendo um de barreira. Para doentes que não podem utilizar a talidomida, a segunda opção são os corticosteroides sistêmicos nas mesmas doses recomendadas para a reação tipo 1. São alternativas: ciclosporina, pentoxifilina, azatioprina e metotrexato. Também tem sido utilizada clofazimina, 100 a 300 mg/dia, isoladamente ou associada a corticosteroides. Admite-se que facilite a retirada dos corticosteroides.

Quando houver neurite, comprometimento osteoarticular-muscular nas mãos em virtude do ENH ("mão reacional"), iridociclites e, eventualmente, orquiepididimites, administrar corticosteroides. Ainda com relação às neurites, além da administração

---

1 Ferreira, IPS. Estudo do perfil e da satisfação com o tratamento dos pacientes do ensaio clínico: "estudo independente para determinar efetividade do esquema uniforme de multidrogaterapia de seis doses (U-MDT) em pacientes de hanseníase (U-MDT/CT-BR)".[Dissertação]. Brasília: Universidade de Brasília; 2013.

Tabela 33.7 Multidrogaterapia uniforme para hanseníase

Adultos		Crianças	
Dose mensal supervisionada	Dose diária autoadministrativa	Dose mensal supervisionada	Dose diária autoadministrativa
Rifampicina, 600 mg	–	Rifampicina, 450 mg	–
Clofazimina, 300 mg	Clofazimina, 50 mg	Clofazimina, 150 mg	Clofazimina, 50 mg
Dapsona, 100 mg	Dapsona, 100 mg	Dapsona, 25 a 100 mg	Dapsona, 25 a 100 mg
Critério de alta: 6 doses em até 9 meses.			

dos corticosteroides, o nervo comprometido deve ser mantido em repouso, e isso pode ser feito por meio do uso eventual de talas gessadas. Quando a corticoterapia não for suficiente para tratar a neurite, deve ser feita descompressão neurocirúrgica. Em caso de a dor tornar-se crônica com déficits sensitivos ou motores, são também indicados a descompressão neurocirúrgica e o uso de antidepressivos tricíclicos.

Outros aspectos da terapêutica

O tratamento da hanseníase tem uma conotação ampla. Não basta curar o paciente do ponto de vista bacteriológico, pois o grande problema da doença é o comprometimento neural que causa incapacidades e deformidades. Essas incapacidades podem ser evitadas e impedidas de progredir pela diagnose precoce e pelas ações de prevenção de incapacidade por técnicas simples. Recomenda-se fisioterapia, com massagens e exercícios. Órteses, próteses e adaptações de calçados complementam as medidas para evitar que as incapacidades se acentuem, uma vez que estas, uma vez instaladas, podem ser corrigidas cirurgicamente por técnicas que utilizam principalmente transferências tendinosas. Para deformidades causadas exclusivamente pelo bacilo e por reação inflamatória como madarose supraciliar, desabamento da pirâmide nasal e atrofia intensa da pele da face, há indicação de cirurgia plástica, inclusive para readaptação social e profissional.

PROFILAXIA

Realizada por meio da diagnose precoce e do tratamento de todos os doentes, principalmente dos MB com o esquema MDT/PQT da OMS. A vigilância dos contatos também tem importância profilática fundamental, mas nem sempre é realizada em virtude das dificuldades operacionais. Consiste no exame dermatoneurológico de todos os contatos intradomiciliares e orientação sobre a doença. Considera-se como contato intradomiciliar o indivíduo que resida ou tenha residido nos últimos 5 anos com o doente. De importância fundamental seria a reação de Mitsuda, não realizada em razão da deficiência operacional nas unidades de saúde brasileiras.

Vacinas com diferentes antígenos, associadas ou não ao BCG, vêm sendo ensaiadas sem conclusões definitivas quanto aos seus resultados na profilaxia. Admite-se que o BCG isolado confira certo grau de proteção contra a doença, principalmente quando deixa cicatriz. Por esse motivo, o Ministério da Saúde recomenda a aplicação de duas doses dessa vacina a todos os contatos intradomiciliares. Somente devem receber as duas doses os contatos que não apresentarem cicatriz de BCG.

34
Doenças sexualmente transmissíveis e Aids

As doenças sexualmente transmissíveis (DSTs) são um agrupamento heterogêneo de infecções cujo denominador comum é a relação com a atividade sexual.

Por um lado, a introdução de novos recursos possibilitando uma terapia efetiva trouxe um relaxamento na profilaxia, e, por outro, com o desenvolvimento dos métodos anticoncepcionais, o comportamento sexual se modificou. Atualmente, incluem-se no grupo das DSTs infecções em que a relação sexual representa uma das maneiras de transmissão. São, assim, incluídas nesse grupo, 16 diferentes infecções. As DSTs constituem importante problema em saúde pública. A sífilis era a enfermidade de transmissão sexual mais importante, porém, atualmente, nas DSTs, a síndrome da imunodeficiência adquirida (Aids) a superou. O conceito de DST, por relacionamento homo ou heterossexual, não se aplica apenas à cópula genital, mas às demais práticas, como felação, sexo anal, contatos orogenital e anolingual e outras.

Essas práticas viabilizaram a transmissão de infecções por vírus, bactérias, leveduras, protozoários e artrópodes. As seguintes doenças são frequente ou eventualmente transmissíveis sexualmente: sífilis; cancroide ou cancro mole; linfogranuloma venéreo; donovanose ou granuloma inguinal; gonorreia; uretrites não gonocócicas; herpes-vírus simples (HVS) genital; verruga genital ou condiloma acuminado; molusco contagioso; hepatite B; candidose genital; tricomoníase; gardnerelose; ftiríase pubiana; escabiose; infecções bacterianas do sistema digestório (shigelose, salmonelose, amebíase, giardíase); dermatites irritativas ou traumáticas na genitália; e Aids.

As DSTs de maior interesse na dermatologia são a sífilis, o cancroide, o linfogranuloma venéreo, a donovanose, o HVS genital, a verruga genital, o molusco contagioso, a candidíase genital, a ftiríase pubiana e a escabiose. A gonorreia, as uretrites não gonocócicas, a tricomoníase e a gardnerelose são de maior interesse urológico e ginecológico.

SÍFILIS E OUTRAS TREPONEMATOSES

As treponematoses são um grupo de doenças causadas por microrganismos espiriformes da ordem *Spirochaetales*. Os treponemas podem produzir as seguintes doenças no homem: sífilis (*Treponema pallidum*); bouba (*Treponema pallidum* – subespécie *pertenue*); pinta (*Treponema carateum*); e sífilis endêmica (*Treponema pallidum endemicum*).

Sífilis

A sífilis ou lues é doença infecciosa produzida pelo *Treponema pallidum*, determina lesões cutâneas polimorfas e pode comprometer outros tecidos, particularmente os sistemas cardiovascular e nervoso.

A transmissão da sífilis adquirida é sexual e pela área genitoanal, na quase totalidade dos casos. O contágio extragenital é raro, encontrado particularmente nos lábios, por lesões contagiantes na mucosa bucal. Os treponemas transmitidos pelo contato multiplicam-se localmente e penetram na corrente sanguínea e linfática, atingindo outros tecidos. Na sífilis congênita, há infecção fetal via hematogênica, transplacentária a partir das primeiras semanas da gravidez. A transmissão não sexual é excepcional. Foram referidos casos por transfusão de sangue e por inoculação acidental. Outra possibilidade é o uso de drogas intravenosas, que ocorre particularmente em doentes coinfectados pelo *T. pallidum* e pelo *vírus da imunodeficiência humana* (HIV).

A multiplicação dos treponemas é inicialmente intensa pela ausência de anticorpos e da imunidade celular.

Com o desenvolvimento da imunidade humoral e celular, os treponemas são gradualmente destruídos, sobrevivendo apenas em alguns tecidos. É o estado de latência que pode perdurar por tempo indeterminado. Os treponemas que permaneceram em alguns tecidos podem ficar inativos ou ser eliminados com a cura biológica da infecção e, quando reativados, determinar quadros da sífilis tardia. Na sífilis tardia, latente ou sintomática, há diminuição da imunidade humoral e celular, e o indivíduo pode ser reinfectado.

- **Sífilis adquirida e sífilis congênita:** A primeira é a infecção pelo *T. pallidum* após o nascimento e a segunda, infecção *in utero*.
- **Sífilis recente e tardia:** No início da infecção, há a disseminação dos treponemas, em geral, com manifestações cutâneas e sistêmicas. Com a evolução imunológica, os treponemas são gradualmente inativados e sobrevivem somente em alguns locais, com sintomatologia consoante a localização. Isso acontece particularmente no decurso do primeiro ano da infecção, e, por este motivo, convencionou-se considerar *sífilis recente* até 1 ano do início da infecção, e *sífilis tardia* após 1 ano da infecção.

Sífilis adquirida

Sífilis adquirida recente

Compreende a sífilis *primária* e a *secundária* que, com o desenvolvimento da imunidade na infecção não tratada, evolui para a sífilis *latente*.

- **Sífilis primária:** A lesão inicial, denominada cancro duro ou protossifiloma, surge, em média, de 1 a 2 semanas após a infecção. Todavia, o período de incubação pode durar até 40 dias. Essa lesão é geralmente única, erosiva ou ulcerativa, de base infiltrada, e localiza-se quase sempre nos genitais externos (**Figuras 34.1** e **34.2**). Posteriormente, depois de 1 ou 2 semanas, sucede a adenite

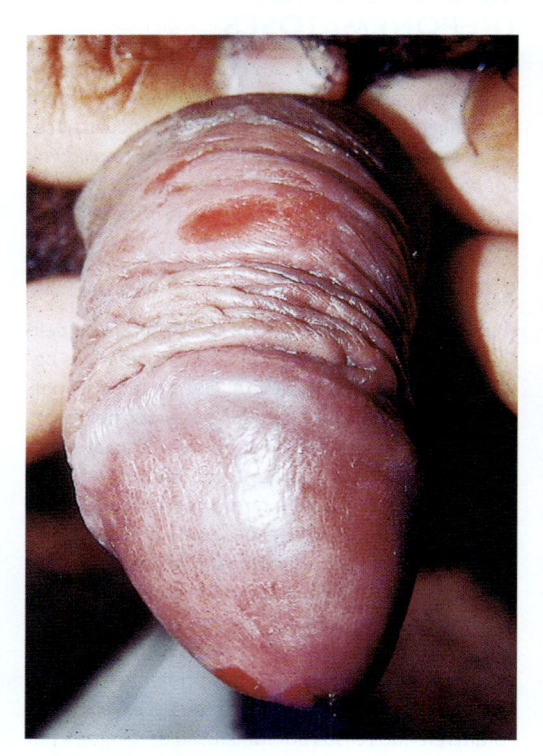

▲ **Figura 34.1** Cancro duro. Lesão erosada de fundo limpo no pênis.

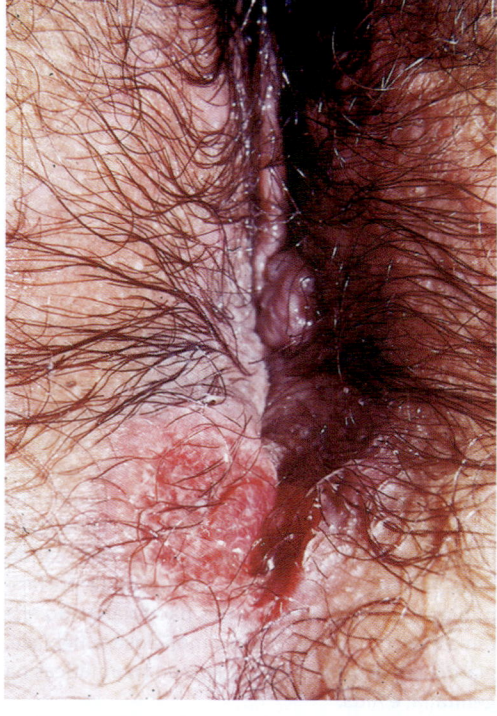

▲ **Figura 34.2** Cancro duro. Lesão erosada de fundo limpo e localização perianal.

satélite, com gânglios duros, não inflamatórios e pouco dolorosos. O cancro duro pode regredir espontaneamente por mecanismo imunitário, geralmente sem deixar cicatriz, em um período de aproximadamente 4 semanas. A diagnose diferencial do cancro duro se faz com outras lesões ulceradas da genitália, particularmente cancro mole e herpes genital. O cancro duro é único, em geral erosivo, com infiltração na base, enquanto o mole é ulcerativo e múltiplo por autoinoculação. A pesquisa em campo escuro para o *T. pallidum* e o exame bacterioscópico para *Haemophilus ducreyi* possibilitam a diagnose. Pode ocorrer a associação do cancro duro com o mole, constituindo o cancro misto. O herpes genital caracteriza-se pelo aparecimento de vesículas sobre base eritematosa que se ulceram. A anamnese é fundamental para a diagnose. As reações sorológicas para sífilis (RSS) tornam-se reagentes entre a segunda e a quarta semanas do aparecimento do cancro; primeiro as treponêmicas e, depois, as não treponêmicas. Em doentes coinfectados pelo HIV, essas reações podem permanecer não reagentes.

- **Sífilis secundária:** Essa fase é caracterizada pela disseminação de treponemas pelo organismo. Suas manifestações ocorrem de 4 a 8 semanas após o aparecimento do cancro duro. A lesão mais precoce é constituída por exantema morbiliforme não pruriginoso: é a roséola, muitas vezes acompanhada de mal-estar, dores articulares, cefaleia e polimicroadenopatia, especialmente na região cervical e epitrocleana. Essas manifestações regridem, mesmo sem tratamento, em virtude do aparecimento dos anticorpos que propiciam imunidade relativa. Posteriormente, podem surgir lesões papulosas palmoplantares, placas mucosas, adenopatia generalizada, alopecia em clareira e pápulas vegetantes perianais – condilomas planos (Figuras 34.3 a 34.9). Deve-se destacar que as lesões primárias, como as secundárias, contêm treponemas, sendo, portanto, contagiantes. Os testes sorológicos são positivos, podendo estar negativos em imunodeprimidos e em coinfectados pelo HIV. Na sífilis secundária, há frequente polimicroadenopatia, particularmente dos linfonodos cervicais, epitrocleanos e inguinais; cefaleia; e dores osteoarticulares.

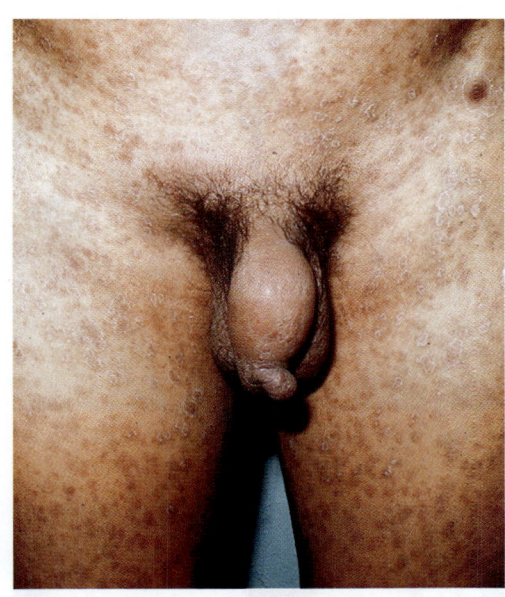

▲ **Figura 34.3** Sífilis recente secundária. Lesões eritematodescamativas. Observa-se colarete descamativo na periferia das lesões (Biet) e parafimose por cancro localizado no folheto interno do prepúcio.

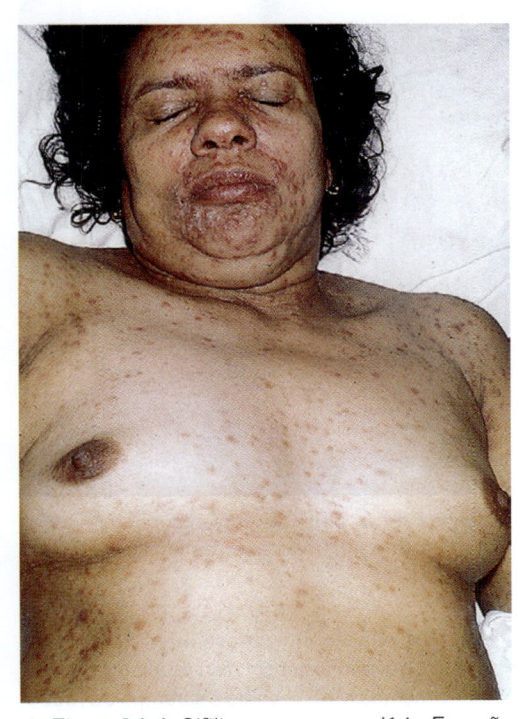

▲ **Figura 34.4** Sífilis recente secundária. Erupção eritematopapulosa na face e no tronco.

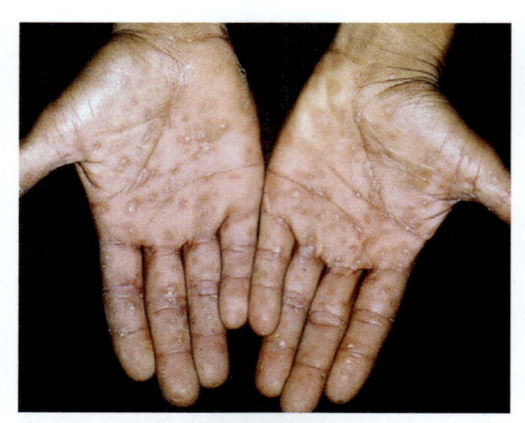

▲ Figura 34.5 Sífilis recente secundária. Lesões eritematodescamativas palmares.

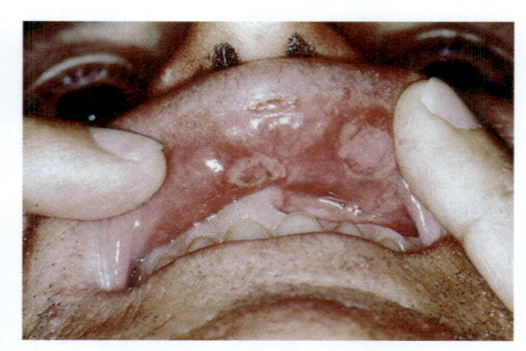

▲ Figura 34.7 Sífilis recente secundária. Placas mucosas.

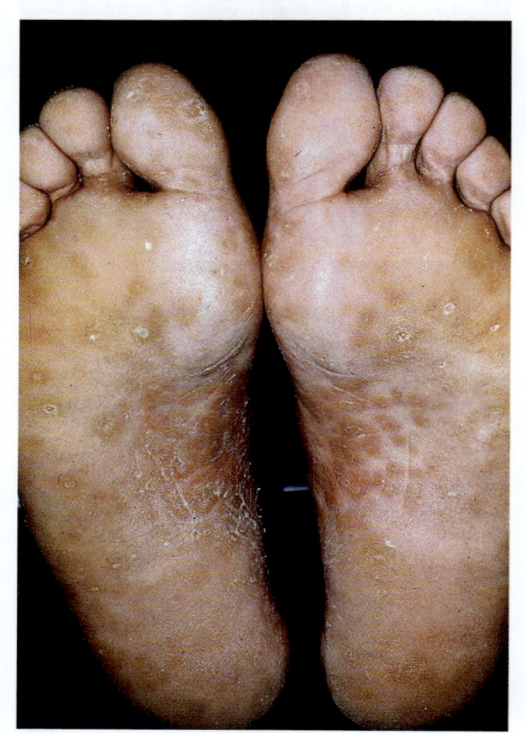

▲ Figura 34.6 Sífilis recente secundária. Lesões eritematodescamativas e eritematoqueratósicas plantares.

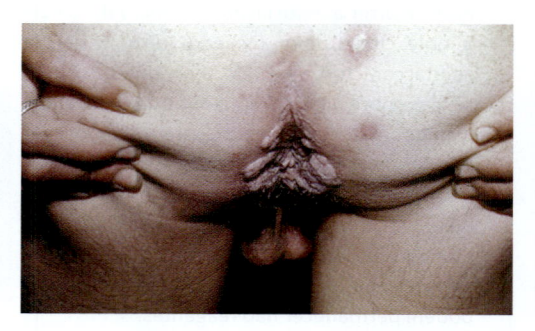

▲ Figura 34.8 Sífilis recente secundária. Condilomas planos perianais.

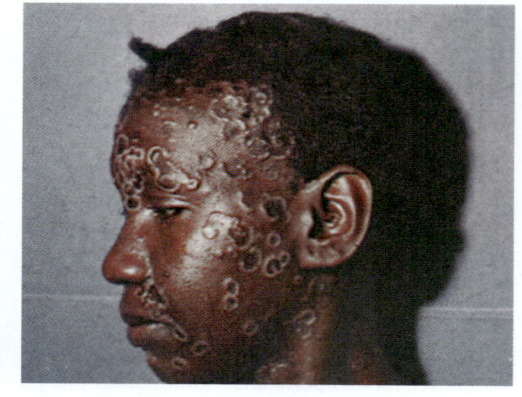

▲ Figura 34.9 Sífilis recente secundária. Lesões circinadas encontradas, principalmente, em negros (sifílides elegantes).

Em relação à diagnose diferencial da roséola, devem-se considerar: erupções por medicamentos, viroses como o sarampo e a rubéola; e a pitiríase rósea. A anamnese é importante, e a sorologia confirma ou exclui a diagnose.

As lesões mucosas devem ser diferenciadas da candidose, do líquen plano e de leucoplasias. Os condilomas planos da região genital ou perianal devem ser distinguidos dos condilomas acuminados.

- **Sífilis recente latente:** Nesse período, não existem manifestações visíveis, mas há treponemas localizados em determinados tecidos. A possibilidade diagnóstica é pela anamnese, eventualmente apoiada por cefaleia discreta, polimicroadenopatia e alopecia. A diagnose é estabelecida por testes sorológicos lipídicos e treponêmicos reagentes.

Sífilis adquirida tardia

A lues é considerada tardia após o primeiro ano de evolução e ocorre em doentes não tratados ou que receberam terapêutica inadequada. As manifestações clínicas podem surgir depois de um período variável de latência e compreendem formas cutânea, óssea, cardiovascular, nervosa e outras. As reações sorológicas são reagentes.

- **Sífilis latente tardia:** Caracteriza-se pela ausência de sinais clínicos em um tempo de duração superior a 1 ano. A diagnose é pela anamnese, confirmada pela sorologia reagente. Pode permanecer latente por toda a vida ou tornar-se sintomática em qualquer época.
- **Sífilis cutânea tardia:** Primitivamente chamada de sífilis terciária, caracteriza-se por nódulos que, por necrose central, formam as chamadas gomas (Figura 34.10), que podem evoluir para ulcerações. São lesões circunscritas de caráter destrutivo (Figura 34.11), em que raramente são encontrados treponemas. Também podem apresentar-se sob a forma de lesões infiltradas, arciformes, policíclicas (Figura 34.12). Devem ser diferenciadas de outras infecções granulomatosas, como a tuberculose, paracoccidioidomicose, leishmaniose, hanseníase, e de neoplasias. Quando a lesão surge em uma cicatriz do cancro duro, denomina-se cancro *redoux*. Excepcionalmente, apresenta lesões verrucosas.

Sífilis óssea

Na forma recente, podem advir periostite dos ossos longos, osteoalgias e artralgias. Na sífilis tardia, podem surgir osteíte gomosa, periostite, osteíte esclerosante, artralgias, artrites, nódulos justarticulares e lesões das vértebras (espondilite sifilítica). As lesões podem ser proliferativas e/ou destrutivas.

Sífilis cardiovascular

Ainda que, na sífilis recente, possam surgir alterações eletrocardiográficas transitórias, o comprometimento cardiovascular ocorre, em geral, 10 a 30 anos após o

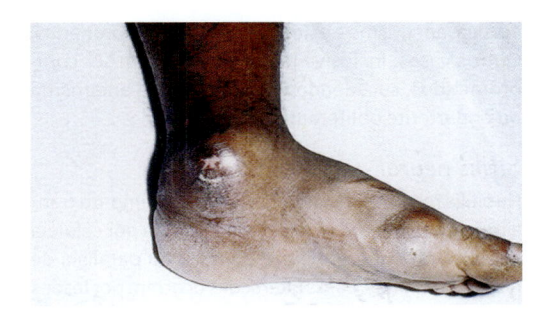

▲ **Figura 34.10** Sífilis cutânea tardia. Lesão nodulogomosa no pé.

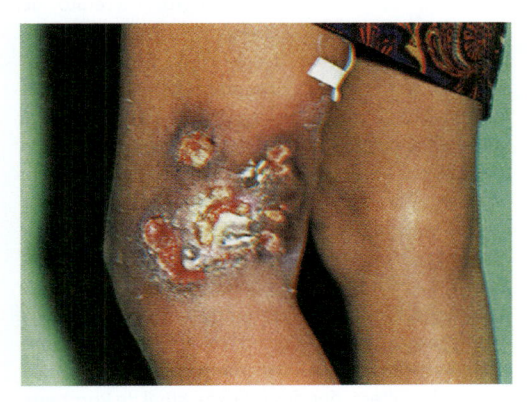

▲ **Figura 34.11** Sífilis cutânea tardia. Goma, lesões nódulo-ulceradas de caráter gomoso.

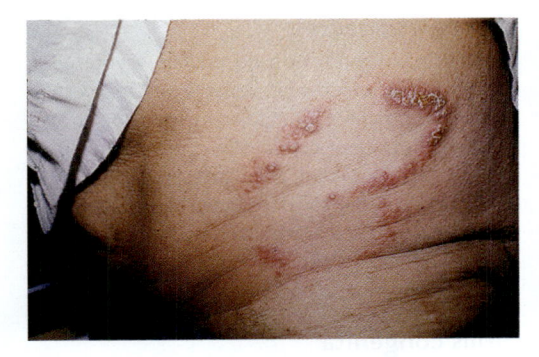

▲ **Figura 34.12** Sífilis cutânea tardia. Lesões papulodescamativas policíclicas.

início da infecção, raramente antes de 5 anos, exceto em portadores do HIV, nos quais o comprometimento cardiológico pode se dar alguns meses após o secundarismo. É mais comum em homens e em negros. O quadro mais frequente é a aortite, que pode, no decorrer da sua evolução, determinar insuficiência aórtica, aneurisma e estenose orificial das coronárias. Outros vasos, inclusive periféricos, podem ser comprometidos, sucedendo um processo de aneurisma ou endarterite obliterante.

Sífilis neural

Na sífilis recente, pode haver comprometimento transitório do sistema nervoso. Caracterizada por cefaleia e, muito raramente, rigidez da nuca ou paralisia de nervos cranianos. Essas alterações ocorrem por lesões nas meninges e são acompanhadas de alterações liquóricas transitórias. O envolvimento do sistema nervoso na sífilis tardia se dá após 5 a 35 anos, sendo mais comum em brancos do que em negros. Há relatos de neurossífilis, na vigência do secundarismo em doentes coinfectados pelo HIV. A sífilis do sistema nervoso é assintomática ou sintomática, com as seguintes formas clínicas: meningovascular; meningite aguda; paralisia espástica de Erb; goma do cérebro ou da medula; crise epileptiforme; atrofia do nervo óptico; lesão do sétimo par; paralisia geral; e *tabes dorsalis*.

A paralisia geral é uma meningoencefalite crônica, que se caracteriza por quadro de demência e paralisia. A *tabes dorsalis*, em que há lesões das raízes posteriores e funículo posterior da medula e do tronco encefálico, apresenta sintomatologia variável. Entre os sinais da *tabes dorsalis*, incluem-se as perturbações da marcha, alterações dos reflexos, sinal de Romberg, sinal da pupila de Argyll-Robertson, junta de Charcot e mal perfurante plantar.

Outras localizações

Em relação ao fígado e ao baço na sífilis recente, pode ocorrer, excepcionalmente, hepatite ou hepatoesplenomegalia. Na sífilis tardia, goma no fígado ou no aparelho gastrintestinal, cuja sintomatologia dependerá da localização e da dimensão da lesão.

No órgão visual, são descritas: irite; coriorretinite; queratite intersticial; e atrofia do nervo óptico. Finalmente, no testículo, pode haver goma ou uma orquite intersticial fibrosante não dolorosa.

Sífilis congênita

O aborto antes do 4º mês causado pela sífilis é excepcional. É conhecida a frase "a sífilis não mata embriões, mas, sim, fetos". A contaminação do feto pode provocar, segundo a gravidade e a extensão da infecção, aborto ou natimorto. No entanto, quando a penetração dos treponemas é tardia e/ou em pequeno número, a criança pode nascer com sinais clínicos que constituem a sífilis congênita recente. Contudo, se a infecção fetal for pouco intensa em vista do estado imunitário materno em que se desenvolve, a criança nasce aparentemente normal. Mas, no seu desenvolvimento, surgirão manifestações que compõem o quadro clínico da sífilis congênita tardia. A sífilis congênita compreende duas formas: a recente, até 1 ano após o nascimento com sinais clínicos, ou latente; e a tardia, referente à sífilis congênita com manifestações ou sem sinais clínicos (sífilis congênita tardia latente).

Sífilis congênita recente

Caracteriza-se por lesões cutaneomucosas como placas mucosas, lesões palmoplantares, fissuras radiadas periorificiais (**Figuras 34.13** e **34.14**) e condilomas planos anogenitais, rinite hemorrágica, hepatoesplenomegalia ou, mais frequentemente, hepatomegalia. Ocorre também osteocondrite, especialmente nos ossos longos, que leva a criança a imobilizar o membro afetado, constituindo a pseudoparalisia de Parrot. No primeiro ano, pode aparecer periostite. Em exames microscópicos, foram encontradas lesões nos pulmões, nos rins, nas meninges, nos testículos e no miocárdio.

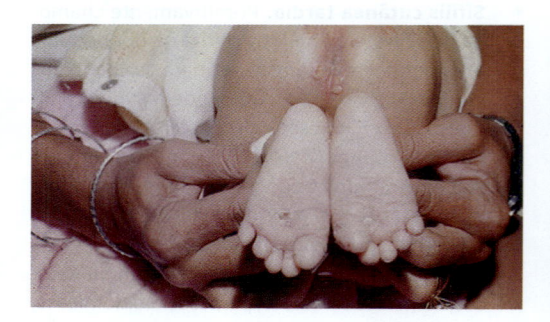

▲ **Figura 34.13** Sífilis congênita recente. Lesões plantares e perianais.

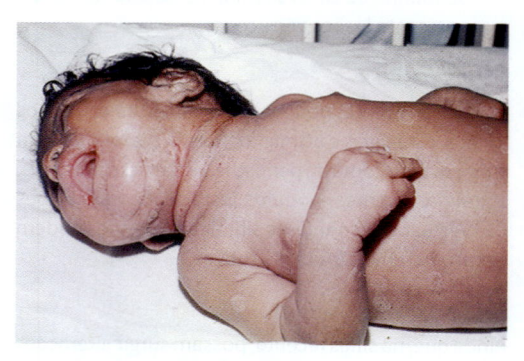

▲ **Figura 34.14** Sífilis congênita recente. Lesões papulodescamativas na face, no pescoço e no tronco.

Sífilis congênita tardia

A forma distrófica é sugerida especialmente pela tríade de Hutchinson – queratite parenquimatosa, surdez labiríntica e dentes com entalhes semilunares na borda cortante dos incisivos centrais superiores (Figura 34.15). Podem ser observados dentes molares deformados (molar de Mulberry) e palato em ogiva. As ranhuras de Parrot são fissuras ou ragádias em torno das comissuras labiais e/ou do ânus. Ocorrem, ainda, osteíte e periostite, responsáveis pelo aparecimento da tíbia em lâmina de sabre, nariz em sela e fronte olímpica. Na lues congênita tardia, pode haver comprometimento de estruturas nervosas, levando a *tabes* e à paralisia geral.

Diagnose

Sífilis primária

Deve ser diferenciada do cancroide, estando indicados a pesquisa em campo escuro para *T. pallidum* e o exame bacterioscópico para *H. ducreyi*. É possível a associação entre o cancro duro e o cancroide (cancro misto). Deve-se diferenciá-la do herpes genital, que se inicia sobre base eritematosa, pruriginosa e aparecimento de vesículas que se ulceram. Importantes são a história e o fator de risco. Os testes sorológicos para sífilis (RSS – reação sorológica para sífilis) tornam-se reagentes 2 a 3 semanas após o início da infecção.

Sífilis secundária e sífilis cutânea tardia

Apresentam aspectos multiformes e devem ser diferenciadas de inúmeras dermatoses. A polimicroadenopatia é sempre um dado importante. A sífilis tarda cutânea deve ser distinguida de infecções ou doenças granulomatosas e confirma-se pelo RSS reagente. A sífilis tardia cardiovascular, nervosa ou em outras localizações tem quadros clínicos multiformes e deve ser diferenciada de inúmeras doenças. Era, no passado, a "grande imitadora". Confirma-se pelos achados clínicos, exames complementares e RSS reagente. Na sífilis nervosa, é indispensável o exame do líquido cerebrospinal (LCS) para a confirmação da diagnose.

Na sífilis congênita recente com sinais clínicos, a diagnose se confirma pelo RSS reagente, na mãe e na criança, ou, eventualmente, pela pesquisa de *T. pallidum* em lesão. Deve-se fazer um teste não específico ou antilipídico, VDRL (*Venereal Disease Research Laboratory*) ou regina de plasma rápido (RPR) de mais fácil execução, e um teste específico ou antitreponêmico, anticorpo treponêmico fluorescente com absorção (FTA-Abs), hemaglutinação para *T. pallidum* (TPHA) ou teste imunoenzimático ELISA.

Quando a criança nasce sem sinais clínicos, mas há suspeita de sífilis porque, por exemplo, a mãe com sífilis fez tratamento irregular, os RSSs são positivos na mãe e na criança. Sorologicamente, há duas maneiras de confirmar ou infirmar a diagnose.

A primeira é fazer, mensalmente, o VDRL ou RPR, que são quantitativos. Quando a criança não for portadora de sífilis, os anticorpos maternos nela presentes diminuirão com a queda progressiva dos títulos dos testes. Outro recurso é fazer o teste de imunofluorescência no sangue da criança (FTA-Abs), usando uma antiglobulina marcada unicamente contra IgM que não passa a barreira placentária. A presença de IgM antitreponêmica no sangue do lactente indica que foi produzida pelo lactente portador de sífilis.

Na sífilis congênita recente, são indicadas a realização do exame do LCS e a pesquisa de HIV, e, na sífilis congênita tardia com mais de 2 anos de duração, é necessário o exame de LCS para exclusão de neurolues.

Exames laboratoriais

Pesquisa direta em campo escuro

A diagnose do cancro duro confirma-se pelo exame de campo escuro, que permite identificar o *T. pallidum*.

Sorologia

São utilizados testes não específicos, antilipídicos ou reagínicos e os específicos ou antitreponêmicos.

- **Testes antilipídicos:** Utilizados para detectar anticorpos não treponêmicos (reaginas) antifosfolipídicos que surgem na sífilis e em outras doenças. Atualmente, usam-se dois testes: o VDRL e o RPR, ambos de floculação, de fácil execução e baixo custo. Evidenciam anticorpos antilipídicos e são realizados quantitativamente. Os anticorpos

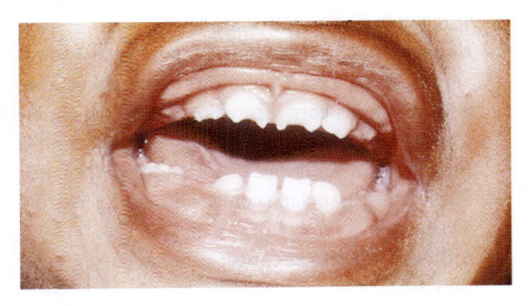

▲ Figura 34.15 Sífilis congênita tardia. Dentes de Hutchinson. Entalhes semilunares na borda cortante.

antilipídicos ocorrem em outras doenças, podendo ser permanentes, como na síndrome antifosfolipídica, no lúpus eritematoso sistêmico (LES), nas colagenoses e na hepatite crônica; ou temporários, como em infecções, vacinações, reações por fármacos, transfusões e, excepcionalmente, na gravidez e em idosos. Os títulos, em regra, são baixos, sendo que os altos, superiores a 1/16, são sugestivos de infecção sifilítica. Eventualmente, em doenças como a hepatite e a toxoplasmose, por extenso processo de destruição tecidual, podem ocorrer títulos elevados. Em cerca de 1% de doentes imunocompetentes com sífilis secundária, podia ocorrer nos testes antilipídicos o fenômeno de prozona, que é um teste falso não reagente, por excesso de anticorpos antilipídicos. Os métodos atuais dos testes antilipídicos permitem eliminar o fenômeno de prozona.

Os testes antilipídicos que necessitam ser confirmados por um teste antitreponêmico são importantes para investigação epidemiológica e indispensáveis no seguimento pós-tratamento. Permitem acompanhar a evolução sorológica, detectando, pela queda ou elevação do título, melhora, recaída ou reinfecção.

- **Testes antitreponêmicos:** Emprega-se o *T. pallidum* ou parte dele como antígeno. São testes que confirmam a diagnose de sífilis. O primeiro teste antitreponêmico, o teste de imobilização do *T. pallidum* (TPI), introduzido por Nelson e de execução extremamente difícil, foi substituído pelo FTA-Abs. O TPHA e o teste imunoenzimático ELISA, com antígeno treponêmico, estão sendo usados em substituição ao FTA-Abs por serem de mais fácil execução, com sensibilidade e especificidade similares.

Apesar de serem considerados específicos, podem excepcionalmente ocorrer testes falso-positivos em indivíduos normais ou com doenças com globulinas anormais, no LES e em usuários de drogas.

Desde 2008, vêm sendo utilizados testes diagnósticos para sífilis empregando-se vários antígenos recombinantes do *T. pallidum* por meio dos métodos ELISA e quimioluminescência. Desde então, muitos laboratórios em todo o mundo vêm empregando esses novos exames. Tais exames não são superiores às sorologias clássicas para diagnose da sífilis. A maior motivação para o emprego dessas técnicas repousa em razões ergonômicas, pois são técnicas que envolvem muito menos trabalho na sua execução. O próprio Centro de Controle e Prevenção de Doenças (CDC) dos Estados Unidos ainda não utiliza essas técnicas, preferindo empregar as sorologias clássicas.

Líquido cerebrospinal

O comprometimento do sistema nervoso é comprovado pelo exame do LCS. Na sífilis recente, primária e secundária, ocorrem inicialmente pleocitose e alteração das proteínas em cerca de 40% dos doentes, e, em 25%, testes lipídicos e treponêmicos tornam-se reagentes. É relatado o achado de *T. pallidum* no LCS ainda com testes não reagentes. Testes reagentes no LCS são comprobatórios dos sinais clínicos de sífilis nervosa. O FTA-Abs não reagente aparentemente exclui a sífilis. O ELISA-IgG é mais sensível no LCS do que os demais testes.

Histopatologia

Na sífilis recente, há o comprometimento das células endoteliais, que apresentam edema e proliferação e um infiltrado perivascular composto por linfócitos e plasmócitos. Na sífilis tardia, pode haver infiltrado granulomatoso, com células epitelioides e gigantócitos. Os treponemas estão sempre presentes, em maior número nas formas recentes e raros nas formas tardias. Podem ser identificados por coloração pela prata (Levaditi, Warthin-Starry) ou por imunofluorescência, usando anticorpos antitreponêmicos.

Tratamento

- **Sífilis recente:** Primária, secundária e latente (menos de 1 ano de duração) – penicilina G benzatina, 2 doses de 2.400.000 unidades, aplicadas com intervalo de 1 semana, via intramuscular (IM) profunda (região glútea). Dose total: 4.800.000 unidades.
- **Sífilis tardia:** Latente, cutânea, cardiovascular e outras, com exclusão da neurolues – penicilina G benzatina, 3 a 4 doses de 2.400.000 unidades, aplicadas com intervalo de 1 semana. Dose total: 7.200.000 a 9.600.000 unidades.
- **Neurossífilis:** Todas as formas – penicilina G aquosa potássica, 12 a 24 milhões de unidades/dia, administradas com intervalo de 4 horas, via intravenosa (IV), por 10 a 14 dias, ou penicilina G procaína, 2 a 4 milhões de unidades/dia, IM, por 10 a 14 dias, associada com probenecida, 500 mg, 4 vezes/dia.
- **Sífilis congênita recente:** Criança com menos de 1 ano.
  - Criança assintomática, sem alterações laboratoriais, filha de mãe com infecção não tratada ou com tratamento insuficiente: Penicilina

G benzatina, 50 mil unidades/kg de peso, IM profunda.

- Criança, filha de mãe tratada adequadamente, porém com o título de VDRL/RPR pós-parto maior que o materno, deve receber o mesmo tratamento.
- Criança, com sinais clínicos e/ou sororreagentes, deve fazer LCS. Não estando alterado, aplicar penicilina G benzatina, 50 mil unidades/kg, dose única, IM profunda. Ocorrendo alterações no LCS, aplicar penicilina G procaína, 50 mil unidades/kg/dia, IM, por 10 dias.
- **Sífilis congênita tardia:** Criança com mais de 1 ano.
  - **LCS normal:** 2 a 3 doses de penicilina G benzatina, 40 mil a 50 mil unidades/kg, com intervalo de 1 semana, IM profunda, dose total de 100 mil a 120 mil unidades/kg.
  - **LCS alterado:** Penicilina G procaína, 50 mil unidades/kg/dia, IM, por 10 dias.
- **Doentes alérgicos à penicilina:** Se comprovada a alergia à penicilina, pode-se utilizar outros antibióticos, sendo os mais indicados a tetraciclina ou a eritromicina (estearato ou etilsuccinato). As doses indicadas para a sífilis recente são de 500 mg, a cada 6 horas, por 20 dias, e, para a sífilis tardia, 500 mg, via oral (VO), a cada 6 horas, por 30 dias. A tetraciclina pode ser substituída pela doxiciclina, 100 mg, a cada 12 horas. Em crianças, a dose varia de acordo com o peso. A tetraciclina ou doxiciclina somente podem ser administradas em maiores de 8 anos.
- **Sífilis recente em coinfectados pelo HIV:** O *T. pallidum* atinge precocemente o sistema nervoso central (SNC) e pode ser detectado no LCS. O tratamento com a penicilina benzatina não alcança níveis treponemicidas no LCS. Estando lesada a imunidade no coinfectado, a terapia unicamente com a penicilina benzatina é insuficiente. Quando há alterações no LCS, devem-se utilizar, posteriormente, fármacos que alcancem níveis treponemicidas no SNC. Os seguintes esquemas são recomendados: amoxicilina, 2 g, VO, a cada 8 horas, associada com probenecida, 500 mg, VO, a cada 6 horas, por 14 dias; ou doxiciclina, 200 mg, VO, a cada 12 horas, por 15 dias; ou ceftriaxona, 1 g/dia, IM, por 14 dias.
- **Sífilis na gravidez:** A exclusão da sífilis na gestante deve ser feita por meio da sorologia realizada no primeiro trimestre da gravidez. Caso haja suspeita de infecção posterior, nova sorologia deve ser feita. O tratamento da gestante com sífilis, sem história de alergia à penicilina, é o da sífilis adquirida. Se houver alergia comprovada por penicilina, utilizar eritromicina (estearato, etilsuccinato ou eritromicina-base) nas mesmas doses recomendadas para a sífilis adquirida. Nunca utilizar o estolato de eritromicina ou tetraciclinas, pelos efeitos prejudiciais sérios para a mãe e o feto.

Reações adversas

- **Reação de Jarisch-Herxheimer:** Uma exacerbação das lesões cutâneas acompanhada de febre, mal-estar geral que ocorre algumas horas após a primeira dose de penicilina. Pode ser tratada com ácido acetilsalicílico, e prevenida ou diminuída pela administração de corticosteroide.
- **Reações alérgicas à penicilina:** Do tipo anafilactoide (urticária, prurido, dispneia) e devem ser distinguidas de eventual quadro de lipotimia em tratamento anterior. Em caso de dúvida, administrar previamente, no doente, corticosteroide e anti-histamínico, uma vez que o teste intradérmico com penicilina pode desencadear a reação anafilactoide.

Tratamento preventivo

Indivíduos que tiveram contato com doente comprovadamente com sífilis podem receber, profilaticamente, uma injeção de penicilina G benzatina de 2.400.000 unidades. Essa orientação é particularmente importante para casais, fazendo-se a profilaxia da sífilis conjugal, que ocorre quando um cônjuge infecta o outro e, após fazer o tratamento, é reinfectado.

Seguimento pós-tratamento

Na sífilis recente, a negativação sorológica ocorre, em geral, do sexto ao nono mês após o tratamento. Há uma queda do título sorológico das reações lipídicas ou não específicas (VDRL/RPR), as primeiras a se negativarem. As reações treponêmicas são as últimas. Na sífilis tardia, há uma queda do título sorológico, podendo ocorrer negativação no segundo ano. Dessa maneira, o controle sorológico é feito a cada 6 meses, por 2 anos. Se, após esse período, o título sorológico estiver baixo e o exame do LCS for normal, o resultado do tratamento pode ser considerado satisfatório. A persistência de anticorpos em títulos baixos pode durar vários anos, e, caso não haja elevação do título, não há necessidade de retratamento. A persistência da positividade das RSS, na sífilis tardia após tratamento, pode ocorrer em virtude somente do sistema imunológico ou da persistência de treponemas em certas áreas, os quais, mesmo não virulentos, mantêm sua capacidade antigênica. É indicado fazer exame do LCS para exclusão de neurossífilis. Uma elevação acentuada do título sorológico indica recidiva ou, mais provavelmente, uma reinfecção, e o doente deve ser retratado.

História natural da sífilis

Os clássicos estudos de Boeck, Bruusgaard e Gjisland (1891-1955), que não trataram doentes com sífilis, confirmados pela experimentação feita em Tuskegee, Alabama, Estados Unidos (1932-1964), em que se observou a evolução da sífilis em uma coletividade não tratada, permitiram conhecer a evolução natural da sífilis não tratada. Dos indivíduos infectados com sífilis e não tratados, 60% não terão manifestação tardia da doença, com cura espontânea ou ficando em estado de latência por toda a vida. Dos outros 40%, 10,8% irão a óbito por sífilis, 6,6% terão neurossífilis, 10,45% terão sífilis cardiovascular, e os demais, outra forma clínica da doença.

Profilaxia

O recrudescimento da sífilis nos últimos anos se explica por vários fatores, entre eles a diminuição do cuidado individual, as alterações no comportamento sexual com maior exposição, as migrações turísticas e outros. A sífilis constitui um problema de importância em saúde pública, sendo conclusivo que educação, diagnose, tratamento precoce e cuidados preventivos são indispensáveis no controle da infecção. A detecção da sífilis congênita deve ser vista como um "evento marcador", sua ocorrência demonstra uma falha no programa de controle das DSTs e na atenção pré-natal. Finalmente, cumpre destacar, na vigilância sanitária, a associação entre sífilis e Aids.

Outras treponematoses

Bouba

Também chamada de *pian* ou framboesia, é doença contagiosa, de evolução crônica, de distribuição prevalentemente tropical, causada pelo *T. pertenue*. No Brasil, está praticamente erradicada em razão dos tratamentos em massa realizados.

Pinta

Também chamada de caraté ou purupuru, é causada pelo *T. carateum*. Desde 1975, foram registrados cerca de 300 casos em tribos indígenas da Amazônia. As lesões iniciais são eritematoescamosas, e as lesões tardias são discrômicas. A doença está em fase de erradicação.

Sífilis endêmica

A sífilis endêmica ou não venérea é atribuída a uma variedade de *T. pallidum*, com o contágio por inoculação pela pele. Atinge populações rurais em países da África, do Oriente Médio e da Ásia.

A maioria dos casos ocorre em crianças. O cancro inicial é raramente observado. Há lesões secundárias, como na sífilis, condilomas planos, e tardias, como gomas e lesões ósseas. Comprometimento cardiovascular e neurossífilis são raros. A sorologia é reagente, como na sífilis e na bouba, e o tratamento é feito com penicilina.

CANCROIDE (CANCRO MOLE)

Cancroide, cancro venéreo simples ou cancro mole é uma ulceração aguda, específica e contagiosa, geralmente localizada na genitália externa. A doença é causada por bacilo gram-negativo denominado *H. ducreyi*. O cancroide resulta quase sempre de transmissão direta no ato sexual. Contatos acidentais são excepcionais. O cancroide é mais comum no homem do que na mulher, em proporção de 1:20. É provável que mulheres, principalmente prostitutas, sejam portadoras sãs, o que explica o frequente aparecimento do cancroide após relacionamento sexual com profissionais do sexo. O cancroide é uma infecção de acometimento global, com maior prevalência em regiões menos desenvolvidas, como ocorre com outras DSTs. Promiscuidade, com ou sem prostituição, e uso de drogas são fatores de risco. Tem alta infectividade e baixa patogenicidade e virulência. Não tem envolvimento sistêmico, sendo limitado à pele e às mucosas. No Brasil, a incidência da doença está em declínio.

Manifestações clínicas

Inoculado o bacilo, este prolifera rapidamente, com aparecimento de uma papulopústula que se transforma em ulceração. O tempo de incubação geralmente é de 2 a 4 dias. Os caracteres clínicos são de ulceração, de bordas solapadas e cortadas a pique, com fundo purulento, base mole, raramente úmido (**Figura 34.16**). O cancroide é autoinoculável. Há vários tipos clínicos, como herpetiforme, vesicopustuloso, folicular, ragadiforme e ulcerocrostoso. Localiza-se preferencialmente na genitália, podendo também ser encontrado em torno do ânus. Como complicação mais frequente, surge o bubão cancroso, que é a adenite inguinal observada em menos de um terço dos casos, processo agudo que evolui rapidamente para liquefação e fistulização (**Figura 34.17**). O *H. ducreyi* não penetra na circulação sanguínea, podendo, entretanto, produzir ulcerações extensas (fagedenismo).

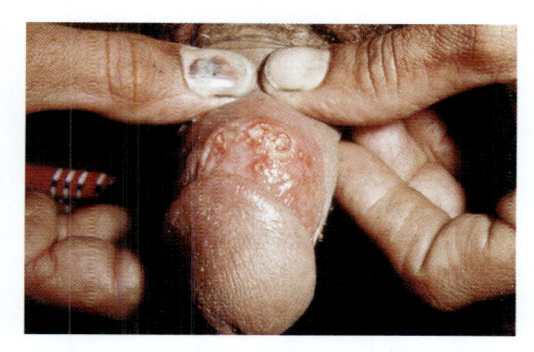

▲ **Figura 34.16** Cancroide. Múltiplas lesões ulceradas recobertas por secreção purulenta no sulco balanoprepucial.

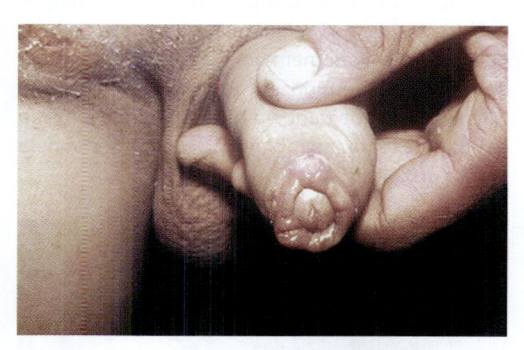

▲ **Figura 34.17** Cancroide. Múltiplas ulcerações no pênis e adenite flegmásica inguinal (bubão cancroso).

Diagnose

O cancroide diferencia-se do cancro duro pelo caráter ulcerativo, multiplicidade, base mole e bordas solapadas. Como o tempo de incubação da sífilis primária é maior, pode-se observar que uma lesão inicialmente do tipo cancroide venha a apresentar, mais tarde, endurecimento de sua base e outras características do cancro duro. É o cancro misto.

O herpes simples, no início, pode ser diferenciado dessa doença por apresentar vesículas agrupadas. A história é outro elemento importante para distingui-lo do cancroide.

A adenite do cancroide distingue-se do linfogranuloma venéreo pela necessária presença do cancroide, pela evolução aguda, pela dor intensa, pela liquefação e pelos fenômenos gerais, ausentes ou discretos.

Diagnose laboratorial

- **Bacterioscopia:** Método eletivo para a diagnose laboratorial é a pesquisa do bacilo em esfregaço corado pelo Gram. O bacilo gram-negativo pode ser encontrado em quase todos os casos, devendo o material para esfregaço ser retirado da parte solapada da borda da ulceração. A pesquisa do bacilo de Ducrey deve ser sempre complementada pela pesquisa do treponema em campo escuro e, eventualmente, de inclusão viral.
- **Histopatologia:** Bastante sugestiva para uma diagnose presuntiva, apresenta três zonas: a zona superficial, que é o soalho da ulceração, contendo neutrófilos, fibrina, eritrócitos e tecido necrótico; a zona média, com vasos com proliferação do endotélio e trombose; e a zona profunda exibindo infiltrado linfoplasmocitário. Bacilos podem raramente ser demonstrados.
- **Cultura:** Emprega-se o ágar-sangue ou ágar-chocolate com vancomicina. Em 48 horas, surgem colônias acinzentadas características.
- **Testes de fixação de complemento:** Anticorpos antibacilares podem surgir após 3 semanas do desenvolvimento da lesão.
- **Sorologia para sífilis e HIV:** Em todo caso de cancroide, é aconselhável fazer, 30 dias após a cura, sorologia para sífilis e HIV e pesquisa de vírus da hepatite B e C.

Tratamento

O cancroide responde a vários medicamentos: sulfametoxazol-trimetoprima (comprimido de 800 e 160 mg, respectivamente), um comprimido a cada 12 horas, por 10 dias; tetraciclina, 500 mg, VO, a cada 6 horas, por 10 dias; eritromicina, 500 mg, VO, a cada 6 horas, por 10 dias; tianfenicol, 500 mg, VO, a cada 8 horas, por 5 dias, ou 5,0 g do granulado, VO; em dose única, ciprofloxacino, 500 mg, VO, a cada 12 horas, por 3 dias; ceftriaxona, 250 mg, IM, dose única; azitromicina, 1 g, VO, dose única.

Como tratamento tópico, limpeza local com água boricada e creme de antibiótico.

Drenagem da adenite é contraindicada, pois prolonga o tempo de evolução. É preferível esvaziá-la, se necessário, por punção. Ponto importante, já referido, é a exclusão da sífilis. É sempre aconselhável a pesquisa rotineira do *T. pallidum* em qualquer lesão suspeita na genitália. Quando a pesquisa não puder ser feita, a RSS deve ser feita 30 dias após o aparecimento do cancro. Eventual e profilaticamente, aconselha-se a administração simultânea de 2.400.000 de unidades de penicilina benzatina, dose suficiente para o tratamento da sífilis recente.

LINFOGRANULOMA VENÉREO

O linfogranuloma venéreo (LGV), quarta doença venérea, doença de Nicolas-Durand-Favre, é infecção transmitida por contato sexual, ainda que excepcionalmente possa ocorrer inoculação acidental com localização extragenital. É causado pela *Chlamydia trachomatis*, coco gram-negativo que tem numerosos sorotipos (A, B, C, D, E, F, G, H, K, L1, L2 e L3). Os sorotipos L1, L2 e L3 são os agentes do LGV; os A e C, do tracoma e de conjuntivite; e os sorotipos D e K, de infecções urogenitais.

O LGV, mais comum em climas tropicais e subtropicais, tem distribuição universal. A forma aguda do LGV é mais frequente no homem do que na mulher, diferença que ocorre porque a infecção aguda frequentemente passa despercebida na mulher. No Brasil, a ocorrência do LGV vem diminuindo progressivamente, sendo, atualmente, relativamente raro.

O LGV é uma infecção primariamente do tecido linfático. O processo básico se dá a partir de uma trombolinfangite e perilinfangite, com o processo inflamatório dos linfonodos atingindo tecidos vizinhos. Após a inoculação, a bactéria dissemina-se pela corrente sanguínea com sintomas gerais, cuja intensidade e duração são relacionadas à imunidade do hospedeiro. O processo inflamatório dos linfonodos dura semanas a meses antes de regredir. Surge fibrose que destrói os linfonodos e obstrui os linfáticos, resultando em edema, fibrose e aumento das áreas afetadas, que podem evoluir para uma elefantíase.

Manifestações clínicas

São diferentes no homem e na mulher. A lesão inicial no homem situa-se comumente no pênis, sob forma de pequena vesícula, pápula ou exulceração, que, em geral, passa despercebida. Na mulher, situa-se em qualquer ponto da genitália, e quase nunca é notada.

Após período de 2 a 4 semanas, surge a manifestação mais característica da doença, a adenopatia inguinal, unilateral ou bilateral, observada como regra nos homens e excepcional nas mulheres. Vários linfonodos são comprometidos, e a massa volumosa é um bubão ou plastrão. Essa massa apresenta, com frequência, uma ranhura central em virtude do ligamento de Poupard. Com a evolução do processo, surgem fístulas em diversos pontos, em que se denomina a doença como poroadenite inguinal (**Figura 34.18**).

No intervalo de tempo entre a inoculação e a adenopatia, ocorrem sintomas e sinais de uma infecção sistêmica, como febre, artralgias, mialgias e anorexia, em geral discretos. É a fase da bacteriemia da doença.

A adenopatia inguinal, na mulher, é observada excepcionalmente, decorrendo esse fato da anatomia dos linfáticos. No homem, a drenagem linfática do pênis faz-se primordialmente para os linfonodos inguinais, enquanto, na mulher, a drenagem dos linfáticos da mucosa vaginal e do colo do útero se faz para os gânglios ilíacos profundos ou perirretais.

As alterações decorrentes da linfoestase crônica pela fibrose de linfonodos levam à elefantíase dos genitais externos (**Figura 34.19**), ao estreitamento retal, que constitui a retite estenosante, e a síndrome anogênito-retal, que agrega a elefantíase da genitália, ulcerações, fístulas e anoproctites (estiomene). A retite estenosante resulta, na mulher, do comprometimento de linfonodos perirretais por drenagem linfática da mucosa vaginal, mecanismo que também pode ocorrer no homem por variações anatômicas dos linfáticos. Contudo, em ambos os sexos, a retite estenosante pode também resultar da implantação direta do agente microbiano na mucosa retal pela prática do coito anal.

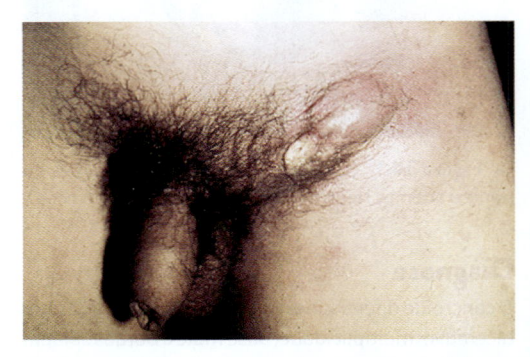

▲ **Figura 34.18** Linfogranuloma venéreo. Adenopatia inguinal fistulizada em múltiplos pontos.

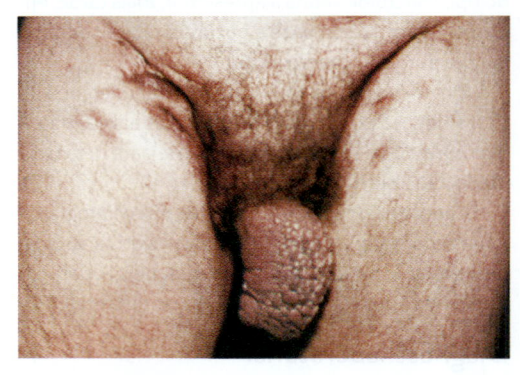

▲ **Figura 34.19** Linfogranuloma venéreo. Infecção bilateral ocasionando estase linfática na genitália.

Diagnose

Na diagnose diferencial, a adenopatia do cancroide é mais aguda, estando sempre presente o cancroide, enquanto no linfogranuloma venéreo, a lesão inicial é efêmera e não é encontrada. A adenopatia na sífilis não tem caráter inflamatório agudo. Eventualmente, deve ser diferenciada da adenopatia da tuberculose, da paracoccidioidomicose e da doença da arranhadura do gato. Na síndrome anorretal, devem ser consideradas donovanose, doença de Crohn, colites ou retites, hidradenite crônica e neoplasias.

Diagnose laboratorial

- **Bacterioscopia:** Os métodos mais recentes para o achado das clamídias são colorações com anticorpos fluorescentes monoclonais e ELISA em fase líquida, que é específica e sensível. O PCR também está sendo utilizado.
- **Sorologia:** As duas provas mais indicadas são o teste de fixação de complemento (TFC) e a microimunofluorescência (MIF). Geralmente, é usado o TFC, cuja reatividade inicia-se após 2 semanas. Títulos acima de 1:16 são sugestivos da infecção, e títulos mais altos que 1:64 confirmam infecção aguda. Deve-se notar que o TFC pode ser devido a outras infecções por clamídias, porém raramente o título é acima de 1:16. A MIF é a prova sorológica mais específica porque detecta anticorpos antissorotipos de clamídias, além de ser mais sensível. É, entretanto, realizada apenas em alguns centros de pesquisa.
- **Cultivo:** Culturas em células de McCoy tratadas com ciclo-heximida ou células HeLa tratadas com dietilaminoetil têm uma positividade menor que 50%.
- **Outros exames sorológicos:** É importante excluir laboratorialmente a sífilis e infecção pelo HIV nos casos de linfogranuloma venéreo, pela possibilidade de infecção associada.

Tratamento

- **Doxiciclina:** É o fármaco eletivo, administrado na dose de 100 mg, VO, 2 vezes/dia, por 21 dias.
- **Azitromicina oral:** 1,0 a 1,5 g, 1 vez/semana, por 3 semanas.
- **Eritromicina ou tetraciclina:** 500 mg, VO, 4 vezes/dia, por 21 dias.
- **Sulfametoxazol-trimetoprima:** Comprimidos de 800 mg e 160 mg, 1 comprimido, VO, 2 vezes/dia, por 21 dias.
- **Tianfenicol:** 5,0 g do granulado como dose inicial, seguida de 500 mg, VO, 3 vezes/dia, por 15 dias.
- **Drenagem:** Não é indicada a excisão cirúrgica, uma vez que retarda a cicatrização e pode determinar estase linfática e consequente elefantíase. O pus dos linfonodos deve ser retirado por punção com agulha de calibre grosso. Estreitamento retal ou vulvar (estiomene) e sequelas após o tratamento medicamentoso devem ser tratados cirurgicamente.

DONOVANOSE

A donovanose, granuloma venéreo ou granuloma tropical, é uma enfermidade de evolução progressiva e crônica, de localização genital, podendo provocar lesões granulomatosas e destrutivas. O agente etiológico é o *Calymmatobacterium granulomatis* (*Klebsiella granulomatis*, *Donovania granulomatis*), parasita intracitoplasmático, encapsulado, gram-negativo. Nas lesões, esses microrganismos são encontrados dentro dos macrófagos, sob a forma de pequenos corpos ovais denominados *corpúsculos de Donovan*. São corados com relativa facilidade pelos métodos de Giemsa, Leishman e Wright.

Vários aspectos dessa enfermidade ainda não estão devidamente esclarecidos. A própria transmissão sexual da doença é assunto controverso. O conceito de que essa doença seja uma das transmitidas sexualmente deve-se ao fato de a maior parte das lesões ter localização genital.

Existe a hipótese de um organismo fecal provocar a doença, cujo hábitat natural seria o intestino, e não a pele, que, provavelmente, seria afetada de duas formas: contato direto, como ocorre durante o coito retal (sexo anal); ou de maneira indireta, quando o trato vaginal for contaminado por fezes ou organismos fecais, ocorrendo, nessas condições, a transmissão durante o coito normal (sexo vaginal).

A donovanose é uma infecção pouco frequente, sendo mais encontrada na Índia e na Indonésia, e registrada também no sul dos Estados Unidos, em comunidades aborígenes da Austrália e no nordeste do Brasil. A ocorrência da doença é relacionada a fatores socioeconômicos e à vida promíscua de grupos populacionais. É mais frequente em negros, mas é possível que essa aparente predisposição racial esteja mais ligada aos fatores mencionados. A doença é mais frequente entre os 20 e 40 anos, coincidindo, portanto, com a fase de maior atividade sexual.

Manifestações clínicas

O período de incubação ainda não está bem estabelecido, existindo registros variando de 3 a 80 dias.

A doença inicia-se por lesão nodular, única ou múltipla, de localização subcutânea, cuja erosão produz ulceração bem definida, que cresce lentamente e sangra com facilidade. A partir daí, as manifestações estão diretamente ligadas às respostas tissulares do hospedeiro, originando formas localizadas ou extensas e, até mesmo, lesões viscerais, por disseminação hematogênica.

A observação dessas manifestações, tão polimorfas, levou à classificação clínica[1].

Classificação clínica da donovanose

1. Genitais e perigenitais
    - Ulcerosas
        - Com bordas hipertróficas.
        - Com bordas planas.
    - Ulcerovegetantes
    - Vegetantes
    - Elefantiásicas
2. Extragenitais
3. Sistêmicas

Geralmente, as formas ulcerosas são as de maior dimensão, apresentando abundante secreção, e crescem por expansão, por meio de autoinoculação, notadamente quando localizadas em dobras cutâneas.

O aspecto da borda é variável, podendo apresentar-se plana, no mesmo nível dos tecidos circunvizinhos, ou hipertrófica, definindo nitidamente a lesão e assumindo, algumas vezes, um aspecto carcinomatoide (**Figura 34.20**).

Nas formas ulcerovegetantes, existe um abundante tecido de granulação no fundo da lesão, o qual ultrapassa o contorno lesional e sangra com facilidade. Essa parece ser a forma clínica mais frequentemente encontrada (**Figura 34.21**).

As lesões vegetantes, quase sem secreção, são, habitualmente, de pequenas dimensões, limitadas e pouco frequentes.

As manifestações elefantiásicas ocorrem, quase sempre, após formas ulcerativas, as quais, promovendo alterações linfáticas, determinam fenômeno de estase e consequente aparecimento dessas alterações. São encontradas, principalmente, na genitália feminina, sendo excepcionais em pacientes masculinos.

---

1 Jardim ML. Donovanose: proposta de classificação clínica. An Bras Dermatol. 1987;62:169-72.

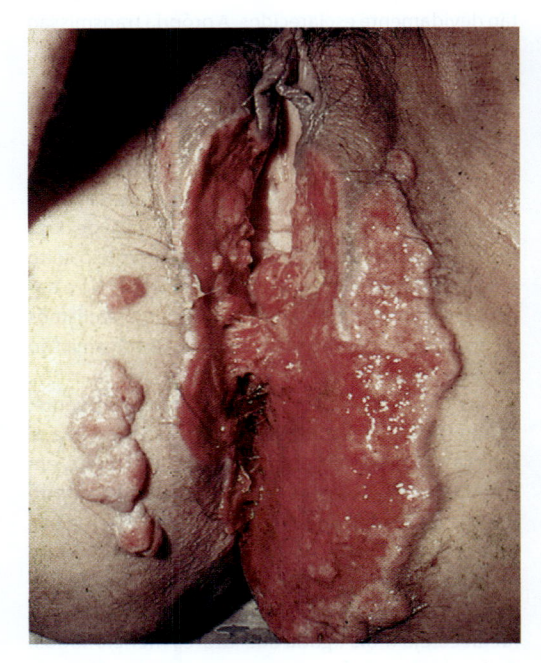

▲ **Figura 34.20** Donovanose. Extensa lesão ulcerada de bordas hipertróficas com pequenas lesões satélites.

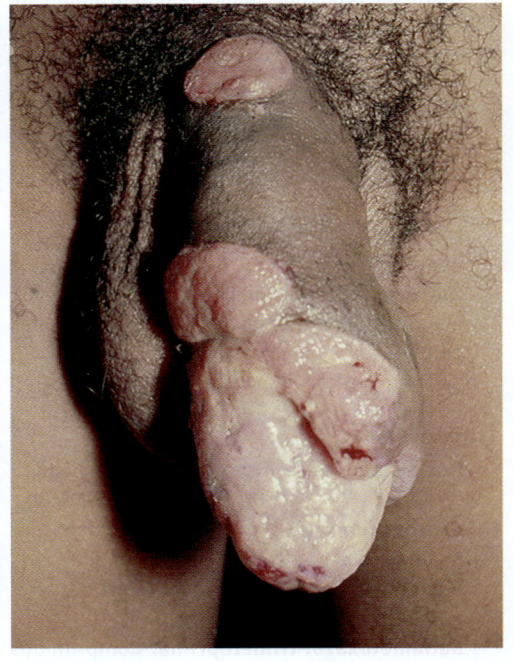

▲ **Figura 34.21** Donovanose. Lesões ulcerovegetantes no nível do pênis.

As localizações extragenitais podem ocorrer em virtude de práticas sexuais anormais ou por meio da extensão do foco inicial, por autoinoculação, sendo esta a possibilidade mais frequente. Sua incidência está situada em torno de 6% dos casos. Existem relatos de localizações nas gengivas, nas axilas, na parede abdominal e no couro cabeludo.

As formas sistêmicas da doença são encontradas, geralmente, em áreas endêmicas, e têm sido descritas manifestações ósseas, articulares, hepáticas, esplênicas, pulmonares e outras. Quase sempre, nesses casos, encontram-se alterações do estado geral, como elevação da temperatura, anemia, perda de peso e manifestações toxêmicas graves.

Em portadores do HIV, a donovanose assume uma evolução clínica atípica, com aparecimento de novas lesões, expansão das preexistentes e persistência da positividade bacteriológica, a despeito da utilização de medicamentos de comprovada ação terapêutica na doença.

Diagnose diferencial

Deve ser feita com: cancro mole, principalmente na sua forma fagedênica; algumas formas de sífilis secundária; condiloma acuminado, notadamente os gigantes e de localização vulvar; carcinoma espinocelular, cuja associação com donovanose tem sido relatada por autores; leishmaniose, paracoccidioidomicose e úlcera fagedênica tropical. Em pacientes coinfectados com HIV, cabe a diagnose diferencial com o herpes genital, associado ou não ao citomegalovírus, pois, nessas condições, ocorrem ulcerações genitais fagedênicas.

Diagnose laboratorial

A confirmação definitiva da donovanose é estabelecida por meio da demonstração dos corpúsculos de Donovan em esfregaço de material proveniente de lesões suspeitas ou cortes tissulares. Esse material, uma vez comprimido entre duas lâminas de vidro, fixado pelo álcool metílico, é corado pelo Giemsa.

Histopatologia

O exame anatomopatológico é útil para estabelecer a diagnose nos casos ou para afastar a possibilidade de malignidade. Verificam-se alterações predominantemente dérmicas, com a presença de denso infiltrado inflamatório, formado por grande número de plasmócitos e células mononucleares. Os histiócitos são vistos em números variáveis. Os corpúsculos de Donovan são demonstrados, na maioria dos casos, na forma intra ou extracelular, sob diferentes aspectos morfológicos: cocoide; cocobacilar; ou bacilar.

Tratamento

Padronização da Organização Mundial de Saúde (OMS):

- Primeira escolha:
  - **Azitromicina:** 1,0 g/dia, VO, inicial; depois, 500 mg/dia, por 3 semanas; ou
  - **Doxiciclina:** 100 mg, VO, 2 vezes/dia, por 3 semanas.
- Outros tratamentos:
  - **Eritromicina:** 500 mg, VO, 4 vezes/dia, por 3 semanas.
  - **Tetraciclina:** 500 mg, VO, 4 vezes/dia, por 3 semanas.
  - **Trimetoprima:** 80 mg/sulfametoxazol, 400 mg, VO, 2 vezes/dia, por 14 dias.

Padronização do CDC:

- Primeira escolha:
  - **Azitromicina:** 1,0 g/semana, VO, ou 500 mg/dia, por 3 semanas.
- Outros tratamentos:
  - **Doxiciclina:** 100 mg, VO, 2 vezes/dia, por 3 semanas.
  - **Ciprofloxacino:** 750 mg, VO, 2 vezes/dia, por 3 semanas.
  - **Eritromicina:** 500 mg, VO, 4 vezes/dia, por 3 semanas.
  - **Trimetoprima:** 160 mg/sulfametoxazol, 800 mg, VO, 2 vezes/dia, por 3 semanas.

Na gravidez, apenas azitromicina ou eritromicina nas doses referidas. Também pode se empregar no tratamento da donovanose o tianfenicol, na dose inicial de 2,5 g do granulado, VO, e, a seguir, 500 mg, VO, a cada 12 horas, até a cura clínica.

Em casos de resistência do processo a esses tratamentos, acrescentar gentamicina, 1 mg/kg de peso, IV, a cada 8 horas. Considerar essa conduta desde o início do tratamento em doentes HIV-positivos.

HERPES-VÍRUS SIMPLES GENITAL

A infecção herpética de transmissão sexual se dá, em geral, pelo *Herpesvirus hominis*, tipo II (ver Capítulo 30). Extremamente frequente, o quadro é caracterizado por vesículas com prurido e ardor na genitália no homem, o que também pode ocorrer na mulher. A uretrite herpética no homem é rara, constituindo uma possibilidade etiológica, após exclusão de outras causas. Na mulher, pode se apresentar como uma vulvovaginite dolorosa, às vezes acompanhada de cistite e uretrite, com comprometimento da cérvix na maioria das pacientes. Doentes coinfectados pelo HIV e com linfócitos CD4 baixos podem apresentar ulceração extensa, fagedênica, que sangra com facilidade.

CANDIDOSE GENITAL

Infecção frequente pela *Candida albicans*, responsável por vulvovaginites na mulher e balanopostites no homem. Pode ser transmitida por contato sexual e por fômites. As condições predisponentes são diabetes, obesidade e uso prolongado de antibióticos, particularmente tetraciclinas. As causas acrescidas na mulher são gravidez, contraceptivos hormonais, uso de roupas íntimas justas e de tecidos sintéticos e de agentes irritativos, como perfumes íntimos. A *C. albicans* é uma levedura saprófita, eventualmente patógena, de ocorrência universal que habita a superfície da pele e as mucosas oral, vaginal e o intestino. Cepas virulentas em hospedeiro, particularmente com alterações imunológicas, multiplicam-se e tornam-se parasitárias. É provável que o principal reservatório da levedura seja o trato gastrintestinal. Em amostras de fezes, é frequente o encontro de levedura. A *C. albicans* é responsável por 85 a 95% dos casos de candidose vaginal. Outras espécies, *C. glabrata*, *C. tropicalis*, *C. pseudotropicalis*, *C. krusei* e *C. guilliermondii*, podem causar quadros similares, porém são mais encontradas em casos crônicos resistentes aos tratamentos rotineiros. Estima-se que 75% das mulheres terão pelo menos um episódio de candidose vaginal ao longo da vida; 45%, uma segunda infecção; e, em 5%, a doença tem recorrências frequentes.

Para candidose em outras localizações e tratamento, ver Capítulo 35.

DERMATITES E LESÕES TRAUMÁTICAS

Quadro de dermatite eritematosa ou eczematosa pode ocorrer pelo uso de preservativos químicos ou outros, por um dos parceiros. Lesão erosiva ou ulcerativa pode ser causada por trauma ou objetos usados no ato sexual. O sexo anal pode provocar lacerações e erosões em ambos os parceiros, enquanto, na felação, podem surgir pequenas ulcerações no pênis pelos dentes.

AIDS

Doença causada pelo HIV, subtipos HIV-1 e HIV-2, que leva à importante depressão da imunidade celular, propiciando a ocorrência de infecções oportunistas e o surgimento de neoplasias malignas, além de manifestações resultantes da própria ação patogênica do vírus, especialmente no SNC. O HIV tem a capacidade de infectar células do sistema imune, como macrófagos e células T, e causar infecções persistentes após longo período de incubação, decorrentes de distúrbios quantitativos e qualitativos do sistema imune. Mundialmente, o número de pessoas infectadas pelo HIV-1 excede 40 milhões, sendo que a maioria vive nos países da África Subsaariana, da Ásia e da América do Sul.

As manifestações tegumentares da enfermidade são extremamente frequentes, atingindo mais de 90% dos doentes em algumas fases da evolução da doença. Algumas dessas manifestações são verdadeiros marcadores da enfermidade, sendo, por vezes, a via de diagnóstico da síndrome.

As manifestações tegumentares observadas na doença relacionam-se à infecção primária e às condições de deficiência imune do indivíduo, particularmente à linfopenia de células CD4, que serve de parâmetro evolutivo e mesmo terapêutico, bem como podem decorrer da recuperação imune pós-terapia anti-HIV. As lesões dermatológicas podem ser a primeira manifestação da infecção pelo HIV; em pacientes sabidamente infectados, as manifestações dermatológicas, como ocorre em outras doenças sistêmicas, estão associadas com a piora na morbidade e mortalidade desses pacientes.

As células CD4 compreendem de 30 a 60% dos linfócitos totais; as CD8, 18 a 20%; as B, 5 a 20% do total dos linfócitos. Os pacientes com infecção sintomática geralmente apresentam níveis de CD4 abaixo de 20% do total de linfócitos (**Tabela 34.1**).

A introdução dos inibidores da protease (IP) e dos inibidores da transcriptase reversa não nucleotídeos (ITRNNs) aos regimes de tratamento antirretroviral, em 1995, iniciou a era da terapia antirretroviral altamente ativa (HAART) e resultou em diminuição dramática da incidência de infecções oportunistas, de tumores e de mortes (**Tabela 34.2**). Entretanto, estão emergindo problemas novos, que se relacionam à toxicidade dos fármacos, a curto e a longo prazo; além disso, a melhora da imunidade decorrente do tratamento com antirretrovirais pode propiciar o aparecimento de

Tabela 34.1 Relação entre a contagem de linfócitos T CD4+ e o aparecimento das lesões cutâneas em pacientes infectados pelo HIV/Aids sem tratamento antirretroviral

Manifestação cutânea	Contagem CD4 (células/mm³)
Viral	
Herpes-vírus simples	Qualquer
Vírus varicela-zóster	< 50
Vírus Epstein-Barr	Qualquer, mas < 200
Citomegalovírus	< 100
Molusco contagioso	< 100
Papilomavírus humano	Qualquer, mas < 200
Infecção bacteriana	
Staphylococcus aureus	Qualquer
Angiomatose bacilar	< 500
Mycobacterium tuberculosis	Qualquer, mas < 200
Micobactéria atípica	< 50
Sífilis	Qualquer
Infecção fúngica	
Cândida	Qualquer, mas < 200
Histoplasmose	< 100
Criptococose	< 50
Paracoccidioidomicose	< 100
Infecção parasitária	
Escabiose	Qualquer
Pneumocystis jiroveci	< 200
Reação ao fármaco	Qualquer
Neoplasia	
Sarcoma de Kaposi	Qualquer, mas < 200
Linfoma	Qualquer
Doenças não infecciosas	
Psoríase	Qualquer
Foliculite eosinofílica	< 200
Erupção papular prurítica	< 50
Dermatite seborreica	Qualquer, mas < 200
Xerose	Qualquer, mas < 200
Ictiose adquirida	Qualquer, mas < 200
Dermatite atópica	Qualquer, mas < 200

Fonte: Trent JT, Kirsner RS. Cutaneous manifestations of HIV: a primer. Adv Skin Wound Care. 2004;17(3):116-27; quiz 128-9.

novas apresentações clínicas. De fato, uma síndrome inflamatória pós reconstituição imune tem sido descrita, e as doenças mais observadas são herpes-zóster (HZ), HVS, papilomavírus humano (HPV), tuberculose (TB), sarcoma de Kaposi (SK) e leishmaniose tegumentar. Geralmente, estão associadas com início da terapia quando a contagem de linfócitos T CD4 está abaixo de 50 células/mm³, queda da carga viral de mais de um log, e, usualmente, têm apresentação clínica diferente de sua forma clássica, ocorrendo algumas semanas após o início de uma terapia anti--HIV de sucesso.

Tabela 34.2 Incidência acumulativa das condições dermatológicas antes e depois do início da HAART em pacientes infectados pelo HIV

Condições dermatológicas	Pré-HAART (%)	Pós-HAART (%)
Infecciosas		
Candidíase oral	37	20
Dermatite seborreica	25	18
Dermatofitose	23	13
Foliculite bacteriana	19	13
Abscesso	10	7
Herpes recorrente	21	12
Sarcoma de Kaposi	18	10
Leucoplasia oral pilosa	18	7
Verruga anorretal	13	16
Verruga não anorretal	9	14
Molusco contagioso	7	9
Varicela-zóster	3	4
Escabiose	1	2
Não infecciosas		
Pele seca	36	28
Prurigo	29	26
Erupção a fármacos	4	4
Psoríase	1	0,3
Dermatite atópica	0,3	0,9
Melanoma	0,1	0
Câncer de pele	0,3	0,6

Fonte: Hengge UR, Franz B, Goos M. Decline of infectious skin manifestations in the era of highly active antiretroviral therapy. AIDS.2000;14(8):1069-74.

Estágios

Estágio I: síndrome retroviral aguda

Na maioria dos indivíduos, a infecção primária é subclínica, assintomática. Quando ocorrem manifestações clínicas, estas, geralmente, são inespecíficas, sendo difícil a diagnose. Ocorre quadro febril, gripal, com características similares à mononucleose. As manifestações cutâneas correspondem a processo exantemático, maculoso ou maculopapuloso, que pode evoluir à descamação do tipo observado na pitiríase rósea ou sífilis secundária, sendo as localizações mais frequentes a porção superior do tronco e as regiões palmoplantares. Nas mucosas, podem surgir enantema, erosões e ulcerações. A duração habitual dessa fase é de 1 a 2 semanas. Observa-se que os indivíduos com manifestações iniciais sintomáticas de maior duração têm pior prognose.

Nessa fase, a contagem dos linfócitos T CD4+ situa-se entre 1.000 e 500 por mL.

Estágio II: doença assintomática

Nessa fase, o processo é assintomático, não havendo sinais ou sintomas, à exceção de linfadenopatia generalizada persistente. A duração desse estágio é extremamente variável, sendo, em geral, em torno de 10 anos. Nessa fase, os níveis de CD4 mantêm-se entre 500 e 750 células/mm^3.

Estágio III: doença sintomática recente

Nessa fase, anteriormente designada *complexo relacionado à Aids* (ARC), surgem febre, sudorese noturna, diarreia crônica, fadiga, cefaleia e podem ocorrer manifestações orais tipo candidose e leucoplasia pilosa. Nesse estágio, os níveis de CD4 variam de 100 a 500 células/mm^3, e sua duração pode ser de até 5 anos.

Estágio IV: doença sintomática tardia

Nessa fase, os níveis de CD4 oscilam de 50 a 200 células/mm^3, e já ocorrem infecções oportunistas como HVS ulcerado crônico, candidose esofágica e neoplasias como o SK.

Estágio V: doença avançada

Nessa etapa, a depressão imune é extremamente intensa com as células CD4 em níveis abaixo de 50 células/mm^3, e todos os componentes da síndrome (infecções oportunistas, neoplasias e manifestações do próprio vírus) podem ocorrer.

Manifestações mucocutâneas

Com relação às manifestações mucocutâneas da Aids, podem ser classificadas da seguinte forma: exantema agudo; infecções; neoplasias; e outras manifestações tegumentares.

O exantema agudo já foi analisado, e, com relação às infecções, devem ser consideradas as virais, bacterianas e fúngicas, as protozooses e as infestações.

Infecções virais

Herpes simples

Uma das manifestações mais comuns de infecção nos indivíduos infectados pelo HIV é a reativação de infecções latentes por herpes-vírus *hominis*. A maioria dessas reativações ocorre nas regiões perianal, perineal, genital, orofacial e digital, e cura-se em 1 a 2 semanas. Com a progressão da imunodeficiência, surgem as lesões mais características, ulcerações perianais crônicas, geralmente em homossexuais (**Figura 34.22**). Outras regiões também podem ser acometidas por formas ulcerosas crônicas: lábios, cavidade oral, orofaringe e genitais (**Figuras 34.23** e **34.24**). Mais raramente, as lesões afetam o leito ungueal, a conjuntiva, a mucosa esofágica, a traqueia, os brônquios e

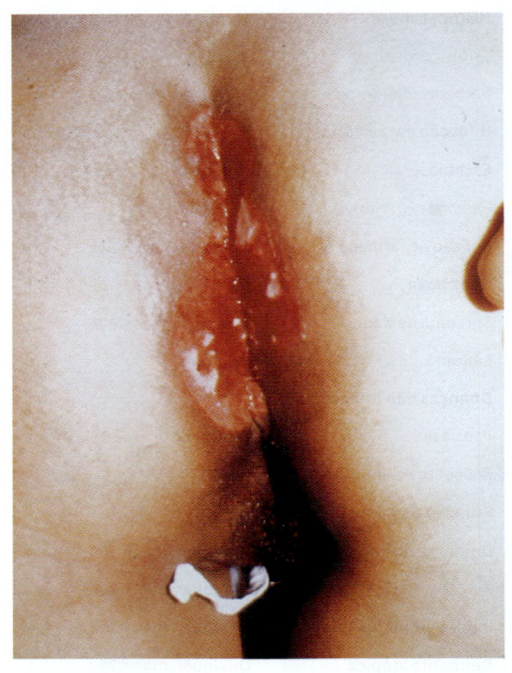

▲ **Figura 34.22** Herpes simples em portador de HIV. Extensas úlceras perianais.

o SNC. Ainda, podem ocorrer disseminação sistêmica da doença e outras manifestações, como a erupção variceliforme de Kaposi.

A diagnose pode ser confirmada pela pesquisa de células gigantes virais pelo exame citológico de Tsanck, por biópsia das lesões, pelo exame por microscopia eletrônica e por cultura.

O tratamento dessas lesões deve ser feito com aciclovir via oral, reservando-se a via intravenosa para as formas disseminadas. Utiliza-se o aciclovir, 400 mg, VO, 5 vezes/dia, por 14 a 21 dias, para lesões orolabiais. Em lesões graves mucocutâneas, 5 mg/kg/dia, IV, a cada 8 horas, por 7 dias. Casos refratários ao tratamento exigem tratamento com foscarnete, 40 mg/kg, IV, a cada 12 horas, por 2 a 3 semanas. O tratamento nas formas recidivantes pode exigir a utilização de aciclovir por meses, porém observam-se formas resistentes a esse medicamento, situações que exigem a utilização de foscarnete via intravenosa.

Varicela-zóster

Nos indivíduos infectados por HIV, pode ocorrer primoinfecção pelo vírus varicela-zóster, e, nesse caso, advêm formas graves de varicela com pneumonia, hepatite, encefalite e altos índices de mortalidade.

A reativação de infecções antigas com surgimento de herpes-zóster é frequente nos indivíduos infectados pelo HIV, ocorrendo em 3 a 4% dos doentes. O quadro clínico do herpes-zóster é geralmente mais grave que o habitual, com lesões bolhosas, hemorrágicas e necróticas, sendo que, frequentemente, as lesões ultrapassam o dermátomo correspondente à localização do vírus e são, por vezes, disseminadas (**Figura 34.25**). Existem formas clínicas especiais ectimatosas, ulceradas ou verrucosas, hiperqueratósicas, crônicas, extremamente persistentes, localizadas ou disseminadas (**Figura 34.26**).

A neuralgia pós-herpética parece ser mais comum em portadores do HIV e resulta de uma inflamação e de necrose neuronal progressiva.

A diagnose pode ser confirmada de modo idêntico à realizada com o HVS, pelo exame citológico de Tsank, pela biópsia das lesões e por microscopia eletrônica e cultura.

O tratamento deve ser feito com aciclovir.

A terapia antiviral previne a progressão da varicela e a disseminação visceral e compensa a resposta imune diminuída das crianças imunocomprometidas com

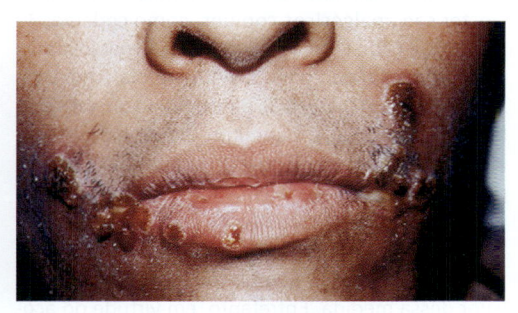

▲ **Figura 34.24** Herpes simples em portador do HIV. Lesões ulcerosas e ulcerocrostosas labiais e peribucais.

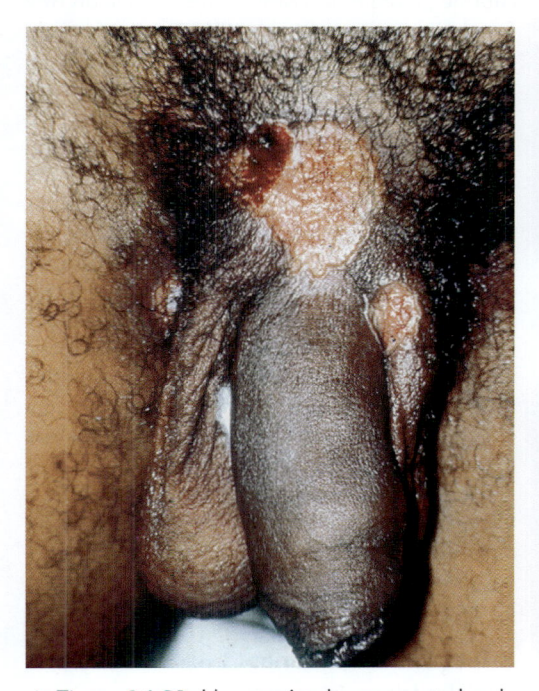

▲ **Figura 34.23** Herpes simples em portador de HIV. Ulcerações genitais e pubianas.

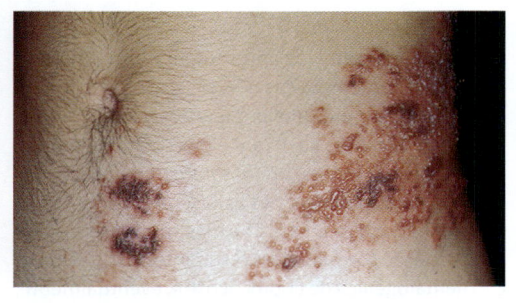

▲ **Figura 34.25** Herpes-zóster em portador do HIV. Lesões vesicobolhosas, algumas hemorrágicas.

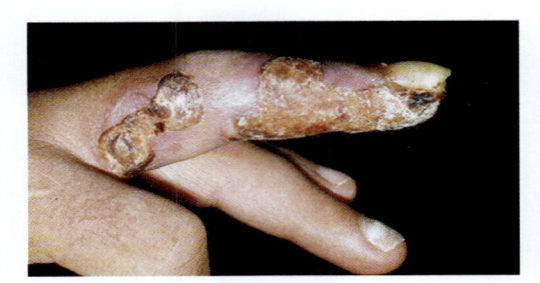

▲ **Figura 34.26** Herpes simples em portador do HIV. Lesões ulcerocrostosas digitais.

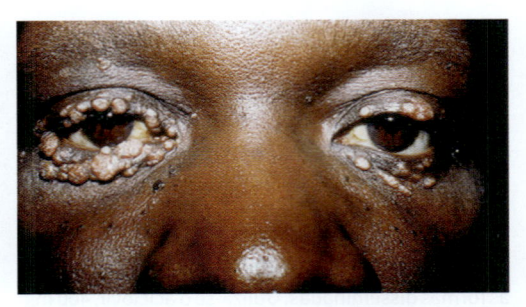

▲ **Figura 34.27** Molusco contagioso em doente de Aids. Múltiplas lesões papulosas umbilicadas confluentes nas regiões palpebrais.

varicela. Terapia precoce para varicela com aciclovir também reduz a gravidade do exantema cutâneo, o que pode diminuir o risco de infecções cutâneas bacterianas secundárias. Além do tratamento antiviral, podem ser utilizados sintomáticos, sobretudo no tocante à analgesia e à higiene preventiva das infecções secundárias de pele. O herpes-zóster pode ser tratado com aciclovir, 800 mg, VO ou IV, 5 vezes/dia, por 7 a 10 dias (VO), ou 10 mg/kg, a cada 8 horas, por 7 dias. Outras opções são valaciclovir, 1 g, VO, 3 vezes/dia, por 7 dias, e fanciclovir, 500 mg, VO, 3 vezes/dia, por 7 dias. Alguns fármacos utilizados para dor no herpes-zóster são analgésicos comuns, como codeína, 30 a 60 mg, a cada 6 horas, associados a coadjuvantes como a difenil-hidantoína (300-400 mg/dia), carbamazepina (400-1.200 mg/dia), amitriptilina ou nortriptilina (25-75 mg/dia), gabapentina (900-2.400 mg/dia), além de outras associações em quadros mais graves, podendo incluir mefenesina, clonazepam e clorpromazina. Quanto à utilização de corticosteroides no herpes-zóster, com a finalidade de prevenir a neurite pós-herpética, ainda não há consenso sobre o real valor dessa medida. Entretanto, em virtude do acometimento vascular, tais medicamentos podem ser utilizados, em cursos breves, nos quadros de comprometimento do SNC.

Molusco contagioso

Os indivíduos com Aids apresentam molusco contagioso com características clínicas especiais. Podem ocorrer lesões papulosas gigantes, com grandes pápulas e nódulos, ou, o que é mais comum, grande quantidade de lesões, preferentemente na face, nas pálpebras, no pescoço, nas axilas, nas regiões inguinais e nas nádegas. Essas formas múltiplas exigem diferenciação com as lesões resultantes da disseminação hematogênica de criptococose e, eventualmente, histoplasmose, sendo, por vezes, necessária biópsia para confirmação diagnóstica (**Figura 34.27**).

No tratamento, deve ser dada preferência à crioterapia com nitrogênio líquido para que se evite sangramento, mas também podem ser empregados eletrodissecação, curetagem, ácido tricloroacético, *laser* com dióxido de carbono e interferon intralesional.

Papilomavírus humano

A apresentação clínica das verrugas virais não costuma ser especial nos portadores do HIV. Eventualmente, podem ser mais extensas e numerosas, e quadros semelhantes à epidermodisplasia verruciforme já foram descritos. A prevalência do HPV é maior entre pessoas com HIV, e tem se tornado a DST por vírus mais frequente nessa população. Esses pacientes costumam ter doença mais refratária. Assim como no herpes simples, a infecção pelo HPV pode facilitar a infecção pelo HIV. Com relação aos condilomas acuminados, podem ser muito volumosos e numerosos e ocorrem em 3 a 6% dos indivíduos HIV-positivos, sendo que, nos homossexuais HIV-positivos, a localização anogenital ocorre em 40% dos casos (**Figura 34.28**). É importante a tendência recidivante dessas lesões nos indivíduos HIV-positivos. Também é relevante, nesses doentes, a associação de infecção por HPV com neoplasias anogenitais, existindo não somente associação com os clássicos tipos oncogênicos HPV 6 e HPV 11, mas também com HPV 16, 18, 31 e 33.

O diagnóstico é clínico e pode ser confirmado histologicamente. No tratamento, pode-se utilizar crioterapia, eletrodissecação, *laser* com dióxido de carbono, podofilina, podoxifilina, interferon intralesional e bleomicina, ácido tricloroacético e fluoruracila.

Infecções bacterianas

Múltiplos fatores favorecem a ocorrência de infecções bacterianas nos indivíduos infectados pelo HIV:

a deficiência imune própria de enfermidade; a presença de lesões cutâneas e mucosas de várias origens, que rompem as barreiras mecânicas de defesa natural do tegumento; a própria terapêutica que, por vezes, produz neutropenia, como ocorre com o zidovudina e o ganciclovir; e certos procedimentos, como a colocação de catéteres ou outros dispositivos utilizados no tratamento.

Infecções por bactérias gram-positivas e gram-negativas

A bactéria mais comumente envolvida nas infecções dos indivíduos infectados por HIV é a *Staphylococcus aureus*, que, em estudos de necrópsias, é detectado em mais de 80% dos doentes. Na pele, pode determinar ampla gama de infecções primárias – impetigo, ectima, foliculites, furúnculos, antraz, celulite, botriomicose. Pode ocorrer fascite necrosante (FN), que geralmente se apresenta com extrema dor e áreas de eritema, ulcerações, necrose e, às vezes, bolhas hemorrágicas. Culturas das lesões, dos tecidos e do sangue podem ser úteis para o diagnóstico. O tratamento com dicloxacilina ou cefalexina pode ser suficiente, exceto para casos de FN, em que a combinação de penicilina ou cefalosporina de terceira geração e clindamicina são necessárias. Em pacientes com FN, também se requer desbridamento cirúrgico extenso. Furúnculos e carbúnculos também se beneficiam da incisão e da drenagem. Mupirocina tópica pode ser aplicada em mucosa nasal, 2 vezes/dia, na primeira semana de cada mês, para diminuir a rinorreia. Ocorrem, ainda, infecções secundárias a outros processos como escabiose, dermatite seborreica, herpes e outras doenças. Infecções estreptocócicas graves também podem ocorrer nesses doentes.

Verifica-se, com frequência, nos indivíduos infectados pelo HIV, infecções por bactérias gram-negativas, particularmente *Pseudomonas aeruginosa*, que podem se manifestar sob forma de celulite ou lesões ulceronecrosantes. As infecções primárias da pele são mais frequentes nas regiões anogenitais e axilares, nos pontos de colocação de catéteres, como infecções secundárias de lesões cutâneas preexistentes e, eventualmente, a pele pode ser atingida por disseminação hematogênica da bactéria.

Micobacterioses

Infecções cutâneas por *Mycobacterium tuberculosis* são raras nos indivíduos infectados por HIV, ainda que a tuberculose pulmonar seja bastante importante como complicação da síndrome. Da mesma forma, ainda que as infecções disseminadas por *M. avium intracellulare* sejam muito frequentes nos indivíduos infectados pelo HIV, as manifestações cutâneas não o são. Casos de linfadenite, de lesões tipo escrofuloderma e lesões ulceradas (**Figura 34.29**) são descritos.

Outras micobacterioses e reativação do bacilo Calmette-Guérin (BCG) foram relatados esporadicamente.

O tratamento é feito com a combinação de isoniazida, rifampicina, etambutol, estreptomicina ou pirazinamida. Micobacterioses atípicas por *M. marinum* podem ser tratadas com minociclina, doxiciclina, tetraciclina, cotrimoxazol, rifampicina e etambutol ou claritromicina. A micobacteriose causada pelo

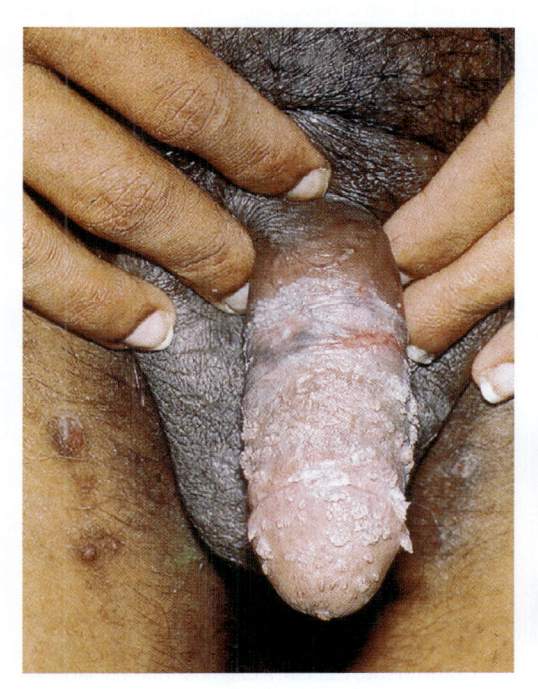

▲ **Figura 34.28** Condilomas acuminados em portador do HIV. Grande quantidade de lesões genitais.

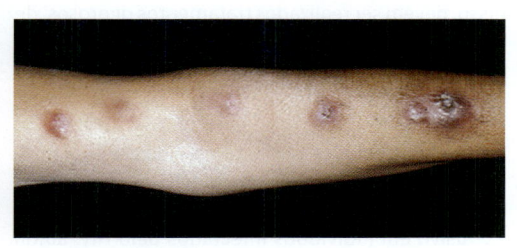

▲ **Figura 34.29** Micobacteriose por *M. avium intracellulare*. Linfangite com lesões nodulogomosas múltiplas.

M. avium intracellulare requer multidrogaterapia (MDT) com etambutol, rifabutina e claritromicina ou azitromicina. Opções de tratamento devem ser cuidadosamente consideradas em virtude das interações com HAART.

Sífilis

Se, por um lado, as lesões de sífilis, particularmente o cancro duro, aumentam a possibilidade de infecção por HIV, por outro, a infecção pelo HIV produz modificações no curso da infecção sifilítica. Têm sido observadas as seguintes modificações na sífilis, nos indivíduos HIV-positivos:

- Reações sorológicas específicas ou inespecíficas negativas por alteração da resposta imune ou por fenômenos de prozona decorrentes da presença de altos títulos de anticorpos.
- Manifestações clínicas mais intensas, inclusive com maior incidência de sífilis maligna precoce, que se caracteriza por lesões ulcerosas mais numerosas e extensas com fácil sangramento e maior tempo de cicatrização observada no passado em alcoólatras e indivíduos com doenças graves (**Figura 34.30**).
- Protossifiloma doloroso por concomitância de infecções secundárias.
- Sucessão dos vários estágios da enfermidade, mais rapidamente com sinais de acometimento nervoso, durante o primeiro ano da infecção, inclusive neurite óptica e sífilis nervosa clássica.
- Aparente diminuição das respostas à penicilinoterapia.
- Recidivas mesmo após tratamentos adequados.

Em virtude dessas modificações evolutivas da sífilis e das interações dessa enfermidade com a infecção por HIV, deve-se sempre pesquisar neurossífilis nos doentes HIV-positivos com sífilis por meio de exame liquórico e, em casos suspeitos, mesmo em presença de RSS negativas, deve-se insistir na diagnose pelo exame em campo escuro e, mesmo, biópsia. Além disso, devem ser realizados tratamentos rigorosos, de preferência com penicilina em doses mais elevadas que as habitualmente recomendadas.

Riquetsioses

A riquetsiose que se constata na Aids é a angiomatose bacilar causada pela *Bartonella henselae*. Essa infecção tem sido observada de modo praticamente exclusivo em indivíduos infectados pelo HIV, ainda que o agente pareça estar relacionado, também, à febre recorrente, com bacteriemia, e à doença da "arranhadura de gato". Embora a pele seja o órgão mais comumente envolvido, a angiomatose bacilar pode ocorrer em qualquer sistema ou órgão.

Existe a possibilidade, não demonstrada definitivamente, de haver infecções assintomáticas ou latentes no homem, que, em presença da imunossupressão da Aids, originam a angiomatose bacilar.

- **Manifestações clínicas:** A angiomatose bacilar caracteriza-se pelo aparecimento de lesões em número variável, desde poucas até grandes quantidades disseminadas por toda a pele, geralmente poupando-se as regiões palmoplantares e a cavidade oral. As lesões são pápulas ou nódulos vermelho-violáceos de aspecto angiomatoso, cuja localização, em geral, é dérmica, ainda que possam existir nódulos subcutâneos. Há possibilidade de erosões da epiderme suprajacentes, com crostas e colaretes descamativos nas lesões (**Figura 34.31**). Além das lesões cutâneas, podem ocorrer linfadenopatias e hepatoesplenomegalia.
- **Diagnose:** Clínica e histopatológica com a demonstração do bacilo pela coloração por prata ou por microscopia eletrônica. Outros testes diagnósticos incluem pesquisa de anticorpo fluorescente no soro e ELISA. A diagnose diferencial deve ser feita com o SK, granuloma piogênico, outros angiomas e criptococose.

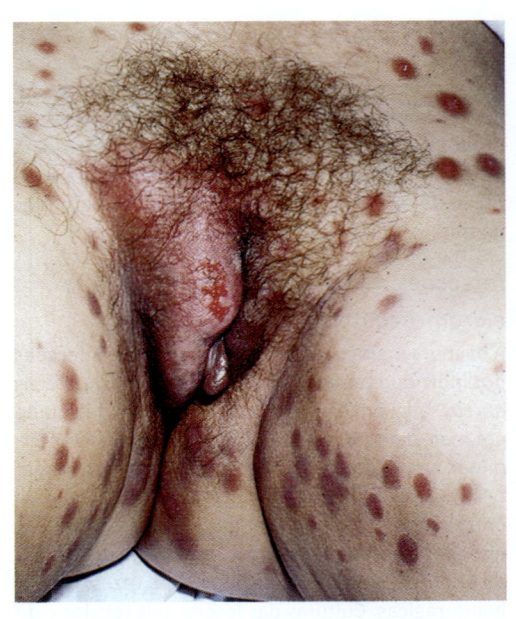

▲ **Figura 34.30** Sífilis maligna precoce. Persistência do cancro duro com ulceração e edema e lesões ulcerosas em reparação.

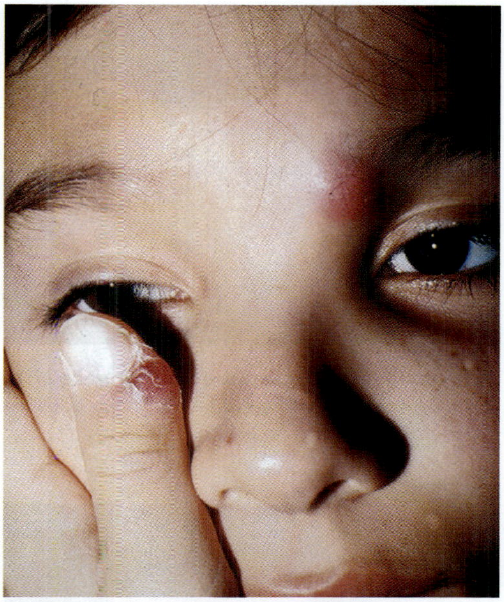

locais ou gerais, deve ser afastado o diagnóstico de infecção pelo HIV. É interessante observar que, apesar da elevada frequência de candidose nos portadores do HIV, não há formas disseminadas ou septicemia por cândida nesses doentes, provavelmente por manterem suas defesas humorais em condições razoáveis.

As manifestações clínicas da candidose orofaríngea são as habituais da candidose, mas, em geral, muito intensas e exuberantes, ocorrendo formas atróficas (placas eritematosas bem delimitadas no palato, como áreas depapiladas na língua) (**Figura 34.32**), formas pseudomembranosas (placas de aspecto cremoso branco-amareladas) (**Figura 34.33**), formas hiperplásticas (placas esbranquiçadas, elevadas, na língua) (**Figura 34.34**) e queilites angulares (**Figura 34.35**).

A candidose esofagiana determina intensa queimação retroesternal e odinofagia e deve ser confirmada por meio da esofagoscopia, uma vez que é condição definidora da Aids.

A diagnose diferencial deve ser feita, fundamentalmente, com a leucoplasia pilosa.

O tratamento de candidíase orofaríngea se faz habitualmente com nistatina ou clotrimazol tópico; entretanto, os pacientes com Aids podem necessitar de fluconazol, 200 mg, no primeiro dia, seguido de 100 mg/dia, VO ou IV, por 2 semanas, ou itraconazol. Candidose vulvovaginal pode ser tratada com azóis ou polienos tópicos. Fungemia deve ser tratada com fluconazol, 400 mg/dia, IV, ou anfotericina B, 0,5 a 1 mg/kg, IV.

▲ **Figura 34.31** Angiomatose bacilar. Nódulos eritematosos e, no dedo, presença de colarete descamativo.

- **Tratamento:** O tratamento que oferece excelentes resultados, embora ocorram recidivas, é feito com antibióticos – eritromicina, 500 mg, a cada 6 horas, e doxiciclina, 100 mg, a cada 12 horas, por 8 a 12 semanas. Outros fármacos para tratar angiomatose bacilar incluem cotrimoxazol (trimetoprima e sulfametoxazol), ciprofloxacina, rifampicina, isoniazida, tetraciclina e azitromicina. A medicação deve ser administrada até o desaparecimento das lesões, o que, geralmente, ocorre com 1 mês de tratamento.

Infecções fúngicas

Candidose (candidíase)

É uma das infecções mais frequentes nos indivíduos infectados pelo HIV, podendo acometer 30 a 50% dessa população.

A apresentação mais comum é a orofaríngea, que, em geral, é seguida de candidose esofágica ou mesmo traqueal, e, nas mulheres, de vulvovaginite.

A candidose pode aparecer mesmo em indivíduos portadores da infecção ainda assintomáticos, mas sua frequência e gravidade aumentam com o comprometimento da imunidade. É tão comum que, em presença de candidose orofaríngea e esofágica em adultos, sem a presença de fatores predisponentes

Dermatofitoses

Aparentemente, não aumenta a frequência de dermatofitoses nos portadores do HIV, mas sim de infecções mais exuberantes (**Figura 34.36**). As onicomicoses são frequentes e têm características peculiares, como a onicose subungueal proximal, rara nos indivíduos normais, mas comum nos HIV-positivos. A onicomicose branca superficial, que produz uma coloração branca, opaca, leitosa, na lâmina ungueal, também ocorre frequentemente. É produzida pelo *Tricophyton rubrum*, enquanto, nos indivíduos não imunodeprimidos, é forma rara de onicomicose produzida por *Tricophyton mentagrophytes* (**Figura 34.37**). As dermatofitoses nos portadores do HIV, em geral, exigem tratamentos sistêmicos, particularmente com imidazólicos.

Micoses profundas

Em nosso meio, têm sido observadas micoses profundas associadas à infecção por HIV – criptococose, histoplasmose, esporotricose e mesmo

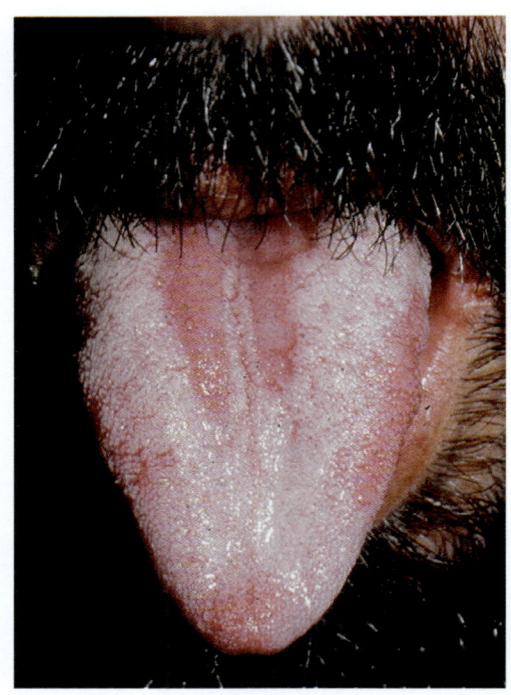

▲ **Figura 34.32** Candidose em portador do HIV. Lesões hiperplásticas e erosivas na língua.

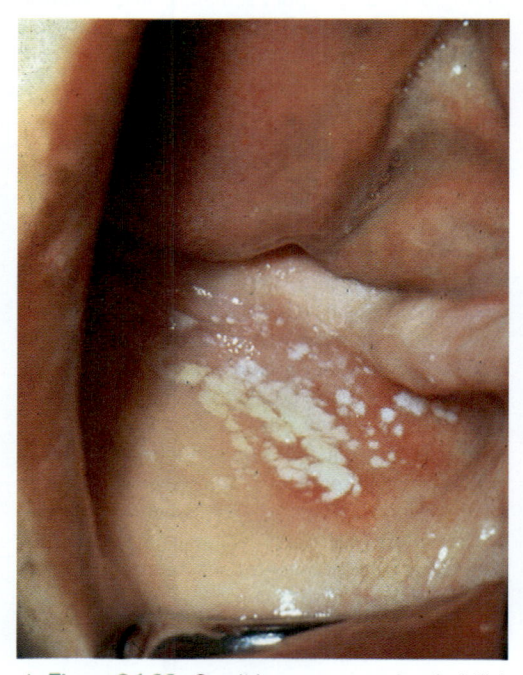

▲ **Figura 34.33** Candidose em portador do HIV. Placas de aspecto cremoso branco-amareladas.

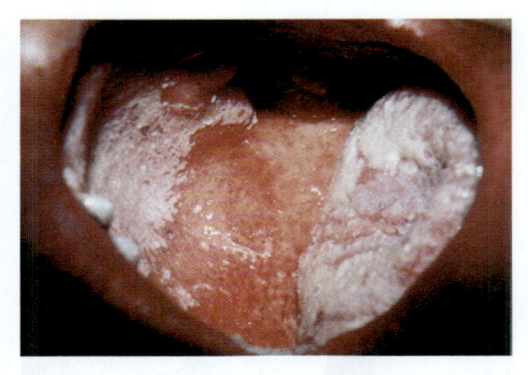

▲ **Figura 34.34** Candidose em portador do HIV. Placas esbranquiçadas elevadas na língua e lesões pseudomembranosas no palato.

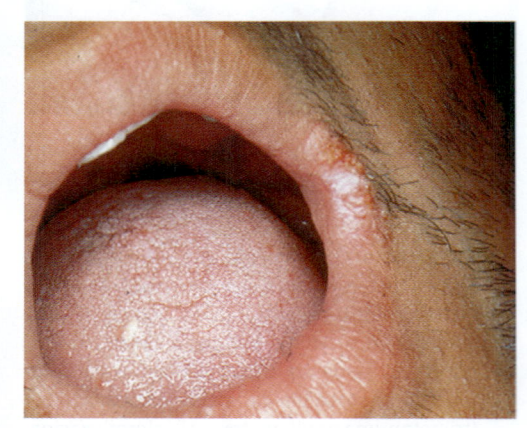

▲ **Figura 34.35** Candidose em portador do HIV. Queilite angular.

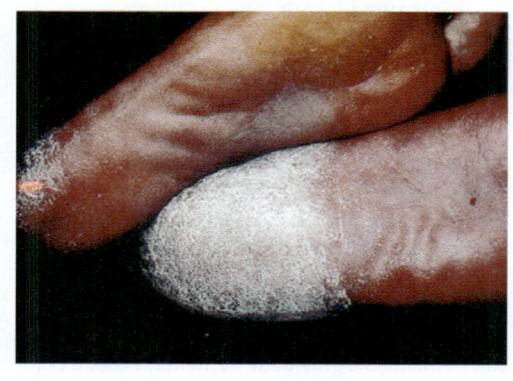

▲ **Figura 34.36** Dermatofitose plantar em doente de Aids. Placa hiperqueratósica e descamativa plantar.

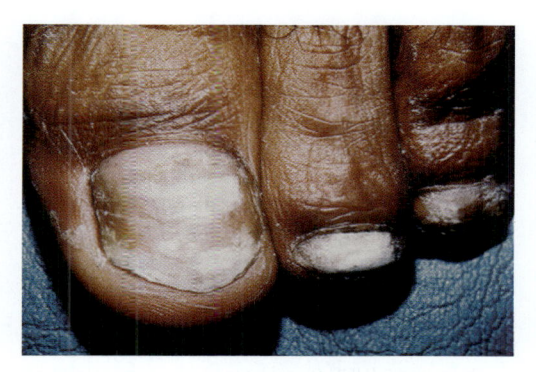

▲ Figura 34.37 Onicomicose branca. Lâminas ungueais com coloração branco-leitosa.

paracoccidioidomicose –, sendo as realmente mais frequentes e importantes a criptococose e a histoplasmose. Essas infecções podem ocorrer, no indivíduo contaminado por HIV, como infecções primárias pela diminuição da resistência imune, como reativação de focos infecciosos latentes em decorrência da depressão imune, com posterior disseminação hematogênica ou como reinfecção também favorecida pela depressão imune.

- **Criptococose:** Nos portadores do HIV, a criptococose apresenta-se, geralmente, como doença disseminada via hematogênica, atingindo as meninges, a pele e outros órgãos. As lesões cutâneas ocorrem em 5 a 10% dos doentes, com disseminação hematogênica do fungo, com a possível ocorrência de vários tipos de lesões cutâneas: formas papulonodulares; formas ulcerosas; celulites; paniculites; placas vegetantes; e abscessos subcutâneos. Na pele, as lesões atingem, preferencialmente, a face, inclusive a mucosa oral, mas podem ser disseminadas. As formas papulonodulares apresentam-se em número variável, desde poucas a centenas de lesões, e a principal diagnose diferencial deve ser feita com lesões de molusco contagioso disseminado. Quando essas lesões se ulceram e tornam-se crostosas, eventualmente pode ser necessária a diagnose diferencial com herpes simples. A diagnose definitiva deve ser feita por meio de biópsia das lesões cutâneas, demonstrando-se a presença do *Criptococus neoformans*, que também pode, eventualmente, ser identificado por esfregaços das lesões corados por Giemsa ou pela tinta nanquim, e, eventualmente, por cultura do material de biópsia. O tratamento é feito com anfotericina B associada a fluconazol, e, como as recidivas são frequentes nesses doentes, é necessária profilaxia permanente com fluconazol.
- **Histoplasmose:** Geralmente, apresenta-se, nos portadores do HIV, sob a forma de doença disseminada, com lesões pulmonares, linfadenopatias e hepatoesplenomegalia, sintomas gerais de infecção e lesões cutâneas. As lesões cutâneas podem ser extremamente polimorfas, e vários tipos de lesões podem ocorrer em um mesmo doente. Observam-se as do tipo maculoeritematosas, psoriasiformes, acneiformes e pustulosas, foliculites, paniculites, lesões ulcerosas e placas vegetantes. Atingem predominantemente a face, inclusive cavidade oral e orofaringe, o tronco e as extremidades. A diagnose deve ser feita por meio de biópsia das lesões cutâneas com demonstração do *Histoplasma capsulatum*, que pode ser identificado também nos esfregaços e por cultura. O tratamento mais eficiente é a anfotericina B intravenosa e, como as recidivas são frequentes, uso profilático de fluconazol.
- **Esporotricose:** Nos indivíduos infectados pelo HIV, apresenta características de infecção disseminada, pela imunossupressão desses doentes. Dessa forma, ocorrem lesões cutâneas disseminadas, oculares e osteoarticulares. As oculares caracterizam-se por hipópio, lesões da úvea e da esclerótica. As osteoarticulares expressam-se por artrite; e as cutâneas são polimorfas, papuloescamosas, papulonodulares, crostosas, hiperqueratósicas, com nódulos subcutâneos e lesões ulcerosas. A diagnose deve ser feita por meio de cultura, ainda que, nos portadores do HIV, a imunossupressão permita a proliferação de grande quantidade de fungos nas lesões, possibilitando seu achado em esfregaços ou no exame histopatológico. O tratamento é feito com anfotericina B intravenosa e itraconazol via oral.
- **Paracoccidioidomicose:** A reativação da doença pulmonar pelo *Paracoccidioides brasiliensis* em portadores do HIV resulta em disseminação com envolvimento cutâneo. Normalmente, tem início assintomático e pode se apresentar com pápulas, pústulas e placas. Com o tempo, as lesões tendem a coalescer e a formar grandes placas verrucosas, com ulcerações, comuns nas regiões nasal e labial. Eritema nodoso ou multiforme também pode aparecer. O diagnóstico é histopatológico, realizado por exame micológico direto, exame histopatológico e cultura de tecido da lesão. No tratamento, utilizam-se azóis ou anfotericina B seguida de manutenção com azóis.

Protozooses

São raras, mas registram-se casos de manifestações cutâneas de protozooses em portadores do HIV. Lesões papulonodulares violáceas por *Pneumocystis carinii*, erupções eritematopapulosas por *Toxoplasma gondii* e amebíase cutânea também foram descritas em associação com infecção por HIV.

Pneumocistose

A disseminação cutânea da infecção pelo *Pneumocystis jirovecii* é rara e acomete principalmente pacientes com HIV/Aids sob terapia ou profilaxia com pentamidina em aerossol. Essa quimioprofilaxia permite maior proteção pulmonar, porém não impede que outros órgãos sejam acometidos. Pápulas e nódulos vermelho-azulados friáveis podem surgir dentro dos canais auriculares externos e na mucosa nasal. O diagnóstico é feito pela histopatologia. O tratamento com pentamidina, via intravenosa, ou sulfametoxazol é muito eficiente.

Parasitoses

Também foram descritas associações de parasitoses com infecção por HIV, sem a importância das demais infecções que vitimam esses doentes. Existe associação de sarna norueguesa com a Aids.

Neoplasias

Nos indivíduos infectados pelo HIV, registra-se frequência aumentada de neoplasias como SK, carcinomas espinocelulares anorretais e linfomas B. Felizmente, desde a introdução da HAART, caiu a notificação de SK em 50% nos pacientes que usam três ou mais antirretrovirais. A incidência anual passou de 4 para 0,7%. Mecanismos que podem estar envolvidos no favorecimento às neoplasias são diminuição da vigilância imunológica normal, que destrói os clones de células malignas que surgem no organismo; e maior ação de agentes infecciosos oncogênicos, cuja atividade é facilitada pela imunossupressão, permitindo sua maior proliferação e maior atividade patogênica e oncogênica.

Sarcoma de Kaposi

O SK encontrado nos portadores do HIV é denominado sarcoma de Kaposi epidêmico, para diferenciá-lo da versão clássica; da endêmica, que ocorre na África; e da que afeta indivíduos transplantados, iatrogenicamente imunossuprimidos.

- **Patogenia:** O SK é muito mais comum nos portadores do HIV em relação à população normal e de transplantados. Contudo, 95% dos casos nos HIV-positivos ocorrem em homossexuais e bissexuais. Esse fato, aliado às observações de que o SK, raro nas mulheres, é mais frequente naquelas com Aids parceiras de bissexuais do que nas parceiras de indivíduos viciados em drogas de uso intravenoso, sugere a possibilidade de a neoplasia ser produzida por um eventual agente infeccioso de transmissão sexual, que se expressaria patogenicamente em decorrência de imunossupressão produzida pela infecção por HIV. Mais recentemente, surgiram evidências de que seja causado por vírus, 22A, o herpes-vírus humano 8 (HHV-8), ou herpes-vírus associado ao SK (KSHV). A detecção universal do HHV-8 sugere um papel central do vírus no desenvolvimento de todos os tipos da neoplasia.
- **Manifestações clínicas:** As lesões iniciais no SK epidêmico compreendem manchas ovaladas, fusiformes, eritematovioláceas, assintomáticas, que ocorrem em número variável, particularmente na face, no tronco, nos membros e na cavidade oral. Elas tendem a evoluir para pápulas, nódulos e placas violáceas e verrucosidades que se distribuem de modo variável, de forma agrupada ou com padrão de distribuição do tipo pitiríase rósea (**Figura 34.38**). Outro elemento clínico que ocorre no SK é o edema relatado nas áreas com grande número de lesões, particularmente na face e nos membros inferiores (**Figura 34.39**). As lesões do SK podem ulcerar-se, favorecendo infecção bacteriana, principalmente nos pés e nas pernas.

  As formas muito disseminadas e as intensamente edematosas podem produzir grandes deformações nos doentes, e, especialmente quando ocorrem em áreas expostas, trazem-lhes problemas de natureza psicossocial (**Figura 34.40**).

  A cavidade oral é sede frequente de lesões de SK epidêmico: em cerca de 20% dos portadores do HIV, são as primeiras manifestações detectadas; e, em 97% desses doentes, elas ocorrem no palato (**Figura 34.41**). Também podem ocorrer lesões genitais do SK epidêmico.
- **Diagnose:** Clínica e histopatológica, sendo necessária a diagnose diferencial com equimoses, picadas de insetos, nevos melanocíticos e angiomas, nas fases iniciais, e melanoma, metástases cutâneas, outros tumores cutâneos, sífilis, psoríase e líquen plano, nas fases mais tardias.
- **Tratamento:** Os doentes infectados por HIV com SK raramente vão a óbito pela neoplasia, mas sim por outras causas, particularmente as infecções. Por essa razão, o tratamento do SK é indicado

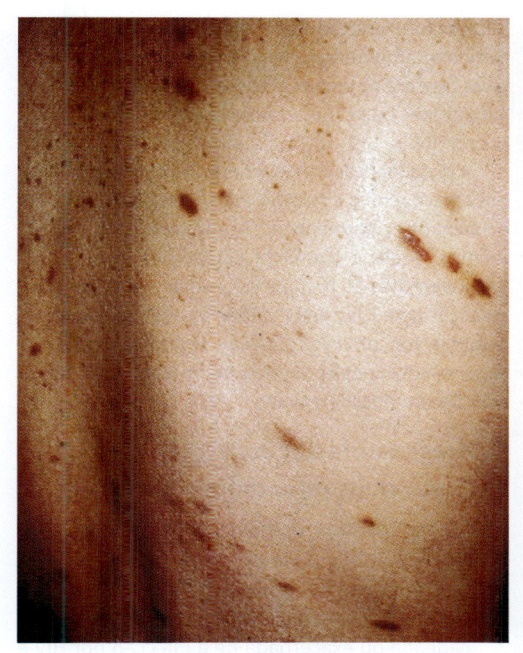

▲ **Figura 34.38** Sarcoma de Kaposi. Manchas violáceas ovaladas no dorso, com padrão de distribuição do tipo da pitiríase rósea.

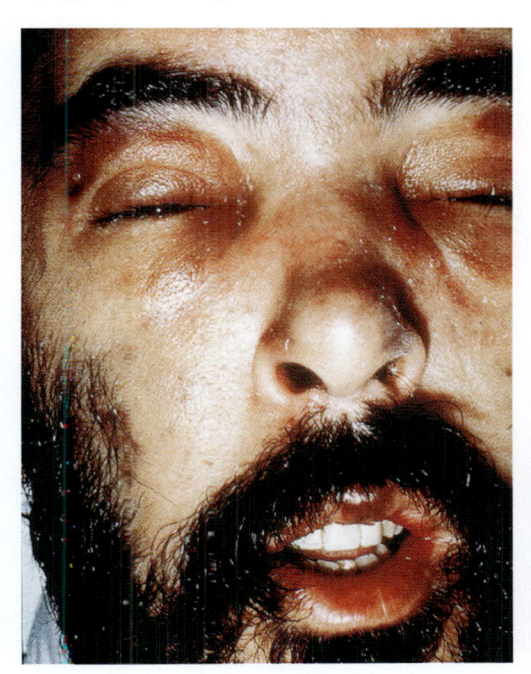

▲ **Figura 34.39** Sarcoma de Kaposi. Intenso edema da face e nódulo violáceo no lábio superior e placas violáceas nas pálpebras.

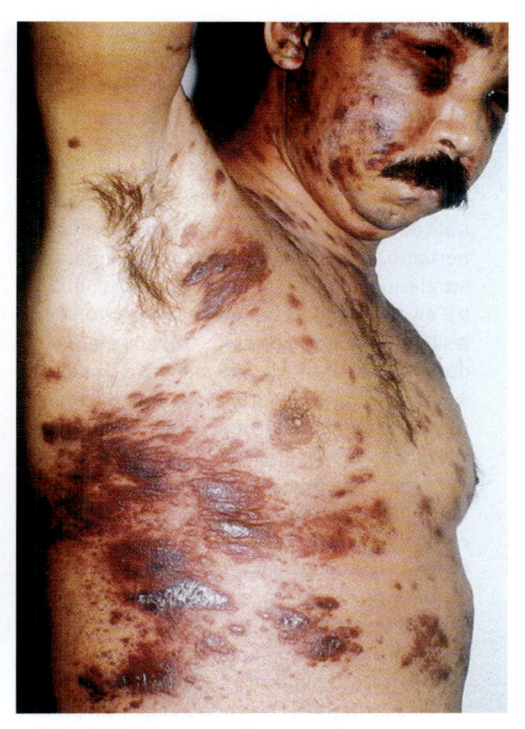

▲ **Figura 34.40** Sarcoma de Kaposi. Pápulas, nódulos e placas violáceas disseminados. Edema intenso da face.

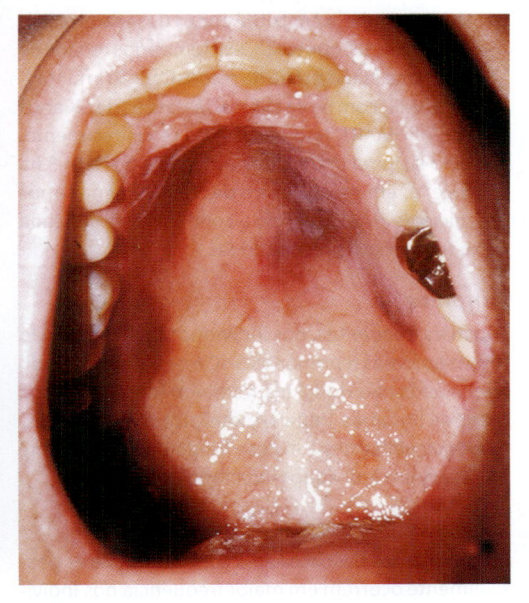

▲ **Figura 34.41** Sarcoma de Kaposi. Placas e nódulos violáceos no palato.

fundamentalmente quando as lesões cutâneas são desfigurantes, dolorosas, ulceradas e sangrantes ou rapidamente proliferativas. As possibilidades terapêuticas são crioterapia, excisão cirúrgica, vimblastina intralesional, interferon-α intralesional e radioterapia. A grande vantagem da crioterapia pelo nitrogênio líquido é que se trata de processo que não produz sangramento e, portanto, é mais seguro. Utiliza-se a vimblastina intralesional, 0,1 a 0,5 mL de solução, com 0,1 a 0,2 mg/mL a cada 2 semanas. O interferon intralesional é muito mais caro e menos efetivo. As doses utilizadas são de 3 a 5 milhões de unidades, 3 vezes/semana. Em formas disseminadas, pode ser necessária a utilização de tratamento sistêmico. Este pode ser realizado com interferon-α, 36 milhões de unidades/dia, por 6 a 8 semanas. Também podem ser usados agentes quimioterápicos como vimblastina, etoposídeo e doxorrubicina, que têm o inconveniente da mielossupressão e exacerbação da imunossupressão. São melhores, por não serem mielossupressores, a vincristina e a bleomicina. Poliquimioterapia com vincristina, 1,4 mg/m^2, dose máxima de 2 mg, e doxorrubicina, 10 a 20 mg/m^2, IV, a cada 2 semanas, produz respostas parciais ou completas em mais de 70% dos casos. Também podem ser utilizadas a doxorrubicina intralesionalmente e a daunorrubicina, IV. A melhora da contagem de linfócitos T CD4 com HAART também contribui para o desaparecimento de lesões. Entretanto, existem vários relatos de síndrome inflamatória da reconstituição imunológica (IRIS) com piora clínica das lesões de SK após uso de HAART. Isso decorre do reconhecimento, pelo sistema imune, dos antígenos do HHV-8 na pele, e, em geral, ocorre de 3 a 8 semanas após início de HAART, sendo a conduta mais indicada o tratamento precoce do SK.

Linfomas

São mais frequentes, nos indivíduos infectados pelo HIV, os linfomas B primários SNC e os linfomas B indiferenciados não Hodgkins. Também foram descritos casos de linfomas T epidermotrópicos com manifestações semelhantes à micose fungoide e à síndrome de Sézary em indivíduos infectados pelo HIV.

Cânceres cutâneos

Os carcinomas basocelulares e espinocelulares possivelmente ocorrem em maior frequência nos indivíduos infectados pelo HIV, como em outros imunossuprimidos, mas ainda não existem estudos mostrando diferença em relação à população geral, na qual esses tumores também são muito frequentes. Existem relatos de carcinomas espinocelulares múltiplos e de carcinomas basocelulares metastáticos em portadores do HIV.

A incidência de carcinomas anogenitais e carcinoma cloacogênico em indivíduos infectados pelo HIV é maior, principalmente em homossexuais; provavelmente, há relação com infecção pelo HPV.

Referentes ao melanoma, existem relatos da associação com HIV, mas o valor dessa relação não está estabelecido, uma vez que o melanoma maligno não se apresenta com frequência maior em outras condições de imunossupressão.

Outras manifestações tegumentares em indivíduos infectados pelo HIV

Exacerbação de dermatites

A infecção pelo HIV pode desencadear ou exacerbar dermatite seborreica e psoríase.

- **Dermatite seborreica:** É frequentemente desencadeada ou exacerbada pela infecção por HIV e caracteriza-se apenas pela intensidade dos sintomas e resistência aos tratamentos habituais (Figura 34.42). O uso de HAART tem diminuído

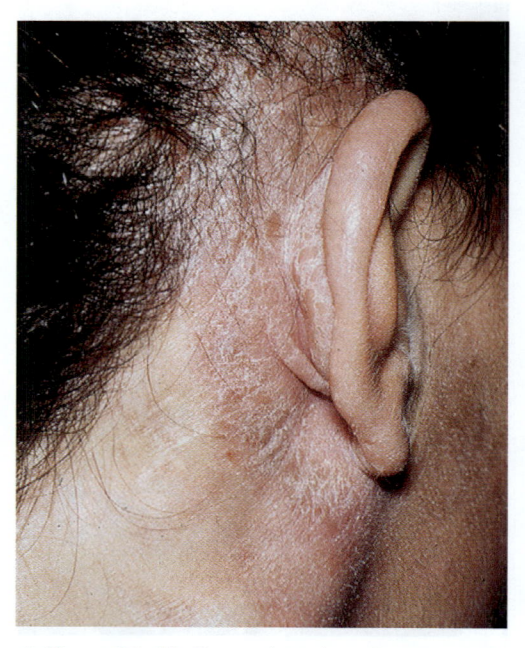

▲ **Figura 34.42** Dermatite seborreica em portador de HIV. Placa eritematodescamativa atingindo a região retroauricular e o couro cabeludo.

o número de casos refratários. A hipótese explicativa para as relações entre a infecção pelo HIV e a dermatite seborreica é o favorecimento à proliferação do *Pityrosporum ovale* pela imunossupressão provocada pelo HIV.

- **Psoríase:** Sua frequência nos portadores do HIV, aparentemente, não difere da relatada na população geral, mas as formas artropáticas seriam mais frequentes nos HIV-positivos (**Figura 34.43**). Há possível associação com o HLA-B27. A infecção pelo HIV pode exacerbar psoríase preexistente ou a psoríase pode surgir quando da soroconversão. No tratamento, é preciso evitar a imunossupressão. Às vezes, o próprio tratamento da infecção por HIV melhora a psoríase. O etretinato, que não produz imunossupressão, é uma boa opção terapêutica.

Erupções papulopruriginosas

- **Foliculite eosinofílica associada à infecção por HIV:** Caracteriza-se por lesões papulosas urticariformes foliculares e não foliculares localizadas especialmente na face, na parte superior do tronco e nas porções proximais dos membros (**Figura 34.44**). A diagnose é clínica e histopatológica, observando-se infiltrado inflamatório neutrofílico e eosinofílico nos folículos pilosos. A diagnose diferencial deve ser feita com acne e erupção acneiforme, rosácea, escabiose e foliculites estafilocócicas. O tratamento é extremamente difícil, situação em que podem ser tentados corticoterapia, anti-histamínicos e fototerapia por ultravioleta B (UVB) e uso tópico de cetoconazol, neomicina ou metronidazol creme, associados aos esteroides.

- **Erupção papular prurítica (PPE) do HIV:** Caracteriza-se por pápulas múltiplas, crônicas, pruríticas, hiperpigmentadas, em pele liquenificada, distribuídas simetricamente pelo tronco e pelas extremidades (**Figura 34.45**). São lesões autoinduzidas, secundárias a escoriações e traumas na pele, interpretadas como exacerbação de hipersensibilidades preexistentes, como alergia a picadas de insetos, e constituição atópica. A PPE é normalmente recalcitrante à maioria das terapias antipruríticas. Sucesso tem sido descrito pelo uso de UVB, anti-histamínicos orais e pentoxifilina.

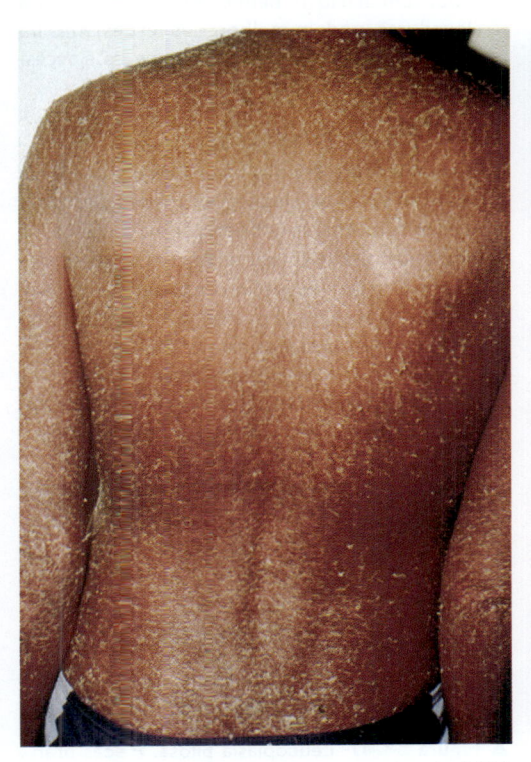

▲ Figura 34.43 Psoríase em portador do HIV. Eritrodermia.

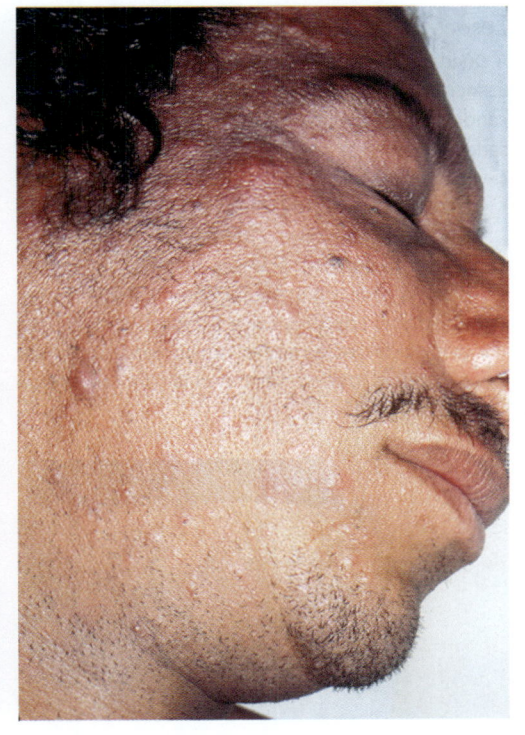

▲ Figura 34.44 Foliculite eosinofílica. Erupção papulosa disseminada na face.

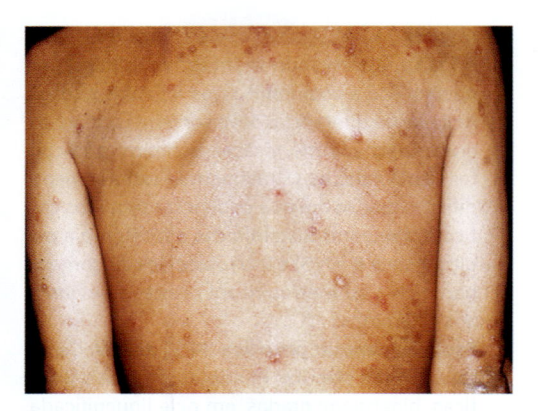

▲ Figura 34.45 Prurigo em portador do HIV. Pápulas escoriadas, lesões hiperpigmentadas residuais e cicatrizes.

- **Xerose/asteatose cutânea:** Pacientes com xerose apresentam delicadas escamas brancas difusas na pele, que podem levar a fissuras e infecções bacterianas secundárias. O tratamento consiste em emolientes, esteroides tópicos e anti-histamínico oral.

Lesões da mucosa oral

A cavidade oral é frequentemente sede de afecções associadas à infecção pelo HIV, como herpes labial, candidoses, criptococose, histoplasmose e SK, já analisados. Além dessas afecções, podem ser observadas, na cavidade oral desses doentes, as manifestações a seguir.
- **Ulcerações aftoides:** Frequentes em portadores do HIV, geralmente de pequenas dimensões e, eventualmente, grandes, exigindo, inclusive, biópsia para a diagnose diferencial com histoplasmose, criptococose e tumores. Sem causas conhecidas, essas lesões, quando muito intensas e extensas, podem ser tratadas com talidomida (Figura 34.46).

- **Leucoplasia pilosa:** É praticamente um marcador da Aids, embora, mais recentemente, também tenham sido descritos casos em imunossuprimidos iatrogênicos transplantados e em indivíduos leucêmicos submetidos à quimioterapia. Embora tenham sido observados doentes infectados pelas várias vias possíveis, é mais frequente em homossexuais. A leucoplasia pilosa parece relacionar-se às infecções dos queratinócitos da mucosa pelo vírus de Epstein-Barr. Frequentemente, há associação com candidose. O quadro é característico e compreende placas brancas em faixas confluentes dispostas particularmente nas bordas laterais da língua, geralmente assintomáticas. Pode haver disseminação das lesões para a porção ventral da língua, assoalho da boca, faringe e pilares amigdalianos (Figura 34.47). A diagnose é clínica e histopatológica, sendo obrigatória a diagnose diferencial com candidose, leucoplasias em geral, leucoqueratose, líquen plano oral e carcinomas incipientes. Como a lesão é assintomática, geralmente não é necessário tratamento. Terapêutica antiviral com aciclovir, bem como medidas contra leveduras, podem melhorar as lesões, mas há tendência à recidiva. Excepcionalmente, é necessária a realização de *shaving* cirúrgico.

Alterações dos fâneros

Aproximadamente 7% dos pacientes HIV-positivos apresentam sinais de alopecia difusa não cicatricial (ADNC), principalmente nos estágios mais avançados da imunossupressão. Em pacientes com Aids, os cabelos podem ficar mais lisos e finos; e pode haver canície precoce e presença de cílios alongados. Outra forma de alopecia observada em pessoas vivendo com HIV/Aids é a areata, inclusive na sua forma universal.

Nas unhas, além das já citadas onicomicose subungueal proximal e onicomicose branca, podem

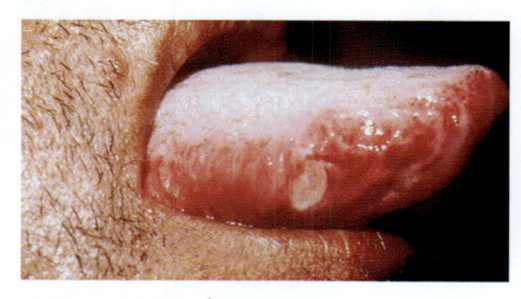

▲ Figura 34.46 Úlcera aftoide em portador do HIV. Localização lingual.

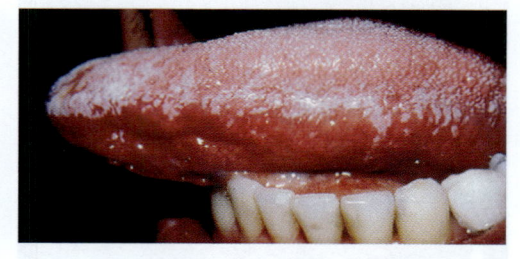

▲ Figura 34.47 Leucoplasia pilosa. Placas brancas dispostas em faixas paralelas na borda lateral da língua.

ser observadas candidose, coloração amarelada das unhas e pigmentação induzida por zidovudina.

Grupo miscelânea

Além das alterações tegumentares já descritas, têm havido múltiplos relatos de associação entre infecção por HIV e várias doenças cutâneas:

- **Dermatoses ictiosiformes:** Ictiose adquirida e xerose são detectadas em cerca de 30% de doentes HIV-positivos.
- **Porfiria cutânea tarda:** Tem sido detectada em associação com a infecção por HIV, por interferência das infecções no metabolismo das porfirinas ou por disfunção hepática relacionada à hepatite B crônica ou ao álcool.
- **Granuloma anular:** Têm sido descritas, associadas à infecção por HIV, formas localizadas e disseminadas, bem como formas perfurantes.
- **Granulomatose linfomatoide:** Já foram descritos casos com predominância de lesões aftoides na mucosa oral e esofágica.
- **Vasculites:** Já foram descritas lesões de vasculite leucocitoclástica e púrpura trombocitopênica idiopática em associação com infecções por HIV, às vezes relacionadas à citomegalovirose.

Síndrome de Reiter

Ocorre em cerca de 10% dos infectados pelo HIV.

As manifestações clínicas compreendem: uretrite; conjuntivite; lesões ulcerosas orais; balanite circinada; e queratodermia blenorrágica. Além disso, ocorre artrite associada.

Outras associações descritas, porém sem relações estabelecidas com a Aids, são vitiligo e síndrome de Sjöegren, doenças nas quais também se admitem alterações imunes.

ALTERAÇÕES DERMATOLÓGICAS NA ERA HAART

Apesar do grande impacto na morbidade e letalidade após o início da HAART, muitos efeitos colaterais têm sido descritos nos últimos anos. De fato, houve uma substancial diminuição de infecções oportunistas na pele. Entretanto, quadros alérgicos, que antes eram restritos ao uso de sulfas, por exemplo, agora são relacionados ao uso dos antirretrovirais como nevirapina, efavirenz e abacavir, entre outros. Um fato curioso é a atenuação da dermatite seborreica, provavelmente pela redução da secreção sebácea e pela diminuição da população de *P. ovale* pelo uso de IP que levam a um efeito retinoide-símile.

As condições não infecciosas que afetam a pele na era pós-HAART são xerose cutânea e prurigo. A redução da secreção sebácea e a alteração da composição dos lipídeos da pele a ressecam, causando anormalidades na estrutura do extrato córneo. Às vezes, a pele seca poderá resultar em prurigo. A ocorrência dessas condições não foi afetada pela imunorreconstituição, pois não são relacionadas com causa infecciosa.

Lipodistrofia

Apesar do impacto positivo sobre a mortalidade relacionada com a Aids, o novo tratamento com fármacos antirretrovirais que incluem os IP pode levar a alterações clínicas e laboratoriais. A síndrome da lipodistrofia resulta em perda periférica do tecido gorduroso e distribuição anormal de gordura com aumento da gordura visceral. Constitui-se em aumento do tecido adiposo nas regiões abdominal e dorsocervical (giba de búfalo), lipomatose e hipertrofia da mama (lipo-hipertrofia) e lipoatrofia, com perda de gordura periférica da face, do couro cabeludo, dos glúteos e das extremidades.

Inicialmente, o desenvolvimento da lipodistrofia foi associado ao uso do IP indinavir, porém outros estudos, desenvolvidos em muitos pacientes, demonstraram que a lipodistrofia pode ocorrer com o uso de todos os IP ou até mesmo na ausência desses medicamentos. As evidências mostram que a lipodistrofia periférica está associada com hipertrigliceridemia, hipercolesterolemia, hiperinsulinemia e resistência periférica à insulina. O aparecimento do diabetes melito tipo 2 foi demonstrado em menos de 2% dos casos.

Por sua vez, aterogênese, coronariopatia e doença vascular periférica eram assuntos discutíveis quando os pacientes soropositivos para o HIV não viviam muito tempo. Entretanto, com o declínio da mortalidade, após a introdução dos IP, foi possível observar alterações metabólicas e morfológicas macroscópicas que podem determinar o início de doença cardíaca isquêmica e outros problemas vasculares.

A IRIS foi reconhecida após a introdução da HAART em meados de 1990, sendo também conhecida como *síndrome de restauração imune* (*SRI*).

Enquanto a HAART induz respostas imunes protetoras contra patógenos, para alguns doentes, a reconstituição imunológica se associa a respostas inflamatórias patológicas. Os fatores de risco para a IRIS incluem contagem baixa de CD4, presença de infecção latente e resposta intensa imunológica e virológica à HAART. A IRIS é caracterizada por piora de achados clínicos, laboratoriais ou radiológicos, a despeito da diminuição do nível de RNA do HIV e aumento dos linfócitos CD4 após a introdução da terapia retroviral. A IRIS pode ocorrer durante ou logo após o tratamento de uma infecção oportunista, como uma nova síndrome clínica, variando da piora de uma infecção oportunista tratada, ao aparecimento, com características atípicas, de uma infecção oculta, ou mesmo de uma condição autoimune ou maligna, não reconhecidas previamente. Durante os meses iniciais da HAART, a reconstituição imunológica é complicada por fenômenos clínicos adversos, nos quais uma infecção previamente subclínica se revela, ou uma infecção preexistente, parcialmente tratada, piora.

Tratamento

Para que o objetivo da terapia seja alcançado, os pacientes devem ser informados sobre a adesão à dieta, necessidade de mudança no estilo de vida e, principalmente, como proceder diante dessas situações, utilizando técnicas adequadas de mudança de comportamento.

Para correção do problema estético representado pela lipodistrofia da face, que pode ser estigmatizante, utiliza-se a aplicação de metacrilato na região atrofiada, principalmente facial, em especial nos casos mais graves. Outras estratégias, como mudança no hábito alimentar, exercício físico sob supervisão e modificação das medicações antirretrovirais, devem ser instituídas. O tratamento antirretroviral da Aids foge do âmbito do dermatologista, que deve ser responsável pelo tratamento das complicações dermatológicas da doença.

35
Micoses superficiais

As micoses superficiais compreendem grupos de afecções causadas por fungos, limitadas às camadas queratinizadas ou semiqueratinizadas do tegumento ou localizadas na sua superfície, atingindo pele e mucosas.

O primeiro grupo constitui as dermatofitoses, afecções produzidas por vários gêneros de parasitas, denominados em conjunto (dermatófitos), que utilizam a queratina como fonte de subsistência e, por essa razão, parasitam as porções queratinizadas ou semiqueratinizadas da epiderme, dos pelos e das unhas.

No segundo grupo, incluem-se moléstias causadas por fungos sem afinidade micológica ou clínica. Como não possuem poder queratolítico, vivem sobre a pele, penetrando nos interstícios da camada córnea ou ao redor dos pelos. Utilizam, como fontes de manutenção, restos epiteliais ou produtos de excreção e, assim, não são considerados parasitas, mas comensais. Compreendem a pitiríase versicolor, a tinha negra e as piedras. Em pacientes imunocomprometidos, esses fungos podem determinar fungemia e acometimento de órgãos internos.

O terceiro grupo abrange infecções cutaneomucosas que podem atingir tanto a pele e seus apêndices como as mucosas. São determinadas por leveduras do gênero Candida.

Há um quarto grupo constituído por fungos filamentosos e leveduriformes, em geral geofílicos, que podem acometer pele, unhas e, menos frequentemente, os pelos, de modo similar aos dermatófitos. As infecções desse grupo designam-se, atualmente, como dermatomicoses.

DERMATOFITOSES

São produzidas por dermatófitos, fungos dos gêneros *Microsporum*, *Trichophyton* e *Epidermophyton*; são exclusivos da espécie humana (antropofílicos), próprios de animais domésticos ou silvestres (zoofílicos) ou vivem no solo (geofílicos). As lesões decorrem da presença do próprio fungo ou em virtude da reação de hipersensibilidade específica ao agente causal ou a seus produtos, as dermatofítides.

Com a progressão da infecção, desenvolve-se a imunidade celular evidenciada pela reação à tricofitina e pelo eventual aparecimento das dermatofítides.

Os imunocomprometidos tendem a desenvolver dermatofitoses extensas e recidivantes. O quadro clínico das dermatofitoses varia de acordo com a região ou o anexo comprometido. Consoante à localização, compreendem tinha do couro cabeludo, da barba, do corpo (pele glabra), do pé e da mão, crural (inguinal), da orelha, imbricada e das unhas.

Tinha do couro cabeludo (*tinea capitis*)

Causada por diversos dermatófitos, comum em crianças, rara no adulto. Adquirida pelo contato com indivíduos infectados, animais doentes ou portadores, particularmente cães e gatos, ou com a própria terra. Divide-se em tinha tonsurante (microspórica e tricofítica) e tinha favosa ou favo.

Manifestações clínicas

- **Tinha tonsurante:** Apresenta, fundamentalmente, placas de tonsura, caracterizadas por cotos pilosos e descamação, única ou múltipla, no couro cabeludo (**Figuras 35.1** e **35.2**). O quadro é de evolução crônica. Há, entretanto, uma forma aguda, com intensa reação inflamatória, que se apresenta como placa elevada, geralmente única, bem delimitada, dolorosa, com pústulas e microabscessos que drenam pus à expressão. É o quérion (*Kerion Celsi*), causado, habitualmente, por dermatófitos zoo ou geofílicos (**Figura 35.3**). No caso do *Microsporum canis* e *Microsporum gypseum*, mais frequentes em nosso meio, mas também em outras espécies como o *Microsporum audouinii*, o *Microsporum ferrugineum* e o *Microsporum rivaliente*, a infecção é do tipo ectótrix, isto é, o fungo cresce formando um mosaico de esporos na superfície externa do pelo. No caso do *Trichophyton tonsurans*, frequente em nosso meio, mas também no caso do *Trichophyton violaceum*, *Trichophyton gouvili*, *Trichophyton soudanense*, *Trichophyton yaoundai* e *Trichophyton schöenleinii*, a infecção é do tipo endótrix, isto é, as hifas localizam-se no interior do pelo. Nas tinhas tonsurantes, podem ocorrer pápulas foliculares na pele, particularmente no tronco, por hipersensibilidade (mícides). A confirmação diagnóstica é dada pelo achado do parasita no material retirado das placas em exame microscópico após clarificação pela potassa. Para complementar a diagnose, pode-se isolar o fungo por cultura em meio de Sabouraud. Ao exame pela luz de Wood, os dermatófitos do gênero *Microsporum* têm fluorescência esverdeada, enquanto os do gênero *Trichophyton* não fluorescem, exceto o *T. schöenleinii*, que tem fluorescência verde-palha.

- **Tinha favosa ou favo (*tinea favosa*):** Essencialmente crônica na sua evolução. Seu agente causal é o *T. schöenleinii*, e ocorre principalmente sob forma de microendemias em zonas rurais ou pequenas comunidades do interior. É a mais grave das tinhas do couro cabeludo, porque o fungo, atacando o folículo piloso, pode determinar lesões cicatriciais do couro cabeludo, com eventual alopecia definitiva. Os casos típicos mostram lesões pequenas, crateriformes em torno do óstio folicular. Constituem o clássico *godet* ou escútula fávica. São patognomônicos do favo clássico. Há, não obstante, outras formas clínicas. Em uma delas, predomina o elemento descamativo (o favo pitiroide), em outra, o supurativo-crostoso (favo impetigoide) (**Figura 35.4**). Na luz de Wood, a fluorescência é verde-palha. Contrariamente às outras tinhas do couro cabeludo, uma vez adquirida na infância, raramente a tinha favosa se cura espontaneamente na puberdade. Persiste pelos anos e decênios nos adultos, atuando como fonte de infecção para as crianças.

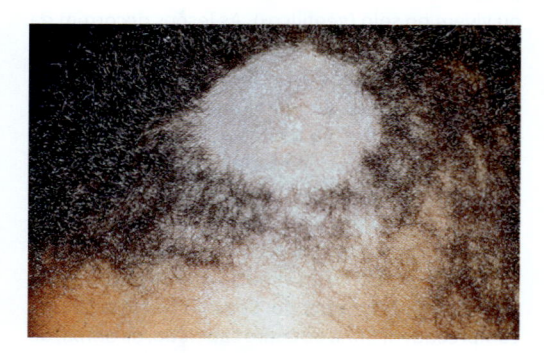

▲ **Figura 35.1** Tinha do couro cabeludo por *Microsporum*. Placa tonsurante.

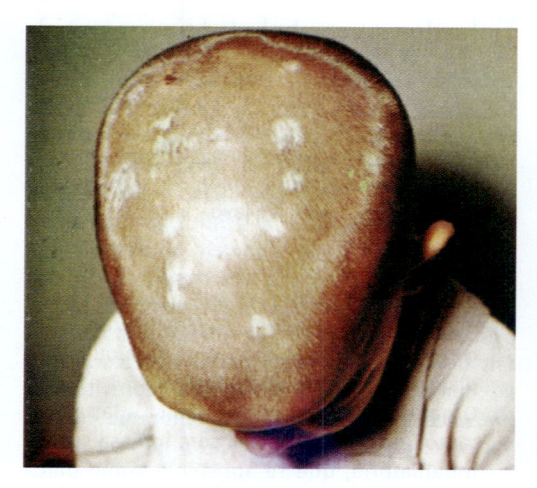

▲ **Figura 35.2** Tinha do couro cabeludo. Placas múltiplas em tinha tricofítica (*T. violaceum*).

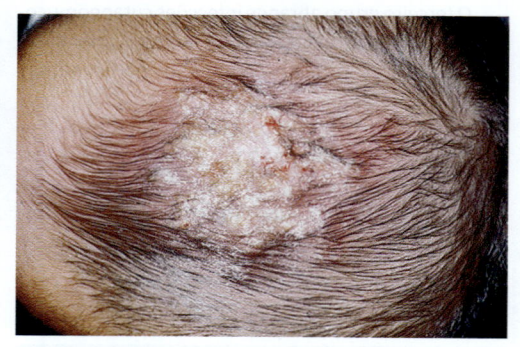

▲ **Figura 35.3** Quérion. Placa elevada com pústulas e crostas.

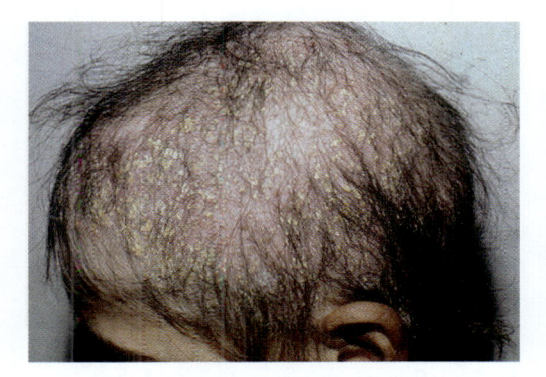

▲ **Figura 35.4** Tinha favosa. Lesões pustulosas crateriformes em torno do óstio folicular ("*godet fávico*").

Tinha da barba (*tinea barbae*)

Manifestações clínicas

A tinha da barba, rara em nosso meio, apresenta três quadros distintos:

- **Tipo inflamatório:** Lesões inflamatórias, exsudativas e supurativas, geralmente circunscritas, lembrando o quérion.
- **Tipo herpes circinado:** Lesões anulares, eritematopapulovesicoescamosas nas bordas. À medida que a lesão cresce pela borda, há tendência à cura da parte central (**Figura 35.5**).
- **Tipo sicosiforme:** Clinicamente idêntico à foliculite bacteriana, apresenta pústulas foliculares às quais se associa, posteriormente, a formação de crostas.

Tinha do corpo (*tinea corporis*)

A tinha do corpo, glabrosa ou da pele glabra apresenta-se sob aspectos morfológicos bastante diversos, desde formas vesiculosas, simulando herpes simples, até nodulares ou em placas. Os agentes mais frequentes, em nosso meio, são o *Trichophyton rubrum*, *M. canis* e *Trichophyton mentagrophytes*.

Manifestações clínicas

- **Forma vesiculosa:** A lesão primária é a vesícula. Evoluindo, várias delas se fundem, e, rompendo-se, deixam superfícies exulceradas sobre as quais podem se formar crostas. Posteriormente, novas vesículas surgem na periferia, progredindo centrifugamente. Essa forma é bastante inflamatória e pode evoluir para cura espontânea.
- **Forma anular:** Inicia-se por lesão eritematopapulosa que cresce centrifugamente, com cura central à medida que há progressão pela periferia. As lesões podem ser múltiplas, ocorrendo frequentemente sua confluência. Essas manifestações são, na maioria das vezes, acompanhadas de prurido (**Figura 35.6**).
- **Forma em placas:** Nesse caso, inverso aos anteriores, não há tendência à cura espontânea do centro da lesão. As placas são essencialmente descamativas e eritematosas e aumentam tanto em tamanho que podem chegar a comprometer extensas áreas do tegumento, podendo simular quadros de dermatite seborreica ou de psoríase (**Figuras 35.7** e **35.8**).

Tinha do pé e da mão (*tinea pedis* e *tinea manus*)

A tinha dos pés é bastante comum, e a das mãos, pouco frequente. Nesta, encontram-se, mais comumente, processos decorrentes de hipersensibilidade a foco situado em outro local (dermatofítides). Os agentes mais frequentes são o *T. rubrum*, *T. mentagrophytes* e *Epidermophyton floccosum*.

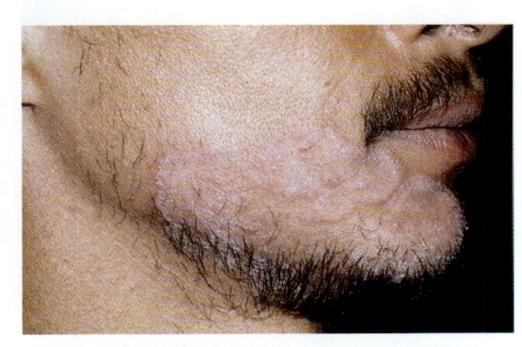

▲ **Figura 35.5** Tinha da barba. Tipo herpes circinado. Lesões circinadas confluentes de bordas eritematopapulovesicodescamativas.

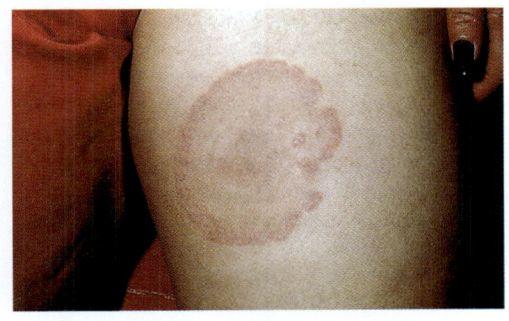

▲ **Figura 35.6** Tinha da pele glabra. Forma anular. Lesão anular circinada.

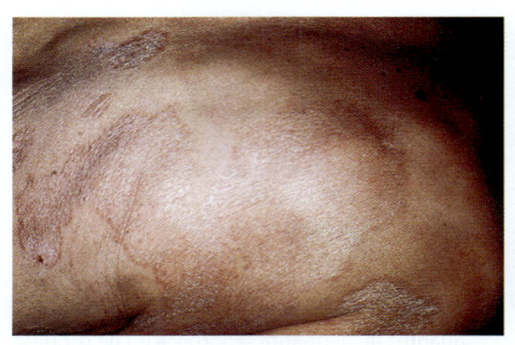

▲ **Figura 35.7** Tinha da pele glabra. Forma em placas. Placas eritematodescamativas sem tendência à cura central.

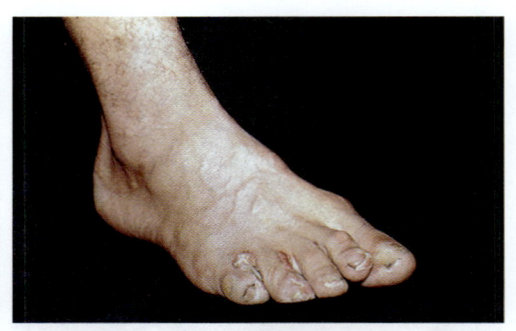

▲ **Figura 35.9** Tinha dos pés. Forma intertriginosa. Lesões inflamatórias maceradas interdigitais.

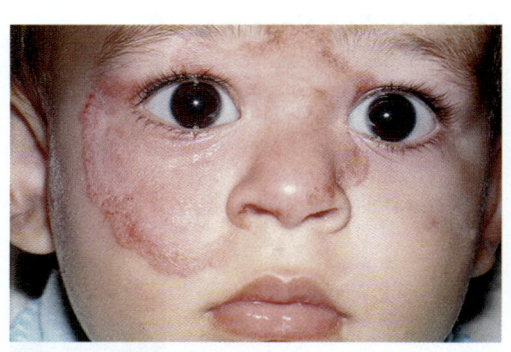

▲ **Figura 35.8** Tinha da pele glabra. Forma em placas. Placa eritematosa de bordas papulovesiculosas na face.

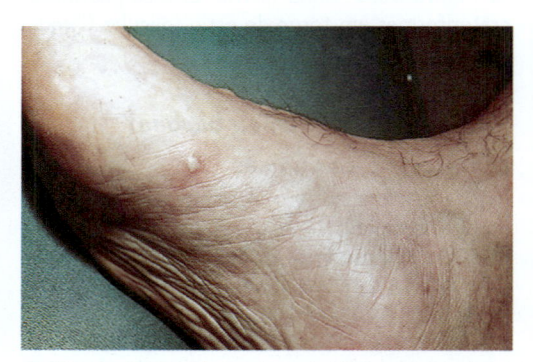

▲ **Figura 35.10** Tinha dos pés. Forma vesiculosa. Lesão vesicopustulosa rodeada por halo eritematoso na região plantar.

Manifestações clínicas

- **Forma intertriginosa:** Descamação e maceração da pele dos espaços interdigitais, podendo ocorrer fissuração e prurido. Além dos dermatófitos, a *Candida albicans* e o *Corynebacterium minutissimum* também podem ocasionar esse quadro (**Figura 35.9**).
- **Tipo vesicobolhoso:** Ocorre geralmente em associação com a forma anterior. Tipo agudo constituído por lesões vesicobolhosas. Complica-se frequentemente por infecção bacteriana (**Figura 35.10**).
- **Tipo escamoso:** De evolução crônica, apresenta lesões escamosas, geralmente pruriginosas. A reação inflamatória é discreta, e, frequentemente, há onicomicose acompanhando o quadro (**Figura 35.11**).

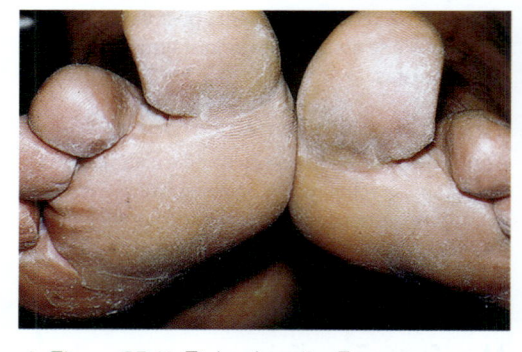

▲ **Figura 35.11** Tinha dos pés. Forma escamosa. Lesões descamativas difusas nas regiões plantares e nos dedos.

Tinha crural (*tinea cruris*)

A tinha crural, que pela localização deveria ser designada tinha inguinal (*tinea inguinalis*), é afecção comum no homem e relativamente rara na mulher. O comprometimento é geralmente bilateral e, nas formas extensas, há propagação para o períneo, as regiões glúteas e a parede abdominal. Os agentes mais frequentes, em nosso meio, são o *T. rubrum*, *E. floccosum* e o *T. mentagrophytes* (**Figura 35.12**).

Manifestações clínicas

As lesões são eritematoescamosas com bordas nítidas, em que, às vezes, encontram-se pequenas vesículas. As lesões antigas tornam-se escuras ou mesmo liquenificadas, em virtude do prurido (**Figura 35.12**). Deve-se fazer a diagnose diferencial com outros processos habituais na região, como dermatite seborreica, dermatite de contato e eritrasma. O quadro pode apresentar, eventualmente, aspecto eritematoedematoso, pelo uso inadequado de preparações tópicas com corticosteroides.

Tinha da orelha (*tinea auris*)

Ocorre mais em crianças, atingindo a orelha externa e, eventualmente, o conduto auditivo. Raramente observada em adultos. São placas ligeiramente eritematodescamativas. O agente etiológico mais comum é o *M. canis*. A diagnose confirma-se pelo exame micológico.

Tinha da unha (onicomicose)

Tinha da unha é a denominação da infecção da lâmina ungueal por dermatófito. Onicomicose designa infecção da unha por dermatófito ou por outros fungos, como leveduras do gênero *Candida*, leveduras exógenas e outros gêneros de fungos existentes na terra e em madeiras podres.

Manifestações clínicas

O acometimento da unha por um dermatófito pode ser, inicialmente, subungueal distal e/ou lateral, subungueal proximal e superficial. Todas as formas podem evoluir para o comprometimento total da lâmina ungueal. O início mais frequente é pela borda distal, que se torna opaca com detritos córneos sob a placa ungueal (**Figura 35.13**). O aspecto é, no início, similar na porção subungueal lateral ou proximal. Na superficial, ocorrem manchas brancas na lâmina ungueal ligeiramente escamosas.

Pode haver comprometimento de uma única unha ou de várias. Em portadores do vírus da imunodeficiência humana (HIV), é frequente o acometimento múltiplo das unhas. Os dermatófitos causais da tinha ungueal são dos gêneros *Trichophyton* (*T. rubrum* e *T. mentagrophytes*) e *Epidermophyton* (*E. floccosum*), raramente *Microsporum*.

As onicomicoses por outros fungos filamentosos não dermatófitos são raras, causadas por fungos dos gêneros *Scopulariopsis*, *Hendersonula*, *Aspergillus*, *Penicillium*, *Fusarium*, *Acremonium* e outros.

A diagnose diferencial deve ser feita com afecções que atingem as unhas, como psoríase e líquen plano, ou com onicopatias congênitas e traumáticas. O exame micológico é indispensável para a diagnose. Para a confirmação diagnóstica, deve ser encontrado dermatófito, o qual pode ser identificado no exame direto, sem haver necessidade de cultivo. As culturas são de difícil obtenção e têm interesse para identificação da espécie. É preferível repetir várias vezes o exame direto antes de se recorrer ao cultivo. Nunca instituir um tratamento sistêmico de tinha da unha sem ter o exame micológico positivo. Leveduras e outros agentes de onicomicoses são frequentemente encontrados, como contaminantes, em onicopatias. É o que se denomina onicomicotização.

Formas especiais de dermatofitose

Tinha incógnita

Corresponde aos casos em que o aspecto clínico das dermatofitoses é camuflado pela ação

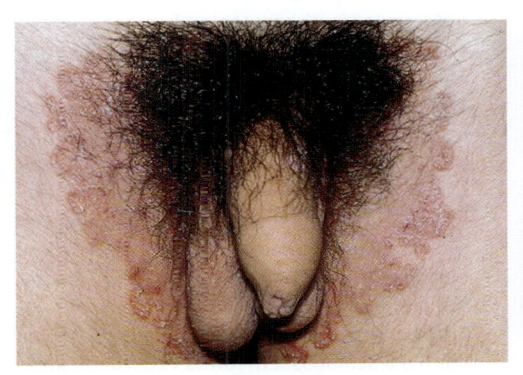

▲ **Figura 35.12** Tinha inguinal. Placas eritematodescamativas circinadas nas regiões inguinocrurais.

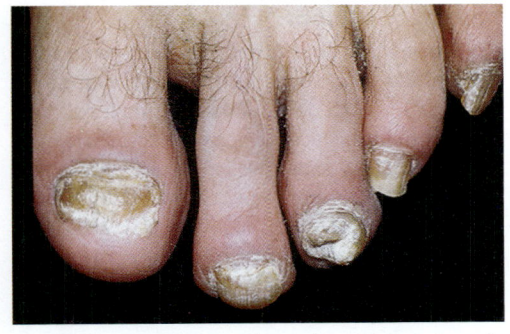

▲ **Figura 35.13** Tinha das unhas. Unhas dos pés opacas, amareladas, espessadas com hiperqueratose subungueal.

anti-inflamatória de corticosteroides usados localmente. As lesões tornam-se menos circinadas, menos eritematosas, não há descamação, e observam-se pápulas ou nódulos correspondentes à invasão dos folículos, cuja profundidade não é atingida pelo corticosteroide tópico. Há episódios de melhora da inflamação, mas não ocorre a cura. As áreas mais comumente afetadas são face, virilha, pernas e mãos.

Granuloma tricofítico (Majocchi)

É a forma especial de dermatofitose em que há infecção dos folículos pilosos. Várias espécies podem causar esse processo, sendo mais frequente o *T. rubrum*. São fatores favorecedores dessa afecção os corticosteroides tópicos, a depilação com lâminas de barbear nas mulheres, outros traumas repetidos e a imunossupressão sistêmica. Nos doentes com formas desencadeadas por problemas locais, as lesões manifestam-se por placa eritematodescamativa, que poderá não estar presente, e pápulas e papulopústulas foliculares. Quando há imunossupressão sistêmica, a doença apresenta-se como nódulos dérmicos ou subcutâneos que eventualmente evoluem a abscessos. A pesquisa dos fungos pelo exame direto deve direcionar-se aos pelos, pois, nas lesões superficiais, o exame micológico pode ser negativo. Por vezes, em razão dessas dificuldades com o exame micológico direto, o diagnóstico somente é feito por meio de biópsia, cujo exame histopatológico revela processo granulomatoso, e o fungo é visualizado pelas colorações Grocot ou Gomori ou por ácido periódico de Schiff (PAS).

Tratamento das dermatofitoses

São empregados fármacos de uso tópico ou sistêmico.

Fármacos tópicos

- **Grupo 1:** Atualmente pouco usados, como ácido salicílico, ácido benzoico, iodo, derivados mercuriais, violeta de genciana, fucsina fenolizada, ácido undecilênico, haloprogina, tolnaftato e tolciclato. São menos ativos e mais irritantes.
- **Grupo 2:** Mais efetivos e com melhor tolerância. São os derivados imidazólicos, como o isoconazol, tioconazol, econazol, bifonazol e outros, com alta eficácia e excelente tolerância.
- **Outros tópicos:** Também efetivos são o ciclopirox olamina, terbinafina e amorolfina. Esses fármacos, em creme, solução ou *spray* a 1%, são usados 1 ou 2 vezes/dia, de 6 a 8 semanas.

Fármacos sistêmicos

A griseofulvina, antibiótico extraído do *Penicillium griseofulvum*, foi o primeiro fármaco efetivo no tratamento das dermatofitoses. Atualmente, o seu emprego restringe-se somente à tinha microspórica do couro cabeludo. São usados os derivados imidazólicos, o itraconazol ou fluconazol ou um derivado da alilamina, a terbinafina. As indicações do tratamento tópico e/ou sistêmico nas dermatofitoses são as seguintes:

- **Tinha do couro cabeludo:** Necessita de tratamento sistêmico além do tópico. Pode ser indicada a griseofulvina. A dose é de 15 a 20 mg/kg/dia, divididos em 2 vezes/dia, após as refeições, por 6 a 12 semanas. A terbinafina é efetiva e mais bem tolerada. Em crianças, a dose é de 3 a 6 mg/kg/dia (62,5 mg/dia, crianças com 10-20 kg; 125 mg/dia, crianças com 20-40 kg; e 250 mg/dia, crianças com mais de 40 kg). O período de administração é de 4 a 8 semanas. Fluconazol é também efetivo e com ótima tolerância. A dose é de 6 mg/kg/dia, por 3 semanas, ou 5 mg/kg/dia, por 4 semanas. A administração de fluconazol está aprovada para crianças com mais de 6 meses de idade. Como terapia complementar, utilizar antifúngicos tópicos. No quérion, quando a supuração for intensa, é indicada drenagem. A prognose é favorável nas tinhas tonsurantes, com *restitutio ad integrum* das áreas afetadas. Eventualmente, sem tratamento, pode ocorrer cura, após tempo variável, exceto na tinha favosa. Esta, aliás, necessita de maior período de tratamento, deixando alopecia cicatricial.
- **Tinha da barba:** O tratamento sistêmico é indicado – itraconazol, 100 mg/dia, terbinafina, 250 mg/dia, ou fluconazol, 150 mg/semana, por 2 a 4 semanas. Tratamento com tópico do grupo 2.
- **Tinha do corpo:** Em forma localizada, somente tratamento tópico com tópico do grupo 2, por 2 a 4 semanas. Quando disseminada, associar tratamento sistêmico, como na tinha da barba.
- **Tinha do pé e da mão:** Nas formas não inflamatórias, tópico do grupo 2, por 6 a 8 semanas. Na tinha do pé, quando há infecção secundária, banhos ou compressas de permanganato de potássio (1:10.000), creme do grupo 2 e administração inicial de antibiótico do grupo tetraciclina ou macrolídio. Posteriormente, se necessário, associar terapia sistêmica antifúngica.
- **Tinha crural ou inguinal:** Tratamento tópico por 6 a 8 semanas. Em forma extensa ou inflamatória (frequente pelo uso de preparações com corticosteroides), associar tratamento sistêmico.

As tinhas inguinal e do pé, particularmente por *T. rubrum*, com frequência recidivam. É preciso esclarecer sobre a necessidade de secar bem essas regiões após os banhos e usar, profilaticamente, cremes ou pós antifúngicos.

- **Tinha da orelha:** Tratamento tópico e, eventualmente, sistêmico.
- **Tinha ungueal:** A terapia deve ser instituída após exame micológico positivo. Deve ser sistêmica e tópica, ainda que, eventualmente, seja indicada somente a tópica. O tratamento sistêmico pode ser feito com:
    - **Itraconazol:** 200 mg/dia (cápsulas de 100 mg após o café da manhã e jantar, por 4 a 6 meses), ou pulsoterapia, que consiste em administrar itraconazol, 200 mg, 2 vezes/dia (após café da manhã e jantar), por 1 semana. Interromper por 3 semanas e repetir de 4 a 6 vezes.
    - **Terbinafina:** É efetiva, 250 mg/dia, por 3 a 4 meses. Há, também, a alternativa com a pulsoterapia, 250 mg, 2 vezes/dia, por 1 semana. Suspender por 3 semanas e repetir de 4 a 6 vezes.
    - **Fluconazol:** 150 mg/semana, por 4 a 6 meses, é também efetivo.

A porcentagem de resultados com esses fármacos é similar, em torno de 70% de cura micológica.

Terapia tópica

A concentração baixa dos medicamentos (1%) nos cremes do grupo 2 não possibilita a penetração na lâmina ungueal. Entretanto, podem ser utilizados como profiláticos e em outras onicomicoses. Há tópicos que apresentam maior concentração do fármaco e possibilitam a penetração na lâmina ungueal. A amorolfina a 5% ou a ciclopirox olamina a 8% em esmalte, usados 1 ou 2 vezes/semana, além de complementarem a terapia sistêmica, possibilitam a cura da tinha ungueal incipiente após alguns meses de uso.

Orientação no tratamento das onicomicoses

É sempre preferível associar o tratamento tópico ao sistêmico quando há preocupação e indicação para cura. Em idosos ou doentes hipertensos, cardíacos, hepáticos, renais e com outras doenças gerais, não é aconselhável a terapia sistêmica, pelos efeitos colaterais e pelas possíveis interações medicamentosas. Após esclarecer o doente sobre a doença, prescrever somente a terapia tópica. A evulsão cirúrgica da unha é dolorosa e inútil. A evulsão química com ureia a 40% possibilita resultado, mas, com os atuais tópicos, está em desuso.

Dermatofitoses em imunodepressão

Doentes imunodeprimidos, portadores do HIV, transplantados, sob quimioterapia ou radioterapia antineoplásica têm dermatofitoses extensas e recidivantes. Necessitam de doses maiores e maior tempo de tratamento tópico e sistêmico. O mesmo ocorre em relação a diabéticos e doentes em uso de corticosteroides sistêmicos.

Pitiríase versicolor (*tinea versicolor*)

Afecção fúngica, determinada pela *Malassezia furfur*. De ocorrência universal, tem maior prevalência em regiões de clima quente e úmido. Compromete adultos de ambos os sexos, sendo menos frequente em crianças e idosos.

Há predisposição constitucional para a afecção. Malnutrição, hiperidroses e imunodepressão são fatores predisponentes. Quase sempre assintomática, é evidenciada geralmente após exposição solar, quando surgem manchas discrômicas na pele, derivando a denominação "versicolor".

Manifestações clínicas

Trata-se de máculas com descamação de cor variável, daí o nome "versicolor". Nos indivíduos de pele clara, as máculas são acastanhadas, cor de café com leite ou hipocrômicas; nos de pele escura ou negra, são hipocrômicas e, menos frequentemente, hipercrômicas (**Figuras 35.14** e **35.15**). Passando-se a unha sobre a mancha, surge uma descamação furfurácea (sinal da unha), que pode ser observada pelo estiramento da pele (sinal de Zileri). As máculas são múltiplas, de formatos variáveis, podendo confluir e atingir grandes áreas da superfície corporal. As lesões situam-se, geralmente, no pescoço, no tórax e nas porções proximais dos membros superiores. Há, contudo, casos com grande disseminação de manchas, que atingem desde a região mandibular da face e do pescoço, o tronco, os braços, os antebraços e as coxas. Existe frequente comprometimento do couro cabeludo, onde as lesões podem passar despercebidas. As regiões palmoplantares e as mucosas nunca são afetadas.

A diagnose confirma-se pelo exame em luz de Wood, que revela fluorescência róseo-dourada característica, possibilitando, ainda, verificar a extensão da erupção. O exame micológico de escamas de lesão, após clarificação pela potassa a 10%, permite sempre o encontro de esporos e pseudo-hifas. A negatividade exclui a diagnose. A técnica de Porto (fita adesiva na lesão e depois colada na lâmina) é também empregada.

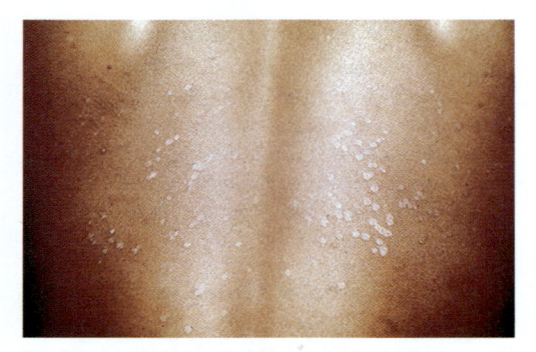

▲ **Figura 35.14** Pitiríase versicolor. Manchas hipocrômicas e descamativas no tronco.

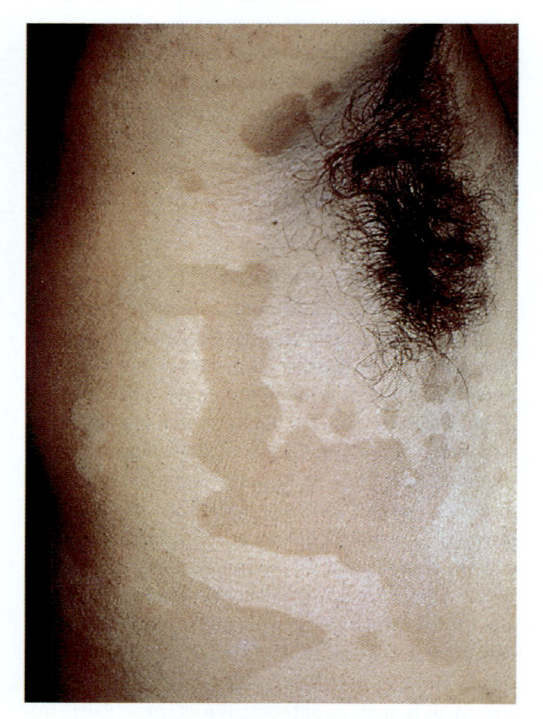

▲ **Figura 35.15** Pitiríase versicolor. Manchas hipocrômicas e descamativas no tronco.

A diagnose diferencial, em geral, não apresenta dificuldade com lesões hipocrômicas residuais. A pitiríase alba localiza-se nas porções superiores do tórax e nos braços. O vitiligo é de cor branca-nacarada e atinge outras áreas. Em caso de dúvida, o exame na luz de Wood e o exame direto permitem a confirmação diagnóstica de imediato.

Excepcionalmente, a *M. furfur* e outras espécies do gênero, como *Malassezia pachydermatis*, podem se tornar patógenas oportunistas, causando fungemia, quando introduzidas no organismo, por exemplo, por sonda, particularmente em neonatos prematuros ou imunodeprimidos.

Tratamento

Tópicos

- Tioconazol, isoconazol, bifonazol (solução ou loção a 1%). Aplicar diariamente, após banho, por 4 semanas. Tolerância excelente e cura em todos os casos.
- Sulfeto de selênio (xampu a 2,5%) aplicado diariamente por 2 semanas, antes do banho. Em seguida, 1 vez/semana, por 4 semanas. Melhor resultado se esperados 15 minutos para o banho.
- Hipossulfito de sódio a 25% em solução aquosa, 1 vez/dia, após o banho. Acrescentar água-de--colônia, na proporção de 5 a 10%, para melhorar o odor.
- Terbinafina solução a 1%, diariamente por 4 semanas.
- Pelo comprometimento do couro cabeludo, usar simultaneamente xampu de cetoconazol ou de ciclopirox olamina.

Sistêmicos

- Itraconazol, 100 mg após o café, e 100 mg após o jantar/dia, por 5 dias.
- Fluconazol, 150 mg/semana, por 4 semanas, ou 450 mg, dose única, que pode ser repetida após 3 semanas.
- Cetoconazol, 200 mg/dia, por 10 dias. A tolerância é satisfatória. Cura entre 90 e 95%. Após o tratamento, verifica-se, com frequência, hipopigmentação residual, que pode persistir por meses até a recuperação dos melanócitos lesados. A repigmentação pode ser estimulada pela exposição à luz solar, eventualmente com psoralênico.

Pitiríase versicolor recidivante

Há doentes em que a infecção é recidivante na ausência de qualquer fator predisponente. É um quadro constitucional gerado provavelmente pela seborreia ou pela composição do sebo, que propicia o desenvolvimento da *M. furfur*. O primeiro recurso para prevenir a recidiva, pós-tratamento, é usar semanalmente xampu e um dos tópicos referidos. Outra possibilidade é administrar itraconazol, 200 mg/mês, ou cetoconazol, 400 mg/mês, por 6 meses. Em casos resistentes, administrar isotretinoína, 0,5 a 1 mg/kg, por 4 a 5 meses.

FOLICULITE PITIROSPÓRICA

Ocorre em virtude da colonização de *M. furfur* no folículo pilossebáceo. Caracteriza-se por pápulas eritematosas ou pústulas, discretamente pruriginosas, na região dorsal. Há uma dilatação do infundíbulo e uma rolha córnea, onde se encontram os esporos da levedura, além de uma reação inflamatória e, eventualmente, microabscesso, na porção infundibular do pelo. A diagnose se dá pelo exame direto micológico. A terapia é com xampu de cetoconazol ou de ciclopirox olamina e ácido salicílico e loção ou sabonete de enxofre e ácido salicílico. Em formas resistentes e inflamatórias, administrar itraconazol, VO.

TINHA NEGRA (*TINEA NIGRA*)

Dermatomicose rara, caracteriza-se por manchas castanho-escuras ou pretas nas palmas das mãos ou nas bordas dos dedos (**Figura 35.16**). É causada por um fungo filamentoso preto, denominado inicialmente *Cladosporium werneckii*, atualmente *Phaeoannellomyces werneckii*. É encontrada em áreas tropicais ou semitropicais, particularmente em indivíduos com hiperidrose. A diagnose pode ser feita de imediato pelo exame direto, que revela hifas escuras septadas. É importante não confundir com melanoma. A infecção regride com antifúngicos tópicos.

PIEDRA PRETA

Infecção do pelo caracterizada por nódulos pretos que envolvem e são aderentes à haste dos cabelos e, eventualmente, da barba ou do bigode (**Figura 35.17**). É causada por um fungo filamentoso preto, denominado *Piedraia hortae*. É encontrada em áreas tropicais e, no Brasil, na Amazônia. O exame dos cabelos ou pelos mostra que os nódulos são ascos, contendo ascósporos. O tratamento consiste em corte dos cabelos e uso de antifúngicos tópicos.

TRICOSPORONOSE

Designa os vários quadros clínicos produzidos pelo fungo leveduriforme *Trichosporon beigelii* (*T. cutaneum*), que vão desde quadros saprofitários, como a *piedra* branca, até processos sistêmicos graves em imunodeficientes.

Piedra branca

Caracteriza-se por concreções de cor branca a castanho-claro, acometendo as hastes pilosas de pelos pubianos, genitais, axilares e, eventualmente, barba, bigode e couro cabeludo. Têm consistência cremosa, são localizadas principalmente na porção distal da haste e podem ser removidas mecanicamente com facilidade. Confirma-se a diagnose no exame direto em KOH (hidróxido de potássio) pelo encontro de massas de blastose/ou artroconídios do *T. beigelii* envolvendo o pelo. No Brasil, é frequente na Amazônia. Para o tratamento, recomendam-se o corte dos pelos comprometidos e o uso de antimicóticos tópicos.

CANDIDOSE

Candidose, candidíase ou moniliíase designa infecção cutânea, cutâneo-sistêmica ou sistêmica, por leveduras do gênero *Candida*. A mais frequente é a *C. albicans*, porém outras espécies podem ser também encontradas, como *C. tropicalis*, *C. parapsilosis* e *C. guilliermondii*. A *C. albicans*, uma levedura de ocorrência universal, saprófita, eventualmente patógena, habita a superfície da pele, da mucosa oral, do intestino e da mucosa vaginal.

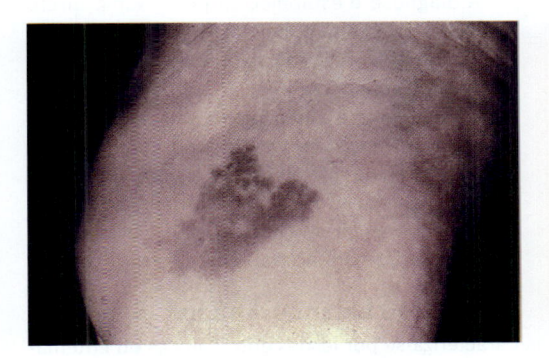

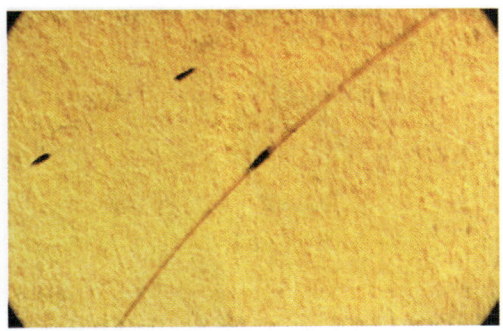

▲ **Figura 35.16** Tinha negra. Mancha enegrecida na região plantar.

▲ **Figura 35.17** *Piedra* preta. Nódulos duros e aderentes nos cabelos (2 ×).

As condições que facilitam a proliferação de leveduras do gênero *Candida* são: menor grau de defesa, como na criança e no idoso; gravidez (pelo aumento de glicídios na vagina) e anticoncepcionais; diabetes (a cândida conhece o diabético antes que a glicemia); terapia com antibióticos, corticosteroides e citostáticos; doenças gerais como linfomas, tumores malignos, síndrome da imunodeficiência adquirida (Aids); umidade e maceração cutânea, como ocorre na dermatite das fraldas, intertrigos dos obesos e ocupacionais; irritação mecânica na mucosa bucal por próteses; deficiências congênitas, de zinco, de ferro, da função neutrofílica ou endocrinopatias.

A infecção, na maioria das vezes, localiza-se somente na pele ou em mucosas (candidose mucocutânea). Excepcionalmente, em imunodepressões, pode ocorrer fungemia, com comprometimento sistêmico e, inclusive, endocardite.

Candidose oral

Comum nos lactentes, denominada, também, estomatite cremosa ou "sapinho", após a segunda semana de vida. A causa se dá porque a flora microbiológica da boca não está estabelecida e há provável contaminação durante a passagem, no parto, pelo canal vaginal. Ocorre em idosos com dentes mal conservados ou com próteses e em imunodepressões, especialmente Aids. Contaminação secundária em lesões da mucosa bucal, como no pênfigo vulgar (PV) e na sífilis. Caracteriza-se por placas cremosas esbranquiçadas, circulares ou ovais, isoladas ou confluentes, que podem comprometer toda a cavidade oral. Essas placas são recobertas por induto esbranquiçado, e, em casos graves, atingem a faringe, a laringe, o esôfago, a traqueia e os brônquios, podendo causar dificuldade respiratória.

A queilite angular (*perleche*) (**Figura 35.18**), representada por fissuras na junção dos lábios, pode ser provocada por cândida; entretanto, na maioria dos casos, particularmente em idosos, a levedura é contaminante, uma vez que a causa é a dobra cutânea, pelo uso de próteses inadequadas.

A diagnose da candidose oral pode ser confirmada pelo exame de raspado de lesões, em preparações com KOH a 10%, podendo ser também feita cultura, que, em 24 a 48 horas, mostra colônias cremosas brancas.

Tratamento

A primeira condição é a eliminação dos fatores predisponentes. O fármaco eletivo é a nistatina em suspensão oral, 3 a 4 vezes/dia, após limpeza, podendo a suspensão ser ingerida.

O clotrimazol em solução é também efetivo. Em crianças e lactentes, pode-se usar a violeta de genciana em solução aquosa a 0,5%. Outro tópico é o bicarbonato de sódio, solução a 2% e, se possível, bochecho.

Na afecção em lactentes, desinfecção das mamadeiras e chupetas é imprescindível.

No adulto, quando há somente lesões localizadas na mucosa oral, utilizar nistatina em suspensão oral, podendo também ser prescritas drágeas para ingestão ou clotrimazol em solução. Em casos extensos, associar a medicação sistêmica, referida adiante.

Candidose vulvovaginal

É infecção frequente pelos seguintes fatores predisponentes: gravidez; uso de anticoncepcionais; diabetes; antibioticoterapia prolongada; irritação mecânica ou química da mucosa vaginal (duchas vaginais), que facilita o desenvolvimento da levedura, oriunda do intestino. O quadro caracteriza-se pela leucorreia e pelas placas esbranquiçadas cremosas na vulva e na mucosa vaginal.

A diagnose é estabelecida pelo exame direto em KOH e pela cultura. Devem ser excluídos outros agentes da leucorreia, como gonococos, tricomonas, micoplasma e clamídias.

O tratamento é com nistatina em creme vaginal, anfotericina B em creme vaginal, isoconazol ou outro imidazólico em creme ou óvulos vaginais, podendo, também, ser feita lavagem com bicarbonato de sódio (uma colher de sopa em 1 litro de água). Em formas extensas, associar medicação sistêmica, referida adiante.

Candidose balanoprepucial

Caracteriza-se por lesões eritematosas ou eritemato-erosivas na glande, recobertas ou não por induto esbranquiçado. No prepúcio, há eritema e edema.

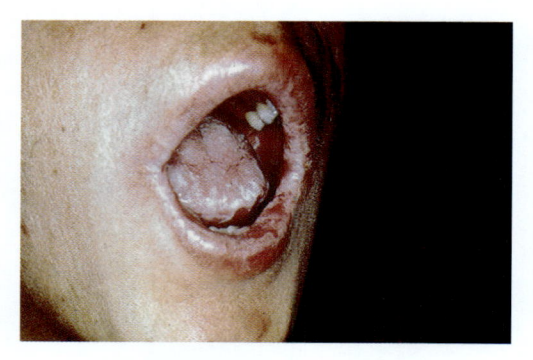

▲ **Figura 35.18** Candidose oral. Placas brancas na língua e nos lábios e nas comissuras labiais.

Subjetivamente, ardor e prurido. Pode ocorrer secreção purulenta por infecção bacteriana secundária (**Figura 35.19**).

As condições predisponentes são idade avançada, obesidade, diabetes, fimose, higiene inadequada, secagem insuficiente após lavagem e uso de cremes ou pomadas com corticosteroides. Pode ocorrer por transmissão sexual, de parceira com candidose vulvovaginal.

A diagnose confirma-se pelo exame micológico.

O tratamento consiste em banhos com permanganato de potássio a 1:10.000 e secagem. Cremes de imidazólicos de uso vaginal são úteis. Violeta de genciana em solução aquosa a 0,1% é um recurso eficaz, com a desvantagem da coloração – não deve ser usada por mais de 4 dias, uma vez que a concentração do medicamento aumenta com o uso continuado e pode provocar irritação. Em casos graves, associar medicação sistêmica. É importante a exclusão de diabetes ou contágio. Postectomia em formas recidivantes que apresentam fimose.

Candidose intertriginosa

Ocorre nas dobras axilares, inguinais e submamárias, caracterizando-se por lesões eritematosas, úmidas, secretantes, que podem destruir a epiderme, formando erosões ou fissuras, que são envoltas por um colarete córneo, bastante sugestivo. Com frequência, há lesões-satélite que se iniciam como vesículas ou pústulas. Subjetivamente, há prurido de intensidade variável que pode ser acompanhado de ardor. As causas predisponentes são obesidade, diabetes, umidade e higiene inadequada (**Figura 35.20**).

Forma típica ocorre entre os dedos das mãos ou artelhos, geralmente no terceiro espaço interdigital. É a erosão interdigital blastomicética (**Figura 35.21**). Nos pés, tem como causa predisponente mais comum a hiperidrose, além de outras já referidas. Nas mãos, ocorre frequentemente como doença ocupacional pelo manuseio de água e sabão.

A diagnose do intertrigo candidiásico confirma-se pelo exame micológico.

O tratamento se dá com a administração de violeta de genciana em solução aquosa a 1%, por 3 a 4 dias, no máximo, ou cremes imidazólicos, atenuando ou excluindo causas predisponentes. Em formas extensas, realizar terapia sistêmica associada.

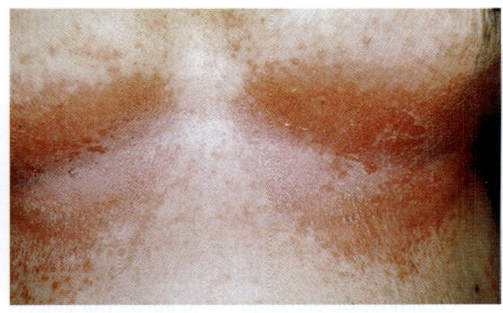

▲ **Figura 35.20** Candidose intertriginosa. Placas eritematosas e erosivas com típicas lesões papulosas-satélites nas dobras inframamárias.

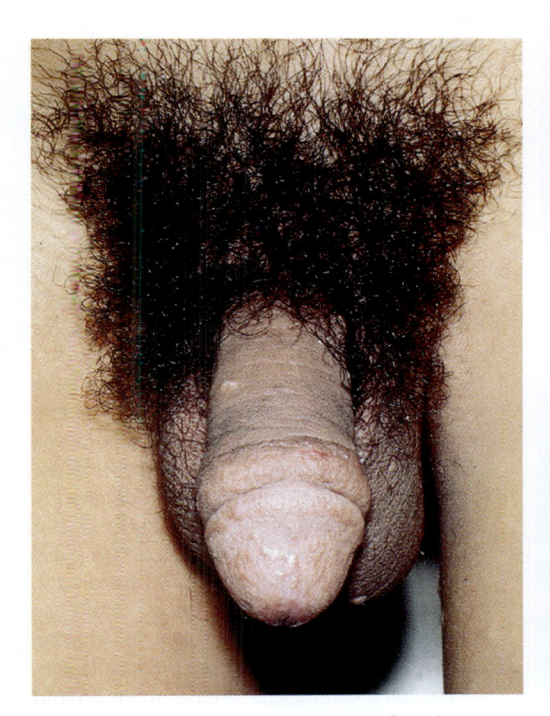

▲ **Figura 35.19** Candidose genital. Pápulas eritematosas na glande.

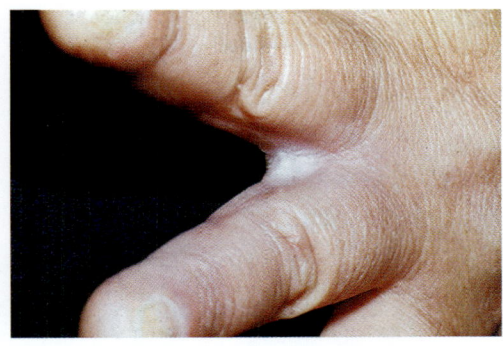

▲ **Figura 35.21** Candidose intertriginosa. Lesão interdigital eritematosa, erosiva e com maceração.

Candidose folicular

Em diabéticos e imunodeprimidos, pode surgir uma foliculite da barba causada por C. albicans. As lesões são pustulofoliculares ou erosões crostosas, similares às foliculites bacterianas ou dermatofíticas e ao impetigo. A diagnose é feita pelo exame micológico, que revela a levedura. O tratamento é tópico e sistêmico.

Dermatite das fraldas

A retenção da urina e das fezes pelas fraldas provoca maceração da pele, constituindo excelente campo para o desenvolvimento de leveduras e bactérias.

Paroníquia e onicomicose

Na paroníquia, há eritema e edema na dobra em torno da matriz da unha de dedo da mão. A pressão é dolorosa e pode eliminar gotículas de líquido seropurulento. O número de dedos comprometidos é variável. O processo inflamatório, atingindo a matriz, provoca distrofia ungueal. Há um descolamento, ficando um espaço entre a dobra e a lâmina ungueal (**Figura 35.22**). Em geral, participam do processo, além da *C. albicans*, outros fungos, eventualmente dermatófitos e bactérias, como estafilococos, estreptococos, *Pseudomonas aeruginosa*, *Proteus mirabilis* e outros. A paroníquia é, fundamentalmente, afecção ocupacional, causada pelo contato continuado com água, sabão e detergentes. Em mulheres, além do contato, há um fator significativo no desenvolvimento da paroníquia: a retirada da cutícula, que favorece a infecção, associada ao hábito de lavar excessivamente. Há outras noxas que predispõem à infecção, como diabetes, desnutrição e imunodepressão.

A diagnose da paroníquia não apresenta dificuldade. A presença de coloração verde-escura indica infecção associada por *Pseudomonas*. O exame micológico pode mostrar cândida ou outros fungos.

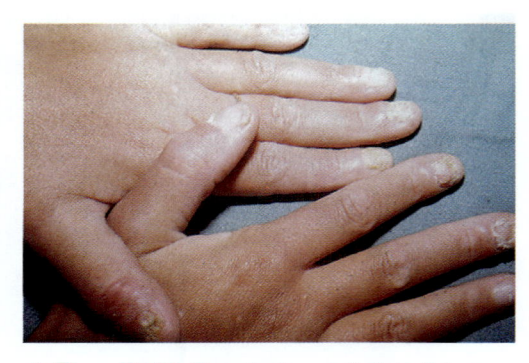

▲ **Figura 35.22** Paroníquia por cândida. Eritema e edema periungueal com distrofia ungueal.

Há sempre contaminação bacteriana, e a paroníquia pode ser somente bacteriana.

Tratamento da candidose

A primeira medida é evitar o contato com água, sabão e detergentes. É imprescindível retirar a umidade existente na cavidade resultante da perda de aderência entre a cutícula e a lâmina ungueal. Para isso, deve-se expor a dobra ungueal ao calor seco após cada contato com água. A terapia medicamentosa é feita de acordo com o exame micológico. Aplicar creme imidazólico para a infecção com levedura associado a creme antibacteriano e, eventualmente, antifúngico ou antibacteriano por via sistêmica.

Antifúngicos na candidose

Tópicos

- **Nistatina:** Indicada na candidose oral, esofagiana e intestinal. A nistatina não é absorvida, sendo eliminada inalterada. Topicamente, é usada em solução com 100 mil unidades/mL. Para uso VO, é encontrada em drágeas com 500 mil unidades, podendo ser administrada em dose de 1 a 2 drágeas, 3 vezes/dia. Em crianças, pode ser prescrita a suspensão oral com 100 mil unidades/mL, na dose de 1 a 2 mL, de 3 a 4 vezes/dia.
- **Imidazólicos:** São os fármacos mais eficientes. Clotrimazol, isoconazol e tioconazol são encontrados em solução, creme e creme vaginal para aplicações na pele e nas mucosas.

Sistêmicos

- **Fluconazol:** É a primeira escolha. Nas candidoses oral e balanoprepucial, 50 a 100 mg/dia, por 7 a 14 dias; na candidose vulvovaginal, dose única de 150 mg; em candidose mucocutânea crônica ou sistêmica, 200 a 400 mg/dia, até desaparecimento do quadro. Em crianças: 3 a 6 mg/kg/dia, por 7 a 14 dias.
- **Itraconazol:** Candidose oral, vulvovaginal e balanoprepucial, 200 mg/dia, por 5 dias. Pode ser empregado também na candidose intertriginosa e na paroníquia. Em candidose crônica mucocutânea, administração até desaparecimento do quadro. A dose em crianças é: até 20 kg, 25 mg/dia; de 20 a 40 kg, 50 mg/dia; acima de 40 kg; 100 a 200 mg/dia.
- **Cetoconazol:** Menos efetivo do que o itraconazol, apresenta menor tolerância. Doses: candidose oral, esofagiana e intestinal, 200 a 400 mg/dia, por 5 a 10 dias; em candidose crônica mucocutânea, 200 a 400 mg/dia, até desaparecimento do quadro. Crianças: até 20 kg, 50 mg/dia; de 20 a 40 kg, 100 mg/dia; acima de 40 kg, 200 mg/dia.

- **Flucitosina:** Em candidose resistente a outros medicamentos. Dose: 150 a 200 mg/kg/dia, divicidos em doses com intervalo de 6 horas.
- **Anfotericina B:** Em formas sistêmicas ou resistentes a outros medicamentos. Dose inicial: 25 mg, e continuar com 50 mg. Diluir o antibiótico em 500 mL de solução glicosada a 5%, adicionar 25 mg de succinato de hidrocortisona, aplicar via intravenosa (IV), gota a gota, com duração de 6 horas, em dias alternados. Dose total: 1,5 a 3 g. Não deve ser usado em doentes com alterações cardíacas ou renais.

36
Micoses profundas

PARACOCCIDIOIDOMICOSE

Também conhecida como blastomicose sul-americana, é doença crônica ou subaguda, granulomatosa, causada por fungo dimórfico, o *Paracoccidioides brasiliensis*. Com o advento de métodos moleculares e com base no sequenciamento de dezenas de isolados de diferentes regiões do país e do exterior, propôs-se a existência de uma nova espécie, *Paracoccidioides lutzi*, de alta prevalência na região central do Brasil. Resta demonstrar que às diferentes espécies se associem perfil clínico e resposta terapêutica espécie-específica.

Ocorre em todos os países da América do Sul, exceto no Chile, sendo frequente no Brasil (que contribui com 80% dos casos), na Colômbia, na Venezuela, na Argentina e no Paraguai. No Brasil, os estados de São Paulo, Paraná, Mato Grosso, Goiás e Rondônia são os de maior incidência.

O *P. brasiliensis* vive no solo ou em vegetais, infectando o homem por aspiração, ingestão ou inoculação. Não há infecção direta do doente em relação às pessoas com quem convive. Foi isolado do solo e de vegetais e das fezes de morcegos, pinguins e saguis. Há relatos da infecção em tatus e um caso registrado em cão.

A infecção ocorre principalmente no meio rural. A maioria dos casos é encontrada entre os 20 e 40 anos de idade, com maior incidência entre indivíduos do sexo masculino, pela maior exposição. A proporção aproximada é de nove homens para cada mulher.

A via principal de contágio é inalatória, com formação de complexo primário pulmonar à semelhança da tuberculose (paracoccidioidomicose-infecção), que pode evoluir para a cura ou permanecer em estado de latência por tempo variável. Outras vias de penetração no *P. brasiliensis* são menos frequentes (Tabela 36.1).

Tabela 36.1 Vias de penetração do *P. brasiliensis*

Local	Via
Pulmões e vias aéreas	Inalação
Mucosa bucofaríngea	Inoculação direta
Mucosa intestinal	Ingestão
Pele	Inoculação direta

Em síntese, a sequência de eventos pós-infecção – se infecção e posterior cura, se doença progressiva ou se permanência de fungos viáveis em focos quiescentes – vai depender do resultado de equação entre volume do inóculo e virulência do agente *versus* a capacidade de resposta imune do hospedeiro.

Manifestações clínicas

Apresenta múltiplos aspectos clínicos, dada a possibilidade do *P. brasiliensis* localizar-se em qualquer parte do organismo, bem como pela sua disseminação por contiguidade e pelas vias linfática e sanguínea. A lesão inicial surge, em geral, no ponto de inoculação dos parasitas, e esta é mais frequente nos pulmões e na mucosa bucofaríngea. Segue-se a mucosa intestinal, podendo ocorrer em outros órgãos (Tabela 36.1).

Por inalação, o parasita pode ter como porta de entrada as vias aéreas e os pulmões, os quais representam, certamente, os canais mais frequentes de inoculação e localização inicial da doença.

A inoculação na mucosa bucal, atualmente menos frequente, explica-se pelo hábito da população rural de limpar os dentes com palitos feitos com fragmentos de vegetais e de mascar folhas de vegetais.

Por ingestão, a via de penetração é a mucosa intestinal. De acordo com o local da lesão inicial, a sintomatologia é variável.

A pele é, ocasionalmente, local de inoculação por ferimentos com vegetais ou materiais do solo contaminados. Localização primitiva, insólita e rara, é a perianal, pelo hábito existente em áreas rurais de limpeza anal com folhas vegetais.

No ponto de inoculação, o parasita se multiplica e se propaga por continuidade para os tecidos circunvizinhos, por via linfática, atinge os linfonodos regionais; e, por via hematogênica, dissemina-se.

Infecção e doença

Atualmente, utiliza-se a classificação de Franco e colaboradores para a paracoccidioidomicose que usa dados de comprometimento de órgãos e sistemas, gravidade, evolução e resposta imune e consta de: paracoccidioidomicose-infecção e paracoccidioidomicose-doença.

Quando o *P. brasiliensis* penetra pela primeira vez no organismo humano, determina a paracoccidioidomicose-infecção, que pode passar despercebida, regredir espontaneamente, evoluir para paracoccidioidomicose-doença ou permanecer em latência, de acordo com a virulência do fungo e com o estado imunitário do hospedeiro. Essa paracoccidioidomicose-infecção cursa de maneira assintomática ou oligossintomática e é diagnosticada por teste de paracoccidioidina positivo. Não há calcificação residual, ao contrário da histoplasmose e coccidioidomicose.

Na paracoccidioidomicose-doença, ocorrem os tipos evolutivos: agudo/subagudo e crônico. Os tipos agudos ou subagudos (tipo juvenil) caracterizam-se por linfadenopatias, atingindo principalmente jovens e, em geral, decorrentes da primoinfecção. O estado geral pode estar pouco comprometido, com possibilidade de involução da infecção, ou o quadro evolui com mau estado geral e eventual comprometimento do fígado, do baço, da medula óssea e de outros órgãos.

Clinicamente, há história de meses de aumento dos linfonodos, geralmente cervicais, que confluem e progressivamente adquirem aspecto inflamatório, abscedam e drenam secreção purulenta. Não é raro o comprometimento dos linfonodos profundos, mediastinais, para-ilíacos e mesentéricos, os quais não abscedam. Pode haver comprometimento do aparelho digestivo, que será pormenorizado na análise das lesões viscerais. Com frequência, há febre e anorexia.

A mucosa bucal é atingida em apenas 5% dos casos. O acometimento pulmonar é discreto ou pode não ocorrer, sendo as lesões mais bem visualizadas à tomografia. Em tempo variável, há disseminação hematogênica do fungo, surgindo lesões cutâneas de aspecto acneiforme que evoluem a lesões ulceradas e vegetantes. Em 15% dos casos, ocorrem lesões ósseas, em geral nos ossos longos, expressando-se por lesões osteolíticas e fraturas espontâneas.

Forma crônica (tipo adulto)

Em geral, acomete indivíduos do sexo masculino entre 30 e 60 anos. A história clínica é mais longa e corresponde à reativação endógena de foco quiescente por ruptura do equilíbrio agente-hospedeiro. Pode ser unifocal (único órgão ou sistema acometido) ou multifocal.

Forma unifocal

Corresponde ao acometimento pulmonar isolado ou do sistema nervoso central (SNC) ou das adrenais, e as manifestações clínicas dependerão dos órgãos acometidos.

O comprometimento pulmonar é comum (50-80% dos doentes) e relativamente silencioso, e quando o doente relata tosse e dispneia, a lesão do parênquima pulmonar é expressiva.

As lesões do SNC expressam-se por quadro convulsivo e sinais neurológicos. Sinais meníngeos não são comuns, o quadro neurológico é multiforme – desde quadros pseudotumorais até meningite, meningoencefalite ou meningorradiculite subaguda ou crônica.

O comprometimento das suprarrenais é frequente, e as manifestações são de insuficiência adrenal: hipotensão postural, fraqueza, hiperpigmentação cutânea e mucosa e hiponatremia.

Forma multifocal

Reúne o comprometimento pulmonar associado a algum órgão ou sistema, em geral o comprometimento da mucosa ou pele.

Para análise minuciosa das expressões morfológicas da paracoccidioidomicose, seguiremos a classificação clínica clássica de Aguiar Pupo.

Formas clínicas
- Forma tegumentar ou cutaneomucosa.
- Forma linfonodular ou linfática.
- Formas viscerais.
- Forma mista.

Forma tegumentar ou cutaneomucosa

As lesões da mucosa bucal situam-se em qualquer região, porém há predileção pelas gengivas, onde determinam odontalgias e outras alterações dentárias. Ocorrem, também, nas bochechas, no assoalho da boca, no palato ou na língua. O comprometimento da faringe e da laringe pode ser primitivo, porém, frequentemente, advém pela propagação sucessiva, em continuidade, de lesões da mucosa oral. O quadro clínico característico das lesões mucosas apresenta erosão com pontilhado hemorrágico, aspecto denominado, por Aguiar Pupo, estomatite moriforme (**Figura 36.1**). Com a evolução, as lesões progridem e tornam-se ulcerovegetantes, atingindo grande extensão da cavidade bucal, da faringe, da laringe e das fossas nasais (**Figuras 36.2** e **36.3**). O comprometimento laríngeo determina disfonia e, eventualmente, afonia, pela destruição das pregas vocais. Lesões traqueais são encontradas e podem, ocasionalmente, exigir uma traqueostomia.

Quando a infecção atinge os lábios e a região perioral, surgem tumefação e lesões ulcerovegetantes e crostosas (**Figura 36.4**). No início das lesões mucosas, os linfonodos regionais não estão comprometidos, porém, no decorrer da evolução da doença, são atingidos, apresentando-se aumentados e, eventualmente, com supuração (**Figura 36.5**).

As lesões cutâneas da paracoccidioidomicose são variadas e polimorfas. Uma vez que a inoculação primitiva da pele é excepcional, elas são encontradas em torno da boca e da narina, por propagação ou continuidade. Entretanto, a forma mais comum de lesões na pele ocorre por disseminação hematogênica do parasita. Em regra, verifica-se que os elementos eruptivos se apresentam em vários estádios evolutivos, encontrando-se lesões eritematopapulosas iniciais ao lado de elementos papulosos, papulopustulosos, papulovegetantes e

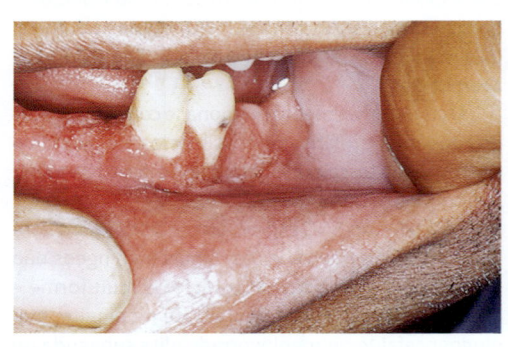

▲ **Figura 36.1** Paracoccidioidomicose. Lesão gengival ulcerada de fundo granuloso fino com pontilhado hemorrágico característico (estomatite moriforme).

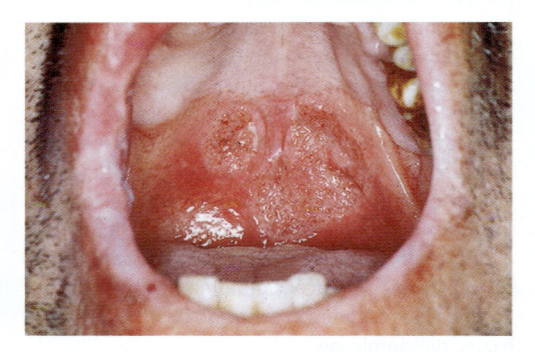

▲ **Figura 36.2** Paracoccidioidomicose. Lesões do palato. Lesões ulceradas com fundo granuloso e pontilhado hemorrágico.

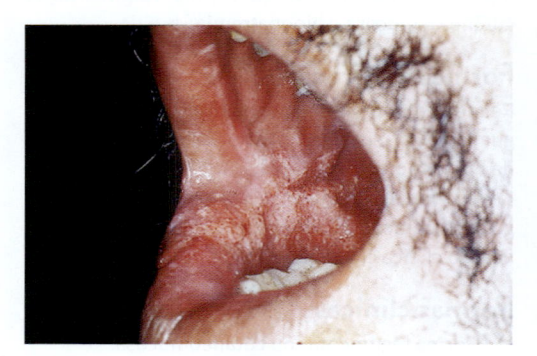

▲ **Figura 36.3** Paracoccidioidomicose. Lesões da mucosa bucal. Lesões ulcerovegetantes com pontilhado hemorrágico fino.

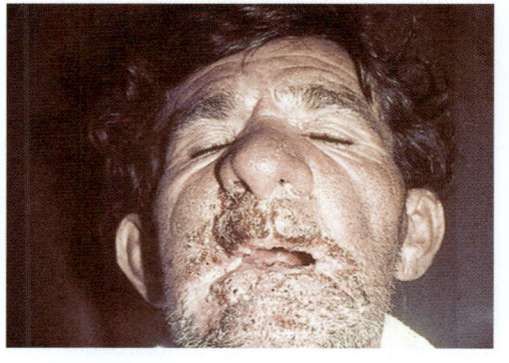

▲ **Figura 36.4** Paracoccidioidomicose. Propagação das lesões mucosas para a área cutânea perioral e nasal. Lesões ulcerovegetantes e crostosas.

ulcerocrostosos (**Figuras 36.6** a **36.8**). Pode-se perceber, na superfície da lesão, um ponteado hemorrágico escuro, muito sugestivo da doença (granulação moriforme). Nessas formas de disseminação hematogênica, os linfonodos estão geralmente comprometidos, tumefatos ou fistulizados, encontrando-se, quase sempre, lesões pulmonares e em outros órgãos.

Completa-se o quadro clínico com mau estado geral do doente: emagrecimento, às vezes em caquexia.

Aspecto eventual é a lesão sarcoídica, geralmente placa infiltrada ou liquenoide, de cor vermelho-cúprica, histopatologicamente granuloma, porém com raros parasitas (**Figura 36.9**).

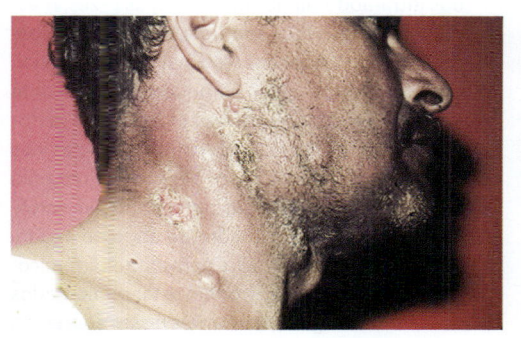

▲ **Figura 36.5** Paracoccidioidomicose. Lesões dos linfonodos regionais com abscedação e fistulização.

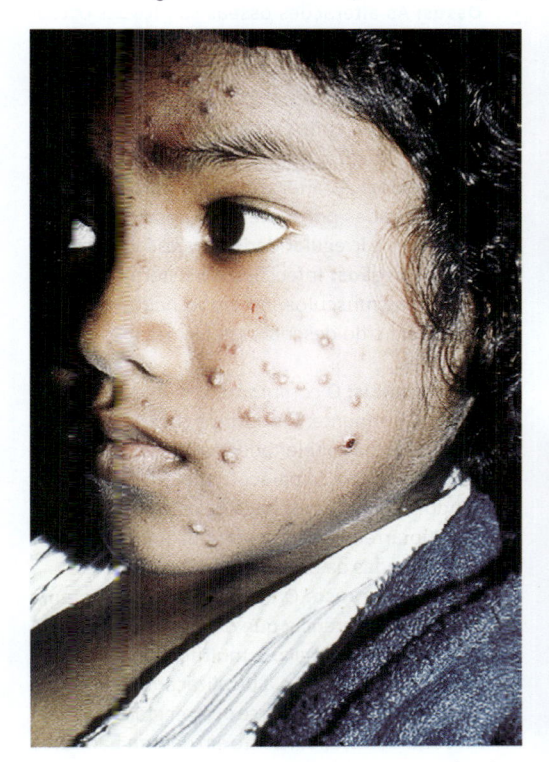

▲ **Figura 36.6** Paracoccidioidomicose. Lesões eritematopapulosas acneiformes e lesões eritematopapulonodulares em criança.

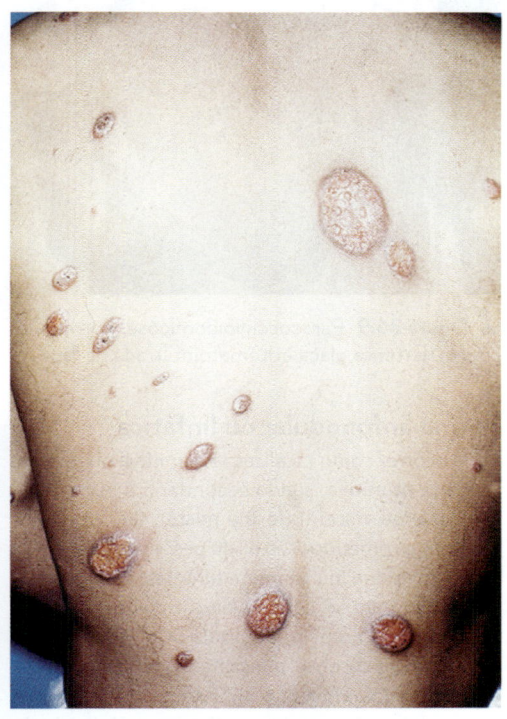

▲ **Figura 36.7** Paracoccidioidomicose. Lesões ulcerosas e ulcerovegetantes disseminadas.

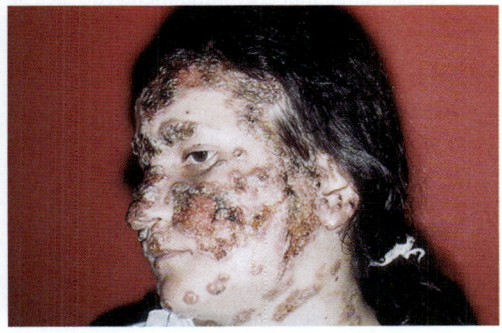

▲ **Figura 36.8** Paracoccidioidomicose. Nódulos ulcerados e placas ulcerovegetantes disseminadas na face (via hematogênica).

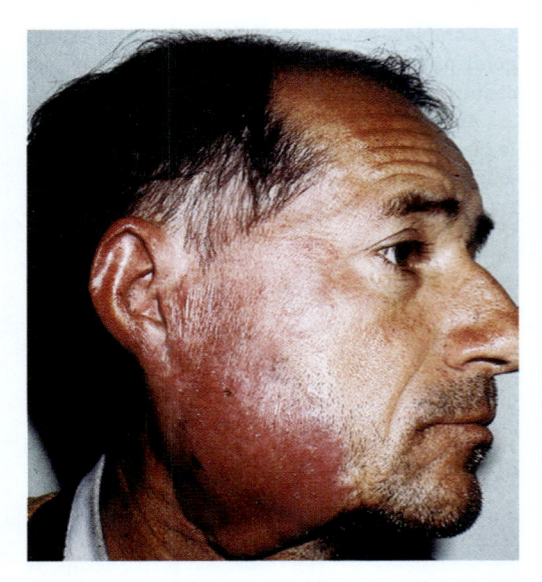

▲ **Figura 36.9** Paracoccidioidomicose. Forma sarcóidea. Extensa placa eritematoinfiltrada na face.

Forma linfonodular ou linfática

Pode ocorrer como localização primitiva ou aparentemente primitiva, sendo secundária à lesão tegumentar e/ou visceral (forma mista). Os linfonodos mais comprometidos são os do pescoço ou da região submandibular. Inicialmente tumefatos, duros e dolorosos, tornam-se, com a evolução da doença, amolecidos, aderem à pele, fistulizam-se ou ulceram-se e eliminam pus caseoso, que contém grande quantidade de parasitas (Figura 36.5). Outro aspecto da forma linfonodular são as adenopatias intra-abdominais, por inoculação do parasita pela mucosa intestinal, formando massas tumorais que simulam neoplasias, tuberculose ganglionar e, eventualmente, doença de Hodgkin.

Formas viscerais

- **Pulmonar:** O comprometimento pulmonar é comum, com a frequência de lesões pulmonares variável, entre 50 e 80% dos doentes. Sintomas como febre, dor torácica, tosse, dispneia e expectoração podem estar presentes nas formas mais extensas. A diagnose é, em geral, estabelecida pelo exame radiológico. Radiologicamente, são encontradas lesões miliares, nodulares, infiltrativas, pneumônicas, cavitárias e fibrosas.
- **Sistema digestório:** Pode haver comprometimento do esôfago ao reto, sendo mais comuns lesões do intestino delgado e do colo, observando-se segmentos estenosados e perfurações. O comprometimento intestinal, na paracoccidioidomicose, apresenta, clinicamente, uma variedade de sintomas, como dores abdominais, contínuas ou em cólicas, acompanhadas de náuseas, vômitos, obstipação ou diarreia, ao lado de sinais gerais, como febre e anorexia. Há aumento dos linfonodos intra-abdominais, formando, às vezes, massas volumosas. Há quatro síndromes de participação intestinal: oclusão intestinal total ou parcial, por compressão pelos linfonodos; enterocolite ou retocolite, consequente às ulcerações múltiplas; síndrome ictérica, por compressão das vias biliares extra-hepáticas por linfonodos, retração cicatricial ou granulomas paracoccidioidomicóticos do colédoco; e quadro de abdome agudo, geralmente por apendicite paracoccidioidomicótica. O fígado e o baço podem estar aumentados de volume, em geral nas formas disseminadas da doença. Lesões gástricas, pancreáticas e esofágicas têm sido encontradas.
- **Ossos:** As alterações ósseas são lesões osteolíticas, sem reação perifocal, atingindo, preferencialmente, clavículas, costelas e o úmero, com tendência à simetria. As lesões articulares ocorrem por contiguidade ou disseminação hematogênica.
- **Linfonodos:** As alterações dos linfonodos são caracterizadas por tumefação dos linfonodos e dilatações e irregularidades dos vasos linfáticos.
- **Outros órgãos:** Infecções no sistema geniturinário, nos músculos, no globo ocular e no coração têm sido descritas em formas graves e/ou terminais.
- **Suprarrenais:** O comprometimento das suprarrenais é frequente. A síndrome de Addison-astenia-hipotensão-melanodermia pode ocorrer em virtude da infecção paracoccidioidomicótica, devendo sempre ser excluída essa etiologia. A função suprarrenal precisa ser avaliada nas formas disseminadas da doença.
- **Sistema nervoso:** O envolvimento do sistema nervoso é ocorrência que deve ser considerada. O quadro neurológico é multiforme, de acordo com o tipo de lesão e a localização. Pode ser de sintomatologia tumoral, se ocorrer granuloma paracoccidiódico, circunscrito em determinada área do sistema nervoso. Outros quadros encontrados são meningite, meningoencefalite ou meningorradiculite subaguda ou crônica, com seus cortejos

sintomatológicos respectivos. Combinação de forma localizada tumoral e difusa meningítica pode ocorrer. A diagnose de certeza do comprometimento nervoso é dada pelo achado do *P. brasiliensis* no líquido cerebrospinal (LCS); achados sugestivos para a diagnose são as alterações das proteínas, aumento da gamaglobulina acima de 20%, pleocitose, hipoglicorraquia e reação de fixação de complemento positiva.

Forma mista

Tem numerosos aspectos, como localizações tegumentar-linfática (**Figura 36.10**), tegumentar-pulmonar-linfática-suprarrenal, tegumentar-linfática-nervosa e muitas outras, de acordo com os órgãos atingidos.

Diagnose diferencial

O quadro clínico da paracoccidioidomicose é bastante sugestivo. No Brasil, as lesões mucosas têm de ser diferenciadas, frequentemente, da leishmaniose americana e, eventualmente, da tuberculose, da sífilis e das neoplasias. As formas linfático-nodulares simulam, frequentemente, tuberculose ou doença de Hodgkin. As erupções cutâneas difusas assumem aspectos diversos, lembrando sífilis, psoríase e linfomas. Quando localizadas, devem ser diferenciadas da leishmaniose, esporotricose, tuberculose e cromomicose. Quando apresentarem aspecto sarcoídico, simularão lúpus eritematoso (LE) ou sarcoidose.

A paracoccidioidomicose infanto-juvenil assume aspectos diferentes dos do adulto. O quadro, na maioria das vezes, é da forma linfonodular, atingindo os linfonodos, a medula óssea, o baço, o fígado e o intestino delgado. O comprometimento mucoso é pouco frequente, e lesões pulmonares ocorrem em menos de 5% dos casos, contrastando com a frequência no adulto, entre 50 e 80% dos doentes.

Paracoccidioidomicose e Aids

A associação entre paracoccidioidomicose e síndrome da imunodeficiência adquirida (Aids) é reportada. As manifestações são variáveis, com predominância do quadro de infecção aguda ou subaguda, com lesões cutâneas e ósseas, adenopatia generalizada, hepatoesplenomegalia e eventual associação com tuberculose.

Diagnose laboratorial

- **Exame direto:** A diagnose da paracoccidioidomicose define-se pelo achado do parasita no exame direto de lesões cutâneas, pus e, eventualmente, escarro.
- **Cultura:** O fungo é dimórfico, crescendo em ágar Sabouraud, na temperatura ambiente, sob a forma de colônias brancas, cotonosas, aderentes ao meio. Na temperatura de 37 °C, há colônias leveduriformes ou cerebriformes.
- **Histopatologia:** É de quadro granulomatoso. O achado característico que permite a diagnose é o encontro do parasita com a sua dupla parede, com brotamento múltiplo ou simples. Podem ser encontrados raros ou numerosos parasitas. O *P. brasiliensis* é facilmente distinguido na coloração pela hematoxilina-eosina (H.E.), porém é mais bem identificado por colorações específicas, como o ácido periódico de Schiff (PAS) ou Gomori.
- **Sorologia:** Anticorpos estão presentes no soro de doentes e podem ser evidenciados por diferentes técnicas. A primeira usada, a reação de fixação de complemento com antígeno polissacarídico (reação de Fava Neto), era auxiliar na diagnose e imprescindível para o controle sorológico pós-tratamento. Atualmente, foi substituída por várias técnicas para a diagnose

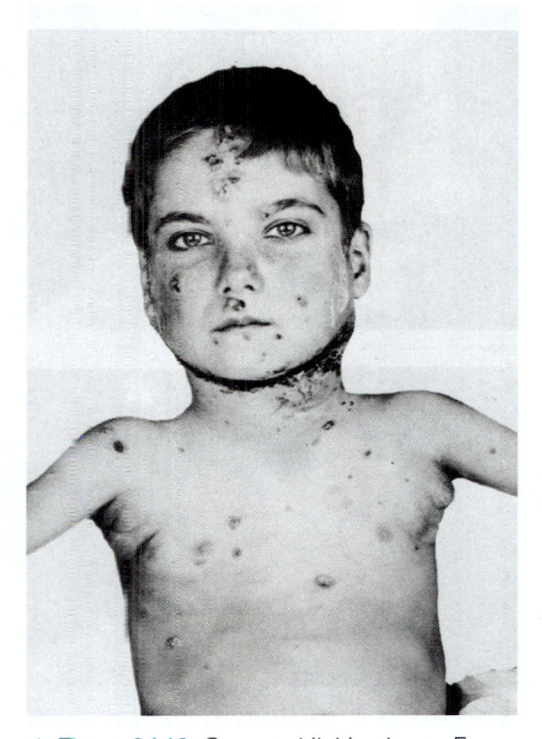

▲ **Figura 36.10** Paracoccidioidomicose. Forma cutâneo-linfática.

e/ou seguimento, como dupla imunodifusão, contraimunoeletroforese, imunoeletroforese, aglutinação, imunofluorescência, *Western blot* e outras. O método imunoenzimático, ELISA com antígeno gp43, é também útil para a diagnose e o seguimento, sendo que a técnica de *immunoblotting* também é utilizada, não ocorrendo reações cruzadas com histoplasmose.

- **Testes intradérmicos:** A pesquisa da imunidade celular é feita pela intradermorreação com antígeno polissacarídico de *P. brasiliensis*. É usada para investigações epidemiológicas, sendo positiva em 87% dos doentes. Em formas graves, quando há depressão da imunidade celular, pode se negativar.

Tratamento

Na terapia da paracoccidioidomicose, são utilizadas sulfas, anfotericina B e imidazólicos (cetoconazol, itraconazol, fluconazol).

Sulfas

Todas as sulfas são ativas. Atualmente, é utilizada o sulfametoxazol-trimetoprima, na dose inicial de 800/160 mg, de 12 em 12 horas, por 30 dias, e, a seguir, 400/80 mg, por tempo indeterminado, até a cicatrização das lesões cutâneas, a regressão radiológica do quadro pulmonar e a melhora acentuada das reações sorológicas. O tratamento sulfamídico é o recurso menos eficaz na paracoccidioidomicose; o medicamento é fungistático, e apenas em pequeno número de casos possibilita a cura da doença. É indicado, atualmente, somente para doentes aos quais, por várias condições, como idade, cardiopatia ou hepatopatia, esteja impedido o uso de anfotericina B ou imidazólico.

Anfotericina B

Fungicida de alta eficácia, mas tem sua utilização limitada pela dificuldade de administração e toxicidade. Constitui indicação eletiva nas formas graves de paracoccidioidomicose e em doentes com hepatopatias. Sua administração deve ser precedida de avaliação clínica e laboratorial. Doença cardíaca ou renal e idosos com mais de 65 anos constituem contraindicação para o uso. O doente deve ser, inicialmente, hospitalizado, podendo, se necessário, continuar o tratamento em regime de semi-internação. A anfotericina B é administrada via intravenosa (IV), gota a gota, em soro glicosado a 5%, durante 6 horas. Na primeira infusão, utilizar 0,25 mg/kg/peso, e, havendo boa tolerância, aumentar para 0,50 mg e 1 mg/kg/peso, diariamente ou em dias alternados. A dose total varia de acordo com a forma clínica da doença e a evolução clínica, sorológica e radiológica. As formas tegumentares respondem bem à dose total de 30 mg/kg, porém, nas formas linfonodulares, é necessário usar doses maiores, até 60 mg/kg (**Figuras 36.11**). As recidivas ocorrem, exigindo retratamentos. As reações adversas imediatas do fármaco são hipertermia, calafrios, inapetência, náuseas e flebite na veia utilizada para a infusão. Essas manifestações são controladas com a adição de 25 a 50 mg de succinato sódico de hidrocortisona ou outro corticosteroide solúvel na solução glicosada. Se houver febre, administrar ácido acetilsalicílico. Durante o tratamento, podem ocorrer anemia, elevação da ureia, pela ação nefrotóxica do medicamento, e alterações cardíacas. Estas são ocasionadas pela hipopotassemia, consequentes à lesão renal. É necessário controlar o nível sanguíneo, da ureia, da creatinina e do potássio, que deve ser administrado se houver necessidade. Pode ser necessário, eventualmente, aumentar os intervalos de aplicação da anfotericina B. As alterações cardíacas e renais são

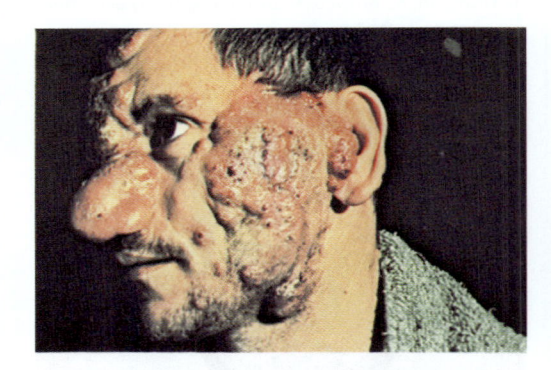

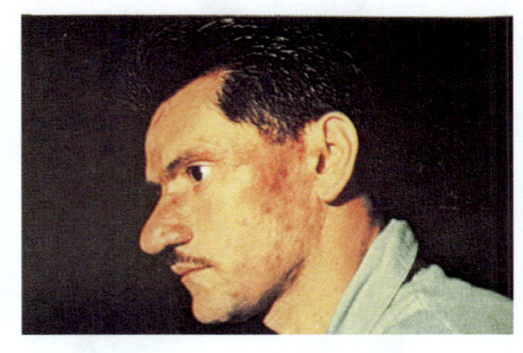

▲ **Figuras 36.11** Resultado da terapêutica pela anfotericina B em uma forma exuberante de paracoccidioidomicose.

reversíveis após o término do tratamento. Entretanto, quando são feitas séries sucessivas da utilização de anfotericina B, pode ocorrer lesão renal irreversível.

Imidazólicos: cetoconazol, itraconazol, fluconazol

Atualmente, os imidazólicos são os medicamentos eletivos para a maioria dos doentes.

O cetoconazol deve ser administrado na dose de 400 mg/dia, por 30 dias, e, depois, 200 mg/dia, após o café da manhã. Controles clínico, radiológico e sorológico permitem determinar o período necessário da administração do fármaco, em geral, de 12 a 24 meses. O cetoconazol é bem tolerado, ocorrendo, ocasionalmente, náuseas, gastralgia, dores abdominais e erupção cutânea. Não deve ser usado em doentes com alterações hepáticas ou alcoólatras. Aconselha-se fazer, periodicamente, controles das transaminases. Hepatites têm sido referidas com o uso do cetoconazol, particularmente em doentes idosos utilizando outras medicações. Efeito antiandrogênico é, ocasionalmente, registrado, mas sem qualquer significado clínico.

O itraconazol é mais eficaz do que o cetoconazol e tem tolerância superior. Atualmente, é o medicamento eletivo na terapia da paracoccidioidomicose. Administra-se 200 mg/dia, após o café da manhã, por 12 a 24 meses, consoante à evolução clínica, sorológica e radiológica, quando há comprometimento pulmonar.

O fluconazol é também eficaz; administra-se 200 a 400 mg/dia, e, pela penetração no sistema nervoso, é indicado nas localizações nervosas da doença.

Ainda que o cetoconazol e o itraconazol sejam os fármacos eletivos para a maioria dos doentes, em formas generalizadas graves, é preferível tratamento inicial com anfotericina B, a qual também é indicada quando há hepatopatia associada ou em doentes que desenvolvem resistência aos imidazólicos.

Há relatos do emprego de outros imidazólicos com resultados favoráveis, como o saperconazol, voriconazol e posaconazol.

Prognose e evolução

A prognose depende do quadro inicial da doença. Há uma melhora do estado geral com o tratamento. As lesões cutâneas cicatrizam em algumas semanas, a regressão dos linfonodos é mais lenta, e a melhora radiológica do quadro pulmonar ocorre em alguns meses. O acompanhamento sorológico é imprescindível. O título sorológico deve cair e atingir nível baixo ou não reagente. O aumento do título indica recidiva da infecção. O tratamento deve ser de 12 a 24 meses. Após a cura clínica, radiológica e sorológica, o doente deve ficar sob controle, uma vez que podem ocorrer recidivas.

LOBOMICOSE

Também denominada doença de Jorge Lobo ou lacaziose, é infecção crônica da pele, caracterizada por lesões nodulares, verrucosas ou queloidianas, isoladas ou em placas, de longa evolução, causada por fungo de posição taxonômica controvertida. Seu agente etiológico recebeu sucessivamente diversas denominações; recentemente, foi proposto denominá-lo *Lacazia loboi*.

Predomina em adultos de qualquer cor de pele, do sexo masculino, que exercem atividades no meio rural (seringueiros, garimpeiros, mateiros e indígenas). A maioria dos casos é do Brasil e da Colômbia, sendo que a quase totalidade procede da região amazônica. A captura de golfinhos infectados na costa da Flórida (Estados Unidos), na foz do rio Suriname (Suriname) e na baía de Biscaia (Europa) remete às seguintes observações: o homem não é o único vertebrado infectado pelo fungo; a água poderia ser um dos reservatórios do parasita; e a distribuição geográfica da doença seria mais extensa do que indicam os dados atuais. O fungo provavelmente vive como saprófita no solo, em vegetais e na água, e é inoculado no homem e no golfinho por meio de traumatismos e ferimentos.

O fungo apresenta-se microscopicamente como corpúsculos globosos ou elípticos, de membrana refringente de duplo contorno. Sua reprodução se dá por gemulação simples, sendo frequente o aspecto em cadeia, dos parasitas. Até agora, não foi cultivado. Inoculações experimentais em vários animais, quelônios, tatus, camundongos e na bolsa jugal de hamsters, resultaram em nódulos. No homem, há registro de inóculos acidentais e em voluntários.

Manifestações clínicas

A infecção é limitada à pele e às semimucosas, sendo bom o estado geral do paciente. Não há relatos de visceralização nem de invasão das mucosas. As lesões predominam nas áreas expostas, com maior frequência nos pavilhões auriculares e membros inferiores. As demais regiões anatômicas são menos comprometidas, e as formas disseminadas são raras.

A lesão inicial é pápula superficial ou profunda, que pode confluir, formando placa papulosa, ou evoluir para lesão nodular, única ou múltipla.

As seguintes formas clínicas são observadas: infiltrativa; queloidiana; gomosa; ulcerosa; e verruciforme. O tipo infiltrativo parece ser o do início da doença, podendo evoluir para uma das outras formas mencionadas. O tipo queloidiano é o mais comum, e a coalescência dos nódulos resulta em placas de tamanhos variados (**Figuras 36.12** e **36.13**). Ulceração ocorre desde o início em qualquer das formas clínicas. Os sintomas subjetivos referidos são prurido, ardor, hipoestesia e anestesia. Podem advir complicações como infecção bacteriana e degeneração carcinomatosa.

Diagnose

A diagnose clínica diferencial inclui leishmaniose tegumentar difusa, hanseníase, zigomicose, sarcoidose e neoplasias benignas e malignas. A diagnose micológica revela, no exame direto, organismos leveduriformes com dupla membrana, isolados ou formando cadeias.

O exame histopatológico mostra um infiltrado granulomatoso, com gigantócitos tipo Langhans, com numerosos parasitas.

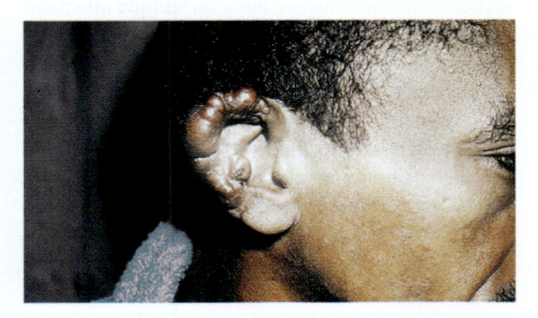

▲ **Figura 36.12** Blastomicose de Jorge Lobo. Lesões queloidianas na região auricular, localização frequente da doença.

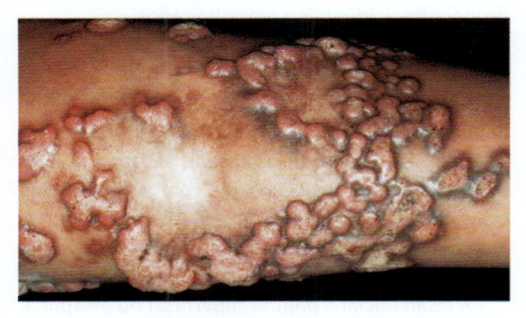

▲ **Figura 36.13** Lesões nodulares e noduloulceradas, algumas coalescentes, formando placas.

Tratamento

A cirurgia por exérese ou eletrocoagulação de lesões isoladas possibilita a cura. Pode ser, também, utilizada a criocirurgia. Em lesões extensas, há recidivas com os métodos cirúrgicos. Há relatos de resultados favoráveis com clofazimina, 100 a 200 mg/dia, por 12 a 24 meses, ou com a associação de clofazimina e itraconazol. Numerosos fármacos, como sulfas, cetoconazol, anfotericina B, flucitosina e sulfona, foram empregados com resultados não satisfatórios. Há relatos de bons resultados com posaconazol.

CROMOMICOSE

A cromomicose é uma micose profunda, crônica, progressiva da pele e do subcutâneo.

É causada por diferentes dematiáceos, gêneros e espécies de fungos pigmentados.

Os fungos da cromomicose são: *Fonsecaea pedrosoi*, *Fonsecaea compacta*; *Cladosporium carrionii*; *Phialophora verrucosa*; *Rhinocladiella aquaspersa*; *Exophiala jeanselmei*, *Exophiala spinifera* e *Exophiala castellanii*.

Os fungos encontram-se no solo ou em vegetais e são introduzidos no organismo por ferimentos ou traumas. A localização é unilateral e, em geral, nos membros inferiores, ainda que possa ocorrer em outras regiões. A maioria dos casos é de trabalhadores rurais adultos. *F. pedrosoi* é responsável por 90% das infecções em clima tropical úmido (México, Américas Central e do Sul e no Brasil). *C. carrionii* é encontrado em áreas áridas e semiáridas de vários países, como México, Venezuela, Austrália e África do Sul. *F. compacta*, *P. verrucosa* e *Exophiala* sp. são, eventualmente, agentes, e a *R. aquaspersa* foi isolada na Venezuela.

A propagação se processa por contiguidade, raramente há comprometimento dos linfonodos, e a disseminação via hemática ou linfática é excepcional. Existem raros relatos de disseminação hematogênica com formação de abscessos cerebrais.

A cromomicose evolui cronicamente; a infecção é localizada e não afeta o estado geral.

Manifestações clínicas

A classificação de Carrion é a mais aceita, compreendendo cinco tipos: nodular, tipo placa, tumoral, cicatricial e verrucosa.

As lesões iniciais são pápulas ou nódulos que evoluem para lesões verrucosas, de localização unilateral e, geralmente, nos membros inferiores. Da confluência de lesões verrucosas, resultam placas verrucosas,

Com a progressão periférica, a parte central torna-se cicatricial, podendo ulcerar-se.

Chama a atenção, na maioria as lesões, a presença de *black dots* formados por debris celulares e fungos em eliminação.

A evolução é lenta e crônica, permanecendo a infecção localizada em um membro ou segmento, mas pode se propagar por contiguidade (**Figuras 36.14** e **36.15**).

O estado geral não é afetado, mas as lesões extensas podem interferir na capacidade física. As lesões sofrem, com frequência, infecção bacteriana secundária e exalam mau odor. Outras complicações tardias são linfedema, anquilose e degeneração carcinomatosa.

Diagnose

A diagnose diferencial se dá em relação às doenças que causam a síndrome verrucosa LECT (leishmaniose, esporotricose, cromomicose e tuberculose). Excepcionalmente, deve ser diferenciada da paracoccidioidomicose, lacaziose, feoifomicose ou do carcinoma verrucoso. Pode haver lesões psoriasiformes (**Figura 36.16**).

A diagnose laboratorial permite a confirmação de imediato da diagnose clínica.

No exame direto, o pus, a secreção ou o raspado da lesão é diluído em 1 ou 2 gotas de KOH a 10%; o exame microscópico revela corpos arredondados, de "cor de charuto", isolados ou agrupados (corpos fumagoides), multiplicando-se por septação sem brotamento.

No exame histopatológico, encontra-se infiltrado granulomatoso, com microabscessos e numerosos corpos "cor de charuto", no interior de gigantócitos ou nos microabscessos.

O cultivo do material em meio de ágar Sabouraud ou de ágar Czapek possibilita o crescimento do fungo em 1 ou 2 semanas, com colônias escuras, cujo exame microscópico permite a identificação da espécie.

Tratamento

Formas localizadas

- **Criocirurgia com nitrogênio líquido:** Dois ciclos de 30 segundos a 4 minutos. É recurso seguro, de baixo custo, com excelentes resultados.
- **Eletrocoagulação ou laser de CO_2:** Com margem de segurança.

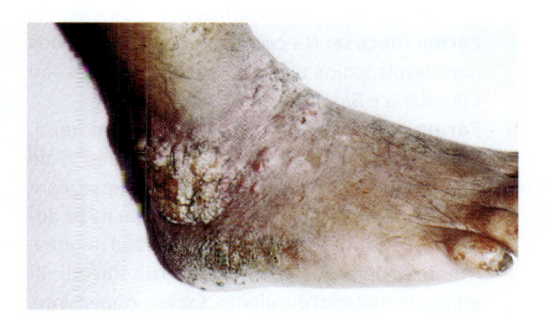

▲ **Figura 36.14** Cromomicose. Lesões nodulares, vegetantes e verrucosas no membro inferior.

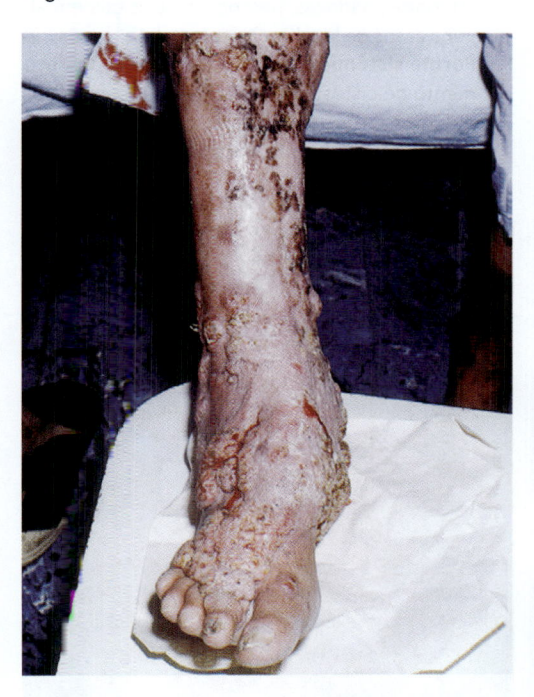

▲ **Figura 36.15** Cromomicose. Placas vegetantes e verrucosas ao longo do membro inferior, resultantes de propagação por contiguidade.

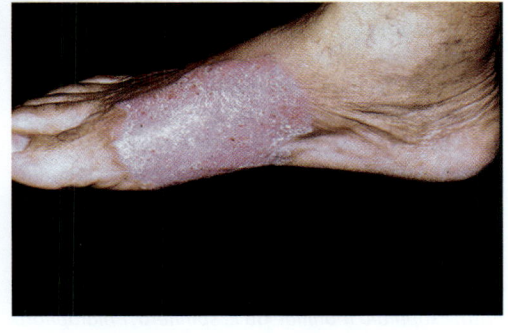

▲ **Figura 36.16** Cromomicose. Placas elevadas eritematoescamosas, psoriasiformes.

- **Cirurgia por exérese:** Com ampla margem de segurança superficial e profunda.
- **Termoterapia:** Aplicação de calor, com bolsa térmica, temperatura entre 36 e 45 °C, várias vezes/dia.

Formas extensas
- **Nas infecções por *C. carrionii*:** Itraconazol, 400 mg/dia, por vários meses.
- **Nas infecções por *F. pedrosoi*:** Itraconazol, 200 a 400 mg/dia, podendo ser associado com flucitosina, 150 mg/kg/dia, por vários meses.

Indicações eventuais
- **Anfotericina B:** 25 mg, em dias alternados (ver técnica em *Paracoccidioidomicose*), associada com flucitosina, 150 mg/kg/dia, por 2 a 3 meses.
- **Flucitosina:** 150 mg/kg/dia, por 8 a 12 meses.
- **Terbinafina:** 500 mg/dia, por vários meses.
- **Voriconazol:** 200 a 300 mg/dia, por vários meses.
- **Posaconazol:** 800 mg/dia, por vários meses.

Terapêutica combinada
- Criocirurgia + antifúngicos sistêmicos (itraconazol, posaconazol ou terbinafina).
- **Anfotericina B:** 25 mg, em dias alternados, + flucitosina, 150 mg/kg/dia, por 2 a 3 meses.
- **Itraconazol:** 200 a 400 mg/dia, + flucitosina, 150 mg/kg/dia, por vários meses (infecções pelo *F. pedrosoi*).
- **Terbinafina + termoterapia.**
- Terapia fotodinâmica com ácido 5-aminolevulínico (5-ALA-PDT) e antifúngicos.

Também existem relatos de boas respostas com imiquimode associado a antifúngicos.

FEOIFOMICOSE

Consideram-se feoifomicoses doenças do subcutâneo, raramente sistêmicas, causadas por fungos castanho-escuros (dematiáceos) da família *Dematiaceae*. Assemelham-se aos agentes da cromomicose, mas deles diferem por apresentarem, em vida parasitária, elementos micelianos septados, estando ou não presentes formas arredondadas.

Nas feoifomicoses subcutâneas ou sistêmicas, são encontradas numerosas espécies de dematiáceos. Na forma subcutânea, as mais comuns são *E. jeanselmei* e *Wangiella dermatitidis*, enquanto, na forma sistêmica, a mais encontrada é a *Cladosporium bantianum*. São reportadas também *Alternaria alternata*, *Exophiala moniliae* ou *E. spinifera*, *Phialophora verrucosa*, *Phloma* sp., *Curvularia geniculata*, *Mycelia sterilia* e outras espécies.

O fungo é oportunista, e a infecção, em geral, é associada com desnutrição ou imunodepressão. Na forma subcutânea, o fungo é introduzido por trauma com fragmentos vegetais ou fômites; enquanto, na forma sistêmica, a infecção se dá por inalação, inicialmente pulmonar e, em seguida, atingindo outros órgãos.

Manifestações clínicas

Existem várias formas clínicas:
- **Forma cutânea:** Semelhante a dermatofitoses que atingem a pele e as unhas.
- **Forma mucosa:** Na cavidade nasal e nos seios paranasais, cujos agentes mais frequentes são *Curvularia* e *Bipolaris*.
- **Forma subcutânea:** Caracteriza-se, em geral, por uma lesão única, de vários centímetros de tamanho, com aspecto de cisto ou abscesso, com reação inflamatória discreta. Pouco ou nada dolorosa, sem linfangite e com adenopatia mínima. A lesão é aderente à pele, podendo ulcerar-se, eliminando material purulento. Excepcionalmente, é vegetante (Figura 36.17). As localizações mais frequentes são membros superiores, membros inferiores, nádegas, pescoço, face, e existem alguns casos de localização escrotal.
- **Forma sistêmica:** Caracteriza-se pelo aparecimento de cistos ou abscessos inicialmente nos pulmões e, posteriormente, por disseminação hematogênica em outros órgãos, incluindo o sistema nervoso.

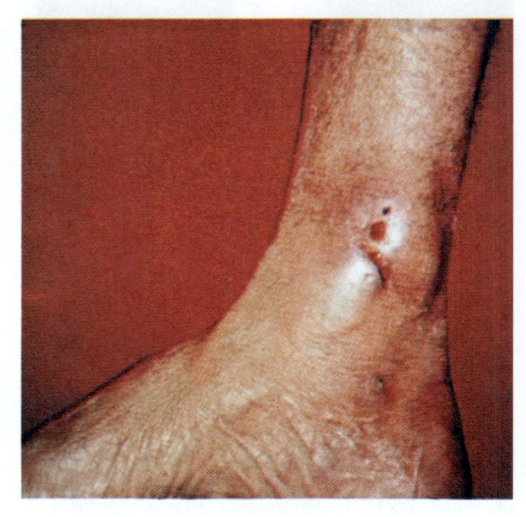

▲ **Figura 36.17** Feoifomicose. Lesão abscedada na perna.

Diagnose

A diagnose diferencial se dá, na forma cutânea, em relação a lipomas e cistos, e, nas lesões gomosas ou fístulas, a sífilis, esporotricose e micetomas. Na forma sistêmica, com quadro clínico consoante à localização.

A diagnose laboratorial é feita pelo exame micológico, exame direto do material de lesão, que é colocado em KOH a 10%, demonstrando hifas escuras e corpos arredondados (a cultura é imprescindível para a identificação do fungo); e pelo exame histopatológico, em que se encontra infiltrado inflamatório envolvendo área de abscesso no interior, na qual se observam hifas septadas, pigmentadas e esporos, que lembram corpos fumagoides.

Tratamento

Primeiro, das condições gerais ou da imunodepressão, se necessário. Exérese da lesão quando possível. Itraconazol ou anfotericina B ou flucitosina podem ser indicados, mas também há relatos de respostas a terbinafina, fluconazol e cetoconazol.

ESPOROTRICOSE

Micose profunda, frequente em nosso meio, de evolução subaguda ou crônica, causada pelo *Sporothrix schenckii*, introduzido no organismo humano por inoculação direta na pele ou, eventualmente, nas mucosas. Vive saprofiticamente na natureza, e a inoculação ocorre por ferimento com material contaminado, particularmente palhas ou espinhos. Mordeduras de animais e picadas de insetos podem veicular a doença, atuando os animais, nesses casos, apenas como transportadores do esporótrico. A infecção tem distribuição universal, sendo rara nas regiões frias e mais comum nas tropicais e subtropicais. É encontrada em áreas urbanas e rurais. Bastante frequente, há alguns anos, a incidência da esporotricose vem decrescendo em nosso meio, sem causa esclarecida.

Além do homem, o *S. schenckii* infecta animais, como gatos, cachorros, equídeos e roedores. Os felinos, entre os animais, são os mais comuns vetores da esporotricose, pois têm maior facilidade de infecção, eventualmente fatal, por deficiência imunitária.

Atualmente, se registra em nosso meio grande número de casos veiculados por felinos.

Manifestações clínicas

Infecção proteiforme, apresenta múltiplas lesões cutâneas e, excepcionalmente, afeta outros órgãos. Na maioria das vezes, localiza-se nos membros superiores ou na face e, com menos frequência, nos membros inferiores, sendo rara no tronco. Excepcionalmente, é disseminada na pele ou afeta outros órgãos.

Podem ser distinguidas as seguintes formas clínicas:
- **Cutâneas:** Cutâneo-linfática; cutânea localizada; e cutânea disseminada.
- **Extracutâneas.**

Formas cutâneas

Cutâneo-linfática

É a forma mais comum com lesão papulonodular, às vezes, ulcerada no ponto de inoculação (cancro esporotricótico) (**Figura 36.18**). A partir desse ponto, surge um cordão de linfangite, ao longo do qual se encontram nódulos ou gomas, que se podem ulcerar, com o aspecto comparável a um rosário (**Figura 36.18**). Em geral, não há enfartamento de linfonodos regionais. A lesão inicial em adultos é mais frequente nas extremidades, enquanto, em crianças, é na face, eventualmente ocorrendo na mucosa oral ou ocular.

Cutânea localizada

Apresenta vários tipos de lesões:
- **Papulonodular:** Lesão ou lesões recobertas por escamocrostas, formando, eventualmente, placa, ou com localização folicular, lembrando acne ou furúnculo. Não há linfangite e, eventualmente, ocorre discreto enfartamento de linfonodos (**Figura 36.19**).
- **Ulcerosa:** Ulceração única ou múltipla, com bordas irregulares e tamanhos diversos. Às vezes, na periferia da ulceração, encontram-se gomas. É possível haver discreta linfangite (**Figura 36.20**).
- **Verrucosa:** Placa verrucosa, habitualmente única, com forma e tamanhos variáveis; às vezes, com centro cicatricial. Não há linfangite. Pela expressão, há gotejamento de pus. Constitui uma das etiologias da síndrome LECT (**Figura 36.21**).
- **Outras apresentações morfológicas:** Ulcerovegetante, gomosa, papulopustulosa, ectimatoide, furunculoide, acneiforme, lupoide, sarcoídea e como placa descamativa.

Cutânea disseminada

Rara, caracteriza-se por lesões cutâneas nodulares ou gomosas disseminadas, que podem ulcerar. Resulta de disseminação hematogênica do parasita, por queda da imunidade. Atualmente, uma das causas é a imunodepressão pela infecção pelo vírus da imunodeficiência humana (HIV) (**Figuras 36.22** e **36.23**).

Formas extracutâneas

São raras. Têm sido descritas localizações ósseas, pulmonares, testiculares, articulares, nervosas e nas mucosas ocular, oral, nasal, faríngea, laríngea e outras. Podem ocorrer em virtude da ingestão ou inalação do parasita ou estar associadas com a forma cutânea disseminada e com a imunodepressão (**Figura 36.24**).

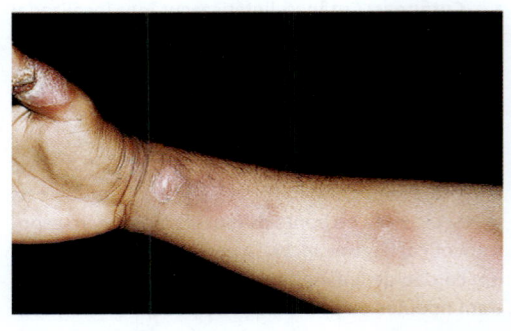

▲ **Figura 36.18** Esporotricose. Forma cutâneo-linfática. Cancro esporotricótico e lesões linfangíticas eritematonodulares.

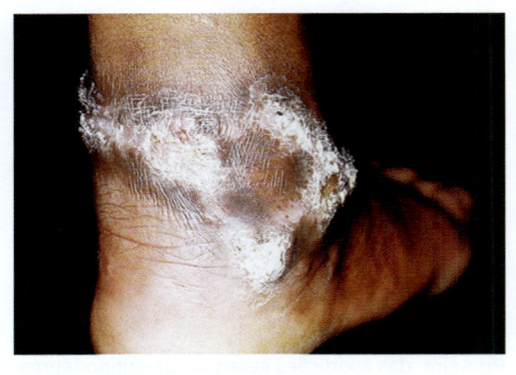

▲ **Figura 36.21** Esporotricose. Forma verrucosa. Placa verrucosa irregular com centro cicatricial na região do tornozelo.

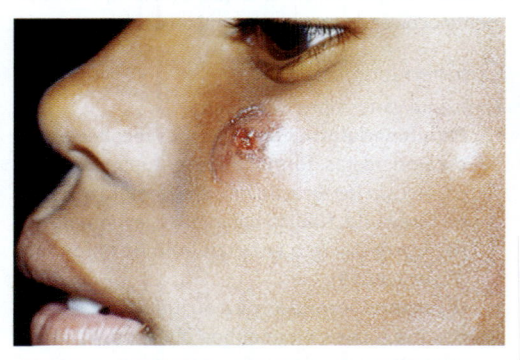

▲ **Figura 36.19** Esporotricose. Forma papulonodular. Lesões nodulares furunculoides na face.

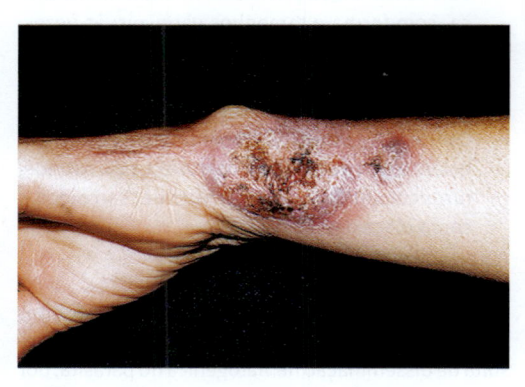

▲ **Figura 36.20** Esporotricose. Forma ulcerosa. Lesões ulcerosas recobertas de crostas com lesões nodulogomosas-satélites.

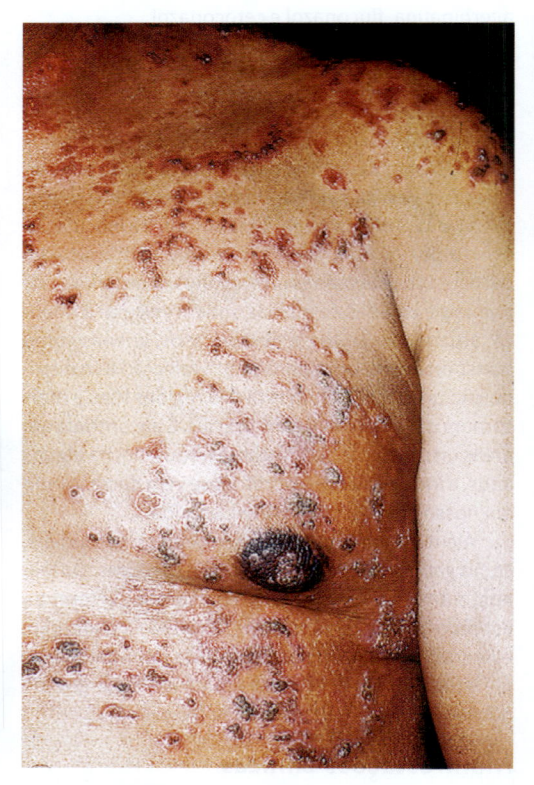

▲ **Figura 36.22** Esporotricose. Forma cutânea disseminada. Lesões papulosas, nodulares e nodulogomosas disseminadas no tronco.

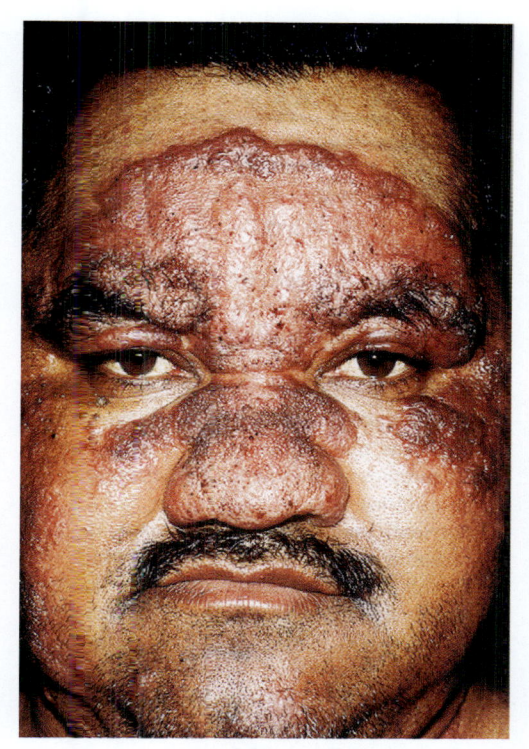

▲ **Figura 36.23** Esporotricose. Forma cutânea disseminada. Placas infiltradas na face, do mesmo paciente da Figura 36.22.

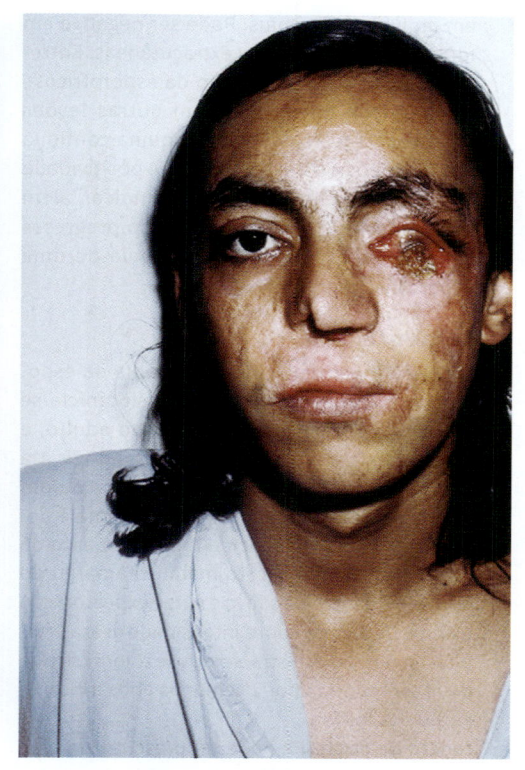

▲ **Figura 36.24** Esporotricose disseminada com lesão extracutânea. Lesões oculares destrutivas.

Diagnose

A forma cutâneo-linfática, pelo aspecto em rosário, é muito característica. A forma cutânea localizada deve ser diferenciada da sífilis, da tuberculose e de doenças com lesões nodulogomosas ou ulcerosas.

Outros diagnósticos diferenciais, além da síndrome LECT, são paracoccidioidomicose, histoplasmose, coccidioidomicose, micetomas, quérion, impetigo, linfangites bacterianas, foliculites e furúnculos, micobacterioses, hanseníase, sarcoidose, pioderma gangrenoso, bromoderma e iododerma.

A diagnose laboratorial da esporotricose é feita por:

- **Cultura em ágar Sabouraud:** Em 3 a 5 dias, em temperatura ambiente, surgem colônias castanho-negras características.
- **Exame direto:** Em preparações de KOH, o fungo não pode ser reconhecido. O esfregaço, corado pelo Gram, pode mostrar corpúsculos ovais ou "em charuto", gram-positivos. A coloração pelo PAS ou Gomori é superior. Entretanto, a melhor técnica é com anticorpos fluorescentes, devendo-se, preferencialmente, incubar o esfregaço a 37 °C por 12 horas.
- **Exame histopatológico:** É, muitas vezes, sugestivo, com granulomas apresentando área de supuração central e reação histiocitária epitelioide e plasmocitária em redor. Organismos podem ser identificados pelo PAS, Gomori ou por técnica de imunoperoxidase ou ferro coloidal. No preparado histológico, corado pela H.E., pode ser encontrado o chamado corpo asteroide, que é um elemento fúngico envolto por material eosinófilo. Não é um achado específico, mas observado também em torno de bactérias, parasitas e corpos estranhos. Decorre de depósito de proteínas em redor do elemento responsável por uma reação antígeno-anticorpo.
- **Teste da esporotriquina:** Emprega-se antígeno obtido de cultura leveduriforme ou com polissacarídeo do esporótrico, com leitura após 48 horas. É uma reação muito sensível, porém pouco específica, frequentemente positiva

em indivíduos normais. Pode ser negativa em formas disseminadas ou extracutâneas. Entretanto, é útil para a exclusão da esporotricose na diagnose diferencial com outras lesões cutâneas. O teste da esporotriquina continua positivo após a cura da infecção. A positividade em indivíduos normais poderia indicar, além da inespecificidade, uma infecção pregressa e, consequentemente, a existência de uma esporotricose-infecção.

Tratamento

- **Iodo:** Fármaco específico na terapia da esporotricose; como iodeto de potássio, inicia-se com 0,5 a 1 g/dia, via oral (VO), no adulto, e aumentando-se gradualmente até atingir 4 a 6 g. Em crianças, dose menor, metade ou um terço da dose do adulto. A dose máxima é determinada pela tolerância. Com o aumento da dose, acentua-se o gosto metálico amargo do iodo eliminado pela saliva e surge expectoração e rinite. De acordo com a intensidade dessas manifestações, administra-se a dose tolerável, que deve ser mantida por 2 semanas após a cicatrização das lesões.
- **Iodeto de potássio:** Pode ser prescrito em cápsulas ou na seguinte fórmula:

Iodeto de potássio	20 g
Água destilada (quantidade suficiente para [q.s.p.])	20 mL

Cada 10 gotas dessa solução contém 0,5 g de iodeto de potássio. É conveniente administrar o medicamento em água açucarada, leite ou suco de laranja. Se ocorrer intolerância gástrica ao iodo, empregar iodeto de sódio, 1 a 2 g/dia, via intravenosa (IV).

Em doentes com idiossincrasia, intolerância ou resistência ao iodo, é indicado o itraconazol, 100 a 200 mg/dia, por 90 a 180 dias. Em formas disseminadas ou sistêmicas, é indicada a anfotericina B, com a técnica e as doses referidas para a paracoccidioidomicose. Outros medicamentos de uso eventual são fluconazol, flucitosina e sulfas (sulfametoxazol-trimetoprima). Há referências sobre o uso do calor ou da vacinoterapia (aplicação intradérmica de esporotriquina a cada 10 dias) com resultados favoráveis. Não há indicação de terapia tópica, exceto nas lesões ulceradas, quando antissépticos podem ser usados.

MICETOMAS E BOTRIOMICOSE (ACTINOMICETOMAS E EUMICETOMAS)

Constituem o grupo das chamadas infecções granulares que, além do aspecto clínico, têm, como denominador comum, a presença de grãos ou de grânulos na secreção que flui das lesões fistulosas ou ulceradas.

- **Micetomas:** Infecções crônicas da pele e do tecido celular subcutâneo, não raramente comprometendo estruturas mais profundas como os ossos ou outros órgãos, causadas por bactérias (actinomicetomas) ou fungos (eumicetomas), caracterizadas por lesões tumoriformes, fistulosas, que drenam secreção seropurulenta ou seropiossanguinolenta e grãos ou grânulos parasitários.
- **Botriomicoses:** Infecções clinicamente similares causadas por outros gêneros de bactérias.

A inclusão dos micetomas causados por bactérias e da botriomicose neste capítulo sobre micoses profundas é feita não apenas por tradição, mas, fundamentalmente, pelas semelhanças dos quadros clínico-patológicos, de imagens, evolutivos e localizações das lesões. A etiologia dos micetomas e botriomicose é apresentada na Tabela 36.2.

Tabela 36.2 Etiologia dos micetomas e botriomicose

1. Actinomicetomas (bactérias)
Actinomicose endógena – actinomicetos anaeróbios (*Actinomyces israelii*, *A. viscosus*, *A. odontolyticus*, *Arachnia propionica*)
Actinomicose exógena (nocardiose)
Actinomicetos aeróbios dos gêneros *Actinomadura*, *Nocardia* e *Streptomyces*
2. Eumicetomas (fungos)
Maduromicose – origem exógena causada por fungos aeróbios de vários gêneros
Petrellidium, *Acremonium*, *Madurella*, *Leptospheria* e outros
3. Botriomicose (bacteriose granular, actinofitose)
Staphylococcus aureus, *Pseudomonas aeruginosa*, *Escherichia coli*, *Proteus* sp. e outras bactérias

O actinomicetoma (bactérias) endógeno ou actinomicose endógena (*A. israelii*) tem distribuição universal, enquanto o actinomicetoma exógeno ou nocardiose e os eumicetomas ou maduromicose (fungos) predominam nas regiões tropicais e subtropicais de clima quente e úmido, ou nas desérticas, com clima quente e seco. A infecção acomete, com frequência, o homem adulto, que trabalha no meio rural. O solo e os vegetais são as fontes de infecção de nocardiose e maduromicose.

Micetomas

Actinomicetoma endógeno ou actinomicose

Doença infecciosa crônica, granulomatosa e supurativa, com fístulas, causada, principalmente, por A. israelii, e, raramente, por A. propionica, A. naeslundii e outros actinomicetos. São bactérias anaeróbias, gram-positivas, eventualmente saprófitas da boca ou presentes nas criptas amigdalianas, em dentes normais e nas cáries dentárias. O quadro clássico compreende três formas principais: cervicofacial; torácica; e abdominal.

Forma cervicofacial

Os germes penetram na intimidade dos tecidos pela mucosa, após extrações ou traumatismos dentários, amigdalectomias, fraturas de mandíbula ou outras lesões. Após 1 ou 2 semanas, surge, no ângulo da mandíbula, edema dos tecidos moles e, em seguida, tumoração irregular, dura, de consistência lenhosa e eritematovioláceo, que se estende às regiões vizinhas. Há formação de abscessos, fístulas múltiplas e secreção seropurulenta com grãos. O trismo é frequente e não há adenomegalia regional, o que permite estabelecer a diagnose diferencial com tuberculose e paracoccidioidomicose. Lesões ósseas que podem ocorrer tardiamente são de periostite, osteomielite e pseudocistos (**Figura 36.25**).

Na diagnose diferencial, devem ser considerados abscessos bacterianos, inclusive odontogênicos, tumores e linfoma de Hodgkin.

Forma torácica

A infecção pulmonar pode se originar por aspiração da bactéria ou por embolização, a partir de foco cervical. Ocasionalmente, a infecção pode resultar de perfuração esofágica ou propagação do próprio processo actinomicótico não somente do pescoço, mas também do abdome, e raramente por disseminação hematogênica. O quadro inicial é o de uma infecção subaguda com febre irregular, tosse, expectoração e dispneia. Surgem induração da parede torácica, derrame pleural e/ou drenagem transparietal através de fístulas por onde flui secreção seropurulenta com os típicos grãos (**Figura 36.26**). Na diagnose diferencial, devem ser lembrados abscessos pulmonares bacterianos, neoplasias pulmonares e linfomas.

Forma abdominal

Resulta de deglutição do agente, metástase ou contiguidade a partir de foco torácico, embora seja mais comum a propagação da doença do abdome para o tórax. Forma-se tumoração inflamatória, palpável e dolorosa, com posterior aparecimento de fístulas na parede abdominal. Localiza-se mais frequentemente no quadrante inferior direito do abdome. Nos casos sem fístulas, são necessários exames minuciosos para esclarecimento.

Na diagnose diferencial, devem ser considerados tumores do cólon e do intestino delgado, apendicite, diverticulite, abscesso hepático, linfoma e doença de Crohn.

A actinomicose do aparelho genital feminino, correlacionada ao uso de dispositivo intrauterino (DIU), seja de metal ou de polietileno, tem sido relatada entre as usuárias do produto. Como o A. israelii não é habitante normal da flora genital, admite-se,

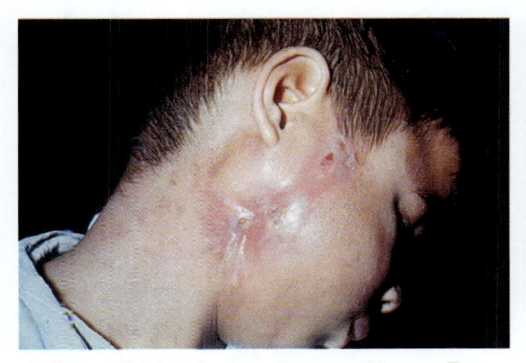

▲ **Figura 36.25** Actinomicose endógena. Forma cervicofacial. Placa eritematosa com fibrose e fístulas na região cervicofacial.

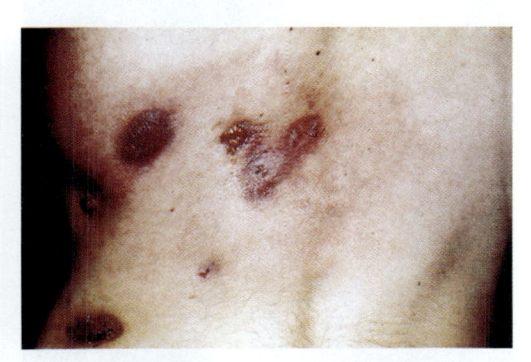

▲ **Figura 36.26** Actinomicose endógena. Forma torácica. Múltiplas lesões fistulosas na face posterior do tronco, de localização unilateral, correspondentes à exteriorização do processo pulmonar.

como um dos mecanismos, a contaminação da vagina a partir de foco intestinal. Os sintomas abrangem sangramentos, secreção vaginal de forte odor e dores no hipogástrio.

A sintomatologia de qualquer das formas de actinomicose endógena é constituída de febre, calafrios, sudorese, anorexia e perda de peso. Os grãos são esbranquiçados ou branco-amarelados. O laboratório evidencia leucocitose, anemia e velocidade de hemossedimentação (VHS) elevada.

Actinomicetoma exógeno ou nocardiose

É produzida por actinomicetos aeróbios (bactérias) que vivem no solo e nos vegetais. O homem adquire a doença por implantação traumática. As principais espécies causadoras são *Nocardia brasiliensis* (80-90%), *Nocardia asteroides*, *Nocardia caviae*, *Actinomadura madurae*, *Actinomadura pelletieri* e *Streptomyces somaliensis*.

No local do inóculo, surge lesão papulonodular que sofre amolecimento e fistuliza. Outros nódulos com igual evolução acabam por constituir massa tumoriforme inflamatória e supurativa, que deforma a região anatômica afetada. Os grãos presentes na secreção têm coloração branco-amarelada (*Nocardia*), rósea ou vermelha (*Actinomadura*) ou preta (*Streptomyces*). A localização habitual das lesões é nos membros inferiores, quase sempre unilateral, sendo menos frequente nos membros superiores, no tórax e no abdome. Após meses ou anos de evolução, pode haver invasão aos ossos, o que determinará periostite, osteíte e osteólise, além de comprometimento dos músculos, tendões e ligamentos (**Figura 36.27**).

Eumicetoma (maduromicose)

Causada por diversos fungos, entre os quais *Petriellidium boydii* ou *Scedosporium apiospermum*, várias espécies de *Acremonium* (*Cephalosporium*), *Madurella*, *Pyrenochaeta*, *Exophiala* e outras. As manifestações clínicas e a evolução são similares às da nocardiose, mas algumas diferenças clínicas podem ser estabelecidas entre os dois processos: a nocardiose é mais inflamatória e supurativa, com secreção mais abundante; enquanto, na maduromicose, predomina a fibrose, com supuração e secreção de pouca intensidade (**Figuras 36.28** e **36.29**).

Diagnose clínica

Os actinomicetomas e eumicetomas devem ser diferenciados de lesões da tuberculose, outras micoses profundas, botriomicose, sífilis, osteomielite, abscessos e neoplasias.

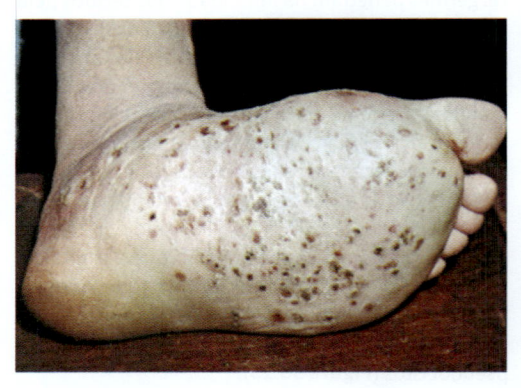

▲ **Figura 36.28** Micetoma actinomicótico. Tumefação do pé e grande quantidade de fístulas.

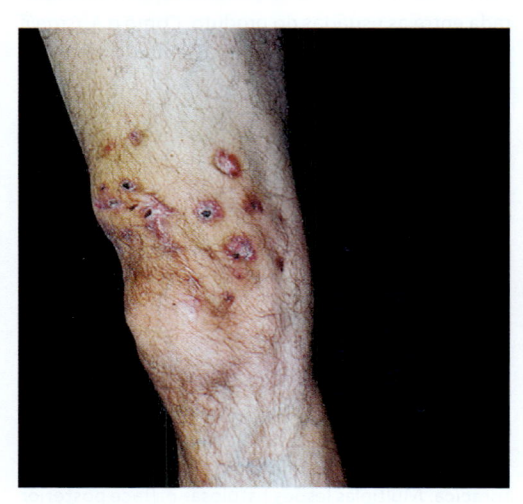

▲ **Figura 36.27** Nocardiose. Inúmeras lesões fistulosas na região do joelho.

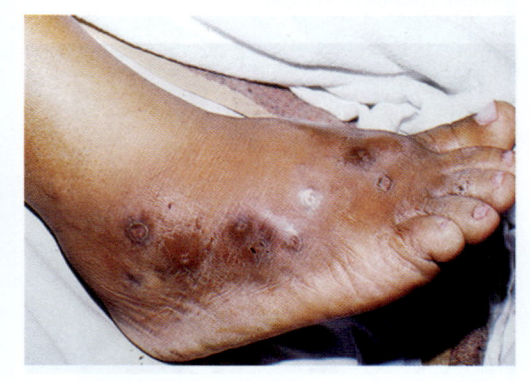

▲ **Figura 36.29** Micetoma maduromicótico. Maior fibrose, menor número de fístulas e menos secreção.

Diagnose por imagem

A ultrassonografia, a radiologia, a cintilografia óssea e a ressonância magnética permitem o reconhecimento da extensão e da profundidade da infecção.

Diagnose laboratorial

Exame micológico do material procedente de fístulas, lesões fechadas e secreções. Compreende o exame direto e a cultura em meios aeróbios e anaeróbios.

- **Exame direto:** Presença de grãos parasitários no material procedente de fístulas, lesões fechadas e secreções. Os grãos presentes na secreção têm cores diversas consoante à etiologia.
- **Cultura:** Os agentes da actinomicose endógena necessitam de cultivo em anaerobiose, enquanto os da nocardiose e eumicetomas podem ser cultivados em meios de cultura com ágar Sabouraud e outros, possibilitando a identificação do agente.
- **Exame histopatológico:** Os cortes histológicos corados pela rotina (H.E.) mostram microabscessos, tecido de granulação, áreas de fibrose e grãos. Na nocardiose, estes têm massa central basofílica e periferia eosinofílica, com clavas radiais. Nos eumicetomas, os grãos são constituídos por filamentos micelianos septados com clamidósporos terminais e intercalares, podendo ser corados pelo PAS ou Gomori.

Tratamento

Deve ser feito consoante ao agente etiológico, ao local da lesão, ao grau de invasão dos tecidos e à sensibilidade aos fármacos.

- **Actinomicose endógena:** O fármaco mais eficaz é a penicilina G, 10 a 20 milhões de unidades, via parenteral, por 1 a 2 meses. Outros antibióticos recomendados são ampicilina, tetraciclina, eritromicina, todos na dose de 2 a 3 g/dia. Clindamicina, rifampicina e cefalosporinas podem ser eficazes.
- **Nocardiose:** Dapsona, 100 a 300 mg/dia, durante 6 a 24 meses; sulfametoxazol (800 mg) com trimetoprima (160 mg), 2 comprimidos/dia. A associação desses dois produtos à dapsona representa um tratamento eficiente e bem tolerado, podendo ser ministrado por meses ou anos. Sulfametoxazol-trimetoprima e amicacina, 500 mg, intramuscular (IM), a cada 12 horas, 3 semanas por 2 de descanso, em um total de 3 séries, é relatado com bons resultados. Outros esquemas incluem: rifampicina, 600 mg/dia, e a associação amoxicilina, 500 mg, e ácido clavulânico, 125 mg, 3 comprimidos/dia, por 6 meses.
- **Eumicetomas:** A terapia específica é, em geral, insatisfatória. Emprega-se itraconazol, 200 a 400 mg/dia, VO, por vários meses. Anfotericina B nas doses usadas na paracoccidioidomicose, 3 vezes/semana, pode ser experimentada. O iodeto de potássio, 1 a 2 g/dia, é uma alternativa. Quando houver inflamação secundária, antibióticos ou sulfas são indicados, eventualmente associados com corticosteroide. Há relatos de respostas à dapsona ou ao cotrimoxazol associados à estreptomicina e ao uso da amicacina e rifampicina. O *M. mycetomatis* responde ao cetoconazol. Existem, ainda, relatos isolados de tratamentos com griseofulvina, terbinafina, 500 mg, 2 vezes/dia, e voriconazol, 600 mg/dia.
- **Cirurgia:** Em formas localizadas, a cirurgia é indicada e, eventualmente, pode constituir a única solução.

Botriomicose

A botriomicose, actinofitose estafilocócica, pseudomicose bacteriana ou bacteriose granular, é caracterizada por tumoração fistulosa que elimina pus. Grãos ou grânulos branco-amarelados são encontrados no pus ou nos focos supurativos que são constituídos por massas de bactérias envolvidas por cápsula eosinofílica PAS-positiva. A bactéria mais frequentemente encontrada é o *Staphylococcus aureus*; outros germes também achados são *Pseudomonas aeruginosa*, *Escherichia coli*, *Streptococcus* sp, *Proteus* e *Bacteroides*. Esses microrganismos têm, em geral, baixa virulência. Complicação comum na castração de cavalos, a botriomicose afeta animais, gado bovino, carneiro e cão. É relativamente rara no homem e, em geral, confundida com micetoma.

O quadro cutâneo ocorre principalmente em áreas expostas. As lesões têm vários aspectos, como tumorações com fístulas, ulcerações infiltradas ou vegetantes (**Figura 36.30**) e formações císticas. Além da pele e do subcutâneo por continuidade, pode ocorrer comprometimento de tecidos subjacentes como músculos, tendões e ossos. Há uma forma visceral que se localiza no fígado, nos pulmões, no coração ou nos outros órgãos. Em crianças com doença fibrocística, a doença foi descrita no aparelho respiratório.

Na patogenia da infecção, há dois fatores atuantes: a baixa virulência do microrganismo; e a anormalidade imunológica do hospedeiro. A penetração na pele ocorre geralmente após traumas ou ferimentos com ossos, espinhas e outras noxas. Na forma visceral, a penetração ocorre principalmente por inalação ou ingestão.

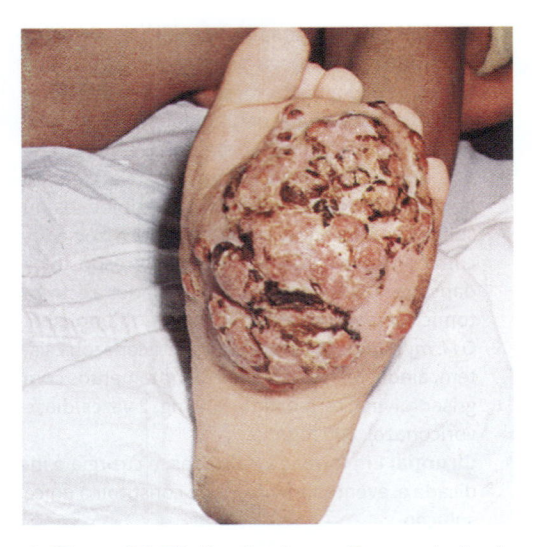

▲ **Figura 36.30** Botriomicose. Extensa lesão de aspecto tumoral, vegetante e fistulosa na região plantar.

O diagnóstico é feito por meio de exame direto do material obtido das fístulas e pelo exame histopatológico.

No exame direto com hidróxido de potássio, evidenciam-se os grãos que são lobulados, e à coloração Gram e Giemsa verifica-se serem compostos por bactérias, não havendo estruturas filamentosas. Também devem ser realizadas culturas para determinação do germe causal e para realização de antibiograma para orientação terapêutica. O exame histopatológico revela processo inflamatório inespecífico com neutrófilos, linfócitos, plasmócitos, áreas de microabscessos e grãos que se mostram eosinófilos na periferia e que se coram ao PAS, Gram e Gomori, mostrando não se tratar de estruturas filamentosas, mas bacterianas.

No diagnóstico diferencial, considerar micetomas actinomicóticos e eumicóticos, assim como abscessos, tuberculose, micobacterioses, esporotricose e tumores como queratoacantomas e carcinomas espinocelulares.

O tratamento é feito consoante ao microrganismo encontrado e à sensibilidade aos antibióticos e sulfamídicos. Eventualmente, cirurgia pode ser indicada.

Foram relatados casos tratados com *laser* de CO_2.

HISTOPLASMOSE

A histoplasmose, doença de Darling, é infecção por levedura dimórfica, *Histoplasma capsulatum*, endêmico nas Américas, raro na Europa, que habita saprofiticamente a terra e excrementos de pássaros e morcegos, sendo frequente sua presença em cavernas.

A infecção é adquirida por inalação e constitui a histoplasmose primária, caracterizada pela infecção pulmonar. Esta pode ser assintomática ou ter quadro clínico variável, agudo, febril, pneumônico. Histoplasmose grave, fulminante, pode ocorrer em crianças. O quadro cutâneo, nessa forma aguda, é o eritema nodoso ou eritema polimorfo. A forma aguda inicial pode regredir com cura, permanecer latente ou evoluir para uma forma aguda progressiva ou crônica progressiva, com comprometimento de diversos órgãos, inclusive do sistema nervoso.

A manifestação tegumentar mais encontrada, nas formas progressivas, é uma ulceração na mucosa oral, faríngea ou na língua e, excepcionalmente, genital ou retal (**Figura 36.31**). Raramente, ocorrem, na pele, papulopústulas, abscessos, nódulos, fístulas, ulcerações e lesões verrucosas (**Figura 36.32**).

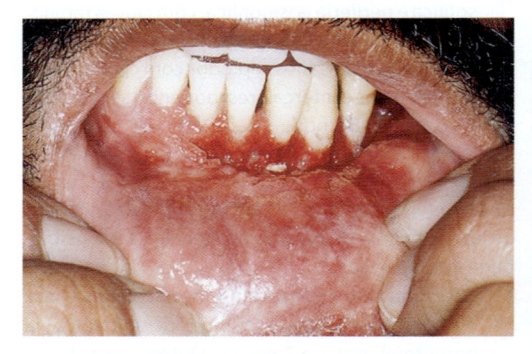

▲ **Figura 36.31** Histoplasmose. Lesão mucosa. Ulceração gengival de fundo granuloso fino.

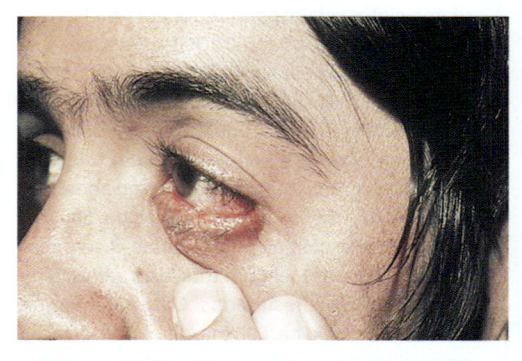

▲ **Figura 36.32** Histoplasmose. Lesão ulcerosa na borda palpebral.

Em doentes infectados pelo HIV, há alta ocorrência de histoplasmose, e, além das lesões cutaneomucosas, podem ser encontradas pápulas com depressão central, semelhantes às do molusco contagioso.

Diagnose

- **Diagnose clínica:** A histoplasmose pode ser suspeitada na presença de um quadro pulmonar agudo, febril, surgindo após 2 semanas de uma eventual exposição. Nas formas subagudas ou crônicas, a diagnose diferencial inclui a sífilis, a tuberculose, os carcinomas, a leishmaniose, a paracoccidioidomicose, esporotricose e criptococose.
- **Pesquisa direta:** Nas lesões cutâneas ou mucosas, encontram-se formações pequenas, intracelulares, leveduriformes. A diagnose definitiva é feita pela cultura. A pesquisa direta pode também ser feita no escarro, na urina, no LCS e, eventualmente, no sangue. A cultura é feita em ágar Sabouraud, mostrando colônias após 4 semanas.
- **Exame histopatológico:** Revela, pela H.E., organismos intracelulares que são corados pelo Gram e Giemsa, semelhantes aos da leishmaniose e da donovanose. Podem ser facilmente diferenciados, pois se coram pelo PAS ou Gomori.
- **Radiologia pulmonar:** Revela alterações nos pulmões, que podem ser sugestivas de histoplasmose, e, havendo lesão em atividade, o exame micológico direto e a cultura do escarro são indicados.
- **Sorologia:** A pesquisa de anticorpos totais pela contraimunoeletroforese pode ser feita com o método ELISA e a reação em cadeia da polimerase (PCR).
- **Teste intradérmico com histoplasmina:** É útil do ponto de vista epidemiológico, mas não tem utilidade para a diagnose em área endêmica.

Tratamento

O tratamento inicial é com anfotericina B, que deve ser continuada com o uso de itraconazol por semanas ou meses. Na meningite, anfotericina B lipossomal e, em seguida, fluconazol são indicados. Referências recentes são de um novo imidazólico, o posaconazol, e a possibilidade do uso de itraconazol via intravenosa.

CRIPTOCOCOSE

A criptococose ou torulose é causada pelo *Cryptococcus neoformans*, levedura gemulante encapsulada de distribuição universal. Encontra-se em pássaros cujos dejetos disseminam a levedura. A infecção primária, em indivíduos sadios, é possível, porém, rara.

A infecção se dá por inalação, ocorre em qualquer idade, contudo é mais frequente em adultos com doenças sistêmicas, como lúpus eritematoso sistêmico (LES), linfomas, imunodepressão infecciosa ou iatrogênica. A lesão inicial é pulmonar e, por disseminação hematogênica, atinge outros órgãos, com predileção pelo SNC.

Manifestações clínicas

Não há nenhum sintoma cutâneo característico na criptococose. Em pacientes imunodeprimidos, lesões de paniculite, equimoses, lesões acneiformes e ulcerativas e abscessos podem ser causados pela levedura. Em doentes de Aids, pode simular celulite bacteriana ou papulonódulo de molusco contagioso (**Figura 36.33**).

Diagnose

A diagnose diferencial é feita com inúmeras afecções, devendo-se ter em conta a imunodepressão. Quando lesão cutânea for associada com meningite, em doente imunodeprimido, há forte indício de criptococose.

A demonstração de organismos leveduriformes, gemulantes, de paredes espessas em exame direto de esfregaço ou secreção permite a diagnose.

Histopatologia

No exame histopatológico, há dois tipos de reações. Uma do tipo gelatinoso, com numerosos organismos, e outra do tipo granulomatoso, com menor número de parasitas. A cultura permite, em caso de dúvida, uma conclusão definitiva.

Tratamento

A indicação eletiva é a anfotericina B, IV, e flucitosina, VO, na dose indicada para cromomicose.

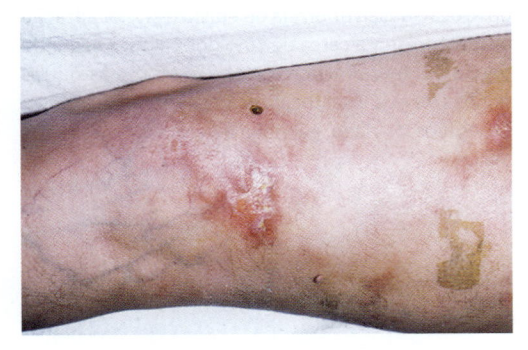

▲ **Figura 36.33** Criptococose. Lesão de paniculite ulcerada.

Dos imidazólicos, a indicação é o fluconazol, 200 a 400 mg/dia, que penetra no SNC, mesmo na ausência de manifestações clínicas, considerando a predileção da levedura pelo SNC. Em doentes com formas graves e resistentes de comprometimento do sistema nervoso, pode ser indicada a aplicação intratecal da anfotericina B. A prognose da criptococose em doentes imunocomprometidos, como LE, linfoma, Aids e imunodepressão iatrogênica, é grave, podendo evoluir para êxito letal.

RINOSPORIDIOSE

Infecção crônica granulomatosa, causada pelo *Rhinosporidium seeberi*, das mucosas do nariz, dos olhos, das orelhas, da faringe, da laringe e, excepcionalmente, da vagina, do pênis ou da pele. Caracteriza-se por lesões vegetantes, sésseis ou pólipos pediculados. O microrganismo nunca foi cultivado, e ainda há dúvidas sobre a sua natureza fúngica, sendo, aliás, até classificado como alga. Não há transmissão inter-humana, a doença é encontrada no gado e em equídeos. Encontrado principalmente nas populações sob condições sanitárias precárias, o parasita vive no solo ou em águas estagnadas e atinge o homem por poeira ou por contato com água contaminada. Ocorre em qualquer idade, com maior frequência no sexo masculino.

No Brasil, mais de 50% dos casos são do Nordeste, porém ocorrências esporádicas foram reportadas em outras regiões.

Manifestações clínicas

Caracteriza-se pela presença de vegetações sésseis ou polipoides na cavidade nasal ou na orofaringe, geralmente unilateral, com superfície irregular, avermelhada, com pontos brancos e que sangra com facilidade. O doente procura a consulta médica com queixa de obstrução nasal, rinorreia ou epistaxes. A localização nasal representa cerca de 70% dos casos; a segunda região em frequência é o globo ocular; e as outras regiões de eventual localização são faringe, laringe, brônquios, esôfago, genitália e pele.

A evolução é crônica, podendo as lesões se exteriorizar, tendo sido relatados casos com até 35 anos de evolução (**Figura 36.34**).

Diagnose

Na diagnose diferencial, o quadro pode ser confundido com neoplasias ou doenças granulomatosas. A diagnose laboratorial pode ser feita no exame direto pelo encontro de esporângios, no interior dos quais se encontram os esporos.

Histopatologia

Revela infiltrado granulomatoso com os esporângios.

Tratamento

Exérese com eletrocoagulação é a melhor conduta.

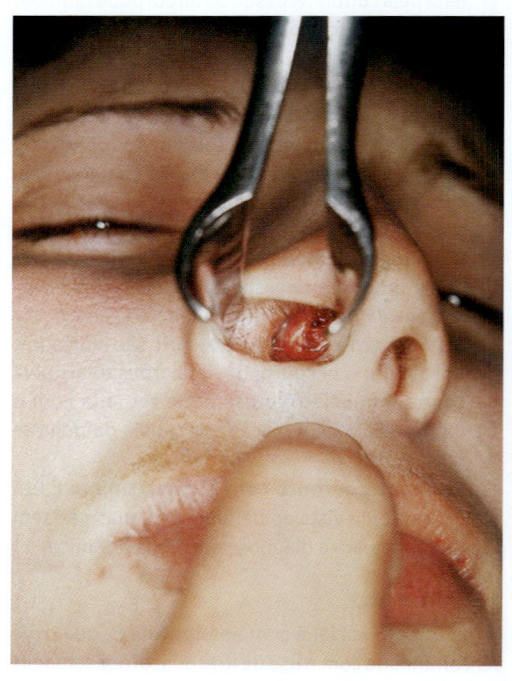

▲ **Figura 36.34** Rinosporidiose. Lesões na cavidade nasal.

37
Leishmanioses

As leishmanioses (mais corretamente, leishmaníases) são infecções crônicas, não contagiosas, causadas por diversas espécies de protozoários do gênero *Leishmania* e transmitidas de animais infectados para o homem por fêmeas de flebotomíneos. Constituem problema de saúde pública global em expansão na maioria dos países atingidos, inclusive no Brasil, que concentra 45% dos casos de leishmaniose das Américas, com média de mais de 25 mil casos novos notificados por ano, expandindo-se em muitos estados.

Podem-se distinguir as seguintes formas de leishmanioses:
- **Leishmanioses tegumentares:** Tegumentar oriental; tegumentar americana; e tegumentar difusa.
- **Leishmanioses viscerais:** Visceral indiana ou cazar; mediterrânea ou infantil; visceral neotropical ou americana; visceral meridional asiática; e visceral sudanesa.

No Brasil, existem a tegumentar americana, a tegumentar difusa e a visceral neotropical ou americana.

As leishmânias apresentam duas formas no seu desenvolvimento. No homem e em animais parasitados são organismos ovoides ou arredondados, com 2 a 4 mm de diâmetro, sem flagelo (formas amastigotas), com núcleo e cinetoplasto, encontrados nos infiltrados inflamatórios no interior dos macrófagos. Em vetores e culturas, são organismos flagelados (formas promastigotas) móveis, com tamanhos variáveis, exibindo núcleo, cinetoplasto, blefaroplasto e flagelo.

No Brasil, existem sete espécies patogênicas de leishmanias, assim distribuídas: *Leishmania (V) braziliensis*, todos os estados; *Leishmania (V) lainsoni*, Pará, Acre e Rondônia; *Leishmania (V) naiffi*, Pará e Amazonas; *Leishmania (V) shawi*, Piauí, Maranhão e Pará; *Leishmania (V) guyanensis*, Amapá, Roraima, Amazonas, Pará e Acre; *Leishmania (L) amazonensis*, Amazonas, Pará, Acre, Rondônia, Ceará, Bahia, Maranhão, Tocantins, Goiás, Mato Grosso, Mato Grosso do Sul, Minas Gerais, Rio de Janeiro e Santa Catarina; *Leishmania (V) lindenbergi*, Pará.

A transmissão da leishmaniose é feita por mosquitos flebotomíneos classificados em dois gêneros – *Lutzomya* e *Psychodopygus*, conhecidos no Brasil por birigui, mosquito-palha ou tatuquira. Esses insetos, ao sugarem animais infectados, ingerem os parasitas. Na Amazônia, os principais reservatórios são animais e mamíferos silvestres como roedores, marsupiais (gambá) e mamíferos desdentados, como o tamanduá e a preguiça. Também são reservatórios o macaco, a preguiça, o quati e o tatu. Em outras regiões do país, são também reservatórios animais domésticos infectados, como cães, cavalos e muares. É possível que o homem infectado possa ser fonte de infecção.

As formas amastigotas são ingeridas pelos flebótomos de animais infectados, que, em alguns dias, evoluem no tubo digestivo para formas promastigotas. Ao se nutrir de sangue, a fêmea do flebotomíneo inocula, no homem, as formas promastigotas infectantes. Essas formas promastigotas são interiorizadas pelos macrófagos da pele e transformam-se rapidamente em amastigotas.

LEISHMANIOSES TEGUMENTARES

Leishmaniose tegumentar americana

Ocorre em todos os países latino-americanos, do México à Argentina, exceto no Chile e no Uruguai; relatada, eventualmente, no sul dos Estados Unidos (Texas). A forma mais frequente é causada pela *L. (V) braziliensis*, que produz lesões cutâneas e mucosas, designa-se leishmaniose cutaneomucosa e, entre leigos, úlcera de Bauru ou "ferida brava". No Brasil, a leishmaniose cutaneomucosa ocorre em surtos epidêmicos em regiões que estão sendo povoadas, quando, pela derrubada de matas, o homem penetra na biocenose do meio ambiente, e a infecção se origina de animais silvestres. A doença é também reportada em torno de habitações, situação em que animais domésticos e roedores podem ser reservatórios dos parasitas. A leishmaniose pela *L. (V) guyanensis*, que ocorre na Amazônia, é mais benigna, raramente causando lesão mucosa.

As formas clínicas da leishmaniose tegumentar americana constituem espectro no qual, em um polo, estão as formas cutânea ulcerada e a mucosa, grupo com forte resposta imunocelular; e, no outro, está a leishmaniose cutânea difusa, com ausência da imunidade celular, múltiplas lesões e grande número de parasitas. Os fatores que determinam a posição no espectro dependem do perfil genético, da resposta imune do hospedeiro e da espécie e cepa da leishmânia.

Manifestações clínicas

As lesões cutâneas são similares nas várias formas de leishmanioses tegumentares. Dessa maneira, será descrito o quadro da leishmaniose cutaneomucosa. Após um período de incubação de 1 a 4 semanas, surge a lesão inicial, constituída por pápula eritematosa, única ou múltipla, localizada geralmente na região exposta do tegumento, que corresponde ao ponto de inoculação. Nessa etapa, há, com relativa frequência, adenopatia regional e linfangite. Evoluindo, as lesões assumem aspecto papulovesiculoso, papulopustuloso e papulocrostoso e, finalmente, formam úlceras (**Figura 37.1**). Essas úlceras apresentam contornos circulares, bordas altas e infiltradas, em moldura de quadro, fundo com granulações grosseiras, cor vermelho-vivo, podendo estar recobertas por exsudato seroso ou seropurulento (**Figuras 37.2** e **37.3**). No mesmo doente, podem ocorrer lesões em várias fases evolutivas, eventualmente surgindo lesões-satélites (satelitose). A lesão pode evoluir para cicatrização espontânea ou dar origem a placas vegetantes-verrucosas (**Figura 37.4**) ou sarcóideas, infiltradas (**Figura 37.5**).

Na gestante, é comum o encontro de lesões verrucosas ou vegetantes que regridem parcialmente após o parto.

Alguns pacientes podem apresentar recidiva após a cura da úlcera, cujo aspecto mais comum é o aparecimento de infiltração com pápulas na periferia da cicatriz atrófica, configurando a forma *recidiva cutis*.

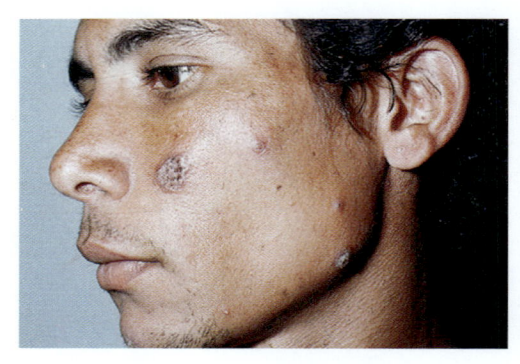

▲ **Figura 37.1** Leishmaniose tegumentar americana. Lesões iniciais, papulosas, papulocrostosas, nodulocrostosas e ulcerocrostosas.

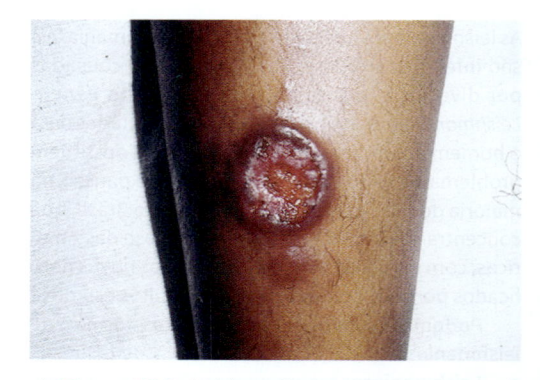

▲ **Figura 37.2** Leishmaniose tegumentar americana. Úlcera típica. Lesão ulcerada de bordas infiltradas em moldura e fundo granuloso grosseiro.

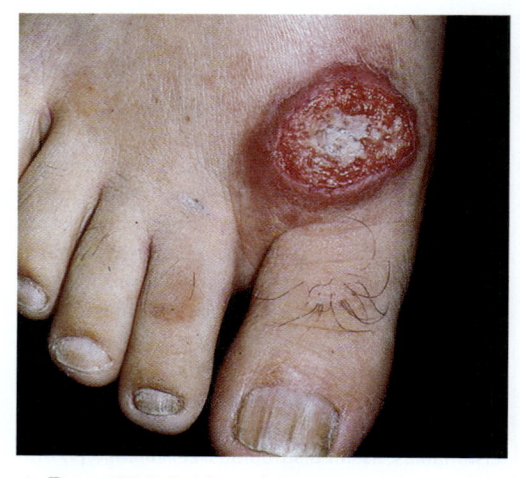

▲ **Figura 37.3** Leishmaniose tegumentar americana. Úlcera leishmaniótica típica no pé, com bordas emolduradas e fundo granuloso.

As lesões mucosas podem aparecer precocemente, porém geralmente surgem 1 ou 2 anos após o início da infecção e decorrem, quase sempre, da disseminação hematogênica. Há, primeiro, eritema e discreta infiltração no septo nasal; depois, segue-se processo ulcerativo, que se desenvolve, acometendo a mucosa das faces laterais das asas do nariz e elementos contíguos. Ocorrendo destruição do septo, o nariz tomba para a frente, constituindo o chamado "nariz de anta ou tapir". Na área adjacente, há edema e eritema e, pela inflamação secundária, hipertrofia nasal lembrando rinofima. O quadro, frequentemente, envolve o lábio superior e inferior, o palato, as gengivas, a língua, a faringe e a laringe. Na cavidade oral, especialmente no palato, as lesões são ulcerovegetantes com granulações grosseiras, às vezes separadas por sulcos, que podem se entrecruzar, formando a chamada "cruz da espúndia" ou cruz de Escomel. A evolução da doença e a infecção secundária podem atingir a estrutura cartilaginosa do nariz e comprometer ossos da face, produzindo quadros destrutivos do maciço centro-facial. Excepcionalmente, alguns casos graves podem evoluir para óbito pela obstrução das vias aéreas superiores. As leishmânias podem localizar-se nas orelhas externas, causando perda tecidual (**Figuras 37.6** a **37.8**).

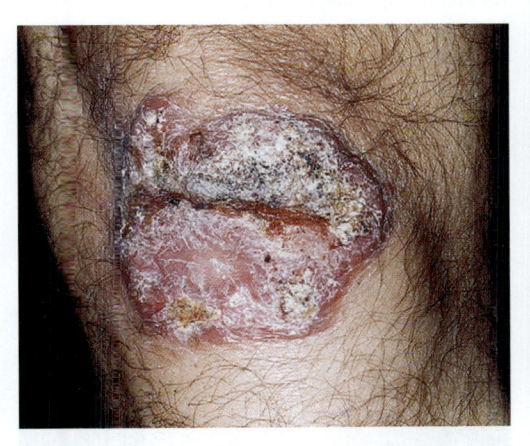

▲ **Figura 37.4** Leishmaniose tegumentar americana. Placa infiltrada verrucosa e ulcerada.

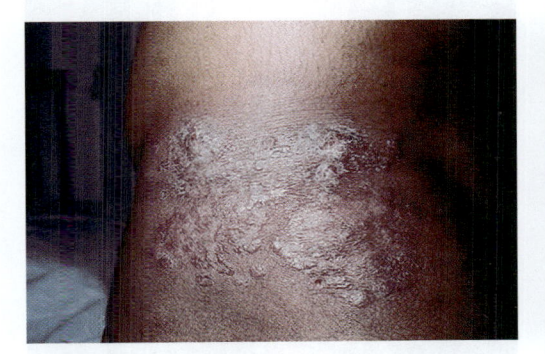

▲ **Figura 37.5** Leishmaniose tegumentar americana. Lesão de tipo sarcóideo constituída por placa papulosa infiltrada.

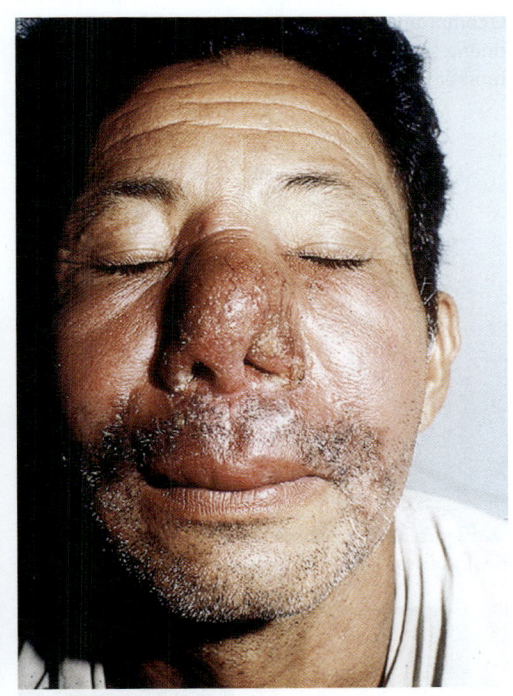

▲ **Figura 37.6** Leishmaniose tegumentar americana. Ulceração, aumento de volume do nariz e área de eritema e infiltração do lábio superior.

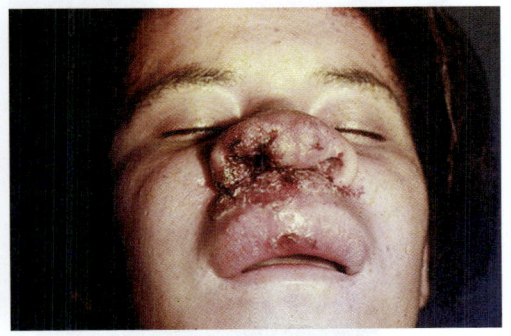

▲ **Figura 37.7** Leishmaniose tegumentar americana. Lesões ulcerovegetantes com destruição do septo nasal e infiltração do lábio superior.

A leishmaniose disseminada caracteriza-se por múltiplas lesões acneoides, em pelo menos duas regiões corporais, podendo surgir sintomas gerais, como calafrios, febre e mialgia durante o período de disseminação.

O quadro surge semanas após a lesão inicial ulcerada característica. As lesões aumentam em número, podendo chegar a centenas, evoluindo para pápulas, nódulos e ulcerações, que coexistem (**Figura 37.9**). O comprometimento das mucosas ocorre em 30% dos doentes. Essa forma, descrita em imunodeprimidos, também é encontrada em doentes sem evidências de imunodepressão, provavelmente causada por cepas mais virulentas de *L. (V) braziliensis*.

Diagnose diferencial

A diagnose diferencial da leishmaniose cutaneomucosa inclui, em sua forma ulcerada, as úlceras de estase, tropical e da anemia falciforme; sífilis cutânea tardia e a fase tardia resultante de acidente com aranhas do gênero *Loxosceles*. As lesões mucosas devem ser distinguidas do granuloma mediofacial, rinoscleroma, sífilis cutânea tardia, carcinomas e perfuração septal dos usuários de cocaína. É importante a distinção em relação à paracoccidioidomicose, que apresenta um granulado fino, com pontos hemorrágicos (estomatite moriforme).

Quando as lesões cutâneas são vegetantes verrucosas, constituem uma das etiologias da síndrome LECT (leishmaniose, esporotricose, cromomicose e tuberculose), situação em que exames complementares passam a ser necessários para o esclarecimento da diagnose.

O inquérito epidemiológico é muito importante. A história clínica e a existência de cicatrizes de lesões cutâneas auxiliam na diagnose de lesões isoladas em mucosas (**Figura 37.10**).

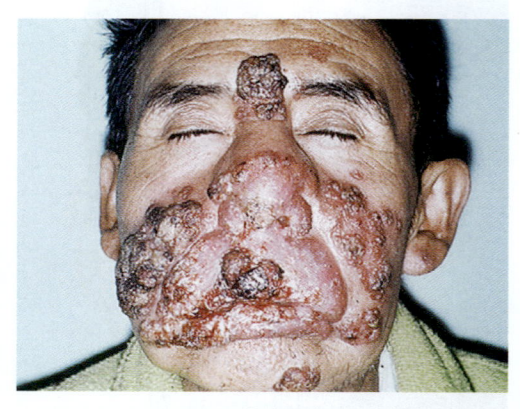

▲ **Figura 37.8** Leishmaniose tegumentar americana. Extensas lesões ulcerovegetantes na face.

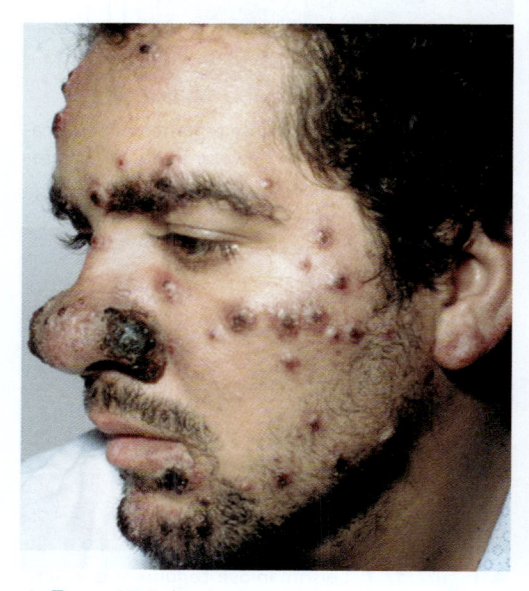

▲ **Figura 37.9** Leishmaniose disseminada. Múltiplas pápulas eritematosas com centro ulcerado na face.

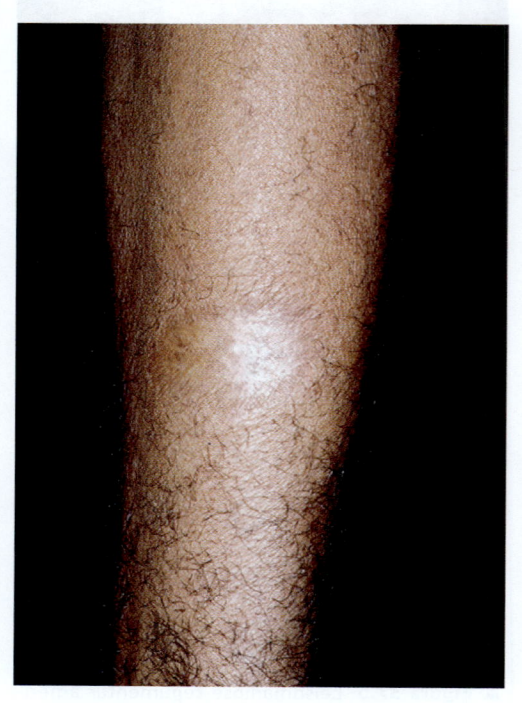

▲ **Figura 37.10** Leishmaniose tegumentar americana. Cicatriz apergaminhada atrófica.

Diagnose laboratorial

- **Exame de esfregaço:** Deve ser corado pelo Leishman ou Giemsa, sendo quase sempre positivo em lesões recentes e raramente positivo em lesões tardias.
- **Exame histopatológico:** Exibe um granuloma linfo-histioplasmocitário, com áreas ou faixas de células epitelioides, que são os centros claros ou clareiras. Há, em geral, grande número de plasmócitos que constituem pista para a diagnose histológica. Em formas recentes, leishmânias podem ser encontradas pela coloração hematoxilina-eosina (H.E.) (não é necessária a coloração pelo Giemsa); em lesões tardias, são raras, porém pesquisa cuidadosa e demorada possibilita o achado da leishmânia.
- **Cultura e inoculação:** Feitas em meio de Novy-MacNeal-Nicolle (NNN), com pouco interesse para a diagnose, sendo empregadas em pesquisa.
- **Reação de Montenegro:** Recurso mais utilizado na complementação da diagnose. Consiste na aplicação intradérmica, de 0,1 a 0,3 mL, de uma solução fenolada de leptomonas (formas promastigotas) na concentração de 2 a 3 milhões por mL. A leitura é feita após 48 a 72 horas, e a reação deve ser considerada positiva com pápula maior do que 5 mm de diâmetro. O valor preditivo é grande, uma vez que a sensibilidade e a especificidade estão próximas de 100% dos casos. A reação pode ser negativa até 1 ou 2 meses após o início da doença, em imunodeprimidos e na leishmaniose tegumentar difusa e visceral. Eventualmente, é fracamente positiva em casos de tuberculose cutânea. Continua positiva após a cura da doença.
- **Sorologia:** A reação de imunofluorescência indireta é reagente em cerca de 75% dos doentes, exceto na forma mucosa, em que, muitas vezes, é não reagente. Não é específica, existindo reações falso-positivas na doença de Chagas, pênfigo foliáceo e micoses profundas. Títulos acima de 1/80 são mais significativos. Atualmente, está sendo empregado o teste imunoenzimático (ELISA). O aporte da técnica de amplificação do DNA, reação em cadeia da polimerase (PCR), é importante aditivo para a diagnose específica da doença, com alta sensibilidade e com a capacidade de identificar a espécie do parasita.

Tratamento

- **Antimoniais:** O antimonial atualmente empregado é a N-metil-glucamina (Glucantime®), pela maior atividade e menor toxicidade. É apresentado em ampolas de 5 mL, com 1,5 g do sal (425 mg de Sb pentavalente); deve ser administrado na dose de 10 a 20 mg de Sb/kg/dia, por 20 dias, nas formas cutâneas, e de 20 mg de Sb/kg/dia, por 30 dias, nas formas cutaneomucosas ou disseminadas. A dose máxima diária é de 15 mL (1.215 mg de Sb) para o adulto. Em crianças com 10 kg, recomenda-se 15 mg de Sb/kg/dia, por 20 dias. O uso na gestação é contraindicado, pois pode provocar graves lesões neurológicas no nascituro, inclusive retardo mental importante. Pode ser utilizado durante a lactação, pois a excreção no leite é baixa. As aplicações podem ser feitas via intramuscular (IM) profunda (bastante dolorosa) ou via intravenosa (IV) (preferencialmente em doente internado), gota a gota ou diluída em 10 mL de soro glicosado a 25%. O total de aplicações é 20 a 30, 1 vez/dia, podendo haver uma interrupção de acordo com as reações adversas. Podem ocorrer náuseas, vômitos, tosse, artralgias, mialgias, elevação das transaminases, ureia e creatinina e alterações eletrocardiográficas. Os controles laboratoriais e o eletrocardiograma devem ser realizados antes e durante o tratamento, particularmente em doentes idosos. Eventualmente, foram relatados reação anafilactoide e herpes-zóster durante o tratamento.
- **Anfotericina B (Fungison®, 50 mg/frasco):** Indicada para formas resistentes à terapia antimonial. A técnica de administração é idêntica à da paracoccidioidomicose, por IV, diluída em soro glicosado a 5%, com 25 a 50 mg de hidrocortisona solúvel, e administrada gota a gota, em um período de 6 a 8 horas. As aplicações podem ser diárias ou em dias alternados. Em adultos, iniciar com 15 mg, seguindo-se 25 e 50 mg de anfotericina B. Dose total entre 1.200 e 2.000 mg do antibiótico. Em crianças, iniciar com 0,25 mg/kg, seguindo-se 0,5 a 1 mg/kg, até a dose total de 20 a 40 mg/kg. Controlar a administração de acordo com as recomendações referidas na paracoccidioidomicose, particularmente em relação à ação tóxica renal e cardíaca, fazendo controles de ureia, de creatinina e eletrocardiográfico. A anfotericina B não deve ser usada em idosos, nefropatas, cardiopatas e gestantes.
- **Anfotericina B lipossomal (AmBisome®):** O custo elevado limita o uso. É eficaz e tem menor toxicidade do que a anfotericina B, indicada para formas graves ou resistentes. Recentemente, verificou-se que a dose total de 30 a 35 mg/kg, por 7 a 10 dias, propiciou alta taxa de cura em casos de leishmaniose disseminada.

- **Pentamidina – isotionato de pentamidina (Pentacarinat®, 300 mg/ampola):** Empregada como alternativa entre a glucamina e a anfotericina B. Tem sido usada com sucesso na leishmaniose cutânea pela *L. (V) guyanensis*. É administrada na dose de 4 mg/kg de peso, IM, total de 3 aplicações, com intervalo de 2 dias. Quando for necessária dose maior, superior a 1,5 g, deve ser feita avaliação hepática, cardiológica e renal. A pentamidina é hipoglicemiante, sendo necessário fazer glicemia pré-tratamento e administrá-la após alimentação. Pode ser usada para a terapia de lesões mucosas.
- **Imunoterapia:** A utilização de citoquinas ou o seu bloqueio tem sido feita com sucesso em algumas formas de leishmaniose. O fator estimulador de colônias de granulócitos e macrófagos (GM-CSF) em associação com antimônio na leishmaniose cutânea pode acelerar a cicatrização. A associação de pentoxifilina ao antimônio foi, em alguns estudos, mais eficiente do que o antimônio isoladamente. Essa associação foi empregada em doentes de leishmaniose mucosa não responsivos a mais de duas séries de antimônio.
- **Miltefosina:** Via oral, foi introduzida na Índia para o tratamento da leishmaniose visceral com excelentes resultados. Atualmente, é testada no Brasil, e dois ensaios clínicos mostraram taxa de cura acima de 70%.
- **Outros medicamentos:** Antibióticos são indicados, tópica ou sistemicamente, quando houver infecção secundária.
- **Eletrocirurgia e criocirurgia:** Em lesões verrucosas, pode-se associar curetagem e eletrocoagulação ou aplicação de nitrogênio líquido à terapia medicamentosa.
- **Cirurgia dermatológica corretiva:** Indicada nas sequelas cicatriciais pós-tratamento.

Profilaxia

Na leishmaniose domiciliar ou peridomiciliar, é indicado o uso de inseticidas antiflebótomos, bem como outras medidas de proteção como telas e eliminação de reservatórios. Na leishmaniose selvática, deve-se usar repelentes, proteger-se com roupas e evitar entrar na selva no final do dia ou à noite.

Na leishmaniose das florestas, é impossível a eliminação dos reservatórios e dos vetores. A solução seria a vacinação. Diversas vacinas foram empregadas, inclusive uma associação com bacilo Calmette-Guérin (BCG), com relatos favoráveis, necessitando comprovação.

Leishmaniose tegumentar difusa

A leishmaniose tegumentar difusa (LTD), cutânea difusa, cutânea anérgica, foi relatada na África, no Oriente Médio e nas Américas. Na Etiópia, onde é registrado o maior número de casos, o agente responsável é a *Leishmania (L) aethiopica*, enquanto nas Américas é a *L. (L) amazonensis*. A maioria dos casos registrados é dos estados do Pará, do Amazonas e do Maranhão. Os reservatórios são roedores e marsupiais, e o vetor principal é a *Lutzomyia flaviscutellata*. As características clínicas são lesões queloidianas múltiplas (**Figura 37.11**), infiltração e ulceração na mucosa nasal, não havendo, em geral, destruição do septo. Ocasionalmente, há lesão laringofaringiana. Não há comprometimento visceral, mesmo nos doentes com grande número de lesões.

O exame de esfregaço ou histológico revela grande riqueza de formas amastigotas de leishmânias.

O quadro clínico da LTD ocorre em virtude de defeito imunológico genético. A reação de Montenegro e o teste de transformação blástica são negativos.

A LTD não tem terapia efetiva. A glucamina, a anfotericina B e a pentamidina possibilitam regressão parcial de lesões, com recidiva após suspensão. Há relato de resultados favoráveis pela associação de antimônio com uma vacina de promastigotas de *Leishmania (L) mexicana* e BCG. Foi reportado um resultado favorável com a associação de antimônio e interferon-γ e outro com a miltefosina.

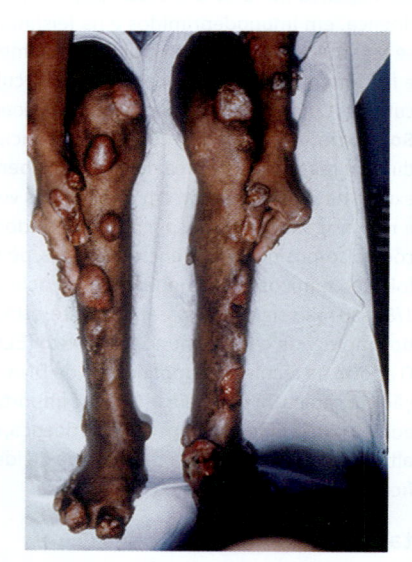

▲ **Figura 37.11** Leishmaniose tegumentar difusa. Lesões nodulares, ulceradas e planos papulonodulares disseminados.

38
Dermatozooses

INFESTAÇÕES POR ARTRÓPODES (ÁCAROS E INSETOS)

Dermatoses por ácaros

Escabiose

A escabiose (mais bem denominada "escabíase") ou sarna é dermatose produzida por um ácaro, o *Sarcoptes scabiei*, var. *hominis* (**Figura 38.1**).

Transmite-se por contato pessoal, sem preferência por idade, sexo ou raça. A possibilidade de transmissão por roupas é excepcional.

Manifestações clínicas

O principal sintoma é o prurido, em geral intenso, durante a noite. Objetivamente, há três elementos a se considerar na semiótica da escabiose: o sulco; a distribuição; e as lesões secundárias.

O sulco pode ser reconhecido, particularmente nos casos de escabiose, sem complicações secundárias. O sulco escavado pelo parasita é pequena saliência linear, não maior que 1 cm, apresentando, em uma das extremidades, uma vesicopápula, perlácea, do tamanho da cabeça de um alfinete, onde se encontra a fêmea do ácaro, que deve ser pesquisada.

A distribuição é característica, afetando principalmente os espaços interdigitais das mãos, as axilas, a cintura, as nádegas, as mamas, o pênis, a face e os pés (**Figuras 38.2 e 38.3**). Em crianças, ocorrem lesões também nas palmas, nas plantas, no couro cabeludo e no pescoço (**Figura 38.4**).

As lesões secundárias são escoriações e piodermites, como impetigo, foliculite, furúnculo e ectima. Em crianças, são encontradas urticas e áreas de eczematização. No idoso, as lesões são pouco visíveis, e o quadro clínico caracteriza-se pelo prurido, eventualmente intenso, e por escoriações.

Diagnose

Sugerida, principalmente, pelo prurido noturno, torna-se quase certa quando vários familiares ou pessoas da mesma residência apresentam prurido. O exame objetivo, pelo encontro de sulcos ou pela distribuição, confirma a diagnose.

A escabiose, frequentemente, deixa de ser diagnosticada pela falta de suspeita no exame clínico e torna-se atípica em várias situações:

- **Higiene excessiva:** Pessoas que tomam vários banhos diários. É a "sarna em gente limpa", em que as lesões são mínimas e passam despercebidas.
- **Crianças:** Presença, particularmente em lactentes, de lesões urticadas ou eczematosas, que mascaram o quadro. Importante é a existência de lesões nas palmas, nas plantas e no couro cabeludo.

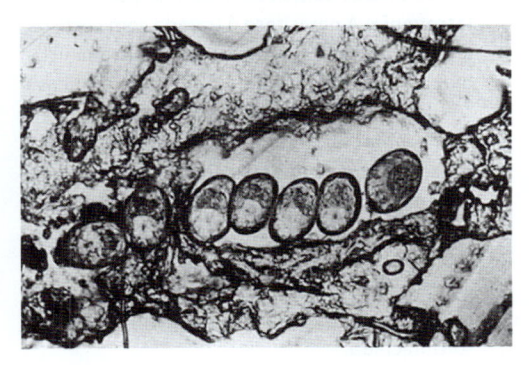

▲ **Figura 38.1** Escabiose. Sulco da escabiose com numerosos ovos.

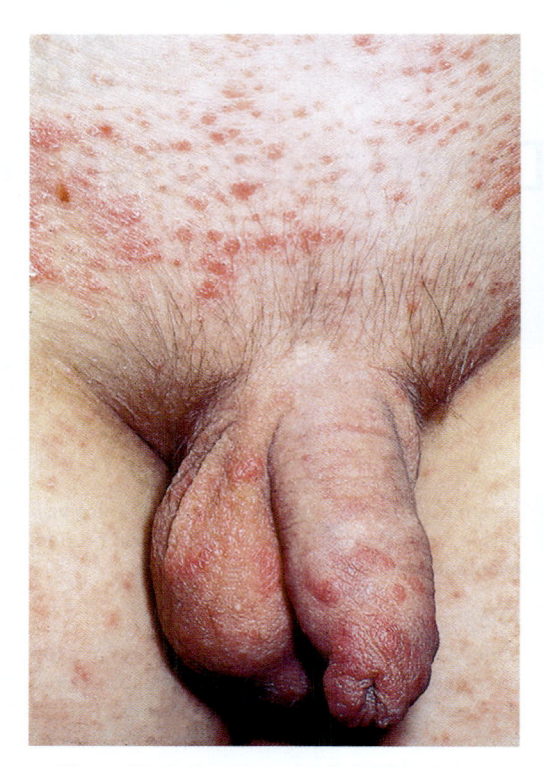

▲ **Figura 38.2** Escabiose. Lesões eritematopapulosas no abdome inferior, no escroto e no pênis.

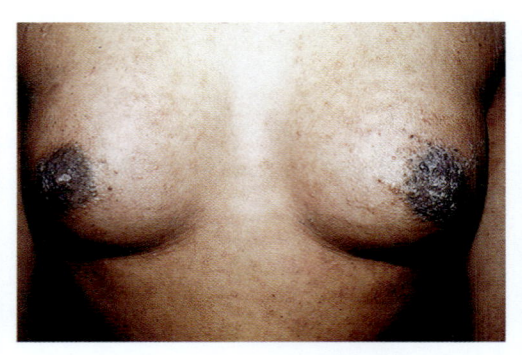

▲ **Figura 38.3** Escabiose. Lesões eritematopapulosas e eczematizadas, secundariamente, nas mamas.

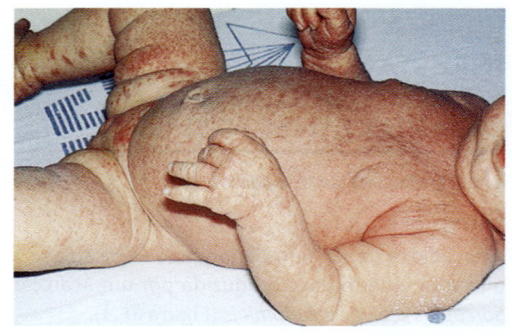

▲ **Figura 38.4** Escabiose em criança. Lesões eritematopapulosas disseminadas atingindo, inclusive, a face.

- **Idosos:** Na pele senil, a reação é mínima, e somente com exame atento podem ser vistos raros sulcos. Os aspectos que devem chamar mais a atenção são o prurido noturno, geralmente intenso, e a presença de escoriações. Um fato peculiar é que, no idoso, ocorrem lesões no dorso. Esse quadro é, muitas vezes, classificado como prurido senil e tratado como essa diagnose por meses.
- **Iatrogenia:** A parasitose é tratada com corticosteroides tópicos, sistêmicos e anti-histamínicos; o quadro alastra-se, com localizações atípicas e com aspecto eritematourticadoeczematoso.
- **Contaminação de familiares:** Como regra, as pessoas da mesma casa são atingidas pela parasitose. É preciso sempre interrogar e, quando possível, examinar os familiares. Entretanto, excepcionalmente, na "sarna em gente limpa" ou na doença em idosos, pode não haver nenhuma queixa do companheiro ou companheira da pessoa infectada.
- **Escabiose (sarna) nodular:** Podem surgir lesões papulonodulares, pruriginosas, localizadas nas regiões genital, inguinal e axilar. São encontradas, em homens, no escroto e no pênis. Permanecem após o tratamento e constituem reação de sensibilidade a produtos de degradação parasitária (**Figura 38.5**).
- **Hiperinfestação:** Caracteriza-se pela extensão e pela diversidade das lesões, com escoriações, crostas, áreas de liquenificação e impetiginizadas. Ocorre em imunodeprimidos, particularmente em HIV-positivos; em desnutridos ou em pessoas de higiene precária.
- **Sarna crostosa:** Forma de hiperinfestação parasitária também encontrada em imunodeprimidos, desnutridos ou pessoas de higiene precária; caracterizada pela formação de crostas, particularmente nas áreas de eleição da parasitose, as quais podem alcançar vários milímetros de espessura (**Figura 38.6**). O quadro não diagnosticado pode desencadear surtos de escabiose em asilos, hospitais e casas de repouso.

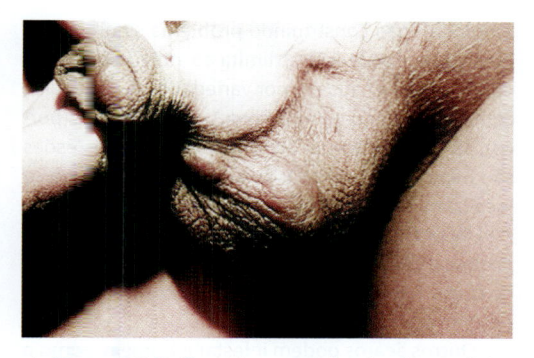

▲ **Figura 38.5** Escabiose nodular. Lesões nodulares e hematoinfiltradas no pênis e no escroto.

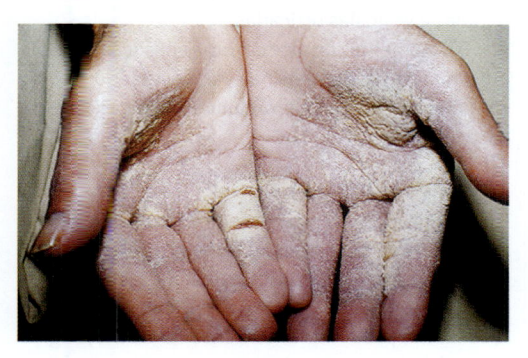

▲ **Figura 38.6** Escabiose crostosa. Lesões hiperqueratósicas e crostosas nas mãos.

Diagnose laboratorial

A pesquisa dos ácaros, ovos ou cíbalos (bonicos) do ácaro deve ser feita rotineiramente, particularmente nos casos atípicos. Escarifica-se o sulco ou a pápula suspeita com lâmina de bisturi ou cureta molhada em óleo mineral e coloca-se o material em uma lâmina com óleo. Devem ser escarificadas várias lesões, podendo ocorrer sangramento mínimo. Deve-se examinar o material com pequeno aumento. O exame negativo não invalida a diagnose, porém a positividade é muito importante para esclarecer a diagnose em crianças ou em doentes problemáticos.

A dermatoscopia pode ser útil ao permitir a visualização de estruturas acastanhadas em forma de asa-delta (porção anterior do ácaro) na extremidade de lesões lineares.

Prova terapêutica

Em alguns doentes, pode ser indicada uma prova terapêutica, a despeito do quadro atípico e da pesquisa laboratorial negativa.

Tratamento

- **Permetrina:** É o tratamento eletivo. A permetrina é um piretroide sintético, atóxico, eficaz. Emprega-se em creme ou loção a 5%. Não é irritante como o piretroide natural (deltametrina) e é mais efetiva do que o lindano. Pode ser usada em adultos, crianças, gestantes e mulheres em aleitamento. Tem indicação eletiva no tratamento de gestantes, mulheres em aleitamento, doentes com superfície escoriada. Deve-se passar o medicamento em todo o corpo, do pescoço aos pés, sem banho prévio, deixando-o por 10 a 12 horas. Em seguida, tomar banho e repetir outra aplicação após 24 horas. Evitar contato com mucosas e ingestão do medicamento. Após 2 aplicações, se houver prurido, usar cremes de corticosteroides e anti-histamínicos. Decorrida 1 semana, se o prurido aumentar, repetir a aplicação. Após cada aplicação, toda roupa de uso pessoal ou de cama deve ser lavada, porém não necessita ser fervida. É importante evitar o supertratamento. O uso repetido do medicamento ou de sabonete pode causar dermatite de contato por irritante primário.
- **Ivermectina:** Lactona macrocíclica semissintética, é opção eletiva para a terapia sistêmica da escabiose. A dose é de 200 µg/kg para adultos e crianças maiores, acima de 5 anos. Deve ser administrada via oral (VO), em dose única, que pode ser repetida após 1 semana. Em imunocomprometidos, são necessárias 2 doses. É comercializada em comprimidos de 6 mg. Em imunocomprometidos ou em formas resistentes, podem-se usar, simultaneamente, os tratamentos tópico e o sistêmico.

Terapias alternativas

- **Enxofre precipitado:** Empregado a 5% em vaselina ou pasta d'água, por 3 dias. Eficiente e pouco irritante. Segunda escolha para o tratamento de crianças.
- **Monossulfiram:** Emprega-se o monossulfeto de tetraetiltiuram diluído em água (2 vezes para adulto e 3 vezes para crianças). Usar de maneira similar por 3 dias. Evitar o uso de bebidas alcoólicas durante o tratamento, pelo efeito antabuse.
- **Benzoato de benzila:** Usado em loção a 25%, em todo o corpo, deixando por 24 horas, por 3 dias. É efetivo, porém, frequentemente, determina dermatite irritativa. Atualmente, está em desuso.

- **Tiabendazol:** Primeiro medicamento que demonstrou ação sistêmica no tratamento da escabiose, na dose de 50 mg/kg/dia, por 3 dias.
- **Ivermectina tópica:** Diluída a 1% em propilenoglicol, na dose de 400 µg/kg. Deve ser usada da mesma forma que a permetrina. É efetiva e pouco irritante. Deve-se repetir o uso após 1 semana.

Nos casos comuns, o tratamento tópico tem eficácia superior ao da ivermectina sistêmica, a qual é indispensável em formas intensamente eczematizadas, nas hiperinfestações e na sarna crostosa.

Profilaxia

É necessário tratar simultaneamente todas as pessoas atingidas pela parasitose para evitar o "efeito pingue-pongue".

Prurido após o tratamento

Após o tratamento, particularmente nos casos em que a afecção perdurou por longo período sem a diagnose, o prurido pode permanecer por semanas, por memória do prurido ou sensibilidade a antígenos parasitários. Nesses casos, corticosteroides tópicos e sistêmicos e anti-histamínicos são indicados até o desaparecimento do prurido, o que acontecerá de maneira gradual. É importante evitar o tratamento repetido, responsável por dermatites irritativas. A permetrina deve ser usada por 2 vezes, em 2 aplicações, com 1 semana de intervalo. É condenável o uso de sabonetes escabicidas que são inúteis para a cura da parasitose, porém são responsáveis por dermatites eczematosas por irritação primária ou sensibilização.

Nódulos da escabiose nodular

Os nódulos persistem por meses, com prurido variável. Pode-se usar corticosteroide oclusivo ou infiltração de triancinolona, 3 a 4 mg/mL. Em formas resistentes, administrar talidomida, 100 mg/dia.

Hiperinfestação e sarna crostosa

Fazer tratamento com ivermectina e permetrina. Eventualmente, quando necessários, usar medicamentos para controle da infecção ou das lesões crostosas.

Escabiose por ácaros de animais e vegetais

A escabiose ou sarna de animais (cachorro, gato, porco, cavalo e outros) pode, eventualmente, atingir o homem, não constituindo problema significativo, uma vez que a afecção se limita ao indivíduo infestado. A doença é causada por variedades de *S. scabiei*, como *Sarcoptes canis* (cachorro), *Sarcoptes suis* (porco), *Sarcoptes caprae* (caprinos) e outras. As lesões são pápulas ou vesículas com halo urticado, que se localizam, em geral, nas áreas de contato com o animal infestado. A evolução se dá por surtos, e a diagnose se estabelece pelo quadro clínico e pela história de contato com animal infestado. A erupção tende a desaparecer espontaneamente.

Outros ácaros podem infestar o homem, como o *Dermanyssus gallinae* e ácaros do algodão, *Pyemotes ventricosus*, ou de cereais. O quadro consiste em pápulas e vesículas urticadas.

O tratamento consiste em uma aplicação de loção ou sabonete de permetrina e, se necessário, uso de creme de corticosteroide, excluindo-se, naturalmente, a fonte responsável.

Demodecidose

É causada pelo *Demodex folliculorum*, um ácaro pequeno com peças bucais e patas atrofiadas que, em humanos, habita os folículos pilossebáceos da face e do tórax. Em idosos, pode provocar foliculite localizada, predominantemente na fronte, região zigomática e eventualmente nas pálpebras com presença do ácaro, constituindo uma demodecidose folicular.

Na rosácea, em formas inflamatórias, encontra-se grande número desses ácaros ao exame direto após raspagem das lesões. Talvez contribuam na patogênese, possibilitando proliferação bacteriana ou provocando reação de hipersensibilidade. Considerando-se que tais ácaros permanecem nas lesões em grande número após 1 mês de tratamento com tetraciclinas, apesar da melhora das lesões, pode ser que seu aumento decorra exclusivamente de condições favoráveis à sua proliferação sem exercer papel patogênico na afecção.

Em indivíduos infectados pelo vírus da imunodeficiência humana (HIV), esses ácaros podem provocar erupção caracterizada por pápulas eritematosas foliculares na face, no tronco e nas extremidades.

Tratamento

As opções terapêuticas são loção de permetrina a 5%, creme de peróxido de benzoíla, pasta de zinco com enxofre precipitado a 5 ou 10%, ivermectina tópica e ivermectina sistêmica, 200 µg/kg, VO, em dose única, e metronidazol, 250 mg/dia.

Ixodíase

Os ixodídeos ou carrapatos são acarianos ectoparasitos do homem e de vertebrados que se alimentam do sangue e da linfa dos seus hospedeiros e são transmissores de numerosas infecções. Dos ixodídeos existentes no Brasil, o gênero mais frequente é o *Amblyomma*, com várias espécies, sendo a mais encontrada a *A. cajennense*, que parasita desde animais de sangue frio até mamíferos e o homem. É conhecido comumente como "carrapato-estrela" ou "carrapato-de-cavalo", sendo um dos principais vetores de riquetsiose. A borreliose, doença de Lyme, causada pelo espiroqueta *Borrelia burgdorferi*, com alguns casos registrados no Brasil, é transmitida por carrapatos do gênero *Ixodes*. A lesão dermatológica característica é o *eritema crônico migratório*: em torno da área correspondente à picada do carrapato, surge mancha eritematosa que tende à regressão central, progredindo centrifugamente, configurando-se lesão anular que pode atingir mais de 20 cm de diâmetro. A lesão pode ser assintomática ou pruriginosa e pode acompanhar-se de adenopatia. As localizações mais frequentes são as extremidades inferiores, mas em crianças a localização na face é mais comum. A evolução completa de um carrapato ocorre em quatro períodos: ovo; ninfa hexápode; ninfa octópode; e adulto. A cópula, em geral, ocorre na fase parasitária da fêmea, após sugar o sangue do hospedeiro, aumenta muito de tamanho e se desprende dele, caindo no solo. Em seguida, ela procura um lugar abrigado e deposita seus ovos, que são agrupados, formando, eventualmente, massa compacta. Após tempo variável, os ovos dão origem a ninfas hexápodes. Estas fixam-se em hospedeiros e sugam o sangue, necessário para a transformação da ninfa octópode em adulto.

Manifestações clínicas

As infestações pelas ninfas hexápodes (micuim) causam prurido intenso, formando pápulas encimadas por crostículas. Nem sempre é fácil a identificação do parasita, pelo diminuto tamanho (**Figuras 38.7** e **38.8**). As lesões, em geral numerosas, ocorrem principalmente nos membros inferiores, eventualmente disseminadas pelo contato com a massa de ninfas. A diagnose pela infestação por micuim é feita pelo quadro clínico e pela exposição na área rural. Outro fato importante em nosso meio é que, no sul do país, a infestação pelo micuim ocorre principalmente nos meses mais frios. O carrapato adulto é facilmente reconhecido.

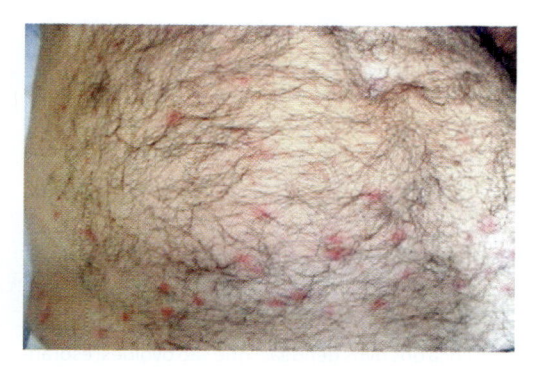

▲ **Figura 38.7** Ixodíase. Pápulas eritematosas encimadas por crostículas.

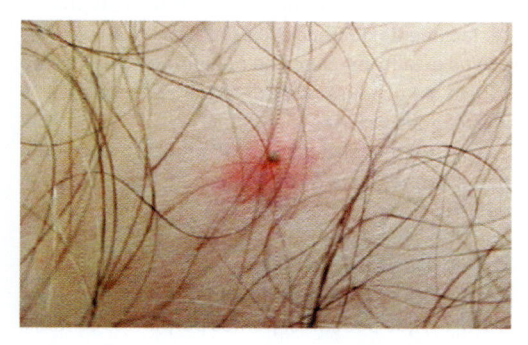

▲ **Figura 38.8** Ixodíase. Presença do carrapato, encimando pápula eritematoedematosa.

Tratamento

Nas infestações por ninfas hexápodes, basta uma aplicação única de loção ou sabonete de permetrina. Posteriormente, deve-se controlar o prurido pela reação irritativa com corticosteroides tópicos e anti-histamínicos orais.

O carrapato adulto deve ser retirado com tração suave para não deixar parte do *capitulum* (porção anterior ou falsa cabeça do ixodida), que pode originar reação granulomatosa tipo corpo estranho. Pode ser feita aplicação de vaselina no carrapato para que este abandone o hospedeiro. Método popular muito usado e eficiente é o calor, encostando no carrapato uma ponta de cigarro ou um fósforo quente. Após a retirada, utilizar creme de corticosteroide.

Dermatoses por insetos (anopluros ou piolhos)

Os anopluros (*Anaplura*), comumente denominados piolhos, são ectoparasitas pequenos, que parasitam o couro cabeludo e o corpo, responsáveis pelas pediculoses.

Não são espécies diferentes, mas raças biológicas, sendo denominados *Pediculus humanus capitis* (o "piolho-da-cabeça") e *Pediculus humanus corporis* (o "piolho-do-corpo"). Os piolhos da região pubiana são do gênero *Phthirus*.

Pediculose do couro cabeludo

A diagnose de pediculose do couro cabeludo é sugerida pela queixa de prurido. É confirmada ao exame pela presença dos ovos (lêndeas) que são ovoides, esbranquiçados e aderentes à haste do cabelo (**Figura 38.9**), sendo que o encontro de parasitas é mais difícil e necessita de exame mais demorado. As lêndeas podem ser facilmente diferenciáveis de escamas da *pitiríase capitis* pela forma ovoide e pela firme aderência ao cabelo. A coçadura pode determinar escoriações e infecção secundária.

Em toda queixa de prurido no couro cabeludo, particularmente em crianças, deve ser feita a exclusão de pediculose.

Pediculose do corpo

Caracteriza-se pelo prurido de intensidade variável e urticas, que podem ter pontos purpúricos centrais. Áreas de hiperpigmentação e eczematização podem ocorrer. As áreas comumente afetadas são a interescapular, o ombro, a face posterior das axilas e as nádegas. A diagnose confirma-se pelo achado do parasita nas pregas de roupas.

Pediculose pubiana (ftiríase)

O *Phthirus pubis* é o responsável pela ftiríase ou pediculose pubiana. Tem o corpo achatado, com o tórax mais largo que o abdome, característica que gerou a denominação popular de "chato". Localiza-se, quase exclusivamente, nos pelos pubianos e perianais, podendo, entretanto, atingir os pelos axilares, do tronco, das coxas e até das sobrancelhas e dos cílios. A presença é suspeitada pelo prurido que determina; a diagnose se dá pelo achado do parasita na pele, frequentemente com a cabeça parcialmente introduzida em folículo piloso, e pelo encontro das lêndeas aderentes às hastes pilosas (**Figura 38.10**).

A ftiríase pode, eventualmente, determinar, pelo prurido, escoriações e eczematizações. Antigamente, eram descritas manchas azulado-acinzentadas denominadas *máculas cerúleas*.

Tratamento das pediculoses

A *pediculose do couro cabeludo* pode ser tratada com xampu de permetrina (1%), em que se deixa o produto por 5 a 10 minutos e enxagua-se o cabelo. Repetir após 1 semana. Alternativa a esse medicamento é o xampu de deltametrina (0,02%), aplicado de maneira similar. Nos últimos anos, tem-se registrada resistência à permetrina por mutações nos piolhos. e, no caso de falha terapêutica com xampus, podem ser usadas loções de permetrina a 5%, aplicando-as à noite no couro cabeludo por 8 horas e removendo-as pela manhã. Esse tratamento deve ser repetido após 1 semana. Ivermectina a 0, 5% tópica em loção foi aprovada para tratamento de crianças com 6 meses de idade ou mais. Deve permanecer aplicada apenas por 10 minutos, sendo então enxaguada.

As lêndeas devem ser removidas com pente fino, após passar vinagre diluído em 50% com água morna.

Sulfametoxazol-trimetoprima, 400 mg e 80 mg, VO, 3 vezes/dia, por 3 dias, para adulto, é efetivo. Repetir após 10 dias. Somente atua sobre os parasitas, sendo necessário eliminar as lêndeas. Pode ser

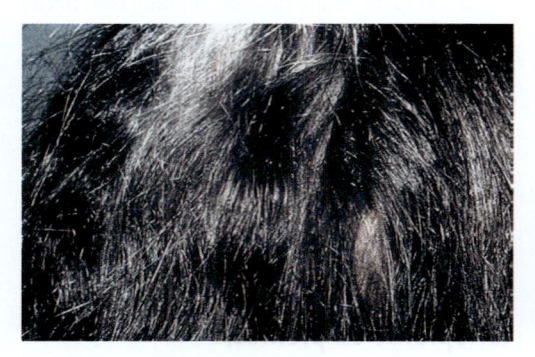

▲ **Figura 38.9** Pediculose. Grande quantidade de lêndeas fixadas nos cabelos.

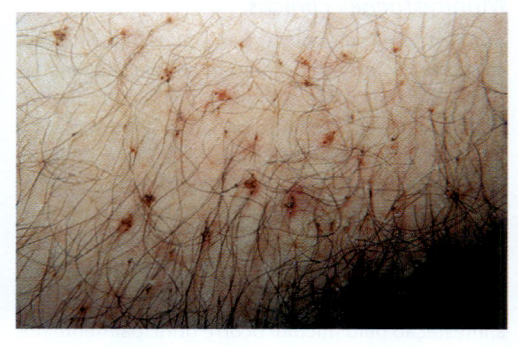

▲ **Figura 38.10** Ftiríase pubiana. Inúmeras lêndeas e piolhos "chatos".

indicado fazer, simultaneamente, os tratamentos sistêmico e tópico.

Na pediculose do corpo, a higiene e a lavagem da roupa são suficientes para a cura.

A ftiríase deve ser tratada com aplicação de loção permetrina (5%). Como alternativas, administra-se loção de deltametrina (0,02%). Aplicar 1 vez/dia, por 2 ou 3 dias. Retirar as lêndeas. Na ftiríase localizada nos cílios, usar vaselina, 2 vezes/dia, por 8 dias, com remoção manual das lêndeas.

Em todos os casos de pediculose, é imprescindível examinar e tratar os contactantes.

Dermatoses por hemípteros (barbeiros e percevejos)

Triatomíase

Os triatomíneos ou barbeiros são hematófagos de hábitos noturnos que transmitem o *Trypanosoma cruzi*, responsável pela doença de Chagas. Existem espécies silvestres e domésticas, das quais a mais representativa é o *Triatoma infestans*. No ponto da picada, por onde penetram as formas metacíclicas presentes nas fezes dos triatomíneos, forma-se pápula e discreto eritema. Quando a penetração ocorre na mucosa conjuntival, produz-se edema uni ou bilateral das pálpebras, que constitui o *sinal de Romaña*, importante elemento na diagnose da doença de Chagas.

Cimidíase

Dos cimicídeos (percevejos), hemípteros hematófagos que parasitam diversas espécies animais, há um gênero que interessa ao homem, o *Cimex*, com duas espécies: *lectularius*; e *hemipterus*. Ambas têm hábitos noturnos, colonizam-se em fendas ou buracos de móveis, particularmente camas, e, à noite, sugam o homem. A picada causa urtica bastante pruriginosa, podendo ocorrer lesões a distância, por sensibilização.

O tratamento se faz com creme de corticosteroide e anti-histamínicos, naturalmente eliminando os parasitas pela dedetização dos móveis e das frestas existentes.

A infestação é, atualmente, rara, e deve ser suspeitada em casos de picadas noturnas, domicílios com móveis antigos ou malconservados e em viajantes que podem trazer o parasita do exterior em seus objetos de viagem.

Dermatoses por *Siphonaptera* (pulgas)

Pulíase

Das espécies da ordem *Siphonaptera* (pulgas), a de maior interesse é a *Pulex irritans*, cosmopolita, que tem como hospedeiro normal o homem, sendo, também, encontrada em outros animais, como cão, gato, porco e, excepcionalmente, rato. A *P. irritans* aloja-se nas roupas, nos tapetes, nas cortinas, no soalho, no mobiliário e em animais domésticos.

A picada da pulga determina urtica variável individualmente, de acordo com o grau de sensibilidade, podendo ocorrer lesões a distância. Em crianças suscetíveis, é uma das responsáveis pelo desencadeamento do prurigo agudo infantil (estrófulo) e do prurigo de Hebra.

A *P. irritans*, sendo própria do homem e de animais domésticos, excepcionalmente pode ser vetor da peste (*Yersinia pestis*), cuja maior responsável pela transmissão é uma pulga que infesta o rato, *Xenopsylla cheopis*. As pulgas podem ser eventuais transmissoras da riquetsiose.

O tratamento das picadas de pulgas se dá pelo emprego de creme de corticosteroide e, se necessário, anti-histamínico, via oral.

Para a profilaxia, realizar dedetização dos alojamentos e eliminação das pulgas dos animais domésticos.

Tungíase

Causada pela *Tunga penetrans*, pulga que habita lugares secos e arenosos, é largamente encontrada nas zonas rurais, em chiqueiros e currais. Os seus hospedeiros habituais são o homem e os suínos. São hematófagos, porém o macho, após alimentar-se, abandona o hospedeiro, enquanto a fêmea fecundada penetra na pele, introduzindo a cabeça e o tórax na epiderme, deixando para fora o estigma respiratório e o segmento anal para a postura dos ovos. Alimentando-se do sangue do hospedeiro, desenvolve os ovos, condição em que seu abdome se dilata enormemente, podendo alcançar a dimensão de uma ervilha. Expelidos os ovos, o parasita completa seu ciclo vital.

Manifestações clínicas

Discreto prurido na fase inicial, com posterior aparecimento de sensação dolorosa. O exame mostra pápula amarelada (batata) com ponto escuro central, que é o segmento posterior contendo os ovos (**Figura 38.11**). As lesões são encontradas, geralmente, ao redor das unhas dos artelhos, pregas interartelhos e nas plantas. Eventualmente, advém infecção secundária, como piodermite ou celulite.

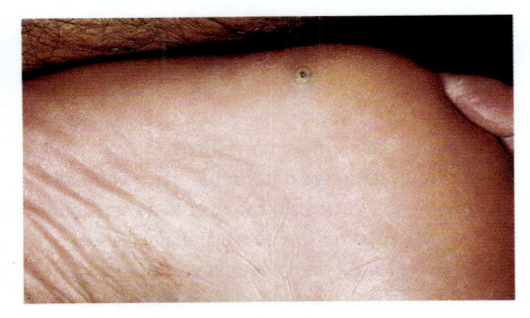

▲ Figura 38.11 Tungíase. Lesão plantar. Pápula amarelada com ponto escuro central.

Tratamento

O tratamento consiste na enucleação da pulga com agulha estéril e desinfecção com tintura de iodo. É possível destruir as pulgas com eletrocautério ou eletrocirurgia após anestesia tópica. Se houver infecção secundária, indica-se administração, via oral, de antibiótico. Em casos de infestações intensas, utilizar ivermectina, em dose única, ou tiabendazol, 25 mg/kg de peso, VO, 2 vezes/dia, por 3 a 5 dias.

A profilaxia é o uso de calçados em áreas suspeitas e eliminação das fontes de infestação com diclorodifeniltricloroetano (DDT), hexacloreto de benzeno (BHC) ou fogo.

Dermatoses por dípteros (mosquitos e moscas)

Dípteros inferiores – mosquitos (culicídeos, simulídeos, flebotomíneos, tabanídeos)

As picadas dos mosquitos perturbam o bem-estar, impedindo o sono e causando, eventualmente, prurido intenso em pessoas sensíveis. Admite-se que possam atuar no desencadeamento do estrófulo e do prurigo de Hebra. Entretanto, sua grande importância na medicina é o papel que representa na transmissão de doenças.

Dípteros superiores – moscas

Miíases

São afecções causadas por larvas de moscas. Há duas formas de miíases: a primária; e a secundária. Na primária, a larva da mosca invade o tecido sadio e nele se desenvolve, sendo, pois, parasita obrigatória nessa fase. Na secundária, a mosca coloca seus ovos em ulcerações da pele ou mucosas, e as larvas se desenvolvem nos produtos da necrose tecidual. São parasitas ocasionais.

- **Miíases primárias:** Compreendem, em nosso meio, as miíases furunculoides, que são bastante frequentes.
    - **Miíase furunculoide (berne):** Causada pela larva da *Dermatobia hominis*, atingindo homens e animais. A mosca não deposita os ovos diretamente, mas em outras moscas ou mosquitos. Quando o inseto veiculador pousa no homem ou em animal de sangue quente, a larva da *D. hominis* projeta-se para fora e abandona o ovo. Penetrando na pele, ela se desenvolverá por um período de 30 a 70 dias, quando abandona o hospedeiro, cai no solo e transforma-se em pupa. Em 60 a 80 dias, forma-se o inseto alado.
    - **Manifestações clínicas:** A penetração da larva, em geral, passa despercebida. Com o desenvolvimento, forma-se um nódulo furunculoide, que difere do furúnculo por ser menos inflamatório e por apresentar, na parte central, um orifício que deixa sair, pela expressão leve, uma serosidade (Figura 38.12). A dor é variável, consoante à localização, porém há, com frequência, relato de sensação dolorosa referida como ferroada. Atingida a

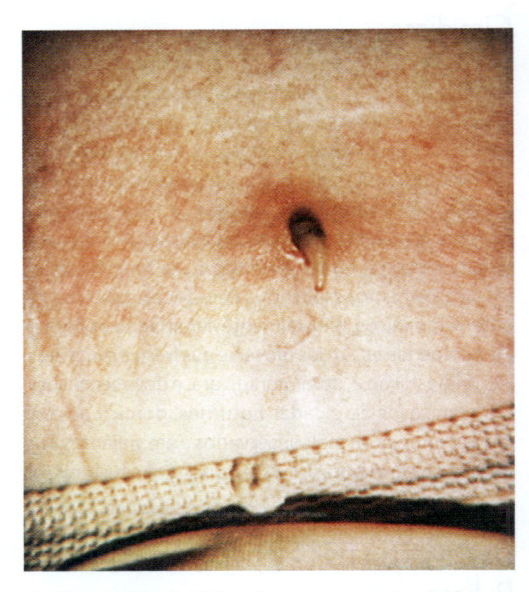

▲ Figura 38.12 Miíase furunculoide. Lesão furunculoide eritematonodular com orifício central pelo qual se exterioriza a larva.

maturidade, a larva move-se ativamente no interior do nódulo, dilata a abertura e sai; há a cicatrização. Eventualmente, pode ocorrer infecção secundária, como abscesso e celulite. O berne é muito comum em certas áreas e atinge qualquer região do corpo, inclusive o couro cabeludo, em número variável. Pode ocorrer a penetração conjunta no mesmo local.

- **Tratamento:** Consiste na espremedura da lesão, puxando-se a larva suavemente com uma pinça. Uma pequena incisão no orifício da penetração facilita essa manobra. Procedimento leigo, bastante eficaz, consiste em colocar uma porção de toucinho no orifício do nódulo, deixando-a no local por algumas horas. A larva, necessitando respirar, penetra no toucinho. Outro recurso é colocar uma tira de esparadrapo sobre a lesão, que é retirada após algumas horas. A larva surge no orifício e pode ser retirada ou sair pela expressão. Após a eliminação da larva, a lesão involui rapidamente.

- **Miíases secundárias:** Há três formas de miíases secundárias, consoante à localização: cutânea; cavitária; e intestinal.

A *miíase cutânea* ocorre pelo depósito de ovos de moscas em ulcerações da pele com o desenvolvimento de larvas. Denominadas vulgarmente "bicheiras", ocorrem em virtude, principalmente, da *Cochliomyia macellaria* (mosca-varejeira) e por outras espécies de moscas, particularmente dos gêneros *Lucilia* e da família *Sarcophagidae*. Na maior parte das vezes, acontece por falta de cuidados adequados em ulcerações cutâneas, sendo que as larvas se limitam a devorar os tecidos necrosados, sem provocar hemorragias. A diagnose é fácil, pois as larvas são vistas se movimentando ativamente na ulceração cutânea.

O tratamento consiste em retirar as larvas após matá-las com éter ou borrifos de nitrogênio líquido. Há referência favorável do uso de um creme de ivermectina a 1%, que deve ser aplicado na lesão e retirado com solução salina após 2 horas.

A *miíase cavitária* é encontrada na cavidade nasal (particularmente em doentes com leishmaniose nasal), na cavidade da orelha e da órbita ocular. A gravidade depende da localização e do grau de destruição, sendo os quadros mais graves ocasionados pela *Cochliomyia hominivorax* (Figura 38.13). O tratamento consiste em matar as larvas com éter, nitrogênio líquido ou solução anestésica e retirá-las.

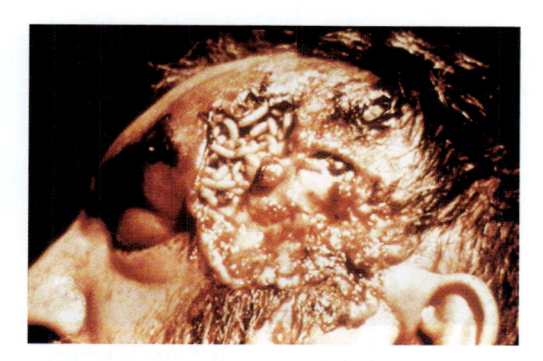

▲ **Figura 38.13** Miíase cavitária. Grande quantidade de larvas em carcinoma basocelular ulcerado.

A *miíase intestinal* é originada pela ingestão de larvas em bebidas ou alimentos contaminados. A sintomatologia depende da espécie e do número de larvas e da imunidade individual.

DERMATOSES POR HELMINTOS

Nematelmintos

Larva *migrans*

Afecção frequente, também denominada dermatite linear serpeante, bicho-geográfico, bicho-de-praia. Ocorre em virtude da penetração, na derme, de larvas do *Ancylostoma braziliensis*, parasita normal do cão e do gato, e, eventualmente, do *Ancylostoma caninum*. Os ovos se desenvolvem bem na areia ou em terreno arenoso e, em condições favoráveis (calor e umidade), em 1 semana tornam-se larvas infestantes. Penetrando na pele, a larva desloca-se em um trajeto linear e sinuoso, causando uma erupção ligeiramente saliente, que apresenta, na porção terminal, uma pápula onde está localizada a larva. O prurido é de moderado para intenso, particularmente quando ocorre uma infestação numerosa (**Figuras 38.14** e **38.15**).

Como complicação, podem ocorrer infecção e eczematização, principalmente em casos de infestação maciça, o que pode dificultar a diagnose. Entretanto, o exame mais cuidadoso permite reconhecer alguns elementos característicos ao lado de dados comprobatórios da exposição em praia ou terreno arenoso.

Tratamento

O tratamento eletivo se faz pela administração de albendazol, dose única de 400 mg, VO. Em infestação resistente ou intensa, repetir o medicamento após 24 e 48 horas. A ivermectina, dose única de 200 µg/kg, VO, também é efetiva. Repetir após 1 semana, se necessário.

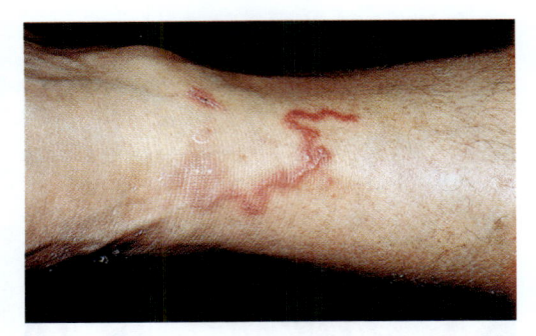

▲ **Figura 38.14** Larva *migrans*. Erupção eritematosa linear serpiginosa.

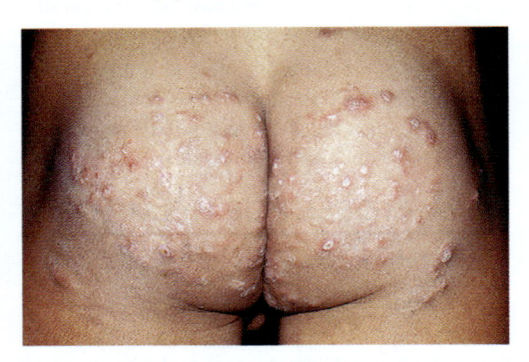

▲ **Figura 38.15** Larva *migrans*. Grande número de lesões nas regiões glúteas. Predominam as lesões eritematopapulosas, e as lesões lineares serpiginosas são menos evidentes.

Quando ocorrer uma infestação mínima, por uma ou duas larvas, e o prurido for tolerável, pode-se usar somente o tratamento tópico, com pomada de tiabendazol (5%), sendo necessárias até 2 semanas para a cura. Congelamento da larva que está no final do trajeto, com neve carbônica, nitrogênio líquido ou gás carbônico, é efetivo.

Profilaxia

A profilaxia é importante. Deveria ser proibida a permanência, nas praias, de cães e gatos. Quando isso não ocorre, evitar áreas arenosas sombreadas ou úmidas, onde as larvas se desenvolvem. Em tanques de areia de parques e escolas, proteção contra dejetos de cães e gatos.

Cestódeos

Dos platelmintos, as espécies de cestódeos com interesse em medicina são a *Taenia solium*, *Taenia saginata* e espécies do gênero *Spirometra*.

Cisticercose

A tênia (solitária) habita o intestino delgado e pode alcançar de dois a três metros de comprimento, sendo o corpo composto por anéis. Pelo primeiro anel, escólex, fixa-se na mucosa intestinal e elimina os últimos anéis, com milhares de ovos. Estes, caindo no solo, são ingeridos pelo hospedeiro intermediário, o porco (*T. solium*) ou o boi (*T. saginata*). Os ovos ingeridos pelo porco e, eventualmente, por outros animais, inclusive o homem, liberam embriões (oncosferas) no intestino, que, penetrando pela mucosa, cairão na corrente circulatória, fixando-se particularmente nos músculos. Originam, então, larvas, que são os cisticercos. No intestino do homem que ingerir carne contaminada com cisticerco, este originará a tênia adulta.

A cisticercose cutânea, *Cysticercus cellulosae cutis*, é quadro caracterizado pelo aparecimento de nódulos subcutâneos, do tamanho de ervilha a noz, duros, bem delimitados, que persistem por meses ou anos sem alteração. A cisticercose ocorre, em geral, pela ingestão de ovos da tênia em água, hortaliças ou frutos contaminados. É possível, também, a autoinfecção. A cisticercose cutânea é importante por indicar a possibilidade da localização em outros órgãos, especialmente no sistema nervoso.

A diagnose da cisticercose cutânea confirma-se pelo exame histopatológico. O tratamento realizado é a exérese; sendo esta impossível, indica-se usar praziquantel, 5 mg/kg/dia, divididos em 3 vezes/dia, por 2 semanas, ou albendazol, 15 mg/kg/dia, divididos em 3 vezes/dia, por 8 dias.

39
Dermatoses por toxinas e venenos de animais

As dermatoses ou reações cutâneas por introdução ou contato com toxinas ou venenos (peçonhas) de animais ocorrem por mordeduras, ferimentos, picadas ou contato. O animal é venenoso quando não tem um aparato capaz de inocular o veneno com presas ou ferrões; o animal é peçonhento quando pode introduzir as toxinas (denominadas, em seu conjunto, peçonhas) na vítima. Esses acidentes são frequentes, eventualmente graves e até fatais, podendo ocorrer em qualquer ambiente, inclusive o domiciliar.

ARTRÓPODES

Comumente encontrados em ambientes domésticos, o que amplifica a probabilidade de acidentes em seres humanos.

Classe Arachnida – Ordens Araneae e Scorpionida (aranhas e escorpiões)

Araneísmo

As aranhas venenosas têm as glândulas produtoras de peçonhas ligadas às presas na porção anterior do cefalotórax. No Brasil, pertencem principalmente a três gêneros: *Phoneutria*; *Loxosceles*; e *Latrodectus*. Os dois primeiros gêneros existem em todo o Brasil, enquanto as viúvas-negras, gênero *Latrodectus*, são encontradas particularmente na Bahia e no Rio de Janeiro. As do gênero *Lycosa* e *Mygalomorphae* (caranguejeiras) têm peçonhas pouco ativas em animais de sangue quente e, apesar de seu aspecto terrível, são consideradas não venenosas; soltam pelos abdominais que, por contato, podem provocar dermatites papulourticadas na pele humana.

Foneutrismo

Acidente aracnídico mais frequente nas regiões Sul e Sudeste, provocado pelo gênero *Phoneutria* com várias espécies, particularmente a *P. nigriventer* (armadeira ou aranha-da-banana).

- **Manifestações clínicas:** A peçonha é neurotóxica de ação periférica. No local da picada, ocorrem eritema, edema e dor intensa e imediata, que se irradia. Pode haver choque do tipo neurogênico, com arritmia cardíaca, priapismo, insuficiência respiratória e até óbito, especialmente em crianças e em indivíduos debilitados. O veneno da *Latrodectus* ("viúva-negra") também é neurotóxico, mas os efeitos são musculares, com contraturas mantidas que também podem causar a morte. Não há lesões dermatológicas importantes, e o quadro clínico é similar.
- **Tratamento:** Na quase totalidade dos casos, o tratamento é sintomático, com infiltração local de anestésico, como lidocaína sem epinefrina ou bupivacaína, 3 a 4 mL, para adulto, e 1 a 2 mL, para crianças, doses que podem ser repetidas até 3 vezes com intervalo de 1 hora entre elas. Em casos graves, com choque neurogênico, particularmente em crianças ou quando houver dor persistente, a terapia é usar soro antiaracnídico, em geral, 5 ampolas.

Loxoscelismo

É causado por espécies do gênero *Loxosceles* (aranha-marrom) (Figura 39.1). A maioria dos casos ocorre nas regiões Sul e Sudeste. Os acidentes aumentam na época mais quente do ano.

- **Manifestações clínicas:** A peçonha é proteolítica e hemolítica, sendo a principal toxina a esfingomielina D. A picada pode passar despercebida ou ser quadro álgico, semelhante a uma queimadura leve. Entre 12 e 24 horas após a picada, surgem placa edematosa com cianose, palidez e eritema e, por vezes, com vesiculação, bolha e equimose, restritas à área de inoculação do veneno. Essa lesão é chamada de placa marmórea, em razão dos tons que apresenta – azul (cianose), branco (isquemia) e vermelho (rubor). Em fases posteriores, há formação de escara, placa enegrecida na área da placa marmórea e, pela eliminação do esfacelo, forma-se ulceração profunda de fundo granuloso de cicatrização demorada (**Figura 39.2**). Na fase inicial, o quadro deve ser diferenciado de infecções bacterianas, aplicação de drogas ilícitas, colagenoses e outras vasculites, e, na fase tardia, de doenças que apresentam úlceras, como a leishmaniose, sífilis, esporotricose e outras ulcerações. Os fenômenos hemolíticos são raros (em 5-15% dos acidentes) e podem levar a uma insuficiência renal aguda.

- **Tratamento:** Nos casos leves, sem necrose, corticosteroide via oral (VO) é empregado com resultados controversos. Nos casos com necrose, usar soro antiaracnídico, dose total de 5 ampolas, via intravenosa (IV). Quando houver fenômenos hemolíticos, usar 10 ampolas de soro antiaracnídico. Se o diagnóstico ocorrer tardiamente (48 horas ou mais), é recomendado o uso de sulfona, 100 a 300 mg/dia, pelo efeito anti-inflamatório e bloqueio da diapedese de neutrófilos, a qual amplia a necrose pelo bloqueio de vasos.

Escorpionismo

No Brasil, é causado por espécies do gênero *Tityus*, principalmente pelos *Tityus serrulatus* (escorpião-amarelo), *Tityus bahiensis* (escorpião-marrom) e *Tityus stigmurus*. O escorpião-amarelo é o que provoca acidentes mais graves. Os escorpiões injetam veneno pelo aguilhão no fim da cauda. São animais que entram nos domicílios, especialmente em ambientes com lixo, pois seu principal alimento são as baratas. Acidentes com esses animais, envolvendo crianças, podem ser graves e até fatais.

- **Manifestações clínicas:** A peçonha é neurotóxica de ação periférica. Ocorre dor local imediata e intensa, e podem surgir alterações ligadas ao sistema nervoso, do ritmo cardíaco, pulmão de choque e óbito. Além disso, pode-se observar horripilação e eritema/edema discreto no ponto da picada. Os acidentes pelo *T. serrulatus* são mais graves, com alguns óbitos registrados.
- **Tratamento:** Na maioria dos casos, bloqueio anestésico, como referido no foneutrismo. Nos casos graves, particularmente em áreas onde ocorre o escorpião-amarelo, em crianças, em dores intensas e persistentes, empregar o soro antiescorpiônico ou fração antiescorpiônica do soro antiaracnídico, dose total de 5 ampolas.

Classes Diplopoda e Chilopoda

Os diplópodes (mil-pés, piolhos-de-cobra, embuás, gongolôs) (**Figura 39.3**) liberam, quando pressionados ou esmagados, substâncias tóxicas, provocando, na área de contato, eritema inflamatório, com pigmentação acastanhada, e até vesiculação e exulceração e posterior pigmentação castanho-enegrecida. Pode haver comprometimento ocular. A diagnose é facilitada pela informação do acidentado, que, frequentemente, traz consigo o animal. Suspeitar de acidente por diplópode em quadro com área de pigmentação isolada, geralmente em extremidade, surgida após calçar os sapatos ou em criança após brincar em jardim. O tratamento, na fase precoce, se dá pela lavagem local com água e pelo uso de álcool e éter, pois funcionam como solvente do veneno. Usar corticosteroide tópico, se necessário, para controlar a inflamação. A pigmentação pode persistir por vários meses (**Figura 39.4**).

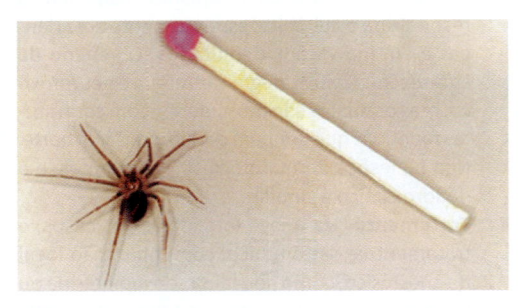

▲ Figura 39.1 Aranha-marrom (*Loxosceles gaucho*).

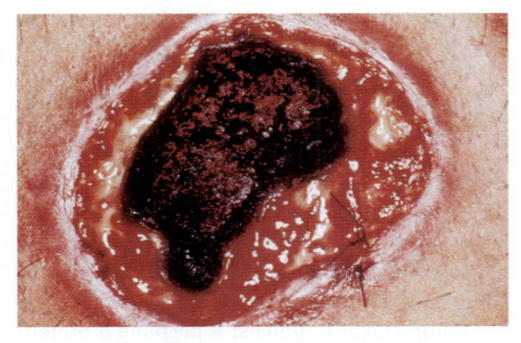

▲ Figura 39.2 Úlcera loxoscélica crônica (2 meses).

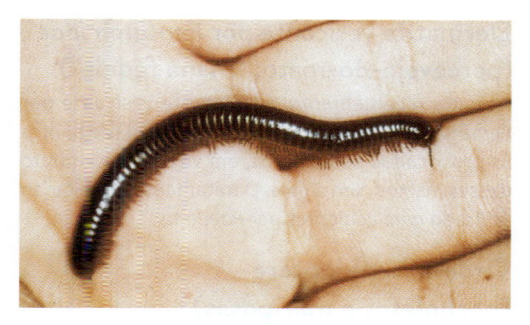

▲ Figura 39.3 Diplópode.

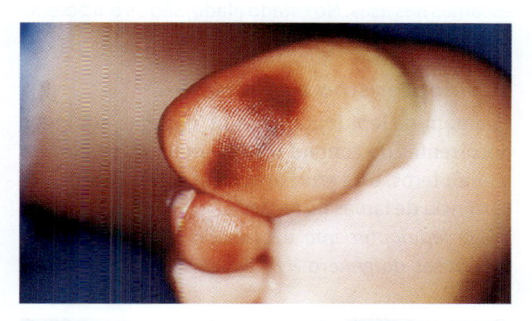

▲ Figura 39.4 Inflamação e pigmentação por diplópode.

As lacraias (classe Chilopoda) têm apenas um par de pernas em cada segmento e causam envenenamento por picadas aplicadas por presas situadas no segmento cefálico. As picadas são extremamente dolorosas e provocam eritema e edema local. No tratamento, indica-se intensa lavagem do local e uso de compressas frias e analgésicos.

Classe Insecta ou Hexapoda – Ordem Hymenoptera (abelhas, vespas e formigas)

Picadas de abelhas e vespas

As abelhas compreendem numerosas espécies, e, quando atacam o homem, fazem-no em grupos. A mais comum no Brasil foi a *Apis mellifica*. Atualmente, são mais comuns no Brasil espécies híbridas, resultantes do cruzamento da *Apis mellifera mellifera* com a abelha africana, *Apis mellifera scutellata*. Esta espécie apresenta comportamento muito mais agressivo, causando atualmente muitos acidentes graves e óbitos.

O veneno de abelha ou vespa é uma mistura de proteínas e determina reação imediata ou tardia.

As reações imediatas podem ser por mecanismo não alérgico ou alérgico. O primeiro surge logo após o ataque e caracteriza-se pelo aparecimento, no local da picada, de eritema, edema, prurido e dor. Essa reação, em geral, persiste por algumas horas. Quando o indivíduo se torna sensível após picadas anteriores, a reação local é mais intensa, com edema e eritema mais persistentes. Pode estar acompanhada de quadro difuso, como urticária generalizada, prurido e angioedema, bem como ser uma reação anafilática com hipotensão, broncoespasmo, edema da laringe e, eventualmente, choque anafilático e morte.

O envenenamento grave é quadro diverso de alergia, manifestando-se após muitas picadas (mais de 100), sendo também considerado emergência. As toxinas da peçonha (mielina, fosfolipase A) são altamente tóxicas, lesando vários órgãos, especialmente a musculatura estriada, o que leva à mioglobinúria e insuficiência renal. Pode, ainda, ocorrer falência hepática, sintomas neurológicos e morte.

O tratamento nas reações discretas é feito localmente com compressas geladas e creme de corticosteroide, e, via sistêmica, com anti-histamínicos e corticosteroides. Nas reações graves, corticosteroides via intramuscular (IM) ou IV e, eventualmente, epinefrina.

Quando o ferrão é introduzido, o veneno é inoculado dentro de 2 minutos após a picada, sendo necessário retirá-lo o mais rápido possível e com cuidado, evitando o rompimento para não introduzir o veneno.

O tratamento do envenenamento é sintomático.

Em indivíduo que desenvolve reação de hipersensibilidade, além de evitar a exposição, é conveniente, em caso de risco de picada, ter consigo anti-histamínico, corticosteroide ou epinefrina, para uso imediato. A imunoterapia com extratos de venenos purificados está em fase de estudos.

Picadas de formigas

Dos himenópteros, a família dos formicídeos compreende inúmeras espécies que habitam áreas silvestres, agrícolas e ambientes domésticos. As *Solenopsis* (*S. geminata*, *S. invicta*, *S. richteri*) têm picadas muito dolorosas, limitadas aos locais das inoculações, que tendem a desaparecer em alguns dias. As lesões são, inicialmente, pápulas urticariformes, que desaparecem entre 30 minutos e 1 hora. Depois de 24 horas, no local da picada, surge uma pústula estéril, que regride entre 3 e 8 dias. Pode também aparecer lesão eritematosa, edematosa e indurada, muito pruriginosa no local da picada. Posteriormente, surgem cicatrizes, manchas pigmentares ou pápulas fibróticas. Eventualmente, por picadas sucessivas, pode surgir hipersensibilidade com lesões a distância, porém, em geral, não se desenvolvem reações sistêmicas. Nas regiões Norte e Centro-Oeste do Brasil, ocorre o gênero *Paraponera* (a tocandira), cujas picadas provocam dor intensa com febre e mal-estar.

A diagnose se estabelece pela localização das picadas e pela exposição (**Figura 39.5**).

O tratamento é sintomático. Quando não há exulcerações, pode-se usar corticosteroides tópicos. Quando as lesões são exulceradas, com frequência elas se infectam, devendo então ser empregados antibióticos tópicos.

Ordem Coleoptera (besouros e gorgulhos)

Muitas espécies de coleópteros, em contato com a pele, produzem dermatite vesicante.

Dermatite vesicante por *Paederus* (potós)

Os *Paederus* ou potós provocam dermatite aguda quando entram em contato com a pele (**Figura 39.6**).

O quadro clínico caracteriza-se por eritema, vesículas, pústulas e crostas, agrupadas em placas ou lineares, localizadas principalmente nas áreas expostas do corpo (**Figura 39.7**). Acompanham-se de sensação de ardor ou queimação. Pode haver adenopatias satélites. O quadro regride em torno de 9 dias, deixando hiperpigmentação residual. Quando atingem os olhos, provocam conjuntivite.

A diagnose diferencial deve ser feita com herpes-vírus simples, herpes-zóster, dermatite de contato ou fitofotodermatose.

O tratamento é sintomático. Utilizar compressas de água boricada e cremes de corticosteroides com antibióticos. Nas lesões oculares, empregar compressas de água boricada a 3% e colírios de corticosteroides e antibióticos. Em casos graves, terapia sistêmica.

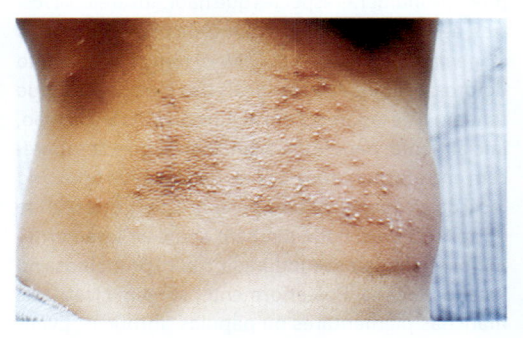

▲ **Figura 39.5** Acidentes por formigas *Solenopsis* (24 horas).

Dermatite vesicante por *Pentatomidae* (percevejo-do-mato, "maria fedida")

Descrita recentemente, a dermatite vesicante por *Pentatomidae* se caracteriza por lesões semelhantes às provocadas pelos potós, em virtude do contato desses insetos com a pele. O tratamento é similar ao utilizado para acidentes por *Paederus*.

Ordem Lepidoptera (borboletas e mariposas)

Os lepidópteros são caracterizados por apresentarem escamas nas asas. No estado alado, são as borboletas e as mariposas.

Lepidopterismo e erucismo

Chamam-se lepidopterismo os quadros cutâneos decorrentes do contato com exemplares adultos de lepidópteros, e de erucismo, os que ocorrem em decorrência de larvas ou lagartas.

O *lepidopterismo* é causado por espécies de mariposas do gênero *Hylesia*, que são atraídas aos

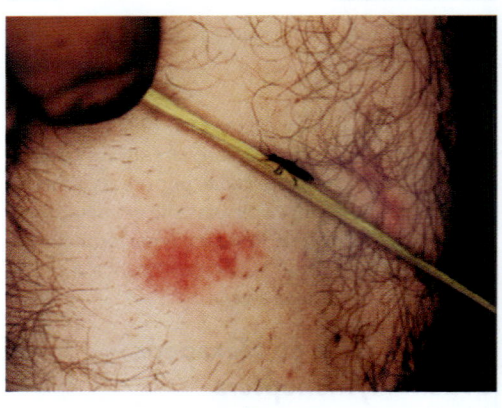

▲ **Figura 39.6** Potó (*Paederus* sp.) e lesões vesiculosas em voluntário.

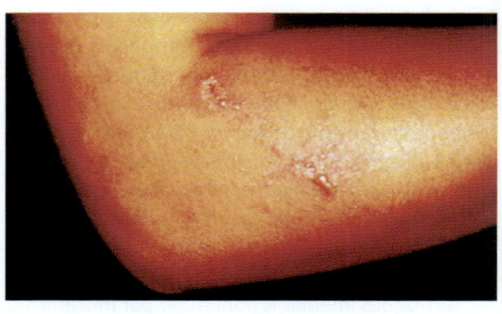

▲ **Figura 39.7** Acidente por *Paederus* sp.

domicílios por focos luminosos. Elas têm abundantes setas venenosas, minúsculas, fixadas nos segmentos abdominais das fêmeas. Essas setas (flechinhas), liberadas, atingem a pele e os olhos, depositando-se em móveis, camas e outros componentes do domicílio. Podem ocorrer surtos, por ondas invasivas de mariposas.

O lepidopterismo caracteriza-se por pápulas eritematosas e exulcerações nos pontos de entrada das setas farpadas. Há intenso prurido, conjuntivite e sintomas sistêmicos, consoante à extensão do contato.

O tratamento é sintomático, com banhos para remoção das setas, compressas, cremes de corticosteroides, anti-histamínicos e corticosteroides via sistêmica, se necessários. A profilaxia recomendada é de que, quando ocorrer um surto, se fechem portas e janelas, pois as mariposas são atraídas pela luz. É importante ressaltar que as telas com luz acesa são inúteis, uma vez que as mariposas, atraídas pela luz, chocam-se com a tela e liberam as setas. As mariposas que entram nos domicílios devem ser mortas com inseticidas, e as setas devem ser removidas dos móveis e de outros componentes dos domicílios com panos molhados ou aspirador.

O *erucismo* é causado por lagartas de mariposas e borboletas que, quando em contato com a pele, podem causar ardor, eritema, edema, vesículas, bolhas, erosões, petéquias, necroses, ulcerações, linfangites, conjuntivites, queratites, iridociclites (**Figuras 39.8**). Consoante à intensidade do contato, pode haver sintomas gerais como febre, cefaleia, artralgias e convulsões e, eventualmente, rinite e asma. As taturanas que mais causam acidentes são as das famílias Megalopygidae, Saturniidae, Eucleidae e Arctiidae. O tratamento se faz pela limpeza com água e pelo uso de creme de corticosteroide. Havendo dor, intensa anestesia troncular.

Acidentes por *Lonomia*

No Sul do país, têm sido relatados acidentes com a lagarta (vulgarmente, "lagarta assassina") da espécie *Lonomia obliqua*, munida de cerdas com uma toxina de ação hemorrágica, resultando em vários casos de óbito (**Figura 39.9**). Essa espécie só apresenta problema na fase larval, estágio em que, na natureza, principalmente de novembro a abril, passa o período mais frio do ano como pupa sob restos vegetais. As lagartas são gregárias e se alimentam de folhas vegetais, particularmente árvores frutíferas, podendo ser encontradas nas matas, no meio rural e até mesmo em áreas urbanas, segundo as condições ambientais, em face do desequilíbrio ecológico que vem se acentuando nos últimos anos.

A toxina existente na cerda da lagarta é eliminada quando pressionada. A ação principal é a fibrinólise, com destruição do fibrinogênio e da fibrina, podendo, em casos graves, ocorrer insuficiência renal aguda e morte.

Os sintomas se iniciam com sensação de dor intensa no local de contato e desconforto geral. De 8 horas até 2 a 3 dias após os sintomas iniciais, surgem edema e manchas hemorrágicas com hemorragias nasal, auditiva, intestinal e outras (**Figura 39.10**). O óbito pode ocorrer por hemorragia cerebral.

São realizadas medidas gerais para o tratamento e hospitalização consoante à gravidade do quadro toxêmico. Nos acidentes hemorrágicos, ministra-se soro antilonômico desenvolvido e produzido no Instituto Butantan.

Pararamose

Também chamada de pararama ou "doença dos seringais", "reumatismo dos seringueiros", é causada pelo contato com a lagarta ou o casulo de uma

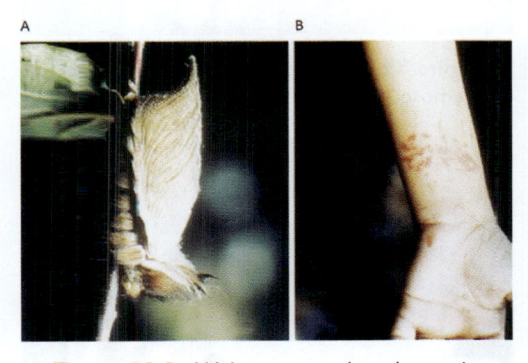

▲ **Figuras 39.8** (A) Larva causadora do erucismo. (B) Lesões eritematovesiculosas pós-contato com megalopigídeo.

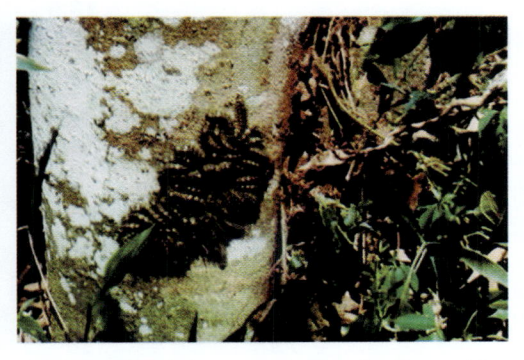

▲ **Figura 39.9** Lagarta da família Saturnidae (*Lonomia obliqua*).

mariposa, a *Premolis semirufa* (**Figura 39.11**), encontrada em áreas de seringais. É parasita de seringueiras. As cerdas existentes na lagarta ou no casulo das crisálidas ou pupas, pelo contato, provocam prurido e dor, com edema e rubor de intensidade variável. Com o decorrer da exposição, o edema pode ficar crônico e surgir artralgia, com eventual evolução para artrite ou artrose (**Figura 39.12**). O tratamento, após o contato, é procurar retirar as cerdas com raspagem da área atingida, compressas úmidas, creme de corticosteroide ou corticosteroide via sistêmica. Administrar antibiótico se houver infecção secundária.

VERTEBRADOS

Ofidismo

Os acidentes ofídicos são os mais frequentes. Em cerca de 90% dos casos, são botrópicos, causados pelo gênero *Bothrops* – *Bothrops jararaca* (jararaca), *Bothrops jararacussu* (jararacuçu), *Bothrops alternatus* (urutu) e outras. O acidente crotálico, que corresponde a 9% dos casos, é causado pela *Crotalus durissus* (cascável), e os acidentes elapídico e laquésico se devem aos gêneros *Micrurus* (coral-verdadeira) e *Lachesis* (surucucu-bico-de-jaca).

Manifestações clínicas

No acidente *botrópico*, a peçonha é proteolítica e hemolítica. No local da picada, surgem edema, eritema e bolha, podendo evoluir para necrose e ulceração, com distúrbios da coagulação do sangue (**Figuras 39.13** a **39.15**).

No acidente *crotálico*, a peçonha é hemolítica e neurotóxica. No local da picada, pode ocorrer discreto edema local. Os sinais clínicos iniciais do envenenamento são relatados em virtude da fração neurotóxica do veneno e caracterizam-se por ptose palpebral, diplopia, cicloplegia e anisocoria. Os distúrbios em decorrência da ação hemolítica são de aparecimento tardio e podem levar ao óbito por insuficiência renal aguda.

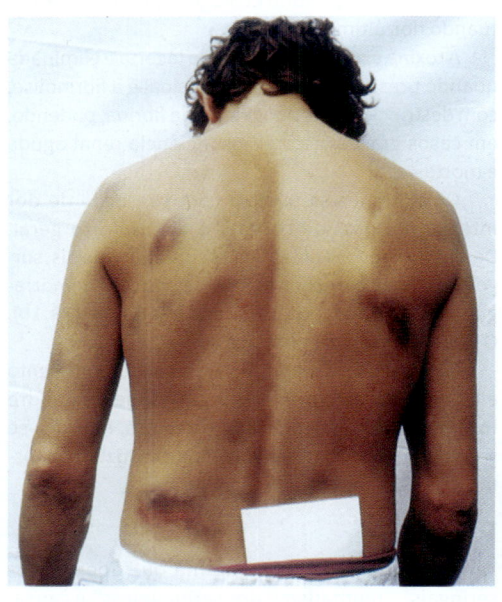

▲ **Figura 39.10** Acidente por *Lonomia*. Notam-se equimoses.

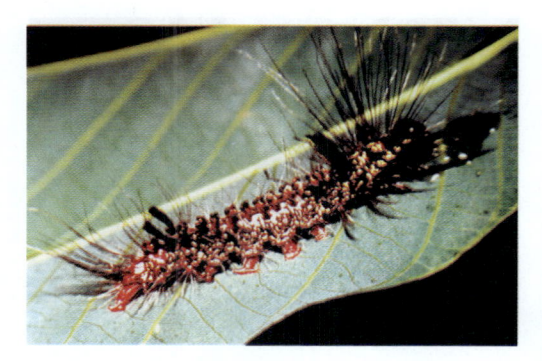

▲ **Figura 39.11** Lagarta causal da pararamose (*Premolis semirufa*).

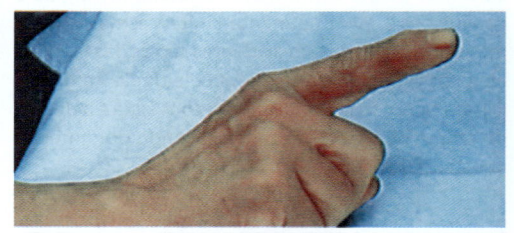

▲ **Figura 39.12** Artropatia na forma crônica de pararamose.

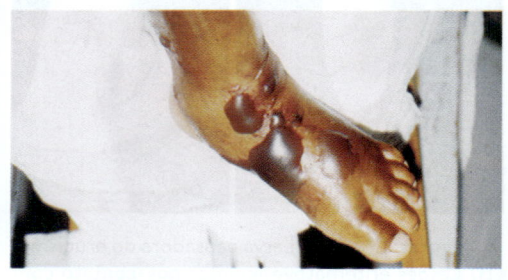

▲ **Figura 39.13** Acidente precoce (botrópico).

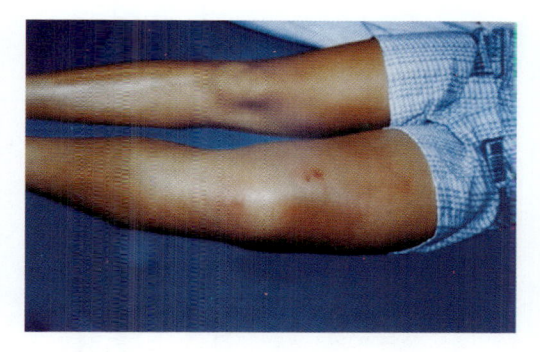

Dermatoses por toxinas e venenos de animais | 435

▲ **Figura 39.14** Acidente recente, com edema e eritema importantes, causado por serpente do gênero *Bothrops* (jararaca).

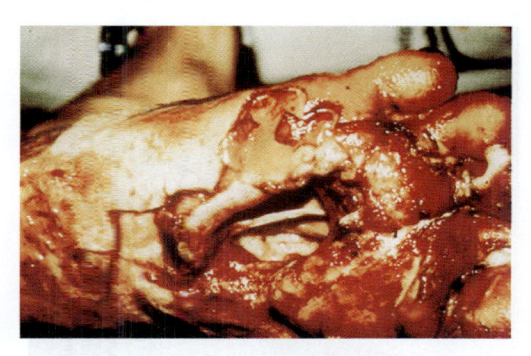

▲ **Figura 39.15** Acidente tardio (botrópico).

No acidente *elapídico* ou *micrúrico*, a peçonha é neurotóxica e o quadro é similar ao crotálico. Pode ocorrer, no entanto, insuficiência respiratória progressiva, com possibilidade de óbito.

No acidente *laquésico*, a peçonha é proteolítica, hemolítica e, possivelmente, neurotóxica. O quadro clínico é similar ao do acidente botrópico.

Tratamento

Feito com os soros antiofídicos, de acordo com a gravidade do quadro (Tabela 39.1).

Tabela 39.1 Tipos de tratamento para acidentes ofídicos

Tipos de acidentes	Tratamento
Botrópico	2-12 ampolas de soro antibotrópico
Crotálico	5-20 ampolas de soro anticrotálico
Elapídico	10 ampolas de soro antielapídico
Laquésico	10-20 ampolas de soro antilaquésico

Animais aquáticos

Diversos animais aquáticos podem provocar acidentes em seres humanos.

Lesões eritematourticadas, edematosas lineares, eventualmente com componente neurotóxico ou cardiotóxico, sugerem contato com celenterado (caravela ou água-viva) (**Figuras 39.16**). Acidentes com acúleos de ouriço-do-mar são comuns, dolorosos e podem provocar nódulos granulomatosos em áreas de onde os acúleos não foram retirados (**Figuras 39.17**).

Alguns peixes, como as arraias, o peixe-sapo ou niquim (*Thalassophryne*), mangangá ou peixe-escorpião (*Scorpaenidae*) e os bagres (*Ariidae*), podem provocar acidentes por acúleos ligados às glândulas de veneno. Em todos, a dor é o sintoma principal (**Figura 39.18**). O local pode estar eritematoso, ocorrendo infecção secundária e necrose. Os bagres e as arraias de água doce têm comportamentos e venenos similares aos dos marinhos (**Figura 39.19**). As arraias fluviais (gênero *Potamotrygon*) são menores, mas seu veneno é mais poderoso do que o das arraias marítimas (gênero *Dasyatis*), e, frequentemente, ocorre necrose semelhante à causada pelo veneno da aranha-marrom (*Loxosceles* sp.).

Tratamento

Indicado consoante ao tipo de acidente:

- **Ferimentos puntiformes:** Espinhos, ferrões, acúleos (ouriços, bagres, peixe-escorpião – mangangá, peixe-sapo – niquim) – imersão em água quente por 30 a 90 minutos. Os venenos têm efeito vasoconstritor e são termolábeis. A água quente alivia a dor e a isquemia. Infiltração anestésica para a retirada dos espículos ou fragmentos dos ferrões, se necessária. Nos ouriços, pode-se utilizar a cera quente, como em depilação. Posteriormente, é conveniente fazer exames de raio X para controle.
- **Erupções urticadas ou vesicobolhosas:** Água-viva, caravela, corais, anêmonas – lavar com água do mar e utilizar corticosteroides tópicos, compressas de vinagre e, se necessário, corticosteroides via oral.
- **Erupções eczematosas:** Esponjas, vermes marinhos, pepinos-do-mar – lavar com água salgada. Empregar corticosteroides tópicos e via oral, se necessário. Em vermes marinhos, pode ser aplicada a cera quente.
- **Ferimentos lacerados:** Cações, barracudas, moreias e arraias e outros peixes – lavagem, antibacterianos tópicos e antibióticos via oral. Anatoxina antitetânica é indicada em todos os casos de ferimentos lacerados e, eventualmente, nos outros quadros.

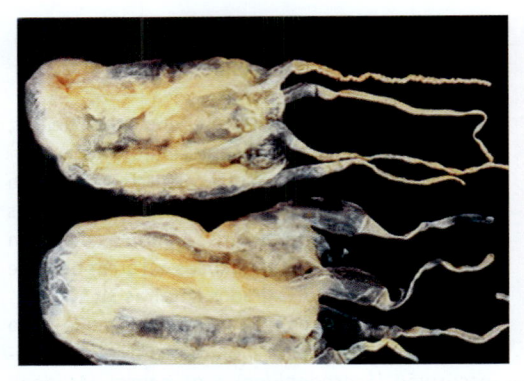

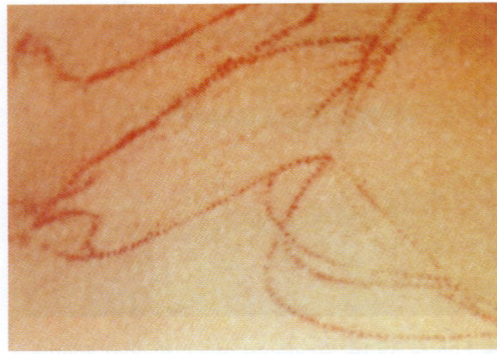

▲ **Figuras 39.16** (A) Caravela (*Physalia physalis*). (B) Acidente típico com placas lineares entrecruzadas.

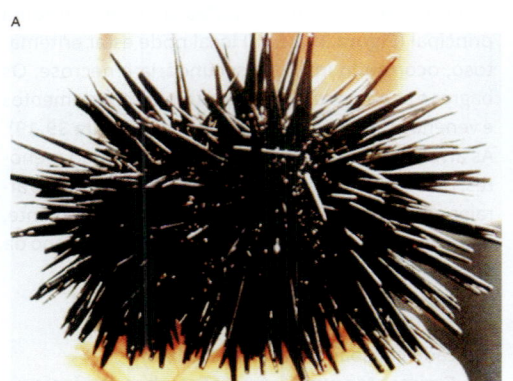

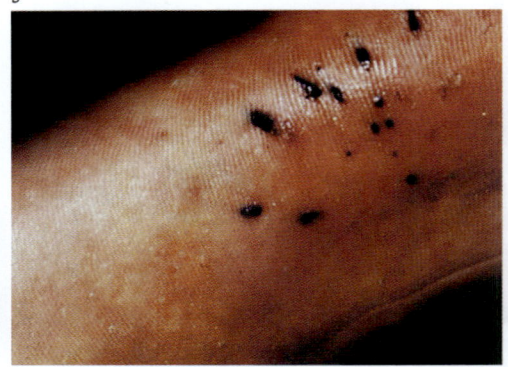

▲ **Figuras 39.17** (A) Ouriço-do-mar preto (*Echinometra locunter*) e (B) acidente com penetração de espículas no pé de um banhista.

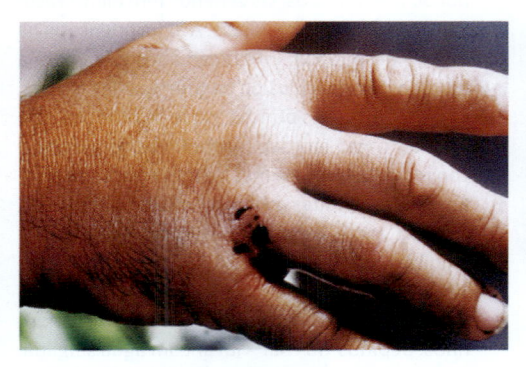

▲ **Figura 39.18** Acidente por arraia (2 horas).

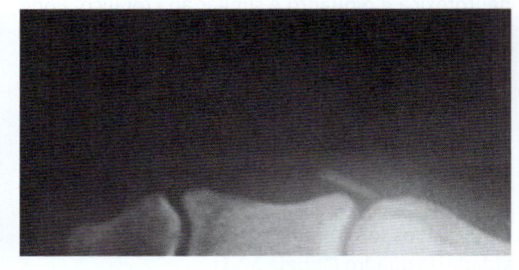

▲ **Figura 39.19** Exame radiológico que mostra um fragmento de ferrão de bagre no pé de um banhista.

40
Afecções cutâneas relacionadas com medicamentos e drogas

As afecções cutâneas relacionadas com medicamentos assumem grande variedade de aspectos clínicos, de formas monossintomáticas a multissintomáticas, eventualmente graves e até fatais. Atualmente, devem se salientar as interações medicamentosas responsáveis por inúmeros quadros, que podem até mesmo levar à morte. Ainda que reações adversas ocorram comumente na pele, qualquer órgão ou sistema pode ser comprometido simultaneamente.

Tais reações podem se relacionar a efeitos farmacológicos do medicamento, predisposição constitucional, distúrbios enzimáticos ou imunológicos e interações medicamentosas.

É imprescindível, na prescrição de qualquer medicamento, excluir a possibilidade de interações com outros fármacos em uso.

MANIFESTAÇÕES CLÍNICAS

Um medicamento pode causar qualquer tipo de erupção cutânea; por isso, a história é imprescindível, devendo ser pesquisada toda substância terapêutica ingerida, injetada, inalada ou tópica, usada na pele ou nas mucosas. Devem, ainda, ser considerados: a passagem do fármaco pela placenta durante a gestação, e pelo leite durante a lactação; e os chamados fármacos ocultos, que podem estar presentes em alimentos, como aditivos ou conservantes, ou ser inalados acidentalmente ou por força de exposição ocupacional.

A importância da anamnese reside no fato de praticamente não existirem provas laboratoriais padronizadas para diagnose das erupções a medicamentos.

SÍNDROMES CUTÂNEAS RELACIONADAS COM MEDICAMENTOS

As principais síndromes são descritas a seguir.

Erupção fixa

Eritema fixo ou erupção fixa medicamentosa é forma frequente de erupção por fármaco caracterizada pela recidiva sempre no mesmo local, ainda que novas lesões possam surgir simultaneamente em outras áreas. Consiste em mancha vermelho-azulada, redonda ou oval, com limites nítidos (**Figura 40.1**). A lesão pode ser purpúrica, urticada ou bolhosa nas formas mais graves (**Figura 40.2**), há prurido e sensação de queimação. O eritema esmaece gradualmente, assumindo tonalidade castanha por pigmentação melânica, que desaparece em algumas semanas. Importante é a recidiva do quadro, no mesmo local, pela reexposição ao medicamento responsável, em que a pigmentação pode se tornar permanente, com o aparecimento de manchas em outras áreas. Ainda que possam surgir em qualquer região, palmas, plantas e mucosas são localizações frequentes. Qualquer fármaco pode causar erupção fixa, porém os responsáveis mais frequentes são analgésicos-antipiréticos (dipirona, salicilatos, fenilbutazona), meprobamato, tetraciclinas, anovulatórios, barbitúricos, sulfas e fenolftaleína.

Entre os medicamentos antineoplásicos que mais produzem erupção medicamentosa fixa, estão dacarbazina, hidroxiureia, paclitaxel e procarbazina.

Não é necessário tratamento, exceto se houver infecção secundária, quando é indicado creme antisséptico.

Exantema agudo

O exantema agudo, do tipo morbiliforme ou escarlatiniforme, às vezes urticado e acompanhado de prurido, pode estar associado a sintomas gerais, como febre, artralgias e cefaleia (**Figura 40.3**). O quadro

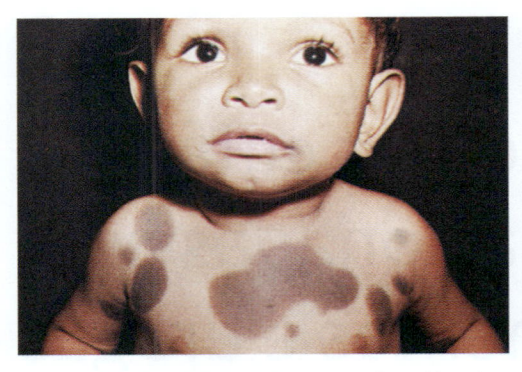

▲ **Figura 40.1** Eritema pigmentar fixo. Manchas hiperpigmentadas ovaladas, isoladas e confluentes.

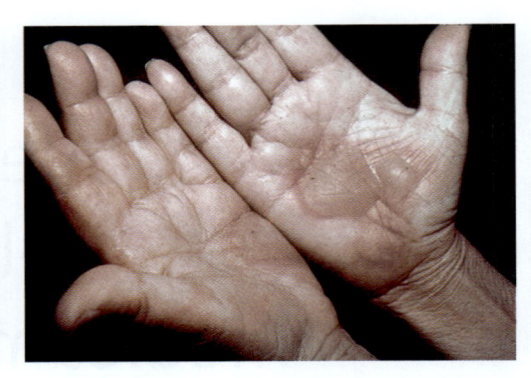

▲ **Figura 40.2** Erupção medicamentosa fixa. Lesões eritematobolhosas.

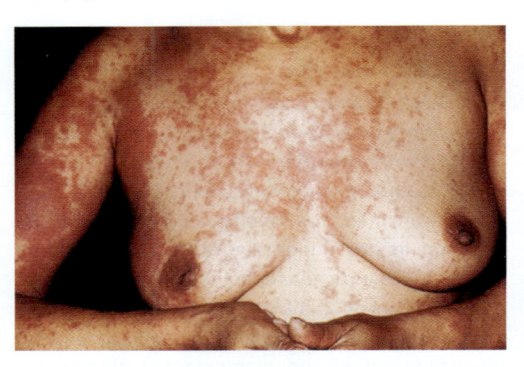

▲ **Figura 40.3** Exantema. Manchas eritematosas disseminadas.

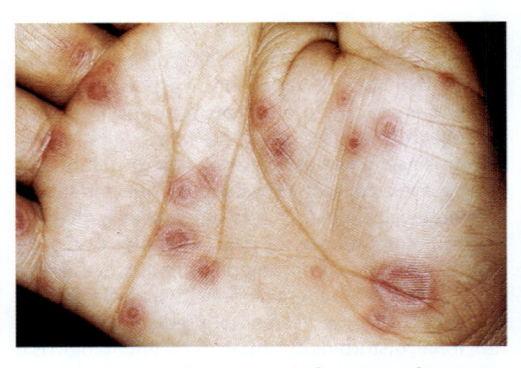

▲ **Figura 40.4** Eritema multiforme por fármacos. Típicas lesões em alvo na mão.

é de aparecimento súbito, iniciando-se em tempo variável, em geral cerca de 8 dias após o início do uso do fármaco causador da erupção. Há casos em que o processo se inicia de 1 a 2 semanas após a interrupção do medicamento, tornando a diagnose mais difícil, e, por vezes, a erupção desaparece até mesmo com a continuação do uso do medicamento. Exposições subsequentes ao fármaco poderão determinar o reaparecimento do processo com igual ou maior intensidade, ou poderá não ocorrer erupção alguma.

Os medicamentos mais frequentemente responsáveis são as sulfas, sobretudo o sulfametoxazol associado à trimetoprima; diuréticos e antidiabéticos sulfamídicos; tioureias; antibióticos, especialmente penicilina e derivados, ampicilina, amoxicilina, estreptomicina, novobiocina; ácido nalidíxico, tiabendazol, vidarabina; fármacos de uso neuropsiquiátrico, carbamazepina, clorpromazina, hidantoínas; analgésicos, antipiréticos e anti-inflamatórios, diclofenaco, naproxeno, piroxicam, d-penicilamina, dipirona, fenilbutazona; antineoplásicos, bleomicina, carboplatina, cis-dicloro-trans-di-hidroxi-bis--isopropilamina-platinum, clorambucila, citarabina, dacarbazina, docetaxel, dietilestilbestrol, doxorrubicina, etoposídeo, 5-fluorouracila, hidroxiureia, metotrexato, mitomicina-C, mitotano, mitoxantrona, paclitaxel, pentostatina, procarbazina, suramina e tiotepa. A diagnose é importante, com exclusão, pela história e dados clínicos, de exantemas infecciosos, como sarampo e rubéola.

Eritema multiforme e eritema nodoso

Ambas as síndromes podem ser causadas por medicamentos, particularmente o eritema multiforme (**Figura 40.4**).

Os fármacos mais frequentemente responsáveis pelo eritema polimorfo são barbitúricos, sulfonamidas, penicilina, tetraciclinas, fenotiazínicos, hidantoínas, clorpropamida, griseofulvina, tiazídicos, d-penicilamina, carbamazepina, isoniazida, quinina, quinidina e derivados pirazolônicos. Vários medicamentos antineoplásicos também podem provocar erupções tipo eritema polimorfo, como bussulfano, bleomicina, cisplatina, vimblastina, clorambucila, ciclofosfamida, dietilestilbestrol, etoposídeo, hidroxiureia, mecloretamina, metotrexato, mitomicina C, mitotano, paclitaxel e suramina.

Em relação ao eritema nodoso, os fármacos mais comumente causadores são anovulatórios, brometos, codeína, iodetos, salicilatos, sulfonamidas, penicilina e tetraciclinas, assim como bussulfano e dietilestilbestrol.

A diagnose é feita pela história e exclusão de outras causas.

Urticária

Compreende várias formas agudas, eventualmente, com sintomas gerais, como hipotensão, edema de glote e das vias aéreas respiratórias, o que caracteriza o choque anafilático, às vezes, fatal. É observada por administração de soros, penicilina, estreptomicina e procaína; formas crônicas podem ser causadas por inúmeros medicamentos, como soros, antibióticos, opiáceos, meprobamato e tranquilizantes, brometos e barbitúricos, salicilatos e anti-inflamatórios não esteroides (AINEs).

Vários medicamentos antineoplásicos podem produzir urticária e angioedema, como l-asparaginase, bleomicina, bussulfano, carboplatina, clorambucila, cisplatina, ciclofosfamida, citarabina, daunorrubicina, diaziquona, dietilestilbestrol, docetaxel, doxorrubicina, epirrubicina, etoposídeo, 5-fluorouracila, mecloretamina, melfalana, metotrexato, mitomicina C, mitotano, mitoxantrona, paclitaxel, pentostatina, procarbazina, teniposídeo, tiotepa, trimetrexato, vincristina.

As urticárias por medicamentos ocorrem por mecanismos imunológicos e não imunológicos; entre os últimos, estão as produzidas por substâncias capazes de liberar histamina do mastócito diretamente, sem mediação de fenômenos imunológicos, como a morfina, a codeína, a tubocurarina, a polimixina B, a tiamina, a quinina e a papaverina.

Vasculites

Tipo púrpura de Henoch-Schöenlein ou vasculites necrosantes são frequentemente causadas por fármacos. Estão mais comumente implicados na produção desse tipo de lesões: analgésicos e anti-inflamatórios não esteroides, antibióticos, sulfamídicos, carbamazepina, hidantoínas; cloroquina, sais de ouro, corticosteroides, insulina; isoniazida, D-penicilamina; quinina, procainamida e tiouracila; e os antineoplásicos: bussulfano, ciclofosfamida, citarabina, hexametileno, bisacetamida, hidroxiureia, levamisol, 6-mercaptopurina, metotrexato, mitoxantrona e tamoxifeno.

Eritrodermia

De aparecimento súbito ou instalação gradual, os medicamentos mais frequentemente responsáveis são derivados mercuriais e arsenicais, sais de ouro, lítio, bismuto, barbitúricos, hidantoinatos, iodetos, cloroquina, derivados de fenotiazina e ácido paraminosalicílico, clorambucila, bussulfano, cisplatina, metotrexato e mitomicina C.

Erupções eczematosas

Há risco de ocorrerem pelo uso tópico ou por administração sistêmica. As reações eczematosas a fármacos usados sistemicamente não são comuns e ocorrem mais frequentemente com sais de ouro, bleomicina, betabloqueadores e derivados pirazolônicos e metildopa. As erupções eczematosas por uso tópico de medicamentos são extremamente frequentes, e aqueles mais comumente responsáveis são sulfas, antibióticos (particularmente penicilina), anestésicos do grupo da procaína, derivados da fenotiazina, resorcina, formol e mercuriais. Podem ainda ocorrer reações eczematosas em indivíduos sensibilizados por via tópica e que se expõem sistemicamente ao mesmo fármaco. Nesses casos, as lesões surgem ou são exacerbadas onde há ou houve eczema de contato prévio, possibilitando o surgimento de erupção eczematosa disseminada com distribuição simétrica no tronco e nas extremidades ou a ocorrência de erupção de caráter disidrosiforme nas mãos e nos pés.

Púrpura

Lesões purpúricas provocadas por medicamentos obedecem a vários mecanismos:
- **Plaquetopenia de origem imunológica:** Nessas condições, o fármaco atua como hapteno, que se liga às plaquetas, originando o antígeno completo contra o qual formam-se anticorpos da classe IgG. A reação desses anticorpos com o complexo medicamento-plaquetas leva à ativação do complemento e lise das plaquetas.
- **Plaquetopenia não alérgica:** É o caso das púrpuras por depressão medular produzida pelos citostáticos.
- **Plaquetopenia por excesso de agregação plaquetária:** Em áreas onde o fármaco produziu lesões endoteliais. Este é o provável mecanismo de púrpura induzida por bleomicina.

- **Púrpura por alterações da coagulação:** Ocorre por doses excessivas de anticoagulantes.
- **Púrpuras do tipo pigmentar progressivo:** Desencadeiam-se, eventualmente, por medicamentos como quinina, carbamazepina, meprobamato e benzodiazepínicos, provavelmente por mecanismos imunes.
- **Púrpuras decorrentes de corticoterapia prolongada:** Por fragilização dos vasos, particularmente das áreas expostas pela alteração do conjuntivo perivascular.

As lesões purpúricas resultantes desses vários mecanismos são provocadas mais comumente por barbitúricos, carbamatos, iodetos, sulfas, diuréticos e antidiabéticos sulfamídicos, derivados de fenotiazina, meprobamato, quinidina, sais de ouro, fenilbutazona, corticosteroides e anticoagulantes.

Erupções vesicobolhosas

Com frequência, vesículas e bolhas são componentes das erupções por fármacos, como ocorre em casos de eritema polimorfo (**Figura 40.5**), eritema fixo, vasculites necrosantes e outras erupções. Por vezes, porém, vesículas e bolhas surgem como manifestações isoladas de erupções medicamentosas; nesses casos, aparecem bolhas, muitas vezes hemorrágicas, únicas ou em pequeno número, sem qualquer outra alteração cutânea simultânea, que se localizam, em geral, nas regiões palmares ou plantares, genitais, nos pododáctilos ou quirodáctilos. Lesões vesicobolhosas, localizadas ou disseminadas, têm como causas mais comuns medicamentos como brometos, iodetos, mercuriais, salicilatos, fenolftaleína, barbitúricos, penicilina e penicilamina, captopril e AINEs, talidomida, bleomicina, dactinomicina e metotrexato.

Pênfigos induzidos por fármacos

A partir de 1969, foram descritos casos de pênfigo induzido por d-penicilamina; desde então, novos medicamentos mostraram-se capazes de produzir tal tipo de erupção, cujo quadro clínico se aproxima do pênfigo foliáceo (PF). As lesões bolhosas são flácidas, rompem-se com facilidade, recobrindo-se de crostas com aspecto seborreico, localizadas preferencialmente na face, no couro cabeludo e no tronco. As lesões mucosas são raras, embora quadros mais próximos do pênfigo vulgar (PV) possam ocorrer. Em geral, há regressão do quadro com a suspensão da medicação responsável, mas, às vezes, o processo persiste, indicando que a substância atuou como fator desencadeante da enfermidade, que, após sua suspensão, segue seu curso natural. Existem também quadros penfigoide bolhoso-símiles desencadeados por fármacos, cujos produtores mais frequentes são D-penicilamina, captopril, indometacina, penicilina, fenilbutazona, piroxicam, propranolol e rifampicina. A dermatite por IgA linear também pode ser associada à administração de medicamentos, especialmente vancomicina, lítio, furosemida, atorvastatina, captopril e diclofenaco.

Quadros acneiformes

Caracterizam-se pelo aparecimento abrupto, em indivíduos de qualquer idade, de lesões de caráter monomorfo, sem comedões, em lugares não próprios da acne vulgar (**Figura 40.6**). São encontrados particularmente com iodetos, brometos, fluoretos, corticosteroides, cianocobalamina, anovulatórios, dactinomicina, lítio, androgênios e hidantoínas.

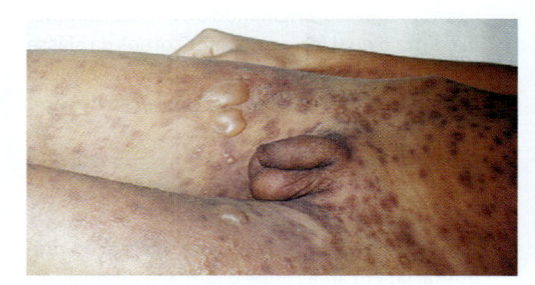

▲ **Figura 40.5** Eritema polimorfo bolhoso. Lesões purpúricas e vesicobolhosas.

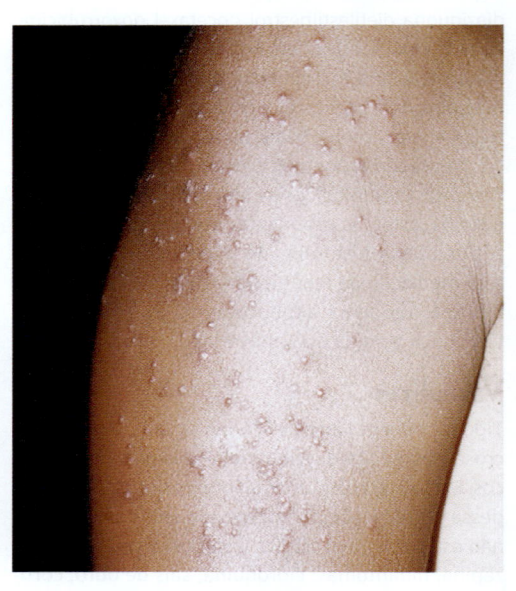

▲ **Figura 40.6** Erupção acneiforme. Lesões papulopustulosas monomorfas no braço.

Também são provocados pelos seguintes fármacos antineoplásicos: antirreceptores do fator de crescimento epidérmico, dactinomicina, fluoximesterona, medroxiprogesterona e vimblastina.

Eventualmente, os medicamentos agravam quadros de acne vulgar preexistentes.

Reações por fotossensibilidade

Encontradas especialmente com os derivados sulfamídicos, fenotiazínicos, griseofulvina, cloroquina, ácido nalidíxico, psoralênicos e sulfonilureias, classificam-se em fototóxicas ou fotoalérgicas.

Reações fototóxicas caracterizam-se por exagero na resposta à exposição solar, com eritema, edema e até bolhas; são dose-dependentes e surgem na primeira exposição ao fármaco. Ocorrem com anti-inflamatórios, como o benoxaprofeno e o piroxicam; psoralênicos, clorpromazina; tetraciclinas, como doxiciclina e minociclina; ácido nalidíxico; antiarrítmicos, como a amiodarona. A demetilclortetraciclina com frequência produz, como parte da ação fototóxica, onicólise. Vários medicamentos antineoplásicos podem produzir fototoxicidade: dacarbazina, 5-fluorouracila, dactinomicina, doxorrubicina, hidroxiureia, metotrexato, mitomicina C, porfirinas, procarbazina, tegafur, tioguanina e vimblastina.

Reações fotoalérgicas têm, em geral, caráter eczematoso e somente surgem após a exposição prévia ao fármaco que possibilitou o fenômeno de sensibilização. São mais comuns como complicação de uso tópico de medicamentos, embora possam decorrer de terapias sistêmicas, como com clorpromazina, prometazina, sulfas, griseofulvina, flutamida e tegafur.

Ainda dentro das fotorreações, pode ser observada, especialmente com o metotrexato, mas também com etoposídeo, ciclofosfamida, fluoruracila e suramina, a chamada "recaída de UV", a reativação do eritema solar. Ocorre quando o metotrexato é administrado 1 a 3 dias após irradiação ultravioleta (UV), quando o eritema está esmaecendo. O folinato de cálcio (leucovorin) não previne essa reação.

Flushing

Consiste no eritema temporário da face, do pescoço, do tórax superior, das orelhas ou do epigastro.

Numerosos medicamentos podem produzir *flushing*: paracetamol, acetilcisteína, alentuzumabe, alprostadil, aminofilina, amiodarona, amitriptilina, anlodipino, anfotericina B, arbutamina, ácido ascórbico, asparaginase, ácido acetilsalicílico, atropina, azatacina, azelastina, bleomicina, bromocriptina, buspirona, calcitonina, captopril, carboplatina, carisoprodol, carmustina, cefaclor, cefoxitina, ceftriaxona, cetirizina, clorpropamida, ciclofosfamida, ciprofloxacina, cisplatina, clemastina, clomifeno, clomipramina, cotrimoxazol, codeína, colchicina, corticosteroides, ciclosporina, ciproeptadina, dacarbazina, danazol, daunorrubicina, diazepam, diclofenaco, dietilestilbestrol, dipiridamol, dissulfiram, docetaxel, doxepina, efavirenz, enalapril, epinefrina, epirrubicina, espironolactona, estrogênios, etoposídeo, fluoxetina, flurazepam, fluoruracila, foscarnete, furosemida, glicopirrolato, fator estimulador de colônias de granulócitos (G-CSF), griseofulvina, haloperidol, hidralazina, hidroxizina, ibuprofeno, imipramina, imunoglobulinas intravenosas, indinavir, indometacina, insulina, isoniazida, isoproterenol, lamotrigina, leuprorrelina, lomustina, loratadina, metadona, metoclopramida, metronidazol, miconazol, minoxidil, morfina, nicotinamida, nifedipina, paclitaxel, penicilamina, pentostatina, pentazocina, plicamicina, procainamida, probenecida, propoxifeno, propranolol, pirazinamida, rifampicina, rituximabe, rofecoxibe, sertralina, sildenafila, sulfametoxazol, suramina, tacrolimo, tamoxifeno, terbutalina, terfenadina, testosterona, tiabendazol, triantereno, trimetrexato, vancomicina, verapamil e vinorelbina.

Erupções liquenoides

As causadas por fármacos não respeitam a topografia habitual das lesões de líquen plano, são geralmente simétricas, atingindo tronco e extremidades, e raramente acometem mucosas (**Figura 40.7**). Ocorrem principalmente em virtude de cloroquina, mepacrina, sais de ouro, quinidina, ácido paraminosalicílico, clordiazepóxidos, betabloqueadores, bleomicina, captopril, carbamazepina, clorotiazida, diaminodifenilsulfona, tetraciclinas, griseofulvina, isoniazida, naproxeno, d-penicilamina, fenotiazina, fenilbutazona, hidantoína, espironolactona, estreptomicina, hidroxiureia e tegafur.

Erupções pitiríase rósea-símiles

Morfologicamente muito semelhantes à pitiríase rósea, porém sem medalhão inicial e de distribuição topográfica diferente; podem ser produzidas por captopril, isotretinoína, barbitúricos, griseofulvina, penicilina, metronidazol, sais de ouro, cetotifeno e betabloqueadores.

Lúpus eritematoso medicamentoso

Existem fármacos capazes de provocar quadro clínico indistinguível do lúpus eritematoso sistêmico (LES) que, em geral, cede em dias ou semanas após a suspensão do medicamento, mas que, às vezes, persiste mesmo depois disso. Esses medicamentos conseguem desencadear a enfermidade ou exacerbar doença preexistente. A hidralazina e a minociclina são as substâncias que mais comumente produzem quadros semelhantes ao lúpus eritematoso (LE); mas também os hidantoínicos, fenotiazínicos, sulfamídicos, isoniazida, ácido paraminosalicílico, griseofulvina, penicilina, tiouracila, clorpropamida, procainamida, betabloqueadores, testosterona, estrogênios, aminoglutetimida, dietilestilbestrol, hidroxiureia, leuprorrelina e tegafur.

Erupção dermatomiosite-símile
Provocada por alguns fármacos antineoplásicos, hidroxiureia, tamoxifeno e tegafur.

Fenômeno de Raynaud
Vários fármacos antineoplásicos são capazes de provocar o fenômeno de Raynaud, como bleomicina, vimblastina, cisplatina, etoposídeo, vincristina, doxorrubicina e mostarda nitrogenada.

Reação esclerodermia-símile
Pode ser causada por bleomicina e docetaxel.

Alopecias, hipertricose e hirsutismo
Inúmeros medicamentos podem produzir alopecia em graus variáveis; alguns provocam eflúvio anágeno, isto é, há perda dos cabelos na fase anágena. Esse tipo de alopecia é efeito colateral frequente dos fármacos citostáticos que atingem as células da matriz pilosa em franca atividade mitótica e inicia-se em dias ou nas 2 primeiras semanas, mas fica clinicamente evidente em torno da sexta ou da oitava semana de tratamento. Os medicamentos mais comumente envolvidos são antineoplásicos como aminocamptotecina, ifosfamida, irinotecano, bleomicina, mecloretamina, carmustina, melfalana, clorambucila, metotrexato, ciclofosfamida, mitomicina, citarabina, mitoxantrona, dacarbazina, paclitaxel, dactinomicina, teniposídeo, daunorrubicina, tiotepa, doxorrubicina, topotecana, epirrubicina, vimblastina, etoposídeo, vincristina, fluoruracila, hidroxiureia, vinorelbina e idarrubicina. A prognose é favorável, ocorrendo total recuperação pilosa após a cessação da terapêutica. Outros fármacos provocam eflúvio telógeno, como anticoagulantes cumarínicos; heparina; retinoides; anti-hipertensivos, como captopril; betabloqueadores. Testosterona e androgênios produzem padrão androgenético de alopecia, e há medicamentos que causam hipertricose e/ou hirsutismo, como diazóxido, minoxidil (Figura 40.8), D-penicilamina, hidantoínas, espironolactona, corticosteroides.

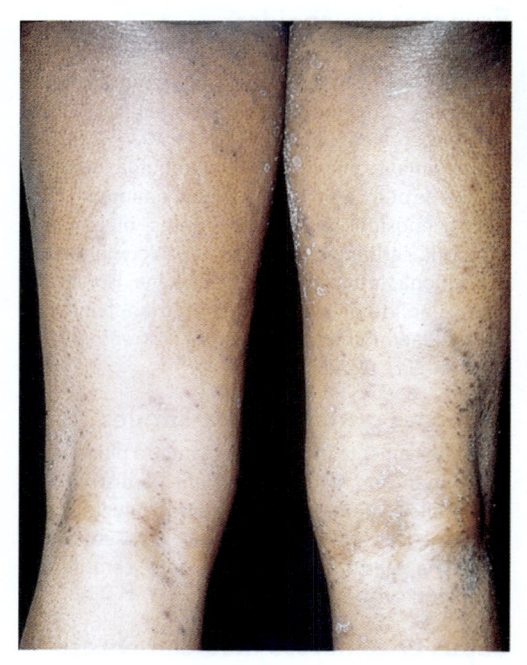

▲ Figura 40.7 Erupção liquenoide. Lesões papulosas e papulodescamativas violáceas nos membros inferiores.

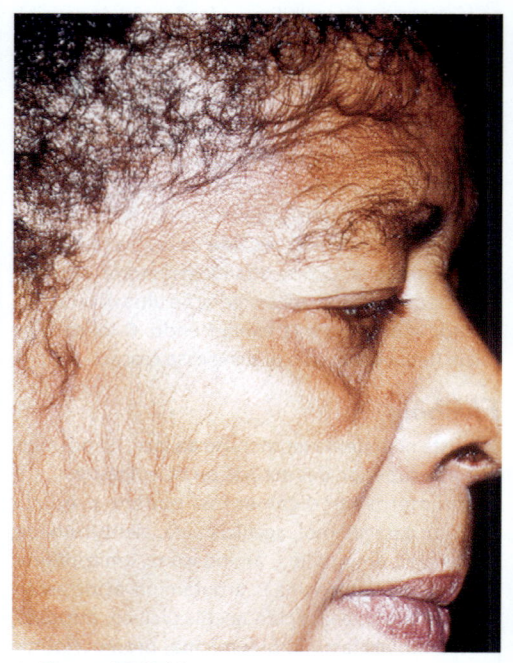

▲ Figura 40.8 Hipertricose induzida por minoxidil.

Alterações ungueais
Os fármacos podem produzir vários tipos de alterações ungueais, como as descritas a seguir.

Coloração
Coloração acastanhada, negra ou azulada pode ocorrer por ação de citostáticos, particularmente bleomicina e ciclofosfamida; antimaláricos; tetraciclinas, especialmente minociclina; sulfas; fenotiazínicos; cetoconazol; sais de ouro e zidovudina (**Figura 40.9**). Linhas brancas transversais (linhas de Mees) podem surgir no curso de tratamentos poliquimioterápicos; a azatioprina e a fenolftaleína são capazes de causar coloração avermelhada da lúnula.

Onicólise
Pode ser provocada por citostáticos, especialmente 5-fluoruracila e daunorrubicina; betabloqueadores; captopril; benoxaprofeno; isoniazida e sulfas; já as tetraciclinas e a mercaptopurina podem produzir foto-onicólise.

Linhas de Beau
Podem ser consequência de tratamentos com citotóxicos, tetraciclinas e anticoagulantes.

Hiperplasia periungueal
Tecido de granulação hiperplásico periungueal observado com administração de retinoides e de medicamentos antirretrovirais e alguns antineoplásicos.

Foliculites
Podem ser produzidas por fármacos antitumorais, dactinomicina, daunorrubicina, ciposomal, fluoruracila, metotrexato.

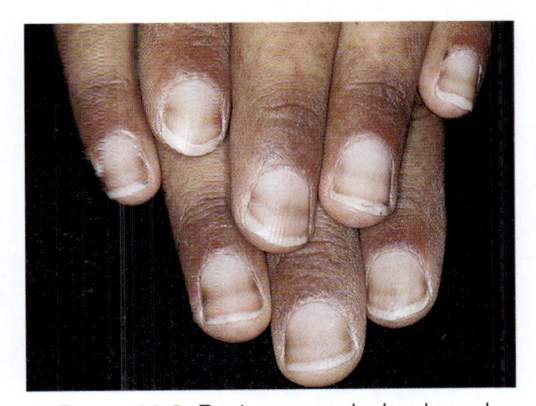

▲ **Figura 40.9** Estrias acastanhadas das unhas produzidas por zidovudina.

Alterações pigmentares
Vários medicamentos podem provocar hiperpigmentação: clorpromazina – aumento de pigmentação em áreas expostas; hidantoínas e anticoncepcionais – hiperpigmentações tipo melasma; antimaláricos – hiperpigmentações de face, pescoço e membros; além de fármacos como amiodarona, minociclina e imipramina, antidepressivo tricíclico que tem estrutura química similar à clorpromazina. Despigmentação dos cabelos pode ocorrer por ação da cloroquina e da butirofenona.

A hiperpigmentação é um efeito adverso comum dos quimioterápicos; pele, cabelo, unhas e membranas mucosas podem ser acometidos, e o envolvimento pode ser localizado ou difuso.

A hiperpigmentação pode apresentar um padrão específico, que se correlaciona com a distribuição anatômica, com o tipo de medicamento, ou corresponder ao local de contato com materiais externos, como curativos oclusivos ou adesivos de eletrocardiograma.

Essa reação pode ser secundária ao aumento da quantidade da melanina, do caroteno ou da hemoglobina.

Os seguintes fármacos quimioterápicos são capazes de produzir hiperpigmentação cutânea:
- **Fármacos alquilantes:** Bussulfano, mecloretamina tópica (mostarda nitrogenada), ciclofosfamida, ifosfamida, carmustina tópica (biscloronitrosoureia [BCNU]), cisplatina, tiotepa.
- **Antimetabólicos:** Fluoruracila, tegafur, metotrexato.
- **Antibióticos antineoplásicos:** Bleomicina, dactinomicina, doxorrubicina, daunorrubicina, mitoxantrona.
- **Miscelânea:** Hidroxiureia e docetaxel.

Os fármacos quimioterápicos podem, ainda, produzir pigmentação das mucosas (bussulfano, fluoruracila, tegafur, doxorrubicina, hidroxiureia, cisplatina, ciclofosfamida).

Iododerma e bromoderma
O iodo e o bromo presentes nas medicações podem produzir erupções medicamentosas peculiares designadas bromoderma e iododerma e erupções acnoides ou exacerbações de acne preexistente. Há lesões em número variável, de início, bolhosas, com conformação anular e bordas pustulosas, que se ulceram e tornam-se vegetantes. As lesões de iododerma são predominantemente pustulosas; enquanto as de bromoderma são, por vezes, vegetantes desde o início (**Figuras 40.10** e **40.11**).

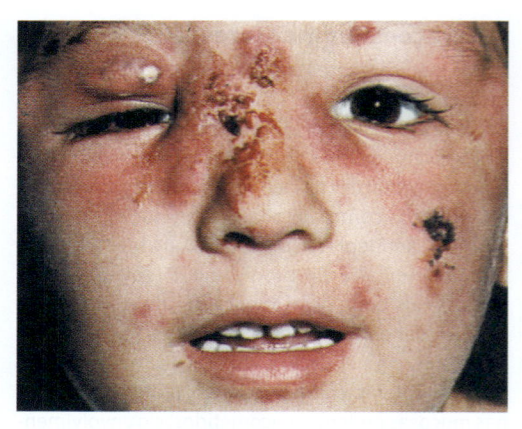

▲ Figura 40.10 Iododerma. Lesões nodulogomosas.

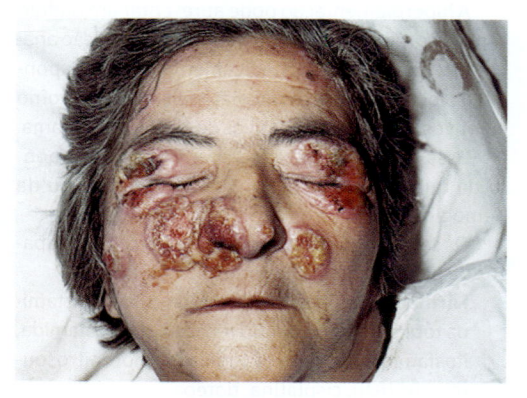

▲ Figura 40.11 Iododerma. Lesões pustulovegetantes.

Porfiria

Tem como medicamentos desencadeantes estrogênios, barbitúricos, cloroquina, sulfamídicos, griseofulvina, meprobamato, hidantoínas, mefenitoína, sulfonas, sulfonilureias, ergotamina, bussulfano, ciclofosfamida, dietilestilbestrol e metotrexato.

Alterações da cavidade oral

Além da participação da mucosa oral em reações adversas (eritema polimorfo bolhoso, síndrome de Stevens-Johnson, erupção medicamentosa fixa), podem existir alterações mucosas isoladas na cavidade oral em consequência de reações medicamentosas. São exemplos as alterações pigmentares por amiodarona, antimaláricos, clorpromazina, anticoncepcionais e citostáticos. Alguns fármacos, particularmente a hidantoína, mas também o fenobarbital, estrogênios e progestogênios, ciclosporina e nifedipina, podem induzir hiperplasia gengival. As tetraciclinas administradas em crianças podem determinar alterações significativas na coloração dos dentes, que se tornam amarelados ou acinzentados, e a minociclina produz, com frequência, hiperpigmentação nos dentes, na mucosa oral e na língua.

A mucosite oral é a principal causa de limitação de quimioterápicos no tratamento do câncer, cerca de 40% dos doentes em tratamento quimioterápico experimentam algum tipo de complicação oral. Embora a estomatite ocorra com vários medicamentos, os principais causadores são os antimetabólicos e os antibióticos antitumorais. Os fármacos mais relacionados à estomatite incluem a bleomicina, a dactinomicina, o fluoruracila, o metotrexato e o topotecana; o principal mecanismo é a toxicidade direta da substância, porém, secundariamente, pode resultar de efeitos indiretos do medicamento na medula óssea.

Além disso, ocorre atrofia da mucosa oral, determinando odinofagia, queimação, xerostomia e ulcerações mucosas; estas, no início, podem ser focais e, depois, difusas e confluentes, com vesículas e bolhas ocasionais.

Pode ocorrer hemorragia espontânea ou induzida, em especial a gengival, principalmente quando a contagem das plaquetas estiver abaixo de 10.000/mm^3.

O tratamento é essencialmente de suporte com cuidados orais meticulosos, aplicando-se fármacos como hidróxido de magnésio e de alumínio e vitamina E. Além disso, medicamentos para alívio da dor oral, como paracetamol, propoxifeno e codeína, podem ser necessários quando o uso de anestésicos tópicos, como a benzocaína e a lidocaína, forem ineficazes. Complicações adicionais ocorrem em consequência das infecções secundárias bacterianas, virais ou fúngicas, que podem ser tornar sistêmicas.

Pseudolinfomas

A difenil-hidantoína pode induzir quadro de febre, astenia, mal-estar geral com linfadenopatia generalizada, hepatoesplenomegalia, artralgias e artrites acompanhadas de erupção maculopapulosa, que surge de 10 a 14 dias de uso do fármaco. O exame histopatológico dos linfonodos mostra atipias, o que dificulta a distinção com linfoma linfocítico ou linfoma de Hodgkin. Essa síndrome, decorrente de uma deficiência enzimática no metabolismo da difenil-hidantoína, pode ser induzida também por fenobarbital, carbamazepina, tamoxifeno, captopril, enalapril, alopurinol, ciclosporina, anti-histamínicos, clonazepam e fluoxetina.

Espectro clínico da síndrome de Stevens-Johnson (SSJ) e necrólise epidérmica tóxica (NET)

Atualmente, os estudiosos tendem a considerar essas duas condições como espectro da gravidade da mesma doença, sendo a NET sua forma mais grave. Como um dos principais fatores prognósticos é a extensão da necrólise da epiderme, classificou-se esse espectro da seguinte forma:

- A SSJ compreende quadros com descolamento epidérmico de 10%.
- Na NET, o descolamento epidérmico é superior a 30%.
- Os casos com descolamento epidérmico entre 10 e 30% são considerados formas de transição.

Na maioria dos casos de SSJ-NET, a etiologia é medicamentosa, com mortalidade em torno de 5% para indivíduos com SSJ e de 30% para os que desenvolvem NET.

Os fármacos são o principal agente etiológico em mais de 50% dos casos de SSJ e em 80 a 95% dos casos de NET. Os principais grupos de medicamentos causadores da síndrome são sulfonamidas, particularmente cotrimoxazol e sulfadiazina; anticonvulsivantes e AINES, particularmente oxicam. A carbamazepina é o medicamento causal mais frequente entre os anticonvulsivantes. A hidantoína é a responsável mais frequente em crianças. Além disso, fenobarbital, nevirapina e lamotrigina são causadores importantes. Alopurinol é o fármaco que causa a síndrome na Europa e em Israel com maior frequência. São antibióticos importantes na etiologia da síndrome: cefalosporinas, tetraciclinas, aminopenicilinas, quinolonas e imidazólicos.

Existem fatores de risco individual na síndrome SSJ-NET, como acetilação lenta no metabolismo dos fármacos, exposição a raios X e radiação UV, colagenoses, neoplasias e infecção pelo vírus da imunodeficiência humana (HIV).

Além dos fármacos, agentes infecciosos como o *Mycoplasma pneumoniae* e a doença do enxerto versus hospedeiro têm sido relatados como desencadeantes da síndrome.

Na patogenia da síndrome, devem ser considerados fatores genéticos (têm sido descritos vários antígenos leucocitários humanos [HLAs] relacionados, inclusive a determinados tipos de medicamentos), alterações na metabolização do fármaco e mecanismos imunológicos. A interação entre fármaco, HLA específico e o receptor dos linfócitos T ativa o linfócito CD8+, levando à proliferação destas células e à produção de citocinas e proteínas citotóxicas que provocam necrose dos queratinócitos por apoptose.

Manifestações clínicas

A erupção cutânea caracteriza-se por acometimento cutaneomucoso múltiplo, precedida por sinais prodrômicos de infecção, como febre, cefaleia, coriza, mialgias, artralgias, que podem se prolongar por cerca de 2 semanas. A área mais acometida é a boca, com lesões nos lábios, na língua e na mucosa oral, e o surgimento de bolhas hemorrágicas ou purulentas que, rompendo-se, deixam áreas erosivas, recobertas por crostas (**Figura 40.12**). As lesões mucosas orais podem estender-se à mucosa nasal, à faringe e à laringe. Lesões oculares são extremamente frequentes, não só com acometimento das pálpebras, mas também conjuntivite serosa, catarral ou purulenta, uveíte anterior, lesões da córnea e, até mesmo, panoftalmia; esses danos conseguem ser suficientemente intensos para resultar em sequelas graves e até cegueira (**Figura 40.13**). Outras mucosas podem ser atingidas, como a anal e a genital, com uretrites, balanites e vulvovaginites (**Figura 40.14**).

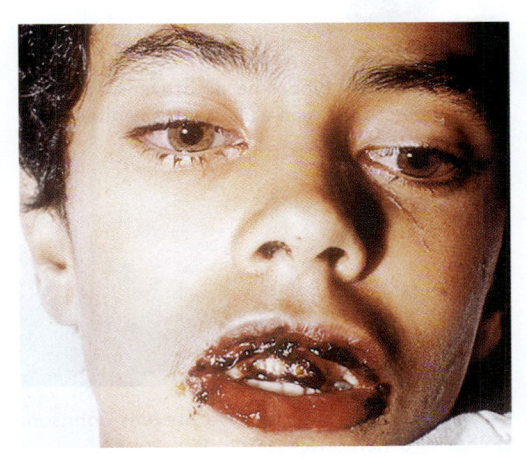

▲ **Figura 40.12** Síndrome de Stevens-Johnson. Conjuntivite e lesão erosiva dos lábios com áreas recobertas por crostas hemorrágicas.

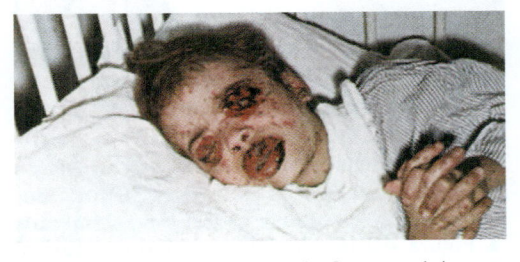

▲ **Figura 40.13** Síndrome de Stevens-Johnson. Intensos acometimentos ocular e oral.

O quadro cutâneo geralmente evolui em 2 a 3 dias, algumas vezes em horas ou até em 1 semana. As lesões cutâneas individuais são, em sua maioria, máculas eritematosas ou eritematopurpúricas de tamanhos e formas irregulares (alvos atípicos) que confluem formando extensas áreas, que podem evoluir com bolhas e descolamento cutâneo (**Figuras 40.15 a 40.17**). O sinal de Nikolsky pode estar presente. A porcentagem de descolamento cutâneo define tratar-se de SSJ, forma de transição ou NET.

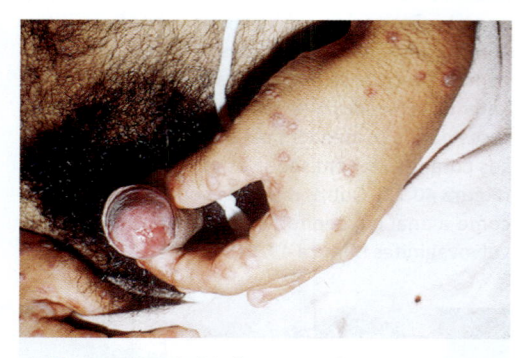

▲ **Figura 40.14** Síndrome de Stevens-Johnson. Lesões bolhosas na mão e ulcerações genitais.

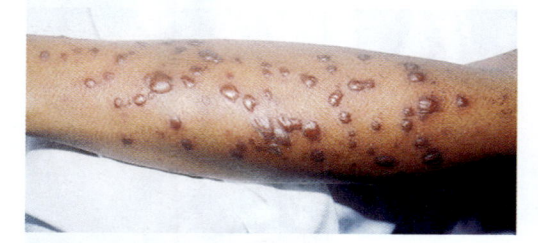

▲ **Figura 40.15** Síndrome de Stevens-Johnson. Bolhas sero-hemorrágicas.

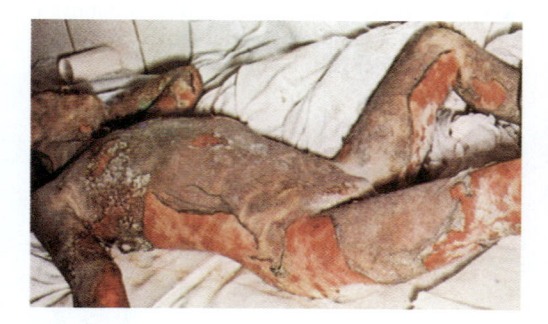

▲ **Figura 40.16** Necrólise epidérmica tóxica. Grandes retalhos epidérmicos e extensas áreas erosadas. Aspecto de grande queimado.

As consequências da extensa necrose levam ao que hoje se designa como *falência cutânea aguda*, que determina graves consequências sistêmicas com alterações do balanço hidreletrolítico. A perda de fluidos, eletrólitos e proteínas leva à redução do volume intravascular, causando hipovolemia e insuficiência renal. A destruição da barreira cutânea facilita a ocorrência de infecções, principal causa de óbito desses doentes. A alteração na termorregulação provoca febre e calafrios que refletem alto catabolismo muscular. Há febre mesmo na ausência de infecções, prostração intensa e dor no tegumento. Outros acometimentos sistêmicos ocorrem, como o do trato gastrintestinal, caracterizado por erosões esofágicas com disfagia e sangramento. Erosões traqueais e brônquicas e edema intersticial do pulmão também podem ocorrer, o que pode até exigir, às vezes, ventilação artificial. Várias disfunções renais podem levar à necessidade de diálise. Também ocorrem alterações hematológicas, anemia, linfopenia, neutropenia e trombocitopenia. Além disso, como complicação evolutiva, esses doentes podem desenvolver coagulação intravascular disseminada, que pode ser causa de morte.

Diagnose

É clínica, caracterizada pelo quadro cutâneo e o comprometimento do estado geral. A biópsia confirma o

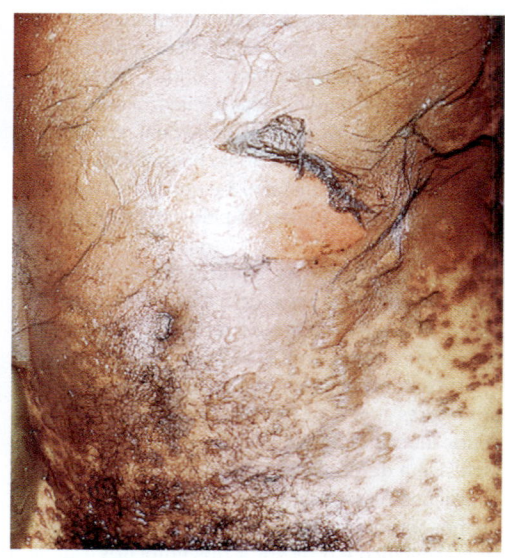

▲ **Figura 40.17** Necrólise epidérmica tóxica. Descolamento completo da epiderme, área erosada e lesões bolhosas.

diagnóstico clínico, revelando extensa necrose eosinofílica da epiderme com infiltrado dérmico pouco expressivo, podendo observar-se clivagem entre a epiderme e a derme.

No diagnose diferencial, devem ser consideradas e infecções exantemáticas por vírus e mesmo por medicamentos. O principal diagnóstico diferencial seria com a síndrome estafilocócica da pele escaldada (SSSS), rara em adultos e distinguida pela clivagem intraepidérmica ao exame histopatológico com presença de células epiteliais e ausência de células inflamatórias ao exame citológico.

Prognose

Os fatores de risco são idade acima dos 40 anos, taquicardia (FC ≥ 120 bpm), descolamento de pele superior a 10%, ureia acima de 28 mg/mL, glicemia acima de 252 mg/mL e bicarbonato de sódio abaixo de 20 mmol/L. A taxa de mortalidade é maior quanto maior o número de fatores de risco presentes: 0 a 1 fator mortalidade de 3,2%; 2 fatores, mortalidade de 12,1%; 3 fatores, mortalidade de 35,3%; 4 fatores, mortalidade 58,3%; e 5 fatores, mortalidade de 90%.

Tratamento

Esses doentes devem ser tratados em unidades de terapia intensiva (UTI). A primeira medida é a retirada de todos os fármacos suspeitos.

- **Terapêutica de suporte:**
  - Manutenção do equilíbrio hidreletrolítico e suporte calórico.
  - Manipulação do doente em ambiente aquecido (30-32 °C), em condições estéreis, evitando trauma cutâneo.
  - Anticoagulação profilática e prevenção de úlcera de estresse.
  - Controle da dor e ansiedade.
  - Cuidados pulmonares.
  - Cuidados oculares com acompanhamento por oftalmologista.
  - Cuidados com as mucosas oral, nasal e genital, higienização com solução salina isotônica, retirada de crostas e uso de cremes antibióticos.
  - Cuidados com a pele: Há controvérsias com relação ao debridamento, sendo que alguns autores preferem o tratamento mais conservador.
  - Como antisséptico, pode ser empregado nitrato de prata a 0,5%. As áreas descoladas podem ser cobertas com Rayon vaselinado® ou curativos do tipo hidrogel. Curativos modernos como Biobrane® e Aquacel® parecem auxiliar significativamente na reepitelização.

- **Antibioticoterapia sistêmica:** As infecções, especialmente por *Staphylococcus aureus* e *Pseudomonas aeruginosa*, são a principal causa de óbito nesses doentes. A pesquisa de bactérias e fungos na pele, nas mucosas, no sangue e nos cateteres é obrigatória. Não há consenso quanto ao momento do uso de antibióticos. Alguns começam seu uso apenas com sinais de infecção presente ou isolamento de agente infeccioso; outros, muito compreensivelmente, considerando serem as infecções a principal causa de óbito, iniciam precocemente e profilaticamente os antibióticos com coberturas de amplo espectro.
- **Terapia com corticosteroides sistêmicos:** Muitos trabalhos contraindicam os corticosteroides sistêmicos por prolongamento do tempo de cicatrização, aumento do risco de sepse com possível ampliação do tempo de hospitalização e do índice de mortalidade. Deve ser lembrado que não existem estudos controlados, e não se exclui que a efetividade dos corticosteroides dependa do momento de sua utilização. O uso dos corticosteroides nas primeiras 48 horas pode ser eficaz.
- **Ciclosporina:** Existem estudos que mostram sua efetividade na dose de 3 mg/kg/dia, por 10 dias, mas os resultados ainda não são conclusivos.
- **Imunoglobulina intravenosa (IgIV):** Apesar de relatos de eficácia, a tendência mais recente é a não utilização de IgIV.
- **Imunobiológicos anti-TNF:** Recentemente, surgiram relatos de bons resultados com o uso do etanercepte.

SÍNDROMES DE REAÇÕES ADVERSAS POR FÁRMACOS

Síndrome da erupção cutânea com eosinofilia (DRESS)

Essa peculiar erupção medicamentosa, aparentemente, decorre de alterações no metabolismo de alguns medicamentos, em particular, sulfas e anticonvulsivantes como fenitoína, carbamazepina e fenobarbital, que, inclusive, reagem cruzadamente. Além disso, o quadro pode ser provocado por minociclina, trimetoprima, nevirapina, abacavir, medicações para tuberculose, alopurinol, sais de ouro, dapsona e lamotrigina.

É um quadro grave com 10% de mortalidade que pode surgir 2 a 6 semanas após o início da exposição ao fármaco desencadeante.

A patogenia da reação a fármacos associada à eosinofilia e a sintomas sistêmicos (DRESS) ainda é desconhecida, provavelmente multifatorial e envolve elementos como exposição a medicamentos, predisposição genética, alterações nas vias metabólicas de detoxificação do fármaco, formação de linfócitos T sensibilizados ao fármaco, hipogamaglobulinemia transitória e ativação de infecção viral latente.

Estudos recentes têm demonstrado a ativação em cascata de infecção latente do herpes-vírus humano (HVH) tipo 6, tipo 7, citomegalovírus e vírus Epstein-Barr na síndrome de hipersensibilidade a medicamentos; a ativação sequencial dos herpes-vírus pode ser responsável pelo acometimento multivisceral que ocorre na DRESS, mesmo após a retirada da substância. Hipogamaglobulinemia e linfopenia B causadas pelo fármaco podem ser responsáveis pela reativação viral.

Manifestações clínicas

Em cerca de 2 a 4 semanas de uso do medicamento, surgem febre e manifestações cutâneas iniciadas por exantema morbiliforme, que se torna edematoso, acompanhado de acentuação folicular, vesículas, bolhas, pústulas, lesões purpúricas que, em geral, evoluem para eritrodermia. O aspecto da face é bastante sugestivo pelo edema importante; também são mais afetadas a porção superior do tronco e as extremidades. Sistemicamente, ocorrem linfadenomegalia e hepatite, com risco de ser fulminante, levando ao óbito; além disso, pneumonia intersticial, miocardite, nefrite, tireoidite, pancreatite e sangramento gastrintestinal podem ocorrer. É característica a presença, no sangue periférico, de linfocitose com linfócitos atípicos e eosinofilia.

Na diagnose de todos os casos de DRESS, são obrigatórios, além do exame histopatológico, o hemograma (que evidenciará linfocitose com linfócitos atípicos e/ou eosinofilia), a pesquisa de enzimas hepáticas e bilirrubinas, ureia e creatinina, amilase e lipase, creatinofosfoquinase (CPK) e desidrogenase láctica (DHL), anticorpos antireoidianos e hemoculturas, particularmente quando houver febre.

Histopatologicamente, há, na derme, edema e intenso infiltrado inflamatório linfocitário com eosinofilia que, por vezes, simulam o quadro histopatológico de linfoma cutâneo.

No tratamento, é necessário o emprego de corticoterapia sistêmica, especialmente quando as manifestações hepáticas são importantes. Prednisona, 1 mg/kg/dia, deve ser retirada lentamente em 6 a 8 semanas para se evitar recidivas. Casos resistentes à terapia com corticosteroides podem ser tratados com pulsos de metilprednisolona. Caso haja confirmação de reativação viral, pode-se associar ganciclovir. Às vezes, na fase de retirada do corticosteroide, há recidiva do processo.

No caso de ser necessária a retirada de anticonvulsivantes, são mais seguros para substituição os benzodiazepínicos, o ácido valproico, a gabapentina e o topiramato.

PRINCIPAIS REAÇÕES ESPECÍFICAS A ANTINEOPLÁSICOS

Existem quadros de erupções medicamentosas específicas a fármacos quimioterápicos antineoplásicos que merecem ser destacados.

Eritema acral ou síndrome eritrodisestésica palmoplantar (SEPP)

Ocorre mais constantemente em doentes tratados com citarabina, doxorrubicina e doxorrubicina lipossomal, fluoruracila e docetaxel. Depois da alopecia e da mucosite, é a reação cutânea adversa mais comum a quimioterápicos; é dose-dependente e pode limitar o emprego do medicamento.

Aparece menos com capecitabina, cisplatina, ciclofosfamida, daunorrubicina, doxifluridina, etoposídeo, floxuridina, hidroxiureia, mercaptopurina, metotrexato, mitotano, paclitaxel, tegafur e vinorelbina.

A maioria dos doentes apresenta um pródromo de disestesia, com formigamento nas palmas e plantas; em poucos dias, a reação progride para dor e queimação em conjunção com edema bem delimitado e eritema, que é simétrico e por vezes mais pronunciado sobre as partes moles das falanges distais. As mãos são geralmente mais acometidas do que os pés e podem ser a única área atingida. Alguns doentes sofrem uma fina descamação com ou sem eritema, e tem sido descrita uma variante bolhosa, representando uma forma mais grave da reação, especificamente associada à citarabina ou ao metotrexato (**Figura 40.18**); quando o fármaco é suspenso, a reação melhora progressivamente em torno de 2 semanas.

A diagnose diferencial mais relevante é com a doença do enxerto *versus* hospedeiro aguda.

Além da redução da dose do medicamento, do aumento do intervalo entre os ciclos da quimioterapia e, em última circunstância, da retirada do fármaco, não há terapêutica específica para a SEPP que tenha se provado efetiva em grandes séries de casos. Alívio sintomático pode ser obtido com os cuidados da lesão para prevenção da infecção e a elevação do membro para redução do edema, compressas frias, emolientes e analgésicos. Esfriamento das mãos e dos pés durante o tratamento diminui o aporte sanguíneo nas

Afecções cutâneas relacionadas com medicamentos e drogas

O uso de corticosteroide sistêmico, em adição à descontinuação do quimioterápico, determina excepcional melhora e pode permitir a retomada do tratamento.

Os fármacos relacionados à memória de radiação são bleomicina, ciclofosfamida, citarabina, dactinomicina, daunorrubicina, doxorrubicina, docetaxel, edatrexato, etoposídeo (VP-16), fluoruracila, hidroxiureia, idarrubicina, lomustina, melfalana, metotrexato, paclitaxel, tamoxifeno, trimetrexato e vimblastina.

Exacerbação de radiação

Fenômeno bem documentado, ocorre quando um medicamento quimioterápico aumenta a toxicidade da radioterapia e pode se manifestar praticamente em todos os órgãos, incluindo a pele, as mucosas, o esôfago, os pulmões, o coração, o trato digestório, os rins, o fígado, o cérebro, a bexiga e os olhos. Os fármacos frequentemente causadores são bleomicina, dactinomicina, doxorrubicina, fluoruracila, hidroxiureia, 6-mercaptopurina e metotrexato.

Clinicamente, a reação se apresenta como um remanescente da dermatite aguda por radiação, com eritema, edema, vesiculação, bolhas ou erosões. Com frequência, ocorre no mesmo local da radiação, mas pode se estender.

O tratamento é sintomático e inclui aplicar compressas frias, cuidados locais para prevenção da infecção, evitar trauma, calor e luz UV.

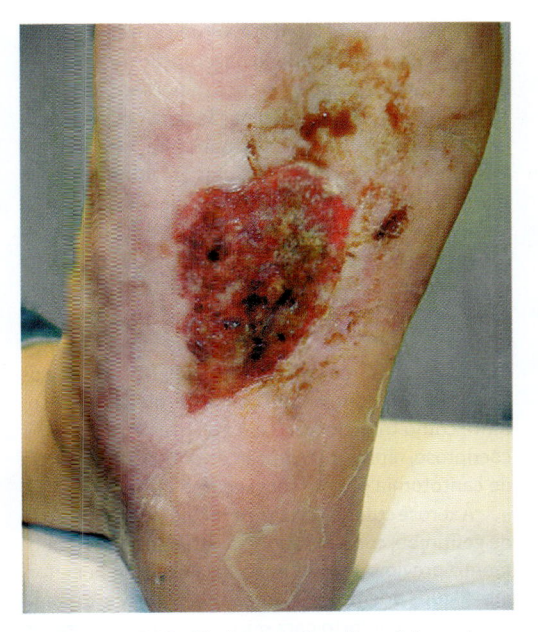

▲ **Figura 40.18** Síndrome eritrodisestésica palmo-plantar por doxorrubicina. Lesões erosivas e crostosas por ruptura de bolhas na região plantar.

áreas comprometidas e pode atenuar a gravidade da reação. Corticosteroides tópicos potentes têm sido empregados com sucesso variado, quando associados a emolientes, e os corticosteroides sistêmicos são úteis em algumas situações. A piridoxina (vitamina B6), 200 a 300 mg/dia, pode ser útil para tratamento e prevenção, exceto quando for utilizada a citarabina ou a vincristina e, especialmente, quando o fármaco envolvido for fluoruracila, doxorrubicina lipossomal, doxorrubicina, docetaxel ou etoposídeo. Dimetilsulfóxido (DMSO) tópico a 99%, 4 vezes/dia, durante 14 dias, tem obtido cura em alguns casos de SEPP induzida pela doxorrubicina peguilada lipossomal.

Memória de radiação

Fenômeno em que o medicamento quimioterápico induz uma reação inflamatória em uma área previamente irradiada. Frequente com o uso da doxorrubicina e da dactinomicina, é menos comum com bleomicina, etoposídeo, hidroxiureia, metotrexato, trimetrexato, vimblastina, 5-fluoruracila, lomustina, daunorrubicina, melfalana, ciclofosfamida e citarabina, e outros também foram citados.

A reação melhora espontaneamente dentro de horas ou semanas após a parada do quimioterápico, constituindo-se o tratamento sintomático.

Inflamação de queratoses preexistentes

A inflamação seletiva de queratoses actínicas e seborreicas, mesmo que de existência subclínica ou inaparente, pode ocorrer com o uso de determinados medicamentos quimioterápicos. O fármaco frequentemente implicado na inflamação de queratoses actínicas é a fluoruracila sistêmica, porém tem sido observada também com cisplatina, citarabina, dacarbazina, dactinomicina, docetaxel, doxorrubicina, pentostatina, 6-tioguanina e vincristina.

Clinicamente, as lesões de queratose actínica e seborreica tornam-se inflamadas, eritematosas e pruriginosas, a reação sempre ocorre nas áreas fotoexpostas da pele, geralmente 1 semana após a quimioterapia. Há regressão da inflamação entre 1 e 4 semanas após a retirada do medicamento.

Alívio sintomático pode ser obtido com o uso de corticosteroides tópicos de baixa a moderada potência. Descontinuação da quimioterapia não é indicada, uma vez que a reação pode ser autolimitada e ter até efeito terapêutico benéfico.

Hidradenite écrina neutrofílica (HEN)

Ocorre, em geral, quando se utilizam quimioterápicos combinados, o que, às vezes, dificulta julgar quais fármacos foram responsáveis. A citarabina é a mais referida, contudo outras estão implicadas, como bleomicina, clorambucila, ciclofosfamida, idarrubicina, doxorrubicina, lomustina e mitoxantrona.

O quadro clínico pode ser precedido de febre e os sinais clínicos são inespecíficos, a erupção cutânea distribui-se na cabeça, no pescoço, no tronco e nas extremidades, com lesões que variam desde o eritema violáceo a pápulas, nódulos, pústulas e placas papulosas. Tende a surgir entre 2 dias e 3 semanas do início do tratamento, regredindo espontaneamente sem cicatriz ou sequelas após 1 a 4 semanas da retirada do medicamento. As lesões podem ser purpúricas ou hipercrômicas, únicas ou múltiplas; a diagnose diferencial é ampla e inclui sepse e embolia séptica em doente neutropênico pós-quimioterapia, vasculite, leucemia cútis, reação de hipersensibilidade, urticária, eritema polimorfo e dermatoses neutrofílicas, como síndrome de Sweet, pioderma gangrenoso bolhoso e pioderma gangrenoso atípico.

Dessa forma, a histopatologia, essencial na diagnose definitiva, é constituída por denso infiltrado neutrofílico, dentro e ao redor das glândulas écrinas, com necrose das células do epitélio écrino.

A HEN é uma reação adversa autolimitada, a maioria dos casos não necessita de tratamento. Em outros ciclos de quimioterapia, 60% dos doentes podem ter recorrência do quadro. A eficácia do uso de corticosteroides sistêmicos ou anti-inflamatórios não hormonais de forma profilática ou terapêutica ainda é questionável.

ERUPÇÕES POR FÁRMACOS ANTIRRECEPTORES DO FATOR DE CRESCIMENTO EPIDÉRMICO

Os fármacos antirreceptores do fator de crescimento epidérmico (anti-EGFR) são representados atualmente pelo panitumumabe, cetuximabe, erlotinibe e gefitinibe. A toxicidade cutânea dos anti-EGFR é, na verdade, mais um efeito farmacológico do que uma reação de hipersensibilidade, é um marcador clínico da ação inibidora efetiva desses medicamentos, com a gravidade da erupção correspondendo à resposta do tumor.

Os efeitos cutâneos observados com os anti-EGFR são as alterações do crescimento capilar e da textura do cabelo, a paroníquia com ou sem infecção secundária ou a formação do granuloma piogênico, da xerose difusa e da descamação cutânea. A manifestação mais característica e intensa é a erupção papulopustulosa folicular não comedoniana (erupção acneiforme), que atinge a cabeça, o pescoço, a porção central do tórax e do dorso, com progressão para acometimento difuso. Geralmente, essas manifestações ocorrem nas primeiras semanas (de 2 dias até 6 semanas) do início do uso de anticorpos monoclonais anti-EGFR (cetuximabe e panitumumabe), a erupção é dose-dependente, porém a duração não se correlaciona com a extensão temporal do tratamento.

Paroníquia ocorre em torno de 10 a 15% dos doentes em uso de cetuximabe e gefitinibe, atinge múltiplos dedos das mãos e os primeiros dedos dos pés. Pode ser contornada com esteroide tópico potente como triancinolona a 0,1%, e, em caso de onicocriptose, rápida interrupção do anti-EGFR e cirurgia de cantotomia podem ser executadas.

A xerose cutânea ocorre particularmente pelo uso de gefitinibe, concentrando-se nas áreas de acometimento prévio ou simultâneo pela erupção acneiforme. Alguns doentes têm xerose do períneo e da vagina, com desconforto para micção; essa manifestação pode progredir para eczema asteatósico crônico com infecção secundária pelo estafilococo ou herpes-vírus simples tipo 1. Deve-se utilizar emoliente e corticosteroides tópicos de baixa potência no eczema.

Para o tratamento das erupções tipo acneiforme, empregam-se as tetraciclinas via oral, os anti-histamínicos, os tópicos antiacneicos, como peróxido de benzoíla, eritromicina, clindamicina, retinoides tópicos e metronidazol tópico.

MANIFESTAÇÕES CUTÂNEAS DECORRENTES DO USO DE DROGAS ILÍCITAS

São várias as manifestações cutaneomucosas decorrentes do efeito direto a colateral da administração das drogas ilícitas.

Cocaína

Os modos de administração da cocaína incluem a inalação nasal – o mais popular –, a mastigação das folhas, hábito corriqueiro entre os nativos dos altiplanos andinos, ou o uso injetável, responsável pelas alterações dermatológicas mais drásticas e abordadas mais adiante.

Aspirada pelo nariz, seus efeitos vasoconstritores resultam em necrose e perfuração do septo nasal após uso prolongado. A cocaína também tem sido associada a casos de porfiria aguda, verrugas intranasais, esclerodermia, púrpura palpável, púrpura de Henoch-Schöenlein e vasculite de Churg-Strauss. É comum o encontro de escoriações generalizadas secundárias à ilusão parasitária e ao formigamento induzidos pela cocaína.

O eritema polimorfo bolhoso também já foi relatado em usuário de cocaína que não apresentava nenhum outro fator que pudesse ser imputado como causa.

Crack

Os fumantes de *crack* apresentam, com frequência, lesões puntiformes, hiperqueratósicas, enegrecidas, localizadas nas palmas e na face ventral dos dedos, mais evidentes na mão dominante (*crack hands*). Tais lesões são atribuídas às queimaduras pelo cachimbo usado para conter a droga e que tendem a ser repetidas, uma vez que a intoxicação cerebral torna o usuário menos perceptível aos traumas térmicos. As altas temperaturas atingidas pelos vapores emanados durante o consumo do *crack* também produzem rarefação dos supercílios e perda dos pelos da região supralabial (**Figura 40.19**). São relatados também quadros agudos de necrose epidérmica segmentar, associada a livedo reticular e acrocianose, possivelmente desencadeada pelo vasospasmo prolongado.

Heroína

Pode ser consumida pela inalação dos vapores que se desprendem quando a droga é aquecida em pedaços de papel alumínio ou misturada ao tabaco de um cigarro convencional e fumada. Essas duas vias de administração são, contudo, pouco eficazes; a via preferencial é a injetável.

Uma inusitada epidemia de lesões pigmentadas na língua, clínica e histologicamente compatível com eritema pigmentar fixo, foi descrita na Holanda, no início dos anos 1980. Todos os pacientes envolvidos tinham em comum o hábito de usar heroína (**Figura 40.20**).

Uso injetável de drogas ilícitas

A via intravenosa é empregada pelos viciados em cocaína e heroína em virtude de seus efeitos mais rápidos e mais intensos. O local preferido são as veias da fossa antecubital do braço não dominante, não só pelo fácil acesso, mas também porque as marcas do uso podem ser escondidas com camisas de manga comprida.

À medida que os vasos se tornam menos acessíveis, em geral por fenômenos escleróticos, ou nos usuários temerosos dos potentes efeitos obtidos via intravenosa, a cocaína e a heroína podem ser injetadas também no subcutâneo, uma técnica conhecida como *skin popping*, ou no músculo (*muscle popping*).

O uso injetável dessas substâncias é o que resulta nas mais drásticas manifestações cutâneas, agudas ou crônicas, algumas delas são provocadas pela própria droga, mas a maioria tem como elemento desencadeante os efeitos nocivos dos adulterantes ou da contaminação das drogas. Tanto a cocaína como a heroína são acrescidas de substâncias totalmente incompatíveis com o uso injetável, como talco, quinino, amido, açúcar e farinha, entre outras, para aumentar os lucros dos traficantes.

Manifestações agudas

As mais comuns compreendem as infecções da pele e dos tecidos moles, principal causa de internação hospitalar entre os usuários de drogas injetáveis, pois, à medida que as injeções se repetem no mesmo local, a pele e os tecidos circunjacentes se tornam mais suscetíveis à infecção. O patógeno mais encontrado é o *S. aureus*, isoladamente ou associado a anaeróbios, predominantemente de origem oral. O espectro de manifestações é amplo, tanto em relação à manifestação clínica quanto à gravidade, varia desde abscessos superficiais e inconsequentes até casos potencialmente fatais de fascite necrosante,

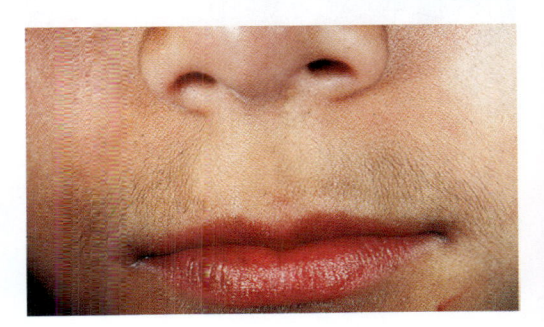

▲ **Figura 40.19** Perda de pelos na região supralabial.

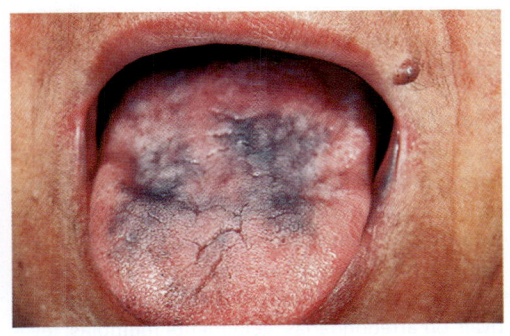

▲ **Figura 40.20** Pigmentação da língua por heroína.

passando por celulites extensas e até mesmo a piomiosite, uma rara infecção piogênica e abscedante do músculo esquelético.

O maior fator de risco para a formação de abscessos da pele e de tecidos moles é o uso da via subcutânea (*skin popping*), que resulta na introdução de substâncias irritativas, e até mesmo bactérias, diretamente nos tecidos. O uso intravenoso, embora implique outros riscos sistêmicos, impediria a concentração local de irritantes e microrganismos. Seguem-se, em ordem de importância, o uso de agulhas não higienizadas e o emprego da mistura cocaína + heroína (*speedball*).

A candidíase sistêmica representa a infecção micótica mais comum entre os heroinômanos e pode se manifestar sob forma de endocardite, endoftalmia e osteíte. A foliculite por cândida, praticamente exclusiva desse grupo de pacientes, é morfologicamente semelhante à foliculite bacteriana, porém com algumas características que permitem sua diferenciação: as lesões são dolorosas, a característica mais marcante; acometem preferencialmente couro cabeludo, barba, tronco e região pubiana; as culturas para bactérias são negativas; e as lesões não respondem à antibioticoterapia. A foliculite moniliásica é interpretada como uma localização secundária da candidíase sistêmica, na maioria das vezes, transitória. É aventada como provável forma de contaminação a presença da levedura na própria droga, nos limões cujo suco é usado na diluição da heroína marrom, ou mesmo na agulha, uma vez que é hábito corrente entre os viciados umedecê-la com saliva antes da aplicação.

Existem relatos de surto de infecções fatais a partir de tecidos moles (abscessos, celulites, fascites e miosites) por *Clostridium*.

Escoriações são comuns, embora não se possa precisar se são consequentes ao prurido induzido pelos narcóticos ou pelos distúrbios psicológicos. A urticária é queixa relativamente comum dos usuários de heroína.

Manifestações crônicas

As manifestações dermatológicas crônicas são também comuns, e algumas delas são patognomônicas do uso injetável de drogas ilícitas. As cicatrizes resultantes do hábito prolongado de se injetar o subcutâneo (*skin popping*) são bastante características: relativamente pequenas (de 0,5-3 cm de diâmetro); ovais ou arredondadas; geralmente múltiplas; levemente atróficas e eventualmente hiperpigmentadas, com aspecto em saca-bocado; e dispostas na face extensora dos antebraços e no dorso das mãos. Os locais preferidos para essa via de administração são o abdome e as coxas. (**Figura 40.21**).

O trauma repetido e prolongado das veias termina por produzir cicatrizes lineares, escleróticas e, muitas vezes, hiperpigmentadas; tais lesões foram denominadas *needle tracks* (literalmente, "trilhos das agulhas"), por se assemelharem a trilhos de ferrovia em seu aspecto retilíneo. A intensidade das lesões e a rapidez com que se instalam dependem do que se injeta e dos adulterantes e diluentes presentes – o quinino, por exemplo, é o adulterante com o maior potencial esclerosante. A hiperpigmentação decorre do processo inflamatório, e seu grau depende da cor da pele do indivíduo; outra possível explicação para esse fenômeno seria a introdução inadvertida da fuligem que se acumula nas agulhas quando esterilizadas em chama.

A necrose das extremidades é outra consequência dramática do uso injetável de drogas ilícitas, embora possa ocorrer com qualquer droga, é mais comum nos usuários de cocaína, que empregam, deliberada ou involuntariamente, a via arterial. O vasospasmo prolongado e repetido induzido pela cocaína, potente agente vasoconstritor, e os fenômenos oclusivos gerados pela injeção dos adulterantes, que funcionam como verdadeiros êmbolos, seriam os principais fatores envolvidos na etiopatogênese (**Figura 40.22**).

Os adulterantes, em especial o talco, são capazes de induzir a formação de granulomas nos locais das injeções ou ao longo do trajeto venoso. Nos pacientes que fazem uso injetável de anfetamina, o talco presente nos comprimidos pode ser responsável pela formação dos granulomas cutâneos.

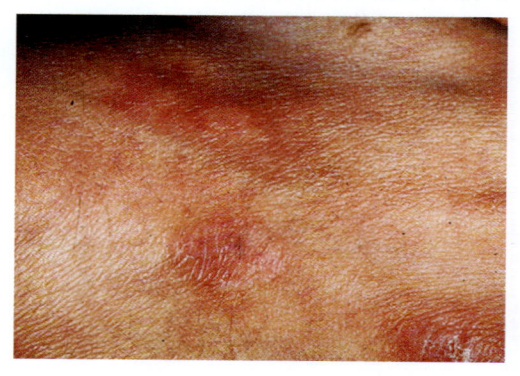

▲ **Figura 40.21** Cicatrizes arredondadas, em saca--bocado, pelo uso subcutâneo da cocaína.

Maconha e haxixe

A maconha é, de longe, a droga mais consumida em termos globais. Classicamente, seus usuários, assim como os consumidores de cigarros convencionais, apresentam maior risco de envelhecimento cutâneo precoce, com acentuada lividez e proeminência das rugas.

Os derivados da *Cannabis*, porém, apresentam muitos dos carcinogênicos encontrados no tabaco e, portanto, seriam capazes de atuar como fator de risco para neoplasias malignas do pulmão, vias aéreas superiores, colo e bexiga, entre outros. Os mesmos componentes são também dotados de potencial aterogênico, como atesta o crescente número de relatos de casos de arterite em usuários da droga.

Ecstasy

A droga 3,4-metilenodioximetanfetamina (MDMA) é empregada basicamente como adjuvante na psicoterapia, mas, popularmente conhecida como *ecstasy* ou XTC, logo passou a ser consumida em casas noturnas em virtude de seus efeitos euforizantes e desinibidores.

Classicamente hepatotóxico, o *ecstasy* pode também ser responsável por quadros graves de depressão, síndrome do pânico e psicoses. As primeiras manifestações dermatológicas descritas em usuários compreendiam uma dermatose acneiforme na face, desprovida de comedos abertos ou fechados, e de instalação súbita.

Poppers

Os nitritos alquilados compreendem um grande grupo de compostos orgânicos, o mais conhecido deles é o nitrito de amila.

Popularmente conhecidos como *poppers*, promovem o relaxamento muscular, incluindo os esfincteres (vaginal e anal). A vasodilatação que se segue a esse efeito, fundamento para seu emprego na angina, é também considerada prolongadora da ereção e do orgasmo, características que tornaram a droga extremamente popular em experiências sexuais, sobretudo entre os homossexuais.

Por serem altamente voláteis, os nitritos podem ser inalados diretamente dos frascos em que são comercializados, e seus efeitos imediatos incluem taquicardia, rubor facial e leve cefaleia. Essas substâncias podem atuar na pele como desencadeadoras de dermatite de contato (**Figura 40.23**).

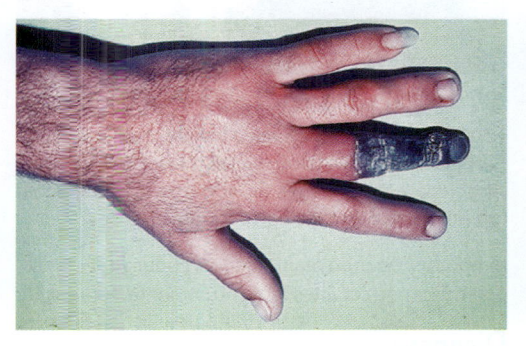

▲ **Figura 40.22** Necrose do dedo médio pela injeção intravenosa de cocaína.

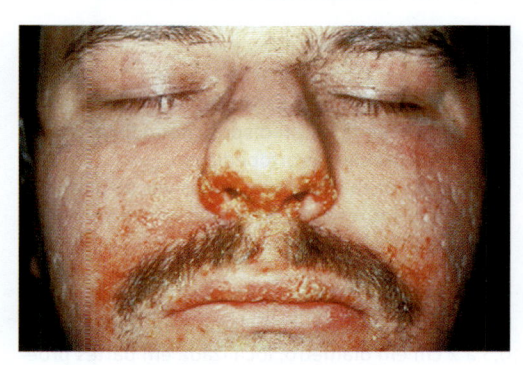

▲ **Figura 40.23** Dermatite de contato decorrente da inalação de nitritos (*poppers*).

41
Reações a agentes mecânicos, calor e frio

AFECÇÕES CAUSADAS POR AGENTES MECÂNICOS

Calo (*clavus*)
Área adquirida de hiperqueratose circunscrita que se introduz em forma de cunha na camada malpighiana, atrófica neste nível, comprimindo a papila dérmica subjacente e ocasionando dor, pela pressão.

Patogenia
É causado por irritação mecânica intermitente resultante, quase sempre, do uso de sapatos inadequados, com componente de predisposição individual, por vícios e/ou problemas ortopédicos.

Resulta de mecanismos defensivos da pele, que se espessa em resposta à pressão contra saliências ósseas, particularmente nos pés.

Manifestações clínicas
Lesão pouco elevada, amarelada, dura, inelástica, de 0,5 a 2 cm em diâmetro, localizada em partes proeminentes dos pés, como a face lateral do quinto dedo e a face plantar da articulação metatarsofalangiana do primeiro pododáctilo. Eventualmente, em esportistas e bailarinos, forma-se calo na extremidade do segundo ou terceiro dedo, acompanhado de distrofias e hemorragia da unha do mesmo dedo.

Localiza-se também nos espaços interdigitais dos pés, pela pressão de um dedo sobre o outro (**Figura 41.1**). À palpação, revela, geralmente, pequena saliência óssea responsável pelo calo. Esse tipo é considerado mole porque se apresenta macerado pelo calor e pela umidade, exibindo cor branco-acinzentada, com dor, em confronto com o anterior, referido como duro.

Frequentemente, calos têm sensibilidade atmosférica, tornando-se dolorosos antes, durante e após

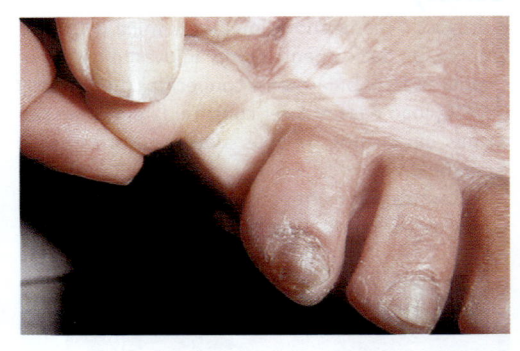

▲ **Figura 41.1** Calo interdigital. Queratose e maceração interdigital. Quadro frequentemente confundido com tínea interdigital. Neste caso existe, associadamente, lesões de acromia por borracha, um processo dermatológico independente.

temporais. Quando manipulados, podem infectar-se, determinando celulites e, eventualmente, supuração.

Diagnose
A diagnose se faz pelos aspectos clínicos, eventualmente corroborados pelas atividades do paciente.

A diagnose diferencial é frequentemente necessária nas regiões plantares com verrugas plantares ("olho de peixe"). Estas, em regra, apresentam depressão com bocel e centro engelhado e mostram pontilhado escuro, hemorrágico, decorrente de trombose nos capilares da papila dérmica, por vezes revelado somente após desbastamento da hiperqueratose própria da lesão. São bastante dolorosas e têm, em torno, zona de hiperqueratose periférica, como os calos.

Outra manobra útil na diferenciação entre calo e verruga plantar consiste em exercer pressão perpendicular e lateralmente à lesão. No calo, a dor maior ocorre em decorrência da pressão perpendicular; na verruga, a dor maior deve-se à pressão lateral.

Tratamento

O primeiro cuidado consiste em prevenir a causa irritativa mecânica pelo uso de calçados adequados, corrigir eventuais defeitos ortopédicos e usar almofadas ou anéis protetores. Trata-se com emplastros ou colódios de ácido salicílico a 40%, seguidos de remoção, por curetagem ou dessecamento. Os calos interdigitais, particularmente entre o quarto e o quinto dedos, podem necessitar de cirurgia, que consiste na abrasão das espículas irritativas. No calo do quinto artelho, há também saliência óssea que necessita de cirurgia.

Calosidades

Consideradas hiperqueratoses adquiridas, mais ou menos circunscritas, aparecem geralmente em áreas de pressão ou fricção das mãos e dos pés.

Manifestações clínicas

Placa de queratose amarelada, pouco elevada, dura, inelástica, de limites imprecisos, variando de 1 a 5 cm em tamanho, pouco sensível. Diferentemente dos calos, não apresenta uma porção central homogênea.

As lesões localizadas nos pés resultam do uso de sapatos inadequados, de vícios de postura ou deambulação e de condições ortopédicas (pés chatos, artrites, fraturas e outros).

Nas mãos e outras localizações, são, em regra, em decorrência de atividades profissionais, caracterizando o tipo de trabalho executado. Por vezes, representam verdadeiros estigmas profissionais ou são resultado de atividades recreacionais ou esportivas, como as calosidades nas extremidades dos dedos de pessoas que tocam violão e nos joelhos de freiras.

Podem ocorrer fissuras, em geral, bastante dolorosas e, eventualmente, infecção secundária.

Tratamento

Consiste, basicamente, na eliminação da causa. Outras medidas são indicadas somente quando há dor e desconforto.

Alguns recursos empregados: pomadas de ácido salicílico de 10 a 25% em apósitos oclusivos ou emplastros com ácido salicílico próprios para calos; raspagem ou curetagem após amolecimento da calosidade em banhos quentes. Em casos excepcionais, faz-se a retirada cirúrgica com excisão, sutura ou enxertia.

Úlcera de decúbito

Ver Capítulo 19.

Acne mecânica

Trata-se de uma erupção acneiforme que, na realidade, é uma foliculite oclusiva que se produz em áreas de pressão mecânica e fricção. Ocorre por pressão de roupas apertadas, carneiras de chapéus e bonés, golas altas ou equipamentos esportivos e, ainda, pela própria pressão de pele sobre pele, como nas áreas da face em que o indivíduo se apoia com a mão.

Esses processos resistem aos tratamentos habituais de acne, solucionando-se pela remoção das causas.

AFECÇÕES CAUSADAS PELO CALOR

Queimaduras

Tipo mais frequente de lesão da pele por numerosos agentes térmicos – ação direta do fogo, explosão de gases, líquidos quentes, vapor, metais quentes. As lesões podem ser de primeiro, segundo e terceiro graus. As de segundo e terceiro graus extensas são acompanhadas por choque e sintomatologia geral, necessitando de internação e tratamento especializado. No Brasil, o tratamento das queimaduras é, tradicionalmente, da alçada dos cirurgiões plásticos.

Carcinomas induzidos pelo calor

O calor, à semelhança da luz, é agente cancerígeno. Observa-se o aparecimento de carcinomas não somente em cicatrizes de queimaduras ou sobre lesões de eritema *ab igne*, mas também em outras condições de exposição térmica crônica decorrente de certos hábitos, como os observados na China, de dormir sobre tijolos aquecidos, o que produz cânceres na região trocantérica da pélvis; ou, como na Caxemira, onde as lesões ocorrem no abdome inferior e nas coxas pela utilização de recipientes contendo carvão com finalidade de aquecimento.

Miliária e urticária colinérgica pelo calor

São referidas, respectivamente, nos Capítulos 23 e 14.

AFECÇÕES CAUSADAS PELO FRIO

A congelação acontece nos climas frios, não ocorrendo no Brasil, a não ser excepcionalmente. Doentes que apresentam sensibilidade ao frio têm os seguintes sintomas isolados ou associados: urticária; livedo reticular; acrocianose; fenômeno de Raynaud; púrpura; e oclusões vasculares, que determinam perturbações visuais, auditivas e ulcerações e áreas de gangrena na pele. Podem também existir sintomas gerais como febre, calafrios, anemia hemolítica, hemoglobinúria e infarto pulmonar. O quadro é causado frequentemente por crioproteínas e pode decorrer da presença de crioglobulinas, crioaglutininas, criofibrinogênio e crio-hemolisinas.

Prurido hiemal
Ver Prurido asteatósico no Capítulo 15.

Crioglobulinemia
As crioglobulinas são imunoglobulinas que precipitam reversivelmente no frio. Em levantamentos realizados em hospitais, foram detectadas em cerca de 6% dos doentes e, em bancos de sangue, em menos de 3% dos doadores normais. As crioglobulinas exercem ação patogênica nos vasos por dois mecanismos: oclusão vascular; e vasculites por imunocomplexos.

Classificam-se em três grupos: crioglobulinas tipos I, II e III.

As do tipo I consistem em uma imunoglobulina monoclonal, IgG ou IgM, raramente IgA. Os doentes com crioglobulinemia tipo I têm malignidades hematológicas, mieloma múltiplo ou linfomas de células B e, como manifestação específica da crioglobulinemia, terão vasculopatias oclusivas.

As crioglobulinas tipos II e III são ditas mistas, pois envolvem mais de um tipo de imunoglobulina.

As do tipo II são imunoglobulinas monoclonais, em geral IgG; menos frequentemente, IgM; e, raramente, IgA, que precipitam com IgG policlonal.

As do tipo III são imunoglobulinas policlonais que formam crioprecipitados com IgG policlonal ou outras proteínas séricas que não imunoglobulinas. As crioglobulinemias tipos II e III, anteriormente consideradas essenciais, são habitualmente secundárias à hepatite C.

Patogenia
As crioglobulinas produzem oclusão vascular. Associam-se a mieloma múltiplo, macroglobulinemia de Waldenström, outras doenças linfoproliferativas com componente monoclonal.

Nas crioglobulinemias mistas tipos II e III, há formação de imunocomplexos que ativam complemento, produzindo vasculites por imunocomplexos. A crioglobulinemia tipo II associa-se à infecção crônica pelo vírus da hepatite C, síndrome de Sjögren, macroglobulinemia de Waldenström, leucemia linfática crônica, linfomas não Hodgkin, doenças autoimunes e doenças por crioaglutininas.

A crioglobulinemia tipo III associa-se a infecções crônicas, virais (Epstein-Barr, citomegalovírus, vírus da imunodeficiência humana [HIV], hepatites virais), bacterianas (endocardite bacteriana, hanseníase, espiroqueroses), fúngicas e parasitárias e a doenças autoimunes (lúpus eritematoso sistêmico [LES], artrite reumatoide [AR], doença inflamatória intestinal, cirrose biliar).

Manifestações clínicas
As crioglobulinemias atingem particularmente a pele, os rins, o fígado e os sistemas musculoesquelético e nervoso.

- **Alterações cutâneas:** As principais são lesões purpúricas ou necróticas retiformes, que ocorrem em surtos espontâneos ou desencadeados por frio, com localização preferencialmente acral. As lesões ocorrem em surtos com até 10 dias de duração e geralmente não são pruriginosas. Também ocorrem acrocianose, Raynaud e livedo reticular e pode haver lesões de vasculite urticariforme. Na crioglobulinemia tipo I, são mais frequentes fenômeno de Raynaud, acrocianose, necrose e vasculite livedoide. Na tipo II, é mais comum púrpura palpável (com vasculite) nos membros inferiores; e, na tipo III, as vasculites.

- **Outras alterações:** As renais são raras na crioglobulinemia tipo I e ocorrem em 30 a 60% dos doentes com crioglobulinemias mistas. As lesões são de glomerulonefrite membranoproliferativa, e, clinicamente, haverá hipertensão, edema e até insuficiência renal. Os sintomas neurológicos surgem preferencialmente nas crioglobulinas mistas e são polineuropatias sensitivo-motoras periféricas. As artrites são raras; as artralgias, frequentes. Nas formas associadas às hepatites, poderá haver hepatoesplenomegalia e esplenomegalia e alterações funcionais hepáticas, com possibilidade de alterações oculares e gastrintestinais.

Histopatologia
Na crioglobulinemia tipo I, observam-se fenômenos oclusivos dos vasos, embora possa haver vasculite leucocitoclástica. Nas formas mistas, há vasculite leucocitoclástica, e, na imunofluorescência, imunoglobulinas e complemento em 50% dos casos.

Diagnose
Clínica, baseada nos aspectos morfológicos e nas comorbidades associadas; laboratorial, por meio da demonstração das crioglobulinas; e histopatológica. Na diagnose diferencial, devem ser consideradas a

síndrome do anticorpo antifosfolipídico e as embolias por colesterol, as colagenoses e, em formas discretas, o eritema pérnio.

Tratamento

O tratamento é da doença primária. Nas formas idiopáticas, é possível tentar utilizar os medicamentos referidos para a crioglobulinemia.

O tratamento depende da gravidade do quadro, desde ciclofosfamida até citotóxicos.

Em doentes com enfermidades linfoproliferativas, melfalana, clorambucila ou ciclofosfamida e, inclusive, rituximabe são empregados; nas formas rapidamente progressivas, empregam-se plasmaférese e criofiltração (utiliza-se membrana filtrativa refrigerada).

Nos doentes com hepatite C, atualmente utilizam-se interferon peguilado e ribavirina.

Urticária ao frio

Ver Capítulo 14.

Perniose (eritema pérnio)

Pode ser considerada uma resposta exagerada ao frio em indivíduos suscetíveis. Predomina em jovens, crianças e adolescentes. Frequente nas zonas frias e temperadas, é ocasional nas subtropicais durante invernos mais rigorosos. Excepcionalmente, pode representar sintomas de crioglobulinemia e, em geral, ocorre em pacientes que apresentam acrocianose ou eritrocianose.

Pode estar associada ao lúpus eritematoso (LE) e à leucemia crônica. Em crianças, pode surgir associada à crioglobulinemia ou à crioaglutininemia.

Manifestações clínicas

As lesões localizam-se nas mãos e nos pés, atingem eventualmente orelhas e nariz, e se manifestam nos meses frios.

Há quadro de eritema cianótico e edematoso, frio ao tato, nas áreas atingidas, que pode ser difuso ou apresentar lesões individualizadas papulosas e até nodulares (**Figura 41.2**). Nos casos mais graves, podem ocorrer ulcerações ou fissuras que facilmente infeccionam. Ocasionalmente, observa-se hiperidrose.

Há, subjetivamente, adormecimento ou queimação, em particular após exposição ao frio das áreas atingidas, com prurido ou formigamento, às vezes doloroso, após aquecimento.

Diagnose

Clínica e histopatológica, sendo a histologia mais importante na exclusão de outras doenças, pois é relativamente inespecífica. Na diagnose diferencial, devem ser lembradas as lesões tipo eritema pérnio do LES e alterações sanguíneas relacionadas ao frio, sendo necessária a investigação laboratorial das crioglobulinas, das crioaglutininas e da criofibrinogenemia. Outra diagnose diferencial cabível é com o lúpus pérnio da sarcoidose.

Tratamento

Evitar exposição ao frio, com proteção adequada (luvas).

Cremes com corticosteroides, aplicados após exposição, podem ser úteis.

Vasodilatadores podem ser, eventualmente, indicados, em especial ácido nicotínico, pentoxifilina e, mais recentemente, nifedipina, 20 mg, 3 vezes/dia, que resolve a maioria dos casos, mas que tem cefaleia e eritema como efeitos adversos potenciais.

Acrocianose

Alteração na coloração da pele, persistente, bilateral, nas mãos e nos pés, que se acentua com o frio.

Manifestações clínicas

A pele das mãos e dos pés torna-se cianótica, de aspecto moteado bilateralmente. Às vezes, a face também é atingida. Essas alterações, precedidas da exposição ao frio, podem ser transitórias ou persistentes.

Diagnose e tratamento

A diagnose diferencial deve ser feita com o fenômeno de Raynaud, e o tratamento é idêntico ao da perniose.

Livedo reticular

Ver Capítulo 29.

Fenômeno de Raynaud e doença de Raynaud

Ver Capítulo 29.

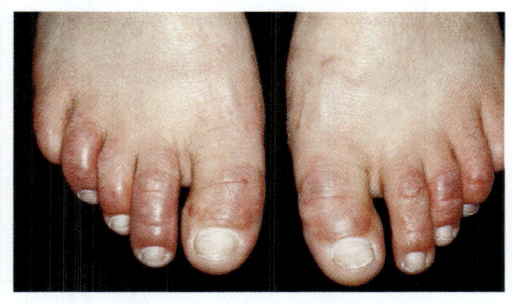

▲ **Figura 41.2** Eritema pérnio. Placas eritematocianóticas edematosas no dorso dos dedos dos pés.

42
Fotodermatoses e radiodermites

Quadros cutâneos causados ou influenciados pela luz solar, com alterações inflamatórias (fotodermites) ou degenerativas. Ainda é necessário considerar o grupo de dermatoses no qual pode ocorrer ação da luz solar como desencadeante ou agravante.

O espectro da radiação solar é amplo, desde os raios cósmicos (ultrarraios X ou raios de Millikan), que, aparentemente, cruzam o espaço interplanetário em todas as direções, às radiações do infravermelho (**Figura 42.1**).

Os raios de menor comprimento de onda, até 290 ηm, não atingem a Terra, pois são absorvidos pelo oxigênio e pela ozona atmosféricos. Portanto, os raios ultravioleta (UV) e da luz visível, situados entre 290 e 760 ηm, constituem o espectro fotobiológico que atinge o ser humano, com o UV entre 290 e 400 ηm, e o da luz visível (violeta, azul, verde, amarelo, alaranjado e vermelho) entre 400 e 760 ηm. Além desse limite, até 17.000 ηm, está o infravermelho, um indutor de calor. A luz visível excita a retina com

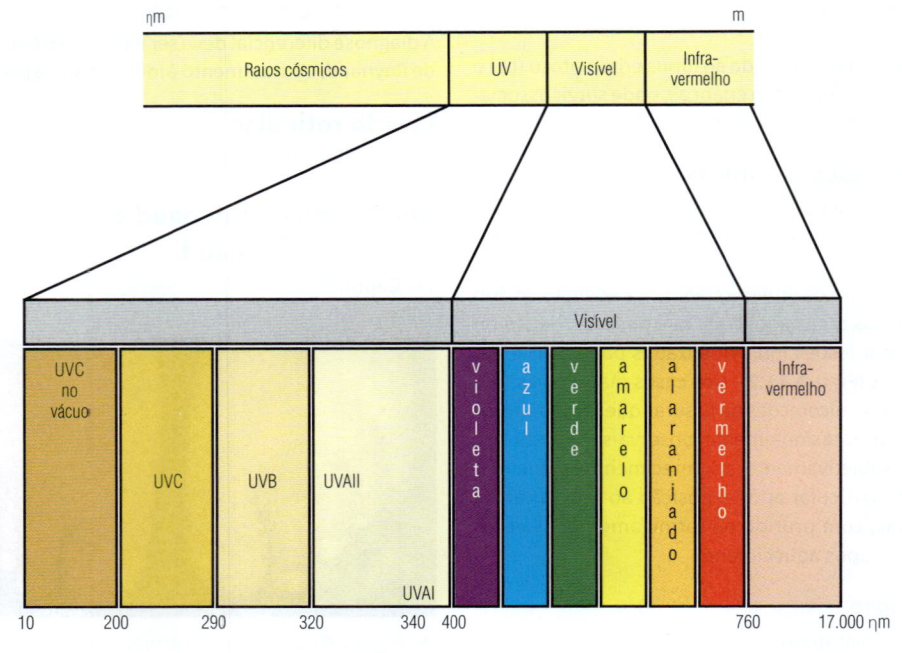

▲ **Figura 42.1** Espectro solar eletromagnético.

a formação de imagens pela absorção da radiação pela iodopsina.

As fotodermatoses ocorrem, na grande maioria, em virtude do UV, que compreende o ultravioleta B (UVB (290 a 320 ηm), o ultravioleta A II (UVA II) (320 a 340 ηm) e o ultravioleta A I (UVA I) (340 a 400 ηm). As radiações UVA representam 95% das radiações que atingem a Terra. As radiações UVB, 5% das radiações UV e 0,5% das radiações que chegam à Terra. As radiações UVC não atingem a Terra, pois são absorvidas na estratosfera, mas existem lâmpadas de 254 nm (UVC) que, pelo seu efeito germicida, são empregadas para purificação do ar e da água, em cuja manipulação deve-se evitar a exposição da pele e dos olhos pelo risco de mutações e queratites. O UVB causa eritema, pigmentação e, principalmente, alterações que induzem ao câncer cutâneo; o UVA tem maior penetração, e, além de pigmentação, resulta em envelhecimento cutâneo e alterações que induzem o câncer, sendo o principal indutor de fotossensibilidade.

A radiação atingindo a pele para exercer qualquer ação fotoquímica ou fotobiológica deve ser absorvida, o que significa transferência de energia para moléculas de componentes cutâneos e outras substâncias com ativação de elétrons. No retorno ao estado inicial, há eliminação dessa energia absorvida sob várias formas, como calor, fluorescência e outras. As moléculas que absorvem luz, chamadas cromóforos, são queratina, melanina, tirosina, triptofano, histidina, porfirinas, hemoglobinas, carotenos, RNA, DNA, ácido urocânico e outras. A capacidade de absorção dos cromóforos é variável, sendo que cada molécula apresenta absorção máxima para um determinado comprimento de onda. Assim, por exemplo, para o DNA, é de 250 nm e para o ácido urocânico, de 250 nm. Quando as moléculas de um cromóforo absorvem radiação, saem de seu estado energético básico por modificações na distribuição dos seus elétrons pela ação dos fótons e passam ao estado de excitação energética chamado *singlet*, que dura apenas nanossegundos. Elas retornam ao seu estado básico emitindo fluorescência ou calor ou podem, por meio de reação química, formar um fotoproduto, e passar a um estado *triplet* que pode durar mais tempo, microssegundos. O estado *triplet* também pode levar a reações químicas ou reverter ao estado energético básico, emitir do fosforescência. O efeito fotobiológico depende da intensidade da luz, do arranjo molecular e de outros fatores. Os raios UV podem retirar elétrons da órbita, transformando a molécula em radical livre mais reativo.

A intensidade da radiação e o comprimento de onda da luz solar dependem de numerosos fatores como altitude, latitude, estação do ano, condições atmosféricas e hora do dia. Entre 10 e 14 horas, as radiações são mais lesivas, pela maior quantidade de UVB **(Figura 42.2)**.

A intensidade de UVA é, aproximadamente, constante durante todo o dia. Além da radiação solar, existem inúmeras fontes artificiais de radiação UV – lâmpadas incandescentes, lâmpadas de xenônio, lâmpadas de mercúrio, lâmpadas de quartzo, lâmpadas fluorescentes, lâmpadas para fototerapia, *lasers* e a lâmpada de Wood usada em dermatologia para fins diagnósticos.

REAÇÕES IMEDIATAS À LUZ

Eritema ou queimadura solar

Reação aguda, que consiste na formação de eritema e edema, com dor local, e, nos casos mais intensos, vesiculação e formação de bolhas. As lesões cutâneas dependem basicamente da intensidade da radiação e do tipo de pele, que tem condicionamento genético. Os indivíduos de pele clara reagem com maior intensidade a menores doses de UV que os de pele escura.

O eritema inicia-se após um período de latência de 2 a 7 horas, quando a pele é exposta a uma dose única e intensa de radiação, persistindo por horas ou

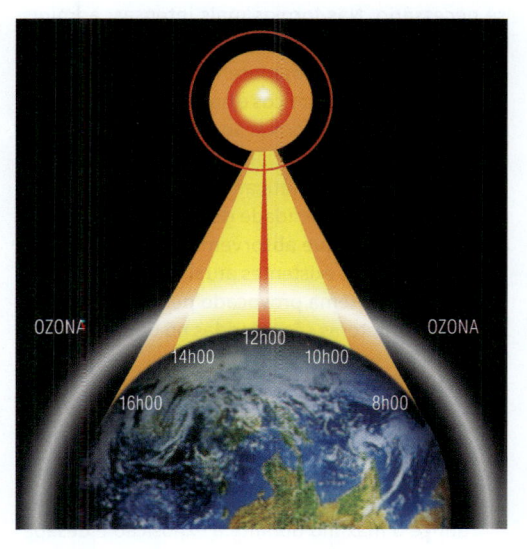

▲ **Figura 42.2** A luz solar atravessa a menor faixa de ozona das 10 às 14 horas e contém uma maior quantidade de UVB.

dias. A intensidade máxima do eritema ocorre por volta de 12 a 24 horas, declinando em seguida. O aumento da dose de radiação diminui o período de latência e aumenta a persistência da reação eritematosa.

A queimadura solar é reação inflamatória aguda caracterizada, inicialmente, pela vasodilatação e pelo aumento da vasopermeabilidade, ao qual se segue a emigração de leucócitos polimorfonucleares. O principal responsável é o UVB, com menor participação do UVA. Pela ação do UVB, há lesão de células epiteliais com formação de substâncias vasodilatadoras, particularmente prostaglandinas. Esse fato explica o tempo de latência necessário para o aparecimento do eritema. Aliás, este pode ser, em parte, diminuído ou retardado por fármacos que inibem a síntese de prostaglandinas, como ácido acetilsalicílico e indometacina. O UVA exerce ação diretamente sobre os vasos da derme, determinando vasodilatação e eritema, sem a interferência de mediadores. O eritema surge mais tardiamente e pode tornar-se gradualmente mais intenso. A ação do UV sobre as células epidérmicas se dá em relação ao DNA, sendo absorvido principalmente pelas pirimidinas com quebra das cadeias do DNA. Posteriormente, há reparação por mecanismos enzimáticos, como excisão, fotorreativação e recombinação.

Tratamento

Consiste no uso de compressas de líquido de Burow diluído a 1:40, ou de pasta d'água, ou de um creme diluído de corticosteroide e sedativos via oral (VO), se necessário. Nas formas mais intensas, administrar corticosteroide via sistêmica. Nas queimaduras graves, analgésicos, manutenção do equilíbrio hidroeletrolítico, antibióticos e hospitalização, quando indicada. Se houver formação de bolhas, drená-las, perfurando com agulha. Não remover o teto da bolha.

As medidas profiláticas contra a queimadura solar incluem a necessidade de graduar a exposição e de usar tópicos que absorvem UVB. A maior parte dos filtros solares existentes atualmente é efetiva na profilaxia do eritema provocado pelo UVB. Algumas fórmulas protetoras são referidas no Capítulo 74.

Pigmentação solar

Pode ser imediata ou tardia.

- **Pigmentação imediata:** O bronzeamento pigmentar imediato ou fenômeno de Meirowsky inicia-se após alguns minutos da exposição solar, atinge o máximo durante a exposição e desaparece gradualmente nas horas subsequentes. Discreta hiperpigmentação pode ser reconhecida até 24 horas após a exposição. É mais evidente em indivíduos morenos ou pardos. O espectro responsável é o UVA, além da luz visível, particularmente até 450 ηm. Ocorre em virtude da foto-oxidação da melanina pré-formada e da transferência de melanina dos melanócitos para os queratinócitos.
- **Pigmentação tardia:** O escurecimento da pele pode ser notado a partir do terceiro dia. Decorre do aumento da produção de melanina, com elevação do número, do tamanho e da atividade dos melanócitos. A capacidade de adquirir a pigmentação se dá por fatores como cor da pele e constituição genética e é maior na tez escura. O desaparecimento da pigmentação tardia pode ocorrer em meses ou anos, conforme características individuais. A pigmentação tardia depende principalmente do UVB, mas há participação do UVA e espectro visível (até 500 ηm).

A profilaxia da pigmentação pode ser feita com modernos fotoprotetores de amplo espectro com substâncias orgânicas e inorgânicas que absorvam a luz UVA, além do UVB.

A queimadura solar e a pigmentação dependem do tempo de exposição e do tipo de pele.

Além da pigmentação, a exposição solar produz outros efeitos, citados a seguir.

Hiperplasia

Horas ou dias após a exposição ao UVB ou UVC, observa-se hiperplasia da pele com aumento da espessura da epiderme, particularmente do estrato córneo, provavelmente para maior proteção a exposições subsequentes.

Foto-onicólise

Observa-se por fotossensibilização a substâncias endógenas, como as porfirinas, ou exógenas, como as tetraciclinas, fluoroquinolonas, quinina e clorazepato, entre outras. A radiação envolvida é a UVA. A lúnula atua como lente, concentrando as radiações no leito ungueal.

Sensação de bem-estar

Parece ser resultado de uma betaendorfina resultante da clivagem da pró-opiomelanocortina, cuja produção é estimulada pelas radiações UV.

Miliária solar

Alguns dias após a exposição solar, surgem pápulas, eventualmente encimadas por vesículas puntiformes ou crostículas serosas, hemáticas ou sero-hemáticas no tórax superior, abdome e membros superiores, não atingindo áreas cobertas pela roupa de banho.

A pele pode estar eritematosa ou pigmentada e xerótica. Há prurido moderado e sensação de picadas. Deve ser diferenciada da miliária e da acne solar.

REAÇÕES TARDIAS OU CRÔNICAS À LUZ

Constituem um grupo de alterações cutâneas crônicas causadas pela exposição da pele à luz solar no decurso dos anos. São denominadas de distrofias involutivas cutâneas e dependem do tipo e da cor da pele e do tempo de exposição.

Pele fotolesada ou fotoenvelhecida

A exposição contínua aos raios solares, pela ação cumulativa, determina uma série de alterações que caracterizam a pele fotolesada ou fotoenvelhecida. Há afinamento da pele, que adquire tonalidade ligeiramente amarela, com aparecimento de pregas e rugas, telangiectasias, flacidez, pigmentação moteada e comedões. Podem acompanhar ou surgem evolutivamente melanoses solares, queratoses actínicas, eventualmente, carcinomas. O tratamento da pele fotolesada ou fotoenvelhecida é descrito a seguir, sendo fundamental a fotoproteção.

Melanose solar

Chamada por alguns impropriamente de lentigo senil ou de manchas da senilidade, a melanose solar é causada por um aumento do número e da atividade dos melanócitos. São manchas de cor castanho-claro a escuro que surgem na face, nas mãos, nos antebraços, na área do decote e em outras áreas expostas do corpo (**Figura 42.3**).

O seu aparecimento depende do tipo de pele e do período de exposição ao sol. O tratamento pode ser feito com aplicações curtas e leves de nitrogênio líquido, neve carbônica, *laser* e ácido tricloroacético.

Queratose solar

Ver Capítulo 60.

Elastose solar

Conhecida como *pecu citrine*, é uma alteração caracterizada por espessamento, de consistência coriácea, cor amarelada e superfície sulcada como "casca de laranja". É causada pela degeneração de fibras elásticas e colágenas da pele pela ação da luz solar. Há uma forma de localização solitária na nuca, denominada *cútis romboidal da nuca* (**Figura 42.4**). Outro aspecto é encontrado na face, associando as alterações descritas com cistos e comedões. É a *elastose com cistos e comedões (Favre-Racouchot)*.

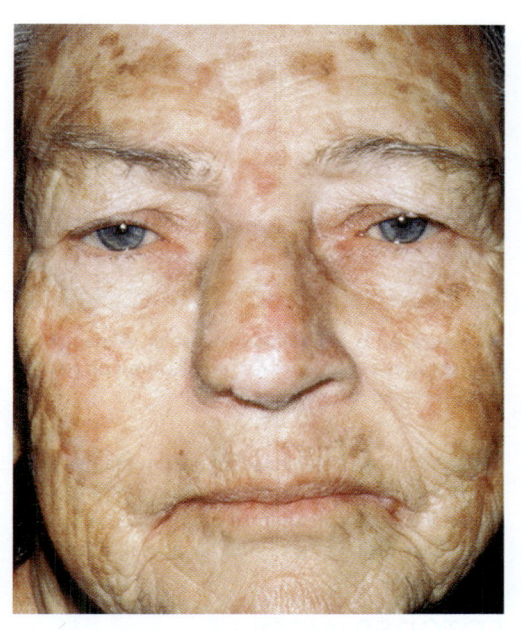

▲ **Figura 42.3** Melanose solar. Grande quantidade de manchas hiperpigmentadas acastanhadas na face.

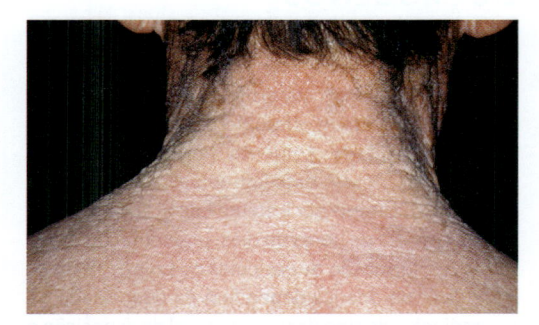

▲ **Figura 42.4** Cútis romboidal. Pele amarelada, espessa, com sulcos configurando losangos, na região do pescoço.

Poiquilodermia solar

Caracteriza-se pelo reticulado telangiectásico nas faces laterais do pescoço e na região infra-hióidea, poupando área triangular na região supra-hióidea. É comum em indivíduos de cútis clara (**Figura 42.5**).

Leucodermia solar

Quadro bastante frequente, denominado também "leucodermia gotada" ou "sarda branca". São manchas acrômico-atróficas com 2 a 5 mm de tamanho, localizadas em áreas expostas, particularmente nos antebraços e nas pernas, associando-se

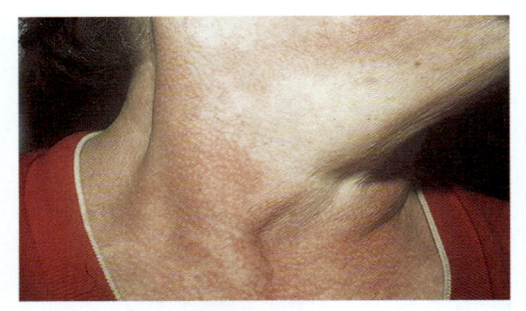

▲ **Figura 42.5** Poiquilodermia solar. Aspecto telangiectásico reticulado nas faces laterais do pescoço e na região infra-hióidea.

frequentemente à melanose solar e à queratose solar (**Figura 42.6**). Não há tratamento, exceto recursos cosméticos, aconselhando-se evitar a exposição à luz solar ou se proteger para não haver o agravamento do quadro.

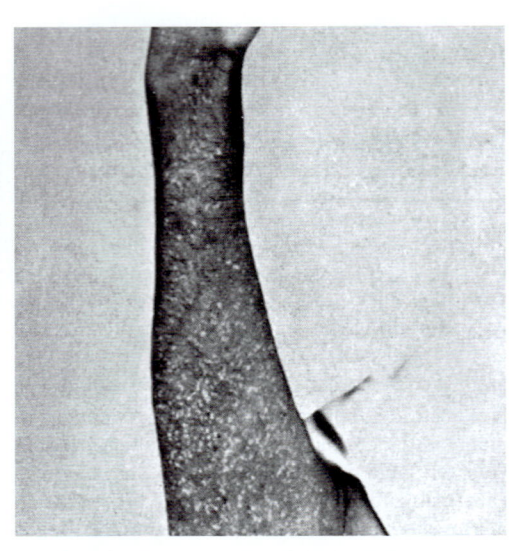

▲ **Figura 42.6** Leucodermia gotada solar. Lesões disseminadas.

FOTODERMATOSES POR AGENTES ENDÓGENOS OU EXÓGENOS

Também denominadas fotodermatites ou lucites, são reações anormais ou adversas da pele à luz UV ou ao espectro visível. Dois quadros polares são caracterizados: fototoxicidade; e fotoalergia.

- **Fototoxicidade:** Aumento da reatividade cutânea à luz UV sem base imunológica. Clinicamente, manifesta-se por eritema inicial após período de latência de horas ou dias, pigmentação e, por vezes, formação de vesículas ou bolhas. A intensidade da doença dependerá da quantidade de radiação, do tipo de pele, do local da exposição e da concentração do fármaco. O quadro manifesta-se somente no local irradiado, ocorrendo na primeira exposição. Em nosso meio, o sumo e o suco de frutas cítricas são os maiores responsáveis por esse tipo de fotodermatose.
- **Fotoalergia:** Aumento da reatividade cutânea à luz UV com base imunológica. Essa resposta pode ocorrer somente em pequeno número de indivíduos, desde que previamente sensibilizados por medicamentos e radiação adequada.

O quadro clínico é eczematoso, ocorrendo eritema, edema, infiltração, vesiculação e, nos casos mais intensos, bolhas.

As principais diferenças entre fototoxicidade e fotoalergia são apresentadas na **Tabela 42.1**. Ressalta-se que há formas de difícil caracterização quanto ao tipo de fotossensibilidade, eventualmente com intervenção de ambos os mecanismos.

Fototestes

O fototeste e o fototeste de contato são exposições de pequenas áreas à luz artificial com o objetivo de reproduzir a lesão dermatológica clinicamente observada e determinar o comprimento de onda responsável pela fotodermatose. Deve ser exposto o dorso ou outro local não comumente sujeito aos raios solares.

- **Fototeste:** Consiste na exposição à luz, com o objetivo de determinar a dose de energia e o comprimento de onda que podem produzir eritema ou manifestações como edema, urticas, pápulas ou vesículas, imediatamente ou após alguns dias da exposição.
- **Fototeste de contato:** É feito com os medicamentos suspeitos de causar fotoalergia por contato com o objetivo de identificar a substância específica responsável pelo quadro. Pode-se usar o fármaco suspeito diluído a 1% e/ou bateria de testes padronizada para fototestes de contato. Basicamente, o teste é feito em duplicata no dorso do paciente. Na retirada de um dos testes aplicados depois de 48 horas, irradia-se UVA com fluência de 10 J/cm^2. Após a irradiação, retira-se também o teste duplicado e faz-se a primeira leitura, que será repetida na área sem irradiação e na área irradiada nas 96 horas seguintes.

Tabela 42.1 Diferenciação entre fototoxicidade e fotoalergia

Reações	Fototoxicidade	Fotoalergia
Reação possível na primeira exposição	Sim	Não
Período de incubação	Não	Sim
Alteração química do fotossensibilizador	Não	Sim
Quadro clínico	Eritema solar e hiperpigmentação	Morfologia variada, eritema, edema, vesiculação e bolhas
Reação a distância	Não	Sim
Reação persistente à luz	Não	Sim
Reação cruzada com substâncias estruturalmente relacionadas	Infrequente	Frequente
Sensibilização cruzada com agentes usados para fototeste de contato	Não	Possível
Concentração de fármaco para produzir reação	Elevada	Baixa
Incidência	Alta	Usual/baixa
Espectro de ação	Similar ao espectro de absorção	Espectro mais longo que o da absorção
Transferência passiva	Não	Possível
Teste de estimulação dos linfócitos	Não	Possível
Teste de inibição da migração dos macrófagos	Não	Possível

O comprimento de ondas responsáveis pela fotoalergia situa-se na faixa longa do UVA. O teste é positivo quando há reprodução da lesão dermatológica apresentada pelo doente.

Principais medicamentos causadores de fotodermatite

- **Psoralênicos:** Compostos heterocíclicos, furocumarínicos, altamente difundidos no reino vegetal, encontrados com maior frequência nos frutos de rutáceas, particularmente limoeiros, além de leguminosas e moráceas. A reação mais frequente é de fototoxicidade, que depende de oxigênio molecular, porém, por vezes, é inibida por esse elemento. Na psoríase, o psoralênico mais efetivo por via oral é o 8-metoxipsoraleno (PUVA).
- **Sulfas:** Fotoalergia frequente em nosso meio pelo emprego de pós ou pomadas contendo compostos sulfamídicos. O quadro clínico é de eczema nas áreas expostas. O espectro desencadeante da reação alérgica situa-se na faixa de 320 a 350 nm, sendo que o quadro dermatológico poderá ser mantido mesmo quando a luz incidente atravessa o vidro da janela. Esse fato permite admitir que radiações com ondas mais longas podem manter a fotoalergia.
- **Diuréticos:** Os diuréticos derivados da sulfanilamida, como a clorotiazida e a hidroclorotiazida, podem produzir fotoalergia. As reações situam-se em áreas expostas, sendo o quadro clínico mais do tipo de eritema solar.
- **Sulfoniluréias:** Os fármacos hipoglicemiantes derivados das sulfas produzem reação eritematosa e edematosa com formação de bolhas em áreas expostas. Os compostos responsáveis pela maioria dos casos são a tolbutamida e a clorpropamida.
- **Fenotiazínicos e anti-histamínicos:** Vários tranquilizantes derivados de fenotiazínicos produzem fotoalergia. A clorpromazina é a mais comum, além da mepazina, da alimemazina e da prometazina (**Figura 42.7**). O mecanismo da fotoalergia desses medicamentos é controvertido. Alguns autores consideram a reação como de fototoxicidade pela necessidade, para a reação, de grandes doses de energia radiante.

  Os anti-histamínicos tópicos são responsáveis, em nosso meio, por grande número de casos de fotoalergia, principalmente a prometazina (Fenergan®). É importante salientar que os anti-histamínicos podem produzir reações cruzadas com tranquilizantes.
- **Tetraciclinas:** A demetilclortetraciclina é o fármaco produtor de fotossensibilidade; no entanto, outros derivados da tetraciclina, como a doxiciclina e a oxitetraciclina, também produzem quadros de fotossensibilidade. A maioria dos autores a classifica, em virtude do quadro clínico e da dose de energia necessária para promover a reação, como fototoxicidade, podendo, todavia, haver fotoalergia.
- **Griseofulvina:** Pode ocorrer, em doentes tomando griseofulvina, eritema exagerado, quando expostos a elevadas doses de luz solar. A existência de quadro de porfiria induzida pela griseofulvina é discutível.

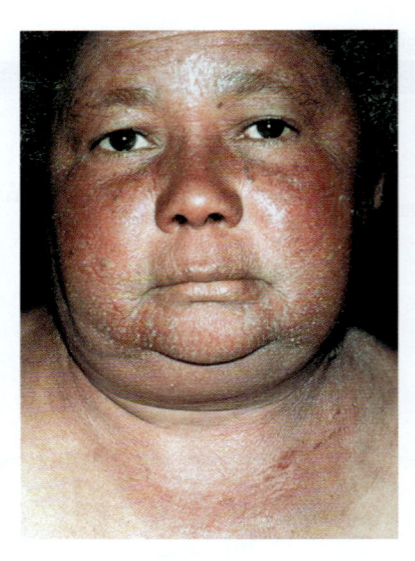

▲ Figura 42.7 Fotossensibilização. Eritema, edema e descamação na face e no V do decote.

- **Salicilanilidas halogenadas e derivados:** Substâncias usadas como bactericidas e antifúngicos, nas mais variadas apresentações dermatológicas e para higiene pessoal. Indubitavelmente, são de alto poder de fotossensibilização, estando proibido o respectivo uso em vários países.
- **Outros fármacos:** Os ciclamatos e a sacarina podem provocar eritema solar exagerado, como também erupções eczematosas. O ácido nalidíxico tem sido apontado como medicamento produtor de fotoalergia, quando o doente se expõe a grande intensidade de radiação solar. O quadro clínico é predominantemente bolhoso, persistindo por semanas, mesmo na ausência do fármaco.

Tratamento

Na fototoxicidade e na fotoalergia, a medida mais importante é a não exposição ao sol. Na fototoxicidade, na fase eritematosa, procede-se à limpeza local e à aplicação tópica de cremes ou loções de corticosteroide. Na fase de pigmentação, a conduta é expectante, pois, após um período de 2 a 3 semanas, há descamação sem sequelas. Quando há formação de bolhas, administrar corticosteroide tópico associado a antibiótico para prevenir possíveis infecções secundárias.

No tratamento da fotoalergia, além da não exposição a qualquer tipo de radiação luminosa, emprega-se o corticosteroide via sistêmica. O não reconhecimento da fotoalergia e dos fatores agravantes pode tornar o doente reator persistente à luz.

REAÇÃO PERSISTENTE À LUZ

Mesmo quando a substância fotossensibilizadora é excluída, a reação cutânea ocorre quando há exposição à luz. O quadro dermatológico e o prurido podem persistir por meses ou anos. As lesões são eczematosas crônicas com períodos de agudização.

Tal reação ocorre mais nos idosos do que nos jovens. O mecanismo é provavelmente a retenção da substância fotossensibilizante na derme ou a persistência de hipersensibilidade imunológica específica.

FOTODERMATOSES DE ORIGEM GENÉTICA OU METABÓLICA

Compreende várias doenças, muitas delas bastante raras, como síndrome de Hartnup, síndrome de Bloom, síndrome de Rothmund-Thomson (ver Capítulo 69), xeroderma pigmentoso (ver Capítulo 55), pelagra (ver Capítulo 46) e porfiria (ver Capítulo 50).

FOTODERMATOSES DEGENERATIVAS

Deve-se salientar que a maioria dos *epiteliomas basocelulares* ocorre na face, em áreas expostas, e que, sem dúvida, a luz solar é um fator participante no aparecimento da neoplasia. Na queratose solar, há a ação da luz solar, salientando-se a evolução para carcinoma espinocelular. O melanoma também surge em áreas expostas ao sol com maior frequência.

FOTODERMATOSES IDIOPÁTICAS

Erupção polimorfa à luz

Doença de etiologia desconhecida, relacionada diretamente com a exposição à luz solar. Manifesta-se preferencialmente no verão, surgindo erupções com período de latência variável de horas a 2 dias, em média 18 horas. É mais frequente em mulheres. O prurido é sintoma constante, precedendo as lesões. O quadro dermatológico é multiforme, surgindo placa eritematosa, pápulas de tamanhos variados, nódulos e vesiculação (**Figura 42.8**). A erupção é polimorfa nas suas apresentações, mas em cada doente observa-se a expressão de um único tipo de lesão. A roupa e o vidro de janela geralmente protegem os doentes, porém há casos em que eles relacionam piora com a exposição ao calor e à luz solar através do vidro de carro e de roupas mais leves.

Clínica e histologicamente, a afeção lembra lúpus eritematoso (LE). O fator antinúcleo (FAN) e a imunofluorescência da membrana basal com conjugados de imunoglobulinas e complemento são negativos.

É causada pelo UVB, principalmente, mas também pelo UVA e pelo espectro visível.

A diagnose diferencial deve considerar porfiria, particularmente a porfiria eritropoiética, urticária solar, dermatite seborreica exacerbada pelo sol, eczema atópico, eczema de contato, eritema polimorfo e outras reações de fotossensibilidade.

Tratamento

O doente deve ser aconselhado a não se expor ao sol e a usar creme ou loções fotoprotetoras que absorvem bem as radiações (em torno de 300 nm).

A cloroquina e a hidroxicloroquina podem ser eventualmente úteis. A dose diária é de 1 comprimido de 250 mg ou de 400 mg, respectivamente. O tempo de administração não deve ultrapassar alguns meses, pela possibilidade de efeitos colaterais oculares sobre a córnea e a retina. Deve-se observar que a cloroquina e os anti-histamínicos também podem atuar como fármacos fotossensibilizantes, sendo estes recomendados na agudização, como também os corticosteroides sistêmicos. O betacaroteno é usado com resultados variáveis. A talidomida, 100 a 200 mg/dia, pode ser empregada respeitando-se as restrições impostas. A exposição continuada, inicialmente com pequenas doses de radiação (½ DME) (dose mínima eritematosa), aumentando-se progressivamente, pode ser útil.

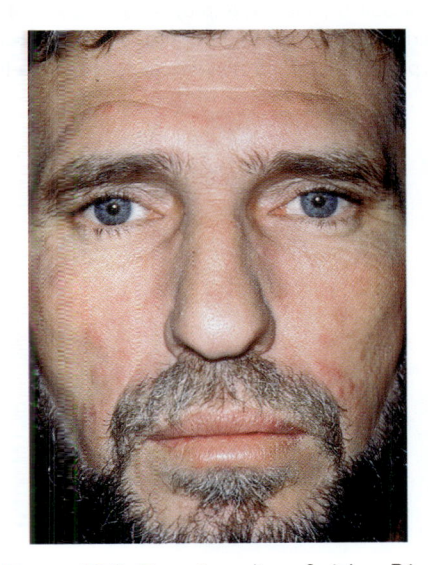

▲ **Figura 42.8** Erupção polimorfa à luz. Pápulas eritematosas infiltradas na face.

Prurigo solar

Também chamado de *prurigo estival* ou *de verão*, é considerado uma forma de erupção polimorfa à luz. É frequente na América Latina, nas populações andinas, sendo raro no Brasil. Há grande influência da suscetibilidade genética por meio dos antígenos leucocitários humanos (HLA) DRB1*0401 e HLADRB1*0407. Clinicamente, ocorrem pápulas e seropápulas, róseas ou eritematosas, duras e com superfície achatada. Atinge preferencialmente o dorso das mãos e as pernas. A liquenificação é comum. Na face, surgem, com frequência, lesões escoriadas e pápulas ligeiramente amareladas que lembram a porfiria eritropoiética. Aparecem também lesões nas áreas cobertas, principalmente nas nádegas. Queilite do lábio inferior acompanhando o quadro cutâneo é frequente (65%), mas raramente (10%) é manifestação única. É mais frequente em jovens na primeira década de vida, melhorando no inverno. A história familiar é positiva em metade dos casos. A resposta às radiações monocromáticas em fototeste no espectro do UVB é normal em 50% dos doentes.

A terapêutica com corticosteroide, antimalárico, betacaroteno e fotoprotetores é pouco efetiva. O tratamento de eleição é a talidomida, 100 a 200 mg/dia, em adultos, e 50 a 100 mg/dia, em crianças, valendo-se de tomar todos os cuidados necessários.

Urticária solar

Aparecimento de urticas em áreas expostas, após exposição à luz solar.

Pode ocorrer isoladamente ou associada à erupção polimorfa à luz, à porfiria eritropoiética, ao LE, ao linfocitoma cútis, à fotoalergia e ao uso de produtos químicos como coaltar e antraceno.

Tratamento

Podem ser usados anti-histamínicos e corticosteroides, mas são pouco efetivos; alguns doentes respondem ao uso profilático de anti-histamínicos H1 isoladamente ou associados a anti-histamínicos H2 antes da exposição solar. Os cremes fotoprotetores devem ser escolhidos conforme o espectro de ação da urticária. O emprego de dessensibilização pela luz, que consiste em expor o doente a doses crescentes de radiação solar, é, geralmente, efetivo.

Dermatite actínica crônica

Essa nomenclatura abrangeria, segundo alguns autores, os quadros descritos como *actinorreticuloide*, fotorreator crônico e o eczema fotossensível.

Reação encontrada principalmente em homens idosos, caracteriza-se por fotossensibilidade ao UV de ondas longas e à luz visível. Há eritema, pápulas e placas liquenificadas, inicialmente em áreas expostas, porém a erupção estende-se, evoluindo para eritrodermia (Figura 42.9). Do ponto de vista histológico, pode haver um infiltrado celular que lembra linfoma. Por esse motivo, a possibilidade de transformação em linfoma foi aventada, porém o quadro é, em geral, benigno e reversível. O tratamento consiste em evitar a exposição à luz solar e aos raios UV e na administração sistêmica de corticosteroide e antimaláricos. É possível utilizar PUVA associado a corticosteroides sistêmicos, assim como imunomoduladores, como a azatioprina, 1,0 a 2,5 mg/kg, e a ciclosporina, 3,5 a 5 mg/kg, ou micofenolato de mofetila, 25 a 40 mg/kg. É necessário excluir os medicamentos fotossensibilizantes e endotantes e investigar a possibilidade de sensibilização alérgica a componentes das plantas da família das asteráceas, componentes da borracha vulcanizada e outros alergênios.

DERMATOSES AGRAVADAS PELA LUZ SOLAR

Pitiríase alba

Também chamada dartro volante, é afecção extremamente frequente em crianças e adolescentes. A etiopatogenia não está esclarecida, ainda que a luz solar tenha ação desencadeante, e a dermatose é comumente associada com eczema atópico ou dermatite seborreica.

Manchas hipocrômicas, discretamente escamosas, localizadas na face, na região dorsal superior, nas faces externas dos braços e, eventualmente, em outras áreas. O tamanho das manchas é variável, de um a vários centímetros. São assintomáticas e surgem principalmente no verão, após estadia em praias (Figura 42.10).

A diagnose diferencial mais significativa, quando as manchas se localizam no tronco, é a pitiríase versicolor. Na dúvida, o exame micológico ou o exame com a luz de Wood esclarece a diagnose. Distingue-se do vitiligo por ser lesão hipocrômica e mancha acrômica não nacarada, o que se evidencia nitidamente na luz de Wood. Não há tratamento efetivo. O uso de creme ou pomada de corticosteroide é pouco efetivo, sendo a regressão muito demorada. Aconselha-se evitar exposição prolongada ao sol, restringir o uso de sabonete e usar creme ou óleo hidratante após o banho, que deve ser tomado depois e não antes da exposição ao sol.

Lúpus eritematoso

O papel desencadeante ou agravante da luz é frequentemente observado. A fotossensibilidade também pode ocorrer na dermatomiosite.

Herpes simples

Pode aparecer após exposição solar.

FOTOPROTEÇÃO

A fotoproteção é a base da prevenção e do tratamento de todas as fotodermatoses. Pode ser feita com filtros solares de amplo espectro (UVB e UVA), em que o fator de proteção solar (FPS) indica o nível de proteção UVB. Já o nível de proteção UVA é mensurado de forma não uniformizada, com base na proteção da pigmentação.

A recomendação geral é de não usar fotoprotetores em crianças com idade inferior a 6 meses. O uso de géis alcoólicos, líquidos e sprays não é recomendado em crianças com menos de 12 anos de idade. Roupas com proteção solar são úteis em crianças e em adultos.

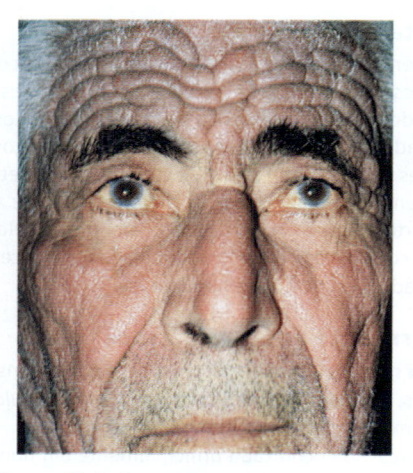

▲ Figura 42.9 Dermatite actínica crônica. Eritema, descamação e infiltração na face.

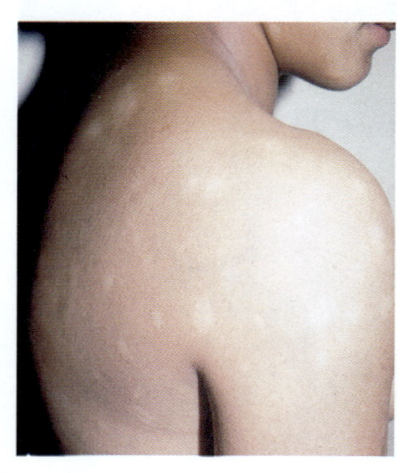

▲ Figura 42.10 Pitiríase alba. Manchas hipocrômicas na face externa e na região dorsal superior.

43
Radiodermatites

Alteração da pele, aguda ou crônica, por superexposição a elementos radiativos, em particular aos raios X, γ ou a partículas ionizantes como elétrons, nêutrons e prótons, provenientes de aparelhos que os produzam artificialmente ou que contenham elementos radiativos no seu interior, como o cobalto, o césio, o rádio, o irídio, entre outros. O quadro pode decorrer de tratamentos, sendo atualmente apenas efeito adverso contornável, em virtude da alta tecnologia empregada na radioterapia moderna. Muito raramente, pode ser provocada por exposição excessiva na exploração diagnóstica com raios X, especialmente radioscopias (atualmente, muito raro) e, ainda, por acidentes nucleares (p. ex., o de Chernobil, na Rússia, em 1986) ou pela manipulação indevida de lixo radiativo (acidente com césio em Goiânia, em 1987).

MANIFESTAÇÕES CLÍNICAS

A radiodermatite aguda ocorre durante ou poucos dias após a aplicação de radiação ionizante, na dependência da dose administrada. O quadro assemelha-se à queimadura solar, isto é, apresenta eritema e edema, com descamação e pigmentação. Pode haver, na dependência da quantidade de radiação recebida, inibição ou diminuição da secreção sudoral e sebácea e alopecia, temporárias ou definitivas. Em doses mais altas, podem ocorrer vesículas e bolhas e, às vezes, ulceração com necrose significativa (Figura 43.1).

A radiodermatite crônica surge meses ou anos após a exposição à radiação ionizante. A pele apresenta-se atrófica, com hiperpigmentação irregular, telangiectasias e alopecia (Figura 43.2). Ulcerações ou áreas de queratose podem ocorrer e, com frequência, evoluem para carcinomas espinocelulares e, eventualmente, para carcinomas basocelulares.

Processo inflamatório agudo, em área previamente irradiada (*radiation-recall*), pode surgir após

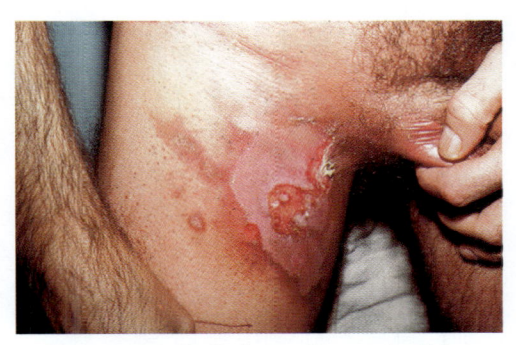

▲ **Figura 43.1** Radiodermatite aguda. Eritema, edema, hiperpigmentação e ulceração.

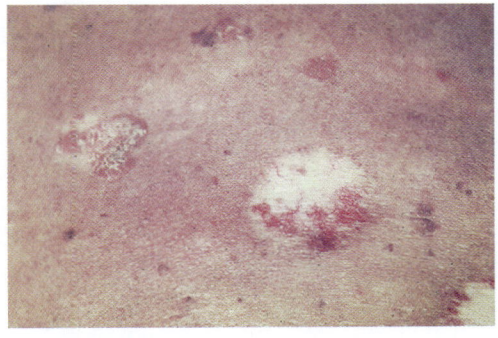

▲ **Figura 43.2** Radiodermatite crônica. Lesões atróficas com hipercromia e telangiectasias. Ao lado, observa-se carcinoma basocelular.

dias, meses ou anos, subsequentemente à administração de diversos fármacos, principalmente quimioterápicos como bleomicina, fluoruracila e doxorrubicina.

Indivíduos submetidos a quantidades maciças de radiação em acidentes com materiais radiativos, dependendo da dose recebida e da área corpórea irradiada, podem falecer precocemente, geralmente pelo "mal dos raios", com aplasia de medula óssea, leucopenia importante e septicemia, além de queimaduras graves. Aqueles que recebem doses importantes, porém menores, desenvolvem, com maior frequência do que a população geral, neoplasias secundárias tardias.

Em áreas da pele tratadas por radiação, podem surgir tumores, geralmente carcinomas basocelulares ou espinocelulares e, eventualmente, fibrossarcomas e melanomas.

DIAGNOSE

Clínica e se fundamenta na história. Na ocorrência de lesões queratósicas ou ulceração, o exame histopatológico faz-se necessário para exclusão ou confirmação de transformação maligna.

TRATAMENTO

É feito com o uso de creme com corticosteroide e emolientes contendo dexpantenol. Uma terapêutica antiga, aparentemente eficaz, é o emprego de resina oleosa das folhas de plantas do gênero *Aloe* (babosa), cuja utilidade é questionada por estudos recentes. Na radiodermatite crônica, se não há ulceração, queratose ou dor, a conduta pode ser expectante. Na transformação carcinomatosa, a conduta é ressecção cirúrgica, com enxertia, se necessário. No fenômeno de *radiation-recall*, além do uso de corticosteroides tópicos e/ou sistêmicos, deve-se suspender o medicamento desencadeante.

44
Inflamações não infecciosas

SÍNDROME DE BEHÇET

É quadro raro caracterizado pela tríade uveíte, ulcerações orais e genitais, além de manifestações sistêmicas múltiplas, oculares, gastrintestinais, articulares e neurológicas. A doença tem sua maior prevalência na Turquia.

A etiologia é desconhecida, embora a origem infecciosa, particularmente viral, tenha sido admitida, ainda que nunca demonstrada. A possibilidade de infecções desencadearem anormalidades imunológicas em indivíduos geneticamente predispostos é considerada. Verificou-se associação significativa entre doença de Behçet e HLA-B51, especialmente em doentes asiáticos, e possíveis relações com *Herpes virus hominis*, vírus das hepatites, parvovírus B19, *Streptococcus sanguis* e *Staphylococcus pyogenes* têm sido investigadas.

Manifestações clínicas

É mais frequente em homens e atinge preferencialmente a faixa etária dos 10 a 30 anos.

Existem manifestações mucosas, cutâneas e sistêmicas.

- **Lesões mucosas:** As ulcerações orais que se iniciam sob forma de micropústulas podem ser do tipo superficiais, erosivas tipo afta ou profundas pontadas. Atingem lábios, gengivas, mucosa bucal e língua e, às vezes, palato, faringe e até mesmo esôfago. Como resultado das lesões orais, surgem dor, disfagia e halitose (**Figura 44.1**).

  As ulcerações genitais acometem predominantemente o escroto e a base do pênis, e, na mulher, os lábios vulvares, em dimensões menores com relação às ulcerações orais (**Figura 44.2**).

- **Lesões cutâneas:** Em 80% dos casos, existem lesões cutâneas de vários tipos, sendo mais sugestivas as pustulosas de vasculite, lesões tipo eritema nodoso, lesões tipo síndrome de Sweet, lesões tipo pioderma gangrenoso e púrpura palpável (**Figura 44.3**). As lesões pustulosas têm, mais frequentemente, localização acral, e as lesões tipo eritema nodoso afetam mais as mulheres. Podem, ainda, ocorrer tromboflebites superficiais, lesões acneiformes e lesões papulopustulosas foliculares.

  Fenômenos de patergia são frequentes, com aparecimento de lesões inflamatórias a traumas mínimos como picadas por injeções.

- **Lesões sistêmicas:** As lesões oculares uni ou bilaterais são de vários tipos, desde conjuntivite inicial até queratites, retinites e coroidites, sendo mais comuns a uveíte, particularmente uveíte anterior, e a irite. As lesões oculares, presentes em 90% dos casos, podem levar a complicações graves (catarata, glaucoma e hipópio), resultando até em cegueira.

  Em cerca de 20% dos casos, ocorrem *lesões do sistema nervoso* com comprometimento de nervos cranianos, meningoencefalites, meningomielites e alterações psíquicas tipo confusão mental.

  Lesões vasculares podem produzir aneurismas, oclusões arteriais e venosas, que podem determinar doença coronariana, miocardite e arritmias.

  O sistema venoso é suscetível a tromboflebites, sendo as mais frequentes do tipo migratório superficial e, as mais raras, profundas.

  Podem ocorrer artrites assimétricas, alterações cardíacas, miocardite, endocardite e arterite coronariana, bem como nefropatia variável, desde glomerulonefrite membranoproliferativa até glomerulonefrites rapidamente evolutivas. Podem ocorrer lesões aftoides no tubo digestivo capazes de provocar perfurações, especialmente no íleo terminal e no cólon.

O curso é crônico, de pior prognóstico nos homens, com HLA-B51 positivo, e início precoce das manifestações sistêmicas.

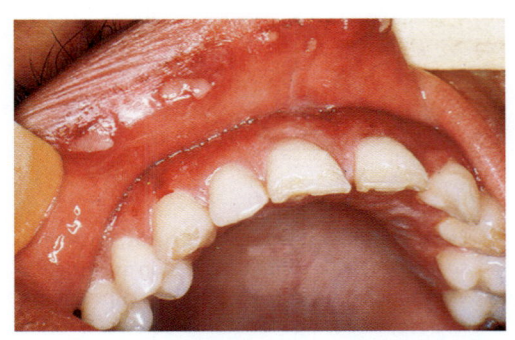

▲ **Figura 44.1** Síndrome de Behçet. Múltiplas erosões na face interna do lábio superior.

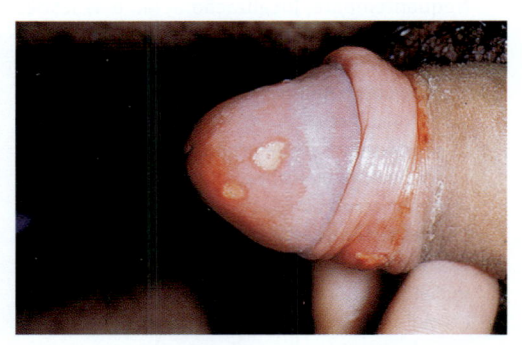

▲ **Figura 44.2** Síndrome de Behçet. Lesões erosivas no pênis.

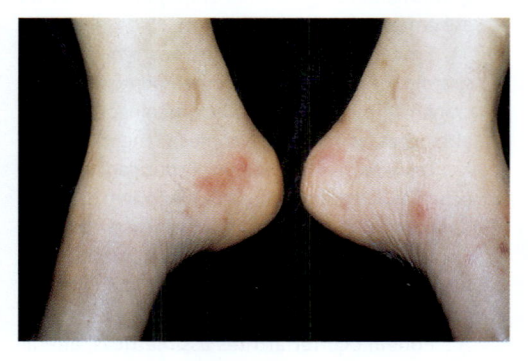

▲ **Figura 44.3** Síndrome de Behçet. Lesões papulopurpúricas nos pés.

Histopatologia

Fundamentalmente, demonstra alterações vasculares, desde perivasculite linfocitária à verdadeira vasculite leucocitoclástica, com degeneração fibrinoide das paredes vasculares, infiltrado neutrofílico com leucocitoclasia e extravasamento de hemácias.

Diagnose

O diagnóstico é fundamentalmente clínico, mas existem tentativas de se estabelecer critérios diagnósticos, como o proposto em 1990 por um grupo internacional de estudo da doença, que considera os seguintes parâmetros clínicos:

- É fundamental a presença de aftas orais recorrentes por pelo menos 3 vezes no período de 1 ano. Além desse critério fundamental, são necessários dois ou mais dos seguintes elementos clínicos: aftas genitais recorrentes; lesões oculares (uveíte anterior ou posterior, células no humor vítreo – visíveis à lâmpada de fenda) e vasculite retiniana; lesões cutâneas (lesões tipo eritema nodoso, papulopustulosas, acneiformes); e teste para patergia (vasculite leucocitoclástica ou reação neutrofílica perivascular após 24 a 48 horas da introdução, em condições estéreis, de agulha na pele). Na diagnose diferencial, devem ser consideradas: doença de Reiter, manifestações de doença inflamatória intestinal, aftas comuns recorrentes, ulcerações orais por neutropenias cíclicas, herpes simples, citomegalovirose, sífilis, outras doenças sexualmente transmissíveis (DSTs), ulcerações orais de lúpus eritematoso sistêmico (LES), doenças bolhosas autoimunes, erupções medicamentosas, líquen plano oral e eritema polimorfo. Quanto às lesões cutâneas, devem ser diferenciadas: sarcoidose, síndrome de Sweet, erupções acneiformes, lesões septicêmicas de meningite, vasculites de apresentação pustulosa, pioderma gangrenoso e eritema nodoso.

Tratamento

Nas lesões aftoides orais e genitais, são utilizados corticosteroides tópicos, infiltração intralesional de corticosteroides e anestésicos tópicos. Também podem ser empregados, nas lesões orais, bochechos de tetraciclina, 250 mg/5 mL, ciclosporina, 100 mg/mL, tacrolimo a 0,1% em pomada, suspensões de sucralfato e ácido hialurônico a 0,2% em gel. Também podem ser empregadas colchicina, 2 mg/dia, dapsona, 100 mg/dia, talidomida, 100 a 300 mg, e apremilaste,

20 mg, 2 vezes/dia, via oral (VO). Nas formas sistêmicas, são empregados os corticosteroides, 1 mg/kg/dia, VO ou em pulsos, isoladamente ou associados a imunossupressores, azatioprina, 50 a 100 mg/dia, ciclofosfamida, 500 a 1.000 mg/mês, VO ou em pulsos, clorambucila, 4 a 6 mg/dia, micofenolato de mofetila, 1 a 1,5 g/dia, ciclosporina, 3 a 5 mg/kg/dia, colchicina 1 a 2 mg/dia, e dapsona, 100 mg/dia. Existem relatos da utilização, com bons resultados, de gamaglobulina intravenosa e de agentes biológicos inibidores do TNF-α, infliximabe, etanercepte e rituximabe. Para as lesões oculares, são particularmente úteis a azatioprina e a ciclosporina.

SÍNDROME DE REITER

Atualmente, é designada artrite reativa, sendo considerada uma afecção autoimune que se desenvolve em resposta a infecções e se caracteriza por uma poliartrite, atingindo especialmente as articulações dos joelhos e tornozelos, acompanhando-se de lesões mucocutâneas e oculares. Há duas formas da síndrome de Reiter, uma que surge após uma infecção intestinal e outra após uretrite não gonocócica.

Nas formas pós-infecções intestinais, são responsáveis algumas bactérias gram-negativas, como *Salmonella enteritidis*, *Salmonella typhimurium*, *Salmonella heidelberg*, *Shigella flexneri* tipos 1b e 2a, *Shigella dysenteriae*, *Yersinia enterocolitica*, *Yersinia pseudotuberculosis*, *Campylobacter fetus* e *Clostridium difficile*. As formas uretrais relacionam-se aos germes clamídia, particularmente *Chlamydia trachomatis* e gênero *Mycoplasma*.

Também existem casos de artrite reativa associados a amigdalites por estreptococos β-hemolíticos do grupo A, bem como associados à tuberculose aguda e ao bacilo Calmette-Guérin (BCG), inclusive quando empregado no tratamento de neoplasias de bexiga. Mais recentemente, foram descritos casos desencadeados por adalimumabe e leflunomida.

Há estreita associação entre o antígeno de histocompatibilidade HLA-B27 e a síndrome de Reiter (70-80% de frequência de HLA-B27 nos doentes com a síndrome).

A causa não é conhecida, mas, na gênese da enfermidade, participam fatores genéticos, infecciosos e imunológicos.

Manifestações clínicas

Cerca de 1 semana a 1 mês após a infecção intestinal ou genital, surgem as manifestações uretrais, oculares, articulares e mucocutâneas da síndrome.

Nas lesões mucocutâneas, o componente mucocutâneo é frequente, em geral de aparecimento tardio e mais comum nas formas com uretrite. Várias lesões cutâneas podem existir, sendo característico o chamado queratoderma (**Figura 44.4**), representado por lesões, de início vesicopustulosas, que evoluem para lesões queratósicas, descamativas e crostosas, de localização predominantemente plantar e incidentes em cerca de 15% dos doentes. Outras regiões podem ser atingidas, especialmente as palmares, o couro cabeludo, o tronco e a região escrotal, com aspecto, por vezes, psoriasiforme (**Figura 44.5**).

Como consequência das lesões pustulosas de extremidades, podem surgir onicólise e onicodistrofias. Na região peniana, podem existir lesões eritematodescamativas, configurando o quadro de balanite circinada, que afeta mais de 30% dos doentes. Nos indivíduos não circuncidados, as lesões assumem a forma de erosões superficiais úmidas que coalescem com configuração circinada. Nos circuncidados, formam-se crostas e placas queratósicas.

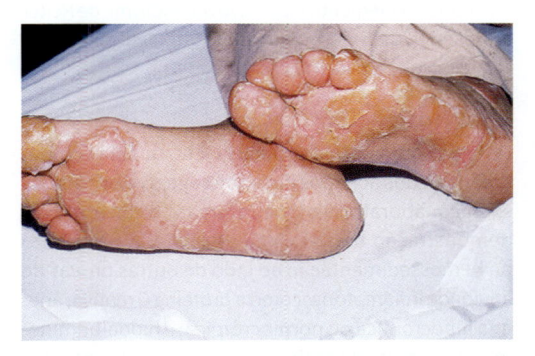

▲ **Figura 44.4** Síndrome de Reiter. Queratoderma plantar. Lesões queratósicas e descamativas.

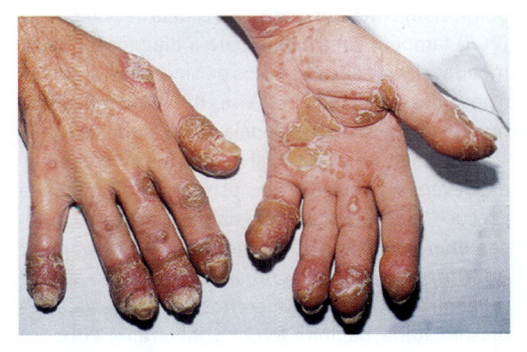

▲ **Figura 44.5** Síndrome de Reiter. Lesões psoriasiformes palmares e de extremidades dos dedos com onicodistrofias.

Uretrite e prostatite são frequentes. Podem surgir, associadamente, alterações cardíacas como taquicardia e distúrbios de condução. As alterações neurológicas são raras, todavia é possível que surjam, particularmente, neuropatias periféricas.

Em relação às lesões oculares, a mais corriqueira é uma conjuntivite de curta duração. Menos frequentemente, ocorrem queratites, uveítes e ulcerações da córnea.

A artrite é o elemento clínico dominante na síndrome, atingindo especialmente joelhos, tornozelos e pés, com dor e edema. Há, de forma característica, inflamação nos pontos de inserção dos ligamentos e tendões, fascite plantar e inflamação do tendão do tibial posterior e do tendão de Aquiles.

O estado geral pode estar acometido de febre, mal-estar, anorexia e perda de peso.

Histopatologia

Nas lesões queratodérmicas, o quadro histopatológico é indistinguível da psoríase pustulosa.

Pode ser elemento indicativo da síndrome de Reiter a presença de hiperqueratose muito acentuada em relação à observada na psoríase.

Diagnose

Feita pelo conjunto dos dados clínicos, pela compatibilidade dos achados histopatológicos e por alguns exames laboratoriais que reforçam o diagnóstico: demonstração da presença de HLA-B27; aumento da hemossedimentação ao lado de outras provas de atividade inflamatória, como a proteína C reativa; anemia hipocrômica ou normocrômica; e hipoalbuminemia. A pesquisa de anticorpos séricos contra agentes microbianos que podem provocar a síndrome, as culturas de urina e fezes e a demonstração do DNA desses possíveis agentes por reação em cadeia da polimerase (PCR) também contribuem para a diagnose. É recomendável, em todos os casos de síndrome de Reiter, a pesquisa de infecção pelo vírus da imunodeficiência humana (HIV), pela frequência dessa associação.

Na diagnose diferencial das lesões mucocutâneas, devem ser consideradas psoríase, sífilis maligna precoce, síndrome SAPHO (sinovite, acne, pustulose, hiperostose, osteíte), síndrome PAPA (*pyogenic arthritis, pyoderma gangrenosum, and acne* – artrite piogênica, pioderma gangrenoso e acne), balanite plasmocitária, balanite xerótica obliterante e doença de Behçet. Outros diagnósticos diferenciais, considerando-se as manifestações gerais, são blenorragia, artrite reumatoide, artrite psoriásica, artrite séptica, infecções intestinais, doença de Crohn e doenças oculares.

Tratamento

Nas formas que sucedem infecções uretrais por *Chlamydia*, os antibióticos, particularmente tetraciclinas, doxiciclinas e ciprofloxacina, devem ser prescritos e empregados nas formas recentes, ainda que não se tenha determinado patógenos específicos na eclosão da doença.

Nas formas agudas febris, indicam-se os anti-inflamatórios não esteroides (AINEs), particularmente quando há componente articular significativo. São mais efetivos fenilbutazona, indometacina e naproxeno. Eventualmente, nas formas articulares, pode ser empregada sulfassalazina. Os doentes com manifestações articulares evoluem com frequência para espondilite anquilosante.

Com relação às lesões cutâneas, são tratadas de modo idêntico à psoríase pustulosa: ultravioleta B (UVB), corticosteroides tópicos, sistemicamente, acitretina e, eventualmente, ultravioleta A e psoralênico (PUVA), metotrexato e ciclosporina.

Existem relatos de respostas com agentes biológicos anti-TNF-α, infliximabe e etanercepte e com tocilizumabe, anticorpo anti-IL-6.

PIODERMA GANGRENOSO

Hoje, está suficientemente demonstrado que a doença não é causada por bactérias.

A frequente associação do pioderma gangrenoso a doenças sistêmicas com possível mecanismo autoimune sugere a possibilidade de este mecanismo estar na gênese da enfermidade, embora ela possa se manifestar de forma isolada, independentemente de doença sistêmica.

Pioderma gangrenoso pode estar associado com doenças inflamatórias, doença de Crohn, colite ulcerativa (20-30% dos doentes), hepatite, artrite reumatoide, artrites soronegativas e espondilite anquilosante (20% dos casos); mais raramente, com carcinoide e outras neoplasias e malignidades hematológicas (15-25% dos casos), linfomas, leucemia mieloide e outras leucemias, mieloma, policitemia vera e gamopatias monoclonais, particularmente por IgA e substâncias como propiltiouracila, fator estimulador de colônias de granulócitos (G-CSF), gefitinibe e isotretinoína. Entretanto, apesar dessas associações frequentes, não raramente, nenhuma doença associada é evidenciada.

Manifestações clínicas

Atualmente, consideram-se várias formas clínicas de pioderma gangrenoso, bem como relações entre as várias formas clínicas e doenças sistêmicas associadas. O pioderma gangrenoso ulceroso clássico é a forma mais frequente.

A lesão inicial é constituída por grupos de pústulas que coalescem e rapidamente se ulceram. Com frequência, a lesão primária se inicia sobre traumatismos, incisão cirúrgica, furúnculos ou mesmo picadas de insetos.

As características fundamentais da úlcera que se forma são suas bordas descoladas, subminadas, e sua tendência ao crescimento rápido, centrífugo, podendo atingir grandes extensões.

As bordas das úlceras são nítidas, elevadas, cor-de-vinho, com halo eritematoso ao redor do qual a pele tem aparência normal.

A parte central da ulceração, às vezes, cicatriza, continuando a lesão a crescer pelas bordas, geralmente circinadas ou serpiginosas. O fundo da úlcera é granuloso, avermelhado e se apresenta recoberto por secreção seropurulenta.

A úlcera é superficial, não atinge os planos profundos (aponeurótico e muscular), exala odor fétido e é, comumente, pouco dolorosa; porém, resultam cicatrizes atróficas, às vezes de aspecto cribriforme (**Figuras 44.6 e 44.7**).

As lesões podem ser únicas ou múltiplas, e a localização mais frequente corresponde às pernas (70%), mas qualquer área corpórea pode ser acometida. As lesões cutâneas são acompanhadas de sintomas gerais, febre, mal-estar, mialgias e artralgias. Em crianças, as regiões mais frequentemente acometidas são cabeça, áreas genitais e perianais.

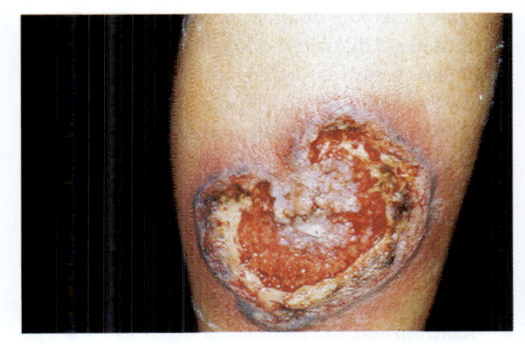

A forma ulcerosa clássica está presente em mais de 70% dos casos de doença interna, especialmente doença inflamatória intestinal (Crohn ou retocolite ulcerativa), gamopatia monoclonal ou malignidade interna.

Formas atípicas de pioderma gangrenoso

- **Forma atípica pustulosa:** Surgem lesões pustulosas com halo eritematoso com distribuição esparsa nas superfícies de extensão das pernas. Essas formas, geralmente, ocorrem em fases de exacerbação da doença inflamatória intestinal e regridem com a melhora desta. Eventualmente, podem evoluir à forma ulcerosa clássica.
- **Forma atípica bolhosa:** Nesta forma, as lesões evoluem com progressão rápida sob a forma de bolhas superficiais hemorrágicas que atingem especialmente os membros superiores. Está mais comumente associada a alterações mieloproliferativas, embora também possa ocorrer em crises de doença inflamatória intestinal.

▲ **Figura 44.6** Pioderma gangrenoso. Úlcera de bordas subminadas cor-de-vinho rodeada por halo eritematoso. Fundo granuloso com restos necróticos.

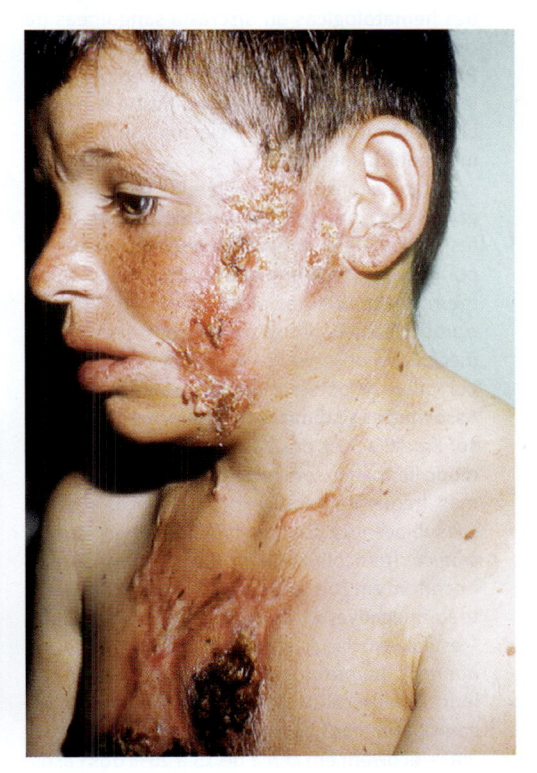

▲ **Figura 44.7** Pioderma gangrenoso. Múltiplas ulcerações e cicatrizes na face, no pescoço e no tronco.

- **Forma atípica que acomete membros superiores, tronco e face:** Caracteriza-se por lesões bolhosas superficiais especialmente na face e nos membros superiores. Esta forma associa-se a leucemias mieloides, outras doenças mieloproliferativas e a gamopatias por IgA.
- **Pioderma gangrenoso superficial (vegetante):** Apresenta-se como úlcera superficial única lentamente progressiva, não dolorosa, sem bordas subminadas, sem coloração violácea na periferia da lesão e sem secreção purulenta. Pode ocorrer em qualquer área corpórea, mas é mais frequente no tronco e na face. Em geral, não se associa à doença sistêmica, relacionando-se com traumas ou cirurgia.
- **Pioderma gangrenoso peristomal:** A ulceração se dispõe em torno ao estoma. Na grande maioria dos casos, se associa à doença inflamatória intestinal, eventualmente à doença diverticular, ao carcinoma do intestino delgado, às perfurações intestinais e à colite. Nessa forma, inclui-se a chamada dermatose neutrofílica do dorso das mãos, que se relaciona fortemente a malignidades hematológicas ou discrasia sanguíneas de colagenoses e esclerodermia sistêmica.
- **Pioestomatite vegetante:** Caracteriza-se por lesões vegetantes associadas a pústulas nos lábios e na mucosa bucal. Relaciona-se à doença inflamatória intestinal.

Manifestação clínica clássica no pioderma gangrenoso, presente em cerca de 20% dos doentes, é a patergia, que desencadeia novas lesões por injeções intradérmicas ou intramusculares e mesmo venopunturas, picadas de inseto, biópsias e procedimentos cirúrgicos. Além desses estímulos mecânicos, observou-se exacerbação da doença por iodeto de potássio, GM-CSF e interferon.

- **Associações sistêmicas no pioderma gangrenoso:** Em 40 a 50% dos casos, a doença ocorre de modo idiopático sem relação com outra afecções, mas, frequentemente, existem doenças sistêmicas subjacentes: *doenças inflamatórias intestinais crônicas* (retocolite ulcerativa e doença de Crohn) – ocorrem em 20 a 30% dos doentes; *artrites* (artrite soronegativa, artrite reumatoide e espondilite) – estão associadas em cerca de 20% dos casos; *doenças hematológicas* (leucemia mieloide, leucemia de células cabeludas, mielofibrose e gamopatias monoclonais, particularmente por IgA) – ocorrem em cerca de 15 a 25% dos casos. Também podem estar associadas ao pioderma gangrenoso outras afecções neutrofílicas, como pustulose subcórnea, síndrome de Sweet e doença de Behçet.

Diagnose

Essencialmente clínica, devendo a piodermite gangrenosa ser distinguida das úlceras fagedênicas do cancro mole, da sífilis terciária, da amebíase cutânea, da tuberculose cutânea, das micobacterioses atípicas, da paracoccidioidomicose, da esporotricose, de outras micoses profundas, de vasculites necrosantes, dos halogenodermas, do pênfigo vegetante, dos carcinomas e das dermatites artefatas.

Os exames de laboratório são úteis, mas não confirmam efetivamente a diagnose.

Para excluir as hipóteses citadas, recorre-se ao exame histopatológico, às reações sorológicas, ao exame bacterioscópico, às culturas e às inoculações para isolamento do bacilo de Koch.

O exame bacteriológico (aero e anaerobiose) é útil na identificação da flora bacteriana existente.

Outros exames poderão estar indicados, como colonoscopia e estudo radiológico do trato digestório na suspeita de afecções intestinais. São ainda importantes todos os exames necessários para exclusão de doença sistêmica de base, avaliação imunológica e determinação das proteínas séricas.

Tratamento

- **Tópico:** Limpeza com permanganato de potássio a 1:20.000 ou água de Alibour a 10%. Administração de cremes ou pomadas de antibióticos. Mais recentemente, houve relatos de sucesso, em alguns casos, com o uso de tacrolimo tópico e fator de crescimento derivado de plaquetas recombinante humano (rhPDGF) (Becaplermin).
- **Corticosteroide sistêmico:** Prednisona, dose inicial de 1 a 2 mg/kg/dia, posteriormente reduzida, com a melhora do quadro, para dose de manutenção em dias alternados. Também, em formas muito agressivas, podem ser empregados pulsos de metilprednisolona, 1g/dia, por 3 a 5 dias.
- **Corticosteroide intralesional:** Nas bordas das lesões, são úteis para lesões isoladas.
- **Sulfona:** 100 a 200 mg/dia, isoladamente ou associada com o corticosteroide.
- **Sulfassalazina:** 1 a 4 g/dia, para controle da colite ulcerativa, pode ser efetiva no pioderma gangrenoso, mesmo na ausência de processo intestinal.
- **Azatioprina:** 50 a 200 mg/dia, ou ciclofosfamida, 100 mg/dia, podem ser associadas a corticosteroides. Atualmente, também é empregada, com bons resultados, a ciclosporina, 3 a 5 mg/kg/dia.

- **Outros:** Há relatos sobre a eficácia de numerosos fármacos – minociclina, 300 mg/dia; rifampicina, 600 mg/dia; clofazimina, 100 a 300 mg/dia; colchicina 1 a 2 mg/dia, VO; talidomida, 100 a 300 mg/dia; clorambucila 4 mg/dia; micofenolato de mofetila, 2 a 3 mg/dia; e tacrolimo, 0,1 a 0,3 mg/dia, VO. Há, também, relatos sobre a eficácia do oxigênio hiperbárico, da plasmaférese, de imunoglobulinas intravenosas e, mais recentemente, da utilização bem-sucedida de imunobiológicos como infliximabe, etanercepte e adalimumabe.

ERITEMAS FIGURADOS

Eritema anular centrífugo

Quadro caracterizado por lesões anulares de progressão centrífuga de evolução crônica, que ocorre igualmente em homens e mulheres em qualquer idade, sendo mais frequente dos 50 aos 60 anos. Existem raros casos familiares e a maioria é idiopática.

A etiologia não é conhecida, mas as seguintes possibilidades devem ser consideradas na etiologia do eritema anular centrífugo: neoplasias malignas, infecções, infestações, fármacos, alimentos, fenômenos autoimunes e picadas de insetos.

As neoplasias são consideradas porque existem relatos da presença de lesões de eritema anular centrífugo em doentes com neoplasias malignas de pulmão, mama, pâncreas, estômago e intestinos, ovário, fígado, reto, nasofaringe e tumores carcinoides, além de linfomas, leucemias, mieloma e síndromes mielodisplásicas, nos quais, após remoção do tumor, houve desaparecimento das lesões cutâneas. Quanto às infecções, existem registros de relação com infecções bacterianas, fúngicas, virais e filarioses. Há relatos de casos associados a infecções estreptocócicas, tuberculose, meningite e infecções virais, e alguns autores dão grande importância à associação com candidoses e dermatofitoses e, até mesmo, com fungos presentes em alimentos como queijos. Também existem relatos de associação do eritema anular centrífugo com ascaridíase e fármacos como salicilatos, cloroquina e penicilina, piroxicam, hidroxicloroquina, ampicilina, espironolactona, amitriptilina, cimetidina, ouro, hidroclorotiazida, vitamina K, finasterida e G-CSF. Admite-se a possibilidade de reações de hipersensibilidade a proteínas alimentares.

Também têm sido registrados casos de eritema anular centrífugo associado a inúmeras outras afecções, trombocitopenia, policitemia vera, disproteinemias, síndrome hipereosinofílica, crioglobulinemia, doenças endócrinas, como hipertireoidismo, tireoidite de Hashimoto, síndrome autoimune poliglandular tipo I, sarcoidose, policondrite recidivante, lúpus eritematoso sistêmico (LES), doença por IgA linear, hepatites autoimunes e outras doenças hepáticas.

Manifestações clínicas

As lesões são, geralmente, múltiplas e se apresentam como placas eritematosas, levemente edematosas, urticariformes, formando lesões anulares, arciformes ou policíclicas. Há tendência à progressão centrífuga das lesões, por meio das bordas urticariformes e regressão central com formação de colaretes descamativos na porção interna da borda edematosa (**Figura 44.8**). As lesões individuais desaparecem, sendo substituídas por lesões novas nas mesmas áreas ou em novos pontos. As áreas mais frequentemente acometidas são o tronco, a parte proximal dos membros, a região glútea e, raramente, a face. As lesões podem ser discretamente pruriginosas.

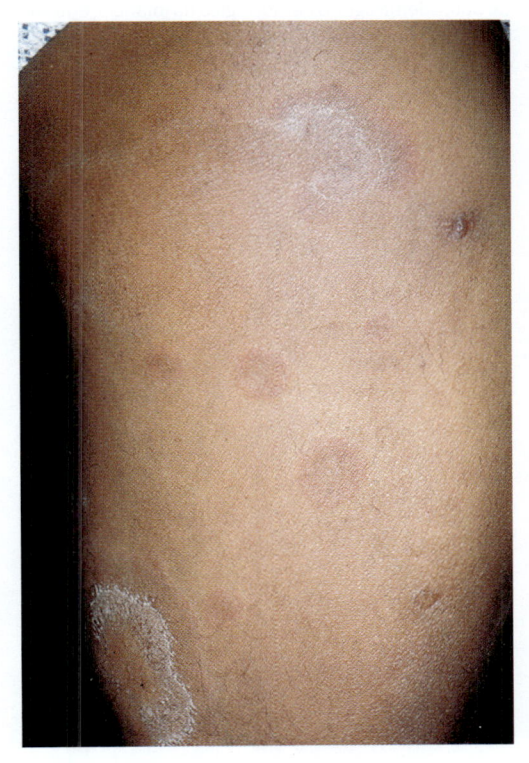

▲ **Figura 44.8** Eritema anular centrífugo. Lesões anulares com bordas eritematoescamosas.

Alguns autores reconhecem duas formas de eritema anular centrífugo, uma superficial e outra profunda, sem nenhuma correlação reconhecida com fatores etiopatogênicos. Na forma superficial, as bordas não são infiltradas, predomina a descamação e, às vezes, existe leve prurido. Na forma profunda, as bordas são infiltradas, não há descamação e não há prurido.

Histopatologia

Há manguitos de células inflamatórias em torno dos vasos dérmicos. O infiltrado é predominantemente linfocitário com histiócitos e, às vezes, eosinófilos.

Diagnose

Clínica, é corroborada por exame histopatológico de compatibilidade. Devem ser considerados na diagnose diferencial: formas anulares de urticária, tinha do corpo, sarcoidose, lúpus eritematoso subagudo, linfomas e pseudolinfomas, outros eritemas migratórios, dermatite herpetiforme, psoríase, pitiríase rósea, fases iniciais de doenças bolhosas autoimunes antecedendo o aparecimento de bolhas, pênfigos, penfigoide bolhoso, dermatite herpetiforme e dermatite por IgA linear; doença de Still, edema agudo hemorrágico da infância, eritema necrolítico migratório e, eventualmente, hanseníase.

Tratamento

Deve-se, sempre, tentar encontrar a possível causa e afastá-la. Pode-se, empiricamente, usar medicamentos antifúngicos, visando possíveis focos de cândida ou dermatófitos, e antibióticos, com atenção nas infecções bacterianas. Podem ser tentados anti-histamínicos, anti-inflamatórios não hormonais e antimaláricos. Os corticosteroides sistêmicos são muito efetivos, porém sua interrupção determina, em geral, recidiva das lesões.

A variante eosinofílica responde a antimaláricos. Há relato de caso tratado com sucesso com etanercepte. Topicamente, podem ser empregados corticosteroides tópicos, calcipotriol, tacrolimo e pimecrolimo. Uma alternativa que pode ser empregada em casos intensos e resistentes é a fototerapia com UVB *narrow band*.

Eritema crônico migratório

Considerado uma manifestação da borreliose (ver Capítulo 31).

Eritema *gyratum repens*

Eritema persistente, considerado marcador de câncer visceral (ver Capítulo 67).

45
Granulomas não infecciosos

Existem várias enfermidades cujo substrato histológico é constituído por inflamações granulomatosas de origem não infecciosa com acometimento cutâneo, cutaneomucoso ou cutâneo-sistêmico.

SARCOIDOSE

Doença inflamatória, de etiologia desconhecida, que apresenta quadro histopatológico específico, representado por granulomas de células epitelioides. É afecção sistêmica que atinge a pele e outros órgãos como pulmões, linfonodos, olhos, baço, fígado e ossos.

Manifestações clínicas

Há duas formas de sarcoidose, uma aguda ou subaguda e outra crônica. Na forma aguda ou subaguda, o quadro é de eritema nodoso, com febre, adenopatia hilar e eventualmente, linfonodos cervicais, poliartrite e uveíte anterior aguda. Na forma crônica, há lesões cutâneas em cerca de 25% dos casos, excepcionalmente, como as únicas manifestações. As lesões cutâneas são muito mais frequentes nas mulheres.

As principais manifestações *cutâneas* da sarcoidose são:

- **Eritema nodoso:** A manifestação inespecífica mais comum. Ocorre nas formas agudas e subagudas da enfermidade, com mais frequência em mulheres jovens, e 50% dos casos acompanham-se de febre, mal-estar e artralgias. O eritema nodoso acompanhado de febre, adenopatia hilar e poliartrite migratória constitui a síndrome de Löfgren.
- **Lupus pérnio:** A manifestação cutânea mais característica, atingindo predominantemente mulheres e, nestas, particularmente as porções centrais da face (o nariz e os lábios) e as orelhas, sob a forma de lesões eritematopapulosas, nódulos e placas de cor vermelho-violácea, com telangiectasias (**Figura 45.1**).
- **Lesões em placas:** Placas anulares, infiltradas, violáceas, de centro atrófico regressivo com telangiectasias (angiolupoide), localizadas, mais frequentemente, de modo simétrico, na face, no dorso, nas nádegas e nos membros inferiores (**Figura 45.2**). Quando descamativas, assumem aspecto psoriasiforme.
- **Lesões maculopapulosas:** Lesões disseminadas, isoladas ou agrupadas constituídas por pápulas liquenoides ou pequenos nódulos de coloração vermelho-acastanhada que, à vitropressão, tornam-se amarelados (cor de geleia de maçã). As áreas preferencialmente acometidas são a face, em particular as pálpebras, as regiões periorbitárias, o sulco nasolabial e o dorso (**Figura 45.3**).
- **Nódulos subcutâneos (sarcoidose de Darier-Roussy):** Nódulos subcutâneos indolores, em geral recobertos por pele de aspecto normal, no tronco e nas pernas.
- **Lesões cicatriciais sarcóideas:** Cicatrizes resultantes de traumatismos, biópsias ou cirurgias, ou mesmo de tatuagens, podem assumir aspecto sarcóideo, isto é, sofrem infiltração, tornando-se eritematoacastanhadas e amareladas à vitropressão. Existem manifestações clínicas atípicas muito raras representadas por eritrodermia, formas ictiosiformes, atróficas, ulceradas, verrucosas e psoriasiformes, alopecia, lesões hipopigmentadas constituídas por placas hipocrômicas levemente infiltradas e, ainda, lesões simuladoras de eritema polimorfo.

- **Lesões ungueais:** Pode haver hiperconvexidade das unhas, hiperqueratose subungueal e onicólise.
- **Lesões mucosas:** Pode haver acometimento da mucosa oral, gengival, do palato e das glândulas salivares.

As manifestações *extracutâneas* da sarcoidose predominam no quadro clínico, e múltiplos órgãos podem ser acometidos:

- **Pulmões:** Apresentam desde linfadenopatia hilar bilateral isolada ou associada a infiltrados parenquimatosos no pulmão até infiltrados isolados e fibrose pulmonar intensa. Essas alterações determinam o aparecimento de dispneia, tosse e dor torácica.
- **Olhos:** A lesão mais comum é a uveíte granulomatosa, que pode ser aguda ou crônica.
- **Linfonodos:** Mais acometidos por linfadenomegalia discreta, não dolorosa e móvel, os linfonodos cervicais, axilares, epitrocleares e inguinais. Linfadenomegalias hilares bilaterais são frequentes.
- **Hepatoesplenomegalia:** Pode ocorrer pela presença de granulomas no fígado e no baço.
- **Trato gastrintestinal:** Acometido menos frequentemente. Podem ocorrer lesões no esôfago, no estômago e no intestino, por vezes é necessária a diagnose diferencial com a ileíte de Crohn.
- **Aparelho cardiovascular:** Podem ocorrer granulomas miocárdicos capazes de provocar arritmias, insuficiência cardíaca, alterações valvulares e infartos.
- **Sistema osteoarticular:** Artrites de joelhos, tornozelos, cotovelos, punhos e pequenas articulações podem ocorrer na sarcoidose, simulando doenças reumáticas. Além disso, é possível ocorrer lesões ósseas císticas, particularmente nas falanges, produzindo, às vezes, os "dedos em salsicha" (**Figura 45.4**).

Outros acometimentos sistêmicos (renal, de glândulas salivares, do trato respiratório superior, da hipófise, tireoide, paratireoide e suprarrenais e mesmo do

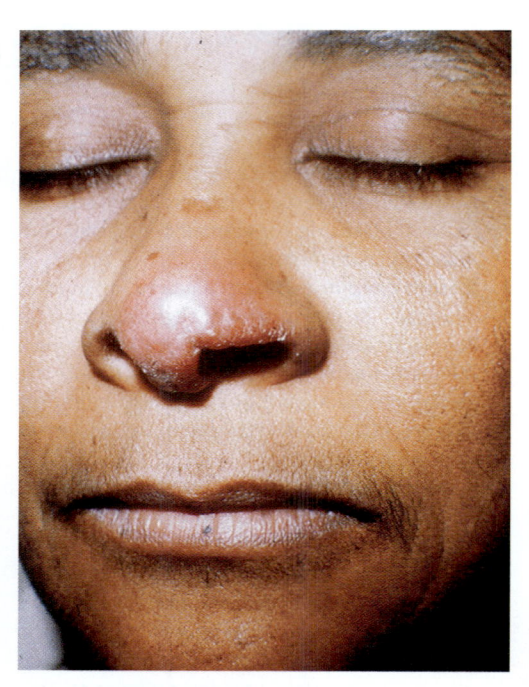

▲ **Figura 45.1** Sarcoidose. Lúpus pérnio. Placa papulosa eritematosa no nariz.

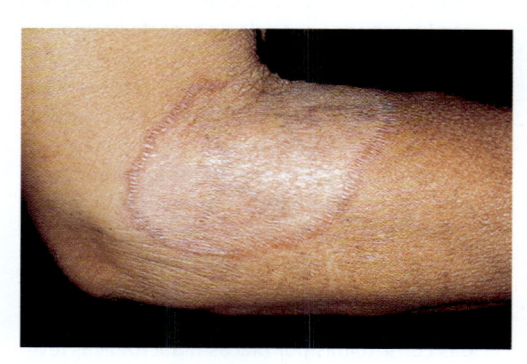

▲ **Figura 45.2** Sarcoidose. Placa anular de bordas infiltradas e centro atrófico.

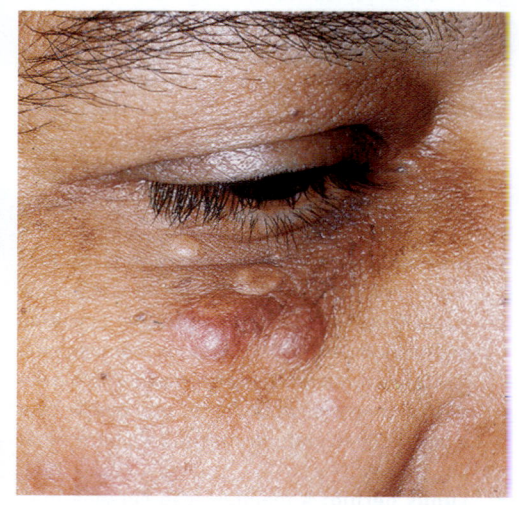

▲ **Figura 45.3** Sarcoidose. Lesões papulonodulares em placa na região infraorbitária.

Granulomas não infecciosos | 479

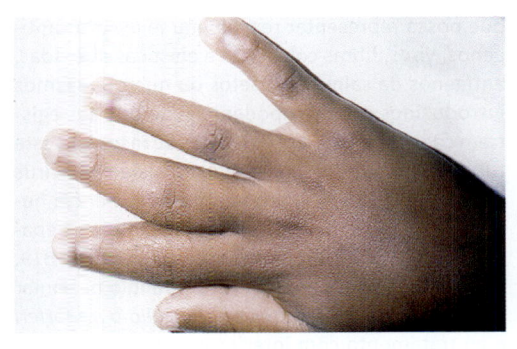

▲ **Figura 45.4** Sarcoidose osteoarticular. "Dedos em salsicha" por cistos ósseos nas falanges.

sistema nervoso central [SNC], com lesões dos nervos cranianos e hipotálamo) são menos comuns.

Há certa associação entre os tipos de manifestação cutânea e as lesões viscerais. O eritema nodoso é mais frequente em mulheres dos 20 aos 40 anos, no período pós-puberdade, na gravidez e no pós-parto, e costuma acompanhar as adenopatias mediastinais da sarcoidose. O lúpus pérnio associa-se a lesões sarcóideas do trato respiratório superior (50%) e a lesões pulmonares (75%). É um indicador de sarcoidose fibrótica crônica associando-se com frequência a lesões fibróticas crônicas de pulmão, ossos, linfonodos e uveíte crônica. As formas em placa mais comumente se associam a fibrose pulmonar, cistos ósseos, linfadenopatias e uveíte. As versões maculopapulosas ocorrem paralelamente à uveíte aguda, às linfadenopatias periféricas e aos aumentos da parótida.

Existe uma forma clínica de sarcoidose própria de crianças com menos de 4 anos de idade caracterizada por lesões cutâneas, alterações oculares e lesões articulares. Lesões pulmonares normalmente não estão presentes, mas podem ter aparecimento tardio. As lesões cutâneas são pequenas pápulas eritemato-acastanhadas, frequentemente disseminadas, com evolução em surtos e que, na involução, podem deixar cicatrizes. A uveíte anterior pode provocar cegueira, e as lesões articulares ocorrem em cerca de 60% dos portadores e se caracterizam por edema não doloroso que confere aspecto fusiforme aos dedos e punhos.

Histopatologia

O granuloma sarcóideo caracteriza-se por acúmulos de células epitelioides, por gigantócitos raros ou ausentes, sem halo linfocitário (granulomas desnudos) ou rodeados por estreita faixa de células linfoides.

Os granulomas sarcóideos são nitidamente delimitados e se localizam na porção média ou inferior da derme, que não apresenta necrose central.

Diagnose

Deve ser confirmada por meio do exame histopatológico, do exame radiológico pulmonar e ósseo e da negatividade das colorações e culturas para microrganismos produtores de infecções granulomatosas. Outros achados laboratoriais expressam depressão da imunidade celular. Há linfopenia com diminuição da relação linfócitos T *helper* e T supressores por aumento dos linfócitos T supressores. Há evidências de exacerbação da imunidade humoral, aumento das imunoglobulinas, IgA, IgM, IgG, e presença de imunocomplexos circulantes. A taxa CD4/CD8 > 3,5 é sugestiva de sarcoidose. O derivado proteico purificado (PPD) é geralmente negativo.

Na diagnose, é importante o *teste de Kwein*, que consiste na injeção intradérmica de 0,1 mL de suspensão de tecido sarcóideo, obtido de baço ou linfonodo com sarcoidose, e que é lido por exame histopatológico após 6 a 8 semanas. O encontro de infiltrado de células epitelioides indica a positividade do teste.

O diagnóstico radiográfico da sarcoidose é feito pelo estudo radiológico do tórax. Contudo, o exame de escaneamento com o Gálio 67 (Ga67) pode demonstrar o aspecto de sinal de "panda" e/ou "lambda" na face e no tórax, respectivamente, o que pode auxiliar e complementar outros exames diagnósticos. O sinal de "panda" é o aspecto imagenológico de um urso-panda determinado pela captação do Ga67 pelas glândulas lacrimais e parótidas com granulomas sarcóideos. O sinal de "lambda" é dado pela absorção do Ga67 pelos linfonodos hilares pulmonares aumentados que formam a letra grega λ (lambda).

Na sarcoidose, pode ocorrer também hipercalcemia por aumento da absorção intestinal de cálcio. Em 60% dos casos de sarcoidose, há aumento de enzima conversora de angiotensina (ECA) por produção ao nível das células epitelioides nos granulomas.

A diagnose diferencial das lesões cutâneas da sarcoidose deve ser feita em relação às infecções granulomatosas como tuberculose, sífilis, hanseníase tuberculoide, leishmaniose tegumentar e blastomicose, lembrando que, na hanseníase tuberculoide, a alteração da sensibilidade é fundamental para a diagnose. Devem ainda ser diferenciados o granuloma anular, o granuloma facial, o lúpus eritematoso discoide (LED), o lúpus eritematoso cutâneo subagudo (LECS), o linfocitoma cútis, a necrobiose lipoídica, a psoríase e a tínea *corporis*.

Tratamento

No tratamento da sarcoidose, devem-se considerar as duas formas, aguda ou subaguda e crônica. A forma aguda ou subaguda pode evoluir espontaneamente para a cura, com a possibilidade de tratamento com fármacos anti-inflamatórios como a oxifenilbutazona e, eventualmente, corticosteroide. Nas formas crônicas, emprega-se corticosteroide via sistêmica, de acordo com as localizações da doença, como prednisona, em doses fracionadas de 20 a 40 mg/dia, e, após regressão das lesões, tenta-se a menor dose de manutenção possível, de preferência em dias alternados. Para as lesões cutâneas, pode-se usar corticosteroide tópico ou por infiltrações semanais com acetonida de triancinolona, nas concentrações de 2 a 5 mg/mL, e tacrolimo tópico. Se houver contraindicação a corticosteroide, pode-se usar a oxifenilbutazona ou a cloroquina. Esta última é particularmente útil no tratamento do lúpus pérnio e da fibrose pulmonar, na dose inicial de 250 a 500 mg/dia. Também pode ser utilizada a hidroxicloroquina, 200 a 400 mg/dia. Os antimaláricos podem ser usados associadamente aos corticosteroides para diminuir as doses necessárias ao controle do quadro.

Outros medicamentos possíveis são os imunossupressores, dos quais o que propicia melhores resultados é o metotrexato. Podem ser empregados a clorambucila, a azatioprina e a ciclofosfamida. Foram também empregados, com resultados variáveis: colchicina; talidomida, 50 a 300 mg/dia; alopurinol, 100 a 300 mg/dia; minociclina, 200 mg/dia; isotretinoína, 1 mg/kg/dia; e, mais recentemente, existem relatos da utilização de fármacos biológicos, particularmente o infliximabe, anticorpo monoclonal IgG1 anti TNF-α e o adalimumabe.

Outros medicamentos menos comumente empregados são a talidomida, 50 a 200 mg/dia, e a pentoxifilina, 400 mg/dia.

Pode ser considerada a retirada cirúrgica de pequenas lesões ou de lesões ulceradas.

GRANULOMA ANULAR

Dermatose benigna, de causa desconhecida, caracterizada por pápulas dérmicas necrobióticas com infiltrado inflamatório granulomatoso, confluentes, em configuração geralmente anular. A causa do granuloma anular é desconhecida, mas admite-se que possa representar reação imune a vários antígenos, vírus, fibras colágenas e elásticas alteradas, antígenos da saliva de insetos ou microrganismos introduzidos por artrópodes (desde que se registram casos surgidos após picadas de insetos), teste tuberculínico, infecções virais, inclusive por vírus Epstein-Barr (EBV), vírus da imunodeficiência humana (HIV) e herpes-zóster, vacinação para hepatite B e hepatites B e C crônicas e parvovírus B19. Também se relacionaram casos de granuloma anular à tuberculose, a infecções por *Borrelia burgdorferi* e ao tratamento com interferon-α peguilado para hepatite B. Há relatos de casos com possível ligação a substâncias como ouro, alopurinol, diclofenaco, daclizumabe, inibidores dos canais de cálcio, quinidina, amlodipina e calcitonina.

Manifestações clínicas

Caracteriza-se por elementos papulonodulares, da cor da pele ou rosados, que tendem a se agrupar formando anéis ou arcos de círculos. Pode haver uma única lesão, mas geralmente há várias, de localização mais comum no dorso dos dedos, das mãos e dos pés, podendo ocorrer também nos antebraços, nos braços, nas pernas e nas coxas (**Figura 45.5**). A afecção é crônica, benigna e não pruriginosa, podendo involuir espontaneamente, em geral nos primeiros 2 anos da doença. Existem formas atípicas menos características – formas perfurantes e micropapulosas –, nas quais se observa ligeira umbilicação central, exigindo diagnóstico diferencial com verruga plana e líquen nítido (**Figura 45.6**). Acometem mais frequentemente as mãos e os dedos. Formas nodulares podem ocorrer e se apresentam como nódulos subcutâneos recobertos por pele normal, exigindo diagnóstico diferencial com nódulos reumáticos – é o chamado *granuloma anular profundo*. Ocorre mais frequentemente nas pernas, nas nádegas, nos pulsos e nos dedos das mãos e dos pés, na face e no couro cabeludo de crianças e jovens.

Em 15% dos casos, particularmente em adultos, há formas disseminadas de granuloma anular. Toda a superfície corpórea pode ser acometida, mas as lesões atingem particularmente o tronco, o pescoço e as superfícies de extensão dos cotovelos. As lesões podem ser tipicamente anulares ou apenas papulosas (**Figura 45.7**). Alguns casos relacionam-se com exposição solar, e observa-se esporadicamente associação com diabetes melito, sendo necessário diagnóstico diferencial em relação a sífilis, sarcoidose e líquen plano anular. Existem descrições de casos associados

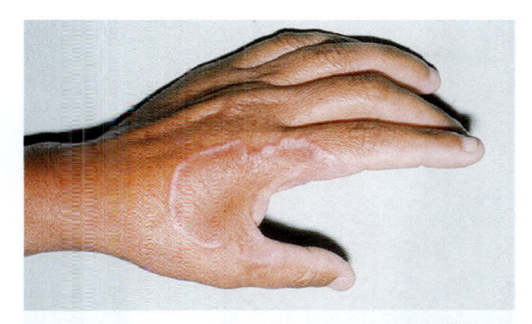

▲ **Figura 45.5** Granuloma anular. Lesão anular com borda papulosa e centro deprimido na mão.

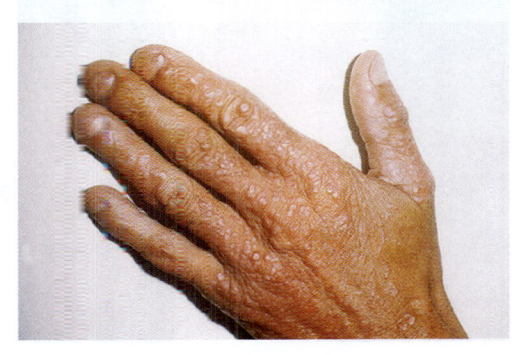

▲ **Figura 45.6** Granuloma anular. Forma micropapulosa. Micropápulas umbilicadas no dorso dos dedos e na mão.

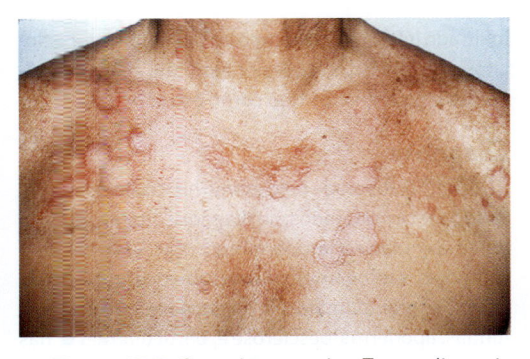

▲ **Figura 45.7** Granuloma anular. Forma disseminada. Múltiplas lesões anulares.

a tumores sólidos, linfomas Hodgkin e não Hodgkin e à micose fungoide granulomatosa. Nessas condições, o granuloma anular associado se expressa por meio de lesões atípicas com lesões dolorosas em localizações pouco frequentes, como as regiões palmo-plantares. O granuloma anular também pode se localizar em cicatrizes de zóster e é observado em doentes infectados pelo HIV. Existem, ainda, formas eritematosas arciformes semelhantes ao eritema polimorfo ou ao eritema anular centrífugo, que ocorrem principalmente no tronco.

A doença atinge mais frequentemente crianças e mulheres.

Histopatologia

O quadro histopatológico é sugestivo, com áreas de necrobiose do colágeno na derme superior e média, em torno das quais há infiltrado em paliçada compacto, constituído por histiócitos, linfócitos e fibroblastos.

Diagnose

Nas formas clássicas, é simples; nas atípicas e disseminadas, é imprescindível a diagnose histopatológica. Os diagnósticos diferenciais devem compreender outras lesões anulares: eritema anular centrífugo; eritema crônico migratório; placas anulares de micose fungoide; líquen plano anular; e larva *migrans*. Outras lesões granulomatosas devem ser afastadas, como tuberculose, sarcoidose, necrobiose lipoídica e dermatite granulomatosa intersticial. As formas papulosas devem ser diferenciadas dos xantomas, das picadas de inseto, das histiocitoses, da amiloidose nodular e do eritema elevado diutino. As formas arciformes devem ser diferenciadas da sífilis tardia, da larva *migrans*, do eritema polimorfo e do LECS. As formas profundas exigem diagnose diferencial com nódulos reumatoides, nódulos da febre reumática e sarcoidose. As formas perfurantes devem ser distinguidas da foliculite perfurante, da elastose *perforans* e da doença de Kyrle.

Tratamento

Consiste na injeção intralesional de triancinolona acetonida. Curativo tópico oclusivo com pomada de corticosteroide é menos efetivo.

Outro recurso é a crioterapia, com aplicação na lesão, de neve carbônica ou nitrogênio líquido. Fato reconhecido de longa data é que a biópsia da lesão produz, às vezes, o seu desaparecimento. Foram descritas associações da forma disseminada de granuloma anular com diabetes melito e verminoses, que devem ser excluídos. Nas formas disseminadas de granuloma anular, a administração sistêmica de corticosteroide é efetiva, sendo também indicados a dapsona e, eventualmente, clorambucila, antimaláricos, hidroxicloroquina (6 mg/kg/dia), cloroquina (3 mg/kg/dia), nicotinamida (500 mg, 3 vezes/dia), isotretinoína (0,5-0,75 mg/kg/dia), ciclosporina

(3-4 mg/kg/dia) e pentoxifilina (400 mg, 3 vezes/dia). Também há relatos de sucesso com o uso de fototerapia (PUVA e UVA-1).

NECROBIOSE LIPOÍDICA

Ocorre em 0,3% dos diabéticos e, em dois terços dos doentes, há associação com diabetes melito, mais frequentemente do tipo 1. Também tem sido descrita em associação com diabetes tipo 2. Existem estudos que apontam que diabéticos com necrobiose lipoídica têm maior risco de desenvolverem nefropatia e retinopatia comparativamente a diabéticos sem necrobiose lipoídica.

Em 60% dos casos, o diabetes precede o diagnóstico de necrobiose lipoídica, e, em 25% dos casos, a necrobiose coincide com o início do diabetes.

Também existem relatos da associação da necrobiose lipoídica com doença de Crohn, retocolite ulcerativa, ataxia-telangiectasia e sarcoidose.

Manifestações clínicas

A doença ocorre em qualquer idade, porém é mais frequente em adultos de meia-idade e três vezes mais comum nas mulheres em relação aos homens. As lesões localizam-se caracteristicamente nas superfícies anteriores e laterais da porção inferior das pernas, uni ou bilateralmente, mas, em cerca de 15% dos casos, aparecem também em outras regiões, especialmente antebraços, dorso das mãos e, eventualmente, couro cabeludo. Caracterizam-se por uma ou mais placas de cor violácea na periferia e amareladas no centro, bem demarcadas. Após algum tempo, há crescimento centrífugo lento, com involução central. O aspecto da superfície é atrófico ou esclerodermiforme, podendo chegar à ulceração. Chamam a atenção as telangiectasias da superfície da lesão (Figura 45.8).

Como complicação, a necrobiose lipídica pode sofrer ulcerações por trauma, e, neste caso, as lesões tornam-se dolorosas. Eventualmente, as ulcerações podem sofrer infecção secundária. Descreve-se, na necrobiose lipoídica, a presença de fenômeno de Köbner com reprodução das lesões em áreas de trauma, injeção e cicatrizes cirúrgicas. Existem casos relatados de surgimento de carcinoma espinocelular sobre lesões crônicas de necrobiose lipoídica.

O curso é crônico, ocorrendo, em raros casos, regressão espontânea.

Histopatologia

O exame histopatológico revela áreas de degeneração do colágeno da derme, alterações vasculares e

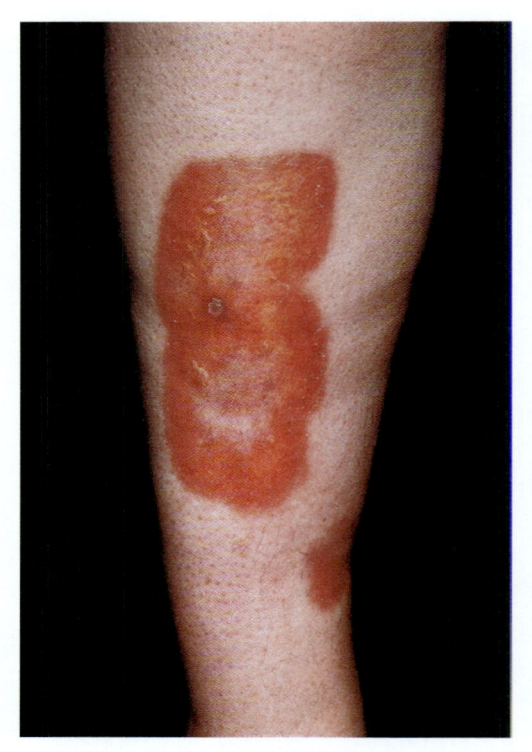

▲ **Figura 45.8** Necrobiose lipoídica. Placas com áreas amareladas e centro atrófico no membro inferior.

infiltrado inflamatório composto por linfócitos, histiócitos e fibroblastos e, ocasionalmente, células epitelioides e gigantócitos tipo corpo estranho.

Diagnose

É clínica, corroborada pelo exame histopatológico, devendo ser considerados, na diagnose diferencial, granuloma anular, esclerodermia em placas, sarcoidose, xantomas, xantogranuloma necrobiótico, paniculites, infecções granulomatosas, hanseníase, micoses profundas, lipodermatoesclerose e, particularmente nas lesões ulceradas, sífilis tardia.

Tratamento

Não existe tratamento satisfatório. Quando da presença de diabetes, este deve ser controlado, embora, aparentemente, o procedimento não influencie o quadro de necrobiose lipoídica. Podem ser empregados os corticosteroides topicamente em curativos oclusivos e, em alguns casos, por meio de infiltrações intralesionais. Também tem sido empregado tacrolimo tópico a 0,1%.

Existem relatos da utilização de corticosteroides sistêmicos por algumas semanas, embora, na presença de diabetes, o quadro metabólico geral possa piorar. O uso de fármacos que diminuem a adesividade plaquetária (ácido acetilsalicílico, em doses baixas, 3,5 mg/kg, a cada 48 horas; e dipiridamol, 225 mg/dia) pode ser tentado. Em lesões ulceradas, pode ser útil peróxido de benzoíla a 10 ou 20% após limpeza com soro fisiológico. Outras opções terapêuticas que podem ser experimentadas são nicotinamida, clofazimina, pentoxifilina, niacinamida, estanozolol, ciclosporina, cloroquina, hidroxicloroquina, fototerapia com UVA, PUVA, terapia fotodinâmica e *dye laser*. Mais recentemente, há relatos do emprego de micofenolato de mofetila, oxigênio hiperbárico, curativos com pele artificial, fator estimulador de colônias de granulócitos (G-CSF) tópico e infliximabe. Em casos excepcionais, ulcerados, pode ser feita a exérese cirúrgica com enxertia.

NÓDULOS REUMATOIDES

O aparecimento de nódulos subcutâneos é relatado em 20% dos doentes de artrite reumatoide. Podem atingir até 2 cm e ocorrem particularmente em áreas submetidas a pequenos e repetidos traumatismos: face ulnar nos antebraços e cotovelos; e, menos frequentemente, dorso das mãos, joelhos, tornozelos, escápula, sacro, nádegas e orelhas. Apresentam-se como nódulos duros, de localização subcutânea ou dérmica, e podem ulcerar-se em consequência de traumatismos, pressão, fenômenos isquêmicos de vasculite – nesses casos, é possível advir infecção bacteriana secundária. Podem atingir inclusive órgãos internos, como o pulmão e o coração, assim como os músculos.

O aspecto histopatológico é característico, com uma área central de necrose fibrinoide envolta por halo de histiócitos.

O tratamento é o da doença sistêmica. Os nódulos reumatoides devem ser distinguidos dos *reumáticos* e do granuloma anular profundo.

GRANULOMAS DE CORPO ESTRANHO

Proteínas e substâncias estranhas podem ocasionar reações inflamatórias na pele, caracterizadas por pápulas, nódulos, placas ou tumorações eritematocastanhadas que podem ou não ulcerar-se e, evolutivamente, tornar-se duras em consequência de fibrose. Podem, ainda, surgir lesões liquenoides, tipo granuloma piogênico e lesões fistulosas crônicas.

Picadas de insetos podem causar lesões papulonodulares, geralmente pruriginosas, e que, histopatologicamente, são passíveis de apresentar infiltrados granulomatosos. Há granulomas de corpo estranho em torno de suturas e na introdução na pele de óleos, sílica, silicone, zircônio, berílio, amido, corantes e, atualmente, por vários tipos de materiais médicos introduzidos na pele com finalidades de preenchimento para tratamentos estéticos. Mesmo material próprio do paciente (como epiderme, pelos e material ungueal), se introduzido na derme, pode provocar reações inflamatórias do tipo corpo estranho.

Histopatologia

Caracteriza-se por granulomas com células epitelioides, linfócitos e células gigantes de corpo estranho. O material introduzido na pele pode ser observado por meio de colorações hematoxilina-eosina (H.E.) e, às vezes, são necessárias outras colorações, como ácido periódico de Schiff (PAS) ou exame de luz polarizada.

- **Oleoma:** Causado por óleo mineral ou óleos vegetais usados como veículos para injeções. Clinicamente, há tumorações ou placas endurecidas, fistulizadas ou ulceradas, nos locais das injeções oleosas (**Figura 45.9**). O quadro clínico pode levar anos para se desenvolver. A histopatologia mostra aspecto característico, de largas cavidades, comparado à aparência de queijo suíço. O tratamento é sintomático, quando não for possível a retirada cirúrgica das lesões.
- **Silicone:** Quadro símile ao do oleoma tem sido descrito pelo uso de silicone empregado para cirurgia corretiva das mamas e rugas ou modificação dos contornos corpóreos. O quadro se caracteriza por nódulos inflamatórios indolentes que,

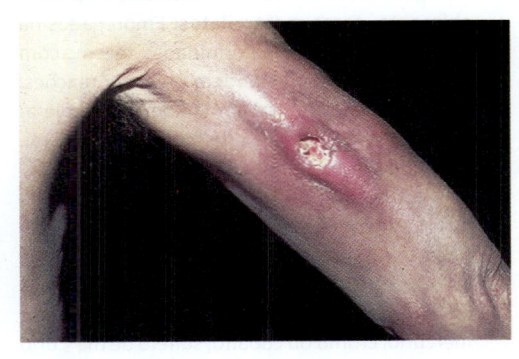

▲ **Figura 45.9** Granuloma de corpo estranho. Oleoma. Placa infiltrada com ulceração central.

quando localizados no subcutâneo, configuram verdadeira paniculite, e podem, inclusive, ulcerar. O tratamento é muito difícil, com corticosteroides intralesionalmente associados à administração de antibióticos e, quando possível, com a retirada cirúrgica dos granulomas.

- **Sílica:** Ferimentos eventualmente impregnados com partículas de terra contendo sílica ou com vidro podem, após meses ou anos, apresentar, na área cicatricial, pápulas ou nódulos, por reação de corpo estranho. Como essas lesões ocorrem em áreas cicatriciais, o diagnóstico diferencial deve ser feito com a sarcoidose, em que também podem existir lesões sobre cicatrizes.
- **Zircônio:** Nas axilas, foi descrita erupção papulosa vermelho-acastanhada, com reação inflamatória tipo corpo estranho, em virtude do zircônio existente em desodorantes.
- **Berílio:** Granulomas por berílio foram descritos na pele, resultantes de ferimentos por bulbos de lâmpadas fluorescentes feitas com sílica e berílio. Na beriliose sistêmica, pela inalação do berílio, eventualmente, aparecem nódulos cutâneos.
- **Amido:** Granulomas de corpo estranho podem ocorrer em incisões cirúrgicas por amido autoclavado com luvas.
- **Zinco:** Pode produzir granulomas em áreas de injeção de insulina contendo zinco. Formam-se nódulos que, no início, podem drenar material e, posteriormente, evoluem para fibrose. Se incômodos, devem ser retirados em cirurgia.
- **Alumínio:** Pode produzir reações granulomatosas por hipersensibilidade quando introduzido como adjuvante de vacinas. Formam-se nódulos subcutâneos persistentes.
- **Colágeno bovino e outros materiais de preenchimento, como metacrilatos:** Empregados na correção de rugas ou deformidades, mesmo com teste prévio negativo, podem provocar reações. Nas reações de hipersensibilidade, a área injetada torna-se endurada e eritematosa e, em geral, involui em alguns meses, mas, às vezes, evolui para a formação de abscessos. Nas reações não imunes, ocorre necrose localizada nas áreas injetadas por provável lesão vascular.
- **Tatuagens:** Granulomas podem surgir em áreas de tatuagens, com certos corantes à base de mercúrio, cromo ou cobalto, sulfeto de mercúrio (vermelho), óxido de cromo (verde), aluminato de cobalto (azul), óxido de ferro (marrom) e sulfeto de cádmio (amarelo) (**Figura 45.10**). Além das tatuagens intencionais com fins decorativos, existem as acidentais, quando certos pigmentos são introduzidos na pele e produzem reação granulomatosa. É o caso de partículas de carvão que penetram em ferimentos de trabalhadores em minas, inoculação de poeira e outras partículas em acidentes; partículas de amálgama introduzidas nas gengivas e na mucosa bucal por tratamentos dentários geradoras de manchas escuras irregulares que exigem diagnose diferencial com lentigos, nevos e melanoma. Também ocorre a introdução de ferro na pele a partir de acidentes com metais e após injeção subcutânea de preparados ferrosos, resultando em coloração inicialmente escura e, depois, acastanhada. Além disso, existem acidentes com armas de fogo que fazem penetrar na pele, geralmente da face, partículas de pólvora que devem ser removidas rapidamente, até os 3 primeiros dias do acidente, por dermoabrasão, sob pena de se ter quadro definitivo.

DOENÇA DE CROHN

Manifestações cutâneas

Processo granulomatoso não específico localizado no intestino, que ocorre em ambos os sexos, predominantemente entre os 20 e os 40 anos.

As fases de atividade da doença podem cursar com várias manifestações cutâneas:

- Alterações inflamatórias perianais, que podem se estender ao períneo, às nádegas e ao abdome; caracterizadas por úlceras, fístulas ou placas vegetantes, vitimam um terço dos doentes com ileíte de Crohn.

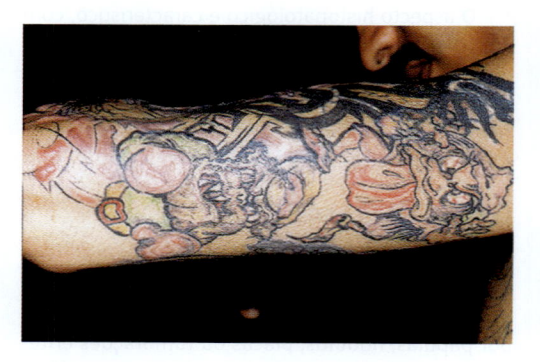

▲ **Figura 45.10** Granuloma de corpo estranho em virtude de tatuagem. Em determinados pontos, existem pápulas e nódulos eritematosos infiltrados.

- lesões caracterizadas por eritema e edema do escroto ou dos grandes lábios.
- Placas eritematosas que eventualmente ulceram formando placas ulceradas de bordas subminadas com fístulas localizadas mais frequentemente no abdome, no tronco, nas extremidades superiores, na face e nos lábios.
- Lesões orais ocorrem em 5 a 20% dos doentes de Crohn, e podem se manifestar por meio de nódulos granulomatosos, nódulos gengivais, lesões aftoides, ulcerações lineares, queilite angular, queilite granulomatosa, hiperplasia gengival, edema oral difuso e pioestomatite vegetante.
- Fístulas cutâneas (**Figura 45.11**).

Podem, ainda, ocorrer manifestações cutâneas reativas – poliarterite nodosa, eritema nodoso, eritema polimorfo, vasculite nodular, baqueteamento dos dedos, eritema palmar, epidermólise bolhosa adquirida e patergia.

Histopatologia

Nas lesões cutâneas e orais, encontra-se infiltrado inflamatório granulomatoso com tubérculos epitelioides, sem necrose de caseificação, com células gigantes tipo Langhans, idênticos aos encontrados nas lesões intestinais.

Diagnose

Clínica e histológica, deve correlacionar as lesões cutâneas à doença intestinal. Muitas doenças devem ser lembradas na diagnose diferencial de acordo com as características e localizações – micoses profundas, sarcoidose, tuberculose e micobacterioses atípicas, donovanose, esquistossomose genital, hidrosadenite,

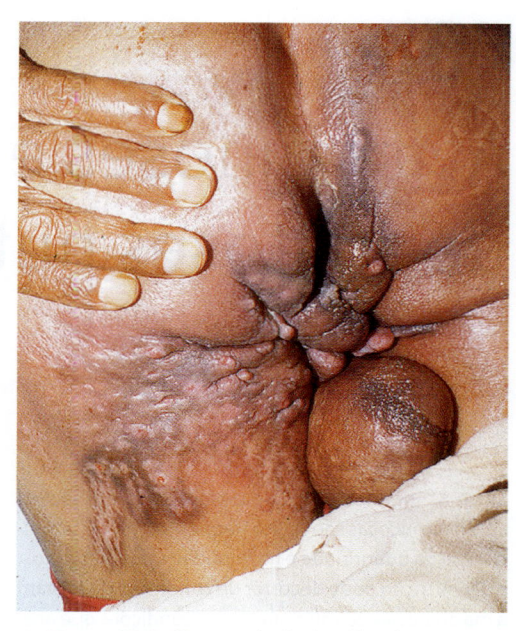

▲ **Figura 45.11** Doença de Crohn. Fístulas perianais.

pioderma gangrenoso, linfedema crônico e granulomas de corpo estranho.

As lesões cutâneas são paralelas ao processo intestinal, e seu tratamento é o da doença de base, clínico, com corticosteroides, sulfassalazina, mesalazina ou medicamentos biológicos como o infliximabe, anticorpo monoclonal quimérico IgG1 anti-TNF-α, ou, ainda, tratamento cirúrgico.

Em lesões cutâneas isoladas, na ausência de alterações sistêmicas, pode ser utilizado o metronidazol.

46
Avitaminoses e dermatoses nutricionais

Entre as manifestações de desnutrição, alterações cutaneomucosas são muito frequentes. Além da deficiência na quantidade e na qualidade dos alimentos, a desnutrição pode decorrer de condições que levam à má absorção dos alimentos e de condições que aceleram a passagem dos alimentos pelo trato digestivo, diminuindo sua absorção, como vômitos, diarreia e presença de fístulas.

DEFICIÊNCIA CALÓRICO-PROTEICA

É o problema de desnutrição mais frequente e pode se apresentar sob duas formas clínicas: *kwashiorkor* e marasmo.

Kwashiorkor

Quadro grave, eventualmente observado em nosso meio, produzido por deficiência de proteína associada à ingestão calórica adequada ou até excessiva de açúcares e farináceos.

O nome *kwashiorkor* é originário da África e significa "menino vermelho".

Patogenia

A causa mais comum do *kwashiorkor* é a ingestão insuficiente de proteína, associada à ingestão calórica adequada ou até excessiva de açúcares e farináceos. O processo pode ser secundário a doenças que comprometam a absorção proteica, como a fibrose cística. Também é observado em doentes por vírus da imunodeficiência humana (HIV), outros doentes graves e doentes submetidos a ressecções intestinais extensas.

Manifestações clínicas

O quadro clínico surge, geralmente, entre os 6 meses e os 5 anos. É comum sua manifestação por ocasião do desmame, pois a criança perde sua única fonte proteica (o leite materno) e são introduzidos farináceos na sua alimentação. Formas mínimas caracterizam-se por sequidão e descamação fina da pele, especialmente dos membros inferiores e do dorso. Nas formas graves, o aspecto é pelagroide, associando eritema, púrpura e pigmentação, localizados especialmente nas áreas de fraldas e saliências ósseas, regiões trocantéricas, tornozelos, joelhos e cotovelos. Quando se desprendem, essas lesões pelagroides deixam áreas de coloração rósea. Por vezes, nas regiões das dobras, surgem grandes áreas erodidas, e, nos lábios, sequidão, fissuração e queilite angular. Os doentes podem apresentar "face em lua cheia" por edema, sendo também frequente o edema de extremidades pela hipoalbuminemia. Os cabelos mostram-se esparsos, descorados, de cor castanho-claro ou louros e, por vezes, apresentam faixas claras e escuras, configurando o "sinal da bandeira", por alternarem-se áreas mais claras, correspondentes aos períodos de desnutrição, com mais escuras, relativas aos períodos de nutrição mais adequada (**Figura 46.1**). Em associação com o quadro cutâneo, há apatia, anorexia, irritabilidade, retardo do crescimento, hipoalbuminemia, edema generalizado, diarreia e hepatomegalia por infiltração gordurosa do fígado, que contribui para o aspecto protuso do abdome. Além disso, existem alterações psicomotoras e são frequentes as infecções por bactérias e cândida, pelo comprometimento geral dos doentes.

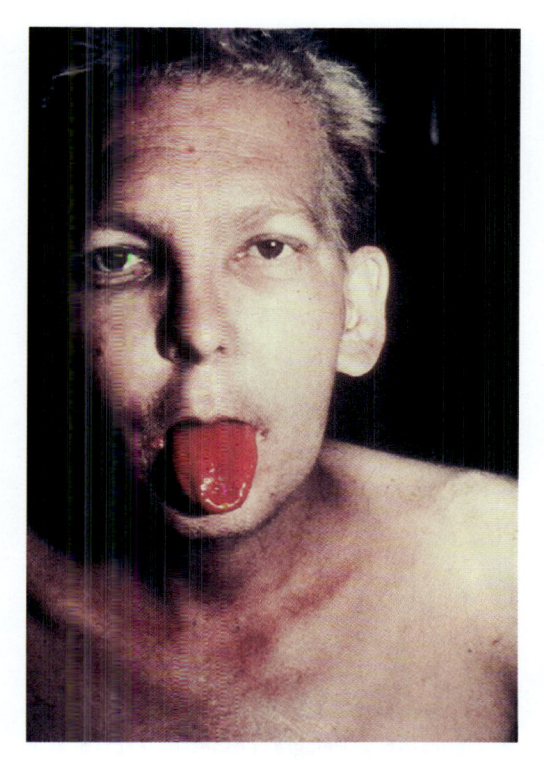

▲ **Figura 46.1** *Kwashiorkor*. Cabelos descorados e outros sinais de desnutrição (língua depapilada e estomatite angular).

Diagnose

Clínica, sendo importante a diagnose diferencial com a pelagra mais comum em adultos e na qual lesões ocorrem apenas em áreas fotoexpostas. Cabem, ainda, na diagnose diferencial, outras deficiências nutricionais, imunodeficiências, acrodermatite enteropática e histiocitoses de células de Langerhans.

Tratamento

Consiste em dieta adequada e correção de condições patológicas condicionantes da desnutrição, quando existirem. Topicamente, usam-se lubrificantes.

PELAGRA

Doença metabólica que se desenvolve em pacientes desnutridos cujas manifestações clínicas principais são dermatite, diarreia e demência (os "3 D"), ao lado de outros sinais de carência vitamínica. A luz solar é fator desencadeador e localizador das lesões da pelagra. A pressão, o atrito e o calor podem, também,

provocar o aparecimento de lesões dermatológicas de pelagra, em partes não expostas à luz.

Não se admite mais a carência única de niacina (vitamina B3) na pelagra. Existe carência de outros elementos do complexo B, como o triptofano, aminoácido essencial, que é convertido em niacina, elementos proteicos, lipídicos e minerais.

Em nosso meio, o aparecimento da pelagra está quase sempre ligado ao alcoolismo crônico. Observam-se, às vezes, casos de pelagra em pacientes abastados e, portanto, supostamente bem alimentados. Nestes, a doença resulta de regimes de emagrecimento mal orientados, associados ao alcoolismo. Manifestações cutâneas pelagroides podem ocorrer em circunstâncias patológicas diferentes da desnutrição, no curso de carcinoides funcionantes e no curso de terapêuticas com a hidrazida, pela competição metabólica desta com o ácido nicotínico. Outros fármacos podem causar pelagra, como a 6-mercaptopurina e o 5-fluorouracila.

A pelagra atinge todas as raças e é rara em suas manifestações típicas, na infância. No Brasil, ocorre durante todo o ano, porém, nos países de clima temperado, a maior incidência é na primavera e no verão, estações em que é mais intensa a radiação solar.

Manifestações clínicas

As manifestações iniciais e características da pelagra são as lesões dermatológicas, pois as alterações digestivas e nervosas são, na maioria das vezes, posteriores e pouco elucidativas.

Precedendo o aparecimento das lesões cutâneas, encontra-se, geralmente, história vaga de mal-estar, desânimo e tristeza.

A lesão cutânea inicial é representada por eritema vivo nas partes expostas à radiação solar, o qual se torna mais escuro, violáceo; depois, surgem as demais lesões, representadas por edema, bolhas, sufusões hemorrágicas, seguidas de hiperpigmentação e atrofia da pele. As lesões distribuem-se, obviamente, nas zonas expostas. Na face, formam máscaras até uma zona próxima ao couro cabeludo; no pescoço, tomam aspecto de colar ("colar de Casal"), que se estende para a nuca e dispõe-se em V na face anterior do tórax (**Figuras 46.2** e **46.3**).

As lesões mucosas são representadas, principalmente, por estomatite angular, edema doloroso da mucosa bucal e alterações linguais – língua lisa (com papilas atróficas, vermelha e brilhante) ou pigmentada (nos negros e mestiços). Há, também, alterações atróficas das mucosas gástrica e intestinal, o que justifica o aparecimento de diarreia.

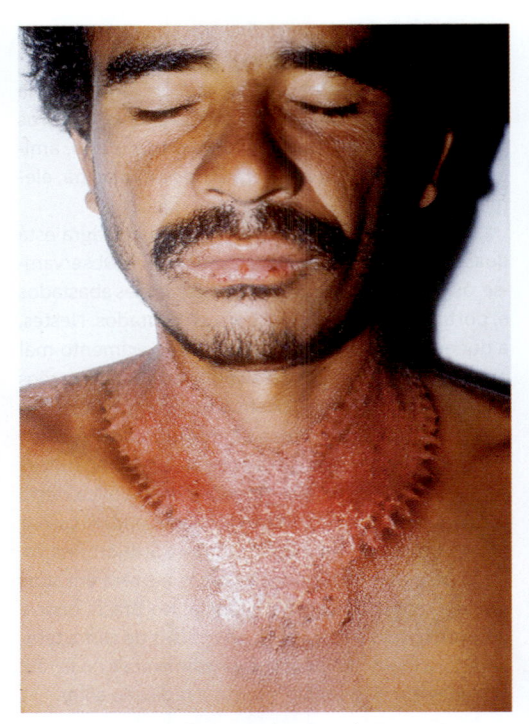

▲ **Figura 46.2** Pelagra. Lesões descamativas no pescoço e na região esternal ("colar de Casal").

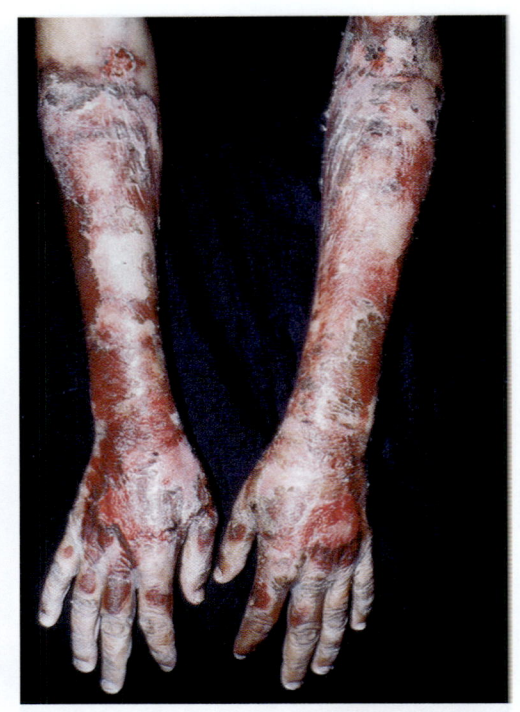

▲ **Figura 46.3** Pelagra. Lesões descamativas e hiperpigmentadas nos braços e no dorso das mãos.

As alterações anatômicas do encéfalo são mal conhecidas. O quadro clínico pode ser neurológico ou psiquiátrico. Neurites, tipo beri béri, são frequentes, podendo existir mal perfurante plantar.

As manifestações clínicas são muito variáveis em intensidade. Observam-se desde casos frustos (eritema pelagroso) até formas graves, com intenso comprometimento do sistema nervoso, que evoluem para coma e morte.

Diagnose

O diagnóstico da pelagra é clínico, pois não há provas conclusivas de laboratório.

Na diagnose diferencial, devem ser consideradas as porfirias, as reações de fotossensibilidade (inclusive por fármacos), a síndrome de Hartnup e o *kwashiorkor*.

A prognose é boa, nos casos leves e moderados, e má, nos casos com perturbações digestivas e nervosas graves.

Tratamento

Repouso no leito, com alimentação adequada. A exposição à luz solar deve ser evitada, e a abstenção do álcool é fundamental. A dieta deve ser hiperproteica e suplementada pela administração de ácido nicotínico ou niacinamida (100-300 mg/dia) e outras vitaminas do complexo B. Nos casos leves e moderados, a evolução é favorável, mesmo sem suplementação vitamínica, e, nos graves, a administração de vitaminas, por si só, não cura os pacientes.

DEFICIÊNCIA DE VITAMINA A (FRINODERMA)

Ocorre por dietas inadequadas, anorexia nervosa, doenças que interferem na absorção intestinal, doença celíaca, doenças pancreáticas e doenças hepáticas. Deficiência de zinco pode provocar sintomas de deficiência de vitamina A.

Manifestações clínicas

São principalmente cutâneas e oculares e têm repercussão sistêmica. A pele apresenta-se seca, enrugada e descamativa e desenvolve-se intensa hiperqueratose folicular (frinoderma), que se expressa por pápulas filiformes, pequenas pápulas cônicas até pápulas maiores com centros queratósicos. Podem ter a cor da pele normal ou ser hiperpigmentadas. Essas pápulas localizam-se predominantemente em torno dos cotovelos e joelhos e nas faces anterolaterais das coxas, das faces de extensão dos braços e pernas, nos ombros, no abdome, no dorso e nas nádegas (Figura 46.4). Em adolescentes, pode haver erupções acneiformes no dorso e nos braços, e, nas mucosas, placas esbranquiçadas decorrentes de queratinização anormal.

As alterações oculares são precoces e podem ser bastante graves, levando à cegueira. Pode haver cegueira noturna, sequidão da córnea e conjuntiva por metaplasia com queratinização, queratomalácia, manchas de Bitot (placas acinzentadas na conjuntiva bulbar) e fotofobia.

Sistemicamente, pode ocorrer retardo no crescimento, retardo mental, apatia e diminuição das respostas imunológicas, resultando em evolução mais grave de infecções como o sarampo.

Diagnose

Clínica e confirmada por exame oftalmológico e pela detecção de níveis séricos baixos de retinol. Na diagnose diferencial, cabem outras deficiências nutricionais, acne e erupções acneiformes, doença de Darier e queratose pilar.

Tratamento

Reposição de vitamina A em doses variáveis, de 5.000 a 25.000 UI, via oral (VO) ou intramuscular (IM), de acordo com a gravidade do quadro. A cura se processa lentamente.

EXCESSO DE VITAMINA A

Pode causar toxicidade aguda e crônica. No primeiro caso, encontrado em adultos após a ingestão de 500.000 UI ou mais, há xerose e descamação da pele, dores abdominais, náuseas, vômitos e fraqueza muscular. O segundo cenário geralmente ocorre após a ingestão de 50.000 UI, diariamente por meses. Em crianças, doses de 18.000 a 20.000 UI/dia podem provocar hipervitaminose A. Na forma crônica, as manifestações cutâneas são idênticas aos efeitos colaterais da isotretinoína: xerose; aspereza; prurido; descamação; queda de cabelos; e queilite esfoliativa, com grande sequidão dos lábios. Pode haver dores ósseas, cefaleia, síndrome de pseudotumor cerebral, letargia e sinais de hepatotoxicidade. O tratamento se faz pela suspensão da vitamina A.

DEFICIÊNCIA DE ÁCIDO ASCÓRBICO (VITAMINA C) – ESCORBUTO

Quadro hoje raro, encontrado em crianças entre 6 meses e 2 anos e em adultos por dietas carentes de frutas frescas e vegetais ou por falta de ingestão por distúrbios mentais ou alcoolismo. Os sintomas surgem tardiamente de 1 a 3 meses após iniciar-se a carência da vitamina C.

Manifestações clínicas

Nas membranas mucosas, as lesões ocorrem quando existem dentes. Crianças com menos de 6 meses de idade e os indivíduos adultos que perderam os dentes não têm manifestações na mucosa oral. Estas são caracterizadas por eritema, edema e pontos hemorrágicos mais visíveis no topo das papilas interdentais. O edema e a hipertrofia da mucosa gengival podem ser tão intensos a ponto de ocultar os dentes. Evolutivamente, haverá perda dos dentes pelas alterações ósseas periodontais.

Na pele, há hiperqueratose folicular com pelos "em saca-rolhas", fragmentados, com eritema que atinge especialmente os antebraços, o abdome e as extremidades inferiores, onde se observa, além do eritema, púrpura perifolicular por fragilidade do conjuntivo perivascular. Podem ocorrer equimoses disseminadas.

O acometimento de ossos e cartilagens provoca dor e deformidades, atingindo mais a tíbia e o fêmur.

Pode haver manifestações sistêmicas com febre, letargia, anemia e dificuldade na cicatrização de feridas. Formas graves resultam em degeneração dos músculos esqueléticos, hipertrofia cardíaca e depressão funcional da medula óssea com as consequentes repercussões sanguíneas.

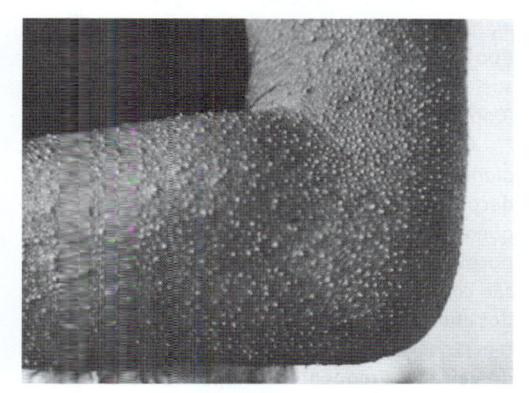

▲ Figura 46.4 Frinoderma. Pápulas queratósicas foliculares.

Diagnose
Clínica e laboratorial pela demonstração de baixos níveis séricos de ácido ascórbico. A prova do laço é positiva.

Tratamento
Reposição da vitamina C, 100 mg, VO, 3 vezes/dia, e orientação dietética.

DEFICIÊNCIA DE VITAMINA K
A deficiência de vitamina K provoca fenômenos hemorrágicos. A vitamina K, necessária para suprir as necessidades do organismo, deriva da ingestão de vegetais (50%) e da síntese por bactérias intestinais (50%); portanto, alterações da flora intestinal por antibioticoterapia prolongada e doenças do tubo digestivo, doença de Crohn, fibrose cística e obstrução biliar podem resultar em deficiência da vitamina K. Além disso, anormalidades alimentares, como anorexia nervosa, podem levar a essa avitaminose. Outras causas são os medicamentos que interferem nas ações fisiológicas da vitamina K, anticoagulantes cumarínicos, salicilatos, cefalosporinas e hidantoínas.

Manifestações clínicas
Decorrem de fenômenos hemorrágicos que, na pele, traduzem-se por púrpura. No recém-nascido, a deficiência de vitamina K produz a doença hemorrágica do recém-nascido, mais frequente em prematuros, que se caracteriza por lesões hemorrágicas na pele, no umbigo, no nariz, na boca e no tubo digestivo, assim como hemorragia intracraniana. No recém-nascido, a deficiência de vitamina K decorre de baixa transferência através da placenta, deficiência de ingestão pela mãe e ausência de bactérias no tubo digestivo ainda não colonizado.

Diagnose
Clínica e por detecção de aumento do tempo de protrombina.

Na diagnose diferencial, deve-se considerar leucemias agudas e crônicas, coagulação intravascular disseminada (CIVD), escorbuto e alterações plaquetárias.

Tratamento
Administração de vitamina K e correção de condições predisponentes. As doses recomendadas são 5 a 10 mg/dia, em adultos; e 2 mg/dia, IM, em crianças. Como a síntese dos fatores de coagulação pode demorar dias nas formas hemorrágicas graves, é necessária a administração de plasma fresco.

OUTRAS ALTERAÇÕES NUTRICIONAIS

Obesidade
Problema atual de saúde pública, não somente nos países desenvolvidos, mas também naqueles em desenvolvimento, predispõe a numerosas condições patológicas graves que, inclusive, encurtam a sobrevida. Como em outros sistemas orgânicos, a obesidade também favorece e possibilita várias alterações dermatológicas, descritas a seguir.

Alterações inflamatórias e infecciosas
Em função das grandes pregas de pele resultantes da obesidade, nas áreas de dobras, as superfícies de pele em contato são maiores. Esse fato predispõe a maior sudorese e maceração dos tecidos em contato, favorecendo o aparecimento de intertrigos, particularmente nas dobras inframamárias, nas regiões inguinocrurais e em pregas que se formam pela redundância abdominal, cuja expressão é o abdome "em aventa". Esses intertrigos favorecem infecções, especialmente por cândida, mas também dermatofitoses e infecções bacterianas. A maior frequência de diabetes nos obesos também favorece as infecções cutâneas em geral (Capítulo 53).

O peso excessivo desses doentes dificulta a locomoção e os torna mais sedentários, favorecendo o aparecimento de varizes, com consequente contribuição para o surgimento de dermatite de estase, erisipelas de repetição, linfedema crônico, dermatoesclerose e úlceras de estase (Capítulo 19).

Alterações hiperqueratósicas
Uma das alterações hiperqueratósicas que surgem em decorrência da obesidade é a pseudoacantose *nigricans*, a qual pode ser acompanhada de lesões tipo acrocórdon e, talvez, pelo menos em alguns casos, relacione-se à resistência periférica à insulina (Capítulo 21).

Outra alteração queratósica é a *hiperqueratose plantar* resultante de pressão sobre a região plantar decorrente do peso maior do indivíduo. Essa hiperqueratose costuma ocorrer predominantemente nas porções externas da região plantar pela compressão contra o material dos calçados, especialmente dos abertos, como sandálias e chinelos, que permitem o deslocamento lateral do pé contra as bordas do calçado. Frequentemente, a hiperqueratose é acompanhada de fissuração, que pode ser dolorosa. Esses pacientes, além do uso de queratolíticos

Avitaminoses e dermatoses nutricionais | 491

e da recomendação para perder peso, devem ser orientados para o uso de calçados fechados com contraforte para prevenir os deslocamentos laterais dos pés contra os calçados.

Alterações hiperpigmentares

Pelo maior volume dos segmentos corpóreos, o atrito é mais intenso nos obesos, particularmente nas dobras e na face interna das coxas, surgindo, nessas áreas, hiperpigmentação.

Alterações atróficas

São extremamente comuns as estrias decorrentes da distensão da derme com ruptura das fibras elásticas pelo aumento de volume do tecido adiposo subcutâneo (Capítulo 18). Também são mais frequentes, nos obesos, as pápulas podais piezogênicas – herniações da gordura subcutânea que fazem saliência na superfície da pele das faces laterais das regiões calcâneas e nas faces mediais dos pés.

Outras alterações cutâneas relacionadas com a obesidade

- **Cicatrização e infecção de feridas cirúrgicas:** Os obesos têm pior cicatrização, apresentando maior índice de infecções de feridas cirúrgicas em relação aos não obesos. A leptina produzida pelos adipócitos favorece a cicatrização de feridas, mas há resistência à leptina nos obesos.
- **Também podem estar associadas à obesidade várias afecções dermatológicas:** Hidradenite supurativa, queratose pilar, dermatite seborreica, escleredema, cútis vértice girata, líquen mixedematoso, lipodermatoesclerose, líquen escleroso e cisto pilonidal.
- **Paraqueratose granular:** Alteração da queratinização localizada nas áreas intertriginosas, o que explica suas relações com a obesidade. Histologicamente, há paraqueratose com grânulos de querato-hialina na camada córnea. Decorre de falha na degradação normal da filagrina e responde a corticosteroides tópicos.
- **Mucinose linfedematosa crônica da obesidade:** Subtipo de mixedema pré-tibial que se relaciona à obesidade, não havendo alterações da tireoide.
- **Adipose dolorosa de Dercum:** Apresenta-se sob a forma de nódulos subcutâneos dolorosos constituídos por lipomas em mulheres obesas menopausadas (ver Capítulo 62).
- **Erupção polimorfa da gravidez:** É processo urticariano autolimitado que surge no último trimestre da gravidez ou, segundo alguns trabalhos, no pós-parto imediato em mulheres que tiveram grande ganho de peso durante a gestação.

47
Amiloidoses

São depósitos, na pele ou em outros órgãos, de uma proteína anormal, resultante da união de polissacarídeo com globulina.

A substância amiloide é predominantemente proteica, contendo, também, carboidratos, principalmente glicose, galactose e glucosamina. A microscopia eletrônica revela que é composta por fibrilas longas, não ramificadas, que se dispõem isoladamente ou em feixes.

A deposição de substância amiloide nos tecidos pode produzir compressões e disfunções tissulares.

Ainda que a patogenia das amiloidoses não seja conhecida, sabe-se que não se trata de mera deposição, nos tecidos, de precursores originários do sangue circulante; admite-se que resulte de processos celulares ativos, que culminam com depósitos amiloides.

As amiloidoses podem ser sistêmicas, quando o depósito de substância amiloide ocorre em vários sistemas orgânicos; ou localizadas, quando ocorre em órgãos isolados.

AMILOIDOSES LOCALIZADAS

As formas da afecção de interesse dermatológico são as amiloidoses localizadas cutâneas primárias, que compreendem a amiloidose maculosa, o líquen amiloidótico, as amiloidoses nodulares, e as amiloidoses localizadas cutâneas secundárias, que se constituem em depósitos de amiloides secundários a várias lesões dermatológicas.

A patogenia das amiloidoses é pouco conhecida, e especula-se, em relação às causas das amiloidoses cutâneas localizadas, a participação de múltiplos fatores: atrito, predisposição genética e, até mesmo, vírus, como o de Epstein-Barr.

Amiloidose localizada cutânea primária
Manifestações clínicas
Apresenta-se sob três formas: *maculosa*; *maculopapulosa*; e *papulosa* (líquen amiloidótico).

- **Forma maculosa:** As lesões são máculas hiperpigmentadas, de cor pardo-acastanhada ou enegrecidas, arredondadas ou ovais, geralmente compostas por elementos puntiformes. Pode ocorrer em qualquer área corpórea, mas há nítida predileção pela região interescapular. O prurido, geralmente presente na amiloidose, pode faltar nessa forma clínica (**Figura 47.1**).
- **Forma maculopapulosa:** Sobre as lesões maculosas, surgem elementos papulosos (**Figura 47.2**).
- **Forma papulosa (líquen amiloidótico):** As lesões são pápulas da cor da pele ou hiperpigmentares, muitas vezes hiperqueratósicas, que se localizam, de preferência, nas pernas ou nos braços. São geralmente numerosas, formando-se placas mais ou menos extensas. Em regra, há prurido intenso (**Figura 47.3**).
- **Amiloidose nodular:** Forma rara de amiloidose cutânea, caracterizada por nódulos ou placas infiltradas eritematoacastanhadas. As lesões são únicas ou múltiplas e localizam-se preferencialmente na face, no tronco, nos genitais ou membros e no palato. O processo pode ser absolutamente benigno, mas pode evoluir com paraproteinemias ou amiloidose sistêmica (**Figura 47.4**).
- **Amiloidose bolhosa:** Raramente observada como variante do líquen amiloidótico, é frequentemente constatada em associação com amiloidose sistêmica cursando com mieloma, e, às lesões de amiloidose, associam-se bolhas hemorrágicas induzidas por traumas.

Histopatologia

A característica patognomônica das amiloidoses cutâneas é o encontro de depósitos amiloides na pele. Na amiloidose maculosa e na maculopapulosa, os depósitos encontram-se no topo das papilas dérmicas, logo abaixo dos cones epiteliais; no líquen

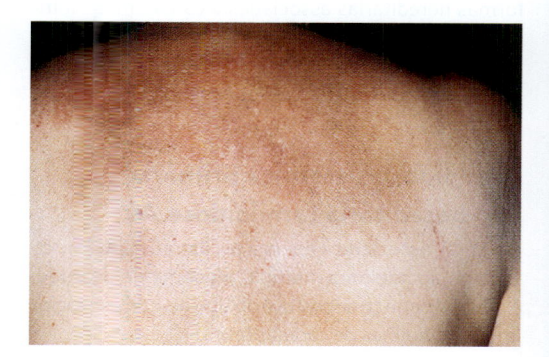

▲ **Figura 47.1** Amiloidose cutânea primária. Forma maculosa. Extensa mácula hiperpigmentada dorsal.

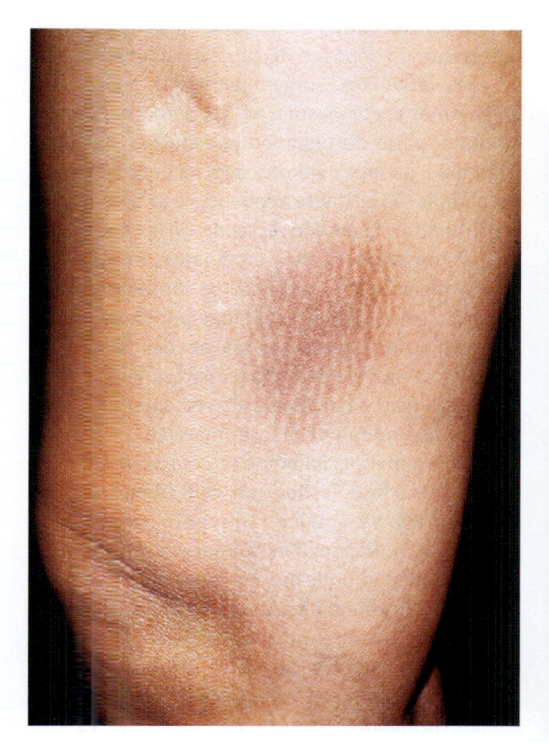

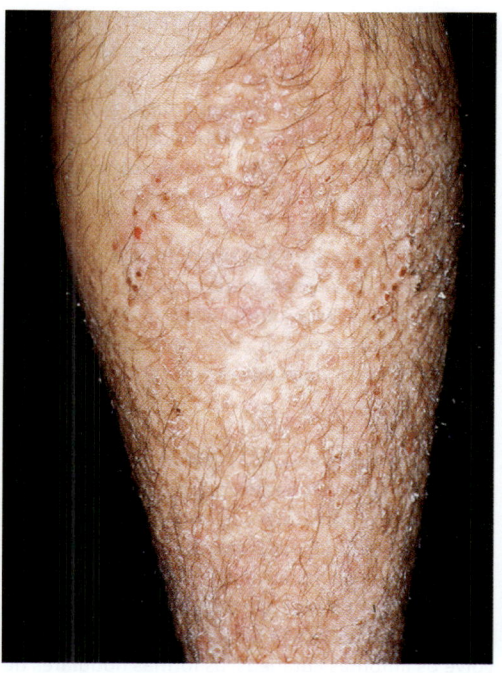

▲ **Figura 47.3** Líquen amiloidótico. Placa constituída por pápulas hiperpigmentadas.

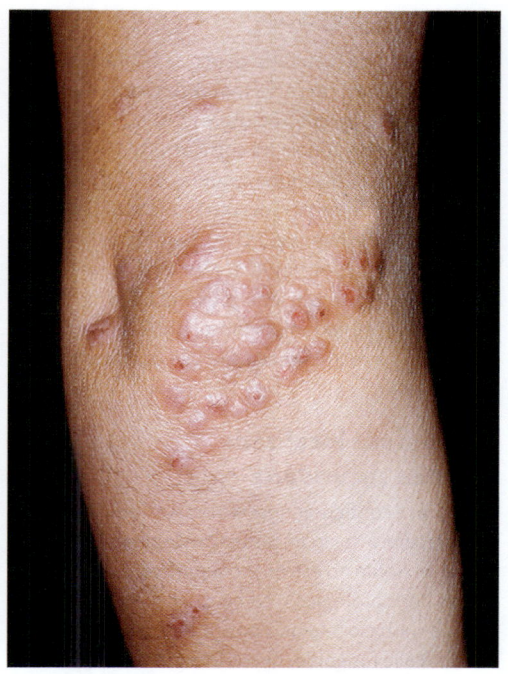

▲ **Figura 47.2** Amiloidose cutânea primária. Forma maculopapulosa. Pápulas sobre uma mancha hiperpigmentada.

▲ **Figura 47.4** Amiloidose nodular. Nódulos eritematoacastanhados confluentes em placa.

amiloidótico, ocorrem também na derme papilar, porém são mais intensos e são acompanhados de acantose e hiperqueratose; na amiloidose nodular, ainda que os depósitos possam poupar a derme papilar, podem ser encontrados em toda a espessura da pele até a hipoderme. Além disso, envolvem a membrana basal das glândulas sudoríparas e as paredes dos vasos cutâneos.

Ainda que a substância amiloide possa ser visualizada à coloração hematoxilina-eosina (H.E.), existem colorações específicas que facilitam muito a observação do material amiloide, como vermelho do congo, vermelho *sirius* e violeta de genciana.

Diagnose
O diagnóstico diferencial das formas maculosas compreende melanodermias tóxicas, prurido melanótico, erupções fixas por fármacos e notalgia parestésica; o das formas maculopapulosas abrange o líquen simples crônico; o do líquen amiloidótico compreende o líquen simples crônico, o líquen plano hipertrófico e a mucinose papulosa; e o das formas nodulares envolve os linfomas cutâneos, as formas nodulares de mucinose e as doenças granulomatosas, a sarcoidose e o lúpus vulgar.

Tratamento
O tratamento dá resultado pouco satisfatório. Em lesões localizadas, pode-se tentar pomadas de corticosteroide em apósito oclusivo com plástico ou infiltrações intralesionais de corticosteroide. Também podem ser usados imunomoduladores tópicos. Há relato do uso de fototerapia ultravioleta B (UVB) e ultravioleta A e psoralênico (PUVA), bem como melhoras com acitretina, 5 mg/kg/dia. Nas formas nodulares localizadas, pode ser feita a exérese cirúrgica; naquelas com prurido importante, pode-se empregar, com todas as restrições ao seu uso, talidomida, 100 a 200 mg/dia.

Amiloidose localizada cutânea secundária
Não parece configurar uma real variante de amiloidose, pois refere-se ao encontro de depósitos de substância amiloide no estroma conjuntivo de vários processos dermatológicos, como queratose seborreica, carcinoma basocelular, doença de Bowen, cilindromas, micose fungoide, nevos intradérmicos, pilomatricomas, dermatofibromas, elastose solar, queratose actínica e poroqueratose de Mibelli, entre outros.

AMILOIDOSES SISTÊMICAS
Reconhecem-se as formas descritas a seguir.

Amiloidose sistêmica primária hereditária
De interesse dermatológico, ainda que raras, existem formas hereditárias associadas a carcinomas múltiplos, carcinoma medular da tireoide, feocromocitomas e hiperparatireoidismo, que podem cursar com lesões de amiloidose maculosa no dorso (síndrome de Sipple).

Amiloidose sistêmica primária não hereditária (amiloidose AL)
Em geral, associada à doença proliferativa plasmocitária ou ao mieloma múltiplo plenamente definido. A amiloide que se deposita é do tipo AL, composta por imunoglobulinas de cadeias leves.

Manifestações clínicas
Além dos sintomas gerais, como perda de peso, astenia, dispneia e parestesias, essa forma tem, como elemento clínico cutâneo fundamental, a hemorragia decorrente do depósito de substância amiloide nas paredes vasculares. Surgem petéquias, equimoses, hematomas e, até mesmo, bolhas hemorrágicas em qualquer parte do tegumento, especialmente nas pálpebras, na face e no pescoço. As equimoses periorbitárias são bastante frequentes e características, constituindo o chamado *raccoon sign* (*raccoon* é um animal norte-americano semelhante ao guaxinim com pelagem negra nas áreas periorbitárias, daí o nome do sinal). São precipitadas por tosse ou por qualquer atrito; a simples passagem de instrumento rombo sobre a pele determina aparecimento de hemorragia linear, sinal diagnóstico da doença.

Pápulas, nódulos e placas amareladas e translúcidas ocorrem especialmente no couro cabeludo, no pescoço e na face, lesões que, com frequência, sofrem hemorragia, surgindo coloração avermelhada (**Figura 47.5**). Nas regiões palmares e nas extremidades dos dedos, pode haver eritema acompanhado de infiltração cérea; há possibilidade de infiltração difusa da pele, conferindo ao doente aspecto esclerodermoide; no couro cabeludo, acompanhando a alopecia, pode haver aspecto *cútis vértice girato-símile*. Há macroglossia em cerca de 40% dos casos, e o acometimento da laringe produz rouquidão e disfagia. As manifestações sistêmicas dependerão dos órgãos acometidos: as lesões renais determinam

Histopatologia

Os depósitos de amiloide são detectados na adventícia de pequenos vasos e no colágeno perivascular, particularmente nivelados à derme papilar e, também, em torno das glândulas sudoríparas.

Diagnose

O diagnóstico é estabelecido pela histopatologia. Não havendo lesões cutâneas, a biópsia deve ser feita na gengiva, na mucosa retal ou na gordura abdominal.

Na diagnose diferencial, devem ser consideradas a lipoidoproteinose, o líquen mixedematoso e o escleromixedema.

Tratamento

Não há tratamento curativo para essa afecção, e a doença é habitualmente fatal em 2 anos. Existem estudos mostrando efeitos benéficos da associação de melfalana e prednisona.

Amiloidose sistêmica reativa secundária

Ocorre em associação com processos inflamatórios de longa evolução, como tuberculose, hanseníase, osteomielite, enterite regional, retocolite ulcerativa, colagenoses, espondilite anquilosante, doença de Hodgkin, leucemias e outras enfermidades malignas. Raramente produz lesões cutâneas específicas, e comumente envolve o rim, o baço, o trato digestório e as suprarrenais. A amiloidose renal, produzindo síndrome nefrótica, é frequentemente encontrada em pacientes com hanseníase virchowiana; o diagnóstico, como nas outras formas, é estabelecido pela histopatologia, por meio de biópsia renal ou retal.

Amiloidose associada à hemodiálise

Não produz lesão cutânea.

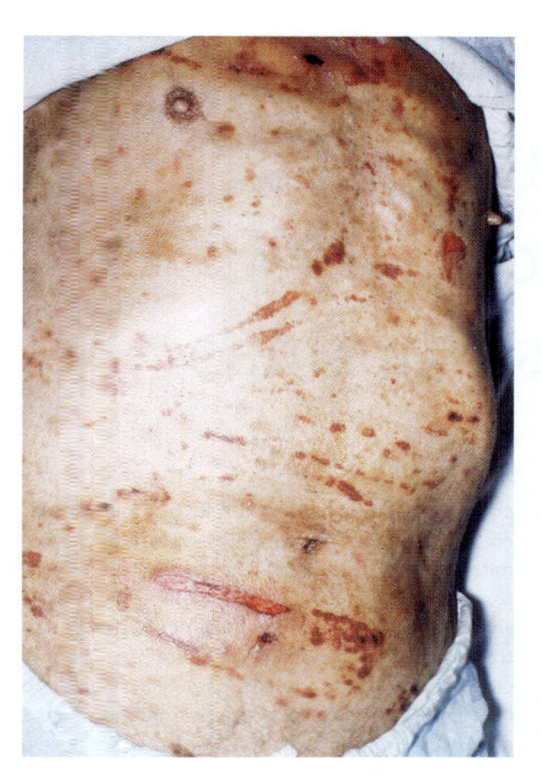

▲ **Figura 47.5** Amiloidose sistêmica. Lesões purpúricas e hemorrágicas lineares em doente com mieloma múltiplo.

proteinúria, com consequentes hipoalbuminemia e edema; o envolvimento cardíaco levará à insuficiência; o acometimento do sistema nervoso produzirá alterações do sistema autonômico, com hipotensão postural, impotência, alterações da motilidade do sistema digestório e, eventualmente, neuropatias sensoriais.

48
Afecções por alterações no metabolismo de aminoácidos e purinas

OCRONOSE (ALCAPTONÚRIA)

Afecção metabólica congênita rara de herança autossômica recessiva. A primeira manifestação é a cor escura da urina que impregna as fraldas sem que exista qualquer sintoma. Produz, entre os 8 e os 10 anos, pigmentação azul-acinzentada, azul-amarelada ou azul acastanhada nas axilas. Também há pigmentação na face, nas regiões auriculares, no nariz, nas articulações condrocostais e no dorso das mãos. Posteriormente, surgem artropatia, calculose renal, podendo também ocorrer alterações respiratórias, disfagia e alterações nas válvulas cardíacas.

Essa forma congênita deve ser distinguida da ocronose exógena, que se origina pela utilização de hidroquinona tópica em concentrações superiores a 2%, especialmente em indivíduos de pele escura. O diagnóstico é histopatológico, pelo encontro do pigmento ocronótico, e não há tratamento efetivo.

GOTA

Distúrbio do metabolismo das purinas, de ocorrência familiar frequente, predominante em homens (9:1), caracterizado pela hiperuricemia e por surtos recorrentes de artrite.

Manifestações clínicas

O ataque agudo se caracteriza por dor significativa em uma única articulação, geralmente metatarsiana. A pele da área acometida apresenta-se repentinamente eritematosa, edematosa, quente e dolorosa, sugerindo a diagnose de celulite. Com frequência, a crise aguda atinge uma única articulação, que, em 75% dos doentes, é a primeira articulação metatarsofalangiana. Em 40% dos surtos iniciais, há acometimento poliarticular, de joelhos, tornozelos e outras articulações dos pés, punhos e cotovelos. Pode haver, concomitantemente, febre e mal-estar geral. Habitualmente, os ataques agudos ocorrem com periodicidade variável, de 6 meses a 2 anos, mas, nos pacientes não tratados, o intervalo diminui. Cronicamente, aparecem nódulos (tofos gotosos) na pele, na região do hélice, nos cotovelos, nos dedos das mãos e dos pés e no subcutâneo. Clinicamente, são recobertos de pele fina, amarelados, que se ulceram, eliminando material com aspecto de giz branco composto por cristais de urato. Os tofos gotosos, em geral, surgem após cerca de 10 anos do início do processo (Figura 48.1).

Histopatologia

O tofo gotoso caracteriza-se, histopatologicamente, pela presença de depósitos de material amorfo na derme e no subcutâneo, que contém lacunas sob a forma de agulhas consequentes à dissolução dos cristais de urato pelo preparo histológico do material.

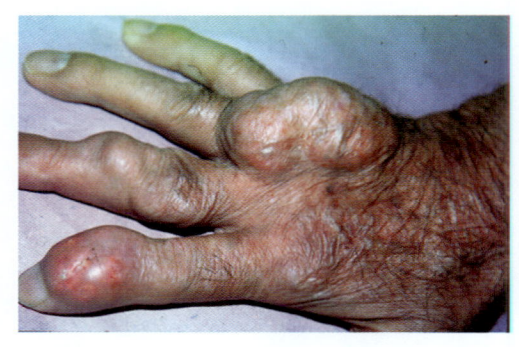

▲ Figura 48.1 Tofo gotoso. Nódulos amarelados sobre as articulações. Caso de longa evolução.

Esse depósitos são circundados por células gigantes multinucleadas e linfócitos. Pode haver calcificação e, até mesmo, ossificação secundárias.

Diagnose

Clínica confirmada pela hiperuricemia e, eventualmente pelo exame histopatológico no caso dos tofos gotosos. Na diagnose diferencial, devem ser considerados calcificações; condrodermatite nodular da hélice; granuloma anular; xantoma; nódulos reumáticos; e a pseudogota, que é uma forma de artrite decorrente de depósito de cristais de pirofosfato de cálcio no interior das articulações, particularmente joelhos e grandes articulações de pessoas idosas com osteoartrite.

Tratamento

Na fase aguda, utilizam-se anti-inflamatórios não esteroides, particularmente ibuprofeno e indometacina pela ação rápida. Podem ser empregados cursos curtos de corticosteroides. A longo prazo, para evitar os surtos agudos, adotam-se dietas isentas, especialmente, de vísceras, fígado, coração, rins, sardinhas, anchovas, ovas de peixe e bebidas alcoólicas fermentadas (em particular, cerveja). Empregam-se, ainda, fármacos uricosúricos (probenecida e benzofuranos), os que bloqueiam a síntese de ácido úrico (alopurinol) e os que diminuem a deposição de uratos nos tecidos (colchicina).

49
Dislipidoses

XANTOMAS

Lesões cutâneas decorrentes de depósitos de lipídeos na pele, os quais se processam no interior de histiócitos que adquirem aspecto espumoso. Exteriorizam, na cútis, as doenças por distúrbio local ou geral do metabolismo lipídico. Os xantomas, portanto, podem estar presentes mesmo com lipídeos circulantes normais, por alterações puramente locais.

Xantomas planos

Placas amareladas planas ou ligeiramente elevadas. Na região palpebral, denominam-se *xantelasmas* (Figura 49.1). Localizam-se mais frequentemente nas pálpebras superiores, no canto interno, mas, muitas vezes, formas mais externas atingem as pálpebras superiores e inferiores em ambos os olhos. Os xantelasmas são os mais comuns dos xantomas, podendo ocorrer sem que existam anormalidades nas lipoproteínas séricas, porém, em cerca de metade dos casos, relacionam-se com alguma elevação nas lipoproteínas de baixa densidade (LDL). Podem estar presentes na hipercolesterolemia familiar tipo II ou na betalipodisproteinemia tipo III.

Outro tipo de xantoma plano é o *xantoma estriado palmar*, caracterizado por lesões planas de cor amarela ou alaranjada com disposição linear ao longo dos sulcos das regiões palmares e dos dedos (Figura 49.2). Em geral, relacionam-se com as hiperlipoproteinemias associadas à doença obstrutiva hepática, às disglobulinemias ou à presença de LDL e lipoproteínas de densidade intermediária (IDL), e são quase diagnósticos de disbetalipoproteinemia tipo III, especialmente se acompanhados de xantomas tuberosos. Os xantomas planos podem localizar-se nas dobras antecubitais, outras dobras (xantomas intertriginosos) e nos espaços interdigitais, quando são praticamente patognomônicos de hipercolesterolemia familiar homozigótica.

Outra forma de xantoma plano caracteriza-se por lesões infiltrativas amarelo-alaranjadas extensas, que se localizam na face, no pescoço e, eventualmente, na porção superior do tronco e dos braços. Essa forma rara é observada em associação com paraproteinemias, que ocorrem no mieloma múltiplo, nos linfomas, na doença de Castleman, na leucemia mielomonocítica crônica, nas crioglobulinemias e na macroglobulinemia. Nessa forma, os lipídeos séricos podem estar normais ou pode haver aumento de colesterol ou de triglicerídeos.

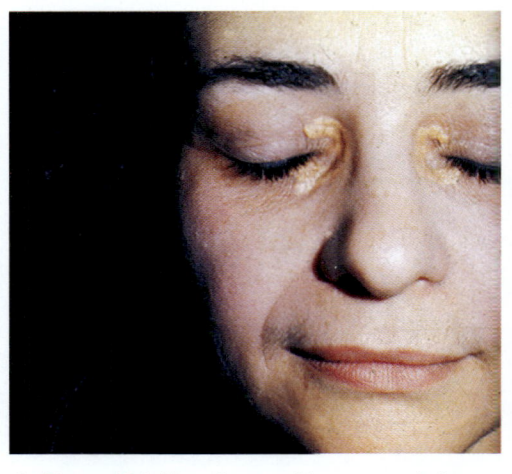

▲ Figura 49.1 Xantelasmas. Placas amareladas nas regiões palpebrais.

Xantomas tendinosos

Nódulos formados ao longo de tendões, fáscias e periósteo, especialmente no dorso das mãos, nos cotovelos, nos joelhos e nos tornozelos. Os xantomas tendinosos estão geralmente relacionados à hipercolesterolemia e a níveis plasmáticos elevados de LDL ou presença de lipoproteína X, uma lipoproteína peculiar que transporta grande quantidade de colesterol e que se relaciona à colestase intra e extra-hepática e que tem a mobilidade eletroforética das betalipoproteínas. São, portanto, observados na hipercolesterolemia familiar, na disbetalipoproteinemia e na colestase hepática. Esses xantomas podem ser observados em condições de hipercolesterolemia como disbetalipoproteinemia tipo III, hipercolesterolemia familiar tipo II e na fitosterolemia.

Raramente, podem ocorrer xantomas tendinosos na ausência de alterações nas lipoproteínas, na xantomatose cerebrotendinosa e na betasitosterolemia.

Na xantomatose cerebrotendinosa, existe defeito enzimático na via de síntese dos ácidos biliares responsável pelo acúmulo anormal de um metabólito intermediário, o colestanol, que se deposita no cérebro e também produz xantomas tendinosos.

Na betasitosterolemia, há depósitos de esteroides de origem vegetal levando à formação de xantomas tendinosos.

Xantomas intertriginosos

Aparecem nos espaços interdigitais dos dedos e no sulco interglúteo. Podem estar presentes na hipercolesterolemia homozigótica familiar tipo I e secundariamente à colestase.

Xantomas eruptivos

Consistem em lesões papulosas amareladas, envoltas por halo eritematoso e que surgem eruptivamente, em surtos, atingindo, de preferência, as superfícies de extensão das extremidades, dos joelhos, dos cotovelos, das nádegas, do tronco e do abdome (**Figura 49.4**). Geralmente, os xantomas eruptivos se relacionam à hipertrigliceridemia e a níveis elevados de quilomícrons ou lipoproteínas de densidade muito baixa (VLDL). Frequentemente, os níveis de triglicerídeos nos doentes com xantoma eruptivo são de 3.000 a 4.000 mg/dL. Essas hipertrigliceridemias podem ocorrer nas lipidemias tipo I (aumento dos quilomícrons), tipo IV (aumento de VLDL) e tipo V (aumento dos quilomícrons e VLDL), na deficiência de apolipoproteína C_2 e na deficiência familiar de lipase lipoproteica. Também

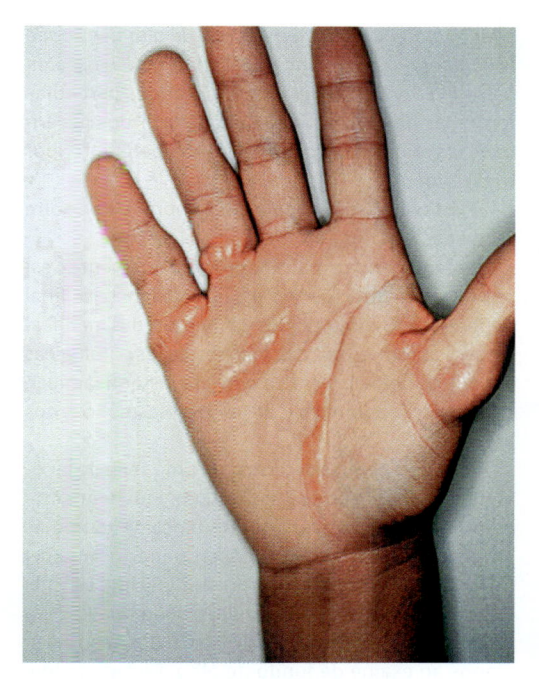

▲ **Figura 49.2** Xantoma estriado palmar.

Xantomas tuberosos

São nódulos ou nodosidades, isolados ou agrupados, de tamanhos variáveis, localizados nas superfícies de extensão, cotovelos, articulações falangianas, nádegas, joelhos e tornozelos. Têm cor amarelo-alaranjada e nunca se ulceram (**Figura 49.3**). Quando grandes, de diâmetro maior que 3 cm, são os verdadeiros xantomas tuberosos e raramente estão associados à elevação das IDL. Lesões menores são designadas xantomas tuberoeruptivos.

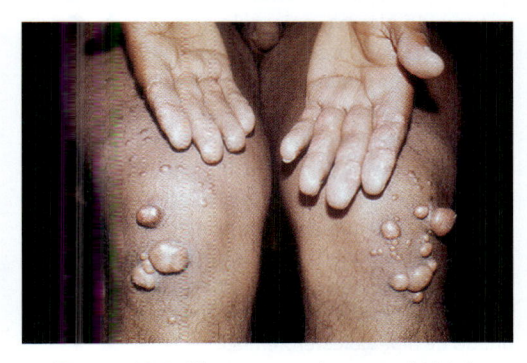

▲ **Figura 49.3** Xantomas tuberosos. Nódulos e nodosidades nos joelhos e pápulas amareladas na face palmar dos dedos da mão.

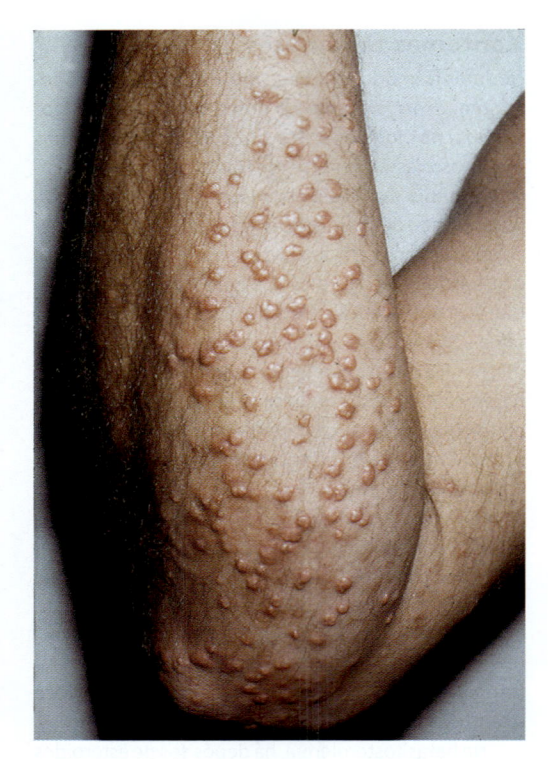

▲ **Figura 49.4** Xantoma eruptivo. Múltiplas pápulas amareladas no antebraço.

podem ser secundários às alterações lipídicas provocadas por obesidade, diabetes, colestase e fármacos como estrógenos, retinoides e inibidores de proteases.

Xantomas verruciformes

Lesões assintomáticas caracterizadas por placas verrucosas solitárias localizadas, principalmente, na boca e, às vezes, nos genitais, inclusive região escrotal e, raramente, em outras áreas. Em geral, não são acompanhadas de hiperlipemias. A causa é desconhecida, e a exérese cirúrgica, curativa.

Quanto às causas dos xantomas, em geral o tipo morfológico não basta para a caracterização do distúrbio lipídico, embora, em determinadas alterações metabólicas, predominem certos tipos de xantomas sobre outros.

Para diagnóstico preciso da lipoidose, torna-se necessário o estudo dos lipídeos plasmáticos e das lipoproteínas, por meio da ultracentrifugação e da eletroforese.

Todos os lipídeos circulantes no plasma estão ligados a proteínas, denominadas apolipoproteínas, compondo lipoproteínas de cinco grandes grupos:

alfalipoproteínas ou lipoproteínas de alta densidade (HDL); betalipoproteínas ou LDL; pré-betalipoproteínas ou VLDL; IDL; quilomícrons – grandes partículas formadas na mucosa intestinal a partir dos glicerídeos ingeridos; compõem-se, principalmente, por triglicerídeos.

Existe um padrão lipoproteico normal que sofre modificações com a idade.

Determinado padrão lipoproteico raramente é específico para uma única afecção. O diagnóstico final dependerá do conjunto dos elementos, das manifestações xantomatosas, das manifestações patológicas em outros órgãos, além da pele, da história familiar, do padrão lipoproteico e dos níveis plasmáticos dos lipídeos.

As hiperlipemias determinam uma série de fenômenos anatomoclínicos em comum, independentemente do tipo particular a que pertençam – xantomas eruptivos surgem com frequência quando os triglicerídeos atingem níveis em torno de 2.000 mg/100 mL. Esses níveis determinam, ainda, a chamada *lipemia retinalis*, isto é, aspecto opalescente dos vasos retinianos ao exame de fundo de olho. Podem, ainda, surgir células espumosas na medula óssea, no baço e no fígado, ocorrendo hepatoesplenomegalia. São também frequentes dores abdominais intensas, acompanhadas ou não de pancreatite.

Outro aspecto auxiliar no diagnóstico das lipoidoses é a aparência do soro refrigerado. O sangue deve ser colhido pela manhã, em jejum. De acordo com o tipo de hiperlipoproteinemia, o soro poderá apresentar-se límpido, turvo, com sobrenadante de aparência cremosa, ou não.

As lipoproteínas compostas por partículas grandes, quilomícrons, pré-betalipoproteínas e as IDL, quando em níveis aumentados, determinam aspecto turvo do plasma, pois, pelo grande tamanho de suas partículas, produzirão dispersão da luz. Por transportarem quantidades significativas de triglicerídeos, há hipertrigliceridemia. O aumento das pré-betalipoproteínas e das IDL é acompanhado, ainda, de hipercolesterolemia, além de hipertrigliceridemia, uma vez que se trata de partículas com elevado teor de colesterol. O aumento dos níveis de lipoproteínas de pequeno tamanho, como as betalipoproteínas, não produz turvação do plasma, porém, como transportam quantidades elevadas de colesterol, é acompanhado de hipercolesterolemia.

As elevações de lipoproteínas no plasma decorrem de excesso de produção endógena, defeitos no catabolismo dessas moléculas ou da associação dos dois mecanismos. Quando decorrentes de um defeito primário no metabolismo dessas substâncias, genético ou esporádico, constituem as *hiperlipoproteinemias primárias*.

As *hiperlipoproteinemias secundárias* são consequências de alterações metabólicas determinadas por doenças subjacentes, diabetes melito, nefrose, hipotireoidismo, cirrose biliar e pancreatites.

Atualmente, procura-se incorporar à classificação das dislipidoses avanços na patogênese especificando-se, sempre que possível, o defeito molecular:

- **Hiperlipoproteinemia tipo I (hiperquilomicronemia familiar):** Aumento dos quilomícrons por redução de sua depuração e de LDL e HDL, sem aumento de risco de doença coronariana.
- **Hiperlipoproteinemia tipo II (hipercolesterolemia familiar e defeito familiar da apolipoproteína B-100):** A redução da depuração da LDL leva à hipercolesterolemia, resultando em aterosclerose e doença coronariana.
- **Hiperlipoproteinemia tipo III (disbetalipoproteinemia familiar):** Por aumento dos remanescentes dos quilomícrons e aumento das IDL, há aterosclerose com doença arterial periférica e coronariana.
- **Hiperlipoproteinemia tipo IV (hipertrigliceridemia endógena familiar):** Elevação da produção de VLDL associada à hiperinsulinemia e à intolerância à glicose. O aumento de VLDL eleva o colesterol. A associação com diabetes tipo 2, não insulinodependente, obesidade, alcoolismo, administração de progestogênios e retinoides é frequente.
- **Hiperlipoproteinemia tipo V:** Por razões desconhecidas, há aumento de quilomícrons e VLDL. Resulta em hipertrigliceridemia e hipercolesterolemia, com diminuição de LDL e HDL.

Atualmente, as lipoidoses são classificadas, em bases fisiopatológicas e genéticas, em hiperlipoproteinemias primárias e secundárias.

Hiperlipoproteinemias primárias

Podem decorrer de deficiências na remoção ou produção excessiva de triglicerídeos e por defeitos na remoção das lipoproteínas.

Alterações monogênicas das lipoproteínas
- **Defeitos de remoção de triglicerídeos**
  - **Deficiência da lipase lipoproteica:** Acúmulo de quilomícrons e pré-betalipoproteínas.

  Autossômica recessiva, e a hiperquilomicronemia (hiperlipemia tipo I) aparece precocemente. Mais tardiamente, à hiperquilomicronemia, associa-se o aumento de pré-betalipoproteínas (hiperlipemia tipo V).
  - **Deficiência familiar da apoproteína CII:** Falta o ativador da lipase lipoproteica de origem genética com herança autossômica recessiva. As manifestações surgem após a adolescência e também compreendem o quadro bioquímico das hiperlipoproteinemias I e V.
- **Excesso de produção de triglicerídeos (hipertrigliceridemia endógena familiar):** Produção hepática das pré-betalipoproteínas aumenta tanto ao nível basal como após a ingestão de álcool ou carboidratos. Nos portadores de hipertrigliceridemia familiar endógena, esse estímulo promove produção muito maior de pré-betalipoproteínas. A expressão dessas alterações será variável de acordo com a intensidade do defeito metabólico e a presença de outros fatores agravantes, como obesidade, hiperinsulinemia e diminuição da atividade da lipase proteica.

  Nas formas mais discretas, o padrão das lipoproteínas é do tipo IV, isto é, aumento apenas das pré-betalipoproteínas. Nas formas mais intensas, é do tipo V, associando-se ao aumento de pré-betalipoproteínas ou ao aumento de quilomícrons.

  Clinicamente, a enfermidade raramente começa na infância. Xantomas eruptivos são comuns, e xantomas estriados palmares podem ocorrer. São frequentes e agravantes a obesidade, a hiperinsulinemia e a intolerância à glicose, a ingestão excessiva de álcool, a administração de progestogênios e a terapêutica por retinoides. A doença cardiovascular é frequente.
- **Defeitos no catabolismo das lipoproteínas**
  - **Disbetalipoproteinemia familiar:** Hereditária, autossômica dominante e decorre de defeito nas apoproteínas E contidas nas pré-betalipoproteínas e nas IDL. Do defeito metabólico, resultarão altos níveis de colesterol e triglicerídeos, aumento dos níveis de IDL e diminuição dos níveis de betalipoproteínas e alfalipoproteínas. O padrão de hiperlipoproteinemia é do tipo III, e, clinicamente, ocorrem xantomas tendinosos (25%), tuberosos, tuberoeruptivos e/ou eruptivos (80%) e xantomas estriados palmares (64%). Os xantelasmas são raros. São alterações frequentemente associadas à doença coronariana (30%),

à intolerância à glicose (50%), à obesidade (70%) e à hiperuricemia (40%).

- **Hipercolesterolemia familiar:** Doença autossômica dominante com várias expressões fenotípicas. Ocorre aumento exclusivo de betalipoproteínas plasmáticas (lipoproteinemia tipo IIA), com hipercolesterolemia e triglicerídeos normais, ou haverá, associadamente, ligeiro aumento das pré-betalipoproteínas com elevação dos níveis plasmáticos de colesterol e triglicerídeos (lipoproteinemia tipo IIB).

Nos heterozigotos, a intensidade do defeito metabólico possibilitará que os sintomas surjam entre a terceira e a sexta décadas de vida. Nos indivíduos homozigotos, o defeito metabólico será quantitativamente maior e, além da remoção plasmática das LDL ser menor, sua produção endógena é ainda maior do que no heterozigoto. Resultam alterações precoces, doença coronariana antes dos 20 anos, níveis de colesterol muito elevados e aparecimento de xantomas tendinosos, tuberosos, tuberoeruptivos e xantelasma na infância. Doença muito relacionada é o chamado defeito familiar da apolipoproteína B-100, genética, de herança dominante, na qual, apesar dos receptores da LDL serem normais, há baixa afinidade da LDL pelos seus receptores, em decorrência de mutações nos ligantes da apolipoproteína B-100. Os achados clínicos são idênticos aos da hipercolesterolemia familiar, porém menos graves.

Alterações lipoproteicas não definidas (possivelmente monogênicas)

- **Hiperlipidemia combinada familiar (hiperlipoproteinemia familiar múltipla):** A mais comum das lipoidoses familiares, com mecanismos fisiopatológicos desconhecidos. Caracteriza-se por alterações metabólicas que determinam produção de lipoproteínas tipo IIB (com aumento das LDL e VLDL), tipo IIA (com aumento exclusivo de LDL) e tipo V (com aumento dos quilomícrons e das VLDL). Há frequente associação com doença coronariana, intolerância à glicose e baixa incidência de xantomas.

Hiperlipoproteinemias secundárias

Várias condições patológicas produzem alterações das lipoproteínas que podem determinar a formação de xantomas.

Obesidade

Obesos com hiperinsulinemia e intolerância à glicose podem apresentar aumento das pré-betalipoproteínas (VLDL) com aumento de triglicerídeos, pois a insulina promove a síntese hepática de pré-betalipoproteínas, ainda que estimule a lipoproteinolipase na conversão de pré-betalipoproteínas a betalipoproteínas.

Pancreatites

Doentes com hiperlipoproteinemias tipos I e V desenvolvem, com frequência, pancreatites agudas. Admite-se que as lipases pancreáticas hidrolisam, ao nível dos capilares pancreáticos, os triglicerídeos dos quilomícrons e das pré-betalipoproteínas elevadas no plasma, liberando ácidos graxos livres em excesso. Isso provoca, quanto ao pâncreas, microtrombos, isquemia e inflamação, originando-se pancreatite.

A pancreatite, muitas vezes decorrente de alcoolismo, que pode ser o fenômeno inicial, gera deficiência insulínica e hiperglicemia, com diminuição da atividade de lipoproteinolipase e consequente aumento de quilomícrons, pré-betalipoproteínas, triglicerídeos e colesterol.

Nos doentes com pancreatite, os xantomas presentes são, em geral, do tipo eruptivo.

Diabetes

Sendo a lipase lipoproteica uma enzima insulinodependente, no diabetes, as deficiências insulínicas produzem diminuição da atividade dessa enzima, alterando a metabolização dos quilomícrons e das pré-betalipoproteínas, originando hiperlipoproteinemias dos tipos I, IV e V, que se expressam, do ponto de vista dermatológico, por xantomas eruptivos.

Fármacos

Vários fármacos podem interferir no metabolismo das lipoproteínas.

- **Corticosteroides:** Podem agravar o diabetes, induzindo deficiência de insulina, que diminui a atividade da lipase lipoproteica, com consequente aumento de quilomícrons e pré-betalipoproteínas (hiperlipoproteinemia tipos IV e V).
- **Estrogênios:** Diminuem a atividade da lipase lipoproteica, elevando os quilomícrons e as pré-betalipoproteínas plasmáticas e produzindo hiperlipoproteinemias tipos I e V, que podem estar acompanhadas de xantomas eruptivos.
- **Retinoides:** Aumentam, por mecanismos desconhecidos, as pré-betalipoproteínas em 25% dos doentes sob essa terapêutica.

- **Antirretrovirais:** Produzem, por mecanismos desconhecidos, alterações metabólicas com resistência à insulina, hiperglicemia, hipertrigliceridemia, aumento dos ácidos graxos que acompanham a síndrome lipodistrófica observada nos doentes HIV-positivos em tratamento.

Doenças renais

- **Síndrome nefrótica:** Aparentemente, como resposta compensatória às perdas proteicas urinárias de albumina e lipoproteínas, há aumento na síntese hepática de lipoproteínas, surgindo hiperlipoproteinemias dos tipos IIA, IIB e V e, mais raramente, dos tipos III e IV. Resultam em xantelasmas, xantomas eruptivos e xantomas tendinosos.
- **Insuficiência renal crônica:** Na uremia, há aumento da insulinemia, com consequente aumento na síntese hepática de pré-betalipoproteínas. Há também, deficiência da lipase lipoproteica com decorrente aumento das pré-betalipoproteínas e dos quilomícrons, surgindo hiperlipoproteinemias tipos II e III.

Colestase hepática

Situações de colestase hepática por malformações congênitas ou, em adultos, por cirrose biliar, primária ou induzida por fármacos, levam à produção hepática da lipoproteína X. Nesses doentes, os níveis de colesterol e fosfolipídeos são muito elevados. Na pele, observam-se xantelasmas, xantomas tuberosos, xantoma estriado palmar e xantomas planos difusos.

Hipertireoidismo

A redução dos hormônios tireoidianos diminui a atividade da lipoproteinolipase, resultando em hiperlipoproteinemias tipos IV ou V. Contudo, a diminuição do hormônio tireoidiano reduz a oxidação do colesterol e dos sais biliares, resultando em hipercolesterolemia, com aumento das LDL, configurando-se hiperlipoproteinemias dos tipos IIA e IIB. Podem ocorrer aumentos plasmáticos de IDL, simulando hiperlipoproteinemias do tipo III. Na pele, ocorrem xantelasmas, xantomas tuberosos e xantomas tendinosos.

Disgamaglobulinemias

A ligação de paraproteínas circulantes com as lipoproteínas plasmáticas diminui a eliminação destas. Por essa razão, em doenças como mieloma múltiplo, crioglobulinemia, macroglobulinemia de Waldenström e linfomas, observam-se, eventualmente, hiperlipoproteinemias tipos I, V e IIA, que se expressam, dermatologicamente, por xantomas planos extensos, envolvendo o segmento cefálico, o pescoço e o tronco.

Tratamento das hiperlipoproteinemias

Em função do tipo de alteração metabólica, adotam-se dietas, isoladamente ou associadas à terapêutica medicamentosa, para redução dos níveis de lipoproteínas circulantes ou para correção da doença subjacente causal. Outra recomendação importante é a realização de exercícios físicos.

Os doentes obesos devem ser submetidos a dietas hipocalóricas para perda de peso. Nos indivíduos com aumento de triglicerídeos, a dieta hipocalórica é fundamental, com particular restrição aos carboidratos e ao álcool. Naqueles com hipercolesterolemia, a dieta precisa satisfazer as seguintes exigências: as gorduras devem constituir, no máximo, 35% da ingestão calórica total; a quantidade máxima total de colesterol ingerido deve ser de 200 g/dia; e a proporção de ácidos graxos poli-insaturados em relação aos ácidos graxos saturados deve ser maior do que 1,5. Os fármacos somente devem ser utilizados se os resultados terapêuticos com dietas não forem satisfatórios. Empregam-se o clofibrato, a colestiramina, o ácido nicotínico, a genfibrozila e as estatinas, atualmente as medicações mais utilizadas na terapêutica das hiperlipemias.

Utiliza-se o clofibrato, 1,5 a 2 g/dia, via oral (VO), divididos em 2 a 4 vezes.

Emprega-se a colestiramina, 4 g, VO, 1 a 6 vezes/dia, antes das refeições e ao deitar-se.

Administra-se a genfibrozila, 1 a 2 g/dia, VO, divididos em 2 vezes, 30 minutos antes das refeições matinal e noturna.

Faz-se uso de ácido nicotínico ou niacina e a nicotinamida, 1 g, VO, 3 vezes/dia.

Finalmente, as estatinas, os medicamentos mais empregados atualmente, agem por inibição competitiva da 3-hidroxi-3-metilglutaril-coenzima-A-redutase (HMG-CoA-redutase), que leva à depleção dos depósitos hepáticos de colesterol. Os efeitos adversos são hepatotoxicidade e miopatia. A sinvastatina é utilizada na dose de 5 a 10 mg/dia, e a posologia é ajustada de acordo com as respostas e os efeitos colaterais, a intervalos de 4 semanas, sendo a dose máxima 40 mg/dia. A lovastatina é empregada na dose inicial de 20 a 40 mg/dia, durante as refeições e à noite, e ajustada até a dose máxima de 80 mg/dia, de acordo com as respostas e os efeitos adversos. A rosuvastatina é administrada na dose de 40 a 80 mg/dia. A atorvastatina cálcica é utilizada em dose única diária, variável de 10 a 80 mg/dia, VO. A pravastatina, empregada na dose de 10 a 20 mg/dia, ao deitar, até a dose máxima de 430 mg/dia, diminui os níveis plasmáticos das LDL, mas não afeta os de triglicerídeos, e pode reduzir as HLDL, o que limita sua utilização. É, no entanto, o único fármaco que diminui os níveis de colesterol nos doentes com hipercolesterolemia familiar homozigótica, podendo ter efeito intenso sobre xantomas tendinosos e planos.

Considerando-se os vários padrões de hiperlipoproteinemias, as condutas a seguir estão indicadas.

Dieta pobre em gorduras, com um máximo de 20 a 25 g/dia de lipídeos. Geralmente, obtém-se regressão rápida dos xantomas apenas com dieta.

O tratamento consta de dietas contendo, no máximo, 100 a 200 mg/dia de colesterol com utilização de gorduras poli-insaturadas. Medicamentos podem ser usados para ampliar os efeitos da dieta. Empregam-se a d-tiroxina, 4 a 8 mg/dia, indicada em pacientes jovens sem evidência de doença cardíaca; ácido nicotínico, 3 g/dia, especialmente no subtipo IIB, em que há diminuição dos níveis de colesterol e triglicerídeos. O fármaco de escolha, no entanto, é a colestiramina, 16 a 24 g/dia. É uma resina que aumenta o catabolismo dos sais biliares e, secundariamente, do colesterol.

O elemento terapêutico fundamental é a dieta com baixo teor em colesterol, 100 a 200 g/dia, no máximo, e contendo 40 a 50% das calorias sob forma de gorduras poli-insaturadas. Deve, ainda, conter baixo teor em carboidratos. São medicamentos úteis, como adjuvantes terapêuticos, o ácido nicotínico, 3 a 4,5 g/dia, o clofibrato, 2 g/dia, e as estatinas, nas doses já referidas.

A regressão das lesões ocorre em tempo variável, de 1 mês a 1 ano; após tal período, apenas se utilizam as medidas dietéticas.

A base terapêutica, além do tratamento da doença associada, é a redução de peso por meio de dietas pobres em gordura e carboidratos, ricas em proteína, e o uso de medicamentos como o clofibrato. Têm sido utilizadas, ainda, preparações estrogênicas para mulheres, como o acetato de noretisterona, e anabolizantes para homens, como a oxandrolona. No entanto, na maioria dos casos, apenas medidas dietéticas erradicam os xantomas rapidamente.

Além do tratamento da doença associada, é fundamental a manutenção do peso em níveis adequados por meio de dietas com baixo teor em carboidratos. São fármacos adjuvantes na terapêutica o ácido nicotínico, o clofibrato, a lovastatina e os hipoglicemiantes orais. Da mesma forma que na hiperlipemia tipo III, obtém-se a regressão dos xantomas em 1 mês ou em até 1 ano; após tal período, o tratamento se restringe à dieta.

Quanto ao tratamento dos xantomas em si, além das medidas dietéticas e medicamentosas já citadas, pode ser feita eletrocoagulação ou mesmo exérese cirúrgica em lesões isoladas e pequenas. Nos xantelasmas em particular, o tratamento de eleição consiste na aplicação de solução de ácido tricloroacético a 50%. Surgem, imediatamente, cor esbranquiçada, por coagulação, e, posteriormente, crosta escura, que será eliminada em 2 a 3 semanas. A aplicação pode ser repetida após 30 dias. Exérese das lesões poderá ser feita, porém somente se o resultado com o cáustico não for satisfatório. Recidivas são frequentes.

50
Porfirias

Doenças metabólicas raras que ocorrem em virtude de alterações hereditárias ou adquiridas de enzimas que interferem no metabolismo das porfirinas. Estas são pigmentos róseos, fluorescentes à luz ultravioleta, que participam da constituição de enzimas respiratórias, da hemoglobina e da mioglobina; são metabolizadas principalmente no fígado e, em condições normais, excretadas na bile. Há dois tipos básicos de porfiria: eritropoiética, na qual ocorre excesso de produção de porfirinas na medula óssea; e hepática, na qual se verifica alteração no metabolismo das porfirinas no fígado. A principal manifestação cutânea da porfiria é a fotossensibilidade, que, possivelmente, ocorre por meio de vários mecanismos fisiopatológicos.

A biossíntese das porfirinas compreende longa e complexa cadeia de reações bioquímicas que tem como catalisadores grande número de enzimas e cujo produto é o complexo heme, os núcleos moleculares da hemoglobina e da mioglobina. Alterações nas várias enzimas componentes dessa complexa cadeia bioquímica parecem constituir a gênese dos vários tipos de porfiria.

De acordo com o tecido de origem (medula óssea ou fígado), as porfirias podem ser de vários tipos:
- **Porfirias eritropoiéticas:** Porfiria eritropoiética congênita; protoporfiria eritropoiética; e coproporfiria eritropoiética.
- **Porfirias hepáticas:** Porfiria aguda intermitente; porfiria cutânea tarda; porfiria *variegata* ou mista; coproporfiria hereditária; e porfiria por deficiência de ALA-deidratase.
- **Porfiria hepatoeritrocítica.**

De acordo com o modo de herança genética, as porfirias podem ser classificadas em:

- **Autossômicas dominantes:** Porfiria cutânea tarda, coproporfiria hereditária; protoporfiria eritropoiética; porfiria *variegata* ou mista; porfiria aguda intermitente; e porfiria hepatoeritrocítica.
- **Autossômicas recessivas:** Porfiria por deficiência de ALA-deidratase; e porfiria eritropoiética congênita.

Todas as formas de porfiria, à exceção da porfiria cutânea tarda, são bastante raras; por essa razão, somente ela será apresentada neste capítulo.

PORFIRIA HEPÁTICA CRÔNICA OU PORFIRIA CUTÂNEA TARDA

Tipo mais comum de porfiria, predomina em homens, particularmente em usuários de álcool. Reconhecem-se duas formas principais de porfiria cutânea tarda: hereditária, autossômica dominante, que ocorre em jovens; e adquirida, mais comum, que ocorre em adultos, em geral acima dos 40 anos, na qual também admite-se haver influência genética, mas que é desencadeada por álcool e fármacos como barbitúricos, fenil-hidrazina, hormônios esteroides, hexaclorobenzeno e derivados fenólicos. Também podem desencadear o processo infecções virais, como a hepatite C e a infecção pelo vírus da imunodeficiência humana (HIV), com ocorrência comum de coinfecção por esses dois vírus.

Será analisada apenas a forma mais frequente, isto é, a porfiria cutânea tarda adquirida.

Patogenia

Nas formas adquiridas, os medicamentos desencadeantes atuam de modo variável sobre as enzimas envolvidas na síntese das porfirinas.

Manifestações clínicas

As lesões cutâneas na face, no pescoço e no dorso das mãos consistem em eritema, vesicobolhas e erosões após exposição ao sol; com o decurso da doença, há aumento da fragilidade cutânea, cicatrizes atróficas, formação de mília e hiperpigmentação, que pode ser acompanhada de hipopigmentação moteada (**Figura 50.1**). Há hipertricose facial especialmente nas têmporas e regiões zigomáticas (**Figura 50.2**). Alguns doentes desenvolvem lesões cutâneas esclerodermiformes, especialmente em áreas expostas do pescoço e em porções superiores do tronco e do dorso, mas que, eventualmente, atingem regiões não expostas. Pode haver alopecia cicatricial e esclerodactilia. Essas lesões assemelham-se à esclerodermia, tanto clínica como histopatologicamente (**Figura 50.3**).

A urina é vermelha pelo aumento de excreção de uroporfirinas e coproporfirinas. São doenças que podem estar associadas: alcoolismo; hemocromatose; infecções virais; hepatites, principalmente tipos C e B; infecção pelo HIV; citomegalovirose; talassemia β; insuficiência renal; carcinoma hepatocelular; diabetes melito; lúpus eritematoso (LE); e doenças hematológicas malignas.

Histopatologia

Caracteriza-se pela presença de bolhas subepidérmicas em cuja base avultam as papilas dérmicas com suas formas preservadas, praticamente não existe infiltrado inflamatório e a coloração por ácido periódico de Schiff (PAS) pode revelar discreto espessamento dos vasos das papilas dérmicas. À imunofluorescência, observam-se depósitos de IgG e de C3 de padrão granular na zona da membrana basal (ZMB) e nas paredes vasculares.

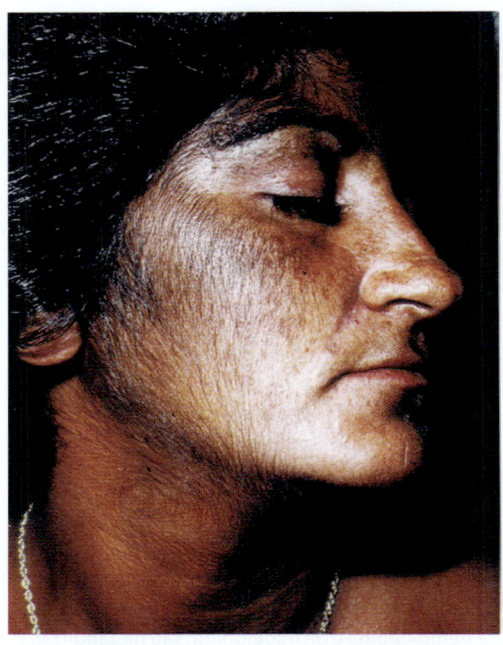

▲ **Figura 50.2** Porfiria cutânea tarda. Hipertricose e hiperpigmentação intensas da face.

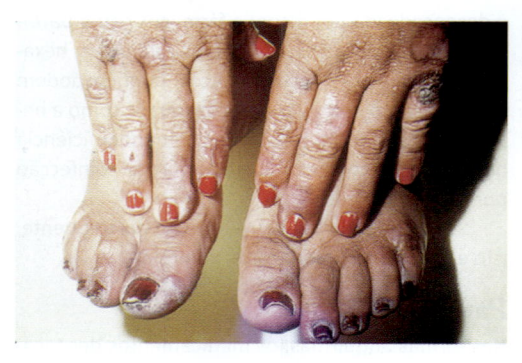

▲ **Figura 50.1** Porfiria cutânea tarda. Lesões cicatriciais e mília no dorso das mãos.

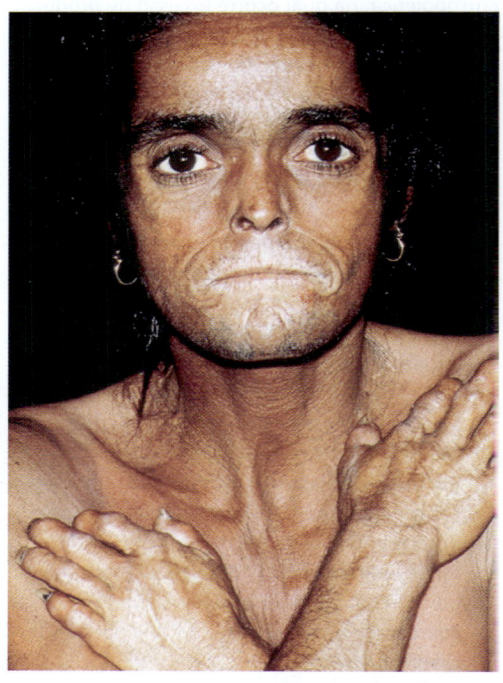

▲ **Figura 50.3** Porfiria cutânea tarda. Hiperpigmentação e lesões esclerodermiformes na face e no dorso das mãos.

Diagnose

Além dos dados clínicos, a diagnose é confirmada pelo exame histopatológico, pela imunofluorescência direta e pelo aumento das uroporfirinas I e III e coproporfirinas urinárias, bem como das isocoproporfirinas nas fezes. O exame da urina com lâmpada de Wood é útil, mostrando fluorescência rósea.

Na diagnose diferencial, devem ser consideradas a porfiria *variegata*, a pseudoporfiria renal e por fármacos, a esclerodermia e a epidermólise bolhosa adquirida.

Tratamento

Consiste na proibição da ingestão de álcool e substâncias hepatotóxicas; proteção contra a luz é imprescindível. Sangrias periódicas são úteis, geralmente removendo-se 500 mL (em crianças, de 150 mL a 200 mL) de sangue semanal cu bissemanalmente até diminuição da taxa de hemoglobina a 10 g/100 mL, e formam o tratamento de escolha quando há hemocromatose associada. Geralmente, os níveis de uroporfirinas se normalizam após 5 a 12 meses de tratamento, e as recidivas surgem, em média, após 2,5 anos do término do tratamento. A sangria é contraindicada nas seguintes situações: cirrose hepática, infecções pelo HIV, doenças cardiovasculares, anemia e em crianças. Apesar de relatos atribuindo desencadeamento de porfiria pelos antimaláricos, estes fármacos são bastante utilizados, com bons resultados: cloroquina, 125 mg, 2 vezes/semana (em crianças, 3 mg/kg), ou hidroxicloroquina, 200 mg, 2 vezes/semana. Esses medicamentos podem ser empregados isoladamente ou em associação com as sangrias, e admite-se que formem complexos com as porfirinas, aumentando sua excreção biliar. Outro fármaco útil é a desferroxamina, quando houver contraindicações à flebotomia ou à hidroxicloroquina, que leva a remissões mais precoces. Atua quelando o ferro hepático, sendo útil em porfiria cutânea tarda com insuficiência renal. Quanto ao interferon, utilizado principalmente quando há associação com hepatite C, existem relatos de melhora e de parada das lesões de porfiria. Com a introdução dos novos antivirais que curam a hepatite C, estes estão sendo canalisados no sentido de, nos casos associados a tal condição, tornarem-se a primeira indicação, à frente da flebotomia e da hidroxicloroquina.

PSEUDOPORFIRIA

Alteração fototóxica cujo quadro clínico simula comumente a porfiria cutânea tarda e, com menor frequência, a protoporfiria eritropoiética, mas, em ambas as situações, não há alterações das porfirinas.

Esses quadros podem se desenvolver em duas condições: exposição a determinados medicamentos; ou em doentes com insuficiência renal crônica em hemodiálise.

Patogenia

A compleição clara com pele e olhos claros representa significativo fator de risco para a manifestação. Os fármacos comumente envolvidos nessa especial fototoxicidade são os anti-inflamatórios não esteroides (AINEs), particularmente o naproxeno, o oxaprozina e o cetotifeno; e outros, como furosemida, tetraciclinas, isotretinoína e eritropoietina. Na infância, o quadro ocorre frequentemente em crianças com artrite reumatoide juvenil sob tratamento com anti-inflamatórios, especialmente naproxeno. O mecanismo pelos quais os medicamentos produzem a erupção é desconhecido.

Com relação aos quadros de pseudoporfiria observados em doentes com insuficiência renal em hemodiálise (8-18%), sabe-se que apresentam níveis plasmáticos de porfirinas 2 a 4 vezes maior.

O mecanismo do processo não é perfeitamente conhecido, admitindo-se que possa haver falta de depuração de precursores das porfirinas pela insuficiência renal nos pacientes não dialisados, ou mesmo insuficiente depuração pela hemodiálise, permitindo acúmulo de porfirinas na pele.

Manifestações clínicas

Os doentes podem apresentar quadros idênticos aos da porfiria cutânea tarda, com fragilidade cutânea, vesículas, bolhas e erosões nas áreas fotoexpostas, mas nunca ocorrem hipertricose, hiperpigmentação, mília e alterações esclerodermoides (**Figura 50.4**). Pode haver associação com vitiligo, e, nestas condições, as áreas despigmentadas são mais atingidas.

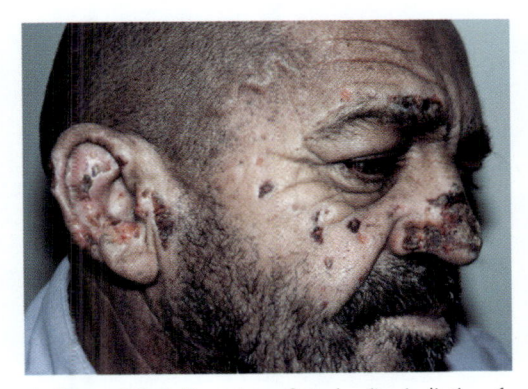

▲ **Figura 50.4** Pseudoporfiria. Lesões indistinguíveis da porfiria cutânea tarda em doente renal.

Ocasionalmente, os doentes apresentam quadro semelhante ao da protoporfiria eritropoiética, com eritema, ardor, vesículas, cicatrizes varioliformes e espessamento céreo da pele da face.

Histopatologia

Revela bolha subepidérmica, com processo inflamatório dérmico mínimo ou ausente; a coloração PAS evidencia depósito mínimo ou ausente nos vasos dérmicos superficiais. À imunofluorescência direta, há depósitos granulosos de IgG e de C3 na ZMB; e a imunofluorescência indireta é negativa. Portanto, o quadro histopatológico é praticamente indistinguível da porfiria cutânea tarda.

Diagnose

Clínica, considerando-se a história de exposição a fármacos ou a insuficiência renal crônica com hemodiálise; confirma-se pelo quadro histopatológico e pela ausência de porfirinas na urina e nas fezes.

Na diagnose diferencial, devem ser consideradas a epidermólise bolhosa adquirida, a porfiria cutânea tarda e a protoporfiria.

Tratamento

É essencial a suspensão dos medicamentos desencadeantes. Deve-se lembrar que, mesmo após a retirada do fármaco causal, o processo pode continuar ativo por semanas, e a fragilidade cutânea pode persistir por meses. Se o paciente necessita de anti-inflamatórios, são menos sensibilizantes em relação ao naproxeno, o diclofenaco, a indometacina e o sulindaco. Obviamente, evitar exposição solar e usar fotoprotetores e roupas adequadas são procedimentos fundamentais.

51
Mucinoses

Compreendem um grupo heterogêneo de afecções que apresentam depósito anormal de mucina disposto difusa ou pontualmente na pele. A demonstração da mucina nos tecidos exige colorações especiais, *alcian blue*, ferro coloidal ou azul de toluidina.

As mucinoses são classificadas em primárias, quando a característica fundamental do processo é o depósito de mucina, e secundárias, quando o depósito de mucina associa-se a outras alterações histopatológicas.

As primárias podem ser inflamatório-degenerativas ou neoplásico-hamartomatosas.

As mucinoses inflamatório-degenerativas podem ter localização dérmica ou folicular. As de localização dérmica compreendem as seguintes afecções: mucinoses de origem tireoidiana; mucinose reticular eritematosa; líquen mixedematoso; mucinose cutânea lúpica; mucinose cutânea focal; escleredema; e cisto mucoso digital. Já as de localização folicular compreendem a mucinose folicular e a mucinose folicular urticariforme.

As mucinoses neoplásico-hamartomatosas compreendem o nevo mucinoso e os mixomas.

Serão analisadas as principais mucinoses de interesse dermatológico.

MUCINOSES PRIMÁRIAS

Mucinoses inflamatório-degenerativas de localização dérmica

Mucinoses de origem tireoidiana – mixedema generalizado (mucinose cutânea difusa)

Manifestação de hipotireoidismo grave de longa duração na qual ocorre deposição difusa de mucina na pele; principal manifestação cutânea de hipotireoidismo.

Manifestações clínicas

O hipotireoidismo pode ser congênito, juvenil ou adulto.

No congênito, pode haver nanismo, retardo mental, manifestações cutâneas e sistêmicas. Entre estas, há sonolência, obstipação intestinal, dificuldades alimentares, diminuição do tônus muscular, persistência da icterícia neonatal e dificuldades respiratórias. Na pele, observa-se intumescimento das regiões periorbitárias, das mãos, da língua, dos lábios e dos genitais. As unhas e os cabelos são quebradiços, e pode haver alopecia em áreas. A presença de coxim supraclavicular é muito sugestiva da diagnose.

No hipotireoidismo juvenil, que surge em crianças previamente normais, ocorrem baixa estatura, desenvolvimento físico e mental deficiente, retardo da puberdade e possível hipertricose nos ombros e na porção superior do dorso.

O hipotireoidismo do adulto acomete mais frequentemente mulheres entre os 40 e 60 anos. Há lentidão física e mental, aumento de peso, constipação intestinal, câimbras nos membros inferiores e intolerância ao frio. Pode haver cardiomegalia, megacolo, obstrução intestinal e alterações psiquiátricas, simulando a doença de Alzheimer. A pele apresenta-se seca, pálida, fria e com aspecto céreo-amarelado. O aspecto céreo é provocado pela presença dos mucopolissacarídeos na derme, os quais também provocam intumescimento das pálpebras e dos lábios e macroglossia. A deposição de mucina nas pregas vocais provoca rouquidão, outro elemento do quadro clínico.

A xerose pode ser acentuada, provocando aspecto de ictiose adquirida ou eczema asteatósico. As regiões palmoplantares e o sulco nasolabial podem apresentar coloração amarelada em decorrência de carotenemia, que ocorre por disfunção hepática, não havendo plena conversão do caroteno à vitamina A. Os cabelos e as unhas são quebradiços; há possibilidade de alopecia não cicatricial, bem como lesões purpúricas e xantomas (decorrentes da hipercolesterolemia).

Histopatologia
Observam-se depósitos de mucina principalmente em torno dos vasos e folículos pilosos e entre as fibras colágenas. As fibras elásticas mostram-se diminuídas.

Diagnose
Clínica, corroborada pela histopatologia e pelos baixos níveis de T4 e, no caso do hipotireoidismo primário, pelos altos níveis de TSH.

Na diagnose diferencial, devem-se considerar os edemas de etiologia múltipla, facilmente diferenciados por serem depressíveis à palpação, o que não ocorre com o mixedema. Além disso, na diagnose diferencial, devem ser lembradas a lipoidoproteinose, a protoporfiria eritropoiética e as mucopolissacaridoses.

Tratamento
O tratamento precoce do mixedema congênito é fundamental para se evitar retardo mental, e realiza-se, como nas demais formas de mixedema, pela administração de tiroxina, ajustando-se as doses de acordo com os exames laboratoriais.

Mucinoses de origem tireoidiana – mixedema circunscrito
Em alguns casos de hipotireoidismo, ao invés de deposição difusa de mucina na pele, ocorrem depósitos localizados sob a forma de infiltrações circunscritas com alterações do tipo elefantíase, nas extremidades ou nos genitais. O tratamento é a correção do hipotireoidismo.

Mucinoses de origem tireoidiana – mixedema pré-tibial
O mixedema pré-tibial ou localizado caracteriza-se por depósitos de mucina nas regiões pré-tibiais. Geralmente, é associado a hipertireoidismo, mais comumente em consequência da doença de Graves, e surge durante a evolução da enfermidade ou após seu tratamento.

Patogenia
Desconhecida.

Manifestações clínicas
Ocorre em 1 a 5% dos doentes com enfermidade de Graves, que se caracteriza fundamentalmente por bócio, exoftalmo, acropatia tireóidea (dedos em clava, edema dos tecidos moles das mãos e dos pés e neoformação óssea periostal) e altos níveis séricos do hormônio estimulador tireoidiano de longa ação. A frequência do mixedema pré-tibial nos doentes com exoftalmo é maior, ocorrendo em 25% deles.

As lesões localizam-se preferencialmente no lado anterior das pernas e, apenas excepcionalmente, na face, nos ombros, nas extremidades superiores, no abdome inferior ou em cicatrizes. São placas firmes, circunscritas e de cor amarelada. Os folículos pilosos são muito evidentes, conferindo o aspecto em *peau d'orange*. Raramente, pode haver hipertricose e hiperidrose das áreas acometidas (**Figura 51.1**). Ocasionalmente, existem formas tipo elefantíase com grande espessamento da pele, formação de dobras e lesões verrucosas, provocando acentuado aumento do volume do membro acometido (**Figura 51.2**). Como já referido, frequentemente ocorre no curso de hipertireoidismo determinado pela doença de Graves, mas também pode ser relatado no curso de hipotireoidismo provocado pelo tratamento da doença de Graves (tireoidectomia ou supressão da tireoide por drogas ou radiação) ou em doentes com tireoidite de Hashimoto sem tireotoxicose e até mesmo em doentes eutireóideos.

Histopatologia
Demonstra grandes quantidades de mucina separando os feixes colágenos e que é depositada, principalmente, na derme reticular. Há proliferação fibroblástica intensa com fibroblastos estelares e infiltrado linfocitário e mastócitos dispostos de modo perivascular e perianexial. Nas formas verrucosas, há hiperqueratose, acantose e papilomatose.

Diagnose
Clínica, baseada na história de doença tireoidiana, e histopatológica. Na diagnose diferencial, devem ser considerados a elefantíase nostra, o linfedema crônico, o líquen plano hipertrófico e o líquen simples hipertrófico.

Tratamento
Não há tratamento satisfatório. Pode-se tentar administrar injeções intralesionais de hialuronidase,

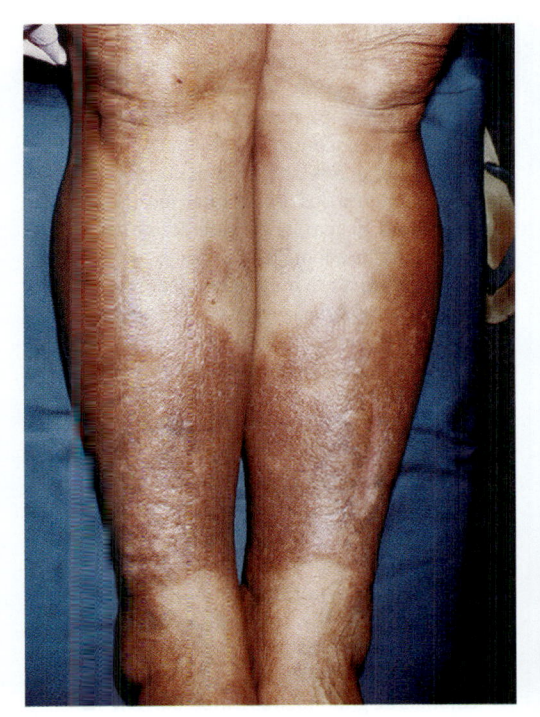

▲ **Figura 51.1** Mixedema pré-tibial. Placas circunscritas, de limites nítidos e coloração acastanhada, bilateralmente, nas pernas.

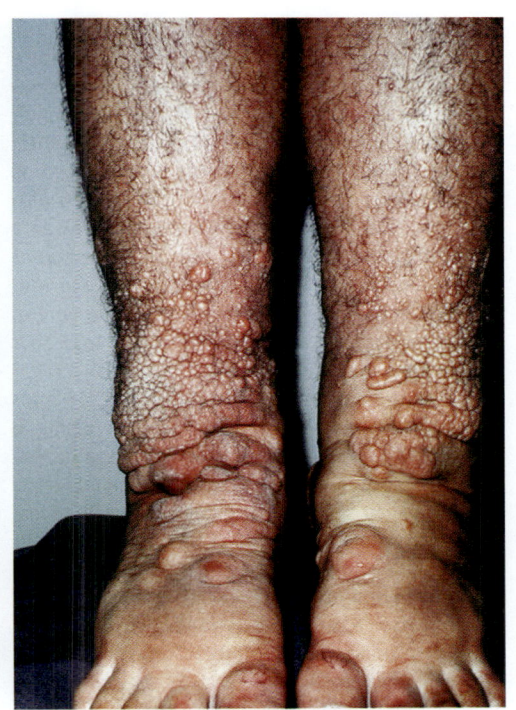

▲ **Figura 51.2** Mixedema pré-tibial. Grande espessamento da pele com formação de dobras e lesões verrucosas.

bem como de triancinolona, 5 mg/mL. São, ainda, empregados corticosteroides potentes sob oclusão.

Recentemente, foram descritos resultados favoráveis com octreotida, análogo da somatostatina, que inibe atividade do fator de crescimento insulina-símile. Existem relatos de resposta à imunoglobulina intravenosa (IV) (que diminuiria a produção de autoanticorpos), de benefícios da compressão mecânica com ataduras e meias elásticas. Também existem relatos de benefícios da plasmaférese. O mixedema pré-tibial também pode involuir espontaneamente no curso de alguns anos.

Líquen mixedematoso (mucinose papulosa)

Nesta afecção, na qual a função tireoidiana é normal, existem duas formas clinicopatológicas distintas: uma papulosa e esclerodermiforme generalizada, denominada escleromixedema, acompanhada de gamopatia monoclonal com manifestações sistêmicas; e outra papulosa localizada sem qualquer repercussão sistêmica, rara e que não será abordada.

O escleromixedema, por seu potencial de gravidade, será analisado. A patogenia do líquen mixedematoso está frequentemente associada à paraproteinemia de tipo IgG com predomínio das cadeias λ e, mais raramente, cadeia κ ou IgM e IgA.

Líquen mixedematoso generalizado (escleromixedema)

Forma generalizada e esclerodermiforme do líquen mixedematoso. Atinge adultos de ambos os sexos e é acompanhada de manifestações sistêmicas e gamopatias monoclonais.

- **Manifestações clínicas:** Há erupção disseminada de lesões papulosas céreas, atingindo principalmente as mãos, os antebraços, a face e o pescoço. Frequentemente, as lesões papulosas dispõem-se linearmente, e sua coalescência leva ao espessamento da pele, conferindo aspecto esclerodermiforme difuso, porém, ao contrário do que ocorre na esclerodermia, o espessamento cutâneo observado mostra-se móvel em relação aos planos profundos. Na fronte, a infiltração da pele leva ao aparecimento de grandes rugas transversais e de sulcos longitudinais na glabela. Nódulos e infiltração difusa das orelhas e regiões anogenitais podem surgir (**Figura 51.3**). Evolutivamente, o espessamento da pele causa endurecimento, esclerodactilia, dificuldade de mobilização das articulações e do movimento da boca. A maioria dos doentes de escleromixedema apresenta gamopatias monoclonais, mais comumente por IgG das cadeias leves λ, mas também ocorrem gamopatias monoclonais por IgM e IgA, porém, em menos de 10% dos doentes, há evolução a mieloma múltiplo.

Outras manifestações sistêmicas são miosites, levando à fraqueza muscular e disfagia; alterações neurológicas, desde neuropatias periféricas até coma; manifestações reumatológicas, artropatias síndrome do túnel do carpo; manifestações pulmonares, doença obstrutiva pulmonar crônica e alterações renais.

- **Histopatologia:** Demonstra depósitos de mucina difusos ao longo da derme superior e da derme reticular média, proliferação de fibroblastos irregularmente dispostos e aumento do colágeno. Os depósitos de mucina também são encontrados nos órgãos internos acometidos.
- **Diagnose:** Clínica, histopatológica e laboratorial por meio do encontro de gamopatia monoclonal ou das alterações laboratoriais consequentes ao acometimento dos órgãos internos. Na diagnose diferencial, devem ser considerados a esclerodermia e o escleredema e linfomas.
- **Tratamento:** Para o escleromixedema, também não existem tratamentos satisfatórios, mas, pela gravidade, inúmeras terapêuticas foram tentadas com resultados variáveis. O tratamento de eleição é o melfalana, 1 a 10 mg/dia, que apresenta, porém, alto índice de complicações graves, inclusive letais. Outros quimioterápicos também empregados são a ciclofosfamida, clorambucil e metotrexato. Os corticosteroides sistêmicos oferecem resultados discretos e temporários. Existem relatos esporádicos de várias terapêuticas sobre as quais não existem conclusões cientificamente definidas, como ultravioleta A e psoralênico (PUVA), plasmaférese, fotoquimioterapia extracorpórea, retinoides, fator estimulador de colônias de granulócitos e macrófagos (GM-CSF), ciclosporina, imunoglobulinas IV em altas doses e, mais recentemente, relatos de bons resultados com talidomida e com a associação lenalidomida e imunoglobulina IV. Existem, também comunicações sobre o sucesso de tratamentos com células-tronco autólogas obtidas do sangue periférico.

Mucinoses inflamatório-degenerativas foliculares

Nesses processos, ocorre deposição da mucina no folículo pilossebáceo. Compreendem apenas duas entidades clínicas: a mucinose folicular e a mucinose folicular urticária-símile, embora o depósito folicular de mucina ocorra histopatologicamente como epifenômeno em várias afecções cutâneas, constituindo as mucinoses secundárias.

Mucinose folicular (alopecia mucinosa)

Afecção benigna, não relacionada a linfomas, mais comum em crianças e entre a terceira e a quarta décadas de vida, de etiologia desconhecida.

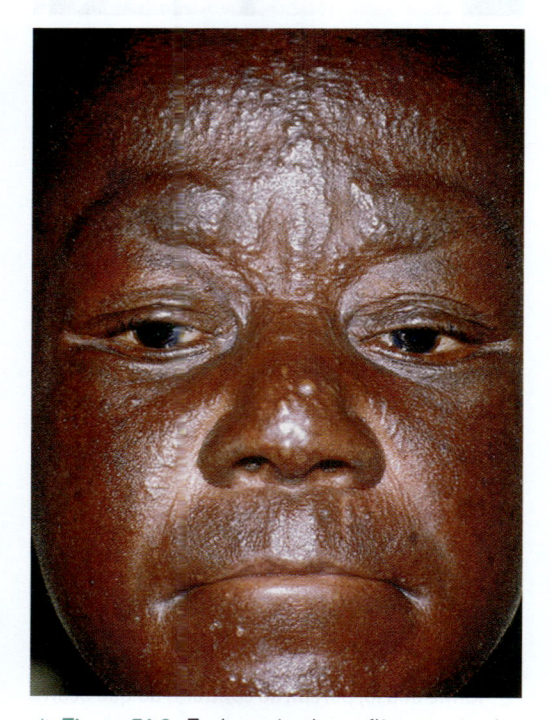

▲ **Figura 51.3** Escleromixedema (líquen mixedematoso generalizado). Espessamento difuso da face. Infiltração acentuada na fronte.

Manifestações clínicas

Pápulas foliculares, nódulos eritematosos ou da cor da pele, às vezes hiperqueratósicos, agrupam-se formando placas localizadas, preferencialmente na face, no pescoço e no couro cabeludo, onde provocam alopecia. Essas lesões, às vezes, lembram queratose pilar, líquen espinuloso e dermatofitoses (**Figura 51.4**). Esta é a forma mais comum em crianças. Nos adultos, as lesões costumam ser maiores e mais numerosas, atingindo predominantemente a face e o tronco (**Figura 51.5**). A alopecia mucinosa idiopática, não relacionada a linfomas, geralmente involuem em período variável de 2 meses a 2 anos.

Histopatologia

A mucina se deposita nas células do epitélio folicular e das glândulas sebáceas, dissociando os queratinócitos e progressivamente, transformando os folículos em áreas císticas com mucina e infiltrado inflamatório de linfócitos, histiócitos e eosinófilos.

Diagnose

Clínica e histopatológica; na diagnose diferencial, devem ser cogitados a mucinose dos linfomas, o líquen espinuloso, a queratose pilar, o líquen nítido e até mesmo dermatofitoses.

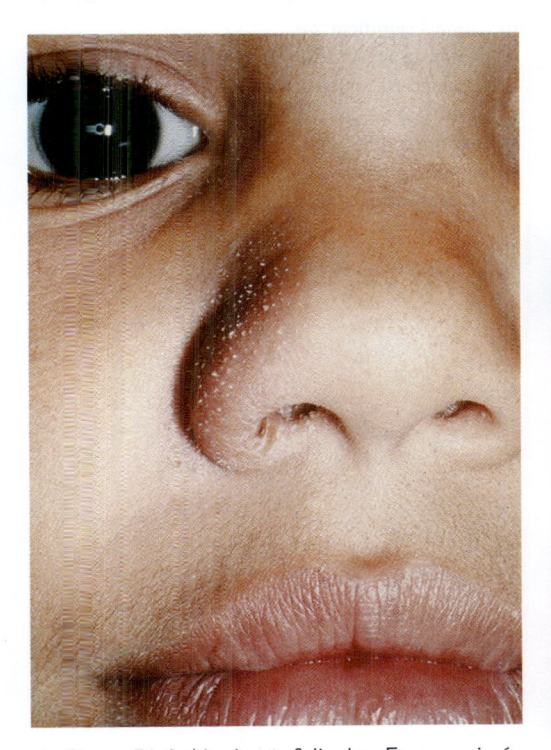

Tratamento

Não há tratamento específico, devendo-se lembrar a involução espontânea provável. Várias terapêuticas mostram resultados, como o emprego de corticosteroides sistêmicos, intralesionais e tópicos, dapsona, antimaláricos, minociclina, isotretinoína oral, PUVA, interferon-α, indometacina e até mesmo radioterapia.

MUCINOSES SECUNDÁRIAS

Existem inúmeras condições cutâneas nas quais ocorrem depósitos histológicos de mucina, relatados em nível epidérmico na micose fungoide, em carcinomas espino e basocelulares, em queratoacantomas e em verrugas vulgares.

Pode haver depósito secundário de mucina na derme em várias doenças inflamatórias, como lúpus eritematoso (LE), dermatomiosite, esclerodermia, granuloma anular, doença do enxerto *versus* hospedeiro, doença de Degos, paquidermoperiostose, cicatrizes hipertróficas, elastose solar, e em doenças tumorais, como carcinoma basocelular, tumores écrinos, fibromas, histiocitomas malignos, lipomas, mixossarcomas, neurilemomas e neurofibromas.

Podem ocorrer, também, depósitos secundários de mucina nos folículos em várias afecções – LE, picadas de insetos, líquen plano hipertrófico, líquen estriado, sarcoidose, fotodermatoses, hiperplasia angiolinfoide com eosinofilia, linfomas, pseudolinfomas e infiltrações cutâneas de leucemias.

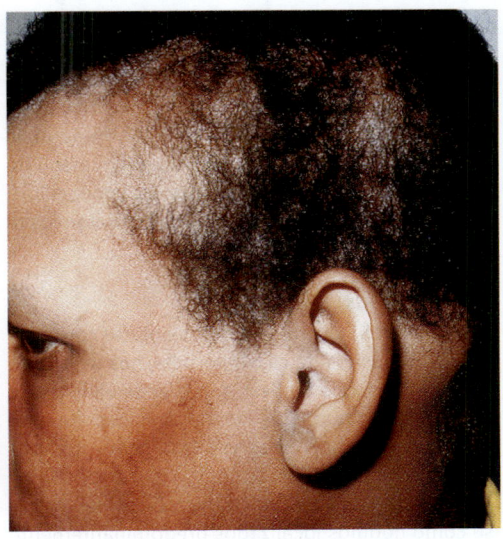

▲ **Figura 51.4** Mucinose folicular. Forma primária. Pápulas foliculares hiperqueratósicas em região nasal de criança.

▲ **Figura 51.5** Mucinose folicular. Placas papulosas alopécicas no couro cabeludo.

52
Alterações do metabolismo de cálcio, ferro, cobre, zinco e selênio

CÁLCIO

Anormalidades do cálcio na pele, por condições locais ou sistêmicas, resultam em calcificação ou ossificação. As calcificações, caracterizadas por depósitos amorfos de sais de cálcio, dividem-se, de acordo com os mecanismos envolvidos, em quatro tipos: distróficas; metastáticas; idiopáticas; e iatrogênicas.

Calcificações distróficas

Ocorrem em áreas de tecidos previamente lesados, sem qualquer alteração sistêmica nos mecanismos metabólicos de regulação do cálcio. Na pele, os depósitos de cálcio podem ocorrer na derme e no subcutâneo. Os principais tipos são descritos a seguir.

Calcificações distróficas das doenças do tecido conectivo

Em qualquer das doenças do tecido conectivo pode ocorrer calcificação, mas o processo é muito mais frequente na forma CREST (calcinose, fenômeno de Raynaud, hipomotilidade esofágica, esclerodactilia e telangiectasia) da esclerodermia e na dermatomiosite infantil.

Manifestações clínicas

Na forma CREST ocorrem nódulos e placas constituídas por depósitos de cálcio na pele, nos tendões e nos músculos, que tendem a ulcerar-se eliminando cálcio. Mais comuns nos membros, especialmente nos dedos e punhos, essas lesões surgem anos após o início da enfermidade.

Na dermatomiosite, as calcificações apresentam-se como nódulos localizados predominantemente nos cotovelos, ombros, joelhos e nádegas e tendem a ulcerar-se, eliminando o cálcio para o exterior (Figura 52.1); são dolorosos e, com frequência, ao ulcerarem, infectam-se secundariamente. Ocorrem em cerca de 20% dos adultos e em 40 a 70% das crianças afetadas pela doença.

Existem formas de calcificação difusa, estendendo-se ao longo das fáscias musculares, constituindo a chamada *calcinosis universalis*, que leva a alterações funcionais significativas.

Além da esclerodermia e da dermatomiosite, a calcificação distrófica pode ocorrer, ocasionalmente, em outras conectivopatias, como o lúpus eritematoso sistêmico (LES) agudo, o lúpus eritematoso (LE) subagudo, lúpus eritematoso discoide (LED) crônico e o LE profundo.

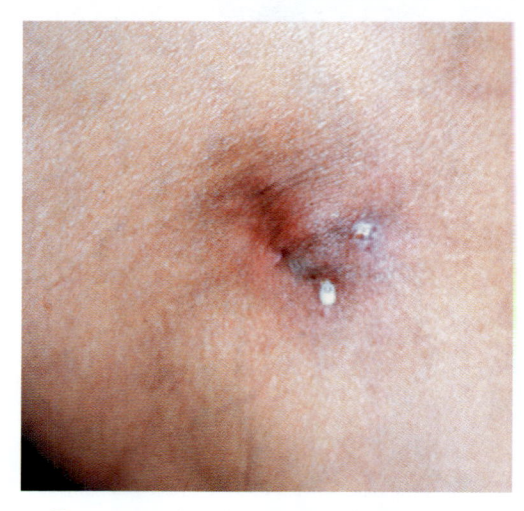

▲ **Figura 52.1** Calcificação distrófica. Nódulo com saída de material esbranquiçado na coxa. Doente com dermatomiosite.

Tratamento

O tratamento das calcificações das doenças do tecido conectivo é bastante difícil. Existem evidências de que a terapia intensa da dermatomiosite com fármacos imunossupressores ou gamaglobulina intravenosa (IV) evitaria essa complicação. Há relatos de possível ação de inúmeros medicamentos, por exemplo, diltiazem (bloqueador de canais de cálcio), etidronato (anti-hipercalcêmico) e colchicina, mas os resultados são variáveis e não existem estudos controlados. Quando possível, a remoção cirúrgica dos depósitos de cálcio é útil.

Calcificações distróficas das paniculites

Ocorrem nas paniculites pancreáticas, por pancreatites ou neoplasias, na necrose gordurosa do recém-nascido e nas paniculites do LE e da dermatomiosite.

Na paniculite das pancreatites, ocorrem surtos de nódulos na área pré-tibial e, menos frequentemente, no tronco, que podem ulcerar e eliminar cálcio para o exterior. A calcificação decorre da ação das enzimas pancreáticas sobre o tecido adiposo, liberando ácidos graxos que, reagindo com o cálcio, formam sabões cálcicos.

Na necrose gordurosa do recém-nascido, que se caracteriza por nódulos e placas subcutâneos localizados nas regiões malares, no dorso, nas nádegas e extremidades, pode, eventualmente, ocorrer calcificação desses nódulos e, às vezes, hipercalcemia.

Calcificações distróficas que podem ocorrer em doenças genéticas

Em várias doenças hereditárias, todas raras, podem ocorrer calcificações distróficas nas lesões cutâneas. Essas doenças são o pseudoxantoma elástico, a síndrome de Ehlers-Danlos, a síndrome de Werner e a síndrome de Rothmund-Thomson.

Calcificações distróficas em infecções

Manifestam-se principalmente em parasitoses sob a forma de cistos calcificados em torno das estruturas parasitárias com larva e ovos de *Oncocerca volvulus* e de *Taenia solium*. Também são descritas placas anulares calcificadas em recém-nascidos consequentes a lesões de herpes simples intrauterino.

Calcificações distróficas na porfiria cutânea tarda

Ocorrem nas formas esclerodermoides sob forma de placas calcificadas, localizadas principalmente no couro cabeludo, nas regiões pré-auriculares, no pescoço e no dorso das mãos.

Calcificações distróficas nos tumores cutâneos

Em muitos tumores cutâneos, tanto benignos quanto malignos, pode haver calcificação distrófica e até mesmo ossificação. O tumor que apresenta calcificações distróficas e ossificações mais frequentes é o pilomatricoma, que, eventualmente, pode perfurar, eliminando cálcio na superfície cutânea. Outros tumores que podem apresentar calcificações são os carcinomas basocelulares, os cistos pilares e o siringoma condroide.

Calcificações distróficas pós-traumáticas

Podem ser observadas em cicatrizes cirúrgicas e de queimaduras e em queloides.

Calcificações metastáticas

Nessa forma de calcificação, os depósitos de cálcio ocorrem em tecidos normais, como consequência de alterações nos mecanismos metabólicos de regulação do cálcio e do fósforo, que afetam doentes com insuficiência renal, intoxicação por vitamina D, síndrome leite-álcali, sarcoidose, neoplasias de paratireoide e destruições ósseas.

Calcificação metastática na insuficiência renal

Pode ocorrer sob forma de calcificação nodular benigna ou de calcifilaxia, processo bastante grave.

Na calcificação nodular benigna, ocorrem depósitos de cálcio na pele e no subcutâneo em regiões periarticulares, cuja intensidade se dá em razão dos níveis de hiperfosfatemia (**Figura 52.2**). A normalização dos níveis de cálcio e fósforo leva à regressão do quadro.

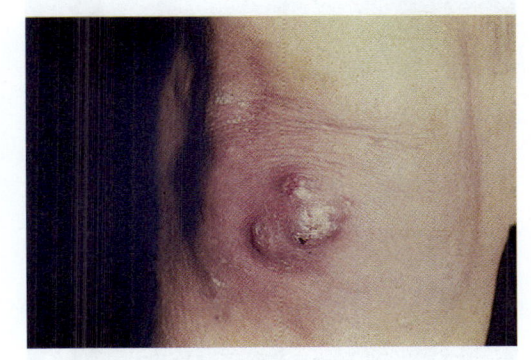

▲ **Figura 52.2** Calcificação metastática. Placa inflamatória com eliminação de material branco-amarelado.

A calcifilaxia é um processo grave, caracterizado por nódulos e placas violáceas que evoluem para áreas de necrose que, ao desprenderem-se, transformam-se em ulcerações. Suas principais localizações são coxas, nádegas, tronco e abdome, podendo atingir os membros superiores e os genitais.

O estado geral do doente é grave, com risco de complicações, às vezes fatais, como gangrena e septicemia. No exame histopatológico, encontram-se calcificações das artérias da derme; na diagnose diferencial, deve-se considerar as vasculites necrosantes, a síndrome do anticorpo antifosfolipídico, a púrpura *fulminante* e a coagulação intravascular disseminada (CIVD) (**Figura 52.3**).

Como tratamento, indica-se desbridamento cirúrgico e antibioticoterapia, pois as septicemias são causa de morte nesses doentes. A paratireoidectomia é indicada nos pacientes com condições cirúrgicas. Existem relatos esporádicos de resultados favoráveis com oxigênio hiperbárico, corticosteroides sistêmicos, heparina, bifosfonatos e tiossulfato de sódio. A mortalidade é alta (60-70%), apesar dos tratamentos empregados.

Hipervitaminose D

O excesso de ingestão de vitamina D pode provocar hipercalcemia e hipercalciúria, com possibilidade de ocorrerem calcificações na pele, nefrolitíase e nefrocalcinose.

Outras condições patológicas capazes de provocar calcificações metastáticas são tumores produtores de destruição óssea, como mieloma múltiplo, leucemias, linfomas e metástases de carcinomas viscerais.

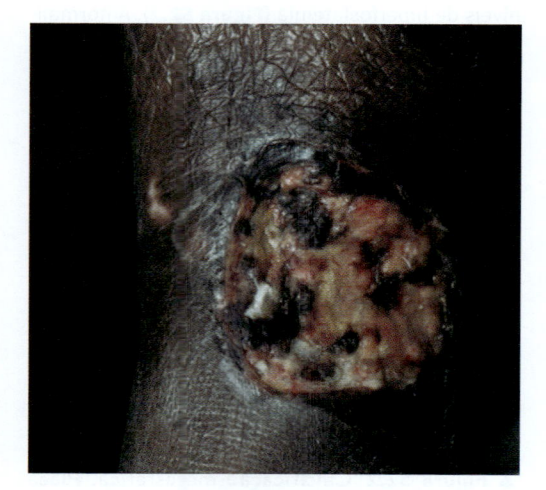

▲ **Figura 52.3** Calcifilaxia. Grande lesão ulceronecrótica. Na proximidade, áreas iniciais de necrose.

Calcificações idiopáticas

Nesse caso, o depósito de cálcio nos tecidos ocorre por razões desconhecidas. Existem algumas formas clínicas, raras, que não serão analisadas.

Calcificações iatrogênicas

Decorrentes de medicamentos ou substâncias utilizadas em testes diagnósticos. Ocorrem quando do extravasamento de soluções de cálcio, cloreto ou gluconato de cálcio ou soluções com fosfato, bem como do contato prolongado da pele com pastas ricas em cloreto de cálcio utilizadas em eletrodos para exames eletroencefalográficos, eletromiográficos e exames de potencial evocado. Recentemente, têm sido descritas calcificações em áreas de retirada de enxertos tratadas com curativos de alginato de cálcio. Em transplantados de fígado, têm sido relatadas calcificações transitórias na pele, nos pulmões, no próprio fígado transplantado, nos rins, nos vasos e no colo, atribuídas ao cálcio e aos citratos dos derivados sanguíneos transfundidos em grande quantidade nesses doentes.

Ossificações primárias da pele

Ocorrem, em geral, somente quando já existe calcificação ou outras anormalidades tissulares, em condições genéticas e adquiridas, todas raras. A mais comum é o osteoma miliar da face.

Osteoma miliar da face

Apresenta-se como múltiplos nódulos pequenos, duros, da cor da pele ou esbranquiçados, disseminados na face, frequentemente em mulheres com história de acne (**Figura 52.4**). Segundo alguns autores, ocorreria predominantemente em doentes tratados de acne com tetraciclina ou minociclina, pela capacidade desses antibióticos de formar complexos com ortofosfatos de cálcio, como acontece nos dentes, e a coloração azul-escuro do material ósseo depositado na pele se deveria a esses complexos; em alguns doentes, no entanto, não existem antecedentes de acne. O tratamento, quando exequível, é cirúrgico com incisão e curetagem do material ósseo, ainda que existam relatos de benefícios com a isotretinoína tópica.

FERRO

As deficiências de ferro podem ter múltiplas causas: ingestão insuficiente; doenças com distúrbios da absorção intestinal; parasitoses intestinais, particularmente ancilostomíase; perdas sanguíneas crônicas pelo trato digestório; e, nas mulheres, perdas pelo trato genital. São, ainda, causas de perdas de ferro

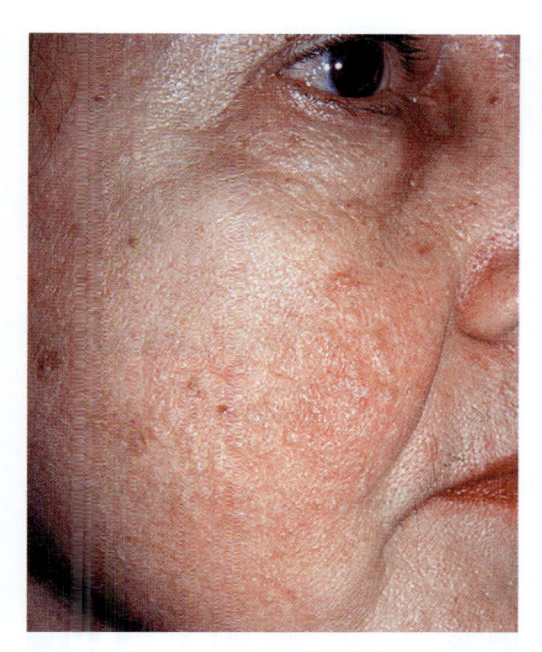

▲ Figura 52.4 Osteoma miliar da face.

a hemoglobinúria paroxística noturna, a doença de Rendu Osler, a hemossiderose pulmonar idiopática e doações sanguíneas repetidas.

Manifestações clínicas

Causa anemia e produz, como alterações dermatológicas, palidez das mucosas, glossite com atrofia papilar, queilose, coiloníquia e queda de cabelos – tipo eflúvio telógeno. Nas formas graves, há mal-estar, fraqueza, cefaleia, dispneia aos esforços, taquicardia e até insuficiência cardíaca.

Diagnose

Clínica, corroborada por exames laboratoriais, hemograma com anemia hipocrômica e microcítica, diminuição do ferro e ferritina no soro com aumento de transferrina. Na diagnose diferencial, devem ser consideradas outras condições de carência nutricional.

Tratamento

A busca da causa da deficiência de ferro, sua correção e a reposição com sulfato ferroso, 300 mg, via oral (VO) 2 vezes ao dia, é fundamental.

Excepcionalmente, há necessidade de reposição intramuscular (IM) de ferro, em caso de intolerância a esse elemento VO, em perdas sanguíneas maiores ou por problemas de absorção em doenças do sistema digestório, como a enterite regional ou a retocolite ulcerativa.

COBRE

A deficiência de cobre pode ocorrer por insuficiente ingestão em dietas inadequadas, como aquelas baseadas na ingestão praticamente exclusiva de leite; ou, ainda, por deficiência de absorção, semelhante ao que acontece na síndrome de Menkes.

Na doença de Wilson ou degeneração hepatolenticular, verifica-se o excesso de cobre.

Manifestações clínicas

Decorrem dos vários sistemas lesados. As alterações neurológicas se expressam por distúrbios motores, disartria e acometimento das funções intelectuais; no fígado, pode haver desde hepatite crônica até cirrose; é possível ocorrerem depósitos na córnea, e, nas unhas, coloração azulada da lúnula.

ZINCO

A deficiência de zinco pode ser resultado de defeito genético na sua absorção, constituindo a acrodermatite enteropática, doença de herança autossômica recessiva. Pode ser adquirida por deficiência de ingestão de zinco decorrente de dietas inadequadas, como aquelas ricas em fibras contendo fitatos, que interferem na absorção desse elemento; também por absorção deficiente em condições como síndromes de má absorção, fibrose cística; ou estar associada a vários estados, entre os quais, alcoolismo, infecção pelo vírus da imunodeficiência humana (HIV) e gravidez. Outro fator é a nutrição parenteral prolongada, fato hoje raro, pois as infusões atuais têm zinco em quantidades adequadas. Os quadros clínicos são idênticos em todas as formas de deficiência de zinco.

Acrodermatite enteropática

Afecção de herança autossômica recessiva, é provocada por deficiência de zinco e caracteriza-se por dermatite de localização acral, alopecia e diarreia.

Os doentes apresentam baixos níveis séricos do metal, e os resultados terapêuticos com a sua administração são espetaculares. Não se conhece perfeitamente a causa, admitindo-se que os doentes tenham anormalidades na absorção da substância no tubo digestivo, talvez anomalias nas respectivas moléculas ligantes.

Manifestações clínicas

Nas crianças amamentadas pela mãe, o quadro se inicia quando cessa a amamentação e o leite materno é substituído pelo leite de vaca. Em crianças alimentadas desde o início com leite de vaca, o processo começa imediatamente após o nascimento.

As lesões cutâneas iniciam-se com placas eritematosas, escamosas, erosivas e crostosas na face, em torno da boca, no couro cabeludo, nas regiões anogenitais, nas mãos, nos pés, nos joelhos e nos cotovelos, lembrando dermatite seborreica e psoríase. Evolutivamente, as lesões podem apresentar vesículas e bolhas, com possibilidade de erosões e pústulas. Infecções secundárias bacterianas e por cândida são frequentes; também podem ocorrer queilite, estomatite, onicodistrofia, paroníquia e alopecia progressiva (**Figuras 52.5** e **52.6**). Diarreia com fezes espumosas e volumosas é sintoma importante, podendo também ser observadas blefarite, conjuntivite, fotofobia e depressão mental.

Do ponto de vista geral, essas crianças apresentam desenvolvimento deficiente, são apáticas, irritadiças, apresentam anormalidades da imunidade, dificuldades na cicatrização de feridas e, nos adolescentes, verifica-se baixa estatura e retardo na puberdade.

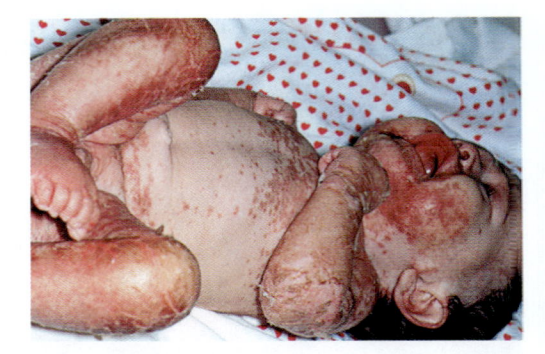

▲ **Figura 52.5** Acrodermatite enteropática. Eritema e pigmentação predominando nas regiões perioral e acral.

Histopatologia

O quadro é de dermatite subaguda com espongiose, vesículas intraepidérmicas, hiperqueratose ou paraqueratose com edema da derme papilar e infiltração linfo-histiocítica perivascular.

Diagnose

A dosagem de zinco, que se mostra sempre baixa nesses doentes, é importante; baixos níveis de fosfatase alcalina também auxiliam na diagnose, pois é uma metaloenzima dependente de zinco. No diagnóstico diferencial, devem ser lembradas a epidermólise bolhosa e a candidose.

Tratamento

Sulfato ou gluconato de zinco, dose média de 3 mg/kg/dia, mantidos por toda a vida, com monitorações periódicas dos níveis séricos do metal para, se necessário, reajuste das doses ministradas.

Além da acrodermatite enteropática, outros estados em que há deficiência de zinco têm sido ultimamente reconhecidos, com várias causas determinantes: alcoolismo, alterações gastrintestinais (gastrectomia, insuficiência pancreática, cirrose, síndromes de má absorção), queimaduras, neoplasias, infecções, doenças renais e nutrição parenteral. As lesões têm distribuição acral e compreendem lesões eczematosas, bolhosas e pustulosas; estomatite

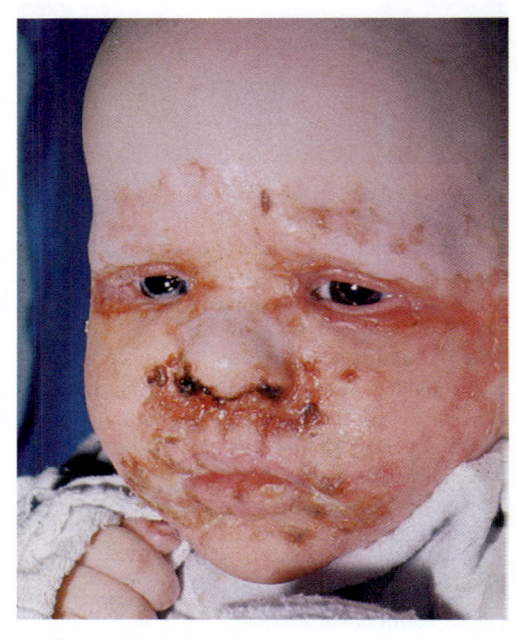

▲ **Figura 52.6** Acrodermatite enteropática. Lesões eritematoerosivas na face com predileção pelas áreas periorbitárias, periorais e perinasais. Alopecia difusa.

angular, paroníquia, alopecia e infecções cutâneas por bactérias e leveduras são frequentes; anorexia, diarreia e alterações emocionais são comuns.

A deficiência de zinco determina, ainda, hipoplasia tímica, com repercussão na maturação das células T, resultando em deficiências imunológicas, que facilitam as infecções associadas.

53
Alterações cutâneas no diabetes

A maioria dos diabéticos sofre alterações cutâneas, das quais algumas têm mecanismos patogênicos conhecidos, enquanto outras, não.

ALTERAÇÕES CUTÂNEAS ASSOCIADAS AO DIABETES DE PATOGENIA DESCONHECIDA

Necrobiose lipoídica

Essa dermatopatia (referida no Capítulo 45) consiste em áreas de degeneração do colágeno com eventual depósito secundário de lipídeos. Em dois terços dos casos há diabetes, embora seja uma complicação rara dessa doença, pois apenas três em cada mil diabéticos a desenvolvem. O tratamento do diabetes, quando presente, não altera a evolução da necrobiose lipoídica. A granulomatose disciforme de Miescher é uma variante na qual predomina, no quadro histopatológico, o aspecto granulomatoso.

Dermopatia diabética

Patogenia
Desconhecida, admitindo-se que se relacione à microangiopatia diabética.

Manifestações clínicas
A afecção é mais comum em homens e em casos de diabetes de longa duração. Caracteriza-se por pequenas áreas, de 1 a 2 cm, atróficas, irregulares, deprimidas, de coloração acastanhada, assintomáticas, que atingem os membros inferiores, especialmente as regiões pré-tibiais (**Figura 53.1**). As lesões, individualmente, clareiam em 1 a 2 anos, mas outras continuam a surgir em surtos. A frequência dessa alteração nos diabéticos tem sido registrada variavelmente de 20 a 40%, e admite-se que a presença de dermopatia se associe a complicações maiores do diabetes, como nefropatia, neuropatia e retinopatia.

Histopatologia
Semelhante à das púrpuras pigmentosas crônicas, com extravasamento de hemácias, presença de hemossiderina e infiltrado inflamatório linfo-histiocitário perivascular discreto. Observam-se espessamentos PAS-positivos de arteríolas e capilares dérmicos.

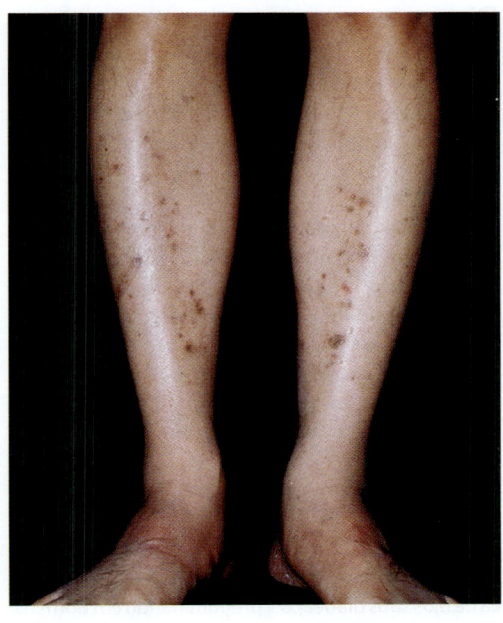

▲ **Figura 53.1** Dermatopatia diabética. Pequenas placas deprimidas de coloração acastanhada nos membros inferiores.

Tratamento

Não é necessário, tampouco existe tratamento eficiente, mas a presença da dermopatia diabética obriga a um maior controle das complicações renais, oculares e neurológicas do diabetes.

Dermatose perfurante adquirida

Esse grupo compreende dermatoses inflamatórias adquiridas em que há extrusão de material dérmico pela epiderme. Ocorrem em adultos e, aparentemente, em relação ao diabetes melito associado à insuficiência renal crônica com ou sem tratamento hemodialítico.

Manifestações clínicas

Pápulas pruriginosas hiperqueratósicas com disposição folicular e extrafolicular, encimadas por tampão queratósico, isoladas e confluentes, formando placas verrucosas, distribuem-se predominantemente nas extremidades inferiores, mas também no tronco (**Figura 53.2**).

Histopatologia

Inicialmente, ocorre reação inflamatória supurativa que é substituída por reação granulomatosa de tipo "corpo estranho", com eliminação de fibras colágenas e/ou elásticas através de túneis epidérmicos.

Diagnose

Clínica e histopatológica, fazendo-se diagnose diferencial com outras dermatoses perfurantes, como a doença de Kyrle de origem familiar, o prurigo nodular, o líquen plano e o líquen simples hipertrófico.

Tratamento

Não existem tratamentos específicos, mas há relatos de melhoras com ultravioleta B (UVB), ultravioleta A e psoralênico (PUVA), terapia fotodinâmica, *lasers* de CO_2, crioterapia, corticosteroides tópicos e intralesionais, tretinoína tópica, 5-fluoruracila tópica, isotretinoína sistêmica, alopurinol, antimaláricos e capsaicina tópica. Por vezes, a interrupção da hemodiálise após transplante renal leva à regressão das lesões.

Bullosis diabeticorum

Processo caracterizado por bolhas que surgem em doentes com diabetes de longa duração. Ocorre em cerca de 0,5% dos diabéticos, predominando em homens.

Patogenia

Desconhecida, sem história de trauma ou infecção.

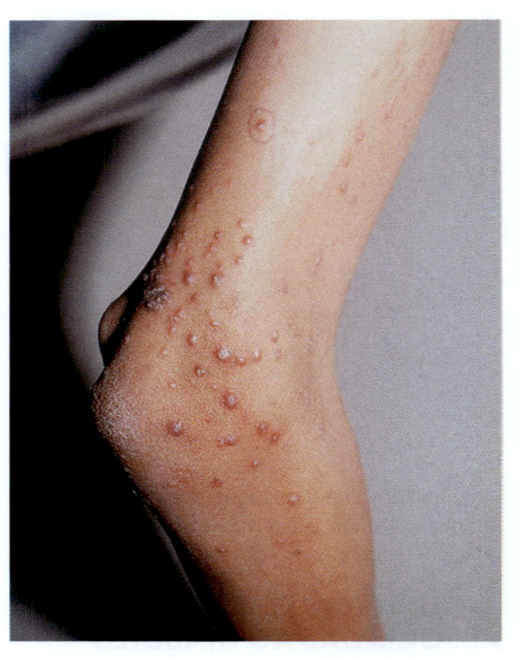

▲ **Figura 53.2** Dermatose perfurante em insuficiência renal.

Manifestações clínicas

Abruptamente, surgem bolhas não dolorosas e não pruriginosas nas extremidades, principalmente nos pés e no terço inferior das pernas e, eventualmente, nas extremidades superiores (**Figura 53.3**). As bolhas ocorrem em surtos que se curam entre 2 e 5 semanas sem deixar cicatrizes, mas que se mantêm, às vezes, por anos.

Histopatologia

Há clivagem subepidérmica ou intraepidérmica sem acantólise, e a imunofluorescência direta e indireta é negativa.

Diagnose

Clínica, reforçada pela presença de diabetes, pela histopatologia e pela negatividade da imunofluorescência. Na diagnose diferencial, devem ser consideradas as doenças bolhosas, o penfigoide bolhoso, o pênfigo vulgar, a epidermólise bolhosa adquirida, a porfiria cutânea tarda, a pseudoporfiria, o eritema polimorfo bolhoso, as reações bolhosas a picadas de insetos e o impetigo bolhoso.

Tratamento

Puramente sintomático, devendo-se evitar infecção secundária mediante o uso de antibióticos tópicos.

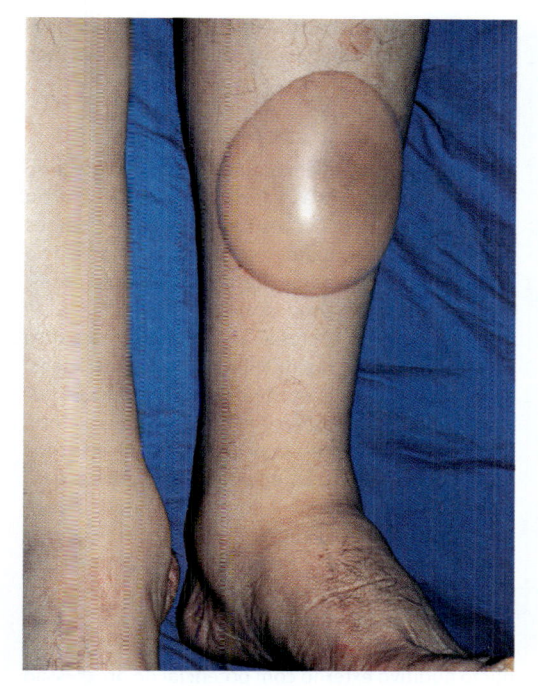

▲ Figura 53.3 *Bullosis diabeticorum*. Grande bolha, sem sinais de inflamação, na perna. Nas proximidades, lesões atróficas de dermatopatia diabética.

ALTERAÇÕES CUTÂNEAS NO DIABETES DECORRENTES DAS ALTERAÇÕES VASCULARES, METABÓLICAS, NEUROLÓGICAS E IMUNOLÓGICAS PRÓPRIAS DA DOENÇA

Acantose nigricante
Pode ocorrer quando o diabetes tipo 2 associa-se à obesidade, à resistência periférica à insulina e à hiperinsulinemia (ver Capítulo 21).

Síndrome da redução da mobilidade articular e síndrome esclerodermia-símile
A redução da mobilidade articular que atinge 30% dos diabéticos tipo 1 nas duas primeiras décadas de doença decorre de espessamento e do endurecimento da pele e do tecido conectivo periarticular, resultando em dificuldade não dolorosa da mobilidade articular. O processo acomete inicialmente a articulação interfalangiana distal do quinto quirodáctilo e, progressivamente, todos os dedos da mão; as articulações dos pés e mesmo as grandes articulações também podem ser atingidas. Semiologicamente, o quadro é caracterizado pela "mão do rezador", isto é, a aproximação das palmas das mãos revela incapacidade da plena extensão dos dedos, e não há completa aproximação das superfícies palmares pela impossibilidade de aproximação das articulações interfalangianas distais e proximais, mesmo com as palmas das mãos pressionadas uma contra a outra (sinal da prece).

Pacientes com esse processo têm maior prevalência de nefropatia e retinopatia diabética, tanto em diabetes melito tipo 1 como no tipo 2.

O quadro pode se acompanhar de espessamento céreo da pele, especialmente do dorso das mãos, que é capaz de acometer também o dorso dos pés.

Também é possível ocorrer, especialmente nos diabéticos insulinorresistentes, aspecto micropaputoso do dorso dos dedos, conferindo à pele da região aparência granulosa fina (pápulas de Huntley).

Histopatologia
A pele espessada de aspecto céreo revela aumento do colágeno.

Tratamento
Mesmo tratamento do diabetes. Existem evidências de que o controle rigoroso da glicemia retarda o surgimento do processo e minimiza sua intensidade.

Alterações cutâneas decorrentes de alterações vasculares
São alterações cutâneas decorrentes das alterações vasculares do diabetes, o eritema erisipela-símile, a gangrena úmida do pé, a rubeose diabética e alterações de grandes vasos.

O **eritema erisipela-símile** se caracteriza por placas eritematosas não dolorosas, bem delimitadas, localizadas sobretudo nas pernas e nos pés. Radiologicamente, verifica-se, com frequência, destruição óssea provavelmente determinada por microangiopatia subjacente.

Aparentemente, o processo é desencadeado por descompensação cardíaca ou por tromboses venosas. A diagnose diferencial deve ser feita com a erisipela.

A **gangrena úmida do pé** é uma complicação tardia da micro e macroangiopatia do diabetes frequentemente desencadeada por infecção bacteriana. Há necrose com liquefação dos tecidos acompanhada de eritema, edema, calor e odor fétido. Na gangrena seca relacionada à aterosclerose, que também pode acompanhar o diabetes, há mumificação dos tecidos.

Poderá ocorrer infecção secundária e, nesse caso, o quadro clínico poderá assumir o aspecto de gangrena úmida.

A **rubeose diabética** é uma manifestação frequente de diabetes de longa duração relacionada à falta de controle glicêmico adequado e, provavelmente, consequente à microangiopatia. Apresenta-se como eritema róseo da face e, por vezes, das mãos e dos pés. O controle adequado do diabetes controla a manifestação.

Escleredema

A associação com o diabetes é relatada em números variáveis – existem informações da ocorrência de escleredema em 2,5 a 14% dos doentes com diabetes. O vínculo é maior com diabetes tipo 2 de adultos obesos, mas não há correlação com as vasculopatias mais graves da doença.

Úlceras diabéticas

Ocorrem predominantemente nos membros inferiores e têm grande importância. Estima-se que vitimam 15% dos diabéticos, dos quais 10 a 20% podem chegar a amputações.

Incluem-se nesse grupo as ulcerações que caracterizam o mal perfurante plantar, lesões necróticas rodeadas por bordas hiperqueratósicas que decorrem da neuropatia diabética.

Há uma multiplicidade de fatores que favorecem as ulcerações, como espessamentos cutâneos, diminuição da mobilidade articular, perda da sensibilidade por neuropatia e vasculopatia; estes podem ser graves, por isso é muito importante a adoção de cuidados especiais com os pés, para os diabéticos. Recomenda-se que os calçados sejam adequados, não apertados e de material flexível, pois deve-se evitar condições favoráveis ao aparecimento de calosidades e à ocorrência de traumas. Portanto, os diabéticos precisam estar sempre adequadamente calçados e não devem caminhar descalços nunca. É necessário instruir os pacientes a inspecionar os pés sempre para, diante de qualquer alteração (eczemas, micoses, bolhas, alterações ungueais), procurarem orientação médica para tratamento o mais precocemente possível (ver Capítulo 26).

Xantomas Eruptivos

Geralmente, surgem em diabéticos não tratados ou inadequadamente tratados com hipertrigliceridemia elevada. O diabetes é a causa mais comum de hipertrigliceridemia em indivíduos geneticamente predispostos. Os lipídeos aumentados permeiam os vasos cutâneos e acumulam-se na derme, são fagocitados por macrófagos e formam-se os xantomas (ver Capítulo 49).

Infecções cutâneas no diabetes

Existe ainda controvérsia quanto à prevalência de infecções por bactérias e fungos nos diabéticos ou se apenas essas infecções são mais graves nesses doentes. Algumas aparentemente relacionam-se ao diabetes descontrolado: estreptococcias; candidoses; fascite necrosante; e mucormicose.

Das infecções bacterianas, são mais frequentes as estafilocócicas, as foliculites, as furunculoses, as estreptococcias, a otite externa produzida por *Pseudomonas aeruginosa* e a fascite necrosante. Em relação às estreptococcias, existem estudos mostrando maior risco nos diabéticos, tanto para estreptococos do grupo A como do grupo B. Quanto às estafilococcias, apesar do clássico conceito da pesquisa de diabetes nas furunculoses de repetição, ainda não existem dados científicos que permitam concluir que os diabéticos corram maior risco. Com relação à otite externa maligna, é uma infecção grave do ducto auditivo externo com potencial de progressão intracraniana. Ocorre em doentes diabéticos idosos e traduz-se por secreção purulenta acompanhada de edema unilateral e de perda da audição. A mortalidade é elevada: 20 a 40%, e cerca de 70 a 90% dos doentes são diabéticos.

Das infecções fúngicas, são clássicas a balanite por leveduras (no homem) e a candidose vulvovaginal (na mulher), além de outras formas de candidose, como a paroníquia. Existem controvérsias quanto à prevalência de dermatofitose nos diabéticos, ainda que haja estudos de incidência maior de onicomicoses nos pés desses doentes. Infecções fúngicas importantes a considerar são as mucormicoses, das quais 70 a 80% ocorrem em diabéticos em cetoacidose.

Consideram-se, ainda, de incidência maior em pacientes com diabetes algumas afecções cutâneas como o *escleredema adultorum*, o *granuloma anular*, o *vitiligo* e a *síndrome do glucagonoma*, que ocorre em portadores de tumores das ilhotas pancreáticas secretores de glucagon. Esses doentes podem apresentar, do ponto de vista cutâneo, erupções eczematosas ou eritematobolhosas localizadas no abdome inferior, nas nádegas, no períneo e nos membros inferiores. Às vezes, é necessário diferenciar tais quadros do pênfigo familiar benigno, do pênfigo foliáceo, da psoríase vulgar e pustulosa e da acrodermatite enteropática.

Outras complicações cutâneas do diabetes são consequência da terapêutica, pois além das erupções alérgicas aos hipoglicemiantes orais e à insulina, existem as alterações do tecido adiposo, induzidas pela insulina. Os hipoglicemiantes orais podem causar erupções que vão desde a urticária até o eritema polimorfo; a insulina pode produzir urticária localizada ou generalizada, geralmente devido a impurezas dos preparados comerciais, motivo pelo qual a utilização de produtos mais purificados costuma eliminar as manifestações. Além disso, a insulina é capaz de produzir alterações localizadas no tecido adiposo, lipoatrofias, mais comuns; e lipo-hipertrofias, mais raras. Nas *lipoatrofias*, no local das injeções, há depressões da superfície cutânea, que se mostra hiperestésica, porém sem fenômenos inflamatórios. O exame histológico revela ausência de tecido adiposo sem inflamação, que seria causada pela presença de substâncias lipolíticas, como impurezas dos preparados insulínicos. Nas *lipo-hipertrofias*, surgem áreas edematosas não flegmásicas nos pontos de injeção; o exame histológico mostra hipertrofia do tecido adiposo, sem inflamação. Admite-se que resultem de efeito anabolizante da insulina sobre o tecido adiposo local.

Atualmente, considera-se que a síndrome dos ovários policísticos (síndrome de Stein-Leventhal), na verdade, constitui-se de hiperandrogenismo secundário à resistência periférica à insulina. Cerca de 40% das mulheres portadoras, se não adequadamente tratadas, desenvolverão diabetes melito e síndrome metabólica (síndrome X: hipertensão arterial sistêmica, obesidade central, dislipidemia). São sinais do hiperandrogenismo periférico a acne da mulher adulta, o hirsutismo, a alopecia de padrão androgenético e a acantose nigricante (síndrome HAIR-AN [hiperandrogenismo, resistência à insulina e acantose nigricante]).

54
Afecções psicogênicas, psicossomáticas e neurogênicas

No grupo das doenças cutâneas causadas ou influenciadas por fatores psíquicos, deve-se distinguir dois subgrupos básicos: as dermatoses psicogênicas; e as psicossomáticas. No primeiro, o quadro cutâneo é uma das manifestações, eventualmente a inicial ou a mais evidente, da sintomatologia; no segundo, há interação entre manifestações cutâneas organogenéticas e fatores emocionais. Estes, indiscutivelmente, influenciam inúmeras dermatoses que, por sua vez, atuam no estado mental; nesse sentido, o fator emocional pode agravar ou desencadear afecção cutânea ou esta pode ser fator desencadeante de quadro de neurose e até de reação anormal (psicógena). Exemplificando, fatores emocionais frequentemente agravam a acne vulgar, porém a desfiguração causada por cicatrizes ou lesões de acne também pode produzir ou desencadear neurose ou reação anormal (psicógena). Em grande número de doenças cutâneas, há essa interação entre os sentimentos, conflitos e estados emocionais e os sintomas e sinais das dermatoses. Surge, então, a necessidade de o dermatologista procurar sempre avaliar o componente emocional do quadro da dermatose.

A psicodermatologia é um ramo em desenvolvimento da dermatologia e da psiquiatria em que os conceitos vêm progredindo notavelmente nas últimas décadas.

PRURIDO

Nas dermatoses, sofre sempre a influência de fatores emocionais. Há dermatoses não pruriginosas, porém, por influência emocional, os doentes referem prurido; enquanto em outras, que são acompanhadas de prurido, ele é discreto, moderado ou intenso, consoante o estado emocional.

A coçadura alivia o prurido por diminuir o número de impulsos aferentes enviados à medula e por deprimir a liberação de substâncias mediadoras.

A coçadura pode ser um fator importante na gênese do quadro dermatológico, é o que ocorre na neurodermite ou no líquen simples, em que o prurido incita a coçadura, que lesa a pele, o que aumenta o prurido, formando-se a interação determinante da liquenificação. Em pruridos intensos, com coçaduras traumatizantes, ocorrem escoriações profundas que constituem o chamado prurido biopsiante.

O prurido pode ser psicogênico, pela estimulação direta da sua área sensorial no córtex cerebral, constituindo sintoma de doença mental.

Para fazer a diagnose de prurido psicogênico, é necessário excluir todas as causas exógenas ou endógenas, referidas a seguir.

- **Causas exógenas:** Em primeiro lugar, a escabiose e os ectoparasitas; outra causa frequente é a asteatose, em que há secura e descamação, sobretudo nos membros. Contactantes, particularmente roupas de tecidos sintéticos e lã, corantes de tecidos e outros podem ocasionar prurido.
- **Causas endógenas:** Doenças metabólicas e endócrinas, como o diabetes, a icterícia obstrutiva ou a cirrose, o hiper ou hipotireoidismo, a gota, a doença renal e a uremia. Prurido é frequente em doentes que fazem hemodiálise; ocorre na policitemia vera, de acordo com a gravidade do quadro e, principalmente, durante ou após o banho. Pode ser a primeira manifestação da micose fungoide, com grau de intensidade variável; também encontrado na doença de Hodgkin, é pouco frequente em outros linfomas.

Causas comuns de prurido são medicamentos ou drogas inaladas, ingeridas ou injetadas, a história é importante para a exclusão desses agentes. Também é observado em doenças infecciosas e em parasitoses intestinais, bem como em nevos em evolução para melanoma; alguns doentes com síndrome da imunodeficiência adquirida (Aids) têm prurido, eventualmente intenso. Pode ainda surgir na gravidez, possivelmente relacionado a um grau leve de icterícia colestática. Concluindo, o prurido, em geral, é secundário a uma dermatose, doença sistêmica ou alteração fisiológica, porém influencia-se por fatores emocionais no seu aparecimento, manutenção ou agravamento. É, assim, sintoma psicossomático e possivelmente de ansiedade, de depressão ou de obsessão compulsiva.

Excluídas as causas orgânicas, o prurido poderá ser psicogênico, sendo comumente indicação de quadros depressivos. Pode manifestar-se como prurido *sine matéria* e prurido/prurigo genital, anal e do couro cabeludo. Os sintomas podem ser acompanhados de escoriações e liquenificações pela coçadura.

DERMATOSES PSICOGÊNICAS

Dermatite factícia

A dermatite factícia, artefata ou patomímica é constituída por lesões cutâneas produzidas pelo doente e propositadamente negadas. É considerada distúrbio do comportamento autoinfligido. O doente com essa condição produz lesões com o intuito de preencher uma necessidade psíquica inconsciente. Frequentemente constitui-se na necessidade de ser cuidado, e, para tanto, assumindo o papel de doente. É de origem psicogênica, por conflitos ou outros fatores mentais, visando obter simpatia, atenção, compensação, vantagem ou preocupar contrariar ou magoar familiares. Grande número de agentes é utilizado na produção de lesões como soda cáustica e outros produtos químicos, bem e numerosos instrumentos, como tesouras, facas e pinças.

É mais comum em mulheres jovens, muitas vezes ligadas à área da saúde por profissão ou parentesco.

Manifestações clínicas

Lesões insólitas de configuração geométrica não natural, de aparecimento geralmente abrupto, localizam-se, em regra, nas partes mais acessíveis às mãos. O aspecto é múltiplo, variando desde eritema, vesículas e bolhas até ulcerações, gangrenas ou necroses (Figuras 54.1 e 54.2).

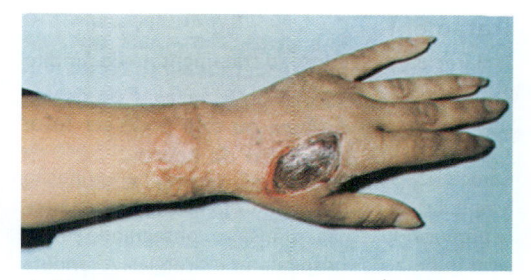

▲ **Figura 54.1** Dermatite factícia. Úlcera necrótica de bordas extremamente regulares. Cicatrizes atróficas de lesões anteriores.

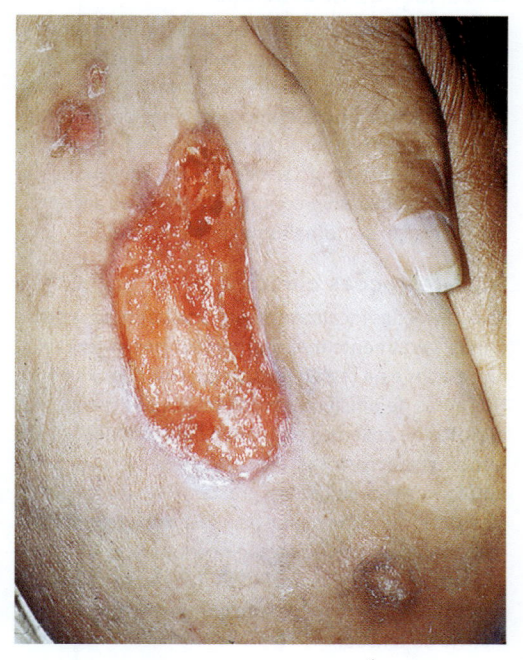

▲ **Figura 54.2** Dermatite factícia. Úlcera extensa na região mamária.

Às vezes, o doente procura simular uma dermatose ou impede a cura de ferimento ou da dermatose anterior.

Diagnose

Pode ser difícil, e o doente é capaz de, por meses ou anos, iludir e manter a simulação. Curativos oclusivos, não manipulados pelo enfermo, e efetuados de maneira que facilite a evidência de qualquer manipulação, podem permitir a diagnose.

Para a conclusão definitiva, talvez seja necessária a internação hospitalar; solicitar, se preciso, a colaboração de psiquiatra, para a finalização diagnóstica.

Tratamento
Esclarecida a diagnose, o tratamento é de âmbito psiquiátrico.

Síndrome de Münchausen
Caracteriza-se pela mitomania e pela peregrinação hospitalar – o doente inventa doenças, eventualmente produzindo lesões cutâneas e conseguindo sucessivas internações hospitalares e cirurgias. A conduta para a diagnose e terapia é a mesma da dermatite artefata, quando o quadro é cutâneo.

Escoriações neuróticas
Lesões compulsivas, autoproduzidas com as unhas, que o doente justifica pela sensação incontrolável de prurido, queimação ou necessidade de remover alguma coisa da pele, como pequenas pápulas foliculares, queratoses ou acne discreta. Podem, porém, surgir em pele normal. Os mecanismos envolvidos são transtorno obsessivo-compulsivo (TOC) ou secundário a sensações anômalas na pele.

Manifestações clínicas
As escoriações localizam-se em áreas atingidas pelas unhas, geralmente mais numerosas nos antebraços, nos braços e na região dorsal superior (**Figura 54.3**). Nas áreas de difícil acesso, as lesões são menos numerosas ou ausentes e variam desde escoriações até lesões ulcerocrostosas, com crostas hemorrágicas ou purulentas. A evolução das crostas leva à formação de cicatrizes, de maneira que há lesões ulcerocrostosas-cicatriciais em diversos estágios evolutivos, com grau variável de desfiguração. O doente refere a produção das lesões, mas não resiste ao impulso do trauma que o alivia da tensão.

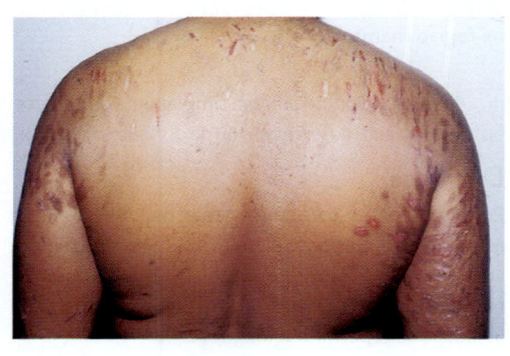

▲ **Figura 54.3** Escoriações neuróticas. Lesões escoriadas e hiperpigmentadas provocadas pelas unhas.

Diagnose
Pelo quadro clínico, excluindo-se, sempre, uma afecção cutânea primitiva.

Psicose hipocondríaca monossintomática
Caracteriza-se pela ideia fixa, delirante por parte do doente, acerca de uma doença não existente. As outras funções psíquicas estão, em geral, preservadas, exceto pela presença dessa ideação delirante.

O quadro mais frequente em dermatologia é o delírio de parasitose ou de infestação. O doente pode produzir lesões por manipulação das áreas que julga contaminadas. Frequentemente traz à consulta fragmentos diversos, especialmente fragmentos de pele, crostas ou até mesmo grãos, fios, pequenos insetos do solo que afirma terem sido retirados da pele (sinal da caixa de fósforos ou sinal do espécime).

Por se tratar de quadro psicótico, é impossível convencer o paciente por argumentação. Da mesma forma, não se consegue encaminhá-lo ao psiquiatra, pois o paciente tem certeza de que sua doença é de caráter dermatológico.

A *doença de Morgellons* é uma variante na qual o doente afirma que fibras dos mais diversos tipos foram produzidas na pele, de forma espontânea.

Outras manifestações delirantes menos comuns incluem a bromossiderofobia (delírio de sudorese malcheirosa) e halitofobia.

DERMATOCOMPULSÕES
Persistente e irresistível impulso para realizar um ato repetitivo e estereotipado, irracional ou aparentemente inútil.

Lavagem excessiva
O ato compulsivo mais frequente é lavar as mãos constantemente, dezenas de vezes no dia, por receio de contaminação ou desejo incontrolável de limpeza. Pode ocorrer uma dermatite de contato por sensibilização ou irritação primária; outro ato, passível de se tornar obsessivo, é o excesso de banhos, que causa asteatose e dermatite eczematosa.

Onicofagia
Mordedura das unhas e, eventualmente, das cutículas. Pode ser somente de parte da lâmina ungueal, mas, nas formas graves, a unha é destruída até a raiz, surgindo, ocasionalmente, infecção secundária. Pode se dever a mecanismo ansioso ou, em casos mais graves, ao TOC.

Cutisfagia

Lesão liquenificada e infiltrada, produzida, geralmente, na pele das falanges dos dedos das mãos, pela mordedura continuada, e que não deve ser confundida com o coxim artrofalangiano. Outro aspecto da cutisfagia é área de hipertricose e hiperpigmentação, que ocorre em indivíduos normais ou deficientes mentais e é causada por mordidas ou beliscões incontroláveis.

Queilite esfoliativa (artefata)

Quadro de irritação labial por mordedura ou, mais frequentemente, por manipulação excessiva de pequenas escamas, ocasionado fissuras e erosões. Por vezes, na superfície labial, acumulam-se secreções por saliva ressecada misturada a cremes e pomadas insistentemente aplicados, o que pode causar confusão com outras queilites.

Tricotilomania

Impulso continuado de arrancar os próprios cabelos. Nas áreas de alopecia, existem cabelos normais de diferentes comprimentos, raramente existindo alopecia total; são superfícies irregulares, de margens mal definidas, persistentes ou que aparecem em intervalos, conforme o impulso, e tendem a se reproduzir nos mesmos locais (Figura 54.4).

Não há sinais inflamatórios e, fora da área, o couro cabeludo apresenta aspecto normal. Acomete, na maioria das vezes, adultos jovens e crianças; quando se examinam os cabelos nas áreas atingidas, verifica-se que são anágenos, diferentes dos cabelos peládicos. Em caso de dúvida, pode-se fazer um tricograma. É, por vezes, necessária biópsia para confirmação diagnóstica. O exame histopatológico demonstra aumento de cabelos anágenos, tricomalácia e melanina no interior do canal folicular, e, diferentemente da alopecia areata, o infiltrado inflamatório perifolicular é mínimo ou ausente.

A diagnose diferencial mais importante é com a alopecia areata. Nesta afecção, as placas são habitualmente circulares ou ovais, de limites nítidos, aparecimento súbito e ausência total de cabelos no seu interior; na borda, há cabelos facilmente destacáveis, com a raiz afilada e descorada (cabelos peládicos). Outra diagnose diferencial, em crianças, é com a tinha tonsurante, em que se notam descamação e cotos de cabelos parasitados.

Acne escoriada

Geralmente ocorre em mulheres na segunda ou terceira década de vida, e consiste em escoriações produzidas na face pela existência de folículos sebáceos dilatados (poros sebáceos) ou telangiectasias ou por forma discreta de acne. Há um impulso compulsivo em escoriar essas lesões (Figura 54.5).

Tratamento

Os fármacos mais indicados nas dermatocompulsões com depressão são os antidepressivos tricíclicos (ADTs), e a mais usada é a clomipramina, administrada na dose inicial de 25 mg, ao deitar-se, e aumentada gradualmente até 75 a 100 mg; em idosos, começar com metade da dose, e, em crianças, de acordo com a idade. Pode ser empregada a fluoxetina, 20 a 40 mg/dia.

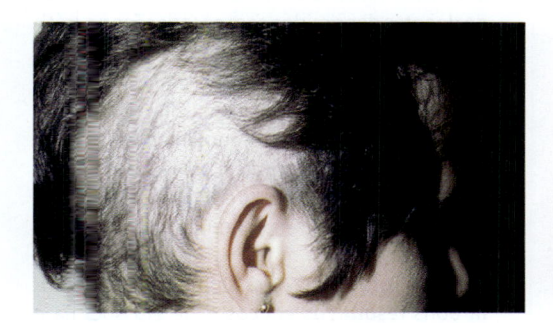

▲ Figura 54.4 Tricotilomania. Área alopécica irregular com cabelos de diferentes comprimentos.

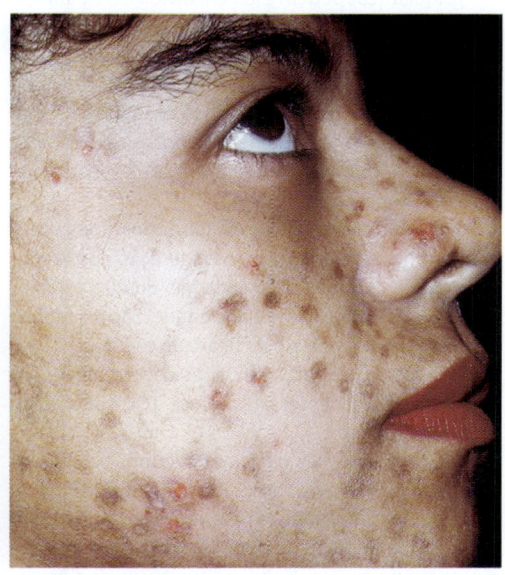

▲ Figura 54.5 Acne escoriada. Lesões hiperpigmentadas decorrentes de escoriações na face.

Conforme o grau de dermatocompulsão, avaliação psiquiátrica e psicoterapia podem ser necessárias.

Classificação das dermatoses psicogênicas

A partir dos aspectos dermatológicos, caracteriza-se o diagnóstico da afecção, e, a seguir, é necessário o diagnóstico psiquiátrico que orientará a terapêutica.

- **Distúrbios psiquiátricos primários:** Quando o doente tem somente doença psiquiátrica sem alguma dermatose verdadeira. As lesões são autoinfligidas. Nesta categoria, incluem-se o delírio de parasitose, dermatite artefata e escoriações neuróticas.
- **Distúrbios cutaneossensoriais:** São as condições em que o doente relata sensações desconfortáveis no tegumento (formigamento, queimação, dor ou prurido) sem quadro dermatológico ou neurológico que explique tais sensações. Os quadros mais frequentes compreendem glossodinia, vulvodinia, prurido anal e genital e prurido sine matéria. A manipulação das áreas afetadas por essas sensações pode levar a escoriações e líquen simples crônico. Os doentes podem apresentar ou não quadro psiquiátrico concomitante.

É importante salientar que, nos distúrbios primários e cutaneossensoriais, a alteração é fundamentalmente mental e que diferentes mecanismos psiquiátricos podem estar envolvidos. O tratamento será dirigido em função desses mecanismos.

- **Distúrbios psicofisiológicos:** Neste caso, uma dermatose verdadeira é sabidamente influenciada pelo estado emocional. São exemplos: psoríase, alopecia areata, acne, hiperidrose e dermatite atópica, que são frequentemente exacerbados por estresse e ansiedade.
- **Distúrbios psiquiátricos secundários:** Compreendem situações em que a desfiguração decorrente de uma dermatose desencadeia quadro psiquiátrico como depressão e ansiedade. São exemplos: acne conglobata, alopecia areata e vitiligo.

O substrato psiquiátrico das psicodermatoses engloba ansiedade, depressão, psicose, TOC e alterações da personalidade.

As manifestações cutâneas secundárias a quadros depressivos mais observadas são prurido com ou sem escoriações, líquen simples crônico, glossodinia e vulvodinia. O paciente pode ou não apresentar, no momento do exame, sinais psiquiátricos de depressão, assim como muitas vezes já está sob tratamento com antidepressivos.

As manifestações de TOC são dermatocompulsões, escoriações neuróticas e, mais raramente, úlceras e mutilações.

A manifestação psicótica mais comum é o delírio de parasitose com ou sem lesões dermatológicas.

Os distúrbios de personalidade são responsáveis pelos quadros de dermatite artefata.

Tratamento das psicodermatoses

A abordagem por psicofármacos pode oferecer melhores resultados em casos de distúrbios primários e cutaneossensoriais. Os tratamentos puramente dermatológicos não têm eficácia.

- **Antipsicóticos:** Indicados no tratamento do delírio de parasitose e suas variantes. A prescrição paralela de cremes inócuos é indicada para o paciente sentir-se tratado dermatologicamente.

A medicação mais empregada é a pimozida, neuroléptico que, além de bloqueador da dopamina, é antagonista de opiáceos e hipnóticos. É prescrita na dose de 1 a 6 mg. Os efeitos colaterais mais comuns são os extrapiramidais, como agitação. Doentes idosos devem fazer eletrocardiograma no início do tratamento, pois arritmias ou intervalo QT prolongado são contraindicações para seu uso.

Modernamente, foram introduzidas a risperidona, 1 a 5 mg/dia, olanzapina, 5 a 15 mg/dia, e quetiapina, 25 mg, 2 vezes ao dia.

O tratamento deve ser prolongado por meses, com redução gradual da dose após controle dos sintomas. Mesmo após a melhora, o doente não recupera a crítica e as recaídas não são raras.

- **Antidepressivos:** Indicados em casos de prurido de diversas causas e nos distúrbios cutaneossensoriais.
- **Antidepressivos tricíclicos:** A doxepina tem ação antidepressiva e antipruriginosa, sendo potente anti-histamínico. É a melhor indicação em casos de doentes deprimidos com escoriações neuróticas e em diversas outras dermatoses pruriginosas em substituição aos anti-histamínicos tradicionais. A dose varia de 5 a 300 mg/dia, administrados ao deitar, podendo ser aumentada paulatinamente a cada quinzena até a obtenção do efeito terapêutico. O efeito colateral mais comum é a sedação, que pode ser diminuída ajustando-se o horário da tomada.

A amitriptilina, 25 a 100 mg/dia, apresenta bons resultados em casos de glossodinia e vulvodinia.

A clomipramina é empregada na tricotilomania.

- **Inibidores da recaptação da serotonina:** Incluem fluoxetina, paroxetina, sertralina, citalopram e escitalopram. São bem indicados em distúrbios cutaneossensoriais e em casos relacionados ao TOC, como a tricotilomania e a onicofagia. Nestas últimas indicações, as doses necessárias costumam ser maiores.

  A amitriptilina, 25 a 100 mg/dia, apresenta bons resultados em glossodinia e vulvodinia.

  Observe que, muitas vezes, o doente já está sob tratamento com antidepressivos, porém sem controle da doença cutânea. Recomenda-se consulta ao psiquiatra para discussão de doses ou troca do antidepressivo em uso.

Tratamento da dermatite artefata

A dermatite artefata não responde aos psicofármacos, pois trata-se de distúrbio da personalidade. O doente nunca deve ser confrontado. A influência psíquica sobre a origem das lesões deve ser introduzida cuidadosamente ao longo das consultas para que seja possível uma abordagem pelo psiquiatra. O tratamento das lesões cutâneas obedecerá às regras da terapêutica dermatológica consoante à apresentação clínica e possíveis complicações dermatológicas, antibióticos locais e orais, compressas e curativos.

DERMATOSES PSICOSSOMÁTICAS

Em toda dermatose há influência de fatores emocionais, porém, em algumas, esses fatores atuam sempre no desencadeamento e na evolução da doença. Essas dermatoses com componentes psíquico e cutâneo constituem, em sentido restrito, as psicossomáticas. Há outro grupo de dermatoses em que a influência de fatores emocionais é frequente, mas não constante, dermatoses eventualmente psicossomáticas e, finalmente existe um terceiro grupo, em que a influência emocional é eventual.

Dermatoses com componentes cutâneo e emocional

Nesse grupo, podem-se considerar as seguintes afecções:

- **Líquen simples ou neurodermite localizada:** Trata-se de quadro em que, após causa desencadeante, o estado emocional leva à coçadura, que determina liquenificação cutânea, que agrava o prurido. Nessa interação, há contínuo agravamento do quadro.
- **Acne necrótica:** Foliculite com lesões papulonecróticas na face e no couro cabeludo, que são acompanhadas de prurido. Não tem relação alguma com a acne.
- **Prurido anogenital:** Quadro relativamente frequente, localizado apenas no escroto, na vulva ou na região anal, ou em todas essas regiões. Inicialmente, pode ser decorrente de uma noxa local ou desencadeado por fatores emocionais. O prurido induz a coçadura que o alivia, mas determina lesão cutânea que o aumenta, com o gradual agravamento. Essa interação causa a liquenificação com o prurido contínuo e necessidade de coçar desencadeados por fatores emocionais de intensidades variáveis. A síndrome chamada de escroto vermelho é um quadro ocasionalmente encontrado, em que ocorrem eritema com descamação mínima e prurido na região escrotal, sem qualquer agente local.
- **Prurido do couro cabeludo:** Encontrado em idosos, ao exame, por observação de discreta escamação e asteatose. Prurido é, em geral, pouco intenso, possivelmente associado à dermatite seborreica.
- **Prurido da orelha externa:** Há discreto eritema e, eventualmente, descamação. Pode estar associado à dermatite seborreica.
- **Pruridos generalizados:** Podem envolver possíveis componentes emocionais.

Dermatoses com influência de fatores emocionais

Nesse grupo, encontramos uma série de afecções, como o eczema atópico, a rosácea, a acne vulgar, o líquen plano, a hiperidrose, a glossodinia, a disidrose, a urticária crônica, a dermatite seborreica e o rubor facial, em que fatores emocionais intervêm frequentemente no desencadeamento ou agravamento do quadro. Incluem-se no grupo as verrugas, causadas pelo papilomavírus humano (HPV), as quais são transmissíveis e autoinoculáveis, e sofrem, eventualmente, a influência de fatores emocionais. A cura de verrugas por estímulos psicológicos, como diversos tipos de sugestão (promessas, simpatias e outros), ocorre ocasionalmente.

Dermatoses com eventual influência de fatores emocionais

Há uma série de dermatoses classificadas como ligadas a fatores emocionais, entretanto podem ser apenas coincidentes; nesse grupo, estão a psoríase, a alopecia areata, o vitiligo, a aftose e o herpes simples. São afecções que, pela evolução crônica ou por surtos, são capazes de apresentar, no seu decurso, um agravamento, melhora ou recidiva, coincidindo, eventualmente, com reações emocionais.

Influência de dermatoses em estados psíquicos

Trata-se da possibilidade de desencadeamento de perturbação emocional por afecções dermatológicas que desfiguram ou dificultam a vida social, como hiperidroses e bromidroses, alopecia areata, acne vulgar grave, hirsutismo, psoríase, rosácea, hanseníase, cicatrizes inestéticas, vitiligo e outras, que podem, assim, participar da gênese de quadros de ansiedade, depressão e fobia social pelo estigma das dermatoses.

Tratamento dos estados emocionais nas dermatoses

O dermatologista deve, necessariamente, reconhecer o estado emocional dos doentes com dermatoses. Os quadros principais são ansiedade, depressão e sintomas obsessivos-compulsivos, que podem ser discretos, não caracterizando doença, mas influenciando a evolução da dermatose.

A ansiedade é o sintoma mais comum, para cujo tratamento empregam-se benzodiazepínicos, buspirona e anti-histamínicos.

- **Benzodiazepínicos:** Ansiolíticos mais empregados, do tipo sedativo-hipnótico, em que a sedação precede a hipnose; são úteis em doentes com ansiedade, mas não deprimidos. Na administração, deve-se reduzir gradualmente a dose, evitando-se o uso por período superior a 6 meses, e empregar preferencialmente doses baixas, em especial com idosos.
- **Buspirona:** Ansiolítico que pode substituir o benzodiazepínico, por intolerância ou quando a administração se prolonga além de 6 meses.
- **Anti-histamínicos:** Hidroxizina e cetirizina, fármacos eletivos no tratamento da urticária física, têm ação tranquilizante e hipnótica e são indicados em dermatites eczematosas e em outras afecções acompanhadas de ansiedade. A hidroxizina é administrada na dose máxima de 100 mg/dia, 25 mg a cada 6 horas – é conveniente iniciar com doses menores, de 10 a 20 mg, para avaliar a tolerância, particularmente em idosos, e a primeira dose deve ser administrada ao deitar-se, pela

ação sedativo-hipnótica do medicamento. Utiliza-se a cetirizina, 10 mg/dia, ao deitar-se; em idosos, iniciar com 5 mg/dia. Outros anti-histamínicos com atividade ansiolítica são a mequitazina e a prometazina.

A depressão é frequente nos tempos atuais. Estima-se que a probabilidade de essa condição surgir durante a vida é de 8 a 12% entre os homens e de 20 a 26% entre as mulheres, e deve ser reconhecida para o manejamento adequado do doente. O sintoma dermatológico mais comum dessa enfermidade é a escoriação, e os sinais e sintomas que ocorrem em crises de depressão leve, moderada ou grave são tristeza e sensação de vazio persistente, insônia, fadiga, diminuição de energia, atividade reduzida, inquietação, irritabilidade, pessimismo, desesperança, sentimento de culpa ou desamparo, dificuldade de se lembrar, se concentrar ou tomar decisões, autoestima e autoconfiança reduzidas, perda de interesse ou prazer nas atividades habituais, inclusive sexuais, alterações de apetite e peso, dores ou outros sintomas persistentes e sem causa física, e, finalmente, pensamento de morte ou suicídio. Esses sintomas, quando suficientemente intensos e com duração maior que 2 semanas, devem ser considerados como crise depressiva. Muitas vezes, o doente não refere os sinais da enfermidade que devem ser investigados durante a consulta; a depressão pode ser até monossintomática, como uma dor crônica, sem causa física.

Os quadros obsessivos-compulsivos cutâneos são o prurido *sine matéria* e as dermatocompulsões. O temperamento obsessivo-compulsivo deve ser investigado para avaliar seu papel na dermatose. Os atos mais comuns que revelam esse temperamento são preocupação excessiva com limpeza, arrumação e fechar portas e janelas, receio exagerado de contaminação ou doença, medo desmedido de agressões ou assaltos e repetição de palavras ou sons; quando intensas e persistentes, essas condutas demonstram ansiedade ou depressão. Há necessidade de reconhecer e tratar as depressões leves ou moderadas associadas ou desencadeadas por afecções dermatológicas.

Os *ADTs*, como a amitriptilina, a nortriptilina, a imipramina, a clomipramina, a maprotilina e a amineptina, atuam inibindo a liberação e a recaptação da norepinefrina (NA) e da serotonina (5-HT). O fármaco mais usado é a clomipramina, 25 mg, ao deitar-se, e sua dose pode ser aumentada gradualmente até 75 a 100 mg/dia. Os ADTs inibem, também, receptores de outros neurotransmissores, produzindo alguns efeitos colaterais; os mais comuns são anticolinérgicos (boca seca, visão embaçada, constipação e retenção urinária), sedação, aumento de peso e alterações cardiovasculares. A doxepina é um antidepressivo tricíclico com ação anti-histamínica muito usado em dermatologia, como no tratamento da urticária ao frio, da urticária crônica e do dermografismo; é efetivo mesmo se o paciente não estiver deprimido. A dose é de 10 mg, até 3 vezes ao dia, e pode ser útil na neuralgia pós-herpética; topicamente, em creme a 5%, melhora o prurido na dermatite atópica.

No tratamento da depressão, os medicamentos mais usados são os *inibidores seletivos da recaptação da serotonina* (ISRS), como a fluoxetina e a paroxetina, que têm menos efeitos colaterais; eles inibem a recaptação da 5-HT, o que aumenta os níveis do neurotransmissor e produz o efeito antidepressivo. A dose é de 20 mg/dia, podendo ser aumentada até 4 vezes ao dia. Quando necessário, encaminhar o doente para consulta psiquiátrica ou para tratamento psicoterápico.

No prurido anogenital, excluir causas locais eventualmente associadas, como dermatite seborreica, psoríase, candidose. Cremes protetores ou de corticosteroides são úteis, bem como um anti-histamínico sedativo, como a hidroxizina, à noite, e não sedativo durante o dia e, eventualmente, corticosteroides. Importante é interromper o círculo vicioso da coçadura com o contínuo agravamento, enfatizando a necessidade de não coçar. Em casos de liquenificação, infiltração de triancinolona, 4 mg/mL, a cada 3 ou 4 semanas é indicada. Nos pruridos do couro cabeludo e da orelha externa, usar creme de corticosteroide e, se necessário, anti-histamínico.

AFECÇÕES NEUROGÊNICAS

Úlceras tróficas

Ulcerações crônicas, não dolorosas, não inflamatórias, que ocorrem em áreas de trauma ou pressão, particularmente nas plantas. A forma mais frequente é o mal perfurante da região plantar, determinado por lesão dos nervos e encontrado na hanseníase, na siringomielia, no diabetes, na arteriosclerose e na sífilis (*tabes dorsalis*).

A lesão é anestésica e, inicialmente, na área de pressão ou trauma, forma-se uma calosidade que, posteriormente, se ulcera.

O tratamento consiste no uso de pomadas anti-infecciosas, na administração de antibióticos e na proteção local, inclusive com o uso de palmilhas especiais.

Úlcera trófica do trigêmeo

Úlcera artificialmente provocada, localizada na asa nasal, decorrente de fricção vigorosa e contínua em virtude de disestesia que causa sensação pruriginosa insuportável, provocando a lesão. Decorre de lesão do gânglio trigeminal por infecção ou trauma.

Alterações cutâneas por lesões de nervos periféricos

Podem surgir vários sinais, como bolhas, atrofias e distrofias ungueais; foi descrita onicodistrofia por costela cervical anômala.

Síndrome de Horner

Quadro caracterizado por anidrose e eritema na face, com ptose e miose, por paralisia unilateral de fibras simpáticas do rosto.

Neuralgia pós-herpética

Ocorre após o herpes-zóster, principalmente por falha terapêutica, e pode ser intensa e contínua. Topicamente, é possível usar o creme de capsaicina a 0,025 até 0,075% e, via sistêmica, a carbamazepina, a clomipramina ou a pimozida.

Atualmente, a gabapentina, um anticonvulsivante, é o medicamento mais efetivo, na dose inicial de 300 a 400 mg, que eventualmente pode ser aumentada até 2.400 a 3.600 mg/dia.

55
Genodermatoses

São dermatoses cuja etiologia envolve alterações genéticas em geral hereditárias e eventualmente fruto de mutações esporádicas, de novo, que atingem o indivíduo que, nessas condições, não terá familiares acometidos.

As genodermatoses são doenças resultantes de alterações de um único gene e compreendem a maioria das doenças hereditárias. Os clássicos padrões de herança são autossômicos dominantes, autossômicos recessivos, recessivos ligados ao cromossomo X e dominantes ligados ao cromossomo X e ligados ao cromossomo Y.

Algumas doenças comuns, como a psoríase e a dermatite atópica, têm sua origem em fatores ambientais que, por sua vez, interagem com múltiplos genes, e são vistas, portanto, do ponto de vista genético, como multifatoriais.

Existem, ainda, doenças decorrentes de alterações cromossômicas que geralmente se caracterizam por múltiplas anormalidades com eventual participação na pele.

As genodermatoses são afecções cutâneas raras e serão analisadas apenas algumas observadas com maior frequência: neurofibromatose; adenoma sebáceo tipo Pringle (esclerose tuberosa); ictiose vulgar; e xeroderma pigmentoso.

NEUROFIBROMATOSE

A neurofibromatose (NF) é uma anormalidade neuroectodérmica, constituída por um conjunto de condições com manifestações clínicas que comprometem principalmente a pele, os olhos, os ossos e o sistema nervoso, com alterações mentais e endócrinas, e, que, eventualmente, repercutem em outros órgãos internos.

Patogenia

Uma das doenças de herança autossômica dominante mais frequentes na espécie humana, com incidência estimada de 1 caso a cada 3 mil habitantes, atinge todas as raças.

A NF é uma doença autossômica dominante, com alta penetrância e expressividade variável, sendo que aproximadamente metade dos casos possui história familiar, enquanto a outra metade surge como mutações espontâneas.

Manifestações clínicas

As manifestações dermatológicas da NF, classicamente, caracterizam-se pela presença clínica de neurofibromas e manchas café com leite (MCCL) distribuídas de maneira variável pelo tegumento cutâneo (**Figura 55.1**).

As MCCL são máculas acastanhadas que ocorrem em quase todos os pacientes com NF, frequentemente precedem os tumores cutâneos e podem estar presentes ao nascimento, ou aparecer mais tardiamente, aumentando em número e tamanho durante a primeira década de vida, especialmente nos primeiros 2 anos.

Embora poucas MCCL ocorram em pessoas sem NF, a presença de mais de seis manchas com mais de 1,5 cm de diâmetro é indicadora dessa doença, como também o aparecimento nas regiões axilares, constituindo as chamadas sardas axilares, consideradas patognomônicas (**Figura 55.2**).

Outro tipo de mancha hiperpigmentada ocorre sobre toda a extensão dos neurofibromas plexiformes, de coloração mais escura do que as MCCL (**Figura 55.3**).

Em adultos, o diagnóstico dermatológico pode ser feito com frequência somente com os dados clínicos.

Os neurofibromas, solitários ou múltiplos, são tumores de consistência macia, semiglobosos ou pediculados, da cor da pele ou violáceos, que variam tanto em número (podem ser escassos e únicos ou cobrir o corpo por completo) quanto em tamanho (desde puntiformes até massas de 5 cm de diâmetro ou maiores) (**Figuras 55.4** e **55.5**). Em geral, são assintomáticos, entretanto podem ser pruriginosos, dolorosos e sensíveis ao tato. À palpação, frequentemente, dão a sensação de possuírem um anel herniário na base.

Os neurofibromas derivados das células de Schwann podem, também, localizar-se ao longo dos nervos, principalmente nos tecidos subcutâneos. Apesar de serem tumores benignos, podem comprometer funções vitais como a visão e a audição. Em certos casos, denominados neurofibromas plexiformes (**Figura 55.3**), os neurofibromas acompanham todo o trajeto de um nervo, atingindo grandes extensões.

Assim, consideram-se quatro tipos de neurofibromas: os cutâneos-superficiais, moles e botonosos; os subcutâneos – mais profundos, na derme adjacente aos nervos subcutâneos com envolvimento direto das raízes e dos trajetos dos nervos e que frequentemente são acompanhados de dores localizadas; os nodulares plexiformes, que formam extensa rede no subcutâneo; e os plexiformes difusos, que comprometem todas as camadas da pele, podendo penetrar profundamente nos músculos, atingir os ossos e, conforme a localização, as vísceras também.

Quanto à macrocefalia, tem-se observado que, na maioria das crianças estudadas com NF, houve macrocrania e macrocefalia. A ocorrência de baixa estatura se dá pelas alterações no desenvolvimento (distúrbio do crescimento) e nas estruturas ósseas, sendo que a escoliose é observada em quase metade dos pacientes, geralmente acomete a coluna dorsal inferior e, comumente, apresenta uma angulação pronunciada que pode vir acompanhada de cifose, especialmente mais pronunciada na coluna cervical.

Das complicações ósseas, as mais apontadas na NF incluem escoliose, cifose, cifoescoliose e anomalias da coluna cervical (**Figura 55.6**).

A pseudoartrose dos ossos longos, a proliferação óssea subperiostal, as neoplasias ósseas e a

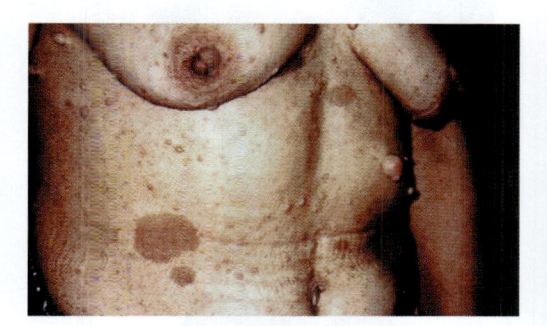

▲ **Figura 55.1** MCCL e neurofibromas característicos da neurofibromatose.

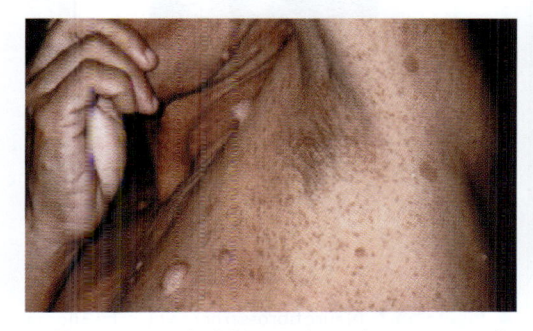

▲ **Figura 55.2** MCCL, sardas axilares e neurofibromas.

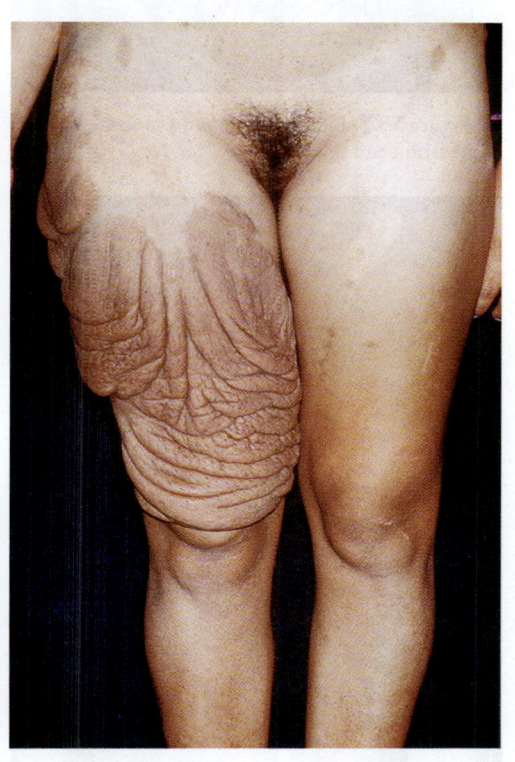

▲ **Figura 55.3** Neurofibromatose. Neuroma nodular plexiforme. Grande tumor lobulado, pêndulo, formando dobras na coxa.

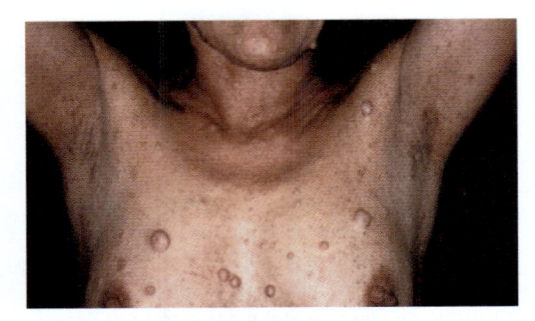

▲ **Figura 55.4** MCCL, sardas axilares e neurofibromas.

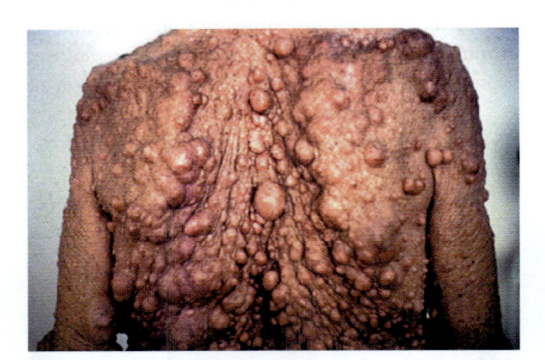

▲ **Figura 55.5** Neurofibromas de vários tamanhos em distribuição universal.

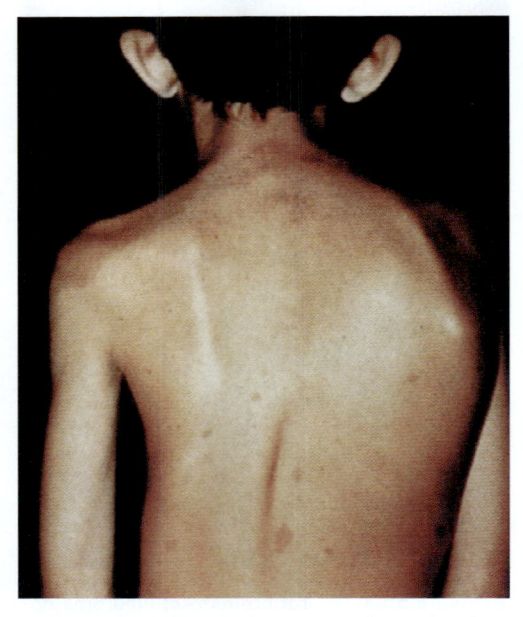

▲ **Figura 55.6** Escoliose na parte inferior da coluna vertebral e MCCL na pele.

meningocele intratorácica também ocorrem, sendo as deformidades de coluna e a pseudoartrose da tíbia os achados mais comuns. Peito escavado e geno valgo e varo são também descritos.

A malignização é a complicação mais séria na NF pelo desenvolvimento das neoplasias malignas, sendo a mais comum o neurofibrossarcoma ou schwanoma maligno (**Figura 55.7**).

A Classificação da Neurofibromatose relaciona vários tipos de neurofibromatoses, sendo a NF1, conhecida como doença de von Recklinghausen, o tipo mais comum e que justifica mais de 90% de todos os casos: é autossômica dominante; e afeta aproximadamente 1 em cada 4 mil pessoas. Caracteriza-se por apresentar MCCL, neurofibromas múltiplos e nódulos de Lisch.

Os nódulos de Lisch são hamartomas pigmentados da retina, observáveis ao exame com lâmpada de fenda. Ainda que incomuns antes dos 6 anos, estão

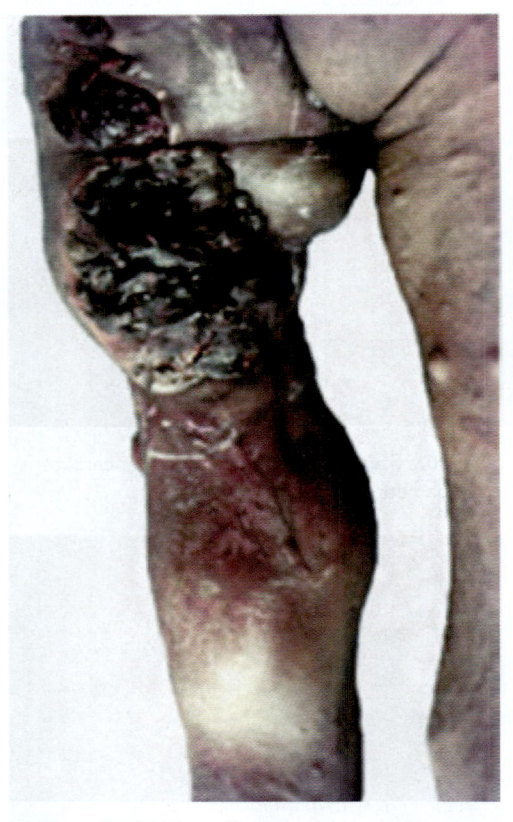

▲ **Figura 55.7** Neurofibrossarcoma ou schwanoma maligno comprometendo nádega e membro inferior esquerdo (vista dorsal).

presentes em 90% dos doentes adultos. Das manifestações oftalmológicas, são as mais importantes. Numerosas, são lesões tipo elevações, de aspecto gelatinoso na superfície da íris e de formas arredondadas, variando em coloração, de transparente ao amarelo e marrom, bilaterais e bem definidos. A presença de nódulos de Lisch múltiplos é uma característica que parece ser exclusiva da NF. São assintomáticos e têm somente significado diagnóstico.

Atualmente, a neurofibromatose é classificada em oito tipos:
- **Neurofibromatose tipo 1, neurofibromatose clássica (NF1):** Descrita anteriormente, corresponde a 90% dos casos.
- **Neurofibromatose tipo 2, neurofibromatose acústica (NF2):** As lesões cutâneas são escassas e há grande quantidade de tumores do sistema nervoso central (SNC) e periférico. Ocorrem schwanomas, especialmente de localização vestibular, meningiomas, ependimomas, gliomas e neurofibromas. Predominam os sintomas neurológicos, não há MCCL em grande quantidade e não existem efélides axilares.
- **Neurofibromatose mista (NF3):** Os doentes apresentam schwanomas nos nervos que saem da medula para a inervação dos braços e pernas. Certo toma maior nesses doentes é dor.
- **Neurofibromatose variante (NF4):** Caracteriza-se por áreas hiper- e hipopigmentadas na pele, MCCL, efélides axilares, inguinocrurais e perineais, neurofibromas cutâneos, inclusive neurofibromas plexiformes, nódulos hamartomatosos na íris e tumores do nervo óptico, tumores nervosos benignos e tumores cutâneos benignos.
- **Neurofibromatose segmentar (NF5):** Caracteriza-se pela presença de MCCL, eventualmente efélides axilares e/ou neurofibromas dispostos em um segmento corpóreo unilateralmente. Observam-se alterações pigmentares isoladas, neurofibromas e neurofibromas plexiformes isolados. Os neurofibromas apresentam disposição dermatômica. A localização mais frequente é cervical, mas podem ocorrer em outras regiões, como torácica, lombar e sacral. Geralmente, não existem sintomas sistêmicos.
- **Neurofibromatose familiar (NF6):** É também chamada de *síndrome das múltiplas manchas café com leite ou manchas café com leite familiares*. Caracteriza-se por múltiplas MCCL de tamanho variável, de milímetros até 10 cm, que são habitualmente detectadas após os 2 anos de idade. Esses doentes não têm nenhuma alteração sistêmica.
- **Neurofibromatose de início tardio (NF7):** Nesta forma, os neurofibromas somente se tornam aparentes após a terceira década de vida. Os neurofibromas são múltiplos, profundos e são acompanhados de neurinomas. Não ocorrem MCCL, nódulos de Lish e efélides axilares. Podem ocorrer meningiomas intracranianos, gliomas, sarcomas de nervos periféricos e outros tumores malignos.
- **Neurofibromatose não especificada (NF8):** Existem características de neurofibromatose variáveis que não preenchem os requisitos dos demais tipos descritos.

Histopatologia

As MCCL são manchas pigmentares causadas pelo aumento da melanina, e os neurofibromas cutâneos são compostos por fibras colágenas fracamente eosinofílicas, finas, onduladas, dispostas em feixes frouxamente arranjados que se estendem em várias direções.

Diagnose

Clínica, histológica, além de exame oftalmológico para detecção dos nódulos de Lisch, exame neurológico, exames por imagem, raios X, tomografias, ressonância magnética e exames necessários para avaliar a presença de lesões ou disfunção dos vários sistemas orgânicos acometidos.

Tratamento

Exérese de tumores cutâneos e tratamento clínico ou cirúrgico das lesões dos outros sistemas acometidos pela enfermidade.

Considerando o grande número de mastócitos presentes em neurofibromas e a possibilidade de contribuírem para o crescimento dos tumores, existem tentativas de uso do cetotifeno que inibe a liberação de histamina dos mastócitos, havendo observações de melhora de prurido, da dor e diminuição da consistência e do crescimento dos tumores.

Existem estudos demonstrando resultados positivos, tratando-se as lesões pigmentares com luz intensa pulsada. O uso de mesilato de imatinibe para o tratamento de neuromas plexiformes é relatado, assinalando-se que cerca de 20% dos pacientes tratados apresentaram redução de 20% no volume desses tumores.

Pacientes com NF1 e neuromas plexiformes tratados com sirolimo via oral (VO) apresentaram redução na progressão tumoral em relação a pacientes não tratados.

Todos esses estudos podem ser considerados incipientes, necessitando melhores avaliações futuras.

ADENOMA SEBÁCEO TIPO PRINGLE (ESCLEROSE TUBEROSA)

As manifestações cutâneas são parte da síndrome hereditária conhecida como epiloia, a qual inclui quadro neurológico denominado esclerose tuberosa e é caracterizada por epilepsia, deficiência mental e presença de tumores cerebrais, constituídos por proliferações gliais. Os dados epidemiológicos permitem a estimativa da ocorrência de cerca de 1 caso para cada 10 mil indivíduos.

Patogenia

A esclerose tuberosa é doença gênica hereditária dominante, ainda que a maioria dos casos represente mutações espontâneas.

Manifestações clínicas

Na pele, ocorrem lesões de vários tipos em cerca de 60 a 70% dos casos: máculas hipocrômicas; MCCL; angiofibromas faciais; placas espessadas; tumores periungueais; molusco-pêndulo; e fibromas gengivais. As máculas hipocrômicas estão geralmente presentes ao nascimento e podem ter várias formas. As mais comuns são máculas hipocrômicas, pequenas, poligonais ou em forma de impressão digital, encontradas em cerca de 80% dos doentes. Outra versão de mancha hipocrômica é a mácula em forma de folha, menos comum, mas extremamente característica da afecção (Figura 55.8). Admite-se ser significativa, para a diagnose clínica de esclerose tuberosa, a presença de três ou mais máculas hipocrômicas com as características descritas. Cerca de 30% dos doentes apresentam MCCL desde os primeiros meses de vida.

Os angiofibromas faciais manifestam-se como pápulas com menos de 0,5 cm de diâmetro, cor amarelo-avermelhada, frequentemente com finas telangiectasias na superfície e localizadas na porção central da face (Figuras 55.9 e 55.10). Surgem, em geral, nos 2 primeiros anos de vida e aumentam progressivamente com a idade. Às vezes, são acompanhadas de placas fibrosas de cor amarelo-acastanhada localizadas na fronte. Também fazem parte das manifestações cutâneas da síndrome placas espessadas irregulares que ocorrem no tronco, mais comumente na região lombossacral. Essas lesões representam nevos do tecido conectivo e são denominadas *shagreen patches* (Figura 55.8). Podem ocorrer fibromas múltiplos periungueais predominantemente nos pés – os chamados tumores de Köenen (Figura 55.11). Podem ainda surgir, como parte da síndrome, lesões de molusco pêndulo, localizadas especialmente nas axilas, dobras do pescoço e dobras inguinocrurais.

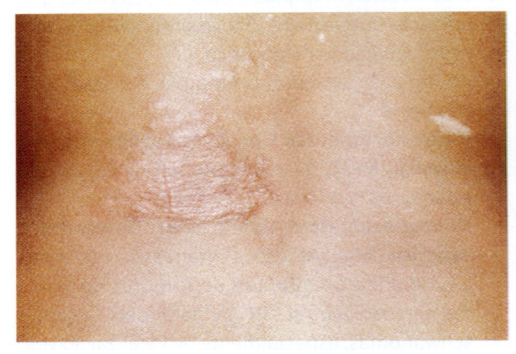

▲ **Figura 55.8** *Shagreen patch*. Placa espessa de contornos irregulares na região lombar e mancha hipocrômica em forma de folha.

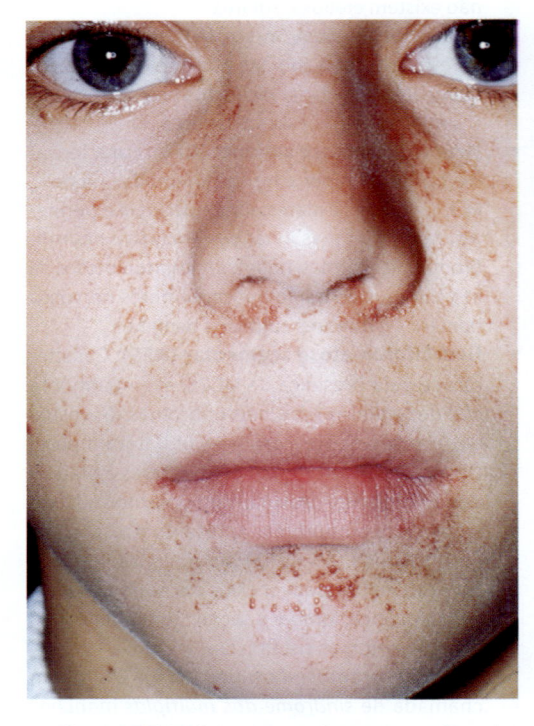

▲ **Figura 55.9** Adenoma sebáceo tipo Pringle. Forma discreta. Múltiplas pápulas avermelhadas, isoladas e confluentes, localizadas na porção central da face.

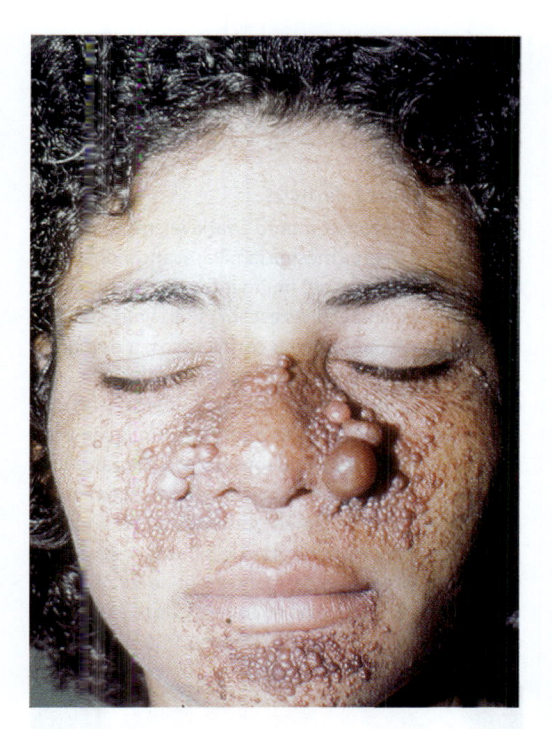

das crianças afetadas, que se iniciam em torno dos 3 meses de idade, e convulsões, que geralmente se iniciam a partir do primeiro ano de vida. Deficiência mental é frequente, e outras alterações neuropsíquicas podem coexistir, inclusive psicoses. No SNC, ocorrem múltiplos nódulos calcificados e proliferações gliais que devem ser investigados por meio de tomografia e ressonância magnética, e que explicam os sintomas e sinais neurológicos apresentados por esses doentes.

Nos rins, bilateralmente, aparecem angiolipomas múltiplos, geralmente assintomáticos, que, de acordo com seu crescimento, podem afetar a função renal. Essas lesões são facilmente evidenciáveis pela ultrassonografia.

No coração, em 80% das crianças atingidas pela síndrome, ocorrem rabdomiomas que podem ser detectados no período pré-natal por ressonância magnética ou ecocardiografia e que tendem a involuir e desaparecer até a idade adulta, mas que podem provocar arritmias.

Mais raramente, podem participar da síndrome linfangioleiomiomatose pulmonar (em mulheres) e pólipos hamartomatosos intestinais (em ambos os sexos).

▲ Figura 55.10 Adenoma sebáceo tipo Pringle. Forma exuberante. Grande quantidade de pápulas e nódulos de coloração vermelho-violácea na porção central da face.

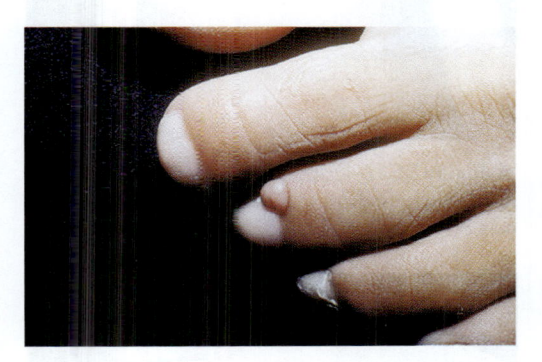

▲ Figura 55.11 Tumor de Köenen. Fibroma periungueal em caso de esclerose tuberosa.

Além das lesões cutâneas, a síndrome compreende lesões oculares, neurológicas, cardiovasculares, renais, pulmonares e gastrintestinais.

Na retina, são possíveis hamartomas e áreas de despigmentação em cerca de 50% dos casos.

As manifestações neurológicas da esclerose tuberosa compreendem espasmos, observados em 70%

Histopatologia

As máculas hipocrômicas mostram, histopatologicamente, número normal de melanócitos, mas quantidade diminuída de melanina na epiderme. Os melanócitos apresentam diminuição de dendritos.

Os angiofibromas expressam-se, microscopicamente, por proliferação fibrosa com fibrose perifolicular concêntrica, que predomina sobre proliferação vascular, em meio as quais podem ser observados anexos. As placas *shagreen patches* e os fibromas periungueais são nevos do tecido conectivo.

Diagnose

Clínica, histopatológica e por meio de exames laboratoriais, destinados a detectar as lesões viscerais da síndrome, exames radiológicos, ultrassonográficos, tomografia, ressonância magnética e ecocardiografia, entre outros. Na diagnose diferencial dos angiofibromas, deve ser considerado o tricoepitelioma múltiplo. Para as lesões hipocrômicas, deve-se considerar, na diagnose diferencial, o nevo acrômico, o piebaldismo, a hipomelanose de Ito e o vitiligo. Quanto às placas espessas, devem ser diferenciadas de nevos do tecido conectivo isolados, leiomiomas e nevos melanocíticos.

Tratamento

Nas lesões cutâneas, pode-se empregar a eletrocirurgia, dermoabrasão e laserterapia.

Recentemente, têm sido empregados a rapamicina, sirolimo, seu derivado everolimo e o tensirolimo, um profármaco, no tratamento da esclerose tuberosa. Em 2010, o everolimo foi aprovado pela Food and Drug Administration (FDA) para tratamento de astrocitomas subependimais de células gigantes não operáveis associados à esclerose tuberosa pela demonstração por meio de estudos clínicos de evidente diminuição do volume desses tumores por ação de tal fármaco.

Alguns ensaios clínicos também demonstraram eficácia da rapamicina sobre angiolipomas renais, angiolipomas hepáticos, astrocitomas subependimais de células gigantes e linfangioleiomiomatose pulmonar. Existem, ainda, interessantes relatos da eficácia da rapamicina tópica no tratamento dos angiofibromas cutâneos. Portanto, atualmente, há fármacos bastante promissores no tratamento das lesões cutâneas e sistêmicas da esclerose tuberosa.

ALTERAÇÕES HEREDITÁRIAS DA QUERATINIZAÇÃO

Compreendem várias doenças nas quais há diferenciação anormal da epiderme, resultando em descamação. São as ictioses, as eritroqueratodermias e as queratodermias palmoplantares.

Ictioses

O termo ictiose congênita abrange um grupo heterogêneo de doenças que têm em comum a descamação da pele, originada em perturbações do processo de diferenciação dos queratinócitos.

Existem vários tipos de ictiose, porém somente será abordado o mais comum.

Ictiose vulgar

Assim chamada por ser a forma mais comum, tem prevalência estimada em cerca de 1:250 da população e é transmitida de forma autossômica dominante com penetrância incompleta.

As formas graves manifestam-se na primeira infância; as leves podem ser perceptíveis só em condições ambientais que favoreçam o ressecamento da pele.

Geralmente, as manifestações não estão presentes ao nascimento, mas surgem nos primeiros meses ou anos de vida e tendem a diminuir com o desenvolvimento.

Patogenia

A ictiose vulgar é causada por mutações no gene que codifica a filagrina, resultando em alterações do processo de destacamento dos corneócitos.

Manifestações clínicas

O grau de comprometimento é variável, mesmo entre os membros de uma mesma família, avançando de formas muito discretas até muito intensas. Há sequidão da pele e descamação. As escamas são finas, lamelares, poligonais; porém, em certos casos, a descamação é mínima. As lesões são mais evidentes no couro cabeludo, na fronte, na superfície de extensão dos membros e no abdome. As dobras flexurais são poupadas (**Figura 55.12**). Podem ser encontradas pápulas foliculares hiperqueratósicas nas zonas em que o processo é mais intenso (*keratosis pilaris*). Nas regiões palmoplantares, há certo grau de hiperqueratose, e os sulcos palmares e plantares mostram-se acentuados, especialmente nos casos em que a ictiose associa-se com atopia, o que é comum (**Figura 55.13**).

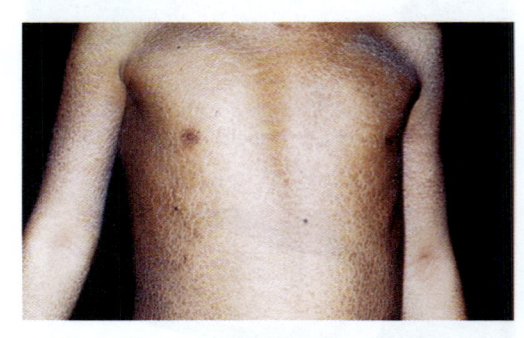

▲ **Figura 55.12** Ictiose vulgar. Descamação generalizada poupando pregas flexurais. Escamas poligonais acastanhadas.

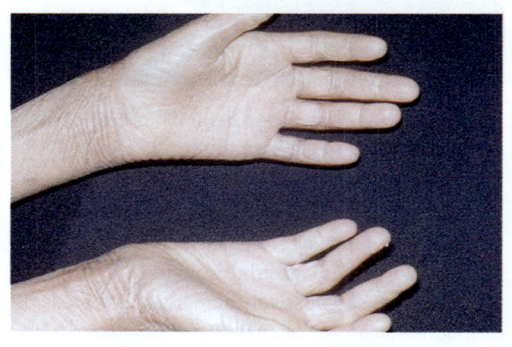

▲ **Figura 55.13** Ictiose vulgar. Hiperqueratose palmar com acentuação de sulcos palmares.

Histopatologia

Histologicamente, a ictiose vulgar caracteriza-se por hiperqueratose leve a moderada e ausência ou diminuição da camada granulosa.

Tratamento das ictioses

Não há tratamento curativo das ictioses. O objetivo é a melhora das lesões. O calor moderado é benéfico, mas, quando excessivo, torna-se prejudicial pela hipossudorese. Os banhos devem ser mornos, com uso restrito de sabões.

Topicamente, são fundamentais medidas destinadas a aumentar o teor hidrolipídico da pele, permitindo maior flexibilidade para a camada córnea. No corpo, podem ser utilizadas formulações contendo ureia a 10%, ácido lático a 10% ou lactato de amônia a 12% em creme ou loção, para aplicação imediatamente após o banho, idealmente pelo menos 2 vezes ao dia. Nessas loções, pode-se acrescentar 5 a 10% de óleo de amêndoas ou uva, borragem ou similares. No corpo, o propilenoglicol pode ser utilizado em solução aquosa, em concentração entre 20 e 30%. Nas palmas e plantas, pode-se utilizar ureia a 20% em cremes ou propilenoglicol a 50%, em água destilada, ou ainda formulações contendo ácido salicílico em concentrações queratolíticas. O uso de ácido salicílico de modo contínuo deve ser evitado em grandes extensões de pele, pelo risco de intoxicação. Também se relata o uso de retinoides tópicos, calcitriol ou calcipotriol. Geralmente, o tratamento tópico é satisfatório na ictiose vulgar.

Outras doenças com manifestações ictiosiformes

Existem doenças neurológicas nas quais ocorrem alterações ictiosiformes, como as síndromes de Refsum e a de Sjögren-Larsson.

Na síndrome de Refsum, as manifestações cutâneas são semelhantes às da ictiose vulgar e há polineurite sensitivo-motora, ataxia cerebelar, surdez nervosa, retinite pigmentosa e alterações ósseas.

Na síndrome de Sjögren-Larsson, há manifestações ictiosiformes com prurido, diplegia espástica, retardo de desenvolvimento neurológico, convulsões e alterações retinianas patognomônicas.

Ictioses adquiridas

Observam-se lesões ictiosiformes na pele, de caráter não congênito, em várias situações clínicas. São as chamadas ictioses adquiridas, que podem ser de origem carencial, por hipovitaminose A, carência de zinco, na pelagra; e em condições de deficiência de absorção de ácidos graxos, como ocorre em ressecções intestinais amplas. Existem ictioses adquiridas por alterações metabólicas, como no hipotireoidismo, alterações da paratireoide, insuficiência renal e em neuropatias acompanhadas de alterações do metabolismo da prolina. Na hanseníase, na tuberculose e na infecção pelo vírus da imunodeficiência humana (HIV), podem ocorrer manifestações ictiosiformes, configurando-se uma ictiose adquirida infecciosa. Vários fármacos podem produzir quadros de ictiose adquirida, como clofazimina (**Figura 55.14**), alopurinol, triparanol, hipocolesterolemiantes, butirofenonas, retinoides e cimetidina. Doenças autoimunes, como lúpus eritematoso (LE) e doença do enxerto *versus* hospedeiro, também podem provocar ictiose adquirida. Finalmente, existem ictioses adquiridas paraneoplásicas, as quais podem ser localizadas e generalizadas. As formas localizadas constituem a também chamada *pitiríase rotunda*, que pode estar associada a neoplasias hepáticas, gástricas, carcinomas espinocelulares, mieloma múltiplo e leucemia mieloide. Também pode ocorrer associadamente a doenças não neoplásicas, doenças hepáticas, doenças cardíacas, doenças pulmonares, tuberculose, insuficiência renal e doenças nutricionais. As ictioses

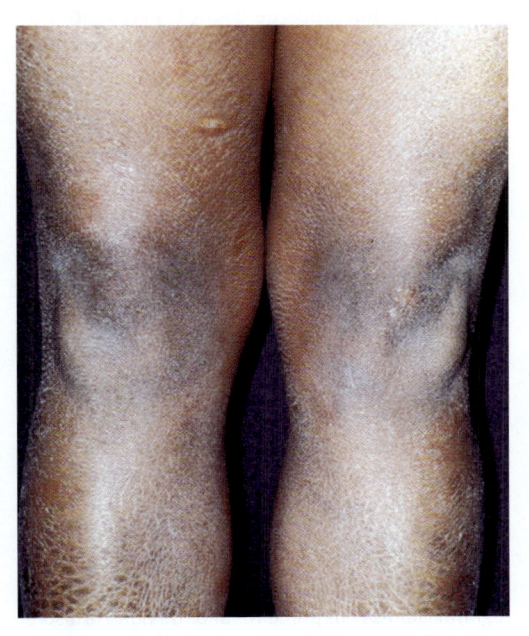

▲ **Figura 55.14** Ictiose adquirida por clofazimina. Escamas poligonais acastanhadas nos membros inferiores.

adquiridas paraneoplásicas generalizadas associam-se, em mais de 90% dos casos, a linfomas, principalmente Hodgkin, não Hodgkin, micose fungoide, linfomas cutâneos CD 30+, mieloma múltiplo, sarcoma de Kaposi, hemangiopericitoma ósseo, leiomiossarcoma, carcinomas de ovário, de pulmão, de estômago, de cólon, de útero e hepatocarcinoma.

Outras condições que podem provocar quadros de ictiose adquirida são sarcoidose, radioterapia e longa permanência no leito, além de fatores ambientais, como clima seco.

A ictiose raramente precede ou é concomitante às manifestações neoplásicas. Em geral, surge após a neoplasia. Não há relações estabelecidas entre prognose e ictiose, e existem relatos de regressões tumorais acompanhadas de regressão da ictiose.

DOENÇAS POIQUILODÉRMICAS, DISPLASIAS ECTODÉRMICAS E DOENÇAS PIGMENTARES HEREDITÁRIAS

Destas doenças, em razão da importância e frequência, serão apresentadas apenas as informações sobre o xeroderma pigmentoso.

Xeroderma pigmentoso

Compreende um grupo de doenças hereditárias de origem geneticamente heterogênea, caracterizadas por defeitos no reparo do DNA, havendo sensibilidade anormal à luz solar.

Patogenia

O xeroderma pigmentoso (XP) é doença de herança autossômica recessiva, e apenas em algumas formas leves de XP-B ocorre herança autossômica dominante. Existem oito formas de XP (tipos A, B, C, D, E, F, G e V), produzidas por mutações em diferentes genes localizados em cromossomos distintos e que mostram algumas diferenças fenotípicas.

O defeito no reparo do DNA resulta em morte celular, diminuição do crescimento celular e mutações somáticas, produzindo-se atrofia, hipo e hiperpigmentação e grande aumento da suscetibilidade a câncer cutâneo.

Manifestações clínicas

As lesões ocorrem nas áreas expostas à luz solar e, em regra, iniciam-se nos primeiros anos de vida. Há discreto eritema com descamação e hiperpigmentação difusa ou lesões semelhantes a efélides (**Figura 55.15**). Com a evolução, a pigmentação torna-se acentuada, entremeada com áreas despigmentadas ao mesmo tempo em que surgem telangiectasias. O quadro lembra uma radiodermite crônica ou pele senil. Em fases mais tardias, surgem queratose e tumores malignos, espinocelulares, basocelulares e melanomas, estes de comportamento menos maligno em relação aos observados na população geral (**Figura 55.16**). Ocorrem, ainda, menos frequentemente, sarcomas, fibromas, angiomas, histiocitomas e tumores na língua e nas gengivas. Há fotofobia evidente com conjuntivite, queratite, opacidades corneanas e ectrópio.

Os doentes de XP apresentam maior frequência, em relação à população geral, de tumores malignos pulmonares, renais, mamários, uterinos, gástricos, pancreáticos e testiculares, bem como de tumores do SNC.

Alguns doentes apresentam anormalidades neurológicas variáveis, como retardo mental progressivo, alterações de reflexos, surdez nervosa, que podem ser acompanhadas de microcefalia, ataxia, espasticidade, coreoatetose, hipodesenvolvimento sexual e nanismo. As formas completas mais graves com alterações cutâneas, oculares, neurológicas e defeitos somáticos constituem a chamada *síndrome Sanctis-Cacchione*.

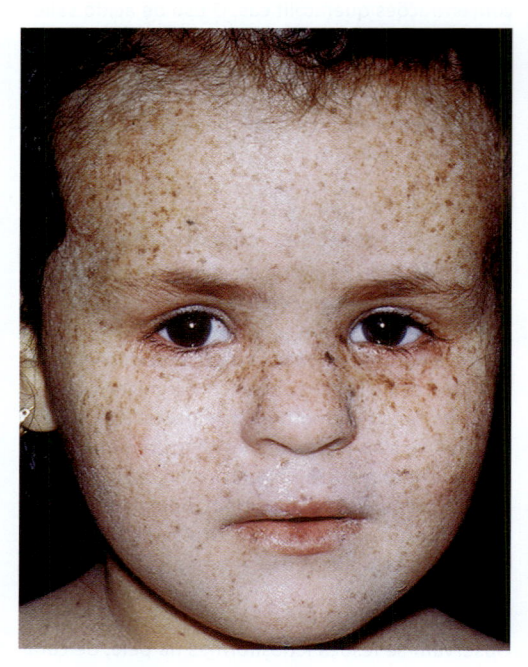

▲ Figura 55.15 Xeroderma pigmentoso. Lesões iniciais. Grande quantidade de lesões tipo efélides na face.

Histopatologia

Nas lesões iniciais, há hiperqueratose com atrofia da epiderme, telangiectasias, edema e infiltrado inflamatório crônico na derme papilar. Progressivamente, ocorre hiperpigmentação da epiderme, aparecimento de atipias celulares; e, posteriormente, os tumores malignos com suas características próprias.

Diagnose

Clínica e histopatológica, sendo possível por meio de técnicas laboratoriais que demonstrem o deficiente reparo do DNA pós-radiação ultravioleta (UV), que podem ser executadas, inclusive, no período pré-natal, utilizando-se células obtidas do líquido amniótico. Cabe o diagnóstico diferencial com as síndromes de fotossensibilidade, por fármacos, protoporfiria eritropoiética, erupção polimorfa à luz e síndromes poiquilodérmicas congênitas, Bloom, Hartnup, Rothmund-Thomson e Cockayne.

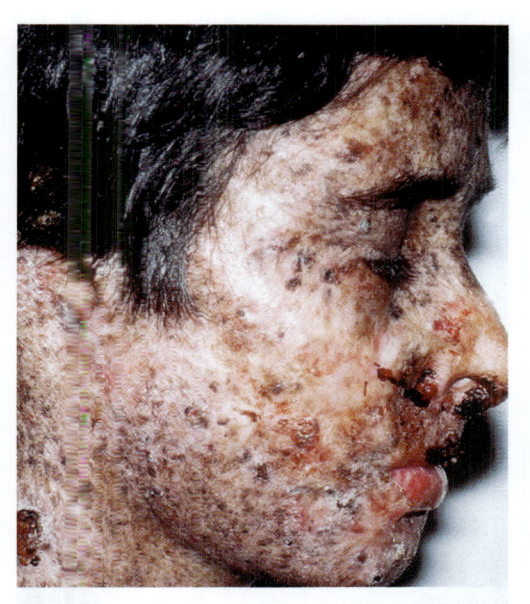

▲ Figura 55.16 Xeroderma pigmentoso. Intensa pigmentação entremeada com áreas despigmentadas. Lesões queratósicas e tumores ulcerados.

De acordo com o defeito molecular e o quadro clínico, reconhecem-se, como já se descreveu, oito tipos de XP – A, B, C, D, E, F, G e V –, este último caracterizado por defeito no reparo pós-replicação do DNA.

Com relação às diferenças clínicas entre os vários tipos pode-se citar, por exemplo, a presente tendência a cânceres, obrigatoriamente nos tipos A, B, C, D, E e V, neste último sendo tardio o aparecimento dos cânceres). Os cânceres são mais raros nos tipos E, F e G. Da mesma forma, com relação ao acometimento neurológico, está presente nos tipos A, B, D e V, e raro ou ausente nos tipos C, E e F.

Nas formas mais graves, os doentes morrem na primeira década da vida, e, nas formas discretas, podem atingir a idade adulta.

Tratamento

Evitar a luz solar é fundamental. Proteção dos olhos com óculos apropriados e uso de fotoprotetores de alto fator de proteção diariamente. Os doentes devem, inclusive, ser orientados a modificar seu modo de vida, procurando ocupações com atividade noturna. Deve-se promover rigorosa vigilância em relação às queratoses actínicas e tumores que devem ser tratados precocemente pelos métodos terapêuticos habituais indicados para cada caso específico, desde a utilização de 5-fluorouracila (5-FU) e imiquimode tópicos até os métodos cirúrgicos, criocirurgia, excisão cirúrgica e método de Mohs. Podem ser usados retinoides, mas exige-se uso continuado, com os inconvenientes desses medicamentos. Poderão ser empregadas a acitretina e a isotretinoína, principalmente em doentes que já desenvolveram neoplasias, na tentativa de prevenir novas malignidades.

Estudos de terapia gênica estão em andamento.

56
Malformações

MAMAS SUPRANUMERÁRIAS (POLITELIA)

Ocorrem em 1 a 6% da população e, em geral, correspondem a fenômeno esporádico, embora 10% dos casos sejam familiares. Acometem igualmente os dois sexos, mas, pelo desenvolvimento do tecido mamário na puberdade e na gravidez, são mais facilmente reconhecidas nas mulheres.

Patogenia

Remanescentes de tecido embrionário disposto ao longo da linha mamária, que se estende da prega axilar anterior até a porção medial superior da coxa.

Manifestações clínicas

Os mamilos supranumerários são, em geral, únicos, mas podem ser múltiplos e até mesmo bilaterais – localizam-se em qualquer ponto, ao longo das linhas mamárias, no entanto, são encontrados frequentemente na parede anterior do tórax, na região inframamária.

Apresentam-se como pápulas pequenas róseas ou acastanhadas, e, às vezes, além do mamilo e da aréola, existe também tecido mamário subjacente (Figura 56.1). Quando há apenas o mamilo, a condição é denominada *politelia*; quando há também tecido mamário, denomina-se *pseudomama*. Quando há múltiplas pseudomamas, denomina-se a condição polimastia (parece ser mais frequente em mulheres orientais).

Quando há aréola sem mamilo, o processo é chamado de *politelia areolar*. No caso da pseudomama nas mulheres, a lesão sofre modificações em função das alterações hormonais do ciclo menstrual. Existem controvérsias quanto à possível relação entre a presença de mamilos supranumerários e malformações do rim e do trato urinário, mas os primeiros ocorrem em várias síndromes congênitas.

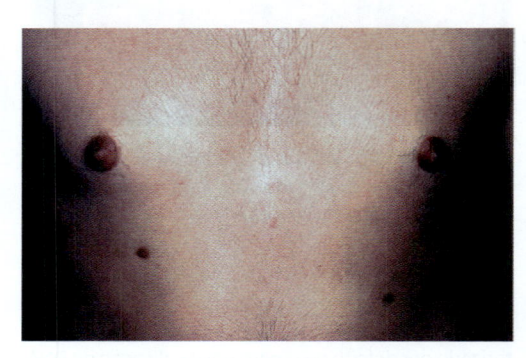

▲ **Figura 56.1** Mamilos supranumerários. Lesões bilaterais ao longo da linha mamária.

Histopatologia

O exame histopatológico dos mamilos supranumerários revela acantose, folículos pilossebáceos, tecido muscular liso e, às vezes, tecido mamário, sempre presente nas pseudomamas.

O tecido mamário ectópico pode sofrer todas as variações fisiológicas do ciclo menstrual e todas as patologias próprias da mama – fibroadenomas, mastites, doença fibrocística e, até mesmo, carcinomas. Porém, não existem evidências que apresentem maior suscetibilidade a neoplasias malignas, comparativamente ao tecido mamário normal.

Diagnose

Clínica, comprovada pela histopatologia, e essencial quando se cogita a diagnose diferencial de lesões neoplásicas, particularmente nos casos de pseudomama, quando podem ocorrer expressivos aumentos de volume da lesão.

Na diagnose dos mamilos supranumerários, pode ser necessária a diferenciação de nevos pigmentares e dermatofibromas.

Tratamento
O único tratamento possível é a exérese cirúrgica.

HIPOPLASIA, APLASIA E ANOMALIAS DO MAMILO

Aplasia ou hipoplasia de mamas pode ocorrer como anomalia isolada ou parte de múltiplas síndromes – a de maior interesse dermatológico é a síndrome do nevo de Becker, na qual há hipoplasia da mama e do mamilo homolateral, do músculo peitoral maior e/ou do braço.

Mamilos invertidos correspondem à característica hereditária autossômica dominante e podem ser fenômeno isolado ou participar de síndromes variadas.

Mamilos exageradamente afastados fazem parte de síndromes como de Turner e de Noonan.

DEDOS SUPRANUMERÁRIOS RUDIMENTARES (POLIDACTILIA)

É anomalia do desenvolvimento em que o indivíduo apresenta número de dedos superior ao normal.

Ocorrem, geralmente, como malformação isolada de forma hereditária autossômica dominante ou são componentes de quadros sindrômicos.

Manifestações clínicas

Reconhecem-se os seguintes tipos de polidactilia: *pré-axial* (duplicação do polegar); central (duplicação do segundo, terceiro ou quarto dedo); e *pós-axial* (duplicação do quinto dedo).

A polidactilia pode estar associada à fusão dos dedos (*sindactilia*), que pode ser completa (quando até os ossos estão fundidos) ou parcial (quando os dedos estão unidos apenas por membrana de pele). A associação polidactilia e sindactilia é designada *polissindactilia*.

Clinicamente estão presentes ao nascimento, apresentando-se como pápulas, pápulas verrucosas ou lesões pedunculadas que podem conter cartilagem ou vestígios de unhas e que se projetam da superfície lateral de um dedo normal, em geral da borda ulnar do quinto quirodáctilo.

Histopatologia

Encontram-se fascículos de fibras nervosas em arranjo semelhante ao dos neuromas adquiridos.

Diagnose
Clínica e histológica, e, na diagnose diferencial, devem ser cogitados os fibroqueratomas acrais, os fibromas periungueais e os fibromas digitais infantis.

Tratamento
Cirúrgico.

LESÕES DA LINHA MÉDIA DO COURO CABELUDO

Lesões nodulares do couro cabeludo presentes ao nascimento podem representar malformações de desenvolvimento e muitas delas estendem-se intracranialmente, portanto, sempre que houver suspeitas, essas lesões devem ser estudadas por meio de tomografia e/ou ressonância magnética antes de serem biopsiadas. Reforçam a suspeita de anomalia do desenvolvimento: o fato de tratar-se de criança; presença da lesão ao nascimento; história familiar de problemas neurológicos; história de meningite; sinais e sintomas neurológicos; a lesão ser pulsátil e variar com o choro; presença de poro central; existência superposta de lesão angiomatosa; e existência do sinal do colar piloso, que se traduz pela presença de um anel de pelos escuros, longos e grosseiros, circundando um nódulo no couro cabeludo.

As lesões da linha média do couro cabeludo são os cistos dermoides, os cefaloceles, o tecido cerebral heterotópico, o tecido meníngeo e a aplasia cútis congênita.

Cistos dermoides

Resultam da penetração de tecido ectodérmico ao longo dos planos de fusão da linha média ou de outras áreas. Existem casos familiares esporádicos, e as localizações mais comuns são região frontal, epibulbar e porção lateral dos supercílios. Também podem ocorrer no couro cabeludo e no pescoço. Ainda que presentes ao nascimento, frequentemente são notados mais tarde, quando aumentam ou sofrem infecções, o que geralmente ocorre na infância.

Manifestações clínicas

Nódulos subcutâneos não compressíveis e não pulsáteis, comumente localizados em torno dos olhos, especialmente na porção lateral dos supercílios (**Figura 56.2**), mas também no nariz, desde a glabela até a ponta nasal, no couro cabeludo, na fontanela anterior ou na linha média da região occipital, no pescoço, no esterno, na região sacral e no escroto.

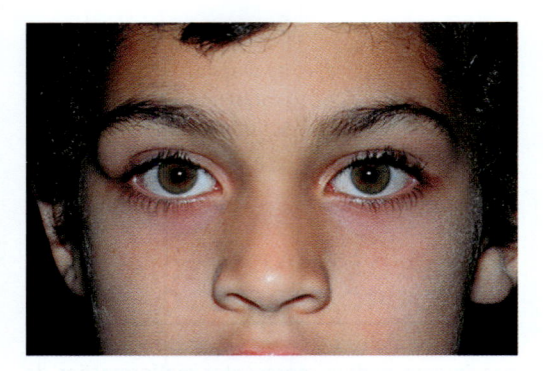

▲ Figura 56.2 Cisto dermoide. Nódulo profundo aderido à sutura frontozigomática direita.

É muito provável que os cistos dermoides localizados no nariz e na linha média do couro cabeludo tenham conexões intracranianas, o que também ocorre quando apresentam óstio com protusão de pelos ou saída de secreção.

A complicação mais comum dos cistos dermoides é inflamação secundária a traumas ou decorrente de infecções, transformando-os em verdadeiros abcessos. Nas áreas em que há comunicação com o sistema nervoso, podem provocar abscessos cerebrais, meningites, meningoencefalites, hidrocefalia e mesmo meningites químicas por penetração de material queratinoso e sebáceo no líquido cerebrospinal (LCS).

Histopatologia
Lesão cística com parede composta por epitélio escamoso estratificado com estruturas anexiais.

Diagnose
Clínica e histopatológica, sempre com estudos de imagem prévios para análise da possível extensão intracraniana, tomografia e, ainda mais precisa, a ressonância magnética para a verificação de conexões com o SNC.

Na diagnose diferencial, considerar cistos epidermoides e triquilêmicos, linfonodos, metástases e outros tumores.

Tratamento
Cirúrgico, sempre antecedido de estudos neurológicos e de imagem para a verificação de conexões intracerebrais que demandam intervenção neurocirúrgica.

Cefaloceles
Herniações congênitas de tecido nervoso por malformações cranianas. Compreendem as meningoceles, herniações do saco meníngeo, que contêm LCS; e as encefaloceles, herniações que contêm não somente meninges, mas também tecido cerebral. Em geral, são diagnosticadas por deformidades que se tornam evidentes na infância precoce.

Em função de sua localização, podem causar alterações neurológicas, convulsões, distúrbios visuais, alterações sensitivas e motoras e retardo mental.

Patogenia
As lesões decorrem de falhas no fechamento da porção cefálica do tubo neural.

Manifestações clínicas
Apresentam-se como nódulos de consistência mole, pulsáteis, de coloração azulada, revestidos por pele normal ou tecido membranoso. O tamanho é variável, desde pequenos nódulos até lesões muito grandes, e não há correlação entre a dimensão da lesão e a extensão da comunicação intracraniana. As manifestações nasais geralmente são acompanhadas de alargamento do nariz sem massas palpáveis, enquanto as no couro cabeludo podem apresentar lesão angiomatosa suprajacente ou o sinal do colar piloso. A ocorrência simultânea de cefaloceles nasais e fissuras craniofaciais é frequente, e pode haver rinorreia por LCS.

Histopatologia
Há tecido neuroglial em meio a estroma fibroso.

Diagnose
Clínica, histopatológica e por imagem.

Tratamento
Neurocirúrgico, o mais precocemente possível, para que não ocorram complicações.

FENDAS CERVICAIS DA LINHA MÉDIA

Patogenia
Decorrem da fusão incompleta dos arcos branquiais localizados na linha média do pescoço.

Manifestações clínicas
Ocorrem como malformação isolada ou associada a outras malformações, fissuras da linha média do lábio inferior, da língua, da mandíbula, cisto tireoglosso, fissuras branquiais e cistos broncogênicos.

Mais frequentes em mulheres, e, ao nascer, existe uma fissura vertical na linha média do pescoço em qualquer ponto entre a mandíbula e o esterno.

Pode haver uma abertura em fundo cego na porção inferior da fenda e saliência na porção superior tipo acrocórdon, ou fibrose, que se estende linearmente no sentido vertical, produzindo contraturas dos tecidos da região.

Histopatologia
Observa-se tecido epitelial escamoso estratificado com anexos e, no subcutâneo, há feixes de tecido fibroso que englobam tecido muscular estriado.

Tratamento
Cirúrgico, e deve ser precoce no primeiro ano de vida, para evitarem-se contraturas.

CISTOS BRONCOGÊNICOS

Patogenia
Resultantes de sequestro de epitélio respiratório durante a embriogênese.

Manifestações clínicas
Ocorrem frequentemente na porção superior da região esternal e raramente na face anterior do pescoço ou mento (**Figura 56.3**). Estão presentes ao nascimento e apresentam-se como cisto único, poucas vezes pedunculado, e, com frequência, há uma fístula conectando-os à superfície.

Histopatologia
Cistos broncogênicos, portanto revestidos por epitélio ciliar pseudoestratificado, frequentemente associado ao músculo liso e a glândulas mucosas e, raramente, à cartilagem.

Diagnose
Clínica e histopatológica, devem-se diferenciar de lesões císticas em geral e de doenças fistulosas; quando se abrem na superfície, de doenças micóticas, por micobactérias, de osteomielite e de fístulas odontogênicas, quando no mento.

Tratamento
Cirúrgico.

CISTOS DERIVADOS DO DUCTO TIREOGLOSSO

Patogenia
Compostos por tecidos remanescentes do ducto tireoglosso que se formam pela descida da tireoide do assoalho da faringe para sua localização cervical final.

Manifestações clínicas
Ocorrem em crianças e adultos jovens como nódulos ou lesões nódulo-fistulosas, localizados na face anterior do pescoço que, quando conectados ao osso hioide, movimentam-se no ato da deglutição (**Figura 56.4**).

Podem liberar secreção mucoide e, eventualmente, infectar-se, tornando-se eritematosos, dolorosos e purulentos. Nessas condições, podem causar dificuldades na deglutição e até mesmo na respiração.

Histopatologia
Cistos cujas paredes são compostas por tecido epitelial cuboidal ou colunar ou mesmo epitélio estratificado escamoso. Existe, nessas paredes, tecido tireoidiano representado por folículos tireoidianos.

Diagnose
Clínica e histopatológica. Na diagnose diferencial, devem ser consideradas as lesões císticas em geral.

Tratamento
Cirúrgico.

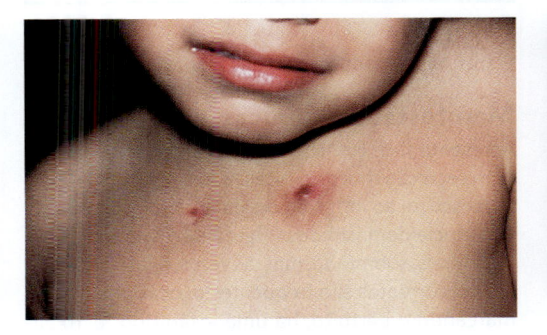

▲ **Figura 56.3** Cistos broncogênicos. Fístulas adéricas em localização característica.

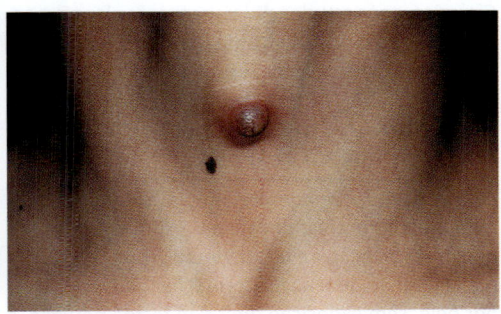

▲ **Figura 56.4** Cisto tireoglosso. Lesão nódulo-fistulosa na linha mediana do pescoço.

FENDAS ESTERNAIS

Patogenia
Fendas causadas por defeito na fusão de estruturas mesodérmicas na linha média ventral.

Manifestações clínicas
A pele que recobre a fenda, frequentemente situada na porção superior do esterno, mostra-se ulcerada ou recoberta por pele de aspecto cicatricial, e, muitas vezes, está presente uma fístula dérmica. Comumente, a lesão participa da síndrome PHACES (malformação da fossa posterior, hemangioma, anormalidades arteriais, cardíacas e oculares e fendas esternais ou abdominais).

CISTOS ORIGINÁRIOS DO DUCTO ONFALOMESENTÉRICO

Patogenia
Resultam de defeito no fechamento do ducto onfalomesentérico, que normalmente ocorre na sexta semana de gestação. Esse ducto é uma conexão entre o intestino e o saco vitelino, e malformações na evolução dessa estrutura originam fístulas onfaloentéricas, divertículo de Meckel, fístulas onfalomesentéricas e pólipos umbilicais.

Manifestações clínicas
Apresentam-se como lesões císticas polipoides na região umbilical.

Histopatologia
Revela a presença de mucosa gastrintestinal ectópica, o que exige diagnóstico diferencial de metástases e de adenocarcinomas gastrintestinais.

Tratamento
Cirúrgico, após estudos de imagem para planejamento adequado da cirurgia, uma vez que há ligação, às vezes, com o trato gastrintestinal.

LESÕES DA LINHA MÉDIA DA COLUNA

Essa conceituação compreende muitas anomalias: mielomeningoceles; disrafismo espinal aberto, no qual há exposição de tecido neural; disrafismo espinal oculto, no qual as malformações são recobertas por pele, sem exposição direta do tecido nervoso, e que abrange várias condições; meningoceles; lipomielomeningocele, que é a protusão de tecido medular ligado a lipoma; lipomas intraespinais; cistos dermoides; e espinha bífida.

Patogenia
Formam-se por malformações na fusão das estruturas da linha média do corpo.

Manifestações clínicas
Alterações cutâneas presentes na linha média são indicadores importantes desses distúrbios, que têm repercussão neurológica variada. Essas lesões cutâneas localizam-se na região lombossacral e são de diferentes tipos, como pequenas depressões rasas coccígeas (covinhas), situadas acima do sulco interglúteo (quando localizadas à altura da prega glútea, não é frequente a associação com alterações de estruturas nervosas); outro marcador cutâneo é a hipertricose localizada, em geral evidente ao nascimento; também há o tufo de cabelos longos e grosseiros na linha média dorsal (cauda de fauno). Dessas lesões, as que frequentemente se relacionam a alterações neurológicas são os lipomas intraespinais, representantes de partes de grandes lipomas subcutâneos constituídos como massas situadas acima da prega glútea, que, por vezes, mostra-se desviada. Hemangiomas na linha média também podem ser sinalizadores de lesões neurais.

Diagnose
Clínica e por imagens. Todos os doentes com alterações cutâneas possíveis sinalizadoras de disrafismo devem ser submetidos à ressonância magnética, e, quando existirem lesões nervosas, a indicação é cirurgia, o mais precocemente possível, para se evitarem sequelas.

FÍSTULAS E SÍNUS BRANQUIAIS

Patogenia
Estruturas remanescentes das fendas branquiais.

Manifestações clínicas
Apresentam-se como pequenos pertuitos que eliminam secreção mucosa, localizados nas faces laterais do pescoço, ao longo da borda anterior do músculo esternocleidomastóideo (**Figura 56.5**). As lesões são unilaterais, sobretudo, mas, às vezes, bilaterais; infecções recorrentes são frequentes e, ocasionalmente, marcando o pertuito, há uma lesão tipo "acrocórdon" com componente cartilaginoso. Em geral, essas cavidades terminam em fundo cego, mas podem

conecta-se com a faringe ou com o ducto auditivo externo.

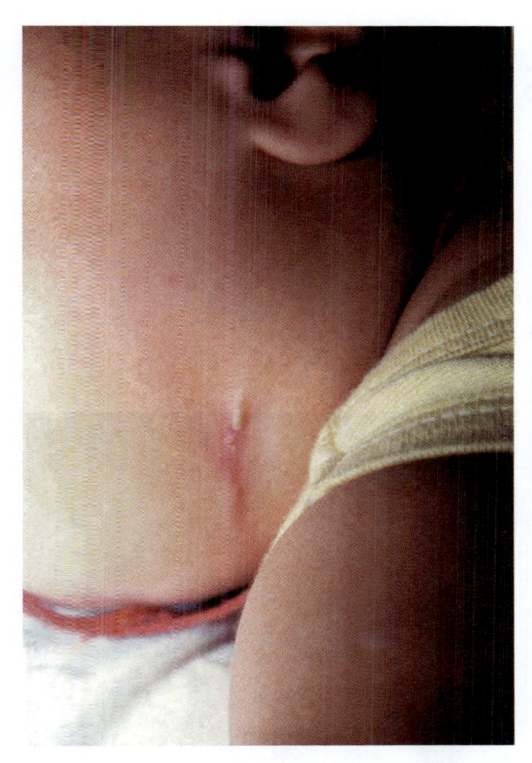

▲ Figura 56.5 Cisto branquial. Lesão fistulosa.

Histopatologia

Caracteriza-se por cavidade circundada por epitélio estratificado escamoso ou epitélio colunar ciliado.

Diagnose e tratamento

A diagnose é clínica, histológica e pode ser realizada fistulografia, que permite a demonstração da cavidade e informa a respeito de suas dimensões e profundidade, orientando melhor a cirurgia, que é o tratamento dessas lesões.

CISTOS E FÍSTULAS PRÉ-AURICULARES

Resultam de defeitos do desenvolvimento de arcos branquiais e de estruturas auditivas.

Manifestações clínicas

Apresentam-se como pequenos orifícios na margem da porção ascendente da hélix auricular. Mais raramente, situam-se em outros pontos auriculares. Podem ser unilaterais, predominando no lado direito, e podem ser bilaterais. As fístulas terminam em fundo de saco no pericôndrio. Podem ser anomalias isoladas, mas em 3 a 10% dos casos são acompanhadas de surdez e podem compor a síndrome brânquio-otorrenal, em que ocorrem múltiplos defeitos. Podem infectar-se, tornando-se sintomáticos. A ultrassonografia é importante na avaliação das lesões.

57
Cistos cutâneos

Cistos cutâneos são afecções extremamente comuns. De acordo com sua origem e estrutura histológica, classificam-se em três categorias: cistos cuja parede é composta por epitélio estratificado escamoso; aqueles cuja parede é composta por epitélio não estratificado escamoso; e os que não são revestidos por epitélio.

CISTOS REVESTIDOS POR EPITÉLIO ESTRATIFICADO ESCAMOSO

Cistos epidérmicos (cistos epidermoides)

São os cistos cutâneos mais comuns; raros em crianças e bastante frequentes em adultos.

Resultam da proliferação de células epidérmicas produtoras de queratina no interior da derme. Essa condição pode originar-se da oclusão do folículo pilossebáceo, da implantação de células epidérmicas na derme por traumatismo, inclusive cirurgia, ou a partir de células desprendidas ao longo das fendas embrionárias.

Manifestações clínicas

Apresentam-se como nódulos de dimensões variáveis, desde milímetros até vários centímetros, móveis em relação aos planos profundos, únicos ou múltiplos; são de coloração da pele normal, e esbranquiçados ou amarelados, quando localizados mais superficialmente. A localização é intradérmica ou subcutânea, a consistência é dura ou branda, às vezes, com flutuação.

Em alguns cistos epidermoides, reconhece-se um ponto central representando o orifício pilossebáceo obstruído que, à expressão do cisto, elimina material queratinoso (**Figura 57.1**).

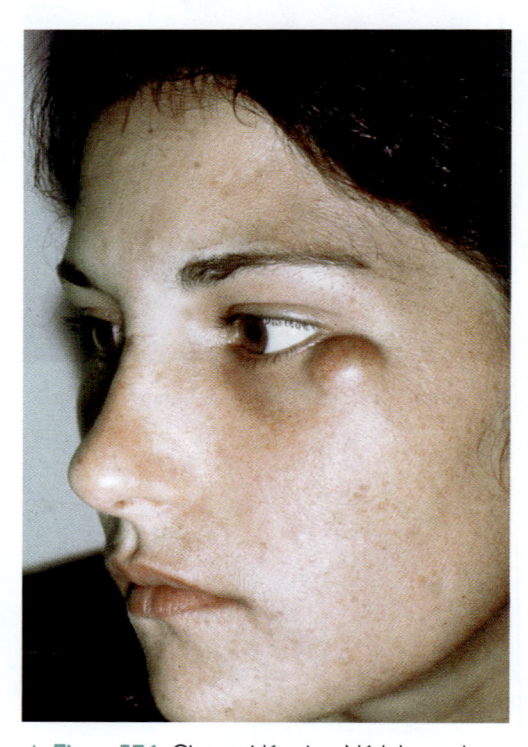

▲ **Figura 57.1** Cisto epidérmico. Nódulo recoberto por pele de aspecto normal na face.

Não há sintomatologia subjetiva, exceto ao ocorrer inflamação secundária, quando se torna eritematoso e doloroso, e pode apresentar flutuação e eliminação de material queratinoso e purulento de odor rançoso.

Cistos epidermoides ocorrem com frequência na face, na fronte, nas regiões temporais, no pescoço e na porção superior do tronco, já os resultantes de implantação traumática localizam-se frequentemente nas regiões palmoplantares, nos joelhos e nas nádegas.

Histopatologia

A parede do cisto epidermoide é composta por epiderme normal, todas as suas camadas, inclusive a granulosa, sem cones epiteliais, e o conteúdo é formado por lâminas de queratina. Na derme, em torno do cisto, por eliminação do seu conteúdo através de rupturas da parede cística, pode haver reação inflamatória tipo "corpo estranho".

Diagnose

Clínica e confirmada pela histopatologia.

A diagnose diferencial deve ser feita de outras lesões císticas da pele: o cisto pilar, os cistos dermoides, o esteatocistoma múltiplo e os lipomas.

Tratamento

Nos cistos epidermoides e pilares de até 1 cm de tamanho, faz-se anestesia intradérmica e pequena incisão; em seguida, expressão forte para procurar eliminar a cápsula (marsupialização); curetagem e cauterização com iodo ou ácido tricloroacético (solução saturada) podem ser feitas se a cápsula não for eliminada. Nos cistos maiores, excisão cirúrgica e retirada da lesão com a cápsula. Há possibilidade de ocorrer recidiva se permanecer algum resto da cápsula. Se houver inflamação, drenagem e expressão são indicadas.

Nos cistos inflamados, infiltração intralesional com triancinolona pode ser útil; nesses casos, eventualmente ocorre a cura da lesão, como decorrência do processo supurativo.

Infecções secundárias podem exigir antibioticoterapia sistêmica.

Cistos pilares ou triquilemais

Cistos contendo queratina, de parede composta por epitélio, cuja queratinização é semelhante à bainha externa do folículo piloso.

Os cistos pilares são muito menos comuns que os epidermoides, correspondem a apenas 10 a 20% dos cistos cutâneos e são mais frequentes em mulheres. Eram erroneamente chamados de cistos sebáceos.

Patogenia

Frequentemente herdados de modo autossômico dominante, derivam da membrana externa da raiz do pelo, da porção entre a inserção do músculo eretor do pelo e do orifício pilossebáceo.

Manifestações clínicas

Clinicamente semelhantes aos cistos epidermoides, caracterizam-se por nódulos de localização dérmica, móveis, que se situam principalmente no couro cabeludo, ainda que possam ocorrer na face, no pescoço e no tronco. Podem ser únicos, porém são mais comumente múltiplos (**Figura 57.2**).

Também são normalmente assintomáticos, eventualmente produzem sintomas apenas quando, por ruptura do cisto, com infecção secundária, surgem fenômenos inflamatórios.

Histopatologia

Constituídos por parede de células epidérmicas cuboidais, sem pontes intercelulares e sem camada granulosa. O conteúdo é composto por material queratinoso amorfo, em disposição lamelar.

Diagnose

A diagnose diferencial deve ser feita da mesma forma que em relação ao cisto epidermoide; com este, com as demais lesões císticas tipo "esteatocistoma múltiplo" e com os lipomas.

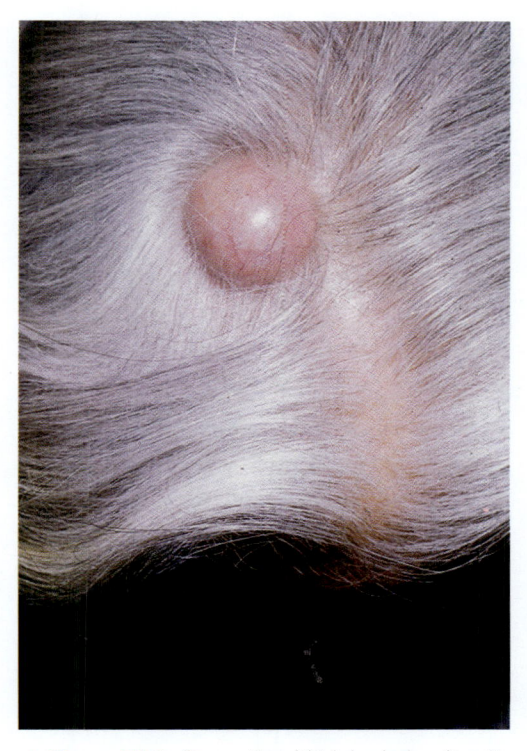

▲ **Figura 57.2** Cisto pilar. Nódulo de localização dérmica no couro cabeludo.

Tratamento
Mesmo tratamento do cisto epidermoide.

Lúpia
Designam-se assim os cistos epidermoides – ovoides, amarelados, com dimensões de milímetros a 1 cm, localizados no escroto (**Figura 57.3**), nos grandes lábios e no couro cabeludo. São formações névicas frequentemente hereditárias, que se desenvolvem tardiamente em adultos.

O tratamento é idêntico ao do cisto epidermoide.

Cisto traumático
Adquirido por trauma em área exposta, como mãos e dedos, quando há introdução na derme de tecido epitelial que produz queratina (cistos de inclusão). Clinicamente, são nódulos duros, indolores, com cerca de 0,5 cm de diâmetro (**Figura 57.4**).

Mília
Tumorações minúsculas representadas por cistos epidermoides de 1 a 2 mm de diâmetro, comuns e que ocorrem em qualquer idade.

Patogenia
Pequenos cistos epidermoides, constituídos por obstrução de folículos pilossebáceos ou ductos sudoríparos, formando-se pequena massa queratinosa. Também podem ocorrer por implantação de células epidérmicas na derme, por traumatismos, como dermoabrasão, ou em cicatrizes diversas, como após queimaduras ou no curso de doenças bolhosas, como a epidermólise bolhosa ou porfirias. No caso das doenças bolhosas, formam-se a partir de retalhos epidérmicos originados da ruptura das bolhas e que ficam situados subepidermicamente após a reepitelização.

Manifestações clínicas
Há uma forma clínica espontânea e primitiva com lesões nos dois terços superiores da face, particularmente na região periorbitária e na genitália; e formas secundárias a traumatismos, dermoabrasão, cicatrizes, queimaduras, doenças bolhosas e em áreas de atrofia induzida por corticoterapia tópica (**Figura 57.5**).

As lesões de mília são muito frequentes em crianças e em recém-nascidos; na maioria dos casos, desaparecem espontaneamente em algumas semanas.

Existem formas em placa localizadas especialmente nas regiões auricular e retroauricular, nas quais, sobre placa eritematoedematosa inflamatória, formam-se múltiplas lesões de mília.

As lesões de mília podem fazer parte das síndromes de Rombo, de Bazex-Dupree-Chiristol, do nevo basocelular e da síndrome orodígito-facial, na qual as múltiplas lesões de mília se associam a malformações do crânio, lábio leporino, fenda palatina, língua lobulada, rins policísticos e retardo mental.

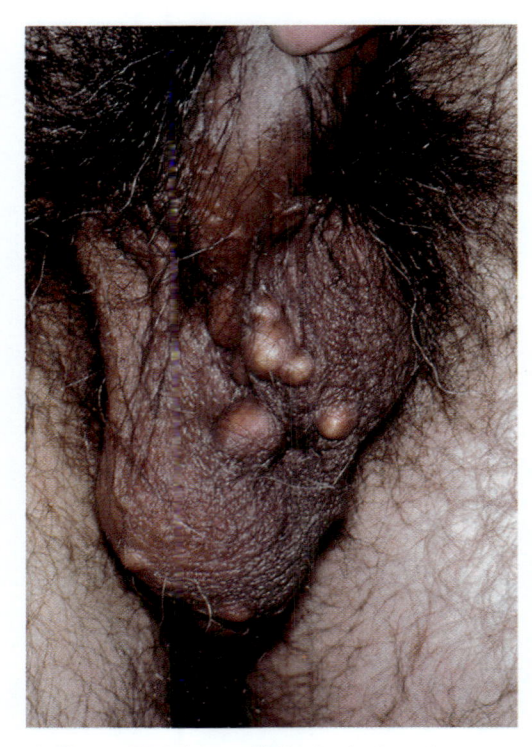

▲ **Figura 57.3** Lúpia. Múltiplas lesões císticas na região escrotal.

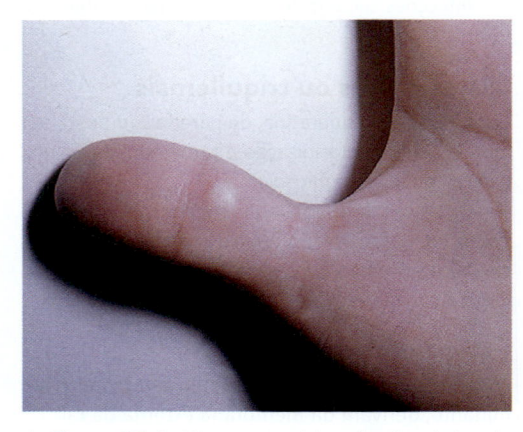

▲ **Figura 57.4** Cisto traumático. Lesão cística de inclusão na face palmar do polegar.

Cistos cutâneos

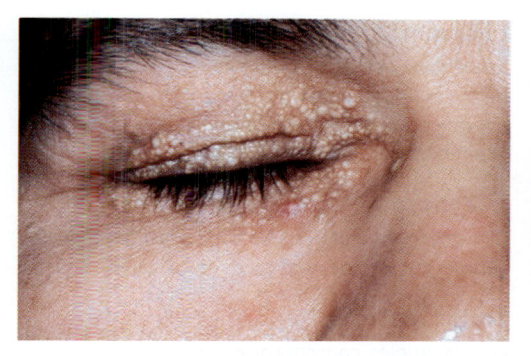

▲ Figura 57.5 Mília. Apresentação incomum. Grande quantidade de microcistos de conteúdo esbranquiçado na regiões palpebrais.

Histopatologia
O quadro histológico é idêntico ao dos cistos epitelioides, com dimensões reduzidas, mas com todos os elementos relativos a eles: epitélio escamoso estratificado com camada granulosa presente e cavidade interna com queratina disposta em lâminas.

Tratamento
Consiste na abertura, com a ponta de uma agulha, e retirada da massa queratinosa. Quando o número de lesões é muito grande, pode-se utilizar ácido retinoico tópico e, para as formas em placa, há relatos de respostas à minociclina via oral (VO).

Cistos pré-auriculares
Defeitos congênitos comuns que podem ter caráter familiar autossômico dominante, decorrentes de falha na fusão das estruturas embrionárias auriculares.

Manifestações clínicas
Apresentam-se como nódulos ou invaginações na região pré-auricular, unilateralmente e, com frequência, na hemiface direita. Infecções secundárias com fenômenos inflamatórios subsequentes e drenagem de líquido são comuns (Figura 57.6).

Geralmente, não se associam a alterações sistêmicas, mas, ocasionalmente, podem estar ligados à surdez e a várias síndromes.

CISTOS REVESTIDOS POR EPITÉLIO NÃO ESTRATIFICADO ESCAMOSO

Hidrocistoma
Ver Capítulo 59.

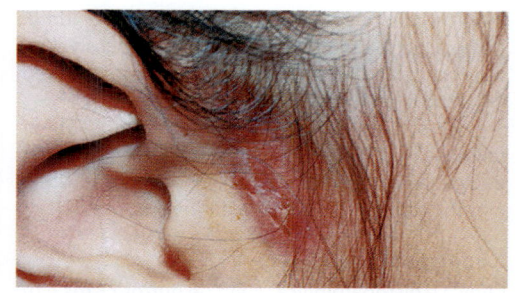

▲ Figura 57.6 Cisto pré-auricular. Lesão infectada.

Cistos broncogênicos
Ver Capítulo 56.

Cistos originados do ducto tireoglosso
Ver Capítulo 56.

Cistos originados de fissuras branquiais
Ver Capítulo 56.

Cistos originados do ducto onfalomesentérico
Ver Capítulo 56.

CISTOS SEM REVESTIMENTO EPITELIAL

Mucocele (cisto mucoso oral)
Patogenia
Origina-se da ruptura de ductos ou ácinos de glândulas salivares menores, resultando em acúmulo de muco, reação inflamatória e formação de tecido de granulação em torno do processo.

Manifestações clínicas
Apresenta-se como pápulas ou nódulos de milímetros a centímetros, com aspecto translúcido, que se localizam na mucosa oral, particularmente na do lábio inferior, mas também na bucal, no assoalho da boca (recebem, nesse caso, a designação "rânula") e na língua.

Existe uma variante superficial que se apresenta com aspecto de vesícula ou bolha de conteúdo claro, de curta duração, mas recorrente, e que se localiza preferencialmente na área gengival retromolar, na mucosa bucal posterior e no palato mole.

Histopatologia
Em meio ao tecido conectivo, observam-se áreas de depósitos de mucina circundados por inflamação

crônica, macrófagos contendo mucina e tecido de granulação. Na periferia do processo, é possível haver ducto glandular e as glândulas salivares exibirem inflamação crônica e fibrose.

Na forma superficial, há uma vesícula subepitelial, na qual (ou em suas proximidades) se abrem ductos salivares, ela contém mucina e infiltrado inflamatório discreto linfo-histiocitário em torno.

Diagnose
Clínica e histopatológica. Além de outros cistos e tumorações da cavidade oral nas formas superficiais, devem ser lembradas, na diagnose diferencial, as doenças vesicobolhosas imunológicas ou virais.

Tratamento
Pode haver regressão espontânea, mas, em geral, os casos são tratados por cirurgia excisional, eletrocoagulação, criocirurgia ou *laser* de CO_2. Eventualmente, serão tentadas infiltrações intralesionais de triancinolona.

Cisto mixoide
Foi relacionado ao conteúdo da cavidade sinovial, todavia também se considera a hipótese de originar-se de alteração degenerativa focal do tecido conectivo dérmico com superprodução de ácido hialurônico. Admite-se a possibilidade de desencadeamento do processo por trauma.

Manifestações clínicas
Nódulo de consistência cística, localizado comumente na superfície dorsal das falanges distais dos quirodáctilos, de aspecto geralmente translúcido que, quando puncionado, elimina líquido glicerinoso (**Figura 57.7**). A compressão da matriz ungueal pode produzir deformidade ao longo da lâmina ungueal, geralmente leve depressão, a partir da área de localização do cisto na dobra ungueal posterior.

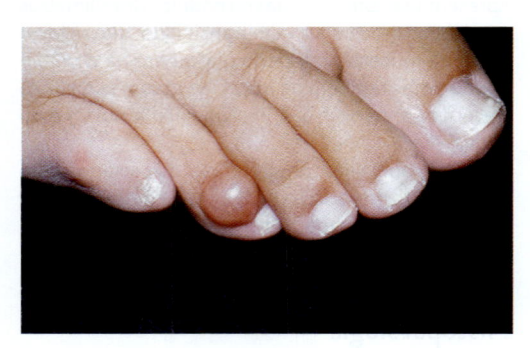

▲ **Figura 57.7** Cisto mixoide. Cisto no dorso da falange do quarto podáctilo.

Histopatologia
Existem, na derme, lacunas não delimitadas por epitélio, circundadas por tecido conectivo frouxo, rico em mucopolissacarídeos, o que se evidencia pelas colorações para mucina.

Diagnose
Clínica e histopatológica. Na diagnose diferencial, devem ser considerados os cistos epiteliais de inclusão.

Tratamento
O mais simples, com cura na maioria dos casos, é a infiltração de suspensão de triancinolona, após drenagem por puntura; por vezes, é necessária a repetição do procedimento até o desaparecimento completo do cisto. Também pode ser feita a exérese cirúrgica.

Cisto sinovial

Patogenia
O verdadeiro cisto sinovial frequentemente liga-se à cápsula de tendões ou à cápsula articular, mas, em geral, não se comunica com a cavidade articular.

Manifestações clínicas
Massas císticas de até 5 cm, localizadas comumente na superfície dorsal dos punhos e, com menor incidência, na superfície ventral dos punhos, na superfície ventral dos dedos das mãos, no dorso dos pés, nos joelhos e, raramente, nas faces laterais dos cotovelos e na face anterior dos ombros. São mais frequentes em mulheres e podem ser sintomáticos, dificultando a movimentação.

Histopatologia
Há espaços císticos em meio ao tecido conectivo dérmico contendo mucina e circundados por tecido fibroso ou mesmo por tecido sinovial.

Diagnose
Clínica e histopatológica. Na diagnose diferencial, consideram-se outras lesões císticas, inclusive lipomas e outros tumores benignos.

Tratamento
As lesões iniciais respondem a tratamentos compressivos. Também se utilizam infiltrações de triancinolona após drenagem do conteúdo, e, quando não há resposta aos tratamentos conservadores, emprega-se a excisão cirúrgica; no entanto, as recidivas são frequentes.

58
Nevos organoides

Podem ser definidos como malformações congênitas localizadas, resultantes de alterações na proporção e no arranjo das estruturas cutâneas normais que decorrem de mosaicismo cutâneo.

NEVOS EPIDÉRMICOS VERRUCOSOS NÃO EPIDERMOLÍTICOS

Malformações congênitas, caracterizadas por hiperplasia exclusiva das estruturas epidérmicas ou com alterações associadas de anexos.

Ocorrem na proporção de 1:1.000 crianças (80% dos casos surgem no primeiro ano de vida), mas existem casos na vida adulta. Atingem igualmente ambos os sexos e são, na maioria, esporádicos, ocorrendo, porém, casos familiares.

Patogenia

Compreendem um grupo heterogêneo de mosaicismo por diferentes mutações ainda não completamente identificadas.

Manifestações clínicas

Pápulas e placas hiperqueratósicas ou francamente verrucosas, hiperpigmentadas, bem circunscritas, com tendência à distribuição linear, ao longo das linhas de Blaschko (Figura 58.1). Podem atingir qualquer região, e podem ser únicas ou múltiplas. Nas fases iniciais, as lesões podem ser exclusivamente maculosas e hiperpigmentadas, dificultando a diagnose.

Quando as lesões se distribuem exclusivamente de modo hemicorpóreo, são chamadas de *nevus unius lateralis* (Figura 58.2). No couro cabeludo, podem surgir áreas com pelos espessos e encaracolados que são denominados *nevos pilosos lanuginosos*. Além dos problemas estéticos que acarretam, é possível ocorrer, nas localizações flexurais, maceração, edema, eczematização e infecção secundária das lesões.

Ocasionalmente, os nevos verrucosos acompanham-se de hipoplasia das estruturas mais profundas das regiões afetadas ou de outras malformações orgânicas, esqueléticas, oculares, nervosas, cardiovasculares, urológicas e angiomatosas, constituindo, esses processos polidisplásicos, o que hoje se denomina *síndrome do nevo epitelial*.

Nessa síndrome, os nevos epidérmicos mais comumente presentes são do tipo *nevus unius lateralis* e, em menor proporção, *ictiose histrix*. No entanto, ocorrem outras lesões cutâneas hamartomatosas, como nevos sebáceos, hemangiomas, alterações pigmentares (manchas café com leite [MCCL], hipopigmentações, nevos melanocíticos); e podem estar presentes anormalidades dentárias e dos cabelos e dermatomegalia.

As alterações ósseas compreendem deformidades, cistos, hipertrofias e atrofias; as alterações neurológicas variam: são mais comuns o retardo mental e as convulsões, mas podem ocorrer malformações cerebrais, atrofia cortical, calcificações cerebrais e hidrocefalia.

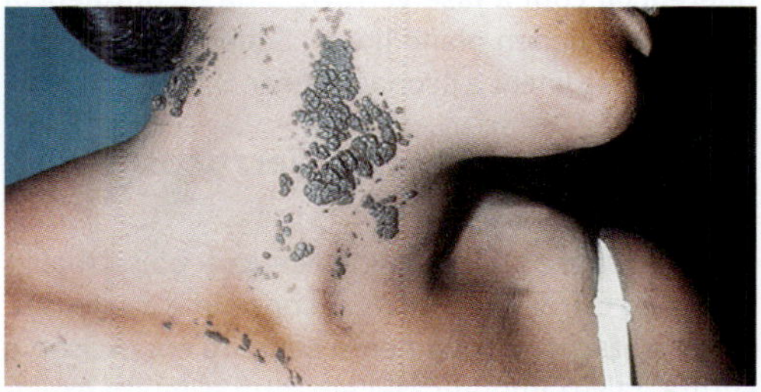

▲ **Figura 58.1** Nevo verrucoso. Lesões verrucosas agrupadas com disposição linear.

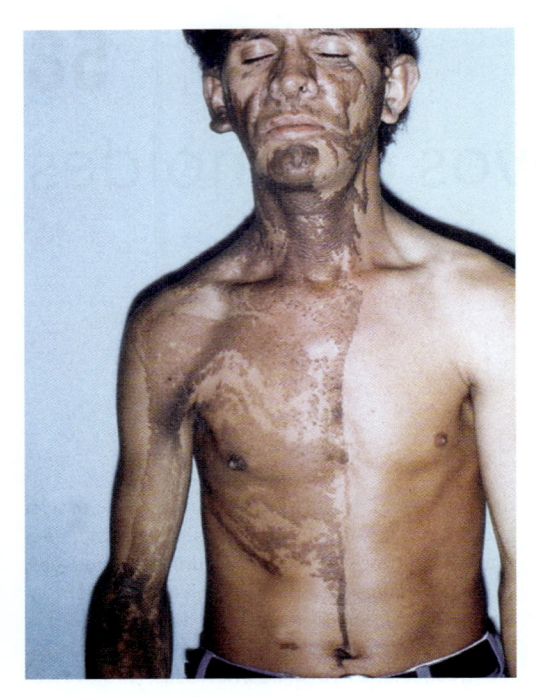

▲ **Figura 58.2** Nevo verrucoso sistematizado, tipo *nevus unius lateralis*. Lesões verrucosas acometendo preponderantemente um hemicorpo.

Histopatologia

Caracterizam-se por hiperqueratose, com paraqueratose variável, acantose e papilomatose. Os nevos verrucosos sistematizados (*ictiose histrix*) podem traduzir-se, histopatologicamente, por hiperqueratose epidermolítica, isto é, degeneração balonizante característica da camada granulosa e malpighiana alta.

Diagnose

Determinada pelo aparecimento precoce, características morfológicas e distribuição das lesões e características histopatológicas; deve ser feita diagnose diferencial com a fase verrucosa da incontinência pigmentar, líquen plano linear, líquen estriado, poroqueratose linear e psoríase linear.

Tratamento dos nevos verrucosos em geral

Indicado apenas por motivos estéticos, pois a malignização é extremamente rara. Consoante a extensão e a localização, o tratamento consiste em excisão e sutura, talvez impraticável em formas muito extensas, nas quais tratamentos com resultados menos completos podem ser efetuados: dermoabrasão, eletrocoagulação, laserterapia, criocirurgia, uso de ácido tricloroacético, ácido retinoico tópico e, nos nevos verrucosos epidermolíticos, os retinoides sistêmicos, isotretinoína e principalmente acitretina são capazes de melhorar o quadro, porém não eliminam as lesões completamente.

NEVO EPIDÉRMICO VERRUCOSO EPIDERMOLÍTICO

Sua patogenia está ligada a diferentes mutações (causais da eritrodermia ictiosiforme bolhosa) em relação aos nevos epidérmicos não epidermolíticos. O mosaicismo nestes nevos pode ser gonadal e, portanto, pode haver descendentes com eritrodermia ictiosiforme bolhosa.

As manifestações clínicas são idênticas às do nevo epidérmico verrucoso não epidermolítico. Como decorre de mutações em queratinócitos, não se acompanham das manifestações sistêmicas da síndrome do nevo epitelial. Neste nevo, quando as lesões são generalizadas, corresponde à *ictiose histrix*.

Na histopatologia, há hiperqueratose epidermolítica, isto é, degeneração granular da epiderme.

Os diagnósticos diferenciais cabíveis para os nevos verrucosos em seu conjunto, epidermolíticos ou não epidermolíticos, nas formas localizadas, são verrugas virais, e, nas formas extensas, líquen plano linear, líquen estriado, poroqueratose linear, psoríase linear, além de outros tipos de nevos.

NEVO EPIDÉRMICO VERRUCOSO INFLAMATÓRIO LINEAR (NEVIL)

Lesão verrucosa inflamatória linear de aspecto psoriasiforme de patogenia desconhecida.

Manifestações clínicas

Apresenta-se, em geral, a partir dos 5 anos de idade como placa linear constituída por pápulas eritematodescamativas confluentes, de aspecto psoriasiforme e, até mesmo, eczematoso, em função dos fenômenos inflamatórios associados. Mais frequente no sexo feminino, localiza-se preferencialmente na coxa, na perna e nas regiões inguinocrural e glútea (**Figura 58.3**). Em geral, tem caráter esporádico, mas existem raros casos familiares.

Histopatologia

O quadro é psoriasiforme também no âmbito histopatológico.

Nevos organoides

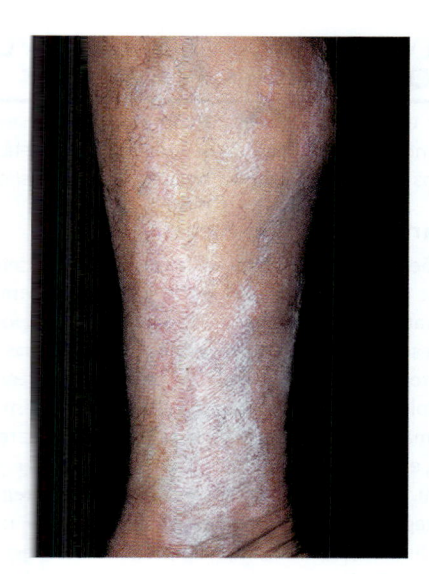

▲ Figura 58.3 Nevil. Lesão psoriasiforme linear na perna.

Diagnose
Clínica, corroborada por compatibilidade histopatológica, e exige diagnose diferencial do nevo verrucoso comum, da psoríase com disposição linear, do líquen plano linear, do líquen estriado e do líquen simples crônico.

Tratamento
De difícil tratamento; quando viável, a excisão cirúrgica pode resolver o problema. Outro procedimento é o uso laser, e, como tratamento conservador, existem relatos de bons resultados que, no entanto, exigem manutenção, com tretinoína a 1% associada à 5-fluoruracila (5-FU) em creme; também há relatos do uso de calcipotriol tópico.

NEVO COMEDÔNICO
Hamartoma benigno que corresponde à variante menos frequente dos nevos epidérmicos.

Manifestações clínicas
As lesões surgem ao nascimento ou na infância, em geral antes dos 10 anos de idade. Ocorre igualmente em ambos os sexos e existem raros casos familiares.

É uma área circunscrita ou linear composta por pápulas ligeiramente elevadas, em cuja parte central há rolha córnea castanho-preta, semelhante ao comedão. Geralmente unilateral, atinge preferentemente face, pescoço e porção superior do tronco (Figura 58.4). Raramente, surgem em áreas não pilosas, como palmas, plantas e glande, e a única complicação observada é a ocorrência de alterações inflamatórias, com formação de pústulas e abscessos.

Existem raros casos de associação de nevo comedônico com defeitos ósseos e catarata homolateral, às vezes acompanhada de disgenesia do corpo caloso e de alterações eletroencefalográficas. Esse conjunto constitui a *síndrome do nevo comedônico*.

Histopatologia
Observam-se folículos pilosos não completamente desenvolvidos, representados por invaginações contendo queratina e sem hastes pilosas. Pode haver fenômenos de hiperqueratose epidermolítica no epitélio folicular.

Diagnose
Clínica e histopatológica. Na diagnose diferencial, devem-se considerar as condições comedônicas, a acne infantil, a acne vulgar e a cloracne.

Tratamento
O melhor tratamento é a exérese cirúrgica, quando possível. Outros recursos terapêuticos são ácido retinoico tópico, queratolíticos como o ácido salicílico e o lactato de amônio para remoção das lesões comedônicas, isotretinoína sistemicamente e infiltrações com corticosteroides. Quando ocorrem pústulas e abscessos, são necessários antibióticos sistêmicos.

NEVO SEBÁCEO (NEVO SEBÁCEO DE JADASSOHN)
Formação névica, com aumento de glândulas sebáceas.

Patogenia
Formação hamartomatosa resultante de defeitos ectodérmicos e mesodérmicos, com especial aumento de glândulas sebáceas. A maioria das lesões é esporádica e existem raros casos familiares.

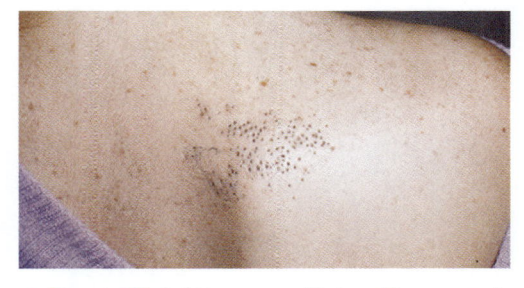

▲ Figura 58.4 Nevo comedônico. Placa constituída por grande quantidade de comedões.

Manifestações clínicas

Em geral, apresenta-se ao nascimento ou nos primeiros meses de vida e atinge igualmente ambos os sexos.

Caracteriza-se por placa papulosa, amarelada, ligeiramente elevada, com sulcos na superfície (Figura 58.5). A lesão é geralmente única e localizada quase sempre no couro cabeludo ou na face e, menos frequentemente, no pescoço, no tronco e nas extremidades. Aumenta lentamente, tornando-se, na puberdade, espessada e verrucosa, com aspecto papilomatoso, e, em lesões tardias, principalmente em adultos, podem desenvolver-se tumores anexiais. Lesões maiores, especialmente na região centro-facial, podem associar-se a alterações neurológicas, retardo mental e convulsões, alterações ósseas e oftalmológicas, como colobomas e, nesse caso, constitui-se a *síndrome do nevo sebáceo*.

Histopatologia

Histologicamente, pode apresentar-se em vários estágios de desenvolvimento, parecendo tratar-se de uma hamartoma. No início, apresenta folículos pilossebáceos hipoplásicos; posteriormente, torna-se acantósico e com glândulas sebáceas hiperplásicas e folículos pilosos hipoplásicos. Geralmente, observam-se também glândulas apócrinas na profundidade.

O surgimento de neoplasias sobre os nevos sebáceos é considerado raro (50%), sendo os tumores anexiais mais frequentes: tricoblastomas, siringocistoadenomas papilíferos e, raramente, carcinomas basocelulares.

Diagnose

Clínica e histopatológica. Na diagnose diferencial, consideram-se os nevos epiteliais e os tumores anexiais benignos.

Tratamento

Exérese cirúrgica, que deve ser feita preferentemente antes da puberdade, quando a lesão aumenta em tamanho e eleva-se a possibilidade do surgimento dos tumores.

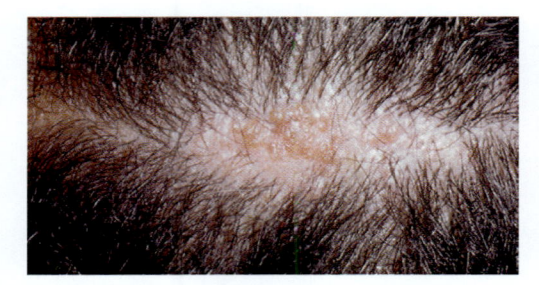

▲ **Figura 58.5** Nevo sebáceo. Placa papulosa amarelada no couro cabeludo.

NEVO DO TECIDO CONECTIVO (COLAGENOMA, ELASTOMA)

Sob essa designação, são compreendidos nevos oriundos de displasias dos tecidos conectivo e elástico; os últimos, às vezes, denominados *nevos elásticos*.

Manifestações clínicas

Lesões que surgem ao nascimento ou nos primeiros anos de vida, compostas por um conjunto hamartomatoso de colágeno, elastina e tecido adiposo; apresentam-se como placas nódulo-papulosas de contorno irregular, dispostas, em geral, em torno de folículos pilosos. Quanto à coloração, variam de normal, hipocrômicas até acastanhadas ou amareladas, e a pele que recobre as pápulas e nódulos é, em geral, lisa e normal. Localizam-se em qualquer região do tegumento, comumente, sob a forma de placas de distribuição linear ou completamente irregular (Figura 58.6).

Os nevos do tecido conectivo associam-se com frequência ao adenoma sebáceo de Pringle, constituindo as placas de *peau de chagrin*, que fazem parte do complexo cutâneo da esclerose tuberosa. Tem-se assinalado, ainda, a ocorrência de nevos do tecido conectivo múltiplos associados à osteopoiquilose, que é anormalidade óssea assintomática, evidenciada radiologicamente pelo aparecimento de opacidades arredondadas ou ovais nos ossos longos, na pélvis, nas mãos e nos pés (síndrome de Buschke-Ollendorff).

Histopatologia

Em geral, observam-se, na derme, área mal delimitada e aumento do colágeno com fibras elásticas normais, diminuídas ou aumentadas.

Tratamento

O único tratamento possível para os nevos do tecido conectivo é sua excisão cirúrgica.

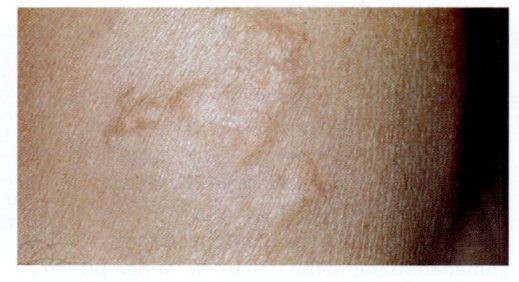

▲ **Figura 58.6** Nevo do tecido conectivo. Placa papulosa elevada, irregular, com áreas amareladas.

59
Tumores epiteliais benignos

QUERATOSE SEBORREICA

A queratose seborreica, verruga seborreica ou senil, caracteriza-se pelo aparecimento de lesões verrucosas no tronco, na face e nos membros. Afeta indivíduos de ambos os sexos a partir da quarta década de vida; frequentemente, há herança mendeliana dominante e não sofre transformação maligna.

Patogenia

Resulta da proliferação de queratinócitos do infundíbulo folicular e, aparentemente, tem origem monoclonal representando, portanto, tumores foliculares. É comum história familiar indicando influências genéticas.

Manifestações clínicas

As lesões, usualmente múltiplas, são pápulas circunscritas, ligeiramente elevadas, verrucosas, cuja cor varia de castanho-claro à castanho-escuro, com diâmetro de poucos milímetros a 2 cm. São cobertas por escama aderente, córnea e graxenta que, quando retirada, mostra superfície mamelonada ou sulcada (Figura 59.1).

Geralmente numerosas, as lesões localizam-se no tronco, no pescoço, na face e nos membros; são persistentes, enquanto outras surgem com a idade.

Quando localizadas em áreas intertriginosas, pode haver infecção secundária, com maceração e mau odor.

Algumas lesões de tipo "acrocórdon" são, na realidade, queratoses seborreicas pedunculadas, e não verdadeiros papilomas fibroepiteliais.

Da mesma forma, lesões de dermatose papulosa nigricante, estucoqueratose e queratose folicular invertida são variantes de queratose seborreica.

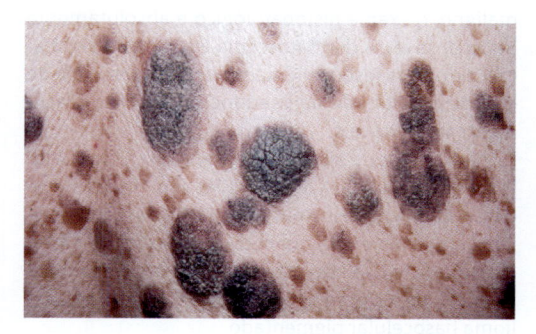

▲ **Figura 59.1** Queratose seborreica. Placas papulosas de superfície verrucosa e coloração castanho-enegrecida.

Algumas vezes, as lesões de queratose seborreica sofrem processo de eczematização, cujas causas são desconhecidas, admitindo-se possível participação de traumatismo. Essas lesões são denominadas *queratoses seborreicas irritadas,* e o quadro histopatológico, nessas condições, pode dificultar a diagnose diferencial com o carcinoma espinocelular.

O aparecimento súbito de forma eruptiva de múltiplas lesões de queratose seborreica constitui o *sinal de Leser-Trélat,* considerado manifestação paraneoplásica, mas cujo real significado como tal permanece questionado. Em 20% dos casos, o sinal de Leser-Trélat associa-se à acantose nigricante e, nessas condições, o caráter paraneoplásico é mais significativo, relacionado a adenocarcinomas gástricos, carcinomas de mama, adenocarcinomas do colo e linfomas; e seria consequência da secreção de fatores de crescimento epitelial pelo tumor.

As queratoses seborreicas podem inflamar-se em consequência de traumas e, mais raramente, por infecção secundária, tornando-se eritematosas, crostosas e dolorosas.

Histopatologia

Papilomas benignos que, histologicamente, podem apresentar variações. A forma clássica apresenta-se como proliferação exofítica de células basaloides uniformes, contendo pseudocistos de queratina e grande quantidade de melanócitos.

Diagnose

Clínica, mas, em todos os casos em que haja dúvida quanto à possibilidade de outras lesões pigmentares, como nevos displásicos ou mesmo melanoma maligno, o exame histopatológico é absolutamente indispensável. A dermatoscopia é útil na diferenciação de outras lesões pigmentares pela presença de grande quantidade de pseudocistos córneos facilmente visualizáveis.

A diagnose diferencial deve ser feita com a queratose senil ou actínica, cujas lesões são menos elevadas, secas e com escamas não graxentas; ocasionalmente, com o nevo pigmentar, que é lesão papulosa, de superfície lisa não escamosa, de cor castanha à preta; e mesmo com o melanoma maligno e o epitelioma basocelular pigmentado.

Devem ainda ser consideradas, na diagnose diferencial, a verruga vulgar; nas regiões próximas aos genitais, a papulose bowenoide; e, nas lesões mais planas, iniciais, a melanose solar. Nas formas irritadas, pode ser necessária a diferenciação da doença de Bowen e do carcinoma espinocelular.

Tratamento

Indicado somente para fins estéticos. Nas lesões iniciais, crioterapia com nitrogênio líquido ou aplicações de neve carbônica, com pressão moderada, por cerca de 20 segundos. Nas lesões mais antigas e verrucosas, indica-se eletivamente curetagem com eletrocoagulação superficial. Radioterapia ou cirurgia com suturas não têm indicações, nem justificativas.

DERMATOSE PAPULOSA NIGRA

Variante clínica de queratose seborreica, comum em negros, especialmente em mulheres, com ocorrência de predisposição familiar extremamente frequente.

Manifestações clínicas

Pápulas de 2 a 4 mm, pretas, ligeiramente elevadas, localizadas na face, particularmente na região malar e na fronte, ocorrem eventualmente no pescoço, na face anterior do tronco e no dorso (**Figura 59.2**). Surgem, em geral, na adolescência, aumentando progressivamente em número e dimensões.

Histopatologia

O quadro histopatológico é idêntico ao da queratose seborreica.

Diagnose

Clínica. Os diagnósticos diferenciais são a queratose seborreica clássica, o acrocórdon e, ocasionalmente, verrugas virais, nevos melanocíticos, tricoepiteliomas, siringomas, triquilemomas e angiofibromas.

Tratamento

A conduta terapêutica é semelhante à da queratose seborreica.

ESTUCOQUERATOSE

Proliferação epitelial benigna, considerada por alguns autores como variante da verruga seborreica.

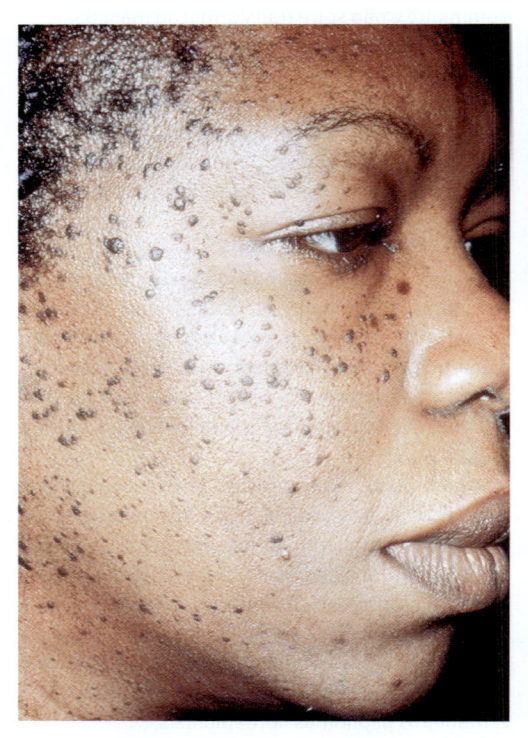

▲ **Figura 59.2** Dermatose papulosa nigra. Múltiplas lesões papulosas, hiperpigmentadas, de tamanhos variados, na face.

Manifestações clínicas

Trata-se de lesão observada em indivíduos idosos constantemente expostos ao sol, daí a frequência de associações com queratose actínica, elastose solar e alterações próprias da pele idosa. Clinicamente, são pápulas hiperqueratósicas arredondadas ou ovais, de cor acinzentada ou castanho-acinzentada, de tamanho e número variáveis, assintomáticas, localizadas predominantemente nas pernas e nos pés, particularmente em torno da região do tendão de Aquiles, as quais, à curetagem metódica, desprendem-se (Figura 59.3).

Histopatologia

Caracteriza-se pela presença de hiperqueratose ortoqueratósica, acantose e papilomatose.

Diagnose

Clínica, eventualmente histopatológica. A diagnose diferencial da queratose seborreica clássica, da acroqueratose verruciforme, da epidermodisplasia verruciforme e da verruga plana é necessária.

Tratamento

Em geral, não requer tratamento, que pode ser realizado com queratolíticos, ácido láctico, α-hidroxiácidos ou, nas formas resistentes, com curetagem e eletrocoagulação superficial.

HIPERPLASIA SEBÁCEA SENIL

Quadro extremamente frequente a partir da idade madura.

Manifestações clínicas

Pápulas de 2 a 4 mm de tamanho, de cor amarelada, umbilicadas, que surgem em indivíduos maduros, com predomínio no sexo masculino; localizam-se na face, particularmente na fronte, sem qualquer manifestação subjetiva (Figura 59.4). Existem formas raras com disposição zosteriforme linear e lesões circunscritas na aréola mamária e na vulva.

Histopatologia

Demonstra glândula sebácea hiperplasiada localizada na derme superior.

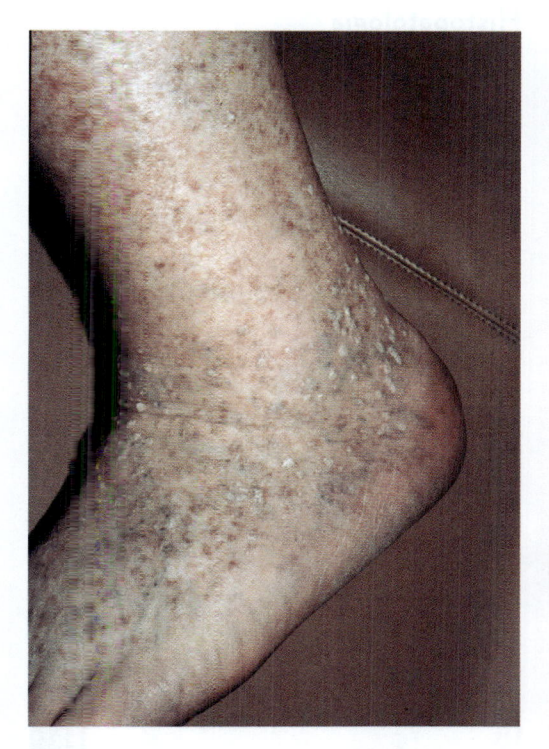

▲ **Figura 59.3** Estucoqueratose. Pápulas hiperqueratósicas arredondadas ou ovais, de cor acinzentada ou castanho-acinzentado, na região dos pés.

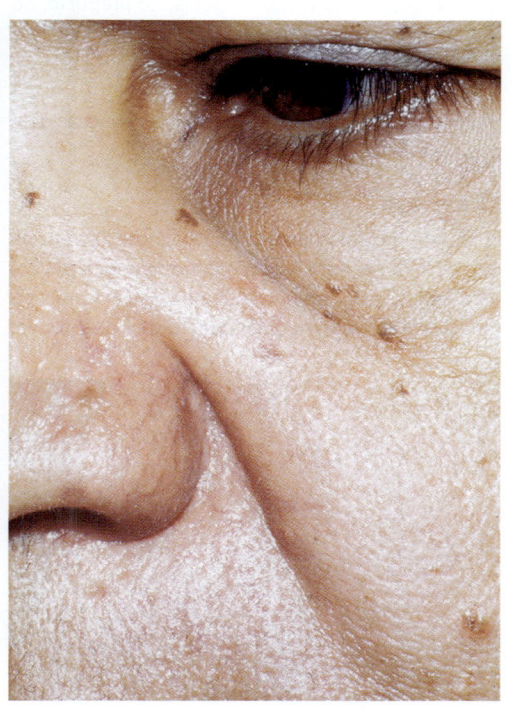

▲ **Figura 59.4** Hiperplasia sebácea senil. Pápulas amareladas umbilicadas na face.

Diagnose
Clínica e, excepcionalmente, necessita-se de estudo histopatológico para afastar o carcinoma basocelular.

Tratamento
Feito exclusivamente por razões de ordem estética, em que pode ser empregada eletrocoagulação superficial e ácido tricloroacético a 70%, exigindo-se, em geral, múltiplas aplicações. É possível também o emprego do nitrogênio líquido, e há relatos de resposta à isotretinoína em baixas doses, mas ocorrem recidivas quando da interrupção da medicação.

GRÂNULOS DE FORDYCE
Quadro assintomático consequente à presença de glândulas sebáceas ectópicas nos lábios, nas mucosas oral e genital. Extremamente frequente, ocorre em cerca de 70% da população geral, em ambos os sexos.

Manifestações clínicas
Apresentam-se como pápulas ou manchas amareladas de 1 a 2 mm, múltiplas, localizadas especialmente no lábio superior e na mucosa bucal (**Figura 59.5**) e, eventualmente, no corpo do pênis, no prepúcio, no escroto e nos lábios vulvares.

Histopatologia
Histopatologicamente, são glândulas sebáceas desprovidas de folículos pilosos.

Diagnose
Clínica e muito raramente exigirá diagnose diferencial, que poderá ser necessária, conforme a localização, para exclusão de candidose ou de verrugas virais ou de lesões papulosas mucosas da síndrome de Cowden.

Tratamento
Não é necessário, apenas deve-se esclarecer que é variação da normalidade.

SIRINGOMA
Quadro frequente, representado por neoplasia benigna de origem écrina, existindo formas localizadas, comuns e disseminadas, raras, que podem ter caráter familiar.

Manifestações clínicas
Caracteriza-se por pápulas duras, achatadas, de 1 a 3 mm de tamanho, cor amarelo-rósea, quase idêntica à da pele. Localiza-se com mais frequência nas pálpebras inferiores e na região periorbitária, particularmente em mulheres adultas (**Figura 59.6**).

Há outra forma clínica que surge no período de pós-puberdade, disseminada, com lesões no pescoço, na face anterior do tórax, nas axilas, na face interna dos braços e na região umbilical, que, às vezes, tem caráter familiar (**Figura 59.7**). Os siringomas são muito frequentes nos portadores da síndrome de Down.

Histopatologia
Esses tumores, histologicamente, compõem-se de pequenos ductos císticos em forma de vírgula e cordões epiteliais sólidos embebidos em estroma fibroso. Aparentemente, o siringoma é um tumor derivado da porção intraepidérmica do ducto sudoríparo écrino.

Diagnose
Em geral, clínica, pode ser corroborada pelo exame histopatológico característico. Na diagnose diferencial nas pálpebras, deve ser diferenciado dos xantelasmas. Às vezes, também devem ser distinguidos das lesões de mília e verruga plana. Nas formas disseminadas,

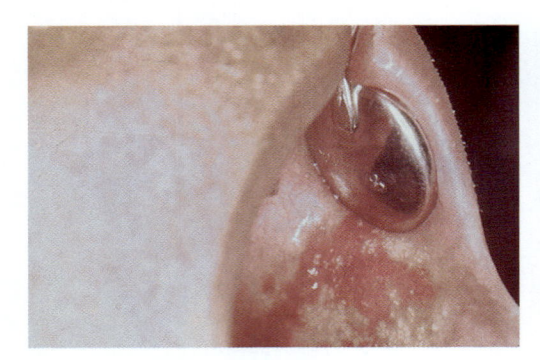

▲ **Figura 59.5** Grânulos de Fordyce. Múltiplos pontos amarelados na mucosa bucal.

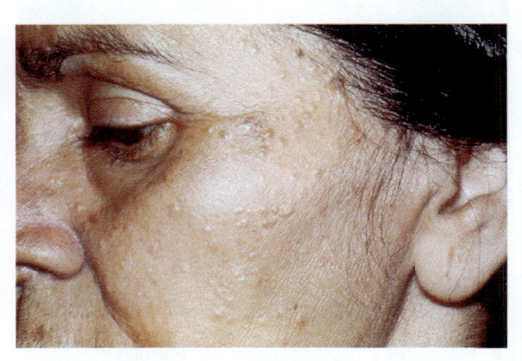

▲ **Figura 59.6** Siringoma. Pápulas amareladas múltiplas na região periorbitária e na face.

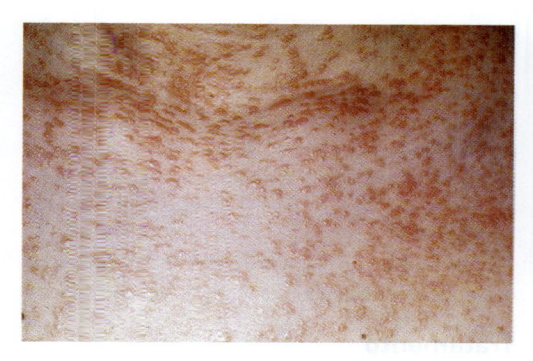

▲ Figura 59.7 Hidradenoma eruptivo. Forma disseminada de siringoma com lesões papulosas amareladas em grande quantidade, localizadas no tronco.

devem ser consideradas sarcoidose papulosa, mastocitose e sífilis secundária.

Tratamento
Podem ser feitas eletrodissecação superficial ou excisão delicada, com tesouras oftalmológicas e cicatrização por segunda intenção.

HIDROCISTOMA ÉCRINO

Patogenia
Resulta de dilatações císticas dos ductos écrinos em consequência da retenção de secreções. Pode crescer com a elevação da temperatura e pelo aumento das secreções écrinas, e é único ou múltiplo.

Manifestações clínicas
Mais comuns em adultos de idade mediana ou idosos, ocorrem igualmente em homens e mulheres e apresentam-se como pequenas lesões de 1 a 5 mm, duras, translúcidas ou opalescentes na face, especialmente em torno dos olhos e, eventualmente, no pescoço e no tórax (Figura 59.8).

Histopatologia
Cistos uniloculados contendo material claro e cuja parede é composta por duas camadas de células achatadas.

Diagnose
Clínica e histopatológica, é necessário o diagnóstico diferencial com outras lesões císticas.

Tratamento
Abertura e drenagem com eletrodissecação da cápsula ou excisão cirúrgica ou *laser*. Para lesões múltiplas,

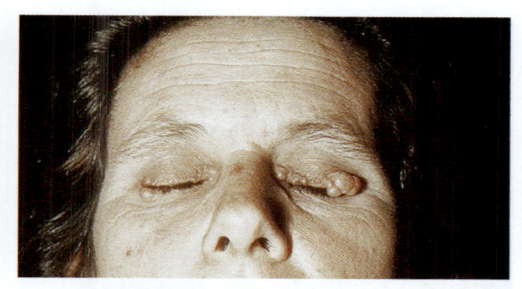

▲ Figura 59.8 Hidrocistoma écrino. Lesões císticas translúcidas na região orbitária.

existem relatos do uso de cremes de atropina e toxina botulínica.

POROMAS
A denominação poroma compreende, atualmente, um grupo de neoplasias anexiais benignas oriundas das porções ductais terminais de glândulas écrinas e apócrinas, especialmente estas últimas. Reconhecem-se histologicamente, de acordo com sua localização em relação à epiderme, três variantes: hidroacantoma simples; poroma écrino; e tumor ductal dérmico.

Manifestações clínicas
O hidroacantoma simples ocorre frequentemente em mulheres, sob a forma de placa hiperqueratósica única localizada, em geral, nas extremidades, particularmente nas pernas. O poroma écrino surge habitualmente sob a forma de tumoração séssil ou ligeiramente pedunculada, de consistência firme, dolorosa ou pruriginosa, localizada preferencialmente nas regiões palmoplantares e, raramente, no tronco, na cabeça e no pescoço. Em geral, é recoberto por pele de coloração normal ou levemente eritematosa ou pigmentada; a superfície pode ser lisa ou lobulada e, nas áreas de pressão, há risco de ulceração (Figura 59.9). O tumor ductal dérmico manifesta-se em adultos como pápula ou placa única, de cor da pele normal ou hiperpigmentada localizada frequentemente na cabeça ou no pescoço.

Histopatologia
O hidroacantoma simples localiza-se na epiderme sob a forma de agregados bem delimitados de células cuboidais ou ovoides (poroma intraepidérmico).

O poroma écrino compõe-se de agregados de células basaloides uniformes que se irradiam a partir da camada basal da epiderme para a derme (poroma justaepidérmico). O tumor ductal dérmico é composto

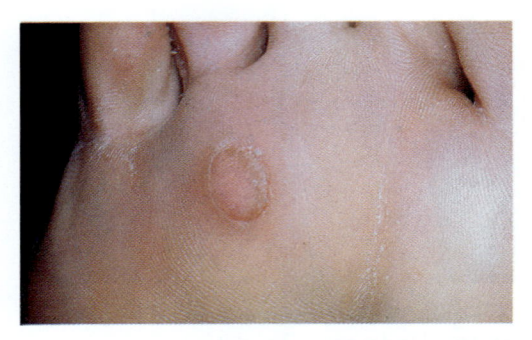

▲ **Figura 59.9** Poroma écrino. Tumoração plantar levemente eritematosa.

por nódulos dérmicos formados por células poroides e cuticulares (poroma intradérmico).

Diagnose
O hidradenoma simples deve ser diferenciado da queratose seborreica, com a qual é frequentemente confundido. O poroma clássico plantar deve ser diferenciado do melanoma amelanótico. Nos poromas de outras localizações, devem ser lembrados, na diagnose diferencial, o dermatofibroma, carcinoma basocelular, carcinoma espinocelular e outros tumores anexiais.

Tratamento
Exérese cirúrgica.

HIDRADENOMAS

Patogenia
Considerados anteriormente tumores de origem exclusivamente écrina, sabe-se agora que são neoplasias benignas de origem não somente écrina, mas também apócrina – esta a possibilidade mais frequente.

Manifestações clínicas
Ocorrem principalmente em adultos, preferencialmente em mulheres, como nódulo único, de cor vermelho-azulada, consistência firme, superfície lisa, situados intradermicamente ou no subcutâneo e localizados comumente no couro cabeludo, na face, no tronco anterior e na região posterior dos membros.

Histopatologia
Observa-se na derme, ou mesmo atingindo o subcutâneo, lesão nodular ou nódulo-cística composta por células de citoplasma abundante, com núcleos uniformes, ocasionalmente de aspecto muito claro (hidradenoma de células claras). Algumas lesões contêm estruturas tubulares revestidas por células colunares com padrão de secreção por decapitação (hidradenomas apócrinos). Às vezes, lesões císticas são proeminentes (hidradenomas nódulo-císticos).

Diagnose
Histopatológica, e o diagnóstico diferencial envolve todas as lesões nodulares intradérmicas ou subcutâneas.

Tratamento
Excisão cirúrgica. Ocorrem recorrências, e malignizações são muito raras.

SIRINGOCISTOADENOMA PAPILÍFERO

Tumor benigno anteriormente considerado hamartoma de glândulas sudoríparas écrinas e que agora se admite tratar-se de um adenoma apócrino.

Manifestações clínicas
Apresenta-se como placa papilomatosa, verrucosa ou erosiva, que aparece ao nascimento ou precocemente e que, na puberdade, adquire caráter vegetante verrucoso; ocasionalmente, apresenta depressão central com abertura que drena secreção. Localiza-se preferencialmente no couro cabeludo e no pescoço, é muito semelhante ao nevo sebáceo, com o qual se associa frequentemente (**Figura 59.10**).

Existem formas lineares compostas por múltiplas lesões papulares ou nodulares, róseas, avermelhadas, vermelho-amareladas ou acastanhadas dispostas de modo linear. Às vezes, as lesões são umbilicadas, simulando molusco contagioso. Localizam-se preferentemente no pescoço e na face.

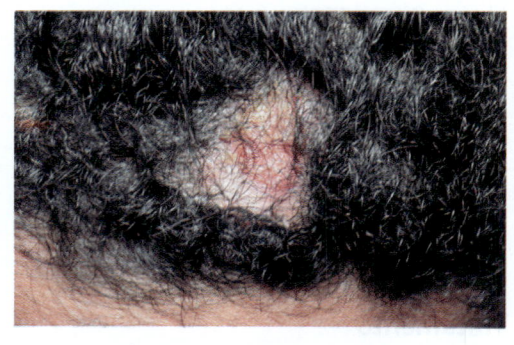

▲ **Figura 59.10** Siringocistoadenoma papilífero. Placa papilomatosa no couro cabeludo.

Diagnóstico
Clínico e histopatológico, considerando-se o diagnóstico diferencial com outras lesões císticas e o carcinoma basocelular.

Histopatologia
Invaginação epidérmica crateriforme, no interior da qual se encontram projeções papilíferas revestidas por células colunares mostrando diferenciação apócrina. No tecido conjuntivo dessas projeções, há infiltrado linfoplasmocitário variável.

Diagnose
Histopatologica, a diagnose diferencial compreende o nevo sebáceo e o disqueratoma verrucoso.

Tratamento
Cirúrgico, sendo passível de exérese ou eletrocoagulação.

HIDROCISTOMA APÓCRINO
Tumor benigno originado de glândulas apócrinas, ainda que a divisão dos hidrocistomas em apócrinos e écrinos seja, por vezes, discutida, porque nem sempre é possível de ser feita, inclusive por imuno-histoquímica, mas admite-se que existam também diferenças clínicas.

Manifestações clínicas
Os hidrocistomas apócrinos são geralmente únicos, enquanto os écrinos são únicos ou múltiplos; os apócrinos são também, em geral, maiores que os écrinos. Caracterizam-se por nódulo de consistência cística, de coloração azulada, localizado, em geral, na face, especialmente na região palpebral, frequentemente ao longo da pálpebra inferior (cistos das glândulas de Moll), podendo eventualmente atingir outras regiões, como cabeça, pescoço, tronco, axilas, pênis e região anal.

Histopatologia
O hidrocistoma apócrino caracteriza-se por cavidade cística revestida por células colunares que apresentam a clássica secreção apócrina por decapitação.

Tratamento
Exérese cirúrgica ou abertura da lesão com eletrodissecação da parede cística.

EPITELIOMA CALCIFICADO DE MALHERBE (PILOMATRICOMA)
Tumor benigno oriundo do folículo pilossebáceo.

Manifestações clínicas
Surge, em geral, na infância, como nódulo intradérmico de consistência pétrea, quase sempre recoberto por pele normal, excepcionalmente ulcerado; às vezes, a pele suprajacente ao tumor torna-se anetodérmica e, eventualmente, ocorrem eritema e sinais inflamatórios. Localiza-se frequentemente na face, no pescoço e nos membros superiores, e é mais observado no sexo feminino (**Figura 59.11**).

Histopatologia
Composto por células basofílicas que perdem seus núcleos gradualmente, originando células de transição que evoluem para células-sombra, correspondentes a células da matriz do pelo queratinizado. Em meio ao estroma conjuntivo, há reação de corpo estranho, calcificação e ossificação.

Diagnose
Deve ser diferenciado de cistos pilares e epiteliais e de calcificações cutâneas, de dermatofibromas e de granuloma anular subcutâneo.

Tratamento
Remoção cirúrgica.

QUERATOACANTOMA
Assemelha-se, clínica e histologicamente, ao carcinoma espinocelular, mas dele se diferencia pelo crescimento mais rápido e pelo caráter benigno, pois, em geral, regride espontaneamente. Apesar de sua histogênese discutida, há muitos elementos favoráveis à

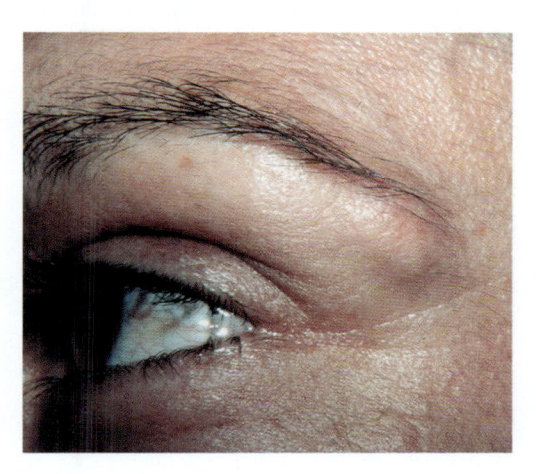

▲ **Figura 59.11** Pilomatricoma. Nódulo recoberto por pele de aspecto normal, na região superciliar.

sua origem a partir de proliferação do epitélio pilar. Os queratoacantomas provavelmente devem-se a múltiplos fatores. Cogita-se influência de radiação ultravioleta, carcinógenos químicos, traumas e, ultimamente, tem-se observado o aparecimento de queratoacantomas na vigência de tratamentos antineoplásicos como o sorafenibe (utilizado em tumores sólidos) e o vemurafenibe (utilizado no tratamento de melanomas). Os queratoacantomas podem fazer parte da síndrome de Muir-Torre e podem estar presentes em doentes de xeroderma pigmentoso. É raro e é observado, a rigor, após os 50 anos, e afeta ambos os sexos igualmente.

Manifestações clínicas

Tumoração hemisférica, com 1 a 2 cm de diâmetro; configuração vulcânica, cuja cratera central é ocupada por massa córnea; borda regular; de cor branco-amarelada, rósea ou violácea. Localiza-se, de preferência, nas áreas descobertas, como face, antebraços, dorso das mãos e pescoço (**Figura 59.12**). Lesão única, raramente múltipla e, excepcionalmente, de forma eruptiva. Há formas atípicas verrucoides e gigantes.

Há uma fase de crescimento rápido, que dura de 4 a 8 semanas, a que se seguem período estacionário e involução espontânea, com duração média de 4 a 6 meses. Nas formas típicas, o crescimento rápido e a massa córnea central são elementos importantes para diferenciação com o carcinoma espinocelular.

Existem formas especiais de queratoacantoma, descritas a seguir.

- **Queratoacantoma múltiplo autocurável:** De ocorrência familiar, autossômica dominante, caracteriza-se por lesões múltiplas localizadas predominantemente em áreas de exposição crônica à luz. As lesões surgem na adolescência ou no início da vida adulta, são recorrentes, evoluem à cura, e deixam cicatrizes residuais (**Figura 59.13**). Admite-se que alguns desses doentes teriam formas incompletas da síndrome de Muir-Torre.
- **Queratoacantoma generalizado eruptivo:** Caracteriza-se por centenas de lesões foliculares, predominantemente nas áreas expostas, em especial na face e no tronco, que podem atingir a mucosa oral e a laringe e que tendem à regressão espontânea (**Figura 59.14**).
- **Queratoacantomas gigantes:** Lesões extensas, de caráter verrucoso, que atingem particularmente o nariz, as pálpebras e o dorso das mãos (**Figura 59.15**).
- **Queratoacantoma marginado centrífugo:** Variante do queratoacantoma gigante, de centro atrófico e crescimento centrífugo, com borda periférica nítida, formando áreas anulares, policíclicas ou circulares, que se localizam com maior frequência na face, no tronco ou nas extremidades (**Figura 59.16**).
- **Queratoacantoma subungueal:** Origina-se da porção distal do leito ungueal, levantando a lâmina ungueal, e cujo rápido crescimento pode levar à destruição da falange. Acomete especialmente o polegar, o indicador e o dedo médio.

Histopatologia

O exame histopatológico é indispensável e deve ser feito mediante secção transversa que atinja todo o tumor, para permitir a análise da arquitetura tissular.

Revela cratera central preenchida por material orto ou paraqueratósico, envolvida por epitélio hiperplástico rico em glicogênio, que confere aspecto acidófilo às células epiteliais. A diagnose diferencial com carcinoma espinocelular pode ser difícil, sendo importantes as características estruturais da lesão.

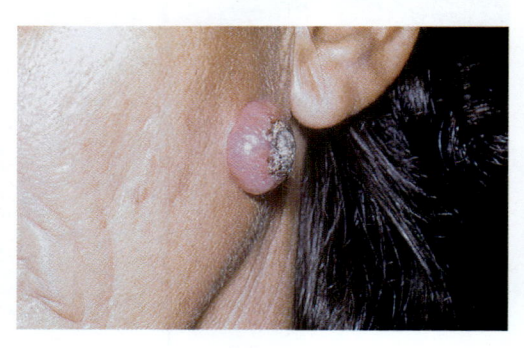

▲ **Figura 59.12** Queratoacantoma. Lesão crateriforme de bordas infiltradas e centro córneo.

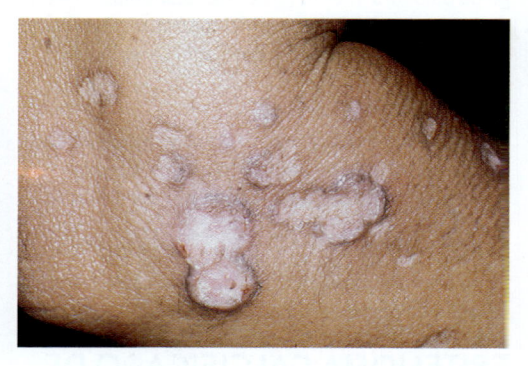

▲ **Figura 59.13** Queratoacantoma múltiplo. Placas de bordas infiltradas com áreas de involução cicatricial.

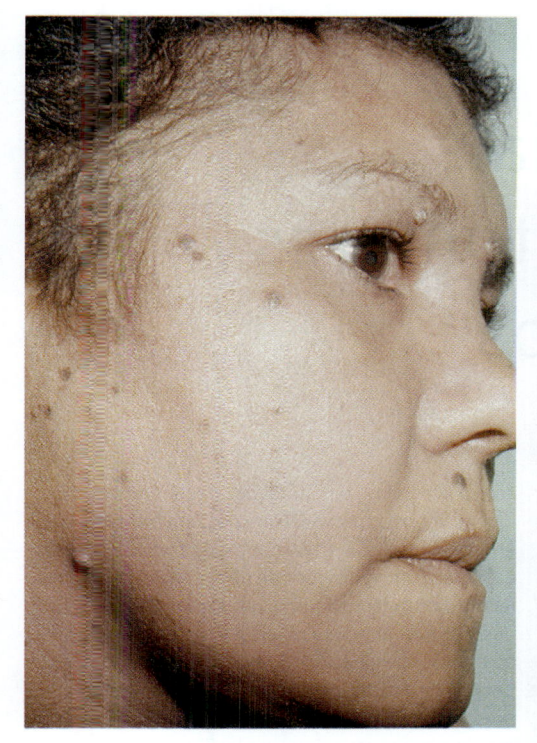

bleomicina e a terapia fotodinâmica com ácido delta-aminolevulínico e derivados. Também vem sendo utilizado o imiquimode tópico, e pode ser útil, em queratoacantomas múltiplos, o uso de metotrexato via sistêmica.

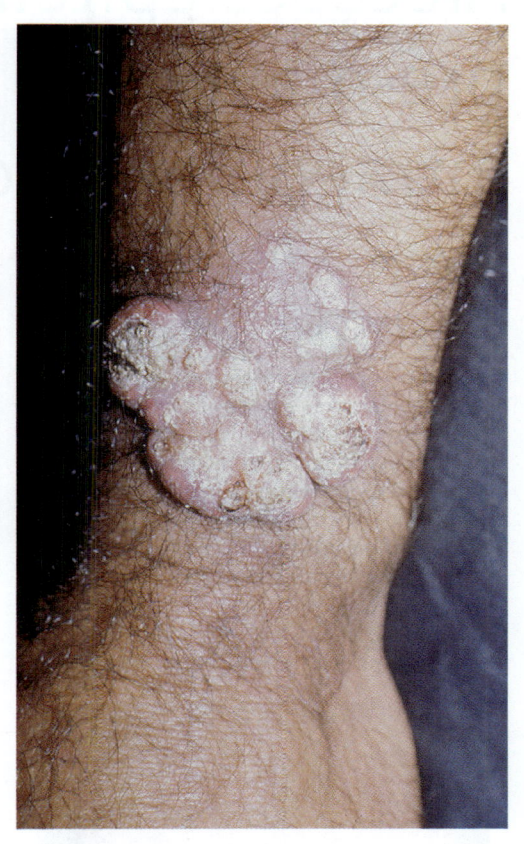

▲ **Figura 59.14** Queratoacantoma eruptivo na face. Múltiplas pápulas foliculares queratósicas, muitas das quais regredidas sob a forma de cicatrizes hiperpigmentadas.

▲ **Figura 59.15** Queratoacantoma gigante. Extensa lesão verrucosa multilobulada.

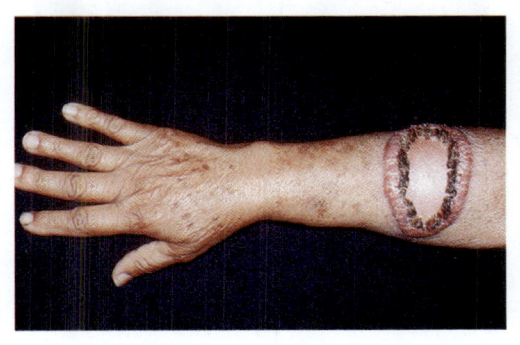

Diagnose

Os principais diagnósticos diferenciais são o carcinoma espinocelular; o carcinoma basocelular e as metástases; nas lesões incipientes, molusco contagioso; e, na forma subungueal, verruga vulgar e outros tumores subungueais.

Tratamento

Apesar da regressão espontânea, a exérese é o método preferencial, por encurtar o curso da afecção, pelo melhor resultado cosmético e pela necessidade do exame histopatológico para exclusão de carcinoma espinocelular. Outros métodos são curetagem e eletrocoagulação ou radioterapia, crioterapia e laserterapia. A recidiva é rara.

Lesões múltiplas ou gigantes podem ser tratadas com retinato ou isotretinoína.

Outros procedimentos, em casos especiais, são a injeção intralesional semanal de 5-fluoruracila (5-FU), 0,2 a 0,3 mL de solução de 50 mg/mL, metotrexato e

▲ **Figura 59.16** Queratoacantoma marginado centrífugo. Lesão de bordas infiltradas e centro atrófico.

60
Afecções epiteliais pré-malignas e tumores intraepidérmicos

MELANOSE SOLAR

A melanose solar, actínica, ou lentigo senil, ocorre habitualmente nas áreas expostas à luz solar, em indivíduos de meia-idade ou idosos, de acordo com o grau de exposição e o tipo de pele. Caracteriza-se por manchas de milímetros até 1,5 cm de tamanho, de cor castanho-claro ou castanho-escuro, localizadas no dorso das mãos, no punho, nos antebraços e na face; frequentemente, apresentam a superfície rugosa, o que revela a associação com a queratose solar (**Figuras 60.1** e **60.2**). O quadro histológico é idêntico ao do lentigo juvenil, há hiperplasia de melanócitos, com o acréscimo de alterações degenerativas do colágeno. É pouco provável que possam transformar-se em melanomas. O tratamento, de finalidade estética, se faz com aplicações de neve carbônica (pressão leve) ou nitrogênio líquido, por 1 a 3 segundos; o rubi--*laser* tem resultados similares. A hidroquinona (2-4%) ou o ácido retinoico (0,1%), inclusive associadamente, podem melhorar lesões pouco pigmentadas. É imprescindível o uso de fotoprotetores durante o tratamento e para prevenir novas lesões.

QUERATOSE SOLAR

A queratose solar, actínica ou também chamada (impropriamente) de senil, é lesão pré-maligna frequente, que surge em áreas expostas à luz solar, em pessoas idosas ou em adultos de meia-idade e pele clara, consoante exposição ao sol.

Alguns autores consideram a queratose actínica, por suas características histológicas, um carcinoma espinocelular de baixo grau de agressividade, mas o risco estimado de progressão a carcinoma é de 5 a 10%.

Manifestações clínicas

Lesões maculopapulosas, recobertas por escamas secas, duras, de superfície áspera, de cor amarela a castanho--escuro e, em geral, de 0,5 a 1 cm, que podem confluir, formando placas. As escamas são aderentes e, ao serem destacadas, podem ocasionar pequenas hemorragias. Localizam-se em áreas expostas, como face, pavilhões auriculares, pescoço, dorso das mãos e antebraços (**Figura 60.2**) e, em indivíduos calvos, no couro cabeludo.

As lesões pigmentares, tão frequentes nas áreas expostas da pele de pessoas idosas (melanose solar ou actínica), podem estar associadas à forma inicial de queratose solar (**Figura 60.2**).

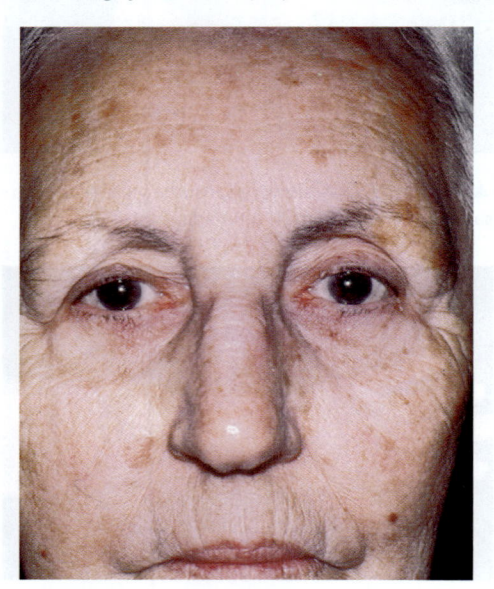

▲ **Figura 60.1** Melanoses solares. Máculas hiperpigmentadas acastanhadas na face.

Afecções epiteliais pré-malignas e tumores intraepidérmicos

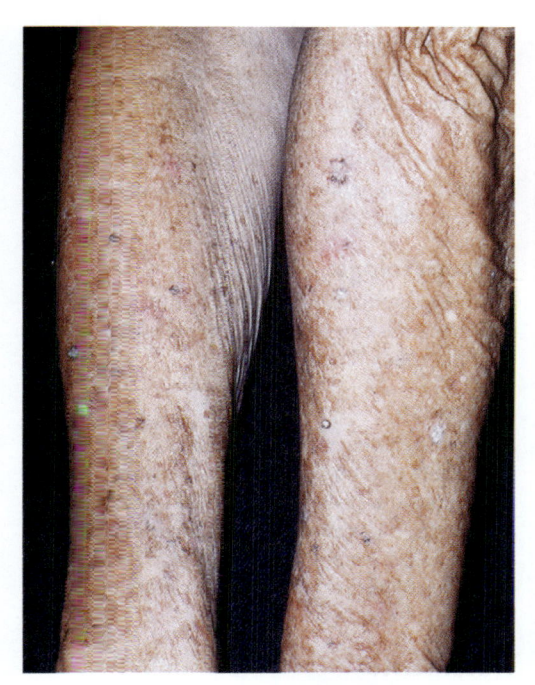

▲ **Figura 60.2** Melanoses e queratoses solares. Máculas acastanhadas, lesões eritematoqueratósicas e queratósicas disseminadas na superfície da extensão dos antebraços.

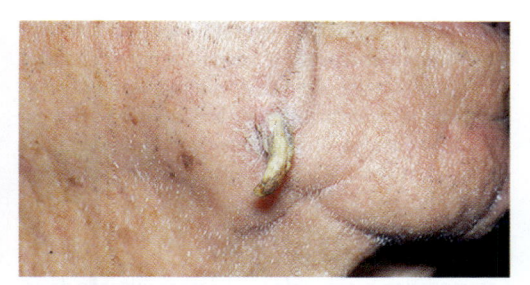

▲ **Figura 60.3** Corno cutâneo. A partir de uma base eritematosa infiltrada, emerge uma lesão queratósica alongada.

Esse tipo de lesão tem curso crônico. O aparecimento de halo eritematoso, mesmo nas lesões pequenas, e a infiltração na base podem indicar transformação carcinomatosa. Lesões idênticas são descritas por ingestão de arsênico, contato com alcatrão da hulha e tratamento radioterápico: são as queratoses arsenicais, dos alcatrões e radioterápicas, respectivamente.

Histopatologia

Mostra hiperqueratose e paraqueratose, com áreas de atrofia e acantose na camada malpighiana. As células malpighianas mais profundas apresentam atipias com disposição desordenada, porém com a camada basal intacta, o quadro poderia ser classificado como carcinoma espinocelular grau meio histologicamente.

A queratose solar em que há exagerada produção de camada córnea expressa-se clinicamente como corno cutâneo (**Figura 60.3**). É preciso lembrar que outras patologias também se expressam clinicamente dessa forma: nevos verrucosos, verruga viral, queratose seborreica e carcinoma espinocelular; portanto, o corno cutâneo deve ser retirado e examinado histopatologicamente.

Diagnose

A queratose solar deve ser diferenciada da queratose seborreica, que não evolui para a malignidade, apresenta superfície rugosa, de cor amarelada ou acastanhada, e que, além de ocorrer na face, também ocorre no tronco. Deve, ainda, ser diferenciada de outras queratoses. Lesões isoladas suscitam a diagnose diferencial do lúpus eritematoso e da disqueratose de Bowen.

Tratamento

Nas lesões superficiais, aplicação de lápis de neve carbônica, com pressão moderada.

A crioterapia por nitrogênio líquido (3-4 segundos) também é utilizada, podendo ser feita curetagem prévia. Pode ser empregado gel de diclofenaco sódico a 3%.

Nas lesões infiltradas, curetagem e eletrocoagulação e exame histopatológico.

Atualmente, as medicações mais empregadas são a 5-fluoruracila (5-FU) em creme a 5% e o imiquimode tópico. São fármacos bastante eficazes que apresentam o inconveniente de provocar reações inflamatórias intensas sobre as quais o paciente deve ser adequadamente informado. A terapia fotodinâmica é também utilizada, com bons resultados, ainda que para lesões extensas possa ser dolorosa.

Como prevenção, evitar exposição ao sol e usar fotoprotetores.

DOENÇA DE BOWEN

Carcinoma espinocelular *in situ*, isto é, intraepidérmico.

Manifestações clínicas

Lesão solitária, que consiste em área escamosa ou crostosa, avermelhada, com limites bem definidos (**Figura 60.4**). A retirada da escama ou crosta mostra superfície granulosa e secretante, a placa estende-se gradualmente, sem tendência à cura central, e não há infiltração, ou esta é mínima. Pode ocorrer em qualquer área do corpo, de preferência no tronco, sendo, no entanto, nas mulheres, mais frequente nas pernas. Em geral, é lesão única, e, eventualmente, são múltiplas.

Histopatologia
Característica, mostrando total desorganização da arquitetura da epiderme, com células atípicas, hipercromáticas, vacuolizadas e grande número de mitoses. A membrana basal está intacta, sem invasão dérmica.

Diagnose
A diagnose diferencial deve ser feita com queratose actínica, lúpus eritematoso, psoríase, dermatofitose e epitelioma basocelular superficial. Quando não tratado adequadamente, esse carcinoma *in situ* torna-se invasivo e pode causar metástase.

Fato importante é que a doença de Bowen ocorre em indivíduos predispostos a malignidades cutâneas e viscerais, que podem estar presentes ou surgir anos depois. Nesses casos, a lesão localiza-se, geralmente, em áreas de pele não expostas à luz solar, e o quadro tem sido relacionado à ação carcinogênica cutânea e visceral do arsênico.

Tratamento
Preferencialmente, excisão e sutura. Com eletrocoagulação e curetagem, crioterapia ou 5-FU tópico, os índices de recidiva são maiores; creme de imiquimode a 5% é efetivo, bem como a terapia fotodinâmica (PDT).

ERITROPLASIA
Carcinoma espinocelular intraepitelial na mucosa, que pode tornar-se invasivo e corresponde à doença de Bowen da pele.

Manifestações clínicas
Lesão, em geral, única, na glande ou no prepúcio e, eventualmente, na mucosa genital feminina e na mucosa bucal. Consiste em placa bem delimitada, vermelho-brilhante, aveludada, finamente granulosa, com pouca ou nenhuma infiltração e que, gradualmente, se alarga (Figura 60.5).

Histopatologia
Mostra carcinoma espinocelular *in situ*, que exibe epiderme acantósica com atipias e mitoses, mas poucas células disqueratósicas.

Diagnose
A diagnose diferencial com balanopostite crônica, balanopostite plasmocitária, líquen plano e psoríase é feita pelo exame histopatológico, que é característico. A proporção de transformação em carcinoma invasivo da eritroplasia é maior que a observada em relação à doença de Bowen, e o carcinoma espinocelular resultante é mais agressivo.

Tratamento
O tratamento deve iniciar-se com terapêuticas mais conservadoras, creme de 5-FU a 5% ou creme de imiquimode a 5%. Se não suficientes, empregam-se criocirurgia, eletrocoagulação e curetagem, PDT, *laser* e, para lesões maiores, para maior preservação de tecido genital, cirurgia micrográfica de Mohs.

PAPULOSE BOWENOIDE
Erupção papulosa da genitália, causada por papilomavírus humano (HPV), que, histopatologicamente, se expressa por lesão bowenoide (Figura 60.6) (ver Capítulo 30).

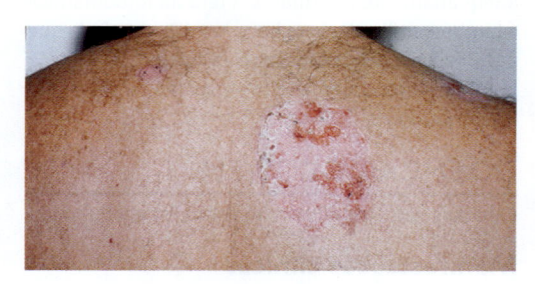

▲ Figura 60.4 Doença de Bowen. Placa eritematoescamocrostosa, com áreas exulceradas de limites nítidos.

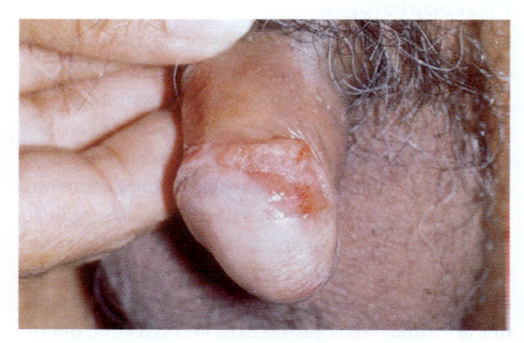

▲ Figura 60.5 Eritroplasia. Placa eritematosa de superfície finamente granulosa, bem delimitada, na glande.

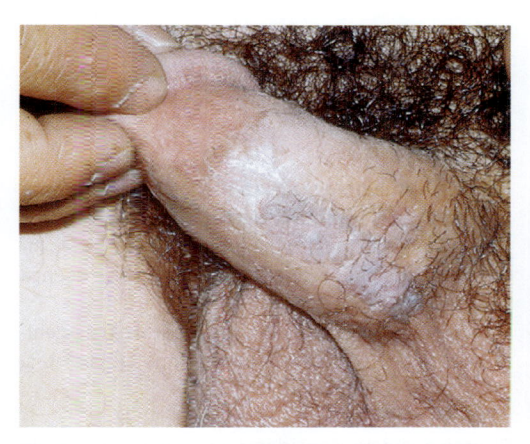

Afecções epiteliais pré-malignas e tumores intraepidérmicos | 569

▲ **Figura 60.6** Papulose bowenoide. Placa constituída por múltiplas pápulas violáceas confluentes no corpo do pênis.

DOENÇA DE PAGET

Localiza-se geralmente nas aréolas mamárias e, com menor frequência, em áreas extramamárias, é um processo de aparência eczematosa com presença de células anormais na epiderme, as chamadas *células de Paget*. Na grande maioria dos casos, é acompanhada de um adenocarcinoma ductal.

Casos de doenças de Paget extramamárias têm sido ocasionalmente descritos na região axilar e perineal, em associação a glândulas apócrinas.

Manifestações clínicas

Ocorre na mulher, como lesão unilateral na aréola mamária ou ao seu redor. Há casos descritos em homens.

O quadro é de lesão eczematosa, nitidamente demarcada, com secreção, crostas e prurido. Inicia-se no mamilo ou no seu redor e estende-se gradualmente na aréola e na área periareolar (**Figura 60.7**). É possível que ocorra na retração de mamilo, o que é sugestivo.

O carcinoma subjacente pode ser, muitas vezes, reconhecido pela palpação da mama e varia desde carcinomas intraductais não invasivos até os extensos, com metástases axilares. A associação a carcinomas é muito menos frequente nas localizações extramamárias.

Histopatologia

Característica, com o encontro de células de Paget na epiderme, cuja origem é controversa, pois especula-se que sejam células epiteliais transformadas intraepidermicamente em células neoplásicas ou que sejam células derivadas do carcinoma subjacente que invadem a epiderme.

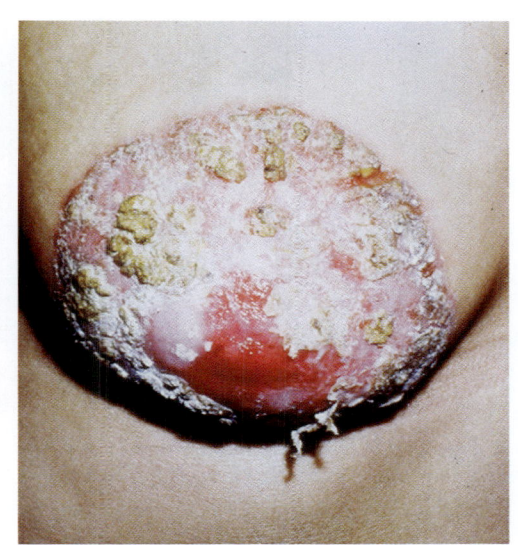

▲ **Figura 60.7** Doença de Paget mamária. Lesão eritematodescamativa, erosiva e exsudativa, atingindo a aréola mamária e a região periareolar.

Diagnose

É importante a diagnose diferencial do eczema da mama. Esta é uma condição frequente por várias causas, principalmente por contato; é quase sempre bilateral e responde em poucos dias à terapêutica tópica com corticosteroide e exclusão da causa. A escabiose pode gerar lesões eczematizadas na mama. Outras diagnoses diferenciais são de doença de Bowen, carcinoma basocelular superficial e psoríase.

Tratamento

Semelhante ao indicado para o carcinoma da mama, isto é, mastectomia radical ou parcial, de acordo com a presença de tumor subjacente.

DOENÇA DE PAGET EXTRAMAMÁRIA

Lesão idêntica à da doença de Paget mamária, de localização em glândulas apócrinas, axilas e região anogenital. Está relacionada a adenocarcinoma subjacente.

Manifestações clínicas

Mais frequente em mulheres, apresenta-se como placas eritematoexsudativas, escamocrostosas, de bordas irregulares, nitidamente demarcadas em relação à pele normal (**Figura 60.8**).

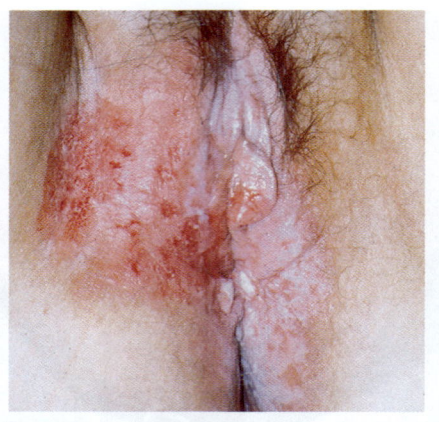

▲ Figura 60.8 Doença de Paget extramamária. Placa eritematosa e exulcerada irregular, de localização perianal.

Histopatologia

Idêntica à enfermidade de Paget mamária, revelando a presença de células de Paget entre queratócitos

Diagnose

Clínica e histopatológica, devem ser excluídos dermatite seborreica, eczemas de contato, psoríase, líquen simples crônico, melanoma extensivo superficial, intertrigos por cândida, tínea crural, eritrasma e doença de Bowen.

É indispensável a exploração proctológica e genital para detecção de adenocarcinomas subjacentes.

Tratamento

Cirúrgico, e deve considerar a presença ou não de adenocarcinomas subjacentes. Existem relatos de bons resultados com imiquimode.

61
Tumores epiteliais malignos

CARCINOMA BASOCELULAR

O carcinoma basocelular (CBC), epitelioma basocelular ou basalioma é o mais benigno dos tumores malignos de pele. Constitui-se por células que se assemelham as células basais da epiderme.

Pode ser considerado incapaz de originar metástases, e os casos em que estas foram descritas são exceções; possui, entretanto, malignidade local, é capaz de invadir e destruir tecidos adjacentes, inclusive ossos. É a mais frequente das neoplasias epiteliais, representando 65% do total. Ocorre, geralmente, em indivíduos acima dos 40 anos, e os fatores predisponentes são exposição à luz solar e pele clara. É raro em pessoas negras, e outras causas desencadeantes são prévias irradiações radioterápicas, absorção de compostos de arsênico e cicatrizes, inclusive de queimaduras, traumas prévios, vacinações e tatuagens.

Manifestações clínicas

Localização preferencial nos dois terços superiores da face, acima de uma linha passando pelos lóbulos das orelhas e comissuras labiais. Menos comum em outras áreas do rosto, no tronco e nas extremidades; não ocorre nas palmas, nas plantas e nas mucosas.

O tipo clínico mais comum é o chamado epitelioma basocelular nódulo-ulcerativo. No início, é pápula rósea, perlada, que evolui progressivamente a nódulo (Figura 61.1), com posterior ulceração central, recoberta por crosta que, retirada, determina sangramento. A lesão, então, é típica, com as bordas cilíndricas, translúcidas, mostrando formações perláceas e, às vezes, finas telangiectasias (Figura 61.2).

Com a progressão do quadro, pode haver extensão em superfície, às vezes, com cicatrização central (forma plano-cicatricial), ou em profundidade, com invasão e destruição de músculo, cartilagem, osso ou outras estruturas (forma terebrante) (Figura 61.3), ou há proliferação central (forma vegetante) (Figura 61.4).

O tipo esclerosante é variante clínica, caracterizada por placa branco-amarelada, escleroatrófica, dura, lisa, às vezes com telangiectasias, bordas mal definidas, lembrando esclerodermia. A evolução é muito lenta, e raramente se ulcera (Figura 61.5).

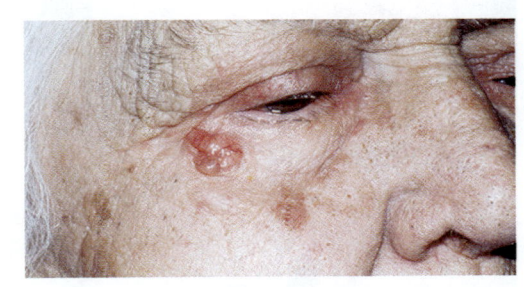

▲ Figura 61.1 Carcinoma basocelular. Nódulo eritematoso de aspecto perláceo com telangiectasias na superfície. Simultaneamente, há lesões de melanose e de queratose solares.

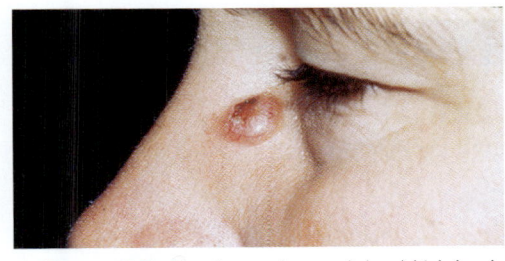

▲ Figura 61.2 Carcinoma basocelular. Nódulo ulcerado centralmente, com bordas perláceas, com telangiectasias.

O epitelioma basocelular superficial ou pagetoide é formado por lesões múltiplas, eritematoescamosas, discretamente infiltradas, emolduradas por bordas irregulares e ligeiramente elevadas. O aspecto lembra psoríase, eczema seborreico, lúpus eritematoso, doença de Bowen ou de Paget, e a localização é geralmente no tronco (**Figura 61.6**).

O CBC pigmentado tem forma nódulo-ulcerativa com variável pigmentação melânica e assemelha-se ao melanoma maligno, do qual deve ser diferenciado (**Figura 61.7**).

São fatores de risco no sentido de maiores dificuldades terapêuticas e maiores possibilidades de recidivas as seguintes características: tumores maiores do que 2 cm; margens tumorais clinicamente mal definidas; localização na área central de face, nariz, áreas perioculares, regiões auriculares e labiais; doença recidivante; invasão perineural ou vascular e tumores micronodulares e esclerodermiformes do ponto de vista histopatológico.

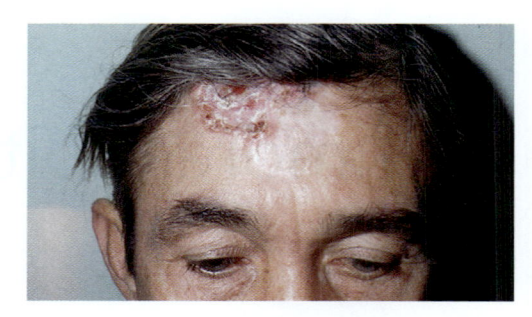

▲ **Figura 61.5** Carcinoma basocelular esclerodermiforme. Aspecto amarelado esclerodermiforme e áreas ulceradas na porção superior do tumor.

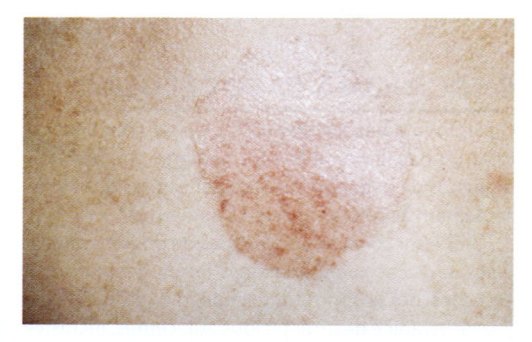

▲ **Figura 61.6** Carcinoma basocelular superficial. Placa eritematosa com bordas ligeiramente infiltradas, no tronco.

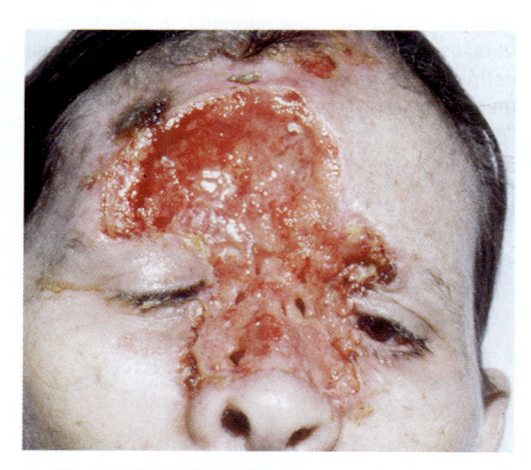

▲ **Figura 61.3** Carcinoma basocelular. Extensa ulceração. Observa-se, em alguns pontos, borda perlácea típica.

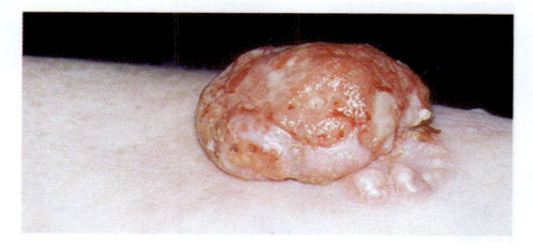

▲ **Figura 61.4** Carcinoma basocelular. Forma vegetante. Ao lado da área vegetante, pode-se observar uma placa papulosa de aspecto perláceo.

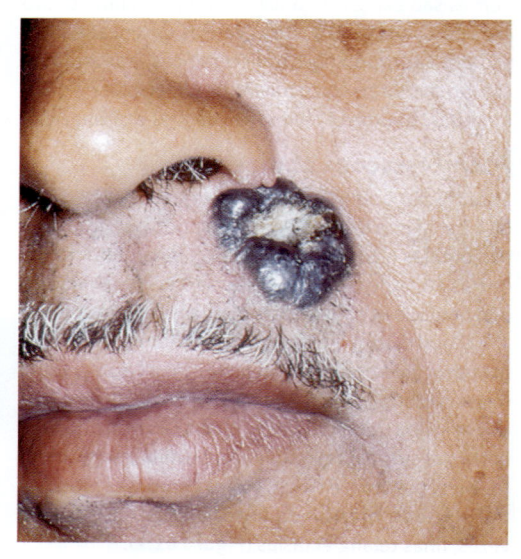

▲ **Figura 61.7** Carcinoma basocelular pigmentado. Lesão nodular centralmente ulcerada, de coloração negra.

Histopatologia

Existem vários padrões histológicos no carcinoma basocelular. A característica fundamental é a presença de massas de células basaloides que se dispõem perifericamente, em paliçada.

Diagnose

Em geral, é clínica e deve ser confirmada histopatologicamente.

A diagnose diferencial é função da forma clínica. Nos epiteliomas basocelulares nódulo-ulcerados, devem ser considerados o queratoacantoma e o carcinoma espinocelular; as formas superficiais devem ser diferenciadas das queratoses actínicas e da disqueratose de Bowen; a forma esclerosante, da esclerodermia em placas; a forma pigmentar, da queratose seborreica e do melanoma maligno; e as formas nodulares, de tumores benignos de anexos, tricoepitelioma, cilindroma e cistos epidérmicos.

Tratamento

A escolha do procedimento terapêutico depende da localização, do tamanho e da profundidade do tumor. Nos tumores de até 1,5 cm, na face e no tronco, o método eletivo é a *curetagem* e *eletrocoagulação*, técnica que proporciona 98% de cura.

Em lesões dos membros, particularmente do dorso das mãos, é mais recomendado fazer *excisão e sutura*, também indicadas em lesões maiores que 1,5 cm. A margem de segurança deve ser de 0,5 cm.

A *criocirurgia* com nitrogênio líquido é muito usada no tratamento eletivo para CBC superficial ou localizado em áreas de cartilagem. Em CBC nódulo-ulcerativo, o nitrogênio líquido deve ser aplicado após curetagem.

As formas recidivantes e o CBC esclerodermiforme devem ser tratados por *cirurgia micrográfica* (Mohs). A técnica consiste, essencialmente, em procedimento que permite controle microscópico completo do tecido removido; consta da remoção cirúrgica de camadas sucessivas do tecido e exame microscópico de congelação da superfície inferior de cada fragmento retirado. Quando necessário, isto é, nos pontos em que a microscopia revela presença do tumor, reaplicam-se etapas sucessivas da técnica, até remoção completa do tecido neoplásico. O procedimento permite a remoção do tumor rigorosamente controlada por exame microscópico, conferindo a máxima segurança quanto à sua retirada completa e possibilitando extrema preservação de tecido normal. A cirurgia micrográfica é também indicada para os tumores localizados nas fendas naturais, como pregas pré-auriculares, sulcos nasolabiais e regiões oculares.

A *radioterapia* é, atualmente, pouco empregada; teria indicação em formas extensas, em indivíduos idosos, quando os procedimentos cirúrgicos não podem ser utilizados.

O *imiquimode* é aquisição recente, com excelentes resultados; usa-se em creme a 5%, em aplicações diárias ou por 5 dias/semana, com melhor tolerância. Ocorre uma reação local com eritema, prurido e ulceração; quando a reação for intensa, a aplicação é suspensa por alguns dias, e, após melhora, reiniciada. A duração do tratamento é de 6 a 12 semanas, e a indicação mais precisa é para CBCs superficiais.

Atualmente, introduziram-se fármacos para carcinoma basocelular metastático ou recorrente localmente. Após a cirurgia e fora do alcance terapêutico cirúrgico ou por radioterapia, recomenda-se vismodegibe e sonidegibe, ambos de uso oral (ver Capítulo 75).

A *prognose* com os vários tipos de tratamento é excelente, pois o CBC, exceto em raros casos de imunodepressão, não apresenta metástases e somente pode ocorrer recidiva local. Em CBCs de longa duração, não tratados ou incorretamente tratados, há possibilidade de invasão de tecidos adjacentes, e a prognose é reservada.

SÍNDROME DO NEVO BASOCELULAR

Tem caráter genético, provavelmente de herança autossômica dominante.

Manifestações clínicas

Caracteriza-se pelo aparecimento precoce de múltiplos epiteliomas basocelulares de aspecto clínico nevoide, que surgem de maneira contínua em qualquer parte do tegumento. Acompanham-se de múltiplas anormalidades, lábio leporino, alterações do palato, cistos mandibulares (75-85% dos casos), cistos maxilares, fibromas ovarianos, criptorquidia, ginecomastia, agenesia do corpo caloso, calcificações da foice do cérebro, meduloblastoma, microcefalia e malformações ósseas com hipertelorismo, bossas frontais, costelas bífidas, escoliose, polidactilia e sindactilia. No aparelho ocular, pode haver opacidades corneanas, catarata, glaucoma e estrabismo. Muito raramente, ocorrem fibromas cardíacos que podem provocar arritmias. Além disso, nas regiões palmoplantares, há depressões pontuadas disqueratósicas bastante características. O tratamento é idêntico ao dos carcinomas basocelulares (**Figura 61.8**).

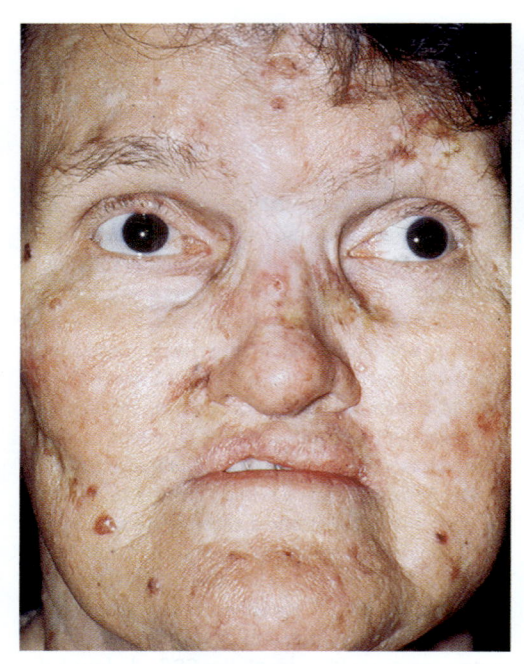

▲ **Figura 61.8** Síndrome do nevo basocelular. Múltiplas lesões papulonodulares nevoides de carcinomas basocelulares e cicatrizes de tratamento prévio de outras lesões. Hipertelorismo.

CARCINOMA ESPINOCELULAR (CEC)

Também chamado de carcinoma epidermoide, é tumor maligno, constituído por proliferação atípica de células espinhosas, de caráter invasor, capaz de originar metástases. A sua incidência é de cerca de 15% das neoplasias epiteliais malignas. Há possibilidade de ocorrer em pele normal, mas, frequentemente, tem origem na queratose solar, na leucoplasia, na radiodermite crônica, na queratose arsenical, no xeroderma pigmentoso, em úlceras crônicas e em cicatrizes de queimadura (**Figura 61.9**).

No passado, tinham grande importância os carcinógenos químicos, e hoje são fatores mais relevantes a exposição solar recreacional, a utilização de bronzeamento artificial, a fototerapia, particularmente com ultravioleta A e psoralênico (PUVA), e a imunossupressão por doenças como o vírus da imunodeficiência humana (HIV) ou iatrogênica, especialmente em transplantados pelo uso de imunossupressores potentes por longo prazo.

São fatores de risco as condições de maior exposição às radiações ultravioleta (UV), constituição mais

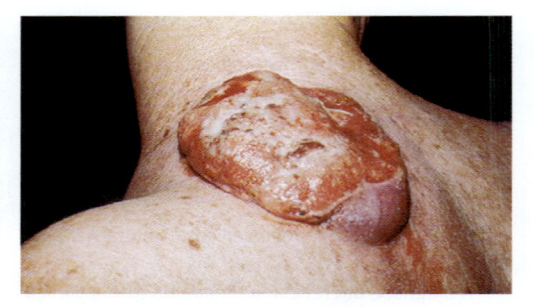

▲ **Figura 61.9** Carcinoma espinocelular. Lesão ulcerovegetante sobre cicatriz de queimadura.

suscetível a essas radiações (pele clara, olhos claros e cabelos ruivos); condições genéticas que conferem maior suscetibilidade às radiações UV por defeitos na reparação do DNA, como o xeroderma pigmentoso. Outras condições genéticas, por exemplo, a epidermodisplasia verruciforme e a poroqueratose actínica, entre outras genodermatoses, também representam fatores de risco para o carcinoma espinocelular.

Os processos inflamatórios infecciosos ou não infecciosos também são condições de risco. Entre os não infecciosos, são fatores de risco as seguintes condições: radiodermite crônica, cicatrizes de queimaduras, eritema *ab igne*, úlceras de estase crônicas, lúpus eritematoso discoide crônico, líquen plano oral erosivo e líquen escleroso e atrófico. Quanto aos processos infecciosos crônicos, são fatores de risco: lesões crônicas de sífilis, lúpus vulgar, fístulas de osteomielite e hidrosadenite crônica.

Os derivados do alcatrão ou de hidrocarbonetos, por meio de contatos prolongados, são capazes de promover carcinomas, assim como o arsênico é um agente relevante na geração desses tumores.

Geralmente, após os 50 anos, é mais comum no sexo masculino, por maior exposição a agentes cancerígenos – sol e fumo. Indivíduos de pele clara são mais predispostos.

O arsênico é um fator importante na gênese de carcinomas; utilizado na indústria, foi, no passado, substância muito empregada em terapêutica. Contamina a água em certas regiões como Córdoba, na Argentina, constituindo o quadro de hidroarsenicismo crônico regional endêmico (HACRE).

Fatores imunológicos são também considerados na gênese do carcinoma espinocelular por sua ocorrência maior em indivíduos cronicamente imunodeprimidos, por exemplo, transplantados renais.

O CEC ocorre particularmente no xeroderma pigmentoso, genodermatose em que há um defeito na reparação do DNA. Ocasionalmente, depressões imunológicas associam-se a fatores virais que também participam da gênese desse tumor; é o caso do papilomavírus humano (HPV), especialmente importante nos carcinomas genitais, que envolvem particularmente os HPV 6 e 11, mas também o HPV 16.

A análise dos tecidos aparentemente normais adjacentes ao tumor e as margens de ressecção demonstra perda da heterozigosidade, instabilidade cromossômica e mutações no gene *p53*. Tais alterações nas áreas circunjacentes ao tumor foram primeiramente estudadas na mucosa oral e, posteriormente, também observadas na pele, no pulmão, no esôfago, na vulva, na cérvix uterina, na mama e na bexiga. Essas áreas circunjacentes ao tumor e que já apresentam alterações celulares importantes, ainda que clinicamente inaparentes, constituem o que se denominou *campo cancerizável*. A importância do conceito de campo cancerizável na pele é que pode não ser suficiente tratar exclusivamente as lesões de queratose actínica e carcinoma espinocelular, sendo necessário tratar também as lesões do campo inaparentes clinicamente, mas mutadas e com potencial de evolução pré-neoplásica e mesmo neoplásica. É esse o objetivo que perseguem tratamentos como a terapia fotodinâmica, que pretende atingir todo o campo de cancerização.

Manifestações clínicas

As localizações mais comuns são lábio inferior, orelhas, face, dorso das mãos, mucosa bucal e genitália externa.

Na pele, há, inicialmente, área queratósica infiltrada e dura ou nódulo, e a lesão aumenta gradualmente e ulcera-se. Na evolução, pode adquirir aspecto de ulceração com infiltração na borda ou tornar-se vegetante ou córnea (**Figuras 61.10** e **61.11**). Também pode apresentar-se como corno cutâneo.

Na mucosa, pode iniciar-se em placa de leucoplasia, por área de infiltração ou lesão vegetante. No lábio inferior, ocorre em área de leucoplasia que se infiltra ou é lesão nodular (**Figura 61.12**) ou nódulo ulcerado ou nódulo vegetante. Nos genitais, pode surgir sobre área de eritroplasia (**Figura 61.13**). Irritações crônicas pelo fumo, dentes defeituosos e aparelhos de próteses representam importante papel na gênese do quadro.

Variante particular do carcinoma espinocelular é o carcinoma verrucoso, de evolução lenta e aspecto anatomopatológico relativamente benigno, difícil de diferenciar-se de hiperplasias pseudoepiteliomatosas, exigindo, às vezes, várias biópsias para esclarecimento diagnóstico definitivo. Em paralelo

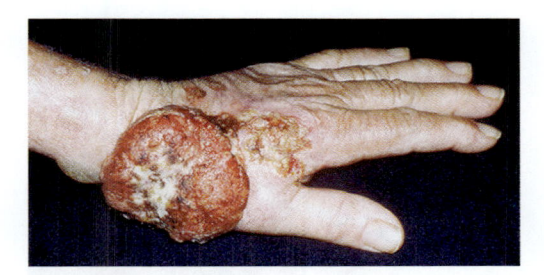

▲ **Figura 61.10** Carcinoma espinocelular. Lesão ulcerovegetante na mão.

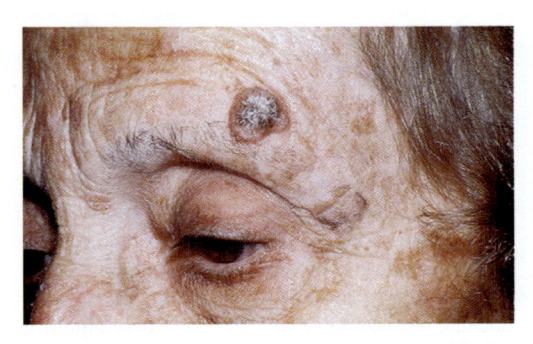

▲ **Figura 61.11** Carcinoma espinocelular. Nódulo queratósico ao lado de melanoses e queratoses solares.

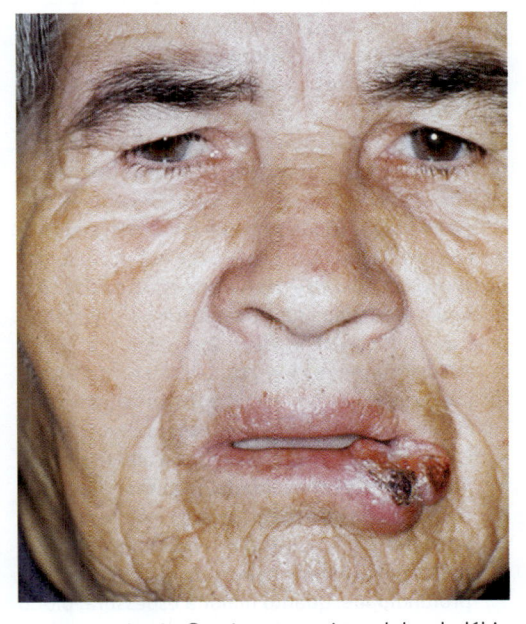

▲ **Figura 61.12** Carcinoma espinocelular de lábio inferior. Extensa área de infiltração centralmente ulcerada.

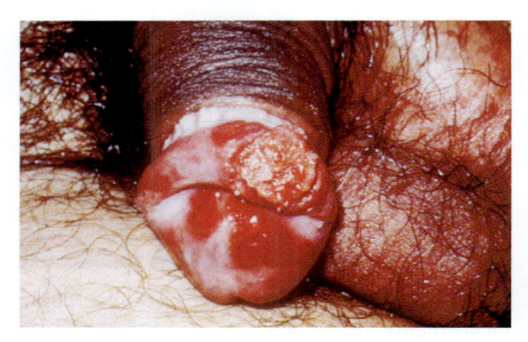

▲ **Figura 61.13** Carcinoma espinocelular genital sobre eritroplasia, lesão nodulovegetante na região da glande.

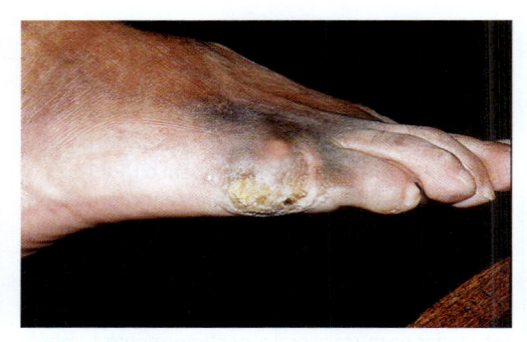

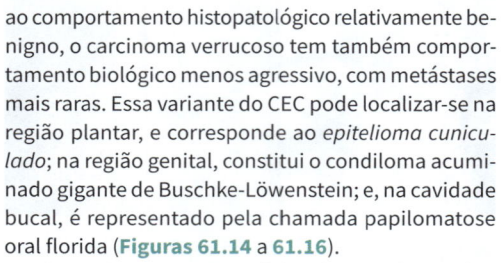

▲ **Figura 61.14** Carcinoma verrucoso. Região lateral do pé.

ao comportamento histopatológico relativamente benigno, o carcinoma verrucoso tem também comportamento biológico menos agressivo, com metástases mais raras. Essa variante do CEC pode localizar-se na região plantar, e corresponde ao *epitelioma cuniculado*; na região genital, constitui o condiloma acuminado gigante de Buschke-Löwenstein; e, na cavidade bucal, é representado pela chamada papilomatose oral florida (**Figuras 61.14** a **61.16**).

O carcinoma espinocelular desenvolve-se frequentemente a partir de lesões pré-cancerosas, sendo as mais importantes as queratoses actínicas, as queilites actínicas, as leucoplasias, as radiodermites crônicas, as queratoses arsenicais, o xeroderma pigmentoso, as úlceras crônicas, as cicatrizes de queimaduras e o líquen erosivo da mucosa oral. Outros processos dermatológicos de natureza diversa que podem sofrer malignização em direção ao epitelioma espinocelular já foram citados anteriormente.

As metástases podem ocorrer após meses ou anos e são mais frequentes e precoces nos carcinomas das mucosas, do dorso das mãos e das cicatrizes das queimaduras. Raramente ocorrem nos carcinomas da face, que começam com queratose solar.

As metástases ocorrem nos tumores considerados de alto risco. Existem critérios que configuram esses tumores por características intrínsecas e extrínsecas.

São características intrínsecas de alto risco:
- **Tamanho e profundidade do tumor:** São considerados de alto risco tumores maiores do que 2 cm. Na região auricular e no lábio, diâmetro de 1,5 cm já configura alto risco. Com relação à profundidade, quanto maior a espessura, pior o prognóstico. Dados da literatura apontam metastatização rara para profundidade de até 2 mm. A sobrevivência e as recidivas se relacionam à

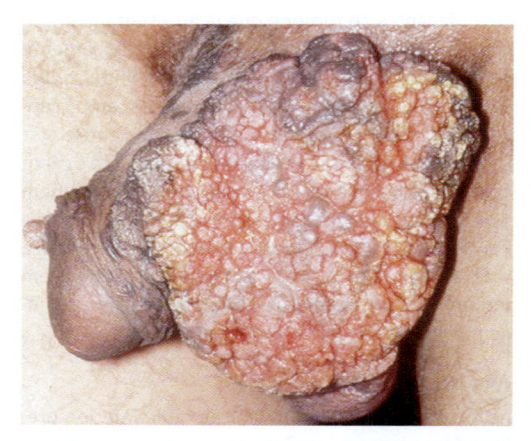

▲ **Figura 61.15** Carcinoma verrucoso genital. Tumor de Buschke-Löewenstein. Lesão ulcerovegetante genital.

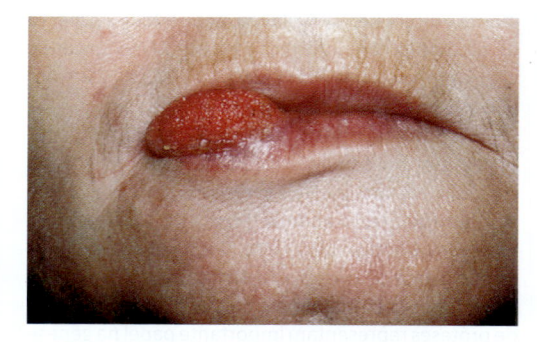

▲ **Figura 61.16** Carcinoma verrucoso oral. Papilomatose florida. Lesão vegetante no lábio.

profundidade. Lesões que invadem o subcutâneo representam alto risco de metastatização.
- **Localização do tumor:** Lesões nas pálpebras e orelhas metastatizam em um terço dos casos. São

também de alto risco de metastatização as lesões espessas na região parotídea, no couro cabeludo, na fronte, nas têmporas, no nariz, no dorso das mãos, no pênis e no escroto. Lesões de lábios e genitais também configuram alto risco, bem como tumores originados em úlceras de Marjolin e em cicatrizes.

- **Invasão perineural:** Confere alto risco quando presente, e há relação com o diâmetro dos nervos acometidos, sendo mais grave quando são acometidos nervos de maior espessura. Por essa razão, doentes com carcinoma espinocelular e sinais clínicos de acometimento neural têm pior prognóstico.
- **Recorrência tumoral:** Tumores recorrentes têm maior índice de metastatização.

Quanto aos fatores de risco extrínsecos, consideram-se as condições do doente, especialmente as de imunossupressão por doenças ou iatrogênica, por uso prolongado de fármacos imunossupressores.

Histopatologia

Histologicamente, há células espinhosas atípicas e células diferenciadas que formam centros córneos.

Diagnose

Deve sempre envolver a confirmação histopatológica, e, na diagnose diferencial, é necessário que sejam considerados queratoses actínicas, queratoacantoma, epitelioma basocelular, disqueratose de Bowen, queratoses seborreicas, melanoma amelanótico e tumores de células de Merkel, além de tumores malignos de anexos.

Tratamento

Lesões recentes e menores que 1 cm na pele podem ser tratadas com eletrocoagulação e curetagem, as maiores devem ser excisadas com suficiente margem de garantia em superfície e profundidade (0,5 cm).

Outro método terapêutico que tem sido utilizado é a criocirurgia por nitrogênio líquido.

Nas lesões extensas ou de longa duração, com ou sem invasão ganglionar, é indicada exérese ampla.

Em determinados casos, especialmente em tumores recidivantes pré-tratados ou tumores de limites mal definidos, ou ainda naqueles que invadem osso ou cartilagem, a melhor terapêutica é a cirurgia micrográfica.

Em tumores inoperáveis ou para pacientes sem condições de cirurgia, indica-se radioterapia.

No caso de CEC com metástases em linfonodos, são necessárias linfadenectomia e radioterapia complementar.

Em carcinomas espinocelulares muito avançados, não passíveis de tratamento cirúrgico ou radioterápico, utiliza-se a quimioterapia, e, eventualmente, de acordo com a topografia do tumor, sobretudo em tumores de cabeça, pescoço e língua, poderá ser usada a quimioterapia regional intra-arterial, que permite grandes concentrações dos quimioterápicos na área tumoral, minimizando-se os efeitos colaterais decorrentes de concentrações elevadas dos medicamentos no sangue. Os quimioterápicos mais empregados são: associação de 5-fluoruracila (5-FU) e capecitabina ou monoterapia com metotrexato ou bleomicina.

Atualmente, estão sendo usadas terapêuticas-alvo para doença avançada, anticorpos como cetuximabe e panitumumabe e inibidores de PD-1.

A prognose é favorável em casos recentes e adequadamente tratados, e reservada em casos de longa duração ou de metástases.

62
Proliferações e tumores dos tecidos conectivo, adiposo, muscular e neural

TUMORES DO TECIDO CONECTIVO

Nevo molusco
Também denominado fibroma mole.

Manifestações clínicas
Tumores flácidos que se desenvolvem particularmente no período pós-puberdade, de superfícies enrugadas, pouco salientes, mais ou menos planos, frequentemente depressíveis, dão a impressão de um anel herniário na base. Outras vezes, podem ter a forma de domo ou ser pediculados, quando recebem a denominação molusco pêndulo (**Figura 62.1**).

Histopatologia
Esses tumores são compostos por fibras colágenas frouxas.

Diagnose
Apresentam-se isolados ou em grande número: nas lesões isoladas, deve ser feita a diagnose diferencial de nevos de células névicas com coloração de pele normal; nas múltiplas, pode ser necessária a diferenciação de neurofibromatose.

Tratamento
Exérese cirúrgica ou eletrocoagulação.

Acrocórdon
O mais comum dos tumores fibrosos, atinge igualmente homens e mulheres, com maior frequência em pessoas obesas.

Manifestações clínicas
O acrocórdon, papiloma fibroepitelial, é quadro frequente que geralmente surge na meia-idade. São pápulas filiformes de 1 a 5 mm, da cor da pele ou castanho-avermelhado ou castanho-escuro, localizadas principalmente no pescoço, nas pálpebras, na porção superior do tronco e nas axilas (**Figura 62.2**). Podem ser poucas ou em grande número e não têm significação clínica, exceto esteticamente.

Eventualmente, tornam-se dolorosos quando se inflamam por trauma decorrente de atrito, ou quando há torção do pedúnculo, levando à necrose, ocasião em que podem adquirir coloração escura.

Histopatologia
Revela epiderme normal que recobre o centro fibroso vascular constituído por colágeno frouxo ou denso e com vasos centrais dilatados.

Diagnose
Clínica e apenas excepcionalmente se recorre à histopatologia.

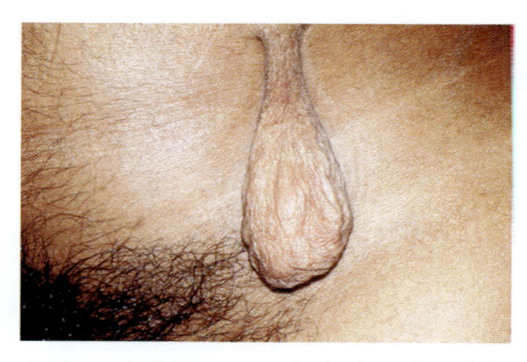

▲ **Figura 62.1** Fibroma mole. Lesão pedunculada, flácida, de superfície preguada.

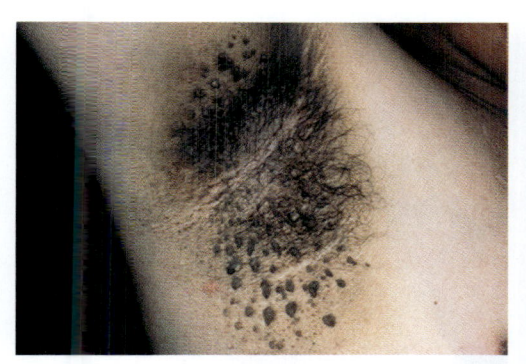

▲ Figura 62.2 Acrocórdon. Lesões filiformes pedunculadas em localização característica. Caso exuberante

Na diagnose diferencial, eventualmente, podem ser consideradas as lesões papulosas da síndrome de Birt-Hogg-Dubé, da síndrome de Cowden, angiofibromas, nevos celulares e queratoses seborreicas, que podem ser facilmente diferenciadas pelo exame histopatológico.

Tratamento
Consiste na eletrodissecação das lesões, ou exérese, ou criocirurgia com nitrogênio líquido.

Angiofibromas
Compreendem diferentes lesões com a mesma expressão histopatológica.

Manifestações clínicas
Apresentam-se como lesões isoladas ou como lesões múltiplas presentes na esclerose tuberosa ou na região genital, constituindo as chamadas pápulas perláceas do pênis ou *hirsuta corona penis*. As lesões são pápulas esbranquiçadas, confluentes ao longo da coroa da glande em uma ou mais fileiras (**Figura 62.3**). Ocorrem em cerca de um terço dos indivíduos após a puberdade.

Os angiofibromas são pápulas lisas, da cor da pele ou avermelhadas, localizadas na face, principalmente no nariz. Na esclerose tuberosa, apresentam-se em grande quantidade e atingem nariz, regiões malares, sulcos nasolabiais e mento (**Figura 62.4**).

Histopatologia
As lesões são constituídas por proliferação de fibroblastos, alguns dos quais estrelados e até multinucleados, em meio a estroma de colágeno, contendo vasos em quantidade aumentada, dilatados e com paredes finas.

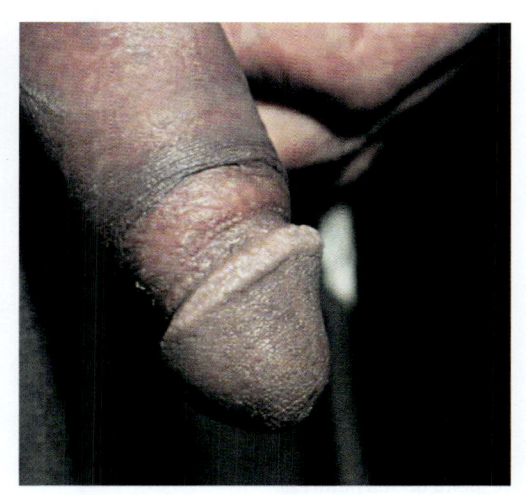

▲ Figura 62.3 *Hirsuta corona penis.*

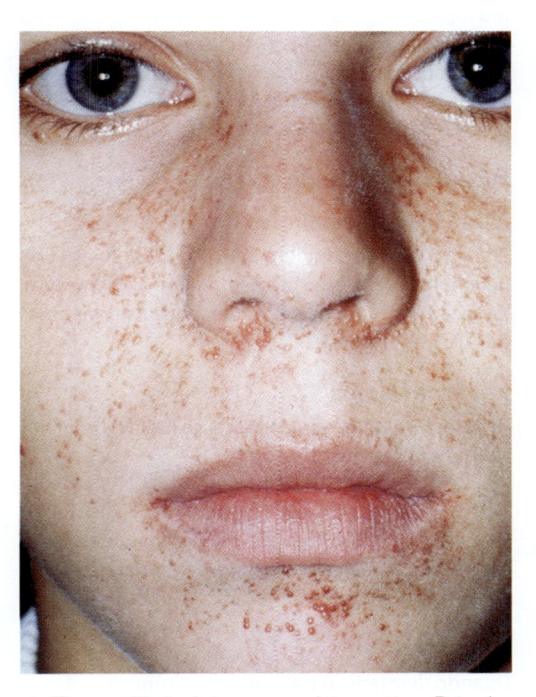

▲ Figura 62.4 Adenoma sebáceo tipo Pringle. Forma discreta. Múltiplas pápulas avermelhadas, isoladas e confluentes, localizadas na porção central da face.

Diagnose
Clínica, eventualmente necessita-se de exame histopatológico para exclusão de outras patologias.

As lesões isoladas podem exigir a diagnose diferencial com nevos celulares e carcinomas basocelulares, além de tumores benignos de anexos.

Já as lesões múltiplas da esclerose tuberosa devem ser diferenciadas do tricoepitelioma múltiplo (adenoma sebáceo tipo Balzer).

Aquelas de *hirsuta corona pênis* devem ser diferenciadas de condilomas acuminados ou glândulas sebáceas heterotópicas.

Tratamento

As lesões isoladas podem ser excisadas ou eletrocoaguladas após *shaving*; as de esclerose tuberosa podem ser tratadas por dermoabrasão ou eletrocoagulação, e as lesões penianas não necessitam de tratamento, apenas de esclarecimento do paciente a respeito da sua natureza.

Recentemente, têm sido observados bons resultados com redução dos angiofibromas com everolimo tópico em gel a 0,1 a 0,4%, sirolimo tópico a 0,1 a 0,2%, em adultos, e 0,1%, em crianças. Alguns autores acreditam que o everolimo e sirolimo tópicos possam tornar-se o melhor tratamento para os angiofibromas da esclerose tuberosa (ver Capítulo 75).

Pápula fibrosa do nariz

Manifestações clínicas

Trata-se de lesão papulosa pequena, de coloração da pele normal, às vezes pigmentada ou angiomatosa, localizada na região nasal, raramente em outras áreas da face (**Figura 62.5**).

Histopatologia

Histologicamente, parece processo reativo proliferativo de origem macrofágica.

Diagnose

Na diagnose diferencial, devem ser excluídos carcinoma basocelular, nevo celular, angiomas, fibromas perianexiais e tumores anexiais.

Tratamento

Quando desejado, o tratamento é cirúrgico.

Coxim falangiano

Manifestações clínicas

Conhecido também como *knuckle-pads*, caracteriza-se por áreas de espessamento localizadas nas superfícies de extensão da articulação proximal dos dedos, que se desenvolvem gradualmente, variando em tamanho, de milímetros a cerca de 2 cm (**Figura 62.6**).

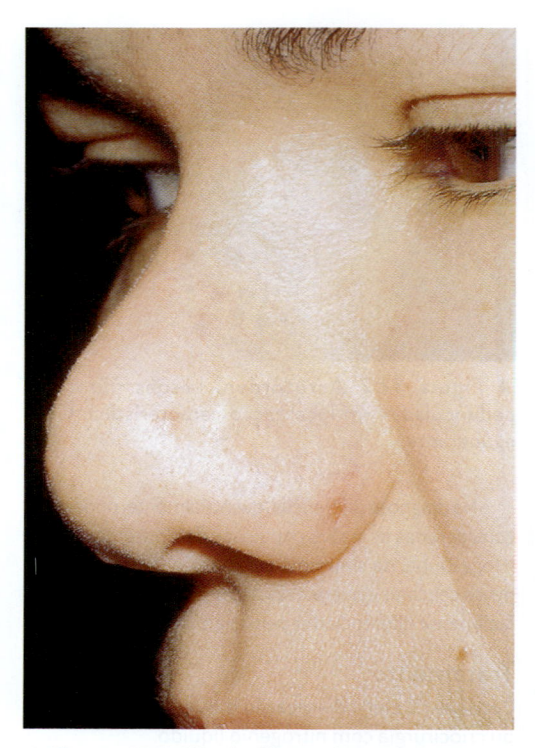

▲ **Figura 62.5** Pápula fibrosa do nariz. Lesão papulosa de aspecto angiomatoso.

Existem formas familiares, formas idiopáticas e formas de origem traumática. Nas formas familiares, os coxins falangianos participam de síndromes hereditárias raras. Há casos concomitantes à doença de Dupuytren, à doença de Peyronie e à fibromatose plantar. Há relatos de associação com câncer de esôfago, leucoplasia oral e dedos em baqueta de tambor.

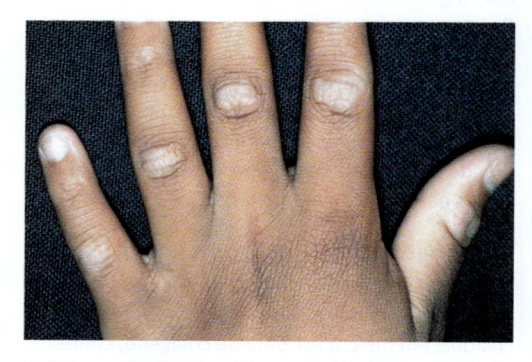

▲ **Figura 62.6** *Knuckle-pads*. Espessamentos fibrosos sobre as articulações interfalangianas.

Histopatologia

Há proliferação intradérmica de fibroblastos e miofibroblastos, que evolui para fibrose.

Diagnose

Geralmente clínica, pode ser confirmada pelo exame histopatológico. Na diagnose diferencial, devem ser consideradas a paquidermodactilia e os chamados pseudocoxins falangianos, que não decorrem de alterações primárias do colágeno, mas são, na realidade, calosidades que se desenvolvem no dorso dos dedos por trauma mecânico, geralmente profissional, ou pelo hábito de morder ou por outras formas de traumatismo da pele dessas regiões e nas quais, uma vez removido o fator traumático, há regressão das lesões.

Tratamento

Não há tratamento satisfatório. Podem ser testados curativos oclusivos com corticosteroides.

Queloide

Proliferação fibrosa pós-traumática da pele. Resulta, às vezes, de traumatismo mínimo (**Figura 62.7**), porém ocorre comumente após queimadura, excisão cirúrgica, ferimento, vacina e acne (**Figura 62.8**). Há predisposição individual para o aparecimento do queloide e, eventualmente, tendência familiar, tendo sido assinalados padrões de herança dominante e recessivo. Os negros e mestiços são particularmente predispostos, apresentando caracteristicamente queloides na região pré-esternal.

Patogenia

Desconhecida, porém alguns fatos foram observados. Sabe-se que são condições favorecedoras das cicatrizes hipertróficas e dos queloides: infecções; tensão das suturas cirúrgicas; e presença de material estranho ao organismo. Como não ocorrem em albinos e são frequentes nos melanodérmicos, admite-se possível papel dos melanócitos na sua gênese.

Manifestações clínicas

No início, há lesões róseas e moles que, posteriormente, tornam-se esbranquiçadas, duras e inelásticas.

Não há limite de distinção entre queloide e cicatriz hipertrófica ou queloidiana. Considera-se que o queloide excede ostensivamente a área de lesão, enquanto a cicatriz queloidiana limita-se à área atingida.

Histopatologia

Há grande quantidade de feixes de colágeno espessados homogêneos, irregularmente dispostos, com diminuição ou ausência de fibras elásticas, e não se observam anexos.

Diagnose

Clínica, e raramente é necessária diagnose diferencial em relação a outros tumores cutâneos, e, nesse caso, a histopatologia define a diagnose.

Tratamento

Nem sempre é satisfatório, e a melhor conduta poderá ser não tratar. Algumas cicatrizes queloidianas podem reduzir-se lentamente no decurso de vários anos.

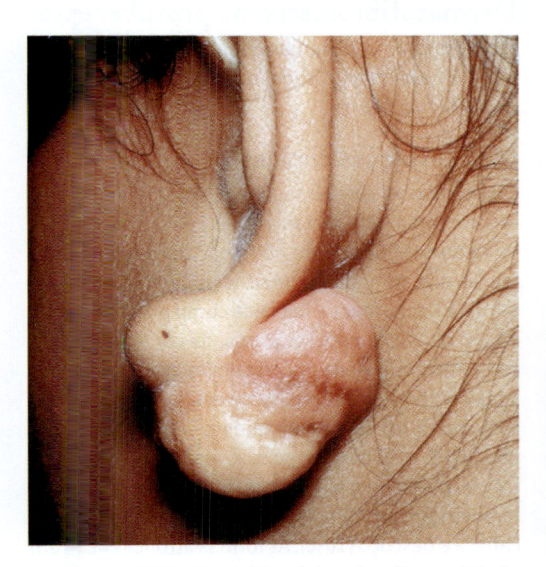

▲ **Figura 62.7** Queloide. A localização no lóbulo da orelha é frequente por traumatismo pelo uso de brincos.

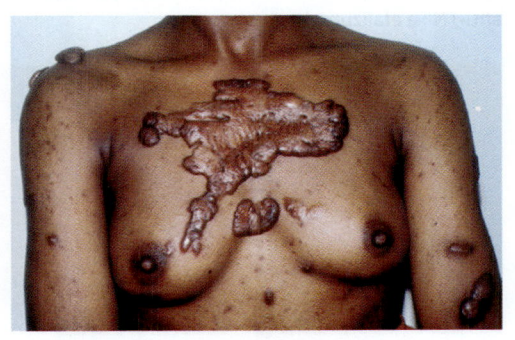

▲ **Figura 62.8** Queloides múltiplos sobre cicatrizes de acne.

Nas lesões menores, pode-se utilizar a neve carbônica com pressão moderada em várias aplicações, em intervalo de 2 semanas.

Aplicações intralesionais de suspensão de triancinolona ou outro corticosteroide – é possível associar com neve carbônica, o que facilita a injeção do medicamento e oferece melhor resultado. Curativos oclusivos com pomadas de corticosteroides podem ser experimentados.

Dermoabrasão ou excisão cirúrgica, nos queloides extensos, associada com radioterapia, particularmente betaterapia; sem essa complementação, haveria certamente a recidiva.

Existem relatos de benefícios parciais com injeções intralesionais de interferon-α-2b, 3 vezes/semana, uso de *dye laser* e aplicação de placas de silicone sobre as lesões.

Dermatofibroma
Proliferação fibroblástica reativa, seguindo-se a microtraumas e, até mesmo, a picadas de insetos.

Manifestações clínicas
O dermatofibroma ou histiocitoma é lesão comum em adultos, geralmente única e localizada nos membros inferiores. Consiste em pápula ou nódulo de cor róseo-castanha à castanho-azulada ou negra, firmemente encastoada na pele, que cresce lentamente, porém, em regra, não ultrapassa 1,5 cm (**Figura 62.9**). Ocasionalmente, são encontradas múltiplas lesões e há, com frequência, história de seu aparecimento após leve lesão. As formas múltiplas que são raras foram descritas associadas a diversas situações patológicas, infecções pelo vírus da imunodeficiência humana (HIV), lúpus eritematoso sistêmico (LES), dermatomiosite, miastenia *gravis*, doença de Graves, tireoidite de Hashimoto, mielofibrose, leucemias, mieloma, linfomas de células T, doença de Crohn e uso de certas medicações, como antirretrovirais, biológicos anti-TNF e efalizumabe.

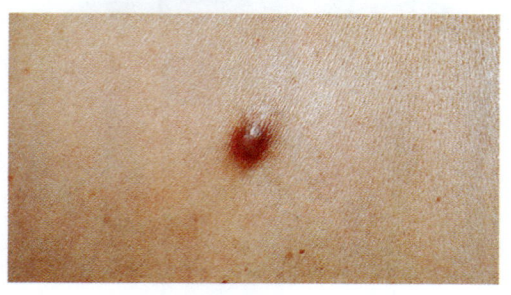

▲ **Figura 62.9** Dermatofibroma. Lesão papulonodular acastanhada.

A compressão lateral da lesão produz seu aprofundamento, o que é um sinal semiológico muito característico dessa afecção.

Existe variante profunda do dermatofibroma que se localiza comumente no tronco e nas extremidades; são lesões maiores e, à palpação, nota-se que se estendem ao subcutâneo.

Histopatologia
Histologicamente, a lesão é composta exclusivamente por fibroblastos (dermatofibroma) ou estes estão associados com número variável de histiócitos (histiocitoma). A presença de lipídeos, de hemossiderina e de vasos, em número variável, explica a cor da lesão.

A negatividade à imuno-histoquímica do CD34 permite exclusão do dermatofibrossarcoma.

Diagnose
Clínica e histopatológica, e a diagnose diferencial deve ser feita de leiomioma, nevos melanocíticos, melanoma, cicatriz hipertrófica, queloide, dermatomiofibroma e sarcoma de Kaposi. As formas profundas devem ser diferenciadas do dermatofibrossarcoma protuberante, dos lipomas e dos cistos.

Tratamento
Não há necessidade de tratamento, embora possa ser feita a retirada cirúrgica.

Dermatofibrossarcoma protuberante
Também chamado de fibrossarcoma cutâneo, é tumor de baixa malignidade, que se origina do tecido conectivo da derme.

Manifestações clínicas
Existem várias apresentações clínicas do dermatofibrossarcoma protuberante: placa esclerótica resultante da confluência de nódulos; placa queloidiforme; formas tumorais; e, mais rara, a forma em placa atrófica. Comumente, inicia-se como placa bocelada ou um ou vários nódulos duros, de cor acastanhada ou vermelho-azulada, móveis em relação aos tecidos subjacentes, e que se desenvolvem, formando placas elevadas que crescem lentamente e, muitas vezes, se ulceram. É mais comum no sexo masculino e localiza-se frequentemente no tronco (**Figura 62.10**), mas também pode atingir extremidades proximais (30%) e cabeça e pescoço (10%). As formas atróficas ocorrem com maior frequência em mulheres, também incidem mais no tronco e apresentam-se como áreas deprimidas que lembram as lipoatrofias, a atrofodermia ou

as anexodermias. A prognose das lesões atróficas é idêntica à das variantes comuns (**Figura 62.11**).

Embora seja um tumor invasivo local, metástases raramente ocorrem. As recidivas, porém, são extremamente frequentes (30-50% dos casos), pela natureza infiltrativa do tumor.

Histopatologia

O exame histopatológico revela neoplasia bastante celular, com fibroblastos atípicos e evidente formação de colágeno que se dispõe entrelaçadamente.

Nas formas atróficas, o quadro é idêntico do ponto de vista celular, mas há atrofia da derme. As células do dermatofibrossarcoma protuberante são positivas para o marcador CD34, indicador diagnóstico bastante importante.

Diagnose

Clínica, histopatológica e imuno-histoquímica; devem ser considerados, na diagnose diferencial, dermatofibromas, fibrossarcomas, metástases cutâneas e queloides.

Tratamento

Exérese ampla, e o seguimento do enfermo deve ser bastante cuidadoso para detecção precoce das recidivas. Existem casos raros em que, após inúmeras recidivas, surgem focos de transformação a fibrossarcoma com metástases pulmonares.

Atualmente, o tratamento de escolha é a cirurgia micrográfica no tratamento do dermatofibrossarcoma protuberante, indicação lógica para tumor extremamente recidivante, e os resultados no longo prazo parecem ser muito bons.

Também pode ser feita radioterapia pós-operatória em tumores em que não foi possível a retirada completa da lesão. Recentemente, introduziu-se no tratamento de tais tumores o mesilato de imatinibe, 800 mg/dia, via oral (VO), com respostas efetivas. O fármaco também pode ser utilizado previamente à cirurgia para redução do tamanho do tumor, a fim de aumentar a resolutividade do ato cirúrgico. Aparentemente, o imatinibe atuaria apenas em algumas linhagens genéticas do tumor, o que indica a introdução futura de testes genéticos na rotina do tratamento do dermatofibrossarcoma protuberante.

Fibrossarcoma

Tumores malignos metastatizantes que, em geral, se originam na profundidade e secundariamente infiltram o subcutâneo e a derme.

Manifestações clínicas

Apresentam-se como nódulos duros, de coloração acastanhada, que evoluem com crescimento rápido e ulceram-se, ocorrendo mais frequentemente nos pés, nas pernas e no tronco (**Figura 62.12**). Podem originar-se em pele normal ou previamente lesada por lúpus eritematoso (LE), radiodermite ou xeroderma pigmentoso.

Histopatologia

Constituídos por fibroblastos fusiformes, com grande anaplasia, exigindo, por vezes, a diagnose diferencial com carcinomas indiferenciados e melanoma amelanótico.

Tumor grave, com sobrevida média de 5 anos de 40%. As metástases, quando ocorrem, são mais comuns no pulmão e menos frequentes nos ossos.

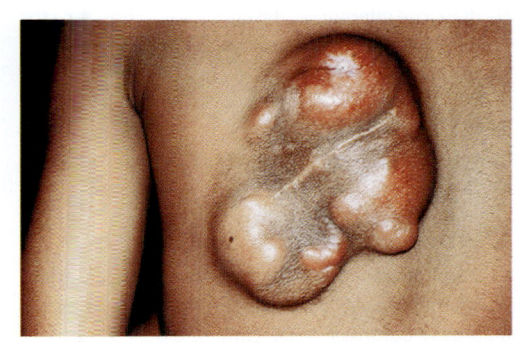

▲ **Figura 62.10** Dermatofibrossarcoma protuberante. Massas tumorais fibrosas confluentes. Trata-se de lesão recidivante, como demonstra a cicatriz cirúrgica no centro da lesão.

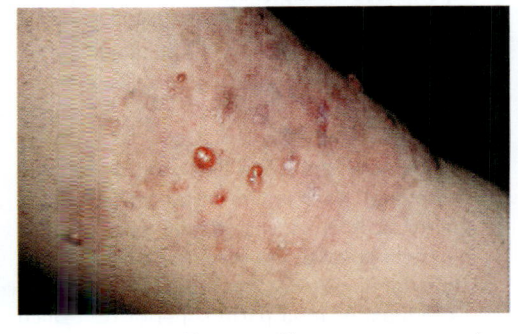

▲ **Figura 62.11** Dermatofibrossarcoma protuberante. Forma atrófica. Nódulos sobre placa atrófica.

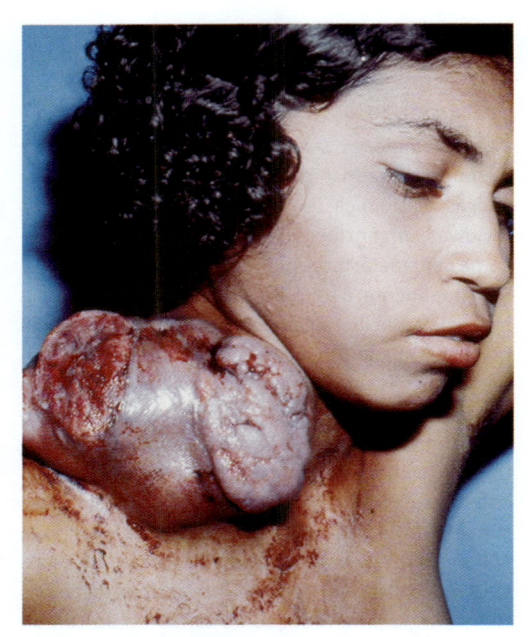

▲ **Figura 62.12** Fibrossarcoma. Tumor fibroso ulcerado de grandes dimensões na região do ombro.

Tratamento
Excisão ampla, removendo a totalidade do tumor. Quando isso não for possível, pode ser necessária, conforme a localização, a amputação do membro afetado. Nesses casos, também são possíveis, com chances menores de cura, radioterapia e quimioterapia.

TUMORES DO TECIDO ADIPOSO

Lipoma
São os tumores mesenquimais mais frequentes, benignos e compostos por células gordurosas maduras que podem estar ou não envoltas por cápsula conjuntiva.

Patogenia
Mais frequentes em diabéticos, obesos e em indivíduos com hipercolesterolemia. Também há, ocasionalmente, relação com traumatismos.

Manifestações clínicas
As lesões variam de 0,5 a 5 cm ou mais de diâmetro, têm consistência branda e podem estar ou não aderentes à derme, mas deslocam-se livremente, recobertas pela epiderme, que tem aspecto normal.

Em geral, há lesão única, que lentamente pode crescer, mas, por vezes, ocorrem lesões múltiplas. É mais encontrado no adulto e atinge preferencialmente a nuca, os antebraços, as coxas, o dorso e as nádegas.

Quando os lipomas se originam ou infiltram os músculos, o que geralmente ocorre no dorso, pela localização mais profunda, tornam-se menos delimitados à visualização e à palpação.

Histopatologia
Compõem-se de pequenos lóbulos de tecido adiposo maduro, indistinguível do tecido adiposo normal. Quando contêm feixes espessos de tecido conectivo, constituem os *fibrolipomas*, e quando, no estroma, existem depósitos de mucopolissacarídeos, são designados *mixolipomas*. Raramente, podem exibir elementos hematopoiéticos ou osso, constituindo, respectivamente, *mielolipomas* e *osteolipomas*. Traumas podem produzir necrose no interior do lipoma, e há possibilidade de calcificações.

Diagnose
Na diagnose diferencial, devem ser excluídos os cistos epidérmicos, os esteatocistomas, os fibromas e os neurofibromas.

Tratamento
Exérese cirúrgica e, eventualmente, em lipomas grandes, lipossucção.

Outros lipomas
Existem, ainda, várias lipomatoses múltiplas, como os lipomas simétricos, predominantes em homens, e a adipose dolorosa de Dercum, que ocorre frequentemente em mulheres, acompanhada de obesidade.

O hibernoma é variedade de lipoma, clinicamente indistinguível, formado por tipo especial de tecido gorduroso, a chamada "gordura marrom".

- **Lipomatose múltipla familiar:** Hereditária, autossômica dominante, surge, em geral, na terceira década de vida. Caracteriza-se por lipomas múltiplos de vários tamanhos, localizados preferencialmente nos antebraços, na porção inferior do tronco e nas coxas.
- **Lipomatose simétrica benigna (doença de Madelung):** Mais comum em homens, especialmente alcoólatras, caracterizada por lipomas mal delimitados, simetricamente distribuídos em redor do pescoço, nas partes proximais das extremidades e na parte superior do tronco (**Figura 62.13**), conferindo aspecto pseudoatlético ao doente.

- **Adipose dolorosa de Dercum:** Mais frequente em mulheres obesas, após a menopausa. Múltiplos lipomas dolorosos ocorrem nos braços (Figura 62.14), no tecido periarticular dos joelhos, no tronco, no abdome e nos tornozelos.

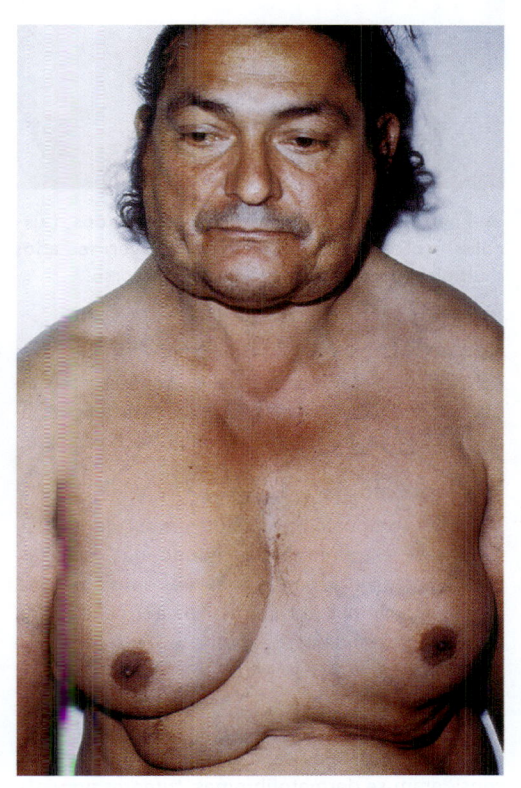

▲ Figura 62.13 Lipomatose simétrica. Múltiplos lipomas mal delimitados que aumentam o volume corpóreo no pescoço e no tronco.

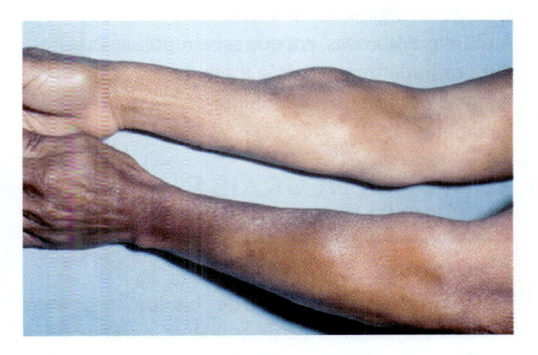

▲ Figura 62.14 Adipose dolorosa de Dercum. Múltiplos lipomas simetricamente dispostos nos membros superiores.

Angiolipoma

Lipomas que contêm maior quantidade de vasos sanguíneos, menos frequentes do que os lipomas comuns e raros como casos familiares.

Manifestações clínicas

Nódulos idênticos aos lipomas comuns, de coloração rósea ou amarelada, mas, em geral, são múltiplos, dolorosos à palpação e muito móveis em relação aos planos superficiais. Localizam-se preferentemente nos antebraços e no tronco.

Histopatologia

São compostos por tecido adiposo e vasos em quantidade variável, que se dispõem predominantemente na periferia do tumor.

Diagnose

Pode ser orientada clinicamente, mas é de ordem histopatológica. Na diagnose diferencial, são considerados, além dos lipomas comuns, outras tumorações subcutâneas.

Lipossarcoma

Segundo tumor maligno de partes moles em frequência, superado pelo histiocitoma fibroso maligno. Tem comportamento bastante variável, desde agressividade exclusivamente local até doença altamente metastatizante, em função dos subtipos histopatológicos que apresenta. Admite-se que surja de novo e muito raramente resulte de malignização de lipomas preexistentes.

Manifestações clínicas

Raramente, os lipossarcomas originam-se da derme ou do subcutâneo, e, nesses casos, apresentam-se como massas em domo ou polipoides que atingem o couro cabeludo com mais frequência. Essas formas, em geral, ainda que possam recorrer após a excisão cirúrgica, geralmente não metastatizam. Na maioria das vezes, os lipossarcomas originam-se da profundidade das partes moles das pernas e das nádegas e atingem a pele secundariamente por contiguidade, ou mesmo por metastatização, e apresentam-se como massas aderentes, não móveis, dolorosas, e, na evolução, a pele suprajacente pode tornar-se infiltrada, inflamada e ulcerar-se. Esses tumores que atingem a pele secundariamente, bem como lipossarcomas originados no retroperitônio, têm comportamento biológico agressivo, produzindo recorrências e metástases, levando o doente a óbito.

Histopatologia

É importante, não só por razões diagnósticas, mas também prognósticas. As variantes bem diferenciadas são de prognose melhor; formas mixoides também têm melhor prognose, pois, mesmo recorrendo com certa frequência, raramente metastatizam, e as formas pleomórficas e desdiferenciadas são altamente malignas e metastatizantes.

Tratamento

Excisão ampla que, nas lesões profundas, deve ser planejada mediante estudos de imagem, tomografia e ressonância magnética. Radioterapia pode ser terapêutica coadjuvante útil.

TUMORES DO TECIDO MUSCULAR

Leiomiomas

Tumores benignos derivados de músculo liso, músculo eretor dos pelos, dartos, músculo liso de mama, da vulva e dos vasos dérmicos. A grande maioria dos casos apresenta-se de forma esporádica, mas existem casos familiares, autossômicos dominantes, de penetrância variável.

Angioleiomiomas

Derivam da musculatura lisa dos vasos dérmicos e se apresentam como nódulos subcutâneos firmes, solitários, dolorosos ou não, localizados preferencialmente nos membros inferiores, mais frequentes nas mulheres.

Piloleiomiomas

Derivam dos músculos eretores dos pelos e se apresentam como nódulos da cor da pele, róseos ou, mais comumente, de cor vermelho-acastanhada, isolados ou múltiplos, e, nesse caso, frequentemente estão agrupados ou de forma linear ou metamericamente, e sua forma disseminada é bem rara. Essas lesões são geralmente dolorosas espontaneamente ou à manipulação ou a estímulos frios, são mais comuns em jovens e acometem igualmente ambos os sexos. As formas múltiplas localizam-se frequentemente no tronco, especialmente nos ombros, e as lesões isoladas, nos membros (Figura 62.15). Existem casos familiares de mulheres portadoras de piloleiomiomas múltiplos que apresentam associadamente miomas uterinos (síndrome de Reed) e cuja patogenia reside em alterações de gene localizado no cromossomo 1q42.3-43.

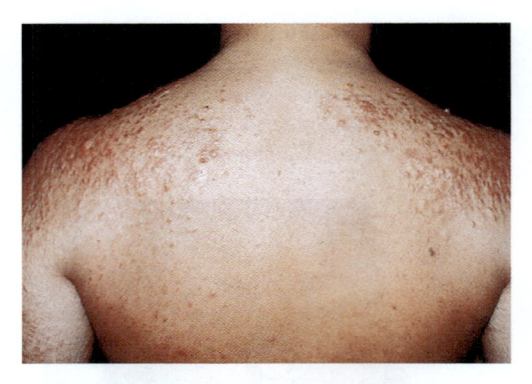

▲ **Figura 62.15** Leiomiomas derivados dos músculos eretores. Nódulos castanho-avermelhados múltiplos, confluentes em placas, no dorso.

Leiomiomas genitais

Apresentam-se como nódulos solitários sésseis ou pedunculados, não dolorosos, localizados na aréola mamária, no mamilo, na vulva, no pênis ou no escroto.

Histopatologia

Tumores compostos por células musculares fusiformes de extremidades arredondadas, com núcleo alongado e dispostas em feixes entrecruzados. Os piloleiomiomas localizam-se na derme reticular, e os angioleiomiomas, na derme reticular inferior e na hipoderme.

Diagnose

Clínica e histopatológica, e, na diagnose diferencial, consideram-se dermatofibromas, tumores anexiais, schwanomas, neurofibromas e metástases cutâneas.

Tratamento

Excisão cirúrgica sempre que possível. Nas lesões múltiplas dolorosas, em que será impossível cirurgia para retirada total visando melhora da dor, empregam-se *laser* de CO_2, nifedipina, fenoxibenzamina e gabapentina.

TUMORES NEURAIS E NEUROENDÓCRINOS

Neuromas

Proliferações do tecido neural de dois tipos: neuromas traumáticos, decorrentes de proliferação regenerativa das fibras nervosas secundárias a traumas; e neuromas encapsulados em paliçada, que não têm relação com dano tissular, verdadeiros hamartomas.

Manifestações clínicas

Os neuromas traumáticos apresentam-se como pápulas ou nódulos, em geral, isolados, de cor da pele normal ou eritematosos, localizados em áreas de ferimentos, cicatrizes cirúrgicas ou amputações. São lesões dolorosas, com possibilidade de haver associadamente prurido e sensação de formigamento.

Os neuromas encapsulados traumáticos apresentam-se como pápulas ou nódulos da cor da pele ou rosados que, na grande maioria das vezes, localizam-se na face, especialmente em torno do nariz, mas também nas bochechas, no mento e nos lábios. Existe uma forma especial de neuromas encapsulados múltiplos que se associam a ganglioneuromas gastrintestinais, carcinomas medulares da tireoide e feocromocitomas, e que fazem parte da chamada síndrome das neoplasias endócrinas múltiplas, na qual os neuromas localizam-se nas mucosas sob forma de pápulas e na região do pescoço e na conjuntiva.

Histopatologia

Os neuromas traumáticos localizam-se na derme ou na hipoderme e são compostos por feixes desordenados de células de Schwann e de células perineurais, e, com colorações específicas, demonstram-se axônios dispostos irregularmente. Entre as fibras, há fibrose e, eventualmente, células inflamatórias, corpos estranhos e mucina.

O neuroma encapsulado é constituído por fascículos de células fusiformes com ocasional disposição em paliçada dos núcleos (corpúsculos de Verocay) e não há fibrose, tecido de granulação ou corpos estranhos.

Diagnose

Os neuromas traumáticos podem ser suspeitados pela história de trauma, ferimentos ou amputações, mas a diagnose é histopatológica. Os neuromas em paliçada devem ser diferenciados de nevos, carcinomas basocelulares, neurofibromas e tumores de anexos.

Tratamento

Excisão cirúrgica.

Schwanoma (neurilemoma, neurinoma)

Proliferações benignas da bainha dos nervos compostas por células de Schwann.

Manifestações clínicas

Ocorrem raramente, são mais frequentes em adultos do sexo feminino. Apresentam-se como nódulos dérmicos ou subcutâneos, isolados, de superfície lisa e amarelada, localizados comumente nas extremidades, ao longo de trajetos nervosos, e na cabeça e no pescoço.

Histopatologia

Compõem-se de proliferações de células de Schwann, nas quais se observam núcleos celulares em fileiras duplas, os chamados corpúsculos de Verocay, característicos desse tumor.

Diagnose

Histopatológica; na diagnose diferencial, devem ser lembrados nevo, leiomiomas, tumores anexiais e lipomas.

Tratamento

Cirúrgico, com preservação das estruturas nervosas adjacentes.

Carcinoma de células de Merkel (carcinoma cutâneo neuroendócrino)

Parte do espectro dos tumores do sistema neuroendócrino, prefere-se a designação carcinoma cutâneo neuroendócrino.

Recentemente, demonstrou-se a presença de poliomavírus (poliomavírus da célula de Merkel) nesse tumor, sugerindo fortemente a participação desse vírus na sua gênese.

Manifestações clínicas

O tumor de Merkel é mais comum em idosos, apresentando-se como nódulos subcutâneos da cor da pele, ou eritematosos, ou violáceos, ou vermelho-acastanhados, de crescimento rápido. Outras vezes, apresenta-se como massas exofíticas ulceradas e sangrantes, recobertas por crostas (**Figura 62.16**). As localizações preferenciais são a cabeça, particularmente face e pescoço, e, raramente, nádegas e extremidades. É tumor de malignidade elevada, desenvolvendo metástases nos linfonodos regionais e a distância, no fígado, nos ossos e nos pulmões, em cerca de 40% dos doentes.

O tamanho do tumor no momento do diagnóstico é o fator prognóstico mais importante. Lesões menores que 2 cm de diâmetro apresentam maior taxa de sobrevida de 5 anos (60%).

Há casos associados à displasia ectodérmica congênita, à doença de Cowden, à leucemia linfática crônica, ao mieloma múltiplo e em condições de imunossupressão.

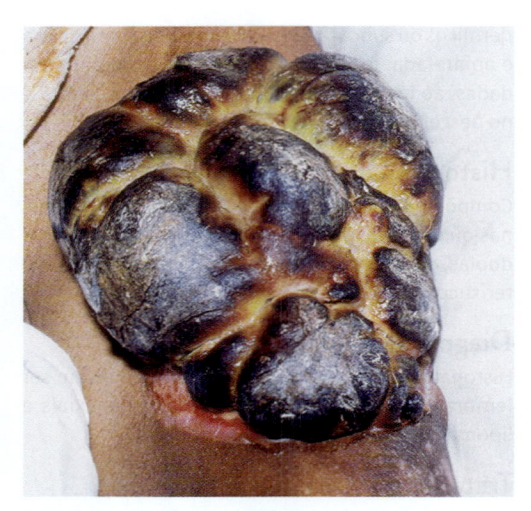

Figura 62.16 Carcinoma de células de Merkel. Grande massa exofítica ulcerada, recoberta por crostas necrótico-hemorrágicas.

Histopatologia

O tumor é formado por massas tumorais localizadas na derme, compostas por células monomorfas com núcleos redondos ou ovais e escasso citoplasma. Observa-se grande quantidade de mitoses, e sua caracterização depende de estudos imuno-histoquímicos e ultraestruturais.

Diagnose

Histopatológica e imuno-histoquímica; na diagnose diferencial, devem ser excluídos melanoma amelanótico, carcinomas indiferenciados, linfomas, neuroblastomas, neoplasias anexiais, hemangiomas, angiossarcoma e metástases cutâneas de carcinomas viscerais.

Tratamento

Dependerá da fase evolutiva da doença. Para tumores localizados, excisão cirúrgica ampla, inclusive havendo já indicação bem estabelecida da cirurgia micrográfica de Mohs para que se assegure a retirada completa da lesão. Também se preconiza estudo do nódulo sentinela para definição da conduta em relação aos linfonodos regionais e se advoga, pela agressividade do tumor, radioterapia do leito cirúrgico e dos linfonodos regionais. Quando há metástases aos linfonodos, indicam-se linfadenectomia radical e radioterapia coadjuvante; nas formas com doença já disseminada, utiliza-se quimioterapia.

63
Tumores e malformações vasculares

HISTÓRIA E CLASSIFICAÇÃO

O termo "hemangioma" foi empregado durante anos, de forma ampla e indiscriminada, para designar anomalias vasculares totalmente distintas quanto à sua gênese, às suas características clínicas e histopatológicas, à sua evolução e ao seu prognóstico.

Atualmente, uma nova classificação, adotada como oficial pela Sociedade Internacional para o Estudo de Anomalias Vasculares (ISSVA, International Society for the Study of Vascular Anomalies), divide as lesões vasculares em dois grupos: o de tumores vasculares e o de malformações vasculares. Os tumores vasculares são neoplasias da vasculatura (proliferação celular), enquanto as malformações vasculares são erros da morfogênese e classificadas de acordo com o vaso predominante (**Tabela 63.1**).

TUMORES VASCULARES

Hemangioma da infância

Tumor benigno mais comum da infância, ocorrendo em 5 a 10% das crianças com 1 ano de idade e atingindo até 30% daquelas com peso muito baixo ao nascimento (menos que 1.000 g). O risco de hemangioma é dez vezes maior nas crianças cujas mães foram submetidas à biópsia de vilo coriônico durante a gravidez e é nítida a predileção pelo sexo feminino, em uma razão que varia de 3:1 até 7:1.

Manifestações clínicas

As lesões são únicas em 80% dos doentes, sendo rara a presença de quatro ou mais lesões. A pele é o órgão mais comumente acometido, e as regiões da cabeça, do pescoço e do tronco são as mais afetadas.

Tabela 63.1 Tumores e malformações vasculares

Tumores vasculares	Malformações vasculares	
Hemangioma da infância	**Simples**	**Combinadas**
Hemangioma congênito rapidamente involutivo	Capilar (MC)	Fístula AV
Hemangioma congênito não involutivo	Linfática (ML)	MAV, MCV
Granuloma piogênico	Venosa (MV)	MCLV, MLV
Hemangioendotelioma kaposiforme		
Angioma em tufos	Venosa (MV)	MCLV, MLV

O tamanho pode variar de poucos milímetros até vários centímetros.

Em geral ausente ao nascimento, o hemangioma da infância torna-se aparente já no primeiro mês de vida. Ocasionalmente, pode-se detectar, ao nascimento, uma lesão precursora (**Figura 63.1**), que se apresenta, clinicamente, sob a forma de uma mancha anêmica, eritematosa e/ou equimótica, pequeno agrupamento de pápulas vermelho-vivo, ou ainda, telangiectasias circundadas ou não por um halo anêmico. Hemangiomas mais profundos (subcutâneos) podem se tornar aparentes mais tardiamente, alguns meses após o nascimento.

Podem ser divididos em superficiais, profundos ou combinados, de acordo com sua aparência clínica. Os superficiais, anteriormente denominados capilares, são mais comuns, bem delimitados, de cor vermelho-vivo, nodulares ou em placa, com pele normal ao redor, por vezes de aspecto semelhante a um morango (**Figura 63.2**). Restringem-se à derme papilar e reticular. Os hemangiomas profundos, anteriormente denominados cavernosos, são lesões nodulares, da cor da pele ou de tom azulado, algumas vezes com telangiectasias na superfície, sendo ocasionalmente possível observar vasos de drenagem na periferia (**Figura 63.3**). Acometem a derme profunda e o subcutâneo. As lesões mistas ou combinadas (**Figura 63.4**) apresentam tanto o componente superficial como o profundo.

Usualmente ausentes ao nascimento, ou presentes sob a forma de lesão precursora, praticamente todos os hemangiomas estão visíveis ao final do primeiro mês de vida. Segue-se uma fase de crescimento rápido que dura dos 6 aos 10 meses de idade, e, ao final do primeiro ano de vida, as lesões atingem seu tamanho máximo. Posteriormente, o hemangioma entra em uma fase quiescente, que persiste por alguns meses e, então, involui lentamente. Estima-se que 50% das lesões regridam, total ou parcialmente, até os 5 anos de idade, e 90%, até os 10 anos.

Os hemangiomas da infância podem ser classificados em localizados e segmentares. Os localizados são focais uniloculares e nitidamente delimitados, podendo ser únicos ou múltiplos. Os segmentares geralmente se apresentam de forma linear ou geográfica ao longo de um território cutâneo (dermátomo, metâmero) e apresentam maior morbidade, risco de complicações e associação com outras anomalias.

Complicações

Geralmente, ocorrem durante os 6 primeiros meses de vida, que correspondem ao período de maior crescimento dos hemangiomas.

A ulceração é a complicação mais frequente, ocasionando dor e desconforto quando acomete lábios, região perianal, genital ou flexuras. Sangramentos de pouca intensidade podem ocorrer e respondem bem à compressão direta, sendo raros os casos mais graves que demandam intervenção cirúrgica e/ou transfusões. Não existem evidências de que a ulceração, isoladamente, propicie uma involução mais rápida do hemangioma (**Figura 63.5**).

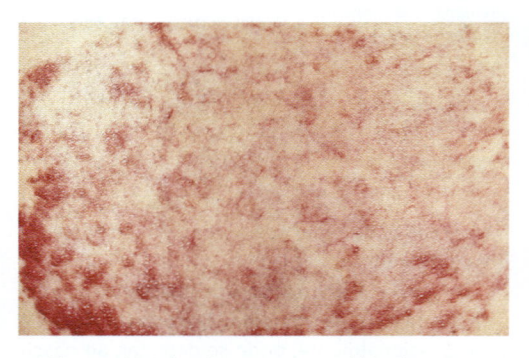

▲ **Figura 63.1** Lesão precursora. Mácula eritematosa com telangiectasias.

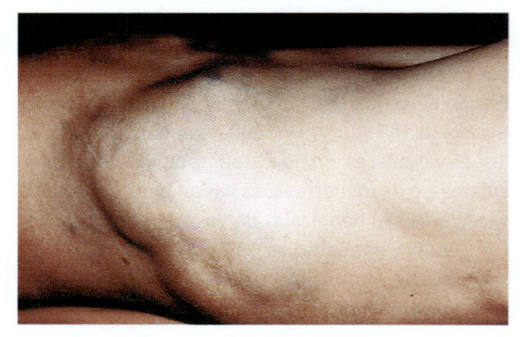

▲ **Figura 63.3** Hemangioma profundo. Massas subcutâneas com coloração arroxeada na pele sobrejacente.

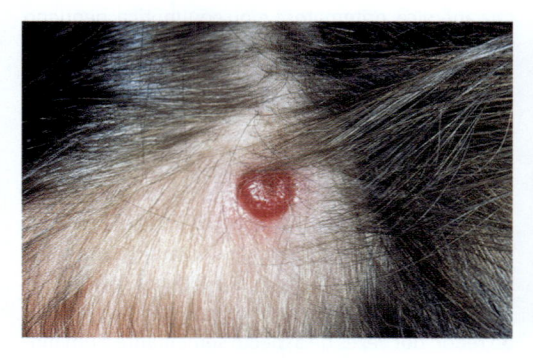

▲ **Figura 63.2** Hemangioma da infância. Forma superficial.

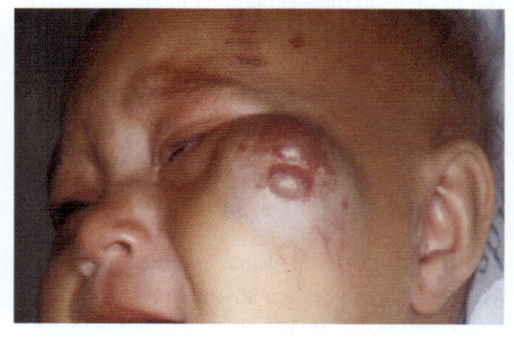

▲ **Figura 63.4** Hemangioma da infância. Forma combinada.

Histopatologia

As biópsias de lesões superficiais e profundas apresentam quadros histopatológicos semelhantes. Na fase de crescimento do hemangioma, observam-se agregados de células endoteliais proliferativas, constituindo cordões sólidos e massas, por vezes com formação de lúmen. Na fase involutiva, as células endoteliais se achatam, há formação de canais vasculares que vão se tornando cada vez mais proeminentes e ectásicos, levando à formação de grandes vasos de paredes delgadas.

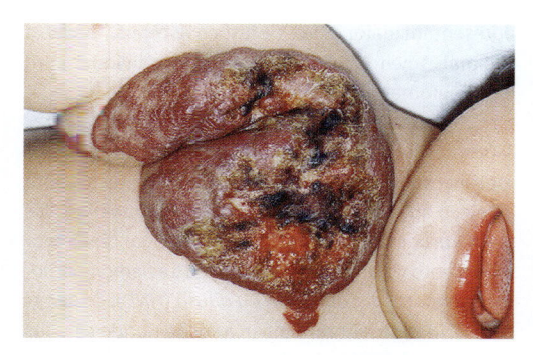

▲ **Figura 63.5** Hemangioma ulcerado.

Diagnose

Na quase totalidade dos casos, o diagnóstico pode ser realizado com base exclusivamente nos achados físicos e na história clínica. Entretanto, alguns hemangiomas podem ser confundidos com malformações vasculares ou com outros tipos de tumores.

A ultrassonografia (US) com *doppler* vem sendo empregada como um exame de *screening* por ser de baixo custo, fácil acesso e desprovida de risco, podendo ser realizada com pouca ou nenhuma sedação. Na fase proliferativa, observa-se uma massa sólida homogênea, bem delimitada, com vasos de alto fluxo (baixa resistência arterial e velocidades arteriais e venosas aumentadas). Essas características possibilitam a diferenciação entre os hemangiomas e as malformações de baixo fluxo, como as venosas, capilares e linfáticas, mas não permitem a sua distinção das malformações de alto fluxo, como as arteriovenosas. A US também é útil no diagnóstico diferencial com outros tumores comuns na infância, como cisto dermoide, lipoma ou meningocele.

A ressonância magnética (RM) é considerada o melhor exame para confirmar as características teciduais da lesão e sua extensão nos diversos planos anatômicos e para avaliar anomalias adjacentes associadas. A tomografia computadorizada (TC) com contraste pode substituir a RM, mas é mais imprecisa na avaliação das características teciduais e do fluxo sanguíneo.

A biópsia é recomendada nos casos em que há incerteza diagnóstica ou quando se faz necessário afastar a possibilidade de um tumor maligno. O marcador imuno-histoquímico específico para o hemangioma da infância é o GLUT 1 (*erythrocyte-type glucose transporter protein*), presente em todas as fases evolutivas do tumor (**Figura 63.6**).

O diagnóstico do hemangioma capilar na infância, em geral, não exige diagnósticos diferenciais, a

Os angiomas segmentares da face, particularmente os localizados na chamada "área da barba" (região pré-auricular, mandíbula, queixo, lábio inferior e região cervical anterior), apresentam maior risco de obstrução das vias aéreas pela presença de lesões em qualquer ponto do trato respiratório. Choro rouco, estridor bifásico (inspiração e expiração) e respiração ruidosa são sinais clássicos de hemangioma subglótico.

Algumas áreas anatômicas têm maior importância pelo impacto estético produzido pelos angiomas. É o caso de hemangiomas da infância localizados na ponta do nariz, que podem resultar em deformidade nasal, assim como angiomas nos lábios, que, ao se ulcerarem, podem produzir distorções permanentes na boca. Os hemangiomas na área mamária também podem levar a sequelas inestéticas.

A insuficiência cardíaca congestiva (ICC) é uma complicação rara e pode estar associada a hemangiomas de grandes dimensões ou múltiplos. É fundamental a pesquisa de lesões em outros órgãos, principalmente no fígado, uma vez que estas são a causa mais comum da ICC. Hemangiomas volumosos também podem cursar com hipotireoidismo, uma vez que a enzima 3-iodotironina-deiodinase, presente nos tecidos formadores do hemangioma, inativa o hormônio tireoidiano.

Alterações da visão podem ocorrer quando um hemangioma na região periorbital provoca obstrução do eixo visual, compressão do globo ocular ou se expande para o espaço retrobulbar. A alteração mais comum é o astigmatismo, mas outros distúrbios como ambliopia, ptose, erros de refração, estrabismo e ceratites podem ocorrer. A avaliação oftalmológica precoce e periódica é fundamental nesses casos.

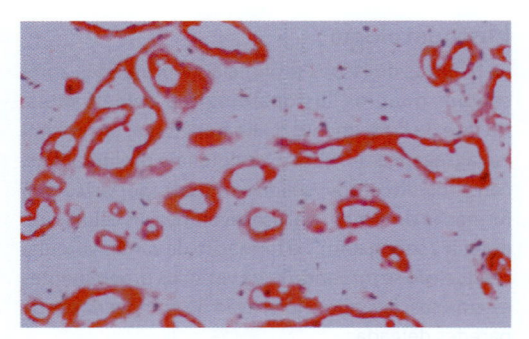

▲ **Figura 63.6** Imuno-histoquímica positiva para GLUT 1.

não ser em algumas situações. É claro que cabem, na diagnose diferencial, outros tumores e malformações vasculares. Os angiomas profundos devem ser diferenciados de outros tumores de partes moles, como o fibrossarcoma, o rabdomiossarcoma, os gliomas nasais, os lipoblastomas, o dermatofibrossarcoma protuberante e os neurofibromas.

Condições clínicas especiais envolvendo lesões angiomatosas

Existem condições em que os hemangiomas da infância podem produzir alterações sistêmicas: insuficiência cardíaca, hemangiomatose neonatal, síndrome PHACE (***p**osterior fossa anomalies,* ***h**emangioma,* ***a**rterial lesions,* ***c**ardiac abnormalities/coarctation of the aorta,* ***e**ye anomalies* – malformação da fossa posterior, hemangioma, anormalidades arteriais, cardíacas e oculares e fendas esternais ou abdominais), síndrome LUMBAR (***l**ower body congenital infantile hemangiomas and other skin defects;* ***u**rogenital anomalies and ulceration;* ***m**yelopathy;* ***b**ony deformities;* ***a**norectal malformations and arterial anomalies; and* ***r**enal anomalies* – hemangiomas infantis congênitos da porção baixa do dorso e outros defeitos epiteliais; anomalias urogenitais e ulceração; mielopatia; deformações ósseas; malformações anorretais e anomalias arteriais; e anomalias renais), hipotireoidismo e fenômeno de Kasabach-Merrit (FKM).

A insuficiência cardíaca decorre da presença de hemangiomas hepáticos de alto fluxo (outros órgãos que, com menor frequência, podem ser acometidos são sistema nervoso central [SNC], aparelho gastrintestinal e pulmões) e, mais raramente, da presença de hemangiomas cutâneos de grande tamanho. Essas complicações ocorrem em especial em indivíduos com hemangiomas segmentares extensos que apresentam maior índice de lesões viscerais. Também são mais sujeitos a essa complicação indivíduos com hemangiomatose neonatal.

Em raras ocasiões, a criança pode apresentar múltiplos hemangiomas cutâneos, com ou sem acometimento visceral. Quando as lesões se restringem à pele, o quadro é conhecido como *hemangiomatose neonatal benigna* (*HNB*) (**Figura 63.7**). Quando há acometimento visceral, o termo aplicado é *hemangiomatose neonatal disseminada ou difusa* (*HND*). Crianças com HNB apresentam uma involução rápida de suas lesões, geralmente nos primeiros 2 anos de vida, e um ótimo prognóstico. Já a HND apresenta um prognóstico reservado, com uma taxa de mortalidade entre 29 e 81%. Três critérios são necessários para o diagnóstico da HND: início no período neonatal; ausência de malignidade nos hemangiomas; e envolvimento de três ou mais órgãos.

O quadro clínico típico compreende múltiplos hemangiomas, variando de 2 mm a 2 cm de diâmetro, de cor vermelho-vivo ou azulada, presentes ao nascimento ou que se desenvolvem durante o período neonatal. Cerca de 83% das crianças com hemangiomatose possuem mais de cinco lesões cutâneas, mas o envolvimento visceral pode ocorrer com um número reduzido de hemangiomas cutâneos ou até mesmo na ausência deles. Os órgãos extracutâneos mais acometidos são fígado (64%), SNC (52%), aparelho gastrintestinal (52%), pulmões (52%), olhos (32%), boca e língua (44%).

É essencial o acompanhamento clínico precoce e periódico de todos os portadores de hemangiomatose em virtude da possibilidade de HND. As crianças com menos de 3 meses e com múltiplos hemangiomas são consideradas de risco.

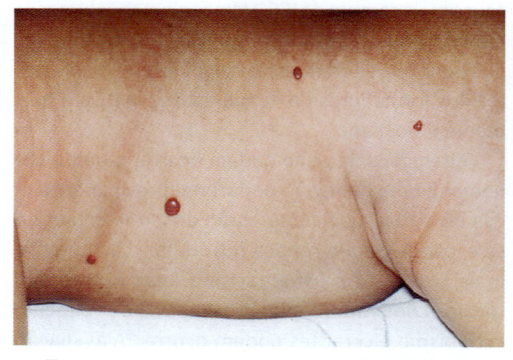

▲ **Figura 63.7** Hemangiomatose neonatal benigna. Múltiplos angiomas cutâneos sem lesões viscerais.

Tumores e malformações vasculares

Aproximadamente 30% dos hemangiomas da face podem associar-se à síndrome PHACE, que compreende malformações da fossa **p**osterior do cérebro, **h**emangioma segmentar da face, anomalias **a**rteriais e **c**ardíacas, alterações oculares (**e**yes) e deformidades esternais ou outros defeitos da linha média. A possibilidade da síndrome PHACES deve ser sempre considerada na criança portadora de hemangioma de grandes dimensões na face. Esses pacientes devem ser examinados cuidadosamente à procura de alterações oculares, cardíacas e neurológicas, bem como sintomas de obstrução das vias aéreas.

A síndrome LUMBAR compreende hemangioma da porção baixa (**l**ower) do dorso, anomalias **u**rogenitais, **m**ielopatia, deformidades ósseas (**b**ones), malformações **a**norretais, **a**rteriais e anomalias **r**enais.

A síndrome PELVIS (**p**erineal hemangioma, **e**xternal **g**enital malformations, **l**ipomyelomeningocele, **v**esicorenal abnormalities, **i**mperforate anus, and **s**kin tag) engloba hemangioma **p**erineal, malformações da genitália **e**xterna, **l**ipomielomeningocele, anormalidades **v**esicorrenais, ânus **i**mperfurado e acrocórdon.

O disrafismo espinal é a fusão defeituosa ou incompleta da rafe espinal, embora o termo englobe anomalias distintas, como a meningocele, mielomeningocele, mieloquisia, espinha bífida oculta, espinha presa, lipoma intraespinal, lipomielomeningocele e cisto dermoide. Hemangiomas da região lombossacral associam-se com grande frequência ao disrafismo espinal, o que implica a necessidade de uma pesquisa ampla de alterações neurológicas em crianças portadoras dessas anomalias vasculares nessa região.

O fenômeno de Kasabach-Merrit (FKM) é a associação de tumores vasculares com coagulopatia trombocitopênica de consumo. Quando o FKM foi descrito, a lesão vascular presente foi erroneamente classificada como hemangioma capilar. Hoje, sabe-se que esse fenômeno é raro nos hemangiomas congênitos e nunca ocorre nos hemangiomas da infância. Na realidade, é condição associada ao hemangioendotelioma kaposiforme e ao angioma em tufos.

As crianças portadoras do FKM apresentam, ao nascimento ou nas primeiras semanas de vida, massas infiltradas, firmes, vermelho-violáceas, que acometem a cabeça, o tronco ou os membros, acompanhadas de trombocitopenia grave. Apesar de a etiopatogenia não ser totalmente esclarecida, considera-se que há o sequestro e a destruição de plaquetas dentro do tumor. As complicações mais comuns são hemorragias, ICC por alto débito, choque e óbito. Se a criança sobrevive, as lesões residuais são mais desfigurantes do que as do hemangioma típico e geralmente deixam sequelas. A taxa de mortalidade pode chegar a 30%.

Tratamento

Estima-se que apenas 10 a 20% dos hemangiomas precisem ser tratados. Entre eles, incluem-se os que implicam acometimento da visão, os que produzem obstrução das vias aéreas, do conduto auditivo e do reto, aqueles que provocam ICC e hemorragias, os que se ulceram ou infectam e as lesões que, ao involuírem, produzem resultados estéticos comprometedores. O tratamento deve levar em consideração a idade do paciente, o tamanho, o número e a localização das lesões, seu estágio evolutivo e a presença de outros sintomas associados.

A conduta expectante, adotada na maioria dos casos, exige uma sólida relação de confiança entre o médico e os familiares, que estão frequentemente estressados com a lesão da criança. É fundamental uma discussão ampla e detalhada abordando as vantagens e as eventuais desvantagens dessa opção terapêutica. O acompanhamento deve ser regular e periódico, preferencialmente com documentação fotográfica. A resolução espontânea de lesões mais volumosas gera resíduo fibroadiposo que, posteriormente, pode necessitar de correção cirúrgica.

A maioria das ulcerações pode ser tratada apenas com cuidados básicos, como limpeza; uso de compressas umedecidas com soro fisiológico, para desbridamento; e antibióticos tópicos, para prevenir ou tratar infecções. O controle da dor pode ser obtido com analgésicos orais e/ou com o uso criterioso de anestésico local por curtos períodos. Deve-se evitar a associação prilocaína e lidocaína em virtude do risco de meta-hemoglobinemia causada pela prilocaína. Outras formas de tratamento incluem laserterapia, corticoterapia sistêmica, interferon e propranolol.

Atualmente, o medicamento de primeira escolha no tratamento dos hemangiomas infantis é o propranolol. Os mecanismos de ação desse betabloqueador não seletivo ainda não estão elucidados, mas certamente envolvem a indução da apoptose das células endoteliais, inibição do fator de crescimento endotelial vascular (VEGF) (fator angiogênico produzido pelo estímulo dos receptores β), vasoconstrição e inibição dos sistemas renina-angiotensina (hemangiomas da infância expressam receptores de angiotensina II). Seus efeitos colaterais clássicos são bradicardia, hipotensão, broncoespasmo (contraindicado em asmáticos), hipoglicemia, extremidades frias e distúrbios do sono. Recomenda-se avaliação cardiológica dos pacientes candidatos ao uso do propranolol. A dose recomendada é de 2 a 3 mg/kg/dia, em escala crescente, administrada a cada 8 horas, preferencialmente após alimentação. Os melhores resultados são obtidos quando a medicação é introduzida precocemente, na fase de crescimento do hemangioma. As ulcerações, quando presentes, têm rápida resolução com o propranolol. O tratamento deve ser mantido durante todo o período de crescimento do tumor. A redução da dose deve ser gradual e estender-se por 30 dias.

Betabloqueadores tópicos sob forma de colírios (timolol gel 0,5%) podem ser empregados em lesões de pequenas dimensões como tratamento de manutenção após suspensão do uso sistêmico ou, ainda, para acalmar pais ansiosos nos casos de conduta expectante.

Além do propanolol, que hoje é a primeira escolha no tratamento, também são efetivos os corticosteroides sistêmicos e o interferon, que eram as medidas disponíveis e efetivas utilizadas anteriormente à introdução do propanolol.

A corticoterapia sistêmica, anteriormente a primeira opção terapêutica, ainda tem seu papel, quer como tratamento isolado ou associado ao propanolol. É empregada especialmente nos hemangiomas grandes ou agressivos que colocam em risco a função de um órgão. Os melhores resultados são observados quando o tratamento é instituído na fase proliferativa do tumor, ou seja, durante o primeiro ano de vida.

Administra-se prednisona ou prednisolona, 2 a 3 mg/kg/dia, via oral (VO), em uma única tomada matinal. A via parenteral pode ser utilizada quando há impedimento da via oral, com hidrocortisona ou metilprednisolona em doses equivalentes. Doses maiores, eventualmente empregadas em casos mais graves, implicam considerável aumento dos efeitos colaterais. Essa dose deve ser mantida durante 3 a 8 semanas, iniciando-se, então, uma redução lenta a fim de evitar o efeito rebote. Na maior parte dos casos, o tratamento se estende até que a criança atinja 10 meses de vida, idade em que o crescimento do tumor geralmente já cessou.

Hemangiomas sensíveis aos corticosteroides apresentam uma resposta rápida já evidente nas primeiras 2 ou 3 semanas de tratamento. Se, ao final do primeiro mês, a lesão se mantiver inalterada ou com redução mínima, a medicação deve ser suspensa, e outras alternativas terapêuticas, aventadas.

Os efeitos colaterais mais comuns são face cushingoide, retardo de crescimento, irritabilidade, sintomas gástricos e infecção por cândida. Em todas as crianças com retardo de crescimento, observa-se recuperação das curvas de desenvolvimento, após a suspensão da corticoterapia, até os 2 anos de idade. Hipertensão e miopatia são eventos raros. As vacinas por vírus vivo atenuado devem ser suspensas durante o tratamento e retomadas 1 mês após a suspensão da medicação. Crianças em tratamento e expostas ao vírus varicela-zóster devem receber imunoglobulina específica até 72 horas após o contato para prevenção de uma infecção disseminada.

Dotados de ação inibidora da angiogênese, os interferons-α (IFN-α 2a e 2b) também têm sido empregados em alguns poucos casos na fase de crescimento (primeiro ano de vida) dos hemangiomas resistentes aos corticosteroides. O fármaco deve ser utilizado na dose de 1 a 3 milhões de unidades/m^2/dia, via subcutânea, por 6 a 14 meses. Os efeitos colaterais mais comuns são febre, irritabilidade e sintomas semelhantes aos de um quadro gripal. Neutropenia, anemia e elevação das enzimas hepáticas são discretas e transitórias. A reação adversa mais temida é a diplegia espástica, relatada em até 20% dos casos e com risco aparentemente proporcional à dose e duração do tratamento. Embora reversível na maioria das vezes, há relatos de casos com permanência do quadro neurológico. Por essa razão, os IFN-α devem ser criteriosamente reservados para os hemangiomas que representam uma séria ameaça ao funcionamento de um órgão vital e que não responderam à terapêutica convencional com propranolol ou corticosteroides.

Medicamentos antineoplásicos têm sido utilizados em raros casos em virtude da natureza proliferativa do hemangioma. A vincristina e a ciclofosfamida apresentam bons resultados no tratamento do FKM e podem ser uma alternativa nos raros casos de hemangiomas da infância que não respondem ao propranolol, ao corticosteroide ou ao IFN-α. A dose preconizada de vincristina é de 0,05 mg/kg, em crianças com menos de 10 kg, ou 1,5 mg/m^2, nas crianças com mais de 10 kg, via intravenosa (IV), em sessão semanal. O número de sessões varia com a resposta ao tratamento, sendo, em média, necessárias de 2 a 5.

Atualmente, há relatos esporádicos do uso de imiquimode. Também tem sido empregada, com resultados promissores, a rapamicina (sirolimo), inibidor da m-TOR em casos excepcionais de anomalias vasculares, principalmente nas lesões com proliferação linfática associada.

Crianças com PHACES e anomalias vasculares cerebrais podem sofrer isquemia com infarto cerebral.

As doses devem ser administradas a cada 8 horas, e recomenda-se iniciar com 0,17 mg/kg/dose, e, após 2 dias, não havendo anormalidades, aumentar-se para 0,33 mg/kg/dose, e, posteriormente, para 0,67 mg/kg/dose, que corresponde à recomendada de 2 mg/kg/dia. Devem ser feitos previamente eletrocardiograma, ecocardiograma e estudo cardiológico com análise do pulso e da pressão arterial.

A cirurgia está indicada nos casos de emergência, naqueles em que não há resposta aos tratamentos sistêmicos ou, ainda, por razões estéticas, podendo ser empregada sob forma de embolização, ligação arterial seletiva ou exérese simples, com ou sem reconstrução plástica. Hemangiomas volumosos da ponta do nariz que produzem deformidade conhecida como nariz de Cyrano, lesões perioculares com acometimento da visão e hemangiomas pequenos, de fácil excisão, que apresentam sangramentos e infecções repetidas, são bons candidatos à cirurgia.

A reparação cirúrgica dos defeitos resultantes da regressão da lesão deve ser realizada depois dos 10 anos, idade em que o hemangioma já atingiu seu ponto máximo de involução. Nos casos em que regride lentamente e os riscos de cicatrizes inestéticas são consideráveis, o tratamento cirúrgico pode ser antecipado para os 4 ou 5 anos de idade. Nessa faixa etária, a criança já tem consciência do próprio corpo e pode sofrer constrangimentos no seu ambiente social, principalmente quando portadora de lesões em locais visíveis como a face.

O laser está indicado para tratamento da fase proliferativa, de hemangiomas ulcerados e de telangiectasias residuais. A maior restrição ao seu emprego é que o componente profundo do hemangioma não é afetado pelo tratamento. O tipo mais empregado é o PDL (pulsed dye laser), e geralmente é necessária a sedação dos pacientes, especialmente aqueles com poucos anos de idade. A crioterapia é recomendada para lesões de pequenas dimensões, sendo geralmente necessárias mais de uma sessão. A prática da radioterapia, muito realizada no passado, está quase abandonada atualmente em virtude de suas sequelas a longo prazo. É reservada para os casos que ameaçam a vida e que não responderam a outros tratamentos.

Hemangiomas congênitos

Hemangiomas congênitos são tumores vasculares raros, considerados anteriormente variantes do hemangioma da infância por compartilharem várias características clínicas, radiológicas e histológicas. O avanço da microscopia e da imuno-histoquímica permitiu distingui-los. Os hemangiomas congênitos são GLUT 1-negativos, e toda a sua fase de crescimento é intrauterina. São divididos em dois tipos de tumor: hemangiomas congênitos de involução rápida (RICH, *rapid involuting congenital hemangiomas*) e hemangiomas congênitos não involutivos (NICH, *non involuting congenital hemangiomas*).

Os hemangiomas congênitos tipo RICH não apresentam crescimento após o nascimento e regridem nos primeiros meses de vida (6-14 meses). Localizam-se nos membros, especialmente sobre as articulações e na região cefálica, próximo aos pavilhões auriculares sob a forma de tumores volumosos violáceos ou azulados circundados por halo mais claro com telangiectasias grosseiras na superfície. Calcificações podem ser detectadas ao ultrassom e pode haver alterações hematológicas semelhantes ao FKM. A histologia revela lobularidade, estroma fibrótico, trombose focal, esclerose dos capilares lobulares e poucos mastócitos e capilares em proliferação com paredes espessas.

A conduta é conservadora, uma vez que ocorre regressão nos primeiros meses de vida. Apenas está indicada cirurgia para casos com necrose extensa e risco de hemorragia.

O NICH compartilha as características clínicas e histológicas do RICH, mas as lesões são mais discretas, lembrando um hemangioma infantil em regressão. Cresce apenas acompanhando o desenvolvimento da criança e, ao ultrassom, mostra riqueza vascular com microfístulas arteriovenosas. Seu tratamento é a exérese cirúrgica.

Existem casos de RICH que, após o crescimento inicial, estabilizam-se, mas não regridem. São chamados de hemangiomas congênitos de involução parcial (PICH, *partially involuting congenital hemangiomas*). Também existem casos de RICH ou NICH ao nascimento que evoluem para clássicos hemangiomas da infância.

Granuloma piogênico

Também denominado hemangioma lobular capilar, é uma lesão vascular adquirida, semelhante, clínica e histologicamente, ao hemangioma da infância, porém com dimensões menores. Tende a ocorrer na mucosa e na pele de crianças e adultos jovens. Aparece subitamente, geralmente sem história prévia de trauma, preponderantemente nas bochechas, nas pálpebras, nas extremidades e em malformações capilares. Pode ser séssil ou pedunculado e apresenta episódios repetidos de sangramento com formação de ulceração superficial (**Figura 63.8**). Na diagnose diferencial, cabem o melanoma amelanótico e o carcinoma espinocelular. O granuloma gravídico é uma variante que ocorre na gravidez, é localizado nas gengivas e involui após o parto. Seu tratamento se dá pela remoção da lesão por excisão cirúrgica, eletrocauterização, cauterização química ou crioterapia.

Hemangioendotelioma kaposiforme

Tumor vascular agressivo da infância (**Figura 63.9**), frequentemente associado à trombocitopenia grave (fenômeno de Kasabach-Merritt). Presente ao nascimento ou na infância precoce e sem predileção por sexo, acomete outras áreas além do segmento cervicofacial, como extremidades, tronco e região retroperitoneal. A lesão é endurada, vermelho-violácea e de crescimento rápido. Histologicamente, é um tumor mais invasivo do que o hemangioma comum.

Quanto ao tratamento, lesões localizadas podem ser tratadas cirurgicamente. Corticosteroides sistêmicos, vincristina e IFN-α, além de antiagregantes plaquetários (ácido acetilsalicílico e clopidogrel), são opções terapêuticas clássicas.

Angioma em tufos

Atualmente, admite-se tratar-se de variante superficial do hemangioendotelioma kaposiforme. Observa-se semelhança histopatológica e a possibilidade de sofrer o FKM. Ocorre em crianças e adultos jovens, sendo, por vezes, congênito.

As lesões apresentam-se como máculas ou placas angiomatosas, avermelhadas ou castanho-avermelhadas, localizadas nos ombros, no pescoço ou no tronco, de crescimento lento (**Figura 63.10**). Pode ocorrer o FKM, e, principalmente nas fases de sequestro plaquetário, as lesões são dolorosas. Elas podem involuir com fibrose, mas dificilmente desaparecem por completo.

A diagnose é clínica e histopatológica, e, na diagnose diferencial, devem ser considerados outros hemangiomas da infância, malformações vasculares e o sarcoma de Kaposi.

O tratamento de escolha é a excisão cirúrgica, embora as recidivas sejam frequentes. O *laser* de argônio pode ser útil. Corticosteroides em altas doses, VO, IFN-α e propranolol podem propiciar regressão do processo.

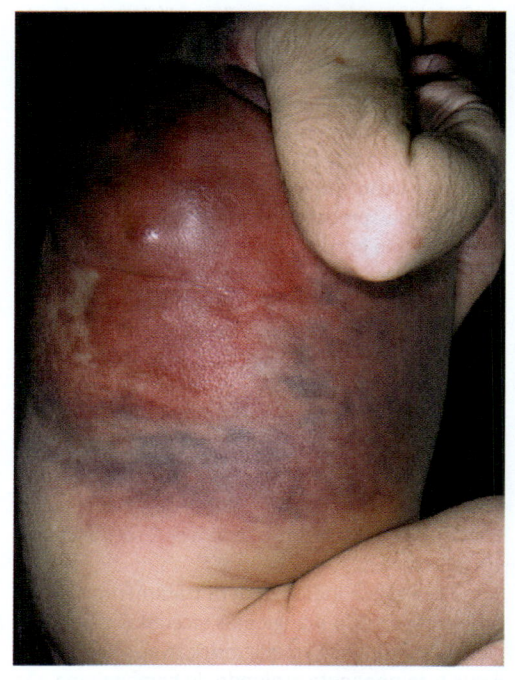

▲ **Figura 63.9** Hemangioendotelioma kaposiforme.

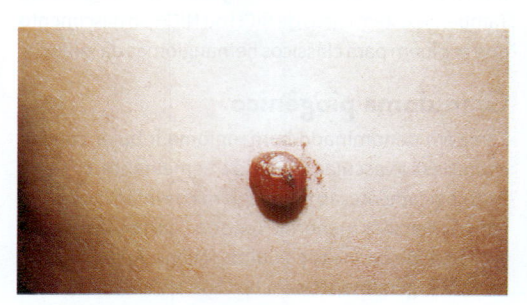

▲ **Figura 63.8** Granuloma piogênico. Lesão papulonodular pedunculada de cor vermelha e superfície sangrante.

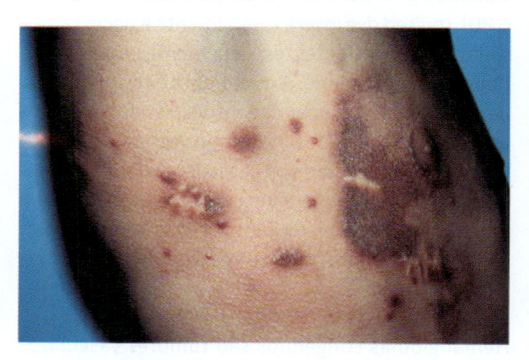

▲ **Figura 63.10** Angioma em tufos. Pápulas e placas infiltradas e violáceas no tronco.

MALFORMAÇÕES VASCULARES

Conceito e classificação

As malformações vasculares resultam de erros na morfogênese dos vasos cujas células endoteliais apresentam um ciclo proliferativo normal. As lesões estão presentes ao nascimento em 90% dos casos, desenvolvem-se proporcionalmente ao crescimento da criança, não involuem espontaneamente, e a relação sexo masculino/feminino é de 1:1. Embora esporádicas, podem eventualmente ser familiares e geneticamente determinadas.

São categorizadas conforme a natureza dos canais vasculares (capilares, arteriais, venosos ou linfáticos), sendo comum a coexistência dos diferentes vasos em uma mesma lesão.

Malformações vasculares capilares

Mancha-vinho-do-porto

Impropriamente denominada hemangioma plano, é frequentemente referida como *nevus flammeus*, embora esse termo seja também utilizado como sinônimo de "mancha-salmão". Como essas duas lesões têm significado e prognóstico distintos, o termo *nevus flammeus* deve ser rejeitado. A mancha-vinho-do-porto é uma malformação vascular presente ao nascimento, sem tendência à involução. Comumente unilateral e segmentar, costuma respeitar a linha média. Aumenta proporcionalmente ao crescimento da criança e pode estar presente em qualquer área do corpo, sendo a face e a região cervical os locais mais comuns (Figura 63.11). As lesões podem ser róseas na infância, mas tendem a se tornar vinhosas com a idade. Inicialmente, são totalmente maculares, porém, com a idade, especialmente após a quarta década, podem apresentar superfície irregular, espessada e nodular. Em poucas crianças, a lesão pode se tornar mais clara com a idade, mas a regressão total é excepcional. A lesão branqueia levemente à digitopressão e a cor se intensifica com o choro da criança. Microscopicamente, a mancha-vinho-do-porto é composta por capilares dilatados maduros na derme, sem nenhuma evidência de proliferação celular. Há relatos de casos de manchas-vinho-do-porto familiares, adquiridas, bilaterais e simétricas. A terapêutica de escolha é o *pulsed dye laser*.

A *síndrome de Sturge-Weber* caracteriza-se pela presença da mancha-vinho-do-porto na região do primeiro ramo do nervo trigêmeo, com anomalias vasculares ipsilaterais na leptomeninge, estando presentes um ou mais dos seguintes sinais ou sintomas: epilepsia, hemiparesia ou hemiplegia, calcificações intracranianas, atrofia cerebral e lesões vasculares da coroide ipsilateral associadas a glaucoma (**Figura 63.12**). Apenas 10% dos portadores de mancha-vinho-do-porto localizada na área inervada pelo ramo oftálmico apresentam a síndrome. Os pacientes cujas manchas vasculares se distribuem apenas ao longo das regiões dos ramos sensoriais maxilares e mandibulares não apresentam risco de doença neuro-ocular. Portanto, a

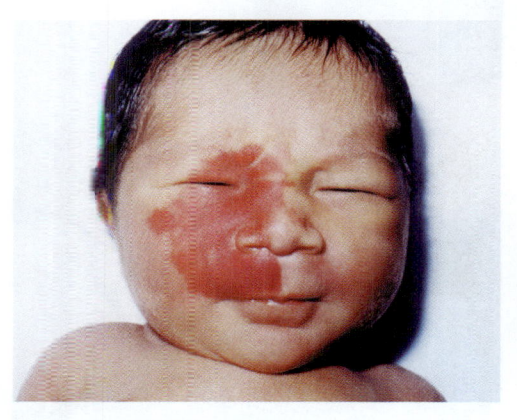

▲ **Figura 63.11** Mancha-vinho-do-porto na face (área de inervação dos primeiro e segundo ramos do trigêmeo).

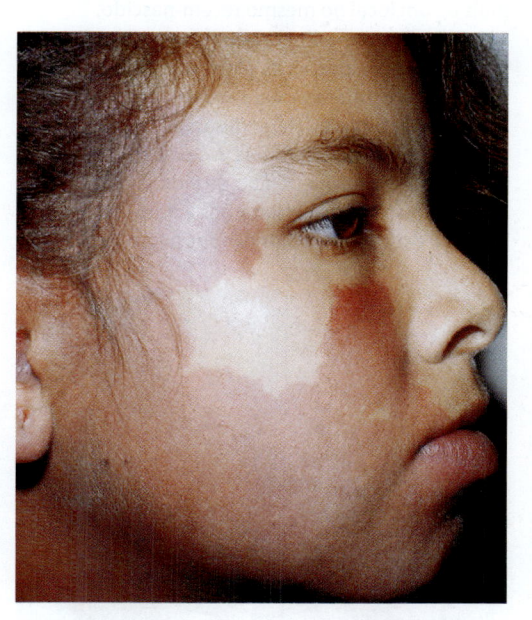

▲ **Figura 63.12** Doença de Sturge-Weber. Mancha-vinho-do-porto sobre a área de inervação do trigêmeo.

avaliação oftalmológica repetida e a TC do crânio estão indicadas apenas para os pacientes com mancha-vinho-do-porto na área oftálmica.

O risco de glaucoma aumenta quando há acometimento dos ramos oftálmico e maxilar em conjunto, podendo ocorrer em 45% dos pacientes. Em 50% deles, os sintomas das lesões intracranianas surgem no primeiro ano de vida, e, muito raramente, iniciam-se após os 20 anos de idade. As convulsões, que podem ocorrer em 80% dos casos, são geralmente precoces, com início nos três primeiros meses de vida. Hemiplegia é relatada em até 30% dos casos, e retardo mental, em 60%. Lesões na mucosa oral podem estar presentes.

Mancha salmão

Apresenta-se como lesões planas, róseas ou avermelhadas, muitas vezes com telangiectasias, localizadas na região occipital, na nuca, na glabela, na fronte, nas pálpebras superiores e nas regiões nasolabiais (**Figura 63.13**). As lesões geralmente sobressaem quando a criança chora e podem desaparecer totalmente quando comprimidas. Localizam-se, quase sempre, na linha média, exceto as lesões das pálpebras, e devem ser diferenciadas da mancha vinho-do-porto, que tende a ser unilateral e mais vinhosa. As manchas-salmão geralmente estão presentes em mais de um local no mesmo recém-nascido.

As lesões das pálpebras parecem regredir mais rapidamente do que as da glabela, e estas de forma mais rápida do que as localizadas na região da nuca. A grande maioria das lesões desaparece até os 6 anos de idade; aquelas localizadas nas pálpebras e na glabela, durante o primeiro ano de vida. A persistência da mancha na região occipital nos adultos é frequente e ocorre em até 50% dos indivíduos.

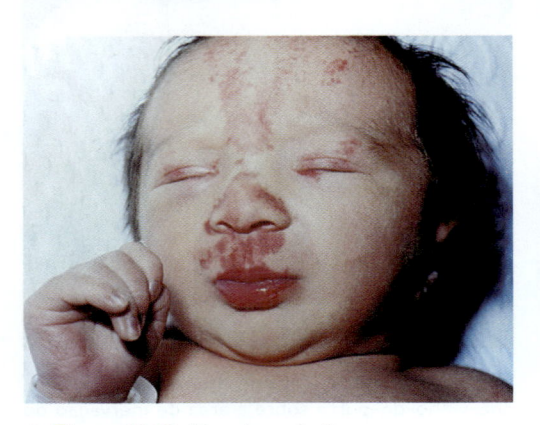

▲ **Figura 63.13** Mancha-salmão.

Telangiectasias

A telangiectasia essencial (localizada ou generalizada) é uma alteração vascular frequente em mulheres, geralmente nas extremidades inferiores, e que se instala durante ou após a puberdade. Pode se apresentar como linhas finas irregulares, máculas puntiformes ou estrelares, com ou sem halo anêmico.

A *telangiectasia hemorrágica hereditária* (síndrome de Rendu-Osler-Weber) é um distúrbio autossômico dominante (ver Capítulo 29).

A *ataxia-telangiectasia* (síndrome de Louis-Bar) é uma doença autossômica recessiva (ver Capítulo 29) que se caracteriza por ataxia cerebelar associada a telangiectasias oculares, principalmente na conjuntiva bulbar. Pode acometer a face, o pescoço e o dorso das mãos. Há deficiências na imunidade humoral e celular que propiciam infecções respiratórias de repetição. Também ocorrem disfunções endócrinas, envelhecimento precoce e grande tendência a linfomas, leucemias e carcinomas.

Cútis *marmorata* telangiectásica congênita

Designada também síndrome de van Lohuizen, é uma lesão vascular reticulada, de cor azul-violeta; em geral, presente ao nascimento e que, diferentemente do livedo reticular, está sempre visível, ainda que possa ficar mais acentuada com o frio (**Figura 63.14**). As lesões

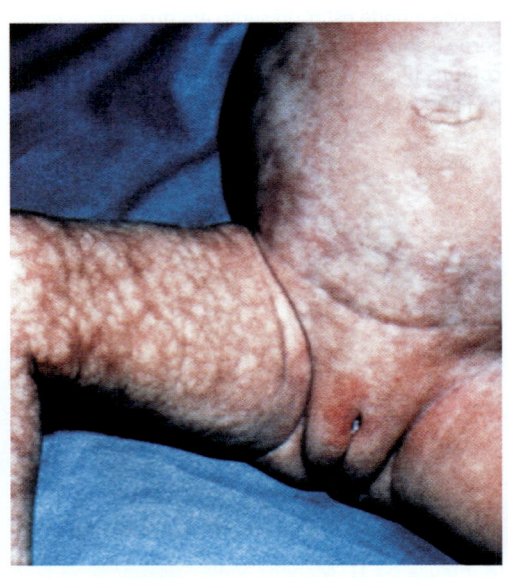

▲ **Figura 63.14** Cútis *marmorata* telangiectásica. Lesões eritematovioláceas reticuladas disseminadas.

cutâneas tendem a melhorar espontaneamente, sobretudo nos dois primeiros anos de vida. Podem ser localizadas ou mais extensas, mas não há relatos de formas generalizadas. Anomalias associadas incluem assimetria do corpo, outras anomalias vasculares, glaucoma, aplasia cutânea congênita, fenda palatina, retardo mental ou psicomotor, atrofias cutâneas e ulcerações.

Malformações linfáticas

Presentes ao nascimento em 60% dos casos, tornam-se aparentes até o segundo ano de vida em 90%, geralmente não regridem espontaneamente e podem aumentar de volume por hemorragia, acúmulo de líquidos ou inflamação.

Compreendem o linfedema consequente à aplasia ou à hipoplasia dos vasos linfáticos ou dos linfonodos e as malformações linfáticas propriamente ditas decorrentes de hiperplasia dos vasos linfáticos.

As malformações linfáticas são classificadas como microcísticas (linfangiomas circunscritos), macrocísticas (higromas císticos) ou combinadas (linfangiomas profundos), e podem ser superficiais, envolvendo pele e mucosas; ou profundas, atingindo, raramente, vísceras.

- **Malformações microcísticas:** Compõem-se de vasos linfáticos microscópicos anômalos. Apresentam-se como placas compostas por agrupamentos de vesículas, de conteúdo claro ou vermelho-escuro, pela presença de sangue e linfa. Pode haver edema e exsudação de linfa por ruptura das vesículas superficiais, inflamação e infecção secundária. Localizam-se, mais frequentemente, na região inguinal, nos membros e na boca, particularmente na língua, onde podem se infiltrar extensamente (**Figura 63.15**).

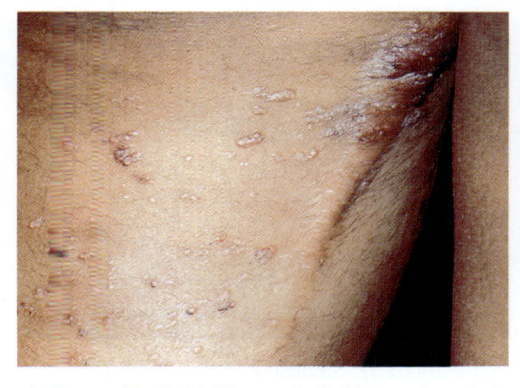

- **Malformações macrocísticas:** Compõem-se de cistos linfáticos revestidos por endotélio. Apresentam-se como massas císticas, translúcidas, de consistência mole, sob pele de aspecto normal, que podem sofrer hemorragia, tornando-se edematosas, dolorosas e violáceas. São mais frequentes no pescoço, nas axilas e na parede lateral do tórax.

- **Malformações combinadas (micro e macrocísticas):** Com frequência, atingem os ossos, produzindo acentuadas hipertrofias que levam a importantes deformidades. Na face, formam deformidades maxilares e mandibulares; na língua, podem produzir macroglossia importante (**Figura 63.16**); e, na região orbital, transtornos visuais. Essas lesões podem sofrer hemorragias e inflamações abruptas que aumentam o seu volume, podendo ocasionar complicações significativas na língua (extrusão) e na base da língua (dificuldades respiratórias que podem exigir traqueotomia). Também podem sofrer infecções secundárias importantes e graves.

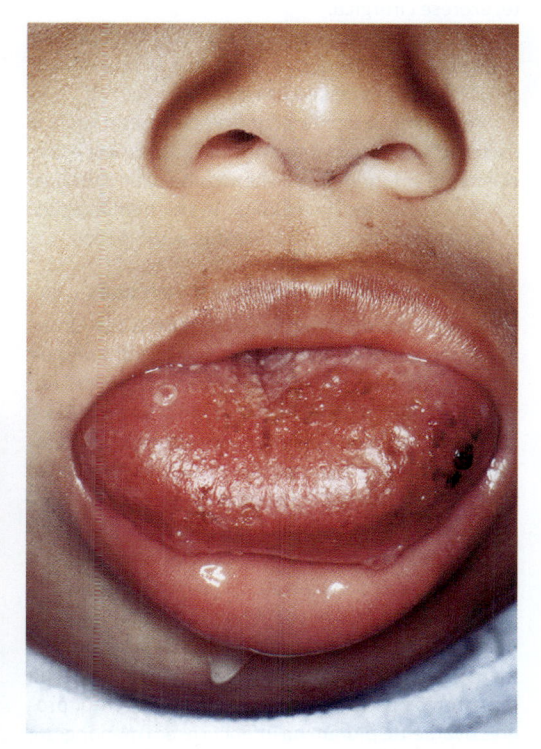

▲ **Figura 63.15** Malformação linfática microcística. Múltiplas lesões vesiculares agrupadas.

▲ **Figura 63.16** Malformação linfática combinada. Macroglossia, podendo ser observadas algumas vesículas de conteúdo claro na superfície.

Histopatologia

Nas malformações microcísticas, revelam-se vasos linfáticos dilatados contendo linfa ou linfa e eritrócitos localizados na derme superficial. Nas macrocísticas, observam-se estruturas císticas com linfa ou linfa e eritrócitos revestidos por endotélio. Nas associadas, os dois tipos de alterações ocorrem em conjunto.

Diagnose

Clínica e histopatológica, mas exames complementares podem ser úteis na complementação diagnóstica e na avaliação da extensão da enfermidade visando-se ao planejamento terapêutico.

As lesões podem ser estudadas por US, TC e ressonância nuclear magnética.

Na diagnose diferencial, devem ser considerados os linfedemas, angiomas e angioqueratomas, glomangiomas e outros tumores vasculares.

Tratamento

As formas superficiais podem ser tratadas por eletrocoagulação, crioterapia, laserterapia e, eventualmente, exérese cirúrgica.

As formas profundas somente são tratadas por cirurgia quando exequível, ainda que às vezes sejam possíveis apenas ressecções parciais.

Atualmente, confere-se grande importância à escleroterapia no tratamento dessas lesões, especialmente em condições de impossibilidade cirúrgica.

Nos episódios de agudização por hemorragias, indica-se repouso, e, nas infecções, antibióticos.

Malformações vasculares venosas

Erroneamente denominadas hemangiomas cavernosos, apresentam um largo espectro, variando de ectasias cutâneas isoladas até lesões volumosas envolvendo múltiplos tecidos e órgãos. São macias e compressíveis e não resultam em alteração na temperatura da pele, frêmitos ou sopros. Malformações venosas puras geralmente apresentam uma cor azulada na pele ou na mucosa suprajacente, enquanto as combinadas capilares venosas exibem um tom vermelho-escuro a violáceo.

As malformações venosas são hemodinamicamente inativas, de baixo fluxo. Apresentam um aumento de volume quando a pessoa está em pé ou faz esforços físicos. Presentes ao nascimento, progressivamente pioram na infância e, em menor grau, durante a vida adulta. Podem também aumentar de volume com a gravidez ou em decorrência de trauma. Geralmente, não envolvem apenas a pele, mas também as estruturas subjacentes, como músculo e fáscia. Não há um supercrescimento dos membros, diferenciando-se, assim, das malformações vasculares combinadas, como a síndrome de Klippel-Trenaunay.

O diagnóstico é clínico na maioria dos casos, mas uma radiografia simples pode revelar flebólitos (trombos calcificados) já na idade de 2 a 3 anos. Essas calcificações arredondadas são patognomônicas de lesões vasculares venosas. A radiografia simples pode ser útil também para avaliar distorções ósseas. A RM é o melhor exame para delimitar a malformação vascular.

Em geral, as malformações vasculares venosas não podem ser completamente erradicadas. O tratamento comum é a escleroterapia, com a injeção local de soluções esclerosantes como álcool a 95% ou sulfato tetradecil de sódio 1% para lesões pequenas. A ressecção cirúrgica pode ser realizada após obliteração obtida por meio da escleroterapia.

Na síndrome *blue rubber bleb nevus* (síndrome de Bean), as malformações vasculares estão presentes na pele e nas vísceras. As lesões cutâneas se caracterizam por nódulos azulados, isolados ou agrupados, macios, dolorosos ou não (**Figura 63.17**). Há casos em que a cor violácea está ausente e as lesões se assemelham a um mamilo elástico (*rubber bleb*). As lesões viscerais acometem principalmente o trato gastrintestinal (esôfago, estômago, intestino delgado e grosso, ânus, mesentério), gerando sangramentos recorrentes, anemia ferropriva e, mais raramente, choque hipovolêmico. Também podem ser acometidos: cavidade oral, nasofaringe, genitália, bexiga, cérebro, medula espinal, fígado, baço, pulmões, ossos e músculos.

As lesões vasculares cutâneas podem ser tratadas com escleroterapia, excisão, criocirurgia e *laser*. As lesões viscerais com sangramento podem requerer fotocoagulação ou ressecção cirúrgica.

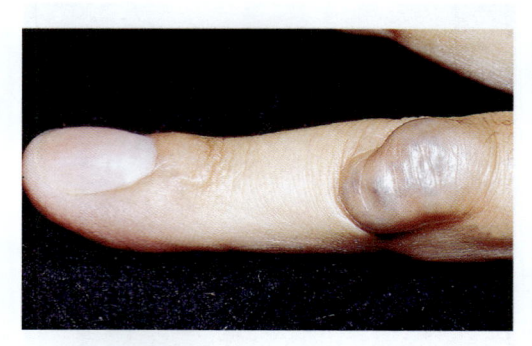

▲ **Figura 63.17** Síndrome *blue rubber bleb nevus*. Lesão de hemangioma cavernoso no dedo como elemento da síndrome.

Malformações vasculares arteriais

Malformações arteriais (atresia, ectasia, aneurisma ou coarctação), malformações arteriovenosas (conglomeração difusa ou localizada de artérias e veias com fístulas vasculares microscópicas) e fístulas arteriovenosas (*shunts* entre braços arteriais e veias vizinhas) são anomalias vasculares de alto fluxo caracterizadas por aumento da temperatura local, frêmito e sopro. As malformações vasculares arteriais puras, como os aneurismas, as estenoses e as ectasias, raramente ocorrem na pele como lesões sintomáticas, uma vez que nesse órgão, ao contrário do cérebro, uma fístula arteriovenosa geralmente é resultado de um trauma.

OUTROS TUMORES VASCULARES

Glomo

Manifestações clínicas

Ocorre mais frequentemente em adultos jovens como pápula ou nódulo vermelho-azulado e extremamente doloroso à pressão, na derme ou hipoderme, quando de alterações da temperatura. Localiza-se, em geral, na mão, especialmente na região ungueal, na qual se apresenta como ponto azul-avermelhado no leito ungueal, às vezes, formando estria avermelhada ou mesmo fissura da unha ao longo do leito ungueal a partir da tumoração (tumefação) (**Figura 63.18**). O *glomo* pode também surgir na região palmar e em outros lugares, particularmente nas extremidades.

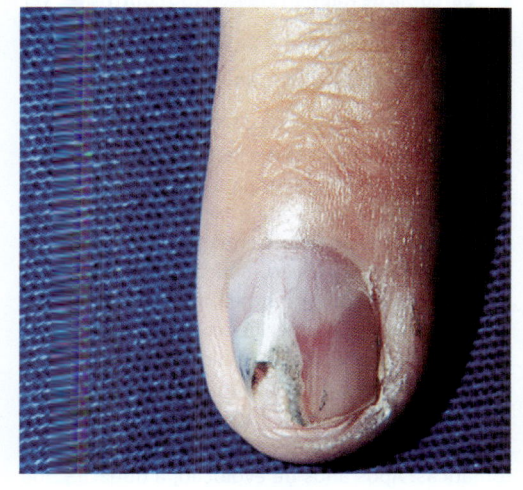

▲ **Figura 63.18** Tumor glômico. Tumefação violácea do leito ungueal associada à onicodistrofia.

Histopatologia

Revela proliferação de células glômicas, poligonais ou arredondadas, bastante uniformes, com núcleo grande e citoplasma eosinófilo pálido.

Diagnose

Clínica e histopatológica, cabendo, na diagnose diferencial, outras tumorações dolorosas, particularmente espiradenoma écrino e leiomiomas.

Tratamento

Excisão cirúrgica ou eletrodissecação.

Angiossarcoma (angioendotelioma maligno)

Tumores de origem endotelial de alta malignidade que podem se originar de vasos sanguíneos ou linfáticos. Próprios de idosos, com incidência máxima acima dos 70 anos, são tumores mais comuns em brancos e nos homens em relação às mulheres.

As formas linfáticas originadas de linfedemas crônicos congênitos ou pós-mastectomias já foram analisadas (linfangiossarcomas).

Existem também angiossarcomas originados em áreas irradiadas para tratamento de tumores prévios.

Manifestações clínicas

Caracterizam-se por placas eritematovioláceas, às vezes hemorrágicas, acompanhadas por edema e nódulos que se dispõem perifericamente (**Figura 63.19**), podendo haver, evolutivamente, ulceração. As lesões podem aparecer em qualquer área corpórea, havendo especial predileção (50%) pela face, pelo couro cabeludo e pelo pescoço. As metástases ocorrem principalmente em linfonodos cervicais, pulmões e fígado, mas podem desenvolver-se tardiamente, muitas vezes resultando em óbito por complicações destrutivas locais causadas pelo tumor primário, e não pela metastatização. A sobrevida é de cerca de 15% em 5 anos.

Histopatologia

Observam-se canais vasculares de vários tamanhos distribuídos pela derme, pelo subcutâneo e pela fáscia muscular, que exibem células endoteliais atípicas, grandes, hipercromáticas e com numerosas mitoses. Às vezes, as células malignas se dispõem em contiguidade, não sendo visíveis luzes vasculares. Pode haver áreas de necrose, ulceração e infiltração linfocitária.

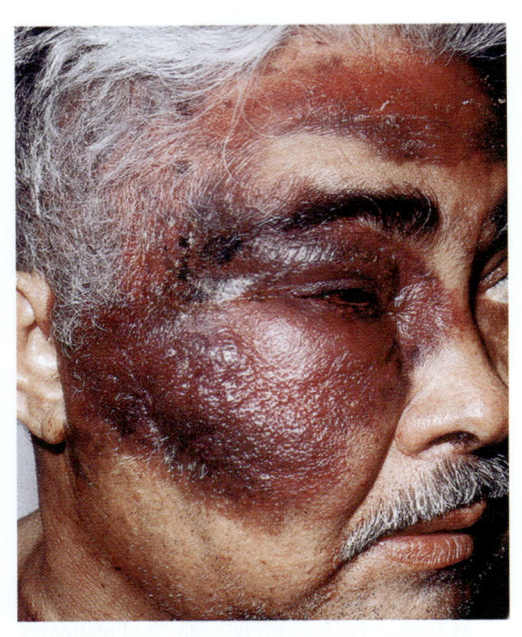

▲ **Figura 63.19** Angiossarcoma. Placa eritematovioláacea hemorrágica e infiltrada na face.

Diagnose

Clínica e histopatológica, devendo considerar-se, na diagnose diferencial, angiomas e outros tumores vasculares, particularmente o sarcoma de Kaposi.

Tratamento

Cirurgia com margens amplas. Radioterapia e quimioterapia podem ser úteis, ainda que apenas paliativas, e não curativas.

Sarcoma de Kaposi

Também denominado sarcoma idiopático hemorrágico múltiplo, é neoplasia maligna de células endoteliais, existindo controvérsias quanto à sua origem, se vascular sanguínea, linfática ou mista. Atualmente, existem suficientes evidências científicas da participação de vírus do grupo herpes (o herpes-vírus *hominis* tipo 8) na gênese do sarcoma de Kaposi. Esse vírus é isolado de todas as variantes do sarcoma de Kaposi, e a detecção de seu genoma no sangue de portadores do vírus da imunodeficiência humana (HIV) prediz o desenvolvimento da doença nesses doentes.

Atualmente, reconhecem-se quatro tipos de sarcoma de Kaposi epidemiologicamente diversos, descritos a seguir.

1. **Sarcoma de Kaposi clássico:** Corresponde à forma inicialmente descrita, que ocorre predominantemente em judeus asquenazes e em mediterrâneos, indicando influência de fatores genéticos. É mais frequente em homens com mais de 50 anos.

2. **Sarcoma de Kaposi endêmico ou africano:** Enquanto o sarcoma de Kaposi clássico representa cerca de 0,02 a 0,065 dos tumores malignos, essa variedade, que ocorre na África equatorial, representa 9% dos tumores malignos dessa região. Ocorre mais frequentemente em homens, sendo próprio de jovens e atingindo também crianças. O curso é mais rápido do que na forma clássica e a disseminação é mais rápida nas mulheres, observando-se, às vezes, nas crianças, formas fulminantes.

3. **Sarcoma de Kaposi dos indivíduos imunocomprometidos iatrogenicamente:** Ocorre em indivíduos iatrogenicamente imunossuprimidos por terapias para doenças autoimunes, malignidades e, especialmente, para evitar-se rejeição de órgãos transplantados. Observou-se que a ocorrência de Kaposi nos transplantados sob imunossupressão é maior quando há utilização de ciclosporina em relação ao uso de corticosteroides e azatioprina. Nessa forma, a doença ocorre com maior frequência em homens e há correlação com a dose da medicação imunossupressora, cuja interrupção pode determinar a involução das lesões de Kaposi.

4. **Sarcoma de Kaposi relacionado com a Aids:** Ver Capítulo 34.

Manifestações clínicas

Sarcoma de Kaposi clássico

Inicialmente, surgem manchas eritematocianóticas purpúricas, que evoluem para nódulos ou placas nodulares. As lesões podem ulcerar-se ou adquirir caráter verrucoso e, geralmente, são acompanhadas de edema duro da área acometida. Localizam-se nos pés e na parte inferior das pernas, embora possam atingir braços e outras regiões corpóreas. A progressão é lenta – de unilaterais no início, as lesões podem tornar-se bilaterais na evolução. Às vezes, acometem mucosas, especialmente da cavidade oral, e o trato gastrintestinal, ainda que eventualmente assintomáticas. Após anos de evolução, a doença pode disseminar-se, atingindo pulmões, fígado, baço, linfonodos intra-abdominais e coração. O curso da doença é longo e a prognose é grave, com sobrevida média de 10 anos. O êxito letal ocorre por infecção secundária, caquexia, hemorragias pulmonares ou gastrintestinais (**Figura 63.20**).

Sarcoma de Kaposi endêmico ou africano

Apresenta-se sob quatro formas clínicas: nodular; florida; infiltrativa; e linfadenopática.

A nodular é semelhante à clássica e tem curso mais benigno, com evolução de 5 a 8 anos. As formas florida e infiltrativa são mais agressivas, estendendo-se à derme profunda, ao subcutâneo, aos músculos e ossos. Já a linfadenopática atinge predominantemente crianças e adultos jovens, e, ainda que possa evoluir com lesões cutâneas e mucosas, acomete especialmente linfonodos e tem curso rapidamente fatal.

Sarcoma de Kaposi iatrogênico

Tem características semelhantes às da forma clássica e pode, quando de altas doses de imunossupressores, levar a lesões viscerais; porém, em geral, é controlado com suspensão da imunossupressão.

Histopatologia

Nas lesões maculares, há proliferação, na derme superficial, de espaços vasculares revestidos por células endoteliais que separam os feixes colágenos e se acompanham de infiltrado discreto de linfócitos e plasmócitos.

Nas lesões em placa, surgem células fusiformes positivas para marcadores histoquímicos de vasos.

Nas lesões nodulares, predominam as células fusiformes com atipias nucleares e mitoses formando feixes.

Diagnose

Clínica e histopatológica. Na diagnose diferencial, devem ser considerados angiomas e outros tumores vasculares e o que se denomina pseudo-Kaposi, que, na realidade, resulta de fístula arteriovenosa que pode produzir, a longo prazo, nos membros inferiores, lesões papulonodulares violáceas acompanhadas de pigmentação hemossiderótica, que podem ulcerar-se. As formas disseminadas da síndrome de imunodeficiência adquirida (Aids) exigem diferenciação de angiomatose bacilar, angiomas, metástases, líquen plano, sífilis, nevos melanocíticos e picadas de inseto, de acordo com o número e o tipo de lesão (macular, em placas ou nódulos).

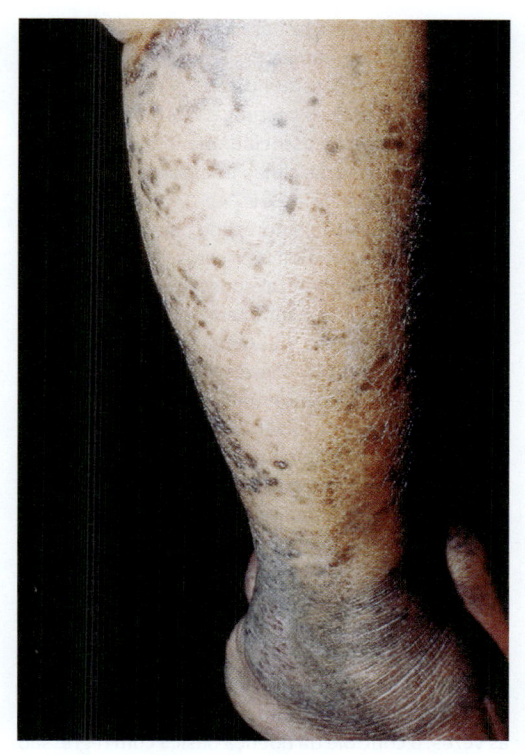

▲ **Figura 63.20** Sarcoma de Kaposi. Forma clássica. Manchas, pápulas, nódulos e placas violáceas ao longo do membro inferior.

Tratamento

A escolha da terapêutica se dá em função da extensão e da localização da doença. Lesões isoladas podem ser tratadas por excisão cirúrgica, *laser* ou crioterapia com nitrogênio líquido. Lesões superficiais planas podem ser tratadas por terapia fotodinâmica ou *laser*. Para lesões isoladas ou em pequeno número, pode-se empregar a injeção intralesional de vimblastina, 0,1 a 0,2 mg/mL.

Também pode ser usada a vincristina na concentração de 1 mcg/mL, em volume proporcional ao tamanho da lesão (p. ex., em nódulo de 3 mm, injeta-se 0,3 mL). Igualmente, se emprega a bleomicina intralesionalmente (bleomicina, 1mg/mL, associada à lidocaína a 2%, na proporção 4:1). Outro esquema emprega 15 mg de solução de bleomicina mais 1 mg de lidocaína mais 1 mg de adrenalina na concentração de 0,75 mg/mL, injetando-se 1,5 mg por lesão.

Para lesões de Kaposi que, mesmo sendo multifocais, mantêm-se relativamente localizadas em determinada área, pode ser empregada a radioterapia.

Quando existem lesões viscerais ou de progressão rápida, ainda que na pele, ou quando há linfedema importante, está indicada a quimioterapia, sendo empregadas vincristina, doxorrubicina e bleomicina, isoladas ou associadamente. Também são administradas antraciclinas lipossomais, paclitaxel e daunorrubicina.

Outra medicação empregada para o sarcoma de Kaposi disseminado é o IFN-α (cerca de 30 milhões de unidades diárias), via intravenosa (IV) ou subcutânea.

Existem vários estudos terapêuticos em Kaposi em desenvolvimento, que empregam alitretinoína tópica em gel a 0,1%, 4 vezes/dia, gencitabina, inibidores da angiogênese e antivirais anti-HVH8 (ganciclovir, foscarnete e ciclofovir), sirolimo, imatinibe, lenalidomida e inibidores da angiogênese.

A introdução da terapia antirretroviral altamente ativa (HAART), permitindo a reconstituição imunológica dos doentes infectados pelo HIV, refletiu profundamente no sarcoma de Kaposi ligado a essa infecção, diminuindo de modo significativo a sua ocorrência, como também ao ser introduzida em doentes com HIV e Kaposi, possibilitando a regressão do tumor. Nos indivíduos imunossuprimidos iatrogenicamente, a redução da dose dos imunossupressores permite, às vezes, o controle da doença básica com regressão do Kaposi.

OUTRAS LESÕES VASCULARES COMUNS

Hemangioma estelar

Caracteriza-se por pápula puntiforme central vermelho-brilhante da qual partem telangiectasias em várias direções (Figura 63.21). É encontrado em todas as idades, ocorrendo, geralmente, na face e na porção anterior do tórax. Pode ser espontâneo ou surgir no curso de cirrose hepática, gravidez e tratamento de doença de Parkinson pelo triexifenidil.

Pode ser destruído por eletrodissecação da parte central e tratado por *lasers*.

Hemangioma rubi (senil)

Representa a proliferação vascular adquirida mais comum e ocorre na maioria das pessoas de meia-idade e idosos.

Admitem-se influências hormonais, pois frequentemente aumentam na gravidez, podendo involuir após o parto.

Manifestações clínicas

Pápulas esféricas de 1 a 5 mm de diâmetro de cor vermelho-brilhante a vermelho-escuro e, eventualmente, são polipoides. Ocorrem mais frequentemente no tronco (Figura 63.22) e nas extremidades proximais, sendo menos comuns nas mãos, nos pés e na face. O número varia e é possível existir centenas de lesões.

Histopatologia

Compostos por capilares dilatados e congestos por veias pós-capilares localizadas na derme papilar.

Diagnose

Em geral, clínica, sendo excepcional a necessidade de confirmação histopatológica. Na diagnose diferencial, devem ser consideradas outras lesões angiomatosas, especialmente angiomas glomeruloides, e as iniciais, muito pequenas, que simulam petéquias.

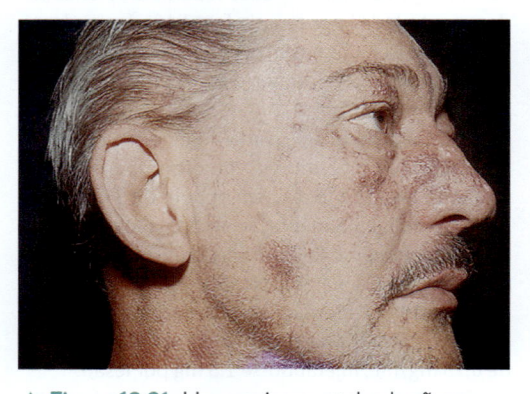

▲ Figura 63.21 Hemangioma estelar. Lesões compostas por pápula puntiforme angiomatosa da qual emanam telangiectasias múltiplas.

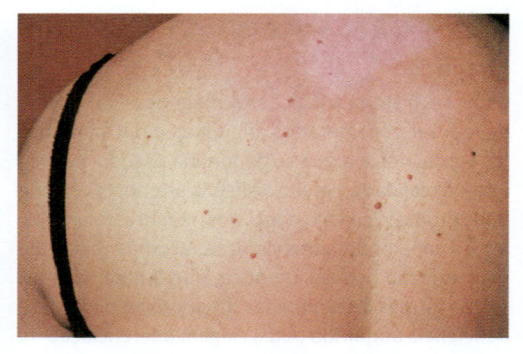

▲ Figura 63.22 Hemangioma rubi. Múltiplas lesões papulosas vermelhas no tronco. A associação com a lesão de vitiligo, no caso, é obviamente aleatória.

Tratamento

Necessário somente por razões cosméticas, pode ser feito por eletrodissecação, *shaving* ou *laser*.

Hemangioma venoso (ectasia venosa)

Também denominado hemangioma traumático, é lesão papulonodular de cor vermelho-azulado a negra, localizada na face, principalmente no lábio inferior, constituída por vênulas dilatadas e fibrose (**Figura 63.23**). Frequentemente, há traumatismo desencadeante. O tratamento se faz com eletrocoagulação ou excisão cirúrgica.

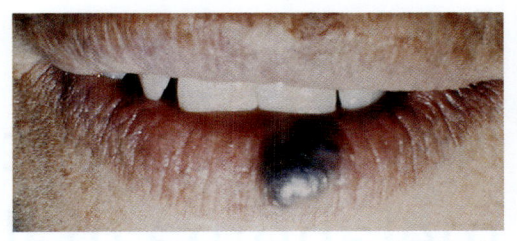

▲ **Figura 63.23** Hemangioma venoso. Localização característica no lábio inferior.

Angioqueratomas

Lesões constituídas por ectasia de vasos sanguíneos da derme superficial acompanhada de hiperqueratose da epiderme. O mais comum é o angioqueratoma de Fordyce.

Angioqueratoma de Fordyce

Caracteriza-se por pápulas vermelho-escuras, angiomatosas, localizadas no escroto ou na vulva, ser do próprias de adultos ou idosos (**Figura 63.24**). Representa forma de angioma senil com superfície queratósica, produzindo como incômodo os sangramentos aos traumas. O tratamento pode ser feito pela eletrodissecação.

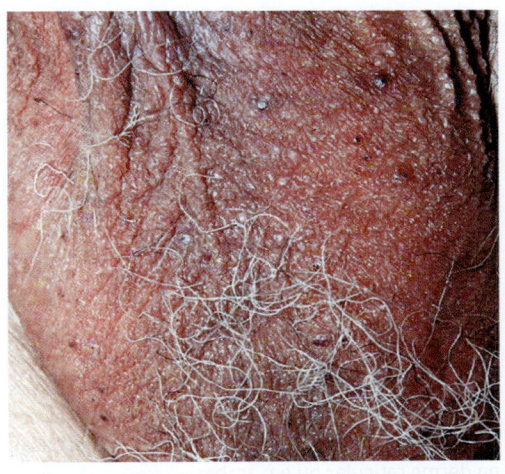

▲ **Figura 63.24** Angioqueratoma de Fordyce. Pápulas vermelho-escuras, angiomatosas, na pele escrotal.

64
Nevos pigmentares e melanoma maligno

NEVOS PIGMENTARES

Há três tipos de células produtoras de melanina, responsáveis por lesões pigmentares: melanócitos epidérmicos; melanócitos dérmicos; e células névicas.

Os *melanócitos epidérmicos*, oriundos da crista neural, estão localizados entre as células da camada basal, região que atingem pela migração durante o período embrionário. Os *melanócitos dérmicos* encontram-se na derme reticular. As *células névicas* podem estar na derme papilar, junto à camada basal, na derme reticular ou em ambas.

As lesões pigmentares em decorrência dos melanócitos epidérmicos são as efélides, mancha melânica ("café com leite"), lentigo simples, lentiginose e síndromes lentiginosas, melanose de Becker e melanose solar.

As lesões pigmentares originárias dos melanócitos dérmicos são a mácula mongólica, os nevos de Ota e Ito e o nevo azul.

As lesões benignas de células névicas são denominadas nevos melanocíticos. Podem ser *juncionais*, quando as células névicas se situam na derme papilar, junto à camada basal; *intradérmicos*, quando na derme; e *compostos*, quando em ambas as localizações.

O termo melanoma ou melanoma maligno designa estritamente tumor maligno de melanócitos ou de células névicas.

Efélides
Ver Capítulo 20.

Mancha melânica
Ver Capítulo 20.

Lentigo simples
Ver Capítulo 20.

Lentiginose
Ver Capítulo 20.

Síndromes lentiginosas
Ver Capítulo 20.

Mácula melanótica do lábio
Ver Capítulo 20.

Melanose pilosa de Becker

Também denominada "nevo pigmentado e piloso", é unilateral, localizada, em geral, no ombro de indivíduos masculinos, caracterizada por hipertricose e mancha pigmentar. Surge geralmente na adolescência, no ombro, no braço ou na porção superior do tronco, comumente após exposição solar, e aumenta por alguns meses até 2 anos. Ocorre em virtude de uma maior atividade de melanócitos epidérmicos, sem células névicas. O aparelho piloso mostra espessamento da haste pilosa.

Deve ser diferenciada do nevo melanocítico congênito pela hiperpigmentação e presença de hipertricose; além disso, o nevo melanocítico congênito geralmente está presente ao nascimento, diferentemente do nevo de Becker, que, com frequência, surge na segunda e terceira décadas da vida.

Quando associada a outras anomalias do desenvolvimento, constitui a *síndrome do nevo de Becker*, que compreende anomalias ipsilaterais, particularmente hipoplasia da mama. Podem ocorrer, também, mamas supranumerárias, aplasia do músculo peitoral, redução do membro inferior, disgenesia odontomaxilar segmentar, lipoatrofia, hipoplasia suprarrenal congênita, peito escavado (*pectus excavatum*), escroto acessório e espinha bífida.

Diferentemente do nevo de Becker isolado, a síndrome de Becker é mais frequente no sexo feminino.

Não é necessário tratamento (**Figura 64.1**), e os resultados com *laser* são variáveis.

Mancha mongólica

Ocorre na região lombossacral, de tamanho e forma variáveis, de cor azul-acinzentada. Observada mais comumente em indivíduos de cor amarela ou negra, está presente no nascimento e esmaece gradualmente, desaparecendo quase sempre com a idade. Surge em virtude da presença de melanócitos na porção média da derme. A diagnose diferencial inclui outras melanocitoses dérmicas, hemangioma, contusão, argiria, ocronose e erupção medicamentosa fixa. Não necessita de tratamento e não sofre transformação maligna.

Nevo de Ota/nevo de Ito

O nevo de Ota (*nevus fusco-caeruleus ophthalmo-maxillaris*) é um tipo de mancha mongólica, consistindo em placa pigmentada na área de distribuição do primeiro e segundo ramos do nervo trigêmeo. É mais comum em asiáticos e negros e predomina no sexo feminino. Apresenta dois picos de incidência: antes do primeiro ano de vida (50-60%) e na época da puberdade (40-50%). Está frequentemente associado à pigmentação ocular e, eventualmente, da mucosa nasal, palatina ou faringiana (**Figura 64.2**). O tratamento com *laser* (*laser* Q-switched ruby, Alexandrite e NdYAG) oferece bons resultados. Embora a malignização seja muito rara, os pacientes com lesão ocular devem ser acompanhados por oftalmologista, uma vez que a maioria dos melanomas associados ao nevo de Ota tem origem ocular. O mesmo tipo de alteração do nevo de Ota, com localização das manchas pigmentares nas regiões do ombro, na área supraclavicular e no pescoço, constitui o nevo de Ito ou *nevus fusco-caeruleus acromiodeltoideus*.

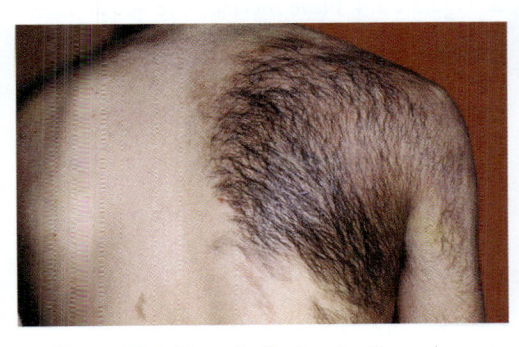

Nevo azul

É tumor benigno de melanócitos dérmicos. Embora possa ocorrer em qualquer idade, a maioria surge na segunda década da vida. Existem três variantes:

- **Nevo azul comum:** É a variante mais frequente. Apresenta-se como pequena pápula bem delimitada. Em cerca de 50% dos casos, localiza-se no dorso das mãos (**Figura 64.3**) e dos pés. Outros sítios preferenciais são face, couro cabeludo e nádegas. Pode acometer mucosas e, excepcionalmente, sítios extracutâneos, linfonodos, próstata, útero e pulmões. Histologicamente, caracteriza-se por melanócitos fusiformes dérmicos.
- **Nevo azul celular:** Apresenta-se como nódulo ou placa de 1 a 3 cm de diâmetro. É mais frequente em mulheres e, em 50% dos casos, localiza-se nas nádegas e na região sacral, podendo localizar-se também no couro cabeludo e nas extremidades. Histologicamente, além dos melanócitos dérmicos dendríticos pigmentados, exibem células fusiformes com poucos ou nenhum grânulo de melanina.
- **Nevo azul celular combinado:** Compreende a associação de um nevo azul com outro nevo melanocítico, mais comumente nevo melanocítico adquirido composto. Também pode ocorrer associação de nevo azul com nevo melanocítico congênito ou nevo de Spitz. Geralmente, localiza-se na face e apresenta-se como pápula azulada com áreas enegrecidas ou marrons.

Em relação ao diagnóstico diferencial, considerar melanoma, angioqueratoma, angioma, dermatofibroma, tumor glômico e outros nevos melanocíticos.

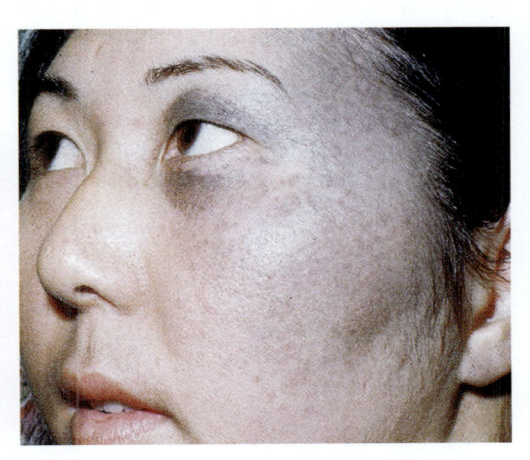

▲ **Figura 64.1** Nevo de Becker. Lesão exuberante na região deltoide-escapular.

▲ **Figura 64.2** Nevo de Ota. Placa pigmentada azul-acinzentada na área de inervação do trigêmeo.

A conduta é geralmente conservadora, considerando-se sua remoção quando de modificações, uma vez que o nevo azul é lesão classicamente estável e benigna.

Nevos melanocíticos pigmentares

São lesões pigmentadas, compostas por células névicas, que podem ser congênitas ou adquiridas. Entre os nevos pigmentares adquiridos, existe uma variante especial, o nevo displásico, que pode ser não somente um precursor, mas também um marcador de melanoma maligno. Os nevos pigmentares ou melanocíticos são classificados em: comuns ou adquiridos; e congênitos.

Nevos melanocíticos comuns ou adquiridos

Surgem na primeira infância, aumentando progressivamente em número e atingindo um pico na adolescência ou no início da vida adulta, com tendência ao desaparecimento posterior no decorrer da vida. O número de nevos de um indivíduo é determinado por vários fatores, exposição solar, traços fenotípicos, funções imunológicas e características genéticas.

Clinicamente, os nevos melanocíticos adquiridos são pequenos (< 5 mm), de configuração simétrica, pigmentação uniforme e bordas regulares bem demarcadas (**Figura 64.4**). Histologicamente, as células névicas podem estar localizadas na junção dermoepidérmica (nevos juncionais), na derme (nevos intradérmicos) e em ambas as localizações (compostas). A arquitetura histológica determina aspectos morfológicos.

Os nevos juncionais apresentam-se com superfície plana ou ligeiramente elevada, com as marcas cutâneas preservadas, bordas regulares, coloração marrom a preta, eventualmente com centro mais pigmentado. Dermatoscopicamente, apresentam rede pigmentar homogênea com tendência a apagamento na periferia.

Os nevos compostos são mais elevados, têm bordas regulares, superfície lisa, cupuliforme ou papilomatosa, com cor que varia do castanho ao marrom-escuro. Dermatoscopicamente, predomina o padrão globular.

Os nevos intradérmicos representam o estágio mais tardio da evolução dos nevos. Apresentam-se como lesões da cor da pele ou castanho-claro, papulosas (**Figura 64.5**), cupuliformes, pedunculadas ou papilomatosas. Dermatoscopicamente, exibem estruturas globulares, áreas sem estrutura e vasos em vírgula ou lineares.

Com diagnóstico diferencial dos nevos adquiridos comuns, devem ser considerados o dermatofibroma, carcinoma basocelular, queratose seborreica e os lentigos simples.

A remoção dos nevos melanocíticos comuns está indicada apenas quando houver suspeita de malignidade: alterações da cor, da superfície, aumento de tamanho e presença de sintomas como prurido e dor.

A localização palmoplantar (**Figura 64.6**) não é fator de maior probabilidade de malignização, e sua remoção é indicada apenas quando apresentarem as modificações anteriormente citadas. Alguns autores, entretanto, advogam a excisão dos nevos palmoplantares de tamanho superior a 8 mm. Nevos localizados em áreas de difícil observação para acompanhamento de possíveis alterações morfológicas evolutivas também podem ser retirados.

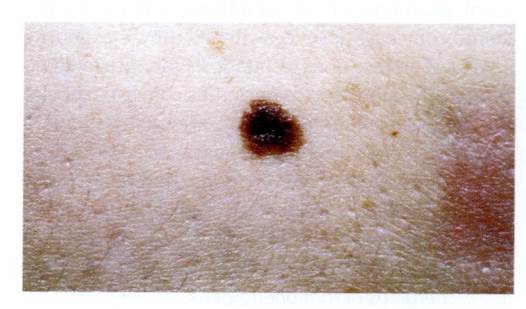

▲ **Figura 64.4** Nevo melanocítico adquirido comum. Mácula hiperpigmentada de coloração uniforme e limites nítidos.

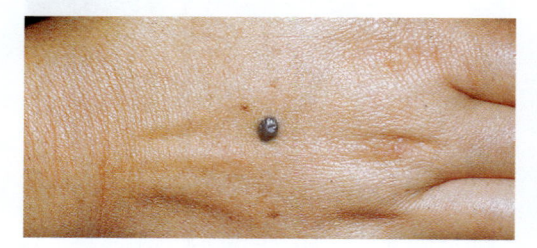

▲ **Figura 64.3** Nevo azul. Pápula azul enegrecida no dorso da mão.

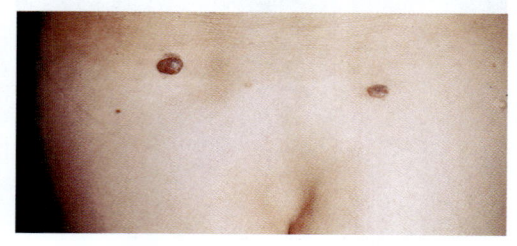

▲ **Figura 64.5** Nevos melanocíticos adquiridos comuns. Lesões papulosas hiperpigmentadas.

Nevos pigmentares e melanoma maligno

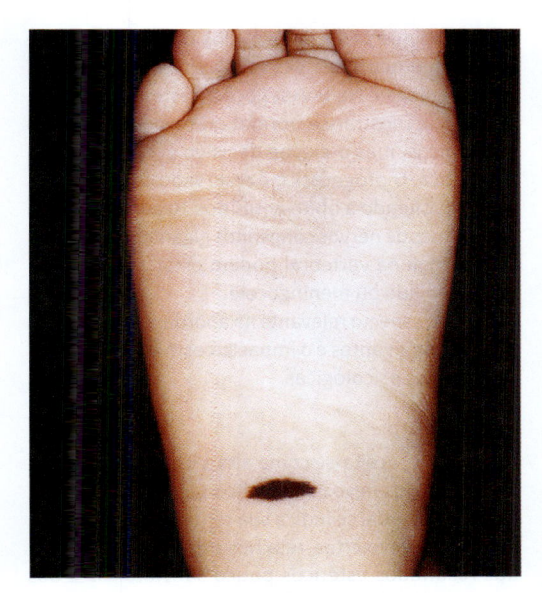

▲ **Figura 64.6** Nevo pigmentar plantar. Grande mácula uniforme negra na região plantar.

Tratamento

A maioria dos nevos melanocíticos adquiridos não exige tratamento. Como já se analisou, deve-se considerar a exérese: 1. por razões de ordem estética; 2. de nevos submetidos à irritação traumática crônica pela sua localização; 3. de nevos localizados em áreas de difícil acompanhamento de possíveis alterações morfológico-evolutivas, como o couro cabeludo; 4. quando ocorrem modificações ou sintomas que possam sugerir malignização.

O tratamento eletivo para os nevos de até 6 mm, sem quaisquer alterações clínicas e/ou dermatoscópicas que possam sugerir processo de malignização, é a exérese, com a técnica de barbirese (*shaving*), fazendo-se a hemostasia com eletrocoagulação. Para os nevos maiores, pode ser indicada a excisão e sutura. É sempre indicado o exame histopatológico de todos os nevos retirados. Quando um nevo exibe algum sinal de transformação maligna, como alteração de tamanho, bordas, cor, sangramento, ulceração, eritema, dor e prurido, a exérese com margem de segurança e o exame histopatológico são obrigatórios.

Nevos melanocíticos congênitos

Em contraposição aos nevos melanocíticos comuns, que surgem após o nascimento, designam-se como congênitos os nevos melanocíticos presentes no neonato.

Considerando a possibilidade de nevos congênitos serem inaparentes ao nascimento, alguns autores classificam como congênitos os nevos que surgem nos dois primeiros anos de vida.

Manifestações clínicas

Ocorrem em 1% dos neonatos e se expressam como lesões pigmentares planas de tamanho variável, redondas ou ovais, de limites nítidos. Os nevos melanocíticos congênitos são considerados pequenos, quando menores de 1,5 cm em diâmetro; médios, quando variam de 1,5 a 19,9 cm; e grandes, quando iguais ou superiores a 20 cm. Considerando-se que o nevo congênito cresce proporcionalmente ao local anatômico em que se situa, pode-se estimar sua dimensão na vida adulta para fins práticos. Admite-se que um nevo atingirá 20 cm na vida adulta, podendo ser classificado como gigante quando, no corpo do recém-nascido, apresentar seu maior diâmetro acima de 6 cm, e quando, localizado na cabeça, tiver seu diâmetro maior acima de 9 cm.

Embora o nevo melanocítico congênito tenha aspecto clínico variado, usualmente se apresenta como lesão redonda ou ovalada, orientada no eixo mais longo da pele, com diferentes tonalidades de marrom a preta que, ainda que possam ser homogêneas, frequentemente apresentam padrão heterogêneo de cores com aspecto salpicado. A superfície pode ser lisa, papulosa, verrucosa, cerebriforme ou lobular e, muito comumente, com hipertricose. Em 80% dos doentes com nevo melanocítico congênito gigante, lesões menores designadas como nevos satélites estão presentes.

Por vezes, os nevos congênitos gigantes ocupam grandes extensões da pele, configurando os chamados nevos "em calção de banho" (**Figura 64.7**), "em

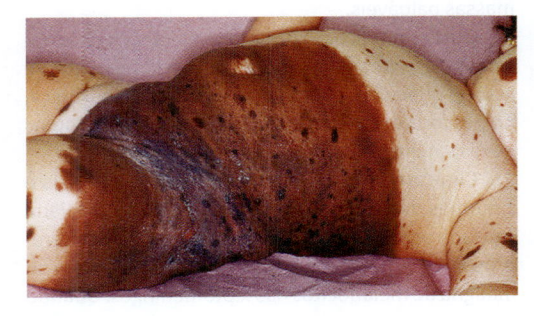

▲ **Figura 64.7** Nevo melanocítico congênito gigante. Extensa lesão hiperpigmentar com múltiplos nódulos e placas nodulares mais escuros sob a forma de "calção de banho". Lesões menores dispersas pelo restante do tegumento.

estola do ombro", "em manga de casaco", "em quepe" ou "meia".

Na diagnose diferencial, devem ser considerados a mancha café com leite (MCCL), nevo de Becker, nevo epidérmico, mancha mongólica e nevo sebáceo. Nas lesões de pequeno e médio tamanho, a dermatoscopia pode auxiliar, sendo os padrões encontrados o globular (glóbulos segregados em "calçamento de pedras"), reticular (rede pigmentar), reticular-globular (globular centralmente e rede na periferia), homogêneo (pigmentação marrom difusa) e padrão multicomponentes (rede, glóbulos e pigmentação homogênea).

Histopatologicamente, encontram-se células névicas na derme reticular e, ocasionalmente, no subcutâneo, atingindo músculos, nervos e fáscia muscular. Também se observa infiltração de células névicas dentro e ao redor dos anexos e entre os feixes colágenos da derme.

A principal complicação dos nevos congênitos é o desenvolvimento de melanoma, e esta evolução está relacionada às dimensões do nevo. Os nevos gigantes têm risco de surgimento de melanoma de 2,3 a 10%, e, nos nevos congênitos pequenos e médios, o risco é de 0 a 4,9%.

Quando ocorre malignização, em geral é precoce – 70% antes da puberdade, sendo 50% nos três a cinco primeiros anos de vida.

A maioria dos melanomas originados em nevos congênitos pequenos e médios localiza-se na periferia e são superficiais, epidérmicos; enquanto, nos nevos gigantes, localizam-se predominantemente no centro da lesão e têm origem na derme profunda ou no subcutâneo, resultando em diagnóstico tardio, metástases precoces e pior prognose. Quando da transformação maligna, surgem, no nevo, nódulos ou massas palpáveis.

Outra complicação dos nevos melanocíticos congênitos gigantes é a *melanose neurocutânea*, que se associa principalmente a nevos localizados na cabeça, no pescoço e na região paravertebral ou a múltiplos nevos satélites.

Clinicamente, os doentes apresentam sinais e sintomas decorrentes da hipertensão intracraniana causada por obstrução da circulação do líquido cerebrospinal (LCS) secundária à proliferação benigna ou maligna de melanócitos nas leptomeninges. Quando presentes, os sintomas ocorrem nos dois primeiros anos de vida, e as seguintes manifestações podem estar presentes: hidrocefalia, convulsões, papiledema, reflexos anormais, cefaleia, paresias, irritabilidade, vômitos recorrentes e abaulamento da fontanela.

Admite-se que cerca de 60% dos doentes com melanose neurocutânea desenvolvam melanoma nas leptomeninges. Na investigação deste quadro, o liquor pode mostrar-se normal ou revelar melanócitos atípicos, mas o exame decisivo é a ressonância magnética. O prognóstico é reservado com 70% dos casos, evoluindo a óbito antes dos 10 anos de idade.

Formas de nervos congênitos gigantes localizadas sobre a coluna vertebral podem estar associadas à espinha bífida ou meningocele.

Outro aspecto relevante na abordagem dos nevos congênitos gigantes é o impacto cosmético com suas implicações psicológicas.

Tratamento

Atualmente, aceita-se como alta a frequência de malignização dos nevos congênitos gigantes (2,3-10%), motivo pelo qual se indica sua retirada cirúrgica com utilização de enxertos, retalhos e expansores, apesar dos resultados estéticos pouco satisfatórios e das grandes dificuldades cirúrgicas por sua extensão.

Quanto aos nevos melanocíticos congênitos pequenos e médios, admite-se a possibilidade eventual de evolução a melanoma, pelo menos em algumas ocasiões, mas o real percentual em que isso ocorre não está determinado. Mas, como sua retirada cirúrgica é, em geral, simples, devem ser retirados antes dos 12 anos, preferencialmente, pois, a partir dessa idade, as possibilidades de malignização, estatisticamente, aumentam.

Nevos displásicos (nevos melanocíticos atípicos)

São nevos melanocíticos com características clínicas e histológicas próprias, marcadores e precursores de melanoma maligno. Podem ser esporádicos ou familiares, estes últimos constituindo a chamada *síndrome do nevo displásico* ou *síndrome do nevo B-K*.

Manifestações clínicas

Clinicamente, os nevos displásicos diferenciam-se dos nevos melanocíticos comuns por várias características – são mais numerosos, especialmente nas formas familiares, nas quais não é raro existirem mais de cem lesões, e seu tamanho é, geralmente, maior, oscilando de 6 a 15 mm de diâmetro. Ausentes no nascimento, assumem sua configuração clínica característica a partir da puberdade, podendo surgir novas lesões até cerca dos 35 anos. Ocorrem nas mesmas localizações dos nevos comuns, mas também são frequentes no couro cabeludo, nas nádegas e nas mamas. Quanto a suas características morfológicas, evidenciam bordas irregulares, pigmentação irregular e variável, do marrom ao marrom-escuro, e mesmo tonalidades róseas podem ocorrer. Os limites da lesão, em relação à pele normal, são mal definidos, condição em que a pigmentação desaparece gradativamente junto à pele normal. As lesões podem ser puramente maculosas ou maculopapulosas, de superfície granulosa, eventualmente com escamas. Às vezes, sua configuração lembra um ovo frito, com a porção papulosa similar à gema e a porção maculosa, à clara (**Figuras 64.8 e 64.9**).

Os nevos melanocíticos atípicos em um mesmo indivíduo tendem a respeitar determinado padrão, isto é, há predomínio de padrão morfológico, tanto que a presença de lesão com aspecto distinto das demais merece atenção, pois pode tratar-se de melanoma. É o chamado "sinal do patinho feio". Dermatoscopicamente, também predomina determinado padrão. Os padrões mais frequentes são reticular, globular e homogêneo, com destaque para o padrão reticulo-globular, que é o mais comum.

O diagnóstico diferencial dos nevos displásicos compreende melanoma, queratose seborreica, queratose liquenoide, queratose actínica pigmentada, dermatofibroma e demais nevos melanocíticos.

Os nevos displásicos podem ser esporádicos ou familiares, quando a herança é autossômica dominante. A presença de nevo displásico em dois ou mais membros de uma família caracteriza a *síndrome do nevo displásico* ou *síndrome B-K*. Nos casos familiares, as relações com o melanoma maligno são muito mais acentuadas. Considerando-se todos os nevos displásicos familiares ou esporádicos, admite-se ser de 10% o risco de melanoma maligno e maior ainda quando há algum caso familiar de melanoma. Para os indivíduos com nevo displásico familiar e dois ou mais parentes de primeiro grau com melanoma maligno, o risco de melanoma é praticamente 100%. O risco real de melanoma nos indivíduos com nevo displásico esporádico é desconhecido. Naqueles com nevo displásico, o melanoma pode surgir sobre o próprio (que, nesse caso, é precursor do melanoma), bem como "de novo", isto é, sobre pele aparentemente normal (caso em que o nevo displásico é um marcador de melanoma).

Histopatologia

Da mesma forma que apresentam características macroscópicas peculiares, os nevos displásicos também apresentam características microscópicas próprias. As alterações histopatológicas características são a displasia melanocítica, isto é, proliferação de melanócitos com atipias celulares, hiperplasia melanocítica basal com alongamento dos cones epiteliais, arranjo de melanócitos fusiformes e epitelioides em tecas, fundindo-se com os cones epiteliais adjacentes, ou melhor, formação das chamadas pontes de melanócitos. Além disso, há fibroplasia da derme papilar, ou seja, proliferação das fibras colágenas com aspecto lamelar unindo cones epiteliais contíguos ou com aspecto concêntrico envolvendo os cones epiteliais alongados.

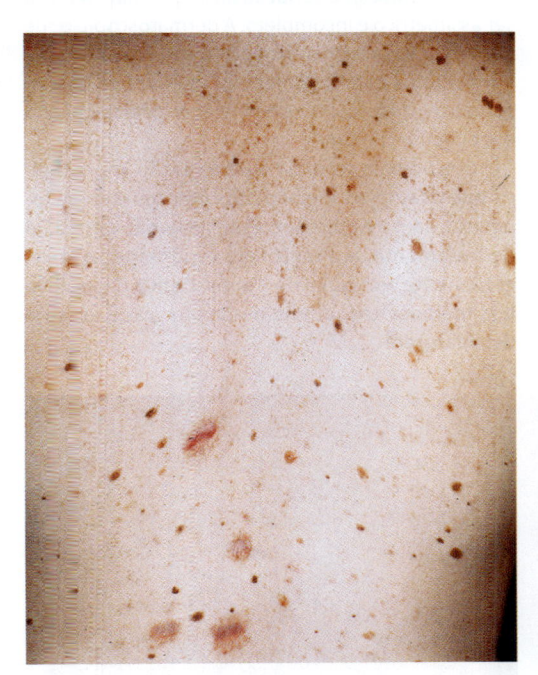

▲ **Figura 64.8** Nevos displásicos. Grande número de lesões relativamente grandes, de coloração e contornos irregulares.

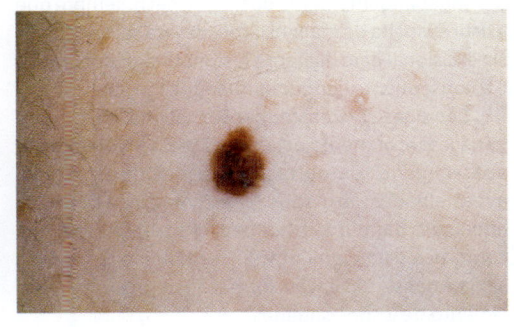

▲ **Figura 64.9** Nevo displásico. Grande diâmetro, com irregularidades na coloração e nas bordas.

Tratamento

Qualquer lesão, com alterações objetivas sugestivas de melanoma maligno ou com alterações subjetivas, deve ser excisada e estudada anatomopatologicamente. Deverá ser feito controle periódico rigoroso pelo médico, inclusive com registro fotográfico clínico e dermatoscópico (i.e., mapeamento dos nevos, para comparações evolutivas), e o paciente deve ser orientado para observar as lesões. Quando a topografia das lesões impossibilita seu controle, por dificuldades de observação no sentido de alterações objetivas, como é o caso do couro cabeludo, é recomendada a excisão cirúrgica. Nevos displásicos em doentes com melanoma na família e em imunodeprimidos, transplantados renais e doentes com linfomas devem ser retirados cirurgicamente, mas considerando-se que um percentual mínimo de nevos progride para melanomas, e grande parte destes se origina em pele normal (*melanoma de novo*), não há, em geral, indicação para a retirada profilática de nevos. Os indivíduos com nevo displásico devem proteger-se constantemente da luz solar, e cuidados especiais de observação devem ser tomados em fases de atividade hormonal maior, como a puberdade e a gravidez. Obviamente, o exame dos familiares de indivíduos com nevo displásico é obrigatório para diagnóstico e medidas terapêuticas cabíveis.

Em síntese, admite-se, portanto, que os vários tipos de nevos possam originar melanomas malignos, sendo particularmente importantes, nesse aspecto, os nevos displásicos, sobretudo as formas familiares, isto é, a síndrome B-K. Dos nevos congênitos, ainda que se admita a possibilidade de alguns casos de melanoma surgirem a partir de nevos melanocíticos congênitos pequenos, são importantes os nevos melanocíticos gigantes, que têm maior probabilidade de malignização. Quanto aos nevos melanocíticos comuns, também podem originar melanomas, porém não com a frequência observada em relação aos nevos displásicos.

Independentemente do tipo de nevo, sempre que existir suspeita de malignização, deverá ser feita biópsia excisional para diagnose histopatológica definitiva e a consequente conduta terapêutica.

São sinais de transformação maligna: crescimento da lesão, aumento ou alterações da pigmentação, aparecimento de outras colorações, tons róseos, avermelhados, azulados, acinzentados e brancos, alterações das bordas (que se tornam irregulares nos contornos e na pigmentação), eritema inflamatório, sangramento, ulceração, formação de crosta e aparecimento de lesões-satélites.

Subjetivamente, podem ser indícios de malignização o aparecimento de prurido, ardor e dor.

Nevo halo

O nevo halo, nevo de Sutton, vitiligo perinévico ou leucoderma centrífugo adquirido é um halo despigmentado ao redor do nevo melanocítico (**Figura 64.10**). Em geral, é múltiplo em vários estágios, isto é, em alguns, é halo hipocrômico com nevo melanocítico; em outros, é halo acrômico com regressão parcial do nevo; e, em outros mais, é área acrômica com o nevo totalmente ou quase totalmente desaparecido. Geralmente, surge em adolescentes e localiza-se, com mais frequência, no tronco, sobretudo na porção superior do dorso.

A histopatologia na fase inicial exibe um infiltrado inflamatório linfo-histiocitário com eventuais plasmócitos envolvendo as células névicas melanocíticas e, posteriormente, desaparecimento das células névicas do infiltrado.

Com frequência, a lesão névica central é um nevo melanocítico adquirido, predominantemente do tipo composto, embora também sejam observados nevos juncionais e intradérmicos.

O principal diagnóstico diferencial se faz com melanoma com regressão halo-símile. Nesse caso, a lesão central tem maior irregularidade de forma e bordas, assim como variação da cor, e o halo tende a ser assimétrico e incompleto. A dermatoscopia pode contribuir para a diferenciação entre o nevo halo e o melanoma com fenômeno halo. No nevo halo, o padrão dermatoscópico é homogêneo globular, sendo o reticular incomum.

O nevo halo resulta de uma reação imunológica que destrói os melanócitos névicos e os melanócitos da pele ao redor. Esse nevo não necessita de tratamento, e a regressão espontânea ocorre, geralmente, em cerca de 2 anos. Com a destruição dos melanócitos, o halo acrômico gradualmente desaparecerá.

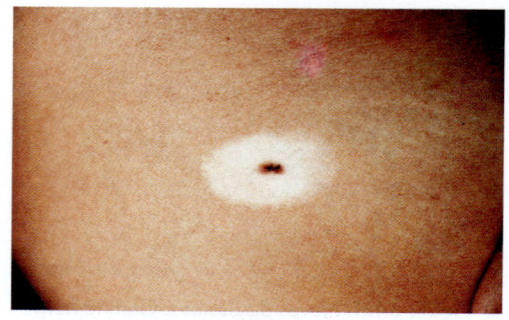

▲ **Figura 64.10** Nevo halo. Nevo comum circundado por halo acrômico.

Nevus spilus

É também chamado de *nevo sobre nevo*, pois, sobre a mancha hiperpigmentar acastanhada, "café com leite" e irregular, surgem múltiplas lesões lenticulares pequenas, típicos nevos pigmentares. Geralmente, a lesão é única e mais comum no tronco e nas extremidades. Histologicamente, a mancha café com leite é constituída por hiperpigmentação da basal, e as lesões lenticulares são nevos juncionais ou compostos (Figura 64.11).

Embora existam relatos da ocorrência de melanoma em *nevus spilus*, a incidência é baixa, não se justificando sua remoção profilática, mas qualquer área atípica deve ser biopsiada.

Nevo de Spitz

Também denominado nevo de células fusiformes e epitelioides ou melanoma benigno juvenil, é um nevo juncional, dérmico ou composto, constituído por células névicas fusiformes ou epitelioides, necessitando de diagnose diferencial com melanoma maligno.

O nevo de Spitz surge nas duas primeiras décadas da vida (em média, aos 15 anos). Apresenta uma fase de crescimento rápido com posterior estabilização e é assintomático. Clinicamente, apresenta-se como pápula cupuliforme, geralmente com menos de 1 cm de diâmetro, solitária, indolor, bem circunscrita, com coloração uniforme rósea ou eritematosa ou da cor da pele ou marrom com superfície lisa, sem pelos e com eventuais telangiectasias (Figura 64.12). Nas crianças, localiza-se preferentemente na cabeça e no pescoço, sobretudo na região malar, e, nos adultos, mais comumente no tronco e nos membros inferiores.

Na diagnose diferencial, devem ser considerados angiomas, granuloma piogênico, xantogranuloma juvenil, mastocitoma, verruga viral, queloide, dermatofibroma, nevo melanocítico e melanoma amelanótico.

Histologicamente, é, em geral, um nevo composto, podendo ser juncional ou dérmico, constituído por células névicas fusiformes ou epitelioides. O quadro pode ser confundido com melanoma maligno, por patologista não experimentado.

É um tumor benigno, sendo, entretanto, indicada a exérese, inclusive para confirmação histopatológica da diagnose.

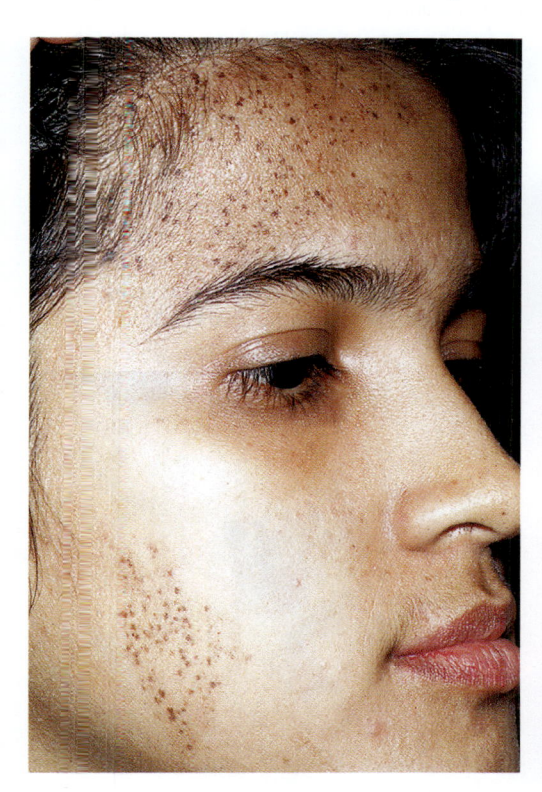

▲ **Figura 64.11** *Nevus spilus*. Mancha café com leite sobre a qual existem múltiplas lesões lenticulares de pigmentação mais intensa.

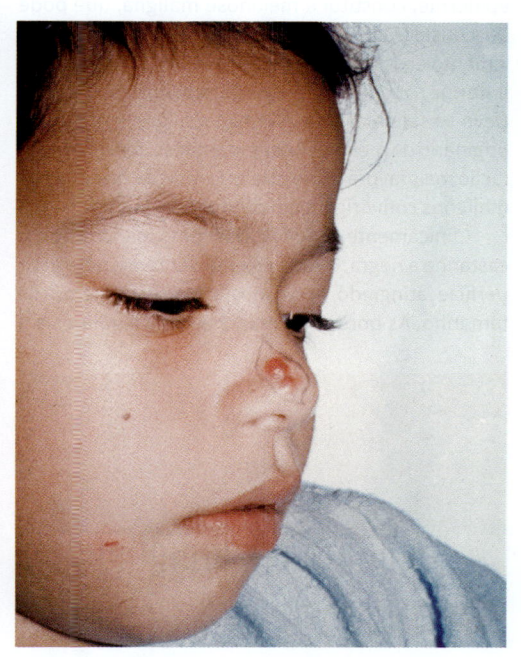

▲ **Figura 64.12** Nevo de Spitz. Lesão papulonodular castanho-avermelhada no nariz.

Nevo de Reed (nevo de Spitz pigmentado)

O nevo pigmentado de células fusiformes ou nevo de Reed, embora relatado como variante do nevo de Spitz, apresenta-se com características clínicas e histológicas distintas. É nevo melanocítico benigno caracterizado por pápula achatada ou ligeiramente elevada, bem delimitada, pigmentada de cor azul-escuro ou negra (**Figura 64.13**). Pode surgir em qualquer idade, predominando em mulheres. Em geral, localiza-se nos membros inferiores, principalmente nas coxas, mas pode ocorrer em outros lugares. As lesões surgem rapidamente e apresentam-se com menos de 1 cm.

A diagnose diferencial compreende o nevo azul, outros nevos melanocíticos, tumores vasculares, carcinoma basocelular pigmentado e melanoma.

Lentigo maligno (melanose maligna)

Também chamado de melanose pré-blastomatosa de Dubreuilh, ocorre, em geral, na face ou em áreas expostas dos idosos. É causado pela ação da luz solar sobre os melanócitos epidérmicos. Inicialmente, há um aumento da atividade dos melanócitos, traduzida clinicamente pela melanose solar. Quando o quadro evolui, com a proliferação de melanócitos atípicos na epiderme, constitui a melanose maligna, que pode ser considerada um melanoma *in situ*. No desenvolvimento dessa evolução, as células atípicas invadem a derme, originando o lentigo maligno melanoma. Deve-se salientar que o lentigo maligno melanoma, originário de melanócitos epidérmicos, tem uma evolução mais favorável do que as formas de melanomas malignos com origem em células névicas.

Clinicamente, manifesta-se como mancha de cor castanha a negra, que se estende lentamente em superfície, atingindo, após anos, vários centímetros de tamanho. As bordas da mancha são irregulares e a pigmentação não é uniforme (**Figura 64.14**). Predomina na face, no pescoço e nos membros superiores, isto é, em áreas expostas, e sua ocorrência principal se dá em idosos.

Após meses ou anos, em um terço dos casos, há aumento da pigmentação e podem aparecer lesões papulonodulares, infiltração, ulceração, sangramento e crostas. Tais condições indicam a transformação em lentigo maligno melanoma.

Na histopatologia, a epiderme apresenta-se atrófica e retificada e mostra elevação do número de melanócitos atípicos, que se dispõem inclusive ao longo dos folículos pilosos e demais anexos. A derme apresenta-se livre de células atípicas e exibe alterações degenerativas da pele fotolesada.

Na diagnose, deve ser distinguida da melanose solar associada com queratose solar e da verruga seborreica pigmentada.

É importante o exame histopatológico das áreas mais infiltradas para exclusão da invasão dérmica por melanócitos atípicos que caracteriza o lentigo maligno melanoma.

Tratamento

Quando da impossibilidade de exérese, pode ser usada a criocirurgia, que é eficaz com a técnica de duas aplicações de nitrogênio líquido em jato, de 45 a 60 segundos cada um, intervalo de alguns minutos e margem de congelamento de 1 cm na borda. O creme de imiquimode é outra indicação terapêutica. Nesses casos, o seguimento é extremamente importante pelo potencial de evolução a melanoma, às vezes mesmo após aparente regressão clínica da lesão.

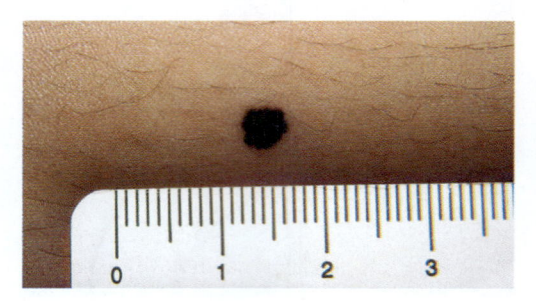

▲ **Figura 64.13** Nevo de Reed. Lesão intensamente pigmentada.

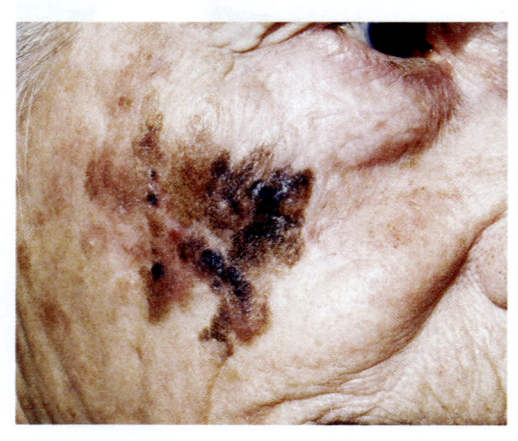

▲ **Figura 64.14** Melanose maligna. Lesão macular extensa de forma irregular e pigmentação variável na face do idoso.

Lentigo maligno melanoma

Melanoma que surge pela evolução do lentigo maligno. Origina-se de melanócitos epidérmicos alterados pela ação da luz solar. Ocorre em áreas expostas de idosos.

Clinicamente, caracteriza-se pelo desenvolvimento, na lesão do lentigo maligno, de um ou mais nódulos irregularmente pigmentados (**Figura 64.15**).

A histopatologia mostra ninhos e melanócitos atípicos na derme. Com a evolução, pode ocorrer invasão dos linfonodos regionais.

O tratamento é a exérese. Ocorrendo comprometimento clínico de linfonodos regionais, a linfadenectomia é indicada. A prognose é, em geral, favorável, uma vez que o lentigo maligno melanoma tem uma evolução clínica totalmente diversa do melanoma maligno.

MELANOMA MALIGNO

Aspectos epidemiológicos

O melanoma maligno (MM) ou melanoma é o mais maligno dos tumores cutâneos, ocorrendo geralmente entre os 30 e 60 anos. Sua incidência vem aumentando de modo significativo em todo o mundo – vêm sendo registradas elevações de 4 a 8% ao ano de sua ocorrência na população branca.

Excepcional na puberdade, ligeiramente mais frequente no sexo masculino (no qual se registram aumentos de incidência superiores aos observados no sexo feminino) e na raça branca. Pode originar-se de nevo melanocítico de junção ou composto, ainda que em cerca de 70% dos casos, não seja relatada a existência prévia do nevo pigmentar.

Formas clinicopatológicas

De acordo com suas características clínicas e histológicas como o modo de progressão tumoral, os melanomas são classificados em três tipos com particularidades epidemiológicas e prognósticas diferentes: extensivo superficial; nodular; e lentiginoso acral.

Melanoma extensivo superficial

De todas as formas de melanoma, é o que mais frequentemente se associa a lesões névicas precursoras. Representa a forma mais comum de melanoma, constituindo 70% dos melanomas.

Surge com maior frequência na quarta ou quinta décadas da vida, e as localizações mais comuns são o tronco, o dorso nos homens e os membros inferiores nas mulheres.

Apresenta-se como lesão pouco ou francamente elevada, arciforme, pelo menos em parte, cujas margens são denteadas e irregulares e cuja coloração varia muito, desde acastanhada a negra, com áreas azuladas, esbranquiçadas, acinzentadas e até vermelhas (**Figuras 64.16** a **64.18**).

As mesmas variações clínicas são observadas histopatologicamente, em função das áreas examinadas, desde melanócitos atípicos intraepidérmicos, isolados ou em ninhos, até acúmulos nitidamente intradérmicos das células neoplásicas.

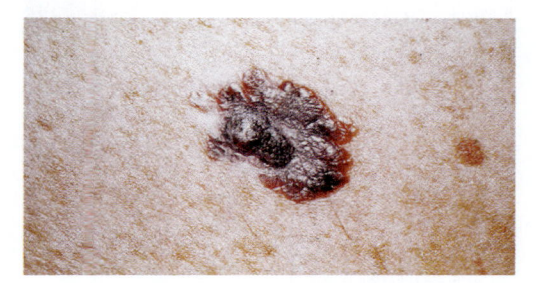

▲ **Figura 64.16** Melanoma extensivo superficial. Placa hiperpigmentada de aspecto papuloso, bordas denteadas, coloração irregular do castanho ao negro-azulado.

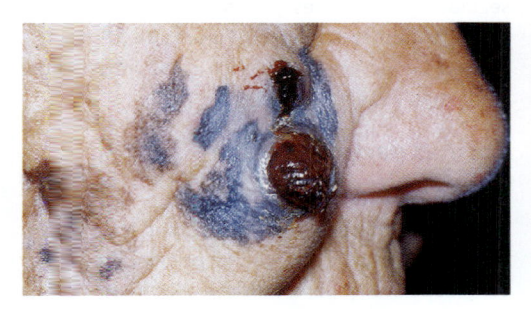

▲ **Figura 64.15** Lentigo maligno melanoma. Sobre lesão de lentigo maligno, observam-se duas lesões nodulares vegetantes.

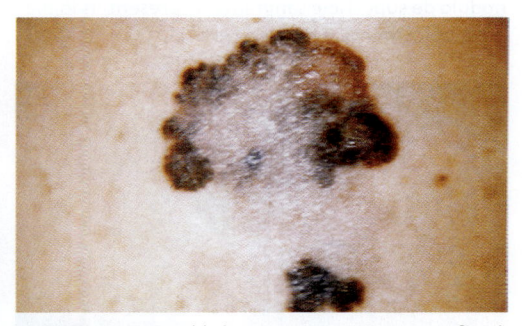

▲ **Figura 64.17** Melanoma extensivo superficial. Placa elevada de contornos denteados irregulares, coloração variável do castanho ao negro, circunscrevendo área central branco-acinzentada.

Melanoma nodular

É a variante mais comum após a forma extensiva superficial, representando de 15 a 30% dos melanomas nas séries estudadas.

É uma lesão nodular ou em placa ou mesmo polipoide de coloração negro-azulada ou com laivos acastanhados (**Figuras 64.19 e 64.20**), de evolução rápida, sendo as localizações preferenciais o tronco nos homens e as pernas nas mulheres. Ocorrem, em geral, na quinta década de vida. Em 5% dos casos, pode ser amelanótico.

Histopatologicamente, caracteriza-se por crescimento vertical desde o princípio, com agressão de predomínio dérmico a partir da junção dermoepidérmica, atingindo apenas secundariamente a epiderme. Seu prognóstico mais desfavorável deve-se à considerável espessura decorrente da rápida evolução vertical.

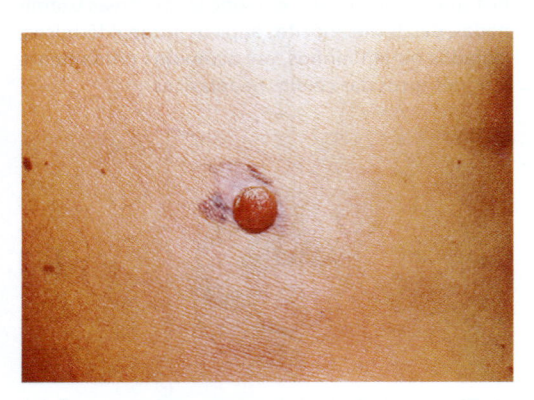

▲ **Figura 64.18** Melanoma extensivo superficial com área nodular. Placa hiperpigmentada irregular de coloração variável negro-azulada, com área central esbranquiçada sobre a qual se desenvolveu nódulo de superfície sangrante, representando macroscopicamente a invasão vertical.

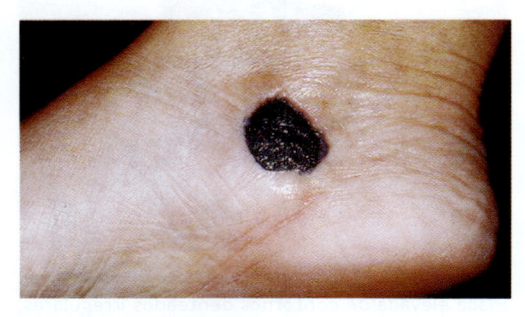

▲ **Figura 64.19** Melanoma nodular. Lesão nodular exofítica de cor negra.

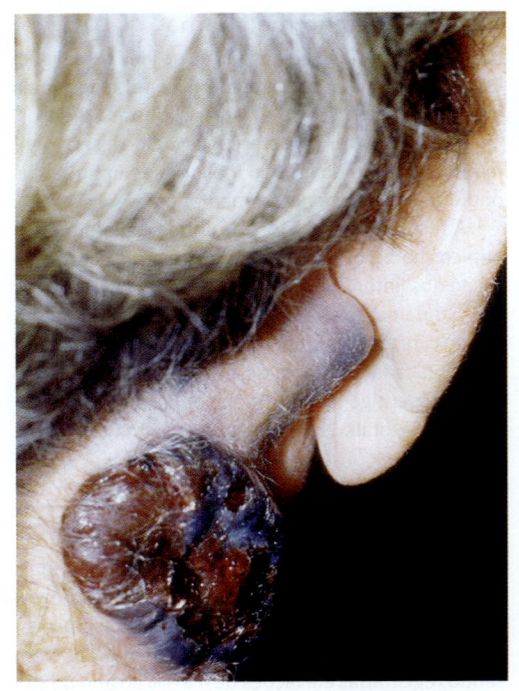

▲ **Figura 64.20** Melanoma nodular. Placa tumoral negro-azulada com áreas ulceradas.

Melanoma lentiginoso acral

Raro nos indivíduos de pele branca (2-8%), é a forma de melanoma mais comum em negros e asiáticos (35-60%) e ocorre mais frequentemente em indivíduos idosos, na sexta década de vida.

Ocorre nas regiões palmoplantares e falanges terminais, podendo ser periungueais e subungueais.

Apresenta uma fase de crescimento horizontal, na qual o diagnóstico histológico pode ser muito difícil, seguida de fase de crescimento vertical, com grande potencial de metastatização (**Figuras 64.21 e 64.22**). Por vezes, o tumor é amelanótico, o que pode retardar ainda mais o diagnóstico.

Formas particulares

Melanoma de mucosa

Representa cerca de 5% dos melanomas. Pode ocorrer na mucosa bucal, nasal, genital ou retal. Na mulher com idade avançada, localiza-se com frequência na vulva. O processo pode ter crescimento lentiginoso ou nodular. Geralmente, o diagnóstico é tardio com má prognose (**Figura 64.23**).

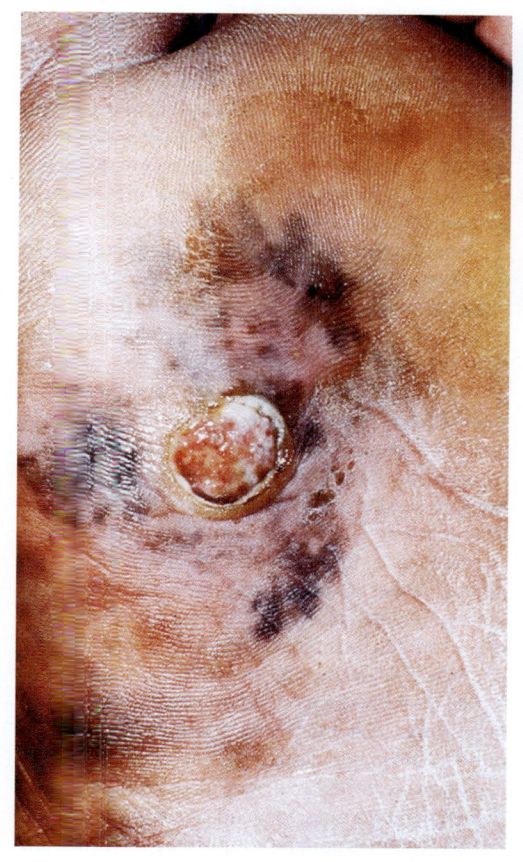

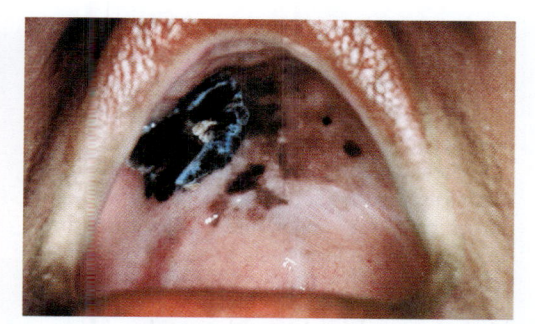

▲ **Figura 64.23** Melanoma oral. Extensa lesão irregularmente pigmentada no palato.

Melanoma amelanótico

Sua característica decorre da concentração muito baixa de pigmento melânico. A lesão é rósea ou vermelha e pode simular um granuloma piogênico ou carcinoma espinocelular (**Figura 64.24**). Na região plantar, pode simular até mesmo mal perfurante. O diagnóstico clínico é particularmente difícil e, em geral, tardio, o que piora seu prognóstico.

Melanoma desmoplásico

Forma pouco frequente de melanoma, ocorre em áreas fotoexpostas de indivíduos de pele clara, localizando-se na cabeça e no pescoço (cerca de 50% dos casos), nas extremidades (cerca de 30% dos casos) e no tronco (cerca de 17% dos casos). A idade média no momento do diagnóstico é de 66 anos.

Clinicamente, apresenta-se como placa endurada ou nódulo, frequentemente amelanótico. O diagnóstico clínico é difícil, sendo necessária a diferenciação com carcinoma basocelular, dermatofibroma, neurofibroma e carcinoma espinocelular. Às vezes, associa-se ao lentigo maligno melanoma, apresentando-se como nódulo de consistência fibrosa sob a lesão.

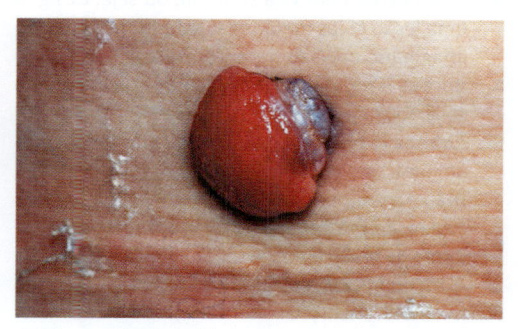

▲ **Figura 64.21** Melanoma acral. Extensa mancha de coloração irregular e pigmentação variável do castanho ao negro em cuja porção central há nódulo ulcerado.

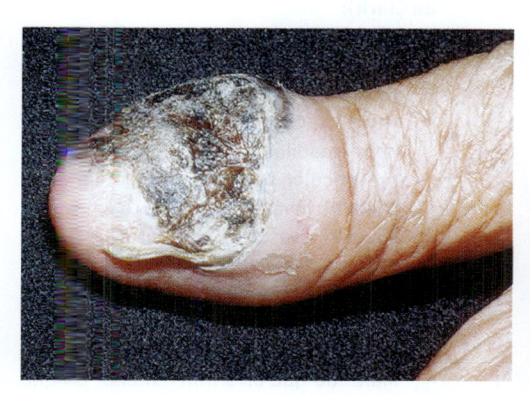

▲ **Figura 64.22** Melanoma ungueal. Lesão pigmentada ulcerodestrutiva na região ungueal. Observe-se mácula hiperpigmentar na dobra ungueal posterior.

▲ **Figura 64.24** Melanoma amelanótico. Lesão vegetante e friável na região plantar.

Histologicamente, exibe grande neurotropismo, provável causa das frequentes recidivas locais. O acometimento linfonodal é menos frequente em relação ao conjunto dos outros tipos de melanoma, e a prognose depende da espessura do tumor.

Aparentemente, considerando-se melanomas de mesma espessura, a sobrevida no melanoma desmoplásico parece ser maior, mesmo que exista maior risco de recidivas locais pela frequente presença de neurotropismo.

Melanoma de origem desconhecida

Trata-se de melanoma cutâneo, linfonodal ou visceral, aparentemente primário, provavelmente decorrente de melanoma cutâneo não diagnosticado (destruído sem exame anatomopatológico), de melanoma regredido espontaneamente ou de melanoma de mucosa não diagnosticado. O prognóstico é idêntico ao das formas metastáticas de um melanoma primário identificado.

Diagnose dos melanomas

Os melanomas ocorrem em qualquer área da pele, particularmente nas plantas e na face, e podem atingir as mucosas, exceto o lentigo maligno melanoma, que ocorre em área exposta à irradiação solar, oriundo do lentigo maligno. Quando surgem pápulas ou nódulos irregularmente pigmentados, deve ser feita a biópsia dessas lesões para verificar se, histologicamente, há invasão da derme. Os outros tipos de melanoma originam-se em área da pele sem nenhuma lesão anterior ou de nevo pigmentado. Quando não há referência à lesão névica anterior, o primeiro sinal é um ponto pigmentado que cresce, torna-se papulonodular, de cor castanha a negra. Em relação aos nevos pigmentares que se alteram, é importante considerar alguns sinais, o mnemônico ABCDE, que indicam provável transformação em melanoma, descritos a seguir.

A. **Assimetria:** Perda da simetria, ou seja, designa uma lesão cujas metades separadas por um eixo imaginário não são superponíveis.
B. **Bordas irregulares:** Presença de reentrâncias e saliências.
C. **Coloração heterogênea:** Presença de várias cores em uma mesma lesão.
D. **Diâmetro** superior a 6 mm.
E. **Expansão em superfície ou modificação do aspecto da lesão** (critério dinâmico).

Além do ABCDE, outros critérios de avaliação são úteis, como: 1. alteração no sensório; 2. diâmetro maior do que 1 cm; 3. crescimento; 4. pigmentação irregular; 5. inflamação; 6. secreção crosta; 7. sangramento.

Várias lesões cutâneas, quando pigmentadas, podem exigir diagnose diferencial do melanoma maligno, como queratose seborreica, carcinoma basocelular, dermatofibroma, angioma capilar trombosado e tumores vasculares trombosados. Nas formas amelanóticas de melanoma maligno, em que a pigmentação é discreta ou ausente, a lesão assemelha-se ao granuloma piogênico ou a uma lesão sarcomatosa.

Nos últimos anos, tem-se acrescido à semiologia das lesões pigmentadas a técnica da dermatoscopia (ver Capítulo 9), realizada por meio de aparelhos especiais (dermatoscópios), que, pela observação de determinados padrões de pigmentação e morfologia, aumentam a acuidade diagnóstica. Ultimamente, também se acrescentou à semiologia dos tumores de pele, inclusive ao melanoma, a microscopia confocal. A diagnose correta, porém, é feita pelo exame histopatológico. A exérese total da lesão suspeita (geralmente, com margens de 1-2 mm), incluindo tecido celular subcutâneo, é mais adequada do que uma simples biópsia parcial. A biópsia parcial deve ser excepcional, limitando-se aos casos em que a lesão for muito grande e a retirada se constituir em intervenção cirúrgica de porte significativo. Nesse caso, deve-se escolher a área do tumor mais representativa ou espessa. É importante salientar que não existem evidências de que esse ato prejudique o prognóstico, desde que, tão logo tenha se firmado o diagnóstico, institua-se a medida terapêutica mais adequada ao caso em questão.

Os seguintes parâmetros histológicos são valorizados para avaliar a diagnose, o planejamento terapêutico e o prognóstico do tumor.

- **Subtipo histológico**
  - **Profundidade da lesão (níveis de invasão de Clark):**
    - **Nível I:** Melanoma confinado à epiderme e ao epitélio anexial.
    - **Nível II:** Invasão papilar.
    - **Nível III:** Comprometimento de toda a derme papilar até a transição com a derme reticular, porém sem invadi-la.
    - **Nível IV:** Invasão da derme reticular.
    - **Nível V:** Invasão da hipoderme.
  - **Espessura da lesão (Breslow) medida em milímetros da porção superior da camada granulosa até a parte mais profunda do tumor:**
    - Menor do que 0,76 mm.
    - Maior do que 0,76 mm e menor do que 1,5 mm.
    - Maior do que 1,5 mm e menor do que 4,0 mm.
    - Maior do que 4,0 mm.

- Situação das margens de segurança.
- Número de mitoses.
- Fase de crescimento (radial ou vertical).
- Presença ou não de ulceração.
- Presença e caracterização do infiltrado inflamatório linfocitário.
- Neurotropismo e invasão angiolinfática.
- Presença ou não de regressão.
- Presença ou não de satelitose.
- Existência ou não de lesão pré-existente.

Estadiamento e prognóstico evolutivo dos melanomas

Sistema de estadiamento da American Joint Committee on Cancer (AJCC).
- **Estádio 0:** Tumor *in situ*.
- **Estádio I:** Tumor primário sem metástase ganglionar ou sistêmica, com 1 mm de espessura com ou sem ulceração ou 1 a 2 mm de espessura sem ulceração.
- **Estádio II:** Tumor primário sem metástase ganglionar ou sistêmica, com 1 a 2 mm de espessura com ulceração ou > 2 mm com ou sem ulceração, ≤ 2 mm com ulceração, 1 a 2 mm com ulceração ou > 2 mm com ou sem ulceração.
- **Estádio III:** Tumor com qualquer nível de espessura, porém com metástases em linfonodos regionais e/ou em trânsito (lesões na pele ou no subcutâneo acima de 2 cm da lesão primária e abaixo dos linfonodos regionais).
- **Estádio IV:** Tumor com qualquer nível de espessura e metástases a distância.

As metástases podem ser locais, regionais e sistêmicas (**Figura 64.25**). As primeiras surgem até 2 cm da cicatriz excisional (satelitose) e não devem ser confundidas com recidiva local ou recorrência por ressecção insuficiente, quando ressurgem lesões no leito da cicatriz ou em suas bordas (**Figura 64.26**). As metástases em trânsito aparecem além de 2 cm do local da lesão primária, em direção aos linfonodos regionais, que são sede das metástases regionais. O número de linfonodos acometidos e a presença de satelitose ou metástases em trânsito são dados preditivos da sobrevida livre de doença e da sobrevivência total. Metástases sistêmicas ocorrem por disseminação hematogênica e atingem a própria pele, subcutâneo ou vísceras, como pulmão (33-44%), cérebro ou sistema nervoso central (17-22%), fígado (7-14%) e ossos (7-8%), mas qualquer órgão pode ser acometido. As primeiras metástases podem ser sistêmicas (não linfonodais) em cerca de 20% dos casos.

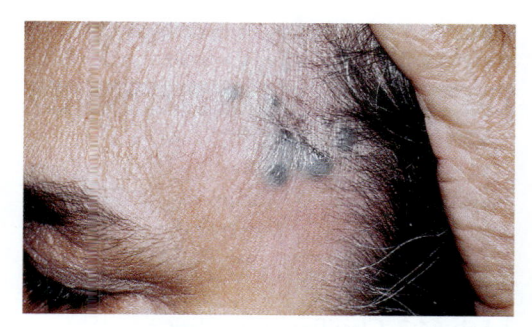

▲ **Figura 64.25** Melanoma metastático. Múltiplas lesões papulosas e noculares de coloração azulada.

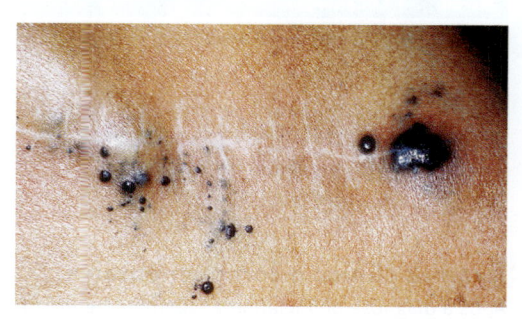

▲ **Figura 64.26** Melanoma recidivante. Ao longo da cicatriz cirúrgica e em suas bordas, pápulas e nódulos negros.

O sistema de classificação da AJCC de 2009 classifica a doença da seguinte forma:
- **Doença localizada:** Estádios I e II.
- **Doenças regional:** Estádio III.
- **Doença metastática:** Estádio IV.

Evolução

Os melanomas são tumores com grande potencial de metastatização, em função direta da fase evolutiva, da espessura, do nível de invasão e da presença ou não de ulceração. A espessura do tumor, determinada pelo método de Breslow (**Tabela 64.1**), é o fator mais importante para a classificação do MM, a conduta terapêutica, o risco de recidiva e a prognose.

Na classificação de Clark (**Tabela 64.2**), a avaliação é feita consoante à localização do tumor e tem valor de prognose menor do que os índices de Breslow.

Em geral, há concordância entre os níveis de Breslow e Clark, porém há a possibilidade de melanomas com níveis II ou III de Clark terem, conforme a localização, espessura de 0,75 mm ou menor. Nesses casos, deve ser considerada, em primeiro lugar, a espessura do tumor.

Tabela 64.1 Classificação de melanoma maligno primário cutâneo (Breslow)

In situ – Espessura	I.S.
< 0,75 mm	MM I
De 0,75-1,5 mm	MM II
De 1,5-3 mm	MM III
De 3-4 mm	MM IV
> 4 mm	MM V

Tabela 64.2 Classificação de Clark – tumor primário cutâneo

Níveis	Localização
I	In situ, intraepidérmico
II	Invasão da derme papilar
III	Invasão da derme papilar, até o limite da derme papilar-reticular
IV	Invasão da derme reticular
V	Invasão da hipoderme

Tabela 64.3 Cirurgia do melanoma maligno primário*

Espessura do tumor	Margens de segurança
Melanoma in situ	0,5-1 cm
Melanoma < 1 mm	1,0 cm
Melanoma 1-2 mm	1-2 cm
Melanoma 2-4 mm	2 cm
Melanoma > 4 mm	2 cm

Fonte: Brasil*

Exames clínico e complementares

Após a diagnose de melanoma, aparentemente primário, deve-se proceder a um exame clínico completo do paciente com cuidadosa avaliação das cadeias linfonodais. Em indivíduos obesos e nos casos duvidosos, pode-se realizar exame ultrassonográfico das áreas linfonodais superficiais. Não há consenso sobre quais exames devem ser solicitados, entretanto muitos autores advogam a realização de uma radiografia de tórax e uma ultrassonografia abdominal, com o argumento de que esses exames possibilitariam a obtenção de imagens de referência e detecção de possíveis anomalias benignas e malignas. Exames mais complexos, como tomografias, ressonâncias e tomografia por emissão de pósitrons (PET), devem ser solicitados quando surgirem dúvidas diagnósticas.

Tratamento do tumor primário

A cirurgia é o único tratamento efetivo para o melanoma maligno, e seu sucesso dependerá da fase em que o tumor for surpreendido e da excisão cirúrgica com margem de segurança adequada. Na profundidade, a exérese deve incluir toda a hipoderme.

As margens periféricas (laterais) de segurança são estabelecidas em função da espessura do tumor (índice de Breslow), existindo, no entanto, controvérsias quanto ao tamanho. Alguns trabalhos baseados em metanálise de estudos sobre margens laterais na cirurgia do melanoma maligno primário afirmam não haver vantagens de margens de 2 cm em relação a margens de 1 cm. Em 25 de outubro de 2022 foi publicada Portaria Conjunta n. 19, do Ministério da Saúde, Secretaria de Atenção Especializada à Saúde e Secretaria de Ciência, Tecnologia, Inovação e Insumos Estratégicos em Saúde definindo margens de segurança para ressecção de melanomas primários (**Tabela 64.3**).

Os melanomas ungueais podem necessitar de amputação parcial, incluindo a última falange do dedo afetado e a articulação interfalangiana adjacente, embora não se tenha demonstrado que isso melhore o controle local e a sobrevida.

A radioterapia, em doses altas, ou crioterapia pode ser empregada excepcionalmente para pacientes inoperáveis.

Melanoma maligno com metástases nos linfonodos

Nos melanomas de 1,5 a 4 mm, quando comprovada a existência de metástases nos linfonodos, deve ser realizada linfadenectomia regional. A linfadenectomia profilática eletiva regional não é indicada. Em lesões de níveis IV e V, com espessura maior do que 4 mm, a linfadenectomia não é preconizada, pois a possibilidade de metástases a distância é muito grande. Trata-se de processo cirúrgico agressivo e mutilante e há condições gerais que a contraindicam, independentemente do estádio da neoplasia, como doentes muito idosos ou com enfermidades graves. Outra contraindicação para a linfadenectomia regional eletiva é a localização da lesão primária em área que possibilita drenagem linfática para várias estações linfáticas. É o que ocorre, com frequência, no tronco.

---

* Brasil. Portaria Conjunta nº 19, de 25 de outubro 2022 Aprova as Diretrizes Diagnósticas e Terapêuticas do Melanoma Cutâneo. [Internet]. Brasília: MS, 2022 [capturado em 29 mar. 2023]. Disponível em: https://www.gov.br/saude/pt-br/assuntos/protocolos-clinicos-e-diretrizes-terapeuticas-pcdt/arquivos/2022/portaria-conjunta-no-19-ddt-melanoma-cutaneo-2.pdf.

Pesquisa e remoção do linfonodo sentinela

Outras técnicas empregadas são a detecção e a biópsia do linfonodo sentinela.

O linfonodo sentinela (eventualmente, dois linfonodos) é o primeiro linfonodo de drenagem da região acometida pelo melanoma. Seu estudo por técnica pouco agressiva permite concluir quanto à invasão linfática pelo tumor. A técnica consiste na identificação do linfonodo sentinela por meio de injeção de corante vital e tecnécio radioativo no local da lesão cutânea. A condição ideal para execução desse procedimento é o momento da excisão ampla do melanoma cutâneo. Com a incisão na área linfonodal regional, identificam-se, pela presença do corante e conjuntamente à detecção de radiação por meio de contador manual de raios-γ, os linfonodos satélites, que são, então, retirados e submetidos a exame histopatológico para verificar-se a presença ou não de melanoma. A sensibilidade da detecção histopatológica de células tumorais de melanoma é incrementada pela utilização de métodos imuno-histoquímicos com S-100, HMB45 e reação em cadeia da polimerase (PCR) para tirosina e MELAn-a/MALT-1.

Atualmente, o AJCC recomenda que todos os doentes com melanoma de espessura superior a 1 mm e os doentes com melanomas finos com indicadores de risco (p. ex., índice mitótico elevado e invasão angiolinfática) sejam submetidos à pesquisa do linfonodo sentinela.

O grupo brasileiro de melanoma indica a técnica para os doentes com melanoma primário com espessura superior a 0,76 mm, e, abaixo desse limite (0,76 mm), somente quando há associação com ulceração e/ou regressão e nível de Clark IV ou V.

A mesma Portaria Conjunta n. 19 do Ministério da Saúde preconiza a execução da técnica do linfonodo sentinela nas seguintes situações:
- Espessura (Breslow) > 1 mm.
- Doentes com estádio T1b - Breslow < 0,8 mm com ulceração ou de 0,8 a 1 mm com ou sem ulceração.
- Doentes com estádio T1a - Breslow < 0,8 mm, mas com fatores de mau prognóstico, invasão linfovascular e ulceração. Nesta situação recomenda-se que os riscos e benefícios do procedimento sejam discutidos com o doente.

Quando se introduziu a técnica do linfonodo sentinela no melanoma, esperava-se, com essa metodologia, eliminar a linfadenectomia em pacientes clinicamente sem linfonodos detectáveis e realmente negativos, evitando-se uma cirurgia com sequelas importantes e que seria desnecessária.

A linfadenectomia regional completa seria realizada apenas nos casos de linfonodo sentinela positivo. Esperava-se, com essa técnica, também maiores chances de cura para o doente, pois metástases regionais seriam detectadas precocemente e a disseminação da doença seria evitada.

Um estudo de 2006 (Morton DL e colaboradores) demonstrou sobrevida de 5 anos significativamente maior (72%) no grupo com linfonodo sentinela positivo submetido à linfadenectomia regional completa imediatamente após o diagnóstico comparativamente ao grupo não submetido à técnica do linfonodo sentinela, e apenas acompanhado clinicamente (52%). Muitos autores criticam esse trabalho pela ausência de randomização e qualidade dos dados.

Estudos posteriores mostraram, porém, observações evolutivas diferentes. Em grande estudo randomizado denominado MSLT-1 (Multicentric Selective Lymphadenectomy Trial – I), verificou-se que os pacientes submetidos à pesquisa do linfonodo sentinela não tiveram sobrevida maior em relação aos doentes não submetidos à técnica do linfonodo sentinela, e, portanto, tal técnica não pode ser classificada como terapêutica; no entanto, é considerada importante instrumento prognóstico, pois detecta micrometástases nos linfonodos regionais, indicando pacientes que estão mais sujeitos à disseminação da doença.

Em 2016, o trabalho do German Dermatologic Cooperative Group de Leiter U e colaboradores verificou que a sobrevida após 3 anos de seguimento no grupo de doentes com linfonodo sentinela positivo submetidos à linfadenectomia regional completa não foi significativamente diferente daquela dos doentes com linfonodo sentinela positivo que apenas foram observados clinicamente. A sobrevida de 3 anos para o grupo operado foi de 81,2%, enquanto do grupo apenas observado foi de 81,7%. Além disso, existem observações que mostram que 15 a 20% dos doentes com linfonodos positivos na pesquisa do linfonodo sentinela, quando submetidos à linfadenectomia completa, não apresentam metástases. Por essas razões, a linfadenectomia regional radical não mais é recomendada para doentes com linfonodo sentinela positivo e sem manifestação clínica de acometimento dos linfonodos. Recentes observações do Multicentric Selective Lymphadenectomy Trial II (MSLT-II) confirmaram esta posição.

A vantagem do emprego da técnica do linfonodo sentinela é permitir um estadiamento mais preciso do melanoma, melhor definição prognóstica e orientação para o tratamento, inclusive na indicação de terapia adjuvante com interferon-α (IFN-α).

Portanto, até o momento, a grande aplicação da técnica do linfonodo sentinela no melanoma é no estadiamento e na maior precisão prognóstica, mas, pelos estudos até agora desenvolvidos, considerou-se que ela não contribui para melhores resultados terapêuticos quanto à sobrevida global dos doentes.

Tratamentos adjuvantes

Consistem no tratamento para pacientes com doença tratada cirurgicamente que têm alto risco de disseminação, como os portadores de melanomas espessos e/ou doença linfonodal.

Interferon-α

Foi a primeira terapêutica adjuvante introduzida, e existem dois esquemas terapêuticos de altas e baixas dosagens. Apesar do grande número de doentes tratados, o fármaco parece ter atividade moderada, e as vantagens em relação à sobrevida não estão perfeitamente estabelecidas. Ainda que muitos trabalhos apontem utilidade do IFN-α, deve-se considerar que a toxicidade é elevada e o tratamento afeta a qualidade de vida. Com o advento de novos medicamentos, os tratamentos com altas doses empregados para o estádio III da doença estão sendo praticamente abandonados.

Fármacos de controle imunológico

Nos últimos anos, surgiram vários medicamentos que modificaram substancialmente o tratamento do melanoma avançado, oferecendo resultados extremamente superiores (quanto ao tempo livre de doença como também em relação a sobrevida) aos do quimioterápico dacarbazina, que, por longo tempo, foi o único fármaco disponível para o tratamento do melanoma avançado. São medicamentos imunoterápicos e da chamada terapêutica-alvo (**Tabela 64.4**):

Estes fármacos são complexos. Apenas serão informados dados sobre os seus princípios ativos.

- **Vemurafenibe (Zelboraf®):** É um inibidor seletivo da quinase oncogênica serina-treonina BRAF de uso via oral. Indicação: melanoma positivo para a mutação BRAF V600E irressecável ou metastático.
- **Dabrafenibe (Tafinlar®):** Inibidor seletivo da quinase oncogênica serina-treonina BRAF de uso via oral. Indicação: melanoma positivo para a mutação BRAF V600E, utilizado por via oral.
- **Cobimetinibe (Cotellic®):** Inibidor seletivo das quinases tirosina-treonina MEK1 e MEK2, de uso via oral. Indicação: em combinação com o vemurafenibe, para pacientes com melanoma positivo para mutações BRF V600.
- **Trametinibe (Mekinist®):** Inibidor seletivo das quinases tirosina-treonina MEK1 e MEK2, de uso via oral. Indicação: tratamento de melanoma irressecável ou com metástases em doentes positivos para mutação BRAF V600.
- **Ipilimumabe (Yervoy®):** É um anticorpo monoclonal anti-CTLA-4 (antígeno 4 associado ao linfócito T citotóxico) que, ao ligar-se a este receptor, elimina a desativação do linfócito T, permitindo a atuação contra as células tumorais. Uso intravenoso. Indicação: tratamento de melanoma metastático ou inoperável.
- **Nivolumabe (Opdivo®):** Anticorpo monoclonal de imunoglobulina IgG4 que se liga ao receptor de morte programada 1 (PD-1), bloqueando sua interação com PD L1 e PD L2. Uso intravenoso. Indicação: monoterapia para melanoma avançado, irressecável ou metastático.
- **Pembrolizumabe (Keytruda®):** Anticorpo monoclonal humano IgG4 kappa seletivo que bloqueia a interação entre PD-1 e seus ligantes PD L1 e PD L2. Uso intravenoso. Indicação: monoterapia para melanoma metastático ou irressecável.

Tratamento das lesões satélites e das metástases em trânsito

Sempre que possível, remoção cirúrgica visando à cura. Quando as lesões são múltiplas, impossibilitando a cirurgia, várias medidas podem ser úteis, como radioterapia, hipertermia e injeções de IL-2

Tabela 64.4 Medicamentos imunoterápicos e terapia-alvo

Imunoterapia	Terapia-alvo
Isolada (anti-CTLA-4 ou antiPD-1)	**Isolada (anti-BRAF)**
Ipilimumabe (anti-CTLA-4)	Vemurafenibe
Nivolumabe (anti-PD-1)	Dabrafenibe
Pembrolizumabe (anti-DP-11)	
Combinada	**Combinada**
(anti-CTLA-4 + anti-PD-1)	(anti-BRAF + anti-MEK)
Nivolumabe + ipilimumabe	Vemurafenibe + cobimetinibe
Associada à dacarbazina	Dabrafenibe + trametinibe
Ipilimumabe + dacarbazina	

para lesões pequenas e superficiais; também pode ser utilizado o *Talimogene Laherparepvec* (*T-VEC*), que é um vírus oncolítico por efeitos imunológicos locais e até mesmo a distância que pode ser usado intralesionalmente para lesões metastáticas maiores. Também pode ser empregada a eletroquimioterapia, na qual se admite que os impulsos elétricos aumentam a permeabilidade das membranas das células tumorais, permitindo maior penetração do quimioterápico. São mais empregadas a bleomicina e a cisplatina.

Radioterapia

O melanoma não é invariavelmente radiorresistente. Regressões efetivas são obtidas quando utilizadas doses altas de radiação. Essas respostas aumentam quando é usada hipertermia como coadjuvante.

Para os tumores cutâneos primários, é raramente usada, mas pode ser indicada em tumores não ressecáveis cirurgicamente ou nos quais as margens cirúrgicas são limitadas pela impossibilidade de maior ressecção. Também é recomendada para o lentigo maligno melanoma, em doentes idosos, não hígidos.

A radioterapia está indicada após a linfadenectomia quando há comprometimento de múltiplos linfonodos, particularmente na região cervical e parotídea, e nos casos de recidiva linfonodal.

A radioterapia também é orientada em metástases viscerais, como recurso paliativo. Em metástases cerebrais, é empregada por técnica especial, a radiocirurgia.

Quimioterapia

A quimioterapia está indicada no tratamento do melanoma metastático e pode ser realizada sistemicamente ou, conforme a localização do tumor, seletivamente, por meio de perfusões. São os fármacos mais ativos, ainda que apenas paliativos nos casos de melanoma disseminado, o dietil-triazeno-imidazol-carboxamina (DTIC) e as nitrosureias.

Como já referido, a quimioterapia, em razão de seus resultados insatisfatórios, foi praticamente substituída pelos imunoterápicos e pela terapêutica-alvo; no entanto, ainda são feitos estudos da combinação desses novos tratamentos com dacarbazina.

Prognose

Com o tratamento, as taxas de sobrevida para melanomas cutâneos são referidas na **Tabela 64.5**, e as de melanoma com metástases nos linfonodos ou disseminadas, na **Tabela 64.6**.

Seguimento

Não há consenso a respeito dos procedimentos mais adequados em relação ao seguimento dos pacientes com melanoma. Embora a literatura relate que a

Tabela 64.5 Taxas de sobrevida para melanomas cutâneos

Espessura	Taxa de sobrevida em 5 anos	Taxa de sobrevida em 10 anos
≤ 1 mm	95%	91%
1,1-2 mm	84%	74%
2,1-4 mm	68%	57%
≥ 4 mm	56%	44%

Tabela 64.6 Taxas de sobrevida em 5 anos

Envolvimento dos linfonodos	36%
Metástases disseminadas	5%

maior parte das recidivas locorregionais sejam identificadas pelo próprio paciente quando bem orientado, o fato de esses indivíduos apresentarem um risco elevado de desenvolvimento de um segundo melanoma justifica um seguimento periódico. Orienta-se que os pacientes sejam avaliados clinicamente a cada 4 meses, nos 2 primeiros anos, a cada 6 meses, nos 3 anos seguintes, e anualmente por tempo indefinido. Os exames de imagem mostram baixa sensibilidade e especificidade na identificação de doença sistêmica. Recomendam-se radiografia de tórax, ultrassonografia abdominal, dosagem sérica de desidrogenase láctica (DHL) e fosfatase alcalina (FA) a cada 6 meses, nos 2 primeiros anos de seguimento, e anualmente após esse período. O PET tem sido relatado como o exame mais sensível na detecção de doença metastática nos pacientes com melanoma de alto risco, ou seja, tumores espessos, e naqueles com doença locorregional. O doente deve ser esclarecido da necessidade de retorno imediato caso observe alguma lesão suspeita ou tumefação de linfonodos regionais.

MELANOMA MALIGNO FAMILIAR

Existem casos de melanoma familiar aparentemente transmitido por herança autossômica dominante com reduzida penetrância. Comparativamente ao melanoma não familiar, ocorre mais precocemente; as formas primárias múltiplas são frequentes e o prognóstico é ligeiramente melhor. Há certa tendência em poupar a face e, em algumas famílias, paralelamente aos melanomas, ocorre grande número de lesões névicas adquiridas atípicas e de nevos displásicos, que podem evoluir a melanomas. Trata-se de síndrome do nevo B-K ou síndrome do nevo displásico, já referida, que se considera presente quando acometidos dois ou mais familiares.

65
Leucemias, linfomas e pseudolinfomas

GENERALIDADES

Os linfomas e as leucemias são neoplasias malignas resultantes da proliferação de células dos sistemas linfoide e hematopoiético.

Os amplos territórios desses sistemas pelo organismo explicam o múltiplo potencial de agressão orgânica dos linfomas e leucemias e, inclusive, a possibilidade de localizações cutâneas dessas enfermidades.

Classicamente, os linfomas são subdivididos em linfoma de Hodgkin e linfomas não Hodgkin. Estes constituem um grupo de neoplasias derivadas de clones de linfócitos nos seus diferentes estádios evolutivos. Podem se originar primariamente nos linfonodos (linfomas nodais) ou em tecidos linfoides associados às mucosas, à pele ou a outras estruturas (linfomas extranodais). A pele é o segundo órgão, seguido do trato gastrintestinal, mais acometido por linfomas extranodais.

Atualmente, a Organização Mundial da Saúde (WHO, World Health Organization) e a Organização Europeia para Pesquisa e Tratamento do Câncer (EORTC, European Organisation for Research and Treatment of Cancer) adotam uma classificação consensual[1] com a finalidade de uniformizar a linguagem entre patologistas, dermatologistas e onco-hematologistas (**Tabelas 65.1 a 65.3**).

Neste capítulo, serão abordados apenas os principais linfomas.

---

1 Willemze R, Meijer CJ. Classification of cutaneous T-cell lymphoma: from Alibert to WHO-EORTC. J Cutan Pathol. 2006;33 Suppl 1:18-26.

Tabela 65.1 Classificação para os linfomas cutâneos de células T e de células NK com manifestações cutâneas primárias e secundárias

Linfomas primários cutâneos
Micose fungoide
Micose fungoide – variantes e subtipos
Reticulose pagetoide (forma localizada)
Variantes granulomatosa, siringotrópica e folicular
Cútis laxa granulomatosa
Síndrome de Sézary
Doenças linfoproliferativas CD30+ cutâneas primárias
Papulose linfomatoide
Linfoma cutâneo primário de grande célula anaplásica
Linfoma subcutâneo de célula T, paniculite-símile
Linfoma cutâneo primário de célula T periférica, não especificado
Subtipos provisórios:
Linfoma cutâneo primário agressivo de célula T CD8+ epidermotrópica
Linfoma cutâneo de célula Tγδ
Linfoma cutâneo primário de pequena e média célula T CD4+ pleomórfica
Linfoma extranodal de célula T/NK, tipo nasal
Variante: linfoma hidroa-vaciniforme-símile
Manifestações secundárias para a pele
Linfoma/leucemia de célula T do adulto
Linfoma de célula T angioimunoblástico

Fonte: Willemze R, Meijer CJ. Classification of cutaneous T-cell lymphoma: from Alibert to WHO-EORTC. J Cutan Pathol. 2006;33 Suppl 1:18-26.

Tabela 65.2 Classificação para os linfomas cutâneos de células B com manifestações cutâneas primárias e secundárias

Linfomas primários cutâneos
Linfoma da zona marginal (tipo MALT)
Linfoma cutâneo centro-folicular
Linfoma cutâneo difuso de grande célula B, tipo perna
Linfoma cutâneo difuso de grande célula B, outro
Manifestações secundárias para a pele
Linfoma de grande célula B intravascular
Granulomatose linfomatoide
Leucemia linfocítica crônica
Linfoma de célula do manto
Linfoma de Burkitt

Fonte: Willemze R, Meijer CJ. Classification of cutaneous T-cell lymphoma: from Alibert to WHO-EORTC. J Cutan Pathol. 2006;33 Suppl 1:18-26.

Tabela 65.3 Classificação para as neoplasias hematodérmicas imaturas

Envolvimento cutâneo frequente
Neoplasia hematodérmica CD4+CD56+ (linfoma de célula NK blástica)
Manifestações secundárias para a pele
Leucemia linfoblástica T
Linfoma linfoblástico T
Leucemia linfoblástica B
Linfoma linfoblástico B
Leucemias mieloides e monocíticas

Fonte: Willemze R, Meijer CJ. Classification of cutaneous T-cell lymphoma: from Alibert to WHO-EORTC. J Cutan Pathol. 2006;33 Suppl 1:18-26.

MANIFESTAÇÕES CUTÂNEAS DOS LINFOMAS E LEUCEMIAS

As manifestações cutâneas dos linfomas e das leucemias são de dois tipos: específicas, nas quais o exame anatomopatológico demonstra a presença das células neoplásicas, e inespecíficas, em que, histologicamente, há apenas alterações inflamatórias sem células neoplásicas.

Manifestações cutâneas inespecíficas dos linfomas e leucemias

São extremamente variáveis, no seu aspecto e na sua frequência.

- **Prurido generalizado:** Aparece mais frequentemente no linfoma de Hodgkin, na micose fungoide e nas leucemias linfocíticas.
- **Prurigo:** Muitas vezes, consequente ao prurido. Quando acompanhado de linfonodos aumentados, constitui o chamado prurigo linfadênico (**Figura 65.1**).
- **Lesões eczematosas:** Ocorrem mais frequentemente na micose fungoide.
- **Lesões bolhosas:** Podem ser variadas, inclusive tipo penfigoide bolhoso.
- **Eritemas:** Polimorfos, nodosos e, mais raramente, figurados tipo anular centrífugo e *giratum* podem ocorrer.
- **Urticária:** Manifestação inespecífica rara dos linfomas e leucemias.
- **Síndrome de Sweet e pioderma gangrenoso:** Associam-se mais frequentemente a doenças mieloproliferativas.
- **Eritrodermias:** Como manifestação inespecífica, assomam especialmente na doença de Hodgkin. Frequentemente, são específicas na leucemia linfocítica crônica, na micose fungoide e na síndrome de Sézary.
- **Lesões ictiosiformes adquiridas:** Ocorreriam por distúrbios de absorção ou por mecanismos imunes. São mais frequentes nos linfomas.
- **Manifestações hemorrágicas:** Púrpuras de tipo petequial ou equimótico, sangramentos superficiais de gengivas, epistaxe – por alterações da hematopoiese e coagulação ou consequente aos tratamentos utilizados.
- **Estomatites, gengivites, glossites, balanites:** Ocorrem especialmente nas leucemias e no linfoma de Hodgkin.
- **Infecções:** Fúngicas, bacterianas ou virais, ocorrem por diminuição da resistência geral do organismo pela própria enfermidade ou pela ação imunodepressora das terapêuticas utilizadas. É particularmente importante o herpes-zóster, que, nessas eventualidades, costuma ser mais grave, de tipo necrótico-hemorrágico ou disseminado. Ocorrem mais frequentemente no linfoma de Hodgkin e nas leucemias.
- **Alterações de coloração da pele:** Podem ocorrer palidez consequente à anemia e hiperpigmentação, possivelmente semelhante à observada na doença de Addison, ou ter padrões bizarros. A hiperpigmentação é mais frequente na doença de Hodgkin e, quando associada a prurido, amiúde há ocorrência de adenomegalias mediastinais e retroperitoneais, que devem ser sistematicamente pesquisadas.
- **Alopecia, alterações ungueais:** Geralmente, estão associadas com a eritrodermia. A alopecia

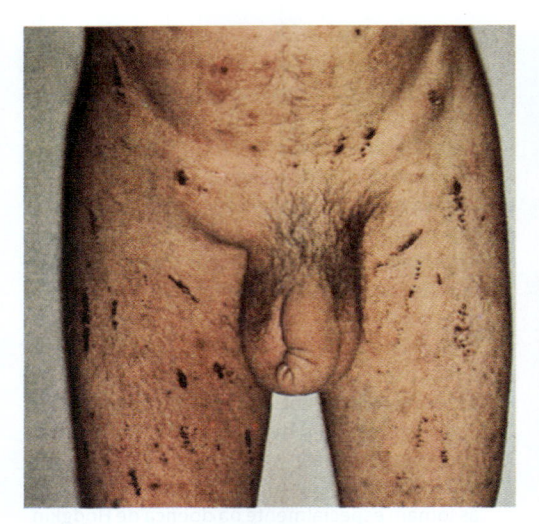

▲ **Figura 65.1** Doença de Hodgkin. Prurigo linfadênico. Pápulas, placas papulosas, escoriações e adenomegalia inguinal.

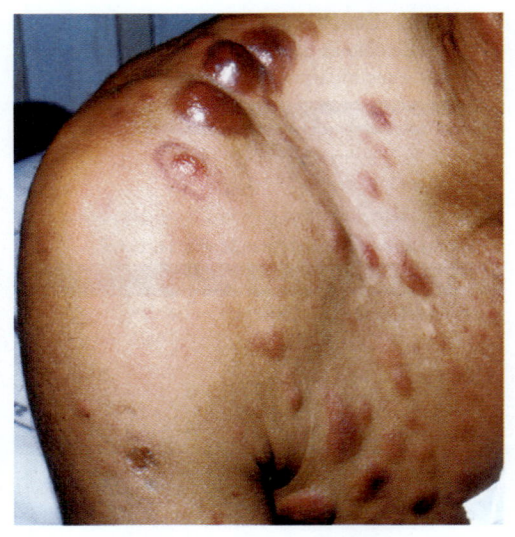

▲ **Figura 65.2** Linfoma. Manchas, placas papulosas, nódulos e tumorações.

pode ser decorrente de infiltração linfomatosa do couro cabeludo, de traumatismo por coçagem ou pela ação dos fármacos citotóxicos utilizados no tratamento.
- **Alterações gangrenosas:** Surgem mais frequentemente nas leucemias e no mieloma múltiplo.
- **Amiloidose sistêmica:** Ocorre em associação com o mieloma múltiplo e outras gamopatias monoclonais.

Manifestações cutâneas específicas dos linfomas e leucemias

Decorrem da presença de infiltrados neoplásicos na pele e se traduzem clinicamente por lesões eritematoinfiltradas papulosas, nodulares, em placas, tumores e ulcerações (**Figura 65.2**). Embora, excepcionalmente, a eritrodermia possa representar manifestação específica nos linfomas e nas leucemias em geral, ela se dá dessa forma com frequência na micose fungoide.
- **Leucemias:** As manifestações cutâneas específicas são raras, sendo mais encontradas nas leucemias linfocíticas e, menos frequentemente, nas mieloides e monocíticas. Clinicamente, apresentam-se sob forma de nódulos ou placas eritematoinfiltradas ou ulcerações. Às vezes, a confluência de lesões eritematoinfiltradas produz, na face, o aspecto de *fácies leonina*, particularmente nas leucemias linfocíticas. Infiltrações localizadas ou difusas de gengiva e palato podem assomar nas leucemias mielomonocíticas e monocíticas. Excepcionalmente, nas linfocíticas, pode ocorrer eritrodermia como manifestação específica, sendo necessária a diagnose diferencial com os linfomas cutâneos de células T.
- **Linfoma de Hodgkin:** As lesões cutâneas específicas são raras e surgem mais comumente por disseminação linfática retrógrada da neoplasia a partir de linfonodos acometidos ou por envolvimento dos tecidos perilinfonodais e, consequentemente, da pele sobrejacente. Traduzem-se por nódulos mais frequentemente localizados no tronco, no abdome inferior, na região inguinal, nas coxas e no couro cabeludo. A partir da necrose dos nódulos, podem surgir ulcerações tórpidas.
- **Linfomas não Hodgkin:** Lesões cutâneas específicas são incomuns. Excepcionalmente, a primeira manifestação da doença ocorre na pele. Quando ocorrem, as lesões específicas são nódulos eritematosos isolados ou agrupados em placas de configurações variáveis. Às vezes, os plasmocitomas são exclusivamente cutâneos ou iniciam-se na pele sob forma de nódulos eritematosos.

LINFOMAS CUTÂNEOS

Linfomas cutâneos de células T (LCCT)

Caracterizam-se, sob a denominação linfomas cutâneos de células T, neoplasias com a mesma origem celular – o linfócito T –, que compreendem variedades epidermotrópicas (a micose fungoide e a síndrome de Sézary) e as não essencialmente epidermotrópicas, que se expressam na pele por pápulas, nódulos e placas tumorais.

O conhecimento sobre a origem T das células neoplásicas desses linfomas permitiu melhor correlação clínico-imunológica, explicando algumas facetas do comportamento biológico desses tumores: a afinidade pela pele, o epidermotropismo, explicaria o curso predominantemente cutâneo desses linfomas; já a origem pós-tímica das células neoplásicas e sua distribuição paralela à dos linfócitos T normais nos tecidos linfoides justificariam a pouca afinidade pela medula óssea, em geral preservada nesses doentes.

Patogenia

A patogênese dos LCCT é ainda desconhecida, existindo, a partir de fatos observados, várias teorias, que admitem a combinação de inúmeros fatores: imunossupressão; imunoestimulação; vírus oncogênicos; e anormalidades nos fatores que controlam a ativação das células T.

Em síntese, nos LCCT, ocorrem, em relação às células T, estimulação antigênica persistente, resposta anormal aos estímulos e alterações nos mecanismos autorreguladores. Nas fases avançadas da doença, observa-se perfil de produção de citocinas do tipo Th2 com elevação dos níveis séricos de IgE e eosinofilia periférica. Atualmente, existem evidências de que a micose fungoide seria neoplasia de células T reguladoras (CD3$^+$, CD4$^+$, CD25$^+$).

Espectro clínico

Além de manifestações cutâneas, os linfomas cutâneos de células T produzem lesões viscerais, muitas das quais não são detectadas clinicamente, mas somente por meio de necrópsias. Durante muito tempo, discutiu-se sobre a existência ou não de lesões viscerais próprias da micose fungoide ou se, quando ocorressem, resultassem da transformação da micose fungoide em outro linfoma mais agressivo. Hoje, está definitivamente comprovado o potencial de agressão visceral dos LCCT, inclusive da micose fungoide, por estudos de necrópsias e, mesmo, pela demonstração de células T nas lesões extracutâneas de micose fungoide.

Manifestações extracutâneas

São comumente verificadas em necrópsias e, em menor escala, clinicamente, embora existam relatos de acometimento de praticamente todos os sistemas orgânicos. A infiltração linfomatosa dos *linfonodos* é extremamente frequente, sendo o primeiro setor extracutâneo a ser atingido. As linfadenopatias estão presentes em cerca de 47% dos doentes de LCCT e em 80 a 90% das formas eritrodérmicas. A linfadenopatia pode ocorrer em virtude de alterações inespecíficas tipo linfadenite dermopática ou invasão linfomatosa. Estudos recentes demonstram acometimento neoplásico em mais de 90% das biópsias de linfonodos aumentados de doentes de LCCT, indicando que as alterações linfomatosas incipientes não são reconhecidas pelas técnicas histológicas de rotina. O acometimento linfomatoso dos linfonodos é fator determinante de pior prognóstico. *Lesões pulmonares* são registradas em 40 a 60% dos pacientes necropsiados. Podem apresentar-se sob forma de nódulos parenquimatosos de tamanhos variáveis, mal delimitados, e infiltrados intersticiais bilaterais nas porções inferiores do pulmão, derrames pleurais e adenopatias hilares ou mediastinais. *Lesões ósseas* ocorrem em 30 a 40% dos casos necropsiados, sob forma de lesões osteolíticas e mesmo fraturas patológicas, atingindo preferencialmente ossos longos. *Lesões do sistema nervoso* são demonstradas em cerca de 10% das necrópsias, apresentando-se como tumores intracerebrais, infiltrações meníngeas e neuropatias periféricas. *Lesões gastrintestinais* expressam-se por diarreia, ascite, hemorragias, resultantes de infiltrações linfomatosas, e, mais raramente, tumores linfomatosos. *Lesões cardiovasculares* são registradas em 33% das necrópsias; trata-se de infiltrações linfomatosas do coração que podem determinar insuficiência cardíaca e arritmias. *Lesões renais* são extremamente raras, podendo assumir o aspecto de nódulos linfomatosos renais que conseguem produzir insuficiência renal progressiva. *Lesões oculares* são observadas no nervo óptico, na retina e na coroide, além de lesões externas, mais comuns. *Lesões orais* são encontradas em 18 a 25% dos casos necropsiados, traduzindo-se por infiltrações e erosões nos lábios, na mucosa oral, na língua e na laringe.

Métodos laboratoriais auxiliares na diagnose

Como se salientou anteriormente, a diagnose histológica dos linfomas cutâneos de células T pode ser impossível nas lesões cutâneas iniciais, sendo difícil a sua diferenciação de infiltrado inflamatório não neoplástico. Por essas razões, novos métodos continuam a ser estudados para obtenção de elementos para diagnose precoce e estadiamento preciso dos LCCT. A detecção, pela *microscopia eletrônica*, de células linfoides com núcleo sulcado cerebriforme na micose fungoide e na síndrome de Sézary não se mostrou suficiente como parâmetro diagnóstico único, pois, eventualmente, essas células podem ser encontradas em infiltrados benignos. Esse fato determinou a procura de outros critérios citológicos, como o índice de contorno nuclear, que é a razão entre o perímetro da membrana nuclear e a raiz quadrada da secção do núcleo, medidos por meio da microscopia eletrônica. Esse critério, isoladamente, também se mostra inadequado, pois, ainda que valores superiores a 11,5 tenham sido registrados exclusivamente em lesões cutâneas de LCCT, muitas delas não apresentam esse índice, isto é, trata-se de parâmetro de baixa sensibilidade.

A *citofotometria*, por meio da qual se quantifica o DNA celular, demonstra aneuploidia ou poliploidia nos infiltrados de micose fungoide, enquanto para os infiltrados benignos evidencia, invariavelmente, distribuição diploide. Porém, em cerca de 35% dos LCCT, observam-se histogramas de DNA normais, isto é, falso-negativos para a diagnose de linfoma – ou seja, mesmo esse critério não basta quando analisado isoladamente.

Mais recentemente, estão sendo utilizados *exames imuno-histoquímicos* e/ou *citometria de fluxo*. As células da micose fungoide mostram-se positivas para os antígenos de células T periféricas ou maduras CD2, CD3, CD5 e CD4, este último específico para células T *helpers*. Em doentes com LCCT em fase circulante ("leucemizada"), observa-se expansão de subpopulações de células T CD4 com perda de marcadores antigênicos como CD7 e CD26, além de perda possível de CD2, CD3, CD4 e CD5, próprios de células T maduras. Nas lesões cutâneas de LCCT, verifica-se predominância de linfócitos CD3, CD4 e menor quantidade de CD8. Pode, ainda, haver perda da expressão de CD7 nos linfócitos epidermotrópicos e nos linfócitos dérmicos das lesões cutâneas mais avançadas.

Técnicas de *biologia molecular*, como a reação em cadeia da polimerase (PCR) e o *Southern blot*, vêm sendo empregadas com objetivos diagnósticos no estudo do rearranjo dos genes codificadores dos receptores de células T. A avaliação do rearranjo desses genes no DNA extraído dos tecidos e do sangue periférico demonstraria rearranjo monoclonal nos LCCT e policlonal nas hiperplasias linfoides benignas. Entretanto, mesmo essas técnicas, apesar de muito sofisticadas, nem sempre conseguem corroborar o diagnóstico de linfoma.

Estadiamento

Adotou-se o sistema TNM (Classificação de Tumores Malignos), considerando-se lesões cutâneas, linfonodos e lesões viscerais.

Com relação à pele, consideram-se os seguintes estádios:
- **T0:** Apenas suspeita clínica e histopatológica.
- **T1:** Pápulas, placas eritematosas ou eczematosas atingindo menos de 10% da superfície corpórea.
- **T2:** Pápulas, placas eritematosas ou eczematosas, envolvendo 10% ou mais da superfície cutânea.
- **T3:** Tumores (um ou mais).
- **T4:** Eritrodermia.

T1 a T4 devem envolver diagnóstico anatomopatológico de LCCT. Quando mais de uma situação está presente, deve ser assinalada, considerando-se primordial a mais alta e colocando-se a inferior entre parênteses. Por exemplo, doente com placas eritematoinfiltradas, atingindo mais de 10% da superfície cutânea e tumores, deverá ser considerado T3(2).

Quanto aos linfonodos, consideram-se de N0 a N3, conforme o acometimento clínico ou histopatológico:
- **N0:** Ausência de acometimento clínico e histopatológico dos linfonodos periféricos.
- **N1:** Linfonodos periféricos clinicamente anormais com exame histopatológico negativo para LCCT.
  - **N1a:** Clone negativo.
  - **N1b:** Clone positivo.
- **N2:** Linfonodos periféricos clinicamente normais e exame histopatológico positivo para LCCT, mas sem perda da arquitetura normal do linfonodo.
  - **N2a:** Clone negativo.
  - **N2b:** Clone positivo.
- **N3:** Linfonodos periféricos clínica e histopatologicamente positivos para LCCT com perda da arquitetura linfonodal.
  - **N3a:** Clone negativo.
  - **N3b:** Clone positivo.

Quanto ao sangue periférico:
- **B0:** Células atípicas circulantes ausentes ou presentes em quantidades menores do que 5%.
  - **B0a:** Clone negativo.
  - **B0b:** Clone positivo.
- **B1:** Baixa carga tumoral: células atípicas circulantes em quantidade maior ou igual a 5%, mas não preenche critérios para o estádio B2.
  - **B1a:** Clone negativo.
  - **B1b:** Clone positivo.
- **B2:** Células atípicas circulantes presentes em quantidade maior ou igual a 1.000/µL ou pelo menos uma das seguintes alterações fenotípicas: relação CD4/CD8 maior ou igual a 10, perda de CD7 nas células CD4$^+$ maior ou igual a 40%, ou perda de C26 nas células CD4 maior ou igual a 30%. A pesquisa de clonalidade do receptor de células T deve ser positiva.

Quanto ao acometimento visceral:
- **M0:** Ausência de acometimento visceral.
- **M1:** Acometimento visceral por LCCT. Deve haver confirmação histopatológica e especificação do órgão acometido, exceto para fígado e baço, nos quais o acometimento pode ser avaliado por exames de imagem.

As curvas de sobrevida mostraram-se progressivamente piores em função da extensão do acometimento cutâneo, maior número de territórios linfáticos clinicamente acometidos, presença de tumores e eritrodermia. A eritrodermia foi o elemento clínico indicativo de pior prognose, isto é, acompanhou-se das menores sobrevidas, inclusive em relação à presença de tumores. Estudo com biópsia hepática revelou que a presença de neoplasia no fígado foi mais frequente em doentes com linfadenopatia e eritroderma, indicando, na presença dessas situações clínicas, maior probabilidade de lesões viscerais. Vários outros fatores, como idade, sexo, raça, antecedentes alérgicos, alopecia, febre, infecções intercorrentes, níveis de IgE, linfedema, mal-estar geral e prurido, foram analisados em relação à prognose, somente havendo correlações estatisticamente significativas de pior prognose com mal-estar geral, extensão do envolvimento cutâneo e linfadenomegalia.

Recomenda-se, para estadiamento do LCCT, como rotina, anamnese minuciosa, exame físico completo, avaliação da extensão das lesões cutâneas, leucograma, contagem de plaquetas, de linfócitos típicos e atípicos, provas de função hepática, renal e bioquímica sanguínea, raio X de tórax, ultrassonografia do abdome e biópsias cutâneas, de linfonodos e de medula óssea com fenotipagem imuno-histoquímica.

Na escolha dos linfonodos a serem biopsiados, na ausência de linfonodos palpáveis, são prioritários os linfonodos cervicais e, secundariamente, os axilares, inguinais e femorais. Recomendam-se, ainda, tomografia e biópsias viscerais apenas em áreas suspeitadas por meio da história clínica, do exame físico ou de exames complementares.

A biópsia cirúrgica de linfonodo deve ser indicada quando houver linfadenomegalia maior que 2 cm no maior diâmetro ou quando os linfonodos, ainda que menores, apresentem características como adesão aos planos profundos e endurecimento.

O acometimento visceral é pesquisado por radiografia de tórax e ultrassonografia de abdome. Em casos de linfomas agressivos ou suspeita de infiltração visceral acrescenta-se aos exames iniciais tomografia e/ou tomografia por emissão de pósitrons (PET). A biópsia visceral deve ser realizada para confirmação em caso de suspeita radiológica com exceção do fígado e baço, cujo diagnóstico de infiltração é possível pelas alterações dos exames de imagem.

A avaliação do acometimento hematológico deve ser feita pela contagem de células de Sézary, pela imunofenotipagem do sangue periférico e pela pesquisa de clonalidade do receptor de células T. Adicionalmente, devem ser avaliados o hemograma e a dosagem de desidrogenase láctica (DHL). Em caso de leucemização da micose fungoide, pode haver linfocitose. O aumento de DHL é esperado em linfomas agressivos e pode ser usado como parâmetro da evolução clínica.

De acordo com a extensão do acometimento cutâneo, o comprometimento ou não dos linfonodos e a presença ou ausência de lesões viscerais específicas, os LCCT são clinicamente estadiados em seis fases (Tabela 65.4).

Portanto, estádio I representa lesões confinadas à pele, sem linfonodomegalia; o estádio II_A, doentes com lesões cutâneas e acometimento linfonodal clínico, mas sem correspondências histopatológicas. No estádio II_B, estão presentes tumores com ou sem linfadenomegalia. No estádio III, há eritrodermia com ou sem linfadenomegalia. No estádio IV, há acometimento cutâneo, linfonodos histopatologicamente positivos para LCCT (IV_A) e/ou acometimento visceral (IV_B).

Micose fungoide

Forma de linfoma que afeta primariamente a pele, permanecendo exclusivamente nessa localização por muitos anos. Atinge, de preferência, homens adultos, com mais de 40 anos. A evolução é crônica, com tempo médio de sobrevida muito variável na dependência do estádio e da forma de apresentação da doença.

Tabela 65.4 Estadiamento dos LCCT

Estádios	T	N	M
I_A	1	0	0
I_B	2	0	0
II_A	1,2	1	0
II_B	3	0,1	0
III	4	0,1	0
IV_A	1-4	2,3	0
IV_B	1-4	0-3	1

Manifestações clínicas

O primeiro estádio é caracterizado por lesões inespecíficas: placas eritematoescamosas, lembrando psoríase ou parapsoríase (**Figura 65.3**), com áreas de eczematização que podem generalizar. Há, em geral, prurido de intensidade variável. A parapsoríase relacionada à micose fungoide é a variante em grandes placas, que, clínica, histológica e imunofenotipicamente, confunde-se com os estádios iniciais da micose fungoide e, como tal, é hoje considerada. São lesões hipocrômico-descamativas ou eritematodescamativas, discretamente atróficas. Essa fase, denominada pré-micósica, pode surgir de outras formas precursoras, como poiquilodermia atrofiante vascular e alopecia mucinosa (mucinose folicular) dos adultos. A poiquilodermia atrofiante vascular apresenta-se como placas de tamanhos e formas variáveis, nitidamente poiquilodérmicas, isto é, atróficas com hiperpigmentação moteada por hipocromia ou acromia e telangiectasias (**Figura 65.4**). Tal quadro corresponde à micose fungoide poiquilodérmica. Essas lesões dispõem-se de modo geralmente simétrico, localizando-se preferencialmente nas mamas, nádegas e grandes pregas de flexão. A duração do estádio pré-micósico da micose fungoide é extremamente variável, desde meses até muitos anos.

O exame histopatológico nos estádios pré-micósicos muitas vezes revela alterações inespecíficas que não permitem o diagnóstico de micose fungoide.

O segundo estádio é caracterizado por infiltração das placas eritematodescamativas preexistentes e pelo aparecimento de novas placas infiltradas e nódulos. Em pequeno número de pacientes, surgem placas hiperqueratósicas palmoplantares e as lesões do couro cabeludo tornam-se alopécicas.

A configuração das placas é extremamente variável, desde difusamente homogêneas até anulares pelo clareamento central de algumas placas (**Figuras 65.5** e **65.6**), ou arciformes ou serpiginosas.

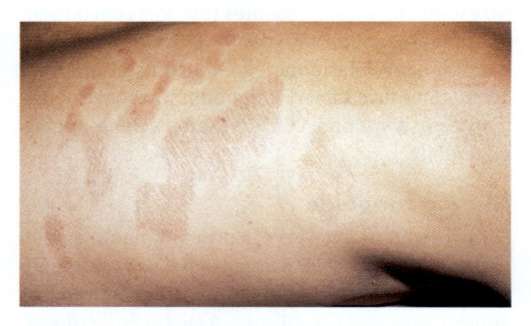

▲ **Figura 65.3** Parapsoríase em placas. Placas eritematosas de tamanhos e formas variados, algumas com ligeira descamação.

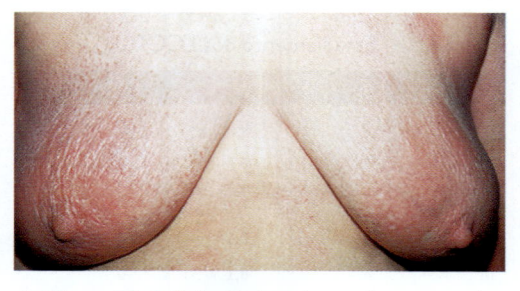

▲ **Figura 65.4** Poiquilodermia atrofiante vascular. Grandes placas poiquilodérmicas, isto é, com atrofia, pigmentação moteada e telangiectasias.

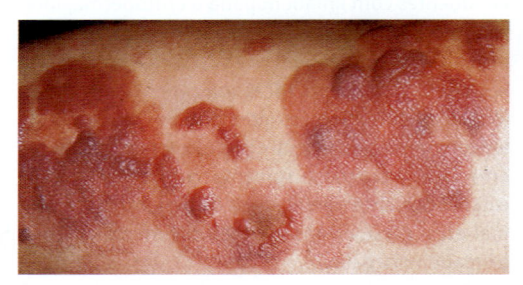

▲ **Figura 65.5** Micose fungoide. Placas e áreas de infiltração na cútis.

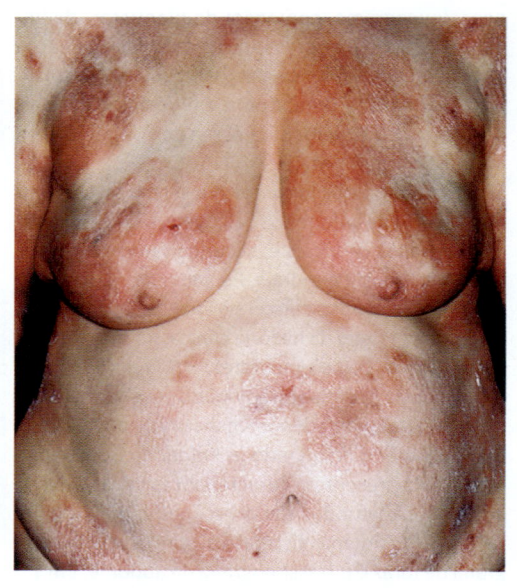

▲ **Figura 65.6** Micose fungoide. Estádio em placas: grandes placas infiltradas e descamativas.

Nesse estádio, o diagnóstico anatomopatológico é possível, revelando alterações próprias da micose fungoide com infiltrado polimorfo, em meio ao qual podem ser vistas células mononucleadas atípicas (células micósicas), e agressão epidérmica sob a forma de microabscessos de linfócitos, em meio à epiderme (microabscessos de Pautrier-Darier).

O terceiro estádio caracteriza-se pelo aparecimento de tumores eritematosos, eritematovioláceos ou eritematoacobreados com dimensões variáveis e que frequentemente se ulceram (**Figura 65.7**). Os tumores podem ocorrer em qualquer área da superfície corpórea, mas são mais comuns na face e nas regiões axilares, inguinocrurais, inframamárias e antecubitais. Em meio às lesões tumorais, encontram-se, entremeadas, lesões dos estádios I e II. O exame histopatológico é diagnóstico e, por vezes, aproxima-se do quadro de outros linfomas.

A Organização Mundial da Saúde reconhece, na sua mais recente classificação (2006), as seguintes variantes da micose fungoide: forma localizada da reticulose pagetoide; e formas granulomatosas, foliculares e siringotrópicas e a cútis laxa granulomatosa. Na *reticulose pagetoide* ou doença de Woringer-Kolopp, a maioria absoluta das células neoplásicas encontra-se na epiderme. Os casos descritos na literatura são mais frequentes em homens e são clinicamente caracterizados por placas eritematodescamativas policíclicas, bem definidas, de crescimento muito lento ou estacionárias, localizadas, em geral, nas extremidades. Portanto, além das características histológicas de acometimento intraepidérmico quase exclusivo, os casos descritos têm sido identificados por serem localizados. Em cerca de metade deles, os linfócitos malignos são CD8. A *cútis laxa granulomatosa* (*granulomatous slack skin*) é variante rara de micose fungoide predominante em mulheres. Clinicamente, caracteriza-se por pápulas e placas de aspecto infiltrado, sarcóideo e grandes áreas em que a pele se mostra flácida e redundante, simulando até tumores de partes moles, além de áreas de pele pregueada (**Figura 65.8**). Histopatologicamente, ocorre aspecto granulomatoso associado à presença de células malignas em torno de zonas de necrobiose do colágeno e elastólise. O curso da doença é muito longo, com evolução tórpida. Pode ocorrer associação com doença de Hodgkin. A *forma folicular*, foliculotrópica ou pilotrópica, histologicamente caracteriza-se por infiltrado de células atípicas ao redor ou no interior do epitélio dos folículos pilosos, poupando a pele interfolicular. Os folículos exibem dilatações císticas e/ou tampões córneos. Pode estar presente degeneração mucinosa do epitélio folicular. A alopecia mucinosa em adultos, forma de mucinose na qual existem placas eritematosas ou eritematodescamativas ou pápulas foliculares, em especial na face, no couro cabeludo, no pescoço e no tronco, decorrentes do acúmulo de mucopolissacarídeos ácidos nas membranas externas dos folículos pilossebáceos, é atualmente considerada forma pilotrópica da micose fungoide. A *forma siringotrópica* apresenta-se como lesão solitária decorrente de invasão de pequenos linfócitos cerebriformes nas glândulas sudoríparas écrinas.

A micose fungoide pode iniciar-se com *eritrodermia esfoliativa* (**Figura 65.9**), às vezes acompanhando-se de fácies leonina e ectrópio.

Eventualmente, é possível observar *manifestações atípicas raras*, como as seguintes lesões: tipo piodermite vegetante; petéquias sobre áreas eritematosas; poiquilodérmicas; tipo "púrpura pigmentada crônica"; hiperqueratósicas e verrucosas nos pés; e, muito raramente, lesões da cavidade oral.

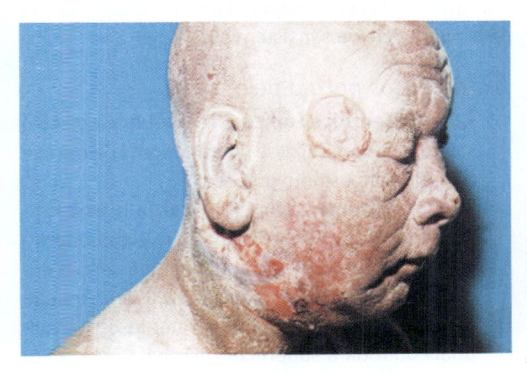

▲ **Figura 65.7** Micose fungoide tumoral. Tumores e infiltração cutânea difusa.

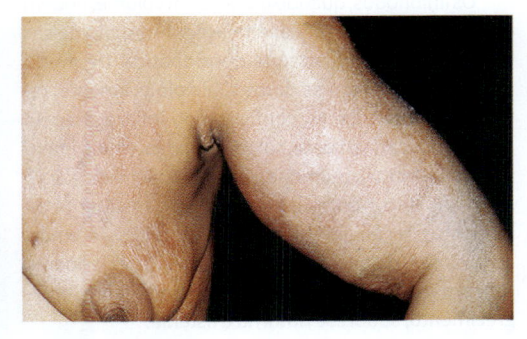

▲ **Figura 65.8** Cútis laxa granulomatosa. Pápulas sarcóideas sobre tumores pendulares na mama e no braço esquerdo.

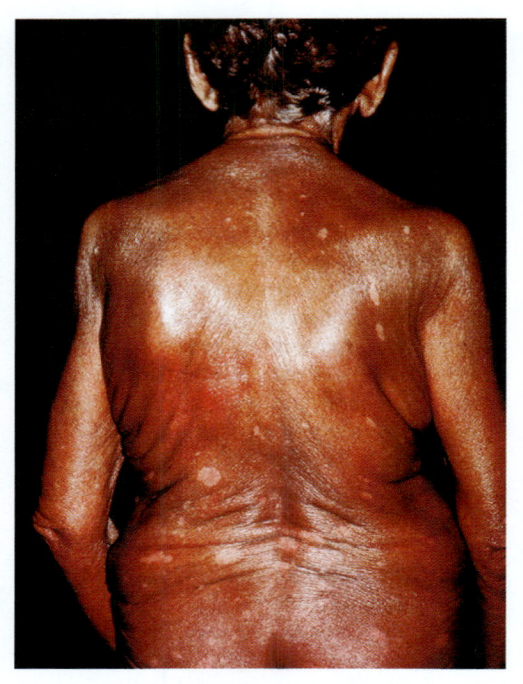

▲ **Figura 65.9** Micose fungoide eritrodérmica. Eritrodermia e descamação difusa sem células de Sézary no sangue.

Evolutivamente, a doença progride para a disseminação e a visceralização. São parâmetros do avanço da enfermidade os tumores, as ulcerações e os aumentos linfonodais.

Verificam-se 50% de mortes nos 2,5 anos que se seguem ao aparecimento das linfadenopatias e tumores, e 50% no ano que se segue ao aparecimento dos três sinais associados: tumores; ulcerações; e adenopatias.

Os linfonodos, quando maiores em volume, podem exibir, inicialmente, apenas alterações histopatológicas inespecíficas de linfadenite dermopática. De modo progressivo, tornam-se duros e, histologicamente, revelam células atípicas, configurando infiltração pelo linfoma. Paulatinamente, surgem anemia, envolvimento gastrintestinal, pulmonar, hepatoesplenomegalia e sintomas decorrentes de compressão resultante de aumentos de gânglios e infiltrações de órgãos internos, como tosse, dispneia e edemas. Nessa fase, o doente está em mau estado geral, apresentando febre, emagrecimento, sudorese noturna e astenia.

Finalmente, com o comprometimento do estado geral do doente, surgem infecções bacterianas, virais ou fúngicas, que são, via de regra, a causa do óbito.

Histopatologia

A diagnose definitiva é histopatológica. Nas fases iniciais e nas formas eritrodérmicas, podem ser necessárias múltiplas biópsias sucessivas, que devem ser repetidas periodicamente em casos de suspeita até o achado de alterações características.

O diagnóstico histopatológico baseia-se na observação de pelo menos um dos três critérios descritos a seguir: epidermotropismo de linfócitos atípicos; presença de grandes linfócitos hipercromáticos, com halos claros, enfileirados nas camadas basal e parabasal da epiderme e do folículo piloso; e presença de agrupamento de ao menos três linfócitos na epiderme (microabscesso de Pautrier). O estudo imuno-histoquímico pode auxiliar na distinção entre linfomas cutâneos e condições benignas da pele. Os linfócitos epidermotrópicos neoplásicos podem perder a expressão do antígeno pan-T CD7 nas células $CD3^+CD4^+$, fato não observado nos infiltrados benignos.

As formas clínicas papulosas, nodulares e tumorais das fases avançadas da micose fungoide apresentam-se com infiltrados maciços de células mononucleares atípicas na derme reticular com preservação da derme papilar e escasso epidermotropismo.

Tratamento

Para essa doença crônica e com várias fases evolutivas, o tratamento deverá ser avaliado para cada paciente e dependerá do estádio evolutivo.

Muitos autores questionam se o tratamento da micose fungoide realmente melhora a sobrevida dos pacientes, entretanto é inquestionável o benefício, ao menos sintomático, que a terapia correta proporciona. Existem evidências de que o tratamento nas fases iniciais é potencialmente curativo em determinados casos. Portanto, além do diagnóstico precoce, é importante a indicação terapêutica correta, que pode se restringir à pele ou ser sistêmica.

Tratamentos para a pele

- **Corticosteroides tópicos:** Terapêutica que tem sido usada com sucesso no tratamento da micose fungoide em estádio precoce.
- **Mecloretamima tópica (mostarda nitrogenada; NH_2):** Tem sido utilizada para o tratamento da micose fungoide por quase meio século em concentrações entre 0,01 e 0,02%, em solução aquosa ou em cremes. Pode tratar lesões individuais ou toda a superfície cutânea. Cerca de 10 a 40% dos doentes desenvolvem dermatites de contato que podem ser controladas pelo uso de

corticosteroides tópicos ou sistêmicos e reintrodução posterior de soluções mais diluídas.
- **Carmustina tópica (BCNU):** Usada em solução ou em creme na concentração de 0,01 a 0,02%, apenas nas lesões, uma vez que há relatos de mielotoxicidade. Irritação é evento raro, entretanto podem ocorrer eritemas com telangiectasias persistentes.
- **Bexaroteno gel:** O bexaroteno é um novo retinoide de ação com efeito antitumoral, na diferenciação e na apoptose celular. Geralmente, é bem tolerado, com efeitos colaterais restritos ao local de aplicação.
- **Fototerapia:** A fototerapia representa uma das principais modalidades terapêuticas para a pele nos casos com lesões não infiltradas e placas. Faz radiação ultravioleta tipo UVB de banda larga (290-320 nm), UVB de banda estreita (311-312 nm) ou UVA (320-400 nm) acompanhada de ultravioleta A e psoralênico (PUVA), via oral (VO), tem sido empregada com sucesso. Remissões prolongadas são relatadas com PUVA e com UVB de banda estreita (remissão completa). Atualmente, preconiza-se, na doença cutânea precoce, iniciar fototerapia com UVB de banda estreita e posterior indicação de PUVA, se necessário.
- **Radioterapia:** Provê efeitos terapêuticos ou paliativos para lesões individuais. Técnica bastante útil no caso de lesões generalizadas é a irradiação total da pele com feixe de elétrons ou "banho de elétrons", que permite irradiação de toda a pele sem afetar as estruturas profundas e, por essa razão, não produz efeitos colaterais significativos, ocupando mucosas, o trato gastrintestinal e a medula óssea. A irradiação corpórea total com banho de elétrons é, aparentemente, a terapêutica mais eficaz nos estádios iniciais. As respostas completas ocorrem em 80 a 95% dos casos. Os estádios terminais da doença também podem se beneficiar da técnica. Como efeitos colaterais, surgem alopecia, xerose e atrofia da pele e das glândulas sudoríparas, com hiperidrose compensatória da face e do couro cabeludo, que, habitualmente, é transitória. É possível ocorrer também certo grau de radiodermite, que será fator limitante para novas replicações dessa modalidade de tratamento.

Tratamentos sistêmicos

- **Quimioterapia:** Os agentes quimioterápicos mais usados na micose fungoide são o metotrexato, a gencitabina, a clorambucila, a doxorrubicina lipossomal e os análogos da purina, doxicoformicina, 2-clorodeoxiadenosina e fludarabina. O esquema poliquimioterápico mais utilizado é o CHOP (ciclofosfamida, doxorrubicina, vincristina e prednisona).

Na micose fungoide, a poliquimioterapia é reservada aos casos avançados e refratários a outros tratamentos, uma vez que sua indicação precoce pode aumentar a morbimortalidade dos doentes.

Modificadores da resposta biológica

- **Interferon-α (IFN):** Usado em diferentes doses, variando de 3 a 15 milhões de unidades, 3 vezes/semana. Efeitos colaterais incluem elevação das transaminases, leucopenia, trombocitopenia e depressão. Uma síndrome gripal é comum, mas pode ser aliviada com a redução da dose, uma vez que aquela está relacionada a esta.
- **Retinoides:** Atualmente, tem-se utilizado o bexaroteno, em geral, administrado na dose de 300 mg/m^2/dia, e continuado indefinidamente nos pacientes que respondem positivamente. O bexaroteno causa, com frequência, hipotireoidismo central importante. Durante o tratamento, os pacientes devem ser monitorados para função tireoidiana e para hipertrigliceridemia. A maioria dos pacientes requer tratamento concomitante com fármacos redutores de lipídeos e reposição de tiroxina.
- **Denileukin diftitox:** É uma proteína de fusão recombinante compreendendo fragmentos de toxina diftérica e sequências de interleucina-2. Interage seletivamente com os receptores de IL-2, resultando na internalização da toxina e, consequentemente, morte celular. O fármaco é administrado na dose de 9 ou 18 μg/kg/dia, durante 5 dias consecutivos, por até 8 ciclos a cada 21 dias. Deve ser administrado apenas para os doentes com expressão do receptor de alta afinidade para a IL-2; portanto, as biópsias dos doentes devem ser testadas para a expressão de CD25. Aproximadamente 25% dos pacientes desenvolvem a síndrome do vazamento capilar, caracterizada pela presença de dois ou mais dos seguintes critérios: hipotensão, edema e hipoalbuminemia.
- **Imunoterapia:** O alentuzumabe é específico para a glicoproteína de superfície celular CD52, encontrada em grande densidade na superfície de células T, B normais e malignas. Geralmente, é administrado na dose de 30 mg, via intravascular (IV), 3 vezes/semana, seguindo uma fase de escalonamento de dose inicial, por até 12 semanas. Os efeitos

adversos mais comuns são infecções oportunísticas, neutropenia e cardiotoxidade grave.

- **Fotoimunoterapia extracorpórea:** Linfócitos do sangue periférico são incubados com 8-metoxisaleno (8-MOP), expostos à radiação UVA e, então, reinfundidos no paciente. O procedimento é realizado por 2 dias consecutivos a cada 4 semanas, geralmente por 6 meses. Em geral, esse procedimento é bem tolerado, embora pacientes com história de doença cardíaca requeiram monitoramento cuidadoso em virtude da alteração de volemia.

Recomendações terapêuticas gerais

Em linhas gerais, as terapêuticas para a pele são mais apropriadas para os estádios precoces da doença (IA, IB, IIA). Geralmente, inicia-se com a modalidade menos agressiva, substituindo-a nos casos de doença refratária ou progressiva, nos quais se considera, ainda, o uso dos modificadores da resposta biológica, isoladamente ou em associação com as terapêuticas para a pele. Para os estádios intermediários (IIB, III) e avançados (IVA, IVB), recomenda-se o uso dos modificadores da resposta biológica e/ou quimioterapia sistêmica (mono ou poliquimioterapia). Deve-se lembrar que as terapêuticas restritas à pele melhoram a qualidade de vida em todos os estádios da doença e que o tratamento, a despeito da necessidade de abordagem multidisciplinar, precisa ser orientado por dermatologista.

Síndrome de Sézary

Também é forma epidermotrópica de linfoma cutâneo de células T que se apresenta como linfócitos anômalos circulantes. Atualmente, considera-se manifestação espectral da micose fungoide eritrodérmica.

Manifestações clínicas

Caracteriza-se por apresentar eritrodermia, que pode se iniciar com lesões eczematosas nos membros, intensamente pruriginosas, hipercromia localizada ou difusa, infiltração edematosa da face acompanhada de liquenificação, que confere a alguns doentes fácies leonina, com formação de nódulos, hiperqueratose palmoplantar fissurada, linfadenopatias múltiplas e volumosas, edema de membros inferiores, alopecias e distrofias ungueais. Não raramente, observam-se lesões purpúricas e bolhosas e crises sudorais (**Figura 65.10**).

Em um terço dos doentes, há hepatomegalia. A leucocitose, em torno de 10 a 20 mil leucócitos, é frequente. No sangue circulante, há células mononucleares anômalas (células de Sézary) que apresentam núcleos grandes com estreito halo citoplasmático, os quais, à coloração com ácido periódico de Schiff (PAS), mostram granulações coradas.

Recentemente, a Sociedade Internacional para Linfomas Cutâneos (ISCL, International Society for Cutaneous Lymphomas) propôs normatização para o acometimento hematológico (*blood*) (**B**) na MF/SS:

- **B0:** CS < 5%.
- **B1:** Evidência citológica de ≥ 20% de células de Sézary nos esfregaços de sangue ou ≥ 5% de células de Sézary associadas à evidência de clones de células T no sangue periférico por PCR ou outra metodologia. Como diagnóstico do envolvimento do sangue periférico tipo B2, necessário para caracterização da síndrome de Sézary, com prognóstico semelhante ao dos casos com infiltração linfonodal, a normatização considera: contagem absoluta mínima de 1.000 células de Sézary/mm^3 ou aumento da relação CD4:CD8 ≥ 10 decorrente do aumento de células T CD3$^+$CD4$^+$ circulantes (em análise por citometria de fluxo); ou expressão aberrante de marcadores T (CD2$^+$, CD3$^+$, CD4$^+$, CD5$^+$); ou expressão deficiente de CD7 nas células T (expansão de células CD4+CD7- ≥ 40%); ou aumento da contagem linfocitária com evidência de um clone de células T no sangue periférico por técnica de *Southern blot* ou PCR; ou clone de células T cromossomicamente anormal.

Nos casos em que o diagnóstico de LCCT não tenha sido confirmado no exame histopatológico, são necessárias evidências adicionais de diagnóstico de malignidade, como: presença de células grandes (CS) > 14 μm em esfregaços de sangue periférico; ou evidência de células T com expressão aberrante de marcadores de células T ou células anormalmente grandes pela citometria de fluxo; ou demonstração de clone de células T idêntico na pele e no sangue periférico por *Southern blot*.

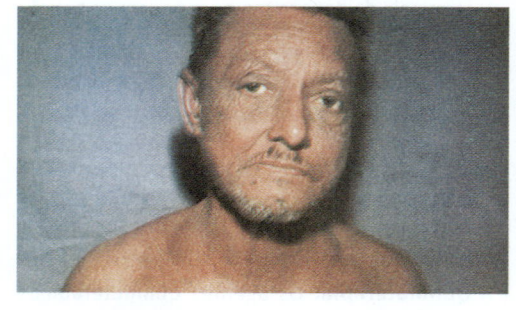

▲ **Figura 65.10** Síndrome de Sézary. Eritroderma acompanhado de infiltração e hiperpigmentação difusa.

Histopatologia

O exame microscópico da pele lesada mostra infiltrado em faixa ou perivascular, com epidermotropismo variável, podendo revelar células atípicas (*vide* histopatologia da micose fungoide).

Tratamento

Fotoquimioterapia extracorpórea; PUVA + IFN-α; IFN-α; denileukin diftitox; clorambucila + prednisona; bexaroteno; quimioterapia; alentuzumabe; e metotrexato.

Doenças linfoproliferativas CD30⁺ cutâneas primárias

Os processos linfoproliferativos cutâneos CD30⁺ representam um grupo espectral de neoplasias compreendidas entre a papulose linfomatoide e o linfoma cutâneo primário de grande célula anaplásica. Um aspecto comum a todos esses processos é a expressão da molécula CD30, um receptor de citocina pertencente à superfamília do receptor do fator de necrose tumoral. É difícil a diferenciação entre essas entidades apenas pelo exame histopatológico. Na maioria das vezes, a conclusão pelo diagnóstico de papulose linfomatoide ou linfoma cutâneo primário de grande célula anaplásica faz-se pela avaliação dermatológica e clínica. Corresponde à cerca de 30% dos LCCT, constituindo o segundo grupo mais frequente, seguido da micose fungoide clássica e de suas variantes.

Papulose linfomatoide

Afecção rara que acomete adultos jovens, com idade mediana de 45 anos, mais comum no sexo masculino. A causa é desconhecida, sendo atualmente considerada doença linfoproliferativa cutânea com lesões autorregressivas.

- **Manifestações clínicas:** O processo caracteriza-se clinicamente por surtos de lesões papulosas que evoluem para necrose central com formação de crosta, seguida de cicatrização e hiperpigmentação residual (**Figura 65.11**). O quadro assemelha-se muito à pitiríase liquenoide e varioliforme aguda e atinge predominantemente tronco, região glútea e membros.
- **Histopatologia:** Caracteriza-se por intenso infiltrado inflamatório linfocitário contendo células atípicas, com aspecto variável na dependência do estadio das lesões e da doença. Estudos demonstram monoclonalidade das células T proliferantes em aproximadamente 60 a 70% das lesões de papulose linfomatoide.

- **Diagnose:** O diagnóstico diferencial clínico deve ser feito com a pitiríase liquenoide e varioliforme aguda, e o diagnóstico diferencial histológico, com a micose fungoide, o linfoma cutâneo primário anaplásico de grande célula e a doença de Hodgkin.
- **Tratamento:** As tentativas terapêuticas compreendem o uso de corticosteroides sistêmicos, eritromicinas, tetraciclinas, sulfonas, PUVA, mostarda nitrogenada tópica, metotrexato e, atualmente, existem relatos de bons resultados com ciclosporina. Embora os benefícios dessas terapêuticas sejam duvidosos, a doença apresenta excelente prognóstico a despeito de não ser curável. Apenas 4% dos pacientes com papulose linfomatoide desenvolvem linfoma sistêmico, e 2% morrem da doença sistêmica em um período de seguimento de cerca de 5 anos.

Linfoma cutâneo primário de grande célula anaplásica

- **Manifestações clínicas:** Cerca de 2 a 3 vezes mais frequente no sexo masculino, acomete preferencialmente adultos jovens. Apresenta-se, na maioria dos pacientes, como pápulas ou nódulos únicos que se ulceram (**Figura 65.12**).

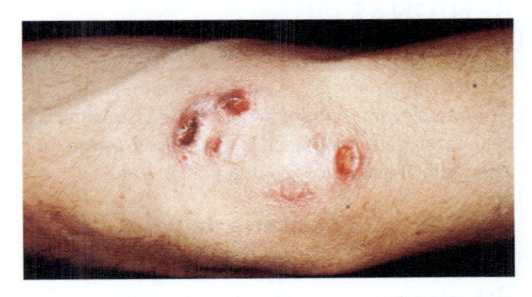

▲ Figura 65.11 Papulose linfomatoide. Lesões ulceradas e ulcerocrostosas no cotovelo.

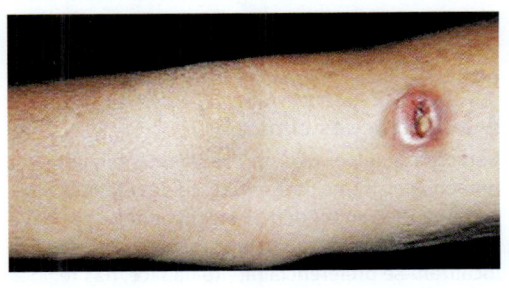

▲ Figura 65.12 Linfoma cutâneo primário de grande célula anaplásica.

Mais raramente, são múltiplos, localizados em determinada região anatômica, podendo ser disseminados em 20% dos casos. Como na papulose linfomatoide, pode apresentar regressão espontânea parcial ou completa. É neoplasia indolente com bom prognóstico e sobrevida em 10 anos acima de 90%. Recidivas cutâneas são frequentes, e disseminação extracutânea ocorre em cerca de 10% dos casos, principalmente para linfonodos regionais. Doença cutânea multifocal ou acometimento de linfonodos regionais parece não alterar o prognóstico em relação aos doentes com lesão cutânea localizada.

- **Histopatologia:** O infiltrado é difuso e denso, sem epidermotropismo, composto por células muito grandes que expressam o marcador $CD30^+$, com morfologia característica de células anaplásicas.
- **Tratamento:** Os tratamentos de escolha para os pacientes com lesões localizadas são a radioterapia ou a exérese da lesão. Metotrexato em dose baixa pode ser alternativa para casos com múltiplas lesões, entretanto não é modalidade curativa. Doença rapidamente progressiva ou extracutânea deve ser tratada com poliquimioterapia sistêmica em esquema que inclua a doxorrubicina.

HIPERPLASIAS LINFOIDES BENIGNAS OU PSEUDOLINFOMAS

Doenças inflamatórias nas quais linfócitos se acumulam na pele, simulando, do ponto de vista clínico e histopatológico, processos linfomatosos, sendo, por vezes, difícil o diagnóstico diferencial.

Infiltração linfocitária da pele (Jessner-Kanof)

Patogenia

Desconhecida, existindo dúvidas quanto à posição nosológica dessa entidade. Alguns autores reconhecem sua individualidade nosológica, e outros interpretam-na como variante de outros processos – lúpus eritematoso, erupção polimorfa à luz ou linfocitoma cútis.

Manifestações clínicas

Caracteriza-se por ocorrer predominantemente em homens, sob forma de lesões discoides eritematosas, geralmente com tendência a clareamento central e superfície lisa sem hiperqueratose folicular. As lesões localizam-se preferencialmente na face, nas regiões malares, na fronte, nas orelhas, nas têmporas e na porção superior do dorso.

Histopatologia

Histopatologicamente, as lesões caracterizam-se por infiltrado linfocitário predominantemente composto por células T, com disposição perianexial e perivascular na derme. A imunofluorescência direta é negativa.

Tratamento

Os tratamentos propostos são corticoterapia tópica e por infiltração intralesional e antimaláricos via sistêmica, mas é difícil a avaliação da eficácia terapêutica, pois as lesões regridem espontaneamente e podem ressurgir a despeito da terapêutica.

Linfocitoma cútis (linfadenose benigna ou sarcoide de Spiegler-Fendt)

Patogenia

Parece reação linforreticular hiperplásica a vários tipos de estímulos, traumatismos por brincos, tatuagens, herpes simples ou zóster, injeções, acupuntura e picadas de insetos. Nos últimos anos, verificou-se que casos de linfocitoma cútis estão relacionados à infecção pela *Borrelia burgdorferi* introduzida no organismo pela picada de carrapatos infectados, isto é, a afecção pode ser manifestação cutânea da doença de Lyme.

Manifestações clínicas

O linfocitoma cútis caracteriza-se por lesões papulonodulares, cor da pele e vermelho-acastanhadas, de consistência mole, localizadas na face (**Figura 65.13**). Existem formas mais raras, disseminadas, que, além da face, atingem também o tronco e as extremidades.

Histopatologia

As lesões são constituídas por focos de linfócitos de permeio com áreas de histiócitos, com frequente arranjo folicular. Os infiltrados são compostos predominantemente por células B circundadas por células T nas formas que configuram centros germinativos.

Diagnose

O diagnóstico definitivo é histológico, cabendo o diagnóstico diferencial com sarcoidose, lúpus vulgar, lúpus miliar da face, lúpus eritematoso, erupção polimorfa à luz, hiperplasia angiolinfoide e linfomas.

Tratamento

Os tratamentos propostos são radioterapia superficial e administração de corticosteroides, tópicos ou por meio de infiltrações intralesionais. Pequenas lesões podem ser cirurgicamente excisadas, e a radioterapia é eficaz. Quando existem evidências sorológicas de

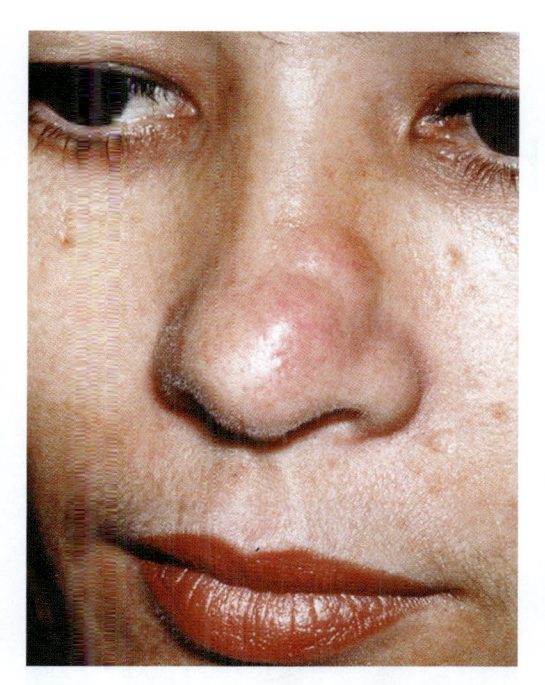

▲ Figura 65.13 Linfocitoma cútis. Nódulos infiltrados e eritematosos no dorso do nariz.

borreliose, devem ser utilizadas penicilina, tetraciclina ou doxiciclina.

Picadas de insetos

Produzem, às vezes, reações clínica e histopatologicamente pseudolinfomatosas. As lesões apresentam-se como pápulas ou nódulos eritematoinfiltrativos; por vezes, longamente persistentes. Vários padrões de resposta inflamatória podem ser observados, sendo o mais comum a presença de infiltrado linfocitário perivascular. Nas formas persistentes, o infiltrado linfo-histiocitário é particularmente intenso. Um exemplo desse tipo de reação pseudolinfomatosa é a escabiose nodular, na qual tem-se identificado predominância de linfócitos T, sugerindo reação imune mediada por células na gênese das lesões.

Actinorreticuloide
Ver Dermatite actínica crônica no Capítulo 42.

Erupções medicamentosas
Ocasionalmente, erupções produzidas por difenil-hidantoína, nitrofurantoína, carbamazepina, sulfona, ciclosporina e salicilatos produzem síndromes pseudolinfomatosas, caracterizadas por linfadenopatia generalizada, hepatoesplenomegalia, febre, artralgias, leucocitose, edema da face e lesões cutâneas (pápulas, placas, nódulos, exantemas ou eritrodermia) que, histopatologicamente, compõem-se de infiltrados linfocitários com linfócitos atípicos.

Dermatites de contato linfomatoides
Formas especiais de dermatite de contato que assumem aspectos histopatológicos linfomatoides.
Podem ser provocadas por ouro de brincos, fósforos, resinas formaldeídicas, níquel e parafenilenodiamina.

Manifestações clínicas
Caracterizam-se clinicamente por pápulas e placas infiltradas e descamativas pruriginosas que eventualmente evoluem à eritrodermia.

Histopatologia
Simula LCCT com infiltrado intenso de linfócitos T, havendo, porém, espongiose da epiderme e menos atipias linfocitárias. Além disso, com frequência, há edema da derme papilar, o que geralmente não ocorre na micose fungoide.

Diagnose
A partir da suspeita clínica e/ou histopatológica, devem ser realizados testes de contato para determinação dos agentes sensibilizantes. A diagnose diferencial deve ser feita em relação aos LCCT.

Tratamento
Afastamento dos agentes causais e administração de corticosteroides tópicos e sistêmicos.

66
Mastocitoses e histiocitoses

MASTOCITOSES

Compreendem vários quadros clínicos incomuns caracterizados por acúmulo anormal de mastócitos em um ou mais órgãos. Tratando-se de crianças, a pele é o órgão mais frequentemente comprometido; porém, em adultos, é relatado o acometimento de outros órgãos.

Atualmente, as mastocitoses são classificadas nos seguintes tipos:
- Mastocitoses cutâneas
  - Mastocitoma solitário
  - Urticária pigmentosa
  - Telangiectasia macular eruptiva
  - Mastocitose cutânea difusa
- Mastocitoses sistêmicas
  - Mastocitose sistêmica indolente
  - Mastocitose sistêmica bem diferenciada
  - Mastocitose sistêmica associada à enfermidade hematológica clonal
  - Mastocitose sistêmica agressiva
  - Leucemia mastocitária
  - Sarcoma mastocitário
  - Mastocitoma extracutâneo

Neste capítulo, serão abordadas exclusivamente as mastocitoses cutâneas.

Mastocitoses cutâneas

Mastocitomas

Lesão ou lesões nodulares presentes ao nascimento ou na primeira infância, usualmente única, com localização preferencial no pescoço, no tronco e nos membros superiores (**Figura 66.1**). O sinal patognomônico das mastocitoses, sinal de Darier, está presente, isto é, a fricção da lesão provoca a liberação da histamina

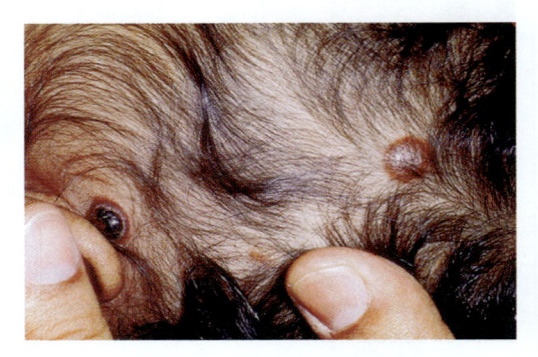

▲ **Figura 66.1** Mastocitoma. Nódulo eritematoacastanhado no couro cabeludo.

dos mastócitos, o que faz surgir o aspecto urticado. Muitas vezes, os nódulos do mastocitoma sofrem vesiculação e formação de bolhas.

Histologicamente, são compostos por infiltrado maciço de mastócitos que ocupam a derme. Os mastocitomas, em sua maioria, regridem espontaneamente, podendo ser excisados.

Urticária pigmentosa

Forma mais comum de mastocitose, ocorre geralmente em crianças, quase sempre com evolução benigna, desaparecendo em 70% dos casos na puberdade. Inicia-se nos primeiros anos de vida com o aparecimento de manchas de milímetros a 2 cm, acastanhadas ou bistres, irregulares, às vezes discretamente elevadas, em número de dezenas a centenas, distribuídas particularmente no tronco e nos membros (**Figura 66.2**). O sinal de Darier está presente, e vesículas e bolhas podem surgir nas lesões, principalmente em bebês. Prurido pode estar ausente, porém,

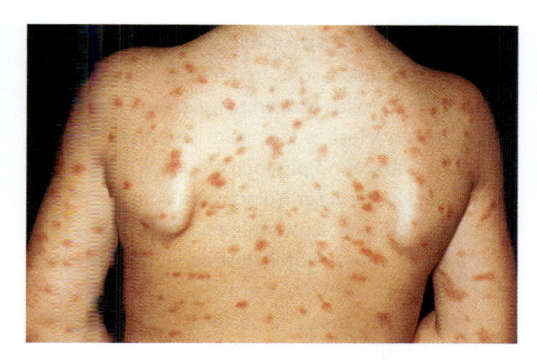

▲ Figura 66.2 Urticária pigmentosa. Manchas acastanhadas de forma e dimensões variáveis, disseminadas no tronco.

havendo degranulação abundante dos mastócitos, pode ser intenso.

Raramente, pela circulação dos mediadores liberados, pode haver *flushing*, dermografismo, náuseas, cólicas, diarreia e, ainda mais raramente, dispneia, cefaleia e fadiga.

Telangiectasia macular eruptiva

É uma forma rara de mastocitose cutânea, mais comum em adultos. Surgem manchas hiperpigmentadas, telangiectasias e eritema no tronco e nas extremidades. Sinal de Darier e dermografismo podem não ser evidentes.

Mastocitose cutânea difusa ou eritrodérmica

Forma mais rara de mastocitose. Há infiltração difusa de toda a pele, que se mostra espessada, pastosa, liquenificada com acentuação das pregas normais do tegumento e salpicada de pápulas eritematosas.

Classicamente, considera-se que a mastocitose cutânea é processo benigno e autolimitado na infância com involução da grande maioria dos casos na adolescência. No entanto, atualmente, admite-se que muitas crianças persistirão com a doença na idade adulta.

Tratamento

Não há nenhuma terapêutica específica, os anti-histamínicos H1 podem dar alívio sintomático. Eventualmente, associam-se os anti-histamínicos H2, a cimetidina ou a ranitidina, sobretudo quando os sintomas gastrintestinais são importantes. Também pode ser empregada a doxepina quando as respostas aos anti-histamínicos não forem satisfatórias. Bons resultados têm sido obtidos para os sintomas de formas sistêmicas, com o uso de cromoglicato dissódico, 400 a 800 mg/dia, via oral (VO). Para urticária pigmentosa, vem sendo usada, em crianças, a cinarizina, na dose inicial de 4 mg/dia, VO, aumentando, quando necessário, até 12 mg/dia, com bons resultados.

Nos mastocitomas e em lesões isoladas, podem ser feitas aplicações de corticosteroide oclusivo ou infiltração com triancinolona e exérese cirúrgica.

Em adultos com formas cutâneas extensas não controladas com anti-histamínicos, pode ser utilizada fototerapia com ultravioleta A e psoralênico (PUVA), que depleta temporariamente os mastócitos. As respostas surgem em 1 a 2 meses de tratamento, e as recorrências costumam ocorrer após 3 a 6 meses. Tratamentos oclusivos com corticosteroides potentes por 8 a 12 semanas, quando possíveis, podem levar a períodos assintomáticos longos. Nas mastocitoses com envolvimento hematológico, é indicada quimioterapia com citostáticos, clorambucila ou esquemas poliquimioterápicos. Recentemente, houve relatos de boas respostas com omalizumabe nos casos refratários aos anti-histamínicos. Recomenda-se doses de 150 a 450 mg/mês.

Também há referências ao uso de inibidores da ativação da tirosina-quinase, como o imatinibe e o dasatinibe, em casos selecionados de adultos. Discute-se seu uso em casos pediátricos graves.

Também existem relatos do tratamento de formas graves de mastocitose sistêmica por meio de transplante alogênico de células-tronco hematopoiéticas.

Profilaxia

Necessário evitar fármacos capazes de promover liberação da histamina, como ácido acetilsalicílico, álcool, opiáceos, polimixina B, tiamina, d-tubocurarina, papaverina, quinina, anti-inflamatórios não esteroides, simpatomiméticos etc. Evitar exposição a picadas de abelhas e artrópodes, massagens, temperaturas quentes ou frias. Infecções também podem induzir a liberação da histamina.

Não serão abordadas as formas sistêmicas de mastocitose, mas alguns pontos devem ser considerados. A Organização Mundial de Saúde (OMS) estabeleceu critérios diagnósticos de mastocitose sistêmica em 2008, os quais foram confirmados em 2016.
- **Critério maior:** Infiltrados multifocais densos de mastócitos (> 15 células) em biópsias da medula óssea ou de tecidos extracutâneos.
- **Critérios menores:**
  - Mais de 25% dos mastócitos da medula óssea são atípicos ou são fusiformes nos infiltrados tissulares.

- Mutações no ponto KIT do códon 816 estão presentes nos mastócitos da medula óssea ou em outros órgãos extracutâneos.
- Os mastócitos da medula óssea, do sangue ou dos tecidos extracutâneos apresentam os marcadores CD2 e/ou CDF25.
- O nível basal da triptase sérica é maior do que 20 ng/mL.

O diagnóstico de mastocitose sistêmica é estabelecido quando estão presentes um critério maior e um critério menor ou três critérios menores.

Das formas cutâneas, as que mais frequentemente se associam a envolvimento visceral são a mastocitose difusa e a urticária pigmentosa. Doentes com início de urticária pigmentosa após os 10 anos de idade têm mais possibilidade de apresentar formas persistentes e que, em geral, podem evoluir para formas sistêmicas.

O exame mais confiável para avaliação da gravidade e extensão das mastocitoses é a dosagem sérica da triptase: níveis menores que 20 ng/mL muitas vezes indicam processo restrito à pele; níveis maiores que 20 ng/mL sugerem mastocitose sistêmica indolente; e níveis muito elevados sinalizam mastocitose agressiva. Na mastocitose sistêmica, podem ocorrer lesões osteolíticas, infiltração e fibrose do baço, do fígado e lesões do trato gastrintestinal (gastrite, úlcera), e podem ser necessários exames para investigar a possibilidade da presença dessas lesões. Não há consenso quanto a periodicidade em que a dosagem de triptase deve ser efetuada nas crianças. Sugere-se a realização mais frequente do exame apenas em casos muito sintomáticos.

HISTIOCITOSES

Doenças originadas das células dendríticas e dos macrófagos. As células dendríticas originadas da medula óssea compreendem vários grupos celulares: as células de Langerhans, as dendríticas indeterminadas, as dendríticas localizadas nos linfonodos, as dendríticas foliculares e os dendrócitos dérmicos.

São quadros muito raros, e, neste capítulo, somente será abordado o xantogranuloma juvenil, a forma mais comum no grupo.

Xantogranuloma juvenil (xantoma neviforme)

A mais comum das doenças histiocíticas, ocorre em crianças, ocasionalmente em adultos, e é autocurável.

Sua etiologia é desconhecida, admite-se que seja processo reativo a traumas ou infecções.

Manifestações clínicas

Cerca de 75% dos casos surgem no primeiro ano de vida, existindo casos congênitos, e é rara a incidência em adultos. As lesões localizam-se predominantemente na cabeça, no pescoço e na porção superior do tronco, e podem ser isoladas ou, com menor frequência, múltiplas. Existem formas micronodulares caracterizadas por múltiplas lesões papulosas róseas, vermelho-acastanhadas, vermelho-amareladas ou amareladas, dispersas na parte superior do corpo; também há formas constituídas por um ou poucos nódulos, com as mesmas características de coloração (**Figuras 66.3** e **66.4**). Pode haver lesões mucosas que atingem preferencialmente a cavidade oral como nódulo único amarelado localizado na língua ou no palato duro.

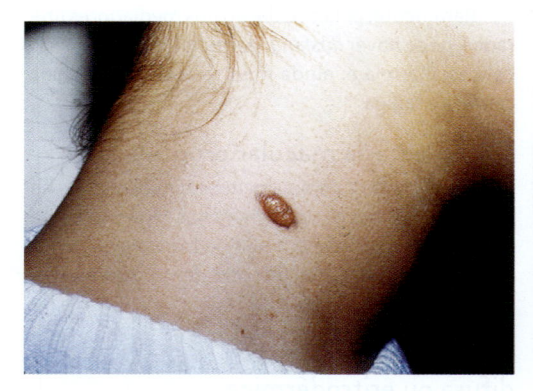

▲ **Figura 66.3** Xantogranuloma juvenil. Lesão única. Nódulo vermelho-amarelado na região do pescoço.

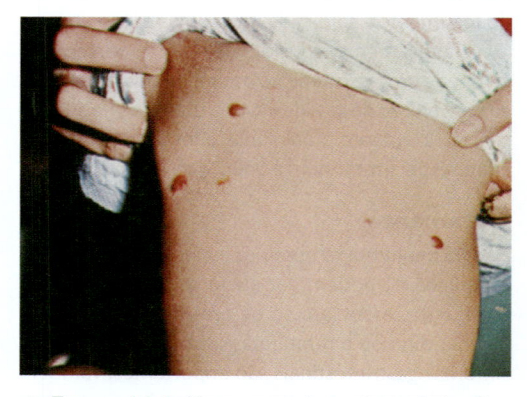

▲ **Figura 66.4** Xantogranuloma juvenil. Lesões múltiplas. Lesões papulonodulares vermelho-acastanhadas.

As lesões usualmente regridem em 3 a 6 anos. Além das lesões cutâneas, podem ocorrer, excepcionalmente, lesões nos pulmões, no baço, nas meninges, nos ossos e nos olhos, estas últimas podem provocar cegueira se tratadas inadequadamente.

Existe associação entre xantogranuloma juvenil e manchas café com leite, e esses doentes podem apresentar história familiar de neurofibromatose ou mesmo ser portadores da doença. Há também associação com leucemia mieloide crônica.

Histopatologia

As lesões compõem-se de células histiocitárias com citoplasma eosinofílico abundante que, nas lesões maduras, tornam-se espumosas; há células gigantes de Touton, linfócitos, plasmócitos e eosinófilos. Imuno-histoquimicamente, esses histiócitos são positivos para os marcadores HAM56, CD68 e fator XIIIa e, em alguns casos, para S-100, enquanto são negativos para CD1a.

Diagnose

Clínica e histopatológica com complementação imuno-histoquímica. Na diagnose diferencial, devem ser lembradas a histiocitose cefálica benigna e outras histiocitoses indeterminadas, histiocitoma eruptivo generalizado e histiocitoses de células de Langerhans. Além disso, também participam da diagnose diferencial o xantoma tuberoso, o dermatofibroma, o queloide e o granuloma piogênico.

Tratamento

Geralmente, não é necessário. Ocasionalmente, por razões estéticas, indica-se cirurgia, e, nas formas sistêmicas com envolvimento visceral, existem relatos da utilização de corticosteroides sistêmicos, citostáticos e radioterapia.

67
Manifestações cutâneas paraneoplásicas e metástases cutâneas

A pele pode se revelar instrumento útil ao diagnóstico de doenças internas. As malignidades internas podem estar associadas a uma ampla variedade de manifestações e sinais cutâneos, que podem ser a manifestação clínica inicial da neoplasia. As relações entre câncer interno e pele são de várias naturezas:

- Disseminação do tumor interno diretamente para a pele por contiguidade.
- Metástases cutâneas, isto é, disseminação para a pele de células neoplásicas de tumor interno por meio dos linfáticos ou da corrente sanguínea.
- Condições genéticas sindrômicas com manifestações cutâneas nas quais existe comprovada tendência ao desenvolvimento de neoplasias malignas.
- Manifestações paraneoplásicas verdadeiras, nas quais a presença do tumor determina o aparecimento de manifestações cutâneas. Nessas lesões, não existem células neoplásicas. Vários mecanismos, conhecidos ou não, produzem as lesões. Existe correlação estatisticamente significativa entre a manifestação cutânea e o tumor, fato que afasta a simples coincidência da ocorrência simultânea das duas doenças.
- Manifestações cutâneas determinadas pelo comprometimento geral determinado pela neoplasia.

CONDIÇÕES EM QUE OCORRE DISSEMINAÇÃO DO TUMOR DIRETAMENTE PARA A PELE

São exemplos dessas situações a rara possibilidade de implantação de células tumorais na pele após procedimentos diagnósticos, como exames por aspiração com agulhas, laparoscopia ou biópsias cirúrgicas, ou após drenagens pleurais ou de ascite. Também, em determinados tumores (p. ex., neoplasias pulmonares com invasão pleural), pode haver invasão direta do tumor na pele. Esse fenômeno pode ocorrer na parede abdominal por invasão da pele a partir de tumores abdominais. Nos tumores de mama em couraça ou erisipeloide, esse fenômeno também ocorre, mas, como há participação de invasão linfática, essas condições são mais adequadamente analisadas como metástases. Carcinomas espinocelulares da cavidade oral podem expandir-se para a pele adjacente da face por contiguidade.

Nas relações entre neoplasias internas e pele, além da disseminação do tumor interno diretamente para a pele, devem ser consideradas as seguintes condições:

- **Metástases cutâneas de neoplasias internas.**
- **Síndromes humorais relacionadas aos tumores neuroendócrinos:**
    - Síndrome carcinoide.
    - Neoplasia neuroendócrina múltipla (MEN I, IIA e IIB).
    - Complexo de Carney.
    - Doença de von Hippel-Lindau.
- **Síndromes indicativas de carcinogênese sistêmica ou órgão-relacionadas:**
    - Xeroderma pigmentoso.
    - Ataxia telangiectasia.
    - Epidermodisplasia verruciforme.
    - Doença de Cowden.
    - Síndrome de Muir-Torre.
    - Síndrome de Peutz-Jeghers.
    - Síndrome de Gardner.
    - Doença de Bowen.
    - Queratose por arsênico.
    - Síndrome do nevo basocelular (síndrome de Gorlin).
    - Síndrome do nevo displásico.

- Síndrome de Bannayan-Riley-Ruvalcaba.
- Síndrome de Louis-Bar.
- Pancitopenia de Fanconi.
- Síndrome do neuroblastoma.
- Disqueratose congênita.
- Agamaglobulinemia de Bruton.
- Síndrome de Birt-Hogg-Dubé.
- **Síndromes paraneoplásicas cutâneas verdadeiras:**
    - Acroqueratose paraneoplásica de Bazex.
    - Sinal de Leser-Trélat.
    - Acantose nigricante associada à malignidade.
    - Paquidermatoglifia (*Tripe Palms*).
    - *Eritema gyratum repens.*
    - Paquidermoperiostose.
    - Dermatomiosite paraneoplásica.
    - Pênfigo paraneoplásico.
    - Hipertricose lanuginosa adquirida.
    - Tromboflebite superficial e trombose profunda.
    - Síndrome de Howel-Evans-Clark.
    - Ictiose adquirida.
    - Baqueteamento digital.
    - Síndrome do glucagonoma (eritema necrolítico migratório).
- **Dermatoses eventualmente associadas a neoplasias internas:**
    - Xantogranuloma necrobiótico.
    - Retículo-histiocitose multicêntrica.
    - Síndrome de Sweet.
    - Pioderma gangrenoso.
    - Vasculite leucocitoclástica.
    - Eritrodermia esfoliativa.
    - Urticária crônica.
    - Urticária vasculite.
    - Eritema anular centrífugo.

METÁSTASES CUTÂNEAS

A maioria dos tumores malignos pode produzir metástases cutâneas. A incidência de metástases cutâneas oriundas de tumores malignos primários, nas séries estudadas, varia de 3 a 10%, e existem variações nas frequências dessas metástases nos diversos tipos de tumores primários. Observe-se que, quando os estudos sobre incidência de metástases cutâneas incluem as metástases de melanomas, a alta frequência de metástases nesse tumor aumenta a taxa total de doença metastática cutânea.

A maioria das metástases cutâneas é observada meses ou anos após a doença maligna ter sido diagnosticada. Raramente, a metástase cutânea pode ser a primeira manifestação de uma neoplasia subjacente (0,2-0,3% dos casos). As metástases cutâneas formam-se pela disseminação das células tumorais a distância do tumor primário por meio das vias linfática ou sanguínea. A disseminação linfática é a via inicial mais comum dos carcinomas, enquanto, para os sarcomas, a via inicial de disseminação é mais frequentemente a via sanguínea, mas os dois tipos de tumores podem disseminar-se por ambas as vias.

Em geral, as metástases localizadas na parede abdominal provêm de tumores primários no pulmão, nos rins ou no estômago, no homem, e nos ovários, na mulher. Na parede torácica, habitualmente, ocorrem, nas mulheres, metástases de tumores primitivos da mama, e, no homem, de tumores de pulmão (**Figura 67.1**). O couro cabeludo costuma ser sede de metástases de tumores de pulmão, rins e mama (**Figura 67.2**). Na face e no pescoço, são mais frequentes metástases de tumores de orofaringe (**Figura 67.3**) e, nas extremidades, metástases de melanomas.

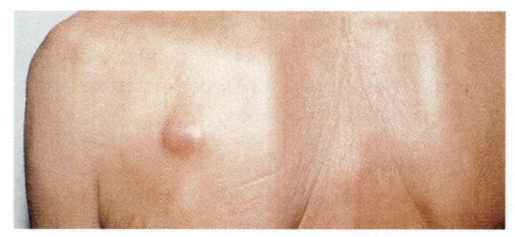

▲ **Figura 67.1** Metástase. Nódulo no dorso, representando metástase de carcinoma pulmonar.

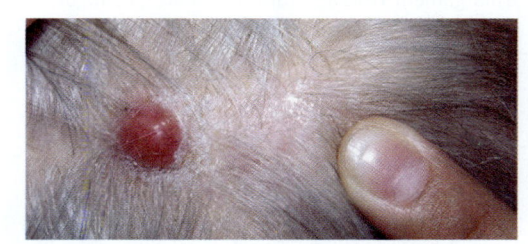

▲ **Figura 67.2** Metástase de adenocarcinoma. Placa alopécica encimada por nódulo, em localização característica.

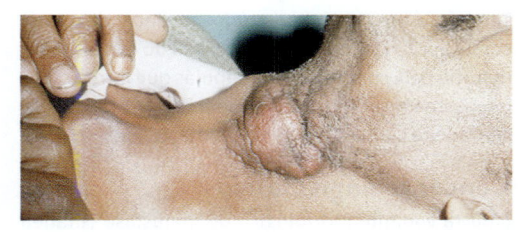

▲ **Figura 67.3** Metástase. Placas infiltradas por metástase de carcinoma de orofaringe.

Manifestações clínicas

Morfologicamente, as metástases apresentam-se como pápulas ou nódulos únicos ou múltiplos ou placas de consistência firme, móveis, não dolorosos, de tamanhos variados, desde pequenos nódulos até grandes tumorações. Podem ser da cor da pele ou eritematosos e negro-azulados, no caso de melanomas. Eventualmente, podem sofrer necrose e ulcerar-se. Algumas metástases cutâneas, especialmente de tumores de mama, pulmão e rim, apresentam-se sob forma de placas alopécicas enduradas no couro cabeludo, que podem simular alopecia areata.

Além dessas manifestações clínicas mais frequentes, existem alguns padrões especiais das metástases de alguns tumores: o carcinoma erisipeloide (inflamatório), o carcinoma em couraça, o carcinoma telangiectásico e o nódulo da Irmã Mary Joseph.

Carcinoma inflamatório (carcinoma erisipeloide)

É uma forma agressiva de câncer de mama que, em algumas séries, representa 3% das metástases cutâneas de neoplasias mamárias.

Manifestações clínicas

Caracteriza-se por eritema que pode acometer parcial ou totalmente a mama e que é acompanhado de edema, endurecimento e aumento de temperatura da pele da mama. Pelo edema, pode haver acentuação e alargamento das aberturas foliculares, configurando pele em "casca de laranja". Pode haver aspecto equimótico, e o mamilo pode apresentar-se achatado ou invertido. Os linfonodos supraclaviculares e/ou axilares podem apresentar-se aumentados.

Diagnose

Clinicopatológica, e exames de imagem desde ultrassonografia até ressonância magnética podem auxiliar na diagnose. Na diagnose diferencial, devem ser consideradas mastites e celulites bacterianas.

Câncer em couraça

Também é um tipo inflamatório de câncer de mama com invasão linfovascular, diferindo do câncer inflamatório pela confluência de pápulas que forma placa intensamente fibrótica, esclerodermoide, produzindo verdadeira couraça na região mamária (**Figura 67.4**).

Câncer telangiectásico

É outra variante morfológica de metástase cutânea de câncer de mama, caracterizada por lesões papulovioláceas de aspecto semelhante ao do linfangioma circunscrito ou hemangiolinfangioma e determinada por invasão tumoral linfático-vascular.

Doença de Paget

Corresponde à propagação de adenocarcinoma intraductal ou *in situ* à aréola mamária e ao mamilo, apresentando-se como placa de aspecto eczematoso unilateral (**Figura 67.5**). Existem formas extramamárias de localização perineal, mais raras, ligadas a adenocarcinomas de ductos de glândulas apócrinas, carcinomas colorretais, carcinomas de bexiga, de uretra, de próstata, de vagina, de glândulas de Bartolin, de colo uterino e de endométrio (ver Capítulo 60).

Nódulo da Irmã Mary Joseph

Tipo especial de metástase de malignidades viscerais que atinge a região umbilical. Pode ser sinal de malignidade ainda não diagnosticada ou, quando

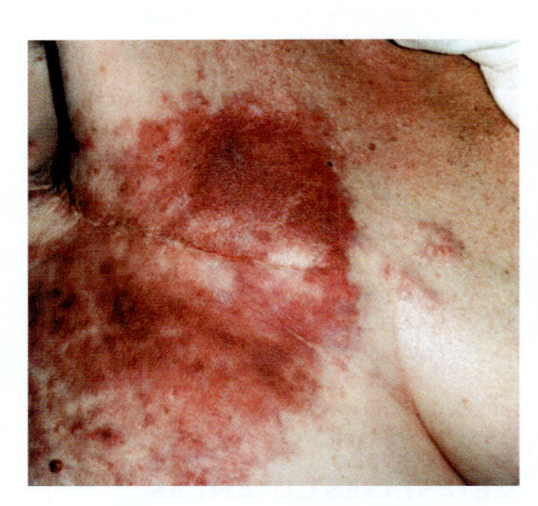

▲ **Figura 67.4** Carcinoma em couraça. Placa esclerodermiforme sobre cicatriz de mastectomia.

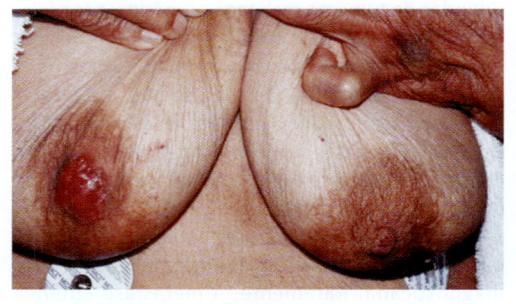

▲ **Figura 67.5** Doença de Paget. Placa eczematoide unilateral na auréola e no mamilo da mama direita.

Manifestações cutâneas paraneoplásicas e metástases cutâneas | 645

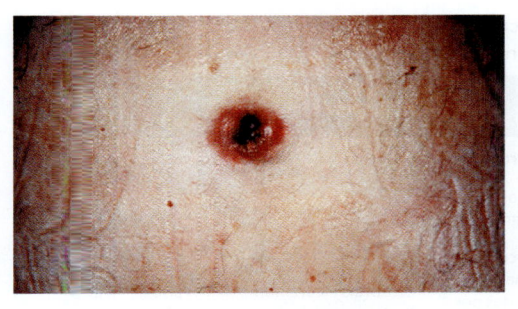

▲ Figura 67.6 Nódulo da Irmã Mary Joseph. Comprometimento umbilical em caso de carcinomatose abdominal.

já há diagnóstico de neoplasia, indica recorrência ou progressão da doença. A incidência dessa forma particular de metástase é baixa, 1 a 3% de todos os tumores abdominais e pélvicos. Em 35 a 65% dos casos, o tumor primário é do aparelho gastrintestinal (estômago, colo, pâncreas); em 12 a 35% dos casos, o tumor primário situa-se no aparelho geniturinário (ovários, útero, bexiga); em 15 a 30% das vezes, o tumor primário é desconhecido; e em 3 a 6% dos doentes, o tumor primário é de pulmão ou mama. São menos frequentes os relatos de tumores primários de vesícula, fígado, trompas de Falópio, intestino delgado, próstata, rim e de mesoteliomas.

A lesão se apresenta como nódulo ou placa na região umbilical, endurada, de coloração variável, branca, eritematoviolácea, vermelho-acastanhada, que pode apresentar fissura ou ulceração com secreção serosa, mucosa ou hemorrágica (**Figura 67.6**).

A identificação e o tratamento do tumor primário constituem a abordagem prioritária nos doentes com metástases cutâneas de malignidades internas. Embora a metástase cutânea geralmente reflita um prognóstico reservado, a pele pode ser o único órgão secundariamente acometido, sobretudo no caso de metástases localizadas. Além disso, o reconhecimento precoce e o tratamento podem prevenir a disseminação da doença. A metástase cutânea, particularmente a sintomática, é tratada por excisão cirúrgica.

CONDIÇÕES GENÉTICAS SINDRÔMICAS COM MANIFESTAÇÕES CUTÂNEAS NAS QUAIS EXISTE COMPROVADA TENDÊNCIA AO DESENVOLVIMENTO DE NEOPLASIAS MALIGNAS

Estas afecções compreendem síndromes familiares nas quais as neoplasias ocorrem em idades mais precoces comparativamente à população geral; os tumores primários com frequência são múltiplos, há incidência elevada de neoplasias na família e com frequência ocorrem outras anomalias congênitas em associação às neoplasias. Muitas dessas doenças associam-se à tendência a cânceres internos. Tais condições estão enumeradas na **Tabela 67.1**.

Tabela 67.1 Síndromes genéticas com manifestações cutâneas nas quais existe comprovada tendência ao desenvolvimento de neoplasias malignas

Doença	Marcador cutâneo	Malignidade interna	Herança genética
Síndromes humorais relacionadas a tumores neuroendócrinos			
Síndrome de Carney	Nevo azul, lentigos. Precede, em geral, a malignidade	Mixomas cardíaco e cutâneo, adenoma da tireoide, hiperplasia adrenocortical nodular com síndrome de Cushing	AD
Neoplasia endócrina múltipla	Neuromas nos lábios. Precede, em geral, a malignidade	Feocromocitoma	AD
Doença de von Hippel-Lindau	Manchas café com leite e manchas-vinho-do-porto	Risco de 70% para angiomas da retina, hemangioblastoma do SNC e carcinomas de células claras renais. Outros tumores incluem tumor de células das ilhotas pancreáticas, adenomas papilares do pâncreas e epidídimo, além de feocromocitoma	AD

Tabela 67.1 Síndromes genéticas com manifestações cutâneas nas quais existe comprovada tendência ao desenvolvimento de neoplasias malignas

Doença	Marcador cutâneo	Malignidade interna	Herança genética
Condições indicativas de carcinogênese sistêmica ou órgão-relacionada			
Síndrome do nevo displásico	Nevos displásicos múltiplos. Precede, em geral, a malignidade	Melanoma, testículos e olhos	AD
Síndrome do nevo basocelular (síndrome de Gorlin)	Múltiplos carcinomas basocelulares, depressões cupuliformes nas palmas das mãos e plantas dos pés (em 70% dos casos)	Meduloblastoma, tumores cerebrais e carcinoma dos ovários. Pode preceder os sinais cutâneos	AD
Síndrome de Bannayan-Riley-Ruvacalba	Triquilemomas faciais, papilomas orais, máculas pigmentadas na genitália, acantose nigricante	Pólipos hamartomatosos gastrintestinais. Pode haver lesões vasculares e anormalidades do SNC	AD
Síndrome do hamartoma múltiplo (síndrome de Cowden)	Fibromas, triquilemomas. Precede, em geral, a malignidade	Cânceres de mama (30-50% das mulheres) e tireoide	AD
Síndrome de Gardner	Cistos epidérmicos, osteomas, lesões pigmentadas no fundo do olho. Precede a malignidade em 50% dos casos	Cânceres da tireoide e do colo. Precede os sinais cutâneos em 50% dos casos	AD
Síndrome de Muir-Torre	Carcinomas das glândulas sebáceas e queratoacantomas. Precede a malignidade em 50% dos casos	Câncer da mama. Precede os sinais cutâneos em 50% dos casos	AD
Síndrome de Howel-Evans-Clark	Queratodermia palmoplantar. Precede, em geral, a malignidade	Carcinoma do esôfago (95% dos pacientes)	AD
Síndrome de Peutz-Jeghers	Lentiginoses nos lábios. Precede, em geral, a malignidade	Cânceres de testículos, ovários, pulmões, mamas e pâncreas	AD
Síndrome de Chediak-Higashi	Albinismo oculocutâneo	Linfoma	AR
Síndrome de Bloom	Eritema facial, baixa estatura, fotossensibilidade, telangiectasias faciais	Leucemia, neoplasias do trato gastrintestinal	AR
Síndrome do neuroblastoma	Semelhante à neurofibromatose	Neuroblastomas, feocromocitoma	AR
Síndrome de Werner	Pangeria, canície precoce, baixa estatura, alterações esclerodermiformes	Fígado, linfomas	AR
Síndrome de Louis-Bar	Telangiectasias faciais	Linfomas, câncer do estômago	AR
Pancitopenia de Fanconi	Carcinomas espinocelulares periorais, despigmentação perianal	Leucemia mielomonocítica, fígado, mama, boca e esôfago	AR
Síndrome de hemi-hipertrofia	Hamartomas, hemi-hipertrofia	Tumor de Wilms, hepatoblastoma	AR
Ataxia-telangiectasia (doença de Louis-Barr) (síndrome da telangiectasia céfalo-oculocutânea)	Canície precoce, acantose nigricante, fotossensibilidade, hipo ou hiperpigmentação, telangiectasias nos olhos, orelhas, áreas malares e extremidades, manchas café com leite	Cânceres de mama, estômago e malignidades linforreticulares	AR
Síndrome de Wiskott-Aldrich	Dermatite semelhante ao eczema atópico, com púrpura petequial	Malignidades linforreticulares e, especialmente, doença de Hodgkin	RLX
Agamaglobulinemia de Bruton	Dermatite semelhante ao eczema atópico, alterações dermatomiosite-símile	Leucemia	RLX

Tabela 67.1 Síndromes genéticas com manifestações cutâneas nas quais existe comprovada tendência ao desenvolvimento de neoplasias malignas

Doença	Marcador cutâneo	Malignidade interna	Herança genética
Síndrome de Birt-Hogg-Dubé	Fibrofoliculomas, tricodiscomas e acrocórdons. Com menor frequência observam-se colagenomas, lipomas múltiplos e fibromas orais	Pólipos no colo e tumores renais (oncocitomas ou carcinoma renal papilar)	AD
Disqueratose congênita	Leucoplasia mucosa e atrofia mucosa, poiquilodermia, hiperpigmentação cutânea reticulada, hiper-hidrose e queratodermia palmoplantar	Carcinoma espinocelular de boca, faringe, pele, esôfago e reto	RLX
Xeroderma pigmentoso	Queratoses actínicas, CEC, CBC	Tumores cerebrais, carcinomas gástricos, carcinomas pulmonares, tumor de Wilms, leucemia	AR
Síndrome de Rothmund-Thomson	Fotossensibilidade, CEC, CBC	Osteossarcoma, fibrossarcoma, carcinoma gástrico, fibrossarcoma, Hodgkin	AD
Neurofibromatose tipo 1	Manchas café com leite, efélides axilares, neurofibromas	Neurofibrossarcoma, gliomas carcinoide, feocromocitoma, leucemia	AD

AD, autossômica dominante; AR, autossômica recessiva; CBC, carcinoma basocelular; CEC, carcinoma espinocelular; RLX, recessiva ligada ao X.

SÍNDROMES PARANEOPLÁSICAS CUTÂNEAS VERDADEIRAS E DERMATOSES POSSIVELMENTE ASSOCIADAS A NEOPLASIAS INTERNAS

As síndromes paraneoplásicas constituem um grupo de distúrbios associados à malignidade, consequentes à interação entre as células tumorais e as do hospedeiro em local distante do tumor primário e de suas metástases. Portanto, as células tumorais não estão presentes nas manifestações paraneoplásicas cutâneas.

As paraneoplasias cutâneas ocorrem em cerca de 7 a 15% dos pacientes com câncer, entretanto cerca de 50% dos doentes com neoplasias podem experimentar uma síndrome paraneoplásica no curso da enfermidade. Quando se incluem paraneoplasias metabólicas ou sistêmicas, como anorexia, febre, caquexia ou anemia de doença crônica, praticamente todos os pacientes apresentam alguma manifestação paraneoplásica.

As síndromes paraneoplásicas com manifestações mucocutâneas encontram-se entre as mais variadas e etiologicamente intrigantes em relação a todas as paraneoplasias.

Os tumores internos, quando associados à *acantose nigricante*, são sempre adenocarcinomas, geralmente intra-abdominais, predominantemente gástricos e secundariamente de outros órgãos, como pâncreas, ductos hepáticos, colo, reto, útero, próstata, mama e pulmões. Na acantose nigricante paraneoplásica, as mucosas são comumente atingidas, há prurido e queratodermia palmoplantar associada (ver Capítulo 21).

O aparecimento de queratoses seborreicas múltiplas de modo eruptivo, abrupto, corresponde ao chamado *sinal de Leser-Trélat*, que pode associar-se a neoplasias internas, de pulmão, próstata, colo, mama, estômago, linfomas do sistema nervoso central (SNC) e micose fungoide (ver Capítulo 59).

A *dermatomiosite paraneoplásica* é própria de adultos e associa-se mais frequentemente ao carcinoma broncogênico, a adenocarcinomas do ovário e da mama e, em menor escala, a outros tumores, inclusive linfoma. A frequência de associação entre dermatomiosite e malignidade interna em adultos varia entre 15 e 50%. Na dermatomiosite paraneoplásica, as características cutâneas tendem a predominar sobre a miosite, prevalecendo entre as mulheres. História de neoplasia prévia ou resposta terapêutica inadequada deve elevar a suspeita de uma nova malignidade coexistente ou mesmo da recorrência do tumor prévio. Embora o rastreamento de tumor interno seja controverso, recomenda-se uma pesquisa anual durante um período de pelo menos 3 anos após o diagnóstico da dermatomiosite em todos os adultos portadores da doença. Além de apurada anamnese e exame físico completo, recomenda-se investigação laboratorial de

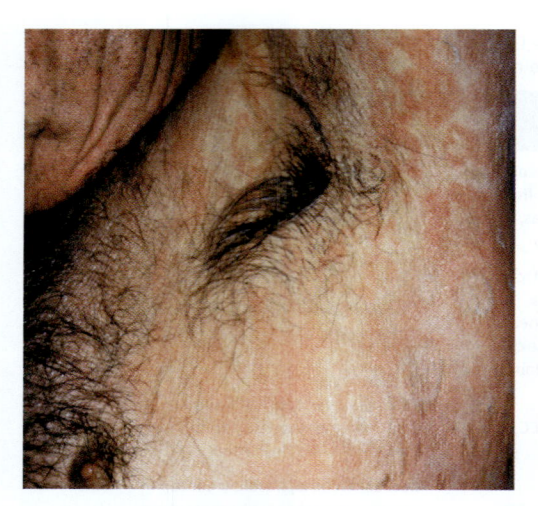

▲ **Figura 67.7** *Eritema gyratum repens.* Lesões eritematoescamosas giradas e imbricadas.

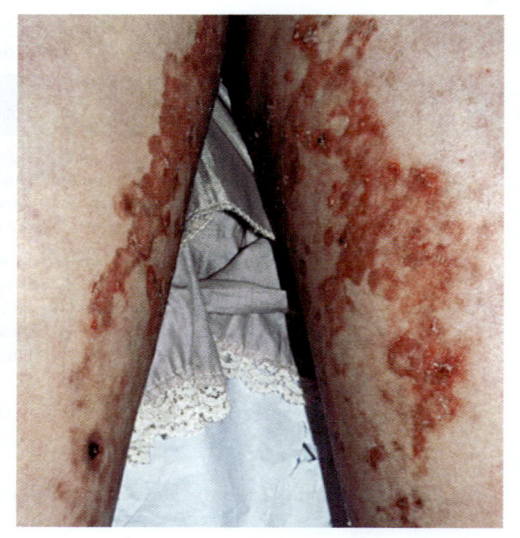

▲ **Figura 67.9** Eritema necrolítico migratório. Vesículas superficiais confluentes em configuração serpiginosa.

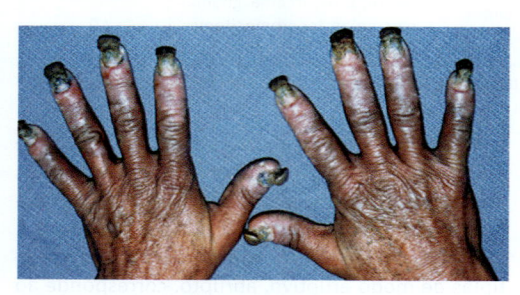

▲ **Figura 67.8** Acroqueratose paraneoplásica. Eritema cianótico, queratose e paquioníquia.

rotina com bioquímica das funções renal e hepática, hemograma completo e urina tipo I, raio X do tórax, mamografia e exame ginecológico completo para mulheres e outros exames subsidiários indicados em virtude de determinados sintomas e sinais presentes no doente. Alguns autores recomendam tomografia computadorizada toracoabdominal em homens e pélvico-abdominotorácica em mulheres (ver Capítulo 26).

Existe forma especial de eritema persistente, o *eritema gyratum repens*, que se constitui de lesões eritematodescamativas concêntricas e bizarras (**Figura 67.7**), que se associa quase que invariavelmente a câncer interno, especialmente pulmonar, mamário, prostático, de colo do útero, esôfago, estômago e mieloma múltiplo.

Outra alteração da queratinização de caráter paraneoplásico é a *acroqueratose paraneoplásica de Bazex*, que se caracteriza por queratodermia palmoplantar e lesões descamativas psoriasiformes no nariz, no mento e nas orelhas. Relaciona-se a carcinoma de vias aerodigestivas superiores, laringe, faringe, esôfago, língua, lábio inferior e pulmão (**Figura 67.8**).

Na **Tabela 67.2**, estão relacionadas as principais *síndromes paraneoplásicas cutâneas verdadeiras*.

O *eritema necrolítico migratório* é uma dermatite caracterizada por placas eritematoacastanhadas com bolhas superficiais que produzem erosões, as quais são recobertas por crostas, e que progridem centrifugamente atingindo, em particular, a região inguinoperineal (**Figura 67.9**), as nádegas e o abdome inferior. Existem também formas acrais.

Existem, ainda, dermatoses que podem eventualmente associar-se a neoplasias internas. Estão elencadas na **Tabela 67.3**.

Tabela 67.2 Síndromes paraneoplásicas cutâneas verdadeiras

Paraneoplasia	Marcador cutâneo	Malignidade interna
Síndromes paraneoplásicas cutâneas verdadeiras		
Ictiose adquirida	Ictiose (escamas poligonais na pele), em geral, precede a malignidade	Doença de Hodgkin e outros linfomas

Tabela 67.2 Síndromes paraneoplásicas cutâneas verdadeiras

Paraneoplasia	Marcador cutâneo	Malignidade interna
Baqueteamento digital	Aumento da convexidade da lâmina ungueal e do volume dos tecidos periungueais e espessamento das falanges distais (dedos em baquete de tambor)	A associação mais frequente é com o carcinoma broncogênico e mesotelioma da pleura
Acroqueratose paraneoplásica de Bazex	Escamas psoriasiformes sobre pele eritematosa ou violácea nos dedos das mãos, dos pés e do nariz	Carcinomas do trato respiratório superior e inferior, amígdalas e esôfago
Hipertricose lanuginosa adquirida	Aumento de pelos lanugos	Pulmões, trato gastrintestinal, urinário, útero e mama
Acantose nigricante	Lesões papulosas velvéticas acastanhadas nos sulcos cutâneos	Câncer intra-abdominal, pulmão e linfomas
Sinal de Leser-Trélat	Surgimento súbito de múltiplas queratoses seborreicas, em geral, pruriginosas	Adenocarcinoma intra-abdominal (gastrintestinal em 1/3 dos casos) e linfomas em 1/5 dos casos
Tromboflebite migratória (sinal de Trousseau)	Tromboflebites em várias áreas do corpo	Pâncreas, pulmões, genitais femininos, cólon e estômago
Eritema gyratum repens	Lesões eritematoedematosas em padrão bizarro ou em faixa de zebra	Cânceres de pulmão e útero
Síndrome do glucagonoma (eritema necrolítico migratório)	Erupção com lesões vesicopustulosas e bolhosas com erosões sobre base eritematosa de localização preferencial nas áreas intertriginosas, inguinocrurais e perigenitais, além de crostas psoriasiformes	Pâncreas (malignidade em 80% dos casos)
Paquidermoperiostose	Aumento de volume das extremidades e acentuação das pregas cutâneas da face	Carcinoma broncogênico
Pênfigo paraneoplásico	As lesões variam desde vesículas, bolhas, eritema, pápulas, erosões cutâneas e mucosas e lesões tipo eritema polimorfo-símile	Em geral, ocorrem linfomas não Hodgkin ou leucemia linfocítica crônica. Outros, como leucemia mieloide aguda, carcinoma espinocelular pulmonar, sarcomas e tumores benignos, como timoma, macroglobulinemia de Waldenström e pseudotumor de Castelman, têm sido relatados
Síndrome de Howel-Evans-Clark	Queratodermia palmoplantar. Precede, em geral, a malignidade. É de herança autossômica dominante	Carcinoma do esôfago (95% dos pacientes)

Tabela 67.3 Dermatoses que podem eventualmente associar-se a neoplasias internas

Dermatose	Marcador cutâneo	Malignidade interna
Eritema anular centrífugo	Eritema figurado anular ou arciforme com ou sem escamação	Mieloma múltiplo, ovário e brônquios
Dermatite herpetiforme	Vesículas agrupadas em arranjo herpetiforme na pele, pruriginosas, localizadas preferencialmente nos cotovelos, nos joelhos, na região lombossacral e no dorso	Associada eventualmente com linfomas do aparelho digestivo
Papilomatose oral florida	Pápulas esbranquiçadas verrucosas na boca	Trato gastrintestinal
Dermatomiosite	Ver capítulo sobre doenças do tecido conectivo	Pulmões, mamas, trato gastrintestinal e ovário

Tabela 67.3 Dermatoses que podem eventualmente associar-se a neoplasias internas

Dermatose	Marcador cutâneo	Malignidade interna
Pênfigo vulgar	Lesões bolhosas e erodidas na pele e acometimento mucoso. Sinal de Nikolsky positivo	Timoma
Amiloidose sistêmica primária	Petéquias, equimoses, púrpura periorbital, lesões esclerodermiformes nas mãos e nos pés, macroglossia, lesões bolhosas, pápulas e placas papulosas em áreas flexurais, sulcos nasolabiais	Mieloma múltiplo
Vitiligo	Lesões acrômicas em idosos	Trato gastrintestinal e vesícula biliar
Prurido	Prurido resistente à terapêutica	Doença de Hodgkin e outros cânceres
Dermatoses neutrofílicas agudas	Síndrome de Sweet, pioderma gangrenoso e vasculite leucocitoclástica	Leucemia, mieloma múltiplo e outros. Na síndrome de Sweet, as malignidades principalmente hematológicas desenvolvem-se em 20% dos pacientes. Formas bolhosas ou atípicas de pioderma gangrenoso podem ocorrer associadas a mieloma múltiplo e leucemia mieloide aguda. Cerca de 7% dos casos de pioderma gangrenoso podem relacionar-se às malignidades como as já citadas e geniturinárias, de mama, pulmão, ovários e carcinoide
Eritromelalgia	Extremidades eritematosas, quentes e dolorosas, atenuados pelo frio ou pela elevação do membro	Em cerca de 20% dos casos, ocorrem malignidades associadas, especialmente distúrbios mieloproliferativos com trombocitose. Em geral, esses pacientes têm policitemia vera ou trombocitemia essencial
Dermatite esfoliativa (eritrodermia)	Eritema e descamação generalizada que envolve cerca de 90% da superfície corpórea, de curso crônico	Cerca de 4 a 21% das eritrodermias têm associação com malignidade interna. Linfoma, leucemia, mama, pulmão, fígado e outros
Porfiria cutânea tarda	Vesículas e bolhas nas mãos e nos antebraços, hipertricose facial	Fígado e outros órgãos
Retículo-histiocitose multicêntrica	Pápulas acastanhadas ou amareladas periungueais, cotovelos, orelhas e poliartrite mutilante	Trato gastrintestinal, tireoide, pulmões, fígado, ovários e sarcomas. A malignidade interna ocorre em torno de 25% dos pacientes com RM
Urticária pigmentosa (mastocitose)	Máculas acastanhadas que urticam à curetagem metódica de Brocq em adultos	Plasmocitoma, tumores do colo
Paniculite pancreática	Febre, sinovite e nódulos subcutâneos	Pâncreas
Pitiríase rotunda	Escamas ovaladas e hipercrômicas em indivíduos negros, dispostas no tronco, nas nádegas e nos tornozelos	Malignidades em cerca de 6% dos pacientes, como o carcinoma hepatocelular, gástrico, a leucemia e o mieloma múltiplo
Doença de Paget extramamária	Lesões eczematosas infiltradas nas axilas, nas virilhas ou na área perineal, pruriginosas ou dolorosas	Em casos com localização na vulva, está associada à malignidade urogenital interna. A doença de Paget extramamária está associada à adenocarcinoma de anexos cutâneos ou malignidade interna em órgão próximo à área cutânea afetada

MANIFESTAÇÕES CUTÂNEAS DETERMINADAS PELO COMPROMETIMENTO GERAL CAUSADO PELOS TUMORES

O acometimento geral determinado pelos tumores nos vários sistemas orgânicos também pode determinar alterações cutâneas. Por exemplo, o acometimento do sistema hematopoiético, especialmente nas neoplasias hematológicas, pode determinar anemia, que se traduzirá por palidez cutânea ou púrpura por plaquetopenia ou por alterações da coagulação.

O acometimento do sistema respiratório poderá provocar cianose. O acometimento do sistema hepatobiliar pode causar icterícia, que provoca coloração amarelada cutaneomucosa. Desnutrição, desidratação e caquexia da doença neoplásica avançada provocam xerose cutânea generalizada.

68
Dermatoses do neonato

O período neonatal se estende do nascimento até o 30º dia de vida.

Nesse espaço de tempo, a pele do recém-nascido (RN) sofre várias modificações para adaptar-se da vida intrauterina para a vida no meio exterior.

As alterações cutâneas verificadas compreendem desde processos temporários, causados por mecanismos fisiológicos, até quadros permanentes, decorrentes de enfermidades graves.

PELE DO RECÉM-NASCIDO

A pele do RN exerce importante papel fisiológico na regulação da temperatura e atua como barreira protetora contra as infecções.

Em relação à pele do adulto, poucas diferenças são observadas do ponto de vista estrutural, as mais marcantes são as diferenças funcionais.

Assim, a absorção percutânea no RN é maior, principalmente nas regiões axilares, inguinais, retroauriculares e bolsa escrotal. Os prematuros (idade gestacional inferior a 37 semanas) têm maior permeabilidade cutânea que os RN a termo (idade gestacional de 37 a 41 semanas); após 3 semanas de vida, essa diferença não é mais observada.

Nos cuidados diários do RN, deve-se evitar a destruição do manto ácido que o reveste, uma vez que essa substância é provida de propriedades bactericidas. Assim, os banhos com sabonetes alcalinos devem ser evitados, dando-se preferência aos banhos rápidos com água morna. Não é recomendado usar cremes ou loções, pois podem alterar o manto ácido protetor e, consequentemente, aumentar a absorção percutânea.

Diversas substâncias têm sido relacionadas como causa de toxicidade por absorção percutânea nos RN, principalmente nos prematuros, entre elas, salientam-se fenol, ácido bórico, ácido salicílico, epinefrina, corticosteroides, neomicina, ureia, estrogênios, hexaclorofeno, hexacloreto de gamabenzeno (lindano), sabões iodados, iodopovidona, corantes com anilina, álcool benzílico e clorexidina. Portanto, todas devem ser evitadas.

ALTERAÇÕES CUTÂNEAS TRANSITÓRIAS

Nesse primeiro mês de vida, é frequente o surgimento de fenômenos transitórios na pele do RN, que costumam desaparecer espontaneamente, sem necessidade de tratamento.

Verniz caseoso

Ao nascer, a pele da criança está recoberta por substância graxenta, denominada verniz caseoso, composta por células epidérmicas descamadas, lipídeos, água e por secreções sebáceas. Sua finalidade está relacionada com a lubrificação, facilitando a passagem pelo canal do parto, e atribuem-se, também, propriedades bactericidas, de termorregulação, hidratação e cicatrização, e, por tais motivos, recomenda-se não o remover, deixando que seu desaparecimento ocorra espontaneamente em alguns dias. É mais espesso no RN a termo que no pós-termo, que nasce com a superfície da pele bem lisa.

Lanugem

A pele do RN pode ser recoberta por pelos finos, não pigmentados e com pouco potencial para crescimento, denominados lanugem, que são mais abundantes nos RN pré-termo. Localizam-se, mais frequentemente, na região dorsal, nos ombros e na face. A lanugem desaparece nas primeiras semanas de vida, e é substituída por pelos velos durante os primeiros meses.

A presença de tufo de cabelos sobre a região lombossacral do RN sugere malformação subjacente, como espinha bífida oculta, fístula ou tumor.

Alopecia fisiológica

Cabelos terminais estão presentes no couro cabeludo da maioria dos neonatos, em quantidade variável, e se convertem em pelos velos hiperpigmentados durante o primeiro ano de vida; cabelos terminais maduros crescem geralmente após 1 ano e meio de vida.

Alopecia occipital pode ocorrer nos primeiros meses de vida por trauma da fricção dos cabelos no travesseiro, ou mesmo por eflúvio telógeno.

Descamação fisiológica

Alteração mais comum do RN. Durante as primeiras semanas de vida, pode ocorrer descamação fisiológica caracterizada por escamas finas e não aderentes, principalmente nos tornozelos, nas mãos e nos pés. Nas crianças pós-termo, essa descamação costuma ser mais intensa.

Icterícia fisiológica

É comum e geralmente se inicia no segundo dia de vida. Ocorre em 60% dos RN a termo e em 80% dos prematuros. É devida ao acúmulo de bilirrubina indireta na pele e involui espontaneamente em poucos dias.

Puberdade em miniatura

Em função da passagem de hormônios placentários e maternos, o RN pode desenvolver quadro clínico semelhante ao induzido por hormônios durante a puberdade e a gestação. A hiperpigmentação da linha alba, da bolsa escrotal e da genitália externa são as alterações mais observadas, principalmente nas crianças melanodérmicas. Podem ocorrer aumento do tamanho dos genitais e hipertrofia mamária. Regride em dias ou semanas.

Coloração em arlequim

Essa alteração não deve ser confundida com o feto ou ictiose arlequim, que é uma forma grave de ictiose. Na coloração em arlequim, observa-se que, com a criança em decúbito lateral, o hemicorpo em contato com o leito fica eritematoso, enquanto o lado oposto torna-se pálido. O quadro evolui em surtos, de poucos segundos a alguns minutos, é mais frequente entre o segundo e o quinto dia de vida e, geralmente, remite em até 3 semanas.

Cútis *marmorata* fisiológica

Manchas produzidas pela dilatação de capilares e vênulas, superficiais na pele, conferindo um aspecto reticulado de coloração marmórea ou azulada. Essas lesões são frequentes nos membros inferiores do RN, principalmente quando expostos ao frio. Tendem a melhorar com o aquecimento da pele. O quadro é fisiológico e transitório e deverá ser diferenciado da cútis *marmorata* telangiectásica congênita, que persiste geralmente até o segundo ano de vida e não melhora com o aquecimento da pele, assim como pode cursar com ulceração e atrofia na área envolvida.

Acrocianose

Fenômeno normal no RN, resulta de acúmulo de sangue venoso nas mãos e nos pés e pode ser revertida pelo aquecimento. Deve-se ter atenção se houver cianose importante nas extremidades após as primeiras 48 horas de vida, pois pode ser um sinal patológico não específico. Cianose durante o choro pode ser normal, mas é essencial descartar a possibilidade de cianose central do neonato para afastar doença congênita cardíaca ou pulmonar. A presença de cianose da língua indica cianose central.

Hiperplasia sebácea

Pápulas pequenas e esbranquiçadas, localizadas na abertura do folículo pilossebáceo, no dorso nasal, no lábio superior, na fronte e na região malar (**Figura 68.1**). Representa hiperatividade sebácea por estímulo androgênico, não é necessário tratamento, uma vez que desaparece após algumas semanas. Acompanhada por mília em 50% dos casos.

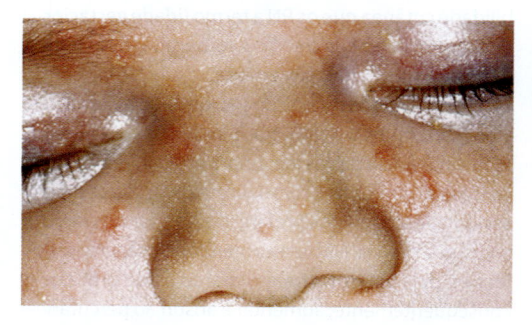

▲ **Figura 68.1** Hiperplasia sebácea do RN. Lesões papulosas no dorso nasal.

Mília

Representada por cistos de inclusão epidérmicos puntiformes que se originam do aparelho pilossebáceo dos pelos velos. São achados frequentes e se apresentam como micropápulas esbranquiçadas de 1 a 2 mm principalmente no nariz, na fronte e nas regiões malares. Ocorre em mais de 50% dos RN a termo e regride espontaneamente, normalmente no primeiro ano de vida.

MANCHAS VASCULARES

Geralmente detectadas ao nascimento e nem sempre involuem, a mais comum é a mancha-salmão, que ocorre em mais de 50% dos RN. São lesões de coloração rosada ou avermelhada que se localizam na nuca, na glabela, na região nasolabial ou nas pálpebras, e acentuam-se quando a criança chora. A maioria desaparece na infância, porém as da nuca frequentemente persistem até a idade adulta.

As manchas-vinho-do-porto também são planas, de coloração vinhosa, geralmente unilaterais, que ocorrem principalmente na face. Como são malformações vasculares, não apresentam qualquer sinal de regressão durante a vida.

O diagnóstico diferencial principal se dá em relação aos hemangiomas, que, no RN, podem se manifestar como máculas angiomatosas ou anêmicas, com telangiectasias, que aumentam de tamanho a partir da terceira ou quinta semana de vida, tornando-se elevadas. Os hemangiomas, na maioria das vezes, involuem até os 5 a 7 anos de idade.

MANCHAS HIPERPIGMENTADAS

Estão presentes em 4% dos RN. Existem vários tipos, abordados nos Capítulos 20 e 64, e os principais são:
- **Manchas café com leite (MCCL):** Máculas acastanhadas, de diferentes tamanhos, geralmente no tronco ou nas extremidades. Podem estar presentes ao nascimento, mas aumentam em número com o crescimento da criança. Muitas vezes, são um achado isolado, mas também se associam a outras doenças, como a neurofibromatose, que deve ser suspeitada quando as MCCL estão presentes em número maior que cinco.
- **Nevos congênitos:** Pequenos, médios ou gigantes (ver Capítulo 64).
- **Nevos de Ota, de Ito, *spilus*:** Ver Capítulo 20.
- **Hipermelanose nevoide:** Mácula hipercrômica, seguindo as linhas de Blaschko, aumentam até o segundo ano de vida e não têm associação com outras doenças.
- **Mancha mongólica:** A mais comum de todas as manchas do RN, principalmente em nosso meio, e com predomínio nas raças amarela e negra. É composta por células pigmentadas presentes na derme profunda, que, histologicamente, se assemelham ao nevo azul e nevos de Ota e Ito. Clinicamente caracterizada por mancha hipercrômica, cuja tonalidade varia desde o azul até o cinza, e com dimensões variando de poucos centímetros até o comprometimento de grandes áreas. As localizações principais são as regiões lombossacral e glútea, mas pode acometer outras áreas, como os membros. Geralmente, poupa a face, as superfícies flexuras, as palmas das mãos e as plantas dos pés. Evolutivamente, tende a aumentar de tamanho e de tonalidade até o primeiro ou segundo ano de vida, regredindo espontaneamente durante a infância, na maioria dos casos.
- **Hipermelanose nevoide linear e espiralada:** São máculas hiperpigmentadas, reticuladas e em espiral localizadas nas linhas de Blaschko sem sinais de inflamação ou atrofia prévios. As lesões localizam-se principalmente no tronco e nas extremidades, poupando as palmas, plantas e mucosas. Surgem nas primeiras semanas de vida com progressão por 1 ou 2 anos e posterior estabilização, podendo tornar-se menos evidentes ao longo dos anos. Podem ocorrer alterações associadas, como anormalidades esqueléticas, doenças do sistema nervoso central (SNC), doenças cardíacas congênitas, atraso psicomotor e braquidactilia.

MANCHAS HIPOPIGMENTADAS

Menos comuns que as hiperpigmentadas, as mais frequentes são:
- **Nevo despigmentoso ou hipocrômico:** Mácula hipocrômica geralmente unilateral e solitária, de tamanhos variados (ver Capítulo 20).
- **Manchas em folha:** Presentes ao nascimento, não têm alteração de tamanho ou forma com o desenvolvimento da criança. Encontradas no tronco ou nas extremidades, são um alerta, quando houver mais de uma lesão, para a pesquisa de esclerose tuberosa (ver Capítulo 55).
- **Manchas hipocrômicas seguindo as linhas de Blaschko (antiga incontinência pigmentar acromiante):** São manchas hipocrômicas lineares que seguem as linhas de Blaschko no tronco e nas

extremidades. Deve ser considerada *hipomelanose de Ito* quando houver acometimento de outros órgãos além da pele, sendo mais frequentemente envolvido o SNC, com retardo mental, convulsões, dismorfismo craniofacial, entre outras alterações.
- **Nevos anêmicos:** Mais comuns no tronco (ver Capítulo 3).

ALTERAÇÕES DO DESENVOLVIMENTO INTRAUTERINO

Aplasia cútis
Rara, caracterizada por lesões solitárias ou em pequeno número, bem delimitadas, arredondadas ou ovais, que se localizam mais frequentemente na linha média do crânio, podendo ocorrer em membros, na face e na região glútea. Em geral, ao nascimento, são ulceradas ou já se mostram atróficas, cicatriciais e alopécicas. A regressão é espontânea, deixando cicatriz.

Fístulas ou cistos
Ver Capítulo 57.

Síndrome das bandas amnióticas
Conjunto de anomalias decorrentes da constrição provocada por bandas amnióticas. São mais comuns nos membros, em que podem ocorrer desde pequenas constrições até verdadeiras amputações de dedos, mão, pé e partes dos membros. O segundo local de maior acometimento é a região craniofacial, em que pode haver desde pequenas deformidades até anencefalia.

ALTERAÇÕES CUTÂNEAS DECORRENTES DE TRAUMAS PRÉ OU PÓS-PARTO

Logo após o nascimento, é comum observarem-se lesões eritematosas, erosões e lacerações ou equimoses, em consequência de traumatismos sofridos pelo RN durante o parto, principalmente quando teve auxílio do fórceps.

Algumas situações, no entanto, são diretamente relacionadas à passagem pelo canal do parto ou à cesariana. A maioria dessas alterações evolui satisfatoriamente, sem deixar sequelas.

Bossa serossanguínea (*caput succedaneum*)
A manifestação traumática mais comum, caracterizada pela deformidade da cabeça, aparece logo após o parto à custa de edema ou hemorragia do tecido subcutâneo, resultante da pressão exercida pelo útero e pela parede vaginal sobre o crânio do RN. Apresenta-se como tumefação difusa que pode se estender além dos limites das suturas cranianas. Não é necessário tratamento, uma vez que o edema regride em poucos dias, e a deformidade craniana, um pouco mais tarde.

Céfalo-hematoma
Representa uma complicação frequente (1,5% dos partos). Caracteriza-se por hemorragia subperiostal e está limitado, com frequência, à superfície de um osso craniano, geralmente os parietais, mas pode ser observado no osso occipital ou frontal. Diferentemente da bossa serossanguínea, esse aumento de volume não ultrapassa a linha média, pois não transpõe as suturas ou a fontanela. Clinicamente, observam-se massas tumorais sem alteração da cor da pele, localizadas nas regiões descritas. Não estão presentes ao nascimento, mas, como o sangramento periósteo ocorre lentamente, a tumefação começa a ser notada nas primeiras horas e aumenta nos primeiros dias de vida. Na maioria das vezes, há regressão espontânea após 2 semanas a 3 meses, e não é necessário tratamento.

Lesões causadas por iatrogenia
Lesões cicatriciais na pele do RN podem decorrer de procedimentos médicos para diagnóstico pré-natal, como amniocentese, biópsia de vilosidades coriônicas ou biópsia fetal. São caracterizadas por pequenas depressões, em geral, múltiplas e localizadas preferencialmente no tronco e nas extremidades, em certos casos, há laceração ou hemorragias cutâneas. Podem ocorrer malformações mais graves quando há sangramento intra-amniótico após a amniocentese, que interfere no desenvolvimento do feto. Com o uso da ecografia para acompanhar esses procedimentos, as complicações têm diminuído nos últimos anos, girando em torno de 1%.

Lesões na pele podem ser ocasionadas pelos cuidados em unidade neonatal, como lacerações ou erosões por adesivos (esparadrapos) e eletrodos, e edema ou equimoses em virtude da utilização de soros.

Bolhas por sucção
O quadro, geralmente, está localizado no antebraço, nos dedos ou no lábio superior, e é caracterizado por uma ou duas bolhas não inflamatórias, de conteúdo seroso, que se transformam em erosões. Presentes ao nascimento, são provocadas por sucção pelo feto

intraútero; a resolução é espontânea e sem sequelas, em alguns dias.

DERMATOSES INFLAMATÓRIAS

Durante os 30 dias iniciais de vida, o RN pode desenvolver quadros inflamatórios, a maioria desaparece em semanas ou meses.

Miliária

Quadro muito frequente em virtude de uma parcial obstrução dos ductos sudoríparos em razão de sua imaturidade e pela exposição a fatores que aumentem a transpiração, como roupas e ambientes com baixa ventilação. Mais comum nos prematuros, em climas mais quentes ou quando os RN ficam em incubadores. Não está presente ao nascimento, é mais frequente na primeira ou na segunda semana de vida (ver Capítulo 23).

Eritema tóxico

Alteração transitória da pele do RN, caracterizada pela presença de pápulas amareladas sobre base eritematosa, muito semelhante à picada de pulga ou à miliária rubra; pode também haver pústulas. Está localizado preferencialmente no tronco e na face (Figura 68.2), e sua etiologia permanece desconhecida. O diagnóstico é clínico, mas, se necessário, pode ser confirmado pelo exame microscópico do conteúdo da pústula, rico em eosinófilos. O quadro se inicia geralmente do primeiro ao 15º dia de vida, e não há necessidade de tratamento, uma vez que desaparece espontaneamente em poucos dias.

Melanose pustulosa transitória

Doença frequente, ocorrendo em até 4% dos neonatos negros e em menos de 1% dos brancos. A etiologia é desconhecida, e o quadro clínico é caracterizado pela presença de lesões vesicopustulosas que se rompem em 1 a 3 dias, formando escamas delicadas e esbranquiçadas, e por máculas hiperpigmentadas que persistem por semanas ou meses. Esse quadro está localizado preferencialmente nas regiões frontal, retroauriculares, cervical, tronco inferior, pré-tibial e palmoplantares; está sempre presente ao nascimento, como pústulas ou já como manchas. Não há sintomatologia sistêmica. O diagnóstico diferencial deverá ser feito com o eritema tóxico, o impetigo estafilocócico, a candidíase congênita, a miliária e a acropustulose. O tratamento não é necessário, uma vez que o quadro regride espontaneamente em semanas.

Necrose gordurosa subcutânea do RN (NGSRN)

Hipodermite benigna e autolimitada, apresenta etiologia desconhecida. O quadro inicia-se entre a primeira e a sexta semanas de vida, em bebês geralmente saudáveis, com a presença de eritema e edema e posterior evolução para placas e nódulos de consistência endurecida, bem delimitados e não aderentes aos planos profundos (Figura 68.3).

Atinge preferencialmente a região dorsal, os ombros, as pernas e a região glútea. O diagnóstico é confirmado pelo exame histológico, que revela área de necrose do tecido subcutâneo com presença de células inflamatórias e gigantócitos de corpo estranho. O tratamento deve ser expectante, pois, na maioria das vezes, há regressão espontânea. Quando há flutuação, deve ser aspirada para evitar-se infecção secundária. O cálcio deve ser monitorado pela possibilidade de hipercalcemia nas seis primeiras semanas de vida.

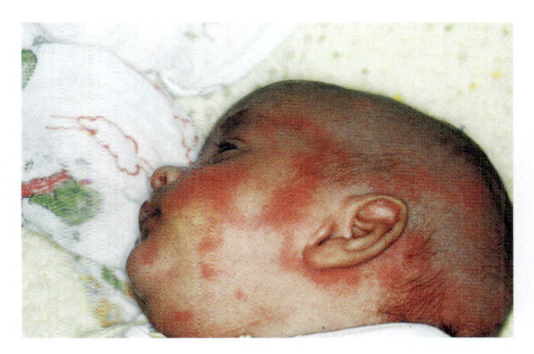

▲ **Figura 68.2** Eritema tóxico. Lesões eritematopapulosas na face.

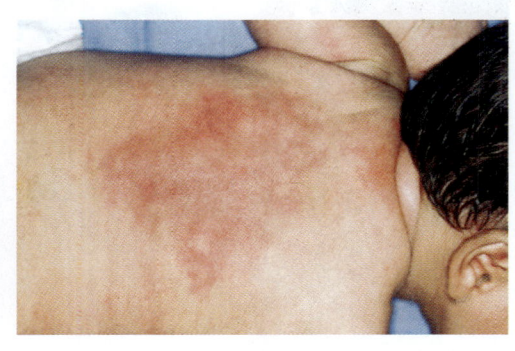

▲ **Figura 68.3** Necrose gordurosa subcutânea. Placa infiltrada na região dorsal.

Acne neonatal

Geralmente, está presente desde o nascimento ou nas primeiras semanas de vida. Clinicamente, o quadro é polimorfo, caracterizado pela presença de comedões, pápulas eritematosas e pústulas, raramente com cistos, localizados nas regiões zigomáticas, mentonianas e no dorso nasal. É mais frequente no sexo masculino, por provável estimulação da glândula sebácea pelos hormônios tanto do neonato como da mãe. Ocorre involução espontânea em poucas semanas, por isso não é necessário tratamento.

Lúpus neonatal (LN)

Rara condição do neonato, caracterizada pela presença de lesões cutâneas associadas ao bloqueio cardíaco congênito (**Figura 68.4**).

A grande maioria das mães dos pacientes com LN apresenta anticorpo anti-Ro (SS-A) positivo e, com menor frequência, anti-La (SSB) ou anti-U1 RNP; no momento do nascimento, elas podem ou não apresentar doença ativa. Em 60% dos casos, as mães apresentam achados clínicos de síndrome de Sjöegren ou lúpus eritematoso sistêmico (LES) (ver Capítulo 26).

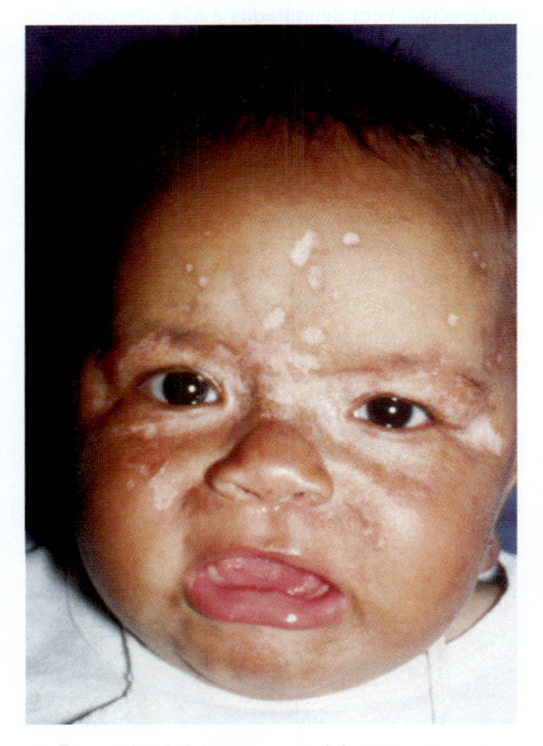

▲ **Figura 68.4** Lúpus neonatal. Lesões eritematosas na região frontal e no dorso nasal.

DOENÇAS INFECCIOSAS DO RN

Herpes-vírus simples

A infecção do RN pelo herpes-vírus simples pode ocorrer por transmissão intraútero, por contato com o trato genital baixo durante o parto ou por contato direto após o nascimento, já no período neonatal. O risco de transmissão é maior na primoinfecção genital da gestante em relação à infecção herpética recorrente.

O agente etiológico é o herpes-vírus simples tipo I (HVH-1) e o do tipo II (HVH-2), este último o mais frequente no herpes neonatal. O tempo de incubação é de 2 a 21 dias para a infecção neonatal adquirida.

As manifestações de infecção que ocorrem nas primeiras 48 horas de vida indicam transmissão intrauterina, responsável por apenas 5% das infecções neonatais pelo herpes-vírus. Apresentam-se como uma tríade de alterações: cerebrais (microcefalia, hidrocefalia); oculares (microftalmia, coriorretinite); e vários tipos de manifestações cutâneas, como vesículas, bolhas, lesões cicatriciais e hipopigmentação.

Quando a infecção é adquirida no parto, a doença se apresenta tanto como forma localizada, apenas com lesões mucocutâneas, quanto como disseminada, com comprometimento visceral, principalmente cerebral (encefalite). Geralmente, no máximo em uma semana de vida, a doença já se manifesta plenamente; as alterações cutâneas, quase sempre presentes, estão representadas por lesões vesicobolhosas sobre base eritematosa que evoluem para crostas hemáticas aderentes (**Figura 68.5**).

O diagnóstico precoce é muito importante e deverá ser confirmado pelo exame citológico (Tzanck) de uma vesícula íntegra para pesquisa das células multinucleadas gigantes, pela detecção do antígeno

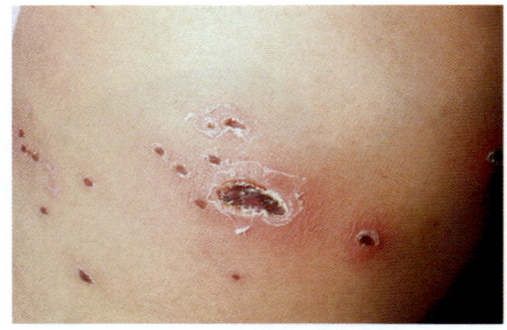

▲ **Figura 68.5** Herpes neonatal. Lesões exulceradas e crostosas do membro inferior.

viral e pela cultura do vírus. A reação em cadeia da polimerase (PCR) pode ser feita no líquido cerebrospinal, na urina ou por biópsia de pele.

O tratamento se dá com a administração de aciclovir, 30 mg/kg/dia, intravenoso (IV), durante 10 dias.

Sífilis

A sífilis pré-natal (SPN) é causada pelo *Treponema pallidum* e é transmitida ao feto por via placentária em qualquer época da gestação. Pode ser transmitida por gestantes tanto com sífilis precoce (até 2 anos) quanto tardia (Capítulo 34).

Impetigo bolhoso neonatal

Geralmente, afeta os RN durante a primeira ou segunda semana de vida; o RN prematuro é mais suscetível. A doença é causada pelo *Staphylococcus aureus*, grupo II, fagotipo 71.

Quando ocorrer em berçário, é de especial importância que todas as medidas de isolamento sejam tomadas, e é necessário o exame dos contactantes para evitar as microepidemias.

Clinicamente, é caracterizado por vesícula inicial que evolui para bolha de conteúdo claro, que logo se transforma em purulento; as lesões superficiais frequentemente se rompem, deixando áreas erosadas com colaretes de escamas na periferia – essas áreas desnudas de pele podem aumentar, acometendo grandes extensões desse órgão (**Figura 68.6**), porém a criança permanece com seu estado geral conservado. A síndrome da pele escaldada estafilocócica, embora muito raramente, pode ocorrer no RN.

Geralmente, o diagnóstico é clínico, mas é possível realizar exames bacteriológicos, principalmente para detectar a sensibilidade da cepa estafilocócica aos antibióticos.

O tratamento local deverá ser instituído com compressas de soluções antissépticas KMnO$_4$ a 1/20.000 e pomadas de antibiótico (mupirocina e ácido fusídico). Deve-se tratar também os possíveis focos, principalmente nasal, umbilical e ungueal.

O tratamento sistêmico, nos casos mais extensos, é feito com dicloxacilina, de 25 a 50 mg/kg/dia, cloxacilina, de 50 a 100 mg/kg/dia, oxacilina ou vancomicina, para os casos resistentes à meticilina, durante 7 dias.

Nos berçários, o paciente deverá ser isolado, e precisam ser tomadas medidas rigorosas para evitar a infecção hospitalar.

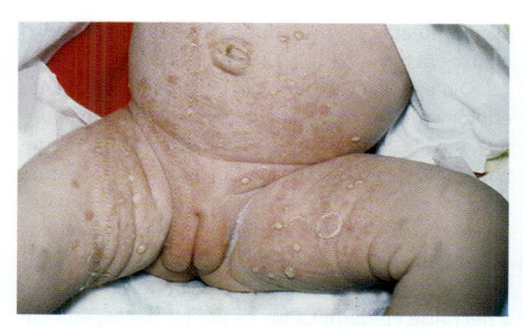

▲ **Figura 68.6** Impetigo bolhoso neonatal. Lesões vesicopustulosas em área de fraldas.

Síndrome da pele escaldada estafilocócica (SPEE)

Quadro dramático causado por uma toxina epidermolítica produzida pelo *Staphylococcus aureus*, grupo II, fagotipos 3 A, 3 C, 71 e 55.

A toxina epidermolítica, conhecida como exfoliatina, é responsável por todo o quadro clínico observado na SPEE. Ela é liberada no foco da infecção e disseminada por via hematogênica, induzindo à clivagem intraepidérmica por alteração na desmogleína-1.

O quadro clínico inicia-se com febre e irritabilidade, apresentando eritema em torno dos lábios e narinas; rapidamente, toda a pele torna-se eritematosa e quente. Após 24 a 48 horas, a pele começa a se desprender, com formação de bolhas flácidas, e grandes áreas erosadas são observadas, principalmente nas dobras axilares, cervicais e inguinais (**Figura 68.7**); o sinal de Nikolsky é positivo.

Com a evolução do quadro, fina descamação surge em todo o corpo, permanecendo algumas áreas fissuradas, principalmente em torno da boca e dos olhos.

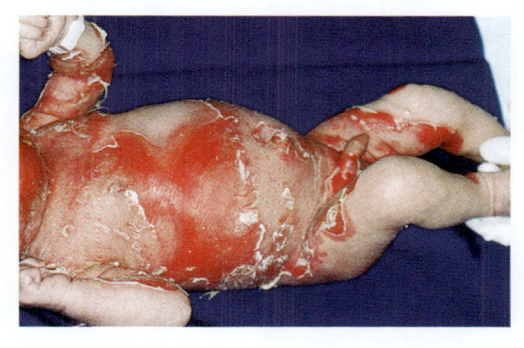

▲ **Figura 68.7** Síndrome da pele escaldada estafilocócica. Extensas áreas erosadas, com descamação em colarete na periferia.

Completa resolução dos casos não complicados ocorre em torno de 10 a 12 dias.

O diagnóstico é feito pelo isolamento do agente etiológico nos focos, principalmente narinas, conjuntiva, tonsila, nasofaringe e região umbilical; o exame bacteriológico das lesões cutâneas (bolhas) permanece rotineiramente negativo, e o exame histopatológico revela clivagem epidérmica alta, com células acantolíticas.

O diagnóstico diferencial mais importante é com a necrólise epidérmica tóxica por fármacos, rara em neonatos; os exames bacteriológicos e histopatológicos permitem fazer essa diferenciação.

O tratamento da SPEE exige internação, em que medidas de suporte clínico deverão ser tomadas, principalmente em relação ao equilíbrio hidroeletrolítico.

Antibioticoterapia sistêmica deverá ser instituída, com oxacilina ou vancomicina.

O tratamento tópico deverá ser direcionado para os focos de infecção (narinas, conjuntiva, região umbilical), com pomadas de antibiótico à base de mupirocina.

A evolução geralmente é boa, e a total resolução do quadro ocorre em 12 dias.

As complicações mais frequentes são os quadros septicêmicos, que podem levar o paciente ao óbito, ocasionados, em geral, por demora no diagnóstico e na instituição da terapêutica.

Candidose

Causada pela *Candida albicans* presente no canal vaginal. No RN, pode ser decorrente de infecção intrauterina (forma congênita) ou adquirida na passagem pelo canal do parto (forma neonatal).

As lesões da candidose congênita manifestam-se ao nascimento ou no primeiro dia de vida; iniciam-se como máculas e vesículas com base eritematosa, que evoluem para pústulas; geralmente, disseminam-se para grandes áreas do corpo, levando à descamação. Não há lesões orais ou comprometimento sistêmico.

As manifestações da candidose neonatal se iniciam após a primeira semana de vida como lesões aftoides orais, vesículas e pústulas localizadas nas grandes dobras, na parte interna das coxas e na área de fraldas.

O diagnóstico clínico é confirmado pelo exame micológico direto, e, na maioria dos casos, apenas o tratamento tópico com antifúngicos é suficiente.

69
Alterações na pele do idoso

O processo de envelhecimento e a sua consequência natural, a senescência, é a última fase biológica na evolução do homem.

As alterações encontradas na pele do idoso decorrem basicamente da interação da constituição genética, de fatores ambientais, da repercussão cutânea do envelhecimento de outros órgãos e de efeitos de doenças cutâneas e sistêmicas.

SENESCÊNCIA CUTÂNEA

Na pele, distinguem-se dois fenômenos: a senescência verdadeira, atribuída somente à passagem do tempo; e a senescência actínica, que compreende as alterações relacionadas com a exposição solar crônica.

Assim, a pele do idoso apresenta características diversas consoante à região não exposta habitualmente à luz solar e à área cutânea submetida à ação cumulativa das radiações actínicas do sol.

ALTERAÇÕES DA PELE E DOS ANEXOS NO IDOSO

Cútis

Há atrofia em grau variável evidenciada por adelgaçamento difuso, secura e pregueamento da pele, com aspecto comparável ao do papel de seda. Há uma tonalidade ligeiramente amarelada ou cerácea, com perda de elasticidade e turgescência.

Pelos

As alterações dos pelos são conspícuas; há embranquecimento e diminuição no seu número e volume. A canície inicia-se nas têmporas e, gradualmente, atinge todo o couro cabeludo. Os primeiros cabelos brancos surgem na terceira e na quarta décadas de vida nos brancos e amarelos e um pouco mais tarde nos negros. A canície pode, entretanto, ser mais precoce ou tardia. O período de seu início é geralmente condicionado por hereditariedade, porém há intervenção de outros fatores. Após a canície, ocorre embranquecimento dos pelos da barba e das regiões peitoral, pubiana e axilar. Estes últimos, entretanto, podem conservar sua cor, mesmo em pessoas bastante idosas.

A diminuição dos cabelos na região frontal, com as entradas bitemporais triangulares, em adolescentes masculinos ocorre como um dos caracteres sexuais secundários e sua progressão constitui a alopecia androgenética (calvície). No adulto masculino, na quarta e quinta décadas, discreta alopecia frontal e no vértex é fenômeno normal, o que também se observa, em menor intensidade, em mulheres. Após os 60 anos, há, em geral, uma diminuição progressiva do número e do volume dos cabelos, em ambos os sexos. Assim, o número de fios de cabelo, de 615 por centímetro quadrado aos 30 anos, diminui progressivamente, caindo para 500 ou menos, de acordo com a idade. Além do número, ocorre também queda do volume dos pelos individualmente. Os pelos do corpo atingem o desenvolvimento máximo até a quarta década da vida, para, depois, sofrerem um processo de diminuição progressiva. Os pelos do corpo são os primeiros que diminuem, seguidos dos pubianos e dos axilares. As mulheres perdem os pelos do tronco e das axilas antes dos homens. Em adultos com mais de 60 anos, os pelos axilares faltam em 30% das mulheres e em somente 7% dos homens. Também se observa, em mulheres acima dessa idade, a diminuição mais acentuada dos pelos pubianos. Os pelos das pernas diminuem em ambos os sexos acima dos 60 anos, porém pode não haver alterações nos braços. Exceção são os pelos dos supercílios, das fossas nasais e da orelha externa, que se tornam mais grossos e alongados. Em mulheres, podem surgir pelos na face.

Unhas

As unhas dos idosos podem se fragilizar, com perda de brilho, aparecimento de estriações longitudinais e desprendidas. Alterações do tipo "unhas de Terry" (branco-opacas na porção proximal) são muito frequentes. Unhas distróficas são frequentes nos dedos dos pés por anormalidades ortopédicas que se agravam com a idade ou por traumas repetidos. O grau de crescimento diminui progressivamente e torna-se igual em ambos os sexos, enquanto, na adolescência, é maior no sexo masculino.

Secreções sebácea e sudorípara

Há uma diminuição progressiva das secreções sebácea e sudorípara e do conteúdo de água da derme, fator que explica o aspecto de secura da pele. Em relação às glândulas sebáceas, não há alteração no volume e no número e a hipossecreção ocorre em virtude da diminuição do estímulo androgênico. Aliás, no couro cabeludo, as glândulas podem se apresentar com volume aumentado. As glândulas sudoríparas écrinas apresentam diminuição do volume de suor eliminado, pela diminuição da microcirculação cutânea – fenômeno que ocorre com a idade em decorrência de regressão e desorganização dos pequenos vasos. Com a retificação da epiderme e a reabsorção das papilas, muitas reações capilares desaparecem. Essas alterações são mais intensas na pele actinicamente lesada. Da mesma forma, os vasos dos anexos cutâneos diminuem, sendo uma das razões da redução da sudorese e do afinamento dos pelos observados nos idosos. As glândulas apócrinas podem estar normais, ainda que eventualmente haja diminuição da secreção e atrofia por diminuição de estímulo hormonal.

Pigmentação

Mesmo que uma das características da pele idosa exposta seja o aparecimento de manchas melânicas – a chamada melanose solar (lentigo senil) –, há, em geral, hipomelanose difusa discreta e progressiva na senilidade.

ASPECTOS CLÍNICOS DA SENESCÊNCIA CUTÂNEA

Consequentes ao envelhecimento natural, evidenciam-se sequidão e afinamento da pele, com enrugamento, perda de elasticidade, frouxidão e fácil dilaceração. O panículo adiposo se reduz em algumas áreas – face, nádegas, mãos e pés – e aumenta em outras – abdome, nos homens; e coxas, nas mulheres. A diminuição das secreções sebácea e sudorípara torna a pele seca, originando aspecto descamativo, ictiosiforme, particularmente nas pernas. Com relação aos fâneros, além da diminuição dos cabelos e da canície, as unhas tornam-se mais frágeis e quebradiças, com estriações longitudinais. Nas áreas expostas, pela ação da luz solar, observa-se aparecimento de melanoses entremeadas por áreas de leucodermia solar, conferindo, por vezes, aspecto poiquilodérmico à pele. Observam-se, ainda, queratoses actínicas, queratoses seborreicas e, eventualmente, carcinomas basocelulares e espinocelulares. São também frequentes, nas áreas expostas, lesões purpúricas e equimoses resultantes de traumas mínimos por ruptura dos capilares dérmicos fragilizados, a chamada *púrpura senil* ou *púrpura de Bateman*. Eventualmente, a pele adquire, nas áreas expostas, aspecto coriáceo, constituindo a elastose solar, que pode assumir várias expressões clínicas.

Essas condições são induzidas prematuramente nos marinheiros e trabalhadores rurais por superexposição à luz solar. Símiles mudanças podem ocorrer por elementos radiativos (raios X e *radium*).

No tratamento, é fundamental o uso constante de fotoprotetores, e pode ser utilizado o ácido retinoico em concentrações crescentes de 0,025 a 0,1%, por longos períodos. De acordo com a intensidade do processo, podem ser empregadas medidas cirúrgicas como dermoabrasão e, mais recentemente, o chamado *resurfacing* com *laser*, com mais larga utilização dos *lasers* de érbio e outras formas de luz pulsada.

ASPECTOS HISTOPATOLÓGICOS E HISTOQUÍMICOS DAS ALTERAÇÕES DE PELE NO IDOSO

Epiderme

Há diminuição da espessura da epiderme nos idosos em virtude, particularmente, da redução de volume das células. Pode ocorrer diminuição do número de camadas celulares do estrato espinhoso. Além disso, as células da camada basal e espinhosa mostram alterações de volume e forma e, por vezes, disposição desordenada.

A alteração histológica mais constante e consistente é a retificação da junção dermoepidérmica com o esvaecimento da papila dérmica e dos cones epiteliais. Isso resulta em uma considerável redução da superfície de contato entre as duas estruturas, com menor adesão epiderme-derme, o que explica as abrasões superficiais consequentes a traumas menores. O espessamento e a compactação da camada córnea permanecem constantes com a idade, porém os corneócitos analisados individualmente são maiores. Pesquisas recentes dão suporte ao fato de que a função barreira da camada córnea parece estar diminuída quanto à absorção percutânea de algumas substâncias, ainda que a perda da água transepidérmica não varie com a idade na pele adulta. O *turnover* epidérmico pode estar menor de 30 a 50% a partir da terceira até a oitava década de vida. Portanto, a reparação epidérmica também diminui com a idade.

O número de melanócitos ativos diminui aproximadamente de 10 a 20% da população celular para cada década de vida, havendo, portanto, uma redução da função melanogênica, exceto nas áreas de melanose solar, em que há hipertrofia funcional dos melanócitos remanescentes. A despigmentação dos cabelos e pelos ocorre pela diminuição do número e da atividade dos melanócitos da papila do pelo. Quanto às células de Langerhans, estima-se que diminuam cerca de 50% nos idosos, sobretudo na pele cronicamente exposta à luz. Esse fato explica a redução das reações mediadas por células, como as dermatites de contato por sensibilização, nos idosos.

Uma função endócrina da superfície epidérmica que pode declinar com a idade é a produção de vitamina D, fazendo pressupor que a falta de um precursor biossintético limite essa produção.

A neoplasia está associada com a idade em quase todos os órgãos e sistemas, mas é especialmente bem caracterizada na pele. As proliferações benignas são comuns nos adultos com mais de 65 anos. Os carcinomas cutâneos (basocelular-espinocelular) encontram-se entre os mais frequentes processos malignos humanos. Essas neoplasias malignas e benignas na pele certamente refletem a ação da luz ultravioleta (UV) e a diminuição da vigilância imunológica.

Derme

Conspícuas, as alterações dérmicas são as principais responsáveis pelo aspecto da pele senil. A perda da turgidez dérmica em idosos pode estar ao redor de 20%, e o tecido remanescente é relativamente acelular e avascular. As manifestações histológicas que acompanham as rugas são desconhecidas, embora a perda das fibras elásticas normais possa contribuir e, até mesmo, estar relacionada. Há redução na população de mastócitos (em torno de 50%) e diminuição da rede vascular (em torno de 30%).

A redução da rede vascular ao redor do bulbo pilar e das glândulas écrina, apócrina e sebácea deve contribuir para as graduais atrofia e fibrose da pele.

A diminuição, associada à idade, no *clearance* de fármacos absorvidos via transepidérmica está provavelmente relacionada a alterações, tanto da malha vascular como da matriz extracelular.

A pele do idoso tem fibras elásticas mais grossas do que as do adulto jovem, e essas alterações são gradativamente encontradas na derme mais profunda com o avançar da idade. Degenerações císticas e lacunas são comuns nas fibras elásticas mais antigas, podendo progredir até a fragmentação.

A microvascularização dérmica, tanto no adulto quanto no idoso, pode mostrar espessamento da parede vascular associado à ausência ou redução de células nas paredes, o que talvez contribua para o fenômeno conhecido como púrpura senil. Há diminuição significativa na porcentagem de colágeno total, variando aproximadamente de 25%, aos 30 anos de idade, para cerca de 10%, aos 75 anos, com o proporcional aumento do colágeno insolúvel entre 70 e 80%. As fibras elásticas da pele demonstram uma progressiva alteração e calcificação com a idade.

Há diminuição dos fibroblastos e da espessura das fibras colágenas. Após os 60 anos, o colágeno torna-se mais rígido e menos elástico em virtude de alterações da substância fundamental pela diminuição dos mucopolissacarídeos e por alterações químicas. Há redução de cerca de 50% na população de mastócitos na pele idosa, o que explica menor frequência de urticária em idosos.

As propriedades mecânicas da pele também se modificam com a idade, e o tempo requerido para que a distensão da pele volte à sua condição original pode ser menor (em torno de 50%).

A avaliação geral demonstra um tecido rígido inelástico e irresponsivo, incapaz de se modificar como resposta ao estresse.

As *glândulas sudoríparas écrinas* apresentam achatamento do epitélio secretor, atrofia dos ácinos, ectasia cística e aumento do tecido conectivo periglandular. As *apócrinas* apresentam aspectos diversos. Algumas estão completamente atrofiadas; outras, discretamente atrofiadas; e, algumas, com aspecto histológico normal. As *sebáceas* não exibem alterações morfológicas; contêm menor número de vasos sanguíneos (em redor) e maior conteúdo de glicogênio e fosforilase. As glândulas sebáceas do couro cabeludo calvo apresentam-se aumentadas com maior número de lóbulos e ductos dilatados.

As glândulas sebáceas em tamanho e número não mostram diminuição com a idade. A diminuição na produção sebácea, ao redor de 60%, que acompanha o avançar da idade em homens e mulheres é atribuída à concomitante redução de androgênios das gônadas e da suprarrenal, para cujo estímulo hormonal a glândula sebácea é altamente sensível. Não existe relação direta entre a xerose, a dermatite seborreica e a produção sebácea.

As *terminações nervosas* livres na derme não se alteram, eletivamente, com a idade, porém os *órgãos terminais*, como corpúsculos de Meissner, Vater-Pacini e Merkel, diminuem em número e volume no idoso. Isso resulta em redução da sensibilidade da pele do idoso, o que favorece a ocorrência de lesões traumáticas mais intensas, uma vez que essa condição provoca maior demora nas respostas defensivas em relação ao agente agressor que atua, portanto, de forma mais prolongada. As queimaduras, por exemplo, tendem a ser mais graves nos idosos.

Hipoderme

O subcutâneo, em geral, diminui, com as células gordurosas mostrando frequentemente menor volume e número.

ALTERAÇÕES FUNCIONAIS DA PELE IDOSA

A pele idosa é inelástica, isto é, demora a recuperar a sua forma quando tensionada. Contudo, é enrugada e tende a formar dobras. Essa inelasticidade deve-se às alterações elásticas e do colágeno já descritas. O enrugamento é também causado por essas alterações, ainda que grandes pregas possam surgir em virtude das alterações no subcutâneo e nos tecidos musculares. A compressibilidade é menor na pele idosa, condição provavelmente causada pelo pouco conteúdo de água. As respostas vasculares aos estímulos de calor e frio podem ser mais lentas, com transtornos na regulação térmica. Esta é mais difícil pela menor sudorese, levando a menores perdas de calor. Nas ocasiões de aquecimento, favorecem os choques térmicos. Contudo, a diminuição do panículo adiposo predispõe à hipotermia em condições de resfriamento.

Há diminuição das luzes vasculares e dos capilares na derme, com menor número de formações glômicas, além de alterações de esclerose nos vasos maiores. A redução do fluxo circulatório cutâneo contribui para menor intensidade das reações inflamatórias e depuração de substâncias endógenas ou exógenas depositadas na derme. Alguns fármacos topicamente ativos podem exercer seus efeitos com menor número de aplicações diárias. Esses fatores também devem ser considerados em relação à ação de contactantes na pele idosa.

O conteúdo de água da pele idosa é reduzido pela menor fixação da água, consequente à menor quantidade de mucopolissacarídeos, principalmente ácido hialurônico, responsáveis pela fixação de água na derme. Pelas próprias alterações das fibras e dos órgãos terminais, as funções de percepção podem estar diminuídas, condição igual em relação às funções de secreção sudoral e sebácea da pele. A importante função imunológica da pele pode ser menor. As respostas inflamatórias também são reduzidas no idoso, não somente pela diminuição da microcirculação, mas também pela queda do número de células inflamatórias na derme, inclusive mastócitos. Por essas razões, o idoso responde menos a irritantes químicos e à radiação UV.

A imunidade, tanto humoral quanto celular, é deprimida no idoso em relação ao jovem. Os anticorpos naturais, como as isoaglutininas, mostram-se diminuídos, enquanto os autoanticorpos (antigástricos, antitireoidianos, antinucleares) apresentam-se aumentados, o que explica a predisposição do idoso a certas doenças autoimunes, como o pênfigo vulgar e o penfigoide bolhoso. Contrariamente, os fenômenos atópicos diminuem no idoso.

Embora o número de linfócitos T permaneça normal, suas respostas funcionais, como a blastogênese frente a mitógenos, diminuem. Contribui, também, para menor resposta imunocelular, a diminuição das células de Langerhans apresentadoras de antígenos. O resultado do declínio da imunidade no idoso, agravado pela exposição solar crônica, é a redução da vigilância imunológica. O pH da pele idosa não está alterado. A menor espessura da epiderme, particularmente da camada córnea, com menor número de camadas, possibilita maiores passagem e absorção percutânea de fármacos e de outras substâncias químicas. Além disso, esses produtos são removidos da pele mais lentamente, pela menor circulação sanguínea. Esses fatos devem ser avaliados na ação de contactantes e de medicamentos tópicos na pele idosa.

PATOLOGIA DA PELE SENIL

Poucas doenças dermatológicas ocorrem predominantemente no idoso, com exceção, talvez, do penfigoide bolhoso do idoso.

São conhecidas a prevalência e a morbidade da nevralgia em casos de herpes-zóster, ocorrendo após a quinta década de vida. Assim, a temida nevralgia pós-herpética, rara em pacientes com menos de 40 anos, ocorre com consequências mais preocupantes naqueles pacientes com mais de 60 anos. A xerose, a característica da pele seca áspera, pode ser atribuída à disfunção da maturação epidérmica, embora estudos histológicos revelem pouca alteração da epiderme e mesmo da camada córnea. Similarmente, não há uma explicação fisiológica para o prurido que, com frequência, acompanha a xerose.

ALTERAÇÕES DA PELE SENIL

No estudo das alterações patológicas da pele encontradas no idoso, devem ser distinguidos dois grupos: as afecções da pele não relacionadas à luz solar; e aquelas decorrentes da ação cumulativa das radiações solares. O **Quadro 69.1** enumera as síndromes de senescência precoce determinadas por alterações em genes, e o **Quadro 69.2** discrimina as alterações na pele de idosos não relacionadas à exposição solar.

Muitas outras dermatoses observadas no adulto refletem a alta prevalência de doenças sistêmicas, como o diabetes, a insuficiência vascular ou várias síndromes neurológicas características dessa população. A incidência aumentada constatada para outras doenças, como a tinea (pés, mãos e crural) ou dermatite seborreica, pode refletir a diminuição na higiene e a exacerbação de outros problemas previamente inaparentes.

PELE FOTOLESADA OU FOTOENVELHECIDA

A ação cumulativa da radiação solar determina uma série de alterações na pele. Seu desenvolvimento depende do tipo de pele e da intensidade de exposição solar.

Predominantemente, as lesões mais acentuadas são encontradas nos caucasianos de pele clara que,

Quadro 69.1 Síndromes de senescência precoce

Eritema telangiectásico congênito (síndrome de Bloom)
Poiquilodermia congênito (síndrome de Rothmund-Thomson)
Progéria do adulto síndrome de Werner)
Progéria ou pangéria (síndrome de Hutchinson-Gilford)
Síndrome de Cockayne
Xeroderma pigmentoso

Quadro 69.2 Alterações da pele de idosos não relacionadas com a luz solar

Acrocórdon
Angioma estelar
Angioma rubi ou senil
Angioqueratoma do escroto
Dermatite seborreica
Dermatose papulosa *nigra*
Eczema de estase
Eczema numular
Hemangioma venoso do lábio
Hiperplasia sebácea
Micose fungoide
Pênfigo vulgar – pênfigo vegetante
Penfigoide bolhoso
Perleche (queilite angular)
Prurido anogenital
Prurido asteatósico
Prurido da orelha externa
Prurido do couro cabeludo
Prurido senil
Púrpura hipostática
Púrpura senil
Queratose seborreica
Rosácea e rinofima
Úlcera arteriosclerótica
Úlcera da perna
Úlcera de decúbito
Úlcera de estase
Úlcera microangiopática
Úlcera neurotrófica – mal perfurante
Úlceras por arteriopatias

inconsequente e cronicamente, tenham-se exposto em demasia à luz solar em áreas como face, pescoço e dorso das mãos e antebraços.

A pele exposta torna-se adelgaçada, seca e de tonalidade ligeiramente amarelada (elastose solar). Na face, surgem as rugas e pregas que se acentuam progressivamente. Ocorrem, então, as alterações benignas e malignas relacionadas à radiação solar (enumeradas nos **Quadros 69.3** e **69.4**), que se iniciam no adulto dos 30 aos 40 anos e se acentuam

Quadro 69.3 Alterações benignas e pré-malignas da pele de idosos relacionadas com a ação cumulativa das radiações solares

Elastose solar – cútis romboidal
Leucodermia solar
Melanose solar
Miliocoloide (degeneração coloide)
Poiquilodermia solar
Queilite actínica
Queratoacantoma
Queratose solar
Micose fungoide

Quadro 69.4 Alterações malignas da pele frequentemente relacionadas com a ação cumulativa das radiações solares

Epitelioma basocelular
Carcinoma espinocelular
Melanose blastomatosa
Melanoma maligno

gradualmente, sendo sempre relacionadas ao tipo de pele e à intensidade de exposição solar. As primeiras manifestações são melanose e queratose solar, mas, na mulher, comumente ocorre a leucodermia solar. A poiquilodermia solar é encontrada também em pessoas jovens, de pele clara, enquanto a degeneração coloide é rara. Na senescência, todas essas alterações tornam-se mais acentuadas. Entretanto, não dependem da idade do indivíduo, mas do tipo de pele e da intensidade da exposição solar. Por isso, ao termo fotossenescência, deve-se preferir o de pele fotolesada ou fotoenvelhecida. Assim, as pessoas com pele branca-clara (tipos 1 e 2) que se expõem ao sol desenvolverão essas lesões a partir dos 30 anos de idade; as de pele morena-clara (tipo 3), mais tardiamente; e as de pele morena-escura, parda ou preta, mesmo com exposições frequentes ao sol, entre os 50 e 60 anos. Na realidade, o benefício da exposição solar é pequeno, e pode-se dizer que *o sol é para a pele o que o álcool é para o fígado; o fumo, para os pulmões; e a gordura, para o coração.*

É variável a nomenclatura para aquelas alterações da pele provocadas pelo sol. Atualmente, tende-se a denominá-las de dermato-helioses.

São manifestações clássicas do fotoenvelhecimento os seguintes quadros clínicos.

- **Cútis romboidal:** A pele se mostra espessada, de cor amarelada, com sulcos profundos delimitando configurações romboidais, especialmente na região da nuca.
- **Elastoma difuso:** Consiste em placas amareladas localizadas na face e no pescoço, nas quais a pele apresenta-se espessada e com aspecto citrino.
- **Elastoidose nodular a cistos e comedões de Favre-Racouchot:** Atinge preferencialmente a região zigomática, têmporas e regiões periorbitais, onde a pele se torna espessada e amarelada, repleta de comedões abertos e cistos.
- **Nódulos elastóticos das orelhas:** São pequenas pápulas observadas no hélix, especialmente em homens brancos, idosos e com outros sinais de fotoenvelhecimento.
- **Queratoderma marginado palmar de Ramos e Silva:** Consiste em hiperqueratose em faixa das bordas cubitais e radiais das mãos.

Também são consequência do fotoenvelhecimento a leucodermia solar, as melanoses solares, a poiquilodermia solar e o *milium* coloide. Além disso, fazem parte do fotoenvelhecimento as manifestações pré-tumorais e tumores da pele, como queratoses actínicas, carcinomas basocelulares, carcinomas espinocelulares, lentigo maligno e melanomas malignos (**Quadro 69.4**).

RECURSOS PREVENTIVOS E TERAPÊUTICOS PARA A PELE IDOSA

O elemento fundamental da pele do idoso é a diminuição do manto lipídico e o menor conteúdo de água, o que determina a secura do tegumento. Os cuidados para a manutenção desse tipo de pele são:

- Usar a quantidade mínima de sabões e detergentes, limitando-se somente ao necessário para limpeza.
- Evitar o uso de sabões antissépticos ou contendo medicamentos, preferindo os chamados sabões neutros ou para pele seca.
- Usar cremes lubrificantes no tronco e nos membros após o banho. De maneira geral, o creme, quanto mais graxo ou untuoso (óleo de amêndoas, vaselina líquida), tem melhor ação para conservação do manto hidrolipídico. Entretanto, as substâncias oleosas ou graxas não são agradáveis. Por isso, preferem-se cremes ou loções, bem tolerados e dos quais existem inúmeros preparados comerciais.

- Na pele da face, é conveniente evitar o uso de sabões. Pode-se limpar somente com água ou usar um creme de limpeza. Existem numerosos produtos no comércio com essa finalidade.
- A exposição ao sol deve ser restrita ao mínimo no idoso. Além da ação cumulativa deletéria dos raios solares no decurso dos anos, a pele apresenta maior sensibilidade às radiações actínicas. O dessecamento torna-se mais acentuado e, por sua vez, há ação solar no aparecimento da melanose e da queratose solares e dos tumores malignos cutâneos. Quando houver exposição ao sol usar proteção física (vestuário e chapéu) ou, quando necessário, proteção químico-física (loções ou cremes antissolares).
- O uso de ácido retinoico ou ácido glicólico melhora a pele idosa ou fotoenvelhecida.

Os α-hidroxiácidos também são utilizados em baixas concentrações com propriedades hidratantes e queratolíticas.

Outros recursos são as esfoliações (*peelings*) cutâneas feitas com preparações à base de resorcina e ácido tricloroacético. Para esfoliações profundas (dermoabrasões), pode-se usar o fenol. Atualmente, estão sendo muito empregadas várias modalidades de *laser* e luz pulsada.

- Não foi demonstrado que antioxidantes melhorem a pele idosa. Entretanto, são comumente administradas vitaminas C (1 g/dia) e E (400 mg/dia) para o estado geral do idoso, o que, eventualmente, pode ser benéfico para a pele. Para o idoso, são sempre indicados suplemento vitamínico e dieta alimentar balanceada.

70
Dermatoses na gestante

A gravidez é uma condição que envolve marcantes modificações metabólicas, proteicas, lipídicas, glicídicas, endócrinas, imunológicas e vasculares, que poderão levar a alterações da pele e dos anexos em âmbitos fisiológico e patológico.

ALTERAÇÕES FISIOLÓGICAS DA PELE NA GRAVIDEZ

As alterações cutâneas fisiológicas da gravidez podem ser divididas em pigmentares, dos cabelos e pelos, ungueais, das glândulas da pele, vasculares e das mucosas.

Alterações pigmentares

Melasma (cloasma)

Melanodermia que ocorre na face em cerca de 70% das mulheres grávidas (**Figura 70.1**) (ver Capítulo 20).

Outras hiperpigmentações da gravidez

Cerca de 90% das mulheres grávidas apresentam hiperpigmentação, habitualmente discreta, de algumas áreas corpóreas, como mamilos, aréolas mamárias, axilas, face interna das coxas e genitais, e da *linea alba* do abdome que, na gravidez, é designada *linea nigra*. Também pode ocorrer hiperpigmentação de lesões pigmentadas preexistentes, como sardas, nevos, lentigos e cicatrizes. As mesmas influências hormonais consideradas na gênese do melasma são admitidas para explicar essas hiperpigmentações, que tendem a diminuir gradualmente após o parto.

Alterações dos cabelos e pelos

Hirsutismo

Praticamente todas as mulheres, na gravidez, apresentam certo grau de hirsutismo, particularmente na face e, com menor frequência, nos braços, nas pernas e no dorso. Admite-se que o fenômeno se relacione às alterações hormonais próprias da gravidez, e, em geral, regride dentro de 6 meses pós-parto. Quando, durante a gravidez, surge hirsutismo muito intenso, deve-se considerar a possibilidade de tumores androgênio-secretantes, luteomas ou cistos luteínicos, ou, ainda, ovários policísticos. Nesses casos, pode ocorrer virilização dos fetos femininos; quando esses fenômenos de hirsutismo intenso ocorrem na ausência de tumores virilizantes, o processo pode ressurgir em gestações subsequentes.

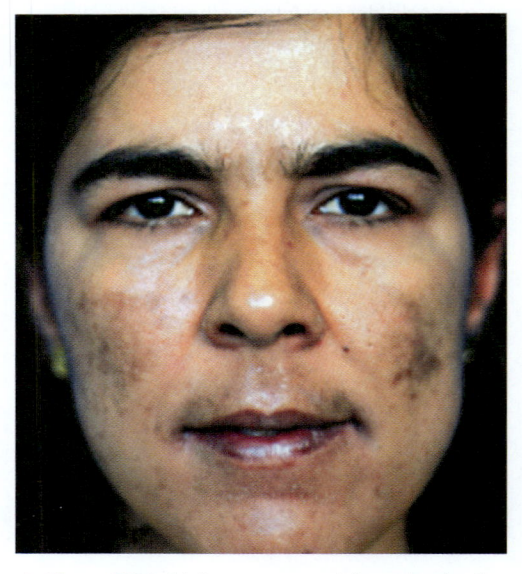

▲ **Figura 70.1** Melasma com padrão malar. Lesões acastanhadas nas regiões malares e supralabial.

Eflúvio telógeno pós-parto

Caracteriza-se por intensa queda de cabelos, que ocorre de 2 a 5 meses após o parto e, em geral, dura de 1 a 5 meses, podendo, em alguns casos, persistir por até 15 meses. O eflúvio telógeno pós-parto decorre da permanência dos cabelos na fase anágena por longo tempo durante a gravidez, diminuindo, inclusive, as perdas capilares fisiológicas. Após o parto, cessadas as condições hormonais que produziram a longa permanência dos cabelos na fase anágena, 30% destes entram em fase telógena, havendo, a seguir, importante queda. Embora normalmente o processo cesse e haja reposição total dos cabelos, em mulheres com tendência genética à alopecia androgenética, esta pode ser precipitada pelo parto; inclusive, em algumas gestantes, pode ser observada alopecia com padrão androgenético com discreta perda de cabelos na linha frontoparietal.

Tratamento e profilaxia

Não existem medidas específicas para prevenção ou tratamento das alterações pilosas e capilares da gravidez; entre elas, a que mais preocupa as pacientes é a perda de cabelos; a atitude mais importante é tranquilizar a gestante e esclarecer sobre a benignidade do processo e a plena recuperação dos cabelos. No caso de existirem fatores agravantes, estes devem ser eliminados, como alguns fármacos (citostáticos, antitireoidianos, hipocolesterolemiantes, anticoagulantes, anticonvulsivantes, captopril) que, quando possível, precisam ser retirados ou substituídos. Condições que podem causar deficiências proteicas, como distúrbios gastrentéricos, dietas exageradas e anemia, se existirem, devem ser corrigidas (ver Capítulo 24).

Alterações ungueais

Na gravidez, são observadas várias alterações ungueais: sulcos transversos; fragilidade ungueal; onicólise; e hiperqueratose subungueal. Além disso, o crescimento das unhas costuma acelerar-se nesse período.

Considerando que podem ser observadas essas mudanças em anemias e estados carenciais, admite-se a possibilidade de, na gravidez, relacionarem-se à espoliação que essa condição fisiológica especial é capaz de provocar; portanto, a manutenção do estado nutricional adequado pode contribuir para que se minimizem essas alterações. Também é recomendável que se evitem traumas – por exemplo, a manipulação das cutículas das unhas.

ALTERAÇÕES FUNCIONAIS DAS GLÂNDULAS DA PELE

Aumento da atividade das glândulas écrinas

Durante a gravidez, observa-se aumento da sudorese, à exceção das regiões palmoplantares, nas quais há diminuição da atividade écrina; essa condição pode contribuir para o aparecimento de manifestações de hiperidrose e miliária.

Para minimizar essas alterações, recomenda-se à gestante evitar ambientes muito quentes e utilizar vestuário leve.

Aumento da atividade das glândulas sebáceas

A influência da gravidez na atividade das glândulas sebáceas é controversa; alguns trabalhos indicam diminuição da sua atividade, o que explicaria a melhora de doenças relacionadas à atividade apócrina na gravidez – como a doença de Fox-Fordyce e a hidradenite supurativa; outros autores afirmam que a atividade apócrina aumenta no terceiro trimestre da gravidez, como decorrência de aumento do estrogênio circulante. Algumas doenças ligadas às glândulas sebáceas, como a acne, têm comportamento absolutamente variável, determinadas pacientes apresentam pioras, ou mesmo têm o primeiro episódio na gravidez, e outras apresentam evidente melhora durante a gestação, o que mostra a possibilidade de comportamento realmente variável da função sebácea. Outro fenômeno normal observado na gravidez é o aumento das glândulas sebáceas da aréola mamária, configurando os chamados *tubérculos de Montgomery* (**Figura 70.2**).

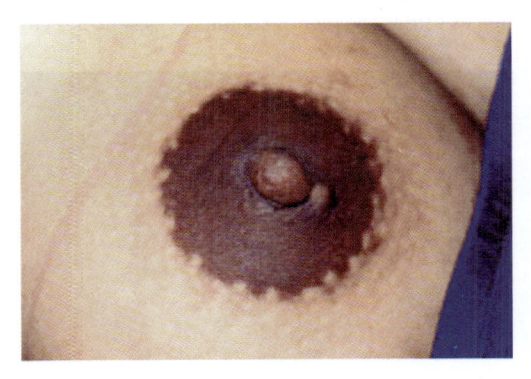

▲ **Figura 70.2** Tubérculos de Montgomery. Aumento do tamanho das glândulas sebáceas na aréola mamária.

Alterações do tecido conectivo

Estrias

Ocorrem em cerca de 90% das mulheres durante o sexto e o sétimo meses da gravidez, atingindo o abdome e, eventualmente, a região dos quadris, as regiões inguinais, as nádegas e as mamas. Apresentam-se como linhas ou faixas atróficas, purpúreas ou róseas que, após o parto, tornam-se linhas esbranquiçadas atróficas (**Figura 70.3**).

Ocorrem com maior frequência em mulheres mais jovens, gestando bebês grandes, com alto índice de massa corpórea e com história familiar de estrias.

Na gênese das estrias, estão envolvidos fatores mecânicos decorrentes do aumento do volume corpóreo da mulher na gravidez, particularmente no abdome, e fatores hormonais, provavelmente envolvendo hormônios adrenocorticais, estrogênio e relaxina. O aparecimento de estrias na síndrome de Cushing, em doentes sob corticoterapia sistêmica e tópica com corticosteroides fluorados, é evidência da participação dos hormônios adrenocorticais na gênese das estrias. Aparentemente, há relação entre o ganho de peso da mulher na gravidez, o peso do feto e a ocorrência de estrias.

Embora seja clássico o uso de óleos, como o de amêndoas doces, na prevenção das estrias, não existe nenhuma evidência científica de sua eficácia nesse mister; com as mesmas restrições científicas, empregam-se cremes emolientes e hidratantes. Também não existem tratamentos com bases científicas para as estrias já constituídas, e as lesões sofrem involução natural, passando da fase aguda hemorrágica, quando se apresentam purpúricas, para a fase cicatricial atrófica, esbranquiçada. Parece existir certa propensão familiar e mesmo racial, há relatos de que as estrias são menos comuns em asiáticos e em mulheres negras americanas (ver mais sobre estrias no Capítulo 18).

Outras alterações do tecido conectivo

A gravidez pode desencadear ou exacerbar lesões de acrocórdon, papilomas benignos caracterizados por lesões pedunculadas pequenas, hiperpigmentadas, que ocorrem particularmente na região do pescoço e das axilas, nas dobras inframamárias e na face (ver Capítulo 62). Essas lesões surgem nas fases tardias da gravidez e podem regredir parcial ou totalmente no pós-parto; portanto, deve-se aguardar o parto e, se não houver regressão das lesões, estas podem ser facilmente retiradas cirurgicamente sob anestesia local.

Alterações vasculares

Esses tipos de alterações na gravidez são decorrentes de vasodilatação, vasolabilidade e proliferação vascular, e assemelham-se às observadas no hipertireoidismo e na insuficiência hepática, decorrentes do excesso de estrogênio circulante. As alterações a seguir são observadas.

Telangiectasias aracneiformes (*spiders*)

Lesões caracterizadas por dilatações vasculares formadas por um vaso central maior, de coloração avermelhada, a partir do qual se ramificam vasos menores em várias direções; localizam-se principalmente na face e na porção anterior do tronco. Aparecem entre o segundo e o quinto mês de gravidez, e somem cerca de 3 meses após o parto, portanto, em geral, não necessitam de tratamento; eventuais lesões que persistirem podem ser tratadas por eletrocoagulação ou *laser*.

Eritema palmar

Frequente na gravidez, atingindo 70% das mulheres brancas e 30% das mulheres negras, surge, em geral, no primeiro trimestre; pode apresentar-se como eritema moteado, atingindo toda a região palmar ou, mais localizadamente, nas regiões tenar e hipotenar. A concomitância do eritema palmar e de *spiders* é comum.

Edema não depressível

Em intensidade variável, cerca de 50% das mulheres grávidas desenvolvem edema não depressível da face, das pálpebras, dos pés e das mãos. O edema é mais intenso pela manhã, diminuindo ao longo do dia, e não há tratamento para essa condição.

Instabilidade vasomotora

Os fenômenos de instabilidade vasomotora, como rubor facial, palidez, sensações de calor e frio, cútis

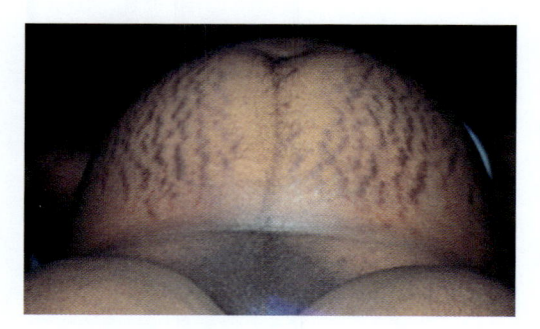

▲ **Figura 70.3** Estrias gravídicas. Grande quantidade de lesões lineares purpúricas e atróficas no abdome.

marmcreta nas pernas, dermografismo, lesões urticariformes e exacerbação de fenômeno de Raynaud preexistente, são comuns na gravidez. Lesões purpúricas nas pernas são comuns na segunda metade da gestação, por aumento da pressão hidrostática.

Hiperemia gengival

Praticamente todas as mulheres grávidas experimentam graus variáveis de hiperemia gengival, com edema e vermelhidão. Essas alterações podem associar-se à verdadeira gengivite, que se desenvolve a partir do terceiro trimestre da gravidez, e que é mais intensa nas mulheres previamente portadoras de doença periodontal, com deficiências nutricionais, ou em mulheres com higiene oral precária; a gengivite, na maioria das mulheres, regride no pós-parto. Em 2% das gestantes, em meio à gengivite, surge intensa proliferação capilar entre o segundo e o quinto mês de gestação, o que leva à formação de nódulo purpúrico junto aos dentes ou na superfície bucal ou lingual da gengiva, é o chamado *granuloma piogênico da gravidez, granuloma gravidarum, tumor da gravidez* ou *épulis gravídico* (**Figura 70.4**).

Histologicamente, trata-se de um granuloma piogênico, e pode ser necessária sua eliminação cirúrgica com eletrocoagulação, ou é possível haver involução espontânea no pós-parto.

Quanto às alterações gengivais menores, podem beneficiar-se de vitamina C, e as medidas de higiene oral devem ser intensificadas na gravidez para a minimização desses problemas.

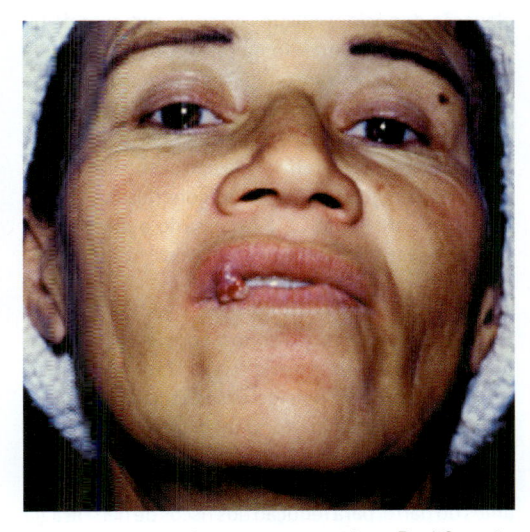

▲ **Figura 70.4** Granuloma gravídico. Proliferação angiomatosa no lábio superior.

Outras alterações vasculares

Em 40% das gestações, ocorrem varicosidades por fragilidade do tecido elástico, que acometem ânus (hemorroidas), vulva, vagina e pernas, especialmente em mulheres com tendência familiar. Em 5% das grávidas, ocorrem hemangiomas, principalmente no segundo e no terceiro trimestres, predominantemente nas mãos e no pescoço. Pode surgir livedo reticular, por aumento dos estrogênios circulantes; e lesões de púrpura pigmentosa nas pernas são comuns na segunda metade da gravidez, por aumento da pressão hidrostática e da permeabilidade vascular.

DERMATOSES ESPECÍFICAS DA GESTAÇÃO

Herpes gestacional (penfigoide gestacional)

Dermatose bolhosa autoimune rara, que geralmente ocorre no segundo ou terceiro trimestre da gravidez; há produção de autoanticorpos contra o antígeno-2 do penfigoide bolhoso (BP2 de 180 Kd) e existe predisposição genética.

Além da manifestação na gravidez, a enfermidade pode ocorrer em associação com tumores trofoblásticos (coriocarcinoma, mola hidratiforme).

Manifestações clínicas

O quadro geralmente se inicia com prurido intenso que pode preceder as lesões. Em seguida, surgem pápulas e placas eritematosas, urticadas, preferencialmente no abdome, inclusive na região periumbilical. As lesões disseminam-se pelo tronco, parte proximal dos membros superiores e inferiores. Posteriormente, surgem bolhas tensas que poupam a face e as mucosas e que definem melhor o quadro (**Figura 70.5**).

Raramente as manifestações clínicas ocorrem ou exacerbam-se no pós-parto e podem voltar em gestações subsequentes. Há possibilidade de o bebê nascer prematuro ou com baixo peso.

Diagnose

Clínica e histopatológica (bolha subepidérmica, necrose de queratinócitos e infiltrado de eosinófilos) pela imunofluorescência direta (depósito linear de C3 e IgC na zona da membrana basal [ZBM]) e pela imunofluorescência indireta pela detecção do chamado fator HG na ZBM. O diagnóstico diferencial deve considerar o quadro de pápulas e placas urticariformes da gravidez, dermatite herpetiforme e eritema polimorfo.

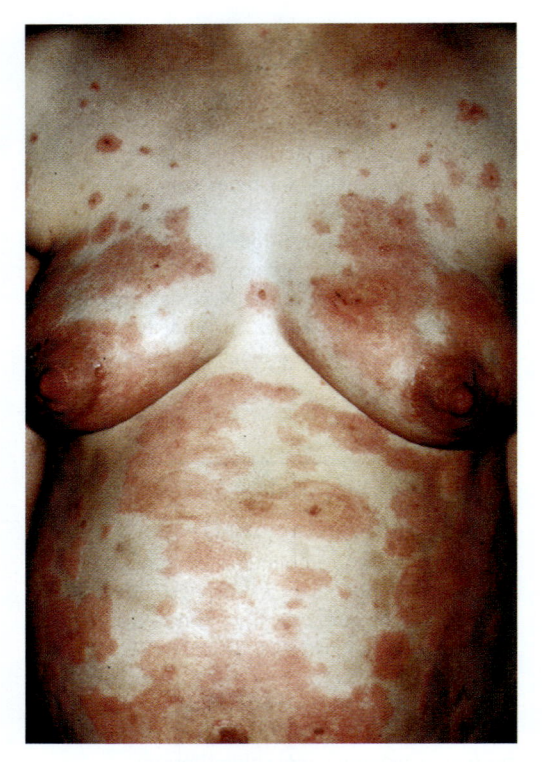

▲ Figura 70.5 Herpes gestacional. Placas eritematoedematosas, urticariformes, com vesículas.

Tratamento
Administração de prednisona, 0,5 a 1 mg/kg/dia, à qual, se houver persistência no pós-parto, pode ser acrescentada a azatioprina, 1 a 2 mg/kg/dia.

Prurido *gravidarum* (colestase recorrente da gravidez)
Condição de ocorrência tardia na gravidez, caracterizada por prurido generalizado, acompanhado ou não de icterícia, sem história de exposição a substâncias hepatotóxicas e resultante da colestase hepática, que afeta 1 de cada 300 gestações.

Patogenia
Admite-se que, por razões mecânicas e fatores hormonais, ocorra, no terceiro trimestre da gravidez, em mulheres geneticamente predispostas. Existe defeito na excreção dos ácidos biliares, resultando no aumento de seus níveis séricos. Aparentemente, o processo é mais frequente na Escandinávia, no Norte da Europa e no Chile.

Manifestações clínicas
O processo se inicia, em geral, no terceiro trimestre da gravidez; o quadro clínico se caracteriza por prurido de intensidade variável, com início abrupto nas palmas e plantas, e rapidamente progride para o tronco e a face, generalizando-se a seguir, com piora noturna. Morfologicamente, evidenciam-se apenas escoriações e, em geral, após 4 semanas ou mais do início, em 10% das doentes, surge icterícia colestática com hepatomegalia, urina escura e fezes claras. Ocasionalmente, o quadro é acompanhado de anorexia, náuseas, vômitos e astenia. Essas doentes correm risco de desenvolver esteatorreia com subsequente má absorção das vitaminas lipossolúveis, incluindo a vitamina K, fato que pode causar distúrbios da coagulação e aumentar o risco de hemorragias materno-fetais durante o parto.

Mulheres com prurido gravídico recorrente estão mais sujeitas à hemorragia pós-parto e à ocorrência de prematuros, recém-natos com baixo peso e morte fetal.

Alguns dias após o parto, o prurido cessa, e, em torno de 2 semanas, o processo se resolve, inclusive quanto ao componente hepático. Em cerca de 60 a 70% das doentes, ocorre recidiva nas gestações subsequentes, bem como quando da utilização de anticoncepcionais.

Diagnose
A diagnose clínica é confirmada pelas alterações laboratoriais decorrentes da colestase hepática, como elevação dos ácidos biliares no soro, aumento da bilirrubina direta, aumento da fosfatase alcalina e da γ-GT, podendo as transaminases e a desidrogenase láctica apresentarem-se em níveis normais ou ligeiramente elevados.

Na diagnose diferencial, devem ser consideradas todas as condições de prurido generalizado, e, do ponto de vista hepático, é necessário o diagnóstico com as hepatites virais e por fármacos.

Tratamento
Existem poucos estudos controlados quanto à terapêutica do prurido *gravidarum*. O tratamento mais efetivo é feito com o ácido ursodesoxicólico, 450 a 1.200 mg/dia, até o parto. O medicamento melhora o prurido materno e o prognóstico fetal, e muitos autores preconizam a administração de vitamina K antes do parto, para redução dos riscos de hemorragia pós-parto e de hemorragia intracraniana do feto, pois a colestase pode diminuir a absorção dessa vitamina.

O risco fetal é controverso, mas existem séries que apontam que em 45% dos casos há surgimento de mecônio e ocorrência de parto prematuro, e, em algumas séries, assinalou-se mortalidade fetal de 13%.

Apesar das controvérsias, a tendência atual é monitoração rigorosa da gravidez, e a maioria dos estudiosos advoga a antecipação do parto na 37ª semana. Essa conduta não é unânime, e alguns autores preconizam que, se houver melhora do prurido ou se os níveis de ácidos biliares não estiverem aumentados (menos de 40 μmol/L), aguarda-se até a 38ª a 39ª semana para realização do parto. Obviamente, todos concordam que, se surgirem sinais de sofrimento fetal (mecônio), o nascimento será obrigatoriamente antecipado por meio de cesárea.

Erupção polimórfica da gravidez (pápulas e placas urticariformes da gravidez)

Afecção específica da gravidez, mais frequente em primigestas, caracterizada por placas e pápulas urticariformes que, em geral, surgem no terceiro trimestre da gestação e desaparecem após o parto. A patogenia é desconhecida, admitindo-se influência de maior ganho de peso durante a gravidez, presença de gestação gemelar e recém-nascidos de peso elevado.

Manifestações clínicas

Em geral, no terceiro semestre da gravidez, surgem pápulas urticariformes, extremamente pruriginosas que, de início, se localizam sobre estrias na região abdominal (**Figura 70.6**), em particular na região periumbilical, poupando o umbigo, e que, depois, estendem-se para as nádegas e as coxas e, mais raramente, atingem braços, antebraços e pernas. Outra forma de apresentação são microvesículas sobre estrias, máculas eritematosas, lesões eczematoides ou lesões eritema policíclico-símiles (lesões em alvo). Evolutivamente, as lesões tendem a confluir, formando placas eritematoedematosas; o processo desaparece em 7 a 10 dias após o parto.

Diagnose

Clínica, e o exame histopatológico, ainda que não específico, é útil para que outros diagnósticos sejam afastados. As imunofluorescências direta e indireta são negativas. Na diagnose diferencial, devem ser considerados o herpes gestacional, a dermatose papulosa da gravidez e outras dermatoses não específicas da gestação, como o eritema polimorfo, as picadas de inseto, as dermatites de contato e as erupções medicamentosas.

Tratamento

Corticosteroides tópicos e, eventualmente, são necessários ciclos de corticosteroides sistêmicos; prednisona, 20 a 40 mg/dia.

A duração média do quadro é de 6 semanas, e a melhora se inicia em 7 a 10 dias após o parto.

Erupção atópica da gravidez

É designação que abrange três entidades específicas: prurigo da gravidez, foliculite pruriginosa da gravidez e eczema da gravidez. São condições pruriginosas benignas que incluem lesões eczematosas ou papulosas em pacientes com histórico de atopia (**Figura 70.7**). Essas doenças são iniciadas por alterações imunológicas específicas da gestação, redução da imunidade celular e da produção de citocinas Th1 comparada com dominância da imunidade humoral e aumento de produção das citocinas Th2.

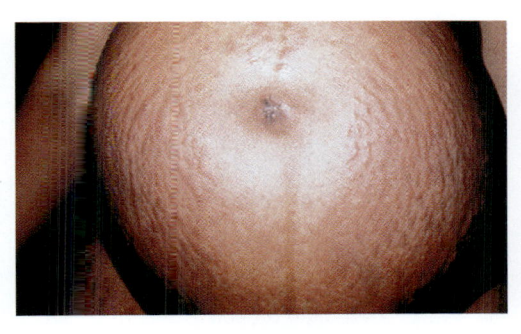

▲ **Figura 70.6** Placas e pápulas urticariformes pruriginosas na gravidez. Pápulas urticariformes sobre estrias na região abdominal, em torno do umbigo.

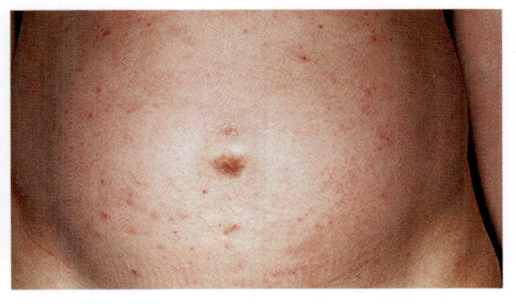

▲ **Figura 70.7** Dermatose papulosa da gravidez. Pápulas escoriadas recobertas por crostículas e cicatrizes hiperpigmentadas.

Manifestações clínicas

A maioria das pacientes (80%) apresenta alterações cutâneas, características de atopia pela primeira vez ou após longo período de remissão.

Em dois terços dos casos, o quadro corresponde ao *eczema da gravidez*. São alterações eczematosas disseminadas afetando áreas típicas de atopia, face, pescoço, mamas e áreas flexurais.

O restante dos casos divide-se entre a *foliculite pruriginosa da gravidez*, traduzida por pequenas pápulas e pústulas foliculares pruriginosas disseminadas no tronco e nos membros, e o *prurigo gestacional*, caracterizado por nódulos de prurigo típicos nos tornozelos e braços.

Diagnose

A chave para o diagnóstico é a anamnese aliada ao exame clínico, uma vez que o exame histopatológico é inespecífico e as imunofluorescências direta e indireta são negativas. Em alguns casos, pode haver aumento de IgE. Devem ser afastadas foliculites bacterianas e fúngicas.

Tratamento

Corticosteroides tópicos e anti-histamínicos, peróxido de benzoíla nas foliculites e, em casos mais graves, fototerapia por ultravioleta B (UVB).

RELAÇÕES DE OUTRAS DERMATOSES COM A GRAVIDEZ

Ainda que na gravidez possa ocorrer qualquer dermatose, algumas condições patológicas cutâneas modificam-se nesse período. Há afecções que podem melhorar na gravidez, como a psoríase, a hidrosadenite e a enfermidade de Fox-Fordyce, enquanto outras condições podem ser agravadas, como o lúpus eritematoso sistêmico, as candidoses e o condiloma acuminado.

71
Afecções dos lábios e da mucosa oral

A observação dos lábios, da cavidade e da mucosa oral é parte do exame dermatológico. Há alterações próprias das mucosas, manifestações orais de dermatoses e manifestações mucosas de doenças sistêmicas. As características histológicas e anatômicas da mucosa oral dão às lesões aspectos muitas vezes diversos daqueles observados em acometimentos da pele, com os quais o dermatologista deve estar familiarizado.

AFECÇÕES DOS LÁBIOS

Grânulos de Fordyce
Pequenas pápulas-manchas amareladas no vermelhão dos lábios, frequentemente alinhadas próximas à pele em geral no lábio superior. Trata-se de glândulas sebáceas ectópicas, desembocando diretamente na superfície do epitélio, comuns após a puberdade. São assintomáticas (**Figura 71.1**) e não necessitam de tratamento.

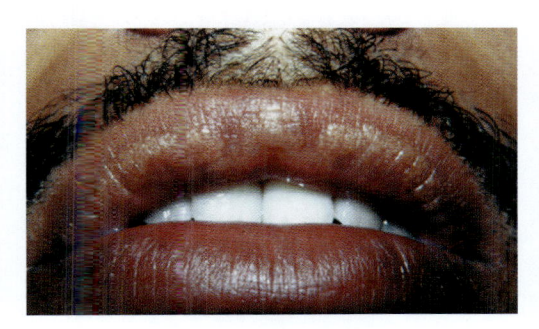

▲ **Figura 71.1** Grânulos de Fordyce. Múltiplas lesões no lábio superior.

Herpes simples
Apresenta-se como vesículas que se agrupam ("aspecto de buquê") e se rompem, deixando superfície exulcerada. Com caráter recidivante, localiza-se, em geral, nos lábios.

Sífilis
Quanto ao cancro duro, a localização nos lábios segue-se em frequência à genital. Lesão ulcerosa, indolor, de bordas endurecidas. Invariavelmente, é acompanhada de adenite-satélite bem evidente. No secundarismo, como manifestação precoce, podem aparecer pápulas achatadas, tendendo à vegetação, situadas simetricamente nas comissuras labiais (condilomas planos). A poliadenopatia cervical é característica.

Verruga vulgar
Quando localizada no lábio, assume, em geral, a forma filiforme. É frequente por autoinoculação em crianças com verrugas nos dedos da mão. O tratamento se dá pela eletrocoagulação.

Queilites
Termo genérico para inflamação do lábio, que engloba numerosas afecções.

Queilite actínica
A forma aguda ocorre após eventuais exposições prolongadas ao sol, caracterizando-se por eritema, edema, vesículas, crostas e descamação. Involui em poucos dias, cessada a exposição. A forma crônica é observada principalmente em indivíduos de pele clara que passaram grandes períodos expostos ao sol (p. ex., esportistas, pescadores, agricultores etc.).

No início, é monossintomática, apresentando descamação discreta. Ocorre em nosso meio, predominantemente após os 50 anos, afetando, em mais de 95% das vezes, somente o lábio inferior.

Evoluindo o quadro, podem ser observadas crostas e exulceração e leucoqueratose, sinais que não agravam a prognose. Ao contrário, a infiltração, a atrofia e a perda de nitidez da linha de transição entre o vermelhão do lábio e a pele indicam maior risco de presença de carcinoma e a necessidade de essas lesões serem sempre biopsiadas (**Figura 71.2**). Em aproximadamente 20% dos casos, evolui para carcinoma espinocelular. É comparável à queratose actínica da pele, que também pode evoluir para carcinoma espinocelular, porém, no lábio, essa doença ocorre com maior frequência e o tumor tem chance maior de metastização do que na pele.

Nos casos iniciais sem atipia, o tratamento é feito com fotoprotetores labiais e, eventualmente, pomada de corticosteroide.

Quando, histologicamente, há atipia leve ou moderada, pode ser feito tratamento com eletrocoagulação, nitrogênio líquido ou *laser* de CO_2. Quando houver atipia acentuada, principalmente em indivíduos com menos de 55 anos, deve ser feito o tratamento cirúrgico mais radical, que é a vermelhectomia. Não se indica excisão em cunha, uma vez que o carcinoma pode ser multifocal, o que gera a necessidade de todo o lábio ser tratado.

Queilite angular

A queilite angular, comissurite labial ou perleche, apresenta-se como intertrigo nos cantos dos lábios (**Figura 71.3**). Decorre do acúmulo de saliva, principalmente em indivíduos idosos que usam próteses antigas ou mal adaptadas, pela "queda" dos cantos da boca em virtude da reabsorção óssea dos rebordos alveolares, o que leva à diminuição da distância entre o maxilar superior e a mandíbula (diminuição da dimensão vertical). A saliva depositada pode irritar a pele e, frequentemente, sofrer contaminação por *Candida albicans*.

A queilite angular é observada nos doentes positivos para o vírus da imunodeficiência humana (HIV) e na terapia por retinoides, principalmente pela isotretinoína.

O tratamento da perleche é feito com pomadas ou cremes de antibióticos e imidazólicos, além da correção da causa dentária ou óssea quando presente.

Queilite de contato

Ocorrem as formas aguda, com edema, eritema e vesículas; e crônica, na qual existem descamação e fissuras. Os agentes mais comuns são batons, medicações tópicas aplicadas nos lábios, dentifrícios, alguns alimentos, frutas cítricas e objetos ou instrumentos levados à boca. Também há relato de dermatite de contato por irritante primário pela própria saliva, em doentes mentais, crianças que usam chupeta ou adultos com o hábito de molhar frequentemente os lábios com a língua.

A *dermatite perioral dos neuropatas* é quadro de irritação por saliva que se estende além do limite labial, ocorrendo em doentes mentais.

Queilite esfoliativa – queilofagia

Caracteriza-se por descamação e formação de fissuras, hemorragias e escamocrostas e pode persistir por meses ou anos. Difere da queilite de contato e da queilite actínica, respectivamente, pela evolução e por atingir os lábios superior e inferior. Decorre de

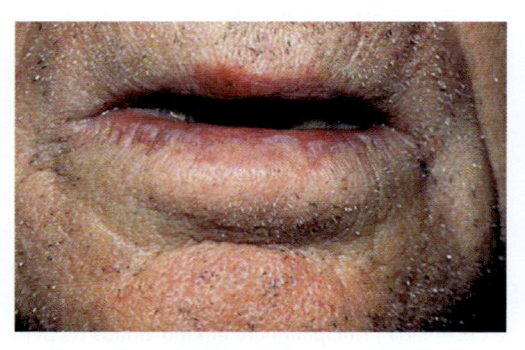

▲ **Figura 71.2** Queilite actínica. Atrofia e áreas de queratose no lábio inferior.

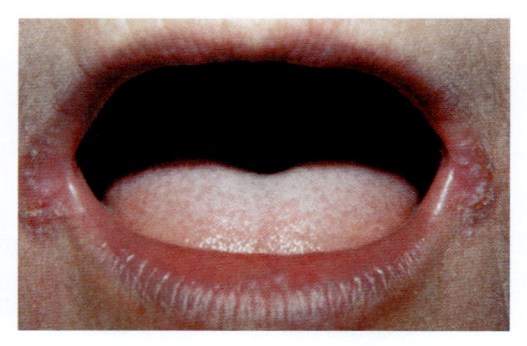

▲ **Figura 71.3** Queilite angular. Eritema e maceração nas comissuras.

distúrbios emocionais (queilofagia) ou, eventualmente, da atopia. O tratamento se dá por meio do uso de corticosteroide tópico na forma de pomada, que protege melhor o lábio da saliva. Pelo ardor, o quadro tende a piorar quando o paciente molha o lábio com a língua com frequência. É imprescindível o tratamento da dermatocompulsão.

Queilite glandular (Volkmann)

Afecção causada por hipertrofia e inflamação secundária de glândulas salivares heterotópicas dos lábios. Na forma não inflamatória, há aumento do lábio, notando-se orifícios puntiformes, nos quais, pela expressão elimina-se saliva. Na forma com inflamação (queilite de Volkmann), a tumefação do lábio é maior, a superfície é recoberta por crostas e há surtos de agravamento caracterizados por dor e edema inflamatório. A macroqueilia favorecendo a exposição solar pode contribuir para o aparecimento de carcinoma epidermoide. É afecção que ocorre quase somente em adultos de pele clara, principalmente em albinos. O tratamento é cirúrgico. Nos surtos inflamatórios, administrar antibiótico (**Figura 71.4**).

Queilite granulomatosa

Caracteriza-se pela tumefação dos lábios. O quadro se inicia com surtos recidivantes de edema labial, tornando-se crônico com macroqueilia. Pode haver comprometimento da face, da mucosa oral e das gengivas. A *histopatologia* mostra inicialmente edema e, em lesões bem estabelecidas, inflamação granulomatosa. Pode ser isolada ou associada a outros achados clínicos ou doenças sistêmicas. A *síndrome de Melkersson-Rosenthal* é a associação de queilite granulomatosa com língua fissurada/geográfica e paralisia facial. Pode também estar associada

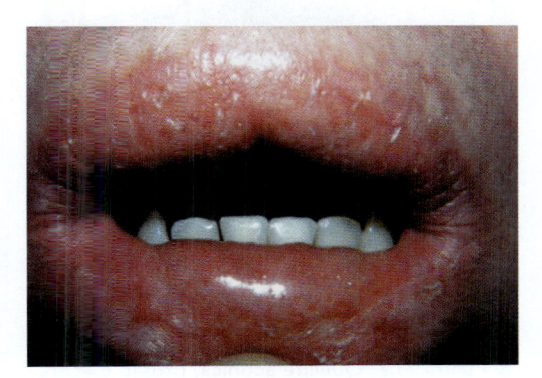

▲ **Figura 71.4** Queilite glandular. Macroqueilia e eliminação de saliva espessa.

à sarcoidose e à doença de Crohn, constituindo uma constelação denominada *granulomatose orofacial*. O curso é crônico, e o tratamento consiste na infiltração intralesional de corticosteroides associados ou não a fármacos como anti-inflamatórios, sulfona, clofazimina e talidomida. Complementarmente, pode ser de grande ajuda ao doente o tratamento cirúrgico.

Queilite medicamentosa

Vários medicamentos podem acometer o lábio, provocando quadros diversos como a erupção fixa medicamentosa e o eritema polimorfo. Eletivamente, os retinoides orais, como isotretinoína e acitretina, causam ressecamento e descamação labial, os primeiros efeitos colaterais desses medicamentos. Eventualmente intensa, a queilite medicamentosa melhora com a diminuição da dose do retinoide, e o quadro desaparece com a interrupção dessa substância. O tratamento se dá com lubrificação contínua da mucosa labial e aplicação da pomada de dexpantenol.

Queilites em dermatoses

Numerosas dermatoses acometem o lábio, como parte de um quadro disseminado ou, eventualmente, manifestação isolada. Possibilitam, muitas vezes, a diagnose. Exemplos são o lúpus eritematoso, o pênfigo vulgar, o líquen plano, a psoríase, o prurigo actínico e o eritema polimorfo.

Tumores benignos

Mucocele ou cisto mucoso

Tumoração cística e translúcida, localizada na superfície interna do lábio inferior. Resulta, na maioria dos casos, do extravasamento para os tecidos de saliva proveniente de ducto da glândula salivar menor traumatizada, seguido de inflamação local que circunscreve o processo. Trata-se, portanto, de pseudocisto, pois não há cápsula verdadeira. Mas rara é a mucocele de retenção por obstrução ductal. A mucocele é mais comum em crianças e adolescentes. Formas especiais incluem a rânula (mucocele sublingual localizada na base da língua) e a mucocele das glândulas de Blandin-Nuhn, originada das glândulas salivares menores existentes na extremidade ventral da língua. O tratamento é a drenagem acompanhada de dissecção cuidadosa da glândula salivar correspondente seguida de eletrocoagulação ou sutura.

Manifesta-se por tumoração translúcida na mucosa oral (**Figura 71.5**). A cicatrização ocorre em 1 ou 2 semanas.

Ectasia venosa

Também denominada lago venoso, é uma lesão de cor violácea, assintomática, que se manifesta em virtude de uma vênula dilatada. Não há proliferação vascular. Ocorre, em geral, no lábio inferior de idosos, sendo desencadeada por traumas crônicos ou fotoexposição. O tratamento mais simples e efetivo se dá pela eletrocoagulação. Pode ser usado *laser* ou nitrogênio líquido. Não há indicação para exérese.

Granuloma piogênico

Tumoração angiomatosa vegetante e friável que, em geral, surge após traumas em qualquer área do tegumento. O lábio e a mucosa oral são localizações comuns (**Figura 71.6**), principalmente em gestantes (granuloma gravídico).

Lentigos e nevos melanocíticos

Podem localizar-se nos lábios e na mucosa oral. A chamada mácula melanótica labial é lesão lentiginosa circunscrita bastante comum no lábio inferior.

Tumores malignos

Carcinoma espinocelular

Localizado, quase sempre, no lábio inferior. Inicia-se como queilite actínica crônica (**Figura 71.7**), ocorrendo posteriormente infiltração; a lesão desenvolvida é papulonodular, nódulo-ulcerosa ou vegetante. Às vezes, tem aspecto verrucoso. Quando a diagnose é precoce, a exérese cirúrgica possibilita boa prognose. No lábio inferior, há uma drenagem linfática abundante e ocorrem metástases nos linfonodos submandibulares. O carcinoma do lábio superior é raro, mas, quando ocorre, é mais grave, com metástases mais precoces nos linfonodos pré-auriculares.

DOENÇAS E AFECÇÕES DA CAVIDADE ORAL

Dermatoses com localização oral

Afta

Doença recorrente caracterizada por surtos de ulcerações de tamanho e número variáveis, poupando, em geral, as áreas queratinizadas da mucosa. As lesões surgem espontaneamente e podem ser desencadeadas por estresse emocional ou pequenos traumas (patergia). É possível haver um período prodrômico, com disestesia e posterior eritema, que dura, em média, de 3 a 4 dias. A lesão fundamental é ulceração rasa ou profunda, de halo eritematoso

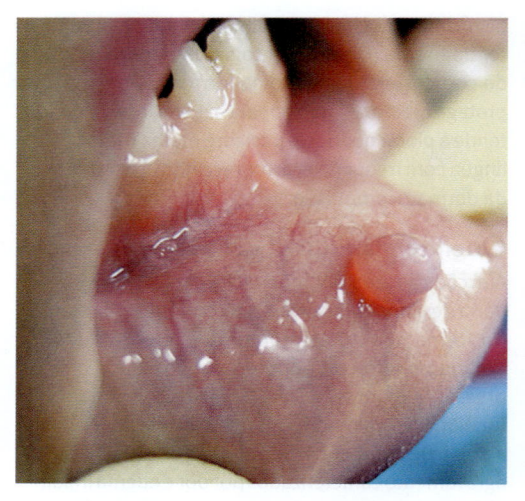

▲ **Figura 71.5** Mucocele. Tumoração translúcida na mucosa labial.

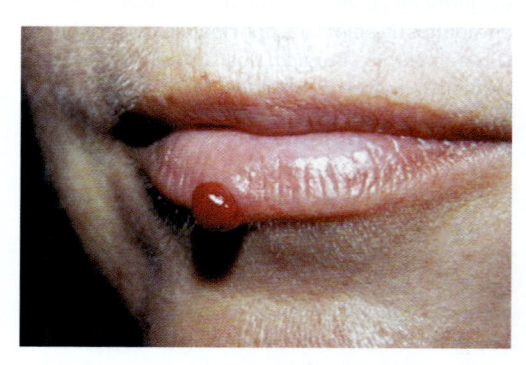

▲ **Figura 71.6** Granuloma piogênico. Pápula vinhosa brilhante no lábio inferior.

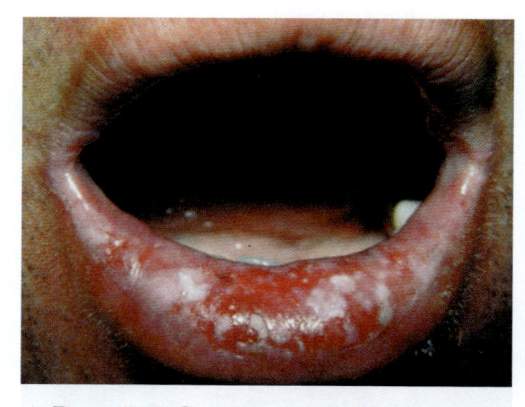

▲ **Figura 71.7** Queilite actínica. Erosão e queratose. À histopatologia, verificou-se carcinoma espinocelular superficialmente invasivo.

e centro necrótico amarelo-acinzentado, variando de 1 a vários milímetros de diâmetro, bastante dolorosa, resolvendo com ou sem cicatriz, de acordo com a profundidade. Podem atingir toda a mucosa oral, sendo mais frequentes na borda da língua e nos sulcos gengivolabiais. Classificam-se, clinicamente, em: *afta minor*, com lesões pequenas, superficiais e em pequeno número; *afta major* – doença de Sutton – periadenite mucosa necrótica recorrente com lesões nódulo-ulcerativas profundas de difícil cicatrização espontânea (**Figura 71.8**); e *afta herpetiforme*, com lesões múltiplas pequenas, agrupadas, subentrantes (**Figura 71.9**). Casos intensos podem ser acompanhados de ulcerações genitais e de manifestações gerais como febre, artralgia, eritema nodoso e pústulas cutâneas (aftose complexa). A doença de Behçet é quadro sistêmico recorrente e grave que associa, em diferentes graus, aftas orais e genitais, uveíte e vasculite cutânea e do sistema nervoso central (SNC).

Doença de causa não esclarecida, admitindo-se atualmente fatores imunológicos locais e sistêmicos pela frequente associação com síndrome da imunodeficiência adquirida (Aids), doença de Crohn, doença de Behçet e pioderma gangrenoso. Fatores locais são importantes, pois a *afta é rara em fumantes*, pela queratinização reacional da mucosa. Essa afecção pode evoluir por muitos anos.

O *exame histopatológico* mostra uma úlcera com inflamação aguda e crônica.

As lesões da *afta minor* involuem em média em 10 dias e não deixam cicatriz, ao contrário da *afta major*, periadenite mucosa necrótica recorrente, que chega a perdurar por 1 mês e deixa cicatriz.

A *afta* deve ser diferenciada da *lesão aftoide*, ulceração da mucosa esporádica, em geral pós-traumática e única, comum em indivíduos jovens, que pode ser recorrente, porém sem a repetição constante dos surtos, às vezes por anos, que caracteriza a afta verdadeira.

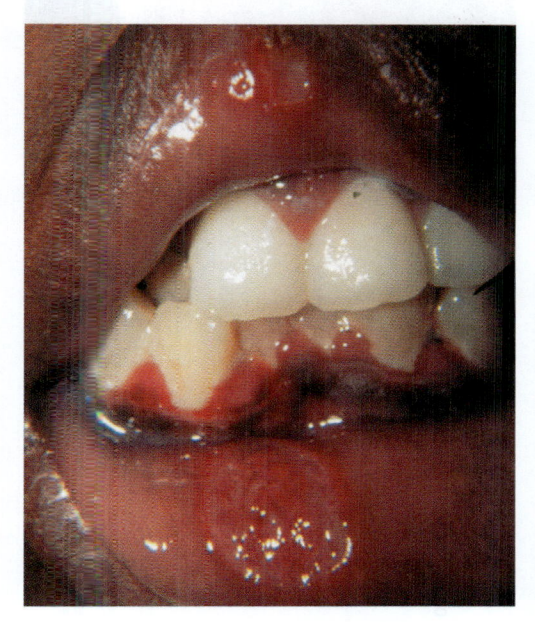

▲ **Figura 71.8** Afta *major*. Grandes úlceras na mucosa labial.

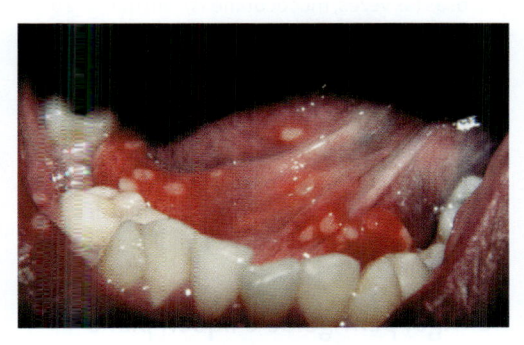

▲ **Figura 71.9** Afta herpetiforme. Múltiplas ulcerações agrupadas no assoalho bucal.

Tratamento

Depende da intensidade dos sintomas. Os cáusticos que, destruindo as terminações nervosas locais, diminuem a dor são, atualmente, contraindicados, visto que provocam aumento da úlcera, demora maior na cicatrização e maior possibilidade de infecção secundária. Quando já instalada, bochechos com tetraciclina podem abreviar sua duração e são geralmente associados a anti-histamínicos locais pelo efeito anestésico discreto que podem ter. O ideal é a prevenção da infecção que prolonga o surto, a partir de bochechos com solução à base de clorexidina a 2%. Os demais colutórios devem ser usados com cuidado, por serem mais sensibilizantes e menos efetivos como antissépticos. Na fase prodrômica, pode ser usado corticosteroide em base adesiva (Omcilon®-A orabase), porém, na úlcera aberta, tal veículo, por ser muito áspero, pode ser muito doloroso para aplicação, sendo preferidos os bochechos com corticosteroides (xaropes diluídos em água ou puros).

- **Tratamento sistêmico:** Quando o tamanho das lesões e a frequência dos surtos justificarem, instituir o tratamento sistêmico. Em surtos intensos a terapia com corticosteroide oral é indicada. Outra terapia é a administração de *dapsona*, 100 mg/dia. A *talidomida*, 100 a 300 mg/dia, quando possível, é a terapia mais eficaz para as formas resistentes de afta. Outra opção é a *colchicina*, 0,5 a 2 mg/dia. Há relatos do uso, em formas graves e resistentes, do infliximabe.

Líquen plano

Avalia-se que, de todos os casos da doença, um terço seja somente cutâneo; um terço, cutaneomucoso; e um terço, somente mucoso. O líquen plano cutâneo ocorre, em geral, por surtos autolimitados, condição em que diverge do líquen plano mucoso, que é crônico. Na mucosa oral, as lesões podem assumir diversas apresentações, sendo, com frequência, bilaterais e simétricas. Na forma papuloqueratótica, observam-se pápulas opalinas esbranquiçadas isoladas ou confluentes com aspecto reticulado arboriforme (forma assintomática). Na forma eritematoatrófica, ocorre, em associação com as pápulas, áreas de atrofia mucosa e despapilação lingual; pode haver ardor bucal principalmente ao contato com alimentos. O líquen plano erosivo é forma bastante sintomática com erosões brilhantes bem demarcadas, circundadas por lesões brancas típicas (**Figura 71.10**). É frequente sua associação a lesões cutâneas. O líquen plano atrófico-erosivo da gengiva faz parte da síndrome de *gengivite descamativa*. A diagnose diferencial é feita em relação a outras lesões brancas (leucoplasia, sífilis, candidose) ou erosivas (lúpus eritematoso, farmacodermias, doenças bolhosas). Existe o risco de evolução a carcinomas nas formas erosivas e atróficas de longa evolução.

Prurigo actínico

Fotodermatose rara em nosso meio, é mais comum em países andinos e no México. Caracteriza-se por lesões cutâneas intensamente pruriginosas localizadas nas áreas expostas à luz. Queilite exuberante é quase sempre observada (**Figura 71.11**). O tratamento com a talidomida é eficaz.

Pênfigo vulgar

Na maioria dos doentes, o quadro inicia-se na cavidade oral, com bolhas flácidas que logo se rompem, deixando erosões que se disseminam pela mucosa, causando grande desconforto. O sinal de Nikolsky é constante. Comprometimento gengival é frequente, com lesões que persistem mesmo após o controle do

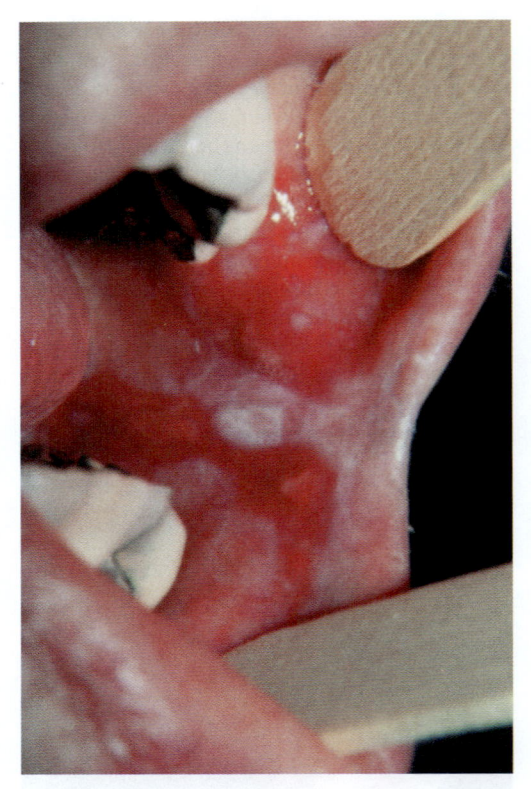

▲ **Figura 71.10** Líquen plano erosivo. Erosões na mucosa jugal.

restante do quadro. Eventualmente, a doença permanece localizada somente na mucosa, retardando a diagnose.

Penfigoide das membranas mucosas

Também conhecido como penfigoide cicatricial, representa um grupo de afecções predominantemente mucosas (às vezes, mucocutâneas), em que há autoimunidade contra diversos antígenos da membrana basal. Inicialmente, observam-se bolhas mucosas tensas que se rompem em erosões, localizadas preferencialmente nas gengivas, na mucosa jugal e no palato; o quadro tende a ser mais localizado do que no pênfigo. Outras mucosas podem estar comprometidas, como a esofágica, a genital e a ocular. A doença pode evoluir com sinequias cicatriciais incapacitantes.

Pênfigo, penfigoide e líquen plano

Podem localizar-se exclusivamente nas gengivas, apresentando-se com eritema, erosão e descamação – é a

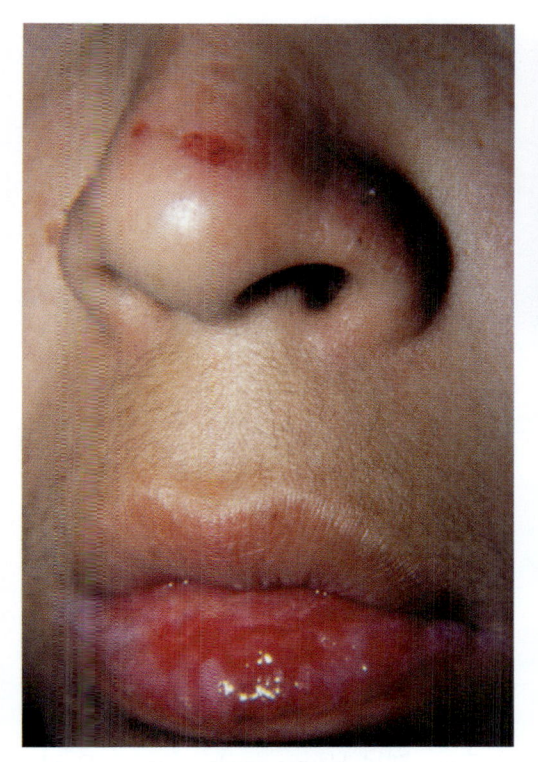

▲ **Figura 71.11** Prurigo actínico. Queilite extensa. Nota-se lesão no dorso do nariz.

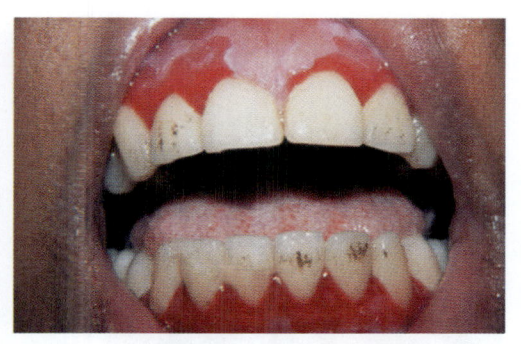

▲ **Figura 71.12** Gengivite descamativa. Erosão e descamação gengival. Aspecto encontrado em várias doenças.

chamada *gengivite descamativa crônica* (**Figura 71.12**). Tais lesões têm aspecto semelhante, e o esclarecimento da diagnose entre essas três doenças necessita da histopatologia e da imunofluorescência. Recentemente, verificou-se que, pela microscopia confocal *in vivo*, é possível a diferenciação dessas entidades.

Outras doenças bolhosas

O comprometimento oral na dermatite herpetiforme, na dermatose bolhosa por IgA linear e na epidermólise bolhosa adquirida não ocorre na ausência de lesões cutâneas. A diagnose, em geral, é estabelecida pelo quadro cutâneo.

Eritema fixo por fármaco

Pode surgir acompanhado ou não de lesões cutâneas. A localização mais comum é labial, mas eventualmente ocorre em outros lugares, como mucosa jugal e gengiva. Nesta última, deve ser distinguido da pigmentação racial ou constitucional. Tem coloração vermelho-arroxeada ou acastanhada, podendo haver formação de bolhas.

Eritema polimorfo/síndrome de Stevens-Johnson/necrólise epidérmica tóxica

Em geral, o comprometimento mucoso acompanha o quadro cutâneo. Pode haver eritema polimorfo mucoso exclusivo. As lesões orais apresentam-se congestas, erosivas e com crostas hemorrágicas.

Reações a quimioterápicos

As medicações antineoplásicas atuam no ciclo de divisão celular, assim, sendo tecidos com grande atividade mitótica, terão sua função alterada. Na mucosa oral, podem ocorrer ulcerações extensas e intensamente dolorosas. Outro mecanismo é a mielossupressão medicamento-induzida, favorecendo infecções orais como herpes simples e infecções piogênicas, além de hemorragias.

Infecções na cavidade oral

Candidose oral

Denominada "sapinho", é comum, principalmente em lactentes por imaturidade imunológica e ausência de flora saprofítica competidora. Ocorre também em idosos, usuários de prótese dentária e portadores do HIV. Outros fatores predisponentes incluem corticoterapia e antibioticoterapia de amplo espectro. O quadro clínico mais comum é a estomatite cremosa oral, em que se observam concreções esbranquiçadas destacáveis com a espátula (**Figura 71.13**). Outras manifestações incluem a candidose eritematosa atrófica e a hiperplásica. A condução dos casos de candidose oral exige a identificação e o afastamento do fator predisponente.

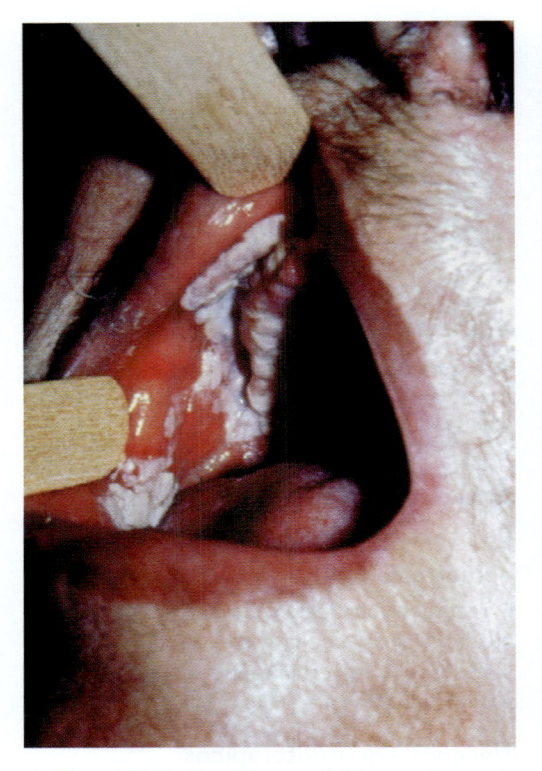

▲ **Figura 71.13** Candidose oral. Placas esbranquiçadas destacáveis.

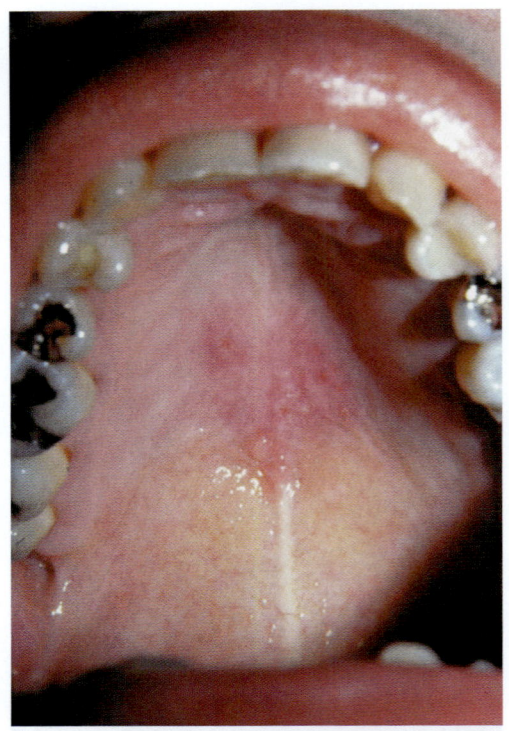

▲ **Figura 71.14** Herpes simples intraoral. Quadro raro. Notam-se as vesículas na mucosa aderida (palato duro).

Herpes simples

A primoinfecção herpética manifesta-se por um quadro agudo e exuberante, em geral na infância. Aparecem vesículas que evoluem a ulcerações aftoides dolorosas múltiplas na mucosa queratinizada e nas gengivas, acompanhadas de febre, adenomegalia cervical, irritabilidade e mal-estar. O quadro dura de 10 a 15 dias e tem involução espontânea. As recidivas são precipitadas por diminuição temporária da imunidade e ocorrem, geralmente, na região labial, observando-se prurido ou dor local seguido do aparecimento de vesículas agrupadas sobre base eritematoedematosa; as lesões dessecam e cicatrizam após 7 a 10 dias. Recidivas intraorais são raras, ocorrendo, em geral, na mucosa aderida (**Figura 71.14**).

Infecção fusoespiralar

Infecção secundária por organismos fusoespiralares, saprófitas, da cavidade bucal. Ocorre como complicação de doenças como eritema polimorfo, pênfigo vulgar, infecções viróticas, leucemias, agranulocitose ou outros quadros hematológicos. Caracteriza-se por placas eritematoacinzentadas, com forte odor. O tratamento é feito com antissépticos ou antibióticos tópicos e penicilina ou cefalosporina via sistêmica.

Infecção por HIV

Manifestações orais são bastante comuns e podem ocorrer em fases de dano imunológico ainda moderado, sendo, porém, mais comuns nas formas avançadas. Compreendem:

- **Candidose oral:** Em fases avançadas da Aids, pode progredir para o esôfago e as vias aéreas.
- **Condiloma acuminado:** Localização eventual, de difícil tratamento (**Figura 71.15**).
- **Doença periodontal:** Caracterizada por gengivites e periodontites.
- **Herpes simples:** A infecção é crônica, extensa, com lesões ulcerosas, sem tendência à cicatrização espontânea (**Figura 71.16**).
- **Leucoplasia pilosa:** Induzida pelo vírus de Epstein-Barr, caracteriza-se por lesões brancas, dispostas verticalmente na lateral da língua

(**Figura 71.17**). É quadro assintomático, porém característico de imunossupressão grave.

- **Sarcoma de Kaposi:** Uma das manifestações inicialmente descritas em relação à Aids. Ocorre em doentes gravemente comprometidos, isolado ou associado a outras lesões. São manchas eritematovioláceas que podem evoluir para lesões tumorais (**Figura 71.18**).

Leishmaniose tegumentar

As lesões orais da forma cutaneomucosa acometem principalmente o palato duro. São ulcerovegetantes, grosseiramente granulosas, e formadas por sulcos que se entrecruzam na região mediana, estabelecendo a chamada cruz de Escomel. Outras áreas acometidas são o lábio, o pilar anterior e posterior, a laringe,

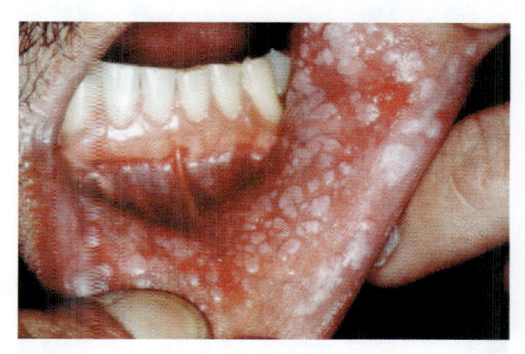

▲ **Figura 71.15** Verrugas virais. Condilomatose oral em doente imunocomprometido (Aids).

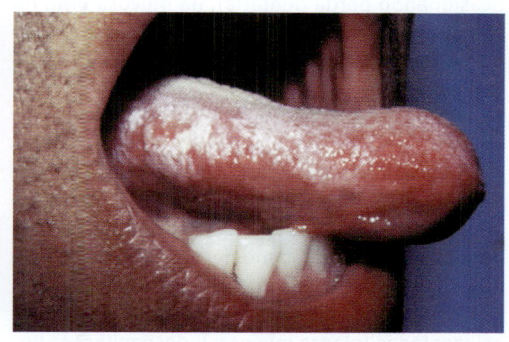

▲ **Figura 71.17** Leucoplasia pilosa. Estriações brancas longitudinais na borda lingual.

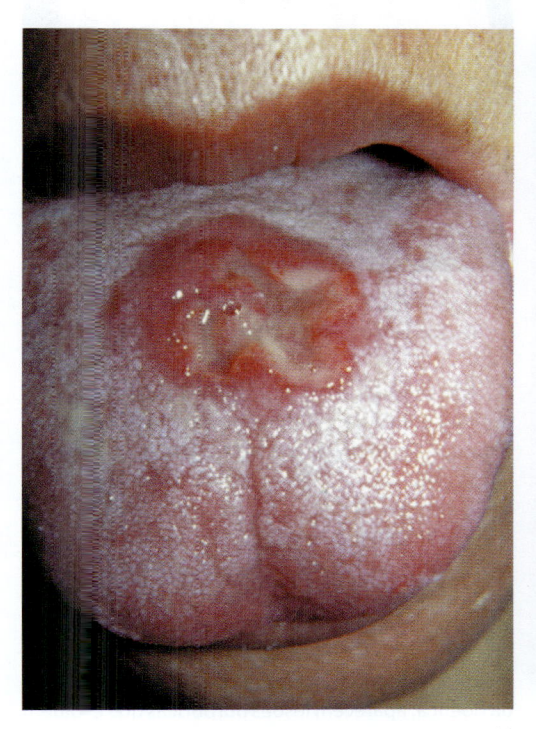

▲ **Figura 71.16** Herpes do imunocomprometido (Aids). Grande úlcera no dorso lingual.

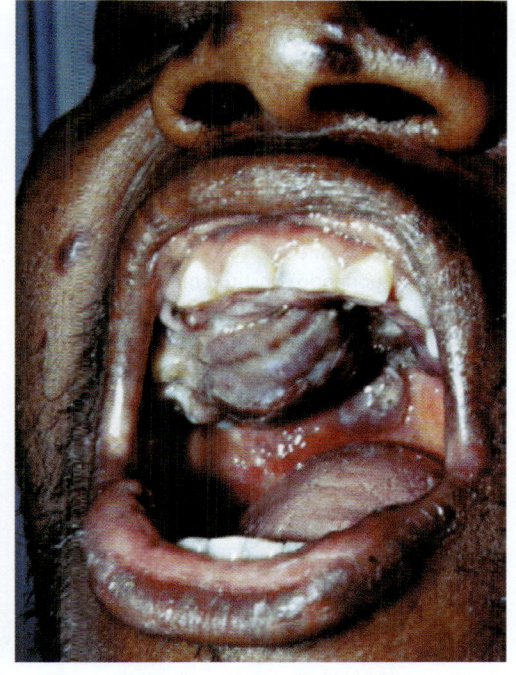

▲ **Figura 71.18** Sarcoma de Kaposi. Tumoração vinhosa no palato. Observam-se lesões semelhantes na pele.

a faringe e as cordas vocais, com rouquidão característica. São lesões destrutivas que deixam sequelas ulcerosas e cicatriciais.

Paracoccidioidomicose

As lesões orais são comuns e muito características, manifestando-se como ulcerações mucosas que apresentam fundo com delicado ponteado hemorrágico, a chamada estomatite moriforme. Tais lesões podem ocorrer na gengiva (eventualmente ocasionando perda dentária), na mucosa oral, na língua e na orofaringe. Macroqueilia é comum. Com o tratamento, pode ocorrer fibrose cicatricial com microstomia.

Sífilis

O protossifiloma oral é mais raro do que o genital. Pode ser labial, lingual ou orofaríngeo, manifestando-se por erosão de base infiltrada, não dolorosa, acompanhada sempre de adenomegalia (**Figura 71.19**). As lesões orais são bastante frequentes na sífilis secundária. O quadro é variado: lesões papuloerosivas acinzentadas (placas mucosas); despapilações linguais circunscritas (**Figura 71.20**); fissuras linguais; lesões pápulo-hipertróficas vegetantes (condiloma plano); todas altamente contagiantes. Lesões discretas podem passar despercebidas e ser importante fonte de contágio. As lesões de sífilis terciária são úlceras e gomas destrutivas.

Doenças hematológicas, imunológicas, endocrinológicas e idiopáticas

Doenças hematológicas

Alterações na cavidade bucal ocorrem em doenças hematológicas, podendo constituir manifestação inicial da anemia perniciosa, de leucemias, da policitemia, da neutropenia cíclica e da agranulocitose.

Na anemia ferropriva, há queixa de secura na boca e, posteriormente, glossodinia. Uma forma mais grave de deficiência de ferro é a disfagia sideropênica ou síndrome de Plummer-Vinson, que é acompanhada de alterações ungueais (coiloníquia), além da dificuldade de deglutição, da língua seca, despapilada e brilhante e da palidez da mucosa. O quadro é mais frequente em mulheres após os 40 anos.

Colagenoses

As doenças do colágeno podem, também, apresentar manifestações orais. Na esclerodermia sistêmica, além da palidez da mucosa, observa-se a microstomia.

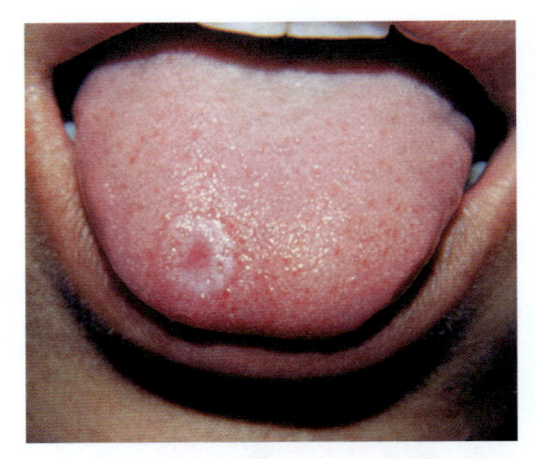

▲ **Figura 71.19** Cancro duro. Erosão única de base infiltrada na língua. Adenomegalia está sempre presente.

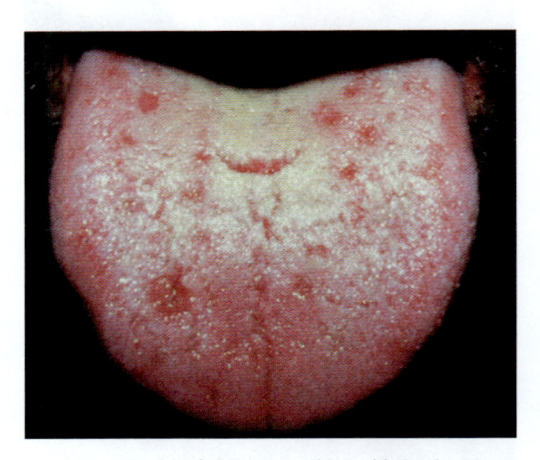

▲ **Figura 71.20** Sífilis secundária. Múltiplas áreas de despapilação lingual. Aspecto "respingado".

Na dermatomiosite, as alterações são discretas, com eritema difuso e possibilidade de telangiectasia no palato. As alterações orais são mais evidentes no lúpus eritematoso. Pode ocorrer, na mucosa jugal, lesão discoide, atrófica e de borda estriada e radiada (**Figura 71.21**). Esse tipo de lesão é mais comum na forma cutânea discoide da doença, mas pode ocorrer na forma sistêmica. Nesta, as mais observadas são as lesões palatinas. Quando localizada no lábio, a lesão discoide, em geral, ultrapassa o limite cutâneo do vermelhão. Nas formas mais graves, ou em fases de piora da doença, aparecem lesões purpúricas que evoluem com pequenas ulcerações que coalescem, formando lesões maiores.

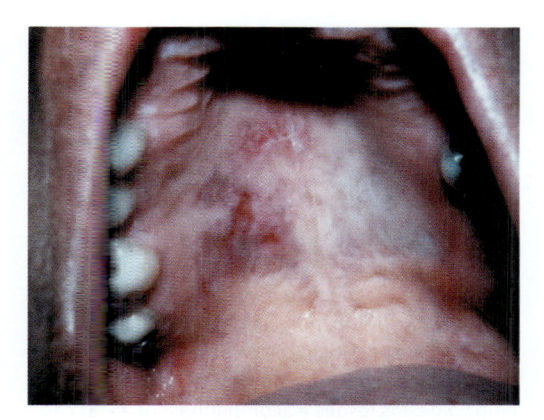

▲ **Figura 71.21** Lúpus eritematoso. Lesões discoides no palato.

Doenças endocrinológicas

- **Febre:** Toda a mucosa digestiva pode ser afetada, sendo característica a despapilação lingual extensa. Em situações de hipocortisolismo crônico, como a *síndrome de Addison*, pode ocorrer pigmentação oral associada à pigmentação cutânea.

Doenças idiopáticas

- **Amiloidose sistêmica:** O comprometimento oral é característico, havendo macroglossia e equimoses (**Figura 71.22**).
- **Granulomatose de Wegener:** As lesões mucosas podem ser necrosantes e destrutivas, localizando-se em geral, no palato. Lesões vegetantes e hemorrágicas que se iniciam nas papilas gengivais são raras, mas pode haver, inclusive com manifestação inicial (**Figura 71.23**).

- **Doença de Crohn:** As lesões orais podem ocorrer como no tubo digestivo, podendo ser manifestação inicial. Mais comumente, são ulcerações aftoides. Lesões ulcerovegetantes lineares ao longo do sulco vestibular são características (**Figura 71.24**). Estas últimas mostram infiltrado granulomatoso à histopatologia.

  A chamada pioestomatite vegetante é quadro raro em que se observam inúmeras pústulas isoladas e agrupadas sobre áreas vegetantes e friáveis por toda a mucosa. É considerada análoga do pioderma gangrenoso superficial cutâneo, havendo forte associação com retocolite ulcerativa.
- **Hialinose cutaneomucosa e histiocitoses:** Podem apresentar lesões orais.

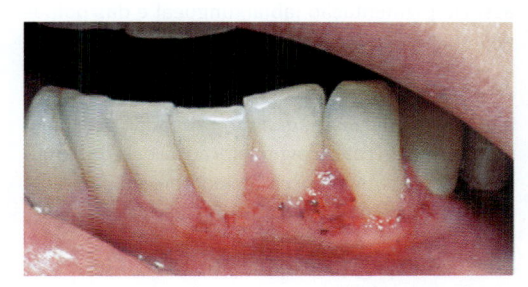

▲ **Figura 71.23** Granulomatose de Wegener. Lesão vegetante e hemorrágica na gengiva. Caso em que havia manifestação oral exclusiva.

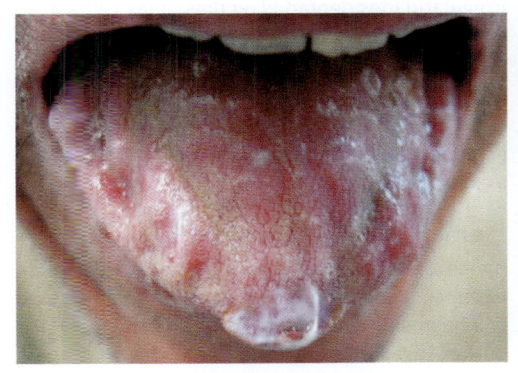

▲ **Figura 71.22** Amiloidose sistêmica. Macroglossia e equimoses. Notam-se as impressões dentais na borda da língua.

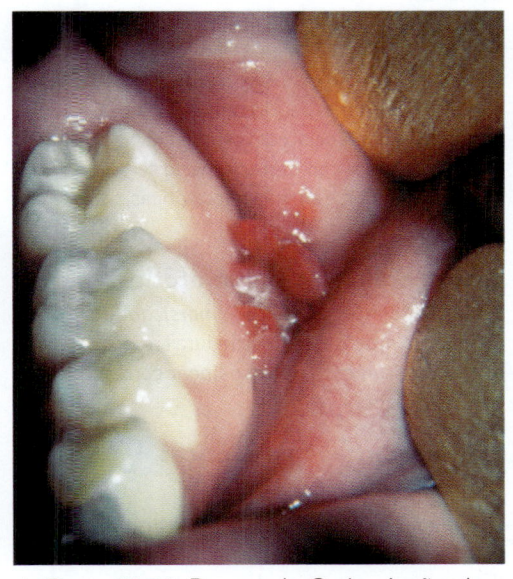

▲ **Figura 71.24** Doença de Crohn. Lesão ulcerovegetante no sulco vestibular. À histopatologia, observam-se granulomas.

Manchas pigmentares na mucosa oral

Melanose constitucional
Frequente em indivíduos negros e mulatos, caracteriza-se por manchas acastanhadas, pelo aumento da melanina nos lábios, nas gengivas e na mucosa jugal. Na gengiva, caracteristicamente preserva as papilas interdentárias.

Manchas em doenças genéticas
Na síndrome de Peutz-Jeghers, ocorre lentiginose labial, oral e acral associada à polipose intestinal; como complicações, pode haver anemia, intussuscepção e até malignidade. Diagnose diferencial importante é em relação à síndrome de Laugier-Hunziker, que associa pigmentação labial, ungueal e das polpas digitais. Essa condição não tem implicação sistêmica.

Manchas pigmentares por fármacos
Algumas medicações, quando utilizadas por longo tempo, podem causar pigmentação na pele e nas mucosas, como antimaláricos, amiodarona, minociclina, clorpromazina e zidovudina.

Manchas pigmentares traumáticas
Pigmentos podem ser inoculados acidental ou propositalmente na mucosa; exemplo comum é a tatuagem por amálgama, que ocorre próxima a restaurações dentárias.

Lesões orais brancas
É tema controverso e confuso na literatura, e sua abordagem é importante pela frequência e necessidade de diagnóstico diferencial com carcinoma. São divididas em queratóticas, não destacáveis ao serem atritadas pelo examinador, e em não queratóticas, destacáveis ao atrito.

Lesões brancas não queratóticas
Compreendem a candidose, *morsicatio buccarum* (esfoliação mucosa por mordedura crônica) e a *linha alba* (espessamento mucoso linear correspondente à oclusão dental).

Lesões brancas queratóticas – leucoplasias
Mais de 90% das lesões orais queratóticas constituem casos de queratoses traumáticas ou friccionais (líquen simples crônico, líquen plano, carcinomas epidermoides superficiais e carcinoma verrucoso). Muito raramente, trata-se de lúpus eritematoso, nevo branco esponjoso e lesões presentes em genodermatoses. O termo *leucoplasia* tem sido indistintamente utilizado para designar lesões queratósicas brancas não destacáveis e não diagnosticáveis clínica e histopatologicamente (i.e., lesões sem diagnóstico – definição da Organização Mundial de Saúde [OMS]) que podem tratar-se de carcinomas superficiais (equivalentes às queratoses actínicas da pele). No entanto, assim como na pele, todas as lesões mucosas são passíveis de diagnóstico específico e, assim sendo, o termo *leucoplasia*, por sua imprecisão, deveria ser abolido. Pela possibilidade de poderem ser manifestações precoces de carcinoma oral, deve-se realizar biópsia destas lesões e acompanhar sua evolução.

Tumores benignos da mucosa oral

Grânulos de Fordyce
Pequenas pápulas-manchas na mucosa jugal, similares às encontradas nos lábios. São glândulas sebáceas ectópicas e não há necessidade de tratamento.

Lentigo e nevos melanocíticos
Lentigos são frequentemente encontrados na mucosa bucal, já os nevos nevocelulares são raros. Muito mais comuns são as manchas melanóticas isoladas ou associadas a lesões similares em outras localizações acrais (palmas, plantas, matriz ungueal e genitais – doença de Laugier-Hunziker).

Fibromas
A lesão mais comum é o fibroma reativo, traumático, também chamado de *hiperplasia fibrosa inflamatória*. Trata-se de pequena pápula de consistência firme, localizada mais frequentemente na mucosa labial ou na língua, comumente nas proximidades de irregularidades dentárias ou diastemas (separação exagerada entre os dentes), quando, pelo hábito de sucção repetitiva da mucosa com pressão negativa, formam-se os fibromas reativos. O termo *épulis* designa tumor fibroso localizado na gengiva produzido, geralmente, por irritação ou trauma. O tratamento é a exérese cirúrgica.

Hemangioma e linfangioma
Podem ser encontrados dois tipos. O hemangioma tuberoso, que está presente ao nascimento ou logo após, aumenta, em regra, até os 2 anos e pode involuir ou não. Localiza-se na mucosa bucal, na língua ou nos lábios, e o tratamento se dá com criocirurgia. O hemangioma plano, na área do trigêmeo, pode atingir o lábio superior e o palato. É a manifestação cutânea

da síndrome de Sturge-Weber. O linfangioma é mais comum na língua. Existe tumefação, sendo possível a visualização das vesículas na superfície, que, puncionadas, eliminam linfa (Figura 71.25). O tratamento é a criocirurgia, que deve ser evitada na infância.

Tumores malignos da mucosa oral

Carcinoma espinocelular

As apresentações do carcinoma epidermoide na mucosa são variadas em suas fases iniciais e podem ser confundidas com as de outras doenças. As apresentações precoces mais comuns são:

- **Queratósicas, em que se observam lesões circunscritas de aspecto queratósico (brancas – leucoplasia) e de espessura variável:** São clinicamente muito similares a queratoses traumáticas (líquen simples crônico), daí as denominações obsoletas que classificam as displasias em leve, moderada e grave, assim como existem autores que consideram baixa a malignização das leucoplasias ou baixa a transformação de leucoplasia em carcinoma, na verdade confundindo lesões brancas traumáticas com verdadeiros carcinomas incipientes.
- **Eritematosas (bowenoide, eritroplasia de aspecto avermelhado):** O aspecto queratósico ocorre quando o carcinoma se desenvolve nas camadas inferiores do epitélio, estimulando a hiperplasia das camadas superiores, e o aspecto eritematoso deve-se à estrutura bowenoide do tumor, havendo pouca hiperqueratose. Em qualquer das variantes, é essencial o exame histopatológico para diagnóstico de carcinoma. As localizações mais comuns são bordas lateroposteriores da língua, ventre lingual, assoalho bucal e orofaringe. Podem surgir infiltração, nódulos e ulcerações. As metástases são mais frequentes do que na pele (gânglios submandibulares e cervicais).

O tumor mais comum apresenta-se, inicialmente, como área localizada de infiltração de queratose ou eritroplasia (área circunscrita vermelho-brilhante). Na evolução, surgem tumoração e ulceração. O carcinoma intraoral tem gênese e evolução diversas do carcinoma da pele e do vermelhão do lábio (actinicamente induzidos), com evolução mais agressiva, sendo as metástases mais frequentes.

Carcinoma verrucoso ou papilomatose florida

Variedade tórpida e bem diferenciada de carcinoma espinocelular. Caracteriza-se por lesões queratósicas

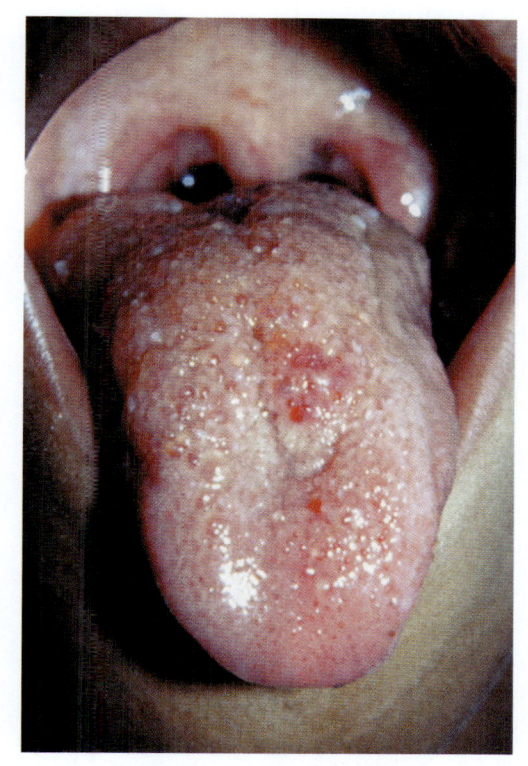

▲ **Figura 71.25** Linfangioma circunscrito. Múltiplas pápulas translúcidas em localização característica.

de progressão lenta, podendo atingir extensas áreas na mucosa (Figura 71.26). Ocorre destruição local, mas as metástases são raras. A diagnose histopatológica pode ser difícil. Por tratar-se de lesão muito bem diferenciada, várias biópsias podem ser necessárias. O tratamento envolve o prévio uso de retinoide ou metotrexato para diminuição da massa tumoral e, posteriormente, a criocirurgia, a eletrocoagulação ou a exérese cirúrgica, sendo importante o seguimento para a detecção de recidivas.

Melanoma

Raro, mas tem prognose grave, e deve ser diferenciado de outras lesões pigmentares da mucosa.

Glossites e afecções da língua

Despapilação

Processo inflamatório da língua, que pode ser a manifestação de numerosas doenças como anemias, desnutrição, pelagra, reações medicamentosas, infecções e irritações químicas ou físicas. A língua apresenta-se

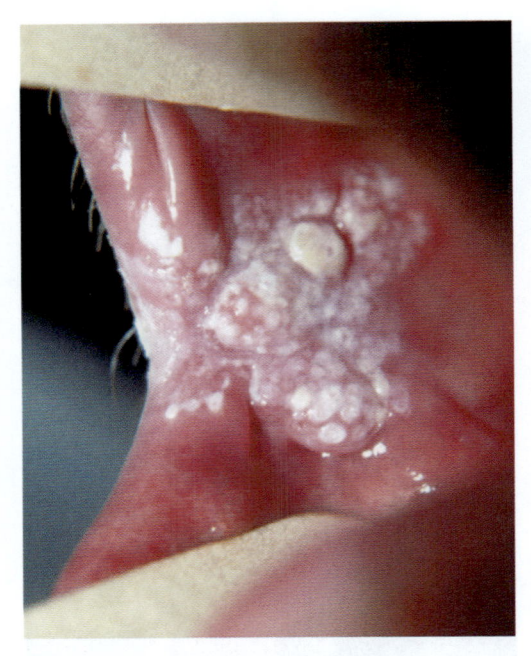

▲ **Figura 71.26** Carcinoma verrucoso. Grande placa queratósica e infiltrada na mucosa jugal. Papilomatose florida.

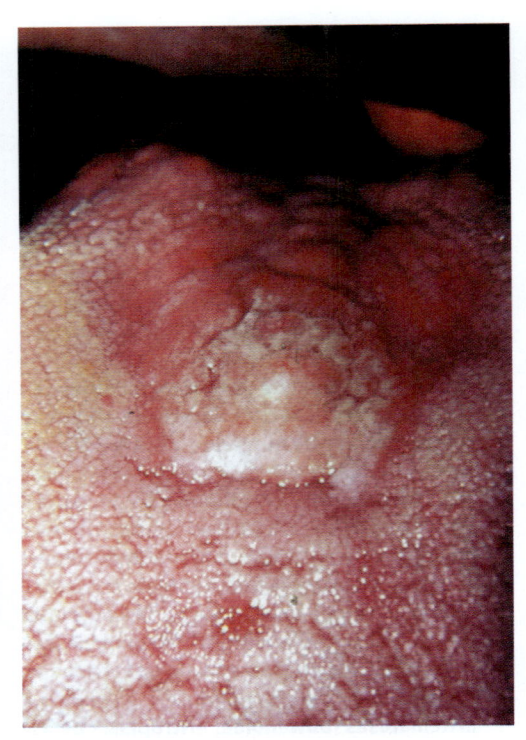

▲ **Figura 71.27** Glossite romboide mediana. Lesão elevada e poligonal na porção mediana dorsal da língua.

vermelha e lisa, com perda parcial ou total das papilas filiformes. O tratamento é sintomático, devendo ser orientado para o esclarecimento da etiologia.

Glossite losângica mediana

De causa não definida, está frequentemente associada à candidose hipertrófica. Existe a hipótese de defeito de embriogênese. Caracteriza-se por presença de placa papulosa, discretamente endurada, de formato alongado ou losângico, na região central do dorso da língua (**Figura 71.27**). É assintomática e não requer tratamento.

Língua caviar

Caracteriza-se por ectasias venosas no ventre lingual de idosos, assintomáticas e que não necessitam de tratamento.

Língua fissurada

Chamada também de língua plicata ou escrotal, constitui malformação congênita na qual o órgão apresenta sulcos profundos e irregulares, que podem ter disposição variada (com eixo central e disposição como nervuras de uma folha) ou padrão mais difuso (regulares e orientados transversalmente ao comprimento da língua). Nos sulcos, podem acumular-se detritos alimentares, ocasionando halitose, se não for feita escovação adequada da língua com escova macia. Com paralisia facial, edema de lábio e, ocasionalmente, edema de face, pode ser parte da síndrome de Melkersson-Rosenthal. Muitas vezes, se associa à língua geográfica.

Língua geográfica

Afecção benigna, familiar e que se manifesta geralmente na infância, ainda que possa ter aparecimento tardio. Ao exame histopatológico, apresenta semelhança com psoríase. Muitos autores admitem ser expressão de psoríase. Caracteriza-se cliricamente pela evolução cíclica, a qual permite que, em 3 a 4 dias, desapareça em uma área da língua e apareça em outra; por isso, é também chamada de glossite migratória. Sua localização mais comum é o dorso da língua, mas, nos casos mais graves, pode atingir a face ventral e até mesmo as mucosas labial e jugal. Por essa razão, foi proposto chamá-la também de *estomatite migratória*.

São áreas irregulares de despapilação, geralmente limitadas por borda esbranquiçada festonada. Essa borda pode não estar presente, dificultando a diferenciação do líquen plano e da sífilis secundária. Pode ser feita a biópsia ou o "mapeamento" da área comparando com o observado 3 a 4 dias depois. Quando mudar de lugar, ou aparecer alguma área com a borda branca, encerra-se a diagnose clinicamente. Em mais ou menos 60% das vezes, é concomitante à língua fissurada (**Figura 71.28**). Nas fases mais intensas, geralmente desencadeadas por estresse emocional, a sintomatologia é importante, como dor e queimação, dificultando a alimentação, principalmente por alimentos ácidos ou salgados. Há indicação, nesses períodos, do uso local de corticosteroide em base oclusiva, se a área atingida não for muito extensa, ou da realização de bochechos com corticosteroide. Geralmente, o tratamento não é necessário porque a afecção evolui em alguns dias em uma mesma região da língua.

Língua negra pilosa ou vilosa

Caracteriza-se por um alongamento das papilas filiformes da porção posterior e dorsal da língua, com ou sem pigmentação, que geralmente é acastanhada, mas pode ser azulada ou esverdeada, dependendo da bactéria que ali se assenta e do pigmento que ela produz (**Figura 71.29**). Não se conhece a razão pela qual essas papilas crescem, mas admite-se que seja por uma deficiência no desgaste mecânico das papilas, quando não há ingestão suficiente de alimentos mais duros (em desdentados é mais comum), ou por deficiência de produção da enzima que promove normalmente esse desgaste, o que pode ocorrer após o uso de antibióticos. Quadro semelhante é chamado de "pseudolíngua *nigra*", no qual há pigmentação, geralmente castanho-escura ou amarelada, mas não hipertrofia das papilas. Deve-se à má higiene bucal ou ao fumo excessivo. Tanto na língua negra pilosa quanto na pseudolíngua *nigra*, pode ser indicado o uso de solução de ureia a 20% ou ácido retinoico a 0,01 a 0,025%, como queratolíticos, antes da escovação.

Halitose

Também denominada ozostomia e mau hálito, surge quando diminui o fluxo de saliva na boca. As bactérias da boca são, na maioria, anaeróbias, e, durante o dia, a saliva, rica em oxigênio, impede sua proliferação. À noite o fluxo de saliva diminui e as bactérias proliferam às custas de restos de proteínas e liberam gases fétidos, como o hidrogênio sulfídrico e metilmercaptano. Assim, pela manhã, ocorre o mau hálito. Agravam a halitose o álcool, por secar a boca, e condimentos como cebola, alho e caril (*curry*). Dietas alimentares também podem provocar halitose. Em dieta de emagrecimento, há queima de gordura e liberação de acetona, causando mau hálito. Como corolário, é aconselhável a ingestão de bastante líquido. Falar muito, nariz entupido e respiração pela boca, que produzem

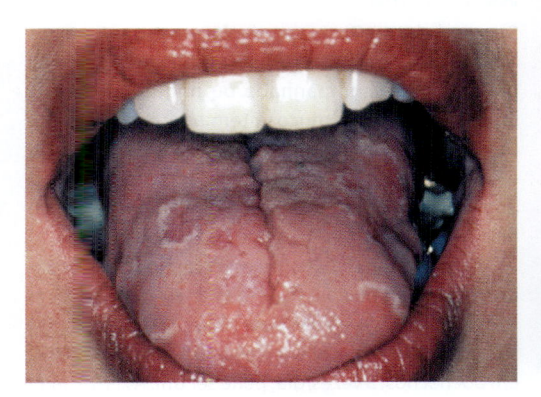

▲ **Figura 71.28** Língua geográfica associada à língua fissurada.

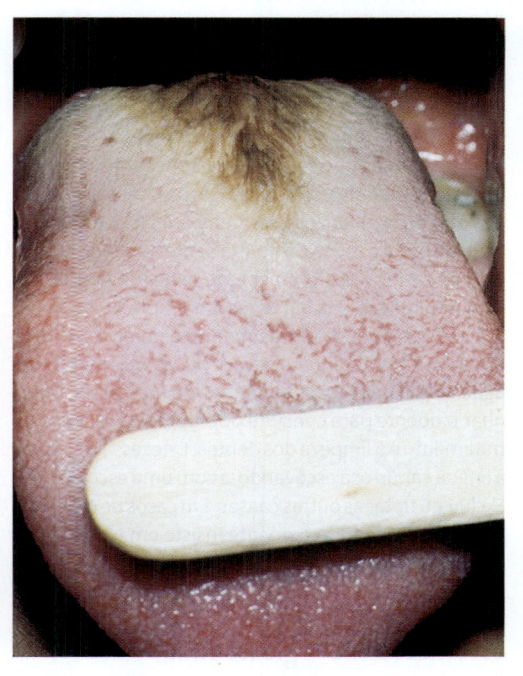

▲ **Figura 71.29** Língua negra pilosa. Placa constituída por papilas alongadas e enegrecidas.

secura da boca, também geram halitose. O fluxo de saliva diminui com a idade, o que resulta na maior frequência dessa condição nos idosos. Os lactantes, que produzem muita saliva e cuja cavidade bucal contém poucas bactérias, geralmente, têm o hálito fresco. Outra causa de halitose é a língua saburrosa. As bactérias produtoras de nitrogênio ficam alojadas nesse local. Infecções nasais também provocam halitose pela produção de gases nitrogenados, além do fato de que a respiração pela boca provoca a diminuição da saliva e a proliferação de bactérias. As hérnias de hiato também podem provocar mau hálito característico, pois secreções ácidas podem subir pelo esôfago e odores digestivos podem escapar pela boca. Todos os medicamentos que diminuem a salivação, com a consequente proliferação bacteriana, podem provocar halitose, como anti-histamínicos, descongestionantes nasais, antidepressivos, tranquilizantes, diuréticos e anti-hipertensivos. Em mulheres, pode ocorrer halitose antes da menstruação, provavelmente em virtude da alteração hormonal que possibilita aumento de bactérias na boca.

Alimentos ricos em colina podem provocar halitose. Há uma deficiência metabólica, a síndrome da trimetilaminúria, na qual o hálito apresenta cheiro de peixe. No intestino, a colina transforma-se em trimetilamina, que é metabolizada por uma enzima. Na falta desta, a trimetilamina permanece e ocasiona o cheiro de peixe característico (saliva, suor e urina). Quando houver suspeita, fazer uma prova, administrar colina e dosá-la na saliva e urina. Há distúrbios psíquicos em que o doente imagina que tem mau hálito.

O tratamento da halitose é consoante à causa. A primeira medida é a higiene rigorosa, sendo imperativa a limpeza minuciosa dos dentes, inclusive usando, além da pasta e escova, o fio/fita dental. Quando ela advém da secura bucal, comer e/ou beber origina saliva, com diminuição das bactérias e melhora da halitose. Por esse motivo, o café da manhã elimina a halitose noturna. Para diminuir a secura bucal, recomenda-se água com limão, sucos ou gomas de mascar. Encaminhar o doente para consulta odontológica visando ao tratamento e à limpeza dos dentes. É necessário limpar a língua saburrosa escovando-a com uma escova dura. Excluir ou tratar as outras causas. Em casos de neuroses ou psicoses, quando o doente insiste em ter halitose, encaminhar para consulta psiquiátrica.

Síndrome da boca dolorosa – estomatodinia – glossodinia

Trata-se da sensação de queimação dolorosa na boca, de grau variável, que acomete principalmente mulheres idosas. Quando localizada somente na língua, constitui a glossodinia. Excepcionalmente, é observada em estados carenciais, de anemia ou de diabetes. Alguns alimentos, próteses mal ajustadas, má higiene e infecções podem atuar como fatores agravantes. Na síndrome de Plummer-Vinson, pode haver estomatodinia acompanhada de eritema e atrofia.

Esse quadro encontra paralelo com outros quadros dermatológicos crônicos, como os pruridos sinematéria, vulvar, anal, escrotal e do couro cabeludo e a vulvodínia. Na atual psicodermatologia, esses sintomas são classificados como distúrbios cutaneossensoriais (sintomas cutaneomucosos não explicados por doença orgânica alguma). A psicopatologia envolvida nesses casos é variada, podendo haver componente ansioso, depressivo ou psicótico, isolado ou em associação. O sucesso terapêutico dependerá da correta identificação do mecanismo psíquico em cada caso e o manejo, comportamental ou medicamentoso, correspondente, como ansiolíticos, antidepressivos ou antipsicóticos isolados ou associados. A situação terapêutica ideal seria aquela conduzida por psiquiatra, porém muitos dos portadores dessa afecção não aceitam, de início, a origem psíquica de seu sintoma, recusando ajuda especializada. O dermatologista com experiência no uso de psicofármacos pode prescrever sedativos ou antidepressivos, encaminhando o paciente, consoante à evolução, para tratamento psiquiátrico.

A terapia tópica é complementar. São indicados antissépticos leves, devendo ser evitados irritantes como fumo e condimentos. Podem ser experimentadas administração de proteínas e vitaminas e reposição hormonal com estrogênios em mulheres. Há relatos com benefícios do uso de capsaicina e terapia com *laser* em alguns pacientes.

Xerostomia

Secura da boca. Ocorre particularmente em pessoas idosas, por atrofia das glândulas salivares menores, podendo ser acompanhada ou não de atrofia da mucosa. Quando a mucosa tem aparência normal, deve-se suspeitar de doença psicossomática ou efeito colateral de medicamentos como atropínicos, anti-histamínicos, antidepressivos, antidiabéticos e anti-hipertensivos.

Como tratamento complementar nos casos brandos, usar balas ou gomas de mascar sem açúcar, bem como substâncias ácidas para estímulo das glândulas salivares. O uso de ureia em água destilada (10-20%), em bochechos, 3 vezes/dia, pode ser útil. A xerostomia pode ser um componente da síndrome de Sjögren, embora nem sempre esteja presente no início do quadro.

72
Dermatoses ocupacionais

DEFINIÇÃO E IMPORTÂNCIA
Dermatoses produzidas ou agravadas por agentes existentes no exercício de atividade profissional. Representam 60% das doenças ocupacionais.

FATORES PREDISPONENTES

Idade
Os jovens são mais propensos às dermatoses profissionais por não terem sua pele "preparada e treinada" para as agressões físicas e químicas do trabalho e porque nem sempre cumprem com rigor as normas de segurança estabelecidas. São mais comuns, também, nos jovens, dermatites agudas, enquanto, nos mais idosos, são as crônicas.

Sexo
A mulher parece ser menos suscetível às dermatoses profissionais. A explicação mais provável é que o tipo de atividade industrial desenvolvida pelas mulheres as predispõe menos, por seu menor contato com sensibilizantes e/ou irritantes primários, e porque são, geralmente, mais cuidadosas com a pele.

Cor da pele
A pele negra parece ser menos suscetível às dermatoses profissionais do que os demais tipos de pele, especialmente às ações degenerativa e neoplásica dos raios solares.

Hábitos
A higiene pessoal é um ponto da mais alta importância, que deve ser motivo de frequentes campanhas educacionais. Além da higiene pessoal propriamente dita, que remove substâncias potencialmente lesivas residuais da atividade profissional, é fundamental o cuidado com as roupas de trabalho, que devem ser limpas e trocadas com frequência, pois são reservatórios de agentes químicos. A categoria de vestimenta também é importante.

Estado cutâneo
O tipo constitucional da pele, sua espessura, sua pigmentação, seu pH e o manto lipídico são condições que, alteradas, podem favorecer o aparecimento de dermatoses ocupacionais.

Distúrbios da sudorese
A hiperidrose e a síndrome de retenção sudoral predispõem ao aparecimento de dermatoses profissionais, por favorecerem a adesão de pequenas partículas à pele e por servirem de solvente para algumas substâncias.

Dermatoses preexistentes
Podem ser exacerbadas em certas profissões. De particular importância é a atopia, em que, frequentemente, há asteatose, mesmo na ausência de dermatite atópica; esse tipo de pele é facilmente irritável, levando a frequentes afastamentos dos trabalhadores. Atópicos não devem ser admitidos para tarefas que exigem contato com substâncias irritantes, especialmente detergentes e solventes. Situação semelhante é a dos acneicos e seborreicos, cujo estado se agrava em contato com hidrocarbonetos, clorados ou não, capazes de produzir erupções acneiformes. Dermatoses em que o fenômeno de Köebner é importante, em especial a psoríase, podem ser agravadas pelo atrito em algumas profissões. A pele lesada ou com soluções

de continuidade tem mais facilidade de sensibilização ou de irritação para agentes ocupacionais.

Ambiente
O local de trabalho, permitindo exposição inadequada, favorece o aparecimento de dermatoses ocupacionais.

PATOGENIA

Agentes
- **Químicos:** São os mais frequentes (metais, ácidos, álcalis, hidrocarbonetos aromáticos, óleos).
- **Físicos:** Luz solar, radiações ionizantes, eletricidade, traumas, fricção, atrito, pressão, vibração, calor e frio.
- **Biológicos:** Vírus, bactérias, parasitas, fungos, plantas e animais superiores. Esses agentes podem atingir a pele por contato (contactantes) ou via sanguínea (endotantes), podem ser introduzidos por absorção percutânea (percutante), inalação (inalante), ingestão (ingestante), inoculação (inoculante) e injeção (injetante).

É importante a distinção entre dermatites por contactantes e por endotantes e o reconhecimento de fotodermatoses e fitodermatoses.

Dermatites por contactantes
Constituem cerca de 80% das dermatoses ocupacionais e podem ter dois mecanismos patogenéticos: irritante ou sensibilizante.
- **Irritante:** Relacionada à concentração do agente. Pode ser por irritação primária absoluta (cáustico potente – o quadro da dermatite surge na primeira exposição ao agente) ou relativa (o quadro da dermatite desenvolve-se após sucessivas exposições ao agente). Não existe fenômeno imunitário, e o teste de contato é negativo.
- **Sensibilizante:** Desenvolve-se após tempo variável, de semanas, meses e, eventualmente, anos. Independe da concentração do agente, e seu aparecimento decorre de mecanismos da imunidade celular; o teste de contato é positivo.

Dermatites por endotantes
Os endotantes absorvidos no ambiente de trabalho podem causar dermatose ocupacional pelos mecanismos *alérgico, não alérgico* ou *fotoalérgico*.

Fotodermatoses
A luz solar pode ser fator complementar indispensável ao aparecimento de dermatoses ocupacionais, por meio de mecanismos fototóxicos ou fotoalérgicos, com contactantes ou endotantes. Os principais produtos industriais que conseguem produzir fotodermatoses são: derivados do alcatrão (antraceno, creosoto, fenantreno); alguns hidrocarbonetos clorados; aditivos de solventes; corantes (acridina, bromofluoresceína, eosina, rosa-bengala, tetrabromofluoresceína); algumas essências (essência de bergamota); fungicidas e inseticidas para a lavoura e antimicrobianos (hexaclorofeno e clorsalicilanilidas). As fotodermatoses, em geral, são estudadas no Capítulo 42.

Fitodermatoses
Observadas em trabalhadores que manuseiam vegetais, como os da indústria madeireira, jardineiros, carpinteiros, marceneiros, trabalhadores agrícolas, empregados domésticos, ou em pessoas que, como *hobby*, têm contato com vegetais. São do tipo de dermatite de contato por irritante primário ou por sensibilização e fotodermatites (tóxica ou alérgica); excepcionalmente, caracterizam-se por urticas. São comuns também alterações de origem mecânica, como acidentes com espinhos e farpas de madeiras. Deve-se salientar aqui que esses mesmos trabalhadores podem apresentar dermatites por defensivos, como inseticidas, fungicidas, herbicidas, conservadores de flores, frutas e madeiras, e numerosos produtos químicos; na indústria madeireira, são empregadas colas, vernizes ou tintas, também responsáveis por dermatoses. As dermatites por vegetais podem ser causadas por árvores e arbustos; plantas decorativas, heras e flores; frutos; sementes; raízes; hortaliças; pólens e extratos vegetais.

As dermatites por *árvores e arbustos* são encontradas, geralmente, em carpinteiros e marceneiros, oriundas do contato com a serragem da madeira durante o seu manuseio. Podem atuar por mecanismo de irritação primária, sensibilização, fototoxicidade e fotoalergia. Localizam-se na face, particularmente nas pálpebras; no pescoço; na cintura; e na região genital, em que o vestuário e o suor facilitam o contato. As madeiras geralmente incriminadas são jacarandá, vinhático, imbuia, cedro, canela, cerejeira, peroba, sucupira, caviúna e outras (**Figura 72.1**).

Em agricultores ou, ocasionalmente, em outras pessoas, é observada a dermatite de contato por anacardiáceas – *Rhus*, no Japão; *Toxicodendrun*, nos Estados Unidos (*poison ivy* e *poison oak*); e aroeira (brava ou branca), no Brasil –, que podem causar erupções vesicobolhosas pela exposição ao pó ou a folhas amassadas (**Figura 72.2**). Outros arbustos e árvores

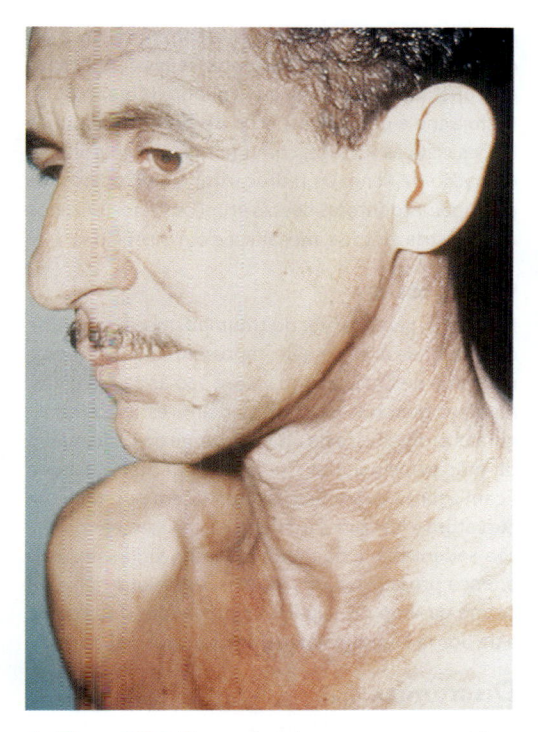

Figura 72.1 Dermatite de contato por caviúna. Após a fase aguda, segue-se a hiperpigmentação.

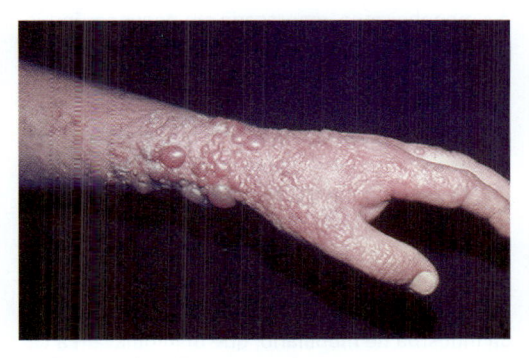

Figura 72.2 Dermatite de contato por aroeira. Grande quantidade de lesões bolhosas.

da família das anacardiáceas podem ser responsáveis por dermatites de contato, entre outros, o cajueiro, a mangueira, o cajazeiro e o umbuzeiro; as plantas da família das anacardiáceas podem apresentar reações cruzadas entre si.

As dermatites por *plantas decorativas*, como heras, folhagens e flores, são encontradas em jardineiros ou apreciadores de jardinagem; o quadro é geralmente de dermatite de contato em áreas expostas, particularmente na face e nos membros superiores. São inúmeras as plantas e flores usadas em jardinagem eventualmente causadoras de dermatites, como cravo, crisântemo, dália, filodendro, jacinto, lírio, malmequer, margarida, narciso, petúnia, piretro, primavera, prímula, rosa, tulipa, verbena e outras.

As dermatites por *frutos, sementes e raízes* são frequentes; os frutos que mais causam dermatites de contato são o caju e a manga, e a dermatite é de localização perioral. Pela presença de furocumarínicos, vegetais como o limão, particularmente a variedade chamada taiti, podem produzir fitofotodermatoses.

As dermatites por *hortaliças* são encontradas em donas de casa, copeiros e empregados de cozinhas e de serviços domésticos. Os vegetais comumente responsáveis são da família das aliáceas (cebola, cebolinha e alho); o quadro é sugestivo, com a dermatite eczematosa localizando-se, geralmente, nas extremidades dos dedos polegar, indicador e médio da mão não principal.

Outras hortaliças ocasionalmente irritantes ou sensibilizantes são a abóbora, o agrião, o aipo, a alcachofra, a alface, o almeirão, a batata, a cenoura, a escarola, o aspargo, o espinafre, a mostarda, o nabo, o rabanete e o tomate.

As dermatites por *extratos vegetais* ocorrem em trabalhadores ou pessoas que ocasionalmente manuseiam essas substâncias; entre outras, destacam-se a terebintina, resina oleosa extraída do pinho, de grande uso industrial; o bálsamo-do-peru; e o colofônio ou breu, obtido da terebintina ou de madeiras de pinhos. Numerosas essências oleosas usadas em alimentos, medicamentos ou cosméticos são extraídas de caules, flores, folhas, frutos, raízes e sementes de vegetais; podem ser citadas amêndoas amargas, angélica, anis, baunilha, bergamota, canela, cedro, citronela, cravo-da-índia, erva-doce, gerânio, gengibre, hortelã, jacinto, jasmim, laranja, lavanda, limão, mimosa, pinho, rosa, sândalo, sassafrás, verbena e violeta.

CLASSIFICAÇÃO

Dermatites eczematosas de contato

Representam a maioria das dermatoses ocupacionais. O agente responsável pode ser irritante absoluto, relativo ou sensibilizante, e o quadro eczematoso ocorre na área de contato; a localização mais comum é nas mãos, como a encontrada nos pedreiros, por cimento (**Figura 72.3**); na dona de casa (dermatite do lar — *housewife dermatitis*), uma dermatite ocupacional causada comumente por sabões e detergentes ou produtos utilizados em limpeza ou no preparo de alimentos; nos metalúrgicos, por fluidos de corte de peças e metais da galvanização; nos profissionais de saúde, pelas luvas de proteção, medicamentos, metais e borrachas dos instrumentos; nas cabeleireiras, pelas luvas, cosméticos, metais e borrachas dos instrumentos. Os agentes responsáveis, em geral, são irritantes relativos (**Figura 72.4**). Aliás, em cada cinco casos de dermatite ocupacional, há quatro de agentes irritantes e um de sensibilizante; quando houver suspeita de ação sensibilizante, devem ser feitos os testes de contato.

Erupções acneiformes

Compreendem a elaioconiose ou acne do hidrocarboneto e o cloracne. A elaioconiose (de *elaio* = óleo; e *conio* = fragmento) decorre da impregnação progressiva do folículo pilossebáceo por óleos ou graxas e, ocasionalmente, poeiras da peça, o petróleo e seus derivados são os principais agentes. Seu aparecimento é facilitado pelo mau hábito do uso de roupas impregnadas de óleo durante a jornada de trabalho; os folículos obstruídos facilmente sofrem infecção secundária, surgem foliculites superficiais e profundas e furúnculos que complicam o quadro (**Figura 72.5**). O cloracne é um tipo especial de acne, com muitas lesões císticas na face; comumente, ocorre por exacerbação de acne. Os hidrocarbonetos clorados, os principais produtores dessas erupções, são utilizados na indústria elétrica, mecânica e em inseticidas.

Queratoses

Resultam, geralmente, de traumatismo repetido de determinada área da pele, representando um mecanismo de defesa; quando focais, são as calosidades. Algumas queratoses são verdadeiros estigmas de algumas profissões: a da última falange do dedo médio da mão principal, nos que escrevem muito; as que ficam sobre as vértebras lombares, em pessoas com curvatura excessiva de coluna e que exercem profissão sedentária; a da mandíbula, em violinistas (daí o lenço protetor); a dos joelhos, em faxineiras; a da palma da mão principal, nas passadeiras de roupa; a da borda lateral da mão principal, nos polidores.

Discromias

As dermatoses ocupacionais podem manifestar-se por hipocromia ou hiperpigmentação; o mais potente agente hipocromiante, e até mesmo acromiante, é a monobenzona, empregada em pequenas indústrias como antioxidante na fabricação de borracha; excepcionalmente, ocorre, de início, dermatite de contato, à qual se segue acromia das áreas afetadas (**Figura 72.6**). Outro agente hipocromiante é o butilfenol-p-terciário, empregado em desinfetantes.

As hiperpigmentações ocupacionais não são frequentes; é possível haver uma dermatite de contato inicial, à qual se segue uma hiperpigmentação pós-inflamatória. A melanose pode ocorrer desde o princípio; aliás, é o que acontecia em trabalhadores da indústria de mobiliário, que manipulavam a caviúna, pouco usada hoje; a serragem dessa madeira produz uma dermatite de contato por sensibilização, que leva à hiperpigmentação. A das máscaras de borracha tem como possível agente um derivado da parafenilenodiamina. Quando a hiperpigmentação se desenvolve progressivamente, sem manifestação prévia de dermatite de contato, fala-se em melanose ocupacional ou melanodermatite tóxica, que decorre da ação fototóxica de algumas substâncias, como o antraceno e o fenantreno do piche, do asfalto, do creosoto e dos óleos minerais. Nesses casos, os testes de contato são negativos.

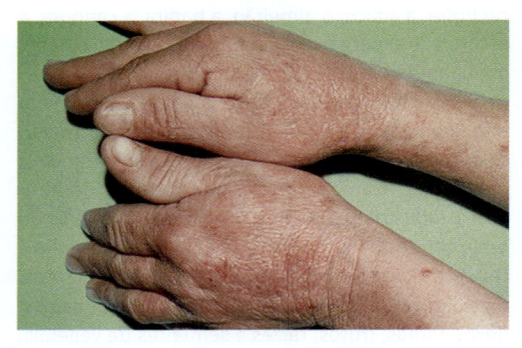

▲ **Figura 72.3** Dermatite de contato por cimento. Lesões eczematosas no dorso das mãos.

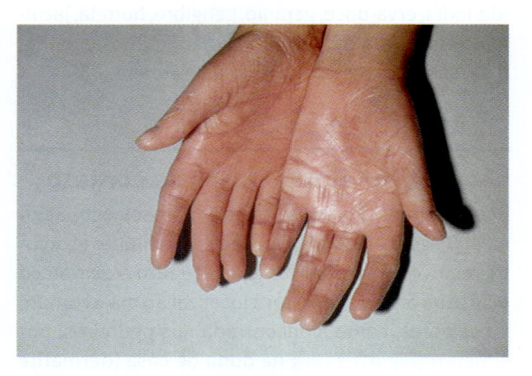

▲ **Figura 72.4** Dermatite de contato da dona de casa. Lesões causadas por detergentes.

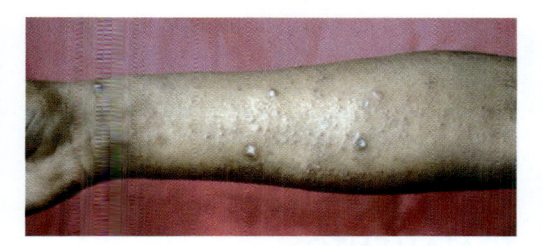

▲ **Figura 72.5** Elaioconiose. Pápulas e papulopústulas em áreas de contato com óleos.

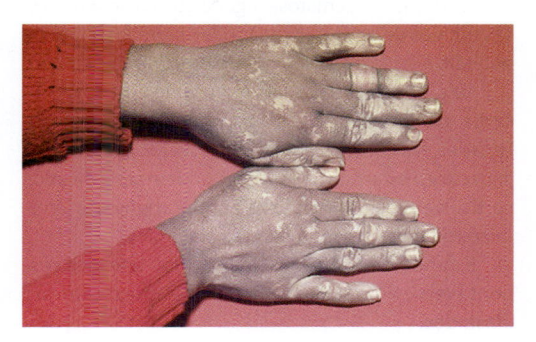

▲ **Figura 72.6** Lesões acrômicas por borracha. Manchas acrômicas nas mãos, pelo uso de luvas de borracha.

Eritemas

O eritema *ab igne*, desencadeado pelo calor excessivo no ambiente de trabalho, é encontrado nos foguistas. O eritema pérnio, causado pelo frio, é frequente em trabalhadores que utilizam câmaras frigoríficas, como manipuladores de carnes.

Erupções liquenoides

A erupção é, em geral, indistinguível daquela do líquen plano; os testes de contato são positivos para as substâncias suspeitas, mas a lesão resultante é de caráter eczematoso (embora possa, posteriormente, assumir aspecto liquenoide). Histopatologicamente, o quadro da dermatite liquenoide é muito semelhante ao do líquen plano; e os agentes podem ser contactantes ou endotantes, como os reveladores fotográficos.

Granulomas de corpo estranho

Muito frequentes em algumas profissões, são de interesse as chamadas fístulas pilosas encontradas em profissionais que cortam pelos de animais ou cabelos e pelos do ser humano, como criadores de cavalos, barbeiros e cabeleireiros.

Infecções

Como consequência das características de certas atividades ocupacionais, algumas dermatoses infecciosas assumem caráter profissional, no sentido de serem desencadeadas ou favorecidas pelas condições de trabalho. É o caso de candidoses de lavadeiras; micoses profundas em trabalhadores rurais; erisipeloide em manipuladores de carnes; e infecções em pessoal de hospital ou de áreas da saúde.

Oniquias

Aquelas de origem ocupacional têm causa traumática ou infecciosa, e diferentes agentes podem ocasionar discromias ungueais.

Ulcerações

A úlcera pelo cromo acomete trabalhadores da indústria de galvanização (cromeação), mas é necessário haver lesão prévia da pele para que o ácido crômico (cromo hexavalente) penetre e produza a lesão. Essa é uma ulceração indolor e profunda, com menos de 1 cm de diâmetro, que, em geral, se localiza na mão, nos dedos ou no antebraço, e pode atingir até o plano ósseo, denominada "em olho de pombo". Cicatriza muito lentamente.

A continuidade da exposição pode levar à formação de um halo necrótico em torno da úlcera, do que resulta um aumento de suas dimensões. É muito comum ocorrer intensa rinite, caracterizada por ardor nasal e coriza abundante, seguindo-se secreção mucossanguinolenta, com ulceração e posterior perfuração do septo nasal. A ação do cromo hexavalente decorre de irritação pelo seu grande poder oxidante, levando à desnaturação das proteínas; esse material também pode determinar dermatites de contato por sensibilização, frequentes nos pedreiros (o cromo é contaminante do cimento) e nos cromeadores.

Cânceres profissionais

Nas diferentes ocupações, há muitos fatores oncogênicos; entre os físicos, destacam-se as radiações ionizantes e não ionizantes (ultravioleta); nos químicos, exposição às nitrosaminas, arsenicais, benzopireno e alcatrões. Os cânceres podem ser basocelulares, espinocelulares e melanomas; especula-se que, na etiopatogenia da micose fungoide, uma dermatite de contato (profissional ou não) de repetição poderia acarretar um superestímulo dos linfócitos T, com consequente formação de clones indiferenciados, capazes de conduzir ao linfoma. Há dificuldade em estabelecer o nexo ocupacional (exposição fora do trabalho, tempo grande de latência e exposição a vários químicos).

Erupções eritematosas, papulosas, purpúricas (coagulopatias e vasculites) e urticadas

Causadas, em geral, por endotantes, caracterizam-se por lesões disseminadas, podem estar acompanhadas de manifestações gerais, e decorrem de ação tóxica ou sensibilizante. O benzeno é capaz de causar quadros graves de púrpura por aplasia de medula óssea; a urticária de contato, provocada pela borracha natural (látex) nos usuários de luvas feitas desse material, não é rara.

DIAGNOSE

Orienta-se pela história e pelo exame físico e pode ser confirmada por exames laboratoriais, em que se destacam os testes de contato nas dermatites de contato. Deverá haver a *concordância anamnésica*, isto é, história de contato com agente no trabalho capaz de ser, reconhecidamente, a causa da dermatose em questão, e a *concordância topográfica*, ou seja, o aparecimento de lesões nas áreas de contato com a substância suspeita.

A exposição, o afastamento do trabalho e a reexposição são importantes recursos de investigação; a erupção-símile em outros trabalhadores é mais um elemento de grande interesse. Quando, em uma indústria, é introduzida uma nova substância química de poder irritante, surgem vários casos, e a razão pode ser identificada rapidamente. Quando as reações eczematosas ocorrem por mecanismo de sensibilização, a diagnose é mais difícil, e deve-se proceder aos testes de contato (*patch-tests*).

É importante a distinção entre dermatite por contactante e por endotante. A *dermatite por contactante* é localizada em uma ou em várias regiões, de acordo com o contato; excepcionalmente, é disseminada, quando o agente agressor atinge grande parte da pele, como um pó. A erupção é, em geral, do tipo eczematoso.

A *dermatite por endotante* é disseminada, com lesões ovais ou irregulares, separadas por áreas de pele íntegra; o quadro é do tipo eritematovesiculoso, eritematopapuloso, exantemático, eritematourticado ou eritematopurpúrico. Devem ainda ser consideradas na diagnose duas outras condições clínicas: as *dermatites factícias*, em que as lesões são produzidas por alterações psíquicas ou visando o afastamento do trabalho ou a indenização; e as *infecções secundárias* e as *dermatites de contato iatrogênicas* por terapias inadequadas, nas quais o quadro inicial é mascarado ou agravado.

TRATAMENTO

Obedece aos princípios da terapêutica dermatológica.

Nas formas eczematosas agudas, usam-se compressas úmidas de água boricada a 3%, permanganato de potássio a 1:30.000 ou solução de Burow, diluída a 1:30.

Nas formas subagudas, cremes de corticosteroides; e, nas crônicas, cremes ou pomadas de corticosteroides em curativos oclusivos ou não. Conforme o aspecto e a extensão da erupção, podem ser indicados corticosteroides, antibióticos e antipruriginosos (anti-histamínicos ou sedativos), via sistêmica.

É fundamental a descoberta dos agentes responsáveis e dos fatores contribuintes que devem ser afastados.

Deve-se manter o tratamento e o afastamento do trabalho até a completa recuperação, assim como esclarecer sobre a etiologia e orientar sobre os cuidados necessários.

Em caso de falha no tratamento, pensar na possibilidade de dermatites artefatas e iatrogênicas ou infecções secundárias.

Transferência para outra área com readaptação profissional, quando indicada.

PREVENÇÃO

Em dermatologia ocupacional, é importante a prevenção para evitar recidivas e casos novos. As medidas coletivas são exames médicos (pré-admissional e periódicos); automatização do processo industrial, de engenharia e de segurança ocupacional para um ambiente adequado e a eliminação dos agentes agressores (higiene ambiental); educação (cursos e treinamento); escalas de rodízio para atividades insalubres.

As medidas individuais são higiene pessoal, uso de Equipamentos de Proteção Individual (EPI) e vestuário apropriado, além do emprego de protetores tópicos (como os cremes antiactínicos) e de barreira (como os de silicone, cujo uso é controverso), para uso preventivo, e não terapêutico, em pele sã e limpa.

73
Afecções dermatológicas relacionadas com os esportes

Afecções dermatológicas decorrentes das várias modalidades esportivas são frequentes em atletas amadores e profissionais.

Além das características peculiares aos diferentes esportes, a umidade, a exposição solar, as condições climáticas, o contato físico intenso e outros fatores ambientais podem desencadear, agravar ou provocar dermatoses em atletas.

O diagnóstico preciso e, principalmente, a prevenção dessas dermatoses melhoram o rendimento dos praticantes de esportes e evitam a suspensão dos seus treinamentos.

AFECÇÕES POR ATRITO, PRESSÃO OU TRAUMA REPETIDO

Bolhas por fricção

A fricção repetida ou contínua, mesmo leve, pode produzir necrose epidérmica da camada espinhosa da pele ou despregamento da lâmina lúcida da junção dermoepidérmica, resultando na formação de bolhas de conteúdo claro ou hemorrágico (**Figura 73.1**).

As lesões são mais frequentes nos pés, onde a umidade, a maceração, o calor e os fatores anatômicos facilitam a ocorrência.

Com o uso de dois pares de meias – um de acrílico e outro de algodão –, este último em contato direto com a pele, o atrito e a umidade diminuem, melhorando as condições locais. Isso também é obtido com a utilização de calçados adequados às características físicas de cada atleta e ao tipo de modalidade esportiva praticada.

Bolhas pequenas não devem ser drenadas, para que não haja infecção secundária, já as grandes são dolorosas e necessitam desse procedimento, mantendo-se, porém, o teto epidérmico.

Curativos hidrocoloides são úteis para a proteção e a cicatrização; se houver infecção secundária, utilizam-se antibióticos tópicos.

Calos e calosidades

Lesões hiperqueratósicas causadas por trauma mecânico crônico, dolorosas à pressão e à palpação; resultam de um mecanismo de defesa que protege as proeminências ósseas e tendíneas do atrito, e têm formas e tamanhos variados. Nos pés, localizam-se, habitualmente, no calcanhar, na porção lateral do quinto pododáctilo e nos espaços interdigitais, estes conhecidos como *calos moles* (ver Capítulo 41).

A melhor forma de tratamento dessas afecções é a prevenção, que deve ser feita pelo uso de material esportivo adequado, principalmente para os pés. Queratolíticos, como o ácido salicílico, ou abrasivos em geral, produzem melhora temporária.

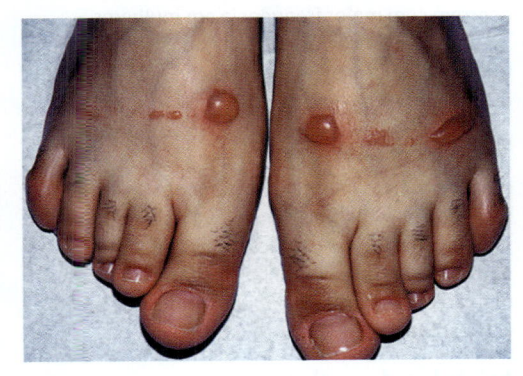

▲ **Figura 73.1** Bolhas por fricção, de conteúdo claro, no dorso dos pés, resultantes de atrito por calçados utilizados em prática esportiva.

Formas peculiares de calosidades são observadas em diferentes modalidades esportivas, como calosidades nas mãos, que ocorrem nos praticantes de judô.

Essas lesões decorrem de pressão sobre saliências ósseas ocorrida durante a prática esportiva, por materiais de uso pessoal e/ou aparelhos.

Pápulas piezogênicas

Pápulas e placas de 0,5 a 3 cm, dolorosas, que se formam na face lateral dos calcanhares, resultantes da herniação do tecido subcutâneo. As lesões tornam-se mais evidentes e, portanto, mais facilmente diagnosticadas quando o indivíduo está em posição ortostática. São frequentes em fundistas e podem, também, ser detectadas na população em geral, devendo-se considerar que 10 a 20% dos indivíduos não apresentam qualquer sintoma. Nos atletas e nas formas dolorosas, a sintomatologia melhora com o uso de protetores para os calcanhares nos calçados.

Nódulos dolorosos do hálux

Nódulos isolados, muito dolorosos, causados por tendinite aguda dos tendões flexores e extensores, em consequência de esforços nas arrancadas e paradas rápidas, em pisos lisos. Inicialmente, há eritema e edema da articulação do dedo, confundidos com gota, paroníquia bacteriana ou por levedura.

O tratamento com anti-inflamatórios não é eficaz, e são aconselháveis somente o repouso e o uso de calçados adequados a esse tipo de piso.

Mamilos dos praticantes de corrida

Lesões eritematosas e dolorosas nos mamilos, que fissuram, ulceram e até mesmo sangram. Surgem em decorrência do atrito com roupas sintéticas, como as usadas pelos corredores de longas distâncias, e ocorrem com maior frequência em mulheres.

Para o tratamento, são indicados cremes de antibióticos, na fase aguda, e proteção com bandagem durante a prática de esportes.

Víbices ou estrias

Lesões atróficas lineares, inicialmente eritematosas, da cor da pele ou mais claras, que resultam do rompimento das fibras elásticas da pele. Ocorrem em nadadores e atletas que fazem musculação, e são mais frequentes no dorso, nos ombros e nas coxas (ver Capítulo 18).

Nódulos dos atletas

Trata-se de uma variedade de nódulos fibróticos, dérmicos ou subcutâneos, de 0,5 a 4 cm, assintomáticos, hipertróficos, da cor da pele ou ligeiramente eritematosos, decorrentes de trauma e de fricção repetida nos pés, nos tornozelos ou nas articulações das mãos. Podem surgir como resultado de qualquer atividade esportiva, porém são mais frequentes nos surfistas, nos boxeadores e nos jogadores de futebol.

Têm várias causas, especialmente a pressão mecânica sobre os tecidos, mas alguns autores admitem, como fator originário, a presença de corpos estranhos (p. ex., grão de areia) e cistos no dorso dos pés. Eventualmente, exigem tratamento cirúrgico.

Ombro de nadadores

Placas eritematosas, com discreto edema, que se formam nos ombros de nadadores e resultam da irritação provocada pela barba dos nadadores de estilo livre. O tratamento preventivo consiste em se barbear antes da prática do esporte.

Calosidade sacral

Placas eritematosas, liquenificadas e hiperqueratósicas, que se formam na região sacral; semelhantes ao líquen simples crônico, resultam do atrito, durante longos períodos, com assentos inadequados. O tratamento consiste em melhorar as condições dos assentos.

Cistos das dançarinas

Nódulos inflamatórios, eritematoedematosos, com dor local, que se formam na região sacral, em decorrência de exercícios físicos praticados em superfícies duras, como tablados e esteiras. Têm os cistos pilonidais como diagnóstico diferencial mais importante.

AFECÇÕES DE CARÁTER HEMORRÁGICO

Pontos negros nos tornozelos (*black heel* ou *talon noir* ou petéquias calcâneas)

Petéquias com distribuição linear e bilateral, que se formam, geralmente, na porção superior dos tornozelos e podem surgir, também, no dorso das mãos e nos punhos. São assintomáticos e ocorrem em atletas que praticam modalidades esportivas com paradas e arrancadas bruscas, como jogadores de basquete, ginastas, halterofilistas, golfistas, tenistas e alpinistas. As lesões, inicialmente eritematosas, tornam-se escuras, e podem ser confundidas com melanomas; a escoriação superficial da pele, removendo delicadamente as camadas superficiais, é curativa, além de auxiliar no diagnóstico.

Alterações por uso de tênis (tennis toe) e em golfistas

Hematomas subungueais, dolorosos e bilaterais, que podem provocar distrofias ungueais quando são de longa duração e recidivantes. Ocorrem comumente no hálux e no segundo dedo em tenistas, fundistas, esquiadores, alpinistas e andarilhos.

O tratamento consiste na prevenção com o uso de tênis do tamanho adequado, de meias grossas e drenagem do hematoma na fase aguda, perfurando-se a unha com uma agulha ou bisturi de lâmina 11. Nos casos em que persistir a dor, é necessário raio X, pela possibilidade de ocorrência de fraturas.

O diagnóstico diferencial mais importante é o melanoma maligno.

Em golfistas, hematomas são geralmente lineares nos polegares e no dedo indicador, como consequência de má empunhadura do taco de golfe.

AFECÇÕES POR CAUSAS AMBIENTAIS

Como os esportes, em sua maioria, são praticados ao ar livre, a exposição aos elementos externos, como o frio, o calor e as radiações solares, pode provocar ou agravar variados quadros dermatológicos.

Urticária ao frio

Forma rara de afecção por causa ambiental, atinge a área exposta ao frio e pode generalizar-se. Quadros graves podem ocorrer quando há exposição abrupta em ambientes mais frios, como a imersão em piscinas sem aquecimento. Nesses casos, pode ocorrer choque anafilático (ver Capítulo 14).

Lesões induzidas pela luz solar

As afecções causadas pela radiação ultravioleta (RUV) solar podem ser agudas (queimadura solar, pigmentação [como o melasma], queda da imunidade) e crônicas (fotoenvelhecimento e câncer) (ver Capítulo 69). A resposta à agressão solar depende basicamente do fototipo da pele.

A afecção mais frequente causada pela RUV solar é a queimadura solar, e o tratamento básico indicado é evitar novas exposições. Nos casos mais leves, recomenda-se a ingestão de ácido acetilsalicílico, de 4 a 5 vezes/dia, e a aplicação de betametasona na forma de creme, com a pele previamente umedecida.

Nos quadros mais intensos, é indicado corticosteroide, 0,5 mg/kg/dia, via oral (VO).

Após a exposição à RUV solar, são frequentes as ocorrências de herpes simples recidivante, de piodermites, além de quadros sistêmicos de resfriado e gripe.

Nas atividades esportivas em que os praticantes são cronicamente expostos ao sol, há favorecimento do fotoenvelhecimento cutâneo e do câncer de pele, em especial, os carcinomas espinocelulares e basocelulares e os melanomas.

O uso de fotoprotetores pelos atletas é importante como preventivo das afecções agudas e crônicas da RUV solar.

Urticária solar

Forma rara de urticária, surge durante ou após a exposição de áreas do corpo ao sol. Pode estar associada a fármacos ou pigmentos, como a eosina, e ser causada pela protoporfirina (protoporfiria eritropoiética) (ver Capítulos 14 e 42).

Miliária

Erupção causada pela obstrução dos ductos das glândulas sudoríparas com a consequente diminuição da sudorese, devido ao excesso de calor, ao uso de roupas de material sintético, à prática de exercícios em locais abafados, a estados febris e a outras condições que provoquem sudorese excessiva.

O tratamento consiste em usar roupas leves e exercitar-se em ambiente ventilado. Dependendo da intensidade do quadro, indica-se a aplicação de talco mentolado a 0,5% e de cremes de corticosteroides fluorados, o uso de anti-histamínicos via oral e, se necessário, de antibióticos sistêmicos (ver Capítulo 23).

EXACERBAÇÃO DE DERMATOSES PREEXISTENTES

Acne mecânica

A pressão local exercida por equipamentos, a fricção, o aumento da temperatura, a oclusão causada por óleos, pós ou uniformes e o uso de anabolizantes são fatores que, com frequência, agravam ou induzem a recidiva de acne preexistente em esportistas. As áreas mais afetadas são a face, os ombros e a região peitoral; existem relatos de casos de acne mecânica em atletas que não tiveram acne vulgar. Os quadros clínicos surgem abruptamente e são resistentes ao tratamento (ver Capítulo 22).

Acne aquagênica

Nadadores e esportistas que permanecem por longos períodos na água geralmente apresentam pele seca, embora, em alguns deles, por contraste, haja aumento da oleosidade da pele. Seria um fenômeno de rebote, pois, durante a permanência na água por períodos de 3 a 4 horas, há hiperidratação do estrato córneo, com a consequente obstrução dos folículos pilossebáceos e o bloqueio da secreção sebácea, o que provoca, posteriormente, aumento da produção compensatória do sebo. O cloro das piscinas também pode contribuir para o desencadeamento ou agravamento da acne.

O tratamento recomendado é o mesmo da acne vulgar.

Urticária colinérgica

Várias formas de urticária podem ser induzidas ou agravadas pelo exercício físico, especialmente a urticária colinérgica. Caracterizada por pequenas urticas (pápulas eritematoedematosas com pseudópodes) que surgem após exposição ao calor, exercícios físicos, sudorese ou banhos, a urticária colinérgica é, por vezes, refratária aos anti-histamínicos, mas alguns doentes respondem bem à hidroxizina (ver Capítulo 14).

Eczema atópico

Atletas com dermatite atópica podem sofrer exacerbação do prurido e de suas lesões cutâneas com o exercício.

O uso de emolientes após o banho e intervalos de repouso podem inibir o prurido induzido pela sudorese nos atópicos, que podem praticar exercícios moderadamente sem agravamento de seu quadro clínico.

Doentes em tratamento com retinoides orais estão mais sujeitos a infecções pela maior fragilidade da pele provocada por esses medicamentos. Também pode haver mais sensibilidade à luz solar, fadiga e artralgias.

MISCELÂNEA

Cabelos verdes

Os nadadores, especialmente os de pele e cabelos claros, podem apresentar coloração esverdeada dos cabelos em decorrência da presença de cobre ou cloro na água. O tratamento consiste na aplicação de peróxido de hidrogênio de 2 a 3%, aplicado por 30 minutos.

Foliculite das nádegas ("foliculite do biquíni")

Lesões foliculares formadas principalmente nas nádegas de nadadores, sobretudo do sexo feminino, que permanecem por longos períodos na água, e/ou em atletas que atritam essa região do corpo em virtude das peculiaridades dos esportes que praticam. As principais causas dessas lesões são, possivelmente, a maceração e a oclusão dos poros dos folículos pilosos. Além de pápulas foliculares e pústulas, também podem ocorrer cistos.

Pele seca dos nadadores

Os nadadores, especialmente no inverno, podem apresentar pele seca (xerose), em consequência da diminuição do manto sebáceo da pele, pela alteração do gradiente osmolar, durante imersões prolongadas. Os banhos de longa duração e o uso excessivo de sabonetes agravam a xerose cutânea.

O tratamento indicado consiste na prevenção, com banhos rápidos de chuveiro e com água tépida, aplicando-se sabonete somente nas partes íntimas, no couro cabeludo e nas axilas, além de óleos ou cremes hidratantes após o banho.

Dermatite de contato

Os quadros de dermatite de contato, tanto por irritante primário como por sensibilização, são causados pelos mais variados agentes, dependendo da modalidade esportiva praticada e dos aparelhos, uniformes e demais materiais usados pelos atletas (ver Capítulo 10).

A borracha é o material que, com maior frequência, produz eczemas por contato.

Em nadadores, mergulhadores e esportistas que usam óculos ou máscaras por longos períodos, a pressão local pode causar eritema limitado à área, petéquias ou mesmo pequenos hematomas.

Queratose plantar sulcada

Lesões crateriformes, de 1 a 3 mm, circulares, irregulares, da cor da pele ou escuras (negras), que se formam nas superfícies de apoio, principalmente nos calcanhares. Embora a sudorese excessiva e o atrito sejam as principais causas responsáveis pela ocorrência desse quadro dermatológico, deste participam microrganismos como o actinomiceto *Dermatophilus congolensis* e outros agentes.

O tratamento mais recomendado é manter o local seco e evitar o atrito com meias; nos casos persistentes, costuma-se prescrever pós-secativos, eritromicina, clindamicina ou solução de formalina a 5% (ver Capítulo 31).

Intertrigos

O atrito agravado pelo calor e pela umidade gera, com frequência, intertrigos na pele dos esportistas, que podem infectar-se secundariamente com bactérias e fungos, particularmente com leveduras.

Otite externa (otite dos nadadores)

A maceração da pele, a diminuição da quantidade de cerume do canal auditivo externo e a alcalinização local facilitam a inflamação e a ocorrência de infecções causadas por bactérias, especialmente gram-negativas, como pseudomonas. O trauma local provocado por secagem e limpeza excessivas e o uso de substâncias irritantes favorecem a ocorrência da otite externa.

O tratamento consiste em evitar a manipulação local e a aplicação de substâncias irritantes, e recomenda-se o uso de protetores moldáveis durante a prática do esporte. O ácido acético a 2%, em propilenoglicol, também é indicado para proteger o conduto auditivo externo, simulando a proteção natural e acidificando o local. Nas infecções, é recomendada a aplicação de soluções de polimixina B e de neomicina, associadas ou não à hidrocortisona.

Orelha quebrada dos lutadores de judô

Nesse tipo de afecção dermatológica, ocorre, inicialmente, processo inflamatório com eritema, dor e edema de intensidade variável. Passado o quadro agudo, observa-se a descontinuidade da cartilagem do pavilhão auditivo, o aumento do volume da pele da região, a pigmentação e a deformação da orelha. As lesões são consequência do atrito e do impacto provocados pelo quimono nessa área do corpo.

PROCESSOS INFECCIOSOS FAVORECIDOS PELA PRÁTICA ESPORTIVA

Herpes dos gladiadores

Ocorre em lutadores, predominando no segmento cefálico, na hemiface direita (pela posição que os lutadores assumem na competição), no pescoço e na nuca e é causado pelo herpes-vírus simples tipo 1. O curso dessa infecção é o mesmo do herpes simples desencadeado por outras causas: inicia-se com vesículas agrupadas sobre placa eritematosa, as quais se rompem e formam crostas que, quando removidas, deixam ulcerações superficiais. São comumente detectadas adenopatias satélites e, em casos mais severos, ocorrem febre, calafrios e cefaleia (ver Capítulo 30).

Micoses superficiais

As mais comuns em atletas são a tinha dos pés ou "pé de atleta" e a tinha crural. Fatores como umidade e maceração facilitam a infecção por dermatófitos; ambientes contaminados, como banheiros, chuveiros, vestiários e piscinas, somados a uma série de fatores individuais, contribuem para a manutenção dessa infecção fúngica (ver Capítulo 35).

Infecções virais

Atualmente, exigem-se cuidados em relação à transmissão do vírus da imunodeficiência humana (HIV) e da hepatite, por meio de intercorrências como perda de sangue (possível durante a prática esportiva). Assim, todos os ferimentos devem ser cobertos com curativos, para que não ocorra exposição dos participantes da atividade esportiva ao sangue.

Infecções bacterianas

Bastante frequentes em atletas, facilitadas pelo uso comum de sabonetes e toalhas, e, geralmente, resultam de abrasões cutâneas. Ocorrem foliculites e abscessos que, nas atletas femininas, são mais comuns nas coxas e na região glútea, enquanto, nos atletas masculinos, ocorrem frequentemente nas áreas de ferimentos, e, nos levantadores de peso, nas axilas.

Os agentes causais mais comuns são os estafilococos (inclusive os de cepas resistentes), estreptococos e pseudomonas (geralmente associadas ao contato com a água).

O tratamento é feito com antibióticos sistêmicos e tópicos, e, nos abscessos, pode ser necessária a drenagem cirúrgica.

74
Terapêutica tópica

Compreende a aplicação de fármacos na superfície cutânea para tratamento de dermatoses e proteção e conservação da pele normal.

Na terapêutica tópica, são pontos importantes a absorção das medicações e suas possíveis toxicidades e, questão fundamental do ponto de vista prático, a quantidade de medicação a ser aplicada.

Na absorção das medicações, vários fatores interferem, como a concentração dos princípios ativos, o veículo empregado, a hidratação da pele, a área anatômica de aplicação da medicação e as condições da função barreira da pele.

O veículo empregado contribui para a concentração dos fármacos ativos. Se o veículo for volátil, evaporará rapidamente, permitindo aumento da concentração do princípio ativo.

Quanto maior a hidratação da pele, maior será a absorção dos medicamentos topicamente aplicados.

A área anatômica também interfere na absorção de medicamentos tópicos, a qual é maior na pele escrotal e menor na região plantar. Quanto às demais regiões, dispõem-se em ordem decrescente de absorção a região mandibular, a fronte, as axilas, o couro cabeludo, o dorso, a face ventral do antebraço, a face dorsal do antebraço, a região palmar e o tornozelo. As variações anatômicas da absorção de medicamentos nas diferentes áreas corpóreas envolvem também a espessura da camada córnea.

A idade do paciente também afeta a absorção dos princípios ativos, sendo que, ainda que não haja diferenças significativas entre adultos e neonatos, nos prematuros a barreira cutânea apresenta-se comprometida de modo importante, podendo ser bastante grande a absorção de medicamentos tópicos nesse grupo especial de doentes.

Os recém-nascidos têm maior risco de toxicidade por fármacos tópicos comparativamente aos adultos pela maior superfície corpórea em relação ao peso (4 vezes maior) e pelo tempo decorrido na transformação do pH cutâneo de neutro (quando a barreira cutânea é menos efetiva) para ácido (o que ocorre após algumas semanas de vida). Além disso, no recém-nascido, a imaturidade dos sistemas orgânicos hepático e renal o impede, por vezes, de metabolizar adequadamente os fármacos absorvidos na pele e levá-los à circulação sistêmica. O sistema nervoso, por ser ainda incompletamente mielinizado, pode sofrer maior penetração de determinados fármacos com maior toxicidade. Nos recém-natos, a ligação com proteínas plasmáticas também pode ser menor, situação em que há mais fármaco livre circulante, que, por sua vez, pode determinar maior toxicidade. Descreve-se toxicidade em neonatos com vários medicamentos, como ácido salicílico, ácido bórico, clorexidina, corticosteroides, epinefrina, estrogênios, fenol, hexaclorofeno, mercúrio e propilenoglicol.

Na terapêutica tópica, também deve-se estar atento para determinadas situações fisiológicas, como gravidez e lactação, pois os fármacos, nesses estados, podem ser transmitidos para o feto e para o recém-nascido.

Em relação à gravidez, a Food and Drug Administration (FDA) adota uma classificação dos medicamentos, tanto de uso tópico como sistêmico, em categorias de acordo com os potenciais efeitos sobre o feto:

- **Categoria A:** Estudos controlados em humanos demonstraram não existir risco.
- **Categoria B:** Não há evidências de risco em humanos. Estudos em animais mostraram riscos,

mas estudos em humanos não os revelaram; ou, se não foram realizados estudos em humanos, aqueles em animais foram negativos.
- **Categoria C:** Não podem ser afastados riscos em humanos. Não existem estudos em humanos, e estudos em animais também não foram feitos ou demonstraram riscos fetais. Potenciais benefícios do fármaco podem justificar os riscos potenciais.
- **Categoria D:** Existem evidências de riscos fetais em humanos por meio de estudos ou dados pós--comercialização. Apesar dessas informações, benefícios potenciais podem superar os riscos.
- **Categoria X:** Fármacos contraindicados na gravidez. Estudos em humanos e em animais ou relatos pós-comercialização mostram riscos fetais que nitidamente superam quaisquer benefícios potenciais.

São contraindicados na gestação os seguintes medicamentos de uso tópico: podofilina e derivados citotóxicos, como mecloretamina, carmustina e 5-fluoruracila (5-FU), por ações teratogênicas; antralina, fenol e lindano, por ações neurotóxicas; e o ácido salicílico, por fechamento prematuro do ducto arterioso com consequente hipertensão pulmonar.

São ainda importantes as características químicas das substâncias utilizadas, inclusive as dos veículos. Os fármacos lipofílicos têm maior penetração na pele em relação aos hidrofílicos. Também intervêm as características de metabolização dos medicamentos.

Existem substâncias que aumentam a penetração de fármacos na pele – propilenoglicol, dimetilsulfóxido (DMSO) e ureia –, que atuam a partir do aumento da hidratação do estrato córneo e dos efeitos queratolíticos.

É de grande importância prática considerar as quantidades de tópicos que devem ser utilizadas. As medicações tópicas devem ser aplicadas na pele em camada fina, com cerca de 0,1 mm de espessura, não havendo aumento da atividade com o uso de camadas espessas.

Admite-se que um homem adulto necessita, para tratamento de toda a pele, de administração de 280 g, e uma mulher adulta, de 240 g, 2 vezes/dia, de cremes e pomadas. Atualmente, utiliza-se, por razões práticas, a chamada unidade da ponta do dedo (FTU, *finger tip unit*), que representa a quantidade de pomada fornecida por um tubo de pomada com bocal de 5 mm de diâmetro aplicada da prega correspondente à articulação interfalangiana distal até a extremidade do dedo indicador de um adulto (**Figuras 74.1** e **74.2**).

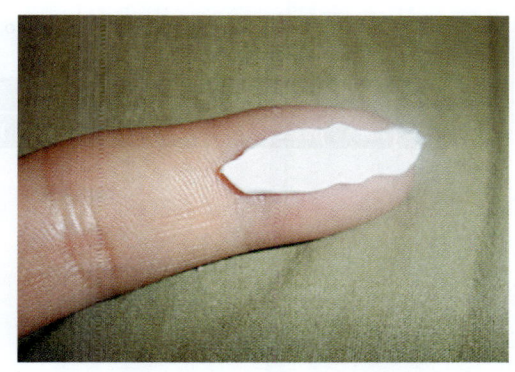

▲ **Figura 74.1** Representação de 1 FTU (0,5 g).

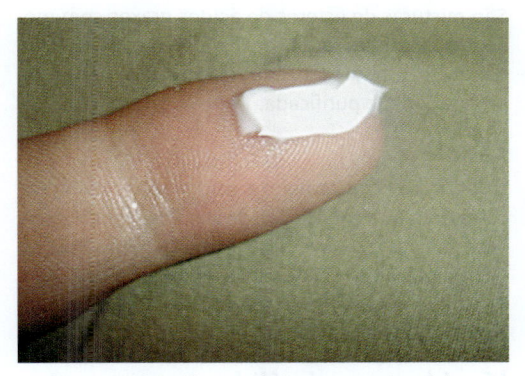

▲ **Figura 74.2** Quantidade proporcional à meia FTU (0,25 g).

Considerando-se essa unidade, as quantidades necessárias para uma única aplicação do medicamento tópico em função da idade e das regiões anatômicas do paciente estão descritas na **Tabela 74.1**.

VEÍCULOS

Os fármacos de ação tópica que atuam por propriedades químico-biológicas são orgânicos e inorgânicos. Os veículos, substâncias que atuam por suas propriedades físicas, são empregados para a incorporação de medicamentos ativos. São sólidos pulverizados, líquidos com várias viscosidades e sólidos pastosos. A seguir, são descritos os mais comuns.

Sólidos pulverizados

Inorgânicos, como óxido de zinco, talco (silicato de magnésio), carbonato de cálcio, bentonita (silicato de alumínio) e calamina (óxido de zinco com pequena quantidade de óxido de ferro, responsável pela cor rósea); ou orgânicos, como estearato de zinco, amido e gelatina.

Tabela 74.1 Quantidades necessárias para aplicação única do medicamento tópico em função da idade e das regiões anatômicas do paciente em FTU

Idade	Região				
	Face e pescoço (μ)	Membro superior (μ)	Membro inferior (μ)	Tronco (μ)	Todo o corpo (μ)
3-6 meses	1	1	1,5	2,5	8,5
1-2 anos	1,5	1,5	2	5	13,5
3-5 anos	1,5	2	3	6,5	18
6-10 anos	2	2,5	4,5	8,5	24,5
Adultos	2,5 (1,25 g)	4,5 (2,0 g)	7,6 (4,0 g)	13,5 (7,0 g)	40 (20,0 g)

Ceras
São misturas de ésteres de ácidos graxos com monoálcoois superiores. A cera comum provém do favo das abelhas, sendo amarela em seu estado natural ou branca quando purificada.

Lanolina
É obtida da lã de carneiro e contém principalmente colesterol. Tem capacidade de absorver água até três vezes o seu peso. Mistura-se com o manto lipídico cutâneo e facilita a penetração de substâncias ativas. É muito empregada sob forma anidra ou hidratada contendo 25% de água.

Líquidos e semissólidos
Entre os líquidos, além da água, são utilizados comumente álcool, éter e acetona. A glicerina (propanotriol) é líquido de maior viscosidade, solúvel em água e em álcool em qualquer proporção. A trietanolamina é líquido viscoso, muito usado como emulsífero.

Óleos vegetais
Ésteres de glicerina com ácidos graxos, oleico, aráquico, linólico e linoleico. São de uso comum os óleos de amêndoas, oliva, amendoim, linhaça, rícino e sésamo e derivados.

Polissorbatos
Ésteres de ácidos graxos com sorbitol, álcool extraído do fruto da sorveira. As ceras são misturas de ésteres de ácidos graxos com monoálcoois superiores.

Óleos e graxas minerais
Subprodutos do petróleo, hidrocarbonetos acíclicos, como o óleo mineral ou vaselina líquida até a vaselina (petrolato), encontrada sob as formas amarela ou branca. Esta é um dos veículos mais empregados pela consistência e por não sofrer rancificação. A principal desvantagem é não incorporar água, razão pela qual é associada à lanolina. A parafina sólida tem emprego mais restrito.

Polietilenoglicóis (carbowaxes)
Produtos sintéticos, de peso e consistência variáveis, designados por números. O Carbowax 400 é líquido; o 1.500, untuoso; e o 4.000, sólido, comparável à parafina. São hidrossolúveis, solventes de vários fármacos e emulsíferos fracos, atualmente, muito utilizados.

Propilenoglicol
Líquido viscoso, claro, quase sem odor, com gosto característico, que absorve água, usado como umectante e solvente. Soluções aquosas a 40 a 60% são utilizadas sob oclusão em hiperqueratoses e ictioses. Existem também trabalhos demonstrando efetividade de soluções de propilenoglicol a 50%, aplicadas 2 vezes/dia, durante 15 dias, na pitiríase versicolor.

Outras substâncias
Atualmente, são empregados veículos complexos que incorporam álcoois, ácidos e ésteres, com a finalidade de melhorar a atividade do medicamento ativo, facilitando sua ação e seu uso.

FORMAS FARMACÊUTICAS
Trata-se de associações de veículos, enumeradas a seguir.

Pós
Misturas de sólidos pulverizados. São protetores, absorvem água e aumentam a superfície de evaporação. Têm ação descongestionante, calmante e antipruriginosa.

Soluções
Misturas homogêneas de solventes líquidos que dissolvem substâncias ativas. São utilizadas as soluções

aquosas sob a forma de banhos ou compressas úmidas; as loções, soluções de fármacos em água, álcool ou outro líquido para aplicação em área restrita; e as tinturas, soluções coradas, cujo veículo é o álcool e, eventualmente, éter ou clorofórmio.

Suspensões

Misturas heterogêneas de pós com água ou outros líquidos. As partículas sólidas dispersas podem depositar-se, razão pela qual as suspensões devem ser agitadas antes do uso. São especialmente indicadas nas dermatoses agudas, porém não exsudativas. Não devem ser empregadas nas regiões pilosas. A quantidade a ser prescrita depende da extensão da dermatose, devendo-se considerar que são necessários 250 g para toda a superfície cutânea.

Loções cremosas

Emulsões, misturas estáveis de substâncias graxas ou oleosas com água ou outros líquidos. Na loção cremosa, a substância graxa ou oleosa é dispersa em água (dispersão O/A), com o auxílio de um agente emulsificante. As loções cremosas têm o aspecto de leite, que, aliás, é uma emulsão O/A; daí a razão pela qual as emulsões desse tipo são frequentemente denominadas, em cosmética, "leites". As loções cremosas são empregadas como agentes detersivos, umectantes, emolientes e refrescantes.

Cremes

Veículos em que a água é dispersa na substância graxa ou oleosa, com o auxílio de um agente emulsificante. Os cremes são, pois, emulsões de A/O (dispersão água em óleo) de consistência pastosa, sendo veículos utilizados como detergentes, umectantes, emolientes e refrescantes. Constituem os veículos mais empregados em terapêutica tópica.

Pomadas

Misturas de substâncias graxas ou untuosas. Podem conter substâncias não miscíveis em água, como a vaselina, ou água-miscíveis, como a lanolina ou polietilenoglicóis.

Unguentos

Formas com veículos compostos por graxas não miscíveis com a água, como a vaselina. Permitem a máxima atuação terapêutica do princípio ativo. São, em geral, designadas como unguentos misturas de substâncias graxas com resinas, que possibilitam maior consistência.

Pastas

Misturas de graxas com 20 a 50% de pós. São absorventes, protetoras e emolientes. Por serem porosas e permeáveis, atuam como descongestionantes. As substâncias ativas incorporadas agem com menos intensidade do que nas pomadas.

Colas

Misturas de gelatinas com pós e líquidos para tratamentos oclusivos, com propriedades adesivas e elásticas conferidas pela gelatina. A cola de Unna contém óxido de zinco (30 g), gelatina (40 g), glicerina (70 mL) e água (80 mL).

Linimentos

Misturas de água, pós e óleos, usados em dermatoses subagudas pelas propriedades calmantes, protetoras e antipruriginosas que apresentam.

Ceratos

Formados por cera, graxa e/ou parafina, são sólidos na temperatura ambiente, liquefazendo-se pelo calor ou fricção. Aplicam-se sob a forma de bastões em áreas limitadas.

Coloides (géis-sóis-aerossóis)

Formas em que uma substância (fase dispersa) é distribuída em um meio (fase dispersiva). As partículas da fase dispersa têm tamanho maior que uma molécula cristaloide, mas não são suficientemente grandes para se precipitarem pela gravidade. Gel é um coloide em que a fase dispersiva é de consistência gelatinosa; sol, quando essa fase é líquida; e aerossol, quando é gasosa. Os coloides são muito utilizados atualmente. O tipo gel, por não ser gorduroso, é muito agradável no contato com a pele; além disso, permite a incorporação de numerosas substâncias ativas. Os sóis e aerossóis são de uso comum em cosméticos.

Colódios

Derivados da nitrocelulose, dissolvidos na mistura álcool-éter. Pela evaporação do solvente, forma-se película aderente.

INDICAÇÕES TERAPÊUTICAS

As indicações dos diferentes agentes terapêuticos são determinadas pela sintomatologia ou etiologia da dermatose, compreendendo os itens descritos a seguir.

Detergentes

Destinam-se a remover detritos, crostas e exsudatos. Os mais comuns são os sabões e xampus, sendo estes feitos com sabões líquidos alcalinos ou óleos sulfatados ácidos. Nas dermatoses agudas, são irritantes, preferindo-se limpeza com água boricada (ácido bórico a 2% em água destilada) ou com permanganato de potássio (solução aquosa na proporção de 1 g para 20.000 mL de água), que são antissépticos fracos. Na pele seca, pode-se usar a seguinte fórmula para limpeza diária:

- F.1.
  - Ácido bórico.....................................0,25 g
  - Propilenoglicol................................5 mL
  - Álcool a 70°......................................30 mL
  - Água de hamamélis........................30 mL
  - Água de rosas (quantidade suficiente para [q.s.p]) ....100 mL

Calmantes

Podem ser utilizados vários recursos:

- **Banhos gerais ou parciais:** Banhos com aveia ou amido, na proporção de 50 g para cada 15.000 mL de água, podem ser realizados. Se houver infecção, é indicado o permanganato de potássio, na proporção de 1 g para cada 20.000 mL de água.
- **Compressas úmidas:** Nas dermatoses agudas exsudativas, são indicadas as compressas úmidas com pano (algodão e linho) embebido em soluções como permanganato de potássio ou líquido de Burow (solução de acetato de alumínio e acetato de chumbo, respectivamente, a 8,7 e 15%, em água), que deve ser empregado diluído na proporção de 15 mL em 500 mL de água. As compressas devem ser trocadas a cada 3 ou 4 horas, tendo excelente efeito calmante, descongestionante e antiexsudativo.
- **Suspensões:** Nas dermatites agudas não exsudativas, as suspensões têm indicação eletiva, como descongestionantes e antipruriginosas, aplicadas diariamente.
  - F.2.
    - Óxido de zinco (em partes iguais) ....50 g
    - Talco..50 g
    - Glicerina..50 g
    - Água de cal ....50 g

É a chamada pasta d'água. Nesta fórmula, o óxido de zinco pode ser substituído pela calamina, que dá cor rósea. São necessários 200 g para uma aplicação em toda a superfície cutânea.

Umectantes

Utilizados para sanar a deficiência de lipídeos e corrigir a secura oriunda da menor retenção de água pela camada córnea. São empregados pomadas ou cremes ou, mesmo, óleos e vaselina simples.

- F.3.
  - Cera branca ....15 g
  - Óleo de amêndoas ....60 mL
  - Borato de sódio ....0,9 g
  - Água destilada................................25 mL
- F.4.
  - Vaselina..30 g
  - Lanolina...15 mL
  - Água de rosas ....45 mL

Esses umectantes são chamados de cremes refrescantes (*cold-cream*). Existem inúmeras composições semelhantes. Nas pessoas de pele seca, a limpeza com sabões ou óleos sulfatados é contraindicada. Pode-se empregar emulsões umectantes emolientes e detergentes.

- F.5.
  - Monoestearato de glicerina ....20 g
  - Laurilsulfato de trietanolamina..........8 g
  - Vaselina branca ....10 g
  - Vaselina líquida ....8 g
  - Água destilada.................................54 mL

A ureia é usada como umectante na xerodermia e nas ictioses.

- F.6.
  - Carbamida (ureia) ....10 g
  - Creme ....100 g

Protetores

Composições destinadas à proteção da pele. Os pós são de uso habitual, como os pós de arroz cosméticos (mistura de pós com corantes) e os talcos antissépticos, antimicóticos e antipruriginosos.

- F.7.
  - Ácido bórico.....................................2 g
  - Talco purificado q.s.p.....................100 g

Talco protetor, levemente antisséptico.

- F.8.
  - Mentol...0,25 g
  - Talco purificado q.s.p.....................100 g

Pó protetor, levemente antipruriginoso. Há fármacos que absorvem o ultravioleta (UV), como o ácido paraminobenzoico, que pode ser usado isoladamente (F.9) ou associado com substância opaca, como o dióxido de titânio (F.10).

- **F.9.**
    - Ácido paraminobenzoico .... 5 g
    - Propilenoglicol .... 5 mL
    - Álcool a 70° .... 100 mL
- **F.10.**
    - Ácido paraminobenzoico .... 5 g
    - Dióxido de titânio .... 10 g
    - Creme .... 100 g

Neutracolor q.s.p. colorir.
Creme para proteção labial.

- **F.11.**
    - Cera branca .... 5 g
    - Óleo de rícino .... 5 g
    - Manteiga de cacau .... 5 g
    - Amerchol .... 2,5 g
    - Vaselina sólida .... 5 g
    - Vaselina líquida .... 2,5 g
    - Ácido paraminobenzoico .... 2,5 g

Amerchol é derivado hipoalergênico de lanolina.
O ácido paraminobenzoico pode ser substituído por um derivado do grupo dos cinamatos, como o Parsol® a 5%. O silicone (20-50% em vaselina) é usado para proteção contra sabões e detergentes.

Anti-inflamatórios

Para a obtenção do efeito anti-inflamatório, corticosteroides de ação tópica são eletivos. Têm indicação em qualquer tipo de epidermodermatite eczematosa. Nas formas agudas ou subagudas, devem ser usados em cremes. Nas formas crônicas, é preferível o emprego em pomada e, sempre que possível, com plástico-oclusivo para manter a pomada na área afetada, aumentando sua ação pela maior absorção.

Antibacterianos

Nas dermatoses infectadas, empregam-se soluções com fraco poder antisséptico, como a água boricada e o permanganato de potássio. Nas piodermites, a limpeza das lesões é feita geralmente com a água de Alibour cuja fórmula é composta por sulfato de cobre (1%) e sulfato de zinco (3,5%), e deve ser empregada diluída em água (10-25%). Dos antibióticos tópicos, o mais usado é a neomicina a 0,5%, geralmente associada com a bacitracina, 25.000 UI em 100 g. Em áreas extensas, pode ser empregada a gentamicina a 0,1%. Atualmente, prefere-se a mupirocina a 2% ou ácido fusídico a 2%, mais ativos e menos sensibilizantes em áreas limitadas. A oxitetraciclina a 3%, associada com polimixina B a 0,14%, é indicada em infecções por *Pseudomonas*.

No tratamento da acne, empregam-se antibióticos, como os seguintes:

- **F.12.**
    - Clindamicina .... 1 g
    - Propilenoglicol .... 10 mL
    - Álcool a 70° .... 100 mL
- **F.13.**
    - Eritromicina .... 2 g
    - Propilenoglicol .... 32 mL
    - Álcool .... 66 mL
    - Ácido cítrico .... 0,47 g

Antifúngicos

Numerosas substâncias são usadas no tratamento das dermatofitoses, como iodo, ácido propiônico e propionatos, ácido undecilênico e undecilenatos, ácido salicílico, ácido benzoico. Fórmula clássica é a seguinte:

- **F.14.**
    - Iodo metaloide .... 1 g
    - Ácido benzoico .... 2 g
    - Ácido salicílico .... 2 g
    - Álcool a 70° .... 100 mL

Usar 1 ou 2 vezes/dia. Nas dermatofitoses plantares crônicas com hiperqueratose, pode-se empregar a pomada de Whitfield:

- **F.15.**
    - Ácido salicílico .... 6 g
    - Ácido benzoico .... 12 g
    - Vaselina .... 100 g

Usar 1 vez/dia.
A loção de hipossulfito de sódio encontra sua indicação eletiva no tratamento da pitiríase versicolor.

- **F.16.**
    - Hipossulfito de sódio .... 25 g
    - Água destilada .... 100 mL

Usar 1 vez/dia, após o banho, por 20 dias.
A violeta de genciana é específica para o tratamento da candidose.

- **F.17.**
    - Violeta de genciana .... 1 g
    - Água destilada .... 100 mL

Usar 1 vez/dia, por 3 a 4 dias. A violeta de genciana pode ser usada em álcool, associada ao ácido salicílico nos espaços interdigitais:

- **F.18.**
    - Violeta de genciana .... 1 ou 2 g
    - Ácido salicílico .... 1 g
    - Álcool a 70° .... 100 mL

O timol tem ação antibacteriana e antifúngica, sendo indicado nas paroníquias.

- **F.19.**
  - Timol .... 2 g
  - Álcool absoluto .... 100 mL

A nistatina e a anfotericina podem ser usadas topicamente na candidose. Atualmente, os antifúngicos usados são os imidazólicos, como o isoconazol, miconazol, bifonazol e outros cremes a 1%.

Também são ativos a terbinafina, a amorolfina e o ciclopirox, em cremes a 1%. Todos esses produtos são encontrados em marcas comerciais.

Nas onicomicoses, pode ser feita avulsão química das unhas, usando-se a seguinte fórmula:

- **F.20.**
  - Ureia .... 20 a 40 g
  - Vaselina .... 40 g
  - Lanolina .... 20 g
  - Cera branca .... 20 g

Essa pomada deve ser mantida em curativo oclusivo por 1 semana. Atualmente, entretanto, têm indicação preferencial os esmaltes terapêuticos para as unhas, como o de amorolfina a 5%, que possibilita a cura em cerca de 30 a 50% dos casos, principalmente nas formas iniciais.

Antiparasitários

O benzoato de benzila a 25% é pouco usado por ser muito irritante. O monossulfiram em solução alcoólica a 25%, que deve ser diluído para uso em 2 ou 3 partes de água, é bem tolerado, porém menos ativo. Atualmente, a substância mais efetiva e menos tóxica é a permetrina a 5%, em creme. Alternativa para lactentes e crianças é a pomada de enxofre precipitado em vaselina, diariamente, por 3 dias. Para a pediculose do couro cabeludo, são recomendáveis xampus de lindano, permetrina ou deltametrina.

- **F.21.**
  - Permetrina .... 5 g
  - Creme não iônico .... 100 g

O tiabendazol em creme a 5% é empregado no tratamento tópico da larva *migrans*.

Descamantes

Substâncias queratolíticas e esfoliantes empregadas com a finalidade de retirar camada córnea. Pode-se usar o ácido salicílico associado à resorcina como esfoliante na acne, em concentrações de 2 a 4%.

- **F.22.**
  - Ácido salicílico .... 2 g
  - Resorcina .... 2 g
  - Propilenoglicol .... 10 mL
  - Álcool a 70° .... 90 mL

O peróxido de benzoíla tem ação esfoliativa e antibacteriana na acne, sendo encontrado em diversos preparados, isoladamente ou associado com enxofre.

- **F.23.**
  - Peróxido de benzoíla .... 2,5 a 10 g
  - Enxofre precipitado .... 5 g
  - Propilenoglicol .... 2 g
  - Creme, loção ou gel q.s.p .... 100 g

O ácido retinoico tem ação esfoliativa na acne e interfere na queratinização, promovendo a epidermopoiese e a diferenciação celular. Por essas propriedades, é utilizado no tratamento da senescência cutânea, particularmente no envelhecimento extrínseco ou actínico, em concentrações crescentes de 0,01%, 0,025%, 0,05% até 0,1%.

- **F.24.**
  - Ácido retinoico .... 0,05 g
  - Creme ou loção .... 100 g

As fórmulas 25 e 26 são usadas como esfoliantes no tratamento da acne, após a retirada dos comedões. São esfoliações cuja intensidade varia de acordo com o tempo de permanência. Deve-se iniciar com a fórmula 25, deixando, inicialmente, de 5 a 10 minutos e, posteriormente, aumentando até 30 minutos. As pastas com resorcina são usadas de maneira semelhante, em concentrações variáveis (de 30-50%).

Os tratamentos esfoliativos superficiais devem ser empregados com intervalo mínimo de 15 dias, evitando-se exposição ao sol nos dias subsequentes à esfoliação.

- **F.25.**
  - Enxofre precipitado .... 16 g
  - Caulim .... 4 g
  - Lanolina .... 7 g
  - Glicerina .... 7 g
  - Resorcina .... 16 g
  - Óleo de oliva .... 8 mL
  - Óxido de zinco .... 7 g
  - Vaselina líquida .... 35 mL

- **F.26.**
  - Resorcina .... 30 g (ou 40-50 g)
  - Caulim .... 32 g
  - Vaselina líquida .... 16 g
  - Óxido de zinco .... 16 g

- Lanolina .... 16 g
- Óleo de oliva .... 20 mL

Atualmente, utiliza-se com grande frequência a solução de Jessner, associada ao ácido tricloroacético a 35%, no tratamento do envelhecimento cutâneo.

Solução de Jessner:
- Resorcinol .... 14 g
- Ácido salicílico .... 14 g
- Ácido láctico 85 .... 14 mL
- Etanol 95° .... 100 mL

Os AHA (*alpha hydroxy acids*), grupo de ácidos orgânicos, são exfoliantes. Os mais usados são o ácido láctico em concentração de 2-14%) e o ácido glicólico em concentração de 8 a 10% e, sob supervisão médica, a 70% para dermoabrasões (*peelings*).

Redutores e queratoplásticos

Substâncias de ação complexa, usadas em dermatoses subagudas e crônicas, que podem reduzir a reação inflamatória e/ou normalizar o processo de queratinização alterado. Os principais fármacos são: alcatrão da hulha (coaltar), ictiol, obtido de xistos betuminosos, óleo de cade e crisarobina, oriundos, respectivamente, da destilação do junípero e da araroba.

- **F.27.**
  - Ictiol .... 3 g
  - Óleo de oliva .... 10 g
  - Pasta de Lassar .... 100 g

Usar 1 vez/dia.

Pasta redutora indicada em eczemas em fase crônica.

A pasta de Lassar é uma mistura de óxido de zinco (25%), amido (25%) e vaselina (50%).

- **F.28.**
  - Coaltar .... 3 g
  - Óxido de zinco .... 15 g
  - Vaselina q.s.p. .... 100 g

É empregada no tratamento da psoríase, geralmente em associação com UV. É o método de Goeckerman. Também de uso na psoríase são as fórmulas com antralina (ditranol ou cignolina), como as seguintes:

- **F.29.**
  - Antralina .... 0,1 a 0,2 g
  - Ácido salicílico .... 2 g
  - Pasta de Lassar .... 100 g

Fórmula aplicada consoante à técnica de Ingram, durante horas. Pode-se reduzir o tempo de aplicação da antralina (no máximo de 2 horas), aumentando a concentração.

- **F.30.**
  - Antralina .... 2 g
  - Ácido salicílico .... 2 g
  - Vaselina .... 100 g

Rubefacientes

Atualmente em desuso, são irritantes com possível ação estimulante pela vasodilatação. Eram indicados em alopecias.

- **F.31.**
  - Ácido acético glacial .... 1 mL
  - Hidrato de cloral .... 4 mL
  - Éter .... 50 mL

Friccionar nas áreas de pelada, diariamente. Interromper, temporariamente, em casos de irritação.

- **F.32.**
  - Tintura de cantáridas .... 10 mL
  - Tintura de jaborandi .... 30 mL
  - Água-de-colônia .... 30 mL
  - Álcool de melissa .... 30 mL
  - Álcool etílico a 90° .... 100 mL

Para friccionar o couro cabeludo, 3 a 4 vezes/semana. Acrescentar 1% de óleo de rícino em cabelos secos. Indicado em alopecias difusas.

Cáusticos

Empregados na destruição de neoformações. Os principais são o nitrato de prata em lápis ou solução a 5% e o ácido tricloroacético em solução saturada.

Os ácidos salicílico e láctico são empregados no tratamento das verrugas.

- **F.33.**
  - Ácido salicílico .... 3,5 g
  - Ácido láctico .... 3,5 g
  - Colódio flexível .... 20 g

O colódio flexível é o colódio comum ao qual se incorporam cânfora (2%) como anestésico e óleo de rícino (3%) para conferir flexibilidade. Usar diariamente com cuidado.

- **F.34.**
  - Podofilina .... 5 g
  - Álcool a 95° .... 20 g

Fórmula eletiva no tratamento de condiloma acuminado.

Empregar com cuidado; deixar somente por 4 a 6 horas na primeira aplicação, protegendo a área em redor das lesões com vaselina. Nova aplicação após alguns dias.

Anidróticos

Diversas substâncias, para uso diário, são empregadas para diminuir a secreção sudoral, apenas com efeito transitório. O mais efetivo agente para diminuir a hiperidrose volar é o aldeído fórmico, um gás usado em diluição de 3 a 10%. O formol ou formalina, encontrado no comércio, é uma solução a 37,5% de aldeído fórmico em água. Dessa maneira, a formalina deve ser diluída, como na fórmula seguinte, que contém 37,5% de aldeído fórmico.

- F.35.
  - Formalina ....10 mL
  - Água destilada................................90 mL

Esta fórmula é também usada no tratamento da verruga plantar. O glutaraldeído é também efetivo.

- F.36.
  - Glutaraldeído......................5 mL
  - Bicarbonato de sódio.......................0,8 g
  - Água destilada..........................100 mL

Para uso nas hiperidroses das plantas dos pés ou das palmas das mãos, exclusivamente.

O cloreto de alumínio pode ser usado no tratamento da hiperidrose volar, seguido de oclusão por 4 a 8 horas.

- F.37.
  - Cloreto de alumínio ....20 g
  - Álcool anidro ....100 mL

Na hiperidrose axilar, a loção deve ser diluída.

- F.38.
  - Cloreto de alumínio ....6,25 g
  - Álcool anidro ....100 mL

Quando houver bromidrose, pode-se usar a seguinte fórmula:

- F.39.
  - Dehyquart®........................0,5 g
  - Ureia.....................................5 g
  - Cloreto de alumínio ....15 g
  - Água destilada q.s.p.....................100 mL

Descorantes

O fármaco mais ativo e de ação comprovada para diminuir a pigmentação melânica é a hidroquinona, empregada na concentração de 2 a 4%. O ácido azelaico a 20%, usado primariamente na acne, também tem uma ação despigmentante no melasma. A tretinoína, por sua ação esfoliante, melhora as melanoses actínicas e o melasma. Há numerosos medicamentos usados como despigmentantes, com resultados não comprovados, como o ácido kójico, ácido fítico, arbutin, silicato de alumínio e magnésio, amisomes, vitamina C, silício orgânico e outros.

É possível associar a hidroquinona com a tretinoína e com a dexametasona. Entretanto, é preferível usá-las isoladamente para avaliar a ação benéfica ou irritativa de cada fármaco.

Uma fórmula para prescrição de hidroquinona é:

- F.40.
  - Hidroquinona .... 2 a 4 g
  - Etanol e propilenoglicol ou base hidrófila.
  - Antioxidante .... q.s.p

A monobenzona é mais ativa, porém pode determinar discromias residuais.

Recorantes

Substâncias do grupo das furocumarinas, como o bergapteno e os psoralenos, existentes em diversas plantas, que estimulam a melanogênese pela ação da luz solar ou UV. A essência de bergamota a 10% em álcool a 90° era utilizada, porém existem preparados comerciais mais ativos.

A di-hidroxiacetona oxida a queratina, provocando hipercoloração temporária, sendo encontrada em cosméticos empregados para escurecimento da pele, sem exposição solar. É empregada a 2%, em veículo de água e glicerina (partes iguais).

- F.41.
  - Di-hidroxiacetona................................5 g
  - Álcool.............................30 mL
  - Polissorbato........................0,3 g
  - Água destilada q.s.p.....................100 mL

Depilatórios

Com a finalidade de depilação temporária, são usadas ceras para retirada mecânica ou substâncias tricolíticas como sulfeto de bário, sódio e outras. Há numerosos produtos com essa finalidade.

Desseborreicos

Usados para diminuir o acúmulo sebáceo na superfície cutânea. Para a seborreia da face, a seguinte fórmula pode ser indicada.

- F.42.
  - Lauril sulfato de sódio.....................0,3 g
  - Álcool.............................20 mL
  - Acetona.............................20 mL
  - Água de rosas q.s.p ....100 mL

Na seborreia do couro cabeludo, pode-se empregar xampus.

- **F.43.**
    - Texapon T-42 ....60 mL
    - Propilenoglicol ....20 mL
    - Água destilada.............................20 mL
- **F.44.**
    - Texapon T-42 ....60 mL
    - Sorbitol ....20 mL
    - Água destilada.............................20 mL

A primeira fórmula é para cabelos oleosos, e a segunda, para cabelos normais ou secos. Também pode ser usada loção.

- **F.45.**
    - Ácido salicílico....................................4 g
    - Resorcina..4 g
    - Glicerina...5 mL
    - Álcool...100 mL
    - Água ....100 mL

Substituir a resorcina por hidrato de cloral, na mesma proporção, para cabelos claros. Acrescentar óleo de rícino, 2 a 5 mL, e perfume à fórmula, para cabelos secos.

Usar diariamente ou em dias alternados. Loções com corticosteroide isolado ou associado a ácido salicílico são mais efetivas, existindo numerosos produtos comerciais.

Sabonetes de enxofre ou de enxofre e ácido salicílico são úteis e podem ser usados na seborreia da face e do couro cabeludo. Na dermatite seborreica, as preparações com corticosteroide têm ação eletiva, mas, eventualmente, pastas ou cremes de enxofre são úteis.

- **F.46.**
    - Enxofre precipitado .... 2 a 6 g
    - Creme ou pasta de Lassar...............100 g

No tratamento da dermatite seborreica ou psoríase do couro cabeludo, a alantoína e o *liquor carbonis detergens* são indicados.

- **F.47.**
    - Alantoína ....1 g
    - *Liquor carbonis detergens* ....5 mL
    - Xampu Texapon T-42.....................100 mL

O *liquor carbonis detergens* é constituído por coaltar (2 mL), quilaia (1 mL) e álcool a 95° (70 mL). O sulfeto de selênio a 1 ou 2,5% é empregado no tratamento da pitiríase *capitis* e da dermatite seborreica.

Outro fármaco usado com bons resultados é o piritionato de zinco, utilizado em xampus, pelas propriedades antifúngicas e antibacterianas. Os imidazólicos também são empregados em xampus, com resultados pela ação antifúngica. Entretanto, nas formas mais graves e resistentes de dermatite seborreica do couro cabeludo, os xampus de alcatrão dão os melhores resultados, podendo ser associados com corticosteroides tópicos.

Curativo oclusivo

Técnica de grande utilidade no tratamento das dermatoses crônicas ou subagudas. Consiste em aplicar a pomada ou o creme de corticosteroide e fechar com plástico fino, fixando-o como um curativo comum. Manter durante 12 a 24 horas, consoante à temperatura externa e à tolerância. Para o couro cabeludo, mãos e pés, usam-se gorros, luvas ou botas de plásticos. Além de manter o corticosteroide, o curativo oclusivo possibilita maior absorção e, consequentemente, maior ação terapêutica. O curativo plástico é, assim, recurso de uso diário, possibilitando terapia mais eficiente com corticosteroides aplicados topicamente.

Terapêutica intralesional

A aplicação de corticosteroides diretamente nas lesões é recurso de uso corrente com resultados satisfatórios, em doenças como psoríase, líquen simples crônico, líquen plano e alopecia areata. As lesões, evidentemente, devem ser limitadas em número e/ou extensão.

Empregam-se suspensões de corticosteroides.

O corticosteroide efetivo é a triancinolona acetonida, empregada geralmente em concentração de 3 a 5 mg/mL, cuja obtenção se dá diluindo-se o produto original com soro fisiológico. Em cicatrizes queloidianas ou queloides, devem-se usar concentrações mais fortes, de até 25 mg/mL. As aplicações podem ser feitas 1 ou 2 vezes/semana, não ultrapassando a dose semanal de 20 mg, para se evitar efeitos gerais, com agulha fina, de preferência usando-se seringas dentárias. O corticosteroide é injetado intradermicamente em vários pontos, formando-se, em cada local, a elevação característica.

A dor é perfeitamente suportável, e hemorragia ou infecção são eventuais.

Complicação tardia, observada particularmente quando a infiltração é mais profunda e há maior concentração do corticosteroide, é uma depressão na área, pseudoatrofia, que desaparece após alguns meses.

Em caso de eritema nodoso, eritema indurado e outras nodosidades dérmicas, pode-se também fazer infiltração direta do corticosteroide no nódulo.

RELAÇÃO DOS PRINCIPAIS FÁRMACOS DE USO TÓPICO EM DERMATOLOGIA DISPOSTOS POR GRUPOS SEGUNDO SUAS AÇÕES TERAPÊUTICAS

Os fármacos de uso tópico serão apresentados por grupos, segundo suas ações terapêuticas. Na sequência, um sumário em ordem alfabética para facilitar a consulta.

A

Acetato de alumínio	714
Aciclovir e derivados	720
Ácido acético	720
Ácido azelaico	712
Ácido benzoico	715
Ácido bórico	714
Ácido fusídico	714
Ácido kójico	724
Ácido nicotínico – nicotinamida	712
Ácido nítrico fumegante	720
Ácido retinoico (tretinoína) (vitamina A ácida)	712
Ácido salicílico	713
Ácido tricloroacético	720
Ácidos carboxílicos	715
Ácidos graxos essenciais	721
Ácidos α-hidroxílicos	726
Adapaleno	713
Água de cal	720
Água oxigenada	714, 724
Alantoína	711
Alcatrões	711
Álcool etílico	714
Alfaestradiol	713
Alilaminas	715
Amido	719
Análogos da vitamina D	719
Anestésicos	712
Anfotericina B	716
Antiacneicos	712
Antialopécicos	713
Antibacterianos	714
Antibióticos	714
Antifúngicos	715
Antifúngicos em esmaltes	717
Antiparasitários	717
Antiperspirantes	718
Antipruriginosos	719
Antipsoriásicos	719
Antivíricos	720
Antralina	719

B

Bacitracina	714
Benzoato de benzila	717
Bifonazol	716

C

Calcipotriol	719
Calcitriol	719
Calmantes	720
Cânfora	719
Cantaridina	720
Capsaicina	719
Cáusticos	720
Cetoconazol	716
Cicatrizantes	721
Ciclopirox olamina	716
Citostáticos	721
Clindamicina	713
Clorexidina	714
Cloridrato de aminolevulinato de metila	725
Clotrimazol	716
Corticosteroides	721

D

Deltametrina	717
Depilatórios	723
Derivados fenólicos	724
Despigmentantes	724
Diclorodifeniltricloroetano (DDT)	718
Difenciprona	727
Dinitroclorobenzeno (DNCB)	727
Doxepina	719

E

Econazol	716
Eflornitina	723
Enxofre	718
Eritromicina	713
Espironolactona	725
Estrogênios	725

F

Fármacos empregados em terapia fotodinâmica	725
Fenol	714, 720
Fisiostigmina (eserina)	718
Fluoruracila	721
Formaldeído	718
Fotoprotetores	724
Fotossensibilizantes	725

G

Gentamicina 715
Glutaraldeído 716, 718

H

Hidroquinona 724
Hipoclorito de sódio 714
Hipossulfito de sódio 716
Hormônios sexuais e substâncias
antiandrogênicas 725

I

Imidazólicos 716
Imiquimode 726
imunomoduladores 726
Iodo 716
Iodo-cloro-hidroxiquinolina (clioquinol) 716
Iodo e substâncias liberadoras de iodo 714
Isoconazol 716
Isotretinoína 713, 727
Ivermectina 718

M

Mento 720
Metronidazol 715
Miconazol 716
Minoxidil 713
Monobenzona 724
Monossulfiram 718
Morfolinas 717
Mupirocina 715

N

Neomicina 715
Nistatina 717
Nitrato de prata 714, 721

O

Oxiconazol 716

P

Permetrina 718
Peróxido de benzoíla 713
Pimecrolimo (ASM981) 726
Podofilina e podofilotoxina 721
Polienos 717
Polimixina B (sulfato) 715
Progesterona 726
Psoralênicos 725

Q

Queratolíticos 726

R

Resorcina 713
Retapamulina 715
Retinoides 727

S

Sais de alumínio 718
Sensibilizantes 727
Sulfacetamida sódica 717
Sulfadiazina de prata 715

T

Tacrolimo (FK506) 726
Tazaroteno 727
Tetraciclinas 715
Tiabendazol 718
Timol 717
Tioconazol 716
Tirotricina 715
Tolnaftato e tolciclato 717
Triclorocarbanilida e triclosana 714

U

Ureia 726

V

Violeta de genciana 717

ALANTOÍNA

Foi proposta como substância estimulante da proliferação celular. É hidrolisada na pele em ureia, que é o agente ativo. Emprega-se em cremes e soluções, associada a outros princípios ativos.

ALCATRÕES

Os principais alcatrões são os de madeira (hoje praticamente não utilizados), o betuminoso e os de hulha.

- **Alcatrão betuminoso:** Deriva de peixes fossilizados. As preparações, de diferentes fontes, mostram variações químicas. Contém, fundamentalmente, ictiol, que tem ações antifúngica e anti-inflamatória, sendo menos eficaz do que o óleo de cade.

- **Alcatrões de hulha:** Constituem o *coaltar* e representam os alcatrões mais empregados atualmente, sob a forma de coaltar cru ou em soluções alcoólicas a 20%, que é o chamado *liquor carbonis detergens*. Alguns dos principais componentes do coaltar são: hidrocarbonetos aromáticos (benzeno, naftaleno, fenantreno, antraceno, pireno); compostos fenólicos (fenol, cresóis, xilóis, naftóis); bases nitrogenadas cíclicas (anilina, piridina, quinolinas, acridina); compostos orgânicos sulfurosos (mercaptenos e tiofenóis); compostos nitrogenados não básicos (carbazol). O coaltar é utilizado sob a forma de xampus, soluções, pomadas, loções e sabonetes em concentração de 0,5 a 10%. Com relação à gravidez, é classificado como categoria C.
    - **Ações farmacológicas do coaltar:** Os componentes fenólicos seriam responsáveis por ações antissépticas, antiparasitárias, antifúngicas e antipruriginosas. Já os componentes naftalênicos, antracênicos e o benzopireno determinariam atividades antiacantóticas e queratoplásticas. Além disso, demonstra-se que o coaltar tem propriedades vasoconstritoras. Outras ações admitidas para o coaltar são: diminuição da atividade mitótica e da síntese proteica. As preparações com coaltar são empregadas na psoríase, geralmente em associação com UVB, constituindo esta associação o clássico método de Goeckerman.
    - **Efeitos colaterais do coaltar:** Isoladamente – irritações primárias; foliculites nas áreas pilosas; infecções piogênicas (contaminações do preparado); dermatites de contato alérgicas; pustulização da psoríase; hiperpigmentações; carcinogênese (efeito discutível no homem, ainda que se reproduza experimentalmente em animais). Associados ao UVB – queimaduras; fotodermatite; herpes simples; e agravamento de dermatites de estase.
    - **Contraindicações do método de Goeckerman (na psoríase):** Ausência de melhora com exposições solares prévias; psoríase com lesões em áreas expostas; indivíduos muito claros extremamente sensíveis ao UV; pacientes idosos (insuficiência cardíaca); veias varicosas, tromboflebites superficiais; sensibilização ao coaltar; uso concomitante de fármacos fotossensibilizantes; psoríases muito inflamatórias, pustulosas, eritrodérmicas.

ANESTÉSICOS

O uso tópico de anestésicos é, em geral, contraindicado, pois eles têm discreta ação anestésica sobre a pele, por sua pequena capacidade de penetração, além de serem fármacos altamente sensibilizantes. São eficientes em mucosas. Excepcionalmente, utilizam-se a benzocaína a 10%, a nupercaína a 2% e a xilocaína sob forma de geleias. São empregados sob forma de soluções, cremes e pomadas para lesões dolorosas, procedimentos semiológicos armados ou intervenções cirúrgicas em mucosas. Mais recentemente, foram introduzidos anestésicos com ação efetiva na pele, como o EMLA®, anestésico tópico composto pela mistura de lidocaína e prilocaína (2,5%), que, em creme, é o recurso atual e efetivo para anestesia tópica. Aplicado sob oclusão 1 hora antes do ato cirúrgico, é indicado para procedimentos superficiais como retirada de queratoses seborreicas, acrocórdons etc. e remoção de lesões de molusco contagioso em crianças e como pré-anestesia infiltrativa. Não deve ser usado em lactentes com menos de 1 mês de idade e em crianças com menos de 1 ano, em uso de fármaco capaz de provocar meta-hemoglobinemia, pelo risco de potencialização dessa reação adversa.

Também se dispõe atualmente de lidocaína a 4% para uso tópico, que deve ser empregada para crianças de até 10 kg, na área máxima de 100 cm^2; e de 10 a 20 kg, na área máxima de 200 cm^2 sobre área de pele intacta. Para ação plena, a lidocaína a 4% exige apenas 30 minutos, não sendo necessária oclusão.

ANTIACNEICOS

Ácido azelaico

Indicado na acne leve e moderada, isoladamente ou em combinação com outros agentes tópicos ou sistêmicos. Também tem ação despigmentante.

Ácido nicotínico – nicotinamida

O ácido nicotínico, empregado topicamente por sua ação vasodilatadora, é utilizado em traumas de partes moles por sua ação calmante, assim como tem sido usado para aumentar o calibre dos capilares cutâneos a fim de facilitar seu tratamento por *laser* em condições de *flushing* e telangiectasias. A nicotinamida tem propriedades anti-inflamatórias por mecanismos desconhecidos. É empregada a 4%, em géis alcoólicos, na acne vulgar.

Ácido retinoico (tretinoína) (vitamina A ácida)

Indicado para o tratamento da acne e na terapêutica do fotoenvelhecimento cutâneo. Em concentrações moderadas, refaz ou aumenta a camada granulosa. Também libera enzimas proteolíticas e hidrolíticas dos lisossomas, causando inflamação. Normaliza a diferenciação celular dos queratinócitos, reduz a atrofia da pele senil, promove o reaparecimento dos cones epiteliais na epiderme retificada, aumenta a vascularização dérmica e a colagenogênese ao nível da derme superior, deslocando o material elastótico da pele actinicamente lesada para a derme mais profunda. É apresentado sob forma de gel ou creme. O efeito colateral resultado de seu uso é irritação, agravada pela exposição solar e pelo uso concomitante de queratolíticos.

Ácido salicílico

O ácido salicílico é o principal agente queratolítico utilizado. Alguns autores admitem que, em concentrações de 0,5 a 3%, teria atividade queratoplástica, isto é, estimularia a formação de camada córnea, melhorando sua plasticidade e função. Em concentrações superiores, 4 a 20%, sua ação seria exclusivamente queratolítica, removendo, intensamente, material da camada córnea. O ácido salicílico pode ser absorvido pela pele, podendo produzir, quando usado em crianças, em grandes extensões cutâneas ou sob forma oclusiva em adultos, em concentrações acima de 10%, quadro tóxico denominado salicismo, caracterizado por náusea, dispneia, zumbido e alucinações.

O ácido salicílico pode ser empregado em sabões, xampus, soluções, tinturas, géis, cremes, pomadas, espumas e colódios.

É útil em associações medicamentosas. Com antifúngicos, por remover camada córnea; em concentrações de 2 a 4%, associado à resorcina, é usado em medicações esfoliativas para a acne e como antisseborreico; em concentrações maiores (10%), é associado ao ácido láctico em colódios, para tratamento de verrugas e calosidades. O ácido salicílico é indicado, ainda, em associações em acne, psoríase, ictioses, queratodermias, dermatite seborreica e *peelings*.

Adapaleno

Retinoide tópico usado sob a forma de gel a 0,1% para tratamento da acne que teria a vantagem de produzir menor irritação em comparação com o ácido retinoico. Pode, porém, produzir eritema, descamação, sequidão, ardor e prurido, e tem seus efeitos adversos intensificados pela exposição solar.

Clindamicina

Antibiótico empregado topicamente em acne vulgar, isoladamente ou associado ao peróxido de benzoíla.

Enxofre

Ver página 718.

Eritromicina

Antibiótico macrolídio muito eficaz contra estreptococos β-hemolíticos do grupo A e grande número de cepas de *Staphylococcus aureus*, não atuando sobre germes gram-negativos. Em infecções, inclusive no eritrasma, é empregada nas concentrações de 2 e 4%, via tópica, em acne.

Isotretinoína

Usada topicamente na acne em concentração de 0,05%. Tem ação similar à da tretinoína, sendo, porém, menos irritante. Deve ser usada à noite e retirada pela manhã, devendo-se evitar a exposição solar.

Peróxido de benzoíla

Substância dotada de atividade secativa, esfoliante e antibacteriana. É usado isoladamente ou associado a enxofre, em soluções, 5 e 10%, na acne em todas as suas formas. É empregado, ainda, como cicatrizante de úlceras crônicas, por estimular a granulação, em loções ou gel a 20%.

Resorcina

Substância queratolítica e redutora, quebra as ligações de hidrogênio da queratina e possui ação antibacteriana e antifúngica. É empregada em soluções, cremes e pomadas, nas concentrações de 3 a 4%. Nas esfoliações (*peelings*) químicas, é utilizada em concentrações de até 40%.

Tazaroteno

Ver página 727.

ANTIALOPÉCICOS

Alfaestradiol

Empregado em soluções a 0,025% em deflúvio telógeno e alopecia androgenética. Não deve ser usado na gravidez e na lactação.

Antralina

Ver página 719.

Difenciprona

Ver página 727.

Minoxidil

Usado em soluções a 2 e 5% nas alopecias androgenéticas masculinas e femininas, sua indicação principal. Pode também, com eficiência menor, ser empregado na alopecia areata e acelerar o crescimento dos cabelos após quimioterapia. É possível ser utilizado para estimular o crescimento dos cabelos em transplantes capilares.

Espironolactona
Ver página 725.

Progesterona
Ver página 726.

ANTIBACTERIANOS

Compreendem ampla gama de agentes antissépticos e os antibióticos. Existe enorme variedade de substâncias antissépticas que podem ser empregadas em dermatologia.

Acetato de alumínio
Utilizado pela ação calmante, descongestionante e antisséptica, em associação com o acetato de chumbo, nas proporções respectivas de 8,7 e 15% em água, constituindo o líquido de Bürow, que se emprega nas diluições 1:10 a 1:40 em dermatoses exsudativas.

Ácido bórico
Antibacteriano e antifúngico. Atualmente, coloca-se em dúvida o seu valor medicamentoso. Teria ação especialmente sobre leveduras. É usado em pós, soluções e pomadas em concentrações de 2 e 3%.

Absorvido pela pele, quando utilizado em áreas abertas extensas, pode ser tóxico.

Empregado em solução aquosa (água boricada a 2%) como antisséptico em eczemas agudos, intertrigos e candidose.

Água oxigenada
Empregada como antisséptico em solução aquosa a 3% ou 10 volumes, especialmente para agentes anaeróbios. Facilitadora de desbridamento de feridas e despigmentante (ver página 724).

Álcool etílico
Empregado em solução aquosa a 60% ou 70%. É antisséptico fraco, de uso comum.

Clorexidina
Atualmente, é o antisséptico mais empregado, inclusive para assepsia do campo cirúrgico. Tem amplo espectro antibacteriano, sendo, porém, menos afetivo em relação a micobactérias e vírus.

Fenol
Empregado em solução aquosa a 1%, é antisséptico potente. Também tem outras aplicações (ver página 720).

Hipoclorito de sódio
Em solução aquosa a 0,5%, constitui o clássico líquido de Dakin, que atua pela liberação de cloro.

Iodo e substâncias liberadoras de iodo
O iodo é bactericida para bactérias gram-positivas e gram-negativas e para micobactérias, além de fungicida e virucida.

Para atenuar a toxicidade e a coloração da pele provocadas pelo iodo, desenvolveram-se compostos liberadores de iodo, como o iodopovidona.

Nitrato de prata
Atua sobre germes gram-positivos e gram-negativos. Pode ser empregado como hemostático e para reduzir tecido de granulação exuberante.

Triclorocarbanilida e triclosana
Isoladamente ou associados, são usados sob a forma líquida ou em sabonete para limpeza e assepsia da pele. Têm ação germicida e bacteriostática e são pouco sensibilizantes.

ANTIBIÓTICOS

Como regra geral, devem ser utilizados por via tópica antibióticos não usados ou pouco usados pelas vias oral e parenteral, uma vez que o uso tópico pode propiciar fenômenos de sensibilização que contraindicariam o uso posterior via sistêmica. Os antibióticos mais empregados topicamente são descritos a seguir.

Ácido fusídico
Indicado em infecções por *Staphylococcus aureus* (inclusive penicilinase-resistentes) e eritrasma. É empregado a 2%.

Bacitracina
Bactericida para microrganismos gram-positivos, estreptococos, estafilococos e pneumococos, cocos anaeróbicos, bacilos tetânico e diftérico. Não atua sobre gram-negativos.

Empregada em pomadas e cremes isoladamente ou em associação com outros antibióticos na concentração de 500 U/g por veículo.

Clindamicina
Ver página 713.

Eritromicina
Ver página 713.

Gentamicina
Antibiótico aminoglicosídeo que atua sobre germes gram-negativos, incluindo *Escherichia coli* e a maioria das cepas de *Pseudomonas*. Atua, ainda, sobre gram-positivos, inclusive *Staphylococcus aureus* e estreptococos β-hemolíticos. Empregada topicamente a 0,1%.

Metronidazol
Utilizado a 0,75% em gel ou creme como alternativa para o tratamento tópico da rosácea.

Mupirocina
Atua sobre a maioria das bactérias gram-positivas. Eficaz no tratamento de piodermites causadas por *Staphylococcus aureus*, *Streptococcus pyogenes* e outras cepas de estreptococos.

Também é empregada nas fossas nasais para eliminação de estafilococos em portadores crônicos.

Neomicina
Antibiótico aminoglicosídeo empregado topicamente sob a forma de sulfato na concentração 0,5%. Atua sobre a maioria dos germes gram-negativos. Muito utilizada topicamente, seu uso sistêmico é raro, por não ser absorvida. Frequente produtora de reações de hipersensibilidade, às vezes de difícil diagnose, uma vez que a erupção é apenas levemente eczematosa.

Polimixina B (sulfato)
Atua especialmente sobre *Pseudomonas aeruginosa*. Utilizada em cremes e pomadas, está frequentemente associada à neomicina.

Retapamulina
Atua sobre *Staphylococcus aureus*, inclusive meticilina-resistentes, contra *Streptococcus pyogenes*, inclusive contra cepas-resistentes a macrolídios e contra anaeróbios, *Clostridium*, *Propionibacterium acnes* e cocos anaeróbios. Utilizada em pomada a 1%, sua eficácia é considerada equivalente à da cefalexina oral.

Sulfadiazina de prata
Ao contrário das outras sulfas de uso tópico, é muito pouco sensibilizante. Atua contra germes gram-positivos e gram-negativos, sendo muito eficaz contra estafilococos. É indicada terapêutica e profilaticamente em úlceras crônicas, queimaduras e nas síndromes de Stevens-Johnson e Lyell.

Tetraciclinas
São de pouco emprego tópico pelo seu amplo uso sistêmico. Têm indicação em aftas, empregando-se 250 mg dissolvidos em 5 mL de água em bochechos de 2 minutos, 4 vezes/dia. Topicamente, são utilizadas em cremes, pomadas e soluções.

Tirotricina
Contém mistura de dois antibióticos, a gramicidina e a tirocidina, ambos ativos contra germes gram-positivos e geralmente inativos frente a germes gram-negativos. É usada em associações antibióticas na concentração de 0,5 g/%.

ANTIFÚNGICOS

Há muitas substâncias dotadas de ação antifúngica, fungistática ou fungicida, sendo que, entre elas, algumas são menos indicadas, por sua maior capacidade de sensibilização. O veículo a ser utilizado também é importante, pois, em determinadas áreas corpóreas, por exemplo, veículos alcoólicos podem ser irritantes, sendo inferiores a veículos cremosos, o que poderá ser fator determinante na escolha do preparado antifúngico.

Ácido benzoico
Empregado como antisséptico, preservativo e antifúngico em pomadas, por exemplo, pomada de *Whitfield* (ácido benzoico 12%, ácido salicílico 6% em vaselina), indicada em dermatofitoses plantares crônicas com hiperqueratose. Também é composto por tinturas antifúngicas (ácido salicílico, ácido benzoico e iodometalo de a 1% em álcool).

Ácidos carboxílicos
Compreendem os ácidos undecilênico, propiônico e caproico. São substâncias fungistáticas utilizadas isoladamente ou em associação com outros agentes antifúngicos, sob a forma de pós, soluções, cremes e pomadas.

Alilaminas
Seus derivados em emprego clínico são: a naftidina, de uso exclusivamente local para dermatófitos e que também possui atividade anti-inflamatória; e a terbinafina, a mais potente das alilaminas, de uso tópico e sistêmico. A naftidina é usada sob a forma de creme por pelo menos 2 semanas.

A terbinafina, além de atuar sobre dermatófitos, age sobre a *Malassezia furfur*, e é empregada topicamente sob a forma de creme a 1%, *spray* e solução.

Na classificação da FDA, a terbinafina e a naftidina são colocadas como categoria B. A terbinafina é usada para as dermatofitoses, 1 a 2 vezes/dia, por 2 a 4 semanas, sendo o período necessário para o tratamento da tinha do pé, especialmente para as formas plantares, 4 semanas ou mais. São efeitos colaterais, extremamente raros, eritema, ardor e prurido.

Anfotericina B

Topicamente, é utilizada em candidoses.

Ciclopirox olamina

Hidroxipiridona antifúngica de amplo espectro, ativa contra dermatófitos, leveduras (cândida e *M. furfur*) e bactérias. À semelhança dos imidazólicos, atua na membrana celular dos fungos, mas, diferentemente destes, não interfere sobre o ergosterol, ainda que iniba a síntese de proteínas. Alguns estudos têm demonstrado, comparativamente a outros tópicos, maior capacidade de penetração na lâmina ungueal, possibilitando melhores resultados nas onicomicoses. É empregada em soluções e cremes a 1%. Deve ser usada nas dermatofitoses e na pitiríase versicolor, 2 vezes/dia, por 2 a 4 semanas, e, na tinha do pé, por 2 meses.

Glutaraldeído

Tem ação fungicida *in vitro* em soluções tamponadas para pH 7,5. Polimeriza-se rapidamente, perdendo atividade em 2 semanas. Empregado em soluções tamponadas para pH 7,5 a 1 e 10% como coadjuvante do tratamento de onicomicoses e em hiperidrose plantar e palmar.

Hipossulfito de sódio

Ativo sobre *M. furfur*, é empregado em soluções aquosas, em concentrações de 25 a 30%.

Imidazólicos

São os antifúngicos mais recentemente introduzidos na prática clínica, podendo ser utilizados por vias tópica e sistêmica. De fácil utilização (1 única vez/dia), não irritantes, pouco sensibilizantes e com amplo espectro de ação, substituíram os antifúngicos clássicos na prática diária.

Atuam sobre dermatófitos, leveduras, *M. furfur* e bactérias. São, portanto, indicados para dermatofitoses (tinhas do pé, da mão, crural, do corpo e da face), pitiríase versicolor, candidíases (cutâneas, vulvovaginal, oral perleche). Além disso, são ativos na dermatite seborreica, especialmente o cetoconazol. Atualmente, existem vários imidazólicos em uso, descritos a seguir.

Bifonazol

Empregado em onicomicoses em associação com preparados de ureia a 40%. Na primeira fase, é feita a queratólise da unha afetada com a ureia e, em uma segunda fase, após a queratólise da unha, utiliza-se o bifonazol em creme a 1%.

Cetoconazol

Primeiro imidazólico a ter uso sistêmico amplo, é utilizado via tópica a 2%, sob a forma de cremes, e xampus, na terapêutica da dermatite seborreica. Pertence à categoria C da FDA.

Clotrimazol

Derivado imidazólico de amplo espectro, ativo contra dermatófitos, fungos saprófitos, *Candida albicans* e *M. furfur*. Atua, ainda, sobre *Trichomonas* e bactérias. Usado a 1% em cremes, loções, *sprays* e soluções.

Econazol

Utilizado sob a forma de nitrato em cremes e loções cremosas a 1%, pertence à categoria C da FDA.

Isoconazol

Emprega-se sob a forma de nitrato em cremes, cremes vaginais, loções cremosas, soluções e *sprays* a 1%.

Miconazol

Dotado de ação antifúngica de amplo espectro contra dermatófitos, *M. furfur*, fungos saprófitos, *C. albicans*, estafilococos e estreptococos. Utilizado em cremes e soluções a 2%. Pertence à categoria C da FDA.

Oxiconazol

Empregado em soluções e cremes a 1%. Faz parte da categoria B da FDA.

Tioconazol

Utilizado a 1% em cremes, loções e pós. Atualmente, existe na concentração de 28%, em veículo tipo esmalte, para tratamento de onicomicoses. Apresenta risco fetal e pertence à categoria C da FDA.

Iodo

Halógeno de ação bactericida e fungicida por mecanismos ainda desconhecidos. Constitui medicação clássica e entra na composição de vários antifúngicos sob forma de iodometaloide, tintura de iodo e iodeto de potássio, em concentrações de 1 a 3%, em soluções e pomadas.

Iodo-cloro-hidroxiquinolina (clioquinol)

Trata-se de substância de ação bacteriana razoável e discreta ação antifúngica por meio de liberação lenta do ha ozeno, que, ligando-se às moléculas bacterianas ou fúngicas, lesa o microrganismo. Como efeitos colaterais, apresenta sensibilizações e capacidade de colorir a pele e as roupas de amarelo. Utilizado associadamente a creme de corticosteroides na concentração de 3%.

Morfolinas

As dimetilmorfolinas são fungicidas de uso agrícola, mas um dos compostos dessa classe de substâncias, a amorolfina, atua satisfatoriamente sobre dermatofitose e candidoses humanas em creme a 0,25%. É utilizada em onicomicoses, a 5%, em veículo tipo esmalte, por uso semanal. Inibe a síntese de ergosterol, sendo fungicida. Em esmaltes, nas onicomicoses, atua também sobre fungos filamentosos não dermatófitos, como *Sopulariopsis* e *Scytalidium*.

Polienos

Compreendem a nistatina e a anfotericina B.

Nistatina

Não e absorvida via oral, a não ser em doses extremamente altas, atuando, assim, topicamente na pele, na cavidade oral, na mucosa vaginal e no tubo gastrintestinal. Encontrada em suspensão oral, pastilhas, drágeas e cremes.

Sulfacetamida sódica

Utilizada habitualmente como antisseborreica, é ativa na pitiríase versicolor sob forma de loções alcoólicas a 12%.

Sulfadiazina de prata

Ver página 715.

Timol

Antibacteriano e antifúngico, é indicado nas paroníquias, em concentrações de 2 a 4%, em álcool ou clorofórmio. Atua sobre cândidas e bactérias.

Tolnaftato e tolciclato

Fungicidas ativos contra dermatófitos e *M. furfur*. Não atuam sobre cândidas. Interferem na síntese proteica e deformam as hifas, que se tornam edemaciadas, distorcidas e fragmentadas. Raramente causam irritações quando usados sob forma de pó. São empregados a 1% em pó ou cremes.

Violeta de genciana

Ativa contra bactérias e cândidas. O uso sucessivo produz irritações locais e dificulta a regeneração tissular, provavelmente por interferência na formação do colágeno. Pode ser usada, no máximo, por 3 a 4 dias, em soluções aquosas a 1%.

Antifúngicos em esmaltes

As principais moléculas utilizadas como esmaltes antifúngicos tópicos são imidazólicos (tioconazol, bifonazol/ureia), ciclopirox olamina e amorolfina. O tioconazol a 28% foi o primeiro fármaco lançado comercialmente, tendo mostrado amplo espectro de atividade *in vitro* contra dermatófitos e leveduras, inibindo a síntese do ergosterol. O ciclopirox olamina e a amorolfina foram especialmente preparados para o tratamento de onicomicoses sob a forma de esmaltes. A amorolfina tem amplo espectro de ação sobre leveduras, dermatófitos e fungos filamentosos que causam onicomicose. Age como fungistático e fungicida.

A indicação de uso dos antifúngicos sob a apresentação de esmaltes foi proposta pela Academia Europeia de Dermatologia e Venereologia (EADV, European Academy of Dermatology and Venereology), que os indica nas seguintes situações: (i) envolvimento da lâmina ungueal pela onicomicose que não exceda mais que os 50% da porção distal da lâmina; (ii) ausência de envolvimento da matriz ungueal; (iii) poucas unhas acometidas pela onicomicose (três ou quatro); (iv) indicados a doentes com problemas específicos que tornam a terapia oral inapropriada, como o uso de outros fármacos com potencial interação medicamentosa; (v) deve haver ausência de melanoníquia.

Numerosos estudos clínicos têm avaliado a eficácia dos tratamentos tópicos na onicomicose. Há uma tendência de melhores taxas de cura com a amorolfina, seguida pela ciclopirox olamina e, por último, com o tioconazol em esmalte.

Os efeitos adversos com os esmaltes antifúngicos são raros e incluem eritema e sensação de queimação ou pinicação no local da aplicação, que desaparecem espontaneamente com a continuação do uso.

ANTIPARASITÁRIOS

Compreendem os fármacos empregados topicamente contra as parasitoses cutâneas.

Benzoato de benzila

Ativo sobre escabiose e pediculoses, é usado a 25% em cremes e loções alcoólicas. Pode exercer ação irritante sobre a pele.

Deltametrina

Inseticida sintético da classe dos piretroides extraídos das piretrinas do ácido crisantêmico usado no tratamento da pediculose, da ftiríase, da escabiose e de infestações por carrapatos. É praticamente desprovido de toxicidade para mamíferos. Sua utilização em áreas extensas e lesadas, permitindo maior absorção, pode determinar cefaleia, distúrbios respiratórios, alterações gastrentéricas e neurológicas.

Diclorodifeniltricloroetano (DDT)

Inseticida muito usado por sua ação sobre o sistema nervoso dos insetos. Pode ser utilizado na terapia da pediculose e da ftiríase pubiana a 5% em talco.

Enxofre

O enxofre e seus sais foram muito usados em terapêutica dermatológica. Hoje, preparações com enxofre sublimado estão abandonadas. O sulfureto de potássio é utilizado na pomada de Milian como escabicida, e o sulfureto de potássio e o sulfato de zinco constituem a chamada *lotio alba*. Atualmente, emprega-se o enxofre precipitado entre 2 e 10% sob forma de suspensão, pasta, creme ou pomada, como antisseborreico e escabicida. Pode ser usado como escabicida especialmente em lactentes e crianças, a 6%, em vaselina.

Fisiostigmina (eserina)

Utilizada em pomadas oftálmicas a 0,25% para eliminação de lêndeas de *Phthirus pubis* (piolho-do-púbis) localizadas nos cílios.

Ivermectina

É indicada topicamente para rosácea e demodecidose em creme na concentração de 10 mg/g. Seu uso está indicado apenas para indivíduos com mais de 18 anos. Não deve ser usado durante a gravidez. Efeitos colaterais: ardor, dermatite de contato e edema.

Monossulfiram

Monossulfeto de tetraetiltiuram, é ativo na escabiose e nas pediculoses. Apresentado sob a forma de solução alcoólica a 25%. Deve ser diluído em água para uso na proporção 1:2 para adultos e 1:3 para crianças. Interfere na metabolização do álcool, produzindo discreta síndrome aldeídica bastante desconfortável, e, por esse motivo, durante seu uso, não devem ser ingeridas bebidas alcoólicas de qualquer tipo.

Permetrina

Piretroide sintético tão ativo como o lindano, mas sem neurotoxicidade, atua sobre o sistema nervoso dos parasitas. Atualmente, é o fármaco eletivo no tratamento de escabiose, em creme a 5%.

Tiabendazol

Anti-helmíntico de amplo espectro, usado oral e topicamente. É topicamente empregado em sabonetes e pomadas a 1%, na larva *migrans*. Está indicado quando o número de lesões for pequeno ou como coadjuvante do tratamento sistêmico.

ANTIPERSPIRANTES

Sais de alumínio

Aumentam a permeabilidade do ducto sudoríparo, elevando a reabsorção dérmica do suor. Além disso, por meio de sua precipitação, exercem ação obstrutiva sobre o orifício sudoríparo, diminuindo a eliminação da sudorese. Os compostos de alumínio têm, ainda, ação antibacteriana, reduzindo a produção de substâncias odoríferas.

O cloreto de alumínio hexa-hidratado é o mais empregado, nas axilas, em concentrações de 20 a 25% em etanol, e, nas regiões palmoplantares, a 30%. Deve ser usado à noite, quando, em geral, a sudorese é mínima. Pode ser utilizado por 1 semana e, depois, semanalmente ou a cada 2 semanas, como manutenção.

Formaldeído

Produz um tampão, ocluindo o óstio écrino e impedindo, assim, o fluxo sudoríparo. É indicado especialmente em regiões palmoplantares, em solução a 1 a 3%. Tem o inconveniente de produzir odor forte e capacidade irritativa.

Glutaraldeído

Tem ação fungicida *in vitro* em soluções tamponadas para pH 7,5. Polimeriza-se rapidamente, inativando-se em 2 semanas. É empregado em soluções tamponadas para pH 7,5 a 1 e 10%, como coadjuvante do tratamento de onicomicose e em hiperidrose palmoplantar. Produz coloração acentuada da pele no início do tratamento, quando é usado de 2 a 3 vezes/semana. Esse efeito colateral se reduz quando da manutenção com o uso apenas 1 vez a cada 2 a 3 semanas.

Os antiperspirantes são empregados em loções, em concentrações variáveis: formol a 5%; cloreto de alumínio de 10 a 30%; glutaraldeído de 5 a 10%; ácido tânico a 5%. O ácido tânico e o cloreto de alumínio também são utilizados sob a forma de pós.

ANTIPSORIÁSICOS

Ácido salicílico
Ver página 713.

Alcatrões
Ver página 711.

Análogos da vitamina D

Calcipotriol
Análogo sintético da vitamina D3, é indicado para uso sob a forma de creme, pomada e solução capilar a 0,005% no tratamento da psoríase. O fármaco é contraindicado em pacientes com formas agudas de psoríase pela possibilidade de exacerbação do processo. Pode produzir elevação dos níveis séricos de cálcio com suas consequências, e, por esse motivo, recomenda-se seu uso em quantidades limitadas (100 g/semana). Além disso, o medicamento não deve ser empregado na face, pela possibilidade de produzir irritação. Os efeitos colaterais compreendem, além da hipercalcemia, os efeitos locais de exacerbação da psoríase, irritação cutânea e hiperpigmentação.

Calcitriol
Usado com indicação formal para psoríase em placas, sob a forma de pomada. Quando empregado em quantidade máxima de 30 g/semana de pomada em concentração de 3 mg/mL, 2 vezes/dia, tem poucos efeitos adversos no metabolismo do cálcio ou sobre a densidade óssea. O calcitriol apresenta poucos efeitos colaterais cutâneos, como eritema perilesional e sensação de ardor ou pinicação na área aplicada, quando comparado a outro análogo da vitamina D, o calcipotriol, que, no entanto, é pouco efetivo. Dessa forma, o calcitriol tem sido indicado para uso em áreas de pele sensível, como as flexurais e as retroauriculares e na face.

Antralina
Empregada no tratamento da psoríase, é a derivada sintética do antraceno, também chamado de ditranol. A cignolina é idêntica à antralina, dela diferindo apenas pela posição do grupo hidroxila.

A crisarobina é uma mistura natural contendo antralina, que se deposita como pó amarelado (também chamado de pó de Goa) nas fendas de uma árvore – a *andirá-araroba*.

A antralina é utilizada também no tratamento da alopecia areata, com a finalidade de despertar reações inflamatórias.

1. **Efeitos colaterais:** Eritema localizado; eritema generalizado (de cor violácea), resultado da congestão dérmica somada à oxidação da antralina combinada com proteínas epidérmicas; conjuntivite; fenômenos gerais podem ocorrer em casos de irritação mais intensa, como febre, anorexia e insônia.
2. **Contraindicações:** Obviamente, as preparações de antralina são contraindicadas na psoríase eritrodérmica pustulosa e na psoríase de localização facial ou intertriginosa.

Corticosteroides
Ver página 721.

Tazaroteno
Ver *Retinoides* (página 727).

ANTIPRURIGINOSOS

Amido
Carboidrato encontrado em vegetais. É empregado puro em banhos ou utilizado em pós ou pastas, como a pasta de Lassar (óxido de zinco, amido, lanolina e vaselina, em partes iguais). Tem ação calmante e antipruriginosa, sendo utilizado em dermatoses pruriginosas não infectadas. É fermentável, razão pela qual pós que contenham amido não devem ser usados em áreas intertriginosas.

Cânfora
Utilizada em loções, em concentrações de 1 a 3%, com finalidade antipruriginosa.

Capsaicina
Utilizada sob a forma de cremes a 0,025 e 0,075%, especialmente no tratamento tópico da nevralgia pós-herpética. Também tem sido empregada na neuropatia diabética, em estados pruriginosos, particularmente prurido urêmico, prurido anal, prurigo nodular e notalgia parestésica.

Doxepina
A doxepina vem sendo usada via tópica sob a forma de creme a 5%. É indicação do seu uso o combate ao prurido nas seguintes condições cutâneas: dermatite atópica; e líquen simples crônico. O fármaco é indicado para tratamento por, no máximo, 8 dias. É contraindicado em doentes com glaucoma ou tendência à retenção urinária, pelos seus efeitos anticolinérgicos. A absorção cutânea é intensa, podendo ocorrer interações medicamentosas, que devem ser consideradas,

com inibidores da monoaminoxidase (MAO). O uso concomitante com outros medicamentos pode provocar sérios efeitos colaterais: cimetidina pode elevar os níveis séricos de doxepina; álcool potencializa os efeitos sedativos. Doentes que estejam recebendo fármacos metabolizados pelo citocromo P450 devem usar menor quantidade de doxepina creme.

Apresenta, como efeitos colaterais, sonolência, sequidão da boca, cefaleia, fadiga e, localmente, ardor, exacerbação do prurido, exacerbação das lesões eczematosas, parestesias e edema.

Mentol

Utilizado em concentrações de 0,25 a 2%, incorporado em talcos, loções e pastas, como antipruriginoso. Alivia o prurido, substituindo-o por sensação refrescante.

ANTIVÍRICOS

Aciclovir e derivados

O aciclovir é utilizado topicamente sob a forma de creme e pomada oftálmica, nas concentrações de 5 e 3%, respectivamente, em herpes-vírus simples e, eventualmente, em herpes-zóster.

O aciclovir é pouco ativo topicamente, sendo que o penciclovir é mais eficaz nas infecções herpéticas da face e dos lábios. Ambas as medicações, aciclovir e penciclovir tópicos, devem ser empregadas o mais precocemente possível com relação ao início do quadro e aplicadas 5 vezes/dia, o que corresponde ao uso a cada 4 horas. O aciclovir não deve ser aplicado em torno dos olhos.

CALMANTES

Água de cal

Solução de 0,15% de hidróxido de cálcio em água. Admite-se que seu componente cálcico forme precipitados com proteínas epidérmicas, que podem exercer efeito protetor, ação antipruriginosa e anti-inflamatória. Participa, especialmente, do linimento óleo-calcáreo (água de cal e óleo de amêndoas em partes iguais) e pasta d'água.

CÁUSTICOS

Ácido acético

Tem várias ações farmacológicas, é antipruriginoso, rubefaciente, cáustico e antisséptico. É usado em soluções e tinturas, em concentrações de 1 a 10%. É indicado como rubefaciente na alopecia areata, acidificante coadjuvante no tratamento da dermatite de fraldas e antisséptico.

O ácido acético é também empregado em soluções a 5% na detecção de condilomas acuminados clinicamente inaparentes, por meio de técnica denominada peniscopia. Na área a ser examinada, aplicam-se compressas embebidas em solução de ácido acético a 5%, e, após 5 a 10 minutos, a região é examinada com auxílio de lentes. As áreas em que há infecção pelo papilomavírus humano (HPV) apresentam coloração esbranquiçada, permitindo, assim, a localização dessas lesões subclínicas.

Ácido nítrico fumegante

Utilizado como cáustico em verrugas vulgares, particularmente plantares e, eventualmente, periungueais. As aplicações de ácido nítrico devem ser acompanhadas pelo desbaste cirúrgico das lesões para obtenção de resultados mais rápidos.

As aplicações de ácido nítrico devem ser feitas exclusivamente pelo médico, e jamais deve ser permitido ao paciente o emprego dessa substância pelo risco de destruições tissulares importantes que podem ocorrer com seu uso indevido.

Ácido tricloroacético

Cáustico hemostático que coagula as proteínas da pele, utilizado em concentrações variáveis de 30, 50, 70 e 90%. Em concentrações menores, pode ser utilizado concomitantemente à curetagem de lesões tipo queratoses actínicas e seborreicas. Em concentrações maiores, pode ser empregado isoladamente no tratamento de lesões como hiperplasia sebácea e acrocórdons. É clássico seu emprego no xantelasma em concentrações de 30 a 50%, e pode ser utilizado nas melanoses e nos condilomas acuminados. Também é empregado como princípio ativo de *peelings* químicos, em concentrações de 20 a 35%, para tratamento de cicatrizes de acne e do envelhecimento cutâneo. São complicações as hipo e hiperpigmentações e a formação de cicatrizes hipertróficas.

Cantaridina

Substância extraída de um inseto, *Cantharis vesicatoria*, capaz de provocar intensa vesiculação intraepidérmica. Utilizada a 0,7%, em acetona e colódio flexível em partes iguais ou associada à podofilina e ao ácido salicílico, como cáustico e vesicante, em verrugas virais, particularmente, verrugas plantares e periungueais.

Fenol

Antisséptico potente pouco utilizado por ser altamente tóxico quando em concentrações eficientes.

É usado como antipruriginoso em concentrações entre 0,5 e 1%, em soluções ou pastas. Em concentração elevada de 50%, é utilizado para dermoabrasões. O fenol é cáustico e atua precipitando proteínas. Em concentrações acima de 80%, causa queratocoagulação, o que retarda sua absorção. Em concentrações mais baixas, é absorvido com maior rapidez. Nas concentrações elevadas (88%), é empregado para matricectomia em unhas encravadas. É aplicado na porção lateral da matriz ungueal após avulsão total ou parcial da lâmina ungueal sob anestesia local.

Nefrotóxico, pode produzir lesões renais quando utilizado em áreas extensas, por absorção percutânea, e provocar arritmias cardíacas. Isso determina que o tratamento seja feito por áreas sucessivas. A hipopigmentação é bastante frequente com seu uso em concentrações elevadas.

Nitrato de prata

Substância germicida adstringente e cáustica. Sua ação germicida decorre da precipitação de proteínas bacterianas por íons de prata. É utilizado em concentrações de 0,5 a 2% e em bastões, como cáustico, para destruição de lesões tipo verrugas, e como antisséptico e adstringente, para úlceras e queimaduras.

CICATRIZANTES

Ácidos graxos essenciais

Ácidos graxos de cadeia longa, como o esteárico e o palmítico e seus álcoois são utilizados como emolientes ou emulsificantes em cremes. Pertencem também a esse grupo os ácidos linoleico, cáprico e caprílico. São muito utilizados como cicatrizantes de feridas, mas não existem estudos cabais quanto à sua real eficácia.

CITOSTÁTICOS

Fluoruracila

Análogo pirimídico utilizado em quimioterapia antineoplásica sistêmica e, também, topicamente que inibe a síntese de DNA. É utilizado em creme, em concentração de 5% em queratose actínica e em casos de disqueratose de Bowen e eritroplasia de Queyrat.

Podofilina e podofilotoxina

Antimitóticos utilizados topicamente, em condições de proliferação celular. A podofilina é usada em soluções alcoólicas na concentração de 10 a 25%, que devem ser aplicadas cuidadosamente e removidas por lavagem após 4 horas da aplicação.

A podofilotoxina é aplicada em soluções alcoólicas a 0,5% ou cremes a 0,15% por 3 dias, sendo que as aplicações podem ser repetidas após 4 dias.

Medicações de eleição nos condilomas acuminados, não devem ser usadas durante a gravidez, pois sua absorção na área genital pode ser intensa, produzindo fenômenos tóxicos maternos, como neuropatia periférica, e fenômenos tóxicos fetais, até mesmo fatais. No mercado, encontra-se disponível a podofilotoxina para o tratamento do condiloma acuminado, de uso domiciliar, com aplicação pelo próprio doente.

CORTICOSTEROIDES

São as medicações anti-inflamatórias tópicas mais efetivas e potentes e a terapêutica de eleição de ampla gama de afecções dermatológicas, desde inflamatórias, como os eczemas, até hiperplásicas, como a psoríase, e mesmo infiltrativas, como a sarcoidose.

Desde a sua introdução, em 1952, inúmeras modificações têm sido efetuadas em sua molécula básica, com o intuito de aumentar as ações anti-inflamatórias e minimizar os efeitos colaterais. Oferecem amplas vantagens, aplicabilidade em extenso espectro de dermatoses, rapidez de ação em doses pequenas, ausência de aparecimento de tolerância, ausência de dor ou odor ao uso, pequena capacidade sensibilizante, grande estabilidade, compatibilidade com a maioria dos medicamentos usados topicamente e escassos efeitos colaterais sistêmicos por absorção percutânea.

Os corticosteroides tópicos mais potentes são os fluorados, os quais são também os que mais podem produzir efeitos colaterais, especialmente quando empregados oclusivamente.

A técnica de curativos oclusivos com plásticos causa hidratação do estrato córneo, formando-se, nesta camada, um verdadeiro reservatório de corticosteroide, que persiste vários dias após a aplicação. Nessas condições, há sempre absorção percutânea do corticosteroide, podendo ocorrer repercussões sobre o eixo hipotálamo-hipófise-suprarrenal, discretas e rapidamente reversíveis.

- **Ações farmacológicas:**
    - **Anti-inflamatória:** Diminuição da vasodilatação, da marginalização dos leucócitos ao longo dos vasos e da quimiotaxia leucocitária, por ação sobre os vasos e diretamente sobre os leucócitos.
    - **Antiproliferativa:** Essa ação se processa sobre a síntese do DNA, resultando em redução das mitoses. Esses fenômenos somente ocorrem com corticosteroides fluorados potentes.

- **Imunossupressora:** A ação anti-inflamatória é complementada pela inibição da proliferação de células linfoides, diminuição dos linfócitos B e inibição das linfoquinas.
- **Efeitos colaterais:** Atrofia cutânea epidérmica e dérmica; erupções acneiformes; dermatite perioral; hipertricose; facilitação de infecções fúngicas, bacterianas e virais; e dermatite de contato alérgica.

Excepcionalmente, o uso prolongado de corticosteroides tópicos, por absorção, poderá produzir efeitos colaterais sistêmicos, como nas seguintes situações: uso prolongado de corticosteroides potentes, em áreas extensas, em crianças (particularmente prematuros); uso prolongado de corticosteroides potentes, em áreas extensas, sob forma oclusiva; uso de quantidades muito grandes dos corticosteroides potentes, por tempo prolongado. Nessas eventualidades, podem ser observados alguns fenômenos sistêmicos, como supressão do eixo hipotálamo-hipófise-suprarrenal, retardo do crescimento em crianças e manifestações cushingoides.

O uso de corticosteroides na área ocular deve ser cuidadoso, uma vez que existem relatos de glaucoma induzido por essa terapêutica.

- **Taquifilaxia**

Em relação a medicamentos, a taquifilaxia significa diminuição da ação terapêutica após o seu uso por algum período. Pode ocorrer com qualquer medicamento, mas é mais observada em doentes crônicos tratados com corticosteroides tópicos. Eventualmente, surge em tempo relativamente curto, com 1 ou 2 semanas de uso do corticosteroide. Em geral, após a interrupção do medicamento por alguns dias, o efeito terapêutico retorna. É também possível obter o efeito terapêutico substituindo o corticosteroide por outro, de igual potência, mas com uma estrutura química ligeiramente diferente. Fato importante na taquifilaxia é que, mesmo com a diminuição da ação terapêutica, a absorção percutânea continua ou pode até aumentar. A aplicação de maior quantidade do tópico, para obter a melhora, pode produzir reações sistêmicas, além dos efeitos adversos locais.

- **Indicações dermatológicas:**
  - **Erupções eczematosas:** Dermatite atópica; dermatite palmoplantar juvenil; dermatite de contato; dermatite das fraldas; dermatite numular; líquen simples crônico; dermatite de estase; dermatite asteatósica; disidrose; balanites não infecciosas; otites externas.
  - **Erupções eritematodescamativas:** Dermatite seborreica; eritrodermias; psoríase; parapsoríase; pitiríase rosácea.
  - **Erupções papulopruriginosas:** Prurigos; líquen plano; líquen nítido; líquen estriado; líquen plano pilar.
  - **Erupções vesicobolhosas:** Pênfigos; penfigoides.
  - **Alterações atróficas e escleróticas:** Líquen escleroso e atrófico.
  - **Tricoses:** Alopecia areata.
  - **Discromias:** Vitiligo.
  - **Doenças do tecido conectivo:** Lúpus eritematoso discoide crônico; lúpus eritematoso sistêmico; esclerodermias cutâneas.
  - **Afecções vasculares:** Vasculite (pioderma gangrenoso); granuloma facial.
  - **Afecções granulomatosas não infecciosas:** Sarcoidose; necrobiose lipoídica (infiltração); granuloma anular (infiltração).
  - **Afecções metabólicas:** Líquen mixedematoso (infiltração); mixedema (infiltração).
  - **Afecções congênitas e hereditárias:** Epidermólises bolhosas; ictioses; doença de Hailey-Hailey.
  - **Neoplasias benignas e malignas:** Queloides e cicatrizes hipertróficas (infiltração); histiocitoses; cistos mixoides (infiltração); linfomas cutâneos; micose fungoide.
  - **Afecções por agentes físicos:** Dermatoses por fotossensibilidade; radiodermite aguda.
  - **Afecções da mucosa oral:** Aftas.
  - **Outras:** Doença de Grover; linfocitoma cútis; papulose linfomatoide; erupção polimorfa na gravidez; prurido anal; prurido vulvar; síndrome de Sweet.
- **Potência:** Quanto a esse aspecto, os corticosteroides tópicos são divididos em sete grupos, e é importante assinalar que um mesmo corticosteroide pode variar de potência em função do veículo no qual é empregado.
  - **Classe 1:** *Corticosteroides superpotentes:*
    a. Diacetato de diflorasona: 0,05%.
    b. Dipropionato de betametasona em veículo otimizado.
    c. Fluocinonida a 0,1% em veículo otimizado.
    d. Fludroxicortida: 4 mg/cm^2.
    e. Propionato de clobetasol: 0,05%.
    f. Propionato de halobetasol a 0,05%.
  - **Classe 2:** *Corticosteroides superpotentes:*
    a. Ancinonida: 0,1%.
    b. Diacetato de diflorasona: 0,05%.

c. Desoximetasona: 0,25%.
d. Desoximetasona: 0,5%.
e. Dipropionato de betametasona: 0,05%.
f. Fluocinonida: 0,05%.
g. Furoato de mometasona: 0,1%.
h. Halcinonida: 0,1%.
- **Classe 3:** *Corticosteroides de potência média a alta:*
  a. Ancinonida: 0,1%.
  b. Diacetato de diflorasona: 0,05%.
  c. Dipropionato de betametasona: 0,05%.
  d. Fluocinonida: 0,05%.
  e. Propionato de fluticasona: 0,005%.
  f. Valerato de betametasona: 0,1%.
- **Classe 4:** *Corticosteroides de potência média:*
  a. Fluocinolona acetonida: 0,025%.
  b. Triancinolona acetonida: 0,1%.
  c. Desoximetasona: 0,05%.
  d. Fludroxicortida: 0,05%.
  e. Pivalato de clocortolona: 0,1%.
  f. Prednicarbato: 0,1%.
  g. Probutato de hidrocortisona: 0,1%.
  h. Valerato de betametasona: 0,12%.
- **Classe 5:** *Corticosteroides de potência média a baixa:*
  a. Fluocinolona acetonida: 0,025%.
  b. Triancinolona acetonida: 0,1%.
  c. Butirato de hidrocortisona: 0,1%.
  d. Dipropionato de betametasona: 0,05%.
  e. Fludroxicortida: 0,05%.
  f. Prednicarbato: 0,1%.
  g. Propionato de fluticasona: 0,005%.
  h. Valerato de betametasona: 0,15%.
  i. Valerato de hidrocortisona: 0,2%.
- **Classe 6:** *Corticosteroides de baixa potência:*
  a. Desonida.
  b. Dipropionato de alclometasona.
- **Classe 7:** *Corticosteroides de potência mínima tópicos com:*
  a. Dexametasona.
  b. Flumetasona.
  c. Hidrocortisona (acetato).
  d. Metilprednisolona (acetato).
  e. Prednisolona.

Os corticosteroides extremamente potentes estão indicados para uso em áreas restritas e por pouco tempo. Assim que se obtém melhora da dermatose, devem ser substituídos por corticosteroides menos potentes e, portanto, mais seguros. A hidrocortisona a 1% é o corticosteroide tópico que menos efeitos colaterais produz, por isso é o que deve ser utilizado nos tratamentos de manutenção, ainda que possa provocar alterações cutâneas atróficas quando usada exageradamente. Deve ser lembrado que outros corticosteroides tópicos não fluorados também podem produzir efeitos colaterais indesejados. Outro aspecto a ser considerado na corticoterapia tópica é a topografia da dermatose. Na face e nos genitais, pela peculiar delicadeza cutânea dessas áreas, não devem ser usados corticosteroides fluorados e os não fluorados potentes. Deve-se também poupar as áreas de dobras, desde que, pelas condições anatômicas, a simples aplicação de corticosteroide comporte-se como curativo oclusivo, sendo extremamente comuns efeitos colaterais atróficos, especificamente estrias irreversíveis.

Além do princípio ativo, é preciso considerar os veículos. As formas gel e pomada são superiores, em atividade e em potencial de efeitos colaterais, aos cremes, e estes, às loções. Os corticosteroides tópicos são usados isoladamente ou associados a antibióticos como neomicina, nistatina, gramicidina, gentamicina, vioformio ou ao ácido salicílico.

Outra técnica de utilização local dos corticosteroides é o emprego de suspensões injetadas intralesionalmente, aplicável no caso de afecções localizadas, que permite a obtenção de elevadas concentrações da substância ativa na lesão, atuando por tempo prolongado e com um mínimo de repercussão sistêmica. O corticosteroide indicado é a suspensão de triancinolona, em concentração de 3 a 5 mg/mL.

A fim de não provocar efeitos iatrogênicos com a aplicação excessiva dos cremes de corticosteroides em crianças, desenvolveu-se uma padronização de aplicação para que apresentem um orifício de abertura do tubo de 5 mm de diâmetro. Denomina-se FTU a quantidade de creme depositada sobre a face palmar da falange distal do dedo indicador de um adulto, em linha reta. Duas FTU equivalem a 1 g de creme de corticosteroide. De acordo com a superfície cutânea a ser tratada com corticosteroides tópicos, recomenda-se a aplicação de determinado número de FTU (Tabela 74.2).

DEPILATÓRIOS

Eflornitina

Empregada sob a forma de cloridrato em creme a 13,5%. Na realidade, trata-se de uma substância depilatória, que retarda o crescimento dos pelos. Indicada para tratamento exclusivo da face, diminui a frequência necessária de procedimentos para depilação. Pode produzir, em menos de 1% dos pacientes, dermatite de contato, queilite, inchaço labial e herpes simples.

Tabela 74.2 Idade da criança e áreas de superfície corpórea com as necessidades de unidades de ponta de dedo (FTU) para aplicação do creme de corticosteroides

Idade	Região				
	Face e pescoço (μ)	Membro superior (μ)	Membro inferior (μ)	Tronco (frente) (μ)	Tronco (dorso) e nádegas (μ)
3-6 meses	1	1	1 e 1/2	1	1 e 1/2
1-2 anos	1 e 1/2	1 e 1/2	2	2	3
3-5 anos	1 e 1/2	2	3	3	3 e 1/2
6-10 anos	2	2 e 1/2	4 e 1/2	3 e 1/2	5

DESPIGMENTANTES

Ácido azelaico
Ver página 712.

Ácido kójico
Inibe a tirosinase. Empregado no tratamento do melasma a 1% em creme associado ao ácido glicólico.

Água oxigenada
Peróxido de hidrogênio. Usada como antisséptico e, discutivelmente, como despigmentante. É empregada com esta finalidade a 20 volumes, isoladamente ou em associação com outras substâncias ativas em soluções ou pomadas.

Derivados fenólicos
São usados o mequinol e o N-acetil-4-s-cisteaminofenol. O mequinol é empregado em soluções a 2% associadamente ao ácido retinoico a 0,001%. Também é usado a 20% para despigmentação de casos extensos de vitiligo com os mesmos riscos e resultados da monobenzona.

Hidroquinona
Usada em cremes ou soluções alcoólicas nas concentrações de 2 a 4%. Em concentrações maiores, existe risco de indução de ocronose exógena. Pode ser utilizada associadamente ao ácido retinoico. É clássica a fórmula: hidroquinona a 5%, tretinoína a 0,1% e dexametasona a 0,1%.

Pode provocar dermatites de contato por irritação primária e sensibilização.

Monobenzona
Está praticamente proscrito, pela possibilidade de produzir graves despigmentações, inclusive à distância do ponto de aplicação. Empregada atualmente em cremes a 20% exclusivamente para produzir despigmentação das áreas normais em casos extremamente extensos de vitiligo. Pode haver despigmentação permanente ou transitória e a distância e, além disso, repigmentação lenta ou rápida após o término do tratamento, portanto os resultados são imprevisíveis, tratando-se de terapêutica de exceção.

FOTOPROTETORES

Substâncias destinadas a proteger a pele das radiações UV. A efetividade de um fotoprotetor é expressa pelo fator de proteção solar, que é o resultado da razão entre a dose eritematosa mínima com o fotoprotetor para UVB e a dose eritematosa mínima sem o fotoprotetor, em um número significativo de indivíduos normais.

Os fotoprotetores classificam-se em:
- **Fotoprotetores físicos:** Substâncias opacas que refletem a luz, impedindo que as radiações atinjam a pele. São exemplos o óxido de zinco, o talco, o caulim e o óxido de ferro, mas o mais eficiente e empregado é o dióxido de titânio, utilizado nas concentrações de 5 a 20%. Em geral, são cosmeticamente pouco aceitáveis, podendo ser utilizados em cremes e pastas, isoladamente ou associados a fotoprotetores químicos. São recomendados para todos os tipos de pele e protegem não somente em relação à luz visível, mas também quanto ao UVA.
- **Fotoprotetores químicos:** Agentes capazes de absorver radiação, impedindo, assim, que a pele seja atingida. São moléculas com duas porções: cromófora; e auxocrômica. A primeira consegue absorver radiações de determinado comprimento de onda, e a segunda modifica a capacidade de absorção do componente cromóforo. Compreendem vários grupos de substâncias:
  - **Ácido paraminobenzoico (PABA) e derivados:** Os fotoprotetores com PABA absorvem radiação UVB no espectro de 280 a 320 nm. A melhor maneira de utilização do PABA a 5% é sob forma de loção alcoólica, com álcool a

50 ou 60%. É indicado para pele dos tipos I e II, e o fator de proteção solar é de 10 a 15. Os ésteres do ácido paraminobenzoico são também bastante empregados, os principais são: isoamil-paraminobenzoico, N-dimetil--aminobenzoato, gliceril-paraminobenzoato e octidilmetil-parabenzoato. O PABA, e em especial seus ésteres, conjuga-se parcialmente com a queratina da camada córnea, o que lhe confere a vantagem adicional de resistência parcial à remoção pelo suor ou imersão em água.

- **Benzofenonas:** Absorvem predominantemente UVA de 320 a 350 nm, sendo os derivados mais usados a oxibenzona, dioxibenzona, a benzofenona e a mexenona.
- **Dibenzoilmetanos:** Absorvem UVA em faixa ligeiramente mais alta, porém não protegem contra UVA próximo dos 400 nm. O principal produto é a butilmetoxidibenzoilmetano (avobenzona-Parsol® 1789).
- **Cinamatos:** Absorvem UVB. Os compostos mais empregados são o etil-hexil-p-metoxicinamato (Parsol® MCX) e o etoxietil-p-metoxicinamato (Cinoxato), que absorvem principalmente na faixa de 310 nm. Nos fotoprotetores, são, em geral, associados com outros agentes. Podem causar dermatites e fotodermatites de contato.
- **Salicilatos:** Absorvem UVB na faixa de 300 nm. Os dois compostos mais usuais são octil-salicilato e homomentil-salicilato. Apesar de serem fotoprotetores fracos, têm a vantagem de ser muito estáveis, raramente sensibilizantes e insolúveis em água e de facilitar a solubilização das benzofenonas. São muito utilizados nos produtos que não têm PABA (PABA-*free*).
- **Ácido tereftalideno dicânfora sulfônico (Mexoryl® SX):** Absorve UVA de 320 a 400 nm.
- **Antranilatos:** Os mais utilizados são o homometil-n-acetil-antranilato e o metil-antranilato, que têm baixa absorção para UVA, sendo empregados em associações com outros absorvedores de luz.
- **Derivados canforados:** Absorvem irradiações na faixa de 290 a 300 nm.
- **Grupo miscelânea:** Trioleato de digaloil (absorve radiação UVB); gliceril-aminobenzoato (absorve radiações em faixa próxima ao PABA); di-hidroxiacetona (oxida a melanina, pigmentando a pele, e confere-lhe coloração amarelada, além de poder exercer algum efeito fotoprotetor).

FOTOSSENSIBILIZANTES

Fármacos empregados em terapia fotodinâmica

Cloridrato de aminolevulinato de metila

Substância derivada do metabolismo das porfirias utilizada na terapêutica fotodinâmica com intuito de tratar queratoses actínicas, carcinomas basocelulares superficiais e, eventualmente, disqueratose de Bowen. A terapia fotodinâmica com derivados do ácido delta--amino evulínico (ALA) tem se mostrado altamente eficaz no tratamento de algumas neoplasias cutâneas pelo uso de porfirinas formadas intralesionalmente como agentes fotossensibilizadores. Além disso, a fluorescência produzida pelas porfirinas induzidas pelo ALA sob luz de Wood é altamente seletiva nos tecidos neoplásicos cutâneos e oferece uma técnica útil à detecção e ao delineamento das margens de tumores cutâneos com bordas mal definidas.

Para o tratamento da queratose actínica, uma sessão de terapia fotodinâmica deve ser administrada. As lesões tratadas devem ser avaliadas após 3 meses, e, se necessário, realiza-se uma segunda sessão da terapia fotodinâmica. Para o tratamento do carcinoma basocelular, 2 sessões devem ser administradas com um intervalo de 1 semana.

Psoralênicos

De uso tópico e eventual a partir de aplicações de UVA (ultravioleta A e psoralênico [PUVA] tópica).

Podem ser empregados cremes, pomadas, loções e emulsões com 8-metoxisaleno nas concentrações 0,01 a 0,1%. Trata-se de terapêutica indicada exclusivamente para psoríase palmoplantar e vitiligo limitado e estável.

HORMÔNIOS SEXUAIS E SUBSTÂNCIAS ANTIANDROGÊNICAS

Espironolactona

Utilizada em soluções a 1% para alopecia androgênica feminina, por sua ação antiandrogênica. Deve ser contraindicada quando existir história de câncer de mama ou predisposição genética a esta neoplasia.

Estrogênios

Utilizados topicamente em vaginite senil, craurose e, eventualmente, em alopecia androgenética feminina. São contraindicados na gravidez, e admite-se que aumentem o risco de câncer do endométrio. A administração deve ser cíclica, com 1 semana de intervalo a cada 3 semanas de tratamento.

Progesterona

Empregada topicamente em soluções, nas concentrações 2 a 3%, na alopecia androgênica feminina. A absorção pode determinar alterações menstruais e sintomas mamários.

IMUNOMODULADORES

Imiquimode

Fármaco imunomodulador que atua por meio da ativação do receptor *toll-like* 7, modificando a resposta imune e provocando ações antivirais e antitumorais.

Indicado nas verrugas anogenitais, nas queratoses actínicas, em carcinomas basocelulares superficiais e na doença de Bowen.

Usado em creme a 5%, 3 vezes/semana, por 16 semanas, para verrugas; 2 vezes/semana, para queratoses actínicas; e 5 vezes/semana, por 6 semanas, para carcinomas basocelulares. Após 6 a 10 horas da aplicação, deve ser removido pela lavagem com água e sabonete.

Seus efeitos colaterais estão relacionados à área de aplicação – eritema, edema, ulcerações, crostas e descamação. Também podem ocorrer hiperpigmentação e hipocromia vitiligoide. Excepcionalmente, há sintomas sistêmicos, febre, fadiga, cefaleia, mialgias e diarreia.

Pimecrolimo (ASM981)

Trata-se do mais recente membro da tríade de inibidores da calcineurina (ciclosporina A, tacrolimo e pimecrolimo), agora disponíveis comercialmente para uso em doenças cutâneas inflamatórias. No Brasil, o pimecrolimo tem indicação formal para o tratamento da dermatite atópica, em crianças com mais de 3 meses de idade e em adultos. O pimecrolimo tópico em creme a 1% provou ser altamente efetivo e bem tolerado em doentes com dermatite atópica. Além disso, pesquisas clínicas recentes têm demonstrado que o pimecrolimo oral (ainda não disponível comercialmente) é muito eficiente no tratamento da psoríase e da dermatite atópica. Existem muitos relatos de eficácia do pimecrolimo, bem como do tacrolimo em muitas enfermidades inflamatórias, como fotorreações crônicas, dermatites crônicas das mãos, dermatites das pálpebras, líquen plano genital e oral, psoríase localizada, particularmente facial e intertriginosa, doença do enxerto *versus* hospedeiro crônica, vitiligo, pioderma gangrenoso, Crohn cutâneo, dermatomiosite, líquen escleroso e atrófico, lúpus eritematoso, ulcerações da artrite reumatoide, sarcoidose cutânea, foliculite eosinofílica, prurido urêmico e epidermólise bolhosa. O fármaco em uso tópico tem baixa capacidade de absorção pela pele, de forma que não se observaram eventos adversos sistêmicos relevantes.

Tacrolimo (FK506)

Sua grande vantagem em dermatologia é a possibilidade de ser usado via tópica sob a forma de cremes a 0,03% para crianças e a 0,1% para adultos. A indicação principal é no tratamento da dermatite atópica, mas existem ensaios clínicos mostrando efetividade em outros casos, como dermatite seborreica, psoríase, vitiligo e demais afecções citadas para o pimecrolimo.

QUERATOLÍTICOS

Ácidos α-hidroxílicos

Compreendem os ácidos cítrico, glicólico, láctico, pirúvico e glicurônico. Têm ação antiqueratogênica, sendo utilizados em concentrações de 3 a 5%, como queratolíticos, em ictioses e condições hiperqueratósicas da pele. Um dos mais utilizados, inclusive em inúmeros cosméticos destinados ao cuidado da pele xerótica, é o ácido láctico. Em concentrações mais elevadas, em associação com ácido salicílico e tendo como veículo o colódio elástico, é empregado como queratolítico no tratamento de verrugas virais.

Outro ácido α-hidroxílico bastante utilizado atualmente é o glicólico, que é hidroxiacético ou hidroxietanoico, extraído da cana-de-açúcar. Sua ação sobre a pele depende das concentrações empregadas. Nas concentrações baixas, atua sobre as camadas mais inferiores do estrato córneo, interferindo nas uniões iônicas intercorneocíticas, diminuindo a adesão dos corneócitos e impedindo o espessamento da camada córnea. Nas concentrações mais elevadas, induz a epidermólise, com desprendimento dos corneócitos, separação epidérmica e alterações dérmicas e aumento da síntese de colágeno e glicosaminoglicanos. O ácido glicólico é empregado em soluções, géis ou cremes, em concentrações baixas, de 5 a 30%; e, em concentrações altas, 70%, para a realização de *peelings* em melanoses solares e envelhecimento cutâneo.

Existem relatos discutíveis de alguma utilidade do ácido glicólico em estágios iniciais de estrias, quando utilizado a 20% em associação com tretinoína a 0,05% em creme ou em associação com ácido ascórbico a 10%.

Ácido salicílico

Ver página 713.

Ureia

Substância queratolítica, que atua solubilizando ou desnaturando as proteínas cutâneas, além de apresentar propriedades antibacterianas. Hidrata a camada córnea e é antipruriginosa. Em altas concentrações, 40%, é proteolítica, sendo usada em soluções aquosas na língua negra pilosa, e como pomadas, sob oclusão, para queratólise química de unhas acometidas por onicomicoses. Em concentrações de 5 a 10%, é empregada nas ictioses e para controle na xerose cutânea.

A alantoína é hidrolisada na pele em ureia, o agente ativo. É empregada em cremes e soluções associada a outros princípios ativos.

RETINOIDES

Ácido retinoico
Ver página 712.

Adapaleno
Ver página 713.

Isotretinoína
É isomerizada na epiderme, como a tretinoína, tendo, por conseguinte, ações idênticas. Empregada a 0,05% em acne, especialmente nas formas comedonianas ou discretamente inflamatórias. Em geral, é utilizada associadamente ao peróxido de benzoíla ou a antibióticos tópicos ou sistêmicos.

Tazaroteno
Retinoide de uso tópico cuja indicação principal é o tratamento tópico da psoríase, sob a forma de gel nas concentrações 0,05 a 0,1% em monoterapia ou associadamente a corticosteroides tópicos, podendo ser usado na extensão máxima de 20% da área corpórea. É também indicado para tratamento de acne leve ou moderada na concentração de 0,1%. Não deve ser utilizado por mulheres grávidas ou com potencial de engravidar, exigindo, nessas situações, o uso de medidas anticoncepcionais. Os efeitos colaterais mais frequentes são dermatites irritativas com prurido, ardor, xerose, descamação e exacerbação da psoríase.

SENSIBILIZANTES

Dinitroclorobenzeno (DNCB)
Utilizado restritamente para tratamento de verrugas disseminadas e para alopecia areata grave. Testa-se a sensibilidade ao DNCB. Em caso de positividade, iniciam-se aplicações tópicas em concentrações progressivamente crescentes. No caso de não existir sensibilidade ao DNCB, provoca-se a sensibilização com soluções a 2%, e, após obtida, procede-se às aplicações tópicas. Sempre produz reação eczematosa nos locais de aplicação, porém é tolerável quando são utilizadas concentrações baixas. Atualmente, é contraindicado por sua capacidade mutagênica, com provável ação cancerígena, não sendo mais utilizado.

Difenciprona
Poderoso sensibilizante empregado no tratamento de formas graves de alopecia areata que não responderam aos tratamentos habituais. Inicialmente, deve ser feita a sensibilização do paciente com solução a 2% em acetona aplicada em área de 4 cm × 4 cm de um dos lados do couro cabeludo. Após 1 ou 2 semanas, inicia-se o tratamento semanal com solução a 0,001% (1 vez/semana), aumentando-se gradativamente para 0,025%, 0,05%, 0,1%, 0,25%, 0,5%, 1% até 2,1%, conforme as reações inflamatórias observadas, tentando manter tolerável reação inflamatória com eritema, descamação e prurido. Como complicações resultantes do tratamento, podem ocorrer disseminação da eczematização, linfadenite regional e hiperpigmentação residual. O início dos resultados costuma ocorrer em 12 semanas, e, se não houver resposta em 24 semanas, o tratamento deve ser interrompido.

75
Terapêutica sistêmica

SUMÁRIO

Para facilitar a consulta dos principais fármacos ativos de uso sistêmico em dermatologia – dispostos por grupos de ação terapêutica em ordem alfabética – apresentamos na sequência um sumário para facilitar sua localização.

A

Abatacepte	732
Aciclovir e derivados	754
Ácido acetilsalicílico	737
Ácido mefenâmico	737
Ácido nicotínico (niacina)	751
Ácido ursodesoxicólico	731
Acitretina	770
Adalimumabe	731
Adriamicina (doxorrubicina)	757
Afamelanotide	736
Agentes Anti-TNF	731
Agentes biológicos	731
Agentes bloqueadores de sinais inibitórios sobre as células T	733
Agentes de ação sobre citoquinas	734
Agentes inibidores das células B	733
Agentes inibidores das células T	732
Albendazol	753
Alefacepte	733
Alendronato	769
Alilaminas	744
Amicacina	738
Aminoglicosídeos	738
Anakinra	734
Analgésicos e antitérmicos	737
Androgênios	765
Anfotericina B lipossomal	746
Anfotericina B	746
Ansiolíticos benzodiazepínicos	776
Ansiolíticos não benzodiazepínicos	777
Antagonista da IL-1	734
Antagonista da IL-17	734
Antagonistas das IL-12/23	734
Antagonistas de opioides	756
Antagonistas do receptor B_2 da bradicinina	736
Antiagregantes plaquetários	737
Antiandrogênios e inibidores de androgênios	737
Antibióticos e antibacterianos	738
Anticonvulsivantes	775
Antidepressivos tricíclicos	777
Antifúngicos	744
Anti-histamínicos clássicos ou de primeira geração	748
Anti-histamínicos H1 menos sedantes ou de segunda geração	749
Anti-histamínicos H2	749
Anti-histamínicos	747
Anti-inflamatórios não esteroides (AINEs)	750
Antileucotrienos	750
Antilipêmicos	751
Antimaláricos	752
Antimicobacterianos	752
Antimoniais pentavalentes	753
Antiparasitários	753
Antipruriginosos	756
Antipsicóticos	771
Antivíricos retrovirais	755
Antivíricos	754
Apremilaste	757
Atorvastatina	751
Azatioprina	757
Azitromicina	740
Azólicos	744

B

BCNU – 1,3-bis-bicloretil-nitrosureia	760
Becenum (procarbazina)	761

Benzimidazóis	753
Benzodiazepínicos	776
Betacaroteno	765
Betametasona	764
Bifosfonatos	769
Bleomicina	758
Bloqueadores dos canais de cálcio e outros fármacos vasodilatadores	778
Buspirona	777

C

Cálcio	768
Carbamazepina	775
CCNU – 1-(2-cloroetil)-3-ciclo-hexil-1-nitrosureia	760
Cefalosporinas	738
Cetirizina	749
Cetoconazol	744
Cetoprofeno	750
Ciclofosfamida	758
Ciclosporina A	758
Cinarizina	757
Ciproterona	737
Citotóxicos e imunossupressores	757
Claritromicina	740
Clindamicina	740
Clofazimina	752
Clofibrato	751
Clorambucila	759
Cloranfenicol	739
Colchicina	778
Colestiramina	751
Corticosteroides	761
Cortisona	764

D

Dabrafenibe	766
Dactinomicina	757
Danazol	765
Dapsona	739
Daptomicina	740
Deflazacorte	764
Derivados do ácido acético	750
Derivados do ácido fenâmico	750
Derivados do ácido propiônico	750
Desferoxamina	764
Desloratadina	748
Dexametasona	764
Dexclorfeniramina	748
Diaminodifenilsulfona (DDS) (dapsona)	739
Dimetil-triazeno-imidazol-carboxamida (DTIC)	759
Dipiridamol	737
Dupilumabe	734

E

Ebastina	748
Ecalantide	735
Epinastina	749
Epinefrina	764
Eritromicina	740
Ervas chinesas	765
Espironolactona	737
Estatinas	751
Estreptomicina	738
Estrogênios e progestogênios	737
Etambutol	752
Etanercepte	731

F

Fanciclovir	754
Fenitoína	776
Ferro	768
Fexofenadina	749
Finasterida e dutasterida	738
Fluconazol	745
5-Fluorcitosina (flucitosina)	747
Fluoxetina	772
Fluvastatina	751
Foscarnete	755
Fotoprotetores sistêmicos	765

G

Gabapentina	776
Gardasil	765
Gentamicina	738
Griseofulvina	747

H

Heptaenos	746
Hidrazida do ácido nicotínico (isoniazida)	752
Hidrocortisona	764
Hidroxiureia	759
Hidroxizina	748
Hormônios sexuais	765

I

Ibuprofeno	750
Icatibanto	736
Idoxuridina	755
Imatinibe	766
Imidazólicos	744
Imunoglobulina humana	734
Imunomoduladores	766
Imunossupressores	757
Indometacina	750
Infliximabe	732
Inibidores da enzima B-RAF	766

Inibidores da via de sinalização celular
HEDGEHOG 767
Inibidores de calicreína 735
Inibidores de Jak 735
Inibidores de mTOR 767
Inibidores seletivos da recaptação
da serotonina 772
Interferons peguilados 756
Interferons 755
Iodeto de potássio 747
Ipilimumabe 732
Isoniazida 752
Isotretinoína 770
Itraconazol 744
Ivermectina 753

L

Lenalidomida 767
Levocetirizina 749
Licosaminas 740
Lincomicina 741
Loratadina 749
Lovastatina 752

M

Macrolídios 740
Mecloretamina (mostarda nitrogenada) 759
Melfalana 759
Metilprednisolona 764
Metotrexato 759
Metronidazol 741
Micofenolato de mofetila 760
Miltefosina 754
Minerais 768
Minoxidil 768
Montelucaste 750

N

Naloxona 756
Niacina 751
Nicotinamida 751
Nistatina 745
Nitrosureias 760

O

Olanzapina 773
Omalizumabe 734
Oxigenoterapia hiperbárica 769
Oxipentifilina (pentoxifilina) 778

P

Paracetamol 737
Parametasona 764
Paroxetina 772
Pembrolizumabe 733
Penicilinas 741
Pentamidina 754
Pimozida 771
Pirazinamida 753
Pitavastatina 752
Polienos 745
Polimixina B e colistina 742
Pravastatina 751
Prednisolona 764
Prednisona 764
Procarbazina 761
Psoralênicos 769

Q

Quetiapina 774
Quinolonas 742

R

Retinoides e bloqueadores do metabolismo do
ácido retinoico 770
Retinoides 770
Rifampicina 742
Risperidona 774
Rituximabe 733
Rosuvastatina 751
Rupatadina 749

S

Salicilatos 750
Secuquinumabe 734
Sertralina 773
Sinvastatina 751
Sulfamídicos 742

T

Talidomida 757
Terbinafina 744
Tetraciclinas 743
Tetraenos 745
Tiabendazol 753
Tianfenicol 744
Triancinolona 764
Triazólicos de primeira geração 744
Triazólicos de segunda geração 745

U

Uricosúricos e outros medicamentos
para gota 778
Ustequinumabe 734

V

Valaciclovir	755
Vasodilatadores	778
Vimblastina	761
Vincristina	761
Vismodegibe	767
Vitamina A	778
Vitamina B_3 (niacina)	779
Vitamina C (ácido ascórbico)	779
Vitamina D (calcitriol)	779
Vitamina E	779
Vitamina H (biotina)	779
Vitamina K	779
Vitaminas do complexo B	779
Voriconazol	745

Z

Zafirlucaste	751
Zinco	768

ÁCIDO URSODESOXICÓLICO (URSACOL®)

É um ácido biliar fisiologicamente presente na bile humana.

- **Ações farmacológicas:** Inibe a síntese hepática de colesterol, estimula a síntese de ácidos biliares, aumenta a capacidade da bile de solubilizar o colesterol, favorece a dissolução de cálculos e substitui os ácidos biliares hidrofóbicos (tóxicos) por ácidos biliares hidrofílicos (menos tóxicos) nos processos colestáticos.
- **Indicações:** Dissolução de cálculos biliares de colesterol, tratamento de formas sintomáticas de cirrose biliar primária, litíase residual do colédoco, dispepsia na vigência de colelitíase ou pós-colecistectomia, discinesias da vesícula biliar, hipercolesterolemia e hipertrigliceridemia, alterações qualitativas e quantitativas da bile (colestase).
- **Contraindicações:** Alergia à substância ou aos excipientes, úlcera péptica gástrica ou duodenal.
- **Posologia:** *Uso prolongado* – 5 a 10 mg/kg/dia, em média 300 a 600 mg (após as refeições e à noite), via oral (VO). Na cirrose biliar primária, 10 a 16 mg/kg/dia. A medicação é apresentada em comprimidos de 50 mg, 150 mg e 300 mg.
- **Efeitos colaterais:** Diarreia em cirrose biliar primária, dor abdominal, aumento das bilirrubinas e enzimas hepáticas, cefaleia, tonturas, mialgias, eczema periférico, tosse, angioedema, icterícia e prurido.

AGENTES BIOLÓGICOS

O Center for Biologics Evaluation and Research (CBER) da Food and Drug Administration (FDA) define agentes biológicos como aqueles derivados de material vivo, ou seja, ser humano, plantas, animais ou microrganismos.

Há três classes distintas de agentes biológicos: anticorpos monoclonais; proteínas de fusão; e citocinas recombinantes ou fatores de crescimento.

Anticorpos podem ser classificados como *quiméricos*, quando compostos por sequências humanas e de roedores (murinos, família Muridae), e *humanizados*, quando aminoácidos individuais em um humano são trocados com sequências específicas de murinos ou sequências humanas. *Proteínas de fusão* consistem em um domínio de receptor humano, de forma que possam se unir ao seu ligante, o qual é unido à porção constante de uma IgG, obtendo, assim, solubilidade no plasma.

Desenvolveu-se uma nomenclatura específica para o nome genérico dos agentes biológicos. Os monoclonais quiméricos têm sufixo *-ximabe*, os monoclonais humanizados ganham o sufixo *-zumabe* e os monoclonais humanos recebem o sufixo *-umabe*. Proteínas de fusão receptor-anticorpo têm o sufixo *-cepte*. Ressalte-se que os agentes biológicos não devem ser usados por gestantes ou lactantes. Além disso, mulheres em idade fértil devem receber anticoncepção.

Agentes Anti-TNF

Adalimumabe

Primeiro anticorpo monoclonal anti-TNF-α completamente humano.

- **Indicações:** Artrite reumatoide e psoríase.
- **Posologia:** Injeções subcutâneas (SC) quinzenais de 40 mg.
- **Efeitos colaterais:** Cefaleia, náusea e dor no local da aplicação.
- **Produto farmacêutico:** Humira®, seringas de 0,8 mL com 40 mg.

Etanercepte

Receptor de TNF-α humano recombinante (p75) fundido com a porção Fc da IgG1 que se liga ao TNF-α unido à membrana ou ao TNF-α solúvel.

- **Indicações:** Artrite reumatoide, artrites reumatoide juvenil e psoriásica e psoríase.
- **Posologia:** Administrado via SC. O esquema terapêutico recomendado é de 50 mg, 2 vezes/semana, nas primeiras 12 semanas e, então, 50 mg semanalmente. O uso é contínuo.

- **Efeitos colaterais:** Reações leves a moderadas no local da injeção, caracterizadas por dor, edema e eritema. Registraram-se casos de infecções graves, sepse e mesmo óbito com seu uso, particularmente em doentes já predispostos à infecção por tratamento imunossupressor prévio. Também foram relatados casos de tuberculose. Dessa forma, o etanercepte não deve ser administrado em indivíduos com sepse ou infecções ativas, incluindo também infecções crônicas e localizadas, além de ser recomendável uma pesquisa de tuberculose antes do início do tratamento. Há registros de casos de linfoma não Hodgkin, ainda que doentes com psoríase e artrite reumatoide tenham maior risco de linfoma (Hodgkin e não Hodgkin) comparados à população geral. Outros efeitos colaterais são anemia aplástica, doença desmielinizante no sistema nervoso central (SNC), mielite transversa, neurite óptica, esclerose múltipla e exacerbação de crises convulsivas. Um número maior de pessoas que usaram o fármaco desenvolveu anticorpos anti-DNA dupla-hélice em relação à população geral. Há relatos de desenvolvimento de lúpus eritematoso sistêmico induzido por fármaco e lúpus eritematoso cutâneo subagudo (LECS). Assim, antes de receberem o fármaco, os doentes devem ser submetidos previamente ao exame do vírus da imunodeficiência humana (HIV), sorologia para hepatite, derivado proteico purificado (PPD), hemograma, função hepática e investigação bioquímica.
- **Produto farmacêutico:** Enbrel®, frasco/ampola com 25 ou 50 mg.

Infliximabe

Anticorpo quimérico camundongo/humano contra o TNF-α.

- **Indicações dermatológicas:** Psoríase.
- **Posologia:** Dose de 5 mg/kg, durante 2 horas, na semana inicial (semana 0) e na segunda e sexta semanas subsequentes, via intravenosa (IV). Infusões complementares podem ser dadas a cada 8 semanas, na dose de 5 mg/kg. Em estudos comparativos, a rapidez de melhora da psoríase foi similar à obtida com a ciclosporina. Propicia um efeito de ação sustentado por cerca de 26 semanas.
- **Efeitos colaterais:** Reações durante a infusão (dispneia, urticária, hipotensão, *flushing* e cefaleia). Anticorpos produzidos pelo doente em tratamento com infliximabe podem inativar o fármaco e bloquear seu efeito. O metotrexato pode ser coadministrado para evitar esse efeito. Têm sido descritas reações liquenoides e eritema polimorfo durante o tratamento. Tuberculose pode ser reativada durante o tratamento com infliximabe, de forma que, antes do seu início, essa condição deve ser investigada. O infliximabe deve ser contraindicado aos doentes com insuficiência cardíaca congestiva, moderada à grave, em virtude de reações relacionadas à infusão com hipotensão e dispneia. Foram registrados pela FDA casos de linfoma não Hodgkin relacionados ao uso do fármaco.
- **Produto farmacêutico:** Remicade®, frasco com 100 mg.

Agentes inibidores das células T

Abatacepte

Proteína de fusão constituída pelo domínio extracelular do linfócito T citotóxico humano com o antígeno 4 (CTLA-4) ligado à porção Fc modificada de IgGib humana.

- **Ações farmacológicas:** Liga-se às moléculas CD80 e CD86 da superfície do linfócito, bloqueando sua interação com CD28. Essas ligações impedem a ação coestimulatória para ativação dos linfócitos T. Decorre diminuição da proliferação dessas células e da produção das citocinas TNF-α, interferon-γ e IL-2.
- **Indicações:** Artrite reumatoide do adulto e artrite reumatoide juvenil.
    - **Indicações dermatológicas:** Há relatos do uso *off-label* em psoríase e uveíte.
- **Contraindicações:** Presença de infecções, particularmente tuberculose e hepatites. Não usar simultaneamente fármacos inibidores do TNF e fármacos como anakinra. Não fazer vacinas com vírus vivo.
- **Posologia:**
    - **Adultos:**
        - IV < 60 kg: 500 mg.
        - 60 a 100 kg: 750 mg.
        - 100 kg: 1.000 mg.
    - As infusões devem ser feitas em 30 minutos. Após a primeira dose, repetir após 2 semanas e após 4 semanas, e, depois, aplicar a cada 4 semanas. A via SC pode ser utilizada após a primeira infusão. No dia seguinte à infusão, administrar 125 mg, SC, e, depois, repetir semanalmente.
- **Efeitos colaterais:** Cefaleia, nasofaringite, dispepsia, sinusite, erupções cutâneas, bronquite, tosse, dor nas extremidades e facilitação de infecções. Antes do uso, analisar a possível presença de tuberculose e hepatites que podem ser reatividade pela medicação.

- **Procuto farmacêutico:** Orencia®, frasco-ampola com 250 mg/15 mL.

Alefacepte
Proteína de fusão em que o LFA-3 liga-se ao CD2 nas células T de memória, inibindo, assim, a ativação e a proliferação das células T.
- **Indicações:** Psoríase em placa moderada à grave.
- **Posologia:** Injeções de 15 mg/semana, via intramuscular (IM), durante 12 semanas. Pode ser considerado um segundo curso de injeções semanais de 15 mg, por mais 12 semanas. Recomenda-se executar contagem das células CD4+ no sangue periférico antes e durante o tratamento. Caso haja diminuição das células CD4+ para valores inferiores a 250 células/mL, o fármaco deverá ser suspenso até a recuperação da contagem. Caso permaneça continuamente abaixo de 250 células/mL, durante 4 semanas consecutivas, o fármaco deverá ser retirado definitivamente. Apesar do início de ação lento, o principal benefício do alefacepte é a possibilidade de remissão prolongada da psoríase.
- **Efeitos colaterais:** Cefaleia, prurido, infecções, rinite e dor e inflamação no local da aplicação. O alefacepte não interfere na resposta imune primária e secundária a novos antígenos.
- **Produto farmacêutico:** Amevive®, frasco com 15 mg.

Agentes bloqueadores de sinais inibitórios sobre as células T

Ipilimumabe
Anticorpo monoclonal humano que bloqueia o receptor CTLA-4, aumentando a ativação e a proliferação das células T, elevando sua atividade contra as células tumorais.
- **Indicações dermatológicas:** Somente está aprovado para melanoma disseminado fora do alcance cirúrgico.
- **Contraindicações:** Na gravidez, sendo que a lactação deve ser interrompida.
- **Posologia:** 3 mg/kg, IV, em infusão de 90 minutos, a cada 3 semanas, no total de 4 doses.
- **Efeitos colaterais:** Podem ser fatais, e os principais compreendem colite, que pode provocar perfurações intestinais; hepatite grave com insuficiência hepática; erupções cutâneas; prurido; necrólise epidérmica tóxica (NET); e paralisias por neuropatia periférica. Como essas reações são imunomediadas, além da interrupção da medicação, deve-se administrar corticosteroides em altas doses para o seu tratamento.
- **Interações medicamentosas:** O uso combinado com anfotericina B, digoxina e varfarina aumenta a toxicidade, podendo provocar lesões renais, alterações respiratórias e hipotensão.
- **Produto farmacêutico:** Yervoy®, frascos de 10 mL (50 mg) e 40 mL (200 mg). Para infusão IV, na concentração de 5 mg/mL.

Pembrolizumabe
Anticorpo monoclonal humanizado IgG4 que se liga ao receptor PD-1 da superfície celular dos linfócitos T ativados. Essa ligação bloqueia a ativação de PD-1, resultando na ativação desses linfócitos contra as células tumorais. O PD-1 ativado contribui para a fuga das células tumorais da imunidade celular, e seu bloqueio facilita a ação das células T contra as células tumorais.
- **Indicações:** Melanoma irressecável ou metastático. Tumores pulmonares de células não pequenas que expressam PD-1. Também tem sido usado quando não há resposta aos tratamentos habituais em câncer de cabeça e pescoço, Hodgkin, carcinoma urotelial, tumores da junção esofagogástrica.
- **Contraindicações:** Não efetuar vacinações. Não utilizar durante a gravidez e o aleitamento.
- **Posologia:** Em melanoma, 2 mg/kg, IV (infusão de 30 minutos), a cada 3 semanas, até progressão da doença ou toxicidade intolerável.
- **Efeitos colaterais:** Anemia, fadiga, náuseas, vômitos, tosse, prurido, mialgias, artralgias, insônia, calafrios, edema periférico, vitiligo, febre, e podem ocorrer hipotireoidismo, pneumonite e nefrite imunes.
- **Produto farmacêutico:** Keytruda®, frasco com 50 mg (25 mg/mL após reconstituição).

Agentes inibidores das células B

Rituximabe
Anticorpo monoclonal quimérico humanizado que destrói o linfócito B por mecanismos citotóxicos.
- **Indicações:** Linfomas, especialmente os linfomas B não Hodgkin e outros linfomas B; leucemia linfática crônica; artrite reumatoide; granulomatose de Wegener; e doenças bolhosas autoimunes. Existem relatos do uso do rituximabe em outras afecções, como lúpus eritematoso sistêmico (LES), dermatomiosite, doença do enxerto *versus* hospedeiro, vasculites, urticária hipocomplementenêmica, crioglobulinemia e macroglobulinemia de Waldenström.

- **Posologia:**
  - **Linfomas:** Doses variáveis, conforme o tipo de linfoma, 375 mg/m^2, IV, por dose variando na frequência e no número de doses.
  - **Granulomatose de Wegener:** 375 mg/m^2, semanalmente por 4 semanas; nas formas graves, nas 2 semanas anteriores ou conjuntamente ao rituximabe, administrar metilprednisolona, 100 mg/dia, IV, por 3 dias, seguida de prednisona 1 mg/kg, VO, até o máximo de 80 mg/dia.
  - **Doenças bolhosas autoimunes:** A dose recomendada é de 375 mg/m^2, em 4 infusões semanais, seguindo-se de uma infusão mensal por 4 meses consecutivos.
- **Efeitos colaterais:** Reações infusionais (cefaleia, febre, calafrios, tonturas, erupções eritematosas, dificuldades respiratórias, hipotensão), infecções, plaquetopenia com sangramentos, síndrome de lise tumoral, Stevens-Johnson, NET, pênfigo paraneoplásico e reações liquenoides.
- **Produto farmacêutico:**
  - MabThera®, frascos de 100 mg (10 mL) e 500mg (50 mL).
  - Rituxan®, frascos de 100 mg (10 mL) e 500 mg (50 mL).

Agentes de ação sobre citoquinas
Antagonista da IL-1
Anakinra
É um antagonista recombinante do receptor de IL-1. Bloqueia a atividade da IL-1 ao impedir competitivamente sua ligação com seu receptor, produzindo ações anti-inflamatórias e bloqueando reações imunes.
- **Indicações:** Sua indicação fundamental é a artrite reumatoide, mas existem indicações dermatológicas, doença de Still de início em adultos, síndrome PAPA (*pyogenic arthritis, pyoderma gangrenosum, and acne* – artrite piogênica, pioderma gangrenoso e acne) e síndrome de Schnitzler.
- **Posologia:**
  - **Adultos:** 100 mg/dia, SC.
  - **Crianças:** 1 a 10 mg/kg/dia.
  - Deve ser feita previamente imunização contra *Streptococcus pneumoniae* e *Haemophilus influenzae*, e não devem ser administradas vacinas com vírus vivo.
- **Efeitos colaterais:** Infecções bacterianas, leucopenia, neutropenia, plaquetopenia, cefaleia, náuseas, diarreia, dores abdominais e sintomas gripais.
- **Produto farmacêutico:** Kineret®, seringas com 100 mg/0,67 mL.

Antagonistas das IL-12/23
Ustequinumabe
Anticorpo monoclonal humano que interfere negativamente na ativação das células T.
- **Indicações:** Psoríase em placas, de moderada a grave.
- **Posologia:** Dose inicial de 45 mg, repetida após 4 semanas e, depois, a cada 12 semanas (uso SC). Se não houver resposta após 28 semanas, interromper o tratamento.
- **Efeitos colaterais:** Favorecimento ou reativação de infecções bacterianas, fúngicas e virais, inclusive tuberculose, sendo indicada rigorosa avaliação prévia dessas condições.
- **Produto farmacêutico:** Stelara®, frascos com 45 mg em 0,5 mL para uso SC.

Antagonista da IL-17
Secuquinumabe
Ver Capítulo 11.

Outros agentes biológicos
Omalizumabe
Anticorpo monoclonal humano IgG1 k que se liga à IgE, neutralizando sua ação.
- **Indicações dermatológicas:** Asma grave não responsiva a tratamentos clássicos, inclusive corticosteroides. Existe potencial de aplicação em dermatite atópica e urticária crônica.
- **Posologia:** 150 a 375 mg, via SC, a cada 2 a 4 semanas. As doses são estabelecidas em função dos níveis sanguíneos e do peso do doente. Por exemplo, peso de 60 a 70 kg, em que os níveis de IgE são:
  - 30 a 100 UI/mL .... 150 mg a cada 4 semanas.
  - 100 a 200 UI/mL .. 300 mg a cada 4 semanas.
  Em média, administra-se 0,016 mg/kg/UI IgE/mL.
- **Efeitos colaterais:** O principal é anafilaxia. Podem ocorrer dificuldades respiratórias, erupções cutâneas, urticária, manifestações de ansiedade e reações no ponto de aplicação.
- **Produto farmacêutico:** Xolair®, frascos para uso SC com 75 e 150 mg.

Dupilumabe
Ver Capítulo 10.

Imunoglobulina humana
- **Indicações:** Em dermatologia, é empregada na dermatomiosite e em outras conectivoses e

doenças bolhosas autoimunes. Outras possíveis indicações são dermatite atópica, urticária autoimune, doença de Kawasaki, escleromixedema, pioderma gangrenoso, vasculites granulomatosas, vasculites por IgA, NET, dermatite atópica grave e refratária à terapêutica normal.

- **Posologia:** Usualmente, 1 a 2 g/kg, por 5 dias consecutivos (0,4 g/kg/dia). A frequência inicial é de 1 ciclo a cada 3 ou 4 semanas, e a retirada do fármaco se faz mantendo-se a dose, mas aumentando-se o intervalo entre as infusões.
- **Efeitos colaterais:** Cefaleia, febre, calafrios, hipertensão, mialgia, náuseas e vômitos. A reação mais grave é anafilaxia, mais frequente em indivíduos com níveis baixos ou ausência de IgA, que podem ter anticorpo anti-IgA que desencadearão a anafilaxia. Outras complicações descritas são meningite asséptica, acidentes vasculares encefálicos (AVE), tromboses e insuficiência renal (frequente em doentes com crioglobulinemia). Podem ocorrer reações cutâneas, prurido, urticária, erupções liquenoides, petéquias, alopecia e vasculite leucocitoclástica.

Inibidores de calicreína
Ecalantide (Kalbitor®)

- **Ações farmacológicas:** Liga-se à calicreína plasmática, bloqueando seus pontos de ligação, impedindo a conversão do cininogênio à bradicinina, diminuindo os níveis de bradicinina plasmática.
- **Indicações:** Ataques agudos de angioedema hereditário em adultos e crianças de 12 anos ou maiores.
- **Posologia:** 3 injeções SC de 10 mg (30 mg) em abdome, coxa ou membro superior, devendo-se evitar a distância de pelo menos 5 cm das áreas afetadas pelo angioedema. Se o processo persistir, pode se repetir a dose de 30 mg após 24 horas.
- **Efeitos colaterais:** Reações alérgicas graves, inclusive choque anafilático, devendo sempre ser administrada em ambiente hospitalar. Outros efeitos colaterais são febre e calafrios, náusea, vômitos, cólicas e diarreia, inflamação no ponto de injeção, erupções cutâneas e prurido.

Inibidores de Jak

Recentemente, tem aumentado o interesse na dermatologia das vias de sinalização, transdução e transcrição do sistema das Janus quinases (JAKs/STAT) pelo potencial terapêutico que inibidores dessas moléculas podem representar. A família das JAKs compreende tirosina-quinases que atuam dentro das células como transdutores de sinais e incluem várias moléculas, JAK1 b, JAK2, JAK3 e TYK2. Estas moléculas formam dímeros nas porções intracitoplasmáticas de receptores de citocinas. Tais dímeros podem combinar-se com múltiplos receptores e tornam-se ativos por inúmeras citocinas e, por sua vez, atuam ativando as proteínas STAT1, STAT2, STAT3, STAT4, STAT5a, STAT5b e STAT6, que são fatores de transcrição estimulando genes responsáveis pela produção de citocinas pró-inflamatórias e fatores de crescimento. Participam na patogênese de doenças imunomediadas. A inibição dos sistemas JAK/STAT será uma via terapêutica nova para essas enfermidades. Essas moléculas inibidoras têm sido estudadas em várias doenças, particularmente vitiligo, dermatite atópica e alopecia areata, e são empregadas tanto por via sistêmica (oral) como tópica. Também existem estudos clínicos em psoríase, lúpus eritematoso cutâneo, pioderma gangrenoso e dermatite atópica.

Existem inibidores de JAK de primeira geração (ruxolitinibe, baricitinibe, delgocitinibe e tofacitinibe) e de segunda geração, mais seletivos, bloqueando, às vezes, de modo exclusivo, uma faixa mais estreita de citocinas (ritlecitinibe, deuvacratinibe, upadacitinibe e abrocitinibe).

Os estudos mais avançados dizem respeito a inibidores de primeira geração.

Com relação a efeitos colaterais, são mais conhecidos em função de seu uso em artrite reumatoide e são considerados de leves a moderados, sendo mais frequente a facilitação de infecções do trato respiratório superior, do trato urinário e do trato gastrintestinal. Existem relatos de ativação de herpes-zóster e tuberculose em doentes tratados com baricitinibe e tofacitinibe.

No vitiligo, existem inúmeros ensaios terapêuticos com tofacitinibe, 5 a 10 mg, VO, 1 a 2 vezes/dia, e por via tópica em cremes a 2%.

O ruxolitinibe foi empregado na dose de 20 mg, 2 vezes/dia, VO, e topicamente em cremes a 15%, 2 vezes/dia.

Existem evidências que as respostas no vitiligo são muito melhores quando essas terapias são associadas a medidas fototerápicas.

Na alopecia areata, existem vários ensaios clínicos com resultados promissores utilizando tofacitinibe, 5 a 10 mg, VO, 2 vezes/dia, e topicamente em pomadas a 2%.

O ruxolitinibe é empregado na dose de 15 a 20 mg, VO, 2 vezes/dia, e topicamente é utilizado em concentrações de 0,6 a 2%.

O baricitinibe é utilizado na dose de 7 mg, VO, pela manhã, e de 4 mg, VO, à noite. Também já existem ensaios clínicos em andamento com delgocitinibe, ritlecitinibe e brepocitinibe.

As observações em andamento sugerem recidiva da alopecia areata com a cessação do uso desses fármacos.

Outros ensaios clínicos vêm sendo realizados em outras afecções dermatológicas, como:

- **Dermatite atópica:**
  - **Topicamente:** Delgocitinibe, ruxolitinibe, tofacitinibe.
  - **Sistemicamente:** Baricitinibe, tofacitinibe e abrocitinibe.
- **Psoríase em placas:**
  - **Topicamente:** Ruxolitinibe, brepocitinibe.
  - **Sistemicamente:** Tofacitinibe, baricitinibe, perficitinibe, deucravacitinibe, filotinibe, delgocitinibe e itacitinibe.
- **Psoríase ungueal:** Tofacitinibe oral.
  - **Dermatite crônica das mãos:** Delgocitinibe tópico.
  - **Dermatomiosite:** Ruxolitinibe e tofacitinibe, VO.
  - **Doença do enxerto *versus* hospedeiro:** Ruxolitinibe, baricitinibe e itacitinibe, VO.
  - **Líquen plano:** Ruxolitinibe tópico e tofacitinibe oral.
  - **LES/LE discoide:** Baricitinibe, elsubrutinibe, upadacitinibe, VO.
  - **Doenças granulomatosas – sarcoidose, granuloma anular, necrobiose:** Tofacitinibe, VO.
- **Necrobiose lipoídica:** Tofacitinibe oral.

Registram-se, ainda, relatos de casos e pequenas séries de resultados positivos nas seguintes enfermidades: fotorreações crônicas, reação a fármacos associada à eosinofilia e a sintomas sistêmicos (DRESS, *drug reaction with eosinophilia and systemic symptoms*), síndrome hipereosinofílica, morfeia, fascite eosinofílica e hidrosadenite supurativa.

São consideradas contraindicações aos inibidores da JAK, hipersensibilidade ao fármaco ou aos veículos, uso concomitante de biológicos ou imunossupressores, hepatopatia significativa, gravidez e lactação.

Nesse grupo de medicamentos, existe um inibidor das proteinoquinases MEK1 ou MAP2K1, o cobimetinibe (Cotellic), que é indicado para utilização em associação com vemurafenibe para tratamento via oral de melanoma irressecável ou metastático que expresse mutações BRAF V600E ou V600K. É empregado na dose de 3 comprimidos de 20 mg (60 mg)/dia, VO, em ciclos de 21 dias, com pausas de 7 dias, e deve ser continuado enquanto houver benefícios ao paciente ou até quando os efeitos colaterais tornarem-se insuportáveis (anemia, distúrbios oculares, náuseas, vômitos e diarreia, febre, calafrios, desidratação, hiponatremia, aparecimento de carcinomas basocelulares, fotossensibilidade, exantemas, erupções acneiformes).

Antagonistas do receptor B_2 da bradicinina

Icatibanto

Decapeptídeo sintético para uso SC.

- **Ações farmacológicas:** É um antagonista seletivo que compete pelos receptores B2 da bradicinina, impedindo os efeitos vasodilatadores desse mediador.
- **Indicações:** Ataques agudos de angioedema familiar em indivíduos com 18 anos de idade ou maiores.
- **Posologia:** 30 mg, SC, na região abdominal.
- **Efeitos colaterais:** Reações no local das injeções, hipertermia, aumento das transaminases e tonturas.

AFAMELANOTIDE (SCENESSE®)

É um potente análogo do hormônio α-melanoestimulante (α-MSH) que estimula a produção de eumelanina na pele.

- **Ações farmacológicas:** Além de estimular a produção de eumelanina, promovendo maior absorção de UV, tem efeitos antioxidantes protegendo a pele da ação de radicais livres.
- **Indicações:** A maior indicação é a protoporfiria eritropoiética. Também se relatam benefícios para urticária solar, erupção polimorfa à luz, vitiligo e doença de Haley-Haley.
- **Contraindicações:** Hepatopatias, nefropatias, crianças abaixo dos 17 anos, idosos acima de 70 anos, gravidez e lactação.
- **Posologia:** É administrado por meio de implantes na pele contendo 16 mg de afamelanotide, a cada 2 meses, sendo recomendados 3 implantes/ano e eventualmente 4.
- **Efeitos colaterais:** Hiperpigmentação no ponto do implante, baixo risco de aumento da pigmentação de nevos (não há evidências de aumento do risco de melanoma), leve tontura, fadiga, cefaleia e náusea nas primeiras 72 horas do implante. A gravidez deve ser evitada durante o tratamento e por 3 meses após.

ANALGÉSICOS E ANTITÉRMICOS

Ácido acetilsalicílico
Tem propriedades analgésicas, antitérmicas e anti-inflamatórias.
- **Indicações dermatológicas:** Eritema nodoso, eritromelalgia, prurido da policitemia vera.
- **Contraindicações:** Hipersensibilidade ao fármaco, urticária crônica, úlcera péptica, hemorragia digestiva pregressa.
- **Posologia:**
  - **Adultos:** 500 mg a 1 g, a cada 6 horas.
- **Efeitos colaterais:** Náuseas, vômitos, gastrite hemorrágica, surdez, vertigens, erupções cutâneas tipo urticária e erupção medicamentosa fixa, alterações da coagulação.
- **Interações medicamentosas:** Acentua os efeitos dos anticoagulantes, favorecendo hemorragias.

Ácido mefenâmico
Analgésico, antipirético e anti-inflamatório.
- **Indicações dermatológicas:** Analgésico e antitérmico de opção nos casos de urticária crônica e alergia a outros analgésicos.
- **Posologia:** 500 mg, VO, a cada 6 horas.

Paracetamol
Acetaminofeno ou acetilparaminofenol.
- **Indicações dermatológicas:** Analgésico e antitérmico de opção nos casos de alergia a outros analgésicos e nas urticárias crônicas.
- **Posologia:**
  - **Adultos:** 500 a 750 mg, 3 a 4 vezes/dia.
  - **Crianças:** 1 mg/kg, até 4 vezes/dia.
- **Efeitos colaterais:** Erupções cutâneas tipo urticária, eritema pigmentar fixo, angioedema, hipoglicemia, hepatotoxicidade.
- **Interações medicamentosas:** Barbitúricos, hidantoínas, carbamazepina e álcool podem potencializar possível hepatotoxicidade.

ANTIAGREGANTES PLAQUETÁRIOS

Ácido acetilsalicílico
Ver em Analgésicos e antitérmicos descritos anteriormente.

Dipiridamol
É um antiagregante plaquetário e vasodilatador coronariano.
- **Indicações dermatológicas:** Atrofia branca, necrobiose lipoídica, papulose atrófica maligna de Degos.
- **Posologia:** 150 mg de dipiridamol associados a 100 mg de ácido acetilsalicílico.
- **Efeitos colaterais:** Cefaleia, náuseas, vômitos, tonturas, diarreia, hipotensão.

ANTIANDROGÊNIOS E INIBIDORES DE ANDROGÊNIOS

Cetoconazol
Ver página 744.

Ciproterona
Suprime a secreção e/ou a produção de gonadotrofinas e compete com a di-hidrotestosterona pelos seus receptores celulares.
- **Indicações dermatológicas:** Alopecia androgenética feminina, hirsutismo, acne grave, dermatite seborreica e síndrome SAHA (seborreia, alopecia, hirsutismo, acne) em mulheres.
- **Contraindicações:** Doença hepática, ovariana, tromboflebites, neoplasias e gravidez.
- **Posologia:** Pode ser usada com etinilestradiol em mulheres para controle de acne e hirsutismo. A dose usual é de 2 mg de acetato de ciproterona associados a 35 mg de etinilestradiol, por 21 dias, em um ciclo menstrual.
- **Efeitos colaterais:** Aumento de peso, alterações menstruais, exantemas, fotossensibilidade, tromboflebites.

Espironolactona
- **Indicações dermatológicas:** Alopecia androgenética, síndrome SAHA.
- **Contraindicações:** Insuficiência renal, gravidez, lactação, mulheres com carcinoma de mama ou antecedentes familiares desta neoplasia.
- **Posologia:** As doses médias são de 100 a 200 mg/dia. Os resultados surgem em 4 a 6 meses, na acne; e em 12 a 24 meses, na alopecia androgênica e no hirsutismo.
- **Efeitos colaterais:** Anormalidades menstruais, aumento de mamas, hirsutismo, hipercalemia, sonolência, confusão mental, cefaleia, exantemas, urticária.

Estrogênios e progestogênios
As possíveis indicações desses fármacos são decorrentes de suas ações antiandrogênicas.

- **Indicações dermatológicas:** Acne, hirsutismo, alopecia feminina e, eventualmente, em estados seborreicos e na síndrome SAHA. A resposta nesses casos é tardia, ocorrendo após meses da administração dos hormônios. Outras indicações seriam para doença de Fox-Fordyce e telangiectasia hemorrágica familiar.
- **Contraindicações:** Câncer de mama, gravidez, fenômenos tromboembólicos.
- **Efeitos colaterais:** Alterações menstruais, diminuição da tolerância à glicose, aumento de triglicerídeos, aumento da pressão arterial, doenças tromboembólicas, melasma, alopecia, náuseas, vômitos, cólicas, icterícia colestática, cefaleia, tonturas.

Finasterida e dutasterida

Inibem a 5-α-redutase, bloqueando a conversão de testosterona a di-hidrotestosterona e reduzindo seus níveis no couro cabeludo. A dutasterida inibe tanto a α-redutase tipo I como a tipo II, enquanto a finasterida inibe apenas a isoenzima tipo I.
- **Indicações dermatológicas:** Alopecia androgenética masculina.
- **Contraindicações:** Pela possibilidade de efeitos teratogênicos na genitália de fetos masculinos, esses fármacos são contraindicados em mulheres grávidas ou com potencial de engravidar, sendo que até a manipulação desses produtos por mulheres nessas condições é desaconselhável, em virtude da possibilidade de absorção pela pele. Contudo, os níveis muito baixos desses fármacos no esperma de indivíduos em tratamento não obriga o uso de preservativo ("camisinha").
- **Posologia:** Finasterida, 1 mg/dia. A dutasterida ainda não foi aprovada pela FDA dos Estados Unidos e não existe no Brasil.
- **Efeitos colaterais:** Em relação à esfera sexual, os índices de perda de libido, disfunção erétil e alterações ejaculatórias são muito baixos e cessam com a parada da medicação.

ANTIBIÓTICOS E ANTIBACTERIANOS

Serão considerados apenas os antibióticos de uso mais frequente em dermatologia.

Aminoglicosídeos

Amicacina

Antibiótico ativo contra bacilos gram-negativos e alguns gram-positivos. Está indicada no tratamento de curta duração de infecções graves produzidas por cepas sensíveis de bactérias gram-negativas e algumas gram-positivas. É administrada via IM ou IV para adultos (500 mg, de 12/12h) e crianças (15 mg/kg/dia, divididos em 2 doses iguais). Para recém-nascidos e prematuros, dose inicial de 10 mg/kg seguida de 15 mg/kg/dia, divididos em doses iguais.

Estreptomicina

Antibiótico bactericida de uso intramuscular.
- **Indicações dermatológicas:** Tuberculose e micobacterioses por *Mycobacterium avium* em combinação com outros fármacos antituberculosos.
- **Posologia:** As doses médias são de 0,5 a 1 g/dia, via IM.
- **Efeitos colaterais:** Ototoxicidade vestibular e coclear, alterações do nervo óptico, neurite periférica, nefrotoxicidade e bloqueio neuromuscular com paralisias e apneia, especialmente quando usada pós anestesia ou com relaxantes musculares.
- **Interações medicamentosas:** O uso concomitante ou subsequente a outros aminoglicosídeos e à ciclosporina potencializa os efeitos ototóxicos e nefrotóxicos.

Gentamicina

Antibiótico aminoglicosídeo bactericida, ativo principalmente contra bactérias gram-negativas, de uso intramuscular.
- **Indicações dermatológicas:** Infecções cutâneas. Em dermatologia, de uso muito mais tópico do que sistêmico. Este é reservado para infecções mais graves por *Pseudomonas aeruginosa*, *Escherichia coli*, *Klebsiella*, *Enterobacter*, *Serratia*, *Citobacter* e alguns estafilococos sensíveis.
- **Posologia:** 2 a 5 mg/kg/dia, IM e IV, divididos em 3 doses iguais a cada 8 horas.
- **Efeitos colaterais:** Ototoxicidade, nefrotoxicidade, neurotoxicidade, erupções cutâneas, náusea, vômitos e diarreia.
- **Interações medicamentosas:** Ácido etacrínico, furosemida e vancomicina acentuam a ototoxicidade. A nefrotoxicidade é agravada por cefalosporinas, cisplatina e indometacina. Anestésicos e miorrelaxantes agravam a neurotoxicidade.

Cefalosporinas

Antibióticos betalactâmicos que atuam de modo semelhante ao das penicilinas, mas são menos suscetíveis às penicilinases. Compreendem:
- **Cefalosporinas de 1ª geração:** Cefalotina, cefapirina, cefazolina, cefradina, que atuam sobre

estafilococos, estreptococos e alguns agentes gram-negativos, como *E. coli* e *Proteus*.
- **Cefalosporinas de 2ª geração:** Cefoxitina, cefonicida, ceforanida, cefuroxima.
- **Cefalosporinas de 3ª geração:** Cefotaxima, ceftizoxima, ceftriaxona, cefoperazona, cefmenoxima, cefsulodina, ceftazidima.

As cefalosporinas de 2ª e 3ª gerações são, em geral, menos ativas sobre microrganismos gram-positivos, mas mais ativas do que as cefalosporinas de 1ª geração em relação aos gram-negativos e anaeróbios.

- **Indicações dermatológicas:** As cefalosporinas de uso oral estão indicadas nas infecções cutâneas por *S. aureus* e estreptococos β-hemolíticos do grupo A e, eventualmente, em sífilis e blenorragia. A ceftriaxona, injetável, é recomendada para infecções cutâneas mais graves por estafilococos, estreptococos, *Enterobacter cloacae*, *Proteus mirabilis* e *P. aeruginosa*. Pode, ainda, ser utilizada na blenorragia e é mais efetiva em relação à penicilina na doença de Lyme.
- **Contraindicações:** Hipersensibilidade, devendo ser lembrado que 5 a 10% dos indivíduos com alergia à penicilina têm reações cruzadas com as cefalosporinas.
- **Posologia:** Descrita na Tabela 75.1.
- **Efeitos colaterais:** Erupções maculopapulosas, eosinofilia, febre e distúrbios gastrintestinais. As reações imediatas e anafilaxia são raras.
- **Interações medicamentosas:** Tetraciclinas e cloranfenicol podem reduzir sua atividade bactericida.

Cloranfenicol

Antibiótico de ação bacteriostática sobre bactérias gram-positivas e gram-negativas, actinomicetos, espiroquetas, riquétsias, micoplasma e clamídias. Atualmente, sua utilização é limitada a infecções graves causadas por germes sensíveis à sua atividade e para as quais não se possa utilizar outro antibiótico. Sua principal indicação atual é para o tratamento da febre tifoide.

- **Indicações dermatológicas:** Donovanose, linfogranuloma venéreo, riquetsioses.
- **Posologia:** 1 a 2 g/dia, VO ou via parenteral.
- **Efeitos colaterais:** Anemia reversível, anemia aplástica fatal (risco estimado: 1:60000), síndrome cinzenta dos recém-nascidos. Outros efeitos colaterais, menos graves, são: erupções cutâneas, glossite, náuseas, vômitos e diarreia.

Diaminodifenilsulfona (DDS) (dapsona)

Todas as sulfonas ativas são derivadas da diaminodifenilsulfona. Seus mecanismos de atuação compreendem atividades antibacterianas e anti-inflamatórias.

- **Indicações dermatológicas:**
  - **Infecções cutâneas:** Hanseníase, micetomas.
  - **Dermatoses não infecciosas.**

Tabela 75.1 Posologia das cefalosporinas

Fármaco	Adultos	Crianças
Cefalexina	500 mg, 6/6 h	25 a 50 mg/kg/dia, divididos em 4 doses
Cefadroxila	500 mg a 1 g, 12/12 h	25 a 50 mg/kg/dia, divididos em 2 doses, ou 12/12 h
Cefaclor	250 mg, 8/8 h ou 12/12 h	20 mg/kg/dia, divididos em 2 ou 3 doses, ou 12/12 h
Cefoxitina	1 a 2 g, IV, 8/8 h	20 a 40 mg/kg/dia, divididos a cada 6/8 h
Cefuroxima	750 mg a 1,5 g, IM ou IV, 8/8 h	30 a 100 mg/kg/dia, divididos a cada 8 h
Cefotaxima	1 a 4 g/dia, divididos a cada 8/12 h, blenorragia dose única de 1 g, IM	50 a 100 mg/kg/dia, em 2 a 3 vezes
Ceftriaxona	1 a 2 g/dia, dose única diária	20 a 100 mg/kg/dia, dose única diária
Cefoperazona	2 a 4 e até 8 g/dia, em 2 ou 3 doses	20 a 100 mg/kg/dia
Ceftazidima	1 a 6 g/dia, em 2 a 3 doses	20 a 100 mg/kg/dia, em 2 ou 3 doses
Cefacetina	500 mg a 1 g, a cada 4/6 h	20 a 30 mg/kg/dia, divididos em 3 a 4 doses
Cefazolina	500 mg a 1 g, 6/6 h	25 a 50 mg/kg/dia, divididos em 3 a 4 doses
Cefradina	2 a 4 g/dia, em 4 doses	50 a 100 mg/kg/dia, em 4 doses
Cefprozila	500 mg a 1 g/dia, em 1 a 2 doses	15 a 20 mg/kg, em 2 doses

IV, via intravenosa; IM, via intramuscular.

- **Doenças bolhosas:** Dermatite herpetiforme, dermatose por IgA linear, lúpus eritematoso bolhoso, pustulose subcórnea, penfigoide bolhoso, penfigoide cicatricial, pênfigos, doença de Hailey-Hailey.
- **Vasculites:** Vasculites leucocitoclásticas, *eritema elevatum diutinum*, granuloma facial.
- **Dermatoses neutrofílicas:** Doença de Behçet, pioderma gangrenoso, granuloma facial.
- **Outras dermatoses:** Acne, rosácea, psoríase pustulosa, paniculite, policondrite, granuloma anular.
- **Contraindicações:** Hipersensibilidade, deficiência de G6PD, deficiência de meta-hemoglobina-redutase, hepatopatias, nefropatias, lactantes.
- **Posologia:** 100 a 300 mg/dia.
- **Efeitos colaterais:**
  - **Hematológicos:** Hemólise, meta-hemoglobinemia, leucopenia e, muito raramente, agranulocitose (maior risco entre a quarta e 12ª semanas de tratamento).
  - **Hepáticos:** Hepatite tóxica, colestase.
  - **Renais:** Síndrome nefrótica.
  - **Neurológicos:** Neuropatia periférica predominantemente motora.
  - **Cutâneos:** Exantema morbiliforme, eritema polimorfo, eritema nodoso, NET.
  - **Gastrentéricos:** Náuseas, vômitos. Existe um quadro clínico especial, a síndrome de hipersensibilidade à sulfona, que se manifesta por febre, mal-estar geral, exantema morbiliforme, adenopatia, hepatomegalia, icterícia e presença de linfócitos atípicos e eosinofilia no sangue periférico.
- **Produto farmacêutico:** Dapsona®, comprimidos de 100 mg.

Daptomicina

Antibiótico de uso intravenoso exclusivo.
- **Indicações dermatológicas:** Infecções por estafilococos resistentes a oxacilina, vancomicina e linezolida e infecções por enterococos.
- **Posologia:** 4 mg/kg, em dose única diluída em soro fisiológico para infusão em 30 minutos.
- **Efeitos colaterais:** Mialgia, artralgia, fraqueza muscular distal. Exige monitoramento semanal da creatinofosfoquinase (CPK).

Macrolídios

Azitromicina

Antibiótico de largo espectro ativo contra bactérias gram-positivas e gram-negativas. Fármaco eletivo nas afecções por *Chlamydia trachomatis*; é também ativo contra *Neisseria gonorroheae* (dose única de 1 g).
- **Posologia:**
  - **Adultos:** 500 mg/dia, por 3 dias.
  - **Crianças:** 10 a 5 mg/kg/dia, por 3 dias.

Claritromicina

Tem as mesmas características da eritromicina e é indicada para o tratamento da hanseníase. Pode ser empregada nas piodermites por estreptococos e estafilococos, na doença de Lyme e nas bartoneloses.
- **Posologia:**
  - **Adultos:** 250 a 500 mg, de 12/12 h.
  - **Crianças:** 7,5 mg/kg, de 12/12 h.

Eritromicina

É o mais importante antibiótico da classe dos macrolídios.
- **Indicações dermatológicas:** Infecções da pele e de partes moles, discretas ou moderadas, causadas por *Streptococcus pyogenes*, *S. aureus* (erisipelas, celulites, linfangites, impetigo, ectima), uretrites por *Chlamydia* e eritrasma. É uma das alternativas para sífilis e blenorragia e para acne, rosácea e dermatite perioral. Pode também ser utilizada na doença de Lyme, actinomicose, cancroide e donovanose.
- **Contraindicações:** Hipersensibilidade ao fármaco. O estolato não deve ser empregado em crianças com menos de 12 anos e em mulheres grávidas, pelos riscos de colestase hepática.
- **Posologia:**
  - **Adultos:** 250 a 500 mg, de 6/6 h.
  - **Crianças:** 30 a 50 mg/kg/dia, em 4 doses.
- **Efeitos colaterais:** Alterações gastrintestinais tipo náuseas, vômitos, diarreia, icterícia colestática.
- **Interações medicamentosas:** Por mecanismos de competição metabólica a nível hepático, a eritromicina pode produzir aumento dos níveis séricos, com consequente toxicidade de alguns fármacos: teofilina, ciclosporina, carbamazepina, digitálicos, ergotamina e metilprednisolona.

Licosaminas

Clindamicina

Antibiótico bacteriostático que pode ser utilizado pelas vias oral, intramuscular e intravenosa.
- **Indicações dermatológicas:** Infecções cutâneas graves por anaeróbios, *S. aureus*, *S. pyogenes* sensíveis.
- **Posologia:**
  - **Adultos:** 150 a 300 mg, de 6/6 h.
- **Efeitos colaterais:** Colite pseudomembranosa.

Lincomicina

Utilizada por via oral e via intramuscular em infecções por bactérias gram-positivas, resistentes a penicilinas, ou como substituto da penicilina, em casos de hipersensibilidade, na sífilis e gonorreia, nas doses médias de 500 mg, a cada 6 a 8 horas.

Metronidazol

Tem ações antiparasitárias e antibacterianas contra bacilos gram-negativos anaeróbios, bacilos gram-negativos esporulados e contra cocos anaeróbios.

- **Indicações dermatológicas:** Infecções cutâneas por bacteroides, *Bacillus fragilis*, *Clostridium*, *Peptococcus* e *Fusobacterium*. Também é indicado na rosácea vias sistêmica e tópica. Fármaco eletivo no tratamento da tricomoníase e gardnerose vaginal. Também é eficaz para lesões cutâneas da doença de Crohn.
- **Contraindicações:** Hipersensibilidade ao fármaco, gravidez e lactação.
- **Posologia:**
  - **Rosácea:** 250 mg, 2 vezes/dia, de 1 a 2 meses.
  - **Infecções:**
    - **Adultos:** Geralmente, para infecções graves, são utilizados 500 mg, IV, de 8/8 h.
    - **Crianças:** 22,5 mg/kg.
  - **Na doença de Crohn cutânea:** 250 mg, 3 vezes/dia.
- **Efeitos colaterais:** Anorexia, náuseas, vômitos e diarreia. Podem ocorrer também cefaleia, neuropatia periférica, ataxia, convulsões e encefalopatia.
- **Interações medicamentosas:** Álcool – síndrome aldeídica; varfarina – pode ter sua ação anticoagulante aumentada; cimetidina – produz aumento da vida média do metronidazol; fenobarbital e hidantoínas – diminuem a vida média do metronidazol.

Penicilinas

Grupo mais importante de antibióticos, as penicilinas pertencem aos betalactâmicos. Compreendem fármacos de primeira, segunda, terceira e quarta gerações. As penicilinas de primeira geração são a penicilina G, as penicilinas semissintéticas e as isoxazolilpenicilinas (oxacilina, cloxacilina, dicloxacilina). As penicilinas de segunda geração são as aminopenicilinas, a ampicilina e a amoxicilina, que têm alguma atividade contra bactérias gram-negativas. A terceira geração de penicilinas compreende a ticarcilina e a carbenicilina. E, finalmente, são de quarta geração a piperacilina, a azlocilina e a mezlocilina, cujo espectro de ação é mais amplo, comparativamente às de terceira geração.

- **Indicações dermatológicas:**
  - **Penicilina G:** Ativa contra cocos Gram-positivos e alguns gram-negativos, estafilococos, estreptococos, pneumococos, meningococos e gonococos, bem como contra *Corynebacterium difteriae*, *Clostridium*, actinomicetos e treponemas. As indicações dermatológicas principais de seu uso são para sífilis, erisipelas e doença de Lyme.
  - **Isoxazolilpenicilinas:** Particularmente indicadas em estafilococcias, furúnculos e antraz.
  - **Aminopenicilinas:** Têm maior atividade contra microrganismos gram-negativos. Também atuam sobre enterococos, estreptococos dos grupos A e *N. gonorrhoeae*, embora existam cepas resistentes.
  - **Penicilinas de terceira e quarta gerações:** Indicadas em infecções por gram-negativos, particularmente por *P. aeruginosa*.
- **Contraindicações:** Exclusivamente, pela existência de hipersensibilidade ao fármaco.
- **Posologia:** Descrita na **Tabela 75.2**.

Tabela 75.2 Posologia para administração das penicilinas

Penicilina (G)	Procaína	400.000 U, IM, 12/12 h
	Cristalina	5 a 20 milhões de U/dia, IM ou IV
Oxacilina	Adultos	1 g, a cada 2 h, ou 2 g, a cada 4 h, IM ou IV
Dicloxacilina		250 mg a 1 g, VO, 6/6 h
Amoxicilina	Adultos	250 a 500 mg, 6/6 h ou 8/8 h, 125 a 250 mg, a cada 8 h
Ampicilina	Adultos	250 a 500 mg, 6/6 h
	Crianças	25 a 100 mg/dia, em 3 ou 4 doses
Carbenicilina	Adultos	2 a 3 g, IV, a cada 2 h, ou 4 g, IV, a cada 4 a 6 h
	Crianças	400 a 500 mg/kg/dia, IV, em 4 doses

IM, via intramuscular; IV, via intravenosa; VO: via oral.

- **Efeitos colaterais:** Reações de hipersensibilidade imediata, desde discretas até choque anafilático, mais frequentes com a via parenteral do que com a via oral. Podem ocorrer exantemas morbiliformes, eritrodermia, síndrome de Stevens-Johnson e doença do soro. Os exantemas são mais comuns com a ampicilina e a amoxicilina, ocorrendo em cerca de 5 a 10% dos indivíduos medicados com elas. Essas reações são mais frequentes em doentes de mononucleose, síndrome da imunodeficiência adquirida (Aids), leucemia linfática crônica, insuficiência renal e que recebem alopurinol. Outros efeitos colaterais menos comuns são alterações gastrintestinais, de enzimas hepáticas e hematológicas, como leucopenia.
- **Interações medicamentosas:** Uso concomitante de alopurinol aumenta os riscos de exantemas por ampicilina. O uso paralelo de eritromicina e tetraciclinas reduz as ações bactericidas da penicilina. A penicilina pode reduzir a efetividade dos anticoncepcionais orais.

Polimixina B e colistina

Mal absorvidas pelo trato gastrintestinal, são utilizadas pelas vias IM ou IV e tópica. São indicadas nas infecções por *P. aeruginosa* nas posologias: polimixina B, 15 a 25 mil U/kg/dia; colistina, 3 a 5 mg/kg/dia, ou 500.000 U/kg. São nefrotóxicas.

Quinolonas

Atualmente, são importantes as quinolonas de terceira geração – norfloxacino, ciprofloxacino, enoxacino, ofloxacino, pefloxacino e temafloxacino.
- **Indicações dermatológicas:** Infecções cutâneas por *E. coli*, *Klebsiela pneumoniae*, *Enterobacter cloacae*, *Proteus mirabilis*, *Proteus vulgaris*, *Providencia stuartii*, *Morganella morganii*, *Citrobacter freundii*, *P. aeruginosa*, *Staphylococcus epidermidis*, *S. pyogenes*. É evidente que não são fármacos de primeira escolha para infecções comuns, inclusive por razões de ordem econômica, mas são indicados em estados infecciosos especiais, úlceras diabéticas, úlceras de decúbito, certas infecções de membros inferiores e em celulites perianais, por sua ação sobre a *P. aeruginosa*. As quinolonas também podem ser empregadas em doenças sexualmente transmissíveis (DSTs), na gonorreia não complicada e no cancroide. Atualmente, são utilizadas na hanseníase, pela atividade contra o *M. leprae*.
- **Contraindicações:** Não devem ser utilizadas em crianças e adolescentes, bem como durante a gravidez e a lactação, pois foram verificadas lesões em cartilagens de animais jovens.
- **Posologia:**
  - **Ciprofloxacino:** 250 a 500 mg, VO, 12/12 h; 100 a 200 mg, IV, 12/12 h.
  - **Norfloxacino:** 400 mg, VO, 12/12 h.
  - **Ofloxacino:** 200 a 400 mg, VO, 12/12 h.
  - **Pefloxacino:** 400 mg, VO, 12/12 h; 400 mg, IV, 12/12 h.
- **Efeitos colaterais:** Náuseas, vômitos, diarreia, cefaleia, elevação das enzimas hepáticas e eosinofilia.
- **Interações medicamentosas:** Teofilina e varfarina podem ter seus níveis séricos aumentados durante o uso concomitante com quinolonas; ciclosporina pode ter sua nefrotoxicidade elevada pelo uso simultâneo de quinolonas.

Rifampicina

Antibiótico bactericida.
- **Indicações dermatológicas:** Tuberculose, hanseníase, infecções estafilocócicas. São, ainda, sensíveis à rifampicina, o cancroide, o linfogranuloma venéreo e as uretrites por *Chlamydia*.
- **Contraindicações:** Hipersensibilidade, hepatopatias, gravidez.
- **Posologia:**
  - **Adultos:** 450 a 600 mg, em dose única diária.
  - **Crianças:** 10 a 25 mg/kg, na dose máxima de 600 mg/dia.
- **Efeitos colaterais:**
  - **Hepatotoxicidade.**
  - **Reações cutâneas:** Prurido, urticária, exantemas maculopapulosos e pênfigo fármaco-induzido. Podem ainda ocorrer como efeitos adversos: anorexia, náuseas, cefaleia, colite pseudomembranosa, púrpura trombocitopênica, anemia hemolítica e fenômenos nefrotóxicos.
- **Interações medicamentosas:** Ácido paraminosalicílico, probenecida e cetoconazol diminuem os níveis séricos de rifampicina. Contudo, esse medicamento reduz a vida média de vários fármacos (corticosteroides, digitálicos, propranolol, cloranfenicol, clofibrato e sulfona).

Sulfamídicos

Existem diversos tipos de sulfas, das quais as mais utilizadas são sulfanilamida, sulfapiridina, sulfadimetoxina, sulfametoxipiridazina e sulfadoxina.
- **Indicações dermatológicas:** Na maioria das infecções, as sulfonamidas foram substituídas pelos antibióticos, em função da crescente resistência dos microrganismos a elas. As indicações

dermatológicas atuais das sulfonamidas são paracoccidioidomicose, nocardiose, cancroide e linfogranuloma venéreo. As indicações decorrentes dos efeitos anti-inflamatórios aplicam-se particularmente à sulfapiridina e assemelham-se às das sulfonas. Merece menção a sulfassalazina, que vem sendo utilizada em psoríase.

- **Contraindicações:** Hepatopatias, nefropatias, alterações hematológicas, como trombocitopenia e leucopenia. O uso tópico é absolutamente contraindicado pela elevada frequência de reações de hipersensibilidade.
- **Posologia:** Descrita na **Tabela 75.3**.
- **Efeitos colaterais:** Alterações gastrintestinais, hematológicas e reações cutâneas, desde simples exantemas até erupções graves, como síndrome de Stevens-Johnson e doença de Lyell.
- **Interações medicamentosas:** As sulfonamidas podem determinar efeitos sinergísticos em relação a salicilatos, butazônicos, antidiabéticos orais, metotrexato e hidantoínas.

Tetraciclinas

Compreendem a oxitetraciclina, a demetilclortetraciclina, a meticilina, a doxiciclina, a minociclina e a limeciclina. São fármacos bacteriostáticos.

- **Indicações dermatológicas:** Ainda que, em geral, não sejam fármacos de primeira escolha, as tetraciclinas atuam sobre ampla gama de germes, clamídias, riquétsias, espiroquetas, micoplasma, protozoários e alguns fungos. São fármacos de primeira linha no tratamento de infecções por clamídias e riquétsias e das manifestações cutâneas de doença de Lyme. São ainda úteis na brucelose e na donovanose. Podem ser a alternativa terapêutica para cancroide, infecções por *Pasteurella*, sífilis, bouba, actinomicoses, nocardioses e micobacteriose por *M. marinum*. Com relação ao seu uso em dermatoses não infecciosas, são fármacos de primeira escolha no tratamento da acne, rosácea e dermatite perioral, sendo também utilizados no penfigoide bolhoso, em associação com niacinamida.
- **Contraindicações:** Gravidez e crianças com menos de 8 anos por ocasionar anormalidades ósseas fetais e possibilitar alterações do esmalte dentário, resultando, nas crianças, em alterações irreversíveis na coloração dos dentes.
- **Posologia:**
  - **Tetraciclina:** 1 a 2 g/dia, divididos em 4 tomadas.
  - **Doxiciclina:** 100 mg, 12/12 h, no primeiro dia, depois, 100 mg/dia.
  - **Minociclina:** 100 mg, 12/12 h, no primeiro dia, depois, 100 mg/dia.
  - **Limeciclina:** 150 mg, 12/12 h, no primeiro dia, depois, 150 mg/dia.
- **Efeitos colaterais:** Alterações gastrintestinais, como esofagite e gastrite com pirose, náusea, vômitos, dor abdominal e, eventualmente, diarreia. Também são relatadas candidose de mucosa oral, intestinal e vulvovaginal.
- **Alterações cutâneas:** Exantemas morbiliformes, urticária, reações fototóxicas, foto-onicólise (particularmente, demetilclortetraciclina e doxiciclina) e erupção medicamentosa fixa. A minociclina raramente produz fenômenos de fototoxicidade, mas pode determinar o aparecimento de alterações pigmentares.
- **Interações medicamentosas:** A vida média da doxiciclina diminui com o uso concomitante de barbitúricos, hidantoínas e carbamazepina e aumenta quando se associa à cimetidina e ao cetoconazol. Alimentos e antiácidos diminuem a absorção das tetraciclinas por ação quelante.

Tabela 75.3 Posologia para administração dos sulfamídicos

Fármaco	Adultos	Crianças
Sulfadiazina	Dose inicial: 2 g Doses subsequentes: 1 g, a cada 4 h	Dose inicial: 50 mg/kg Doses subsequentes: iguais à metade da dose inicial, a cada 4 ou 6 h
Sulfadimetoxina; sulfametoxipiridazina	Dose inicial: 1 g Doses subsequentes: 0,5 g, a cada 24 h	Dose inicial: 20 mg/kg Doses subsequentes: iguais à metade da dose inicial, a cada 24 h
Sulfadoxina	Dose única inicial: 2 g Doses subsequentes: 1 g, a cada 7 dias	Dose única inicial: 50 mg/kg Doses subsequentes: equivalentes à metade da dose inicial
Sulfassalazina	Dose inicial: 0,5 g, 2 vezes/dia, aumentando-se 0,5 g/semana, até 2 g e, eventualmente, 3 g/dia	

Eventualmente, as tetraciclinas podem ser responsáveis por aumento de níveis séricos de digitálicos e diminuição dos níveis de lítio. Ainda que sem conclusões definitivas, admite-se a possibilidade de diminuição dos efeitos dos anticoncepcionais orais.

Tianfenicol

- **Indicações dermatológicas e posologia:** Tratamento minuto de gonorreia – 10 cápsulas de 250 mg, divididos em 2 tomadas, com intervalo de 1 minuto. Também é muito usado no cancroide – 5 g (granulado), em dose única, com comprimido de 500 mg, de 8/8 horas, por 5 dias. É, ainda, ativo contra micoplasmas e clamídias.

ANTIFÚNGICOS

Alilaminas

Terbinafina

Possui amplo espectro de ação contra dermatófitos, leveduras, fungos dimórficos, demáceos e aspergilos. Não se demonstrou hepatotoxicidade induzida pela terbinafina utilizada via oral.

- **Indicações dermatológicas:** Candidoses, dermatofitoses, inclusive tinha ungueal. Mantém-se depositada nas unhas por longo tempo após a suspensão da sua administração. Embora atue topicamente, não atua sistemicamente sobre a pitiríase versicolor.
- **Contraindicações:** Ainda não estabelecidas.
- **Posologia:** 250 mg/dia. Em onicomicoses, o tratamento deve ser mantido por 2 meses para as unhas das mãos e por 4 meses para as unhas dos pés.

Azólicos

Imidazólicos

Cetoconazol

Foi o primeiro antimicótico de uso oral de amplo espectro.

- **Indicações dermatológicas:** Candidoses, paracoccidioidomicose, criptococose, histoplasmose, dermatofitoses recalcitrantes (à exceção das onicomicoses), pitiríase versicolor, esporotricose. Além dessas indicações, como antifúngico de largo espectro, o cetoconazol é indicado em dermatite seborreica, em virtude de suas ações antiandrogênicas e por sua atuação sobre o *Pityrosporum orbiculare*.
- **Contraindicações:** Hipersensibilidade ao fármaco, hepatopatias.
- **Posologia:**
  - **Dermatofitoses:** 200 mg/dia, por 4 semanas.
  - **Pitiríase versicolor:** 200 mg/dia, por 10 dias.
  - **Micoses profundas:** 200 a 400 mg/dia.
- **Efeitos colaterais:** O mais importante e mais grave é a hepatotoxicidade. Expressa-se clinicamente por anorexia, náuseas, vômitos, icterícia, e existem vários relatos de casos fatais por necrose hepática grave. Efeitos antiandrogênicos – ginecomastia e diminuição da libido.
- **Interações medicamentosas:** Aumenta o efeito anticoagulante de cumarínicos e os níveis séricos de ciclosporina. A associação com fármacos como rifampicina, isoniazida e hidantoínas diminui os níveis de cetoconazol. O uso concomitante com terfenadina pode provocar arritmias cardíacas.
- **Controles:** Provas de função hepática a cada 2 semanas, nos 3 primeiros meses, e, depois, mensalmente. Hemograma a cada 2 semanas, nos 2 primeiros meses, e, em seguida, mensalmente.

Triazólicos de primeira geração

Itraconazol

Derivado triazólico que atua pelos mesmos mecanismos do cetoconazol, porém com menor toxicidade hepática em relação a este último. Aparentemente, mantém-se depositado no material ungueal por longo tempo, permitindo maior atuação nas onicomicoses, com um possível tempo de tratamento mais curto, ou mesmo uso intermitente. É mais ativo que o cetoconazol e ainda tem ação na aspergilose.

- **Indicações dermatológicas:** Candidoses, paracoccidioidomicose, infecções dermatofíticas recalcitrantes, resistentes aos tratamentos clássicos, histoplasmose, cromomicose, aspergilose, pitiríase versicolor.
- **Contraindicações:** Hepatopatias, hipersensibilidade, gravidez, lactação.
- **Posologia:**
  - **Candidose oral:** 1 cápsula (100 mg)/dia, por 2 semanas.
  - **Candidose vaginal:** 2 cápsulas (200 mg), 2 vezes em um único dia.
  - **Pitiríase versicolor:** 2 cápsulas (200 mg), 1 vez/dia, por 5 dias.
  - **Tinhas do corpo e crural:** 1 cápsula (100 mg)/dia, por 2 semanas.
  - **Tinhas do pé e da mão:** 1 cápsula (100 mg)/dia, de 2 a 4 semanas.
  - **Micoses profundas:** 1 cápsula (100 mg) ou 2 cápsulas (200 mg)/dia.

- **Eumicetomas:** até 400 mg/dia.
- **Interações medicamentosas:** Rifampicina reduz os níveis sanguíneos do itraconazol.

Fluconazol

Antifúngico de usos oral e intravenoso.
- **Indicações dermatológicas:** Criptococose, candidoses, profilaxia de infecções fúngicas em imunodeprimidos por enfermidades ou transplantados. Efetivo nas dermatofitoses, incluindo a tinha ungueal e a pitiríase versicolor. É também eficaz em micoses profundas. Pode ser administrado em crianças com mais de 6 meses de idade.
- **Posologia:**
  - **Candidoses orofaringianas e esofagianas:** 200 mg, VO, no primeiro dia, e, depois, 100 mg/dia, por 2 a 3 semanas.
  - **Candidose vaginal:** Dose única de 150 mg.
  - **Dermatofitoses:** 150 mg/semana, de 3 a 4 semanas.
  - **Pitiríase versicolor:** 150 mg/semana, por 3 semanas.
  - **Tinha ungueal:** 150 mg/semana, de 4 a 6 meses.
  - **Tinha do couro cabeludo:**
    - **Crianças:** 6 mg/kg/dia, por 3 semanas.
  - **Micoses profundas:** 300 a 600 mg/dia – meses.

Triazólicos de segunda geração

Voriconazol

Antifúngico que pode ser empregado pelas vias oral e intravenosa sob a forma de cápsulas e suspensão.
- **Indicações dermatológicas:** Indicado para crianças a partir dos 12 anos e para adultos nas seguintes infecções fúngicas: aspergilose invasiva; candidoses cutâneas e sistêmicas; *Criptococcus neoformans*; infecções graves por *Pseudallescheria boydii* e espécies de *Fusarium* e *Histoplasma capsulatum*. O fármaco tem se mostrado efetivo em vários outros fungos, como *Alternaria*, *Blastomyces dermatidis*, *Cladosporium*, *Coccidioides imitis*, *Conidiobolus coronatus*, *Exophialia spinifera*, *Fonsecae pedrosoi*, *Madurela mycetomatis* e *Trichosporum beijeli*. A experiência com seu uso em cromomicose tem sido muito boa. É também empregado na profilaxia dessas infecções em indivíduos imunossuprimidos.
- **Posologia:** Descrita na Tabela 75.4.
- **Efeitos colaterais:** Alterações visuais, febre, calafrios, náuseas, vômitos, alterações hepáticas, hipoglicemia, hipocalemia, hipotensão, flebites e tromboflebites, cefaleia, alterações da função hepática, taquicardia, alucinações e erupções cutâneas, inclusive Stevens-Johnson e NET.
- **Interações medicamentosas:** O voriconazol aumenta as concentrações plasmáticas dos seguintes fármacos: opiáceos, metadona, prednisolona, digoxina, anti-inflamatórios não esteroides (AINEs), ciclosporina, tacrolimo, anticoagulantes orais, sulfonilureias, estatinas, benzodiazepínicos e omeprazol. Não deve ser utilizado com sirolimo, alcaloides de Ergot, astemizol, terfenadina, cisaprida, pimozida, quinidina e fenobarbital. Rifampicina, carbamazepina, fenobarbital, ritonavir, fenitoína e rifabutina podem reduzir as concentrações plasmáticas do voriconazol e, portanto, não devem ser empregados concomitantemente.

Polienos

Tetraenos

Nistatina

Antibiótico poliênico de absorção intestinal muito pequena e irregular, utilizado topicamente e em tratamentos para o tubo digestivo.
- **Indicações dermatológicas:** Candidose intestinal e para diminuição da população de leveduras do tubo digestivo, no sentido de minimizar a colonização de intertrigos inguinocrurais, perianais e perigenitais.

Tabela 75.4 Posologia do voriconazol

Via de administração	Crianças (2-12 anos)	Adultos
Intravenosa (IV)	Dose de ataque – nas primeiras 24 horas, 7 mg/kg a cada 12 horas Dose de manutenção – 4 mg/kg a cada 12 horas	Dose de ataque – nas primeiras 24 horas, 6 mg/kg a cada 12 horas Dose de manutenção – 4 mg/kg a cada 12 horas
Via oral (VO)	Dose de ataque – não foi estabelecida Dose de manutenção – 200 mg (5 mL da suspensão) a cada 12 horas	*Com peso até 40 kg* Dose de ataque – 200 mg a cada 12 horas Dose de manutenção – 100 mg a cada 12 horas *Com peso acima de 40 kg* Dose de ataque – 400 mg a cada 12 horas Dose de manutenção – 200 mg a cada 12 horas

- **Posologia:** 500.000 U a 1.000.000 U, de 3 a 4 vezes/dia.
- **Efeitos colaterais:** Náuseas, vômitos e diarreia.

Heptaenos

Anfotericina B

Antifúngico de uso intravenoso e de ação fungistática ou fungicida de acordo com a concentração que atinge nos tecidos.

- **Indicações dermatológicas:** Atua sobre vários gêneros e espécies de fungos, como *Histoplasma capsulatum*, *Paracoccidioides brasiliensis*, *Coccidioides immitis*, *Candida* sp., *Blastomyces dermatitidis*, *Rhodotorula*, *Cryptococcus neoformans*, *Sporothrix schenkii*, *Mucor mucedo* e *Aspergillus fumigatus*. Além disso, outros microrganismos são sensíveis à anfotericina B, como *Leishmania*, *Prototheca* sp. e *Naegleria*.
- **Posologia:** O doente precisa ser inicialmente hospitalizado e, posteriormente, deve ser estabelecida sua tolerância à medicação, que pode ser ministrada em regime de hospital/dia. A anfotericina B é administrada via intravenosa, gota a gota em soro glicosado, durante 6 horas. Na primeira infusão, utiliza-se a dose de 0,25 mg/kg, diariamente ou em dias alternados, até doses totais de 1 a 3 g.

    Para minimizar os efeitos colaterais, adiciona-se à infusão succinato sódico de hidrocortisona, de 25 a 50 mg, mas podem ser utilizados outros corticosteroides solúveis. Em caso de febre, pode ser empregado o ácido acetilsalicílico ou a dipirona. São obrigatórios durante o tratamento o controle do hemograma, da creatinina e da ureia; a dosagem do potássio para monitoramento da função renal; e o seguimento eletrocardiográfico para acompanhamento das alterações de repolarização ventricular. Tais alterações decorrem da hipopotassemia consequente à lesão renal, e o potássio deverá ser reposto de acordo com as alterações observadas.
- **Efeitos colaterais:** Febre, calafrios, tremores, convulsões, erupções cutâneas, especialmente exantemas maculopapulosos, e até casos de síndrome de Stevens-Johnson foram relatados. Podem surgir anorexia, náuseas, vômitos e diarreia, flebites (frequentes nos pontos de aplicação), arritmias, inclusive fibrilação ventricular, hipotensão, dispneia, mialgias e artralgias. A nefrotoxicidade da anfotericina B é importante e inclui hipocalemia, havendo lesões renais irreversíveis quando os doentes recebem doses altas, acima de 5 g de dose total. Não houve evidências de dano fetal, mas seu uso em grávidas deve ser excepcional e a amamentação deve ser suspensa quando da necessidade do uso do fármaco em mulheres em lactação. Doença cardíaca e renal e idade acima de 65 anos representam contraindicações ao seu uso.
- **Interações medicamentosas:** Pode haver aumento da toxicidade quando do uso concomitante de fármacos depressores da medula óssea, radioterapia, medicamentos eliminadores de potássio, fármacos nefrotóxicos, como cisplatina, pentamidina, aminoglicosídeos e ciclosporina. Medicamentos cujos efeitos sejam exacerbados pela hipocalemia, como digitálicos, miorrelaxantes e antiarrítmicos, podem ter sua toxicidade aumentada.
- **Produto farmacêutico:** Anforicin B®, frasco/ampola com 50 mg.

Anfotericina B lipossomal

Trata-se de anfotericina encapsulada em lipossomas. Essa apresentação diminui a toxicidade do fármaco e pode, inclusive, ser empregada em condições de comprometimento renal discreto e em doentes idosos.

- **Indicações dermatológicas:** As mesmas da anfotericina B comum, inclusive terapia empírica de possíveis infecções fúngicas em doentes imunocomprometidos.
- **Posologia:** Terapia empírica de 3 mg/kg/dia. Nas infecções fúngicas sistêmicas, utilizar 3 a 5 mg/kg/dia. O monitoramento hepático, renal, hematológico, cardíaco e eletrolítico deve ser feito à semelhança daquele feito com a anfotericina B comum. Não existem estudos suficientes sobre o uso do fármaco na gravidez, embora algumas gestantes com infecções fúngicas sistêmicas tenham sido tratadas com sucesso. No caso de aleitamento, este deve ser descontinuado para uso do medicamento.
- **Efeitos colaterais:** Os mesmos da anfotericina B comum, mas há menor incidência de calafrios, hipertensão, hipotensão, taquicardia, hipoxia, hipocalemia e redução da função renal.
- **Interações medicamentosas:** Agentes antineoplásicos e o uso concomitante de fármacos reconhecidamente nefrotóxicos podem aumentar o potencial de nefrotoxicidade. Corticosteroides e hormônio hipofisário adrenocorticotrópico (ACTH) e digitálicos podem potencializar a hipocalemia, exacerbando os efeitos colaterais cardíacos. A anfotericina potencializa os efeitos tóxicos da flucitosina.

- **Produto farmacêutico:** Ambisome®, frasco/ampola com 50 mg de anfotericina B encapsulada em l possomos para uso intravenoso. O produto liofilizado deve ser reconstituído com água destilada e infundido com solução de dextrose a 5%, IV, gota a gota, em 2 horas.

5-Fluorcitosina (flucitosina)

Antifúngico de uso oral, para o qual, com frequência, os fungos desenvolvem resistência.

- **Indicações dermatológicas:** Candidose, criptococose, cromomicose e aspergilose. A associação com anfotericina B aumenta a eficácia e diminui a ocorrência de resistência, sendo particularmente utilizada na cromomicose.
- **Contraindicações:** Hepatopatias, alterações hematológicas.
- **Posologia:** 150 mg/kg/dia, divididos em 4 doses, a cada 6 horas.
- **Efeitos colaterais:**
    - **Hematológicos:** Leucopenia, trombocitopenia.
    - **Hepáticos:** Alterações das provas de função hepática.
    - **Gastrentéricos:** Náuseas, vômitos, enterocolite.
    - **Cutâneos:** Fotossensibilidade, urticária.

Griseofulvina

Foi o primeiro antifúngico de uso sistêmico introduzido na terapêutica. Interfere na síntese dos ácidos nucleicos e na agregação dos microtúbulos, resultando em parada da divisão celular na metáfase, impedindo a multiplicação dos dermatófitos.

- **Indicações dermatológicas:** Dermatofitoses, na tinha do couro cabeludo, obrigatoriamente, e nas demais dermatofitoses, quando extensas e resistentes ao tratamento tópico. É, ainda, indicada, empiricamente, no líquen plano, sendo as formas mucosas erosivas mais responsivas do que as cutâneas; é desconhecido o mecanismo pelo qual atua nessa dermatose.
- **Contraindicações:** Hipersensibilidade ao fármaco, fotodermatoses (particularmente porfirias e lúpus eritematoso), insuficiência hepática e gravidez.
- **Posologia:** Descrita, conforme a via de administração oral, na **Tabela 75.5**.
- **Efeitos colaterais:** Cutâneos (erupção medicamentosa fixa, eritrodermia, fotossensibilidade e agravamento de fotodermatoses preexistentes); hepatotoxicidade; gastrentéricos (náuseas, vômitos, diarreia); e hematológicos (leucopenia). A cefaleia é um dos mais frequentes efeitos colaterais.

Tabela 75.5 Posologia da griseofulvina (VO)

Indicação	Adultos	Crianças
Dermatofitoses corpóreas	500 mg/dia	5-10 mg/kg/dia
Tinhas do couro cabeludo e ungueal	500 mg a 1 g/dia	15-20 mg/kg/dia
Líquen plano	500 mg/dia	10 mg/kg/dia

- **Interações medicamentosas:** O fenobarbital e outros barbitúricos competem em seu metabolismo hepático com a griseofulvina, diminuindo sua atividade.
- **Controles:** Tratamentos de 4 a 6 semanas não necessitam de controles, mas, em tratamentos prolongados, particularmente de onicomicoses, devem ser realizados hemograma e provas de função hepática após o primeiro mês de tratamento e, depois, a cada 3 meses.

Iodeto de potássio

Medicação clássica, é a primeira escolha em esporotricose e, atualmente, também indicada em estados patológicos cutâneos que envolvem possíveis reações de hipersensibilidade.

- **Indicações dermatológicas:** Esporotricose, paniculite nodular migratória subaguda, eritema nodoso, vasculite nodular. Outras indicações referidas, não definitivamente confirmadas, são eritema polimorfo, síndrome de Sweet e granuloma anular.
- **Contraindicações:** Hipersensibilidade ao iodo, tireoidopatias.
- **Posologia:** Esporotricose – em doses iniciais de 0,5 a 1 g, aumentando-se progressivamente até 4 a 6 g. Demais indicações dermatológicas – doses de 300 a 900 mg/dia.
- **Efeitos colaterais:** Ardor na mucosa oral, gosto metálico, aumento da salivação, aumento das glândulas salivares, irritação gástrica, diarreia, febre e anorexia. Podem surgir erupção acneiforme, vasculites, eritema polimorfo e nodoso, iododerma na pele, bem como alterações tireoidianas.
- **Formulação clássica:**
    - **Iodeto de potássio:** 20 g.
    - **Água destilada q.s.p.:** 20 mL.
    - 20 gotas (1 mL) de solução contém 1 g de iodeto de potássio.

ANTI-HISTAMÍNICOS

Compreendem grupos de substâncias que podem competir com a histamina pelos seus receptores celulares e, dessa forma, impedir a expressão dos efeitos desse mediador. Os anti-histamínicos que bloqueiam os receptores H1 abrangem os mais antigos (anti-histamínicos clássicos) e os novos compostos (anti-histamínicos menos sedantes). Existem, ainda, os anti-histamínicos bloqueadores dos receptores H2, utilizados fundamentalmente no tratamento da úlcera péptica, mas que têm utilidade em algumas condições dermatológicas. Além disso, nesse grupo de substâncias, serão ainda considerados os antidepressivos tricíclicos, normalmente usados em quadros de depressão, mas que se mostraram, tanto in vitro quanto in vivo, potentes competidores da histamina. Finalmente, existem fármacos que atuam sobre o mastócito, impedindo a liberação da histamina. Este último grupo de medicamentos abrange os denominados agentes estabilizadores do mastócito, os cromoglicatos e o cetotifeno.

Anti-histamínicos clássicos ou de primeira geração

Do ponto de vista químico, apresentam em comum o núcleo etilamina. Existem numerosos fármacos, sendo os principais grupos:

- **Etanolaminas:** Difenidramina.
- **Etilenodiaminas:** Tripelenamina.
- **Alquilaminas:** Clorfeniramina, triprolidina, bromofeniramina.
- **Fenotiazinas:** Alimemazina, prometazina, metdilazina.
- **Piperazinas:** Hidroxizina.
- **Piperidinas:** Ciproeptadina.
- **Ações farmacológicas:** Antagonizam a maior parte das ações farmacológicas da histamina, por meio da ocupação dos receptores dessa substância, isto é, competem com a histamina ao nível de seus receptores. Além disso, podem reduzir a permeabilidade capilar, exercer discreta ação anestésica local e diminuir o prurido.
- **Indicações dermatológicas:** Urticárias em geral, inclusive urticárias físicas; angioedema; dermografismo; condições pruriginosas em geral; dermatite atópica; e mastocitose.
- **Contraindicações:** Recém-nascidos e prematuros, gravidez, lactação, glaucoma, retenção urinária e asma. Pelos efeitos sedativos, não devem ser empregados em indivíduos cuja ocupação exija grande grau de vigilância e atenção, como motoristas e operadores de máquinas cujo manuseio possa envolver riscos.
- **Posologia:** Ver Tabela 75.6.
- **Efeitos colaterais:**
    - **SNC:** Sedação e sonolência, depressão, alterações do sistema nervoso autônomo (sequidão de mucosas, retenção urinária, embaçamento da visão, entupimento nasal). Em crianças e idosos, podem ocorrer nervosismo, irritabilidade, insônia e tremores.
    - **Sistema hemopoiético:** Raramente se observam pancitopenia, agranulocitose, trombocitopenia, anemia aplástica e anemia hemolítica.

Tabela 75.6 Posologia dos anti-histamínicos clássicos

Fármaco	Apresentação	Crianças - Dose/dia
Hidroxizina	Xarope: 2 mg/mL 1 cp: 25 mg	1 a 2 mg/kg/dia
Dexclorfeniramina	Solução oral: 0,4 mg/mL Solução oral: 2,8 mg/mL 1 cp: 2 mg 1 drágea repetabs: 6 mg	2 a 6 anos: máximo de 3 mg/dia, em 3 doses 6 a 12 anos: máximo de 6 mg/dia, em 3 doses Adultos: máximo de 12 mg/dia, em 3 doses
Loratadina	Xarope: 1 mg/mL 1 cp: 10 mg	2 a 12 anos e < 30 kg: 5 mg/dia > 30 kg e > 12 anos: 10 mg/dia
Fexofenadina	Xarope: 6 mg/mL	6 meses a 2 anos: 15 mg, 2 vezes/dia 2 a 11 anos ou > 10,5 kg: 30 mg, 2 vezes/dia
Desloratadina	Xarope: 0,5 mg/mL 1 cp: 5 mg	6 a 11 meses: 1 mg/dia 1 a 5 anos: 1,25 mg/dia 6 a 11 anos: 2,5 mg/dia
Ebastina	Xarope: 1 mg/mL 1 cp: 10 mg	2 a 5 anos: 2,5 mg/dia 6 a 11 anos: 5 mg/dia
Cetirizina	Xarope: 1 mg/mL 1 cp: 10 mg	2 a 5 anos: 2,5 mg 2 vezes/dia 6 a 11 anos: 5 mg 2 vezes/dia
Levocetirizina	Solução oral: mg/mL 1 cp: 5 mg	6 a 11 anos: 2,5 mg/dia > 11 anos e adultos: 5 mg/dia

- **Aparelho gastrintestinal:** Náuseas, vômitos, anorexia, diarreia e obstipação.
- **Interações medicamentosas:** Os fármacos depressores do SNC, inclusive o álcool, potencializam os efeitos sedativos dos anti-histamínicos, os quais não devem, pelas mesmas razões, ser utilizados simultaneamente com inibidores da monoaminoxidase (MAO).

Anti-histamínicos H1 menos sedantes ou de segunda geração

Compreendem como substâncias efetivas: terfenadina e astemizol, ambas retiradas do mercado brasileiro; loratadina; desloratadina; ebastina; rupatadina; fexofenadina; cetirizina; e levocetirizina. Atuam da mesma forma que os anti-histamínicos clássicos, bloqueando os receptores H1 da histamina, ao nível das células efetoras. Diferem dos clássicos por sua pobre penetração no SNC, decorrendo menores efeitos sedativos.

- **Indicações dermatológicas:** Urticárias e angioedema, dermografismo e condições pruriginosas, entre outras.
- **Contraindicações:** Gravidez, lactação.
- **Posologia:**
    - **Cetirizina:**
        - **Adultos:** 10 mg, 2 vezes/dia.
        - **Crianças de 2 a 6 anos:** 2,5 mg, 2 vezes/dia (em crianças dessa idade, a segurança não está plenamente estabelecida)
        - **Crianças de 6 a 12 anos:** 5 mg, 2 vezes/dia.
    - **Epinastina:**
        - **Adultos:** 10 a 20 mg/dia.
    - **Fexofenadina (derivado da terfenadina):**
        - **Adultos e crianças maiores de 12 anos:** 120 mg/dia.
    - **Levocetirizina:**
        - **Adultos:** 5 mg/dia.
        - **Crianças de 6 a 12 anos:** 5 mg/dia.
    - **Loratadina:**
        - **Adultos:** 10 mg/dia.
        - **Crianças de 2 a 12 anos com peso < 30 kg:** 5 mg/dia.
        - **Crianças de 2 a 12 anos com peso > 30 kg:** 10 mg/dia.
    - **Rupatadina:**
        - **Adultos:** 10 g/dia.
        - **Crianças:** Ainda não há doses estabelecidas.
- **Efeitos colaterais:**
    - **SNC:** Efeitos sedativos e anticolinérgicos muito inferiores aos dos anti-histamínicos clássicos.
    - **Cutâneos:** Exantemas maculopapulosos, urticária, fotossensibilidade, descamação das mãos e dos pés (terfenadina).
    - **Gastrintestinais:** Raramente, alterações de enzimas hepáticas e hepatite, náuseas, sequidão da boca, diarreia.
    - **Cardiovasculares:** Têm sido relatadas arritmias graves, quando do uso concomitante da terfenadina e do astemizol com eritromicina e antibióticos macrolídios, cetoconazol e outros imidazólicos. Em razão dessas interações medicamentosas, a terfenadina e o astemizol estão em desuso.

Anti-histamínicos H2

Compreendem a cimetidina e a ranitidina, introduzidas na prática médica para tratamento de doenças gastrintestinais, úlcera duodenal, úlcera gástrica, síndrome de Zollinger-Ellison e que, apenas posteriormente, começaram a ser utilizadas em dermatologia. Ambos os fármacos bloqueiam receptores H2 da histamina. A cimetidina, além dessa ação, possui atividade antiandrogênica por competição com a di-hidrotestosterona, ao nível dos receptores periféricos. A cimetidina também tem ações imunológicas, uma vez que inibe os linfócitos T supressores, provavelmente por bloqueio de receptores H2 desses linfócitos.

- **Indicações dermatológicas:** Mastocitoses, particularmente a sistêmica, urticárias, dermografismo, prurido (respostas nulas no prurido urêmico, variáveis no prurido da colestase e da policitemia vera e razoáveis no prurido associado à doença de Hodgkin).
- **Contraindicações:** Gravidez, lactação.
- **Posologia:**
    - **Cimetidina:** Urticárias, dermografismo, urticária pigmentosa – em associação com anti-histamínicos H1, 400 mg, 4 vezes/dia. A indicação dos anti-histamínicos H2 refere-se apenas aos casos em que não houve resposta aos anti-histamínicos H1 isoladamente.
    - **Ranitidina:** 150 a 300 mg, 2 vezes/dia.
- **Efeitos colaterais:**
    - **Cardiovasculares:** Raros, representados por alterações de pressão arterial e eletrocardiográficas.
    - **Gastrintestinais:** Hepatotoxicidade, rara, expressa por elevações das transaminases; diarreia; obstipação.
    - **Renais:** Elevações de creatinina reversíveis.
    - **Hematológicos:** Raros casos de granulocitopenia, trombocitopenia.

- **Endocrinológicos:** Mais comuns com cimetidina em relação à ranitidina; ginecomastia; perda da libido; impotência; galactorreia.
- **SNC:** Cefaleia, sonolência e tonturas.
- **Cutâneos:** Urticária, angioedema, eritrodermia, eritema polimorfo.
- **Oculares:** Agravamento da hipertensão ocular em indivíduos com glaucoma.

Interações medicamentosas: Redução da absorção de cetoconazol, aumento dos níveis sanguíneos de hidantoínas, anticoagulantes, teofilina e hidroxizina.

ANTI-INFLAMATÓRIOS NÃO ESTEROIDES (AINES)

Fármacos com efeitos analgésicos, antipiréticos e anti-inflamatórios.

- **Indicações:** As indicações gerais são doenças reumáticas, doença de Reiter, dor associada à inflamação e febre e, ainda que pouco empregados em dermatologia, podem ser úteis em inflamações cutâneas, inclusive eritema nodoso.
- **Contraindicações:** Depressão medular, doenças cardiopulmonares graves, doenças renais graves, úlcera péptica ativa, sintomas de pólipos nasais associados a broncoespasmo, angioedema, anafilaxia ou outras reações alérgicas graves.
- **Efeitos colaterais:** Os mais frequentes são cefaleia matutina, exantemas, tontura, distúrbios gastrintestinais e irritação retal. Os ocasionais são infecções do trato urinário, zumbido, sudorese, anorexia, alterações do paladar e vômitos. Os mais raros incluem dor torácica ou angina, exacerbação de insuficiência cardíaca congestiva, edema pulmonar, arritmias, pericardite, confusão mental, alucinações, insônia, irritabilidade, eritema nodoso, eritema polimorfo, síndrome de Stevens-Johnson, NET, sangramento e perfuração de ulcerações gastrintestinais, cistite, anemia, anemia aplástica, agranulocitose, rinite alérgica, alterações visuais, diminuição da audição, alterações renais com nefrose intersticial, pancreatite e febre.

Salicilatos

Ácido acetilsalicílico
Ver página 737.

Paracetamol
Ver página 737.

Derivados do ácido propiônico

Ibuprofeno
Obedece às mesmas indicações e contraindicações gerais dos AINEs. É empregado apenas em indivíduos com mais de 12 anos.
- **Posologia:**
  - **Adultos:** 3,2 g/dia, divididos em 3 a 4 vezes.
  - **Crianças com mais de 12 anos:** 30 a 40 mg/kg/dia, com dose máxima de 50 mg/kg/dia.

Cetoprofeno
Apresenta as mesmas indicações e contraindicações gerais dos AINEs.
- **Posologia:** 150 a 300 mg/dia, VO, divididos em 3 a 4 doses (a dose máxima é de 300 mg/dia, VO). Também pode ser empregado via retal na dose máxima de 200 mg/dia.
  - **Forma entérica:** 1 comprimido, 2 vezes/dia.
  - **Supositórios:** 1 supositório, 2 vezes/dia.
  - **Gotas:** 50 gotas, a cada 6 ou 8 horas.
  - **Crianças:**
    - **Acima de 1 ano até 6 anos:** 1 gota/kg, a cada 6 ou 8 horas.
    - **De 7 a 11 anos:** 25 gotas, a cada 6 ou 8 horas.
    - **Forma pediátrica em xarope com 1 mg/mL:** 0,5 mg/kg/dose, de 3 a 4 vezes/dia.
  - **Injetável:** 100 a 300 mg/dia, por período contínuo de 48 horas.

Derivados do ácido acético

Indometacina
Tem atividade analgésica, antitérmica e anti-inflamatória.
- **Indicações dermatológicas:** Eritema nodoso, urticária de pressão, vasculite urticariforme, supressão do eritema induzido por UV.
- **Posologia:** 25 a 50 mg, 3 vezes/dia.
- **Efeitos colaterais:** Tonturas, cefaleia, zumbido, ativação de úlcera péptica, erupções cutâneas, inclusive síndrome de Stevens-Johnson e de Lyell.

Derivados do ácido fenâmico

Ácido mefenâmico
Ver página 737.

ANTILEUCOTRIENOS

Montelucaste
- **Indicações dermatológicas:** Urticária crônica, eventualmente.

- **Posologia:**
  - **6 a 23 meses:** 4 mg, em grânulos orais.
  - **2 a 5 anos:** 4 mg, VO, em grânulos orais ou comprimidos mastigáveis.
  - **6 a 14 anos:** 5 mg, em comprimidos mastigáveis.
  - **15 anos e acima:** 10 mg, em comprimidos.
  - Não deve ser usado na gravidez e durante a amamentação.
- **Efeitos colaterais:** Infecções do trato respiratório inferior, faringite, febre, cefaleia, tosse, dor abdominal, diarreia, otite média, *influenza*, sinusite e rinorreia.

Zafirlucaste
Com as mesmas indicações e efeitos colaterais do montelucaste e uso excepcional em urticárias crônicas.
- **Posologia:** Em adultos e crianças com 12 anos ou mais, administram-se 20 mg, 2 vezes/dia. A dose máxima é de 40 mg, 2 vezes/dia. Não deve ser empregado em crianças com menos de 12 anos, bem como em mulheres grávidas ou amamentando.

ANTILIPÊMICOS
Ácido nicotínico (niacina)
Nicotinamida
O ácido nicotínico (niacina) reduz os níveis plasmáticos de colesterol e triglicerídeos. Além disso, causa vasodilatação por ação direta sobre a musculatura vascular. É empregado, via oral, em xantodermatoses e na vascularite livedoide. Também é administrado no tratamento e na profilaxia de estados carenciais, particularmente na pelagra, assim como na doença de Hartnup e em tumores carcinoides. Existem relatos isolados de bons resultados com o ácido nicotínico em casos de eritema polimorfo, dermatite herpetiforme, *eritema elevatum diutinum*, erupção polimorfa à luz, granuloma anular, necrobiose lipoídica e penfigoide bolhoso, mas esses resultados são questionáveis pelo uso concomitante de outros fármacos no tratamento desses doentes.
- **Posologia:** 500 mg, 3 vezes/dia. A niacinamida ou nicotinamida tem o mesmo efeito na pelagra do que o ácido nicotínico, porém não é vasodilatadora. Atualmente, é usada, como alternativa terapêutica, em associação com a tetraciclina, no tratamento de pênfigos, penfigoides e outras doenças bolhosas – 500 mg, 3 vezes/dia.
- **Efeitos colaterais:** Cefaleia, alterações gastrintestinais, eritema por vasodilatação, alterações da curva glicêmica e, muito raramente, hepatotoxicidade.
- **Controles:** Glicemia e provas de função hepática em doentes sob doses altas e terapêutica prolongada.

Clofibrato
Atua deslocando ânions tipo androgênios e tiroxina de pontos de ligação das proteínas plasmáticas, e, tais substâncias, transferidas para o fígado, interferem no metabolismo lipídico, diminuindo a síntese lipídica e, portanto, os lipídeos séricos.
- **Indicações:** Empregado por via oral na hipercolesterolemia e/ou hipertrigliceridemia e xantomatoses, na dose de 2 g/dia.

Colestiramina
Resina básica de trocas iônicas que atua permutando íons cloreto por cloratos, com os quais forma, no trato intestinal, complexos insolúveis excretados com as fezes, impedindo a reabsorção dos sais biliares, resultando em diminuição dos níveis sanguíneos destes sais. A perda de sais biliares resulta na mobilização do colesterol para, por meio de oxidação, formar sais biliares, resultando na diminuição dos níveis de colesterol.
- **Indicações:** No prurido associado com obstruções biliares e xantomatoses.
- **Posologia:** 4 g, 3 vezes/dia, durante as refeições. É utilizada por via oral sob forma de pó.
- **Efeitos colaterais:** O uso prolongado pode determinar hipovitaminoses por alteração na absorção das vitaminas lipossolúveis.

Estatinas
Inibem a MG-CoA, provocando a redução do colesterol LDL e VLDL. Além disso, têm atividades antioxidantes e anti-inflamatórias.
- **Indicações dermatológicas:** Condições cutâneas ligadas a hipercolesterolemia e dislipidemias mistas, e em xantomas presentes em hiperlipoproteinemias tipos III e V.
- **Contraindicações:** Gravidez, lactação, doença hepática e elevação persistente de transaminases.
- **Posologia:**
  - **Atorvastatina:** 10 mg (dose inicial), sendo, às vezes, necessárias doses altas de até 80 mg/dia.
  - **Sinvastatina:** Dose inicial de 10 a 20 mg/dia até 40 mg. Em idosos, 10 mg/dia.
  - **Rosuvastatina:** 10 mg/dia até 40 mg/dia.
  - **Fluvastatina:** 40 a 80 mg/dia.
  - **Pravastatina:** Dose inicial de 10 a 20 mg/dia até 40 mg/dia.

- **Lovastatina:** Dose inicial de 20 mg/dia até 80 mg/dia.
- **Pitavastatina:** Dose inicial de 1 a 2 mg/dia com ajustes a cada 4 semanas, até a dose máxima de 4 mg/dia.
- **Efeitos colaterais:** Náuseas, dores abdominais, dispepsia, anorexia, flatulência, constipação, astenia e dores musculares. Também são relatadas alterações psíquicas, parestesias, câimbras e aumento de transaminases. Pode haver aumento da CPK como consequência de miopatia, que pode ser grave, com rabdomiólise, mais frequente quando há administração simultânea de inibidores do citocromo P450, como eritromicina, ciclosporina, fibratos, ácido nicotínico, antirretrovirais e antifúngicos azólicos.
- **Interações medicamentosas:** Além das já citadas, favorecedoras de miopatia, são importantes a redução de atividade do clopidogrel e a potenciação do efeito da varfarina. O hidróxido de alumínio e o hidróxido de magnésio diminuem em cerca de 50% as concentrações séricas das estatinas.

ANTIMALÁRICOS

Os antimaláricos usados em dermatologia são a mepacrina, a cloroquina e a hidroxicloroquina. Os possíveis mecanismos pelos quais atuam são o efeito fotoprotetor e as ações anti-inflamatórias e imunossupressoras.

- **Indicações dermatológicas:** Lúpus eritematoso, erupção polimorfa à luz, porfiria cutânea tarda, lesões cutâneas de dermatomiosite, urticária solar, sarcoidose, granuloma anular disseminado, linfocitoma cútis, infiltração linfocitária de Jessner, mucinose reticular eritematosa. Outras indicações menos comuns são para dermatite atópica, paniculites, vasculite urticariforme e esclerodermia localizada.
- **Contraindicações:** Gravidez, lactação, miastenia grave.
- **Posologia:**
  - **Adultos:** Hidroxicloroquina, 400 mg/dia; cloroquina, 250 a 500 mg/dia.
- **Efeitos colaterais:**
  - **Gastrentéricos:** Náuseas, vômitos, diarreia.
  - **Oculares:** Depósitos corneanos, diminuição da capacidade de acomodação ocular (cloroquina), retinopatia com pigmentação da mácula, que pode ser irreversível. Os doentes tratados com antimaláricos devem realizar exame de fundo de olho periodicamente.
  - **SNC:** Cefaleia, confusão mental, convulsões, miastenia, desencadeamento de psicoses.
- **Cutâneos:** Hiperpigmentação, particularmente nas regiões tibiais, unhas, palato e face, clareamento dos cabelos e pelos, exantemas, erupções eczematosas, liquenoides, eritrodermia, exacerbação da psoríase.
- **Interações medicamentosas:** Os diferentes antimaláricos não devem ser administrados simultaneamente, uma vez que os efeitos tóxicos oculares se potencializam. Os antimaláricos produzem elevação dos níveis sanguíneos de digitálicos.
- **Controles:** Antes do início do tratamento, realizar exame ocular completo, hemograma, glicose-6--fosfato-desidrogenase (G6PD), provas de função hepática. Para o seguimento: exame ocular a cada 6 meses; hemograma mensalmente, nos 3 primeiros meses, e, depois, a cada 4 ou 6 meses; provas de função hepática após 1 mês e 3 meses e, depois, a cada 4 ou 6 meses.

ANTIMICOBACTERIANOS

Clofazimina

Atua contra micobactérias e determina coloração violácea intensa da pele e alterações gástricas. Indicada na hanseníase, sendo especialmente ativa nos casos sulfonorresistentes ou em reações hansênicas com eritema nodoso, compondo os esquemas atuais da multidrogaterapia. É recomendada também no tratamento do pioderma gangrenoso e da queilite granulomatosa de Melkersson-Rosenthal.

- **Posologia:** 100 a 200 mg/dia, até 300 mg.

Estreptomicina

Ver página 738.

Etambutol

Agente ativo contra o *Mycobacterium tuberculosis*, mesmo em relação a cepas resistentes à isoniazida, estreptomicina e outras micobactérias. Administrado na dose de 15 mg/kg/dia, VO.

- **Efeitos colaterais:** Distúrbios oculares, relacionados à dose, e reversíveis. Devem ser efetuados testes oculares antes da administração, e o fármaco não deve ser empregado em crianças.

Hidrazida do ácido nicotínico (isoniazida)

Tuberculostática e tuberculicida apenas para bacilos em fase de multiplicação. Altamente específica para *M. tuberculosis*, e, das micobactérias atípicas, apenas o *M. kansasii* é sensível.

- **Indicações dermatológicas:** Tuberculoses cutâneas (em associação com outros fármacos,

rifampicina e pirazinamida). Eventual uso isolado em estados de hipersensibilidade ao bacilo de Koch (eritema indurado, vasculite nodular) e na profilaxia da tuberculose.
- **Posologia:**
  - **Adultos:** 300 a 400 mg/dia.
  - **Crianças:** 100 mg/kg/dia.
- **Efeitos colaterais:** Hipersensibilidade ao fármaco resultando em febre e erupções cutâneas; hepatotoxicidade, nefrites periféricas e alterações do SNC; neurite óptica; tonturas; convulsões; alterações mentais. A administração simultânea com piridoxina previne a nefrite periférica e outras alterações nervosas. A resistência bacilar à isoniazida é frequente.

Pirazinamida

Observa-se, com frequência, o desenvolvimento de resistência do *M. tuberculosis*, quando o fármaco é utilizado isoladamente. É bem absorvida por via oral. Para adultos, a dose diária é de 20 a 35 mg/kg, sendo a dose máxima de 3 g/dia.
- **Efeitos colaterais:** Hepatopatias, necrose hepática em raros casos; hiperuricemia, episódio agudo de gota; artralgias; anorexia; náuseas e vômitos; disúria; mal-estar e febre.

Rifampicina
Ver página 742.

ANTIPARASITÁRIOS

Benzimidazóis

Albendazol
Fármaco eletivo para tratamento sistêmico da larva *migrans*. Em geral, a cura é obtida com dose única de 400 mg para adultos e crianças com mais de 2 anos. Eventualmente, pode ser necessário repetir o fármaco em 2 dias subsequentes.

Tiabendazol
Anti-helmíntico de amplo espectro que atua não somente sobre os vermes adultos, mas também sobre as larvas e os ovos.
- **Indicações dermatológicas:** Larva *migrans* e tungíase.
- **Posologia:** 50 mg/kg, 1 vez/dia, por 3 dias, ou 25 mg/kg/dia, 2 vezes/dia, por 3 dias. A dose máxima diária não deve ultrapassar 3 g/dia.
- **Efeitos colaterais:** Anorexia, náuseas, vômitos, vertigens e cefaleia.

Ivermectina
Lactona semissintética utilizada na oncocercose, na estrongiloidíase, na escabiose e na pediculose.
- **Contraindicações:** Meningites e afecções do SNC que possam comprometer a barreira hematoencefálica. Não deve ser utilizada na gravidez, na lactação e em crianças com menos de 15 kg ou de 5 anos.
- **Posologia:**
  - **Estrongiloidíase, filariose, escabiose e pediculose:**
    - Peso corpóreo:
      - **Entre 15 a 24 kg:** Meio comprimido (3 mg).
      - **Entre 25 e 35 kg:** 1 comprimido (6 mg).
      - **Entre 36 e 50 kg:** 1 comprimido e meio (9 mg).
      - **Entre 51 e 65 kg:** 2 comprimidos (12 mg).
      - **Entre 66 e 79 kg:** 2 comprimidos e meio (15 mg).
      - **Acima de 80 kg:** 200 mcg/kg.
  - **Oncocercose:**
    - Peso corpóreo:
      - **Entre 15 e 25 kg:** meio comprimido (3 mg).
      - **Entre 26 e 44 kg:** 1 comprimido (6 mg).
      - **Entre 45 e 64 kg:** 1 comprimido e meio (9 mg).
      - **Entre 65 e 84 kg:** 2 comprimidos (12 mg).
      - **Acima de 84 kg:** 150 mcg/kg.
- **Efeitos colaterais:** Náusea, diarreia, dores abdominais, anorexia, vômitos, constipação, tonturas, tremores, sonolência, prurido, urticária e outras erupções cutâneas.

Antimoniais pentavalentes
Atualmente, utiliza-se apenas o antimônio pentavalente, especialmente na leishmaniose.
- **Indicações:** Na leishmaniose tegumentar americana, especialmente nas formas cutâneas puras. Emprega-se a N-metilglucamina.
- **Formas farmacêuticas:** Pobremente absorvidos no trato digestório, são usados pelas vias parenteral, IM e IV.
- **Posologia:** Em formas cutâneas, usar 15 mg do SbV/kg/dia; já nas cutaneomucosas, 20 mg do SbV/kg/dia, IM ou IV, de 20 a 30 dias. Na infusão IV, o fármaco é diluído em soro glicosado a 5% e infundido em 30 a 60 minutos, lentamente.
- **Efeitos colaterais:** Vômitos, fadiga, pirexia. São contraindicados em presença de infecções bacterianas ou virais e em casos de insuficiência renal e cardíaca.

- **Produto farmacêutico:** Glucantime®, ampolas de 1,5 g/5 mL ou 425 mg de SbV (antimonial pentavalente). Assim, cada mL da ampola contém 85 mg do SbV.

Miltefosina

Ainda está em fase de estudos clínicos, mas vários trabalhos, inclusive no Brasil, demonstram tratar-se de fármaco útil no tratamento da leishmaniose cutânea mucosa com a vantagem do uso oral. Aparentemente, a resposta à miltefosina varia de acordo com as espécies de leishmânia e com as mesmas espécies em diferentes áreas endêmicas. Existem trabalhos indicando a sensibilidade das espécies *L. guyanensis*, *L. brasiliensis* e *L. panamensis*, mas os dados quanto à suscetibilidade das espécies, particularmente no Brasil, não foram ainda estabelecidos, permanecendo como objeto de estudos sem conclusões definitivas.

- **Posologia:** 2,5 mg/kg, divididos em 3 doses (dose máxima: 150 mg/dia), VO, durante 28 dias consecutivos. Apresentação em cápsulas de 50 mg.
- **Efeitos colaterais:** Náuseas, vômitos, dores abdominais, diarreia, cefaleia e tonturas.

Pentamidina

Antiparasitário de uso intravenoso, intramuscular e por inalação.

- **Indicações dermatológicas:** Leishmaniose visceral e cutânea. Também é empregada na profilaxia e no tratamento da pneumonia por *Pneumocystis carinii* em doentes com infecção pelo HIV.
- **Posologia:** Na leishmaniose cutânea, administrar 2 a 4 mg/kg/dia, por infusão IV, 1 a 2 vezes/semana, por um período de 2 horas. A medicação deve ser continuada até a cicatrização das lesões. Devem ser monitorados, durante o tratamento, pressão arterial; ureia e creatinina; cálcio e magnésio plasmáticos; função hepática; amilase, hemograma e plaquetas.
- **Efeitos colaterais:**
  - **Mais frequentes:** Distúrbios gastrentéricos, hiperglicemia ou diabetes, hipoglicemia, hipotensão, leucopenia, neutropenia, trombocitopenia, dor torácica, tosse, dispneia, exantemas, alterações das provas de função hepática e nefrotoxicidade.
  - **Ocasionais:** Gosto amargo ou metálico, arritmias cardíacas, flebite no local da injeção, pancreatite.
  - **Raros:** Dificuldades respiratórias, insuficiência renal.

Se possível, evitar o uso durante a gravidez e a lactação.

ANTIVÍRICOS

Aciclovir e derivados

É um análogo da guanina, a acicloguanina que, forforilada pela timidino quinase, dá origem ao trifosfato de aciclovir, o qual inibe a DNA-polimerase viral, interrompendo a replicação viral.

- **Indicações dermatológicas:** Herpes simples, em suas múltiplas manifestações clínicas, particularmente na primoinfecção, no herpes genital, com recidivas muito frequentes, em formas muito intensas de herpes ou, ainda, nas infecções herpéticas de imunossuprimidos; herpes-zóster; varicela em imunodeprimidos. No herpes simples, a dose é de 200 mg, 5 vezes/dia, por 5 dias. No herpes-zóster, é de 800 mg, 5 vezes/dia, por 7 dias.
- **Efeitos colaterais:** Nefrotoxicidade (apenas no uso intravenoso); náuseas, vômitos, diarreia, principalmente quando do uso via oral; cefaleia, tonturas, anorexia, fadiga. Erupções cutâneas são raras. Tem-se registrado resistência ao aciclovir, surgida especialmente em doentes de Aids submetidos a tratamentos prolongados para herpes simples.
- **Interações medicamentosas:** Doentes com Aids, recebendo zidovudina (AZT) concomitantemente ao uso de aciclovir, podem apresentar fadiga e letargia.

Fanciclovir

Pró-fármaco convertido no organismo a penciclovir, que é o medicamento realmente ativo contra os vírus.

- **Indicações dermatológicas:** Herpes-zóster, herpes simples.
- **Posologia:**
  - **Adultos:**
    - **Herpes simples – infecções agudas recorrentes:** 125 mg, 2 vezes/dia, por 5 dias.
    - **Herpes-zóster:** 250 mg, VO, 3 vezes/dia, por 7 dias.
    - **Primoinfecção herpética genital:** 250 mg, VO, 3 vezes/dia, por 5 dias.
    - **Tratamento supressor de herpes genital recorrente:** 125 mg, VO, 2 vezes/dia. Os dados de segurança em crianças não são conhecidos, devendo ser usado apenas em adultos.

Valaciclovir

Tem os mesmos espectro e mecanismo de ação do aciclovir, porém com maior disponibilidade.
- **Indicações dermatológicas:** Herpes simples, herpes-zóster.
- **Posologia:** Primoinfecção por herpes simples – 500 mg, 2 vezes/dia, por 10 dias; para herpes simples recorrente – 500 mg, 2 vezes/dia, por 5 dias; para herpes-zóster – 1.000 mg, 3 vezes/dia, por 7 dias; para tratamento supressor de herpes genital – 500 a 1.000 mg/dia.
- **Efeitos colaterais:** Púrpura trombocitopênica trombótica e síndrome hemolítica urêmica, que pode ser fatal e foi registrada em doentes com Aids avançada, em transplantados de medula e transplantados renais que receberam doses altas de valaciclovir.

Antivíricos retrovirais

São classificados, de acordo com sua ação, em três grupos:
- **Inibidores da transcriptase reversa:** Abacavir, adefovir, didanosina, entricitabina, entecavir, estavudina, lamivudina, tenofovir, zalcitabina e zidovudina.
- **Análogos dos nucleosídeos:** Efavirenz e nevirapirana, ativos apenas contra o HIV-1. O adefovir e o entecavir estão aprovados apenas para uso na hepatite B.
- **Inibidores de proteases:** Atazanavir, fosamprenavir, indinavir, nelfinavir, tipranavir, ritonavir, saquinavir e tenofovir. O tipranavir é ativo apenas contra o HIV-1 e deve ser empregado em associação com o ritonavir em doentes HIV-1 resistentes aos inibidores de proteases.

O tratamento da Aids é do âmbito da infectologia, e, por essa razão, esses fármacos não serão analisados individualmente.

Foscarnete

Antivírico de uso injetável.
- **Indicações dermatológicas:** A principal indicação é o tratamento de infecções por citomegalovírus (CMV), inclusive retinite por CMV, resistentes a ganciclovir em pacientes com a Aids e em indivíduos transplantados. É, ainda, empregado em infecções por herpes simples e pelo vírus varicela-zóster resistentes a aciclovir, também especialmente nos doentes HIV-positivos.
- **Posologia:** Para infecções por herpes simples resistentes a aciclovir, emprega-se 40 mg/kg em infusão de, no mínimo, 1 hora a cada 8 ou 12 horas, por 2 a 3 semanas ou até a cura. Não deve ser utilizado associadamente ao ganciclovir. Quando há comprometimento renal, exige-se ajuste das doses.
- **Efeitos colaterais:** O principal é a nefrotoxicidade, que mais comumente surge durante a segunda semana da fase de indução da terapêutica, mas que pode ocorrer a qualquer tempo do tratamento, exigindo monitoramento constante da função renal, especialmente dos níveis de creatinina, e, inclusive, são necessários ajustes das doses no caso de alterações.

Para minimizar os riscos renais, é importante a hidratação do doente, recomendando-se a administração de 750 a 1.000 mL de soro fisiológico ou de solução de dextrose a 5% antes da primeira infusão de foscarnete. Nas infusões subsequentes, quando da administração de 90 a 120 mg/kg, deve-se empregar 750 a 1.000 mL de solução hidratante, e, quando do emprego de doses de 40 a 60 mg/kg, 500 mL de hidratação. Após a primeira dose, o foscarnete pode ser administrado com a própria solução hidratante.

Outros efeitos colaterais são alterações eletrolíticas, hipocalcemia, hipofosfatemia, hiperfosfatemia, hipomagnesemia e hipocalemia. Além disso, registram-se febre, astenia, mal-estar, infecções bacterianas, inclusive com septicemia, infecções fúngicas, anorexia, náuseas, vômitos, dores abdominais, diarreia, anemia, leucopenia, granulocitopenia, confusão mental, ansiedade, tremores, ataxia, afasia, espasmos, descoordenação motora, convulsões, alterações visuais e do paladar, dores no local da infusão e alterações hepáticas e renais já assinaladas.
- **Produto farmacêutico:** Foscarnet®, frascos com 250 ou 500 mL, com 24 mg por mL.

Idoxuridina

Encontrada em soluções e cremes em concentrações de 0,1 a 0,5%. É indicada na queratite herpética. Apresenta resultados discutíveis em herpes simples, herpes genital e herpes-zóster.

Interferons

Glicoproteínas produzidas por células nucleadas de várias espécies animais, inclusive o homem, em resposta a diversos estímulos, inclusive infecção viral. Existem três formas de interferon humano, de acordo com a célula produtora e o estímulo indutor:
- **Interferon-α (INF-α):** produzido por leucócitos no sangue periférico, linfócitos no baço, células linfoides e linhagens linfoblastoides.

- **Interferon-β (INF-β):** produzido por fibroblastos humanos.
- **Interferon-γ (INF-γ):** produzido por linfócitos sensibilizados, em resposta a mitógenos e complexos antígeno-anticorpo.

Atualmente, os interferons são produzidos por meio de técnicas recombinantes, em quantidades comercialmente viáveis. O de maior aplicabilidade clínica é o INF-α.

- **Indicações dermatológicas e posologia:**
  - **Condilomas acuminados e verruga vulgar:**
    - **Posologia:**
      - **Interferon-alfa 2A:** 1 milhão de unidades, 3 vezes/semana, por 3 semanas, injetadas intralesionalmente.
      - **Interferon-alfa 2B:** 3 milhões de unidades/dia, IM, por 6 semanas, em associação com gel tópico com 1 milhão U/g, na dose total de 5 g.
  - **Herpes simples na profilaxia de surto herpético desencadeado por trauma cirúrgico em cirurgia do trigêmeo:**
    - **Posologia:** 7×10^4, intralesionalmente.
  - **Herpes-zóster:**
    - **Posologia:** Interferon-alfa 2B, 5 milhões de unidades diariamente, seguidas de 5 milhões de unidades a cada 2 dias na segunda semana. Pode se associar a gel ou creme com 20.000 U/g, a cada 6 horas.
  - **Sarcoma de Kaposi associado à Aids:**
    - **Posologia:**
      - **Interferon-alfa 2A:** Não existe dose padrão. Uma das propostas é o uso de 3 a 6 milhões U/dia, por via subcutânea (SC), até remissão (geralmente, 6-8 semanas). Outra proposta é o uso de 36 milhões U, SC ou IM, por 10 a 12 semanas, e, como manutenção, 36 milhões U, SC ou IM, 3 vezes/semana.
      - **Interferon-alfa 2B:** 30 milhões U/dia, via SC, por 6 semanas.
  - **Linfoma cutâneo de células T:**
    - **Posologia:** Interferon-alfa 2A – 1 a 3 milhões U nos dias 1 a 3; 9 milhões U nos dias 4 a 6; 18 milhões U/dia a partir do dia 7.
    - **Manutenção:** 3 vezes/semana na dose máxima tolerada, não ultrapassando 18 milhões U/dia.
    - **Duração do tratamento:** Mínimo de 8 semanas; não havendo resposta depois de 12 semanas, interromper. A duração ótima do tratamento não foi estabelecida. Muitos doentes foram tratados por até 40 meses.
  - **Melanoma – terapia coadjuvante de ação única que ainda envolve discussões:**
    - **Posologia:**
      - **Interferon-alfa 2A:** 20 milhões U, 3 vezes/semana.
      - **Interferon-alfa 2B:** 10 milhões U, IM, 3 vezes/semana (existem vários outros esquemas).

    As indicações mais aceitas para o interferon são o sarcoma de Kaposi associado à Aids e o condiloma acuminado. Com relação às demais indicações, são ainda de caráter experimental, e os resultados, apenas paliativos.
  - **Efeitos colaterais:** Febre, cefaleia, dor local, hipotensão, arritmias, alterações gastrintestinais, alterações hematológicas tipo linfopenia, granulocitopenia e trombocitopenia.

Interferons peguilados

Nos interferons peguilados, há ligação covalente das moléculas de interferon com cadeias de polímeros de propilenoglicol, resultando no aumento do tempo de permanência do fármaco na corrente sanguínea e permitindo redução da frequência das injeções, com a diminuição dos efeitos colaterais próprios do interferon.

ANTIPRURIGINOSOS

Anti-histamínicos
Ver página 747.

Antagonistas de opioides

Naloxona
É antagonista dos receptores opioides e diminui a produção de citocinas pró-inflamatórias e de superóxidos.

- **Indicações dermatológicas:** Prurido induzido por opiáceos e butorfanol; pruridos colestático e urêmico e prurido associado à urticária e dermatite atópica.
- **Posologia:**
  - **Prurido urêmico:** 50 mg/dia, VO.
  - **Prurido colestático:** Iniciar com 0,002 mcg/kg/minuto, IV, dobrando a dose a cada 3 a 4 horas, atingindo a dose plena depois de 18 a 24 horas.

- **Efeitos colaterais:** No sistema nervoso – tremores e convulsões; no sistema cardiovascular – hipertensão, hipotensão, taquicardia, arritmias ventriculares; no sistema gastrintestinal – náuseas e vômitos, hepatotoxicidade; no aparelho respiratório – edema pulmonar; na pele – hiperidrose.

Talidomida

A imida ftálica do ácido glutâmico. Introduzida como fármaco sedativo, mostrou-se altamente teratogênico, causando focomelia, sendo, portanto, de uso bastante restrito.
- **Ações farmacológicas:** Atua como modulador das respostas imunes.
- **Indicações dermatológicas:** Reações hansênicas tipo eritema nodoso e polimorfo, aftas recorrentes, prurigo nodular de Hyde, escabiose nodular, prurigo actínico, reações de fotossensibilidade, lúpus eritematoso, síndrome de Behçet e síndrome de Melkersson-Rosenthal.
- **Contraindicações:** Gravidez e possibilidade de gravidez.
- **Posologia:** 100 a 400 mg/dia.
- **Efeitos colaterais:** Teratogenia (focomelia), neurites periféricas.

APREMILASTE (OTEZLA®)

É uma molécula oral que inibe a fofodisesterase 4 (PDE-4), determinando hiporregulação da resposta inflamatória por modular a expressão de citocinas TNF-α, IL-23, IL-17 e outras.
- **Ações farmacológicas:** Inibe a fosfodiesterase-4, elevando os níveis intracelulares de monofosfato cíclico de adenosina (cAMP), diminuindo a expressão de TNF-α, IL-17 e IL-23 e outros mediadores pró-inflamatórios.
- **Indicações:** Artrite psoriasica, psoríase em placas moderada a grave, doença de Behçet.
- **Posologia:** Comprimidos de 10 mg, 20 mg e 30 mg utilizados por via oral; no dia 1 – 10 mg, pela manhã; dia 2 – 10 mg, pela manhã, e 10 mg, à noite; dia 3 – 10 mg, pela manhã, e 20 mg, à noite; dia 4 – 20 mg, pela manhã, e 20 mg, à noite; dia 5 – 20 mg, pela manhã, e 30 mg, à noite; e, a partir do dia 6 – 30 mg, pela manhã, e 30 mg, à noite. Não se dispõe de dados sobre segurança na administração desse medicamento em indivíduos com menos de 17 anos. Evitar na gravidez e lactação.
- **Efeitos colaterais:** Náuseas, vômitos, diarreia, infecções das vias aéreas superiores, cefaleia, insônia, depressão, raramente ideações suicidas.

CINARIZINA

Fármaco utilizado no tratamento de distúrbios circulatórios periféricos e, com algum sucesso, na urticária pigmentosa (mastocitose). Iniciar com 4 mg/kg/dia, e, consoante à resposta, aumentar a dose até 12 mg/kg/dia.

CITOTÓXICOS E IMUNOSSUPRESSORES

Dactinomicina

É um antibiótico antineoplásico que parece inibir a síntese de RNA.
- **Indicações dermatológicas:** Tumores de partes moles, rabdomiossarcomas, sarcoma de Kaposi, melanoma.
- **Posologia:**
  - **Adultos:** 10 a 20 mcg/kg/dia, IV, de 4 a 6 dias. Repetir a cada 4 a 6 semanas.
- **Efeitos colaterais:** Depressão medular, náuseas, vômitos, diarreia, alopecia, eritema e hiperpigmentação cutânea.

Adriamicina (doxorrubicina)

Inibe a síntese de RNA e DNA, bloqueando a pré-prófase da mitose.
- **Indicações dermatológicas:** Linfomas, sarcomas de partes moles e ossos, carcinomas.
- **Posologia:** 25 a 30 mg/m^2, IV, de 2 a 3 dias consecutivos. Repetir a cada 3 a 4 semanas.
- **Efeitos colaterais:** Mielodepressão, cardiotoxicidade, náuseas, vômitos, diarreia, estomatite, alopecia.

Azatioprina

É um análogo das purinas.
- **Indicações dermatológicas:** Vasculites – granulomatose de Wegener, granulomatose alérgica de Churg-Strauss, vasculite livedoide, vasculite leucocitoclástica, poliarterite nodosa; dermatoses bolhosas, pênfigos e penfigoide; sarcoidose; dermatites eczematosas graves; psoríase; fotodermatoses crônicas graves; pitiríase rubra pilar; colagenoses, lúpus eritematoso, esclerodermia sistêmica; dermatomiosite, policondrites recidivantes; doenças neutrofílicas, doença de Behçet e pioderma gangrenoso.
- **Contraindicações:** Gravidez, tratamento anterior com alquilantes (risco de neoplasias).
- **Posologia:** A dose inicial é de 1 mg/kg/dia, VO, que pode ser aumentada de 0,5 mg/kg/dia, após 6 a 8 semanas de uso, até a dose máxima de 2,5 mg/kg/dia.

- **Efeitos colaterais:** Efeitos carcinogênicos, favorecimento de infecções, náuseas, vômitos, hepatotoxicidade, leucopenia (mínimo tolerável de 4.000 leucócitos/mL), anemia e trombocitopenia.
- **Interações medicamentosas:** Alopurinol interfere no metabolismo do fármaco, exigindo redução das doses de azatioprina.

Bleomicina

Utilizada pelas vias intravenosa, intra-arterial, intramuscular e intracavitária; e, intralesionalmente, em verrugas, particularmente plantares.
- **Indicações dermatológicas:** Carcinomas espinocelulares; linfomas Hodgkin e não Hodgkin; e, eventualmente, verrugas, em particular as plantares.
- **Posologia:** 15 a 30 mg/dia, IV ou IM, por 5 dias, ou 0,1 mg/kg/dia, IM, por 5 dias, nos linfomas. Depois, 0,5 a 1 mg/semana, em uma dose total máxima de 250 a 300 mg. Para injeções na base de verrugas, empregam-se soluções aquosas a 0,1% (1 mg/mL).
- **Efeitos colaterais:** Esclerose e pigmentação cutâneas, alterações ungueais, alopecia, ulcerações bucais, fibrose pulmonar, astenia. Nas injeções em verrugas, o efeito colateral é a dor intensa.

Ciclofosfamida

Agente alquilante derivado da mostarda nitrogenada.
- **Ações farmacológicas:** Deprime as funções dos linfócitos B e, em menor intensidade, dos linfócitos T.
- **Indicações dermatológicas:** Linfomas cutâneos de células T, colagenoses, pênfigos e penfigoides, vasculites (granulomatose de Wegener, granulomatose linfomatoide, crioglobulinemia, poliarterite nodosa, vasculites necrosantes), histiocitoses X, pioderma gangrenoso, doença de Behçet, líquen mixedematoso, escleromixedema, artrite psoriásica, dermatites eczematosas graves.
- **Contraindicações:** Gravidez, depressão medular.
- **Posologia:** 2 mg/kg/dia, VO, administrados pela manhã, recomendando-se a ingestão de líquidos em abundância. A via IV é raramente usada em dermatologia, mas, em determinadas afecções, podem estar indicados pulsos IV de ciclofosfamida, nas doses de 0,5 a 1 g/m^2 de superfície corpórea, administrados em 60 minutos. Deve-se assinalar que, quando usada pela via oral, a ciclofosfamida exige cerca de 6 semanas de administração para a obtenção de respostas terapêuticas clinicamente definidas.
- **Efeitos colaterais:** Leucopenia, anemia, trombocitopenia, carcinogenicidade, cistite hemorrágica, náuseas, vômitos, estomatite, alopecia, hiperpigmentação da pele e unhas e urticária.
- **Interações medicamentosas:** Alopurinol e barbitúricos aumentam a toxicidade da ciclofosfamida.
- **Controles:** Semanalmente, hemograma completo, plaquetas e exame de urina, por 3 meses; depois, os exames podem ser realizados a cada 2 semanas. O perfil bioquímico deve ser avaliado mensalmente, e, a cada 6 meses, além de exame físico minucioso com especial atenção aos linfonodos, raio X de tórax, Papanicolaou e pesquisa de sangue oculto nas fezes.

Ciclosporina A

Potente imunossupressor utilizado pelas vias oral e intravenosa.
- **Indicações dermatológicas:** A dermatose em que há maior experiência no uso da ciclosporina é a psoríase, sendo indicada em formas graves e extensas, resistentes aos tratamentos sistêmicos clássicos. Progressivamente, a ciclosporina A vem sendo empregada em outras dermatoses, em particular naquelas com substrato patogênico imune: doenças bolhosas, pênfigos, penfigoides, dermatite herpetiforme, epidermólise bolhosa adquirida; colagenoses, polimiosite, dermatomiosite, lúpus eritematoso sistêmico, síndrome de Sjöegren, esclerodermia; dermatoses neutrofílicas, doença de Behçet, pioderma gangrenoso; dermatites eczematosas, dermatite atópica, dermatite de contato; linfomas cutâneos de células T, micose fungoide, síndrome de Sézary; fotorreações crônicas e eritema nodoso hansênico.
- **Posologia:** As doses utilizadas no tratamento de dermatoses são relativamente baixas, 3 a 5 mg/kg/dia, em geral, na psoríase, e 5 a 10 mg/kg/dia para outras dermatoses.
- **Efeitos colaterais:** Nefrotoxicidade por diminuição da filtração glomerular, retenção de sódio, hipercalemia, acidose tubular e hipertensão, que ocorre em cerca de 25% dos doentes. Alterações gastrentéricas: náuseas, vômitos, diarreia, hepatotoxicidade discreta. Alterações neurológicas: cefaleia, parestesias. Indução de neoplasias: em cerca de 0,2% dos doentes tratados com ciclosporina A, ocorrem linfomas. Já foram descritos carcinomas espinocelulares e sarcoma de Kaposi em associação com o uso de ciclosporina A. Hiperplasia de gengiva, hipertricose, alterações tromboembólicas.

- **Interações medicamentosas:** Fármacos que diminuem os níveis séricos da ciclosporina A: hicantoinatos, barbitúricos, carbamazepina, isoniazida, rifampicina. Fármacos que elevam os níveis de ciclosporina A: eritromicina, doxiciclina, aciclovir, cetoconazol, anfotericina B, cefalosporinas, corticosteroides, tiazídicos, furosemida, anti-histamínicos H2. Fármacos que acentuam a nefrotoxicidade: aminoglicosídeos, anfotericina B, AINEs, metotrexato.

Clorambucila

Fármaco antineoplásico que inibe a síntese de DNA por vários mecanismos.
- **Indicações dermatológicas:** Micose fungoide, histiocitose X, granulomatose de Wegener, vasculites necrosantes, colagenoses, crioglobulinemias, pioderma gangrenoso, doença de Behçet, mastocitose sistêmica e sarcoidose.
- **Contraindicações:** Gravidez.
- **Posologia:** 0,05 a 0,2 mg/kg/dia. As doses habituais utilizadas em dermatologia são 4 a 10 mg/dia, iniciais, e 2 a 4 mg/dia, de manutenção, administradas uma única vez ao dia.
- **Efeitos colaterais:** Linfopenia, neutropenia, plaquetopenia; náuseas, vômitos, diarreia; azoospermia, amenorreia; exantemas morbiliformes, urticária e alopecia. Raramente, neuropatia periférica, fibrose pulmonar, hepatotoxicidade.
- **Controles:** Semanalmente, hemograma completo e plaquetas; mensalmente, perfil bioquímico e exame de urina; e, semestralmente, além de exame físico completo com particular atenção aos linfonodos, pesquisa de sangue oculto nas fezes, Papanicolaou e raio X de tórax.

Dimetil-triazeno-imidazol--carboxamida (DTIC)

Administrado nas doses de 2 a 4,5 mg/kg/dia, IV, por 5 a 10 dias, tem como efeitos colaterais náuseas, vômitos, leucopenia e plaquetopenia.
- **Indicações dermatológicas:** Melanoma metastático.

Doxorrubicina (adriamicina)

Ver página 757.

Hidroxiureia

Fármaco antineoplásico que exerce efeito citotóxico por inibição da síntese de DNA.
- **Ações farmacológicas:** Efeito citotóxico a partir da inibição da síntese de DNA.

- **Indicações dermatológicas:** Melanoma metastático, carcinoma espinocelular de cabeça e pescoço e policitemia. Raramente empregada em psoríase, crioglobulinemia, eritema anular centrífugo da síndrome hipereosinofílica, pioderma gangrenoso e escleromixedema.

Mecloretamina (mostarda nitrogenada)

Administrada via intravenosa, há possibilidade de empregá-la em cavidades serosas. Pode ser usada topicamente, nas lesões da micose fungoide em placas, em solução aquosa a 20%, em pincelagens ou em creme a 10%.
- **Indicações dermatológicas:** Linfomas em geral, constituindo parte do esquema MOPP (mecloretamina, Oncovin® [vincristina], procarbazina, prednisona) de poliquimioterapia. Via tópica: na micose fungoide em placas.
- **Posologia:** 0,4 mg/kg, dose única, podendo ser repetida após 4 a 6 semanas em doses de 0,1 mg/kg/semana. Intracavitariamente, pode ser utilizada em doses de 0,8 mg/kg/aplicação.
- **Efeitos colaterais:** Náuseas, vômitos, anorexia, leucopenia e plaquetopenia.

Melfalana

Empregada por via oral, mas pode ser utilizada pelas vias intravenosa e intra-arterial.
- **Indicações dermatológicas:** Mieloma múltiplo, melanoma metastático, escleromixedema, amiloidose, crioglobulinemia e pioderma gangrenoso.
- **Posologia:** 0,25 mg/kg/dia, VO, por 4 dias, ou 0,15 mg/kg/dia, por 7 dias, para remissão. Para manutenção, pode ser empregada a dose de 2 mg/dia.
- **Efeitos colaterais:** Leucopenia, plaquetopenia (na fase de manutenção, os leucócitos devem ser mantidos entre 3.000 e 4.000), náuseas, vômitos e inapetência.

Metotrexato

Compete pelo ácido fólico pela di-hidrofolato redutase, impedindo sua conversão a tetra-hidrofolato, cofator indispensável à síntese de RNA e DNA.
- **Indicações dermatológicas:** As principais são micose fungoide e psoríase (eritrodérmica, artropática, pustulosa, formas em placas extensas e não responsivas à terapêutica clássica e formas que produzem incapacidade para o trabalho). Outras indicações são pênfigo vulgar e penfigoide bolhoso, dermatomiosite e lúpus eritematoso, pitiríase

liquenoide, papulose linfomatoide, pitiríase rubra pilar, doença de Reiter, sarcoidose.
- **Contraindicações:** As absolutas são gravidez e lactação; as relativas são doença hepática, alcoolismo, anormalidades hematológicas, alterações renais, infecções, imunodeficiências hereditárias ou adquiridas.
- **Posologia:** Na psoríase, dose única semanal ou dose semanal, VO, administrada em 3 vezes com intervalo de 12 horas. A primeira é de 5 a 10 mg, e, 7 dias depois, são feitos hemograma completo e provas de função hepática. A dose é progressivamente aumentada até 15 mg/semana. O fármaco pode também ser usado via IM, sendo as doses médias semanais, na psoríase, de 10 a 12,5 mg/semana. Na micose fungoide, a dose média é de 2,5 a 10 mg/dia ou 25 mg, 2 vezes/semana, a 50 mg, 1 vez/semana, por meses.
- **Efeitos colaterais:** Leucopenia, estomatite ulcerosa, náusea, vômitos, diarreia, hepatotoxicidade, teratogenicidade, indução de abortamento, toxicidade renal (apenas com altas doses), alopecia discreta, cefaleia.

Micofenolato de mofetila

Empregado via oral sob a forma de suspensão e cápsulas, e via IV.
- **Indicações dermatológicas:** Doenças autoimunes como lúpus eritematoso sistêmico, especialmente quando existem lesões renais, esclerose sistêmica, dermatomiosite e vasculites associadas a anticorpo anticitoplasma de neutrófilo (ANCA) (síndrome de Churg-Strauss, granulomatose de Wegener), púrpura de Henoch-Schönlein, vasculite urticariforme hipocomplementenêmica, doenças bolhosas autoimunes (pênfigo vulgar e foliáceo, penfigoide bolhoso, penfigoide das membranas mucosas, pênfigo paraneoplásico, epidermólise bolhosa adquirida). Também foi utilizado em dermatite actínica, dermatite tópica, psoríase, doença do enxerto versus hospedeiro, aguda e crônica, e, mais raramente, em doença de Crohn cutânea, eritema multiforme, eritema nodoso, hanseníase, líquen plano, paniculite nodular recidivante idiopática e sarcoidose.
- **Contraindicações:** Hipersensibilidade, doença gastrintestinal ativa, como úlceras e outras condições produtoras de sangramento, fenilcetonúria (o produto contém aspartame), doença renal significativa, durante a lactação, doença hepática grave, linfomas e outras neoplasias malignas, neutropenia e infecções fúngicas e virais ativas.
- **Posologia:** 1 a 3 g/dia, VO.
- **Efeitos colaterais:**
  - **Comuns:** Alterações gastrintestinais, náuseas, vômitos, diarreia, dores abdominais, obstipação; alterações hematológicas, anemia, leucopenia, trombocitopenia, alterações urinárias, disúria, urgência miccional, piúria estéril, hematúria e infecções urinárias; febre, dores torácicas, tosse, bronquite, faringite, pneumonia, tremores, tonturas, erupções cutâneas, edema periférico, hipercolesterolemia, hipofosfatemia, hipocalemia, hipercalemia, hiperglicemia e alterações renais.
  - **Raros:** Ulcerações orais, hemorragia gastrintestinal, esofagite, gastrite, duodenite, colite isquêmica, urticária, onicólise, dermatites vesicobolhosas nas mãos. A hepatotoxicidade é pequena, mas há casos de alterações das enzimas hepáticas. São também eventos raros a linfopenia e a fibrose pulmonar.
  - É comum o favorecimento a infecções oportunistas virais, bacterianas, fúngicas e mesmo parasitárias. O uso crônico do fármaco, como ocorre nos transplantados, predispõe a malignidades, inclusive neoplasias cutâneas.
- **Interações medicamentosas:** Alguns fármacos diminuem os níveis de micofenolato de mofetila, como rifampicina, fluoroquinolonas, ciclosporina, corticosteroides, antiácidos e ferro. Salicilatos e probenecida aumentam as concentrações do micofenolato. O micofenolato aumenta os níveis de nevirapina, levonorgestrel, aciclovir e ganciclovir. O monitoramento do emprego de micofenolato de mofetila compreende hemograma, bioquímica sanguínea e da função hepática, sendo que o leucograma deve ser semanal no primeiro mês, a cada 2 semanas no segundo e terceiro meses e, depois, mensal. Não deve ser usado na gravidez e na lactação.

Nitrosureias

BCNU – 1,3-bis-bicloretil-nitrosureia
- **Indicações dermatológicas:** Linfomas, melanomas.
- **Posologia:** 100 mg/m^2/dia, IV, a cada 6 a 8 semanas. Produz mielodepressão, náuseas, vômitos, hepatite colangiolar e nefropatia tóxica.

CCNU – 1-(2-cloroetil)-3-ciclo-hexil-1-nitrosureia
- **Posologia:** de 75 a 100 mg/m^2, VO, a cada 8 semanas. Produz depressão medular, náuseas, vômitos, alopecia.

Becenum (procarbazina)

Utilizado por via oral, tem como efeitos colaterais náuseas, vômitos, diarreia, estomatite, leucopenia, plaquetopenia, hiperpigmentação cutânea, sonolência e torpor.

- **Indicações dermatológicas:** Hodgkin, linfomas não Hodgkin e como parte do esquema MOPP, associado a mostarda nitrogenada, vincristina, prednisona.
- **Posologia:** 3 a 5 mg/kg/dia, até 300 mg/dia.

Vimblastina

Utilizada intravenosa e intralesionalmente no sarcoma de Kaposi, que acompanha a Aids.

- **Indicações dermatológicas:** Hodgkin – isoladamente, tanto na remissão como na manutenção, nos casos em que não há resposta ao MOPP ou ao COP (ciclofosfamida, Oncovin® [vincristina], prednisona), substituindo a mostarda nesses esquemas. Como parte do esquema Vemp, associadamente à ciclofosfamida, 6-mercaptupurina e prednisona. Nos linfomas não Hodgkin, é menos efetiva. Outras indicações são micose fungoide, sarcoma de Kaposi, histiocitoses X e melanoma metastático.
- **Posologia:** 0,15 a 0,30 mg/kg, a cada semana ou a cada 10 ou 15 dias.
- **Efeitos colaterais:** Leucopenia, plaquetopenia, anemia, náuseas, vômitos, inapetência, estomatite e diarreia.

Vincristina

Antineoplásico que se liga aos microtúbulos celulares, bloqueando a divisão celular na metáfase.

- **Indicações dermatológicas:** Leucemias agudas, linfomas e melanoma. Faz parte dos esquemas MOPP, com a mostarda, a prednisona e a procarbazina; e do COP, com a ciclofosfamida e a prednisona.
- **Posologia:** 1 a 2 mg/semana, IV.
- **Efeitos colaterais:** Neurotoxicidade – ausência de reflexos tendinosos profundos, parestesias, dor abdominal, ptose palpebral e diplopia.

CORTICOSTEROIDES

De acordo com suas funções fisiológicas, os corticosteroides podem ser divididos em dois grupos: mineralocorticosteroides e glicocorticosteroides, os antiflogísticos, utilizados em dermatologia, e têm múltiplas ações farmacológicas que explicam, inclusive, seus efeitos colaterais.

- **Ações sobre eletrólitos:** Maior absorção tubular de sódio e água e perda de potássio, resultando em edema como efeito colateral.
- **Ação sobre o metabolismo do cálcio:** Há diminuição da quantidade total de cálcio do organismo, por diminuição da absorção e aumento da excreção renal. Essa alteração, ao lado do estímulo aos osteoclastos, por aumento do paratormônio, e inibição dos osteoblastos, contribui para a osteoporose produzida pelos corticosteroides.
- **Ação sobre o metabolismo glicídico:** Estimulam a neoglicogênese, isto é, formação de glicogênio hepático a partir de ácido láctico, ácido pirúvico, ácidos aminados, pela degradação de proteínas e lipídeos. Além disso, são hiperglicemiantes e diminuem o limiar de excreção renal da glicose, conduzindo a uma menor tolerância aos glicídios e maior resistência à insulina, explicando o efeito colateral de agravamento ou desencadeamento do diabetes.
- **Ação sobre o metabolismo proteico:** Os glicocorticosteroides promovem balanço negativo de nitrogênio, mas não está completamente esclarecido se eles estimulam o catabolismo ou inibem o anabolismo. Essa ação explica a inibição do crescimento e a osteoporose e a atrofia muscular que seu uso prolongado produz.
- **Ação sobre o metabolismo dos lipídeos:** Os glicocorticosteroides são permissivos à ação do fator de mobilização das gorduras, no entanto, a fácies em lua cheia e o acúmulo de gordura na região supraclavicular e no tronco não estão explicados.
- **Ação sobre os tecidos:**
  - **Conectivo:** Inibem o crescimento dos fibroblastos, transformam as fibras colágenas em massa homogênea e reduzem a quantidade de substância fundamental. Assim, inibem processos exsudativos e proliferativos pela diminuição da permeabilidade capilar, da infiltração leucocitária e da fagocitose. Essa ação sobre o conectivo explica alguns efeitos colaterais, como estrias e outras formas de atrofia cutânea, bem como o retardo na cicatrização de feridas.
  - **Órgãos linfoides e linfócitos circulantes:** São deprimidos pelos glicocorticosteroides. Há atrofia do baço, do timo e dos linfonodos e linfopenia. Essas ações depressivas sobre o sistema linfocitário, ao lado da diminuição das reações inflamatórias, explica a facilitação de infecções e o seu mascaramento clínico pela corticoterapia.

- **Elementos figurados do sangue:** Os glicocorticosteroides aumentam o número de leucócitos, diminuindo a quantidade de linfócitos e eosinófilos. Os linfócitos T são mais afetados do que os linfócitos B. Portanto, altera-se mais a imunidade celular do que as funções anticórpicas. Diminui-se a capacidade de migração dos macrófagos e há redução da produção de interleucina 1 e 2 pelos linfócitos e macrófagos. Há, ainda, diminuição da liberação de mediadores pelos mastócitos e da produção de INF-γ, resultando em diminuição de células imunologicamente ativadas. Também aumentam o número de plaquetas, ação que, ao lado do aumento da concentração sérica de proteínas e aumento da viscosidade sanguínea, favorece tromboses.
- **Ação sobre o sistema digestório:** Os glicocorticosteroides estimulam o apetite e a formação de ácido clorídrico e pepsinogênio, daí o agravamento ou desencadeamento das úlceras gastroduodenais.
- **Ação sobre o SNC:** Podem produzir alterações psíquicas em adultos, bem como convulsões em crianças.
- **Principais indicações da corticoterapia sistêmica em dermatologia:**
  - **Doenças do tecido conectivo:** Lúpus eritematoso sistêmico, dermatomiosite e doença mista do tecido conectivo.
  - **Doenças bolhosas:** Pênfigo foliáceo, pênfigo vulgar, penfigoide bolhoso, penfigoide cicatricial, dermatite herpetiforme, dermatite por IgA linear, epidermólise bolhosa adquirida.
  - **Vasculites:** Cutâneas ou sistêmicas.
  - **Outras enfermidades:** Pioderma gangrenoso, síndrome de Sweet, síndrome de Behçet, dermatites eczematosas (sobretudo, a de contato), eritrodermias, líquen plano eruptivo, sarcoidose, casos excepcionais de urticária e neuralgia pós-herpética.
- **Contraindicações da corticoterapia sistêmica:**
  - **Absolutas:** Infecções sistêmicas por fungos, bactérias ou vírus e queratite por herpes simples.
  - **Relativas:** Hipertensão, insuficiência cardíaca congestiva, psicoses, depressão grave, úlcera péptica em atividade, tuberculose ativa, diabetes, osteoporose, glaucoma, catarata e gravidez.
- **Posologia:** Extremamente variável.
- **Efeitos colaterais:** Os riscos de efeitos adversos mais significativos ocorrem em tratamentos, com doses superiores às fisiológicas, que se estendem além de 4 semanas. Os efeitos colaterais mais frequentes e importantes são descritos a seguir.
  - **Alterações metabólicas:** Aparecimento e agravamento de diabetes, elevação de triglicerídeos, aumento de peso e disposição típica da gordura, com predomínio axial no tronco (a chamada "corcova de búfalo") e na face ("fácies em lua cheia").
  - **Alterações musculoesqueléticas:** É frequente, principalmente em mulheres menopausadas, a osteoporose. Também pode ocorrer, em especial quando do uso de corticosteroides fluorados, miopatia, que atinge, inicialmente, a cintura pélvica e, depois, a cintura escapular. A complicação óssea mais grave é a necrose asséptica, que afeta cerca de 6% dos indivíduos sob corticoterapia intensa e prolongada. Atinge mais frequentemente a cabeça do fêmur, mas outros ossos podem ser envolvidos. É mais comum em homens, após 6 a 12 meses de tratamento. Admite-se que decorra de microêmbolos das artérias subcondrais.
  - **Alterações hematológicas:** Além das alterações celulares, aumento de leucócitos e plaquetas e diminuição de eosinófilos e linfócitos. As complicações mais importantes são as tromboses, particularmente tromboflebites.
  - **Alterações renais:** Pode ocorrer urolitíase, por aumento da excreção urinária de cálcio.
  - **Alterações oculares:** Pode surgir catarata, principalmente em doentes sob corticoterapia por mais de 1 ano com doses superiores a 10 mg/dia de prednisona. O glaucoma é a complicação mais frequente da corticoterapia ocular tópica prolongada do que da corticoterapia sistêmica, e seu mecanismo é o aumento de produção do humor aquoso.
  - **Alterações endócrinas:** A mais importante é a supressão do eixo hipotálamo-hipófise-suprarrenal. Alterações menstruais são extremamente comuns, e, em crianças, pode haver prejuízo do crescimento.
  - **Alterações gastrintestinais:** Podem ocorrer esofagite, agravamento ou desencadeamento de úlcera péptica, sangramentos gastrintestinais e, até mesmo, perfurações viscerais.
  - **Alterações cutâneas:** São frequentes atrofia, telangiectasias, púrpuras, estrias, hirsutismo, eflúvio telógeno e retardo na cicatrização de feridas.

- **Alterações imunológicas:** Resultam em grande facilitação de infecções, em geral por fungos, bactérias, vírus e, até mesmo, parasitas. Pelo comprometimento imunológico, essas infecções disseminam-se facilmente, podendo decretar quadros muito graves e, às vezes, com expressão clínica mascarada.
- **Alterações cardiovasculares:** São frequentes a hipertensão decorrente da retenção de sódio e o desencadeamento ou agravamento de insuficiência cardíaca congestiva.
- **Alterações do SNC:** Podem ocorrer modificações do estado psíquico, com agitação, euforia ou depressão, e quadros psicóticos.

- **Medidas para minimizar os efeitos colaterais da corticoterapia sistêmica:**
    - Administração sob a forma de dose única matinal, em dias alternados. Geralmente, essa forma de administração dos corticosteroides é possível quando se atingem doses de manutenção de 20 a 30 mg/dia de prednisona, e porque os efeitos anti-inflamatórios são mais duradouros do que os supressivos do eixo hipotálamo-hipófise-suprarrenal. A grande vantagem desse método de corticoterapia sistêmica é permitir a manutenção dos efeitos terapêuticos com menos efeitos colaterais e maior preservação do eixo neuroendócrino.
    - Diminuição da ingestão de sal, para minimizar a retenção de sódio. Quando necessário, por hipertensão ou insuficiência cardíaca congestiva, podem ser ministrados diuréticos.
    - Avaliação constante (a cada 2-3 meses) das curvas de crescimento em crianças sob corticoterapia prolongada, para detecção precoce de possíveis alterações do crescimento.
    - Em presença de sintomas de gastrite ou úlcera, administrar antiácidos, cimetidina, ranitidina e omeprazol.
    - Avaliar, antes do início da terapêutica, a existência de focos infecciosos de qualquer natureza, para, por meio de terapêutica específica, eliminar-se a possibilidade de infecções disseminadas graves.
    - Verificação, pré e durante o tratamento, da glicemia e da dosagem de triglicerídeos, para possíveis correções dietéticas ou medicamentosas. Orientação quanto à diminuição da ingestão de calorias e prática de exercício físico adequado, para evitar-se a obesidade excessiva.
- **São fatores de risco para osteoporose:** Idade avançada; pós-menopausa; índice de massa corpórea baixo; história de fratura prévia; suspeita de fratura vertebral; história familiar de fratura osteoporótica; história de quedas frequentes; imobilização ou nível baixo de atividade física; excesso de álcool ou cafeína; baixa ingestão de cálcio ou colecalciferol (vitamina D). Em relação à osteoporose e ao uso de corticosteroides, diversos estudos demonstraram:
    - Doses em dias alternados não reduzem a perda óssea.
    - Cerca de 30 a 50% dos doentes em uso prolongado de corticosteroides têm fraturas ósseas.
    - Fraturas por compressão vertebral podem surgir com ou sem sintomas e sem trauma.
    - O risco relativo (RR) de fratura vertebral em uso diário de prednisona (ou equivalente) é, conforme as doses administradas, de 1,55 (2,5 mg/dia), 2,59 (entre 2,5 e 7,5 mg/dia) e 5,18 (> 7,5 mg/dia).
    - O RR de fratura do quadril em uso diário de prednisona (ou equivalente) é, conforme as doses administradas, de 0,99 (2,5 mg/dia), 1,77 (2,5-7,5 mg/dia) e 2,27 (> 7,5 mg/dia).

    A perda óssea é maior nos primeiros 3 a 6 meses de tratamento com o corticosteroide. Deve-se, assim, fazer profilaxia no início do uso do corticosteroide.
- Atualmente, são indicadas as medidas descritas na **Tabela 75.7** para prevenção da osteoporose em pacientes que iniciam tratamento com doses

Tabela 75.7 Medidas terapêuticas para prevenção da osteoporose com o uso de corticosteroides

Pacientes	1ª linha de profilaxia	2ª linha de profilaxia	Uso associado (recomendado)
Homens > 65 anos, mulheres em menopausa, história de fratura ao trauma mínimo, história de quedas frequentes ou dose diária > 20 mg de prednisona	• 70 mg/semana de Alendronato® oral ou • 35 mg/semana de Residronato® oral	• 150 mg/mês de Ibandronato® oral • 4 mg/ano de Zolendronato® • 20 mg/dia de Teriparatide®, IV	• 0,5 µg a 1 µg/dia de Calcitriol® oral • 200 UI/dia de Calcitonina® intranasal • 60 mg/dia de Raloxifene® oral

IV, via intravenosa.

diárias superiores a 2,5 mg ou equivalente e permanecerão em uso do corticosteroide por mais do que 3 meses.
- Nas condições clínicas explicitadas na Tabela 75.7, não há necessidade de realização de densitometria previamente à instituição do tratamento. Em todos os outros doentes não inclusos no contexto clínico anteriormente citado, deve-se adotar o Teste de Densidade Óssea (DEXA) da coluna e do quadril:
  - T *escore* abaixo de −2,5: Tratamento da osteoporose com as medidas terapêuticas estabelecidas na Tabela 75.7.
  - T *escore* entre −1,5 e −2,4: Profilaxia da osteoporose com as medidas terapêuticas estabelecidas na Tabela 75.7.
  - T *escore* entre 0 e −1,4: Medidas gerais (evitar tabagismo, cafeína e álcool, realizar dieta adequada) e repetir DEXA em 6 a 12 meses se persistir o uso de corticosteroides.
- **Controles:** Exame clínico mensal, com particular ênfase na análise dos efeitos colaterais, sobretudo peso e pressão arterial. Exame oftalmológico para detecção de catarata e glaucoma, inicialmente a cada 3 a 6 meses, e, depois, a cada 6 a 12 meses. Exames laboratoriais: glicemia, eletrólitos, triglicerídeos e níveis de cortisol matinais, após 1 mês de terapêutica, e, depois, a cada 3 a 6 meses.
- **Formas farmacêuticas:** Os corticosteroides são empregados por meio das vias oral, intramuscular, intravenosa, intra-articular, intradérmica e topicamente.
- **Equivalência dos corticosteroides em mg:**
  - **Hidrocortisona:** 20 mg.
  - **Cortisona:** 25 mg.
  - **Prednisona:** 5 mg.
  - **Prednisolona:** 5 mg.
  - **Metilprednisolona:** 4 mg.
  - **Triancinolona:** 4 mg.
  - **Parametasona:** 2 mg.
  - **Betametasona:** 0,6 mg.
  - **Dexametasona:** 0,75 mg.
  - **Deflazacorte:** 6 mg.

DESFERROXAMINA

Agente quelante de ferro de uso subcutâneo, intramuscular ou intravenoso.
- **Ações farmacológicas:** Liga-se ao ferro, formando complexo estável que impede outras reações químicas do metal. Quela rapidamente o ferro da ferritina e da hemossiderina, mas não o faz tão rapidamente em relação ao ferro da transferrina e não se combina com o ferro do citocromo e da hemoglobina.
- **Indicações:** Intoxicações agudas por ferro. Sobrecarga crônica de ferro após múltiplas transfusões. Sobrecarga de alumínio em doentes com insuficiência renal terminal.
  - **Indicações dermatológicas:** Tratamento da porfiria cutânea tarda em doentes impossibilitados ou que não toleram flebotomia.
- **Contraindicações:** Insuficiência renal grave, ainda que seja utilizado na pseudoporfiria de doentes nesta condição.
- **Posologia:** A via SC é a preferida através de infusões lentas. As doses médias são de 20 a 50 mg/kg, e não é aconselhável ultrapassar os 50 mg/kg. As infusões são feitas 5 a 7 dias na semana. A via IM é menos efetiva e somente empregada quando as infusões SC não forem viáveis. A via IV é utilizada apenas em intoxicações agudas por ferro.
- **Efeitos colaterais:** Alterações auditivas, tonturas, cefaleia, convulsões, artralgias, mialgias, erupções cutâneas e alterações visuais, neurite óptica, catarata, opacidades da córnea, alterações pigmentares da retina, alterações renais (inclusive insuficiência renal aguda), alterações respiratórias em crianças, alterações digestivas, náusea, vômitos e diarreia. Foram descritos casos de urticária e choque em doentes que receberam a medicação por via IV em infusão rápida. Também foram relatados casos de facilitação de infecções por *Yersinia enterocolitica* e *Yersinia pseudotuberculosis*.
- **Interações medicamentosas:** Vitamina C em doses altas (> 500 mg/dia), quando prescrita associadamente à desferroxamina, pode causar problemas cardíacos graves. Fenotiazínicos associados podem causar perda da consciência. Imagens com contraste com gálio podem apresentar-se distorcidas por eliminação rápida do contraste.

EPINEFRINA

Epinefrina ou adrenalina, é um hormônio sintetizado na medula suprarrenal.
- **Indicações dermatológicas:**
  - **Urticárias agudas intensas e edema angioneurótico:** Pela ação vasoconstritora, é medicação heroica.
  - **Associada a anestésicos em infiltrações:** Para efeitos mais duradouros do anestésico, pela ação vasoconstritora, diminuindo

a passagem do anestésico da área infiltrada para a corrente sanguínea. Nunca empregar essa associação nas extremidades, pela possibilidade de fenômenos necróticos.
- **Contraindicações:** Hipertensão, cardiopatias, hipertireoidismo.
- **Posologia:** Cloridrato de epinefrina em solução aquosa 1:1000, 1/3 ampola de 1 mL, SC, a cada 15 minutos. No choque anafilático, indica-se a aplicação IM no quadríceps anterolateral da coxa.
- **Efeitos colaterais:** Taquicardia, arritmias, sensação de medo, tremores e necrose isquêmica das extremidades.

ERVAS CHINESAS

Preparações que utilizam ervas com propósitos terapêuticos, objeto de alguns trabalhos placebo-controlados, e que, aparentemente, produzem alguns benefícios em dermatite atópica. São misturas complexas em que um número desconhecido de substâncias pode atuar sinergicamente. O produto é apresentado em pacotes que são diluídos em água quente, sendo a dose habitual 1 ou 2 pacotes/dia. Foram relatados efeitos colaterais como diarreia, aumentos de transaminases, miocardiopatia dilatada, hepatite aguda e até necrose hepática fatal, nefropatia e exacerbação do quadro dermatológico. Um problema prático em relação à medicação é o gosto exatamente desagradável das preparações.

FOTOPROTETORES SISTÊMICOS

Betacaroteno

É o precursor da vitamina A, também conhecido como pró-vitamina A
- **Indicações dermatológicas:** Doenças com fotossensibilidade, inclusive protoporfiria eritropoiética, erupção polimorfa à luz, urticária solar e possível proteção a queimaduras solares. As únicas evidências científicas referem seu uso na protoporfiria eritropoiética, sendo as demais indicações não confirmadas.
- **Posologia:**
    - Na protoporfiria eritropoiética:
        - **Adultos:** 90 a 180 mg/dia.
        - **Crianças:** 30 a 90 mg/dia.
- **Efeitos colaterais:** Carotenodermia, diarreia, tonturas.
- **Interações medicamentosas:** Colestiramina, neomicina e vitamina E aumentam a absorção do betacaroteno.

GARDASIL

É uma vacina recombinante para proteção às infecções pelo papilomavírus humano (HPV) tipos 6, 11, 16 e 18.
- **Indicações:** É indicada para meninas e mulheres dos 9 aos 45 anos, e, no sexo masculino, dos 9 aos 26 anos de idade.
- **Contraindicações:** A vacina não deve ser aplicada quando de hipersensibilidade a seus componentes, em mulheres grávidas e em estados de imunossupressão por medicamentos ou infecção pelo HIV.
- **Posologia:** Administra-se 3 doses, IM, sendo que a segunda dose deve ser ministrada 2 meses após a primeira dose, e a terceira dose deve ser aplicada 6 meses após a segunda dose. Todas as doses devem ser aplicadas no período de 1 ano. Para as idades entre 9 e 13 anos, podem ser empregadas apenas 2 doses, sendo que a segunda deve ser aplicada entre 3 a 12 meses após a primeira dose.
- **Efeitos colaterais:** Reações no local da injeção, febre, cefaleia, náuseas, vômitos, reações de hipersensibilidade, inclusive anafilaxia (rara).

HORMÔNIOS SEXUAIS

Androgênios

Danazol

Esteroide sintético com propriedades anabolizantes e efeitos androgênicos atenuados.
- **Indicações dermatológicas:** Fármaco clássico no tratamento do angioedema hereditário. Além disso, é empregado no tratamento da lipodermatoesclerose e na terapia adjuvante de urticária crônica refratária, inclusive colinérgica, e, em baixas doses (200 mg), existem relatos de benefícios em casos de vasculite livedoide.
- **Posologia:** 200 a 600 mg/dia.
- **Efeitos colaterais:** Alterações da menstruação, aumento de peso, aumento do clitóris, hirsutismo discreto, alterações da voz em mulheres, cefaleia, erupção acneiforme, cistite hemorrágica, disfunções neuromusculares, alterações discretas nas enzimas hepáticas.
- **Interações medicamentosas:** Pode aumentar os níveis plasmáticos de carbamazepina, provocar resistência à insulina e reduzir a ação dos anti-hipertensivos. Aumenta os níveis de ciclosporina e tacrolimo e potencializa a ação dos anticoagulantes.

Estrogênios e progestogênios
Ver página 737.

IMATINIBE (GLIVEC®)

- **Ações farmacológicas:** O mesilato de imatinibe é um inibidor de proteinoquinases que inibe a tirosinoquinase BCL-ABR codificada pelo cromossomo Philadelphia nas leucemias mieloides crônicas e em algumas leucemias linfoblásticas. Inibe a proliferação dessas células e induz sua apoptose. Inibe, ainda, vários outros elementos celulares, o receptor de tirosinoquinases, do fator decrescimento de plaquetas, o *c-KIT* e existem outros mecanismos que contribuem para inibição da proliferação e apoptose.
- **Indicações:**
  - Leucemia linfoblástica aguda em crianças e adultos positivos para o cromossomo Philadelphia. Em adultos, está indicada nas recidivas ou nos casos refratários a outros tratamentos.
  - Leucemia eosinofílica crônica.
  - Síndrome hipereosinofílica.
  - Leucemia mieloide crônica positiva para cromossomo Philadelphia.
  - Tumor estromal gastrintestinal.
  - Neoplasias mieloproliferativas e mielodisplásicas.
  - Mastocitose sistêmica.
  - Dermatofibrossarcoma protuberante.
- **Contraindicações:** Não existem contraindicações especificadas.
- **Posologia:**
  - Dermatofibrossarcoma protuberante irressecável, recidivante ou com metástases – 400 mg, VO, a cada 12 horas, para adultos.
  - Mastocitose sistêmica sem a mutação D816V *C-KIT* ou com mutações *-KIT* desconhecidas:
    - **Sem a mutação referida:** 400 mg/dia, VO.
    - **Estado mutacional de *C-KIT* desconhecido:** 400 mg/dia, VO, quando não houver resposta a outras terapias.
- **Efeitos colaterais:** Dor gástrica, náuseas, vômitos, diarreia, dores musculares e articulares, fadiga, erupções cutâneas e sintomas gripais.

IMUNOMODULADORES

Interferons
Ver página 755.

Talidomida
Ver página 757.

INIBIDORES DA ENZIMA B-RAF

O único fármaco do grupo desenvolvido é o vemurafenibe, cujo nome deriva da sua atividade, *V 600 E mutated BRAF inhibition*, indicada para tratamento de melanoma metastático irressecável.

- **Indicações dermatológicas:** Melanoma metastático irressecável com mutação BRAF V600.
- **Contraindicações:** Melanomas com outros tipos de mutações (*wild-type BRAF*). Gravidez (produz dano fetal) e lactação. Não devem ser recebidas vacinas com vírus vivos (sarampo, rubéola, caxumba, bacilo Calmette-Guérin [BCG] e para febre amarela).
- **Posologia:** 960 mg/dia (4 comprimidos de 240 mg), divididos em 2 tomadas, com intervalo de 12 horas, VO, até a obtenção de resultados, interrompendo-se se houver progressão da doença ou se surgirem efeitos tóxicos intoleráveis.
- **Efeitos colaterais:** Dores articulares e musculares; fadiga, erupções cutâneas, inclusive Stevens-Johnson e síndrome palmoplantar, fotossensibilidade, prurido, papilomas cutâneos, queratoses actínicas, hiperqueratoses, carcinomas espinocelulares (24%), xerose cutânea, mal-estar; afinamento dos cabelos, perda de apetite, diarreia, obstipação, cefaleia, alterações do paladar, alterações hepáticas, paralisia facial, tremores, aumento de QT ao eletrocardiograma (ECG).

Dabrafenibe (Tafinlar®)
É um inibidor de BRAF-quinases.

- **Indicações dermatológicas:** Uso como monoterapia para tratamento de melanoma irressecável ou metastático com mutações BRAF V600E. É também usado associadamente ao trametinibe para melanomas irressecáveis ou metastáticos com mutações BRAF V600E ou V600k após ressecção de linfonodos acometidos.
- **Posologia:** É apresentado em cápsulas de 50 mg e 75 mg, para uso via oral. Em monoterapia, a dose é de 150 mg, 2 vezes/dia, até ocorrer recorrência ou toxicidade intolerável. Associado ao trametinibe (Mekinist®), a dose é de 150 mg, 2 vezes/dia, mais 2 mg de trametinibe, 1 vez/dia, até recorrência ou toxicidade intolerável. O trametinibe é apresentado em comprimidos de 0,5 mg e 2,0 mg, para uso via oral.
- **Efeitos colaterais:** Hiperglicemia, hipofosfatemia, cefaleia, artralgias, alopecia, disestesia palmoplantar, *rash*, tosse, mialgia, nasofaringite, carcinomas espinocelulares, novos melanomas, pancreatite, erupções bolhosas, nefrite

intersticial, febre, Stevens Johnson, DRESS. Contraindicado em gravidez e lactação.

INIBIDORES DA VIA DE SINALIZAÇÃO CELULAR *HEDGEHOG*

Vismodegibe

Primeiro fármaco que atua na via *hedgehog* de sinalização celular aprovada pela FDA, em janeiro de 2012.
- **Indicações dermatológicas:** Carcinoma basocelular metastático ou recorrente, localmente após cirurgia e que não possa ser tratado por cirurgia ou radioterapia. Também está indicado na síndrome do nevo basocelular em carcinomas basocelulares que preencham esses critérios.
- **Posologia:** 150 mg/dia, VO.

INIBIDORES DE MTOR (*MAMMALIAN TARGET OF RAPAMYCIN*)

Existem duas substâncias para uso clínico atual:
- Sirolimo (rapamicina, Rapamune®).
- Everolimo (Afinitor®).

Essas medicações são usadas como imunossupressores em transplantes de órgãos e em terapêutica oncológica, e, mais recentemente, estão sendo introduzidas na dermatologia para tratamento das manifestações da esclerose tuberosa.
- **Ações farmacológicas:** A esclerose tuberosa decorre de mutações nos genes *TSC1* e *TSC2*, genes supressores tumorais que inibem o crescimento e a proliferação de células hamartomatosas. Tais genes diminuem a ativação de mTOR, uma serinoquinase que regula o crescimento e a sobrevida celular. A inibição de mTOR por sirolimo e everolimo interfere negativamente na proliferação celular; portanto, esses fármacos antineoplásicos agem diminuindo a proliferação celular nas lesões de esclerose tuberosa. A partir do conhecimento desses mecanismos, iniciaram-se inúmeros ensaios clínicos com esses medicamentos por via tópica e sistêmica nos angiofibromas e nos fibromas subungueais da esclerose tuberosa. Estudos anteriores já demonstraram eficácia desses fármacos, particularmente do everolimo na regressão de angiolipomas renais. Aparentemente, são tratamentos que devem ser contínuos, e a padronização das doses ainda não está estabelecida. Nos ensaios clínicos realizados e em andamento, as doses empregadas são as seguintes:

- **Everolimo:**
  - **Adultos e adolescentes:** 5 a 10 mg/dia, VO, doses médias 3,5 mg/dia. Via tópica em pomada ou gel a 0,1 e 0,4%.
- **Sirolimo:**
  - 2 mg/dia, VO.
  - 0,1 a 0,2% em pomada ou gel, via tópica.
  - A via sistêmica é empregada praticamente apenas para tratamento de angiolipomas e astrocitoma subependimário de células gigantes (SEGA). Para lesões cutâneas, a via tópica é preferencial pela ausência de efeitos colaterais sistêmicos.
- **Indicações dermatológicas:**
  - **Rapamicina:** Revestimento de *stents* coronarianos, prevenção de rejeição de órgãos em transplantes e linfangioleiomiomatose.
  - **Everolimo:** Câncer de mama avançado em mulheres menopausadas, tumores neuroendócrinos, carcinoma renal avançado, SEGA e angiolipomas renais associados à esclerose tuberosa.
  - Recentemente, vêm sendo empregados, sistêmica e topicamente, no tratamento de lesões cutâneas da esclerose tuberosa, sendo a experiência maior com o everolimo.
- **Efeitos colaterais:**
  - **Via sistêmica:** Infecções, aftas, hipercolesterolemia, febre, alterações gastrintestinais, efeitos supressivos sobre a medula óssea.

LENALIDOMIDA

Derivado da talidomida para uso por via oral, com teratogenicidade equivalente.
- **Ações farmacológicas:** É medicação antineoplásica, antiangiogênica, imunomoduladora e pró-eritropoiética. Inibe a proliferação de células tumorais do mieloma múltiplo e células com deleções no cromossomo 5. Aumenta a imunidade mediada pelas células T e NK e inibe a produção de citocina pró-inflamatória como TNF-α e IL-6 pelos monócitos.
- **Indicações:** Em associação com dexametasona, no tratamento de doentes com mieloma múltiplo que tenham recebido pelo menos um tratamento anterior. É utilizado somente em adultos.
- **Contraindicações:** Mulheres grávidas ou com potencial de engravidar e hipersensibilidade ao fármaco. Mostra-se presente no sêmen em quantidades baixas, mas é obrigatório o uso de preservativo para os homens em tratamento que

tenham atividade sexual com mulheres grávidas ou com potencial para engravidar. As mulheres com potencial de engravidar devem iniciar contracepção durante 4 semanas antes do início da terapêutica e durante 4 semanas após o término do tratamento. Pelo aumento do risco de tromboembolia em doentes tratadas com lenalidomida, não deve ser feita a contracepção com anovulatórios orais, devendo ser utilizados outros métodos contraceptivos.

É obrigatório, por meio da realização de exames, excluir a possibilidade de gravidez antes do início da terapêutica.

- **Posologia:** Iniciar com 25 mg, VO, 1 vez/dia, nos dias 1 a 21 dos ciclos, que devem ser repetidos a cada 28 dias. A dose associada de dexametasona é de 40 mg, VO, nos dias 1 a 4 e 12, e 17 a 20 de cada ciclo de 28 dias nos primeiros 4 ciclos; depois, 40 mg, nos dia 1 a 4 de cada ciclo de 28 dias. As doses necessitam de reajustes de acordo com os controles laboratoriais.
- **Efeitos colaterais:** Teratogenicidade, infarto do miocárdio em doentes com risco (foi registrado em tratamentos com o fármaco), fenômenos tromboembólicos venosos e arteriais (se ocorrerem, o uso deve ser suspenso); neutropenia e trombocitopenia; hipotireoidismo, neuropatia periférica, síndrome da lise tumoral; reações alérgicas, erupções cutâneas graves (Stevens-Johnson e NET), maior risco de segundas neoplasias primárias. Pode provocar fadiga, tonturas, sonolência e visão desfocada (deve-se ter cuidado nas atividades que requerem atenção). Também favorece infecções e pode causar alterações eletrolíticas, arritmias, náuseas, vômitos, obstipação, hemorragias digestivas, alterações das provas laboratoriais hepáticas. Além da contraindicação absoluta na gravidez, o fármaco não deve ser empregado na lactação.
- **Interações medicamentosas:** Medicamentos que aumentam o risco de trombose, inclusive os eritropoiéticos. Produz aumento da concentração de digoxina.

MINERAIS

Cálcio
- **Indicações dermatológicas:** Durante a corticoterapia, na prevenção da osteoporose, pode ser necessária a suplementação de cálcio além da suplementação de vitamina D. A associação de ambos preserva a massa óssea em doentes que recebam prednisona em doses superiores a 15 mg/dia por períodos longos.

Ferro
- **Indicações dermatológicas:** Anemia ferropriva que pode provocar várias manifestações dermatológicas, como prurido, alterações ungueais, unhas quebradiças e coiloníquia, queilite angular, língua lisa e com sensação de ardor, sequidão da boca e da garganta, cabelos secos, quebradiços, foscos ou queda difusa de cabelos (deflúvio telogênico). Além disso, a pele apresenta-se pálida. A deficiência de ferro também predispõe a infecções, como impetigo e candidoses. O ferro pode ser necessário para compensar perdas em eritrodermias e está indicado na síndrome de Plummer-Vinson.
- **Posologia:** 50 a 60 mg de ferro elementar, VO, 2 vezes/dia por 3 meses.

O uso de formas injetáveis somente é indicado em anemias ferroprivas graves após hemorragias, por cirurgias ou condições em que não há possibilidade do uso oral, como diarreias crônicas, doença inflamatória intestinal, anemias ferroprivas graves de prematuros e lactentes debilitados.

Zinco
- **Indicações dermatológicas:** Acrodermatite enteropática, úlceras crônicas resistentes.
- **Posologia:**
  - **Adultos:** 220 mg/dia, VO.
  - **Crianças:** 2 mg/kg/dia, VO.
  - Soluções injetáveis são empregadas para integrar os preparados para nutrição parenteral.
- **Efeitos colaterais:** Em doses terapêuticas, não há efeitos colaterais. Em doses excessivas, provoca náuseas, vômitos, diarreia, dores abdominais, tonturas, insuficiência renal aguda e incoordenação muscular. Toxicidade crônica compreende anemia, neutropenia e imunossupressão.
- **Produto farmacêutico:** Não existem produtos farmacêuticos com zinco isoladamente, apenas associações de vitaminas com doses pequenas desse mineral.

Minoxidil

Atualmente, vem sendo introduzido o uso por via oral de minoxidil em baixas doses para tratamento de alopecias.
- **Ações farmacológicas:** O minoxidil prolonga o período latente do ciclo dos pelos entre a fase telógena e o início da fase anágena. Admite-se

que atua nos canais de cálcio promovendo a passagem G1 do ciclo celular a partir da fase latente pós-telógena; atua sobre os músculos lisos das artérias periféricas abrindo os canais de potássio, causando a hiperpolarização da membrana celular e inibindo a entrada de cálcio, favorecendo o crescimento capilar. Também retarda a hidrólise do cAMP por meio de inibição da fosfodiesterase, provocando efeito vasodilatador. Classicamente empregado por via tópica, tem sido utilizado com bons resultados e segurança por via oral.

- **Indicações:** Alopecias em geral, particularmente alopecia androgenética.
- **Posologia:** Nos trabalhos publicados, as doses variaram entre 0,25 e 5 mg/dia.
- **Efeitos colaterais:** Hipertricose reversível, cefaleia, *rash*, náusea, ginecomastia, fadiga, tontura, hipotensão postural.

OSTEOPOROSE – MEDICAMENTOS

Bifosfonatos

Alendronato

O alendronato de sódio é um aminobifosfonato. O principal efeito dos bifosfonatos é a inibição da reabsorção óssea. O uso deve ser cauteloso em distúrbios gastrentéricos. Sua segurança em grávidas e lactantes não está estabelecida.

- **Indicações:** Tratamento da osteoporose em mulheres menopausadas e, em dermatologia, na osteoporose induzida por corticosteroides.
- **Posologia:** 1 comprimido de 70 mg/semana, 30 minutos antes do primeiro alimento, com água filtrada.

Vitamina D
Ver página 779.

Vitamina K
Ver página 779.

OXIGENOTERAPIA HIPERBÁRICA

Consiste na administração de 100% de oxigênio por meio de câmaras de pressão atmosférica absoluta, em sessões diárias de 90 minutos. Há um aumento de oxigênio no sangue que se difunde pelos tecidos estimulando a síntese de colágeno, a função oxidativa dos leucócitos e macrófagos, inibindo a proliferação bacteriana. Pode ser coadjuvante no tratamento de úlceras crônicas, mal perfurante plantar, pioderma gangrenoso e vasculites necrosantes.

PSORALÊNICOS

Substâncias capazes de produzir fotossensibilização por aplicação tópica ou uso sistêmico. Compreendem o 8-metoxisaleno (8-MOP), 4,5,8-trimetilpsoraleno (TMP) e o 5-metoxisaleno (5-MOP). Sua utilização ampliou-se muito a partir da associação com UVA (ultravioleta A e psoralênico [PUVA]), para tratamento de psoríase e vitiligo.

- **Ações farmacológicas:** Ao absorverem a radiação UVA, os psoralênicos sofrem transformações químicas que resultam em diminuição das mitoses e aumento da melanogênese.
- **Indicações dermatológicas:** As principais indicações são psoríase, particularmente formas mais graves, resistentes aos tratamentos tópicos, e vitiligo. São outras indicações dermatológicas de PUVA: parapsoríases, micose fungoide, pitiríase liquenoide, dermatite atópica, líquen plano, prurido e prurigo dos hemodialisados e da Aids, alopecia areata, doença do enxerto *versus* hospedeiro. O método PUVA pode ser também empregado na tentativa de dessensibilizar pacientes com erupção polimorfa à luz, reticuloide actínico e urticária solar.
- **Contraindicações:** Doenças fotossensibilizantes (porfirias, xeroderma pigmentoso, albinismo, lúpus eritematoso); terapêuticas ionizantes prévias; exposição prévia a outros fatores carcinogênicos, arsênico, mostarda nitrogenada, carcinoma espinocelular ou melanoma anteriores; hepatopatias; insuficiência cardíaca; ausência de cristalino; gravidez e lactação. O uso de PUVA em crianças com idade inferior a 12 anos é uma contraindicação relativa.
- **Posologia:** As doses são aplicadas de acordo com o tipo de pele em relação à resposta à exposição solar. As doses médias empregadas são de 0,6 mg/kg, administrados 2 horas antes da exposição aos raios UV. As doses de UVA são progressivas, sendo dosadas em joules aplicados por centímetro quadrado. As doses iniciais, bem como seus aumentos progressivos, são administradas em função do tipo de pele do doente em relação ao comportamento frente à exposição solar.
- **Efeitos colaterais:** Podem ser agudos e crônicos, sendo os últimos mais importantes. Os efeitos colaterais agudos compreendem eritemas, prurido, cefaleia e náuseas. Os crônicos (tardios) são de várias ordens, sendo o mais grave a possível indução de tumores cutâneos. Existem controvérsias a respeito dessa possibilidade. São outros efeitos

colaterais tardios alterações oftálmicas representadas fundamentalmente por aparecimento de catarata, motivo pelo qual se recomenda o uso de óculos escuros com lentes plásticas durante as primeiras 24 horas da ingestão do psoraleno. Outros possíveis efeitos adversos tardios são indução de dermatoses como lúpus eritematoso, penfigoide bolhoso, alterações poiquilodérmicas, onicólise, erupções acneiformes, poroqueratose actínica disseminada superficial e prurido.

- **Interações medicamentosas:** O uso concomitante de outros fármacos fotossensibilizantes pode exacerbar os efeitos da terapia com PUVA.
- **Controles:** No início do tratamento, os doentes devem ser submetidos a exame oftalmológico, exames laboratoriais de função hepática, renal, hemograma e pesquisa de fator antinúcleo (FAN). O exame oftalmológico deve ser realizado a cada 6 meses, no primeiro ano, e as provas laboratoriais devem ser repetidas no primeiro mês, aos 6 meses e após 1 ano de tratamento. Em tratamentos com duração superior a 1 ano, os controles devem ser feitos com maior frequência.

RETINOIDES E BLOQUEADORES DO METABOLISMO DO ÁCIDO RETINOICO

Retinoides

Atualmente, são de aplicabilidade via sistêmica o ácido-13-cis-retinoico (isotretinoína) e a acitretina. Todos os cuidados de contracepção são necessários por 3 anos após a interrupção do uso da acitretina, porque, em alguns casos, há formação de etretinato a partir desse fármaco, especialmente quando ocorre ingestão de álcool concomitantemente ao seu uso.

- **Ações farmacológicas:** Os retinoides atuam por meio de sua ligação com receptores celulares específicos, produzindo ações antiproliferativas; inibem a expressão de oncogenes, diminuindo a possibilidade de malignização de lesões pré-malignas; atuam sobre a queratinização, inclusive no folículo pilossebáceo, impedindo a formação dos microcomedos; e têm, ainda, ações anti-inflamatórias, por inibir a quimiotaxia dos neutrófilos. Os retinoides atuam no aparelho pilossebáceo produzindo acentuada redução no tamanho e na função das glândulas sebáceas e modificando a composição do sebo. Esta é a ação mais importante da isotretinoína na acne, em que diminui a produção do sebo e há menor proliferação de *P. acnes*.
- **Indicações dermatológicas:**
  - **Acne e erupções acneiformes (isotretinoína):** Rosácea, foliculite por gram-negativos, hidrosadenite.
  - **Distúrbios da queratinização:** Ictiose vulgar, ictiose lamelar, eritrodermia ictiosiforme congênita não bolhosa, hiperqueratose epidermolítica, ictiose ligada ao cromossomo X, queratodermias palmoplantares.
  - **Psoríase:** Pustulosa, eritrodérmica, artrite psoriática, psoríase vulgar grave, psoríase palmoplantar grave.
  - **Dermatoses pré-malignas e malignas:** Xeroderma pigmentoso, síndrome do nevo basocelular, epidermodisplasia verruciforme, queratoses actínicas, leucoplasia, disceratose de Bowen, queratoacantomas, carcinomas basocelulares múltiplos, carcinoma espinocelular, metástases cutâneas de melanomas e micose fungoide.
  - **Outras dermatoses inflamatórias:** Lúpus eritematoso discoide, líquen plano, líquen escleroso e atrófico, acantose nigricante, sarcoidose, escleromixedema, dermatose pustulosa subcórnea. Os retinoides têm sido empregados em todas essas enfermidades, porém suas indicações maiores são a isotretinoína na acne e o etretinato e a acitretina na psoríase. Nos distúrbios da queratinização, a isotretinoína e o etretinato são igualmente efetivos, em geral. É o caso da doença de Darier, pitiríase rubra pilar, ictiose lamelar e eritrodermia ictiosiforme congênita não bolhosa. O etretinato é superior à isotretinoína na psoríase, queratodermias palmoplantares, ictiose vulgar, ictiose ligada ao sexo, hiperqueratose epidermolítica, eritroqueratodermia *variabilis* e líquen plano.
- **Contraindicações:**
  - **Absolutas:** Gravidez ou possibilidade de gravidez. Com relação à isotretinoína, recomendam-se contracepção 1 mês antes do início da terapêutica, teste para gravidez negativo 2 semanas antes do início do fármaco e contracepção eficiente durante a terapêutica e até após 1 mês do término do tratamento. Com relação à acitretina, pela sua armazenagem no tecido adiposo por longos períodos, após o término do tratamento, é necessário esperar 3 anos para uma gravidez.
  - **Relativas:** Hipertrigliceridemia e/ou hipercolesterolemia intensas, hepatopatias.

- **Posologia:** Isotretinoína – 1 a 2 mg/kg/dia; acitretina – 1 mg/kg/dia.
- **Efeitos colaterais:**
    - **Teratogenicidade:** Malformações do sistema nervoso, hidrocefalia, anormalidades dos nervos cranianos; anormalidades craniofaciais; anormalidades cardíacas, defeitos septais, anomalias do arco aórtico; aplasia ou hipoplasia tímica. O derivado de uso mais recente é a acitretina, que praticamente substitui o etretinato pela vantagem de ter vida média muito menor. Apesar disso, todos os cuidados de contracepção são também necessários por pelo menos 3 anos após a interrupção do uso da acitretina, porque, em alguns casos, há formação de etretinato a partir da acitretina, especificamente quando ocorre ingestão de álcool concomitantemente ao uso desse fármaco. Por essa razão, também se recomenda evitar o consumo de álcool não somente durante o tratamento com acitretina, mas também nos 2 meses seguintes à interrupção de seu uso.
    - **Alterações tegumentares:** Queilite exfoliativa (90%), sequidão e fragilidade da pele (80%), particularmente com acitretina e nas regiões palmoplantares e extremidades dos dedos. Essas alterações são designadas dermatite retinoide e podem assemelhar-se ao eczema asteatósico e à pitiríase rósea. Nas mucosas, observam-se sequidão da boca (30%) e da mucosa nasal, inclusive com sangramento (15%). Outros efeitos colaterais tegumentares são fotossensibilidade, principalmente com a acitretina, provavelmente em virtude do afinamento da pele, do aparecimento de tecido de granulação exuberante nas dobras ungueais, do tipo que se encontra nas unhas encravadas e em lesões de acne. Eflúvio telogênico ocorre variavelmente, é dose-relacionado e reversível.
    - **Alterações oculares:** Conjuntivites, blefaroconjuntivites, erosões e opacidades corneanas delas decorrentes podem ocorrer por facilitação de estafilococcias e por diminuição da produção de lágrimas e redução de seu conteúdo em lipídeos.
    - **Alterações ósseas:** Descalcificação, hiperostoses corticais, espessamento periostal, fechamento de epífises, osteófitos, calcificação de tendões e ligamentos vertebrais. As alterações ósseas são dose e tempo-dependentes.
    - **Alterações hepáticas:** Geralmente ocorrem alterações das enzimas hepáticas de pequena monta, particularmente com a acitretina, sendo maior o risco em alcoólatras, diabéticos obesos e indivíduos que utilizaram metotrexato previamente.
    - **Alterações do sistema nervoso:** Cefaleia, depressão, vertigens e, mais raramente, síndrome de pseudotumor cerebral, manifestada por cefaleia, náuseas, vômitos e alterações visuais com papiledema. Essa condição ocorre principalmente pelo uso associado de outros fármacos, particularmente tetraciclinas.
    - **Alterações musculares:** Mialgias, particularmente com a isotretinoína (15%) e, em especial, nos indivíduos que fazem atividade física intensa.
    - **Alterações metabólicas:** A retinoideterapia determina elevações de triglicerídeos e de colesterol, sendo de risco os doentes diabéticos, obesos e alcoolistas.
    - **Alterações mais raras:** Proteinúria e cilindrúria, anemia, leucopenia, plaquetose e plaquetopenia e reações de hipersensibilidade cutânea, como eritema nodoso e eritema multiforme.
- **Interações medicamentosas:** Vitamina A, que exacerba os efeitos tóxicos dos retinoides, e tetraciclinas, que favorecem a ocorrência da síndrome do pseudotumor cerebral.
- **Controles:** Ao início do tratamento, realizar testes para gravidez nas mulheres, hemograma completo e plaquetas, provas de função hepática, lipidograma, ureia e creatinina e urina Tipo I. No seguimento, mensalmente, nos primeiros 6 meses e, depois, a cada 3 meses: hemograma completo, provas de função hepática, lipidograma, ureia e creatinina e urina Tipo I. Na vigência de qualquer sintoma suspeito, realizar raio X dos ossos.

SISTEMA NERVOSO – MEDICAMENTOS

Antipsicóticos

Pimozida

Substância antipsicótica convencional do grupo das difenilbutilpiperidinas.

- **Indicações dermatológicas:** É particularmente útil no delírio de parasitoses. Além disso, é eficaz no transtorno dismórfico corporal, na tricotilomania, onicotilomania e onicofagia, na nevralgia trigeminal, na neuralgia pós-herpética e na síndrome trigeminal distrófica.

- **Contraindicações:** Doentes que recebem citalopram e escitalopram em virtude de eventuais alterações eletrocardiográficas, doentes com muita ansiedade e agitação, pacientes deprimidos, intoxicação por álcool, opiáceos, antidepressivos e benzodiazepínicos e doença de Parkinson preexistente, medicação simultânea com a nefazodona, claritromicina e cetoconazol. Em doentes com menos de 18 anos, as doses iniciais devem ser mínimas.
- **Posologia:**
    - **Adultos:** Por sua longa vida média, devem ser administrados 2 a 12 mg/dia, 1 vez/dia, para situações psicóticas agudas, iniciando com doses baixas e aumentando progressivamente. Evitar doses acima de 20 mg, em razão dos riscos.
- **Efeitos colaterais:** Podem, inclusive, ser fatais. Sintomas extrapiramidais, insônia, excitação, agitação, irritabilidade, ansiedade, tensão, pesadelos e depressão, às vezes grave o suficiente para induzir a suicídio. Também provoca efeitos colinérgicos, boca seca e obstipação. Raramente causa convulsões. Também pode ocasionar taquicardia ventricular, fibrilação ventricular e morte, bem como nictalopia.
- **Interações medicamentosas:** Aumenta a ação de antidepressivos. Fármacos metabolizados pelo sistema citocromo produzem aumento das ações da pimozida e têm suas ações elevadas (nefazodona, claritromicina, fluconazol e cetoconazol). Suco de uva diminui a eliminação da pimozida, agravando seus efeitos colaterais.

Inibidores seletivos da recaptação da serotonina

Fluoxetina

Antidepressivo da classe dos inibidores seletivos da recaptação de serotonina (ISRS). Antidepressivo clássico.

- **Indicações dermatológicas:** Está indicada na presença de quadros dermatológicos associados à depressão, como em dermatite atópica, psoríase, urticária crônica, alopecia areata, acne, ardores no couro cabeludo, glossodinia, vulvodínia, escoriações neuróticas, acne escoriada, tricotilomania, transtorno dismórfico corporal (20-80 mg/dia), delírio de parasitoses e dermatites artefatas.
- **Posologia:**
    - **Transtornos obsessivo-compulsivos (TOC):**
        - **Adulto:** Dose inicial de 20 mg, pela manhã. Se necessário, após algumas semanas, aumentar a dose até 60 mg (dose máxima de 80 mg).
        - **Crianças e adolescentes:** Doses entre 10 e 60 mg, iniciando com 10 mg, aumentando, após 2 semanas, para 20 mg/dia, e, após várias semanas, até, se necessário, 60 mg/dia. Crianças de baixo peso podem iniciar com 10 mg/dia e chegar à dose entre 20 e 30 mg/dia, se necessário.
        - **Dismorfobia:** 50 mg/dia.
- **Efeitos colaterais:** Astenia, náuseas, diarreia, anorexia, dispepsia, insônia, ansiedade, nervosismo, ideias suicidas, sonolência, tremores, diminuição da libido, aumento da sudorese, disfunções orgásmicas, calafrios, palpitações, alopecia, NET, eritema multiforme, eritrodermia, alterações do paladar, hiperprolactinemia, hipoglicemia e arritmias. O uso no terceiro trimestre da gravidez pode provocar alterações no neonato (problemas respiratórios e alimentares).
- **Interações medicamentosas:** Reações graves, até fatais, com o uso concomitante de inibidores da MAO. Também podem provocar reações graves os seguintes fármacos usados simultaneamente: triptanos, linezolida, lítio, tramadol e triptofano. O uso simultâneo de anticoagulantes, particularmente varfarina, favorece sangramentos. A fluoxetina interfere com outros medicamentos, aumenta as alterações eletrocardiográficas produzidas pela pimozida e pela tioridazina. Se houver concomitância com antidepressivos tricíclicos e alprazolam, diminuir a dose destes fármacos. A fluoxetina aumenta os níveis de olanzapina.

Paroxetina

- **Ações farmacológicas:** É um dos mais potentes e seletivos inibidores da recaptura da serotonina.
- **Indicações:** Depressão grave, TOC, distúrbios por estresse pós-traumático, transtorno de ansiedade generalizada, fobia social, síndrome do pânico com ou sem agorafobia.
    - **Indicações dermatológicas:** É empregado no prurido psicogênico e em dermatites artefatas.
- **Contraindicações:** Uso concomitante de inibidores das monoaminoxidases (IMAO), gravidez e aleitamento.
- **Posologia:** A dose estabelecida deve compreender uma única tomada durante o café da manhã:
    - **Depressão:** Iniciar com 20 mg/dia; depois, aumentar 10 mg/dia por semana, até o máximo de 50 mg/dia.

- **TOC:** 40 mg/dia. Iniciar com 20 mg/dia, aumentando 10 mg/dia por semana.
- **Síndrome do pânico com ou sem agorafobia:** 40 mg/dia. Iniciar com 10 mg/dia, aumentando 10 mg/dia por semana (dose máxima de 50 mg/dia).
- **Fobia social:** 20 mg/dia. Se não houver melhoras, aumentar 10 mg/dia por semana, até a dose máxima de 50 mg/dia.
- **Transtorno de ansiedade generalizada:** 20 mg/dia. Se não houver resposta, aumentar 10 mg/dia por semana, até a dose máxima de 50 mg/dia.
- **Transtorno de estresse pós-traumático:** Dose inicial de 20 mg/dia. Se necessário, aumentar 10 mg/dia por semana, até a dose máxima de 50 mg/dia.
- **Prurido psicogênico:** 20 a 40 mg/dia.
- **Populações especiais:**
  - **Idosos:** Dose inicial de 20 mg/dia (dose máxima de 40 mg/dia).
  - **Doentes com insuficiência renal ou hepática:** No máximo, 20 mg/dia.
- A dose estabelecida deve compreender uma única tomada durante o café da manhã.
- **Efeitos colaterais:** Náuseas, sonolência, aumento da sudorese, tremores, astenia, sequidão da boca, insônia, disfunções sexuais, vertigens, constipação, diarreia e inapetência. Mais raramente, alucinações, vômitos, alterações de enzimas hepáticas, erupções cutâneas, urticária e angioedema, hiponatremia, glaucoma e retenção urinária.
- **Interações medicamentosas:** Não utilizar álcool durante o tratamento. A paroxetina altera as concentrações de lítio. O uso concomitante com IMAO pode produzir reações graves e até fatais. A fenitoína diminui as concentrações da paroxetina, mas com aumento das reações adversas. Altera as concentrações de varfarina. Produz aumento dos níveis de antidepressivos tricíclicos e dos fenotiazínicos.

Sertralina

Inibidor seletivo de recaptação da serotonina (ISRS).
- **Indicações:** Depressão grave, TOC, síndrome do pânico, distúrbio por estresse pós-traumático, distúrbio disfórico pré-menstrual, distúrbios de ansiedade social.
  - **Indicações off-label:** Alcoolismo, demência e obesidade.
  - **Indicações dermatológicas:** Em dermatologia, há referências quanto ao uso em prurido urêmico, transtorno dismórfico corporal, dermatite artefata, escoriações neuróticas, acne escoriado, prurido, onicofagia, tricotilomania, alterações psíquicas induzidas por corticosteroides sistêmicos.
- **Contraindicações:** Último trimestre da gravidez, uso de IMAO, uso de pimozida, hipersensibilidade ao fármaco.
- **Posologia:**
  - **Adultos:**
    - **Depressão e TOC:** 50 mg/dia.
    - **Síndrome do pânico, estresse pós-traumático, distúrbios de ansiedade social:** Iniciar com 25 mg/dia e, depois de 1 semana, aumentar para 50 mg/dia.
    - Em todas essas indicações, a dose máxima é de 200 mg/dia, e os aumentos da dose devem ser feitos com intervalos de pelo menos 1 semana.
  - **Crianças:**
    - TOC: Iniciar com 25 mg/dia, em crianças entre 6 e 12 anos, e 50 mg/dia, em crianças entre 13 e 17 anos.
- **Efeitos colaterais:**
  - **Alterações autonômicas:** Falha na ejaculação, boca seca, aumento da sudorese.
  - **Alterações do SNC e periférico:** Sonolência, vertigens, cefaleia, parestesias, tremores.
  - **Alterações da pele:** Exantemas.
  - **Alterações gastrentéricas:** Anorexia, constipação, diarreia, dispepsia, náuseas, vômitos.
  - **Alterações gerais:** Fadiga, diminuição da libido.
  - **Alterações psíquicas:** Agitação, ansiedade, insônia, nervosismo.
  - **Alterações visuais.**
- **Interações medicamentosas:** Certas medicações como varfarina e digoxina podem ter seus níveis elevados. Cimetidina aumenta as concentrações séricas da sertralina. A sertralina diminui a depuração do diazepam. Quando administrado conjuntamente, o lítio deve ter suas concentrações monitorizadas. Não há avaliações definitivas do uso concomitante de outras substâncias de ação no SNC, exigindo-se cautela. O uso conjunto a fármacos metabolizados pelo citocromo P-450 2D6, como os antidepressivos tricíclicos, pode exigir a diminuição desses fármacos. Não é recomendado o uso com outros ISRS, bem como com triptanos.

Olanzapina

Antipsicótico atípico.
- **Ações farmacológicas:** Tem maior afinidade pelos receptores 5THT2 da serotonina e menor

afinidade pelos receptores da dopamina, da histamina, pelos receptores α-adrenérgicos e pelos receptores muscarínicos. Os efeitos antagônicos sobre os receptores da serotonina são os prováveis responsáveis pela sua ação antipsicótica. Os efeitos sobre os receptores da dopamina relacionam-se com os efeitos extrapiramidais que podem ocorrer, e a sedação estaria relacionada com a ação sobre os receptores histamínicos.

- **Indicações:** Tratamento agudo e de manutenção da esquizofrenia com sintomas positivos (delírios, alucinações, alterações do pensamento, hostilidade e desconfiança) ou negativos (afeto diminuído, isolamento emocional e social, pobreza de linguagem). É empregada em monoterapia ou associada ao lítio e ao valproato no tratamento de episódios agudos ou mistos do transtorno bipolar. Também tem sido indicada *off-label* em transtorno da ansiedade generalizada, síndrome do pânico e transtorno por estresse pós-traumático e anorexia nervosa. Trabalhos sugerem benefícios da olanzapina nas alterações psíquicas produzidas por corticosteroides (doses entre 5-20 mg/dia).
  - **Indicações dermatológicas:** É indicada em delírio de parasitoses, em que pode ser efetiva em doses baixas (2,5-10 mg). Também pode ser empregada nas dermatites artefatas, escoriações neuróticas, acne escoriada, tricotilomania, fobias cutâneas, glossodinia, queilite esfoliativa (doses baixas de 2,5-5 mg/dia) e dermatoses automutilantes.
- **Contraindicações:** Sensibilidade ao fármaco e glaucoma de ângulo estreito, idosos (ocorrência de AVE, quedas, pneumonias), em indivíduos abaixo de 18 anos, gravidez e amamentação.
- **Posologia:** Em dermatologia, as doses empregadas são de 2,5 a 15 mg/dia. Nas indicações dermatológicas, doses baixas (5 mg/dia) podem ser efetivas.
- **Efeitos colaterais:** Sonolência, ganho de peso, aumento da prolactina, tontura, fraqueza, inquietação motora (acatisia), aumento do apetite, edema periférico, hipotensão ortostática, rabdomiólise, tromboembolismo venoso, marcha anormal, quedas, boca seca, obstipação, alterações das enzimas hepáticas, hiperglicemia, hipertrigliceridemia, hipercolesterolemia, eosinofilia, taquicardia, bradicardia, erupções cutâneas, prurido, urticária, fotossensibilidade, priapismo, pancreatite, hepatite, leucopenia, icterícia, alopecia, fadiga. Podem, ainda, ocorrer convulsões, síndrome neuroléptica maligna (hipertermia rigidez muscular, alterações do nível da consciência, pressão sanguínea instável, sudorese, taquicardia – que pode ser fatal).
- **Interações medicamentosas:** Fumo e carbamazepina aumentam a eliminação da olanzapina. Carvão ativado diminui a biodisponibilidade da olanzapina. A fluoxetina e fluvoxamina aumentam os níveis de olanzapina. O álcool aumenta o potencial efeito sedativo da olanzapina.

Quetiapina

Antipsicótico atípico.

- **Ações farmacológicas:** É antagonista dos receptores de dopamina, D1, D2, D3 e D4, e dos receptores de serotonina, 5-HT1a, 5HT2a, 5HT2c, 5HT7. É, ainda, antagonista dos receptores adrenérgicos, a1, a2, e dos receptores de histamina e acetilcolina (ACh).
- **Indicações:** Para uso isolado ou em combinações com outras medicações no tratamento da esquizofrenia e no transtorno bipolar.
  - **Indicações dermatológicas:** Em dermatologia, é empregado em delírio de parasitose, transtorno dismórfico corporal, parecendo ser particularmente útil em situações associadas à demência. Há relatos de seu uso em hiperidrose axilar.
- **Contraindicações:** Não há dados quanto à gravidez, mas não é recomendável seu uso nessa condição, bem como na lactação. Não há dados suficientes para seu uso em pediatria.
- **Posologia:** Em dermatologia, emprega-se a dose de 25 mg, 2 vezes/dia.
- **Interações medicamentosas:** Fenitoína e tioridazina diminuem a absorção da quetiapina. A quetiapina pode causar hipotensão, aumentando os efeitos de hipotensores. Pode aumentar os efeitos sedantes de substâncias, como opioides, barbitúricos, sedativos (p. ex., alprazolam e clonazepam), e do etanol. Pode causar hipotensão ortostática quando ministrado conjuntamente a prazosina e terazosina.

Fármacos metabolizados pelo citocromo P-450 3A, como cetoconazol, itraconazol, fluconazol, eritromicina, claritromicina, nefazodona, verapamil e diltiazem, podem elevar os níveis de quetiapina.

Risperidona

Bloqueador da dopamina que inibe a funcionalidade dos receptores pós-sinápticos dopaminérgicos. Também é antagonista dos receptores da serotonina.

- **Indicações:**
  - **Via oral:** Esquizofrenia, episódios maníacos moderados a graves associados ao transtorno bipolar. Tratamento a curto prazo da agressividade em doentes com Alzheimer que não respondem a outras medicações. Tratamento a curto prazo da agressividade em crianças de 5 anos ou mais e desempenho intelectual abaixo da média ou com retardo mental. Em dermatologia, é indicado no delírio de parasitoses.
  - **Via parenteral:** Tratamento de manutenção de pacientes esquizofrênicos já estabilizados com outros antipsicóticos orais.
- **Contraindicações:** Hipersensibilidade ao fármaco. Evitar seu uso na gravidez e lactação. Não empregar em indivíduos com menos de 18 anos.
- **Posologia:** Em dermatologia, utiliza-se a dose de 1 a 5 mg/dia.
- **Efeitos colaterais:** Aumento da prolactina, aumento de peso, taquicardia, parkinsonismo, cefaleia, acatisia, náuseas, tremor, distonia, sonolência, sedação, letargia, discinesia, visão borrada, dispneia, epistaxe, tosse, congestão nasal, dor faringolaríngea, dores abdominais, vômitos, obstipação, dispepsia, boca seca, mal-estar gástrico, enurese, erupções cutâneas, artralgia, dores nas costas e extremidades, aumento ou diminuição do apetite, infecções, febre, fadiga, edema periférico, astenia, insônia, agitação, ansiedade, transtornos do sono, alterações das enzimas hepáticas, arritmias, anemia, vertigens, hipotensão e depressão.
- **Interações medicamentosas:** Álcool, opiáceos, anti-histamínicos e benzodiazepínicos aumentam os efeitos sedativos. A carbamazina, fenitoína, rifampicina e o fenobarbital diminuem as suas concentrações.
Aumentam suas concentrações plasmáticas a fluoxetina, paroxetina, verapamil, fenotiazinas, antidepressivos tricíclicos e alguns betabloqueadores. Antagoniza os efeitos da levodopa. Pode provocar hipotensão quando do uso simultâneo com anti-hipertensivos. Não deve ser utilizada concomitantemente à paliperidona.

Anticonvulsivantes

Carbamazepina

Anticonvulsivante e estabilizador do humor.

- **Indicações dermatológicas:** Dor neuropática, síndrome do complexo regional de dor (que tem como causas dermatológicas acrodermatite contínua de Hallopeau, úlcera varicosa, contratura de Dupuytren, hemangioendotelioma epitelioide, herpes-zóster, parvovirose humana B-19, cirurgia dermatológica, osteogênese imperfeita, artrite psoriásica, lúpus eritematoso sistêmico e vasculites).
- **Contraindicações:** Não deve ser empregada na gravidez (risco de malformações) e quando há história prévia de depressão medular, hipersensibilidade ao fármaco, hipersensibilidade a antidepressivos tricíclicos (amitriptilina, desipramina, imipramina, protriptilina, nortriptilina). Não deve ser usada concomitantemente a IMAO e à nefazodona.
- **Posologia:** Na neuralgia pós-herpética, dose inicial de 100 mg, 2 vezes/dia. Se necessário, aumentar até a dose de 200 mg, 2 vezes/dia.
- **Efeitos colaterais:**
  - **Mais frequentes:** Tonturas, sonolência, náusea e vômitos. As reações mais graves são as hematológicas, cutâneas, hepáticas e cardiovasculares.
  - **Hematológicos:** Anemia aplástica, agranulocitose, pancitopenia, depressão da medula óssea, trombocitopenia, leucopenia, leucocitose, eosinofilia, anemia, porfiria intermitente aguda, porfiria variegata e porfiria cutânea tarda.
  - **Cutâneos:** NET, Stevens-Johnson, DRESS, exantemas, prurido, urticária, fotossensibilidade, alterações pigmentares, eritrodermia, eritema nodoso, eritema polimorfo, púrpura, agravamento de lúpus eritematoso, alopecia e hirsutismo.
  - **Cardiovasculares:** Insuficiência cardíaca congestiva, edema, agravamento de hipertensão, síncope, agravamento de doença coronariana, arritmias, bloqueio AV, tromboflebites, tromboembolismo e linfadenopatias.
  - **Hepáticos:** Anormalidades laboratoriais, icterícia colestática e hepatocelular; são raros os casos de insuficiência hepática.
  - **Outros:** Pancreatite, febre, dispneia, pneumonia, olig úria, insuficiência renal, impotência, anormalidades na espermatogênese, cefaleia, fadiga, alterações da visão, alucinações visuais, diplopia transitória, nistagmo, alterações da fala, movimentos involuntários, neurite periférica e parestesias, depressão, náuseas, vômitos, diarreia, obstipação, anorexia, sequidão da boca, glossite e estomatite, conjuntivites, aumento da pressão ocular, reações pseudolinfomatosas e aumento do risco de ideias suicidas.

- **Interações medicamentosas:** Os níveis de carbamazepina podem ser aumentados pelo uso concomitante de cimetidina, danazol, diltiazem, eritromicina, troleandomicina, claritromicina, fluoxetina, fluvoxamina, nefazodona, trazodona, loxapina, olanzapina, quetiapina, loratadina, terfenadina, omeprazol, oxibutinina, dantroleno, isoniazida, niacinamida, ibuprofeno, propoxifeno, cetoconazol, fluconazol, itraconazol, voriconazol, acetazolamida, verapamil, ticlopidina, suco de uva, inibidores de proteases e ácido valproico. Diminuem os níveis de carbamazepina: cisplatina, doxorrubicina, felbamato, fosfenitoína, rifampicina, fenobarbital, fenitoína, primidona, metsuximida, teofilina e aminofilina. A carbamazepina aumenta os níveis de clomipramina, fenitoína e primidona.
    - A carbamazepina reduz os níveis de paracetamol, alprazolam, bupropiona, bloqueadores dos canais de cálcio, citalopram, ciclosporina, corticosteroides, clonazepam, clozapina, dicumarol, doxiciclina, etossuximida, everolimo, haloperidol, imatinibe, itraconazol, lamotrigina, levotiroxina, metadona, midazolam, olanzapina, contraceptivos hormonais, oxcarbazepina, fensuximida, fenitoína, praziquantel, inibidores de proteases, risperidona, teofilina, tiagabina, topiramato, tramadol, trazodona, antidepressivos, tricíclicos, valproato, varfarina, ziprasidona e zonisamida.
    - A administração concomitante de lítio aumenta os efeitos neurotóxicos.
    - O uso simultâneo com isoniazida aumenta a hepatotoxicidade desta última. A administração de carbamazepina com alguns diuréticos (hidroclorotiazida, furosemida) pode levar à hiponatremia.

Fenitoína

Anticonvulsivante que, através do efluxo de sódio dos neurônios, estabiliza o limiar de excitabilidade frente a estímulos excessivos.

- **Indicações dermatológicas:** Usada em epidermólise bolhosa. Existem relatos de efetividade em epidermólise bolhosa distrófica recessiva. Outros trabalhos concluíram por efetividade da fenitoína em epidermólise bolhosa atrófica benigna e ineficácia na doença de Herlitz. Também foi empregada em úlceras (de pressão, venosas, traumáticas e queimaduras), esclerodermia linear e em golpe de sabre e lúpus eritematoso discoide, bem como em acantose nigricante e líquen plano. Há relatos de seu uso tópico em pioderma gangrenoso. Para estas últimas indicações, foi sempre utilizada muito restritamente, pela existência de medicações bem mais efetivas.
- **Posologia:** Em epidermólise bolhosa, existem relatos do uso inicial de 2 mg/kg, com nível sérico de 12 a 15 g/mL (foi usada topicamente em creme nas concentrações de 2-5%, 2 vezes/dia).

Gabapentina

Anticonvulsivante com atuação efetiva na dor neuropática.

- **Indicações dermatológicas:** Neuralgia pós-herpética, dor neuropática, síndrome do complexo regional de dor e prurido braquiorradial. Em neuropsiquiatria, é indicada como anticonvulsivante.
- **Posologia:**
    - **Neuralgia pós-herpética:** Dia 1: 300 mg; dia 2: 300 mg, a cada 12 horas; dia 3: 300 mg, a cada 8 horas. Manutenção de acordo com a necessidade, podendo chegar a 600 mg, a cada 8 horas.
    - **Neuropatia diabética:** Inicialmente, 900 mg/dia, podendo-se aumentar entre 1.800 e 3.600 mg/dia.
    - A descontinuidade da medicação deve ser gradual, por pelo menos 1 semana.
- **Efeitos colaterais:** Alterações do humor, ansiedade, depressão, agitação, hiperatividade, pensamentos suicidas, agravamento de convulsões, febre, sintomas gripais, erupções cutâneas, tremores, dores, fraqueza muscular, dor epigástrica, dores no peito, arritmias, dificuldade respiratória, confusão mental, náuseas e vômitos, inchaço, ganho de peso, diminuição da diurese, tosse e febre. Em crianças, os efeitos colaterais mais comuns são alterações do comportamento, problemas de memória, hostilidade e agressividade. Não usar em gravidez e lactação.
- **Interações medicamentosas:** O álcool aumenta os efeitos colaterais da gabapentina. Diminuem a absorção da gabapentina os antiácidos com alumínio e o magnésio. Di-hidrocodeína tem seus níveis diminuídos, mas aumenta os da gabapentina. A morfina e o naproxeno elevam os níveis de gabapentina.

Ansiolíticos

Benzodiazepínicos

A ansiedade patológica se caracteriza por sensação subjetiva de medo ou perigo iminente, injustificado ou desproporcional à realidade objetiva, resultando em sintomas físicos e psíquicos, como cefaleia, dores musculares, fadiga, palpitações, dispneia, dores precordiais, irritabilidade, insônia e labilidade emocional. A ansiedade pode agravar dermatoses ou ser agravada por elas. É possível utilizar benzodiazepínicos quando o doente vive ansiedade intensa. Eles são miorrelaxantes e ansiolíticos por atuação sobre as estruturas límbicas. Existem vários derivados, como clordiazepóxido, clonazepam, oxazepam, medazepam e orazepam.

- **Indicações dermatológicas:** Estados dermatológicos acompanhados, induzidos ou agravados por ansiedade e insônia. Empiricamente, utilizam-se, para indivíduos ansiosos, inibidos e retraídos, o diazepínico; para ansiedade acompanhada de hiperatividade, o clordiazepóxido; e, para ansiedade acompanhada de irritabilidade, oxazepam.
- **Posologia:**
    - **Alprazolam:** 0,25 a 0,5 mg, 3 vezes/dia.
    - **Clordiazepóxido:** 10 mg, 3 a 4 vezes/dia.
    - **Diazepam:** 2 a 10 mg, 3 a 4 vezes/dia.
    - **Oxazepam:** 10 mg, 3 vezes/dia.
    - **Medazepan:** 10 mg, 2 a 3 vezes/dia.
    - **Temazepam:** 10 mg, 3 vezes/dia.
    - **Lorazepam:** 1 mg, 3 vezes/dia.
    - **Bromazepam:** 1,5 a 3 mg, 3 vezes/dia.
    - **Clobazam:** 10 mg, 3 vezes/dia.
    - **Flunitrazepam:** 1 a 2 mg, ao deitar.
    - **Midazolam:** adultos, 7,5 a 15 mg; crianças, 0,15 a 0,20 mg/kg.
- **Efeitos colaterais:** Tonturas, ataxia, letargia, erupções cutâneas, náuseas, alterações da libido, agranulocitose e diminuição da tolerância ao álcool. Como ansiolíticos e indutores do sono, são empregados o flunitrazepam e o midazolam, principalmente em sedação ou anestesia.

Não benzodiazepínicos

Buspirona

- **Ações farmacológicas:** Ansiolítico que não tem potencial de causar dependência.
- **Indicações dermatológicas:** Existem relatos de seu emprego em psoríase, dermatite atópica, tricotilomania, prurido e escoriações neuróticas.
- **Posologia:** Doses iniciais de 5 mg, 3 vezes/dia, podendo-se aumentar para 5 mg/dia, a cada 2 ou 3 dias. Dose máxima de 60 mg/dia, divididos em 3 tomadas.

- **Efeitos colaterais:** Enjoo, sonolência, nervosismo, náuseas, aumento da sudorese e diminuição da atenção. Se possível, evitar na gravidez e na lactação.
- **Interações medicamentosas:** Eritromicina, imidazólicos e nefazodona aumentam as concentrações plasmáticas da buspirona. A buspirona aumenta as concentrações do haloperidol.

Antidepressivos tricíclicos

Deste grupo de substâncias, tem interesse dermatológico a doxepina, potente bloqueador de receptores H1 *in vitro*. Compreendem a amitriptilina, a amoxapina, a clomipramina, a desipramina, a doxepina, a imipramina, a nortriptilina, a protriptilina e a trimipramina.

- **Indicações dermatológicas:** Urticárias crônicas, urticária ao frio e escoriações neuróticas.
- **Contraindicações:** Gravidez, lactação, hipotensão, alterações cardíacas, glaucoma, retenção urinária e a administração concomitante de IMAO.
- **Posologia:** Descrita na **Tabela 75.8**.
- **Efeitos colaterais:**
    - **SNC:** Sedação, sonolência, tremores, cefaleia.
    - **Cardiovasculares:** Taquicardia, hipotensão postural.
    - **Hematológicos:** Raros; leucopenia transitória.
    - **Gastrintestinais:** Elevações de transaminases e fosfatase alcalina.
- **Interações medicamentosas:** Aumento dos efeitos sedativos de outros fármacos de atuação no SNC, inclusive álcool. Diminuição da ação hipotensora da guanetidina. A administração conjunta com cimetidina provoca acúmulo dos antidepressivos tricíclicos em geral, inclusive da doxepina.

Tabela 75.8 Doses médias para administração dos antidepressivos tricíclicos

Fármaco	Adultos	Crianças
Amitriptilina	25 mg, 2-4 vezes/dia	6-12 anos: 10-20 mg/dia
Clomipramina	25 mg, 3 vezes/dia	Acima de 10 anos e adolescentes: 20 a 30 mg/dia
Imipramina	25 a 50 mg, 3 vezes/dia	6-12 anos: 10-30 mg/dia; adolescentes: 25-50 mg/dia
Doxepina	10 mg, 2 vezes/dia, até 25 mg, 3 vezes/dia	

URICOSÚRICOS E OUTROS MEDICAMENTOS PARA GOTA

Colchicina

Atua através de propriedades anti-inflamatórias e antimicótica, interferindo na motilidade celular e inibindo a migração de granulócitos à área inflamada.

- **Ações farmacológicas:** Anti-inflamatória e antimitótica.
- **Indicações dermatológicas:** Gota, vasculites leucocitoclásticas, pustuloses palmoplantares. Existem relatos isolados de bons resultados na doença de Behçet, dermatite herpetiforme, síndrome de Sweet, calcinoses da dermatomiosite e esclerodermia sistêmica.
- **Posologia:** 0,6 mg, 2 a 3 vezes/dia.
- **Efeitos colaterais:** Cólicas, diarreia. A superdosagem pode provocar desidratação, coagulação intravascular disseminada (CIVD), insuficiência hepática e alterações do SNC. Tratamentos prolongados com doses maiores (1 mg/dia) podem provocar anemia aplástica, miopatia, alopecia, azoospermia e anemia.
- **Controles:** Hemograma completo e plaquetas, perfil bioquímico, exame de urina mensalmente nos primeiros 3 meses e, depois, a cada 3 meses.

VASODILATADORES

Bloqueadores dos canais de cálcio e outros fármacos vasodilatadores

Bloqueadores dos canais de cálcio

Consideram-se os seguintes subgrupos farmacológicos bloqueadores dos canais de cálcio: benzodiazepínicos (diltiazem); fenilalquilaminas (verapamil); di-hidropiridinas (nifedipina); e mibefradil.

- **Indicações dermatológicas:** Raynaud primário ou secundário, eritema pérnio, fissuras anais crônicas, calcinose cutânea idiopática ou relacionada à síndrome CREST (*calcinosis, Raynaud's phenomenon, esophageal dysmotility, sclerodactyly, and telangiectasia* – calcinose, fenômeno de Raynaud, hipomotilidade esofágica, esclerodactilia e telangiectasia).
- **Posologia:**
  - **Fenômeno de Raynaud:** São efetivos a nifedipina, a amlodipina, o diltiazem, o felodipino, a nisoldipino, a isradipino e a nicardipino. As respostas são melhores no Raynaud primário do que no secundário, pois neste já pode existir lesão estrutural do vaso.
  - **Nifedipina:** Iniciar com 10 a 20 mg, 3 vezes/dia, dose geralmente efetiva. Eventualmente, pode ser aumentada.
  - **Amlodipina:** 2,5 a 5 mg/dia; eventualmente, a dose pode ser elevada para 10 mg/dia.
  - **Diltiazem:** É menos efetivo, sendo a dose preconizada de 120 mg, 3 vezes/dia, para Raynaud primário apenas. As doses médias são de 60 a 120 mg, 2 ou 3 vezes/dia para Raynaud primário, devendo-se aguardar 2 semanas para que ocorra o efeito terapêutico. Nas formas de liberação prolongada, a dose é de 120 a 300 mg/dia.
  - **Eritema pérnio:** A nifedipina é o fármaco de eleição, na dose de 10 a 20 mg, 3 vezes/dia.
  - **Calcinose cutânea:** Diltiazem foi tentado na dose de 240 a 480 mg/dia, a prazos longos.
- **Efeitos colaterais:** Estão associados às ações vasodilatadoras, inotrópicas negativas e dromotrópicas. Pelas ações vasodilatadoras, as di-hidropiridinas produzem cefaleia, vertigens, *flushing* e taquicardia. O verapamil pode ocasionar constipação. Os bloqueadores dos canais de cálcio podem também provocar edema dos tornozelos e pés e hiperplasia gengival. Outros efeitos colaterais menos comuns são telangiectasias da face e do tronco, fotossensibilidade, desencadeamento e exacerbações de psoríase, exantemas purpúricos, desencadeamento de penfigoide e de lúpus eritematosos subagudo, ginecomastia, eritromelalgia e úlceras orais.

Outros vasodilatadores

Oxipentifilina (pentoxifilina)

É um derivado da metilxantina que aumenta a flexibilidade de eritrócitos e polimorfonucleares e diminui a ativação plaquetária.

- **Indicações dermatológicas:** Fenômeno de Raynaud primário ou secundário, atrofia branca de Milian e necrobiose lipoídica.
- **Contraindicações:** Sensibilidade a derivados das xantinas, cafeína e teofilina.
- **Posologia:** 400 mg, 3 vezes/dia, após as refeições.
- **Efeitos colaterais:** Náuseas, tonturas, cefaleia.

VITAMINAS

Vitamina A

Além do uso para prevenir ou tratar deficiências no passado, a vitamina A foi empregada na queratose pilar e na pitiríase rubra pilar. As doses requeridas nesta última afecção determinavam certo grau de toxicidade. Não deve ser utilizada nos primeiros meses de gravidez, especialmente em doses elevadas e simultânea aos retinoides.

- **Toxicidade da vitamina A:** Pode ser aguda ou crônica. A toxicidade aguda ocorre quando a ingestão é 20 vezes o necessário na criança e 100 vezes no adulto. Caracteriza-se por xerose, descamação em grandes áreas, fissuras nos lábios e nas comissuras labiais e sintomas gerais como náusea, vômitos, cefaleia, fadiga, mialgias, artralgias e síndrome do pseudotumor cerebral. Já a toxicidade crônica ocorre quando a ingestão é de mais de 25.000 UI diárias por mais de 6 anos ou mais de 100.000 UI por mais de 6 meses. A toxicidade crônica em crianças caracteriza-se por alopecia difusa, descamação generalizada, hiperpigmentação e queilite esfoliativa, além de pseudotumor cerebral com cefaleia, edema da papila e alterações ósseas e hepáticas. No adulto, a toxicidade crônica provoca sequidão dos lábios, hiperpigmentação da face, descamação palmoplantar, alopecia, hiperqueratose folicular, anorexia e fadiga.

Vitaminas do complexo B
Vitamina B_3 (niacina)
Sua deficiência causa a pelagra, para cujo tratamento emprega-se a seguinte posologia:
- 500 mg/dia de nicotinamida ou ácido nicotínico (este último provoca cefaleia e *flushing*).

Vitamina C (ácido ascórbico)
Não é sintetizado pelo organismo e depende de fontes exógenas. Sua carência determina a afecção denominada escorbuto. As doses diárias requeridas de ácido ascórbico são de 40 a 60 mg, e, para o tratamento do escorbuto, as doses empregadas são de 100 a 300 mg/dia, até a resolução dos sintomas.

Vitamina D (calcitriol)
É essencial no metabolismo do cálcio e do fósforo, aumentando a absorção desses elementos e sua reabsorção ao nível ósseo e nos túbulos renais. Origina-se da dieta e da produção na pele mediada pela radiação UV. Existem dois tipos de vitamina D:
- **Vitamina D2-ergocalciferol:** Deriva do colesterol de fontes vegetais da dieta.
- **Vitamina D3-colecalciferol:** Resulta do colesterol via de-hidrocolesterol de fontes animais da dieta e da produção, na pele, por ação dos raios UV.

Sua deficiência leva ao raquitismo. Em dermatologia, a vitamina D via sistêmica tem sido cogitada em alguns trabalhos para tratamento da psoríase, inclusive com vistas a beneficiar a frequente síndrome metabólica associada. Estão sendo realizados estudos sobre a possibilidade de a vitamina D proteger da alopecia induzida por alguns quimioterápicos. Também existem estudos observando a proteção a infecções cutâneas em doentes com eczema atópico por interferência no sistema imune. Há raros trabalhos tentando associar deficiência de vitamina D com gravidade de eczema atópico, preconizando suplementação de vitamina D para tratamento dessa afecção. Também existe relato de resposta do granuloma anular ao uso de calcitriol na dose de 0,25 mcg/dia.

Vitamina E
Constituída por uma família de substâncias, entre as quais a de maior atividade é a d-α-tocoferol, da qual 1 mg corresponde a 1,36 UI.
- **Indicações dermatológicas:** São ainda empíricas e extremamente discutíveis, mas a vitamina E vem sendo utilizada em esclerodermia, líquen escleroso e atrófico, granuloma anular, porfirias e epidermólise bolhosa, em doses variáveis de 400 a 1.600 mg/dia.

Vitamina H (biotina)
A biotina tem sido empregada na fragilidade ungueal na dose de 10 mg/dia, por 6 meses.

Vitamina K
Metade da quantidade de vitamina K do organismo advém de fontes exógenas e metade é sintetizada pela flora gastrintestinal. As manifestações da deficiência de vitamina K relacionam-se a hemorragias e, nos tegumentos, expressam-se por púrpura, equimoses e sangramentos gengivais.

Em dermatologia, existem tentativas discutíveis de uso tópico de vitamina K (5%) na redução do eritema da rosácea e de lesões purpúricas da pele actínica, da púrpura pigmentosa crônica e induzidas por aplicações de *laser*. Para esta última condição, também existe indicação discutível da vitamina K sistêmica (80 mg para homens e 65 mg para mulheres). Também é eventualmente empregada no pré-operatório com a finalidade de prevenir sangramentos.

A administração de vitamina K, VO, pode provocar irritação gástrica.
- **Interações medicamentosas:** Antiácidos podem diminuir a eficácia da vitamina K; anticoagulantes como varfarina antagonizam e são antagonizados pela vitamina K; dactinomicina e sucralfato diminuem sua eficiência, e a absorção dessa vitamina é reduzida por anticolesterolêmicos, óleo mineral, quinidina e sulfas. Podem, ainda, causar diminuição da vitamina K a sulfona, os aminoglicosídeos, as cefalosporinas, a fluoroquinolona e anticonvulsivantes.

Índice

As letras *f, q, t* indicam, respectivamente, figuras, quadros e tabelas

A

Abatacepte, 732-733
abelhas e vespas, picadas, 431
Abscessos, 192
Acantose *nigricans*, 182-184, 521
   formas benignas, 182-183
      acral, 183
      e endocrinopatias adquiridas, 182
      e síndromes hereditárias, 183
      em doenças autoimunes, 183
      genética, 182
      produzida por fármacos, 183
      pseudoacantose *nigricans*, 183
      unilateral nevoide, 183
   maligna, 183
Ácaros, dermatoses por, 419-423
   demodecidose, 422
   escabiose, 419-422
   ixodíase, 423
Acetato de alumínio, 714
Aciclovir e derivados, 720, 754
Ácido(s), 180, 489-490, 712-713, 714, 715, 720, 721, 726, 727, 731, 737, 751
   α-hidroxílicos, 726
   acético, 720
   acetilsalicílico, 737
   ascórbico, 180, 489-490
   azelaico, 180, 712
   benzoico, 713
   bórico, 712
   carboxílicos, 713
   fusídico, 712
   graxos essenciais, 721
   kójico, 180, 724
   mefenâmico, 737
   nicotínico, 712, 751
   nítrico fumegante, 720
   retinóico, 712-713
   salicílico, 713
   tranexâmico, 180
   tricloroacético, 720
   ursodesoxicólico (Ursacol®), 731
Acitretina, 96-97
Acne(s), 167, 185-195, 440-441, 526-528, 529, 656, 697, 698 *ver também* Antiacneicos
   androgênica, 193, 526-528
   aquagênica, 698
   escoriada, 193, 526-528
   fulminans, 193
   induzidas ou erupções acneiformes, 194
   infantil, 192, 193f
   mecânica, 167, 697
   neonatal, 656
   por contactantes, 194-195
   por endotantes, 195
   pós-adolescência, 192-193
   vulgar, 185-192
      inflamatória, 186-187
      não inflamatória, 186
Acrocianose, 457, 652
Acrocórdon, 578-579
Acrodermatite, 155-156, 315, 517-518
   contínua de Hallopeau, 155-156
   crônica atofiante, 315
   enteropática, 517-518
Acropustulose infantil, 156-157
Actinomicetoma, 407-408
   endógeno, 407-408
      forma abdominal, 407-408
      forma cervicofacial, 407
      forma torácica, 407
   exógeno, 408
Actinorreticuloide, 465
Adalimumabe, 98-99, 731
Adapaleno, 713
Adenoma sebáceo tipo Pringle, 536-538
Adipose dolorosa de Dercum, 585
Adolescente(s), 217
   alopecia fisiológica do, 217
Adriamicina, 757
Afamelanotide, 736
Afecções atroficoescleróticas, 158-161
   atrofia por corticosteroides, 161
   estrias atróficas, 158-159
   líquen escleroso e atrófico, 159-160
Afecções da hipoderme *ver* Hipoderme, afecções da
Afecções das cartilagens *ver* Cartilagens, afecções das
Afecções das glândulas apócrinas *ver* Glândulas
Afecções das glândulas écrinas *ver* Glândulas
Afecções do sistema conectivo *ver* Tecido conectivo, afecções do
Afecções dos vasos *ver* Vasos, afecções dos
Afecções queratóticas, 182-184
   acantose *nigricans*, 182-184
      formas benignas, 182-183
      maligna, 183
   líquen espinuloso, 182
Afecções ulcerosas, 162-167
   úlcera de decúbito, 166-167
   úlcera de Marjolin, 167
   úlcera neurotrófica, 166
   úlceras de perna, 162-166
Afta(s), 676, 677-678
Água oxigenada, 714, 724
Aids, 362-378, 397 *ver também* HIV
   alterações dos fâneros, 376-377
   cânceres cutâneos, 374
   candidose, 369, 370f
   dermatofitoses, 369, 370f, 371f
   erupções papulopruriginosas, 375-376
      erupção papular prurítica (PPE), 375-376
      foliculite eosinofílica, 375
      xerose, 376
   estágios, 364
   exacerbação de dermatites, 374-375
      dermatite seborreica, 374-375
      psoríase, 375
   herpes simples, 364-365
   infecções por bactérias, 367
   lesões da mucosa oral, 376
      leucoplasia pilosa, 376
      ulcerações aftoides, 376
   linfomas, 374
   lipodistrofia, 377-378
   manifestações mucocutâneas, 364-377
   micobacterioses, 367-368
   micoses profundas, 369, 371, 397
      criptococose, 371
      esporotricose, 371
      histoplasmose, 371
      paracoccidioidomicose, 371, 397
   molusco contagioso, 366
   papilomavírus humano, 366, 367f
   parasitoses, 372

Índice | 781

pneumocistose, 372
protozooses, 372
riquetsioses, 368-369
sarcoma de Kaposi, 372-374
sífilis, 368
síndrome de Reiter, 377
varicela-zóster, 365-366
Agentes mecânicos, afecções causadas
  por, 156-167, 454-455
  acne mecânica, 167
  calo, 454-455
  calosidades, 455
  úlcera de decúbito, 166-167
Água de cal, 720
Albendazol, 753
Albinismo cutâneo-ocular, 168-169
Alcatrões, 80
Álcool etílico, 714
Alefacepte, 733
Alendronato, 769
Alfaestradiol, 215, 225, 713
Alilaminas, 715-716, 744
Alopecia(s), 209-217, 442, 512-513,
  625, 652
  areata, 225
  cicatriciais, 209-210
    alopecia frontal fibrosante,
      209-210
    foliculite decalvante, 210
    pseudopelada (Brocq), 210
  fisiológica nos neonatos, 652
  mucinosa, 512-513
  não cicatriciais, 210-217
    androgenética, 215-217
    areata, 211-212
    das pernas, 217
    de tração, 217
    difusas, 213-215
      fisiológica do adolescente, 217
      infantil, 217
      mucinosa, 217
      total, 212-213
    relacionada a medicamentos, 442
Alterações ungueais, 223-227, 625
  alopecia areata, 225
  displasia ou defeito
    ectodérmico, 223, 224
  infecções das unhas, 227-228
  líquen plano, 224-225
  nas afecções neurogênicas e
    psicogênicas, 226
  nas doenças cardiorrespiratórias, 225
  nas doenças carenciais e
    metabólicas, 226
  nas doenças do colágeno, 226-227
  nas doenças endócrinas, 226
  nas doenças gastrintestinais, 226
  nas doenças hematológicas, 226
  nas doenças hepáticas, 225-226
  nas doenças infecciosas, 227
  nas doenças renais, 226
  nas doenças vasculares, 226
  necrólise epidérmica tóxica (Lyell), 225
  pênfigos e penfigoides, 225
  por fármacos e toxinas, 227
  psoríase, 224
  pterígio ungueal inverso, 224

síndrome das 20 unhas, 224
síndrome de Stevens-Johnson, 225
unha em raquete, 223
Alterações vasculares na gestação,
  668-669
Alumínio, 484
Ametpterina, 96
Amicacina, 738
Amido, 484, 719
Amiloidoses, 492-495, 626, 683
  localizada(s), 492-494
    cutânea primária, 492-494
    cutânea secundária, 494
  sistêmica(s), 494-495, 626, 683
    associada à hemodiálise, 495
    primária hereditária, 494
    primária não hereditária, 494-495
    reativa secundária, 495
Aminoglicosídeos, 738
Amiodarona, 181
Analgésicos, 737
Análogos da vitamina D, 90, 95, 171, 719
Anamnese, 17
  antecedentes, 17
  interrogatórios, 17
Anatomia e fisiologia da pele, 1-15
  aparelho pilossebáceo, 10-12
    glândulas sebáceas, 10
    pelos, 10-12
    unhas, 12
  embriologia, 1-2
  epiderme, 2-9
    camada córnea, 7-9
    camada germinativa ou basal, 3-7
    camada granulosa, 7
    camada malpighiana, 7
  estrutura da derme, 12-13
  estrutura da hipoderme, 14
  estruturas dos anexos, 9-10
    glândulas apócrinas, 9-10
    glândulas écrinas, 9
  funções, 14-15
  generalidades, 1, 2f
  inervação, 13
  músculos, 14
  vasos linfáticos, 14
  vasos sanguíneos, 13-14
Androgênios, 195, 765
Anemia de Fanconi, 110
Anestésicos, 712
Anfotericina B, 391, 398-399, 402, 417,
  716, 746-747
  lipossomal, 746-747
Angiofibromas, 579-580
Angioleiomiomas, 586
Angiolipoma, 585
Angioma em tufos, 596
Angioqueratomas, 605
  de Fordyce, 605
Angiossarcoma, 601-602
Anidroses, 203-204
Animais aquáticos, acidentes
  com, 435-436
Anomalias plaquetárias,
  púrpuras por, 110
Anorexia nervosa, prurido, 129
Ansiolíticos, 776-777

Antagonista da IL, 734
  -1, 734
  -17, 734
  -12/23, 734
Anti-histamínicos, 81, 121, 463, 530,
  747-750
Anti-inflamatórios não esteroides
  (AINEs), 750
Antiacneicos, 712-713
  ácido azelaico, 712
  ácido nicotínico - nicotinamida, 712
  ácido retinóico, 712-713
  ácido salicílico, 713
  adapaleno, 713
  clindamicina, 713
  eritromicina, 713
  isotretinoína, 713
  peróxido de benzoíla, 713
  resorcina, 713
Antiagregantes plaquetários, 737
Antialopécicos, 713-714
  alfaestradiol, 713
  minoxidil, 713-714
Antiandrogênicos, 190, 737-738
Antibacterianos, 81, 714, 738-744
  acetato de alumínio, 714
  ácido bórico, 714
  água oxigenada, 714
  álcool etílico, 714
  clorexidina, 714
  fenol, 714
  hipoclorito de sódio, 714
  iodo e substâncias liberadoras
    de iodo, 716
  nitrato de prata, 714
  tópicos, 81
  triclorocarbanilida, 714
  triclosana, 714
Antibióticos, 81, 714-715, 738-744
  ácido fusídico, 714
  bacitracina, 714
  gentamicina, 715
  metronidazol, 715
  mupirocina, 715
  neomicina, 715
  polimixina B, 715
  retapamulina, 715
  sulfadiazina de prata, 715
  tetraciclinas, 715
  tirotricina, 715
  tópicos, 81
Anticonvulsivantes, 775-776
Antidepressivos tricíclicos, 121, 528, 777
Antifúngicos, 715-716, 744-747
  ácido benzoico, 715
  ácidos carboxílicos, 715
  alilaminas, 715-716, 744
  anfotericina B, 716
  antifúngicos em esmaltes, 717
  azólicos, 744-745
  ciclopirox olamina, 716
  glutaraldeído, 716
  hipossulfito de sódio, 716
  imidazólicos, 716
  iodo, 716
  iodo-cloro-hidroxiquinolina, 716-717
  morfolinas, 717

polienos, 717, 745-747
sulfacetamida sódica, 717
timol, 717
tolciclato, 717
tolnaftato, 717
violeta de genciana, 717
Antígeno(s), 34-35
  carcinoembriônico (CEA), 34-35
  detectáveis por anticorpos, 34-35
Antileucotrienos, 121, 750-751
Antilipêmicos, 751-752
Antimaláricos, 752
Antimicobacterianos, 752-753
Antimoniais, 417, 753-754
Antineoplásicos, reações específicas a, 448-450
  exacerbação de radiação, 449
  HEN, 450
  inflamação de queratoses preexistentes, 449
  memória de radiação, 449
  SEPP, 448-449
Antiparasitários, 717-716, 753-754
  albendazol, 753
  antimoniais pentavalentes, 753-754
  benzoato de benzila, 717
  deltametrina, 717-718
  diclorodifeniltricloroetano (DDT) (716)
  enxofre, 716
  fisiostigmina (eserina), 716
  ivermectina, 716, 753
  miltefosina, 754
  monossulfiram, 716
  pentamidina, 754
  permetrina, 716
  tiabendazol, 716, 753
Antiperspirantes, 716
  formaldeído, 716
  glutaraldeído, 716
  sais de alumínio, 716
Antipruriginosos, 719-720, 756-757
  amido, 719
  cânfora, 719
  capsaicina, 719
  doxepina, 719-720
  mentol, 720
  naloxona, 756-757
  talidomida, 757
Antipsicóticos, 528, 771-772
Antipsoriásicos, 719
  análogos da vitamina D, 719
  antralina, 719
Antirretrovirais, 503
Antissépticos, 81
Antitérmicos, 737
  ácido acetilsalicílico, 737
  ácido mefenâmico, 737
  paracetamol, 737
Antivíricos, 720, 754-726
Antralina, 95, 212, 719
Antraz *ver* Furúnculo e antraz
Aparelho pilossebáceo, 10-12
  glândulas sebáceas, 10
  pelos, 10-12
  unhas, 12
Aplasia cútis, 654
Apremilaste, 757
Araneísmo, 429-430
  escorpionismo, 430

foneutrismo, 429
loxoscelismo, 429-430
Arbutinum, 180
Artralgias, 189
Artrite reumatoide, 276
Artrópodes, 419-434
  infestações por, 419-427
  dermatoses por, 429-434
    abelhas e vespas, 431
    aranhas e escorpiões, 429-430
    besouros e gorgulhos, 432
    borboletas e mariposas, 432-434
    diplópodes e lacraias, 430-431
    formigas, 431-432
Aterosclerose obliterante, 266
Atrofia, 161, 259, 264-266
  branca, 264-266
  hemifacial de Parry-Romberg, 259
  por corticosteroides, 161
Atrofodermia de Pasini e Pierini, 252
Avitaminoses e dermatoses nutricionais, 486-491
  deficiência calórico-proteica, 486-487
  deficiência de ácido ascórbico – escorbuto, 489-490
  deficiência de vitamina A (frinoderma), 488-489
  deficiência de vitamina K, 490
  excesso de vitamina A, 489
  obesidade, 490-491
  pelagra, 487-488
Azatioprina, 81, 474, 757-758
Azitromicina, 359, 361, 740
Azólicos, 744-745

B

Baciloscopia, 341
Bacitracina, 714
Bactérias, 49-50, 186, 187, 206-208, 301-315, 409-410
  dermatoses por, 186, 187, 206-208, 301-315, 409-410
    borreliose, 313-315
    botriomicose, 409-410
    ectima, 302-303
    erisipela-celulite, 309-310
    erisipeloide, 312
    eritrasma, 311-312
    foliculites, 304-309
    impetigo, 301-302
    infecções por pseudomonas, 312
    patogenia, 301
    queratólise plantar sulcada, 410
    rinoscleroma, 312-313
    síndrome estafilocócica da pele escaldada, 303-304
    tricomicose axilar, 310-311
  pesquisa de, 49-50
Bacterioscopia, 357, 359
Bacterioses, 104
Balanites, 625
Barba, 304, 308
  pseudofoliculite da, 308
  silicose da, 304
BCG e tuberculose cutânea, 317
Benzoato de benzila, 421, 717
Benzodiazepínicos, 530, 776-777
Berílio, 484
Besouros e gorgulhos, dermatoses por, 432
  dermatite vesicante por *Paederus*, 432

dermatite vesicante por *Pentatomidae*, 432
Betacaroteno, 172
Bexaroteno gel, 633
Bifonazol, 716
Bifosfonatos, 769
Biologia molecular, exames de, 43
  hibridização, 43
  reação em cadeia da polimerase (PCR), 43
Biópsia(s), 29
  escolha da lesão e do local, 29
  fixação e coloração, 29
  técnicas, 29
    biópsia com curetagem, 30
    com excisão, 29, 30
    por punch, 29
    por *shaving*, 29
Bleomicina, 758
Bloqueadores dos canais de cálcio, 778
Bolha(s), 654-655, 695
  por fricção, 695
  por sucção, 654-655
Borboletas e mariposas, dermatoses por, 432-434
  acidentes por *Lonomia*, 433
  lepidopterismo e erucismo, 432, 433
  pararamose, 433-434
Borreliose, 313-315
  manifestações cutâneas, 314-315
    acrodermatite crônica atofiante, 315
    eritema crônico migratório, 314-315
    linfocitoma cútis, 315
Bossa serossanguínea, 654
Botriomicose, 409-410
Bouba, 356
Bromidrose, 205-206
  axilar, 205-206
  bromidrosefobia, 206
  constitucional, 206
  intertriginosa, 206
  plantar, 206
Bromoderma, 443-444
Bronzeamento, 176
Bullosis diabeticorum, 520, 521f
Buspirona, 530, 777

C

Cabelos, 666-667, 698
  alterações na gestação, 666-667
  verdes, 698
Cálcio, 514-516, 768
  calcificações distróficas, 514-515
    das doenças do tecido conectivo, 514-515
    das paniculites, 515
    em doenças genéticas, 515
    em infecções, 515
    na porfiria cutânea tarda, 515
    nos tumores cutâneos, 515
    pós-traumáticas, 515
  calcificações iatrogênicas, 516
  calcificações idiopáticas, 516
  calcificações metastáticas, 515-516
    hipervitaminose D, 516
    na insuficiência renal, 515-516

Índice | 783

ossificações primárias da pele, 516, 517f
 osteoma miliar da face, 516
Calcipotriol, 719
Calcitriol, 719
Calmantes, 720
Calor, afecções causadas pelo, 122-123, 204, 455
 carcinomas, 455
 miliária, 204-205
 queimaduras, 455
 urticária colinérgica, 122-123
Calos e calosidades, 454-455, 695-696
Calymmatobacterium granulomatis, 50
Camada, 3-9
 córnea, 7-9
 germinativa ou basal, 3-7
 granulosa, 7
 malpighiana, 7
Camuflagem, 172
Câncer(es), 374, 644, 693
 cutâneos e HIV, 374
 em couraça, 644
 profissionais, 693
 telangiectásico, 644
Cancro tuberculoso, 316-317
Cancroide (cancro mole) e HIV, 356-357
Candidose, 89, 132, 228, 362, 369, 370, 386-391, 658, 679, 680
 balanoprepucial, 388-389
 dermatite das fraldas, 390
 folicular, 390
 HIV, 362, 369, 370f
 intertriginosa, 389
 oral, 388, 679, 680
 paroníquia e onicomicose, 390
 ungueal, 228
 vulvovaginal, 388
Cânfora, 719
Canície 174
Cantaridina, 720
Capilaropatia de Willebrand, 113
Capilaroscopia da prega ungueal, 28
Capsaicina, 719
Carbamazepina, 775-776
Carcinoma(s), 455, 571-577, 587-588, 644, 676, 685, 686
 basocelular, 571-573
 de células de Merkel, 587-588
 espinocelular (CEC), 574-577, 676, 685
 induzidos pelo calor, 455
 inflamatório, 644
 verrucoso, 685, 686f
Carmustina tópica, 633
Carotenodermia, 181
Cartilagens, afecções das, 260-261, 664
 nódulo doloroso das orelhas, 260-261
 nódulos elastóticos das orelhas, 261, 664
Cáusticos, 720-721
 ácido acético, 720
 ácido nítrico fumegante, 720
 ácido tricloroacético, 720
 cantaridina, 720
 fenol, 720-721
 nitrato de prata, 721
Cavidade oral, 444, 676-688

alterações por medicamentos, 444
colagenoses, 682, 683f
dermatoses, 676-679
doenças endocrinológicas, 683
doenças hematológicas, 682
doenças idiopáticas, 683
glossites e afecções da língua, 685-688
infecções, 679-682
manchas pigmentares, 684
outras doenças bolhosas, 679
tumores benignos, 684
tumores malignos, 685, 686f
xerostomia, 688
Cefaleia, 189
céfalo-hematoma, 654
Cefaloceles, 544
Cefalosporinas, 738-739
Celulite, 309-310 ver também Erisipela-celulite
 dos membros inferiores, 309-310
 perianal, 310
Cestódeos, dermatoses por, 428
Cetoconazol, 390, 716, 744
Cetoprofeno, 750
Chlamydia trachomatis, 50
Cicatrizantes, 721
Ciclofosfamida, 758
Ciclopirox olamina, 716
Ciclosporina, 73, 81, 97, 758-759
Cinarizina, 757
Ciprofloxacino, 361
Ciproterona, 737
Cirurgia por exérese, 402
Cisticercose, 428
Cisto(s), 229, 545-547, 548-552, 561, 675, 696
 broncogênicos, 545
 das dançarinas, 696
 derivados do ducto tireoglosso, 545
 dermoides, 543-544
 e fístulas pré-auriculares, 547
 epidérmicos, 548-549
 hidrocistoma, 561
 mília, 550-551
 mucoide digital, 229
 mucosos, 675
 originários de fissuras branquiais, 546-547
 originários do ducto onfalomesentérico, 546
 pilares ou triquilemais, 549-550
 pré-auriculares, 551
 traumático, 550
Citomegalovírus, 290-291
Citostáticos, 721
 fluoruracila, 721
 podofilina, 721
 podofilotoxina, 721
Citotóxicos e imunossupressores, 757-761
Claritromicina, 740
Classificação de Clark, 620t
Clindamicina, 713, 740
Clofazimina, 343, 752
Clofibrato, 751
Clorambucila, 759
Cloranfenicol, 739

Clorexidina, 714
Cloridrato de aminolevulinato de metila, 725
Clotrimazol, 716
Coagulação, púrpuras por distúrbios de, 110-111
 coagulação intravascular disseminada (CIVD), 110
 deficiência de vitamina K, 110
 doença hepática, 110
 doença renal, 110
 púrpura fulminante, 111
 síndrome de Kasabach-Merritt, 110
Coaltar, 95
Cobre, alterações do metabolismo, 517
Colágeno bovino, 484
Colagenoma, 556
Colagenoses, 682, 683f
Colchicina, 121, 778
Colestase hepática, 503
Colesterol – triglicerídeos, 190
Colestiramina, 751
Colistina, 742
Coloração em arlequim, 652
Coluna, lesões da linha média da, 546
Compressão, 16
Condiloma acuminado, 680, 681f
Conjuntivite, 189
Controle imunológico, fármacos de, 622
Corinebactérias, 49
Corineformes, 49
Corpúsculos, 13
 de Krause, 13
 de Meissner, 13
 de Ruffini, 13
 de Vater-Pacini, 13
Corticosteroides, 72-73, 80, 81, 94-95, 121, 161, 171, 190, 197, 212, 258-259, 474, 502, 632, 721-723, 724t, 761-764
 atrofia por, 161
 injetados, 258-259
 rosácea, 197
Cosméticos, 179, 194
 e acne, 194
 e melasma, 179
Couro cabeludo, lesões, 543-544
 cefaloceles, 544
 cistos dermoides, 543-544
Coxa atópica, 79
Coxim falangiano, 580-581
Crianças, 93, 217
 alopecia, 217
 psoríase, 93
Criocirurgia, 401, 418
Criofibrinogenemia, 115
Crioglobulinemia, 114, 456-457
Criptococose, 371, 411-412
Cromidrose, 206
Cromomicose, 400-402
Cultura (cultivos), 45-47, 357, 359, 397, 405, 409, 417
 em ágar Sabouraud, 405
Curetagem, 26, 30
 biópsia por, 30
 metódica (BROCQ), 26
Cútis, 598-599, 652, 659, 664
 do idoso, 659

marmorata fisiológica, 652
marmorata telangiectásica
 congênita, 598-599
romboidal, 664
Cutisfagia, 526

D

Dabrafenibe, 766-767
Dactinomicina, 757
Danazol, 765
Dapsona, 342, 343
Daptomicina, 740
Dedos supranumerários
 rudimentares, 543
Deficiência, 110, 488-490
 de ácido ascórbico, 489-490
 de vitamina A, 488-489
 de vitamina K, 110, 490
Deltametrina, 717-718
Demodecidose, 422
Denileukin diftitox, 633
Depilação, 219-220
 definitiva, 220
 temporária, 219-220
Depilatórios, 723
Depressão, 189-190
Derivados fenólicos, 724
Dermatite, 34, 83-84, 86, 180-181, 276-277,
 362, 390, 432, 465-466, 525-526
 actínica crônica, 465-466
 das fraldas, 390
 de interface, 34
 dermatite neutrofílica aguda febril,
 276-277
 e lesões traumáticas, 362
 eczematoide infecciosa, 86
 eczematoide ou espongiótica, 34
 factícia, 525-526
 fibrótica, 34
 granulomatosa, 34
 ocre, 83-84, 180-181
 perivascular superficial e/ou
 profunda, 34
 por vasculite, 34
 psoriasiforme, 34
 vesicante por coleópteros, 432
Dermatite de estase, 83-84
Dermatite eczematosa atópica, 74-81
 disfunção mieloide, 76
 manifestações clínicas, 76-78
  eczema atópico do adulto, 78
  eczema atópico infantil, 77
  eczema atópico pré-puberal, 77-78
 outras manifestações clínicas, 78-79
  coxa atópica, 79
  dermatite crônica das mãos, 78
  eczema disidrosiforme, 78
  hiperpigmentação do pescoço, 79
  pápulas periumbilicais
   pruriginosas, 78
  polpite descamativa crônica, 78
  prurigo eczema, 78
Dermatite eczematosa de contato,
 59-74, 637, 690, 691, 692f, 698
 alérgica, 61
 contactantes, 63-65, 690
 dermatite das fraldas, 74

dermatites de contato não
 eczematosas, 73-74
 eritema multiforme, 73
 hipercromiante, 73
 hipocromiante, 73
 liquenoide, 74
 purpúrica, 73
 urticária de contato, 74
fotalérgica, 61
fototóxica, 61
linfomatoides, 637
ocupacionais, 691, 692f
por irritante primário, 59-61
 absoluto, 59-60
 absoluto de efeito retardado, 60
 relativo, 60-61
testes de contato ou
 epicutâneos, 66-72
 baterias de testes, 66
 outras técnicas, 72
 seleção dos testes e quadros
  clínicos, 67-72
 técnicas dos testes, 66, 67
Dermatite herpetiforme, 39-40, 152-153
Dermatite perioral, 195-196
Dermatite numular, 81-83
Dermatite seborreica, 87-90, 131, 374-375
 exacerbação no HIV, 374-375
Dermatoabrasão, 180
Dermatocompulsões, 526-529
 acne escoriada, 526-528
 classificação, 528
 cutisfagia, 526
 lavagem excessiva, 526
 onicofagia, 526
 queilite esfoliativa (artefata), 526
 tricotilomania, 526
Dermatofibroma, 582
Dermatofibrossarcoma protuberante,
 582-583
Dermatofitose, 89, 228, 369, 370, 371,
 379-386
 em imunodepressão, 385
 formas especiais de, 383, 384
 no HIV, 369, 370f, 371f
 pitiríase versicolor, 385-386
 pitiríase versicolor recidivante, 386
 tinha da barba, 381, 382f
 tinha da orelha, 383
 tinha da unha, 383
 tinha do corpo, 381
 tinha do couro cabeludo, 379-381
 tinha do pé e da mão, 381, 382-383
 ungueal, 228
Dermatomiosite, 243-246
 investigação de neoplasias, 246
Dermatoscopia, 52-57
 indicações, 57
 melanoma maligno, 56-57
 nevos, 54-56
Dermatose(s), 39, 377
 bolhosa por IgA linear (LABD), 39
 do neonato *ver* Neonato,
  dermatoses do
 ictiosiformes, 377
 na gestante *ver* Gestante,
  dermatoses na

nutricionais *ver* Avitaminoses e
 dermatoses nutricionais
por ácaros *ver* Ácaros, dermatoses por
por bactérias *ver* Bactérias,
 dermatoses por
por dípteros *ver* Dípteros, dermatoses
 por
por helmintos *ver* Helmintos,
 dermatoses por
por hemípteros *ver* Hemípteros,
 dermatoses por
por insetos *ver* Insetos, dermatoses
 por
por *Siphonaptera* ver *Siphonaptera*,
 dermatoses por
por vírus *ver* Vírus, dermatoses por
Dermatose papulosa nigra, 558
Dermatose perfurante adquirida, 520
Dermatoses inflamatórias do
 neonato, 655-656
 acne neonatal, 656
 eritema tóxico, 655
 lúpus neonatal, 656
 melanose pustulosa transitória, 655
 miliária, 655
 necrose gordurosa subcutânea do
  RN, 655
Dermatoses neutrofílicas (DN), 125,
 276-278, 469-471
 dermatite neutrofílica aguda febril
  (síndrome de Sweet), 276-277
 síndrome de Behçet, 469-471
 vasculite nodular, 277-278
Dermatoses ocupacionais, 689-694
 classificação, 691-693
  dermatites eczematosas de
   contato, 691, 692f
  cânceres profissionais, 693
  discromias, 692
  eritemas, 693
  erupções acneiformes, 692
  erupções eritematosas, 693
  erupções liquenoides, 693
  erupções papulosas, 693
  erupções purpúricas, 693
  erupções urticadas, 693
  granulomas de corpo estranho, 693
  infecções, 693
  oniquias, 693
  queratoses, 692
  ulcerações, 693
 fatores predisponentes, 689-690
  ambiente, 690
  cor da pele, 689
  dermatoses preexistentes, 689-690
  distúrbios da sudorese, 689
  estado cutâneo, 689
  hábitos, 689
  idade, 689
  sexo, 689
Dermatoses psicogênicas, 525-526
 dermatite factícia, 525-526
 escoriações neuróticas, 526
 psicose hipocondríaca
  monossintomática, 526
 síndrome de Munchausen, 526
Dermatoses psicossomáticas, 529-531

com componentes cutâneo e
    emocional, 529
com eventual influência de fatores
    emocionais, 529-530
com influência de fatores
    emocionais, 529
influência de dermatoses em estados
    psíquicos, 530
Dermatozooses, 419-428
  dermatoses por helmintos, 427-428
    cestódeos, 428
    nematelmintos, 427-428
  infestações por artrópodes, 419-427
    dermatoses por ácaros, 419-423
    dermatoses por dípteros
      (mosquitos e moscas), 426-427
    dermatoses por hemípteros, 425
    dermatoses por insetos, 423-425
    dermatoses por *Siphonaptera*
      (pulgas), 425-426
Derme, 12-13, 661-662
Dermoesfoliação-dermoabrasão, 190
Dermografismo, 123
Dermopatia diabética, 519-520
Descamação fisiológica, 652
Descolamento cutâneo, 26
Descoloração, 219
Desferroxamina, 764
Despapilação, 685, 686
Despigmentação, 172, 443
  provocada por medicamentos, 443
Despigmentantes, 724
  ácido kójico, 724
  água oxigenada, 724
  derivados fenólicos, 724
  hidroquinona, 724
  monobenzona, 724
Diabetes, alterações cutâneas, 128, 502, 519-523
  acantose nigricante, 521
  bullosis diabeticorum, 520, 521f
  decorrentes de alterações vasculares, 521-522
  dermatose perfurante adquirida, 520
  dermopatia diabética, 519-520
  escleredema, 522
  infecções cutâneas, 522-523
  necrobiose lipoídica, 519
  prurido, 128
  síndrome da esclerodermia-símile, 521
  síndrome da redução da mobilidade
    articular, 521
  úlceras diabéticas, 522
  xantomas eruptivos, 522
Diaminodifenilsulfona (DDS) (dapsona), 739-740
Diascopia (vitropressão), 26
Diclorodifeniltricloroetano (DDT) (716)
Difencipron, 727
Dinitroclorobenzeno (DNCB), 727
Digitopressão, 16
Dipiridamol, 737
Dípteros, dermatoses por, 426-427
  dípteros inferiores – mosquitos, 426
  dípteros superiores – moscas, 426-427
Discromias, 26, 168-181, 692
  e luz de Wood, 26

hipercromias não melânicas, 180-181
leucodermias adquiridas, 169-174
leucodermias, 168-169
melanodermias adquiridas, 176-180
melanodermias, 174-176
ocupacionais, 692
Disgamaglobulinemias, 503
Disidrose, 84-85
Dislipdoses, 498-504
  xantomas, 498-504
Disproteinemias, púrpuras por, 114-115
Distrofia mediana da unha, 228
Diuréticos, 463
Doença(s), 89, 110, 128, 175, 249,
  263-264, 295, 299, 313-315, 503,
  584-585, 680
  autoimunes e púrpura, 110
  de Heck, 295
  de Letterer-Siwe, 89
  de Lyme, 313-315
  de Madelung, 584, 585f
  de mãos-pés-boca, 299
  de Raynaud, 263-264
  de Schulman, 249
  de von Recklinghausen, 175
  hepática, 110
  periodontal, 680
  renais, 128, 503
Doença de Bowen, 567-568
Doença de Crohn, 484-485, 683
Doença de Paget, 569, 644
  extramamária, 569-570
Doença mista do tecido conectivo
  (DMTC), 252-254
Doenças do tecido conectivo, 514-515
  calcificações distróficas, 514-515
Doenças infecciosas do RN, 656-658
  candidose, 658
  herpes-vírus simples, 656-657
  impetigo bolhoso neonatal, 657
  sífilis, 657
  síndrome da pele escaldada
    estafilocócica, 657-658
Doenças linfoproliferativas, 635-636
  linfoma cutâneo primário de grande
    célula anaplásica, 635-636
  papulose linfomatoide, 635
Doenças sexualmente transmissíveis, 347-378
  aids, 362-377
  cancroide (cancro mole), 356-357
  candidose genital, 362
  dermatites e lesões traumáticas, 362
  donovanose, 359-361
  herpes-vírus simples genital, 361-362
  linfogranuloma venéreo, 358-359
  treponematoses, 347-356
Donovanose, 359-361
Doxepina, 719-720
Doxiciclina, 359, 361
Drenagem, 359
Drogas ilícitas, manifestações cutâneas
  decorrentes do uso de, 450-453
  cocaína, 450-451
  crack, 451
  ecstasy, 453
  heroína, 451
  maconha e haxixe, 453

poppers, 453
uso injetável de drogas, 451-452, 453f
DTIC, 759
Duhring, dermatite de, 152-153
Dutasterida, 738

E

Ecalantide (Kalbitor®), 735
Econazol, 716
Ectasia venosa, 605, 676
Ectima, 302-303
Eczema(s), 83-84, 131, 698 *ver também*
  Erupções eczematosas
  atópico, 698
  de contato, 131
  de estase, 83-84
Edema, 125-126, 668
  angioneurótico familiar, 125-126
  não depressível, 668
Efélides, 174, 175f
Eflornitina, 723
Eflúvio, 189, 213-215, 667
  anágeno distrófico, 213
  telógeno, 189, 213-215
  telógeno pós-parto, 667
Elastoidose nodular, 664
Elastoma, 556, 664
  difuso, 664
Elastose solar, 461
Eletrocirurgia, 418
Eletrocoagulação, 401
ELISA, técnica de, 42-43
Enxertos, 172
Enxofre, 421, 716
Eosinofilia, 447-448
Epiderme, 2-9, 660-661
  camada córnea, 7-9
  camada germinativa ou basal, 3-7
  camada granulosa, 7
  camada malpighiana, 7
Epidermodisplasia verruciforme, 295
Epidermólise bolhosa distrófica, 38-39, 42
  bolhosa adquirida (EBA), 38-39
  juncional, 42
  simples, 42
Epinefrina, 764-765
Epistaxe, 189
Epitelioma calcificado de Malherbe, 563
Epstein-Barr, 289-290
  leucoplasia pilosa oral, 290
  malignidades, 290
  mononucleose infecciosa, 289-290
  reativação viral, 290
Erisipela, 309-310
  dos membros inferiores, 309
  na face, 310
Erisipeloide, 312
Eritema(s), 314-315, 322, 448-449, 457,
  459-460, 625, 655, 668, 679, 693
  acral, 448-449
  crônico migratório, 314-315
  fixo por fármaco, 679
  indurado de Bazin, 322
  pérnio, 457
  palmar, 668
  polimorfo, 679
  tóxico, 655

Eritema infeccioso, 298-299
Eritema multiforme, 73, 104-107, 438-439
Eritema nodoso, 107-108, 438-439, 477
Eritemas figurados, 314-315, 475-476
    anular centrífugo, 475-476
    crônico migratório, 314-315, 476
    gyratum repens, 476
Eritrasma, 27, 311-312
    e luz de Wood, 27
Eritrodermia, 89, 101-102, 439, 625
    descamativa, 89
    esfoliativa, 101-102
Eritromicina, 359, 361, 713, 740
Eritroniquia estriada, 230
Eritroplasia, 568
Erucismo, 433
Erupção(ões), 109-115, 284-285, 375-376, 437, 438, 441, 442, 464-465, 637, 692, 693
    acneiformes, 692
    dermatomiosite-símile, 442
    eritematosas, 693
    fixa, 437, 438f
    medicamentosas, 637
    papular prurítica (PPE), 375-376
    papulopruriginosas e HIV, 375-376
    papulosas, 693
    pitiríase rósea-símiles, 441
    polimorfa à luz, 464-465
    purpúricas, 109-115, 693
    variceliforme de Kaposi, 284-285
Erupção atópica da gravidez, 671-672
Erupção polimórfica da gravidez, 671
Erupções eczematosas, 59-86, 439
    eczemas (dermatites eczematosas), 59-86
        dermatite de estase, 83-84
        dermatite eczematoide infecciosa, 86
        dermatite eczematosa atópica, 74-81
        dermatite eczematosa de contato, 59-74
        dermatite numular, 81-83
        disidrose, 84-85
        líquen simples crônico, 85-86
Erupções eritematoescamosas, 87-103
    dermatite seborreica, 87-90
    eritrodermia esfoliativa, 101-102
    parapsoríase, 100-101
    pitiríase liquenoide, 102-103
    pitiríase rósea, 99-100
    pseudopsoríase, 100-101
    psoríase, 90-99
Erupções eritematopapulonodulares, 104-108
    eritema multiforme, 104-107
    eritema nodoso, 107-108
Erupções liquenoides, 140, 141, 442, 693
    por fármacos, 140, 441, 442f
Erupções pustulosas, 154-157
    acropustulose infantil, 156-157
    variantes de psoríase, 154-156
Erupções urticadas, 116-126, 693
    edema angioneurótico familiar, 125-126
    urticária, 116-125

Erupções vesicobolhosas, 141-153, 440
    dermatite herpetiforme, 152-153
    formas transicionais, 151
    penfigoides, 151-152
    pênfigos, 141-151
Ervas chinesas, 765
Escabiose, 132, 419-422
    ácaros de animais e vegetais, 422
    hiperinfestação e sarna crostosa, 422
    nódulos da escabiose nodular, 422
    prova terapêutica, 421
    prurido após o tratamento, 422
Escleredema, 522
Esclerodermia, 246-252
    cutânea, 246-250
        esclerodermia "em golpe de sabre", 248
        esclerodermia em gotas, 247
        esclerodermia em placas, 247
        esclerodermia linear, 247-248
        fascite esinofílica, 249
        hemiatrofia facial progressiva, 248
        morfeia generalizada, 247
        morfeia pan-esclerótica da infância, 249
        morfeia profunda, 249
    esclerose sistêmica progressiva, 250-252
Esclerose, 250-252, 276, 536-538
    sistêmica progressiva, 250-252, 276
    tuberosa, 536-538
Escorbuto, 112 *ver também* Ácido ascórbico, deficiência
    púrpura do, 112
Escoriações neuróticas, 526
Escrofuloderma, 319-320
Esfoliação, 180
Esfregaço, 417
Esparfloxacino, 344
Espironolactona, 725, 737
Esporotricose, 371, 403-406
    formas cutâneas, 403-405
    formas extracutâneas, 404, 405f
Esportes, 695-699
    afecções de caráter hemorrágico, 696-697
        alterações por uso de tênis, 697
        pontos negros nos tornozelos, 696-697
    afecções por atrito, pressão ou trauma repetido, 695-696
        bolha por fricção, 695
        calos e calosidades, 695-696
        calosidade sacral, 696
        cisto das dançarinas, 696
        mamilos dos praticantes de corrida, 696
        nódulos dolorosos do hálux, 696
        nódulos dos atletas, 696
        ombro de nadadores, 696
        pápulas piezogênicas, 696
        víbices ou estrias, 696
    afecções por causas ambientais, 697
        lesões induzidas pela luz solar, 697
        miliária, 697
        urticária ao frio, 697
        urticária solar, 697

    exacerbação de dermatoses preexistentes, 697-698
        acne aquagênica, 698
        acne mecânica, 697
        eczema atópico, 698
        urticária colinérgica, 698
    miscelânea, 698-699
        cabelos verdes, 698
        dermatite de contato, 698
        foliculite das nádegas, 698
        intertrigos, 699
        orelha quebrada dos lutadores, 699
        otite externa, 699
        pele seca dos nadadores, 698
        queratose plantar sulcada, 698
    processos infecciosas favorecidos, 699
        herpes dos gladiadores, 699
        infecções bacterianas, 699
        infecções virais, 699
        micoses superficiais, 699
Estafilococos, 49
Estatinas, 751-752
Estomatites, 625
Estomatodinia, 688
Estreptococos, 49
Estreptomicina, 323, 738
Estrias atróficas, 158-159, 668, 696
Estrófulo, 133
Estrogênios, 179, 502, 725, 737-738
    -progestogênios e melasma, 179
Estucoqueratose, 558-559
Etambutol, 322, 752
Etanercepte, 98, 731-732
Eumicetoma, 408
Exame(s), 16, 17, 29-30, 34-35, 44-51
    bacteriológicos, 49-50
        flora cutânea normal, 49
        pesquisa de bactérias, 49-50
    citológico, 48-49
    físico geral e especial, 17
    histopatológicos, 29-30
    imuno-histoquímicos, 34-35
    micológicos, 44-47
        cultura (cultivos), 45-47
        exame direto, 44-45
    objetivo, 16
        compressão, 16
        digitopressão ou vitopressão, 16
        inspeção, 16
        palpação, 16
    parasitológicos, 50-51
    subjetivo, 17
    virológicos, 50
Exantema agudo, 437-438
Excimer laser, 171
Excisão, biópsia por, 29, 30
Exostose subungueal, 230-231
Exposição solar e melasma, 179

F

Fanciclovir, 754
Fármacos, 140, 622
    de controle imunológico, 622
    erupções liquenoides por, 140
Fascite esinofílica, 249
Fatores psíquicos e doenças cutâneas, 524-531

Índice | 787

afecções neurogênicas, 531
dermatocompulsões, 526-529
dermatoses psicogênicas, 525-526
dermatoses psicossomáticas, 529-531
prurido, 524-525
Fendas, 544-546
cervicais da linha média, 544-545
esternais, 546
Fenitoína, 776
Fenol, 714, 720-721
Fenômeno de Raynaud, 263-264, 442
Fentotiazínicos, 463
Feoifomicose, 402-403
Ferro, 515-517, 768
alterações do metabolismo, 516-517
Fibras, 12-13
colágenas, 12
elásticas, 13
Fibroma(s), 230, 684
subungueal, 230
Fibrossarcoma, 583-584
Finasterida, 738
Fisiostigmina (eserina), 716
Fístulas, 546-547
e sínus branquiais, 546-547
pré-auriculares, 547
Fitodermatoses, 690-691
Fitofotodermatose, 178
Flora cutânea normal, 49
Flucitosina, 391, 402
Fluconazol, 390, 745
Flururacila, 721
Fluoxetina, 772
Flushing, 441
Foliculite(s), 34, 186, 187, 198-199, 206-208, 210, 304-309, 375, 387, 443, 698
das nádegas, 698
decalvante, 210, 305-306
eosinofílica, 375
furúnculo e antraz, 307-308
hordéolo ou terçol, 304
pitirospórica, 387
por gram-negativos, 198-199
pseudofoliculite da barba, 308
pseudofoliculite da virilha, 308-309
queloiciana da nuca, 306-307
secundárias, 304-305
acne conglobata, 186, 187f
foliculite dissecante do couro cabeludo, 305
hidrosadenite, 206-208
silicose da barba, 304
superficial, 304
Foliculoses, 185-199
acne, 185-195
formas de, 192-193
por endotantes, 195
vulgar, 185-192
dermatite perioral, 195-196
rinofima, 199
rosácea, 196-199
Formaldeído, 716
Formigas, picadas, 431-432
Foscarnete, 755
Foto-onicólise, 460
Fotoalergia, 462

Fotodermatoses, 462-466, 690
agravadas pela luz solar, 466
herpes simples, 466
lúpus eritematoso, 466
pitiríase alba, 466
de origem genética ou metabólica, 464
degenerativas, 464
fotoalergia, 462
fototestes, 462, 463
fototoxicidade, 462
idiopáticas, 464-466
dermatite actínica crônica, 465-466
erupção polimorfa à luz, 464-465
prurigo solar, 465
urticária solar, 465
medicamentos causadores, 463-464
Fotoenvelhecimento, 461, 663-664
Fotoimunoterapia extracorpórea, 634
Fotolesões, 663-664
Fotoproteção, 179, 466, 724-725, 765
Fotoquimioterapia, 212
Fotossensibilidade, 441
Fotossensibilizantes, 725
Fototerapia, 73, 81, 90, 171, 633
Fototestes, 462, 463
Fototoxicidade, 462
Fraldas, dermatite das, 74, 390
Frinoderma *ver* Vitamina A, deficiência
Frio, afecções causadas pelo, 124, 130, 262-264, 455-457
acrocianose, 457
crioglobulinemia, 456-457
fenômeno e doença de Raynaud, 263-264
livedo reticular, 262-263
perniose, 457
prurido hiemal, 130
urticária ao frio, 124
Furúnculo e antraz, 307-308

G

Gabapentina, 776
Gardasil, 765
Gengivites, 625
Gengivoestomatite herpética primária, 282, 283f
Genodermatoses, 532-541
adenoma sebáceo tipo Pringle, 536-538
ictioses, 538-540
neurofibromatose, 532-536
xeroderma pigmentoso, 540-541
Gentamicina, 715, 738
Gestação, 107, 128, 154-155, 179, 666-672
alterações fisiológicas, 666-667
do tecido conectivo, 668
dos cabelos e pelos, 666-667
alterações funcionais das glândulas da pele, 667-669
aumento da atividade das glândulas écrinas, 667
aumento da atividade das glândulas sebáceas, 667
pigmentares, 666
ungueais, 667
vasculares, 668-669
erupção atópica, 671-672

erupção polimórfica, 671
herpes gestacional, 669-670
melasma, 179
prurido *gravidarum*, 128, 670-671
psoríase pustulosa da, 154-155
sífilis, 355
Glândulas, 9-10, 200-208, 667-669
alterações funcionais na gestação, 667-669
apócrinas, 9-10, 205-208
afecções, 205-208
écrinas, afecções, 200-205, 667
áreas localizadas, 203
distúrbios por alterações genéticas, 203-205
distúrbios por doença sistêmica, 203
espinal, 203
hiperidroses de origem neural, 200-203
hiperidroses não neurais, 203
queratólise plantar sulcada, 205
sebáceas, 10, 667
sudoríparas écrinas, 9
Glivec®, 766
Glomo, 601
Glossário dermato-histopatológico, 18-25, 30-33
Glossites, 625, 686
Glossodinia, 688
Glutaraldeído, 716, 718
Goeckerman, método de, 95
Gota, 496-497
Granuloma(s), 377, 384, 477-485, 595-596, 676, 693
não infecciosos, 477-485
doença de Crohn, 484-485
granuloma anular, 377, 480-482
granulomas de corpo estranho, 483-484, 693
necrobiose lipoídica, 482-483
nódulos reumatoides, 483
sarcoidose, 477-480
piogênico, 595-596, 676
tricofítico (Majocchi), 384
Granulomatose, 273-274, 377, 683
de Wegener, 273-274, 683
linfomatoide, 377
Grânulos de Fordyce, 560, 673, 684
Griseofulvina, 463, 747

H

Haemophilus ducreyi, 50
Halitose, 687, 688
Hanseníase, 101, 107, 327-346
classificações, 329-330
diagnose complementar, 339-341
diagnose diferencial, 336-339
e HIV, Aids, 339
estados reacionais, 336-339
grupo indeterminado, 336
tipo tuberculoide, 336
tipo virchowiano e grupo dimorfo, 336
epidemiologia, 327
etiologia, 327-328

exames laboratoriais, 341-342
  baciloscopia, 341
  exames histopatológicos, 341
  exames sorológicos, 341-342
  índices bacilares, 341
  reação em cadeia da polimerase, 341
  teste de produção de interferon-γ in vitro, 342
lesões cutâneas, 331-336
lesões neurais, 330-331
profilaxia, 346
transmissão e evolução, 328-329
tratamento, 342-346
  esquema uniforme de tratamento (MTD-U), 346, 346t
  esquemas terapêuticos, 342-343
  estados reacionais, 345-346
  outros fármacos, 343-344
  reativação e recidiva, 345
Haste pilosa, alterações da cor, 209
Helmintos, dermatoses por, 427-428
Hemangioendotelioma kaposiforme, 596
Hemangioma(s), 589-595, 604-605, 684
  congênitos, 595
  da infância, 589-595
    complicações, 590-591
    condições clínicas especiais, 592-593
  da mucosa oral, 684
  estelar, 604
  rubi, 604-605
  venoso, 605
Hematoma, 113-114, 228
  paroxístico do dedo, 113-114
  subungueal, 228
Hemiatrofia facial progressiva, 248
Hemípteros, dermatoses por, 425
  cimidíase, 425
  triatomíase, 425
Hemograma, 190
Henoch-Schönlein, púrpura de, 113
Hepatoesplenomegalia, 478
Heptaenos, 746-747
Herpangina, 299
Herpes gestacional (HG), 39, 669-670
Herpes-vírus humano, 290
  6 (HVH-6), 290
  8 (HVH-8), 290
Herpes-vírus simples, 282-286, 361-362, 364-365, 466, 656-657, 673, 680, 681, 699
  eritema polimorfo herpético, 284
  erupção variceliforme de Kaposi, 284-285
  gengivoestomatite herpética primária, 282, 283f
  herpes dos gladiadores, 699
  herpes genital recidivante, 283, 284f
  herpes não genital recidivante, 283, 284f
  herpes recidivante, 283
  herpes simples congênito, 284
  herpes simples em imunodeprimidos, 284
  herpes simples neonatal, 284

HIV, 285, 361-362, 364-365, 680, 681f
  meningoencefalite herpética, 284
  panarício herpético, 283
  primoinfecção herpética genital, 282, 283
  profilaxia, 286
  queratocunjuntivite herpética, 283
Herpes-zóster, 287-289
Hialinose cutaneomucosa, 683
Hibridização, 43
Hidradenite, 206-208, 450
  écrina neutrofílica (HEN), 450
Hidradenomas, 562
Hidrazida do ácido nicotínico, 752-753
Hidrocistoma, 561, 563
  apócrino, 563
  écrino, 561
Hidroquinona, 179-180, 724
Hidroses, 200-208
  afecções das glândulas apócrinas, 205-208
    bromidrose, 205-206
    cromidrose, 206
    hidradenite, 206-208
  afecções das glândulas écrinas, 200-205
    áreas localizadas, 203
    distúrbios por alterações genéticas, 203-205
    distúrbios por doença sistêmica, 203
    hiperidroses de origem neural, 200-203
    hiperidroses não neurais, 203
    queratólise plantar sulcada, 205
Hidroxicloroquina, 121
Hidroxiureia, 759
Hipercolesterolemia familiar, 502
Hipercromias não melânicas, 180-181
  amiodarona, 181
  carotenodermia, 181
  dermatite ocre, 180-181
  icterícia, 181
  tatuagens, 181
Hiperemia gengival, 669
Hiperidroses, 200-203
  de origem neural, 200-203
    cortical ou emocional, 200-202
    gustativas, 203
    hipotalâmica ou térmica, 202
    por lesões de medula espinal, 203
  não neurais, 203
Hiperlipoproteinemias, 501-503
  primárias, 501-502
  secundárias, 502-503
Hipermelanose nevoide, 653
Hiperostose, 189
Hiperpigmentação, 9, 443
  do pescoço, 79
  provocada por medicamentos, 443
Hiperplasia(s), 295, 443, 460, 559-560, 636-637, 652
  epitelial focal, 295
  linfoides benignas, 636-637
  periungueal, 443
  sebácea do RN, 652
  sebácea senil, 559-560

Hipertensão benigna intracraniana, 189
Hipertricose(s), 217-218, 442
  adquiridas, 218
    em doenças sistêmicas e dermatoses, 218
    iatrogênica, 218
    lanuginosa paraneoplásica, 218
    localizada, 218
  congênitas, 218
    associadas à espinha bífida, 218
    difusas, 218
    localizadas, 218
  relacionada a medicamentos, 442
Hipertrofia cuticular, 229
Hipervitaminose D, 516
Hipoclorito de sódio, 714
Hipoderme, 255-259, 662
  lipoatrofias inflamatórias localizadas, 259
  lipoatrofias localizadas, 258-259
  lipodistrofias, 258-259
    inflamatórias localizadas, 259
    localizadas, 258-259
    nos infectados pelo HIV, 258
  paniculite(s), 255-258
    associadas às doenças do tecido conectivo, 256-257
    factícia, 256
    lipogranuloma esclerosante, 256
    lobulares, 255
    outras paniculites, 257-258
    pancreática, 255-256
    septais, 258
Hipoplasia de mamas, 543
Hipossulfito de sódio, 716
Hipotireoidismo, 503
Hirsutismo, 218-220, 442, 666
  relacionado a medicamentos, 442
Histiocitoses, 640-641, 683
  xantogranuloma juvenil, 640-641
Histoplasmose, 371, 410-411
HIV, 128, 258, 285, 339, 680-681 ver também Aids
  hanseníase, 339
  herpes genital, 285
  lipodistrofias, 258
  manifestações orais, 680-681
  prurido, 128
  sífilis, 355
Hordéolo, 304
Hormônios sexuais e substâncias antiandrogênicas, 725-726, 765-766
  espironolactona, 725
  estrogênios, 725
  progesterona, 726

I

Ibuprofeno, 750
Icatibanto, 736
Icterícia, 128, 181, 652
  fisiológica, 652
  prurido, 128
Ictioses, 538-540
  adquirida, 539-540
  doenças com manifestações ictiosiformes, 539
  vulgar, 538-539

Idosos, alterações da pele e dos anexos, 93, 659-665
  alterações funcionais, 662
  aspectos histopatológicos e histoquímicos, 660-662
    derme, 661-662
    epiderme, 660-661
    hipoderme, 662
  cútis, 659
  fotolesões e fotoenvelhecimento, 663-664
  patologia, 662-663
  pelos, 659-660
  pigmentação, 660
  psoríase, 93
  recursos preventivos e terapêuticos, 664-665
  secreções sebácea e sudorípara, 660
  senescência cutânea, 659, 660
  unhas 660
Idoxuridina, 755
Imatinibe, 766
Imidazólicos, 390, 399, 716, 744
Imiquimoide, 726
Impetigo, 154-155, 301-302, 657
  bolhoso neonatal, 657
  herpetiforme, 154-155
Imunobiológicos e pequenas moléculas, 97-98
Immunoblotting (IB), técnica de, 42
Imunodepressão e dermatofitoses, 385
Imunofluorescência, 36-42
  direta (IFD), 36
  em outras dermatoses, 40-41
    líquen plano (LP), 41
    lúpus eritematoso, 40, 41f
    porfirias, 41
    vasculites, 40, 41
  imunomapeamento, 41-42
    epidermólise bolhosa distrófica, 42
    epidermólise bolhosa juncional, 42
    epidermólise bolhosa simples, 42
  indireta, 36, 37f
  nas dermatoses bolhosas autoimunes, 36-40
    intraepidérmicas, 37-38
    subepidérmicas, 38-40
Imunoglobulina humana, 734-735
Imunomapeamento, 41-42
  epidermólise bolhosa distrófica, 42
  epidermólise bolhosa juncional, 42
  epidermólise bolhosa simples, 42
Imunomoduladores, 80, 81, 171, 766
  sistêmicos, 81
  tópicos, 80
Imunoperoxidase, 34
Imunoprecipitação, técnica de, 42
Imunossupressores, 121, 212
Imunoterapia, 418, 633-634
Infecções por *Pseudomonas aeruginosa* e luz de Wood, 27
Infliximabe, 98
Inibidores, 81, 529, 766-767
  da enzima B-RAF, 766-767
  da recaptação da serotonina, 529, 772
  de fosfodiesterase – teofilina, 81

Imunobiológico, 82
Imunomoduladores, 726
  imiquimoide, 726
  pimecrolimo, 726
  tacrolimo, 726
Imunossupressores, 81-82
  azatioprina, 81
  ciclosporina, 81
  imunobiológico, 82
  metotrexato, 81
  micofenolato de mofetila, 82
Indometacina, 750
Infecção(ões), 107, 110, 515, 522-523, 625, 679-682, 693, 699
  bacterianas na prática esportiva, 699
  calcificações distróficas, 515
  cutâneas, 522-523
  estreptocócicas, 107
  e púrpura, 110
  fusoespiralar, 680
  na cavidade oral, 679-682
  virais na prática esportiva, 699
Infiltração linfocitária da pele, 636
  ocupacionais, 693
Inflamações não infecciosas, 314-315, 469-476
  eritemas figurados, 475-476
  pioderma gangrenoso, 472-473
  síndrome de Behçet, 469-471
  síndrome de Reiter, 471-472
Infliximabe, 732
Inibidores, 258, 735-736
  de Jak, 735-736
  de proteases e lipodistrofias, 258
Iodeto de potássio, 747
Ipilimumabe, 733
Isoconazol, 716
Insetos, dermatoses por, 423-425
  pediculose do corpo, 424
  pediculose do couro cabeludo, 424
  pediculose pubiana, 424
Inspeção, 16
Instabilidade vasomotora, 668-669
Insuficiência renal, 515-516
  calcificações metastáticas, 515-516
Insulina, 259
Interferon, 81, 633, 755-756
Intertrigo, 132, 699
Iodeto ou potássio, 405
Iodo, 405, 716-717
Iododerma, 443-444
Isoniazida, 322
Isotretinoína, 189, 713, 727
Itraconazol, 390, 402, 744-745
Ivermectina, 421, 422, 716, 753
Ixodíase, 423

J

Jak, inibidores de, 735-736
Jarisch-Herxheimer, reação de, 355

K

Kellin, 171
Kwashiorkor, 486-487

L

Lábios, afecções dos, 673-676
  grânulos de Fordyce, 673
  herpes simples, 673
  lentigos e nevos melanocíticos, 676
  queilites, 673-675
  sífilis, 673
  tumores benignos, 675-676
  tumores malignos, 676
  verruga vulgar, 673
Lanugem, 651-652
Larva *migrans*, 427-428
Laser, 180
Lavagem excessiva, 526
Leiomiomas, 586
Leishmanioses, 413-418, 681, 682
  lesões orais, 681, 682
  tegumentares, 413-418
    americana, 413-418
    difusa, 418
Lenalidomida, 767-768
Lentiginose, 175-176
  profusa, 176
  síndromes de lentiginose múltipla, 176
Lentigo, 175, 614, 615, 676, 684
  maligno (melanose maligna), 614
  maligno melanoma, 615
Lepidopterismo, 432, 433
Lesões, 18-25, 543-544, 546, 622-623, 625, 684
  associadas, 20-25
    alterações específicas, 20-21
    regiões cutâneas, 21, 22-25f
    termos designativos, 21
  bolhosas, 625
  da linha média, 543-544, 546
    da coluna, 546
    do couro cabeludo, 543-544
  elementares, 18-20
    alterações de cor, 18-19
    alterações de espessura, 20
    coleções líquidas, 19-20
    elevações edematosas, 19
    formações sólidas, 19
    perdas e reparações teciduais, 20
  eczematosas, 625
  ictiosiformes, 625
  orais brancas, 684
    não queratóticas, 684
    queratóticas, 684
  satélites, 622-623
Leucotricoses, 209
Levotiroxina, 121
Leucemias, 625-626
Leucodermia(s), 168-174, 461, 462
  adquiridas, 169-174, 461, 462
    canície, 174
    em doenças sistêmicas, 174
    em infecções e afecções dermatológicas, 174
    leucodermia solar gotada, 173-174
    nevo halo, 172-173
    pitiríase alba, 173
    pitiríase versicolor, 173
    por noxas físicas ou químicas, 174
    solar, 461, 462
    vitiligo, 169-172

congênitas e hereditárias, 168-169
    albinismo cutâneo-ocular, 168-169
    nevo acrômico, 169
Leucoplasia, 132, 290, 376, 680-681, 685
    pilosa oral, 290, 376, 680-681
Licosaminas, 740-741
Lincomicina, 741
Linfangioma, 684, 685f
Linfocitoma cútis, 315, 636-637
Linfogranuloma venéreo, 358-359
Linfomas, 128, 626-636
    cutâneos de células T (LCCT), 626-636
        doenças linfoproliferativas CD30⁺
            cutâneas primárias, 635-636
        espectro clínico, 627
        estadiamento, 628-629
        manifestações extracutâneas, 627
        micose fungoide, 629-634
        síndrome de Sézary, 634-635
    HIV, 374
    manifestações cutâneas específicas, 626
    manifestações cutâneas inespecíficas, 625-627
    prurido, 128
Linfonodos, 478, 620-621
    metástases nos, 620
    pesquisa e remoção do sentinela, 621-622
Língua, afecções da, 685-688
    despapilação, 685, 686
    estomatodinia, 688
    glossodinia, 688
    halitose, 687, 688
    língua caviar, 686
    língua fissurada, 686
    língua geográfica, 686-687
    língua negra pilosa ou vilosa, 687
    síndrome da boca dolorosa, 688
Linhas de Beau, 443
Lipoatrofias, 258-259
    inflamatórias localizadas, 259
        atrofia hemifacial de Parry-Romberg, 259
        lipodistrofia ginoide, 259
    localizadas, 258-259
Lipodistrofias, 258-259, 377-378
    associada aos inibidores de proteases, 258
    e HIV, 377-378
    inflamatórias localizadas, 259
    localizadas, 258-259
Lipogranuloma esclerosante, 256
Lipomas, 584
Lipomatose, 584, 585
    múltipla familiar, 584
    simétrica benigna, 584, 585f
Lipossarcoma, 585-586
Líquen, 41, 85-86, 113, 131, 132, 134-140, 159-160, 224-225, 242, 511-512, 678
    áureo, 113
    escleroso e atrófico, 132, 159-160
    espinuloso, 182
    mixedematoso, 511-512
    plano (LP), 41, 132, 134-140, 224-225, 242, 678
        actínico, 137

agudo, 136
anular, 137, 138f
atrófico, 136
bolhoso, 136, 137f
das mucosas, 138, 139f, 678
eritematoso, 137
hipertrófico, 136
linear, 137, 138f
líquen-lúpus, 139
palmoplantar, 138
pilar, 136, 137f
ungueal, 139
simples crônico, 85-86, 131
Líquido cerebrospinal, exame do, 354
Livedo reticular, 262-263
Lobomicose, 399-400
Lúpia, 550
Lúpus, 39, 40, 41f, 232-238, 243, 276, 317-318, 441-442, 466, 477, 656
    eritematoso, 39, 40, 41f, 232-238, 276, 441-442, 466, 477
        cutâneo agudo, 236-238
        cutâneo crônico (LECC), 40, 232-235, 477
        cutâneo subagudo (LECS), 40, 235-236
        medicamentoso, 441-442
        sistêmico (LES), 40, 41f, 276
        sistêmico bolhoso (LESB), 39
    neonatal, 243, 656
    vulgar, 317-318
Luz, 26-27, 459-462, 464, 566-567, 697
    de Wood, 26-27
        discromias, 26
        eritrasma, 27
        infecções por *Pseudomonas aeruginosa*, 27
        medicamentos e cosméticos, 27
        melasma, 27
        pitiríase versicolor, 27
        porfirias, 27
        tinhas do couro cabeludo, 27
    reações imediatas à, 459-461
        eritema ou queimadura solar, 459-460
        foto-onicólise, 460
        hiperplasia, 460
        miliária solar, 460-461
        pigmentação solar, 460
        sensação de bem-estar, 460
    reações persistentes, 464
    reações tardias ou crônicas, 461-462, 566-567
        elastose solar, 461
        leucodermia solar, 461, 462
        melanose solar, 461
        pele fotolesada ou fotoenvelhecida, 461
        poiquilodermia solar, 461, 462f
        queratose solar, 566-567
    solar, lesões induzidas pela, 697

M

Macrolídios, 740
Mácula labial melanótica, 174-175
Malformações, 542-547, 597-601
    anomalias do mamilo, 543

cistos, 545-547
    broncogênicos, 545
    derivados do ducto tireoglosso, 545
    e fístulas pré-auriculares, 547
    originários do ducto onfalomesentérico, 546
dedos supranumerários rudimentares (polidactilia), 543
fendas, 544-546
    cervicais da linha média, 544-545
    esternais, 546
fístulas e sínus branquiais, 546-547
hipoplasia de mamas, 543
lesões da linha média, 543-544, 546
    da coluna, 546
    do couro cabeludo, 543-544
mamas supranumerárias, 542-543
vasculares, 597-601
    arteriais, 601
    capilares, 597-599
    conceito e classificação, 597
    linfáticas, 599-600
    venosas, 600
Mamas, 542-543
    hipoplasia de, 543
    supranumerárias, 542-543
Mamilo, 543, 696
    anomalias do, 543
    dos praticantes de corrida, 696
Mancha(s), 18-19, 175-176, 597-598, 607, 653-654, 684
    café com leite, 653
    em folha, 653
    hiperpigmentadas no RN, 653
    hipopigmentadas no RN, 653-654
    melânicas, 175-176
        lentiginose, 175-176
        lentigo, 175
        mancha mongólica, 176
        melanose neviforme, 176
        melanose periocular, 176
        nevo de Ito, 176
        nevo de Ota, 176
        nevo *spilus*, 176
    mongólica, 176, 607, 653
    pigmentares na mucosa oral, 19, 684
        em doenças genéticas, 684
        lesões brancas não queratóticas, 684
        lesões brancas queratóticas, 684
        lesões orais brancas, 684
        melanose constitucional, 684
        por fármacos, 684
        traumáticas, 684
    salmão, 598
    vasculares no RN, 653
    vasculossanguíneas, 18-19
    vinho-do-porto, 597-598
Mãos, dermatite crônica das, 78
Mastocitomas, 638
Mastocitoses cutâneas, 638-640
    difusa ou eritrodérmica, 639
    mastocitomas, 638
    telangiectasia macular eruptiva, 639
    urticária pigmentosa, 638-639
Mecloretamina tópica, 632-633, 759

Medicamentos, 27, 80-81, 94-95, 195, 258-259, 275-276, 437-453
  acne por, 195
  e cosméticos, 27
  e lipoatrofias localizadas, 258-259
  e luz de Wood, 27
  erupções por fármacos anti-EGFR, 450
  manifestações cutâneas decorrentes do uso de drogas ilícitas, 450-453
  reações específicas a antineoplásicos, 448-450
  síndromes cutâneas relacionadas, 437-447
  síndromes de reações adversas por fármacos, 447-448
  sistêmicos, 81, 96-99, 384-385, 386
  tópicos, 80-81, 94-95
  vasculites, 275-276
Melanodermias, 174-180
  adquiridas, 176-180
    bronzeamento, 176
    em afecções e infecções, 177
    em doenças sistêmicas, 178
    fitofotodermatose, 178
    melanose actínica ou solar, 176-177
    melasma, 179-180
    por noxas físicas ou mecânicas, 177
    por noxas químicas, 177-178
  congênitas ou hereditárias, 174-175
    efélides, 174, 175f
    mácula labial melanótica, 174-175
    síndrome de Peutz-Jeghers, 175
    manchas melânicas, 175-176
Melanoma maligno, 56-57, 615-623, 685
  aspectos epidemiológicos, 615
  dermatoscopia, 56-57
  estadiamento e prognóstico, 619
  evolução, 619
  exames clínicos e complementares, 619
  familiar, 623
  melanoma amelanótico, 617
  melanoma de mucosa, 616, 617f
  melanoma de origem desconhecida, 618
  melanoma desmoplásico, 617, 618
  melanoma extensivo superficial, 615, 616f
  melanoma lentiginoso acral, 616, 617f
  melanoma nodular, 616
  prognose, 619
  ultrassonografia, 57-58
Melanoníquia estriada, 230
Melanose, 176-177, 461, 566, 567, 614, 655, 684
  constitucional, 684
  maligna, 614
  neviforme, 176
  periocular, 176
  pilosa de Becker, 606-607
  pustulosa transitória, 655
  solar, 176-177, 461, 566, 567f
Melasma, 27, 179-180, 666
  e luz de Wood, 27
Melfalana, 759
Meningoencefalite herpética, 284

Meniscos de Merkel-Ranvier, 13
Mentol, 720
Mequinol, 180
Metabolismo, afecções por alterações no, 496-497
Metacrilato, 484
Metástases, 620, 622-623, 643-645
  câncer em couraça, 644
  câncer telangiectásico, 644
  carcinoma inflamatório, 644
  doença de Paget, 644
  em trânsito, 622-623
  nódulo da Irmã Mary Joseph, 644-645
  nos linfonodos, 620
Método(s), 57-58, 95, 620
  de Breslow, 620t
  de Goeckerman, 95
  de imagem, 57-58
    microscopia confocal, 58
    ultrassonografia, 57-58
Metotrexato, 73, 81, 759-760
Metronidazol, 715, 741
Mialgias, 189
Micetomas, 406-409
  actinomicetoma endógeno, 407-408
  actinomicetoma exógeno, 408
  eumicetoma, 408
Micobacterioses, 323-326, 367-368
  HIV, 367-368
  por M. avium-intracellulare, 324-325
  por M. fortuitum, M. chelonae e M. absessus, 325-326
  por M. haemophilum, 326
  por M. kansaii, 325
  por M. marinum, 323-324
  por M. scrofulaceum, 325
  por M. ulcerans, 324
Micofenolato de mofetila, 82, 760
Miconazol, 716
Micose(s), 101, 104, 369, 371, 379-412, 629-634, 699
  exames ver Exames micológicos
  fungoide, 101, 629-634
  profundas, 392-412
  profundas e HIV, 369, 371
  superficiais, 379-391, 699
Microscopia confocal, 58
Miíases, 426-427
  primárias, 426-427
  secundárias, 427
Mília, 550-551, 653
Miliária, 204-205, 460-461, 655, 697
  solar, 460-461
Miltefosina, 418, 754
Minoxidil, 212, 215, 713-714, 768-769
Mixedema, 509-511
  circunscrito, 510
  generalizado, 509-510
  pré-tibial, 510-511
Molusco contagioso, 298, 366
  HIV, 366
Monobenzona, 724
Mononucleose infecciosa, 289-290
Monossulfiram, 421, 716
Montelucaste, 750-751
Morfeia, 247, 249, 258
  generalizada, 247

pan-esclerótica da infância, 249
profunda, 249, 258
Morfolinas, 715
Mucinoses, 509-513
  primárias, 509-513
    líquen mixedematoso, 511-512
    mixedema circunscrito, 510
    mixedema pré-tibial, 510-511
    mucinose cutânea difusa, 509-510
    mucinose folicular, 512-513
  secundárias, 513
Mucocele, 675
Mupirocina, 715
Músculos, 14
Mycobacterium leprae, 49

N

Naloxona, 756-757
Necrobiose lipoídica, 482-483, 519
Necrólise, 225, 445-447, 655, 679
  epidérmica tóxica (Lyell), 225, 445-447, 679
  gordurosa subcutânea do RN, 655
Neisseria gonorrhoeae, 50
Nematelmintos, dermatoses por, 427-428
Neomicina, 715
Neonatal, púrpura, 110
Neonato, dermatoses do, 651-658
  alterações por de traumas pré ou pós-parto, 654-655
  alterações transitórias, 651-653
  alterações do desenvolvimento intrauterino, 654
  dermatoses inflamatórias, 655-656
  doenças infecciosas, 656-658
  manchas hiperpigmentadas, 653
  manchas hipopigmentadas, 653-654
  manchas vasculares, 653
  pele do recém-nascido, 651
Neoplasias, manifestações cutâneas, 110, 642-650
  dermatoses associadas, 649-650t
  disseminação do tumor diretamente para a pele, 642-643
  e púrpura, 110
  metástases cutâneas, 643-645
  síndromes genéticas, manifestações cutâneas e tendência a neoplasias, 645, 648-650t
  síndromes paraneoplásicas, 647-650
Nervos periféricos, alterações cutâneas por lesões de, 531
  neuralgia pós-herpética, 531
  síndrome de Horner, 531
Neurilemoma, 587
Neurinoma, 587
Neurodermite localizada, 529
Neurofibromatose, 175, 532-536
Neuromas, 586-587
Nevo(s), 54-56, 169, 172-176, 553-556, 578, 606-615, 653, 654, 676, 684
  acrômico, 169
  anêmicos, 654
  azul, 607-608
  comuns ou adquiridos, 608-609
  congênitos, 609-610, 653

de Ito, 176, 607
de Ota, 176, 607
de Reed, 614
de Spitz, 613
dermatoscopia, 54-56
despigmentoso, 653
displásicos, 610-612
efélides, 174, 175f
halo, 172-173, 612
lentiginose, 175-176
lentigo maligno, 614
lentigo maligno melanoma, 615
lentigo simples, 175
mácula melanótica do lábio, 175, 176f
mancha melânica, 175-176
mancha mongólica, 607
melanocíticos, 608-615, 676, 684
melanoma maligno familiar, 623
melanoma maligno, 615-623
melanose pilosa de Becker, 606-607
molusco, 578
organoides, 553-556
    comedônico, 555
    do tecido conectivo, 556
    epidérmico verrucoso epidermolítico, 554
    epidérmico verrucoso inflamatório linear, 554-555
    epidérmico verrucoso não epidermolítico, 553-554
    sebáceo, 555-556
síndromes lentiginosas, 176
spilus, 176, 613
Nicotinamida, 751
Nistatina, 390, 715, 745-746
Nitrato de prata, 714, 721
Nitrosureias, 760-761
Nódulo(s), 260-261, 477, 483, 644-645, 664, 696
    da Irmã Mary Joseph, 644-645
    doloroso das orelhas, 260-261
    dolorosos do hálux, 696
    dos atletas, 266
    elastóticos das orelhas, 664
    reumatoides, 483
    subcutâneos, 477
Notalgia parestésica, 128

O

Obesidade, alterações dermatológicas, 490-491, 502
    hiperpigmentares, 491
    hiperqueratósicas, 490-491
    inflamatórias e infecciosas, 490
    tróficas, 491
Observação dermatológica, 16-25
    anamnese, 17
        antecedentes, 17
        interrogatórios, 17
    exame objetivo, 16
        compressão, 16
        digitopressão ou vitopressão, 16
        inspeção, 16
        palpação, 16
    exame subjetivo, 17
    exames físico geral e especial, 17

lesões associadas, 20-25
    alterações específicas, 20-21
    regiões cutâneas, 21, 22-25f
    termos designativos, 21
lesões elementares, 18-20
    alterações de cor, 18-19
    alterações de espessura, 20
    coleções líquidas, 19-20
    elevações edematosas, 19
    formações sólidas, 19
    perdas e reparações teciduais, 20
Obstipação intestinal, 189
Ocronose (alcaptonúria), 496
Ofidismo, 434-435
Ofloxacino, 344
Olanzapina, 773-774
Oleoma, 483
Olhos e rosácea, 197
Omalizumabe, 121-122, 734
Ombro de nadadores, 696
Onicocompulsões, 229
Onicofagia, 526
Onicogrifose, 228
Onicólise, 228, 443
Onicomatricoma, 230
Onicomicoses, 228
Onicorrexe, 228
Onicoses, 221-231
    alterações em afecções congênitas e hereditárias, 223-224
    alterações em afecções cutâneas, 224-225
    alterações em doenças sistêmicas, 225-227
    alterações essenciais, 224
    alterações por noxas locais, 227-228
    traumas físicos e químicos, 228-229
    tumores na unha, 229-231
Onicosquizia, 228
Oniquias, 693
Orelha quebrada dos lutadores, 699
Ossificações primárias da pele, 516, 517f
Osteoma miliar da face, 516
Otezla®, 757
Otite externa, 699
Oxiconazol, 716
Oxigenioterapia hiperbárica, 769
Oxipentifilina, 778

P

Padrões histológicos, 33-34
    alterações dérmicas, 34
    alterações epidérmicas, 33-34
Palpação, 16
Panarício herpético, 283
Pancreatites, 502
Paniculite(s), 34, 234, 241-242, 255-258, 515
    calcificações distróficas, 515
    e doenças do tecido conectivo, 256-257
    paniculite da dermatomiosite, 257
    paniculite lúpica, 234, 241-242, 256-257
    factícia, 256
    lipogranuloma esclerosante, 256
    lobulares, 255

outras paniculites, 257-258
    infecciosas, 257
    por neoplasias, 258
    pancreática, 255-256
    septais, 258
    paniculite da esclerodermia, 258
Pantamidina, 418
Papilomatose florida, 685, 686f
Papovavírus, 291-297
    papilomavírus, 291, 366, 367f
    poliomavírus, 291-292
    verrugas, 292-297
Pápula(s), 78, 580, 696
    fibrosa do nariz, 580
    periumbilicais pruriginosas, 78
    piezogênicas, 696
Papulose, 294, 568, 569, 635
    bowenoide, 294, 568, 569f
    linfomatoide, 635
Paquioníquia, 231, 390
Paracetamol, 737
Paracoccidioidomicose, 371, 392-399, 682
    e aids, 397
    forma crônica, 393
    forma multifocal, 393
    forma unifocal, 393
    formas clínicas, 393-397
        linfonodular ou linfática, 396
        forma mista, 397
        tegumentar ou cutaneomucosa, 394-396
        viscerais, 396-397
    infecção e doença, 393
    lesões orais, 682
    prognose e evolução, 399
Parapsoríase, 100-101
Pararamose, 433-434
Parasitas, exames *ver* Exames parasitológicos
Parasitoses, 118, 372
Paroníquia, 227
Paroxetina, 772-773
Parto, alterações cutâneas por traumas, 654-655
    bolhas por sucção, 654-655
    bossa serossanguínea, 654
    céfalo-hematoma, 654
    lesões causadas por iatrogenia, 654
PCR (reação em cadeia da polimerase, 43
Pediculose, 132, 424
    do corpo, 424
    do couro cabeludo, 424
    pubiana, 424
Pelagra, 487-488, 683
Pele seca dos nadadores, 698
Pelos, 10-12, 659-660, 666-667
    alterações na gestação, 666-667
    alterações nos idosos, 659-660
Pembrolizumabe, 733
Pênfigo(s), 37-40, 141-151, 225
    eritematoso (Senear-Usher), 148
    foliáceo, 37, 142-148
    herpetiforme (PH), 38
    induzidos por fármacos, 440
    paraneoplásico (PNP), 38
    por IgA (PIgA), 38
    vegetante, 151
    vulgar, 37-38, 149-151, 678

Penfigoide(s), 38-39, 151-152, 225, 440, 673
  bolhoso (PB), 38, 151-152
  das membranas mucosas (PMM), 39, 678
  gestacional, 39
Penicilinas, 355, 741-742
Peniscopia, 27
Pentamidina, 754
Pentoxifilina, 778
Percepção, 14
Perifoliculite, 34
Perionixe, 227
Permetrina, 421, 716
Perna(s), 217, 162-166
  alopecadas, 217
  úlceras de, 162-166
    anêmica, 165
    arteriosclerótica, 165-166
    de estase, 162-164
    de origem não venosa, 164
    hipertensiva (Martorell), 165
    microangiopática, 165
Perniose, 234, 457
  lúpica, 234
Peróxido de benzoíla, 713
Pesquisa, 27-28, 49-50, 339, 353
  da sensibilidade, 27
  de alterações neurais da pele, 27-28, 339
    pesquisa da sensibilidade, 27, 339
    prova da pilocarpina, 28
    teste da histamina, 27-28
    teste do fósforo (Sampaio), 28
  de bactérias, 49-50
  direta em campo escuro, 353
Picadas de insetos, 637
Piedra, 387
  branca, 387
  preta, 387
Pigmentação, 460, 660, 666
  alterações na gestação, 666
  da pele idosa, 660
  solar, 460
    imediata, 460
    tardia, 460
Piloleiomiomas, 586
Pimecrolimo, 73, 726
Pimozida, 771-772
Pinta, 355
Pioderma gangrenoso, 472-475, 625
  formas típicas, 473-474
Piodermites ver Bactérias, dermatoses por
Pirazinamida, 322, 753
Pitiríase, 27, 99-100, 102-103, 173, 385-386, 466
  alba, 173, 466
  liquenoide, 102-103
  rósea, 99-100
  versicolor, 27, 173, 385-386
  e Luz de Wood, 27
Pneumocistose, 372
Podofilina, 721
Podofilotoxina, 721
Poiquilodermia solar, 461, 462f
Poliarterite nodosa, 272-273

  clássica, 272-273
  cutânea, 273
Policiteia, prurido, 128
Polidactilia, 543
Polienos, 715, 745-747
Polimixina B, 715, 742
Polpite descamativa crônica, 78
Porfiria(s), 27, 41, 444, 505-508, 515
  causada por medicamentos, 444
  cutânea tardia, 377, 505-507, 515
    calcificações distróficas, 515
  e luz de Wood, 27
  pseudoporfiria, 507-508
Poromas, 561-562
Posaconazol, 402
Poxvírus, 297-298
  molusco contagioso, 298
  vaccínia, 297
Progesterona, 216, 726
Progestogênios, 737-738
Proteção imunológica, 14
Proteína S-100, 34
Protozooses, 372
Prova, 28
  da pilocarpina, 28
  do laço, 28
Prurido(s), 127-132, 189, 128, 524-525, 529, 625, 670-671
  anogenital, 131-132, 529
  asteatósico, 130-131
  autotóxico, 127-130
  gravidarum, 670-671
  hiemal, 130
  psicossomático, 529
Prurigo(s), 78, 132-134, 465, 625, 678, 679
  estrófulo, 133
  prurigo actínico, 678, 679f
  prurigo melanótico, 134
  prurigo simples, 133-134
  prurigo-eczema, 78, 134
  prurigo solar, 465
Pseudoacantose nigricans, 183
Pseudofoliculite, 308-309
  da barba, 308
  da virilha, 308-309
Pseudolinfomas, 444, 636-637
Pseudomonas, 312
Pseudoporfiria, 507-508
Psicose hipocondríaca monossintomática, 526
Psoralênicos, 171, 463, 725, 769-770
Psorasol, 172
Psoríase, 90-99, 101, 131, 154-155, 224, 375
  artropática, 93
  em gotas, 92
  em placas, 90-92
  eritrodérmica, 92
  exacerbação n HIV, 375
  formas atípicas, 93-94
    na criança, 93
    no idoso, 93
    psoríase ungueal, 94
    queratoderma palmoplantar psoriásico, 93
  pustulosa, 92-93
Pterígio ungueal inverso, 224

Puberdade em miniatura, 652
Pulíase, 425
Punch, biópsia por, 29
Púrpura(s), 109-115, 271, 439-440
  por alterações plaquetárias, 109-110
    por anomalias plaquetárias, 110
    trombocitopênicas, 109-110
  por disproteinemias, 114-115
    criofibrinogenemia, 115
    crioglobulinemia, 114
    hiperglobulinêmica (Waldenström), 114
    macroglobulinemia (Waldenström), 114
  por distúrbios de coagulação, 110-111
    coagulação intravascular disseminada (CIVD), 110
    deficiência de vitamina K, 110
    doença hepática, 110
    doença renal, 110
    púrpura fulminante, 111
    síndrome de Kasabach-Merritt, 110
  por perda de apoio tecidual, 114
    afecções congênitas ou hereditárias do conectivo, 114
    na síndrome de Cushing, 114
    senil, 114
  provocada por medicamentos, 439-440
  vasculares, 111-114, 115f, 271
    capilaropatia de Willebrand, 113
    de escorbuto, 112
    de Henoch-Schönlein, 113, 271
    em doença sistêmica, 113
    hematoma paroxístico do dedo, 113-114
    hipostática, 112
    infecciosa, 112
    líquen áureo, 113
    pigmentosas crônicas, 113
    por fármaco, 112
    simplex, 111-112
    telangiectasia hemorrágica hereditária, 111
Pustulose palmoplantar, 156
PUVA com 8-metoxisaleno, 172

Q

Queilite(s), 189, 526, 673-675
  actínica, 673-674
  angular, 674
  de contato, 674
  em dermatoses, 675
  esfoliativa, 526, 674, 675
  glandular, 675
  granulomatosa, 675
  medicamentosa, 675
Queimadura(s), 455, 460
  solar, 459-460
Queloide, 581-582
Queratoacantoma, 563-565
Queratoconjuntivite herpética, 283
Queratoderma, 93, 664
Queratolíticos, 726-727
  ácidos α-hidroxílicos, 726
  ureia, 726-727
Queratólise plantar sulcada, 205, 410

Queratose(s), 449, 57-558, 566-567, 692, 698
   ocupacionais, 692
   plantar sulcada, 698
   seborreica, 557-558
   solar, 566-567
Quetiapina, 774
Quimioterapia, 623, 633, 679
Quinolonas, 742

R

Radiação, 449
Radiodermatites, 467-468
Radiologia pulmonar, 411
Radioterapia, 623, 633
Raspagem, 219
Reação, 43, 60, 340-341, 355, 417, 442
   de Jarisch-Herxheimer, 355
   de Mitsuda, 340-341
   de Montenegro, 417
   em cadeia da polimerase (PCR), 43, 341
   esclerodermia-símile, 442
   irritante, 60
Recém-nascido, dermatoses ver Neonato, dermatoses do
Resorcina, 713
Retapamulina, 715
Retinoides, 502, 633, 727, 770-771
   isotretinoína, 727
   tazaroteno, 727
Retrovirais, 755
Rifampicina, 322, 343, 742
Rinofima, 199
Rinoscleroma, 312-313
Rinosporidiose, 412
Riquetsioses, 368-369
Risperidona, 774-775
Rituximabe, 733-734
Rosácea, 196-199
   foliculite por gram-negativos, 198-199
   telangiectasias e rubor, 198

S

Sais de alumínio, 716
Salicilanilidas halogenadas e derivados, 464
Salicilatos, 750
Sarcoidose, 107, 477-480
Sarcoma de Kaposi, 372-374, 602-604, 681
   clássico, 602-603
   dos indivíduos imunocomprometidos iatrogenicamente, 602
   endêmico ou africano, 602
   relacionado à aids, 372-374, 681
Scenesse®, 736
Schwanoma, 587
Secreção, 14
Secuquinumabe, 99
Secura, 189
   das mucosas nasal, oral e ocular, 189
   labial, 189
Senear-Usher, síndrome de, 148
Senescência cutânea, 659, 660
Sensação de bem-estar, 460
Sensibilizantes, 727
   difenciprona, 727
   dinitroclorobenzeno (DNCB), 727

Sertralina, 773
Shaving, biópsia por, 29
Sílica, 484
Sífilis, 101, 347-356, 368, 657, 673, 682
   adquirida, 348-352
      cardiovascular, 351-352
      neural, 352
      óssea, 351
      recente, 348-351
      tardia, 351
   congênita, 352-353
      recente, 352
      tardia, 352
   endêmica, 356
   história natural, 356
   HIV, 368
   lesões orais, 682
   pré-natal, 657
   secundária, 101
Silicone, 304, 483-484
   da barba, 304
Síndrome(s), 110, 114, 175, 176, 224, 225, 242, 254, 267-269, 274-277, 303-304, 377, 445-449, 469-472, 521, 526, 573, 574, 624, 634-635, 645-646, 647-650, 654, 657-658, 679, 688
   antifosfolipídica secundária, 242
   CREST, 276
   da boca dolorosa, 688
   da erupção cutânea com eosinofilia, 447-448
   da esclerodermia-símile, 521
   da pele escaldada estafilocócica, 657-658
   da redução da mobilidade articular, 521
   das 20 unhas, 224
   das bandas amnióticas, 654
   das unhas amarelas, 225
   de Albright, 175
   de Behçet, 469-471
   de Churg-Strauss, 274-275
   de Cushing, púrpura na, 114
   de Glanzmann-Naegeli, 110
   de Horner, 531
   de Kasabach-Merritt, 110
   de Munchausen, 526
   de Peutz-Jeghers, 175
   de Reiter, 377, 471-472
   de Sézary, 634-635
   de Sjöegren (SS), 254, 276
   de Stevens-Johnson, 225, 445-447, 679 e necrólise epidérmica tóxica (NET), 445-447
   de Sweet, 276-277, 625
   do anticorpo antifosfolipídico, 267-269
   do nevo basocelular, 573, 574f
   eritrodisestésica palmoplantar (SEPP), 448-449
   estafilocócica da pele escaldada, 303-304
   lentiginosas, 176
   paraneoplásicas, 647-650
Siphonaptera, dermatoses por, 425-426
   pulíase, 425
   tungíase, 425
Siringocistoadenoma papilífero, 562-563

Siringoma, 560-561
Sorologia, 357, 353-354, 359, 397-398, 411, 417
   para sífilis, 353-354
      testes antilipídicos, 353-354
      testes antitreponêmicos, 354
Sudorese, distúrbios da, 689
Suicídio, 189-190
Sulfacetamida sódica, 715
Sulfadiazina de prata, 715
Sulfametoxazol, 359
Sulfamídicos, 742-743
Sulfas, 398, 463
Sulfassalazina, 474
Sulfona, 474
Sulfonilureias, 463

T

Tacrolimo, 73, 90, 726
Tafinlar®, 766-767
Talidomida, 81, 757
Tatuagens, 181, 484
Tazaroteno, 727
Tecido adiposo, tumores do, 584-586
   angiolipoma, 585
   lipomas, 584
   lipossarcoma, 585-586
Tecido conectivo, 232-254, 578-584, 668
   atrofodermia de Pasini e Pierini, 252
   alterações na gestação, 668
   dermatomiosite, 243-246
   doença mista do tecido conectivo (DMTC), 252-254
   esclerodermia, 246-252
      cutânea, 246-250
      esclerose sistêmica progressiva, 250-252
   lúpus eritematoso (LE), 232-243
      cutâneo agudo, 236-238
      cutâneo crônico, 232-235
      cutâneo subagudo, 235-236
      sistêmico, 238-241
      variantes e associações, 241-243
   síndrome de Sjöegren (SS), 254
   tumores, 578-584
      acrocórdon, 578-579
      angiofibromas, 579-580
      coxim falangiano, 580-581
      dermatofibroma, 582
      dermatofibrossarcoma protuberante, 582-583
      fibrossarcoma, 583-584
      nevo molusco, 578
      pápula fibrosa do nariz, 580
      queloide, 581-582
Tecido muscular, tumores, 586
   angioleiomiomas, 586
   leiomiomas, 586
   leiomiomas genitais, 586
   piloleiomiomas, 586
Técnicas semióticas, 26-28
   capilaroscopia da prega ungueal, 28
   curetagem metódica (BROCQ), 26
   descolamento cutâneo, 26
   diascopia (vitropressão), 26
   luz de Wood, 26-27
   peniscopia, 27

pesquisa de alterações neurais da
  pele, 27-28
  pesquisa da sensibilidade, 27
  prova da pilocarpina, 28
  teste da histamina, 27-28
  teste do fósforo (Sampaio), 28
prova do laço, 28
urticação provocada, 28
Telangiectasias, 111, 198, 280-281, 598, 639, 668
  adquiridas, 281
    nas doenças cutâneo-sistêmicas, 281
    por corticosteroides, 281
    telangiectasia essencial generalizada, 281
    telangiectasias secundárias, 281
  aracneiformes, 668
  aranhosa, 281
  e rubor, 198
  hemorrágica hereditária, 111
  hereditárias, 280-281
    ataxia-telangectasia, 281
    benigna, 281
    hemorrágica, 280-281
  macular eruptiva, 639
Terapêutica sistêmica, 728-779
Terapêutica tópica, 700-727
Teratogenia, 189
Terbinafina, 402, 744
Terçol, 304
Termorregulação, 14
Termoterapia, 402
Teste(s), 27-28, 66-72, 80, 339-340, 342, 398, 405-406, 411
  cutâneos e RAST, 80
  da esporotriquina, 405-406
  da histamina, 27-28, 339-340
  da pilocarpina, 340
  de contato ou epicutâneos, 66-72
  de produção de interferon-γ in vitro, 342
  do fósforo (Sampaio), 28
  intradérmico com histoplasmina, 411
  intradérmicos, 398
Tetraciclina, 361, 463, 715, 743-744
Tetraenos, 745-746
Tiabendazol, 422, 716, 753
Tianfenicol, 359, 744
Timol, 715
Tinha(s), 27, 132, 379-384, 387
  crural, 132
  da barba, 381, 382f
  da orelha, 383
  da unha, 383
  do corpo, 381
  do couro cabeludo, 27, 379-381
  do pé e da mão, 381, 382-383
  incógnita, 383, 384
  luz de Wood, 27
  negra, 387
Tioconazol, 716
Tirotricina, 715
Tolciclato, 717
Tolnaftato, 717
Toxinas e venenos de animais, dermatoses por, 429-436

artrópodes, 429-434
  abelhas e vespas, 431
  aranhas e escorpiões, 429-430
  besouros e gorgulhos, 432
  borboletas e mariposas, 432-434
  diplópodes e lacraias, 430-431
  formigas, 431-432
vertebrados, 434-436
  animais aquáticos, 435-436
  ofidismo, 434-435
Transaminases, 190
Transfusão, púrpura pós-, 110
Treponema pallidum, 50
Treponematoses, 347-356
  bouba, 356
  pinta, 356
  sífilis, 347-356
  sífilis endêmica, 356
Tretinoína tópica, 180
Triazólicos, 744-745
Triclorocarbanilida, 714
Triclosana, 714
Tricomicose axilar, 310-311
Tricoses, 209-220
  alopecias, 209-217
  alterações da haste pilosa, 209
  hipertricoses, 217-218
  hirsutismo, 218-220
Tricosporonose, 387
Tricotilomania, 526
Trigêmeo, úlcera trófica do, 531
Trimetoprima, 361
Trombocitêmica, púrpura, 110
Trombocitopênicas, púrpuras, 109-110
  idiopática (Werlhof), 110
Tromboflebite superficial, 266-267
Tuberculídes, 321-322
  eritema indurado de Bazin, 322
  liquenoide, 321-322
  papulonecrótica, 321
Tuberculose(s) cutânea(s), 316-323
  tuberculídes, 321-322
  tuberculosa gomosa, 320-321
  tuberculose miliar aguda, 320
  tuberculose orificial, 320
  tuberculoses primárias, 316-317
    cancro tuberculoso, 316-317
    consequente ao BCG, 317
  tuberculoses secundárias, 317-320
    escrofuloderma, 319-320
    lúpus vulgar, 317-318
    verrucosa, 319
Tumores, 586-596
  do tecido adiposo *ver* Tecido adiposo, tumores do
  do tecido conectivo *ver* Tecido conectivo
  do tecido muscular *ver* Tecido muscular, tumores
  na unha *ver* Unhas
  neurais e neuroendócrinos, 586-588
    carcinoma de células de Merkel, 587-588
    neuromas, 586-587
    schwanoma, 587
  vasculares, 589-596
    angioma em tufos, 596

granuloma piogênico, 595-596
hemangioendotelioma kaposiforme, 596
hemangioma da infância, 589-595
hemangiomas congênitos, 595
Tumores benignos, 57, 557-565, 675-676, 684
  da mucosa oral, 684
  dos lábios, 675-676
  epiteliais, 557-565
    dermatose papulosa nigra, 558
    epitelioma calcificado de Malherbe, 563
    estucoqueratose, 558-559
    grânulos de Fordyce, 560
    hidradenomas, 562
    hidrocistoma apócrino, 563
    hidrocistoma écrino, 561
    hiperplasia sebácea senil, 559-560
    poromas, 561-562
    queratoacantoma, 563-565
    queratose seborreica, 557-558
    siringocistoadenoma papilífero, 562-563
    siringoma, 560-561
  ultrassonografia, 57
Tumores malignos, 57, 571-577, 676, 685, 686
  da mucosa oral, 685, 686f
  dos lábios, 676
  epiteliais malignos, 571-577
    carcinoma basocelular, 571-573
    carcinoma espinocelular (CEC), 574-577
    síndrome do nevo basocelular, 573, 574f
  ultrassonografia, 57
Tungíase, 425

U

Úlcera(s), 162-167, 522, 531
  de decúbito, 166-167
  de Marjolin, 167
  de perna, 162-166
    anêmica, 165
    arteriosclerótica, 165-166
    de estase, 162-164
    de origem não venosa, 164
    hipertensiva (Martorell), 165
    microangiopática, 165
  diabéticas, 522
  neurotrófica, 166
  tróficas, 531
Ulcerações, 693
Ultrassonografia, 57-58
  doenças e reações inflamatórias, 57
  melanoma maligno, 57-58
  tumores benignos, 57
  tumores malignos, 57
Unhas, 12, 223, 229-231, 443, 660, 667
  ver também Onicoses
  alterações na gestação, 667
  alterações nos idosos, 660
  alterações por medicamentos, 443
    coloração, 443
    foliculites, 443
    hiperplasia periungueal, 443

linhas de Beau, 443
onicólise, 443
em raquete, 223
hipocráticas, 225
tumores, 229-231
   cisto mucoide digital, 229
   eritroniquia estriada, 230
   exostose subungueal, 230-231
   fibroma subungueal, 230
   melanoníquia estriada, 230
   onicomatricoma, 230
   tumor glômico, 230
Ureia, 726-727
Urticação provocada, 28
Urticária(s), 74, 116-125, 439, 465, 625, 638-639, 697, 698
   ao calor, 124
   ao frio, 124, 697
   aquagênica, 124
   causada por medicamentos, 439
   colinérgica, 122-123
   colinérgica, 122-123, 698
   de contato, 74
   de pressão, 123-124
   fatores causais, 118
   fatores genéticos, 118
   fatores moduladores, 118
   fatores patogênicos imunológicos, 117-118
   fatores patogênicos não imunológicos, 116-117
   físicas, 123
   pigmentosa, 638-639
   solar, 124-125, 465, 697
   -vasculite, 125
Ustequinumabe, 99
UVB narrow band, 171, 172

W

Wiskott-Aldrich, púrpura de, 109

V

Vaccínia, 297
Valaciclovir, 755
Varicela, 286-287, 365-366
   varicela-zóster e HIV, 365-366
Varizes, 279-280
Vasculites, 40, 125, 269-279, 377, 439, 469-471
   causadas por medicamentos, 439
   de vasos de pequeno e médio calibres, 273-276
      associadas ao ANCA, 273
      granulomatose de Wegener, 273-274
      síndrome de Churg-Strauss, 274-275
      vasculites induzidas por medicamentos, 275-276
   dos grandes vasos, 278
   e dermatoses neutrofílicas (DN), 125, 276-278, 469-471
      dermatite neutrofílica aguda febril (síndrome de Sweet), 276-277

síndrome de Behçet, 469-471
vasculite nodular, 277-278
e doenças autoimunes do tecido conectivo, 276
   artrite reumatoide, 276
   lúpus eritematoso sistêmico, 276
   síndrome CREST e esclerose sistêmica progressiva, 276
   síndrome de Sjörgen, 276
predominantemente de pequenos vasos, 269-272
   associada a malignidades, 270
   crioglobulinêmicas, 270-271
   púrpura de Henoch-Schönlein (PHS), 271
   urticária-vasculite, 125
   vasculite cutânea de pequenos vasos, 269-270
predominantemente de vasos de médio calibre, 272-273
   poliarterite nodosa (PAN) cutânea, 273
   poliarterite nodosa clássica, 272-273
Vasculopatias, 262-269, 457
   aterosclerose obliterante, 266
   atrofia branca, 264-266
   eritema pérnio, 457
   fenômeno de Raynaud, 263-264
   livedo reticular, 262-263
   síndrome do anticorpo antifosfolipídico, 267-269
   tromboflebite superficial, 266-267
Vasodilatadores, 778
Vasos, 13-14, 83-84, 262-281, 309-310
   afecções dos, 262-281
      celulite e erisipela, 309-310
      dermatite ocre, 83, 84
      eczema de estase, 83-84
      microvarizes, 164
      telangiectasias, 280-281
      úlcera de estase, 162-164
      varizes, 279-280
      vasculopatias, 262-269
      vasculites, 269-279
   linfáticos, 14
   sanguíneos, 13-14
Verniz caseoso, 651
Verruga(s), 228, 292-297, 673
   epidermodisplasia verruciforme, 295
   genitais, 293, 294
   hiperplasia epitelial focal (doença de Heck), 295
   HPV e malignidade, 295
   papulose bowenoide, 294
   peri ou subungueal, 228
   planas, 293
   plantares, 292, 293f
   vulgares, 293f, 673
Víbices, 696
Vimblastina, 761
Vincristina, 761
Violeta de genciana, 717
Viroses, 104

Vírus, dermatoses por, 282-299
   citomegalovírus, 290-291
   doença de mãos-pés-boca, 299
   Epstein-Barr, 289-290
   eritema infeccioso, 298-299
   exames *ver* Exames virológicos
   herpangina, 299
   herpes-vírus humano 6 (HVH-6), 290
   herpes-vírus humano tipo 8, 290
   herpes-vírus simples, 282-286
   herpes-zóster, 287-289
   papovavírus, 291-297
   poxvírus, 297-298
   varicela, 286-287
Vismodegibe, 767
Vitamina(s), 110, 488-489, 490, 778-779
   A, 488-489, 778
      deficiência, 488-489
      excesso, 489
   C (ácido ascórbico), 779
   D (calcitriol), 779
   do complexo B, 779
   E, 779
   H (biotina), 779
   K, 110, 490, 779
      deficiência de, 110, 490
Vitiligo, 169-172
Vitopressão, 16
Voriconazol, 402, 745

X

Xantogranuloma juvenil, 640-641
Xantomas, 498-504, 522
   alterações lipoproteicas não definidas, 502
      colestase hepática, 503
      diabetes, 502
      disgamaglobulinemias, 503
      doenças renais, 503
      fármacos, 502-503
      hipotireoidismo, 503
      obesidade, 502
      pancreatites, 502
   eruptivos, 499-500, 522
   hiperlipoproteinemias primárias, 501-502
   hiperlipoproteinemias secundárias, 502-503
   intertriginosos, 499
   planos, 498, 499f
   tendinosos, 499
   tuberosos, 499
   verruciformes, 500-501
Xeroderma pigmentoso, 540-541
Xerose de pele, 60-61, 376
Xerostomia, 688

Z

Zafirlucaste, 751
Zinco, 484, 517-518, 768
   alterações do metabolismo, 517-518
Zircônio, 48